徐宜厚皮肤科文集（上册）

主编　徐宜厚

中国中医药出版社
·北　京·

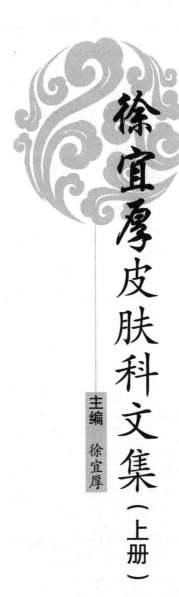

图书在版编目（CIP）数据

徐宜厚皮肤科文集：全2册/徐宜厚主编．—北京：中国中医药出版社，2019.1

ISBN 978-7-5132-4326-1

Ⅰ.①徐…　Ⅱ.①徐…　Ⅲ.①中医学-皮肤病学-文集　Ⅳ.①R275-53

中国版本图书馆CIP数据核字（2017）第162425号

中国中医药出版社出版

北京市朝阳区北三环东路28号易亨大厦16层

邮政编码　100013

传真　010-64405750

保定市中画美凯印刷有限公司印刷

各地新华书店经销

开本 850×1168　1/16　印张 114.75　字数 2991 千字

2019年1月第1版　2019年1月第1次印刷

书号　ISBN 978-7-5132-4326-1

定价　688.00元（全2册）

网址　www.cptcm.com

社长热线　010-64405720

购书热线　010-89535836

维权打假　010-64405753

微信服务号　zgzyycbs

微商城网址　https://kdt.im/LIdUGr

官方微博　http://e.weibo.com/cptcm

天猫旗舰店网址　https://zgzyycbs.tmall.com

如有印装质量问题请与本社出版部联系（010-64405510）

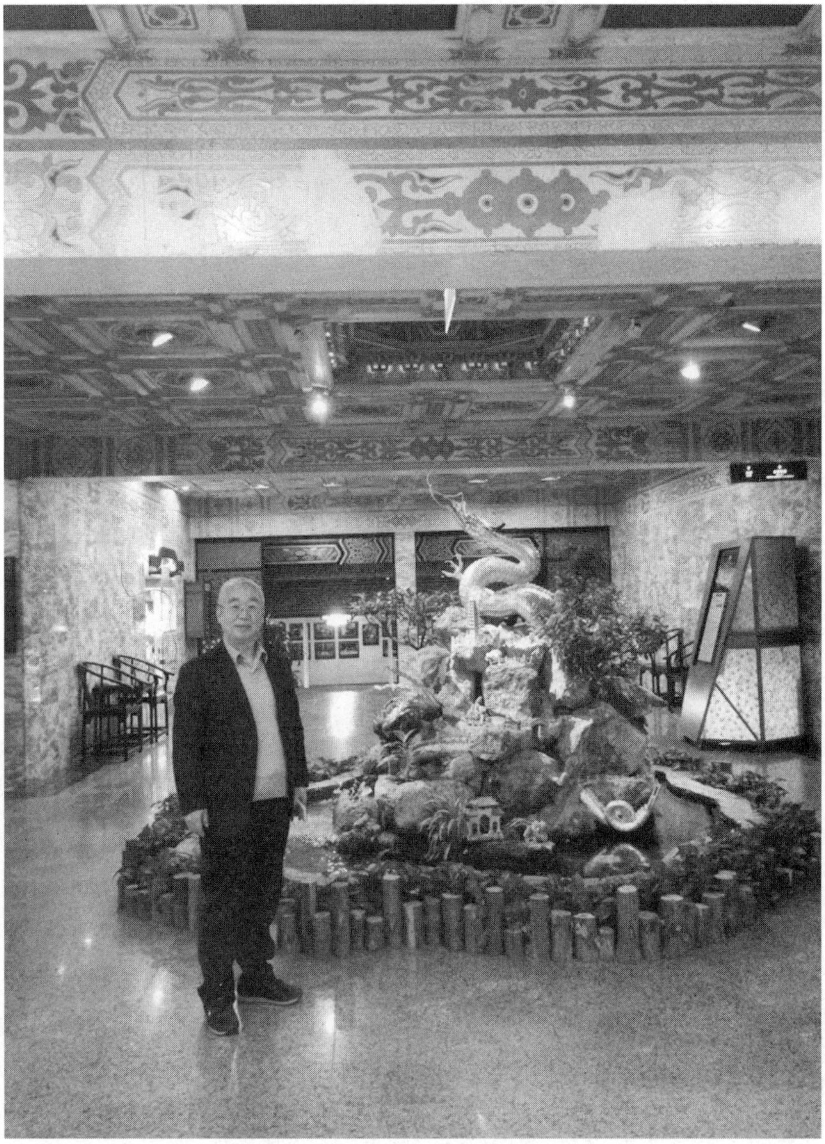

徐宜厚在中国台北市圆小饭店

《徐宜厚皮肤科文集》
编委会

主　编　徐宜厚

副主编　曾宪玉
林志秀（中国香港）
吴元胜

编　委（以姓氏笔画为序）
丁郁仁（中国台湾）
王思勤（加拿大）
王葆方（新加坡）
刘长清
李　凯
李纯青（中国台湾）
杨丽娜（美国）
邱百怡
陈小蝉（中国台湾）
陈金兰
周双印（新加坡）
赵　星（英国）
胡吉升
秦宗碧
戴　明

自序

惠政频施，仁风洋溢。我七十五岁之余，承蒙中国中医药出版社的厚爱，嘱我将业医五十余年的心得玄微，重新整合，汇编成册《徐宜厚皮肤科文集》。

回首往事，历历在目，考证史料，从明清以来，脉络清晰地表明汉派中医皮肤科的崛起与传承，给今人留下许多珍贵的记忆。

本书洋洋160万余言，涉及皮肤病中医诊疗诸多内容：

专著篇：结缔组织病是严重威胁人类健康的疾病，我在学习先贤经验的基础上，另辟证治新见，朱仁康老先生在序言中评说：突出中医特色，深得我心。1974年，我有幸从师赵炳南先生，在他诞辰115周年之际，我会同师兄妹，编撰《跟师赵炳南手记》一书，对赵老珍贵的资料，按生平简介、传薪手稿、学术思想、学验传承、方药经纬、缅怀恩师六部分，予以翔实介绍。先哲曾谓躬尝百草，教世以医，对医对药，必悉其理，权其损益，方能做到心中了了，施治于人。为此，我依照审证、脏腑、皮损、经络、花类药、藤类药、动物类药、美容中药、外用药、配对用药十大类，经过数年的努力，编著《用药心得十讲》，从皮肤病的临床需要出发，将古今中医文献与个人经验揉合在一起，极具参考价值。英国中医学会名誉会长罗鼎辉教授在序言中说：该书出版，将与杏林橘井媲美增光。《皮肤病中医手册》删去第15章结缔组织病、第24章性传播性皮肤病，因为有专著载入其中。此外，还有《性传播性皮肤病》《针灸治疗皮肤病》《手足皮肤病》，均在1989年至2000年出版，迄今仍被引用。

医论篇：重点收集我从1962年至今先后在国内外杂志上发表的学术论文、综述、书评等。其中较有影响的有“治疗狼疮性肾炎23例临床分析”“温阳通痹法治疗弥漫性系统性硬皮病8例”“湿疹论治十法”“特应性皮炎十个难点的对策”“解析银屑病治疗中的五个拐点”等。

临床篇：精选有代表性的医案76例，其内容既有常见的皮肤病，又有不少罕见的病例，并重点列出辨证的主导思想和药物分析，突出个人用药的心得与体会。

方剂篇：分两部分，一是对名方如小柴胡汤、真武汤等十六首，分别加入按语或心悟数语，二是自拟验方，内治方三十八首、外治方五十四首。均系我数十年常用的效方，供同仁试用。

序文、书评及散文：序文是应友人之邀而撰写的，书评则是个人读后的拙见，散文抒发余对中华大地的深厚情愫。

以上所述，反映我在不同时期学习先哲们宝贵经验的过程中，不断拓宽自己，丰富自己，并且从中深深感悟到中医学的博大精深。

在文集编汇的过程中，曾得到多方面的鼓励与支持，其中包括武汉市中医医院皮肤科、武汉市第一医院皮肤科、武汉联合老中医门诊部皮肤科、武汉健民大鹏药业有限公司等的鼎力相助，特致忱谢。

我殷切希望文集的出版能体现明代张景岳先生所言：“人道须从性理，明心必贯天人，谟烈圣贤大德，图书宇宙长春。”

同时也是我中国梦的圆满实现。

2017年11月18日于武汉

编写说明

徐宜厚教授从事中医皮肤科临床、教学达50余年。承蒙恩师的教诲，同仁的厚爱，家人的支持，他潜心学习岐黄之术，略有心悟，笔耕于文，日久汇编成册。先后在北京、上海、湖北以及英国等地出版过中医皮肤科专著、临床辑要、用药心得、医学科普等著作20部。

此次在中国中医药出版社的关怀与鼓励下，编委会在徐宜厚教授的主持下，将以往论著予以重新整合，使之更趋系统与完整，书名《徐宜厚皮肤科文集》。全书由五部分组成。

专著篇，选入的有结缔组织病、性传播性皮肤病、跟师赵炳南手记、针灸治疗皮肤病、手足皮肤病、用药心得、皮肤病手册。

医论篇，选自徐宜厚教授从1962年以来发表在我国北京、上海、浙江、广东、辽宁、天津、湖北、湖南、重庆、香港、澳门等地，以及新加坡中医期刊上的学术论文、文献综述、临床经验、书评等。

临床篇，为临床小结与个案报告，篇中有徐老对病例的分析和用药的心得，较好地反映了中医学主张的理、法、方、药一线贯通的学术理念。

方剂篇，内含两部分，一是名方心悟，主要是徐老对《伤寒杂病论》部分方剂治疗皮肤病的心得与体会，其中徐老对王洪绪先生提供的经验方“西黄丸”“醒消丸”“小金丸”尤为青睐，二是徐老多年应用于临床的内治方和外治方。从某种意义上讲，是徐老自称临床50余年的一鳞半爪之得，借此公布于众，意在供同仁使用，为解除病人疾苦尽一点绵薄之力。

序文、书评、散文篇，序文、书评是徐老应友人之邀所写，旨在宣扬中医学术精髓，殷切希望这个古老的学术思想能够得到传承与发扬，进一步激发和鼓励更多的后学者去追求“为天地立心，为生民立命，为往圣继绝学，为万世开太平”的崇高境界。30年前，徐老常在报刊上发表散文，一是抒发情怀，二是追忆往事，留下曾经美好与幸福的回忆。

最后附有徐老对两位恩师的缅怀文章，徐老的年谱及徐老过去出版著作的书摘，从中可以窥视到徐老学医的轨迹。

《徐宜厚皮肤科文集》编委会

2018年1月8日

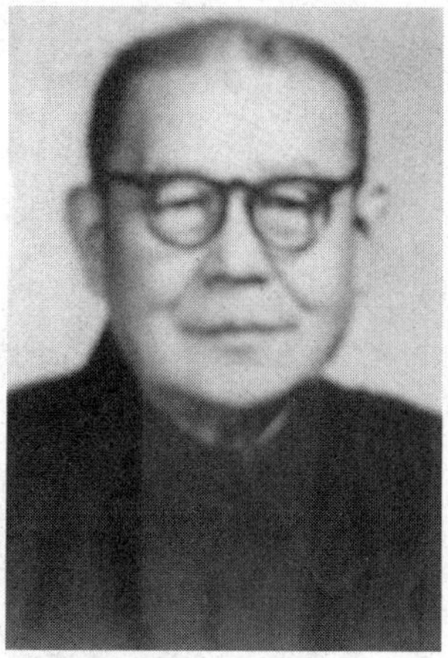

恩师单苍桂先生

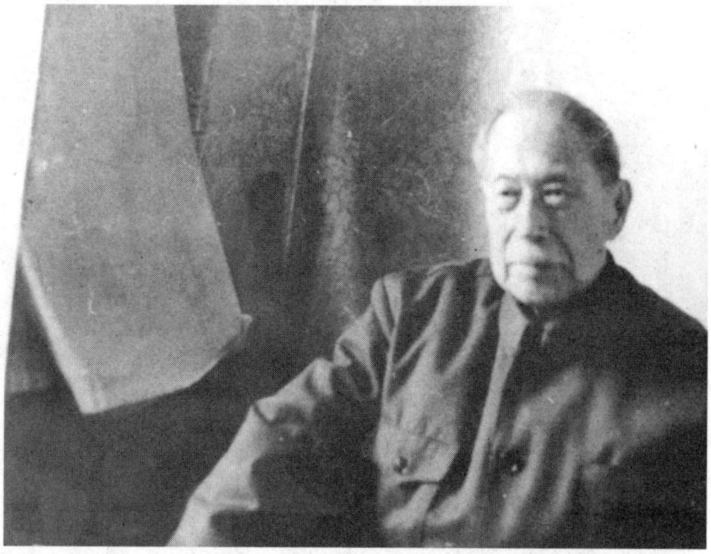

1984 年 4 月到北京市中医院探望病中的恩师赵炳南教授

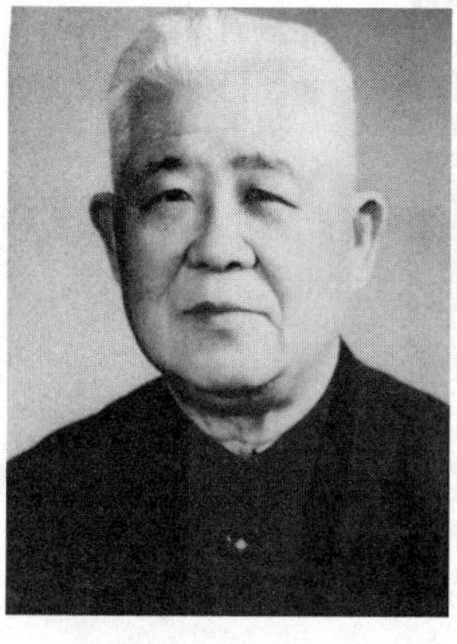

恩师胡传揆教授

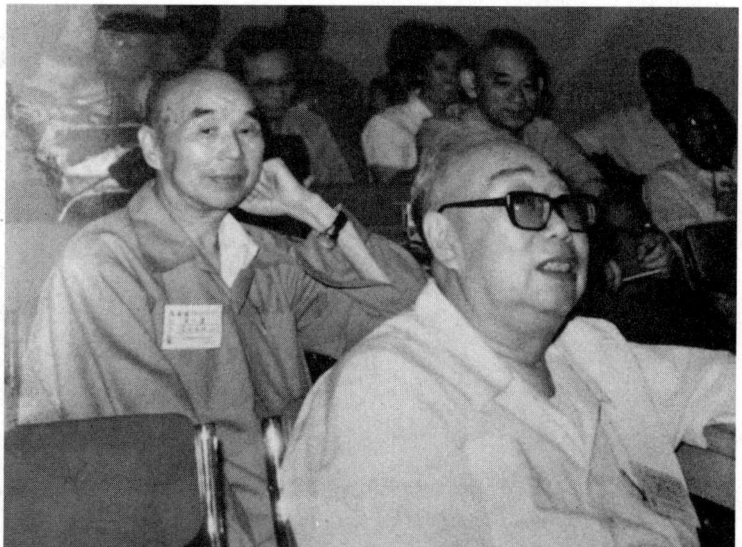

1987 年恩师朱仁康（后左）、
顾伯华（前右）在上海中医药国际学术会议上

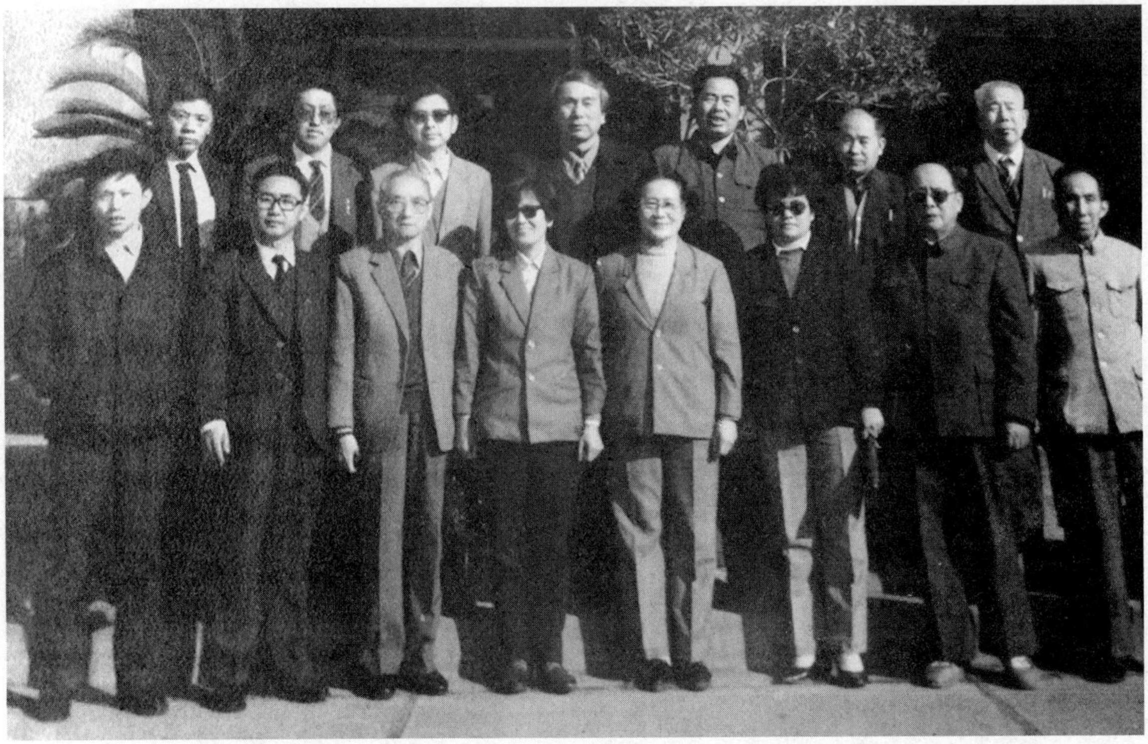

1976 年，唐山大地震后全国中医皮肤病学术研讨会在唐山召开，陈彤云（前右四）、金起凤（前右一）、张作舟（前右二）、管汾（前左三）、徐宜厚（前左二）、喻文球（前左一）、李博鑑（后左一）、李林（后左二）、何炳元（后左三）、王沛（后中）等合影

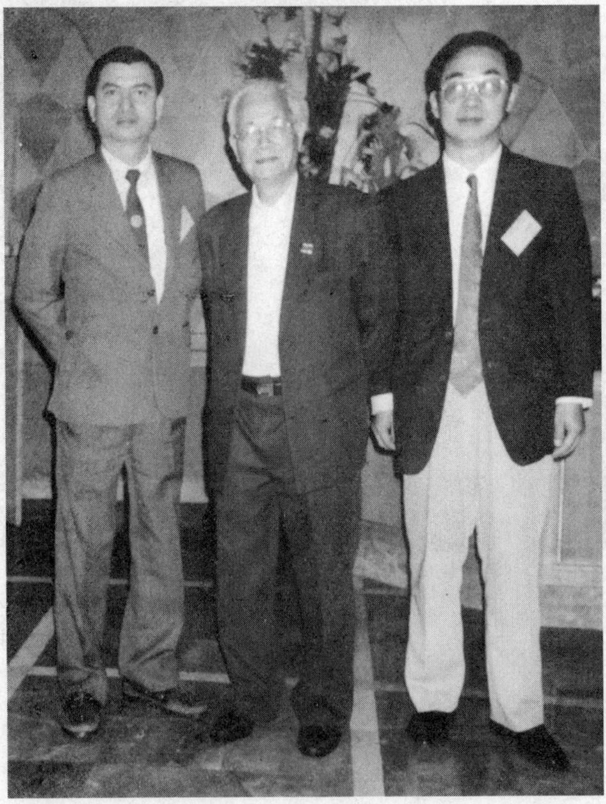

996 年 7 月，邓铁涛（中）、徐宜厚（右一）与王葆方（左一）在马来西亚云顶合影

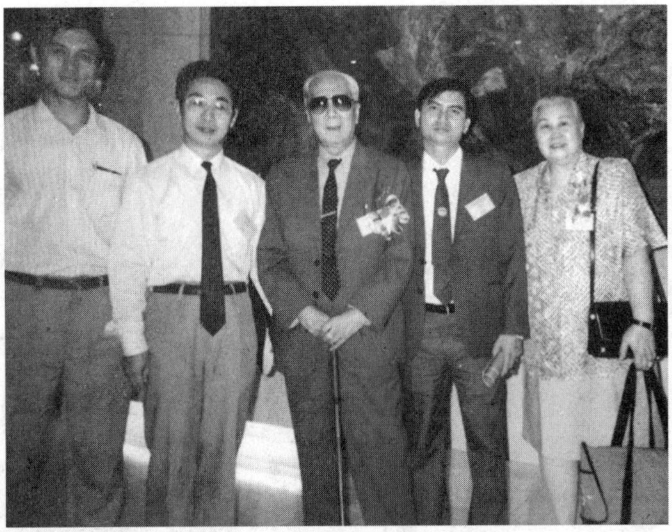

1992 年，关幼波伉俪（中，右一）、
周双印（左一）、徐宜厚（左二）与王葆方（右二）在新加坡合影

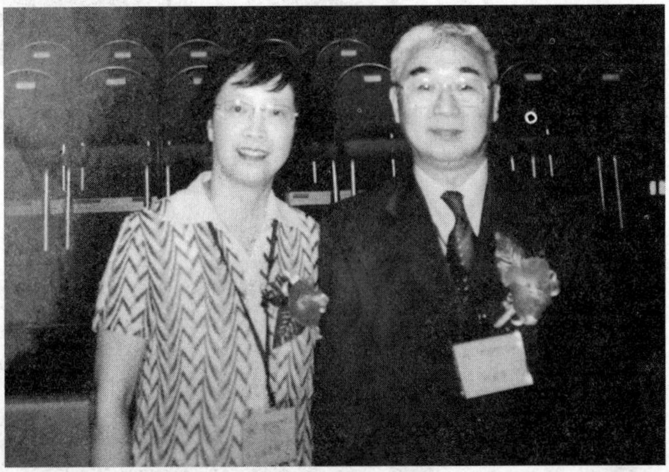

2007 年 6 月，英国中医药学会名誉会长罗鼎辉与徐宜厚（右一）在中国香港合影

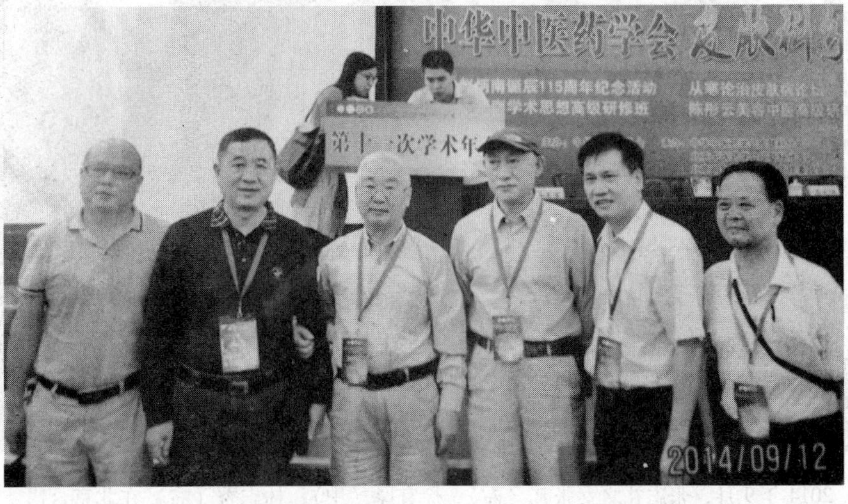

2014 年 9 月，陈达灿（右二）、艾儒棣（右三）、徐宜厚（左三）、刘巧（左二）等
在海南三亚中医皮肤科会议期间合影

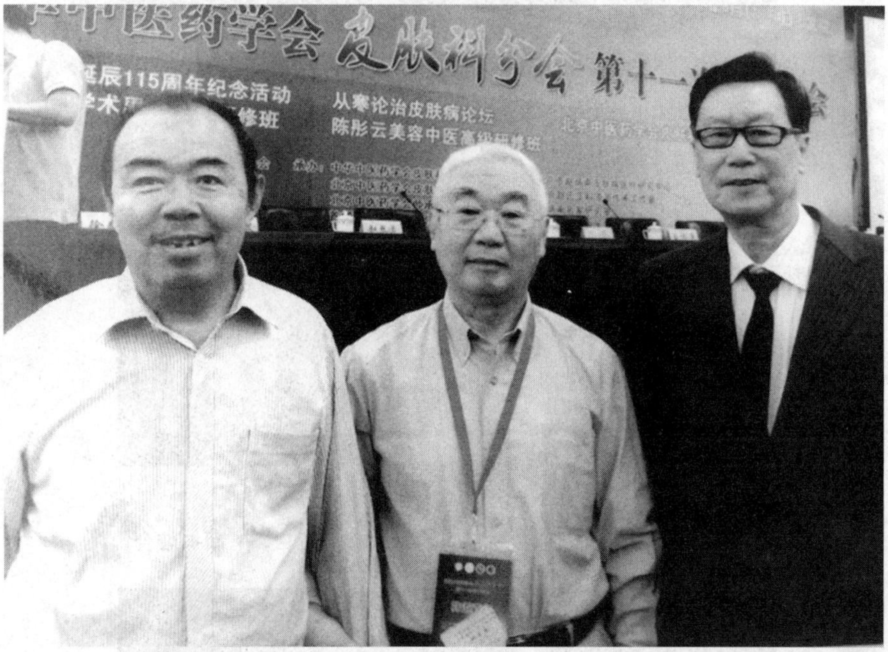

2014年9月，赵炳南之子赵恩道（右一）、徐宜厚（中）、邓炳戌（左一）在北京合影

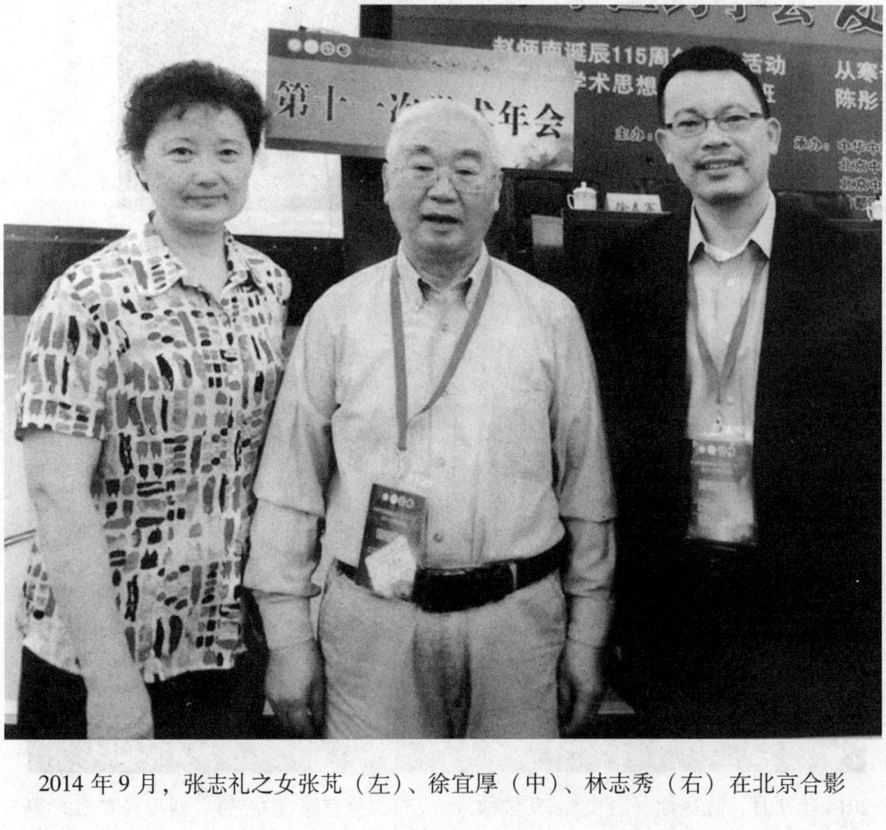

2014年9月，张志礼之女张芃（左）、徐宜厚（中）、林志秀（右）在北京合影

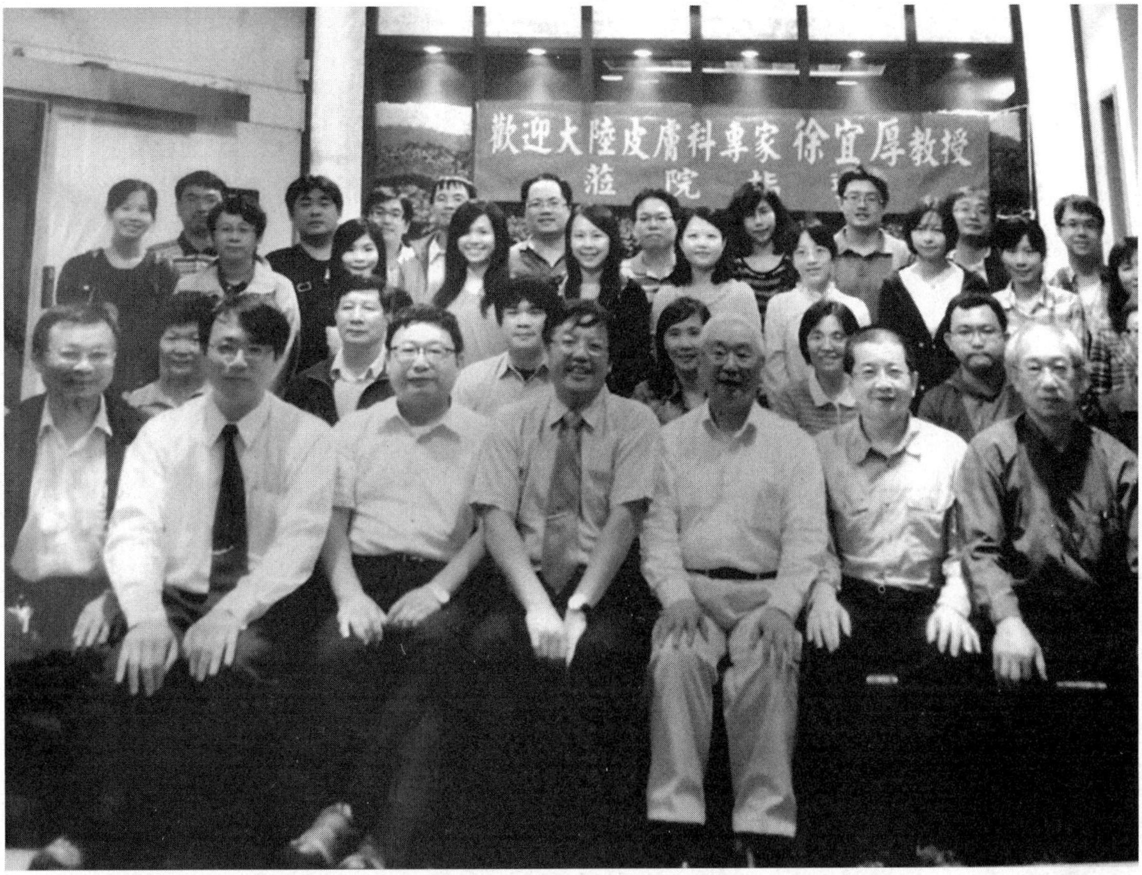

2013 年，徐宜厚教授（前右三）在中国台湾讲学与部分师生合影

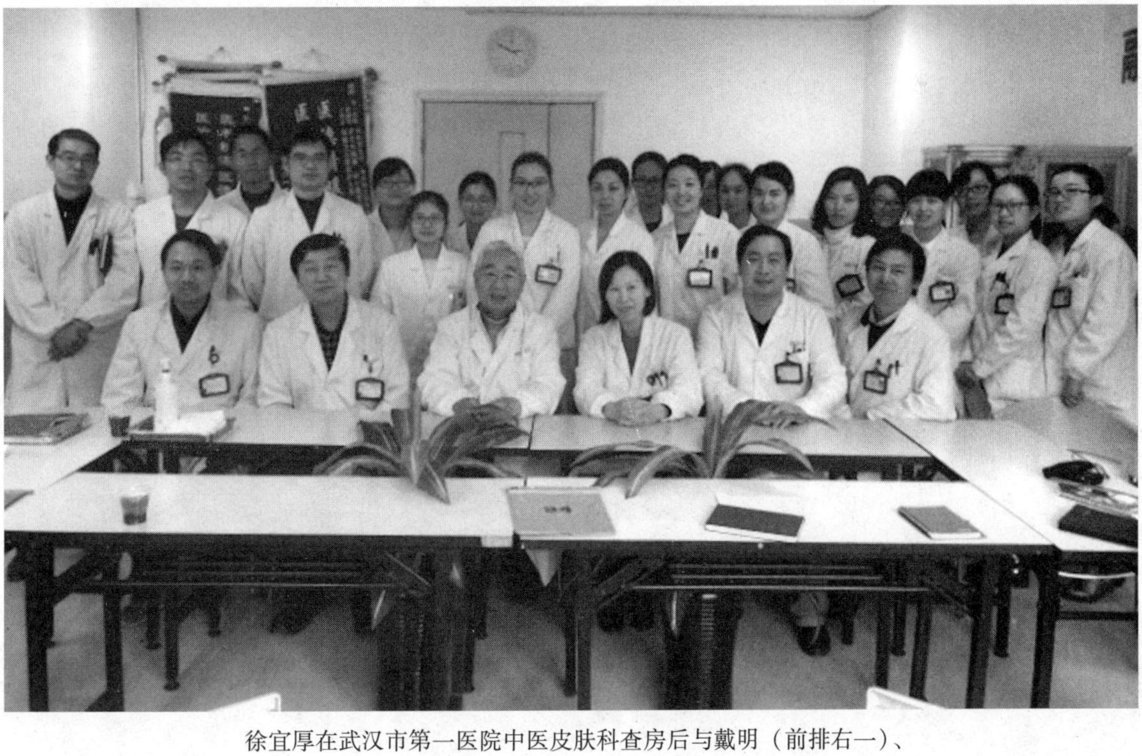

徐宜厚在武汉市第一医院中医皮肤科查房后与戴明（前排右一）、
胡吉升（前排右二）、曾宪玉（前排右三）、李凯（前排左一）、段逸群（前排左二）等合影

总目录

绪　论

专著篇

医论篇

临床篇

方剂篇

札记篇

绪　论

目　录

汉派中医皮肤科的崛起与传承

一、人文背景

汉，含义主要有三：一是水名，又名天河（《书禹贡》）。二是水，寓意着自然界万事万物均能从平衡中找到切入点，象征着超凡的智慧，古人赞“惟楚有才”是有一定道理的。三是水具有巨大的包容性，在历史的长河中，这块“九省通衢”的土地上孕育出许多杰出的政治家、军事家、科学家、教育家、医学家等。

据《武汉市志·卫生志》记载，公元1552年李时珍应（明）楚恭王之聘，在武昌任“奉祠正”，并在蛇山观音阁设义诊所，为民治病；公元1637年叶文机在汉口开设“叶开泰药室”；公元1851年杨燮被太平天国干王洪仁玕誉为江夏名医。中华人民共和国成立前后在武汉行医的有冉雪峰、杨树千、陆真翘、陆继韩、黄寿人等。中医外科方面的代表人物首推单厚生，其对痈疽疔疖及皮肤病的诊治尤为擅长，其子单少生（字苍桂）得其真传。中华人民共和国成立后武汉市卫生局也极为重视老中医的学术继承，1963年列入导师名单的有黄寿人、单苍桂等22名老中医，同时遴选素质较高的年轻中医拜老中医为师，采取一师一徒或一师多徒的方式，跟师学临床，徐宜厚等被确定为单苍桂老中医的学术继承人。

二、学术传承

徐宜厚师从于武汉名医单苍桂、北京名医赵炳南教授，在长达50余年的临床实践中，他既秉承二老的学术精髓，又结合当今繁忙紧张的生活节奏，赋予新的内涵，逐渐形成了徐氏中医皮肤科的学术特色。

（一）辨证的三大原则

1. 急性皮肤病遵循温病学说　在皮肤病的临床中，徐宜厚采用温病学说中的卫气营血作为辨证的纲领，急性皮肤病在初期通常采用从卫气辨证入手，其主方为银翘散之类，在中期出现高热阶段时，其病位定在气营阶段，主方为清营汤、犀角化斑汤之类，后期热退正伤阶段，病位定在营血阶段，主方为羚羊钩藤饮或大定风珠。

2. 慢性皮肤病遵循李东垣脾胃论　徐宜厚根据当今社会的历史发展，认为劳倦伤脾，饥饿伤脾，忧虑伤脾，并认为脾胃元气匮乏，机体抗病能力减弱为该病主要病机，从而创立增强脾胃元气的法则。古人谓：“食而不化，责在脾，不能食，责在胃。脾以健而运，胃以通为补。健脾宜升，通胃宜降”（《医注余论》）。然而，脾与胃又各有阴阳偏盛之别，盛衰传变之异，求本虚实的不同，故而以脾胃论治皮肤病之法较少。徐宜厚结合现代人的生活习惯和工作环境，将守护脾胃作为立法用药的主要环节，并贯穿治疗慢性皮肤病的始终。他将其要点归纳为十四条法则，结合皮肤病的特点，摘要叙述如下。

健脾益气法、扶脾化湿法、扶脾化痰法、扶脾固表法、清脾泻火法、清胃泻热法、和胃除湿法、补中益气法、益气温阳法、滋阴润燥法、扶脾保肺法、疏肝益脾法、清心泻火法、温阳通痹法。

3. 疑难性皮肤病宗奇经八脉 奇经八脉素来为医学家、养生家所倚重，叶天士将奇经八脉引入内科和妇科，并对辨证用药有许多创造性发挥。徐宜厚在李时珍《奇经八脉考》一书的指导下，将其主要理论和用药用于指导疑难皮肤病的诊治，如干燥综合征，按任脉虚，冲脉衰、阴津枯槁的病理机制，用咸寒柔润、滋阴降逆等方药，如大补地黄丸加减，收到了有利于髓液填充恢复的效果；又如狼疮性肾炎，尿蛋白的长期丢失与带脉总束功能的丧失有关。用扶脾益气的同时，酌加固涩之品如五味子、芡实、金樱子、覆盆子等旨在固下元、益肝肾，有效地控制了蛋白的漏失。诸如此类还有成人硬肿病、艾迪生病等。

（二）博采百家之长，引发创新思维

在中医学术的传承上，徐宜厚主张博采百家。诚如近代名医章次公所说："各家学说互有长短。自学者，不应厚此薄彼，而需取长补短。"章氏之言，确为至理。徐宜厚针对服务的对象，发现皮肤病患者涉及多个方面，从人群而言，女性和儿童居多，从年龄而论青壮年较多，老者次之，从原患疾病谱而论，以过敏性体质居多，面对如此复杂的因素，徐宜厚主张从多学科的专著中汲取营养，以促进学科发展。如女性患者多与经、带、胎、产四大证有关，对其调治，他推荐北京刘奉五、广州罗元恺、湖北黄绳武，他在学习三位老中医从肝、从肾、从脾的基础上，对女性调经概分为三个年龄段：二七至三七为室女期，主方四物汤；四七至五七为婚产期，主方逍遥散；六七至七七为经将绝期，主方二仙汤。又如小儿患者，他常阅北京周慕新、上海董廷瑶的专著。他对小儿用药的思路提出四字诀：轻（处方轻，用量轻）、灵（随证增减，灵活变化）、简（精简用药，切忌芜杂）、效（追求实效）。合并鼻病当宗南京干祖望，合并咽喉病宜学北京耿鉴庭，他认为这种跨学科的学习与传承有利于临床水平的提高。正是在上述前辈的启迪下，引发出许多新的创新思维。

1980 年左右，徐宜厚从著名针灸学专家承淡安先生所说"以微针，通其经脉，调其血气"一语中得到启发，探索微针治疗面部皮肤病，经过三十余年的临床检验，充分证明该疗法是一种价廉效显的疗法，得到广大患者的青睐和境内外媒体的广泛报道。

1993 年，在纪念李时珍逝世 400 周年国际医学学术会议上，徐宜厚首次将奇经八脉的辨证用药引入皮肤病领域。

2012 年，在《香港中医杂志》发表"银屑病治疗中的五个拐点"，首次提出解决诱发银屑病的途径时，要重视咽病用咽药，喉病用喉药。

2014 年，在广州中医药学术会议上，对特应性皮炎一病提出了十个难点的对策，这将有利于对该病的针对性治疗。

（三）熟谙药性，精于选药

"古医家不传之秘在于用药"的警句，引起徐宜厚研讨中药要旨的兴趣。1998 年 2 月首次发表"皮肤病用药初探"［湖北中医杂志，1998（1）：5－7］，在当时颇为各方面所关注。十五年后，出版《徐宜厚皮肤病用药心得十讲》（中国医药科技出版社，北京，2013），全书将用药心得归纳为十类：审证、脏腑、皮损、经络、花类药、藤类药、动物类药、美容中药、外用中药、配对与组合用药。与此同时，特别关注两个要点：一是从古今文献中对部分中药的应用予以详尽诠释；二是某些药物对某些病证的特效性也予以标明，如本草专著中所提到的"圣药""神药”“要药”“良药”“妙药”“专药”“必用之药”等。在解毒药中，凡见到“消”“醒”“化”“解”“压”“杀”“举”等字样均需引起高度的注意和深刻的思考。只有这样才能做到熟谙药性，精于选药。

三、勤于思考，善于总结

徐宜厚从1962年在《新中医》发表第一篇临床报告以来，一直沿着尊名医、重实践、勤读书、善总结的道路前进。1980年11月，第一本中医皮肤科专著出版后，相继出版的医籍种类有科普读物、皮肤科专著、临床验案、用药心得，约计600余万字。

此外，在北京、上海、辽宁、浙江、广东、湖南、湖北、重庆、天津、香港、澳门等地，以及新加坡的各类医刊发表论文、综述、书评百余篇。

医家自传

徐宜厚，男，湖北省武汉市黄陂区人。1940 年 2 月，出生于一个劳动者家庭，由于社会动乱和家境贫寒，少年时期没有接触过良好的启蒙教育，在青年时期，却有幸接受了中医的系统教育。当时担任教学任务的老师均是武汉地区的一代精英，院长是著名中医学家陆真翘，授课的老师有鲁介民（内经）、熊济川（儿科）、曾少达（妇科）、刘亦鸥（中药）、郭焕章（伤寒）、黄慧慈、王明章（针灸）、单苍桂（外科）、许晴宣、徐精诚（内科）、胡希文（温病）等，为我今后从事中医临床奠定了良好的理论基础。

名师指点　步入殿堂

1963 年 7 月，我毕业于原武汉中医学院中医专业，由国家统一分配到武汉市中医院，跟随武汉名医单苍桂老先生学习。在侍诊的五六年中，单老教我诊病的技能，同时推荐必读的中医典籍，如《医宗金鉴·外科心法要诀》等，从这些医籍中了解到先贤的学术精髓。如陈远公对金银花的论述十分精辟与全面，王洪绪的小金丸、西黄丸、醒消丸、阳和汤等，只要辨证准确，效如桴鼓。20 世纪 70 年代初，武汉皮肤科学会恢复活动时，我国现代皮肤科创始人之一，著名教育家于光远教授十分重视中医皮肤科在西医中的传播。在一次学术会议上，他请我讲中医治疗皮肤病的要点，其后，我时常拜望他老人家，印象最深的是在他的书房里我看到这位年过七旬的老人对杂志、书籍认真批改的笔迹，这种孜孜不倦、严谨治学的精神使我终身受益。

20 世纪 70 年代初，由武汉市中医院、市工人疗养院和市立一医院、市二医院部分医务人员重新组合为武汉市第一医院。众所周知，由著名皮肤病专家汪心治主任创建的皮肤科，在民众中享有盛誉，求医者甚众。此时，我在上级医师孙曾拯主任的指导下学习西医皮肤科诊疗要点，在临床中不断地丰富自己的感性认识，尽量做到中西互补，同时取得了较好的临床效果和病人的认同，为我从事中医皮肤科专业奠定了坚实的基础。我在坚持临床医疗的同时积极查阅文献，经过近 5 年的努力，完成了《皮肤病中医诊疗简编》，1980 年 11 月由湖北人民出版社出版，进一步激发了我对中医皮肤科文献的研究与系统整理的积极性。

1974 年至 1975 年经原北京医学院院长胡传揆教授介绍，我有幸跟随北京名医赵炳南老师学习。赵老用药精与专，宽与深，使我终身受益，至今难忘。曾用筛选法对赵老治疗红斑狼疮、湿疹的用药规律进行过归纳与总结，为我另辟新径找到了准确的着力点。在北京期间，我曾多次到北京西总布胡同拜望胡老，胡老拿出一些中华人民共和国成立初期消灭性病的照片赠予我，当时我只是抱着好奇的心理珍藏这些照片。随着时间的推移，20 世纪 70 年代末，我国性病萌芽，并有泛滥的趋势，我才恍然悟到胡老的良苦用心。

1985 年，我应朱仁康研究员的邀请，参加《中医外科学》撰写与统稿，有机会聆听到朱仁康、张赞臣老前辈的谆谆教导。1987 年 7 月，在上海参加中医药国际学术会议期间，我专程拜访顾伯华老师，顾老亲笔签名赠予由他主编的《实用中医外科学》。

由此可见，我是一位十分幸运的人，在我从事中医皮肤科的过程中，不仅亲聆多位中西医老前辈的教诲，而且目睹这些老前辈高尚的学风，正是由于名师指点，使我步入中医学的辉煌殿堂少走了许多弯路。

善于思考　勤于总结

恩师的教诲、社会的培育、家人的扶持，使我在中医皮肤科领域取得了点滴的成绩。归纳其要，集中在四个方面：

一、脾胃立论，阴阳逢源

综观历代文献，凡治杂病者，多从脏腑虚实立论，对脏腑的生理、病理、立法、用药的论述，既丰富又详尽，给今人留下许多宝贵的遗训。在众多论述中，尤对脾、肾更为关注。两者之中，不少医家推崇“善补肾者，当于脾胃求之”。我在治疗皮肤病的过程中，牢记李东垣所云“治肝、心、肺、肾有余不足，或补或泻，唯益脾胃之药为切”，以此作为指导思想，为此，我将文献中的有关论述进行了梳理。

（一）脾胃与腠理

从生理上讲，“气者，上焦开发，宣五谷味，熏肤，充身，泽毛，若雾露之溉。气或乖错，人何以生”（《脾胃论·脾胃虚实传变论》）。病从脾胃生者，主张升阳益气，升阳足以御外，益气足以强中，不论病之虚实传变，均应以脾胃为本。从病理上讲，“其弱自汗，四肢发热或大便泄泻，或皮毛枯槁，发脱落，从黄芪建中汤”（《脾胃论·脾胃胜衰论》）。又有“胃气一虚，耳、目、口、鼻具为之病”（《脾胃论·脾胃虚实传变论》）。说明腠理虚乃九窍之病，无不与胃中之气的亏虚有着密切的内在联系。这是由于脾胃既虚，不能顾扶肺气，机体防御机能减弱，各种病邪易于侵害，诚如《黄帝内经》所说的“邪之所凑，其气必虚”，“正气存内，邪不可干”，亦足以证实外因由于内因作用而导致疾病的邪正发病学，具有普遍指导意义。

（二）脾胃与皮肤

皮肤病种类繁多，但从发病的机制而言，主要有四种情况，一是六淫外邪，二是劳倦所伤，三是饮食失常，四是情志不遂，四者均与脾胃有关。“是知脾胃实，诸病皆实，脾胃虚，诸病皆虚，此医家之大关也”（《医权初编》）。李东垣在著作中列举的皮肤病主要有：瘾疹，方用消风散；瘰疬按其经络循行，病在阳明经者采用升阳调经汤，病在少阳经者用连翘散坚汤。此外，还有眼睑赤烂、脱发、酒毒、湿疡、耳疾、鼻疾等，充分反映了脾胃虚实与皮肤病的发生有着特殊的连锁关系。故“凡欲察病者，必须先察胃气，凡欲治病者，必须常顾胃气，胃气无损，诸可无虑”（《景岳全书》）。

（三）脾胃与用药特点

《医验录》说：“医之权衡，在于用药，药之妙用，期于对症。”李氏用药有四大特色：一是升降，二是补泻，三是厚薄，四是随时加减。按照上述四大特色，我将从脾胃论治皮肤病的方法归纳为三类十四法：

一是从脾，有健脾益气法、扶脾化湿法、扶脾化痰法、扶脾固表法、清脾泄火法。

二是从胃，有清胃泻火法、和胃除湿法。

三是从传变，有补中益气法、益气温阳法、滋阴润燥法、扶脾保肺法、疏肝益脾法、清心泻火法、温阳通痹法。

综合上述，我深切体会到李氏用药的特色，凡见黄芪、党参、炙甘草、羌活、柴胡、苍术、升麻等辛、甘、温药，意在培养春阳升发，正合“少火生气”之旨。唯恐火亢之害，又加入甘、苦、性寒之品，如石膏、黄芩、黄连等沉降之味，使之泻阴火于升发阳气之中，寓阴药与阳药相制逢源之妙。

二、博采名家，海纳百川

近代名医章次公说：“各家学说，互有长短。自学者，不应厚此薄彼，而需取长补短。”章老之言，确为肺腑之语。我在临床中发现皮肤病涉及多个方面。就发病人群而言，女性和小儿居多；从年龄而论，老者不少；从原患疾病所载，鼻咽病变常见。面对这样复杂的因素，要求医者必须博采名家之论，弥补本身不足。女性患者，凡遇经、带、胎、产，在大多数情况下我采用北京刘奉五、广州罗元恺两位老先生的理法方药。刘老对妇科疾病偏于肝，并说“肝为五脏六腑之贼”，提出了治肝八法。罗老强调调理冲任与妇科的关系，将妇科病概括为虚实两大类。又如小儿患者，我宗北京周慕新、上海董廷瑶两位老先生。周老认为对于幼儿湿疹，内虚是发病的先决条件，然后依据证候剖析之：病在上者，多为风盛，病在下者，多为湿盛。初期宜散风、清热、化湿、凉血、解毒，后期宜养阴、润燥。董老对儿科用药提出了六字诀：轻、巧、简、活、廉、效。我从两位前辈的宝贵经验中得到许多启发，如1984年2月28日，治一婴儿湿疹，利用验方三心导赤饮：栀子心、莲子心、连翘心、生甘草、蝉蜕各6g，灯心3扎，生地、淡竹叶、车前子、车前草各10g，赤小豆15g，枯芩3g。服药12天后，红斑消退，又服10天，90%皮损消退。后用健脾之剂调理月余。诸恙俱平。此方颇合董老所称六字诀。

众所周知，银屑病多与感染因素有关，特别是咽喉的炎症更为多见。对此，我遵照北京耿鉴庭、南京干祖望两位老前辈的经验，咽病用咽药、喉病用喉药，对于控制咽喉的炎症颇有功效。

总之，平时勤奋读书，博采名家精华，临证才能触类旁通，海纳百川，游刃有余。

三、中西互补，相得益彰

在20世纪70年代初期，我曾与著名皮肤病专家孙曾拯教授合作，抢救过许多危重皮肤病人，如：亚急性系统性红斑狼疮（活动期），重症多形红斑、落叶性天疱疮、Lyell中毒性大疱性表皮坏死松解症等。其基本思路是在大量给予皮质类固醇的同时，给予护心、滋阴、退热、解毒之类的中药。常能收到壮热退、皮损消、疗程短的效果。这种中西医互补的默契，常能达到相得益彰。

四、从微入手，勤于总结

20世纪80年代中期，我遇见一例女性成人硬肿病，按痹病诊治月余，颈项、背部肌肤仍然漫肿发硬，如绳所缚。鉴于病变发生在膀胱经和督脉经的区域，由此联想到是否与统一身之阳的督脉有关。我查阅李时珍《奇经八脉考》，豁然开朗，方中加入通阳刚药，如鹿角片、肉桂、细辛等。十五天后，颈项活动明显见好，按此思路而治愈。又如干燥综合征，我从任脉论治，狼疮性肾炎中尿蛋白的大量丢失，我从总束带脉施治，均有较好的效果。我将上述的心得与体会分别汇编在《徐宜厚皮肤病经验辑要》《徐宜厚皮科传心录》《中国现代百名中医临床家丛书·徐宜厚》等专著中。

回报社会　老树新花

2000 年 2 月，我年满 60，退休获准后，仍然专志于临床、读书、著述。我从心灵深处知道，现今的点滴业绩是建立在党的培育、社会的关爱之上的。1978 年 10 月，我被评为武汉市先进科技工作者，1993 年 10 月荣获武汉市人民政府颁发专项津贴，1997 年 1 月，被确定为第二批全国老中医药专家学术经验继承工作指导老师，1999 年 4 月荣获中华人民共和国国务院颁发政府特殊津贴，2011 年元月，湖北省人力资源和社会保障厅、湖北省卫计委授予湖北省中医名师，2013 年武汉市卫计委授予中医大师，2014 年湖北省人力资源和社会保障厅、湖北省卫计委授予湖北省中医大师等光荣称号。面对这些荣誉，我深深懂得感恩与回报，在我退休的十年间，我先后应邀赴广州、长沙、北京、大连、哈尔滨、郑州、上海、深圳、山西、香港、台湾等地讲学。2010 年，应广东省中医药学会皮肤专业委员会邀请，在会上做了“略论中医育才的八大关系”的报告，内容包括：一是科班教育与师徒相授的关系；二是传统中医与现代医学的关系；三是传统经典与专科名著的关系；四是医学理论与临床实践的关系；五是精于临证与熟谙药性的关系；六是急性病与慢性病的关系；七是实践总结与专科提高的关系；八是医学科普与专科专著的关系。随后推荐读书目录五大类：一是字典：许慎《说文解字》、张玉书《康熙字典》、李戎《中医难字字典》。二是专著：陈实功《外科正宗》、祁坤《外科大成》、吴谦等《医宗金鉴·外科心法要诀》、陈远公《洞天奥旨·外科秘录》、余听鸿《外科医案汇编》、王洪绪《外科全生集》、顾世澄《疡医大全》、邹五峰《外科真诠》。三是综合类：巢元方《诸病源候论》、张景岳《景岳全书》、薛己《薛己医案》、唐容川《血证论》、程杏轩《医述》、李聪甫《金元四大家学术思想研究》、王新华《中国历代医论选》。四是中药类：李时珍《本草纲目》、庄国康等《疡科本草》、杨仓良《毒药本草》、马子密等《历代本草药性汇解》。五是西医专著：赵辨《临床皮肤病学》、美国的 R. B 奥多姆等《安德鲁斯临床皮肤病学·中文翻译版》。总之，我将自己一鳞半爪之得和盘托出，希望对推动中医皮肤科学的发展尽绵薄之力。

与此同时，我将应诊的地点、时间、电话均印在名片上，便于向患者解疑答难。尽管每天都要接很多的电话，给自己增加了麻烦，但是却给患者提供了及时的沟通与方便。

从 1996 年至 2001 年，我应邀先后赴新加坡、马来西亚、英国，我国香港和台湾等地参加学术会议及讲学。特别是在香港工作期间，凭借这个国际都市的平台，广交朋友，传播中医药治疗皮肤病的特长与优势。2000 年应英国多尼克公司李燕萍女士之约，为海外同行编撰《中医皮肤病学》英文版，2004 年在英国伦敦出版。2011 年 5 月在湖南张家界世界中医药学会联合会第二届中医皮肤科国际会议期间，来自美国的方一汉教授告知：有一位美国人抱着英文版《中医皮肤病学》兴奋地告诉她，我要跟你学中医皮肤科。

结语

我虽年逾七旬，就像是一位接力赛跑的人员，既要继承古人遗产，又要准确地传递下去，让中医学在世界医林独放异彩。最后，我引用明清之际著名学者顾炎武先生的联句作为结束语：“苍龙日暮还行雨，老树春深更着花。”

专著篇

目录

跟师赵炳南手记

用药心得十讲

性传播性皮肤病

结缔组织病

针灸治疗皮肤病

手足皮肤病的防治

中医皮肤科临床手册

跟师赵炳南手记

谨以此书献给恩师赵炳南先生诞辰115周年

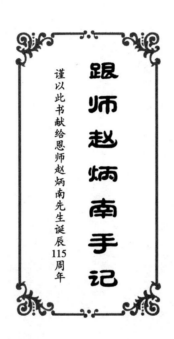

前　言

公元2013年12月，人民卫生出版社郝胜利编审电告：该社欲组稿编辑一套专门介绍现代名老中医大家的丛书，皮外科领域初定有赵炳南、朱仁康、顾伯华、张赞臣、夏少农等。委托我主持赵老文稿的编写。

我虽然年过七旬，但抱着一颗敬仰与感恩的心，利用春节休息时间，将北京市中医院皮肤科周冬梅、张广中两位同仁提供的珍贵资料重新进行编纂，分为“生平简介”“传薪手稿”“学术思想”“学验传承”“方药经纬”“缅怀恩师”六个部分，书名为《跟师赵炳南手记》。

全书突显四个亮点：

亮点一　客观而详尽地介绍了赵老刻苦学习、悬壶济世的艰辛历程。

亮点二　赵老早年在中央皮研所授业解惑的珍贵回忆。

亮点三　后学对赵老的学术思想与独特疗法的继承、发扬与梳理。

亮点四　缅怀赵老的文稿中，透露出许多感人而又鲜为人知的轶事。

与此同时，我邀请了国家级名老中医陈彤云教授担任主审，赵恩道、邓丙戌两位学兄担任副主编，更是为书稿增辉。

我们愿与各位同仁在纪念赵老115周年诞辰之际，献上这份薄礼。

徐宜厚拜撰

2014年2月10日

目 录

生平简介

悬壶生涯六十年

我是个普通的回族老中医，今年八十三岁，经历过清朝、北洋军阀、国民党反动派统治时期，行医生涯一甲子。可以说，人间的喜、怒、忧、思、悲、恐、惊七情备历，人生道路的酸、辣、苦、甜、咸五味俱尝。但是我新的生命却是从中华人民共和国成立后开始的。我不能忘本，没有党、没有社会主义新中国，就没有我赵炳南的今天。

一、老妈妈大全

我学名德明，改称炳南是以后的事了。听老人讲，祖父是饭馆掌灶的，很早故去。父亲很小便独立谋生。我家有兄弟姐妹五人，全凭父亲给人帮工做糕点，母亲零碎做点外活勉为生计。

我自幼身体羸弱，经常生病。记得五岁那年，我出天花，高烧昏迷，好几天睁不开眼。疹子出全，可谓漫无行蚁，体无完肤。那时，家里根本无钱就医，只听别人说："别瞧这么厉害，要是出得顺，七浆、八落、九回头。"在万般无奈之时，只好请一墙之隔的老邻居王二大妈诊视。提起王二大妈，本村无人不知，无人不晓。她老人家虽不识文墨，但粗晓医理，多知多会，大家尊称她"老妈妈大全"。我的病经王二大妈指点，慈母上街买些化毒丹之类的小药，服后很快好转，落下一身小疤，出街门，乡亲看见，都叫我"麻孩"。

六岁那年，我闹一场红白痢疾，每天拉肚子，一病就是一年。家里穷得连手纸也买不起，只好把破旧衣服撕成片当手纸，使脏了，用小灰水洗完晾干，以后再用。还是王二大妈出了个偏方，用无花果加蜜蒸熟，每天服数枚，才把我的病治好。

七岁那年，我患了场疟疾，一闹也是接近一年，家乡泊岸边有块长条石，发烧时，我就躺到条石上冰身子，发冷了就去晒太阳。不少人出偏方没治好。家母央求王二大妈说："您别瞧着孩子受罪了，干脆死马当活马医吧。"王二大妈说："有个单方试试看，好了就好，不好就了。"她找了块绿豆大小的信石，布包砸碎，白开水送服。服药后，我觉得全身发热，如同登云驾雾，恍惚之中，仿佛有个天梯，爬呀爬呀，一不留神，撒手摔下来，吓得出了一身冷汗，病也就逐渐好了。

三年的大病，使我失去了启蒙就读的大好时光，但也培养了我对中医中药的浓厚兴趣。记得后来念私塾，老师常讲："人生一世，不为良相，即为良医。"我想，凭我家的条件，哪还希望当什么良相、良医呢？要是能像王二大妈那样，骑个毛驴，拎个包袱，能给人瞧病，也就知足了。放了学，别的孩子走东串西，我就喜欢到王二大妈那儿去玩。看她熬膏药、配方子，给她打下手，听她谈天说地讲故事。有时老人家外出采药，遇到爬坡上坎的地方，我就爬上去帮助采集。

在和王二大妈接触中，耳濡目染，我也学到了一点极为简单的验方小药，如马舌子焙干压面能治“羊角风”，鱼骨盆外敷能止血等。记得八九岁时，正遇有人家办红白事，杀鸡宰鸭，热闹非凡。本家外甥金荣奔走相告，不留神，摔倒在石头角上，头上撞个大口子，流血不止。旁人拿点细灰尘土用手堵住，我听王二大妈讲，鱼骨盆止血好，我找点药给他敷上，很快就好了。

回想起我多病的童年生活，毋庸置疑，王二大妈以她高尚的医德、精湛的医术、潜移默化的言传身教，在我幼小的心灵里埋下了渴望学医的强烈愿望。后来我学徒期满，业已行医，治好了一位盲人患者，他出于感激，问了我的生辰八字。只见他掐了掐手指头，叹息道：“好刚强的八字啊，就是五行缺火，改个名字可以补救。”常言道：“南方丙丁火。”赵炳南的名字就这样叫开了。其实，我幼年多病，哪里是什么五行缺火，是旧中国给我们穷人带来的贫困和饥饿啊！

二、皮球的风波

要是讲学历，不怕您见笑，我既非书香门第，也无家学真传，只间断地念过六年私塾。八岁那年，我才开始上学，因为不是官办的学堂，经费、校址和师资都没有保障，就读之处不是庙宇，就是清真寺，老师常因经费不足辞去不干，或另被富豪家聘教专馆。六年之中，我就辗转投师六处，饱尝了辍学之苦。

我懂得单凭家庭接济，根本无力供我完学。所以每在放学之余，常帮人捎带买东西，挣上一两个铜板，零星添置点笔墨纸砚。有一次，好容易攒足了十三个铜板，看见别人家的孩子有皮球，心里很羡慕，就一个人到城里洋货店买个小皮球拍着玩。第二天，家母看见皮球，问我是哪儿来的，没等我说清了原委，家母急切地说：“咱们家哪能玩这个，你也不瞧瞧，鞋袜还都破着呢！”回到家，母亲把皮球刷洗干净，用净纸包好，带我进城。到了洋货店，家母向掌柜先生连连道歉，说我不懂事，错买了皮球，恳请退换。掌柜先生拿起皮球，看看完整无损，勉强同意换了双鞋面，由母亲给我做双新鞋。这段往事常常勾起我对童年生活的辛酸回忆，每念及此，不禁潸然泪下。看看现在的学生，一个个生龙活虎，无忧无虑，他们生活上甜如蜜，学习上有人教，课外活动丰富多彩，简直是手捧金饭碗，生活在天堂！我那时过得是什么日子啊！

三、小沙弥子

十四岁那年，我经人介绍到伯贤氏药房学徒。一次偶然机会，德善医室的老师丁庆三出诊到药房歇脚，顺便谈起正在他那儿学徒的陈某，想到其舅父伯贤氏开办的药房学徒。于是两人商议互换徒弟，我就换到德善医室，投师丁庆三，开始了新的学徒生活。

提起德善医室，上岁数的“老北京”可能有些印象。我的老师丁庆三，起初开羊肉铺。遇有病家买肉，常常施舍肉铺自制的膏药。膏药很灵，患疮疡疖肿者，一贴就好。常言道：“此地无朱砂，红土为贵。”一传十，十传百，病人越来越多，以后干脆弃商从医，又收了几个徒弟，开设医室，给人治病。

我学徒那会儿，中医外科的水平低，人数少，只占中医人数的百分之一二。谈不上用麻药、止痛药，更没有抗生素。有了病，吃点中药，贴点膏药，再就是上白降丹，痛厉害了，让病人到大烟馆抽上一两口大烟。当时有“外科不用读书，只要心狠就成”和“会打白降红升（丹），吃遍南北二京”之说。在这种环境下学徒，哪有老师耐心地手把手教呢？记得有一次我看《濒湖脉学》上讲：“浮脉，举之有余，按之不足，如微风吹鸟背上毛，厌厌聂聂。”对“厌厌聂聂”四个字，我百思不解其惑。请教师兄，也只是说：“可意会而不可言传。”

学徒生活照例十分艰苦。每天早晨四点多起床，下门板、生火、收拾铺盖、倒便器、买东西、做饭、熬膏药、打丹、帮下手……不仅伺侍老师，还要照顾师兄。无冬无夏，一年到头，每天都要干二十个小时，一天只睡三四个小时觉。有一次我摊膏药，一面用棍子搅，一面打瞌睡。突然一只手插进了滚烫的膏药锅里，顿时，手上的皮被烫掉一层，疼得我钻心，又不敢让人知道，只好偷偷拿些冰片撒在上面。由于我年龄小，手脚麻利又勤快，师兄都叫我“小沙弥子”，即小和尚。

艰苦的生活，繁重的体力劳动，并没有磨灭我强烈的求知欲望。每当夜深人静，大家熟睡之时，我就挑灯夜读，疲乏了，用冰片蘸水点一下眼角，醒醒神，又接着念。学习所用的文具纸张，家里根本无钱购买。医室对面纸店家有个小徒弟和我相熟，常取出店内残缺不能售出的纸、笔二人分用。

在这种饥寒困苦的环境下，我自学完《医宗金鉴·外科心法要诀》《外科明隐集》《疡医大全》《濒湖脉学》《本草纲目》等医籍，有的还能背诵，至今不忘。对于一些中医皮外科基本功，如熬膏药、摊膏药、搓药捻、上药面、打丹等，也都掌握得很娴熟。这些，对我以后的行医生涯颇有受益。

四、设馆行医

1920 年，北洋政府举办中医考试，我虽然考取了，但所发的是“医士”执照，只能在四郊行医，不准进城。过了几年，又经过一次考试，二百多人参加，只取十三名，我是其中之一，才准许在德善医室门口挂了个行医的牌子。旧社会，作为一个中医，不管你有多高技术，多大名气，也只能是个医士。就连蜚声遐迩的四大名医也绝无例外。直到现在，我还保存着这张用满汉两族文字书写，加盖官印的老执照，作为旧社会歧视中医的一个铁证。

就在我学徒的第四个年头，老师不幸病故，我又和诸师侄支撑门面，并继续苦读了三年。经过几年的钻研，我总算偷学了一些医疗技术，也为德善医室尽了徒弟之劳。一次河南省伪省长的女儿患鼠疮（淋巴结核），我出诊一周。师侄满以为这趟美差一定可捞到一大笔出诊费。谁知这个伪省长一毛不拔，回来两手空空。师侄怀疑我独吞了出诊费，不问青红皂白，第二天派人送了封信，硬是把我辞退，由他们独家经营。当时我没有一点积蓄，生活无着，只好到处奔波，求亲告贷，这家赊药，那家借房，东挪西借，总算在西交民巷办起了两间房子的小小医馆，有了落脚之处。三年后，医馆业务逐年兴盛，我重礼道谢了亲友，还清了债务，又租赁了一所有“天棚、鱼缸、石榴树”的大四合院，如此又干了三年，有点积蓄，才正式开设了西交民巷医馆。

五、穷汉子吃药，富汉子还钱

旧社会，皮外科患者多为勤劳辛苦的穷人，一旦得了“腰痈、搭背、砍头疮”，往往“腿息工，牙挂对”。非但失去了养家糊口的能力，还要花费一笔钱治病。我来自底层人民，深知穷苦人看病不易。对那些无力就医者，我秉承“穷汉子吃药，富汉子还钱”的师训，免费看病吃药，分文不取。

一次几个农民从西直门外抬来一位对心发（背部蜂窝织炎）的患者。我见病人就诊不便，主动提出义务出诊，每次带上四五磅药，隔五六天去一趟。用药后，坏死组织很快脱落，新鲜疮面大小如盘，其深洞见筋骨。经我细心诊疗，亲自上药，两个月后，疮面长平痊愈。左邻右舍闻讯凑钱给我送了块木制的义匾，一路上百八十人敲锣打鼓，扭着秧歌，一直抬到医馆。在我行医生涯中，送来的木匾、玻璃匾、铜匾、银盾、银瓶不下百八十件，唯独这块义匾给我留下了深刻的印象。

当然，请我看病的，也有达官富商之类的阔人，从中也取得了一笔可观的收入。我除了把这些收入用来维持医馆业务外，还为社会公共事业略尽绵薄之力。当时的北平中医公会缺乏经费，我解囊相济，华北国医学院需要资金，我慷慨捐款，建立妇产医院我竭力资助。到头来，乐得两袖清风，俭朴度日。

六、御医与换帖

多年行医后，随着治好一些病人，我在中医外科界总算有了一点小小的名气。听说，善书上写了我一笔。就连北京的洋车夫遇有皮外科病家乘坐，也主动介绍到我医馆诊疗。但那些有钱人根本看不起我们，他们管中医外科病叫“疙瘩”，管我就叫“瞧疙瘩的”。

作为一个医生，我接触了社会的各个阶层，看过各种人物的面孔。富人的傲慢与跋扈，穷人的哀苦与悲戚，就像一面无形的罗网，使我难于挣脱。有人要求我一夜之间为之除却沉疴怪疾，有人希望拉我入伙，为之效力。于是，我固守着一条信念：“岂能尽遂人愿，但求无愧我心。”这既是我做人的哲学，也是我对旧社会挑战的回答。

记得民国年间，清末皇帝溥仪退居天津旭街静园后，曾由他的老师陈宝琛、朱一藩二人介绍我前往看病。溥仪患的是右鼻孔“白刃疔”（鼻疖），唇颊部红、肿、高大，疼痛难忍，忐忑不安。那时虽说溥仪退位隐居，却还是关起门来做皇帝，神气十足。在询问病情中，我了解到他有破相之忧，希望免除手术，采用中药治疗。我就用中医提疗的办法，外用药捻加盖黑布化毒膏，内服清热解毒托里透脓的中草药。三天后，栓出脓尽，一周后，基本痊愈，没留瘢痕。康德年间，我又给溥仪的荣皇后看过一次病。二次接触，溥仪对我有些印象，提出让我做他的御医。我说：“家有八十岁老母无人侍奉左右，我这个年龄，只能尽孝，不能尽忠。”拒绝了皇宫的招聘。

民国年间，我曾给吴佩孚看过病，认识了他的儿子吴某。这个人喜欢玩狗，不惜重金。有一次，他的爱犬尾巴叫人剁了，蜷在墙角，疼得直打哆嗦。吴某知道我专瞧外科，便让我到他家给狗看病。当时我想，狗虽是个畜生，但毕竟也是生灵，也就不大介意。我察看完伤势，撒点用上等冰片调制的药面，纱布包好，很快痛止，伤面愈合。吴很高兴，提出要和我换帖拜把兄弟。我说：“我信仰伊斯兰教，祖辈传下的规矩，不和外教结亲。”就这样，换帖之事，始终未成。

旧社会人情冷暖，世态炎凉，使我信守一句话：“万事不求人。”我曾气愤地说：“旧社会我没有一个朋友。”

七、挂钟和拐棍

北平沦陷前，我怕挂那么多匾招惹是非，悄悄托人拍照后，卸下收藏。谁知这样也难免飞来的横祸。北平沦陷后，人不自由，连挂钟也不自由！日本侵略者规定中国人要按日本时间把钟拨快一小时。我想，在中国的国土上，难道中国人都不能按照中国的时间生活了吗？我开设的诊室里的挂钟，就硬是不拨，结果被汉奸狗腿子发现，一进诊所，便把挂钟摔碎了。他们一走，我又重新买了一个挂钟，照样按照中国时间拨好，挂在墙上。后来又被摔了一次，我再次买了一个新挂钟。

当时，眼看国土沦陷，国难当头，作为一个中国人，我的心情非常忧闷。我盼呀，盼呀，盼望抗战胜利。认为胜利后，日子可能好过些。谁知道，“强盗前面走，豺狼后脚跟”。在国民

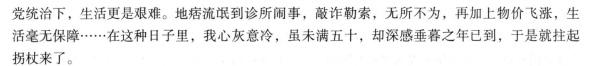

党统治下，生活更是艰难。地痞流氓到诊所闹事，敲诈勒索，无所不为，再加上物价飞涨，生活毫无保障……在这种日子里，我心灰意冷，虽未满五十，却深感垂暮之年已到，于是就拄起拐杖来了。

1949 年 10 月 1 日，中华人民共和国成立，五星红旗庄严地升起在天安门广场。毛主席、党中央制定了一系列中医方针、政策，中医事业获得了新生，宝贵的中医学遗产得到很好的继承和发扬。北平一解放，人民政府就发给我中医师证书，我的工作也受到国家和人民的重视。1951 年，北京各界人民响应抗美援朝总会号召，纷纷订出拥军优属公约或计划。我主动提出愿意免费给患病的烈军属诊疗，受到政府登报表扬。在北京中医医院成立之前，我先后被聘请为北京市中医第二门诊部、中央皮肤性病研究所、和平医院和北京医院的中医顾问，半日参加集体工作。在皮研所，我和西医同道商定共同搞湿疹、牛皮癣、神经性皮炎等三个病种的研究。西医同道提出：牛皮癣并无真菌，称其为癣，不大合适。我说："中医有牛皮癣之名，指皮损坚如牛领之皮而言，并无临床上大量脱屑之实，治法也不相同。"我认为，牛皮癣与古代文献所记载"白疕"相吻合。"疕"字从其字形结构看，是病字头加一个匕首的匕，如同匕首刺入皮肤，以示病程的缠绵日久。经中西医认真研讨，始知中医所谓牛皮癣实际上指西医的神经性皮炎，西医所指的牛皮癣也不是中医所称的六癣之列。后来，我们取得一致意见，认为命名银屑病较为贴切。这件事虽小，却使我回想起一件往事。那是在中华人民共和国成立前，北京医院是德国人办的。有一次，一位病人的家属请我去医院诊病。但那时，这所医院规定不准中医进病房。因此，我只好与病人家属一起，作为探视病人的亲友进去，趁大夫、护士不在时，偷偷为病人诊脉，回来后再开方，病人也得偷偷敷药吃药。对比之下，不胜感慨，只有在中华人民共和国成立后，中西医才能真正摈除门户之见，取长补短，坐在一起，自由地交流学术思想。

1955 年，经卫生部傅连璋同志介绍我给朱德委员长看病，见到了敬爱的周总理。周总理态度和蔼，平易近人，亲切地和我握手，嘱咐我，给首长看病要安全有效，中西医结合，积极谨慎，与病人商量。周总理温暖的手，像一股暖流，使我感到激动，周总理的亲切指示，给了我勇往直前的力量。我觉得自己心明眼亮，力量倍增，从此以后，拐杖也就自然而然地扔到一边去了。

八、经验不带走

1956 年，北京第一所中医医院建立，我是第一批参加医院工作的老中医。在党的中医政策感召下，我离开了苦心经营多年的医馆，投身到伟大祖国社会主义建设的行列中。当时，我把自己开业时部分药材、器械和备够五间房子的柁、木、檩、架全部捐献出来，略表自己挚诚之心。为此，政府还授予我 200 元奖金。

参加医院工作后，使我有机会接受更多的教育和帮助，为更多的劳动人民解除病痛。我觉得自己心胸开阔了，视野宽广了，精力充沛了。新旧社会对比，真是天地之别，是党和毛主席拯救了奄奄一息的中医药事业，给我们中医指出了光明大道。这时尽管我的工作空前繁忙，但我越干劲头越足，越活越有奔头。

我知道，自己的政治觉悟和工作能力都很差，对人民的贡献微不足道，但是党和人民却给予我很高的荣誉和政治上的鼓励。我曾先后被选为北京市人大代表、政协代表，全国人大代表，担任过北京中医医院副院长兼皮外科主任、北京市中医研究所所长、北京第二医学院中医系教授等职务。尤使我难忘的是曾多次见到了伟大领袖毛主席、朱委员长、周总理。

我常想，我只是个普通的回族老中医，来自底层人民，我所知道的一点医学知识和临床经验也来源于实践，来源于人民，理应把自己学到的技术毫无保留地献给人民。于是，我把保留多年的所有资料和手稿拿出来，把点滴心得体会说出来。例如，应用金银花、生地烧成炭，清解血分的毒热，是我多年来摸索出来的经验，用于临床取得了较好的效果。俗话讲："外科不治癣，治癣便丢脸。"这句话固然反映了皮肤病难达速愈，但也从另一方面说明对于皮肤病治疗方法不多。我想，皮肤疮疡虽形于外，而实发于内。没有内乱，不得外患。皮肤病损的变化与阴阳之平衡，卫气营血之调和，脏腑经络之通畅息息相关。因此，我和同志们一起，从疾病的整体观念出发，从治疗难度较大的皮外科疾患入手开展了对红斑狼疮、白塞病、慢性瘘管和溃疡的研究工作，初步取得进展。

在总结经验过程中，我们从一个个病种入手。凡是跟我学过的医生，都把自己保存的有效病例，以及我讲解过的心得体会的笔记集中起来，然后我再逐个分析当时的主导思想，把同类的经验归纳起来，找出它们的共性和每个病例的特殊性。对于每味药、每个处方和每一段叙述，我们都认真研究修改，并且本着实事求是的态度，既总结成功的经验，也总结失败的教训，使后学者少走弯路。1975 年，大家帮助我把过去几十年的临床经验加以总结，出版了一本《赵炳南临床经验集》。全书约有 30 万字，共收病种 51 个，病例 137 例，介绍了三种特殊疗法及多年来行之有效的经验方、常用方，较为系统地反映出我的实际经验，获全国科学大会奖。近年来，我年老体弱，身体欠安，难以胜任门诊的繁忙业务。我就采用录音方式，讲一点，录一点，然后根据录音材料整理成文。这是一种快速、准确、省力的方法，有利于经验的整理和传授。此外，我还在同志们的协助下，将有较好疗效的十个常见病整理成计算机语言，编好程序，输入电子计算机，备日后的临床、教学、科研应用。我认为，整理、继承工作，老中医责无旁贷，应该采取积极主动的态度，把自己在实践中积累的知识全部拿出来，哪怕是一点一滴，也能聚沙成塔。

我常爱说两句话："知识不停留，经验不带走。"知识不停留，就是说，虽然我已经八十三岁，行医一甲子，还要活到老、学到老、干到老，还要钻研，还要攀登，还要挖掘，还要创新，绝不能在现有的经验上停留。经验不带走，就是说，把我的点滴经验和体会毫无保留地献给党和人民，传给青年一代，绝不带进坟墓。

九、几点希望

我经常收到各方面的来信，其中许多是有志于从事中医工作的青年人，他们希望我能谈谈个人的看法和体会。借此机会，我想说几句不成熟的话。

（一）熟读王叔和，不如临证多

书不可不读，对于一些中医经典医籍，不但要读，有的还要能背，但希望同志们不要钻进书堆里出不来。要重视临床，多认证，多实践。我年轻时根本不知道累，上午看病百余人，下午出诊，晚上睡在医馆，整天和病人打交道，以后虽说年岁大了，也坚持门诊，坚持会诊，从不脱离临床。只有见得多，认证准才能辨析识病严谨，立法遣药切中，对疑难重症做到心中有数。

（二）导师认能，博采众方

要善于学习，不仅向书本学，向老师学，还要向病人学，向民间学。我自己的经验中，有很多是向别人学来的。比如熏药疗法是我在早年行医时，看见一位老太太用草纸燃烟熏治顽癣

(神经性皮炎)，引起了我的注意。查阅古书中也有类似这方面的记载。于是我加以改革，临床治疗很多皮外科疾患，取得很好疗效。又如，一位头面部白驳风（白癜风）的患者，同时伴有头皮瘙痒、脱屑、头油多。我让他用透骨草煎水洗疗。数天后，白驳风如旧，但用来洗头却收到意想不到的去油止痒效果。我从病人主诉中受到启发，以后拟定了透骨草洗方专以治疗发蛀脱发病（脂溢性脱发）

（三）千年的字会说话

要善于保存、总结临床资料，日积月累，相当可观。不要忽视只言片纸，有了新的思路，要及时记录在案。俗话讲“好记性不如烂笔头”，文字比记忆更可靠。至今，我还存有一些二十年代的资料，闲暇时翻阅一下当时治好病人的感谢证明书，对回忆病例颇为有益。

（四）慢走强过站

古语讲“学如逆水行舟，不进则退”。做学问要持之以恒，不怕慢，就怕站。停止不前，满足于现成的经验，必将一事无成。我常给青年人讲龟兔竞走的故事，勉励他们不断长足，有所进步。

（五）宁可会而不用，不可用而不会

俗话讲，“艺不压身”。凡有用的知识，都要用心学，现在不用，以后可能有它的用场。希望青年人珍惜大好时光，多学一些有益的知识，多掌握一些操作技巧。

十、为“四化”贡献晚年

1980年年底，我大病一场，生平第一次住进了医院。在院、所领导的亲切关怀和医护人员精心医护下，我很快好转出院，目前小休一段，待体健复原，争取做一些力所能及的工作。

我知道，年岁大了，身体的各部件也不那么灵活了。就身体的健康而言，六十岁的人，一年不如一年，七十岁的人，一月不如一月，八十岁的人，一天不如一天。对这种新陈代谢的必然，我内心感到十分平静。所感欣慰的是，我的记忆力还不错，腿脚还算灵便。我愿意在耄耋之年，抓紧有限时间，扎扎实实地做点经验整理工作，为祖国的四个现代化贡献出我的晚年。

（赵炳南口述　张志礼　孙在原　邓丙戌　陈凯整理）

赵炳南教授生平简介

著名中医皮外科专家赵炳南教授，1899年出生于河北宛平县三里河村，回族，经名伊德雷斯，是我国中医界德高望重的名老中医。

中华人民共和国成立后，赵炳南被选为中华医学会外科学会、皮科学会委员，中华全国中医学会副会长，北京中医学会理事长。担任过中国医学科学院皮肤性病研究所、北京医院、整形医院中医顾问，北京中医医院副院长，北京市中医研究所所长，北京第二医学院中医系教授等职。曾被选为北京市人民委员会委员，北京市第二、三、四、五、七届人大代表，第七届市人大常委，第四、五届全国人大代表等。

他自1920年经北洋政府考核发给允许行医执照以来，在平凡的医学岗位上悬壶生涯六十余

载，晚年虽年逾耄耋，又染疾抱病，但仍然坚持工作，从不脱离临床第一线。

他数十年如一日，对病人怀有深切的同情心，对医学怀有强烈的事业心，不为名，不为利，勤勤恳恳，兢兢业业，为祖国的中医药事业付出了全部精力，做出了重要贡献。

在漫长的行医实践中，赵炳南以他纯熟而精湛的医技，高尚而正派的医德，救治了不少患顽癣痼疾、疑难重症的病人，在不少老北京群众的心目中留下了深刻的印象，结下了深厚的感情。有关他的工作、生活情况，国内许多报刊均有报道，一些外国报纸也有转载，在国内外有一定影响。

一、髫龄萌芽，弱冠学成

赵炳南学名赵德明，祖籍山东德州，幼年时家境十分贫困，全家老少七口，仅凭父亲给人帮工做糕点，母亲零星做点外活勉为生计。

旧中国瘟疫成灾，百病猖獗。贫穷和疾病犹如两条毒蛇，无情地吞噬着赵炳南孱弱的身躯。五岁出天花，六岁患痢疾，七岁打摆子，这就是留在他脑海中最早的记忆。连年患病，使赵炳南失去启蒙就读的大好时光，但也萌发了他学医治病的幼嫩胚芽。

论起赵炳南的学历，从八岁上学算起，只有六年私塾。因为不是官办的学堂，经费、校址和师资都没有保障，六年之中，他就辗转投师六处，饱尝了辍学之苦。生活逼迫，催人早熟。童年时期的赵炳南已经懂得单凭家庭接济，根本无力完学，所以每在放学之余，常常帮人捎带买东西，挣上一两个铜板，零星添置点笔、墨、纸、砚。十四岁那年，一次偶然的机会，经他人辗转介绍，“换徒”到北京德善医室，投师丁德恩，号庆三，开始了学徒生活。

民国初年，西方医学刚刚传入我国，整体医学水平之低，不难想象。在这种环境下学徒，哪有老师手把手耐心地教呢？记得有一次，赵炳南看《濒湖脉学》上讲：“浮脉，举之有余，按之不足，如微风吹鸟背上毛，厌厌聂聂。”对“厌厌聂聂”四个字，他百思不解其惑，请教别人，也只是说“可意会而不可言传”。

学徒生活十分艰苦。每天早晨四点多起床，下门板、生火、收拾铺盖、倒便器、买东西、做饭、摊膏药、打丹、帮下手……无论冬夏，一年到头，每天都要干十几、二十几个小时，一天只睡四五个小时觉。其中，学徒重要的内容之一就是熬膏药。有一次赵炳南摊膏药，一面摊，一面打瞌睡，突然右手伸进滚烫的膏药锅里，顿时手上的皮被扒掉一层，疼得钻心，又不敢让人知道，只好偷偷拿些冰片撒在上面。

艰苦的生活，繁重的体力劳动，并没有磨灭他渴望学医的强烈愿望。每当夜深人静，众人熟睡之时，他就挑灯夜读。疲乏了，用冰片蘸水点一下眼角，醒醒神，没有纸和笔，对门纸店相熟的小徒弟常取出店里残缺不能售出的笔、纸二人分用，右手一度烫伤，就用左手干活写字。直到晚年，赵老大夫写字、干活还能左右开弓，运用自如。

在这种艰难困苦的环境下，他自学完《医宗金鉴·外科心法要诀》《外科明隐集》《外科准绳》《疡医大全》《濒湖脉学》《本草纲目》等医籍，有的还能背诵，至今不忘。对于一些皮外科基本功，如熬膏药、摊膏药、搓药捻、上药面、打丹等也都掌握得十分娴熟。谈起这段学徒的艰辛，赵炳南颇有感触地说：“看看现在的年轻人，一个个生龙活虎，无忧无虑，他们生活上甜如‘蜜’，学习上有人教，业余生活丰富多彩，简直是手捧金饭碗，生活在天堂！而我那时过得是什么日子啊！”

1920 年，北洋政府举办中医考试，他虽然考取了，但发的是“医士”执照，只能在四郊行医，不准进城。过了几年，又经过一次考试，二百多人参加，只取十三名，他是其中之一，才准许在德善医室门口挂个行医的牌子。

就在学徒的第四个年头，老师不幸病故，他又和诸师兄师侄共同支撑门面，并继续苦读三年。经过几年的钻研，他总算偷学了一些医疗技术，也为德善医室尽了徒弟之劳。一次，河南省省长的女儿患鼠疮（淋巴结核），他出诊一周。师侄满以为这趟美差一定可捞到一大笔出诊费。谁知，这个省长一毛不拔，回来两手空空。师侄怀疑他独吞了出诊费，不问青红皂白，第二天派人送了封信，硬是把他辞退，由他们独家经营。当时赵炳南并无一点积蓄，生活无着，只好四处奔波，求亲告赁，这家赊药，那家借房，东挪西借，总算在西交民巷办起了两间房子的小小医馆，有个落脚之处。三年后，医馆业务逐年兴盛，他重礼道谢了亲友，还清了债务，又租赁了一所大四合院，如此苦干三年，有点积蓄，才正式开设了老北京熟知的西交民巷医馆。

在抗生素尚未在临床应用的20世纪20年代，赵炳南能用中医中药的方法治疗一些皮外科疾病，确有其独到之处。从此，他的名声很快随着他高明的医术传扬开来。

二、医德高尚，不愧己心

多年行医后，赵炳南在中医外科界总算有了一席之地。就连北京的洋车夫遇有皮外科病家乘坐，也主动介绍到他医馆诊疗。但赵炳南来自底层人民，深知劳苦大众的看病不易。对那些无力就医的穷人，他秉承“穷汉子吃药，富汉子还钱”的师训，免费看病吃药，分文不取。一次，几位农民从西直门外抬来一位“对心发”（背部蜂窝织炎）的患者。他见病人就诊不便，主动提出免费出诊。经他细心诊疗，亲自上药，坏死组织很快脱落，两个月后，疮面长平痊愈。左邻右舍闻讯凑钱给他送了块木制的义匾。在他行医生涯中，送来的木匾、玻璃匾、铜匾、银盾、银瓶不下百八十件，但唯独这块义匾给他留下了深刻的印象。

赵炳南把治病看作救命，把救人看作救火，反对那种见钱眼开、不顾病人的医疗作风。他常讲，旧社会有人把大夫比作“神仙·老虎·狗”。意思是：瞧好病，称大夫是神仙，歌功颂德，加倍酬谢；瞧不好，骂得大夫狗血喷头，名声扫地，一文不值；要想赚钱，就得预支保金，狠狠捞一笔，先当老虎。可在当时，赵炳南却一反俗例，遇有病家就医，先治病要紧，不言明诊金。治好病，随病家酬谢，各尽各心，不能治的，声明看不了，请另就高明，但从不讲是不治之症，有的病人病入膏肓，难以救治，虽舍医赔药，也心甘情愿。有感于当时“庸医杀人不用刀”，“不伤于病，而伤于药者多也”的医弊，赵炳南诊病时总是详询病情，细察脉色，辨证认真，处方周密，医嘱详尽，态度谦和，一时认不清的病，宁可不看，也绝不敷衍。

当然，请他看病的，也有达官富商之类的阔人，从中也取得了一笔可观的收入。他除了把这些收入用来维持医馆外，还为社会公共事业略尽绵薄之力。当时的北平中医公会缺乏经费，他解囊相济；华北国医学院需要资金，他慷慨捐款；建立妇产医院，他竭力资助；开办普济施诊所，他义务应诊。到头来，乐得两袖清风，俭朴度日。

赵炳南蔑视那种竞逐荣势，企踵权豪，而不留神医药、精究方术的混世者。他常说：“现在社会上的某些不正之风，在旧社会是正大光明。那时候，一个人有了名气，想滑下坡或攀富贵都很容易。”

1925年，清末皇帝溥仪退居天津“关起门来做皇帝”，曾由溥仪的老师陈定琛、朱益藩二人介绍赵炳南前往诊病。溥仪患的是“白刃疔”（鼻疖），有破相之忧。赵炳南采取外用提疔办法，内服清热解毒、托里透脓的中草药。三天后，栓出脓尽，一周后，基本痊愈，没留瘢痕。通过接触，溥仪对他颇有印象，提出要聘他为“御医”。赵炳南说，“家有八十岁老母无人侍奉，我这个年龄，只能尽孝，不能尽忠”，婉言拒绝了招聘。

旧社会人情冷暖，世态炎凉，使赵炳南信守一句话——“万事不求人”。他曾气愤地说：“旧社会我没有一个朋友。”

北平沦陷前，赵炳南怕挂那么多匾招惹是非，悄悄托人拍照后，卸下收藏。谁知这样也难免飞来的横祸。北平沦陷后，人不自由，连挂钟也不自由！日本侵略者规定：中国人要按日本时间把钟拨快一小时。他想，在中国的国土上，难道中国人都不能按照中国的时间生活吗？他开设的诊室里的挂钟，就硬是不拨，结果被汉奸狗腿子发现，一进诊所，便把挂钟摔碎了。他们一走，赵炳南就又重新买了一个，照样按照中国时间拨好，挂在墙上。后来又被摔掉一次，他再次买了个新挂钟。

当时，眼看国土沦丧，国难当头，作为一个中国人，赵炳南的心情非常郁闷。他盼呀盼，盼望抗战胜利，认为胜利后日子可能好过些。谁知道，在国民党统治下，生活更是艰难。地痞流氓到诊所闹事，敲诈勒索，无所不为，再加上物价飞涨，生活毫无保障……在这种日子里，他心灰意冷，虽未满五十，却深感垂暮之年已到，于是就拄起拐杖来了。

三、春风化雨，撒满心田

1949 年 10 月 1 日，中华人民共和国成立。党和政府制定了一系列中医方针、政策，中医药事业获得了新生，宝贵的祖国医药学遗产得到了很好的继承和发扬。北京一解放，人民政府就发给赵炳南中医师证书，他的工作也受到国家和人民的重视。1951 年，北京各界人民响应抗美援朝总会号召，纷纷订出拥军优属公约或计划。赵炳南主动提出愿意免费给患病的军烈军属诊疗，受到政府登报表扬。在北京中医医院成立之前，他先后被聘请为北京市中医第二门诊部、中央皮肤性病研究所、和平医院（整形医院）和北京医院的中医顾问，定期会诊，帮助筹建中医皮外科诊室，半日参加集体的工作。在皮研所，赵炳南和西医同道商定了共同抗湿疹、牛皮癣、神经性皮炎等三个病种的研究。西医同道提出：牛皮癣并无真菌，称为“癣”，不大合适。赵炳南认为，中医有牛皮癣之名，是指皮损坚如牛领之皮而言，并无临床上大量脱屑之实，治法亦不相同。经中西医认真研讨，始知中医所谓牛皮癣，实际上指西医的神经性皮炎，西医所指的牛皮癣，也不是中医所称的六癣之列。后来，中西医之间取得一致意见，认为根据该病表现为红斑基础上覆盖多层银白色鳞屑的特点，命名为“银屑病”较为贴切。这件事虽小，却使赵炳南回想起一件往事。那是中华人民共和国成立前，一位病人的家属请他去医院诊病，当时，这所医院规定不准中医进病房看病，他只好与病人家属一起，作为探视病人的亲友进去，趁大夫、护士不在时，偷偷为病人诊脉，回来后再开方，病人也得偷偷敷药、吃药。对比之下，赵炳南不胜感慨，深切地体会到，只有中华人民共和国成立后，中西医才能真正摈除门户之见，取长补短，坐在一起，自由地交流学术思想。1955 年，赵炳南经卫生部傅连璋同志介绍，给朱德委员长看病，见到了敬爱的周总理。周总理态度和蔼，平易近人，亲切地和他握手，嘱咐他，给首长看病要安全有效，中西医结合，积极谨慎，与病人商量。周总理温暖的手，像一股暖流，使他感到激动、鼓舞，周总理的亲切指示，给了他勇往直前的力量。赵炳南觉得自己心明眼亮，力量倍增，从此以后，拐杖也就自然而然地扔到一边去了。1956 年，北京第一所中医医院建立，在党的中医政策感召下，他离开了苦心经营多年的医馆，投身到伟大祖国社会主义建设的行列中。当时，他把自己开业时的部分药材、器械和备够五间房子的柁、木、檩、架全部捐献出来，略表自己挚诚之心。为此，政府还授予他奖金。

建院初期，中医医院名医济济，荟萃一堂。大家热情高，劲头足，确实做出了一定成绩，但也显露出一些问题。比如，有的大夫自卑感重，觉得处处不如西医，有的有门户之见，对合作共事没有信心，有的身在医院心在家。面对这种情况，赵炳南在院领导和同志们的帮助下，主动和大家一起开展批评和自我批评，处处以身作则，注意消除中西医之间、中医之间长期以来存在的门户之见，主动把自己多年来行之有效的经验和盘托出，帮助建立健全皮外科室，做到了技术见面，团结合作，爱院如家。从参加医院集体工作第一天起，赵炳南就在家门口贴出告示，声明自己参加集体工作，今后在家概不应诊。数十年来，即使是自己的至亲好友、侄男外女，也让他们到医院看病，这是院内外有目共睹的事实。

参加医院工作后，通过下基层及农村巡回医疗，使他有机会接受更多的教育和帮助，为更多的劳动人民解除病痛。他觉得自己的心胸开阔了，视野宽广了，精力充沛了。这时，尽管赵炳南的工作空前繁忙，但他越干劲头越足，越活越有奔头。他的“岂能尽遂人愿，但求无愧我心”的信念，从此增加了新的内容。这就是：要无愧于伟大的时代，无愧于祖国和人民，无愧于中医药事业。

四、勤求古训，博采众方

赵炳南通晓中医经典著作，精于中医外科，擅治外科痈疽恶疮、皮肤疮疡、痰核瘰疬、术后瘘管以及全身感染等急慢性病症。对于中医皮外科理论及内用外用药的研究有很深的造诣，并多有创新。他的成功是和他勤求古训、博采众方择其善者而从之的学术思想分不开的。

赵炳南常说“勤能补拙”。勤奋是他的一大特点。

从早年行医起，赵炳南就精力过人。他上午门诊，下午制作膏药，晚上睡在医馆，一生别无特殊嗜好，也无过多应酬交际。新中国成立后，赵炳南先后担负着二十余项社会工作，但他把主要的精力放在临床，终年奔波劳碌，扑在门诊第一线，为患者解除病痛。即使晚年体弱多病，也坚持会诊，从不脱离临床。

长期的实践，使他见症多，认症准，积累了正反两方面的经验。因而对疑难重症能做到心中有数，辨析识病严谨，立法遣药切中。他认为，书不可不读，对于中医的一些经典医籍，有的不但要读，甚至还要会背，但并不意味着读死书，死读书。“熟读王叔和，不如临证多”，这是激励他深入临床的古训。

勤，还表现在他勤于思考。

赵炳南从不满足已有的经验，敢于否定自己，开拓新的思路。如早年学徒期间，他观察说书人休息时，嚼黑豆而不觉口渴，朗若洪钟而毫无倦意。从中悟出：黑豆色黑，入肾经，有强筋壮骨、滋阴益肾之功效。又如，他听老人讲，挖井见水，边淘水，边砌砖的道理，联想到治疗瘘管，窄道要内服托里生肌，外用化腐提毒的药物。像这种勤于思考、推陈出新的例子，在赵炳南一生的行医生涯中是屡见不鲜的。

对于传统的疗法，赵炳南有很厚的根基，就他的学术成果而言，某些虽源于古训，但超过古人。他常说：“十精不如一熟。”熟能出专，熟能生巧，这正是他学习的方法。他能从熟悉的传统疗法中，取其精华，融合自己的经验，形成别具风格的变法。如他认为，白塞病相当于古代文献记载的“狐惑”，但不能按《金匮要略》中清热、化湿解毒的甘草泻心汤主治，而应该根据每个人的体质不同，症状不同，抓住本病肝肾阴虚、湿热蕴毒的本质辨证施治。

赵炳南的善于学习，还表现在认能为师方面。他不仅向老师学，向书本学，还向病人学，向民间学。在他的经验中，有很多是向别人学来的。如熏药疗法是在他早年行医时，看见一位老太太用草纸燃烟熏治顽疾（神经性皮炎）引起注意，以后查阅古代文献，也有类似记载。于是加以改进，配成回阳熏药、三方熏药、子油熏药等多种配方，治疗皮外科疾患，取得很好疗效。又如，一位头面部白驳风（白癜风）的患者，同时伴有头皮瘙痒，脱屑，头油多。赵炳南让他用透骨草煎水洗疗。数天后，白驳风如旧，但用来洗头，却收到意想不到的去油止痒效果。他从病人主诉中受到启发，以后拟定了透骨草洗方，专以治疗发蛀脱发病（脂溢性脱发）。

学习时，赵炳南注意记住传授者的姓名，在介绍经验或著书立说时，特意说明某个方子是学来的。学他人之长，但绝不据为己有。中华人民共和国成立后，赵炳南在和西医同道以及助手的工作实践中认识到：中医也要进步，西医也有很多长处，他虚心学习西医有关病因病理及化验检验方面的知识，并能熟练地说出常见皮外科病种的西医诊断。对于一些古代文献并无记载的病种，如红斑狼疮等少见病、危重病，也敢于摸索，探讨中医辨证施治的新路子。

赵炳南的记忆力好，但他从不满足于此。善于保存资料是他的一大长处。有些资料虽说是只言片语，也舍不得丢掉。他常说“千年的字会说话”。

在给中国医史、文献研究所成立的贺词中，他语重心长地亲笔写下了“学习贵在专，师古更创新。取长补己短，持恒至耄耋。宁要会不用，不要用不会”的题词，这或许就是他治学的座右铭。

五、桑榆虽晚，红霞满天

记得华罗庚教授有句名言，“人老易松，树老易空，科学之道，戒松戒空。”赵老大夫虽年迈体弱，但对自己的学术创新和治学态度丝毫没有一点放松。他知道，自己的年岁大了，身体的各部位器件也不那么灵活了，就身体的健康而言，六十岁的人，一年不如一年，七十岁的人，一月不如一月，八十岁的人，一天不如一天。对这种新陈代谢的必然，他内心感到十分平静。但所感欣慰的是：他觉得自己的记忆力还不错，腿脚还算灵便，愿意在有限的时间，扎扎实实地做点经验整理工作，为祖国的四个现代化贡献出自己的晚年。

他常想，自己是个普通的回族老中医，来自底层人民，所知道的一点医学知识和临床经验来源于人民，理应毫无保留地献给人民。总结经验，绝不是为个人著书立说，而是为发展中医药事业添砖加瓦。旧社会那种“教会徒弟，饿死师父”的现象，已经一去不复返了。于是，他把保留多年的资料和手稿全部拿出来，把点滴的心得体会全都说出来。对院内外进修、学习的同仁更是热心传授，毫无保留。

自 1974 年以来，在院领导和大家的支持帮助下，赵炳南开始整理有关资料，着手编写临床经验集。在总结经验过程中，他和同志们一起，从一个个病种入手。凡是跟他学过的医生，都把自己保存的有效病例，以及他讲解过的心得体会的笔记集中起来，然后由他再逐一分析当时的主导思想，把同类的经验归纳起来，找出他们的共性和每个病例的特殊性。

对于每味药、每个处方和每一段论述，他都认真研究修改，并且本着实事求是的态度，既总结成功的经验，也总结失败的教训，使后学者少走弯路。1975 年，大家帮助他把过去几十年的临床经验加以总结，出版了一本《赵炳南临床经验集》。全书约有 30 万字，共收病种 51 个，病例 137 例，介绍了 3 种独特疗法及多年来行之有效的经验方。该书曾获 1978 年全国科学大会奖。

俗话讲“外科不治癣，治癣便丢脸”。这句话固然反映了皮肤病难达速效，但也从另一方面说明对于皮肤病治疗办法不多。他想，皮肤疮疡虽形于外，而实发于内。没有内乱，不得外患，皮肤病损的变化与阴阳之平衡、卫气营血之调和、脏腑经络之通畅息息相关。因此，自 1973 年以来，他和同志们一起，从疾病的整体观念出发，从治疗难度较大的皮外科疾患入手，开展了对红斑狼疮、白塞病、慢性瘘管和溃疡的研究工作，初步取得进展。

晚年，赵炳南身体欠安，领导上给他创造良好条件，安排助手帮他总结学术经验。他抓紧有限的时间，仅1979年至1981年三年就整理了行医生涯、学术思想、治疗经验、饮食疗法等文字资料17篇，计7万字，其中向有关杂志发稿刊出7篇。写出湿疹等10个皮科常见病种的电子计算机中医诊疗程序文字资料约3万字。录音整理临床经验累积约20小时。与此同时，还完成了审阅稿件、院内外会诊等项工作及参加一些社会活动。

赵炳南爱说两句话："知识不停留，经验不带走。"在解释这两句话的含义时，他说："虽然我已经八十四岁，行医六十二年，还要活到老，学到老，干到老，还要钻研，还要攀登，还要挖掘，还要创新，绝不能在现有的经验上停留。经验不带走，就是说，把我的点滴经验和体会毫不保留地献给党和人民，传给下一代，绝不带进坟墓。"赵炳南以他的实际行动实践了他自己的诺言。

1982年7月，北京市卫生局在人民大会堂举行了祝贺赵炳南从医65周年座谈会。邓颖超送了贺信和花篮。

在赵炳南回顾往事的时候，他意味深长地说："我是个普通的回族老中医，经历过清王朝、北洋军阀、国民党统治时期。可以说，我的一生，人间的喜、怒、忧、思、悲、恐、惊七情备历，人生道路上的酸、甜、苦、辣、咸五味俱尝。但我新的生命却是从中华人民共和国成立后开始的。我不能忘本，没有党，没有社会主义新中国，就没有我赵炳南的今天。"

1984年7月6日晚20时，这位毕生为发展祖国中医药事业做出无私奉献和卓越贡献的一代名医赵炳南永远合上了他的双眼。

（首都医科大学附属北京中医医院皮肤科　陈凯）

传薪手稿

赵炳南老师在中央皮研所传薪纪要

在纪念赵炳南老师诞辰110周年的日子里，回忆过去随赵老师学习的岁月，一直难以忘怀。1954年我从医学院毕业，分配到中国医学科学院皮肤性病研究所工作。当时正值批判轻视、歧视中医错误思想的历史时刻，毛主席指出，“中国医药学是一个伟大的宝库，应当努力发掘加以提高”，并号召西医学习中医。皮研所适时组织全所医师学习中医，聘请赵炳南老师每周一次来所讲课并会诊病人，所领导指定我随赵老学习，这就是我从师赵炳南的开始。第一堂课由皮研所所长我国当代首屈一指的西医皮肤科泰斗胡传揆教授主持，介绍赵老和大家见面。所内医师对赵老原汁原味的中医讲述很好奇，听得很感兴趣。我听课时一字一句做了记录，所里给印成讲义，人手一份。

一、赵炳南对皮肤病的论述

赵老师开宗明义，首先讲的是“皮肤病统称风湿疡”，用“风湿疡”三个字解释皮肤病发病的因果关系。虽然一般中医都认识到风和湿与皮肤病发病关系密切，但多归之为“风湿合邪”或“湿热夹风”，将两者仅视为相互兼夹的关系。赵老明确提出，“外受不洁之风与体内湿热之气相搏，则生风湿疡”，说明外风激发体内湿热，形成因果关系链。赵老强调：“风字从虫，可能有类似病原体之意义。”风作为流动的空气，不仅是气象因素、物理因素，而且其中飘浮着微生物、花粉、霉菌、尘螨、颗粒污染物，似可归入“不洁之风”的范畴。体内存在湿热之气的人形成一种体质因素，当受到不洁之风的侵袭，相搏的结果，使湿热由蕴藏状态转变为激化状态，湿热之火点燃，产生剧烈反应，而无此种体质倾向的人不发生此种反应。一般中医仅认为湿热蕴藏于脏腑，而赵老指出：“皮之下肌之外蕴藏有湿热、湿气，外遭风侵袭，即可得皮肤病。”在皮之下肌之外相搏，于是在皮肤激起反应。

赵老称急性湿疹为湿热性湿疡，慢性湿疹为湿气性湿疡，其中特别顽固、长期不愈者特称顽湿疡。此阶段皮肤增厚、粗糙、脱屑、干裂，表面看已无湿的见证，有些中医认为已转入血虚风燥，湿已不是主要矛盾，顶多只是余湿未尽。对此赵老提出具有特色的“顽湿学说”，认为“患病日久夺气血”，湿邪乘虚由浅层侵入深层，更加黏滞胶结，更难清除。由于顽湿阻滞经络，障碍气血运行，肤表失养，故表现出血虚风燥的假象，赵老有针对性地用全虫方搜剔通透经络及深层胶着之顽湿而生效。

中医有认为结节性痒疹符合《诸病源候论》中记载的马疥，赵老则命名为“顽湿聚结”，此名虽无中医文献根据，但却能体现其顽湿学说的特点。此病多有感受虫毒史，初发常为水疱湿疡（丘疹性荨麻疹），日久不愈，水疱湿疡之湿与虫毒之毒，湿毒共聚为结节。一般中医常按气血瘀滞结聚论治，不太重视湿的因素的重要性。赵老则按湿毒痹顽结聚论治，从《赵炳南临床经验集》中收载的验案来看后一治法疗效更佳。

对顽湿类皮损的演变，赵老主张辨别其深浅与聚散，由浅入深，由散而聚为加重，由深转浅，由聚转散为减轻。其中由聚转散的现象，赵老形容为“化整为零”，包括原大片皮损残留的多数小块，中央消退边缘残存等都认为是向好的表现。

皮肤病的瘙痒，中医一般区分为风痒、湿痒、虫痒、燥痒、虚痒等。赵老并未如此表述，而注意其间的共性，必有共同的致痒病机。“痒为痛之渐”，既有“不通则痛”“不荣则痛”“久痛入络”之说，亦可说“不通则痒”“不荣则痒”“久痒入络”。顽湿疡即为久痒入络，表现为深痒。赵老说有些病人服全虫方后逐渐由深痒转为浅痒。每当患者就诊时叙述自己服药后的体会与赵老深痒转浅痒之说符合时，赵老即提示大家注意此现象。

赵老认为生于手背、足背、耳轮等多皮、多筋、多骨、少肉部位的限局性湿疹最难治愈，多形成顽湿。最典型者为耳轮顽湿，俗称“糖耳朵”，长期流水浸渍。此类呈亚急性湿疹状态，与前述慢性湿疹形成顽湿疡的发生机制不同，主要是发病部位的不利因素起作用，此为赵老顽湿学说的另一个方面。

赵老说中医内科辨证讲求精详，中医外科（包括皮外科）辨证则讲求重点突出。中医外科书籍普遍以阴阳辨证为总纲，如《洞天奥旨·疮疡阴阳论》谓：“疮疡最要分辨阴阳，阴阳不明，动手即错。”阴阳在八纲中概括其他六纲，也应是其他各种辨证的总纲。阴阳为纲，其他为目，辨明阴阳，纲举目张。赵老对皮肤病主张首辨阴阳，1963 年在皮肤科学会做了一次“皮科辨别阴阳”的讲座，重点讲皮肤病阴证的辨证特点，并讲述 20 多个阴证病种，多属湿气性皮肤病，赵老说的皮肤病阳证也多属湿热性皮肤病。1954 年他在皮研所讲课，讲义中谓：“中医诊皮肤病须辨其为湿热性抑湿气性。”分别讲了湿热性和湿气性皮肤病的辨证要点，可见赵老对皮肤病首辨阴阳即以辨湿热性与湿气性为重点。可能有人会认为这样辨证过于简略，不太全面，其实这样才符合中医外科传统，能免于烦琐，有其实用性及针对性。而在皮肤病辨证中将八纲、脏腑、气血、经络、六经、卫气营血辨证依次排开，相互平列的安排，虽有比较精详和全面的优点，但是这种将纲和目平行并列，不突出总纲的做法，显然不符合中医外科的传统和赵老的主张。由于赵老很少有著作，加之被一些间接说法所混淆，赵老原生态的论述内容反而不太为人知晓。

要说不全面，其实是“有所偏”。古代中医各家流派均有所偏，李东垣偏于补土，朱丹溪偏于养阴，王洪绪《外科证治全生集》偏于治阴证，创著名方剂阳和汤，学术观点也有其偏执的一面。正因为有所偏，才在其偏爱的一面研究比较深入，形成特色。赵老的学术观点，在皮肤病发病方面有“风湿疡学说”，在慢性顽固性皮肤病方面有“顽湿学说”，都是具有特色的学术思想。在皮外科首辨阴阳方面，以辨湿热性及湿气性皮肤病为重点。他在临床上最常用的三个方剂，龙胆泻肝汤为湿热性皮肤病主方，除湿胃苓汤为湿气性皮肤病主方，全虫方为顽湿疡主方。预防及护理方面所拟“湿疡禁忌单”，亦针对与湿有关的皮肤病。把这些特点结合在一起，赵炳南学术思想特色是否可以说是偏重在皮肤病辨湿治湿方面，有待研讨。

二、虚怀若谷　海纳百川

20 世纪 50 年代《中医杂志》发表了长春边延龄大夫用白驳丸、黄灵粉治疗白癜风有效的文章，赵老向皮研所提出要引进此药。当时分管中医工作的李全城副所长专程去长春把边老请到所里，赵老与边老见面后向他请教治白癜风的选药。边老说白驳丸可通用，另有一小辛丸用于阳虚偏寒者，辨证选药适当，比白驳丸效果好。根据赵老意见，皮研所即同时制出了这两种药。黄灵粉炼丹法有些特殊，边老做了示教，赵老一边陪同，一边请教。

赵老博采民间处方，熏药即来自民间，黑布药膏为民间祖传秘方，原治痈疽，赵老改制为主要治疗瘢痕疙瘩的药物，还有一段为梅兰芳治病的故事。1963 年，赵老在学会讲课中推荐的炒焦糖法，来自皮科杂志的一篇审稿，赵老亲自实践后推荐给病人做辅助食疗，有几位病人反应有效。

赵老嘱咐弟子们要认真学习《医宗金鉴·外科心法要诀》，认为此书对皮肤病论述精当，方剂精选而实用。赵老钟爱此书方剂，灵活加以运用。龙胆泻肝汤与除湿胃苓汤在《医宗金鉴》原为治疗缠腰火丹的两个方剂，赵老别具慧眼，将其分别提升为治疗各种湿热性、湿气性皮肤病的主方。书中治疗风癣的疏风清热饮，赵老敏锐地发现其中为首三味药即全虫、皂刺、猪牙皂角有较强搜剔通透作用，乃用以治疗顽湿疡，此后，因其药味有所调整，又将其改名为全虫方，赵老为我们做出了善于学习、活学活用的典范。1954 年在皮研所讲课时，只讲了这三个他最常用的方剂。鉴于申芝塘老大夫原在中医进修学校主讲药物、方剂，对方剂学颇有造诣，赵老向皮研所提出要请申老来研讨《医宗金鉴》治皮肤病方剂一段时间，于是赵老与申老共同讨论，并虚心向申老请教，任务完成后，通过胡所长安排申老在皮科学会做了一次《医宗金鉴》治皮肤病方剂分析讲解，文字稿刊登在皮科杂志讲座栏。

赵老重视与其他老大夫交流，汲取别人之长，他用全鹿丸治好久治不愈的陈旧性瘺，一次向章次公老大夫请教其理，章老说他也曾用此药为一意大利外宾治好此病，不谋而合。当时广安门医院闫效然老大夫研究土茯苓复方治疗梅毒，找皮研所协作，所里派我配合他工作。朱仁康老大夫当时尚在西苑医院，当我向赵老说起中医研究院有这两位皮科老大夫时，赵老十分高兴，要前去拜访。当时皮研所出车由李全城副所长和我等陪赵老分别前往拜访。闫老说他和朱老都属于中医研究院，尚未有来往，还是赵老先找上门来了，当时赵老还向闫老询问和请教中医治疗梅毒问题。朱老对赵老亲自登门造访也特别感动，赵老提出中医皮科大协作，两位老大夫都很赞同。

赵老对自己弟子的长处也很重视，20 世纪 60 年代，马瑞臣大夫在一次皮科学会讲中医治疗银屑病时，首次在国内提出血热、血燥分型论治，赵老在会上发言说自己这么多年治疗银屑病未能明确分出血热、血燥，认为马大夫很有创见。

赵老不耻下问的精神很令人感动，为了弄清《医宗金鉴》用鳗鲡鱼脂治白驳风，到底是一种什么鱼，他请教了很多人，包括病人和食堂人员。

赵老常说："熟读王叔和，不如临证多。"他特别重视临床实践，在皮研所讲课阶段结束后，改为每周出一个上午门诊，当天下午给解答问题和指导配药。他诊病时亲自给病人换药，给在场学习的大夫讲解他独特的换药手法，赵老强调"三分药，七分养"，印制散发"湿疡禁忌单"，十分重视向病人解释病情和注意事项。皮研所建立皮科中药室过程中，赵老对每一种外用制剂都亲自指导配制，无论是配软膏或熬膏药都亲自动手参与。药房的人员说一般大夫只会动口、动笔，像赵老这样亲自动手的不多。中药室不断发展完善，等到几年后赵老参加中医医院工作时，皮研所的皮科中药室已经成型，药品一应俱全了。赵老当时让中医医院药房过来参观、借鉴，相互协作。令人惋惜的是，"文化大革命"皮研所下放搬迁，人员都下农村搞麻风和头癣的防治研究，很长时间搞运动为主，门诊迟迟不能恢复，皮科原来比较完善的摊子，就此被拆散，物资废弃，终于消亡了。

三、对《赵炳南临床经验集》的点滴补白

研究中医各家学说思想，主要通过各家著作来探讨其学术成就及特色。而赵老生前极少著作，缺乏其本人第一手资料，成为研究其学术思想的障碍。幸好北京中医医院编写了一部很有价值的《赵炳南临床经验集》，其中有大量医案，能反映赵老丰富的临床经验。美中不足的是本书缺少总论部分，仅从单个病种，虽然也反映赵老的一些学术思想，但只能是分散的和零碎的，很难从总体上显示赵老学术思想体系总的轮廓，也不能充分反映赵老学术思想的特色在哪里。1954 年赵老在皮研所讲课时，根据记录印的讲义以及听赵老讲座记的笔记，均为赵老原话，也可提供研究。

以下重点谈《赵炳南临床经验集》中“三种独特疗法”部分。我感到这三项都有需进一步介绍的内容。关于黑布药膏疗法：1955 年皮研所胡传揆所长在波兰召开的东欧社会主义国家皮肤科国际会议上做了报告，与会各国专家很感兴趣。苏联中央皮肤性病研究所所长特意向胡所长要求提供黑布药膏，以后先后两次发药到莫斯科，苏联医生也反映有一定疗效。当时据卫生部中医司的人说，1955 年我国尚未开展中医药国际交流，黑布药膏称得上是最早的中医药国际交流事件。

关于熏药疗法曾进行了较长时期的“努力发掘，加以提高”的临床及科研工作。第一，通过临床观察及治疗前后病理改变，肯定了熏药对神经性皮炎的疗效。第二，通过扩大病种治疗观察，初步将神经性皮炎、慢性湿疹、皮肤瘙痒症及皮肤淀粉样变列为熏药疗法的适应证。第三，考虑到熏药的治疗因素包括烟熏时附着于皮损上的干馏油和炭火的温热刺激，与中国医科院药研所傅丰永研究员协作研制复方熏药干馏油，配成 50% 软膏外涂皮损加电辐热治疗，经严格的对照观察，证明与熏药治疗效果接近，可代替熏药用于临床，使用更方便，并可免于熏烟对患者的刺激和环境的污染。第四，熏药疗法有效因素的研究：通过有药（有药烟或有干馏油）有热、有药无热、无药有热的疗效对比观察，证明药物合并加热较单用药物者止痒效果好，两者合用较单加热者皮损消退快。温热偏重于止痒，药物偏重于促进皮损吸收，熏药疗效是两者的综合效果。第五，熏药用具的研制改进：1954 年底，皮研所即在原纸卷及火盆熏法的基础上，设计制作了两头炉，坐式及卧式熏炉、全身熏药池，建立了熏药室。赵老参加中医院工作后，中医院皮外科来参观，一度也建立了熏药室。因感铁皮炉比较原始，熏烟不够密封，由赵老牵头，中医院马瑞臣大夫与我三人联系一家医疗器械厂共同研究图纸，终于生产出电热熏疗椅，中医医院与皮研所各购一台并投入使用。胡传揆所长、马海德顾问都十分重视中西医结合研究，一直给以具体指导，胡所长还亲自撰写英文熏药疗法论文。

关于拔膏疗法：赵老将整张膏药改为膏药棍，便于在疣、毛囊炎、痒疹结节等损害热滴上药，因黑膏药有碍观瞻，研制脱色拔膏，为使膏药能像软膏那样直接涂药，特研制稀释拔膏。为分别达到上述三种要求，在膏药基质、黏性与润性的选择与比例应有所调整，以改变膏药的硬度、脆性和延展性，找出与之相适应的火候与制作方法。对此赵老摸着石头过河，一次次做试验，单在皮研所他就和药房人员一起试验了四次，在中医院也同样做试验。开始总是不太理想，最后才找出规律，配制成功。那天赵老很动感情，主动要给科里就新拔膏讲课，虽然只有李全城副所长和我两个人在，他也讲得很认真，好像一定要讲出来心里才舒服。赵老特别强调新拔膏的“新”字，他说：“所以名为新，因此与其他各种拔膏配法有所不同、药味不同、火候不同。”即归纳为三新。他主要对这三方面做了详细讲解，最后介绍了他经治有效的 13 例患者，包括剧作家曹禺、越剧演员范瑞娟和苏联大使馆代办安东洛夫等。讲完后赵老把最后定案的新

拔膏处方配法及火候写成的一纸交给我们，接过了这张处方我们感觉特别凝重，因为它凝聚着赵老一段时间内的心血，这张纸至今还保留着，还保存了赵老所讲内容的记录。

社会上流传有一些名人轶事、杏林佳话，常为人们津津乐道。赵老作为一代名医，其事迹应流传中医史册，鉴于较早阶段赵老之事知道的人多已不在世了，故在本文中夹杂说了一些赵老过去的事情，希望其能留在人们的心目中，从中也能体现出赵老的为人与风范。愿赵老师风范长存，愿赵老师的学术思想日益发扬光大，愿赵老师开创的中医皮外科事业不断取得进展。

（首都医科大学附属复兴医院皮肤性病科　方大定）

黑布药膏治疗瘢痕疙瘩

瘢痕疙瘩是一种比较常见的皮肤病，西医治疗的效果不能令人满意。在赵炳南的指导下用黑布药膏治疗25例，并与19例西医治疗方法作为对比，现介绍如下：

一、发病情况

在51例瘢痕疙瘩患者中，选用25例作为中医治疗，其他19例用西医治疗，另有7例未完成治疗。仅对25例作如下分析：

年龄	例数	年龄	例数
0~9	0	25~29	3
10~14	1	30~34	1
15~19	5	35~39	0
20~24	14	40~44	1

皮损部位及形态：皮损在胸前者15例，其他在背或臂部、上下肢，部分皮损呈多发性，其形态大片、小块及条状不等。

症状：伴有痒及痛（不包括不适的胀痛）16例，仅有痒感6例，仅有痛感1例，无自觉症状2例。

发病诱因：患痤疮者13例，患疖或毛囊炎者6例，其余在烧伤、外伤或手术后发病。

二、治疗方法

（一）局部用药

局部敷黑布药膏为主，部分加服小金丹。

1. 黑布药膏　黑醋2500mL、五倍子875g、蜈蚣10条、蜂蜜187.5g。配药时应掌握好火候，研磨朝一个方向，药膏呈黑色稠膏为好。避免金属器具。

2. 用法及注意事项　先将皮损用茶水洗净，将黑布药膏涂在皮损范围内（不能涂在正常皮肤上），外盖黑布，待半小时后即可粘贴住，每日换药一次。若布不易撕下时，先用茶水润湿外表（每日换2次，不如每日换一次的好）。治疗不宜间断。治疗期间忌饮酒及食用酸辣刺激物。

小金丸每日服2~3粒。

3. 黑布药膏的疗效（据25例的观察）

（1）皮损变化（以用药时间观察）：

10天（25例）：15例的皮损变软、变薄，颜色减淡，表面有白色皮屑脱落，痛减轻。两例情况同上，但痒感加重，3例皮损变软、变薄，但颜色加深，2例皮损有破溃、流水及白色分泌物，痛感加重，3例无自觉或客观变化。

20天（18例）：12例的情况进一步好转，其中2例表面皱缩，但色加深，3例有破溃或痛感，3例无变化。

30天（11例）：5例损害变白，中部变平，2例皮损渐平，表面皱缩，但色加深。1例皮损破溃，并排出白色分泌物及脓水，损害缩小近一半。3例除皮损稍软外，无其他变化。

2个月（3例）：2例损害变平，表面皱缩，但小部仍隆起。1例损害缩小一半以上。

3个月（1例）：破溃长好，损害下平了2/3，面积缩小4/5。

（2）皮损变化（以皮损形态观察）：皮损的变化与其原来的形态有些关系，但观察尚嫌不足，目前的趋势有下列四种：

①小块不硬的皮损十天左右开始变软、变薄，表面有白色皮屑脱落，痒、痛一般减轻。

②长条状的损害变薄、变软，颜色加深，症状减轻，有时破溃出水或分泌物，然后缩小变平。

③大片坚固的损害，于二十天左右变软，易穿小孔，排出分泌物，痛暂时增加，然后缩小变平。

④大块红肿的损害多于四五日后发红，更痒，然后好转，有时破溃出液体及分泌物后而渐平。

这些变化是不平衡的，长条损害渐愈时，可以变成直线上的数个小块，或大块有部分被吸收而平下去。

（二）其他疗法

未用黑布药膏治疗的19例，经下列方法治疗，其结果如下：

1. 组织疗法 8例（其中6例组织液注射，2例组织埋藏），均无明显效果（部分经过了6个月的治疗）。

2. X线 5例，均有一定效果，包括组织变软、稍平，停止发展，症状减轻。但未消退（部分或全部）。

3. 手术 1例，外科切除后，损害复发加大。

4. 手术加X线 1例，复发，但损害较原发者为小。

5. 碘离子透入 3例，损害变软渐平，停止发展，症状减轻，但未消退。

6. 局封 1例，用普鲁卡因封闭治疗后，停止了发展，但未显外形变化。

三、讨论

尽管观察例数较少，追踪时间亦短，但从上述初步结果判断，黑布药膏疗效较其他疗法效果微佳。

据赵老介绍，痊愈的时间多数在3～6个月，重者需要1年，瘢痕疙瘩可以完全消退。药膏的主要有效成分尚不能肯定，但酸酐、鞣酸和蜈蚣内毒素可能是有效的成分，黑布药膏不像是腐蚀性质的，其组织变化的机制尚需进一步系统地研究。

（胡传揆　方大定　叶干运　马海德　指导：赵炳南）

熏药治疗神经性皮炎

本所应用熏药治疗126例神经性皮炎，获得良好的效果，这里就住院的60例临床情况介绍如下。

一、发病情况

60例患者中，年龄分布在16～60岁之间，其中21～25岁占1/3以上。男性26例，女性34例。脑力劳动者51例（机关干部、职员、教员、学生）。发病年限一年以上至十年以内，各个年限的病例数大致相等。其中，以两年至三年病例略多，十年以上者仅4例。发病部位以颈部为最多（37例）。其余为小腿、肩部、腘窝部、前臂、女子外阴部等。

二、治疗方法

1. 熏药方 苍术10g，大枫子30g，苦参10g，防风10g，白鲜皮30g，五倍子15g，松香12g，鹤虱草12g，黄柏10g。将上药研碎均匀混合。

2. 方法 将熏药撒入特制的熏炉内，让炭块燃烧冒烟。嘱患者皮损部位紧贴炉口接触烟熏治疗，少数采用纸卷熏法（将熏药卷入草纸内，点燃）。每天早晚各熏一次，按皮损的厚薄，分别熏15～30分钟。其温度保持在40℃左右。

与此同时外搽止痒药膏、藜芦膏等。部分病人同时服用汤药，如白鲜皮、地肤子、金银花等。或服丸药，如二妙丸等。并按中医忌口规定控制饮食。

三、疗效

1. 治愈率 60例接受熏药治疗后，49例治愈，7例显著进步，4例进步。治愈率为81.7%。

2. 临床标准

痊愈：自觉、他觉症状完全消失，或局部仅留色素沉着。

显著进步：瘙痒消失，皮损大部消退。

进步：自觉或他觉症状有改善。

3. 治愈期限 最短者9天，很少超过两个月以上。

4. 症状的改善 83.3% 1～4天后痒感开始减轻，其中14例第一次熏后瘙痒减轻，70%的患者1～10天内基本不痒，1～5天内基本不痒者13例。所谓基本不痒，指皮损仅在用手接触或机械摩擦时有轻微痒感，或痒感局限于某几点。此外，有16.7%患者痒感减轻，皮损消退较慢。

5. 追踪情况 49例治愈中，36例进行了三个月至一年半的疗后观察，8例于原处复发，另有10例在别处皮肤上有新发皮损，其余18例未见复发。不过，复发的皮损较治疗前原有皮损为轻。

四、讨论

1. 疗效 关于疗效，熏药治疗本病有81.7%的治愈率，一般来讲是比较满意的。

2. 影响因素 年龄、性别对熏药疗效影响不大，但与病程长短、皮损肥厚有明显关系。一般而论，病程长、皮损厚治愈速度慢，其次发病部位为肩凹、股内侧、女性外阴处者等因熏炉口不易与之紧密接触，疗效均较差。

3. 复发问题 在复发病例中，表皮恢复正常，但真皮仍有轻度炎症现象（病理切片检查）的这种病例容易复发。因此继续熏药巩固，防止复发。开始是两至三天熏一次，以后是每周熏一次。维持一段时期，这样能减少病人的复发。

4. 不良反应 很少有特殊不良反应，仅有烟熏刺激所致的轻度口咽干燥，60 例中有 4 例出现较重的头痛、恶心、呕吐等反应。5 例出现身体某部或全身皮肤瘙痒。此外，对高血压、气喘、心脏病、体质过度虚弱者，以及急性炎症或血管痣患者，均不可用熏药治疗。

（方大定　马海德　胡传揆　指导：赵炳南）

白疕风（银屑病）的中药治疗

银屑病中医叫白疕风，又名蛇风，是一种常见的慢性皮肤病。从 1956 年 10 月至 1957 年 9 月系统观察 23 例银屑病的中医治疗，总结分析如下：

23 例中，除一例局限于右下腿外，均为泛发性。男性 17 例，女性 6 例。发病年龄以 20～30 岁者最多，占 52.1%。发病年限最短者 1 年以下 2 例，最长者 15 年以上 5 例。

一、治疗方法

以疏风养血为主，结合临床症状的不同，主要采用三种疗法。

（一）内服药

1. 除湿胃苓汤 苍术、厚朴、猪苓、陈皮、泽泻、赤苓、白术、滑石、山栀、防风、木通、肉桂、甘草。

2. 养血润肤汤 生地、熟地、红花、当归、桃仁、黄芪、花粉、天冬、麦冬、升麻、黄芩。

3. 经验方 鳖甲、龟板、苍术、黄柏、白术、白鲜皮、茯苓、防己、威灵仙。

4. 荆防败毒散 荆芥、防风、羌活、独活、前胡、柴胡、桔梗、川芎、枳壳、茯苓、人参、甘草，共研细末内服。

5. 消风散 荆芥、防风、当归、生地、苦参、炒苍术、蝉蜕、胡麻仁、炒牛蒡子、知母、煅石膏、生甘草、木通，研细末内服。

（二）外用药

1. 去湿原料膏加琥珀粉（去湿原料膏加 5%～10% 琥珀粉调和外用）。

去湿原料膏：苦参、薄荷、防风、鹤虱、芥穗、白芷、大黄、灵仙、连翘、苍术、大枫子、白鲜皮、五倍子，用香油将上药煎枯去渣加蜡成膏。

2. 第四方熏药油膏、化毒散软膏加琥珀粉共调匀外用。

第四方熏药油膏：地肤子、蛇床子、覆盆子、蓖麻子、木鳖子、大枫子、五倍子、胡麻子、松子、苏子。

3. 化毒散软膏。化毒散、冰片、去毒药粉，凡士林调成。

（1）化毒散：乳香、雄黄、黄连、花粉、大黄、贝母、赤芍、没药、冰片、牛黄、甘草、珠子。

（2）去毒药粉：马齿苋、草红花、薄荷、大黄、紫花地丁、败酱草、雄黄、赤芍、生石膏、白及、绿豆粉，共研细末。

（3）冰片研细末调入。

（三）外洗方

1. 洗疗合剂 苍耳子秧、凤仙花秧、败酱草、豨莶草共煎水外洗。

2. 第一复方洗剂 洗疗合剂加百部、楮桃叶。

3. 第二复方洗剂 洗疗合剂加蒲公英、马齿苋。

二、典型病例

宫某，女，病例号9809，1956年6月27日初诊。

十多年全身患有癣块，近一月来加剧，全身散在红丘疹，披有白色鳞屑，自觉瘙痒逐渐扩大，蔓延成银色鳞屑斑，尤以四肢伸侧明显，手足掌跖角化破裂，自觉干痛。

检查：全身皮损呈对称性，表面云母片状鳞屑，多数裂隙刺痛，两手指关节活动受限，经我科治疗75天痊愈。

治疗经过：

8月27日，内服养阴疏风祛湿。鳖甲、白术各30g，龟板、土茯苓各45g，黄柏、苍术各21g，防己21g。外用：去湿润肤止痒膏：去湿原料膏180g，琥珀粉18g。外搽皮损。

9月3日复诊，皮损无发展，皮肤松润，边缘潮红。内服：鳖甲100g，龟板75g，黄柏60g，白术、猪苓、防己各30g，苍术10g，丹皮18g。外用同前。

9月17日，皮肤红色转淡，有消退现象，无新起丘疹。内服、外用同前。

9月24日，皮肤色泽较前转淡，无新生丘疹，皮损不痒，没有鳞屑。内服汤剂改两天一剂。内服：鳖甲120g，龟板115g，苍术120g，全归30g，丹皮12g，苦参15g。外用药同前。

10月10日，皮损转浅粉色，斑块缩小。内服：鳖甲、苍术各120g，龟板75g，当归30g，丹皮12g，苦参15g。外用药同前。

10月29日，痒感全消失，角化厚皮脱落，没有复发，多数皮损变成黄褐色斑，大部分皮损渐趋正常。内服：荆防败毒散早服3g，消风散晚服3g。外用药同前。

11月12日，色素沉着斑逐渐消失，病变痊愈。内服：继服前药，薏苡仁米每次30g，煎熬水代茶经常服用。

三、讨论

采用综合疗法，临床有效率为82.3%，若熏药油膏的浓度加大，配合楮桃叶外洗，疗效将会更好。从临床观察，急性进行期，皮损发红，属热盛，宜服凉血、解毒、清热为主，佐以祛风利湿如黄芩、黄连、公英、金银花、紫花地丁、生地、丹皮、红花、紫草等。此期禁用龟板、鳖甲，否则可致红皮病的发生。静止期以疏风利湿为主，如泽泻、木通、苍术、黄柏、白鲜皮、防己等。若病程日久则应重用龟板、鳖甲，外用药以第四方熏药油为主，除个别有毛囊炎样损害外，对各期均无不良反应。本文统计病例较少，治疗中还待进一步完善，以便为今后中医的治疗奠定好基础。

（赵炳南　马瑞臣　张作舟）

癣（神经性皮炎）130 例疗效观察

103 例病人绝大多数是经过射线、紫外线、封闭疗法及外用药治疗无明显进步或反复发作者。男性 87 例，女性 16 例。发病年龄 21～40 岁为多。发病部位局限于颈部最多，少数呈泛发倾向。发病时间多在 1 年以上，其中 1～10 年者 73 例，半年以内者 2 例，20 年以上者 2 例。

一、治疗方法

采用四种治疗方法，其中熏药油、电辐热罨法尚属创举。

（一）外治法

1. 外熏治疗

（1）药物：苍术、松香、大枫子、五倍子、白鲜皮、黄柏、鹤虱、防风、苦参。

（2）用法：将上药研粗末，纸卷点烟熏皮损。

2. 熏药油膏、电辐热罨法

（1）熏药油膏制法：用以上熏药制成干馏油，配成 50% 油膏。

（2）用法：将油膏薄涂皮损上，用电炉制成的辐射器烤患处，每日 1～2 次，每次 15～40 分钟。温度保持在 40～50℃。

3. 祛湿原料膏

（1）药物：苦参、薄荷、防风、鹤虱、荆芥穗、白芷、大黄、灵仙、连翘、苍术、大枫子、白鲜皮、五倍子。

（2）制法：用香油将上药煎枯去渣，加蜡成膏。

4. 止痒药膏

（1）止痒药粉：松香、淀粉、枯矾、炉甘石、轻粉、乳香、冰片、密陀僧。

（2）制法：用祛湿原料药膏加止痒药粉，配成 10% 的软膏。

5. 狼毒膏

（1）狼毒药粉：狼毒、槟榔、蛇床子、川椒、硫黄、文蛤、大枫子、枯矾。

（2）制法：用祛湿原料膏加狼毒药粉，配成 10% 的软膏。

二、内治法

1. 秦艽丸 秦艽、苦参、大黄、黄芪、乌梢蛇、胡黄连。炼蜜为丸。

2. 苍耳膏 鲜苍耳，切碎煮烂取汁熬膏，加蜜储存。

三、典型病例

胡某，男性，45 岁。病例号：14091。初诊日期：1956 年 10 月 10 日。

病程达 22 年，检查颈后呈大片弥漫苔藓样损害。肥厚浸润，两肘侧也有类似损害，自觉瘙痒，影响睡眠。

治疗：颈部、肘部用熏药油膏各 20 分钟，第 5 次后痒感减轻，再改用每次熏疗 30 分钟，熏第 11 次时，颈部皮损变薄，肘部亦见薄平。第 22 次，颈部自觉瘙痒完全消失，双肘尚有薄屑及有丘疹样损害，熏疗45次，两肘痒感消失，皮肤平滑。治疗期间配合使用复方黄连软膏、止痒药粉、狼毒药粉等外搽。

四、讨论

中药治疗在控制瘙痒方面有较好的效果，特别是熏药油膏、电辐热罨法效果最好。其机制我们推测为促使局部营养状态得到改善，药力更加容易渗透深层，发挥效果。这种疗法是否可以扩展为对慢性湿疹的治疗，尚待研究与探讨。

本疗法有效率为95.4%，其中熏药油膏、电辐热罨法有效率为96.7%。

（赵炳南　马瑞臣　张作舟）

婴儿湿疹

一、婴儿湿疹案例

刘某，男，6个月。门诊号：406265。初诊日期：1964年8月17日。

家长主诉：患儿面、颈、前胸部起红疹，流水，瘙痒，时间近半年。

现病史：出生数日后，头顶部即生颗粒作痒，日渐扩展。半月前用温水洗脸，症状反而加重，逐渐发展到面部、颈部及前胸部，糜烂流水，遇热痒甚，烦躁不安。母乳加牛奶喂养，胃纳佳，便中带奶瓣，小便短赤。曾在某医院治疗，效果不明显。

检查：营养中等，面色红润，指纹紫，颜面、头顶及颈项、胸前皮肤多处粟疹，水疱密集成片，皮色潮红，部分皮损显露出鲜红色的糜烂面，湿润渗出液较多，有较多的痂皮。

西医诊断：婴儿湿疹。

中医辨证：湿热内蕴，兼有食滞，发为胎癥。

立法：清热利湿，佐以消导。

方药：金银花4.5g，连翘、赤芍、茯苓皮各3g，黄芩、菊花、竹叶各1.5g，焦麦芽6g。

外用：马齿苋、黄柏各等份，水煎湿敷。另用甘草油（甘草30g，香油300ml，浸油中一昼夜，文火将药煎之焦黄，去渣备用），新三妙散（黄柏粉300g，青黛粉30g，寒水石粉150g）。湿敷后用甘草油调新三妙散成糊状外涂。

服药三剂后，颜面、头顶渗出停止，皮肤渐趋干燥，红晕消失，但仍有新生皮损出现，再服前方三剂和外用药后，皮损大部分消退，痒感减轻，大便有时量多，带少量奶瓣。前方去茯苓皮、菊花加焦神曲3g，再服两剂痊愈。

按语：婴儿湿疹在古代有较多的名称，如胎癥、奶癣、胎风、胎赤等。《医宗金鉴·外科心法要诀》中所描述的胎癥疮比较详细，渗出不多者为干癥，渗出较多者为湿癥。本例报告为湿胎癥。

二、点评

我根据临床特点将此病分为两种类型。

1. 热盛型　局部肤色潮红，面部灼热，瘙痒不安，津脂多为粉红色，稠黏水，味辛微臭，发病急剧，大便干或稀绿便，多见于肥胖乳儿。

立法：清热解毒为主，佐以利湿。

药用：金银花、生槐花、干生地、白鲜皮各10g，黄芩、竹叶、丹皮、绿豆衣、生甘草各3g，车前草、滑石块各6g，灯心1.5g。

加减：伴有高烧、便干、尿赤、啼哭不止加犀角（现已禁用）、羚羊角各0.3g，另煎分次加入汤药中，也可煎汤代茶饮。发于面部加菊花，兼有食滞加麦芽、建曲、莱菔子。若喝汤药不便，可服化毒散（醋炙乳香、醋炙没药、川贝母去心、黄连、赤芍、花粉、大黄、甘草、珍珠粉、牛黄、冰片、雄黄粉），每日2~4次，每次0.3~0.9g。此外还可服犀角化毒丹（《古今医鉴》）或服五福化毒丹（《太平惠民和剂局方》），每日2~4次，每次半丸至1丸。若热毒较盛者可服安宫牛黄散（《温病条辨》），每日3~4次，每次0.02~0.10g。

若为母乳喂养小儿，部分汤药可与其母代饮，对治疗本病也有好处。

2. 湿盛型 局部皮色暗淡，时流淡黄色稀水，结痂较厚，痒感较轻，病变部位多见面颊、双颧，以后发展至眉棱、双耳及四肢。

立法：健脾利湿，佐以清热。

药用：苍术、白术、茯苓、炒槐花、炙甘草各3g，厚朴、陈皮、炒枳壳、炒槟榔、车前子各1.5g。

服汤药不便，可服参苓白术散（《太平惠民和剂局方》），或二妙丸（市售）每日2~4次。每次0.6~0.9g。

忌用水洗，每次换药前用植物油轻拭，避风。

（赵炳南口述　赵恩道整理）

调和阴阳在皮科的应用

值此《中医杂志》复刊之际，我这个年已八旬的老中医，从内心感到无限的喜悦。在此，我表示衷心的祝贺，并愿意谈一谈我多年来临床的一些体会，供青年同道们参考。

一、调和阴阳的重要性

阴阳是古代朴素的辩证法思想，代表两个不同的对立着的方面，它们之间相互依存、相互消长、相互转化的规律，构成了中医学中的阴阳学说。我们人体的阴阳既是对立的、矛盾的，但又必须是统一的、调和的。若阴阳不能协调，就会产生各种不同疾病，因此，辨病首先要辨其阴阳，掌握好阴阳失调的情况，方可予以纠正。否则，正如清代王洪绪所说“治病若不辨清阴阳，正如以安胎之药，用之从其夫也”，变成了笑话。

二、阴阳不调的证候表现为阴阳的偏盛偏衰

阴阳偏盛偏衰和不平衡的一般规律，表现为阴盛则阳病，阳盛则阴病，阳盛则热，阴盛则寒。阳气有余则身热无汗，阴气有余则多汗身寒。在皮肤科方面，有许多病与阴阳不调有关，这些阴阳不调的病例多数有一些共同的特点，如不定时的头痛头晕，手足常发凉，而手足心又发热，自觉畏寒，又有五心烦热，腰痛，有时出现心肾不交、水火不济症状。如心悸、心烦、失眠、健忘、头晕、耳鸣、腰酸腿软、潮热盗汗，或见睡眠不实，多梦易惊，有时出现上热下寒、上实下虚的症状，如口舌生疮，口渴唇裂，而又经常出现腹胀、腹泻、腹痛等症状。女病

人常有经血不调、带下淋漓，甚或小女孩虽然月经未潮，亦可出现白带。男病人可因肾虚、肾寒而出现遗精、早泄、阳痿或阴囊寒冷等症。甚至出现神志错乱、视物不清等症状。在皮肤上有多种多样的皮肤损害，但非特异性，如面部蝶形红斑和面部蝶形黑斑、结节性红斑、皮肤瘙痒、脱发等。最常见的病种有狐惑病（类似白塞综合征）、红蝴蝶（类似红斑狼疮）。特别是这些疾病，经过大量皮质类固醇治疗后，更为多见。此外，皮肤瘙痒症、斑秃、皮肌炎、硬皮病等亦非罕见。总之，在皮肤病中出现上述症状，首先考虑阴阳不调。

三、阴阳不调的治疗

阴阳不调的治疗原则是调和阴阳，根据临床体会，基本方药为天仙藤、鸡血藤、首乌藤、钩藤。

天仙藤，味苦性温，入肝、脾、肾经，苦主疏泄，温能通经，还可活血通络。能使水无不利，血无不活，风无不除，周身上下得以条达。

鸡血藤，性温，味苦微甘，入心、脾二经，能活血舒筋，祛瘀生新，乃行血药中之补品，能治腰膝酸软、麻木瘫痪、月经不调等症，长期服用可调理气血之运行。

首乌藤，性平，味甘微苦，入心、肝、脾、肾经，功能养血安神，祛风通络，补中气，行经络，通血脉，引阳入阴。

钩藤，性味甘，入肝、心包二经，轻能透发，清肝泻火，具有清热平肝、息风定惊、舒筋除眩、下气宽中之功。

四药合用，能通行十二经，行气活血，通调血脉，舒筋通络，承上启下，以达到调和阴阳之功。

若见肾寒者加菟丝子、枸杞子、女贞子、车前子。四药同用能生精益气、补肝肾、强筋骨、通淋利水，有条达水火、调和阴阳之效。

若心肾不交，水火不济，可用紫石英，上能镇心，下能益肝，可治心肾不交。肝血不足，配绿萼梅花，可消头晕、心悸不安。若心率慢，血压偏低，加用桂圆肉、荔枝肉、合欢皮、合欢花、石莲子能补血、健脾、益肝、宁心，服之可令五脏安和，神气自畅。

若口腔溃疡，多年不愈，阴虚相火妄动者，加用紫油肉桂或上肉桂少许，以引火归原，以配合治标之药金莲花、马蔺子、锦灯笼等标本兼治。若脾胃两虚者，加用山药、山茱萸、生熟地、泽泻，以健脾益肾。试举病例说明之。

案一：张某，男，33 岁，病例号 458909。

曾以间断性高热、关节痛年余就诊，在某医院诊断为系统性红斑狼疮，内服较大剂量的激素，病情稍有缓解，来院就诊时每日服泼尼松 60mg，但低烧缠绵不断，自觉心慌，无力，头晕，盗汗，心烦多梦，睡眠不实。脉象寸关沉弦，双尺沉细，舌苔微黑。证属阴阳不调，心肾不交。治宜调和阴阳，交通心肾。药用天仙藤、鸡血藤、首乌藤、紫石英各 15g，钩藤、合欢花、合欢皮、荔枝肉、绿萼梅、菟丝子、女贞子各 10g，石莲子 12g。每日一剂，水煎服。

连服 35 剂，泼尼松减至每日 40mg，一般症状明显好转，病情稳定，仍在继续治疗中。

案二：李某，女，40 岁，病例号 608591。

口腔反复发生溃疡年余。某医院诊断为白塞综合征。口服泼尼松每日 20mg，并配合中药。但病情时轻时重，来我院治疗时发现手足冰凉，腿疼，有时头晕头疼，口腔溃疡连续不断，此起彼伏。伴有腹泻、便溏、腰酸痛。脉象寸关弦，双尺沉细，舌体胖大，苔白，证属阴阳不调，上热下寒，治宜调和阴阳，滋阴降火，药用天仙藤、鸡血藤、首乌藤、石斛、女贞子、车前子、金莲花各 15g，钩藤、枸杞子、马蔺子各 10g，沙参 30g，菟丝子 12g，每日一剂，水煎服。

服药 49 剂后，病情稳定，口腔溃疡很少发作，即使发作，病程也明显缩短。仍在治疗中。

总之，阴阳不调各科疾患均可遇到，就我数十年的临床经验，尚需注意下列情况：一是对皮肤病的治疗，要仔细审证，属阴阳不调所引起的皮肤表现，应采取标本兼治的法则，内外兼施，才能取得较快的疗效。二是阴阳不调，是皮肤病改变的内在因素，用药治疗时，内部阴阳调和到皮肤病的好转和痊愈需要一定的过程，医患都必须有足够的认识，密切配合，耐心治疗，医者切忌朝方夕改，患者不可有病乱投医，只要坚持一段时间的治疗，机体内的阴阳不调逐渐改善，才能逐步转化到皮肤病症状的改善而获得疗效。

（赵炳南口述　赵恩道整理）

论托法——附 761 例分析

中医外科素有“消”“托”“补”三大法则。《外科精要》说：“凡为疡医，不可一日无托里之法。”说明托法应用的广泛性。现结合有关文献从理论到实践上加以阐述。

一、100 个托法古方的分析

我们随机抽样分析，100 个以托法命名的方剂，在组方原则上遵循“内托之药，补药为主，活血祛邪之药佐之，或以芳香之药行其郁滞，或加温热之药，御其风寒”。因此托药包括补药、活血药、芳香药、解表药等。100 个托法古方所选的药物大致如下：

补益药 22 味，活血药 20 味，解表药 18 味，清热药 16 味，化痰散结药 14 味，泄利药 12 味，芳香理气药 6 味，其他 7 味。

另外，在 761 例治疗中，用药的分类为，补益药 28 味，活血药 20 味，解表药 16 味，清热药 42 味，化痰散结药 15 味，泄利药 19 味，芳香理气药 11 味，其他 10 味。

上述古代组方与现代用药基本相符，唯解表药略低于古方，而清热药则高于古方，可能与病情的需要和现代临床多倾向于清托有关。

二、761 例病案分析

急性淋巴结炎 138 例，急性乳腺炎 168 例，疖与疖病 126 例，急性蜂窝织炎 59 例，急慢性阑尾炎 47 例，深部脓肿 56 例，淋巴结核 48 例，手部感染 26 例，脚癣感染 24 例，慢性骨髓炎 14 例，慢性溃疡感染 11 例，败血症 10 例，粉瘤感染 7 例，急性附睾炎 7 例，阴道感染 2 例，压疮 2 例，乳头瘘管 1 例，其他 18 例。

三、两组药物的对比分析

古方与 716 例所用药物的比较：补益药包括生黄芪（69%，23.4%）、当归（64%，48.4%）、人参（党参）（52.%，12.3%）、白术（28%，19.4%）、炙甘草（13%，9.3%）、熟地（2%，0.5%）、附子（8%，10.2%），活血药包括川芎（37%，15.5%）、乳香（11%，10.5%）、没药（10%，10.3%）、皂刺（8%，30.6%）、山甲（5%，20.1%）、赤芍（6%，67.8%），理气药包括陈皮（25%，41.7%）、木香（17%，12%）、厚朴（13%，9.6%）、川楝子（0，26.5%），解表药包括白芷（23%，38%）、防风（21%，10.1%）、柴胡（9%，

2.67%）、薄荷（9%，13.3%）、升麻（9%，9.6%），清热药包括金银花（30%，55.3%）、连翘（17%，44.8%）、蒲公英（0，68.1%）、黄柏（8%，28.8%）、生地（7%，13.9%）、花粉（5%，8.5%）、黄芩（0，45.7%）、丹皮（0，29.3%）、紫花地丁（0，31.4%）、败酱草（0，28.1%）、生甘草（62%，12.7%），化痰散结药包括桔梗（24%，33.1%）、法半夏（12%，12.1%）、玄参（5%，33.1%）、贝母（5%，13.1%）、瓜蒌（0，25.4%），泄利药包括茯苓（27%，26.4%）、木通（5%，16.9%）、生薏苡仁（0，21.3%）。

四、有关托药的分析

补益类：常用有生黄芪、党参、当归、白术等。其中黄芪被称为“排脓内托，疮痈圣药”。

活血药：常用有赤芍、川芎、当归、山甲、皂刺、乳香、没药等。赵老认为山甲、皂刺生用穿透力强，长于冲散托溃，适用于肿疡未溃；炒用穿透力缓，长于化毒托散，适用于肿疡已溃，腐肉未尽；炭用穿透力弱，长于活血生肌，排解余毒，适用于脓溃已久，余毒未尽。

理气药：常用有陈皮、川楝子、木香，其中木香能治一切气痛、痰壅气结等。

芳香透托类：常用有白芷、防风、升麻、桔梗，其中白芷能活血排脓，生肌止痛，升麻长于升陷提托，并能解风肿诸毒等。

清热药类：常用的有金银花、连翘、蒲公英、败酱草等。其中金银花能消痈疽疔毒，去皮肤血热。连翘被誉为疮家圣药。败酱草善排脓破血等。

散结类：常用有的花粉、玄参、川贝母、生牡蛎等，其中玄参能散颈下核，生牡蛎善排脓消肿毒、生肌长肉等。

利湿类：常用药有薏苡仁等，善于清热利湿、排脓等。

五、托法的分类及应用范围

托法既适用于肿疡或溃疡，又适用于虚证或实证。一般而论，托法分为三大类。

1. 托散法 主要与消法配合，托里散之，适用于毒热炽盛，局部焮肿，脓将成而未成，根盘不深，形症在表，组方时以针对病因消法为主，辅以疏气活血，芳香散瘀，如归尾、赤芍、桔梗、白芷、乳香、没药等。

2. 托溃法 促使脓液早熟速溃，毒随脓而泄。组方以托法为主，辅以消法，佐以扶正之品，常用的透托药有山甲、皂刺等。

3. 补托法 针对正虚邪实或者正虚邪衰而采用的扶正托毒或托里护心，防止毒邪深陷，具体分两种：一是脓已溃，气血耗伤，新肉难生，宜补托法，常用药有黄芪、当归；二是气血虚者，托里补之。当注意三种情况：脓溃日久，伴有全身虚象，应补托；气血素虚，无力溃脓，必用内托，包括阴证在内，非阳和托里不可；若正虚邪盛，毒气攻冲脏腑，必须提深就浅，托里护心。

为了说明上述问题，提供与上述托法相对应的处方，供临床参考应用。

1. 托散类

治则：疏解托散。

适用范围：脓将成而未成。

代表方剂：仙方活命饮加减（桔梗、白芷、归尾、赤芍、花粉、川贝、玄参、陈皮等）。

2. 托溃类

治则：透脓托溃。

适用范围：脓将成或已成。

代表方剂：透脓散（生山甲、生皂刺、川芎、当归、生黄芪、乳香、没药、白芷等）。

3. 补托类 按临床实践依次分为四类。

（1）托里生肌

适用范围：脓溃毒泄，正气不足。

代表方剂：托里消毒散（人参、川芎、白芍、生黄芪、金银花、白芷、炒皂刺、桔梗等）。

（2）托里排脓

适用范围：脓溃日久，气血虚弱。

代表方剂：托里透脓散（人参、白术、山甲炭、皂刺炭、升麻、生黄芪、当归、青皮等）。

（3）托里溃脓

适用范围：气血素虚，无力溃脓。

代表方剂：神功内托散或阳和汤（生黄芪、当归、白术、人参、白芍、茯苓、山甲、木香、川芎、附子、麻黄、煨姜、陈皮、鹿角胶等）。

（4）托里护心

适用范围：正虚邪猛，毒邪深陷。

代表方剂：生脉散加味或参附汤（人参、黄芪、炙甘草、麦冬、五味子、附子、川贝、升麻、乳香等）。

六、点评

托法从治则上分析，是“正治、从治”之意，适用于内证、外证。具体而言，托法是以扶正为前提，辅以疏气活血或辛散透达或升陷祛邪等原则，具有扶正祛邪的双重功效。从疾病的经过而言，脓将成、脓已成或未溃阶段，均适用托法。与此同时，针对病因，适当配合清热解毒、化痰散结、养阴软坚、温经散寒、利湿清热等法则，将会收到事半功倍的效果。

（高益民　张金茹　杨志生　杨景明　魏俊杰　指导：赵炳南）

我对发展中医学术的几点体会

——从带状疱疹（缠腰火丹）的辨证论治谈起

一、善继承，勤总结，旨在发展

我认为发展是继往开来，继往指继承前人的经验，我对这个问题的体会是在博览的基础上进行比较、选择，并结合自己的临床所见，加以修改、补充。

带状疱疹一病中医文献记载颇多，诸如《医宗金鉴·外科心法要诀》称之“缠腰火丹”，其他医籍称之“甑带疮”“白蛇串”“蜘蛛疮”等。我从这些不同的论述中对比，认为《医宗金鉴·外科心法要诀》描述具体，辨证全面，方药实用。因此我最初制订带状疱疹的治疗方案就是遵循《医宗金鉴》方药并加以变通或补充。将带状疱疹分为肝胆湿热与脾肺湿气两个证型。前者用清肝胆湿热汤，后者用健脾除湿清肺汤。按上述二证治疗，均能缩短病程，减轻痛苦，取得较好的疗效。但对重症病例或后遗神经痛病例等特殊情况，则不适用。对于这些特殊病例不可拘泥于一药一方，必须根据具体情况认真辨证才能取得理想的效果。现举3

例供同道参考。

其一，带状疱疹重症：俱有发病急剧，水疱呈痘疮样泛发，或伴有高烧、头痛、心烦不寐，甚至神昏谵语。此时我认为是正气大衰，湿热毒邪太盛，内传营分，表现为毒邪侵营，热入心包的现象。治宜解毒清营止痛汤加减。

其二，带状疱疹后遗神经痛者，以年老体衰者居多，我将此病分为“虚证”“实证”。实证为湿热之因虽除，但气滞血瘀之果仍在，治宜理气化瘀止痛汤加减；虚证为湿热虽去，但气阴两伤，气虚血滞所致，治宜益气养阴止痛汤加减。

其三，部分病例只见红斑，始终不出水疱或根本不发生皮损，但疼痛明显，对于这种类型，我将它归纳在肝心风火，治宜疏肝益气止痛汤。

曾有人问我，你已年逾八旬，为何还反复学习，不断总结。我认为继承前人成果，应该学古而不泥古，对自己不能故步自封，我们要善于继承前人，勤于总结自己，促使中医学术不断发展，这是我毕生的心愿。

二、需大胆，应通慎，更要灵活

先谈“大胆”：我认为要做前人没有做过的事情，或超出常规的事情，怕担风险，没有胆量是不成的。大胆并不是蛮干，而是在准确辨证的基础上，全面考虑药物的性能，经过深思熟虑订下方案，就要敢于用药，不要畏首畏尾，特别是在患者千钧一发之际，更应该摒弃个人得失，敢担风险，比如治实证带状疱疹后遗神经痛，非重用大黄不能达到破瘀祛病之效，但我考虑大黄性猛善走，最能破经络中瘀血，其作用非三棱、莪术可相比。有一次我治疗一位年逾八旬的患者，患带状疱疹遗留神经痛，久治不愈，我断定属实证，考虑用大黄，但又顾及患者年迈，大黄若重用，是否会引起泻下不止而致虚脱，考虑再三，我认为患者年老久病但脉象尚实，并无明显血虚气弱或脾胃虚寒之象。是气滞血瘀所致的持续疼痛，只有重用大黄，才能使其气血相通，促病早愈，反之，畏药而忌用只能使病情拖延，终会耗伤气血治之更难。我决定大黄重用、早用，在汤剂中用大黄 15g，数剂后疼痛即减。正如张锡纯所说：“盖用药以胜病为准，不如此则不能胜病，不能不放胆多用也。”(《医学衷中参西录》)

再谈谨慎：谨慎绝不是那种顾虑重重，举棋不定，而是要细心观察、分析病情，全面考虑治疗措施。谨慎是以敢于大胆创新为前提，大胆又是以细心分析病情和治疗措施周到为基础，对此我有过教训。早年我治疗一例肝胆湿热炽盛证，投用龙胆草 15g（此前我最多用 9g），谁知药后病人昏厥在地，呼之不应，急往视之，其脉尚存，嘱灌浓糖水，患者很快清醒，并大呼苦死我也。当时我亲尝药液确实苦涩良久不消，后来读《本草经疏》得知“龙胆草味既大苦，性复大寒，纯阴之药也。虽能祛实热，胃虚血少之人，不可轻投”。当时我对病情观察不细，没有了解到病人因痛已数日进食不多，服药又系空腹，加之没有相应的预防措施，终致此意外之事。由此我深深体会到胃虚之人，有肝胆实热证龙胆草亦可使用，但必须兼顾脾胃。若无胃虚情况，重用龙胆草时应事先告知药苦，可在服药后吃些糖果，以缓和龙胆草之苦，避免发生不必要的副作用。

最后谈灵活：临床千变万化，错综复杂，除仔细辨证外还要灵活加减，随机应变。所谓灵活就是根据实际情况随证加减，如一例高龄带状疱疹患者，肝胆湿热证俱在，伴有汗多、乏力，我用龙胆泻肝汤加西洋参而收良效，不同病位应用不同的引经药亦需值得注意。

带状疱疹的外用药，急性期疱疹明显，用白菜捣烂调祛毒药粉或化毒散外敷。如无白菜，可因地制宜选用莴笋叶、鲜芦荟、鲜马齿苋、绿豆芽菜等。疼痛明显者用黑色拔膏棍按疼痛的部位不同，摊成不同形态、大小、厚薄加压包扎。若皮损有渗出，可在药膏上扎孔，引湿邪外出。若疼痛剧烈在膏药上撒少许沉香，以行气活血通络。急性期用拔毒膏，后遗神经痛用阳和解凝膏或麝香回阳膏。

三、附方

1. 清肝胆湿热汤 《医宗金鉴·外科心法要诀》“龙胆泻肝汤”加减。

龙胆草、大黄（包）各10~20g，茵陈、赤芍、延胡索、丹皮各10g，金银花、连翘各15g，陈皮丝、乳香、没药各7g，栀子仁、甘草各5g。

2. 健脾除湿清肺汤 《医宗金鉴·外科心法要诀》“除湿胃苓汤”加减。

枇杷叶、生槐花、滑石块各20g，桑白皮15g，陈皮、生白术各10g，姜厚朴、苍术、木通、赤小豆、乳香、没药、甘草各7g。

3. 解毒清营止痛汤 《赵炳南临床经验集》“解毒清营汤”加减。

金银花、连翘、公英各20g，白茅根、干地黄各30g，粉丹皮15g，茜草根、绿豆衣各10g，川黄连7g，生栀子5g，生玳瑁10~15g（先煎）。

4. 理气化瘀止痛汤 《赵炳南临床经验集》“活血散瘀汤”加减。

厚朴、陈皮丝、延胡索、乳香、没药各10g，广木香、杜仲炭各5g，鬼箭羽、赤芍、白芍各15g，三棱、莪术各5~10g，大黄（包）10~20g。

5. 益气养阴止痛汤（赵炳南经验方）

黄芪、枸杞子各20g，白人参、黄精、车前子、延胡索、粉丹皮各10g，女贞子30g，姜厚朴、甘草各5g，菟丝子15g。

6. 凉血祛风止痛汤 《赵炳南临床经验集》“凉血五花汤”加减。

野菊花、凌霄花、玫瑰花、鸡冠花、红花各10g，白茅根、干地黄各20g，瓜蒌根15g，厚朴5g，乳香、没药3g。

7. 疏肝益气止痛汤（赵炳南经验方）

黄芪10~20g，党参、延胡索各10，鸡血藤、赤白芍、丝瓜络、乳香、没药各15g，生杜仲7g，何首乌15~30g。

（赵炳南口述　赵恩道整理）

黑豆对白发、癣斑的妙用

《食品科技》杂志的同志希望我谈谈有关食疗的体会，使我不禁想起一件亲身经历的往事。我14岁那年，家贫辍学，只好到德善医室当学徒，艰苦乏味的学徒生活之余，我常常到医馆附近的“青山居”茶馆听评书。说书人是一位年逾古稀的陈大爷，说起书来口若悬河，声音朗朗。常言道“日出千言，不损自伤”。然而这位陈老先生不仅声若洪钟，而且精神矍铄，须发乌黑，腿脚灵便，这种现象对于初学医道的我，简直是个谜。经过细心的观察，我发现他的一个秘密，每当晚上个把钟头，他要休息片刻，品尝几口茶，从下面那个口袋里掏点东西放在嘴里，细细咀嚼而徐徐咽下，他吃的是什么呢？莫不是灵丹妙药之类？

我请求他让我看看，老先生说天机不可泄露，惹得我简直要跟他抢了。这时他从口袋里掏出一小包给我，我如获至宝，打开一瞧，原来竟是一把黑豆。我在惊讶之余，不禁脱口而出：

这不是料豆吗？老先生眯起眼睛答道，此乃老夫长寿仙丹也。

黑豆又称料豆，是喂养大牲畜的上等原料，很少有人知道它具有乌须黑发、滋阴润燥、益寿延年之功。从此，我在漫长的行医生活中，比较注意查证医籍中有关黑豆的记载。《本草纲目》说："黑豆入肾功多，故能活水。"《本草汇言》说："煮汁饮，能润肾燥，故止盗汗。"久服有益气养阴、乌须黑发、延年益寿的功效。

多年来，我以黑豆为主治疗一些白发病和皮肤病，收到良好效果。

下面介绍几种黑豆食疗方法，有下列疾病者可以一试。

1. 青年白发 黑豆适量，九蒸九晒。每次取6g，口嚼后，淡盐水送下。每日2次。

2. 各种白发 黑豆120g，米醋500ml。醋煮黑豆如细糊状。过滤后，以牙刷蘸药醋刷毛发。每日两次。(头部有疖肿及其他皮肤病者，不宜用此法)

3. 脱发、白癜风 黑豆500g，水1000mL（各用1/4量）。文火熬煮，以水尽豆粒饱满为度，放在器皿上风干，然后撒上少许盐，储瓷瓶中，每次5g，饭后温开水送下，日2次。对圆形斑秃、脂溢性脱发、产后脱发及病后脱发以及色素脱落的白斑病。均有效。

4. 鱼鳞癣 黑豆皮、蚕豆皮、扁豆皮各等量，视皮损面积大小，取三种豆皮120～500g，水2000～5000mL，煮沸15～30分钟离火，待温，然后用软毛巾浸液湿敷患处，每日1～2次。煎一次可使用两天。

（赵炳南口述　丛众整理）

嵌甲经验

嵌甲古代文献称之"嵌指""甲疽"，若继发甲沟炎者又称之为"代指""糟指"。

本病多因剪甲伤肌，或靴鞋窄小，甲长侵肉，致使气血阻遏不通，化热溃腐或染毒派发所致。

传统医学多采用剔甲或三品一条枪、珍珠散、生肌散、醋捣乌梅等药外敷，但其疗效不佳，且易复发。我在临床上多采用修甲，药捻垫患甲侧缘，外上银粉散，用胶布或纱布固定。对于治愈本病及防止复发，均收到满意的效果。

操作方法：用生理盐水或硼酸水清拭患处，用对侧拇指下压病甲甲沟边缘，纵向修掉嵌入部分病甲，大小如粗线状。将银粉散或珍珠散或红棉散均匀地撒布嵌入甲床下，再用银粉散药捻或纸捻，纱布条压扁，垫入甲床下。银粉散和珍珠散或红棉散再次均匀地撒布患侧甲沟，胶布数条，或纱布贴病甲边缘，向下方缠绕，固定于指（趾）甲伸侧。意取甲床与甲板的分离。首次换药后，以后隔日换药一次，无明显分泌物时，停止换药，仍用胶布或纱布缠绕固定。

嵌甲常易复发。其预防措施有三：一是平时修甲切勿过短或剪甲不齐；二是鞋袜不宜过紧，保持脚部舒适松快；三是早期因穿鞋不适，足趾疼痛，可用胶布或纱布缠绕固定。

附：银粉散（北京市售）其成分有：黑锡36g，水银、官粉各60g，朱砂12g，轻粉30g。每30g药粉中加入冰片1.2g。

（赵炳南口述　赵恩道整理）

学术思想

赵炳南学术流派的初步研究

——从编写《赵炳南临床经验集》的体会谈起

在1974年前后，北京中医医院领导指示我对赵老的学术经验进行系统的整理与研究，作为院内“对继承整理老中医经验的尝试”。当时赵老虽已75岁高龄，但他积极主动认真讲述他的经验，除了收集院内的临床验案外，还提供了珍藏多年的历史资料，以供选录。在历时一年多的时间里，他那“曲不离口，拳不离手，经验带不走”的精神，使我十分感动。在赵老的指导下，1975年6月30多万字的《赵炳南临床经验集》（以下简称《赵老经验集》）由人民卫生出版社出版发行，是当时（“文革”后期）国内第一本老中医经验专辑，1978年获全国科学大会奖。该书是反映赵炳南中医皮外科学术思想、临床经验比较全面的著作。

本书分为四个部分：第一部分为医案选，共收录51个病种、137例验案。为便于临床推广采用辨病与辨证相结合的体例进行阐释。第二部分为独特疗法，包括熏药、拔膏、黑布药膏三种疗法，是赵老在继承传统方法的基础上又有明显创新与发展。除详述其方药、适用范围、注意事项外，尚举典型病例加以验证。第三部分为经验方和常用方：经验方为赵老在大量实践中定型的创新方剂（包括汤方和丸丹方）。常用方为对古代名方的加减用方。第四部分为附方，即常用的古方或市售中成药。

从《赵老经验集》的验案中可以归纳出，最多出现的病证为热毒、湿毒和血证中血热、瘀血阻滞等四大证，均有他独特的诊治经验系统。

一、热毒证

热毒证如疖、痈、阑尾周围脓肿、严重创伤手术后败血症等全身性感染。对于热毒的不同证候，赵老制订了四个经验方系列。

1. 解毒清热汤

药用：公英、野菊花、大叶青、紫花地丁、蚤休、花粉、赤芍。

功能：清热解毒。

主治：疔、疖、痈、急性丹毒初期及一切体表感染初期。

2. 解毒清营汤

药用：金银花、连翘、公英、生地、白茅根、生玳瑁、丹皮、赤芍、黄连、绿豆衣、茜草根、栀子。

功能：清营解毒，凉血护心。

主治：疔、疖、痈肿毒热炽盛，气营两燔及一切化脓性感染所引起的毒血症早期。

3. 清热凉血汤

药用：犀角（现已禁用）、生地炭、金银花炭、莲子心、白茅根、花粉、紫花地丁、栀子、蚤休、甘草、黄连、生石膏。

功能：清营、凉血、解毒。

主治：感染性疾病，毒热入于营血，相当于败血症阶段。

4. 解毒养阴汤

药用：西洋参（另煎兑服）、南北沙参、耳环石斛、玄参、佛手参、生芪、生地、丹参、金银花、公英、天麦冬、玉竹。

功能：益气养阴、清热解毒。

主治：感染性疾病、毒热耗伤气阴，毒热未尽，相当于败血症后期。

上述方药对外科热毒感染性疾病的全过程，均有系统的经验和诊治，方药效果均佳。体表感染初期，毒热入于气营，毒热入于营血，以及毒热耗伤气阴，毒热未尽的不同阶段，形成了具有规律性的经验方药。除此之外，还单独创用了消痈汤（金银花、连翘、公英、赤芍、花粉、白芷、川贝母、陈皮、蚤休、龙葵、鲜生地），功能：清热解毒，散瘀消肿，活血止痛。主治蜂窝织炎，痈症初起，深部脓肿等。以清热解毒汤为例，组成共计 7 味药，为治毒热初期的首选方。其中蒲公英长于解毒消痈，菊花清热解毒，紫花地丁长于清解疔毒，大青叶解毒清热凉血，蚤休解肝胆之郁热、息上扰之火毒，赤芍凉血散瘀，花粉清热生津护阴。全方邪正兼顾，清热护阴，凉血疏散。虽为毒热初期，因为毒热之邪势猛力峻，极易入侵于营血，灼阴耗津。故在初期即打破一般温病学的卫、气、营、血传变规律，突出了清营、凉血、散瘀解毒的常规。中医外科毒热证的特点，在理论与实践上均有所发挥。值得提示的是，在解毒凉血汤中选用生地炭、金银花炭、水牛角可以代犀牛角用于临床，他认为二药炒黑存性，能入血分清血分之毒热，又能养阴护心，是赵老用药的独特之处。从治疗热毒为病的立法处方遣药，即可阐明赵老治热毒证的系统性和规律性。

二、湿毒证

湿毒证是中医皮外科大证之一。常见于湿疹、接触性皮炎、自家过敏性皮炎、慢性下肢溃疡、血管神经性水肿等多种渗出性皮炎。赵老根据夹风、夹湿、脾虚等病机的不同，创建了四个有代表性的方剂。

1. 疏风除湿汤

药用：芥穗、防风、蝉蜕、薏苡仁、枳壳、白术、黄柏、车前子、车前草、菊花。

功能：散风消肿、清热祛湿。

2. 除湿解毒汤

药用：白鲜皮、大豆黄卷、薏苡仁、土茯苓、栀子、丹皮、金银花、连翘、紫花地丁、木通、滑石块、甘草。

功能：除湿利水、清热解毒。

3. 健脾除湿汤

药用：薏苡仁、生扁豆、山药、芡实、枳壳、萆薢、黄柏、白术、茯苓、大豆黄卷。

功能：健脾除湿利水。

4. 搜风除湿汤

药用：全蝎、蜈蚣、海风藤、川槿皮、炒黄柏、炒白术、威灵仙、炒薏苡仁、炒枳壳、白鲜皮。

功能：搜内外风、除湿止痒。

上述四方均为治湿毒的代表方剂，虽为除湿之用，但针对不同证型有疏风、解毒、健脾、搜风除湿之别。既说明湿性黏腻不易祛除，更体现了赵老运用除湿法则的层次。若见风湿相兼者则突出芥穗、防风、蝉蜕散风除湿消肿之功。若见湿毒相搏者，则突出白鲜皮、生薏苡仁、大豆黄卷、木通、金银花、连翘、紫花地丁利湿、清热、解毒协同作用之功。方中对于大豆黄卷特别提出是黑豆泡水出芽，有分利湿热之功。若见脾虚湿盛者，突出生薏米、生扁豆、芡实、白术健脾除湿之效。方中也选用大豆黄卷并认为它尚有健脾除湿之效。全方旨在治其本，扶正祛邪兼施为其总的特点。

若见风湿之邪深入肌腠，在搜风除湿汤中则突出全蝎、蜈蚣动物药搜剔深入之内外风邪，辅以白鲜皮、海风藤、威灵仙祛风通络止痒，配合枳壳、芡实、白术、薏苡仁健脾燥湿止痒。对于风湿轻浅者方中之药均以生用，若病情深在均宜炒用，是赵老的独特之处。

土槐饮除湿清毒之功效持久，可单独使用或加味，用于湿热毒邪侵袭。

三、血热证

血热为病者，多见皮肤发斑（充血性）、紫癜（出血性），以及瘀血阻滞凝聚等证，如乳腺增生、结节、肿块或静脉阻滞等病症。其经验方有：

1. 凉血五花汤

组成：野菊花、凌霄花、红花、鸡冠花、玫瑰花。

功用：凉血活血，疏风解毒。方中以凌霄花凉血泄热为主，玫瑰花理气活血，鸡冠花疏风活血，野菊花清热解毒。适用于血热发斑、热毒阻络等病证。方中用其花性轻扬，故以发散上半身红斑类皮肤病的初期为宜。如多形性红斑、玫瑰糠疹等。

2. 凉血五根汤

组成：白茅根、瓜蒌根、茜草根、紫草根、板蓝根。

功用：凉血活血，清热解毒。方中以白茅根、茜草根、紫草根凉血活血为主，佐以瓜蒌根（花粉）养阴生津，板蓝根清热解毒。适用于血热发斑、热毒阻络。如多形性红斑、丹毒初期、紫癜、结节性红斑病及一切红斑类皮肤病变偏于下肢者。

四、瘀血阻滞证

对瘀血阻滞脉络诸证者，赵老有轻剂、中剂、重剂等系列方药。

1. 轻剂（活血散瘀汤）

组成：苏木、赤白芍、草红花、桃仁、鬼箭羽、三棱、莪术、木香、陈皮。

功用：活血、散瘀、定痛。适用于浅层静脉炎、皮下瘀血及跌打损伤、瘀血胀痛。本方为活血汤方的轻剂，适用于气隔血紧的初期。方中苏木、红花、桃仁、赤白芍、鬼箭羽活血化瘀，三棱、莪术化瘀软坚，木香、陈皮理气行气偏于温散，气行则血行为组方之特点。若因外伤所致者，加刘寄奴、徐长卿加强散瘀之效。有热象者加大黄，取其清热破瘀之效。

2. 中剂（活血逐瘀汤）

组成：丹参、当归、白僵蚕、三棱、莪术、白芥子、厚朴、橘红、土贝母、沉香。

功用：活血化瘀，软坚内消。适用于腹部包块、乳腺增生（或纤维瘤）、体表小肿瘤或寒性脓肿，关节肿胀等。

3. 重剂（逐血破瘀汤）

组成：水蛭、全蝎、地龙、䗪虫、黑丑、路路通、透骨草、水红花子、盘龙参、紫草。

功用：活血破瘀，通经活络。用于深部栓塞性静脉炎、腹腔瘀血、肿物。方中水蛭、䗪虫、地龙破血逐瘀，紫草、水红花子软坚化痰，黑丑峻下，清除瘀滞，路路通、透骨草活血通络化痰，盘龙参益气滋阴。本方祛邪扶正兼顾，以祛邪为主。性寒凉者加紫油肉桂。

从其活血化瘀的三个组方可以看出赵老对于瘀血阻滞证的学术思想。

[附] 此外，再从皮科最常见的瘙痒症状分析，如风块瘙痒、自家过敏性皮炎、荨麻疹、结节性痒症，以及多种皮肤病均可以出现瘙痒症状，而且以此为苦，极其影响正常的生活工作，甚而使人彻夜不眠、日夜不安。赵老认为从病因分析风、湿、热、虫均可以作痒。

1. 荆防方　风热瘙痒以荆防方为主。

组成：荆芥穗、防风、僵蚕、金银花、牛蒡子、丹皮、浮萍、生地、薄荷、黄芩、蝉蜕、甘草。

方中以荆芥、防风、薄荷、蝉蜕为主，功能疏风解表止痒。而且认为防风能散入骨肉之风，必与荆芥相伍才能奏效，故以上四味配合共奏清热疏风、散表止痒之效，且为一线药组，牛蒡子、浮萍、僵蚕协助主要药组，透达表热之邪。金银花、黄芩解毒清热以泄皮毛之邪，丹皮、生地功能疏风解表，清热止痒。对于风寒束表者应重用荆芥，另加干姜皮等。

2. 麻黄方　血虚外受风寒瘙痒以麻黄方为主。麻黄方多用于急性荨麻疹。

组成：麻黄、杏仁、干姜皮、浮萍、白鲜皮、陈皮、丹皮、白僵蚕、丹参。

其中麻黄、杏仁、干姜皮为主要药，取其辛温宣散以开腠理祛邪外出，佐以浮萍、白鲜皮表散寒湿，丹参、丹皮、白僵蚕养血润肤，和血止痒。陈皮、干姜皮合用理气开胃，醒脾化湿。干姜皮与麻黄相配合，可以缓和麻黄过于辛温透发之弊，以免大汗伤正。全方共奏开腠理、和血止痒之功效。

3. 全虫方　慢性顽固性瘙痒症，则以全虫方治疗。

组成：全蝎、皂刺、猪牙皂、刺蒺藜、槐花、威灵仙、苦参、白鲜皮、黄柏。

方中全蝎性平，走而不守，能息内外表里之风邪，皂刺辛散湿，猪牙皂能通肺与大肠之气，涤清胃肠湿滞，消风止痒散毒。以上三味同伍既能息风止痒，又能托毒攻伐，对于顽固蕴久深在之湿毒作痒，用之最为相宜。白鲜皮、苦参、刺蒺藜、威灵仙辅助主要药，散风除湿通络，祛除深在的湿毒而治顽固性瘙痒。另外，脾胃气滞，蕴湿聚毒则瘙痒无度，故方中佐以黄柏、炒槐花以行气清胃肠之结热，调理脾胃，以治其本。本方标本兼顾，寓意较深，主要适用于湿毒聚结日久而致顽固性的瘙痒症，如慢性湿疹、阴囊湿疹、神经性皮炎、结节性痒疹等。为使之效果明显，可加乌梢蛇。若瘙痒甚烈，皮损肥厚，明显色素沉着或见大便干燥者，可加川军，加强活血破瘀之功，不但可以增效而且能促进增厚的皮损消退。

此外，对治疗热、湿、瘀毒相应的丸丹类经验方有抗毒丸（片）、灭毒丹、斩痒丹和外用药膏如败酱草膏、苍术膏，或散剂如祛湿散、新青黛散、止痒药粉等，都有一定的创新性，而且与上述汤剂形成内外合治的系统性。

对于疔毒走黄、全身性感染、严重创伤手术后合并败血症、Ⅲ期血栓闭塞性脉管炎（脱疽）、皮科红斑性天疱疮、系统性红斑狼疮等危重病，均有诊治的系统理论与实践经验，由于篇幅所限，不再展开阐释。中医皮科仅从《赵炳南临床经验集》所收载的全部内容来看，从常见病到疑难危重病证均有诊治的系统看法，足以证明赵老独特的学术流派及其广博的内涵。

（首都医科大学中医药学院　高益民）

赵炳南学术经验浅谈

一代名医，现代中医皮外科学奠基人，先父赵老炳南先生，生于1899年，卒于1984年。在他八十五年的人生旅途中，留下了苦难的童年、艰辛的少年、奋斗的中年及辉煌晚年的足迹，向人们充分展示了他那高贵的人品、高尚的医德、高超的医术。在六十余载的中医皮外科医疗实践中，他勤奋学习，刻苦钻研，深刻领悟积累了许许多多的宝贵经验。赵老常说："病人是我们的衣食父母，我们的经验都是来源于成千上万的患者，是他们的奉献。"他还说："从病人那里得来的经验，不能带走，不能私有。我们要把这些经验用于临床，把他们的病医好，使更多的病人从中受益，早日恢复健康。"赵老的这些经验丰富了中医皮外学科的医学宝库，为中医皮外学科的发展做出了一定贡献。

一、宗旨与原则

六十年来，赵老治疗了数以万计的皮外科病人。在他们中间，虽然病种各异，治法相迥，病情轻重有别，临床表现不一，但是赵老总是强调"万变不离其宗，不能忘其根本"，"做人不能忘本，做学问也不能忘本"。所以赵老在他一生的医疗实践中，始终遵循着"正气存内，邪不可干"的这一条永恒的古训。赵老一贯认为"生命的存在，都是正气充盈，气血调和，阴平阳秘使然，任何疾病的发生，都是正不压邪，正消邪长，阴阳失衡的结果"。赵老强调整体观念及辨证论治，强调脏腑功能失调是疾病发生的主因。他说："没有内乱，不得外患。"身体的健康都无不与阴阳之平衡、气血之调和、脏腑经络之贯通有着密切的关系。他还强调说"皮肤病虽形于外，而发于内"，"治疗皮肤病，忽视外治法是错误的，因为外用药可以直达病所，其作用不可低估。治疗皮肤病，区别于内科病就在于它看得见，摸得着，很直观。使用外用药是一极大优势，要充分发挥。但是，强调外治法而忽视脏腑功能之调节，不重视发挥整体观念这一中医特色甚至于放弃内治也是十分错误的"。作为一名中医，无论从事于哪个专业，都要牢记中医学的特点，并切实应用到医疗实践中去。因此，一条宗旨、两个特点是赵老在一生的医疗实践中始终不渝坚持的宗旨与原则。

赵老在治则治法上，特别重视"扶正祛邪""标本兼治""急则治其标，缓则治其本"及"同病异治，异病同治"等。赵老认为扶正祛邪可理解为包含两层意思：一方面是把扶正作为一种手段。在正邪消长中，正气不足，已处于劣势，增补正气以达邪气外出之目的。另一方面有扶正与祛邪并举之含义，使邪消而正长。这种看法带有"标本兼治"的意思。并举也好，兼治也好，绝非机械地等分，"急则治其标，缓则治其本"这一原则很好理解，但在实际应用中，值得注意的是在治标时，不要攻伐太过，邪祛则止，否则伤其正气，反而助邪增长。总之，这些原则及治法的确立，都是结合患者病情而定的，要从实际出发，辨对证才能立好法，才能选择正确的方药。辨证、立法、方药三者一环扣一环，三者不可颠倒，不可忽略。在跟随赵老学习过程中，每处一方，方中必须写明辨证、立法、方药。赵老说："这些治法、治则的确立，要多动脑筋，多分析，久而久之才能在医疗实践中运用得当。中医这门科学，只有一条路可走，那就是到实践中去，要多看病，多接触病人，要勇于创新，不断地总结成功的经验，汲取失败的教训，才能有所提高，有所进步，无捷径可循。"师傅领进门，修行在个人，就是这个道理。赵老常说："师傅再好，书读得再多，脱离了实践必将一事无成。没有长期的积累，没有个人的体会，任何人也不能帮你悟出道理来。”在赵老经营赵炳南医馆的整整三十年中，他把“提倡虚心学习，开动脑筋，科学探索，提高悟性，勇于创新，反对死记硬背，机械照搬，安于现状，不思进取”作为治馆信条，在他治馆的三十年里，几乎每月月底的最后一个周末下午，都要召开全体徒弟讲评会，每个徒弟都要做总结、评议，最后赵老做点评，优劣分明。在赵炳南医馆里没有合同，没有试用期，没有铁饭碗，没有关系户，即使我的表兄在馆学徒，赵老也一视同仁。安于现状，不思进取，无成绩者是离开医馆的主要因素之一。赵老并不要求每一个徒弟做到“一日为师，终身为父”，但作为一个徒弟，应当尊重师长，虚心学习，刻苦钻研，不求功名，这是对徒弟素质的一个基本要求。

二、经验与体会

（一）关于清热、祛湿、润燥的体会

1. 清热的体会 熟悉赵老临床用方用药的人都知道他在治疗急性炎症或者慢性皮肤病急性发作时，最重视肝胆与心的辨证，最喜爱的方剂是龙胆泻肝汤，甚至于有人称赵老是应用龙胆泻肝汤起家的。此话不无道理，赵老闻知一笑。赵老认为心肝火盛是导致急性炎症皮肤病发生的主要原因。而龙胆泻肝汤正是清泻肝胆实火、清利肝胆湿热的极佳的代表方剂。据赵老查阅古医籍记载龙胆泻肝汤方剂应有六个之多，其方药味差异较大。他说，李东垣所述龙胆泻肝汤，没有黄连、大黄而有柴胡，除了清泻肝胆湿热、通利小便外，多有升散作用。《证治准绳》所载的龙胆泻肝汤方中没有连翘、生地、车前子，却有知母、麦冬、五味子，除清泻心肝二经之火外，又偏重于滋阴、养血、清热。《沈氏尊生书》记载的龙胆泻肝汤中，没有生地、车前子，而又加入了青皮、白芍、柴胡等疏肝敛阴之品，这些都与常见的皮肤病临床表现不完全对证。因此，赵老根据自己的临床经验认为，湿疡之为病（赵老泛指湿疹的病，统称为湿疡），虽然起于湿，但急性发作时，是具有热重于湿的特点，他紧紧抓住这个特点，采用《医宗金鉴·外科心法要诀》记载的龙胆泻肝汤方加减，其方中龙胆草清利肝胆之湿热，用赵老自己的验方“三心汤”方（莲子心、连翘心、生栀子）中的莲子心或生栀子（用连翘心更佳，但无货供应）清心火，泻三焦之热邪，而用生地、丹皮、生甘草凉血解毒。木通、车前子、泽泻清热利湿，热重者加大黄以釜底抽薪（大黄并非专为通便之品，而且还具有凉血、祛瘀、清热解毒之功）。他既不用柴胡升散，又不用麦冬、五味子敛阴，是因为升散过而伤正及在热盛时期用养阴药而敛邪，使邪不出而热不解或反而加重。这样，赵老运用的龙胆泻肝汤方，实际上变为了以下十味药组成：龙胆草、黄芩、生栀子、泽泻、木通、车前子、生地、丹皮、大黄、生甘草。到赵老晚年，他更强调“肝火盛心火也盛”的观点，经常把龙胆泻肝汤方与“三心汤”方并方使用，每每收到更佳效果。赵老常用这个方子，实际上可以理解为减去了当归、柴胡，增加了丹皮、大黄。原方中的木通已具有清心火、利湿、通血脉之功。在“三心汤”中赵老对于连翘心不入药，感到非常遗憾，用竹叶替代莲子心，实属无奈之举，连翘心不仅清心火力专，而且还有解毒、凉血、散结之功，作用之广，功效之大，不可低估。此外，除上述龙胆泻肝汤、三心汤是赵老最喜爱、最常用的方剂外，还有凉血五花汤、凉血五根汤也是赵老的验方。在凉血五花汤中（凌霄花、鸡冠花、玫瑰花、野菊花、红花）中，赵老对凌霄花情有独钟，常用于治疗头面部因肺胃湿热，热重于湿，火热上炎导致的皮肤病，如痤疮、玫瑰痤疮、头面部脂溢性皮炎、急性过敏性皮炎等。凌霄花并不入肺、胃二经，而是入心包、肝经，此药辛散，泻血热、破瘀血，对血热生风之皮肤瘙痒亦有良好疗效。但体虚弱者当慎用。其他四味除均具有凉血之长外，鸡冠

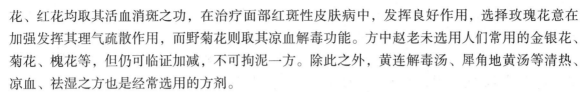

花、红花均取其活血消斑之功，在治疗面部红斑性皮肤病中，发挥良好作用，选择玫瑰花意在加强发挥其理气疏散作用，而野菊花则取其凉血解毒功能。方中赵老未选用人们常用的金银花、菊花、槐花等，但仍可临证加减，不可拘泥一方。除此之外，黄连解毒汤、犀角地黄汤等清热、凉血、祛湿之方也是经常选用的方剂。

2. 祛湿的体会 赵老在皮肤病的医疗过程中，对于湿疹的治疗尤为重视。赵老名言："在诸多皮肤病中，善治湿疹者，当治皮肤病之半。"短短一语，赵老抓住湿邪为病的这一核心，人们可以从中悟出多么深刻的道理，从中可以看到赵老对湿邪的重视程度和认识深度以及湿邪为病的本质性及广泛性，抓住了众多皮肤病的医治核心，这是赵老学术经验中的一个重要组成部分。就连赵老对湿疹的命名都带有"湿"字，他把湿疹统称为"湿疡"。从性质上分，又细分为风湿疡（急性湿疹）、湿毒疡（亚急性，伴有感染的湿疹）和顽湿疡（慢性湿疹），总之在病邪方面，在高度重视六淫邪气致病的前提下，对皮肤病的致病因素，赵老对于湿、热、风、燥、虚五个方面尤为重视，特别是对"湿邪"特别重视。

在治疗中，治湿的方药有如下一些代表方剂及习惯用药：方剂有除湿胃苓汤、健脾除湿汤、除湿健脾汤以及清热除湿汤（湿疹一号）、除湿止痒汤（湿疹二号）、健脾润肤汤（湿疹三号）、除湿丸等。前三方带有广泛性、普遍性之特点，后三方更具有针对性（湿疹）。下面对于前三方做一简单介绍：

［除湿胃苓汤］本方为平胃散与五苓散合方，加减使用。组成：炒苍术、炒白术、赤茯苓、猪苓、泽泻、炒黄柏、炒枳壳、陈皮、厚朴、滑石块、炙甘草。

方中用赤茯苓、猪苓、泽泻、滑石块利水渗湿，炒白术、炒苍术健脾燥湿。临证还可以选用车前子、川萆薢、防已、木通、生薏苡仁、茵陈、赤小豆、金钱草、灯心草及"三仁汤"（薏苡仁、杏仁、蔻仁）等，加强利水渗湿之功。水湿停滞或寒湿者用白茯苓，有湿热者用赤茯苓。五苓散（茯苓、猪苓、泽泻、白术、桂枝）中，前四味已选用，桂枝是通阳之品，一般在此较少选用。茯苓与猪苓比较，猪苓以淡渗利水为主，其利水渗湿之功大于茯苓，但健脾功能又远不如白茯苓，而泽泻除利湿外又偏于祛湿热。故茯苓（白茯苓）、赤茯苓、猪苓、泽泻四味在处方时，应注意准确选择以利疗效。而车前子性寒，有较强的利湿清热功效，清热而不伤阴，若与白术、茯苓等配伍尚有实脾作用，所以车前子是赵老用于清热利湿时最喜爱用的药品之一。在临证处方时，赵老常将车前子与车前草同时使用，以利于车前草发挥清热解毒之功效，在急性湿疹的治疗中极为多见。滑石块的使用亦是同样道理，也是治疗皮肤病时的常用药。此外，八正散中的木通、车前子、栀子、大黄、滑石、通草六味经常选用，意在通利膀胱湿热。赵老经常嘱咐后人，除湿胃苓汤的用药十分广泛，选药时一定要知道每一味药之所长，用药准确，方可取得较满意的疗效。

［健脾除湿汤］组成：白术、白茯苓、怀山药、薏苡仁、炒扁豆、黄精、芡实、炒枳壳、大豆黄卷、萆薢、黄柏。

本方为赵老经验方，方中集中了大量的健脾益气药，采取扶正气祛湿邪（顽湿）的手段，以达到健脾祛湿的目的。本方是赵老一贯遵循"正气存内，邪不可干"古训的很好体现，也是抓住主要矛盾，集中药力，重点突破的典型范例。可用于一切慢性、肥厚性、角化性皮肤病的治疗。如慢性湿疹、慢性皮炎、鱼鳞病、毛周角化症、结节性痒疹、银屑病、手足皲裂症以及硬皮病、大疱病的辅助治疗。其病变表现为干、糙、厚、硬、裂五种，均为脾虚湿盛，湿久化燥所致。赵老认为：湿邪可因脾失健运而致，湿积日久又致脾被湿所困，脾气不足而致脾气虚弱，实际是一种逆向循环。湿久可从一个极端表现（即渗出、流水）转化成另一个极端表现

（即干燥、角化），故集中投以健脾益气之药以从根本上解决脾虚湿盛问题。这一点可以认为是赵老辨证论治学术思想的重要体现。

此外，还要谈一下有关黄柏的使用问题。绝大多数医生都熟知“三黄”——黄芩、黄连、黄柏为清热燥湿之药，其代表方剂为黄连解毒汤，三药虽同具有清热燥湿功能，但因各药入经不同，黄芩主入心、肺、胆、大肠、小肠经，黄连主入心、肝、胆、胃、大肠经，黄柏入主肾、膀胱、大肠经。所以人们往往将其功能发挥的部位分别归属于上、中、下三焦了（这种认识并无差错）。皮肤科进而将三药划分为黄芩主头面部、黄连主躯干部或全身、黄柏主下肢（这种认识并无差错）。但是赵老似乎对黄柏更情有独钟，他认为黄柏作用不应局限于下肢而更具有布达周身之功效。皮肤科常用成药二妙丸是个老牌成药了，其组成苍术健脾燥湿，黄柏则清热燥湿，虽仅两味但药少力专，专用于燥湿兼顾健脾与祛湿，健脾而不敛邪，清热而不伤正，正气不伤而邪气已去，实为妙方。它可用于任何需燥湿之症，无论是哪个部分，均可收到良好疗效。赵老曾在临床中分别用黄芩、黄连与苍术搭配组方则效果不如二妙丸。古人之所以选定黄柏与苍术组方是长期实践的结果。总之，在治疗慢性、肥厚性、角化性（包括一些遗传性）皮肤病时，坚持扶正（健脾）祛邪（祛湿）的原则是十分重要的。

［除湿健脾汤］组成：黄芪、白术、苍术、怀山药、焦槟榔、厚朴、炒枳壳、猪苓、熟地、玄参、白芍、花粉、黄柏、当归、丹参、鸡血藤、秦艽、防风、苦参、刺蒺藜。

此方不是赵老经验方，并未收入到任何文集，它是赵老在一九八三年专为鼓楼中医医院皮肤科拟定的一个方剂，其功效仍为健脾除湿，与经验方健脾除湿汤相比，健脾药不变，又增加了养血润肤、滋阴润燥及少量疏风止痒药。这样在解决慢性、肥厚性、角化性皮肤病的问题上，由“一条腿走路，变成三条腿走路”，药虽多一些，但各司其职，各发挥其所长。

这个方剂效果较好，可供参考。但应用时，当然要临证加减，这是很重要的。

在健脾益气的选药方面，赵老喜爱使用的有黄芪、白术、茯苓、怀山药、炒扁豆、黄精、党参、西洋参、太子参、甘草、大枣等，其中前四味药使用率极高，尤其偏爱黄芪，有时黄芪与黄精同用。其次是怀山药，非河南怀庆产莫属。赵老之所以重用怀山药，是因为怀山药在入经方面，主入肾、脾、肺三经，而其他诸多健脾益气药都仅入脾、肺二经，只有山药独入肾经，赵老认为脾虚者，肾气也不固，所以山药是物美价廉健脾补肾之佳品。《医学衷中参西录》：“山药色白入肺，味甘归脾，液浓益肾，宁嗽定喘，强志育神，性平可以常服多服。”对于参类，赵老常用党参、西洋参、太子参，而人参、红参、野山参用之较少，这可能与个人用药习惯有关，也可能在多数常见多发皮肤病治疗时，患者体质极虚弱者数少，远未到非红参、野山参救治之地步有关。

3. 润燥的体会 下面再简单谈一谈“润燥”问题。前面所说除湿润燥是一个重要方面，除此之外燥邪之为病，还有因血虚生燥及阴虚生燥，也是慢性、肥厚性、角化性皮肤病生成的原因。《外科证治》中有养血润肤饮一方，是赵老喜用的方剂之一，其组成如下：

［养血润肤饮］组成：黄芪、当归、生地、熟地、天冬、麦冬、桃仁、红花、升麻、黄芩、花粉。

赵老在应用养血润肤、滋阴润燥法则时，经常出现“二冬”“二地”“二芍”“桃仁、红花”以及“当归、丹参、鸡血藤、川芎”等药，皆出于此方。在实际处方时，经常加入祛风湿、息风之品，如秦艽、防风、钩藤、刺蒺藜等。赵老验方“润肤丸”即是代表方剂。总之，在解决慢性、肥厚性、角化性皮肤病时，可从健脾祛湿润燥、养血润燥及滋阴润燥三方面入手。当然临证时，要根据具体情况有所侧重，才能取得满意疗效。

（二）赵炳南喜用的部分方药简介

1. 单味药

（1）薏苡仁——清利湿热代表药，在治疗一切湿热内蕴之皮肤病时，无论热重于湿，还是湿重于热经常首选。赵老用此单味药，治疗扁平疣效果极佳。在日常生活中，赵老经常煮薏米粥代食。

（2）龙葵——清热祛湿止痒药，可内服亦可外用。赵老家中庭院内海棠树下，每逢夏季长出绿色滚珠大小外观似茄的果实，秋后变紫黑色，赵老每天上班路过海棠树下时，都随手摘取数枝，让病人生用涂擦患处。止痒效果很好。

（3）楮桃叶——本人上小学时，在和平门外河沿购买“桃树”树苗三棵，回家后种植于空地上，数十年后已长成参天大树，枝叶茂盛，果实不能食。叶为不规则短缺锯齿形。赵老告知此树名曰“楮桃”，秋后取其落叶，煎水浸泡，止痒效果很好，彭真委员长之老母患老年性皮肤瘙痒症，用之，痒速止，甚喜。

（4）凌霄花——在皮肤病的治疗中，上焦头面部疾患常用“花”药以发挥其轻扬之功能，凉血五花汤中凌霄花为主药是一切以凉血为则，以花为药中的首选。赵老对此药情有独钟，见印有凌霄花图片必将其剪下，夹入书中保存。

（5）怀山药——集药品、补品于一身，是诸多健脾补脾药中重点选用药。在补气药中，它是唯一入脾、肺经兼入肾经之品。同时具有双补脾气、肾气之功。河南怀庆地区的孟县、武涉、温县、博爱等地产的山药全国最佳。怀山药亦有濡润肌肤之功，益寿延年。诸多著名古方如六味地黄丸、金匮肾气丸中均有山药入方。

（6）黄芪——在补气药中，赵老经常使用。并多与怀山药配伍。赵老认为体质极为虚者，可用黄芪，补气而不燥，少用人参、红参之品，以防燥热而敛邪伤阴。

（7）大黄——赵老经常提醒我们，大黄不仅仅是泻火通便，不要忘记大黄尚有凉血活血通瘀功能，凡血分有实热者，用之效果卓著。另外，火热上炎的证候，如头面部皮肤病也可以选用，效果良好。此外，不必畏惧大黄通下太过，少用则泻下，多用反而厚肠胃。与诸药配合使用，不但止痒功效增强，而且可以促进肥厚皮损的消退。总之血分有郁热，肠胃有积滞者，均可选用。赵老还经常强调，大黄的使用要得法，要分清生军、熟军，同煎、后下之不同。

2. 双味药

（1）苍术与黄柏——前已叙述。

（2）龙胆草与莲子心——分别是赵老清利肝胆湿热时最喜欢的龙胆泻肝汤及赵老验方“三心汤”中的君药。二味君药合并使用，只要对症，效果极佳，龙胆草可用15g。

（3）连翘与夏枯草——清热解毒、软坚散结，是囊肿性痤疮的杀手。

（4）当归与益母草——养血、活血、调经，是治疗月经不调、痛经的要药，是治疗中青年女性痤疮、脂溢性皮炎、玫瑰痤疮并有痛经、月经不调者的重要辅助药品。

（5）金银花炭与生地炭——此二味药配伍，凉血功能大增，对于急性湿疹、急性过敏性皮炎、日光性皮炎、药疹、银屑病进行期，用之效果显著。是赵老在临证中总结出来的重要组合。

（6）当归与浮萍——透达表里，祛邪外出，是治疗急性荨麻疹、人工荨麻疹、过敏性鼻炎的重要组合，再配牛蒡子疗效更好。

3. 三味药（方）

（1）莲子心、连翘心、生栀子（三心汤）。

（2）当归、浮萍、牛蒡子。

4. 四味药（方） 天仙藤、鸡血藤、首乌藤、钩藤（四藤汤）。

5. 五味方 凉血五花汤、凉血五根汤、五味秦艽方。

6. 十味方 龙胆泻肝汤。

7. 十味以上方 除湿胃苓汤、健脾除湿汤、除湿健脾汤、养血润肤饮。

（北京市鼓楼中医医院　赵恩道）

赵炳南皮肤科学术渊源研究

一、扎根于中医学深厚的土壤之中

赵炳南自幼学习皮外科，在中医学知识的宝库中汲取营养，成为一代宗师，晚年则专攻皮肤病，博大精深的中医学知识宝库，是赵炳南皮肤科学的知识源泉和得以发展的巨大推动力。《赵炳南临床经验集》记载了31种常见的皮肤病，其反映出的皮肤科学术思想，远宗《内经》，近承明清，既继承了历代皮外科的精华，也有颇多的创新，形成了自己的风格。

（一）突出中医辨证论治特色，规范皮肤病证类

中医皮肤科有着深远的发展历史。宋元时期，即出现了皮外科病的专篇和专著，专篇如《诸病源候论》《千金方》《外台秘要》等，专著如陈自明的《外科精要》，齐德之的《外科精义》等，后者虽言“外科”，实包括了皮科在内。中医学自古分科欠详，尤其皮肤科病变长期归于外科病中，不利于其自身的发展。辨证论治是中医学的特色，皮肤科学作为一个独立的学科，亦应纳入到中医辨证论治体系中。《赵炳南临床经验集》记载了11类共31种皮肤病，对每一种疾病都进行了证型分类。如病毒类皮肤病带状疱疹，《医宗金鉴》称“缠腰火丹”，分干、湿二类，干者属肝、心二经风火，用龙胆泻肝汤，湿者属脾肺二经湿热，用除湿胃苓汤。赵老认为二者皆当属湿热，又可分为两型：基底鲜红者为热盛型，基底淡红者为湿盛型，前者多伴见口苦、咽干，后者多伴见腹胀、纳呆。又如细菌性皮肤病丹毒，古代依病位不同而有多个病名（发于下肢为流火，发于面部为抱头火丹，发于眼部为眼丹，发于胁部为内丹等），证候和治疗缺乏统一。赵老认为，尽管丹毒多种，但血分伏火为内因，感受湿热火毒之邪为外因却具有共同性。赵老在此基础上又分急、慢两类：急性者毒热型多，慢性者湿热兼夹型多，毒热重可见高热、神昏谵语，湿热重可见水疱、渗液。又根据部位不同而有不同的兼邪，如发于头面多兼风热，发于胁下多兼肝火，发于下肢多兼湿热等，这样既规范了证候，又不乏灵活性，更便于学习和运用。荨麻疹是一种常见的过敏性皮肤病，因有起落迅速或此起彼伏的特点，多将发病之因归于风邪所致。赵炳南在此基础上细分为风热型、风寒型、血虚受风型三类，分别治以疏风泄热、辛温散风透表、养血散风，基本抓住荨麻疹的特征，明晰了荨麻疹的证候。系统性红斑狼疮属于结缔组织病，一般认为《金匮要略·百合狐惑阴阳毒病脉症并治》中提到的阳毒、阴毒与本病有相似之处，但长期以来古医籍略于对其病因病机的分析和病证的描述，病证分类亦不详。赵老认为对疑难性疾病的辨证一定要依其内在规律而进行，系统性红斑狼疮患者脏腑毒热证表现，在不同病程阶段有不同的病变重心，依此来确定证候类型，则更符合临床实际。突然发生高热或高热持续不退，面或其他部位出现红斑，病情紧急者为毒热炽盛证，高热之后

长期低热不退，出现全身消耗性症状者为阴血虚亏证，病中出现心悸气短、心神不安、四肢厥冷、汗泄脉结者，为毒邪攻心证，后期毒热侵及肾脏，出现肾阴亏损表现者为肾阴亏损证，后期病人肝脾肿大或肝功不正常，或妇女月经失调者为毒热伤肝证等。银屑病在古医籍中记载较早，有“白疕”“干癣”“松皮癣”等多种病名，是皮肤顽症。赵炳南取诸多中医古籍论银屑病之精华，结合自己的体会，认为“白疕”之名更适合银屑病，即如匕首刺入那样牢固而难愈，现在“白疕”已成为银屑病的规范中医病名。对其病因，古医籍多认为是外感风邪，内生血燥，但这相对于它的治疗难度而言，难免单纯，赵老受其启发并加以补充，将证候归纳为血热型、血燥型、血瘀型三类，得到同行广泛认同，提高了中医治疗银屑病的疗效。《赵炳南临床经验集》对于其他皮肤病也多有明确的证候分型，体现了中医学辨证论治的特色，有很高的实用价值。本书与《简明中医皮肤病学》（赵炳南、张志礼主编，北京中医医院皮肤科医生参编，展望出版社 1983 年出版），对常见皮肤病的辨证分型起到了规范皮肤病证候的作用，也具有一定的权威性。

（二）运用阴阳辨证辨皮肤病

阴阳辨证包含在八纲辨证之中，又是八纲辨证的总纲，即在辨清疾病的表里寒热虚实之后，判定证之属阴属阳。明清外科学家重视阴阳辨证的应用，如《外科正宗》中有“痈疽阳症歌”“痈疽阴症歌”，《疡医大全》也说：“凡诊视痈疽，施治，必须先审阴阳……医道虽繁，而可以一言蔽之者，曰阴阳而已。”外科“全生派”代表作《外科证治全生集》更是将众多的外科病，以皮肉颜色的红白辨阴阳，为阴阳辨证在外科的应用做出了突出的贡献。这一派医家还对痈疽形状的突陷、根盘的散收、病损的浅深、脓液的稠稀等进行了阴阳的辨别，创阴疽名方阳和汤。外科阴阳辨证的道理同样可用于皮肤科，赵老常以皮损基底的红白、病情的急缓辨阴阳。如荨麻疹，基底鲜红者属阳，基底淡白者属阴，对于紫癜类的疾病，根据赵老的体会，可以归纳在《医宗金鉴·外科心法要诀》“血风疮”和“葡萄疫”中。从临床表现看，又可分为阴斑、阳斑两类：过敏性紫癜，偏于血热妄行，属阳斑，血小板减少性紫癜，脾虚不统血者多，属阴斑。二者治疗也有较大区别。此外，对于红斑类皮肤病，如银屑病、红斑性结节等，赵老也引入阴阳辨证，阳斑者治以凉血清热，阴斑者治以养血健脾。

二、明清皮外科学成就是赵炳南皮肤科知识的源泉

明清时代，是中医皮外科学发展的鼎盛时期，名家辈出，专著大量涌现，最具有代表性的外科三大学术流派“正宗派”“全生派”“心得派”形成，各派的代表作《外科正宗》《外科证治全生集》《疡科心得集》，虽曰外科，实则皮外科共论。陈实功《外科正宗》注重中医学基本理论和辨证方法在皮外科病中的应用，在辨寒热虚实的前提下运用消、托、补法；王洪绪《外科证治全生集》创外科阴阳辨证体系，完善了外科阴证的辨治；高锦庭《疡科心得集》创疡科三部病机论（上部风温、风热多，中部属气、火多，下部属湿火、湿热多），又创三陷变局论（火陷、干陷、虚陷），与“走黄”共列为毒入营血之危证。还有如清代祁坤的《外科大成》、吴谦的《医宗金鉴》、马培之的《医略存真》等也皆宗“正宗”派，共同促进了皮外科的繁荣。明清中医皮外科学的成熟理论和成功经验，给予赵炳南皮肤科丰富的营养和巨大的推动力。《赵炳南临床经验集》第三部分“经验方和常用方”，仅统计标有明确出处的 30 首赵老常用成方，来源就有《医宗金鉴·外科心法要诀》《外科证治》《外科证治全生集》《疡科选粹》《证治准绳》《疡科经验全书》《丹溪心法》《金匮要略》等十余部医著，其中出自《医宗金鉴·外科心

法要诀》的赵老常用成方最多，包括加减龙胆泻肝汤、化斑解毒汤、三妙散、白降丹等20首，占总数三分之二，可见《医宗金鉴》对赵老影响之深。除此以外，《赵炳南临床经验集》第一部分“医案选录”讲述赵老辨证用药思路与方法，还涉及多本医著，除了明清时期的《寿世新编》《古今医方集成》《六醴斋医书》《古今医鉴》《济世良方》等书外，还有像《太平惠民和剂局方》这样大型的方书，可以看出，赵炳南皮肤科是在广泛吸纳前人皮肤科成就和经验的基础上形成的。在皮肤病的诊治上，以化脓性皮肤病疔疮（疖）为例，发于颜面的容易“走黄”，称为“疔毒走黄”。“疔毒走黄”在《疡科经验全书》中较早有论，《外科正宗》称为“倒陷”，属逆证，相当于现代败血症全身感染。赵老充分继承了《外科正宗》《医宗金鉴·外科心法要诀》对于疔毒走黄的认识，注意观察患者全身和局部症状，掌握先机，及时救治，在病情危笃，但正气尚未衰竭时用《外科正宗》七星剑方，病久气阴耗伤，用自己的经验方解毒养阴汤，并配合外用药，往往能逆转病情，显示出中医学治疗急危重症的实力。

湿疹是常见皮肤病，种类多，古医书上没有此病名，但有奶癣、旋耳疮、四弯风、绣球风等，分别相当于现代的婴儿湿疹、耳周湿疹、肘腘窝湿疹、阴囊湿疹等病。赵老继承了《医宗金鉴·外科心法要诀》《疡科心得集》将湿疹病因归于湿、热、风的观点，进一步阐述其临床特点：夹风者瘙痒明显，化火者皮肤焮赤灼热，夹湿者皮肤流渍缠绵。对证候的分型参照古代医家分干癥、湿癥的方法，总体上将其分为热盛型和湿盛型两类，思路清晰而且实用。《赵炳南临床经验集》选录了9个湿疹病案，热盛型治以龙胆泻肝汤为主，湿盛型治以加减胃苓汤为主。两方皆来自《医宗金鉴·外科心法要诀》，再一次说明《医宗金鉴》对赵炳南皮肤科影响之深。

三、清代温病学说的渗透提升了赵炳南皮肤科的学术性

温病学说形成于清代，以叶天士卫气营血辨证和吴鞠通三焦辨证的创立为显著标志。温病分为温热、湿热两大类别，温热病热象显著，湿热病缠绵难愈，这些特点在某些皮肤病中常有显现。赵炳南率先将温病学的成就用于皮肤科中，是他的高人一筹之处，也使中医皮肤科得到了快速发展和提高。

（一）卫气营血辨证在丘斑疹类皮肤病中的应用

叶天士说：“卫之后方言气，营之后方言血。”卫分证的皮损多以红色丘疹、风团、斑疹为主，或伴发热、头痛，脉浮数等。以荨麻疹为例，赵炳南治风热型有二方，第一张是荆防方（见《赵炳南临床经验集》），第二张是桑菊加减方（桑、菊、杏、薄、银、翘、草、防、丹）。“荆防方”是赵炳南治急性荨麻疹的常用经验方，其中荆芥、防风、薄荷、蝉蜕是一线用药，因为它符合卫分证疏散、清透的治则，即使是治疗风团偏白属风寒型的荨麻疹，也在配伍之列。

皮损见大片弥漫性红斑、灼热，或伴有高热、口渴、脉数大、舌红赤，如急性发作的药疹、皮炎、漆疮、丹毒等，则属于气分热盛或气营（血）两燔证。赵老用《医宗金鉴》化斑解毒汤，本方由生石膏、知母、生地、玄参、黄连、连翘等组成，可用于温病气血两燔证，而急性感染性皮肤病以及其他皮肤病见丘斑疹鲜红、热象明显、伤阴较重的，也都可化裁使用。

（二）感染性皮肤病“走黄”为温病急危症

感染性皮肤病病情发展快，阳热证表现明显，严重者可出现内在脏腑的毒热证，此即“走黄”，相当于败血症全身感染期，若出现高热、动风、神昏、皮肤斑疹红紫或黄疸，则为邪毒内陷，闭窍动风之证，病在阳明（胃）、厥阴（心包、肝），顷刻有内闭外脱、虚风内动之虞，治

疗刻不容缓。《赵炳南临床经验集》中的解毒清营汤、解毒凉血汤、凉血五根汤、凉血五花汤、化斑解毒汤，或用于治疗感染性皮肤病的毒热炽盛证，属于温病的气营或气血两燔证，相当于现代毒血症或败血症期，或治疗一些红斑性皮肤病，如盘状红斑狼疮、多形性红斑、结节性红斑等属于血热发斑，热毒滞络证。它们皆属于温病营血分证或气血两燔证，而“走黄”则是温病的急重证，用药以大清气血的膏知、银翘、蓝根、公英、生地、黄连等为主，或合用安宫牛黄丸、至宝丹等“三宝”剂开窍息风，充分体现出温病学与皮肤病学在学术上的联系和相互渗透。

（三）湿热病证治理论在皮炎、湿疹类皮肤病中的应用

皮肤病中湿与热形影相随，热能化火伤营凝血，湿能浸渍化风炼痰，久则入络成顽症而不治。与湿有关的皮损如水疱、溃疡、糜烂、渗液等，往往反复不愈、奇痒无比，并易发于身体下部、隐蔽部位。疾病如慢性湿疹、神经性皮炎、接触性皮炎、结节性痒疹，以及阴囊、女阴部、下肢、足等处的湿疹、溃疡、癣或合并感染等病变。

赵老以治疗湿热病的清热祛湿解毒法治疗皮炎、湿疹类皮肤病，《赵炳南临床经验集》常用方、经验方中带有“除湿”“祛湿”字样的方剂有：除湿解毒汤、健脾除湿汤、疏风除湿汤、搜风除湿汤、祛湿健发汤、加减除湿胃苓汤、清脾除湿饮加减、除湿丸、除湿药粉等，用于各种皮炎（过敏性皮炎、接触性皮炎、神经性皮炎），感染性皮肤病（下肢溃疡合并感染、足癣感染），湿疹（慢性皮疹、盘状湿疹），血管性水肿（唇、颜面），以及阴囊水肿、女阴溃疡、皮肤瘙痒症、结节性痒疹、脂溢性脱发等，皆湿热并治，治湿为先，三焦分而走之，取得满意的疗效。赵老还把温病学对湿热病按湿与热的多少分别而治的方法用于皮肤病治疗中，以湿疹为例：发病急，病程短，口渴、心烦，初皮损潮红、焮热肿胀，继粟疹起片或水疱密集、渗液、瘙痒无度，为热盛型，治以清热利湿，佐以凉血，用药以胆草、芩柏、樱栀、车前、泽泻、生地、地肤、鲜皮为主。病程日久，缠绵难愈，皮损增厚变粗，抓痕重，顽固瘙痒，全身无明显症状，或见苔白腻，为湿盛型，治以健脾利湿，佐清热，用药以厚朴、陈皮、茯苓、柏术、车前、泽泻为主。湿邪久蕴化热，由急性变为亚急性，皮疹泛发，呈米粒大红色丘疹或水疱，糜烂渗液的湿疹，为湿热并重型，治以清热利湿并重，用药有胆草、芩柏、茵栀、大青、紫花地丁、车前、泽泻、生地等。

结语：赵炳南皮肤科学是现代中医皮肤科学术水平的标志，它扎根于中医学肥沃的土壤之中，汲取明清中医外科学的成就，借鉴清代温病学的辨证体系，在理念、思想、方法各方面，形成了自己的风格，为当今中医皮肤学界推崇和学习。探寻其学术渊源，理清中医皮肤科学发展的历史脉络及对赵氏学术思想的影响，对于更好地继承赵炳南学术思想及经验，促进中医皮肤科沿着可持续发展的道路前进有重要意义。

（北京中医药大学　宋乃光）

阴阳辨证与赵老的辨证思想

赵炳南先生是中医界著名的皮外科专家，在其数十年的临床生涯中救死扶伤，尽职尽责，救治患者无数，其高尚的医德和精湛的医术至今仍为后人所称道。赵老临床有独到的经验心得，创立很多内服、外用的皮外科效验方仍在临床使用。阴阳辨证是赵老生前非常重视的辨证方法，因此，我们对阴阳学说及辨证做一简要整理，以期能更好地理解和继承赵老的辨证思想。

一、阴阳学说及阴阳辨证在中医外科中的重要性

《素问·宝命全形论》中："人生有形，不离阴阳。"《素问·至真要大论》："谨察阴阳所在而调之，以平为期。"说明自《内经》起就开始用阴阳学说描述人体的生理病理，并以之指导临床，在中医学的理论和临床实践中都具有重要意义。

阴阳学说起源于先秦，《道德经》云："万物抱阴而负阳。"《易传》有"一阴一阳谓之道"之说。《内经》在解释人体的生理、病理、诊断与治疗时，巧妙地将阴阳与五行学说结合。如《素问·阴阳应象大论》中说："善诊者，察色按脉，先别阴阳。"指出了辨别"阴证"或"阳证"，是诊治中的第一要义。

明代张景岳对阴阳学说意义的论述颇为深刻，他在《景岳全书·传忠录》第一节明理中说："万事不能外乎理，而医之于理为尤切。散之则理为万象，会之则理归一心。……阴阳既明，则表与里对，虚与实对，寒与热对，明此六变，明此阴阳，则天下之病固不能出此八者。"在《类经·阴阳类》明确提出"道者，阴阳之理也，阴阳者，一分为二也。太极动而生阳，静而生阴，天生于动，地生于静，故阴阳为天地之道也"的著名论断，认为阴阳是一个事物的两个方面，这种阴阳一体论的思想导源于《内经》。是对杨上善提出阴阳的一分为二之说的发扬阐发，对后世有深远的影响。他在《内经》"阴在内，阳之守也，阳在外，阴之使也"，"阴平阳秘，精神乃治，阴阳离决，精气乃绝"思想的指导下，阐发"阴阳互根"的原理，指出"阴阳之理，原自互根，彼此相须，缺一不可"。

张景岳也非常重视阴阳学说对中医的指导作用，《类经·阴阳类》："人之疾病……必有所本，或本于阴，或本于阳，病变虽多，其本则一。"且强调辨别阴阳在中医诊治中的重要性，指出："凡诊病施治，必须先审阴阳，乃为医道之纲领，阴阳无谬，治焉有差，医道虽繁，而可以一言蔽之者曰阴阳而已，故证有阴阳，脉有阴阳，药有阴阳。以证而言则表为阳，里为阴，热为阳，寒为阴，上为阳，下为阴，气为阳，血为阴，动为阳，静为阴，多言为阳，无声者为阴，喜明者为阳，欲暗者为阴，阳微者不能呼，阴微者不能吸，阳病者不能俯，阴病者不能仰。以脉而言，则浮、大、滑、数之类皆阳也，沉、微、细、涩之类皆阴也。以药而言，则升散者为阳，敛降者为阴，辛热者为阳，苦寒者为阴，行气分者为阳，行血分者为阴，性动而走者为阳，性静而守者为阴，此皆医中之大法。"实际上，在张景岳之前的一些医家已经认识到阴阳辨证的意义，如《景岳全书》成书前十五年（明朝万历三十七年己酉，即公元1609年），著名医家张三锡所著《医学六要》序中："夫医上自炎黄秦汉，下迄唐宋辽金元，其书汗牛充栋，不为不多，第纯驳不同。繁则嫌其泛杂，简又失之缺略，且义例乖违，篇章纰缪，遵行不易，披会亦难。锡家世业医，致志三十余年，仅得古人治病大法有八，曰阴、曰阳、曰表、曰里、曰寒、曰热、曰虚、曰实，而气、血、痰、火尽赅于中。"这也是八纲辨证的体现，阴阳辨证又为八纲辨证中的总纲。

阴阳辨证在中医外科对痈肿疮疔的辨治显得尤其重要。元·齐德之《外科精义》中说："夫疮肿之生，皆由阴阳不和，气血凝滞。"《景岳全书·卷之四十六·外科钤·论证三》："凡疮疡之患，所因虽多，其要惟内外二字，证候虽多，其要惟阴阳二字。知此四者，则尽之矣。然内有由脏者，有由腑者，外有在皮肤者，有在筋骨者，此又有深浅之辨也……所以凡查疮疡者，当识痈疽之辨。痈者热壅于外，阳毒之气也，其肿高，其色赤，其痛甚，其皮薄而泽，其脓易化，其口易敛，其来速者其愈亦速，此与脏腑无涉，故易治而易愈也，疽者结陷于内，阴毒之气也，其肿不高，其痛不甚，其色沉黑，或如牛领之皮，其来不骤，其愈最难，或全不知痛痒，

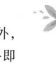

其有疮毒未形而精神先困，七恶叠见者，此其毒将发而内先败，大危之候也。知此阴阳内外，则痈疡之概可类见矣。”清·陈士铎《洞天奥旨》说：“疮疡最要分别阴阳，阴阳不明，动手即错。”《疡医大全》更强调指出“凡诊视痈疽施治，必须先审阴阳，乃医道之纲领，阴阳无谬，治焉有差”。

二、外科“全生派”与阴阳辨证

南京中医药大学刘再朋早在六十年代便根据辨证论治特色将明清中医外科的流派划分为三大派别，即以明·陈实功《外科正宗》为代表的“正宗派”，清·王洪绪（1669—1749）《外科证治全生集》为代表的“全生派”以及高秉钧《疡科心得集》为代表的“心得派”。其中“全生集”继承与发展了明·张景岳（1563—1640）“外科钤”外证阴阳辨证。清代名医马培之非常推崇《外科证治全生集》，认为“国朝王氏洪绪撰《全生集》，说尤完美，盖是书务审病因，而辨章阴阳强弱，不失累黍，故世推为善本”。《外科证治全生集》的学术思想即以阴阳为辨证之纲，将众多外科病，以皮色红白分辨阴阳痈疽，立阳痈阴疽之说，创阴阳辨证法则。王氏说：“凭经治症，天下皆然，分别阴阳，唯余一家。”（自序）黄鋐亦谓：“以阴阳辨痈疽之别，以赤白明阴阳之著，实能补古方书所未逮。”（黄序）其阴阳之分，又重在望诊。凡肿处红肿疼痛为阳为痈，其毒浅，多为火毒之滞，凡患处色白（皮色不变）根盘平塌为阴为疽，其毒深，多为寒痰之凝，阴毒深伏。故王氏主张痈疽分治。所谓“世人以痈疽连呼并治，误矣”。受其影响，其后许克昌、毕法同辑的《外科证治全书》以《全生集》为本，强调望诊，强调阴阳辨证。尝谓：“有诸内则形诸外，故四诊为医家辨证之筌蹄，而望居其一。是以外科之证，形色可凭，善恶可准，一定而不移，显然而易见。”如：阳痈高肿色红，焮热疼痛，阴疽漫肿色白，坚硬木痛。另有邹五峰的《外科真诠》谓：“医者能分阴阳调理，大症化小，小症化无，以图消散，斯为上工之技。若不辨症之阴阳，纯用苦寒攻逐，名曰清火消毒，实则败胃戕生也。”说明他也非常重视阴阳辨证，不仅有纯阴纯阳之分，更有半阴半阳之分。尝谓：“大抵疮毒，纯阳固多，纯阴原少，惟半阴半阳之毒居多。”半阴半阳症表现为坚硬微痛，皮色淡红。张山雷说：“疡科辨证，首重阴阳。然阴阳二字，所包者广，不仅以热证为阳、寒证为阴，红肿起为阳、平塌坚硬为阴也。王洪绪《外科证治全生集》俨然以痈疽二字判分阴阳，谓高突红肿者为痈，为阳证，坚块不红者为疽，为阴证。世之治外科者多宗之。”因此，后人评价《全生集》创外科阴阳辨证体系，从以上医家的著作也可以明确看出阴阳辨证在中医外科诊治中的重要意义。

三、阴阳辨证的外科临床运用

1962 年刘再朋在《江苏中医》“略论阴阳学说在外科临床上的运用”一文指出：“阴阳学说如何在外科临床上运用，在宋代以前外科著作阐述得还不多。到了明代外科学术有进一步的发展，许多医家如汪机、薛新甫、王肯堂、张景岳等，把阴阳学说具体地运用到外科上来，又经清代名家的补充，对痈疽疮疡的阴阳辨证更为明确。”1963 年李文傑在“论外科中‘阴证’与‘阳证’的辨别”一文中指出：“虽然在疾病发展过程中所反映出来的症状，往往是错综复杂的，但概括起来，总不外乎‘阴证’和‘阳证’两大类。对于外科病的诊治，首先是区别病证的属‘阴证’抑或‘阳证’，从而制定不同的处理方法。”

《外科全生集》和《外科证治全书》就是根据相对存在的局部症状，将外科疾病概括地分为阴阳两类，来进行辨证施治。如瘰疬、乳岩、失荣、附骨疽、瘿瘤、鹤膝风等，归纳在阴证，痈、疽（有头）、疔疮、疖肿等，归纳在阳证。局部表现——阴证：初起：顶平根散，皮色不变，不热、不痛或微痛；已成：肿硬色暗，不作脓，不溃腐；已溃：皮烂肉坚，肿仍不消，酸胀不减，或脓水清稀，腐肉虽脱，新肌不生，色败臭秽。难消、难溃、难敛。阳证：初起：顶高根活，色赤发热，焮肿疼痛，逐渐加剧；已成：焮痛、皮薄光亮；已溃：脓水稠厚，色鲜不臭，焮肿易消，疼痛易止，腐肉自脱，新肌即生。易消、易溃、易敛。全身症状——若是阳证而范围较大的，可能出现恶寒发热，头痛骨楚，胸闷胃呆，口干喜冷饮，二便不利，舌质红，苔黄腻，脉象洪数或滑数等，严重的还可造成内陷危候，多见于“发”证。阳证而范围较小的，一般全身症状不甚显著。若是阴证，形体消瘦，面色无华，精神倦怠，食欲减退，口淡乏味，畏寒，腰酸或发低热，舌质淡，苔薄白，脉象沉迟或虚弱等，严重的还可能发生气血两竭的疮痨危候。

但有几点应明确：①分别阴阳的方法是多方面的，除局部表现外，病因、病位、疾病的变化过程、病程长短、治疗难易等皆可作为分别阴阳的依据。而结合全身表现，综合评价病证的阴阳属性更有临床意义。如张山雷《疡科纲要》：“要之，见证论证，分别阴阳，务必审查其人之气血虚实及病源深浅，而始有定论。望色辨脉，兼验舌苔，能从大处着想，为阴为阳，属虚属实，辨之甚易。若仅从所患之地位为据，已非通人之论。而顾拘于方寸间之形色，亦只见其目光之短浅，究竟于病情病理，两无当也。”指出外科疾病的辨别阴阳，不能孤立地单以局部症状为依据，需从整体出发，对所有症状进行全面观察，将局部与全身症状联系起来分析、判断，这样才能得出完整的结论。如《外科证治全生集》重订凡例说：“不知阴中有阳，阳中有阴，有真热，有假热，有真寒，有假寒，若一概以色之红白为分，何能无误。”因为局部症状多复杂，局部与整体结合辨阴阳方能避免失误。《疡科纲要》中亦提到：“有可以病之寒热虚实分阴阳者，如热病皆阳证，寒病皆阴证，实病多阳证，虚病多阴证。”即说明应进一步结合八纲内容从病机的角度阐明病证实质，仅从局部症状探讨阴阳未免显得肤浅。②在辨阴阳的方法上要分清主次，辨别真伪、抓住重点。如《疡科心得集》“流注”病篇：“……此为实邪阳证，其色虽白，不可认作虚证阴证。”流注早期皮色不变，化脓期皮色才发红，易被误作阴证处理，而此病发病急，早期虽皮色不变，但触之有热感，化脓快，溃后脓液稠厚，收口不难，同时伴有急性热证的全身表现。③必要时结合辨病论治。刘在朋指出，辨别阴阳“不能从一时的、表面的现象着眼，而要做深入的分析，了解病的全过程，病的性质，就不会为一时的假象所掩盖，而作出错误的判断”。如《兰台轨范·序》：“欲治病者，必先识病之名，能识病名而后其病之由生，知其所由生又当辨其生之因各不同，而病状所由异，然后考其治之之法，一病必有主方，一方必有主病。”④阴阳可相互转化。《洞天奥旨》指出：“或以痈为阳，疽为阴，未为通论，盖痈疽各有阴阳也。”又说：“有先阳变阴，有先阴变阳，各个不同也。”《医宗金鉴》在“附骨疽”病篇中说“……初觉寒热往来，如感冒风邪，随着筋骨疼痛，不红不热，甚则疼如锥刺，筋骨不能屈伸转动，经久阴极生阳，寒郁为热，热甚则肉腐为脓，外形肿胖无头，皮色如常，渐透红亮一点，内脓已成”。说明阴证逐渐转阳。

四、赵炳南的阴阳辨证思想

赵炳南先生系我国已故著名皮外科专家，德艺双馨，是后学者学习的典范。赵老临床善用阴阳辨证，北京中医院邓丙戌主任谈到赵炳南的治学思想时，指出赵老最推崇的是《外科证治全生集》中对区别痈疽之阴阳的比喻：“痈与疽之治，截然两途。世人以痈疽连呼并治，夫痈疽二字之连呼，即夫妻二字之连呼也。若以痈药治疽，犹以安胎之药服其夫矣。”赵老进一步提出：“辨阴阳必须放在首先思考的位置。”相应的，调和阴阳也是重要治法。赵老曾于1979年在中医杂志发表题为“调和阴阳在皮肤科的临床应用”一文，其中明确提到：“调和阴阳在皮肤科疾病中，也占有重要位置。”并善用天仙藤、鸡血藤、首乌藤、钩藤为基本方药。赵老认为：天仙藤、鸡血藤性温通，活血养血，舒筋通经，可治在下的腰膝酸软、麻木瘫痪、月经不调，首乌藤性平，养血通络，引阳入阴，钩藤性凉，透发邪热，能在上清热平肝、定惊除眩。可见，四药为凉温同用、承上启下、养血活血、温经清热，共奏调和阴阳之功。

今人无缘赵老临诊教诲，但从其著作和发表的临证医案中仍能体会到，赵老对阴阳辨证的重视，主要体现在以下几方面：①表现类似的疾病要辨明证之阴阳。如赵老曾治疗两位膝关节不利的患者：其一傅某，右侧膝关节因摔伤肿胀疼痛 20 多天，局部扪之灼热，有压痛，被动活动疼痛，有明显波动感，X 线提示关节腔积液。舌苔薄白，脉弦滑数。西医诊断为急性创伤性关节炎，中医辨证当为阳热证，即外伤导致气血凝滞，郁而化热。治以清热消肿、活血通络：金银花 30g，连翘 20g，赤小豆 30g，当归 10g，防己 15g，鸡血藤 30g，赤芍 10g，牛膝 10g，车前子 30g。活血止痛散 1/4 瓶、云南白药 1 瓶，服 5 天后肿胀明显消退。其二孙某，右侧膝部同样因摔伤肿痛 8 个多月，局部扪之有囊样波动，活动轻度受限，有明显压痛，活动后酸痛较重，夜间明显，两腿无力，天气寒冷后症状亦加重，舌苔薄白，脉沉弦。西医诊断为膝关节创伤性滑囊炎，中医辨证当为阴寒证，即气血瘀滞，复感寒湿。治宜温经通络，除湿散寒：熟地 15g，鹿角胶 10g，白芥子 15g，肉桂 3g，炮姜 10g，麻黄 6g，附片 6g，炙甘草 6g，黄芪 40g，泽泻 10g，牛膝 10g，服七剂后肿见消退。以上二者虽同为膝关节不利，但根据病程、整体表现和局部特征辨明以上二证有阴阳之分，前者偏于热毒壅滞，后者偏于寒湿阻滞，因此前者重在清热解毒，后者重在温经除湿。②整体表现和局部体征要分别区分阴阳本质。如史某，小腿红肿疼痛反复发作六年，均见红斑、疼痛、肿胀，曾出现发烧症状，西医诊断为游走性脉管炎，局部特征似热毒内蕴的阳热证，但患者病史较长，小腿肿痛坐久后加重，天冷阴雨天更为显著，左小腿内侧溃疡治疗月余未愈合，双小腿布满色素沉着，右足背动脉弱，舌苔薄白，舌质如常，脉沉弦。虽局部红斑、疼痛类似阳热证，但从整体表现及舌脉判断为寒湿凝滞、气血阻隔的阴寒证，治宜温经通络、活血破瘀：藏红花 3g，苏木 10g，当归 15g，赤芍 15g，木通 10g，伸筋草 15g，透骨草 12g，土鳖虫 6g，蜈蚣三条、鸡血藤 15g，白僵蚕 10g，京三棱 12g，加黄酒 15mL。服十二剂后小腿消肿。全方重在温通二字，若误用清热，则会加重寒凝血滞，使病情加剧。③同一证候中再辨阴阳。如李某，口腔溃疡反复发作 7 年。自觉手足发凉，腿疼，时有头晕头痛。溃疡发作经常伴有腹泻便溏，腰酸痛，脉寸关弦，两尺沉细，舌体胖大，舌苔白。头晕头痛，溃疡反复发作，脉寸关弦，说明邪热炎上，阴液不足以制虚热，肢凉、腰酸、便溏、尺沉说明下焦有寒。阴阳证并存，治宜调和阴阳，滋阴降火：天仙藤 15g，鸡血藤 15g，首乌藤 15g，钩藤 10g，沙参 30g，石斛 15g，菟丝子 12g，女贞子 15g，枸杞子 10g，车前子 15g，马蔺子 10g，金莲花 15g。方中四藤为赵老常用调和阴阳的基础方，合用沙参、石斛、女贞子养阴扶正，枸杞子、菟丝子温肾助阳，金莲花、车前子清热利湿祛邪。

五、结语

本文通过梳理历代文献中对阴阳学说的认识及对阴阳辨证的临床意义的论述，明确了阴阳辨证在中医外科应用中具有重要价值，并以此探究赵炳南先生临床善用阴阳辨证的理论基础和学术渊源，旨在能更好地继承赵老的临床经验，并有效地应用于皮外科临床中。其中疏漏之处，敬请同道批评指正。

（北京中医药大学　赵岩松　耿学英　宋乃光　首都医科大学附属北京中医院　蔡念宁　张　苍）

赵老从湿论治皮肤病

皮肤病的发生发展在内与脏腑气血的功能调节息息相关，在外尤其与湿邪有密切关系。脾脏为人体的后天之本，气血生化之源。皮肤要保持正常的生理功能，必有赖于脾气的敷布和气血的濡养。中医认为湿为阴邪，重浊而黏腻，皮肤科疾病经常反复发作，正与湿邪的特性相关。赵炳南先生一向主张从湿论治皮肤病，以脾脏进行辨证论治，用以提高皮肤病的临床疗效。故笔者总结了赵老在皮肤科临床常用的祛湿之法如下：

1. 健脾燥湿法

适用病证：适用于脾虚湿盛之证。临床应用于带状疱疹、慢性及亚急性湿疹、神经性皮炎、皮肤瘙痒症、银屑病以及其他疱疹性和渗出性皮肤病等。

代表方剂：除湿胃苓汤。

组成：苍术6g，厚朴6g，陈皮9g，滑石块12g，炒白术12g，猪苓12g，炒黄柏12g，炒枳壳9g，泽泻9g，赤苓12g，炙甘草9g。

2. 健脾渗湿法

适用病证：适用于脾肺气虚夹湿者。临证用于手足汗疱疹、静脉炎、慢性湿疹等皮肤病的辅助治疗。

代表方剂：参苓白术丸。

本方是宋代《太平惠民和剂局方》里的一个成方，它是由人参、白术、茯苓、炙甘草、陈皮、山药、炒扁豆、炒薏苡仁、砂仁、莲子、桔梗、大枣十二味中药组成。用量则应根据患者的病情而定，通常用量为：人参15g（党参为40g），白术20g，茯苓20g，炙甘草15g，陈皮12g，山药25g，炒扁豆25，炒薏苡仁30g，莲子20g，砂仁15g，桔梗12g，大枣6枚。此乃成人量，小儿随年龄酌减。参苓白术（丸）散为补脾良方。方中参、苓、术、草（炙），补脾肺之气，山药、莲米补脾固肠，扁豆、薏苡仁本是理脾渗湿的药物，炒黄入药就增加了健脾的功能，陈皮、砂仁可理气温胃，桔梗不仅能引诸药上行，它与山药合用还能防止辛温香燥的药损伤肺阴，大枣既可调和诸药，又有补养脾气的功能。因而，本方适用于脾胃虚弱、肺气不足引起的饮食减少、体倦少力、短气心悸，以及呕吐、泄泻等症。

组成：白扁豆、人参、茯苓、白术、甘草、山药、莲子、桔梗、砂仁、薏苡仁。

3. 健脾化湿法

适用病证：适用于水湿浸渍之水肿。

代表方剂：五皮饮。

组成与用法：生姜皮、桑白皮、陈橘皮、大腹皮、茯苓皮各等份，共为粗末，每次9g，水煎去滓温服，不拘时候。忌生冷油腻硬物。

功效与主治：行气健脾，利水消肿。主治皮水，一身悉肿，肢体沉重，心腹胀满，上气促急，小便不利，舌苔白腻，脉沉缓者。亦可用治妊娠水肿。

皮水，为水肿病之一种，多由脾虚湿盛，气滞水停，水湿泛溢肌肤所致，以皮肤肿胀为主要临床特征。治宜行气健脾，利水消肿。本方用陈皮理气健脾化湿，茯苓皮淡渗利湿健脾，生姜皮辛凉宣散行水，大腹皮行气除胀利水，使气行水行，脾健湿化，而防水之堤自固。更以桑白皮泻肺降气，使肺气清肃，则水自下趋，所谓“源清而流自洁”。全方五药，皆用其皮，寓

"以皮行皮"之意，合而为治疗皮水的通用方剂，但本方作用平和，利水与健脾之力俱弱，适宜于脾虚水肿之轻症。若脾虚较甚，可酌加黄芪、白术、党参等益气健脾之品，若里湿较盛，可与五苓散合方同用，近代广泛用于急、慢性肾炎水肿，心脏病水肿，肝硬化腹水，妊娠水肿，以及更年期综合征肌肤水肿等，证属脾虚湿盛者，均有一定疗效。

《麻科活人全书》所载五皮饮去桑白皮而有五加皮，与本方主治基本相同，但本方利水之中，兼以降逆下气，《麻科活人全书》方则利水兼去风湿。《和剂局方》亦载有五皮饮，为本方去桑白皮、陈皮，加五加皮、地骨皮，主治与本方亦同，但理气健脾之力更弱。此外妇科有"全生白术散"，亦是由本方去桑白皮，加白术而成，消水之中更增健脾安胎之效，是治疗子肿的名方。以上四方，临证可酌情活用。

4. 健脾除湿法

适用病证：适用于水湿壅盛、小便不利者。临证用于亚急性及慢性湿疹、盘状湿疹、阴囊湿疹、下肢溃疡、女阴溃疡、糜烂性龟头炎以及脂溢性脱发等。

代表方剂：健脾除湿汤。

组成：生薏米15g，生扁豆15g，山药15g，芡实9g，枳壳9g，萆薢9g，黄柏9g，白术9g，茯苓15g，大豆黄卷9g。

5. 清脾除湿法

适用病证：适用于偏于湿热而湿重于热者。临床适用于疱疹样皮炎、天疱疮、亚急性湿疹、脂溢性皮炎、接触性皮炎、脓疱疮等。

代表方剂：清脾除湿饮。

组成：茯苓9g，白术9g，苍术9g，生地30g，黄芩9g，麦冬9g，栀子9g，泽泻9g，生草6g，连翘15g，茵陈12g，元明粉9g，灯心3g，竹叶3g，枳壳9g。

6. 温化寒湿法

适用病证：适用于寒湿之证。

代表方剂：苓桂术甘汤。

苓桂术甘汤出自东汉伟大医学家张仲景之《伤寒论》，论中所述：心下逆满，气上冲胸，起则头眩，脉沉紧为其主要见症，原治伤寒误吐误下，胸虚邪陷，中阳不振，水饮上逆证，其病机关键在于中焦阳虚，脾胃失运，气不化水，聚湿为饮，上犯清窍。临床每见形体偏胖，素多痰湿，抗病力差，易于感冒，稍有饮食不慎即损伤脾胃，聚湿为饮上犯清窍而发病者。正合苓桂术甘汤之病机。苓桂术甘汤乃属涤饮与扶阳并施，调卫与和营共治之方，其中茯苓甘淡利水，补脾厚土，养心安神，行肺之治节以发挥消阴利水、养心定悸、补脾以固堤坊而防水上泛之功，桂枝通阳以消阴，下气以降冲，补心阳而制水寒，与茯苓配合相得益彰，上补心阳之虚，下而通阳以行津液，渗利水邪而伐阴气，白术补脾协助茯苓以运化水湿，炙甘草助桂枝上扶心阳，中保脾胃之气，以缓水势泛滥，合桂枝并有调和营卫之功，四药配伍精当，用之于脾虚痰湿之病患恰到好处。

组成：茯苓、桂枝、白术、炙甘草。

7. 芳香化湿法

适用病证：适用于湿浊不化者。

代表方剂：藿香正气散《太平惠民和剂局方》。

功用与主治：解表化湿，理气和中。外感风寒，内伤湿滞证。霍乱吐泻，恶寒发热，头痛，脘腹疼痛，舌苔白腻，以及山岚瘴疟等。

藿香正气散自宋代以来，一直作为祛暑解表、理气化湿和中的要药，常用于治疗外感风寒、内伤湿滞、头痛昏重、呕吐泄泻等病症，随着医药学的发展，人们在临床实践中发现它有更广泛的用途，尤其在治疗皮肤科疾病中疗效较为显著。

组成：藿香、紫苏、苦桔梗、白芷、厚朴、大腹皮、陈皮、白术、半夏曲、甘草、茯苓、生姜、大枣。

8. 除湿疏风法

适用病证：适用于内有蕴湿兼有外感风邪者。临床适于慢性荨麻疹、慢性湿疹、皮肤瘙痒症等。

代表方剂：多皮饮。

组成：地骨皮9g，五加皮9g，桑白皮15g，干姜皮6g，大腹皮9g，白鲜皮15g，粉丹皮9g，赤苓皮15g，鲜冬瓜皮15g，扁豆皮15g，川槿皮9g。

综上所述，赵老在临床治疗皮肤病时，多采用上述健脾燥湿、健脾渗湿、健脾化湿、健脾除湿、清脾除湿、温化寒湿、芳香化湿、除湿疏风等方法，辨证施治，临证加减化裁，疗效显著。脾主湿而恶湿，湿为长夏之主气，夏季也是皮肤病的多发季节，故皮肤病的发生常与湿邪侵犯或湿邪内生密切相关，从湿论治皮肤病亦是赵炳南学术思想的体现，他为我们后人留下了极为宝贵的临床经验，还需我们认真传承和发扬下去。

（首都医科大学附属北京中医医院　曲剑华　姚卫海）

皮肤病之湿证论

一、湿邪的文献回顾

湿邪致病最多，我在查阅《黄帝内经》时，发现论述湿邪致病的篇章达20余条，摘要如下：

《至真要大论》说："诸湿肿满，皆属于脾……湿淫于内，治以苦热，佐以酸淡，以苦燥之，以淡泻之。"

《生气通天论》说："因于湿，首如裹……汗出见湿，乃生痤疿。"

《百病始生》："风雨则伤上，清湿则伤下。"

《血气脏腑病形》："身半以下者，湿中之也。"

《太阳阳明论》说："阳受风气，阴受湿气，伤于风者，上先受之，伤于湿者，下先受之。"

《藏气法时论》说："脾苦湿，急食苦以燥之，禁湿地濡衣。"

《阴阳应象大论》说："湿胜则濡泻……地之湿气，感则害人皮肉筋脉。"

《五运行大论》说："湿伤肉，风胜湿。"

从上述所引经文，给我们提示了湿邪致病的四大特征：一是湿邪致病的天地性：天指雨雾，多伤脏器，地指泥水，多伤皮肉筋脉。后世演绎，饮食酒酪，伤人六腑。二是湿邪致病的多样性：鉴于湿邪充实于天地之间，内之脏腑，外之肌肤，皆能受到湿邪的侵袭。从此，形成了湿邪致病的多样性。从皮肤科的角度而论，我认为至少1/4的皮肤病与湿邪有关。三是湿邪致病的缠绵性：湿邪致病是一个渐进的过程，《医原记略》说："湿之为病最多，人多不觉湿来，但知避寒避风，而不知避湿者，因其危害最缓、最稳而难察觉也。"湿为重浊有质之邪，雾露雨

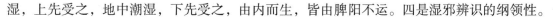

湿，上先受之，地中潮湿，下先受之，由内而生，皆由脾阳不运。四是湿邪辨识的纲领性。

尽管湿邪为病最多，涉及人体的方方面面，然而辨识之法有二：一是湿热，一是寒湿。张景岳说：“湿热之病，宜清宜利，热去湿亦去也，寒湿之病，宜燥宜温，非温不能燥也。知斯二者，而湿无余义矣。”

二、湿邪在皮科的十种表现

结合我在诊治皮肤病方面的临床体验，概括为十种表现。

1. 湿热 湿热之害居湿邪所致皮肤病之首，通常发生的有：湿热搏结于肝胆的带状疱疹、乳头湿疹等，湿热流窜于肌肤的有脂溢性湿疹、脂溢性皮炎等，湿热流居于肾的有阴囊湿疹、阴汗等，湿热熏于头面的有痤疮、脂溢性脱发、皮脂溢出等。

2. 湿毒 湿邪郁滞日久化热、化毒，热胜则肉腐，表现为红肿腐烂，越腐越痒。常见病症有脚癣感染、癣菌疹等。

3. 暑湿 夏令时期，上合天之热气，化为暑湿之邪，导致暑湿，引发暑疖。

4. 酒湿 酒为大辛大热大毒之品，过饮则会损脾伤胃，使之运化失常，酒湿之邪，外达皮肤，则见颈项乃至周身皮肤发红发热发痒，内留胃肠，则烦躁呕吐，甚则内陷，出现神志恍惚诸症，如酒性红斑。

5. 湿瘀 流注于经络或腠理，影响血液的运行，遂致湿邪与瘀血互结，在下肢相继出现大小不等的结节，如结节性红斑等。

6. 湿痰 素喜甘肥醇酒之类，导致湿痰壅阻，形体骤然丰硕，其中以腹部隆起居多，如单纯性肥胖症。

7. 寒湿 水与湿，同气同源，若脾阳不足，湿中无火，遂与寒邪互结，又脾主四肢，这种寒湿之邪流窜于四末，形成一种特有的病症，如掌跖脓疱病、汗疱症，肠源性指端皮炎等。

8. 色湿 《丹溪心法》说：“因房事后为水湿所搏，故额黑身黄，少腹满急，小便不利。”金匮称之女劳疸，又名黑疸。据此，我认为此种病症接近于肾精亏损的黑变病。

9. 果湿 部分人由于某些内在的原因，如甲状腺功能低下，或者肝功能不全等，加上偏食，摄入过多柑、橙、番茄、胡萝卜等蔬菜、水果之类，致使脾胃功能运化不足，导致湿邪壅阻于皮肤，特别是面部、手掌呈橘黄色，同时伴有纳谷不香、嗜睡等症。如胡萝卜素血症。

10. 燥湿同形同病 《医原》说：“人禀天地之气以生，即感天地之气以病，亦必法天地之气以治。”其含义是六气伤人，因人而化，阴虚体质，最易化燥，阳虚体质，最易化湿。又因西北地高燥气盛，东南地卑湿气盛。然而燥与湿致病的脏腑定位，燥起于肺、胃、肾，胃为重，肾为尤重，湿起于肺、脾、肾，脾为重，肾为尤重。这种燥与湿同形同病，在临床上有干燥综合征、老年性红斑狼疮等。

三、湿邪方药略论

《黄帝内经》对湿邪致病的治疗提出了总的原则：湿淫于内，治以苦热，佐以酸淡，以苦燥之，以淡泻之。结合我学习赵炳南教授的临床经验归纳如下：

1. 湿邪所致的皮肤病 荨麻疹（包括急性、慢性）、湿疹（包括急性、亚急性、慢性及婴儿湿疹）、银屑病、手足汗疱疹、脂溢性皮炎、脂溢性脱发、带状疱疹、接触性皮炎、植物日光性皮炎、寻常性狼疮、慢性盘状红斑性狼疮、神经性皮炎、多形红斑、单纯糠疹、毛囊炎等。

2. 赵老经验 一是汤剂有多皮饮、除湿解毒汤、健脾除湿汤、疏风除湿汤、土槐饮、除湿健发汤；二是丸剂有除湿丸、痞瘤丸、白疕丸、斩痒丸；三是膏剂有白术膏、苍术膏、败酱草膏等。

3. 药物分类 针对上述方剂列举的药物，我将其概分为六大类：一是健脾类：白扁豆、干姜皮、薏苡仁、山药、芡实、白术、苍术、枳壳、陈皮、厚朴等。二是除湿类：冬瓜皮、赤苓皮、桑白皮、滑石、木通、大豆黄卷、车前子（草）、泽泻、猪苓、茯苓、萆薢、灯心草、淡竹叶、土茯苓、茵陈、赤石脂等。三是清热类：山栀、连翘、黄柏、黄芩、龙胆草、黄连、生石膏、丹皮、生地、槐花、紫草、茜草等。四是疏（搜）风类：荆芥炭、防风、蝉蜕、细辛、羌活、独活、菊花、全虫、蜈蚣、威灵仙、麻黄、薄荷、苍耳子、白附子、秦艽、草乌、僵蚕、钩藤、白花蛇、乌梢蛇、刺蒺藜等。五是滋阴类：制首乌、干地黄、白芍、麦冬、桑椹、熟地黄、山药、首乌藤、知母等。六是活血解毒类：乳香、没药、金银花、败酱草、槐花等。

为了探讨赵老用药的个人风格，以及其弥足珍贵的经验，我结合上述方药，简要陈述一管之见。在我阅读上述方剂中，发现赵老在用药中，十分重视相互的搭配，如茯苓、泽泻、猪苓三者同用，颇具匠心。

茯苓分白茯苓、赤茯苓、茯苓皮、茯神、茯神木，四者功效各有偏重，白茯苓益脾渗湿，赤茯苓专利湿热，茯苓皮专行水气，茯神善补心气。部分本草专著誉称泽泻是除湿止渴圣药，通淋利水仙丹。猪苓利水渗湿，凡水湿在胃肠、膀胱、肢体、皮肤必须用猪苓利之。赵老将茯苓、泽泻、猪苓三味淡渗利湿药同用，是取其各自所长，茯苓利水治在脾，泽泻消水治在肾，猪苓利水治在胃肠与膀胱。不过，值得注意的是有水有湿，用之无过，否则有虚虚之虑。

又如苍术、白术既有分开使用，又有同时并用。在《神农本草经》一书中，无白术、苍术之分，陶弘景始分赤白两种，近代仍有白术、苍术之分。并认为白术补性偏多，且有敛汗之效，苍术泻性为主，专主发汗，我在阅读本草专著中，发现三个问题：一是补脾用白术，运脾用苍术；二是除上湿发汗用苍术，补中焦除湿用白术；三是苍术治上中下湿疾皆可用之，尤能除皮肤腠理之湿。

（武汉市中医院　徐宜厚）

取象比类思维在皮科的应用

中医的思维方法包括：象数思维、整体思维、变异思维、中和思维、直觉思维、顺势思维、虚静思维、功能思维等。其中，象思维的方法深深地影响着中医的理论结构，是中医学思维方法的核心。所谓象思维是通过取象比类的方式对被研究的对象与已知对象的某些方面相通、相似或相近的属性、规律、特质进行关联比类，找出共同特点、根本内涵，以“象”为工具，进行标志、归类，以达到模拟、领悟、认识客体为目标的方法。

赵老精研外科专著，通过六十五年的时间，创建了许多经验方。其中包括以皮治皮、以搔治瘙、以色治色等富有取象比类的思维特点。现提供部分赵老验方剖析内涵，扩大视野和思路。

一、以皮治皮——多皮饮

皮类药材源于植物的外表，如同人体皮肤一样，俱为身体的藩篱，卫外屏障，大凡皮肤病发于肤表者皆可用皮类药物，以皮达皮。多皮饮由《六科准绳》五皮饮演化而来。赵老将原方五皮饮中的生姜皮改为干姜皮，并加清肺祛风止痒之类的皮类药物，创立多皮饮。方中冬瓜皮、扁豆皮化湿和中，茯苓皮健脾利湿，大腹皮既可行气利湿，又能涤清胃肠的积滞，白鲜皮、川槿皮祛风止痒，干姜皮温中利水，和胃固表，丹皮凉血化斑，地骨皮、桑白皮清肺消肿，五加皮祛风渗湿。诸皮合用共奏祛风除湿、调和阴阳、沟通表里的功效。适用于慢性荨麻疹、慢性湿疹、皮肤瘙痒症等。

二、以形治形——三心方

该方连翘心、栀子心、莲子心均为中满肉质果实，类似于心脏的形状，故能清心泻火。栀子能清肺、胃、三焦之热，主治面赤、酒渣鼻等症。连翘，李时珍认为“状如人心，故为十二经疮家圣药”。同时，古人根据取象比类之理，将连翘列为治疗瘰疬、瘿瘤、结节等卵圆形病灶的药物，具有解毒散结、消肿的功效。莲子心又名苦苡，清心去热。三心合用有清心泻火的功效。适用于急性湿疹、急性皮炎、带状疱疹、过敏性皮炎、药疹等急性炎症型皮肤病（热盛型）。

三、以色治色——白驳丸、蓼花膏

以色治色包括以黑治白、以白治白。其中黑白既指药物颜色，又指五色对应五脏。如《素问·五脏生成》云：“色味当五脏，白当肺辛……黑当肾咸。”白色入肺，皮肤病治疗多取白色药物入肺经以达皮毛。色黑入肾，常重用深色药补肾。赵炳南老先生在此理论基础上，治疗色素性疾病灵活应用深色或浅色药物治疗色素异常性疾病。

白驳丸由鸡血藤、首乌藤、当归、赤芍、红花、黑豆皮、防风、白蒺藜、陈皮、补骨脂等组成，方中黑豆皮、首乌藤色黑入肝肾两经，具有滋补肝肾、活血退斑的功效，白蒺藜、赤芍色白，亦可活血祛风退白，黑白药物同用共奏养血活血、通络退白的功效。

蓼花膏：鲜白蓼花纯花（注：蓼花又名水红花，为蓼科一年生草本植物）具有祛风活血、退白斑的作用。适用于白癜风、黄褐斑、女阴白斑。

四、以搔治瘙——全虫丸、止痒合剂

徐灵胎说：“药之受气于天地，各有所专，故所治各不同。于形质气味而详分之，必有一定之理也。”选用模拟搔抓动作形象的带钩、带刺类的中药如皂角刺、刺蒺藜、钩藤等配伍到以治疗瘙痒为主要症状的辨证方药中，寓意“棘刺”制痒，将会增加疗效。

全虫丸：全虫、皂刺、猪牙皂角、刺蒺藜、炒槐花、威灵仙、苦参、白鲜皮、黄柏等。具有息风止痒、除湿解毒的功效。适用于慢性湿疹、慢性阴囊湿疹、神经性皮炎、结节性痒疹等。

止痒合剂：防风、当归、首乌藤、苦参、白鲜皮、刺蒺藜等。具有养血散风止痒的功效。适用于瘙痒性皮肤病、慢性荨麻疹、慢性湿疹、玫瑰糠疹等。

五、药材部位对应皮损部位——凉血五花汤、凉血五根汤

花朵多生于植物的顶端，药效在于治疗头面部疾患，故有诸花宜升之说。李东垣说：“大凡药根有上、中、下。人身半以上，天之阳也，用头；在中焦用身；在身半以下，地之阴也，用梢。”

凉血五花汤：红花、鸡冠花、凌霄花、玫瑰花、野菊花。具有凉血活血、清热解毒的功效。适用于盘状红斑狼疮初期、玫瑰糠疹、多形性红斑及一切红斑类皮肤病初期。

凉血五根汤：白茅根、瓜蒌根、茜草根、紫草根、板蓝根。具有凉血活血、解毒化斑的功

效。适用于多形红斑、丹毒初期、紫癜、结节性红斑及偏于下肢的红斑型皮肤病初期。

纵观赵老治疗皮肤病的用药经验，是希望学习赵老的选药思路，为中医治疗皮肤病开拓广阔思路。

（首都医科大学附属北京中医医院皮肤科　朱慧婷　蔡念宁）

风淫皮肤病的证治

一、风的含义与演变

何为风？风是空气在水平方向上的流动。综合有关记载，风的含义与演变主要集中在六个方面：一是形声字，虫为形符，凡为声符；二是风乃天地之使；三是阴阳怒而为风；四是八方之风，标志四季的律书；五是虫八天孵化而出；六是风淫末疾等。此外，风还可作为地名、国名、官名、鸟名、诗赋名等。

在中医学领域中，将四时不正之气致病者，为淫或邪。内经有八风之说，东风名和风，伤在肝，外病在筋；东南风名熏风，伤在胃，外病在肌；南风名热风，伤在心，外病在脉；西南风名温风，伤在脾，外病在腹；西风名商风，伤在肺，外病在脾；西北风名凉风，伤在膀胱，外病在营卫；北风名寒风，伤在肾，外病在骨；东北风名阴风，伤在大肠，外病在胸胁。由此说明，方隅时令与脏腑合而相感的理念，同时进一步强调脏腑内虚，八风得而中之，也就是说邪之所凑，其气必虚，非空言也。

结合临床实践，风淫主要有两种含义，一是六淫之一，二是病症之名。

从病因而论，强调风淫易与它淫结合的一种特殊型、亲和性。如风淫与寒淫合则为风寒，风淫与热淫合则为风热，风淫与湿淫合则为风湿，风淫与火淫合则为风火，风淫与温淫合则为风温，风淫与暑淫合则为暑风。此外，还会出现高热生风、血热生风、痰浊生风、液燥生风、血虚生风、久病生风以及破伤之风等。由此窥测古人以风作为病名的理由，可能有四：

1. 风数行而善变，而以风名之，如风瘾疹、风毒肿等。
2. 风性向上，头面目病多以风名之，如白屑风、面游风、肺风粉刺等。
3. 风性散郁于肌表，以风名之，如麻风、紫癜风、风疹等。
4. 四时不正之气而致病者，多以风名之，如风瘙痒等。

二、风淫病症举要

清代顾世澄在《疡医大全》首次按心、肝、脾、肺、肾、胃列举了36种风症。

心经：大麻风、蛇皮风、脱根风、鱼鳞风、邪昧风、血风等。

肝经：鹅掌风、鼓槌风、血痹风、糍糕风、痛风、癫风等。

脾经：半肢风、软瘫风、紫云风、干癣风、刺风、痒风等。

肺经：白癜风、蛓（音刺）毛风、历节风、壁泥风、疹风、症风等。

肾经：冷风、漏蹄风、蛤蟆风、核桃风、热风、水风等。

胃经：雁来风、疙瘩风、鸡爪风、蝼蝈风、郸（音旦）椸（音衣）风、虫风等。

清代沈金鳌也有类似的提法，从皮肤科的角度有头风多白屑，毒风面上生疮，厉风颈项斑剥，楂风面生米点，肝风两睑湿烂，肾风阴间湿痒，虚风风寒湿痒，血风阴囊湿痒，脾风赤白瘢癣，肌风遍体瘙痒，体风身生肿毒，大风成片烂疮等。

上述诸多风症，有的较为熟悉，有的比较陌生，尚待进一步研究。

现结合皮肤科的临床现实，较为常见的风淫皮肤病主要如下：

1. 头面区域 白屑风、头风白屑、眉风癣、面游风、油风、肺风粉刺（肺风指鼻红，属肺热；粉刺指粉疵，属脾经）、赤白游风、驴嘴风（血管性水肿）、游风、唇风、风癣（单纯糠疹）、虫舌风（舌下脉管炎）。

2. 四肢区域 鹅掌风、掌心风、腿游风、四弯风、风疽（小腿静脉曲张性湿疹）、漏蹄风（足穿通性溃疡）、鹅爪风、冻风、裙边风、痛风等。

3. 躯干、前后阴区域 血风疮、纽扣风、风瘾疹、乳头风、土风疮、肾囊风、风疳。

4. 发无定处 红云风（传染性红斑）、厉疡风、赤面风（植物日光性皮炎）、紫白癜风（书云：紫为血滞，白为气滞，前者指急性泛发性扁平苔藓，后者指白癜风）、逸风疮（副银屑病）、风肿毒、风热疮、大麻风、血风、赤炎风（中毒性红斑）、白疕风、胎风（新生儿剥脱性皮炎）、风湿疡等。

三、风淫皮肤病方药

赵炳南教授对风淫皮肤病的治疗，既有常规用药，又有另辟蹊径，特别适合后者，给我们留下许多弥足珍贵的经验。归纳有三：一是辨病位：病位在肤表，急性期居多，方选荆防方；病位在腠理，慢性期为主，方选麻黄方。二是辨皮损：皮损肥厚状如苔藓，方选全虫方；皮损暗红粗糙，抓痕明显，方选搜风除湿汤。三是辨体质：过敏性体质者方选多皮饮。与此同时，我在阅读医籍中发现，风淫皮肤病的用药，有六大特征：

1. 风药味多辛，性宣散走窜，诸如散邪、搜风、通窍。

2. 风药多升，具有升阳散火、引药上行的功效。

3. 风药多燥，能燥湿，但多用又能伤津耗液。

4. 风药性味分辛凉、辛温两大类。

5. 风药各有不同的归经，如羌活入太阳经、白芷入阳明经、柴胡入少阳经、细辛入少阴经等。

6. 植物性风药，与动物性风药所走途径不同，防风、荆芥、羌活、柴胡均走表，向上，蜈蚣、全虫、僵蚕、地龙均走经络，向里。

此外，在植物性风药难以达到预期疗效时，必须加用矿物性药物，从而达到息风的目的。如生石决明、代赭石、磁石等。

综合上述，我将风淫皮肤病的治法归纳为八个方面。

（一）除湿祛风法

代表病种：急慢性湿疹、扁平苔藓、瘙痒病。

主要方剂：消风散、羌活胜湿汤、藿朴夏苓汤等。

常用药物：荆芥、防风、秦艽、羌活、白鲜皮、茯苓皮、藿香、薏苡仁、六一散、车前子草、牛蒡子、苍白术等。

（二）清热除风法

代表病种：急性荨麻疹、玫瑰糠疹、点滴状银屑病。

主要方剂：双解通圣散、荆芥连翘汤、桑菊饮、防风解毒汤等。

常用药物：荆芥、防风、金银花、生地、丹皮、蝉蜕、牛蒡子、大青叶、桑叶、白茅根、竹叶、浮萍、地骨皮。

（三）凉血祛风法

代表病种：急性皮炎、中毒性红斑、多形红斑等。

主要方剂：凉膈散、凉血消风散、百合地黄汤等。

常用药物：生地、丹皮、紫草、金银花、白蒺藜、大青叶、水牛角、焦山栀等。

（四）养血祛风法

代表病种：慢性盘状红斑狼疮、离心性环状红斑、毛发病。

主要方剂：炙甘草汤、七宝美髯丹等。

常用药物：当归、白芍、荆芥、防风、制首乌、苍耳子、川芎、藁本、熟地、桑葚子、菟丝子等。

（五）化瘀祛风法

代表病种：结节性红斑、慢性丹毒、结节性痒疹等。

主要方剂：桃红四物汤、乌蛇搜风汤、复元活血汤等。

常用药物：当归、丹参、赤芍、乌梢蛇、三七、地龙、丹皮、苦参、蝉蜕等。

（六）散寒祛风法

代表病种：银屑病、冻疮、冬季皮肤瘙痒病。

主要方剂：当归四逆汤、四物麻黄汤。

常用药物：制附块、上肉桂、仙灵脾、麻黄、桂枝、当归、蛇床子、生姜皮、防风。

（七）固卫御风法

代表病种：慢性荨麻疹、皲裂性湿疹、神经性皮炎。

主要方剂：补中益气汤、玉屏风散。

常用药物：生熟地、当归、天麦冬、黄芪、炒白术、山药、蛤蚧、白蒺藜等。

（八）润燥祛风法

代表病种：老年性皮肤瘙痒症、手足皲裂。

主要方剂：养血润肤汤、祛风地黄丸等。

常用药物：天麦冬、鸡血藤、制首乌、女贞子、旱莲草、山药、石斛、山茱萸、白鲜皮、钩藤等。

四、心得与体会

（一）风淫袭肤，治分层次

风淫所致皮肤病的治则常见有消风、祛风、搜风、驱风、疏风、息风六个方面。根据字的原始含义，六者既有轻重的不同，又有功能的各异，我认为按皮肤病的病位与新旧排序如下：皮肤病在肤表、经络宜消风、祛风、疏风；皮肤病在脏腑，宜搜风、驱风、息风。

（二）攻邪之时，需审不足

《医原记略》说："风为阳邪，善变而数动，此是不定中之定论……不足者必兼补托，切不可一见客邪，率用发散……业医者，亟宜猛醒，必查风之来源也。"我对不足者，分四类，气不足者加黄芪、党参、白术，血不足者加制首乌、阿胶、桑葚子，阴不足者加干地黄、黄精、石斛，阳不足者加附子、肉桂、巴戟天、蛤蚧。在上述四者不足之中，常加入百合、枣仁、淮小麦、天麦冬以及金石重镇之品，对于治疗新旧瘙痒常能收到事半功倍之效。

（三）动物药物，知晓利弊

动物药包括羽虫（禽）、毛虫（兽）、甲虫（龟）、鳞虫（鱼）、倮虫（人）。由此可见，动物药与虫类药是同义词。动物药是血肉之品，有情之物，性喜攻逐走窜，通经达络，搜剔疏利，无处不到。与人类体质比较接近，容易被吸收和利用，其疗效良好可靠，是草木矿石之类功能所不能比拟。不过，对虫类药物的应用尚需注意三点：一是毒性较大的虫药要严格炮制后再用，剂量宜轻不宜重；二是为了避免虫药特有的腥臭气味，用时最好焙干研细末，装入胶囊送服，尽量不要直接投入汤剂中；三是外用时直接涂搽患处，应避免破损的皮肤黏膜区域，若发现红肿、水疱或灼热疼痛时应立即停用，并做出相应的处理。

（武汉市中医院　徐宜厚）

赵炳南学术思想梳理

赵老是现代中医皮肤科学的一代宗师，其学术思想深刻而丰富，为了便于传承与发扬赵老的学术思想，本着"从简而繁，从繁而简"的治学思想，现将张广中博士对赵老的学术思想予以梳理。隆重推荐给同道。

一、赵老对理论的研究与创新

"湿滞"说——亚急性和慢性糜烂渗出性皮肤病。
"顽湿"说——慢性肥厚角化性皮肤病。
"血燥"说——慢性干燥脱屑性皮肤病。
"气血和皮筋骨"说——皮外科疾病发生的部位。
"聚散"说——皮外科疾病发病情况。
"烟走线路"说——熏药治疗作用。
"淘砌"说——化腐生肌的研究。

二、疗法的研究与创新

拔膏疗法：适用皮肤病，灵活摊涂。
熏药疗法：方法简便，经济适用。
黑布药膏疗法：破瘀软坚。

引血疗法：祛瘀生新。

淘砌疗法：化腐生肌。

三、方药研究与创新

1. 热毒 解毒清热汤、解毒清营汤、解毒凉血汤、解毒养阴汤。

2. 血毒

（1）凉血系列：凉血活血汤、凉血五花汤、凉血五根汤。

（2）活血系列：活血散瘀汤、活血逐瘀汤、逐血破瘀汤。

3. 湿毒 清热除湿汤、健脾除湿汤、疏风除湿汤、搜风除湿汤、去湿健发汤。

4. 风毒

（1）风药为主：麻黄方、荆防方、全虫方、疏风除湿汤、搜风除湿汤、白疕丸。

（2）内含风药：多皮饮、凉血五花汤、清眩止痛方、除湿丸、润肤丸、灭毒丹。

（首都医科大学附属北京中医医院　张广中）

学验传承

口腔扁平苔藓经验拾遗

口腔扁平苔藓是一种独特的口腔黏膜疾病，男女均可发病，女性稍多，发病年龄30～60岁多见。口腔内常见网状Wickham纹和糜烂、白色丘疹、萎缩性斑块，偶见大疱性损害。发病部位以颊黏膜最为常见，其次为舌、上牙龈和下唇。无糜烂时无自觉症状，有时进食有烧灼感和疼痛。中医无口腔扁平苔藓的病名，但根据其临床表现，当属中医学“口疮”“口糜”“口蕈”等病证范畴。中医辨证多以湿热、血瘀、郁火论邪实，气血、肝肾不足评其正虚，治法大都以清热利湿、活血化瘀、滋阴降火、益气和血为主。今有幸观摩部分新发现的赵老七十年代手写稿，感其遣方用药不拘于常，现将赵老治疗口腔扁平苔藓的用药特点拾于其下。

一、内治疗法

（一）根基用药

1. 藤类药物 根据中医取象比类的辨证方法，藤类条达，善走经络，通其所滞，正如《本草汇言》云：“凡藤蔓之属，皆可通经入络。”本病病程较长，久则入络，必选用攀越缠绕、质地坚韧、通络引经的藤蔓之品，以达搜剔之功。

赵老治疗本病尤重整体观念及阴阳辨证，从几十年的临床中精炼出调和阴阳的基本方，以天仙藤、鸡血藤、首乌藤及钩藤的四藤配伍。方中天仙藤味苦性温，入肝、脾、肾经，苦主疏泄，性温以通经，可活血通络，使水无不利，风无不除，血无不活，周身上下得以条达，在《本草汇言》中记有“天仙藤，流气活血”之说。鸡血藤，性温味苦微甘，入心、脾二经，可活血舒筋，祛瘀生新，乃行血药中之补品，调理气血之运行。《饮片新参》云：“鸡血藤，祛瘀血，生新血，流利经脉。”首乌藤，性平味甘微苦，入心、肝、脾、肾经，功能养血安神，祛风通络，补中气，行经络，通血脉，引阳入阴。《本草从新》中记载：“首乌藤，补中气，行经络，通血脉，治劳伤。”钩藤，性凉味甘，入肝、心包二经，轻能透发，清能泄热，故可清热平肝，舒筋除眩，下气宽中。以上四药凉温并用、甘苦同行、清中带养、利中有补，可通行十二经，行气活血，舒筋通络，承上启下，以达调和阴阳之功。口腔内损害多为树枝状或网状银白色细纹，赵老用藤类药物，更有以形治形之意。

其中天仙藤一味，现代药理研究证实其含有马兜铃酸，对肾脏有一定损害，如若辨证准确，配伍在复方中适量运用，其活血通络、祛湿消肿功效非一般药物可取代。

2. 花类药物 凡花类药皆质地轻扬，大多能升能浮，能宣能透，具有轻而扬之的作用，对发于肌腠之疾，甚为适用。赵老在治疗本病中常用金莲花与绿萼梅。金莲花，味苦性寒，功能解毒治浮热，并具较强的消肿止痛作用，是治疗口腔溃疡类疾病的要药。在《本草纲目拾遗》中记载："治口疮，喉肿，浮热牙宣。"绿萼梅，味苦微甘微酸，性凉。具有开郁和中、化痰解毒之功效。由于本病通常在精神紧张后发病或恶化，故又取梅花疏肝解郁之功。两药皆引药上行，直达病所。

（二）配伍用药

1. 随证药物 心开窍于舌，赵老辨证心火重的患者，常加以清心药味，以莲子心、山栀子、竹叶、灯心草为多。肾经行舌两侧，肾虚者多用枸杞子、金毛狗脊、淫羊藿、补骨脂等补肾之品。若患者热毒明显，多选用金果榄、锦灯笼、生甘草清解热毒之类。养阴生津多以天冬、麦冬、生地、熟地、石斛、玉竹、沙参、玄参为主，伴气虚者加用太子参、党参。脾开窍于口，牙龈属脾胃，健脾利湿则选白术、茯苓、泽泻及车前子。

2. 炭类药物 炭药是将中药干品用火炒至表面焦黑似炭，里面焦黄或棕褐色，达到部分炭化而未至灰化。中药炒炭后的作用具有双重性：其一，是炒炭前所存之性，即原药材固有之特性。其二，是炒炭后所获得之功效，即有收敛、固涩、止血的作用。赵老在治疗口腔扁平苔藓多发或面积较大的患者时，常加用金银花炭。金银花生用性甘寒，入肺、胃经，功能清热解毒，可治疮疖肿毒。炒炭后，其味甘微苦涩，性微寒，可清血分毒热并有收涩之功，使口腔皮损在清热、解毒、活血的基础上，加以收涩。

二、病案举例

杨某，男，40岁，1976年9月23日初诊。口颊部、舌部破溃疼痛半年。中西药治疗未明显见效，现口舌破溃加重，进食疼痛。查：双颊黏膜及舌部局限性糜烂白斑。六脉寸关缓尺沉细，舌质趋于镜面舌，苔白微黄。诊为口糜（口腔扁平苔藓）。证属阴阳不调，气血失和。治以调和阴阳，中和气血。予天仙藤15g，首乌藤15g，鸡血藤15g，钩藤12g，金莲花10g，金果榄6g，金雀花10g，二冬各15g，石斛15g，绿萼梅6g，竹茹10g，莲子心10g。酌服日二次。并以五倍子10g，麝香4.5g，梅花冰片0.9g，共研细末喷涂患处。10月6日二诊，药后疼痛减轻，糜烂面减小，六脉寸关缓迟，双尺沉细，舌质红苔白。前方去二冬、莲子心、金果榄，加枸杞子12g，狗脊10g，淫羊藿6g，玉竹12g，继服。另金莲花片口含。11月20日三诊，病情明显好转，不痛，六脉弦缓，舌质微红苔白。治以养肾阴清心火，防溃疡泛发，南北沙参30g，石斛12g，天冬、麦冬各12g，枸杞子12g，女贞子12g，金莲花12g，化橘红10g，金银花炭10g，莲子心10g，花蕊石10g，生甘草10g。本例患者在治疗2个月后，口腔内皮损显著改善，随后仍继续服药巩固治疗。

三、讨论

基于赵老审证、用药的特点及口腔扁平苔藓病症的变化，感悟赵老在诊疗此病中存在三个特点。

（一）整体观念

赵老在治疗口腔扁平苔藓上，重视整体观念，他常说疮疡虽形于外，而实发于内，没有内乱，无谈外患。强调人体结构的各个部分都不是孤立的，而且彼此相属，互有联系。通过对形体、五官、七窍及皮肉等外在变化的观察，可探测体内阴阳之盛衰、气血之郁畅、脏腑之病变。

而在治疗中，从人体内部阴阳调和到口腔黏膜病损的好转和痊愈，是人整体的调理与改善，从而达到平衡的过程，需要一定时间，此时医者切忌朝方夕改，用药变化太快，患者亦不可有病乱投医而不坚持治疗，需要医患之间的配合，才能逐步转化到皮损症状的改善。对于辨病、审证、施治必须联为整体，而对于治疗过程中的患者与医者，也应借病情之纽带成为一个协作的整体。

（二）谨和阴阳

1. 首辨阴阳 诊病治疗首辨阴阳是赵老的原则，正如《景岳全书·阴阳篇》："凡诊病施治必先审阴阳，乃为医道之纲，阴阳无谬，治焉有差。医道虽繁而可以一言蔽之者，曰阴阳而已。"阴阳失衡所导致的卫气营血、脏腑经络不和，是各种皮损发生发展的根本，临床不论何种辨证方法，最终要解决阴阳孰盛孰衰的问题。似清代外科医家王洪绪的比喻："治病若不辨清阴阳，正如以安胎之药，用之从其夫也。"赵老强调阴阳是八纲的总纲，具有特定的根基性和包容性。《外科正宗》中："口破者，有虚火、实火之分。"所谓寒、热、虚、实均为阴阳失调的外在表现，贯穿于病程的各阶段中，因此辨识阴阳的不和及其表现出的寒热虚实，即成为观察和认识本病病证的出发点。而口腔扁平苔藓的患者多有阴阳不调的表现，如伴有不定时的头痛头晕，手足发凉，而手足心发热，或自觉畏寒，又有五心烦热，腰痛，或出现心悸、心烦、健忘、头晕、耳鸣、腰酸腿软、潮热盗汗、睡眠不实，多梦易惊等心肾不交、水火不济的症状，或见口舌生疮、口渴唇裂，而又常出现腹胀、腹泻、腹痛等上热下寒、上实下虚的证候，女性病人常伴经血不调、带下淋漓，男性患者还可因肾虚、肾寒而出现遗精、早泄、阳痿或阴囊寒冷等症，甚或出现神经衰弱、记忆力减退、神志错乱、视物不清等症状。脉象表现为寸关弦滑，双尺沉细，或见中空旁实的芤脉。

2. 调和阴阳 以调和阴阳大法治之，纠正体内阴阳失衡，补其不足、损其有余、调其不和，促使阴平阳秘，达到"谨察阴阳所在而调之，以平为期"的目的。在阴阳用药之理法中，赵老重视滋阴绝不能排除扶阳，若滋阴者只用一派甘寒、咸寒柔润之品，则不懂阴阳生化之理，必然"阴遇阴，则为寂灭"。正如人之心肾所以相谐，盖在于心火中有阴，肾水中有阳也。故在内服与外用的药味里，时刻体现着阴阳互助并相协为用的思想。这样则可使药证相符，明效大验。

（三）内外兼施

本病由于病位在口腔的特殊点，赵老并重了中药外治法，据《理瀹骈文》："外治之理即内治之理"，强调外治仍先"审阴阳，求病机，度病情，辨病形"，随之与内治并行，而能补内治之不及，药力直达病所，使局部与整体、标像和本质，在内外兼施的治疗中，达到相得益彰的效果。赵老善取五倍子、麝香、梅花冰片适量研细末外涂。五倍子在《本草衍义》记载："口疮，以末掺之"，其性酸、涩、寒，取其清热收涩的功效，麝香，辛、温，透散力强，引药行于肌肉、经络、血脉，功可活血散结，止痛消肿。冰片，辛、苦、微寒，清热止痛，去腐生肌。三种药味，寒凉与辛温、活血与收涩、止痛与生肌同用，效力集聚，直取患处。

总之，赵老治疗口腔扁平苔藓，从阴阳总纲出发，以四藤调和阴阳，花类药宣散引经，炭药止血收涩，随证加减清透补养之品，并配合外用活血生肌固敛之味。他遣药切中，用药精当，抓住主证，内外兼施，诸药相谐，以达阴阳调和，气血流畅的佳效。

（首都医科大学附属北京中医医院皮肤科　曹　洋　张　苍　蔡念宁）

狐惑病的经验

赵炳南先生在皮肤病临床治疗上，重视整体观念，常说："皮肤疮疡虽形于外，而实发于内。没有内乱，不得外患。"赵老认为阴阳之平衡，气血之调和，脏腑经络之通畅，与病损变化息息相关，在血管炎及免疫相关性皮肤病治疗中，一方面善于应用调和阴阳、中和气血的药物，另一方面，特别注意外治的辨证与用药方式，对外用药的配制、使用有独到之处，因而常能取得满意疗效。

下面提供一个赵老20世纪70年代治疗狐惑病（白塞综合征）的门诊病案与大家共享：

患者向某，女性，25岁。

初诊：1976年7月1日。

主诉：口腔、外阴反复溃疡1年。

病史：患者1年前于劳累后出现口腔溃疡，自觉疼痛，未经诊治，自用西瓜霜后能好转。之后每于劳累后出现口腔溃疡加重，并出现外阴溃疡，经西医诊断为白塞综合征。应用西药（具体药物不详）治疗后能痊愈，但停药不久即反复。并逐渐出现视物昏暗不清。1周前劳累气恼后口腔溃疡加重，故来就诊。刻下症见：口腔溃疡，疼痛明显，影响进食，下肢出现结节、红斑，视物昏暗不清，头昏目眩，心烦不寐，小便短赤，大便调，腰膝酸软。

舌脉：舌红有裂纹，苔少，左脉芤，右脉弦缓软。

皮科表现：口腔两侧颊黏膜散在3个直径约4mm的溃疡，溃疡创面暗红，两眼球结膜充血，双下肢可见几处黄豆大暗红结节，外阴未查。

中医诊断：狐惑。

证候：阴阳失调，虚火上炎。

立法：调和阴阳，养阴清热。

方药：天仙藤15g，首乌藤15g，鸡血藤15g，钩藤12g，南北沙参30g，石斛12g，谷精草12g，青葙子10g，车前子15g，枸杞子15g，女贞子15g，旱莲草15g。

七付，水煎服，日一付。

复诊：1976年7月14日。

效果：自述药后视物较前清晰，口腔溃疡基本消失，腰膝酸软好转，小便短赤减轻，心烦止，睡眠改善。

舌脉：舌红有裂纹，苔少，左脉芤，右脉弦缓软。

立法：调和阴阳，养阴清热。

方药：天仙藤15g，首乌藤15g，鸡血藤15g，钩藤12g，南北沙参30g，石斛12g，谷精草12g，青葙子10g，车前子15g，枸杞子12g，女贞子15g。

七付，水煎服，日一付。

石斛夜光丸，1丸，日二次。

上方服后症显减，自行继服10付后痊愈。随访三个月无复发。

讨论

狐惑病相当于西医的白塞综合征，又叫眼、口、生殖器综合征，是一种原因不明的皮肤黏膜疾患。《金匮要略》中说："狐惑之为病，状如伤寒，默默欲眠，目不得闭，卧起不安，蚀于

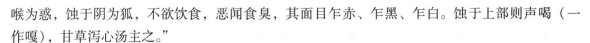

喉为惑，蚀于阴为狐，不欲饮食，恶闻食臭，其面目乍赤、乍黑、乍白。蚀于上部则声喝（一作嗄），甘草泻心汤主之。”

在内治方面，赵老认为本病主要是由于肝肾阴虚、湿热蕴毒所致，临床可以分为肝肾阴虚型、湿热型、脾虚型三型，分别治以滋补肝肾、清热除湿，除湿清热解毒，健脾除湿解毒。对于每个狐惑病人必须结合其自身特点，抓住其病理实质，辨证论治。

在具体辨证时，赵老强调必首辨阴阳，若不辨阴阳，妄加投药，“犹以安胎之药，服其夫矣。”《素问·生气通天论》：“夫自古通天者，生之本，本于阴阳。”“阴平阳秘，精神乃治，阴阳离决，精气乃绝。”可见阴阳失调是一切疾病发生、发展的根本原因。同时《素问·调经论》云：“血气不和，百病乃变化而生。”气血失和，不荣经脉，肌肤失养，可见皮肤苍白、干燥瘙痒、斑疹等皮肤病症。

上方病例中患者劳累操心，阴阳失调，心火内生，可见心烦不寐，阴津暗耗，肝肾阴亏，虚火内炽，走窜于口腔黏膜、外阴及眼部，灼伤脉络，可见口腔、外阴溃疡，视物昏暗不清，肾虚亦可见腰膝酸软，心火下移小肠可见小便短赤，舌红有裂纹，苔少，左脉芤，右脉弦缓软亦为阴血不足之象，故证属阴阳失调，虚火上炎，治以调和阴阳，养阴清热，用天仙藤、首乌藤、鸡血藤、钩藤理气养血祛风、调和阴阳，南北沙参、石斛养阴清虚热，枸杞子、女贞子滋阴清热，调肝肾之阴阳，旱莲草清虚热，青葙子、谷精草、车前子清热泻火明目，谷精草并能引药入肝经，以上诸药共达调和肝肾之阴阳、养阴清热的功效。并用石斛夜光丸滋阴补肾、清肝明目。

汤药中的天仙藤、首乌藤、鸡血藤、钩藤是赵老晚年常用的调和气血阴阳的组合用药。阴阳不调的症状多见：不定时的头痛、头晕，手足常发凉，而手足心又发热，或自觉畏寒，又有五心烦热，腰痛，心悸、心烦、失眠、健忘、头晕、耳鸣、腰酸腿软、潮热盗汗，见睡眠不实，多梦易惊，口舌生疮、口渴唇裂，但又经常出现腹胀、腹痛、腹泻等症，经血不调、带下淋漓，甚或小女孩虽月经未来潮，亦可出现白带，男子见遗精、早泄、阳痿或阴囊寒冷等，甚或出现神经衰弱、记忆力极度减退、神志错乱、视物不清等症状，舌体胖、边有齿痕、舌质紫暗或淡，脉象多表现为寸关弦滑，双尺沉细，或见中空旁实的芤脉。

天仙藤味苦性温，入肝、脾、肾经，苦主疏泄，性温得以通经，故可活血通络，而使水无不利，血无不活，风无不除，周身上下得以条达（因天仙藤含有马兜铃酸，现在基本不用了）。鸡血藤性温味苦微甘，入心、脾二经，功能活血舒筋，祛瘀生新，乃行血药中之补品，可治腰膝酸软、肢体麻木、月经不调等症，长期服用可调理气血之运行。首乌藤性平味甘微苦，入心、肝、脾、肾经，功能养血安神，祛风通络，可补中气，行经络，通血脉，能引阳入阴。钩藤性凉味甘，入肝、心包二经，其轻能透发，凉能泄热，故可清热平肝，息风定惊，舒筋除眩，下气宽中。天仙藤、钩藤调气、调阳，鸡血藤、首乌藤调血、调阴，以上四药合用，可通行十二经，行气活血，通调血脉，舒筋通络，承上启下，以达调和气血阴阳之功。

赵老远在几十年前就在应用首乌藤、鸡血藤、枸杞子、女贞子、南北沙参、青葙子、谷精草、车前子等中草药，而现代医学治疗本病强调消炎抑菌、增强免疫，恰恰是上述药物的药理作用之一，这再一次印证了中医学理论与临床经验可以为现代医学的研究提供素材与方向。

在本病的外治方面，《金匮要略》中提到了二阴溃烂者，用苦参汤外洗前阴和雄黄外熏肛周，赵老常用蛇床子洗方（主要成分蛇床子、当归尾、威灵仙、土大黄、苦参、老葱头、缩砂壳）水煎外洗，或1‰黄连素溶液外洗，之后外敷阴蚀黄连膏（主要成分乳香粉、青黛面、黄连粉）。对于咽喉肿痛者，赵老认为可以配合金莲花片含服以清热解毒，有口腔溃疡者，可选用西瓜霜、养阴生肌散、锡类散、珠黄散中任一种，吹于患处，或用冰片0.6g，人工牛黄粉0.6g，珍珠0.3g，共研极细末外敷。外阴溃疡，脓性分泌物较多有坏死组织者，可外用紫色疽疮膏（主要成分：轻粉、红粉、琥珀粉、乳香粉、血竭、冰片、煅珍珠粉、蜡、香油）3g，川粉1g，青黛粉0.3～0.6g。以凡士林调至10g，直接外用或制成油纱条外敷，坏死组织已脱落，为促进疮面愈合，可用黄连面1g，青黛面1g，乳香面1g，或加珍珠粉0.3～0.6g，以凡士林调至10g，直接外用或制成油纱条外敷。

在本病的病情稳定阶段，也可用《金匮要略》中的赤豆当归散方（现代临床用法：当归120g，赤小豆30g，共为细末，每服10g，日二次），长期服用。其中的赤小豆有凉血解毒、清热利湿的作用，发芽风干后生发力强，不发芽则入下焦、能通利肾经之积滞，同时赵老创制了赤小豆丹参散剂，取丹参功同四物，加强调和气血的作用，剂量同前而效果优于赤豆当归散。

（首都医科大学附属北京中医医院皮肤科　孙刘红　张　苍　蔡念宁）

赵老从风论治验案举隅

（结节性痒疹　瘙痒症　慢性单纯性苔藓）

案一：结节性痒疹

秦某，女，41岁，门诊号：600826。初诊日期：1981年3月26日。

自述双上肢长疙瘩奇痒2个月，经常抓破出血，整夜难以入睡。检查：双上肢伸侧可见指甲至豌豆大小的圆锥形或半球状的结节，多达50余枚，触之坚硬，表面呈灰褐色，大部分结节被抓破。左上肢有3个结节融合成较大的斑块。伴有食欲欠佳，大便稀不成形，月经不调，舌质淡红，苔薄白，脉滑缓。辨证为风毒凝集，湿热内蕴，阻于经络。治宜疏风止痒，活血软坚，除湿解毒。方用全虫丸加减：荆芥、防风、全虫、苦参、车前子、泽泻、萆薢、当归、赤芍、白芍各15g，皂刺10g，白鲜皮、刺蒺藜各25g。

二诊：服药1个月后，小结节变平，其他缩小边缘。

三诊：又服药1个月后，病情明显好转，瘙痒已减轻，较小结节大部分变平，呈暗褐色斑。较大结节亦缩小变软。

四诊：1个月后，前方重用赤芍、白芍、当归、丹参、灵仙、川军等，又服一月。来院复查，双上肢结节完全消退变平。自觉不痒。临床治愈。以大黄䗪虫丸善后巩固疗效。

按语：本案为赵老临床验案之一。赵老用药原则为祛风止痒、活血软坚、除湿解毒。促使风去、痒止、毒解、瘀化、结散。坚持4个月而愈。

案二：瘙痒病

赵某，女，39岁。初诊日期：1999年6月11日。

全身瘙痒5年，日久播散到全身，影响睡眠。检查：周身皮肤粗糙，后背、下肢苔藓样变，抓痕、血痂，部分有轻微糜烂，大便干结。舌质红，苔薄黄。脉弦滑。证属风湿内侵，结为湿毒。治宜息风止痒，除湿解毒。方用全虫方加减：全虫、皂角、苦参、荆芥、蝉蜕各10g，皂刺20g，炒枳壳、紫草各15g，炒槐花、刺蒺藜各25g，白鲜皮50g。

二诊：守方10剂后，瘙痒明显减轻，肥厚皮肤变薄，睡眠好转。

上方再进15剂，皮损润泽已经恢复，瘙痒基本治愈。

按语：赵老认为瘙痒病多为素体虚弱，风邪侵入机体，蕴于肌肤。本案病程5年，属风湿内侵，结为湿毒。治宜息风止痒，除湿解毒。用全虫方加减而获效。

案三：慢性单纯性苔藓

印某，男，34 岁。初诊日期：1999 年 2 月 28 日。

四肢、胸前、背后瘙痒三年，局部皮肤为苔藓样改变，瘙痒，并有蔓延到四肢的趋势。曾内服过氯雷他定之类，无明显疗效。检查：颈项、胸前、后背、四肢均可见苔藓样变。色褐黄，抓痕明显，结有血痂和色素沉着。自述阵发性剧痒，咽痛，便秘，舌质红，苔薄黄，脉象弦细。证属风毒蕴肤，血虚风燥。治宜疏风解毒，养血润燥。药用金银花、连翘各 25g，白鲜皮 20g，蝉蜕、牛蒡子、荆芥、蒺藜、当归、生地、花粉、麦冬各 10g。

二诊：服上方 12 剂后，瘙痒减轻，皮损缩小，二便通调。守上方 5 剂跟进治疗而愈。

按语：赵老认为患者营卫失和，外感风邪，入里化热化风，风毒蕴肤，血虚风燥，遂成顽癣。治宜疏风解毒，养血润燥。该方既能疏风止痒，又能解毒养血润燥。药少力专，各尽其能。故而见效。

（潘树伟　李云民　王秋霞　房秀英　王建威）

银屑病

本人有幸在北京中医医院进修期间，跟随赵老的部分学术传人学习，通过研习赵老之学术思想及临床经验集，深感其博大精深。本文试对赵炳南教授治疗银屑病经验特点进行探讨。

一、重视血分论治

赵炳南教授深入探究银屑病病因病机，认为血热是本病的内在因素，是发病的主要根据。然而血热的形成是与多种因素有关的。内因方面多为七情内伤，气机壅滞，郁久化火，以致心火亢盛，使得热伏于营血，或因饮食失节，过食腥荤动风的食物，以致脾胃失和，气机不畅，郁久化热。外因方面主要是由于受风邪或夹杂燥热之邪客于皮肤，内外合邪而发病，热壅血络则发红斑，风热燥盛、肌肤失养则皮肤发疹，搔之屑起，色白而痒。赵老根据多年的临床经验将银屑病分为二型：血热型和血燥型。

血热型——清热凉血活血。多见于银屑病进行期。皮疹发生及发展迅速，皮肤潮红，皮疹多呈点滴状，新生皮疹不断出现，鳞屑较多，表层易剥离，基底有点状出血，瘙痒明显，常伴有口干舌燥，心烦易怒，大便干，小便黄。舌质红，舌苔黄或腻，脉弦滑或数。

血燥型——养血润肤，活血散风。多见于银屑病静止期。病程较久，皮疹呈硬币状或大片融合，有明显浸润，表面鳞屑少、附着较紧，强行剥离后基底部出血点不明显，很少有新鲜皮疹出现，全身症状多不明显，舌质淡，舌苔薄白，脉沉缓或沉细。舌质淡红，苔少，脉缓或沉细。

二、创设经验专方

赵老针对银屑病病因病机，结合自己的临床体会，创设经验专方，随证加减，用于治疗银屑病疗效显著。针对银屑病血热型创立方药——凉血活血汤。方中生槐花、白茅根、生地清热凉血，其中槐花苦微寒，入肝、大肠经，《药品化义》中说："此凉血之功独在大肠也。大肠与肺为表里，能疏皮肤风热，是泄肺金之气也。"赤芍、丹参、紫草根、鸡血藤凉血活血。若风盛者，可加入白鲜皮、刺蒺藜、防风，若夹杂湿邪者，可加入薏苡仁、茵陈、防己、泽泻，若热盛者，可加入胆草、大黄、栀子。

针对银屑病血燥型创立方药——养血解毒汤。方中当归、丹参养血活血润肤，土茯苓、蜂房清解深入营血之毒热，威灵仙性急善走，通十二经，宣通五脏，搜逐诸风。若兼脾虚内湿者，加白术、茯苓、生薏米、猪苓、扁豆皮；阴虚血热者，加知母、黄柏、二冬、槐花；痒感明显者，加白鲜皮、地肤子；血虚明显者，加熟地、白芍、丹参。

赵老根据多年来的经验，体会到一些病程较长、皮损呈散发肥厚的皮肤病多为湿邪所致，湿邪久霸，精气内耗，精亏则液燥，患者脉沉细缓，舌质淡，说明阴虚血燥之象。所以治疗时除了健脾利湿之外，还重用养血润燥之剂。常用白术、黄柏取二妙之意，薏米、茯苓健脾利水除湿，天冬、麦冬、生地养阴清热，熟地、当归、白芍养血润肤，丹参活血，白鲜皮、地肤子散风清热、利湿止痒。

三、重用楮桃叶

赵老根据临床经验发现，外用楮桃叶煎水洗疗后在皮肤表面形成薄油脂层，并有润滑感。泡浴后银屑病患者感到轻松，瘙痒减轻，皮屑脱落。泡浴后，外用药膏，更能发挥其外用药效能。

楮桃叶甘凉无毒，功能祛风除湿，清热杀虫，润肤止痒，治受风身痒癣恶疮。《本草纲目》记载："利小便，去风湿肿胀，白浊，疝气，癣疮。"《本草汇言》言其能凉血、祛风、利水。《太平圣惠方》记载治癣湿痒不可忍，楮叶半斤，细切捣令极烂，敷于癣上。赵老用药可谓精挑细选，在众多药物中，银屑病的外洗方首推楮桃叶，其深研医理、用药之精可见一斑。

赵炳南教授是我国中医皮肤外科学界的泰斗，为发展中医皮肤科事业做出了卓越的贡献。赵老一生勤研中医经典著作，在广泛汲取前人经验的基础上，结合自己的临证实践，在诊治皮肤科疾病的理法方药方面有许多独到见解。我们通过探讨赵老治疗银屑病经验特点，深为赵老辨证之细、用药之精所叹服，今后我们在临床中一定要认真体会，灵活应用。

（邢台医学高等专科学校第二附属医院皮肤科　石　云）

白癜风

赵炳南一生精研多种外科专著，但在医疗实践中从不拘泥古书，纵观赵老对皮肤病的治疗，不难发现，中医整体观这一指导思想贯穿其治疗的全过程。他灵活掌握经旨，注意疾病过程中的邪正关系，正确运用扶正祛邪或攻守相兼的治疗法则。遣药切中，用药精当，药少力专，抓住主证，药到病除。在诸多皮肤病的致病因素中，对湿邪与热邪尤为重视。在晚年的处方中，常用四藤配伍——即天仙藤、鸡血藤、首乌藤和钩藤，重视调和阴阳。其中运用之一即为白癜风。

一、赵老对白癜风的认识与治疗

白癜风，中医又称为"白癜""白驳风""白驳"等，是因皮肤色素脱失而发生的局限型白色斑片，临床上易于诊断而难于治疗。它是一种常见的后天性色素脱失性皮肤黏膜病，近年来，对白癜风的基础和临床进行了广泛大量的研究。关于白癜风的发病机制尚不明确，现国际上主要有5种学说：自身免疫学说、黑素细胞自身破坏学说、神经化学因子学说、黑素细胞生长因子缺乏学说及遗传学说。

中医学对白癜风的认识历史悠久，内容丰富。与中医学文献中记载的“白癞”或“白驳风”相类似。《诸病源候论》记载：“白癞者，面及颈项身体皮肉色变白，与肉色不同亦不痒痛，谓之白癞。”《医宗金鉴·外科心法要诀》白驳风记载：“此症自面及颈项，肉色忽然变白，状类癍点，并不痒痛。若因循日久，甚至延及遍身。”

赵老认为，此病的病因病机为七情内伤，肝气郁结，气机不畅，复感风邪，搏于肌肤，致令气血失和，而发本病。

其典型症状可见：颜面及躯干白色斑片，形状不规则，无炎症及皮屑，精神忧郁或心烦急躁。舌质淡或瘀斑，苔薄白，脉缓。

中医辨证为风邪袭腠，气血失和，治以养血疏风、中和气血为法，方用白驳丸。其组成、制法如下：

组成：鸡血藤30g　首乌藤30g　当归30g　赤芍30g

红花30g　黑豆皮30g　防风30g　白蒺藜60g

陈皮15g　补骨脂15g

制法：共为细末，炼蜜为丸，每丸重9g。

功用：养血活血，通经络，祛白斑。

适用：白癜风。

用法：每服一丸，一日两次，温开水送服。

方中当归、赤芍、红花养血活血，首乌藤、鸡血藤养血通络，取“四藤”方义，以调和阴阳，白蒺藜、防风疏风，补骨脂、黑豆皮补肾乌须，以上药物共奏养血益气疏风、中和气血之功，陈皮理气和中。

白驳丸，为赵老根据多年临床经验自拟的经验方，运用调和阴阳、补益气血扶正法，疗效显著。现已制成成药水丸，沿用至今。

外用方面，独创百部酊加补骨脂、红花局部涂擦治疗，其中补骨脂有增强光感，使皮肤色素新生作用，红花活血祛斑。

赵老在参考古籍的基础上，精准辨证，遣药切中，用药精当，疗效显著，为当时医学界一筹莫展的白癜风的治疗探索出了行之有效的经典范例，并为今后白癜风的中医药治疗指出了一条光明之路。

附：陈可平主任医师传承经验

陈可平，北京中医医院皮肤科主任医师，师承于赵炳南、张志礼，工作25年至今，一直保持着高门诊量，现每月门诊量均保持在1000人次以上，其中白癜风占10%以上，其显著的疗效和认真和蔼的态度得到了病人们的一致肯定，并治疗治愈了多例疑难病例。现担任我科色素病科研组组长，研究总结中药治疗黄褐斑及白癜风的方法，目前已取得很好疗效。其中关于白癜风的成果有《中医辨证治疗白癜风150例临床分析》《滋补肝肾疏风解郁法治疗白癜风150例疗效分析》等论文。

陈师秉承赵老经验，结合大量临床实践，发现精神因素在白癜风发病中起着重要作用，故辨证侧重于气血不调，肝郁肾虚，治以调和气血，疏肝补肾，方药以白驳丸与逍遥丸合方加减，参考基础方如下：

茯苓 15g	炙首乌 15g	生地黄 15g	大青叶 15g
旱莲草 30g	当归 10g	白芷 10g	防风 10g
生杜仲 10g	续断 10g	北柴胡 10g	香附 6g
草河车 15g	黑芝麻 30g	补骨脂 10g	生阿胶 10g（烊化）
鸡血藤 10g	桑白皮 10g		

经过总结大量的临床实践，陈师对白驳丸原方部分药物做了删加，如因红花过热、蒺藜过燥，易引发内热内燥而慎用，因黑豆皮罕见制药而改用黑芝麻，收效亦满意。

考虑到情志不遂为诱发或加重本病的重要因素之一，故加用柴胡、香附以疏肝解郁。因香附性热，常引动内火，陈师曾代用枳壳而收效不佳，故仍使用香附，同时适当配伍清热去火之药，如大青叶、桑白皮辈。薄荷疏肝力强，但性发散，临床应用中可致皮损面积增大，且有增白作用，故忌用，藿香、连翘同理忌用。

另一方面，陈师尤其注重滋补肝肾类药物的运用，如加用“二至”，旱莲草性凉，补肾益阴，凉血止血，女贞子性温，补肾益肝，一凉一温性味相佐，平补肝肾。首乌藤改用何首乌，以加强养血补肝、固精补肾之力。杜仲、续断温补肝肾。草河车清热解毒，凉肝补肾，防药性过热，病理实验证实其还有调节免疫作用。茯苓、焦三仙健脾助运，以防滋腻碍胃。

桑叶清肝泄火，并有调节黑白作用，弃叶用皮——即桑白皮后，发现药力更强，且主肺，可为引经药。白芷具有吸光作用，使皮肤色素新生。大青叶清热凉血解毒，诸药性凉，共奏平衡寒热、调和药性之功。

若肝郁甚者，可倍香附，加郁金以加强疏肝解郁之力。肾阳虚甚者，可依次加枸杞子、狗脊、鹿角胶以加强补肾助阳药力。如脾胃气虚者，可加黄精、黄芪补气养阴，健脾益肾。虚不受补，改焦三仙为生山楂清脾胃虚热，助运消积。若阴虚上火者，可加北沙参、麦冬养阴清热生津。阴虚盗汗，可加浮小麦敛汗固表。烦躁、眠差者，加酸枣仁静心安神。月经不调，可加益母草、凌霄花凉血调经……

内服以中药汤剂，加服成药白驳丸以加强养血疏风、中和气血为治。考虑外用补骨脂吸光，易导致光敏性皮炎，红花大热，易引起皮肤不良反应，影响正常诊疗过程，故一般不建议外用药物。

（宁波市中医医院　叶　姝　首都医科大学附属北京中医医院皮肤科　陈可平）

红斑狼疮

——赵老治疗红斑狼疮的用药经验

我在跟随赵炳南教授学习期间，利用休息时间逐个查阅和学习赵老治疗红斑狼疮的病例达千余份，从中寻找赵老对红斑狼疮用药的思路，经过筛选和同类合并的方法，使我进一步对赵老用药经验有了更加深切的体会。

一、用药经验

众所周知，红斑狼疮分为局限性盘状和系统性两大类，前者以皮肤损害为主，通常毁坏面容，后者除皮肤病变外，还可同时出现脏腑等多种损害，甚至危及生命。赵老根据红斑狼疮的复杂病情，将其归纳为上实下虚，上热下寒，水火不济，阴阳失调等。进而剖析阴阳消长、邪正增减、寒热变迁的种种关系。选用《证治准绳》一书中的秦艽丸为基本方治疗红斑狼疮，常获良效，兹简介如下：

秦艽丸组成：黄芪 30g，秦艽 15g，黄连、乌梢蛇各 6g，漏芦 10g。

赵老认为方中用药虽然只有 5 味，然其功效主要有三：一是重用黄芪，补虚益损，正气足则邪不可干；二是黄连、漏芦泻火解毒，一用苦寒，治在心经实火，一用咸寒治在胃腑积热，颇合“诸痛疮疡，皆属于心”的旨意；三是秦艽化湿通络，治在表，乌梢蛇透骨疏风，治在里，同为经络痹阻而设。综观全方，实为扶正祛邪之剂。

在临证中赵老既强调整体观点，又十分重视某药专长的发挥，根据红斑狼疮病情的变化，以秦艽丸为基本方，其用药经验归纳如下：

壮热不退者，加玳瑁、沙参、鲜芦根、干地黄、犀角（或重用水牛角也可）、生地炭（取其凉血解血分之热毒）。

低热缠绵，数月不退者，加南北沙参、地骨皮、石斛、玄参、青蒿。以清解肌肤乃至骨髓之虚热。

肩、肘、腕、膝、髁关节疼痛者，加桂枝、松节、伸筋草、海桐皮、萆薢等。

周身肌肉酸痛者，加鸡血藤、延胡索、没药、乳香。

腰痛拒按者，加云南白药、路路通、天仙藤、丹参、茜草、鬼箭羽、豨莶草。

腰痛喜按者，加炒杜仲、胡核桃、川续断、徐长卿、五加皮。

腰软乏力，难以支撑者，加白人参、红人参、石斛、南北沙参、玉竹、当归、参茸卫生丸。

麻木者，加刘寄奴、徐长卿、桑寄生、丝瓜络、伸筋草。

颜面蝶形红斑者，加玫瑰花、凌霄花、鸡冠花、金莲花、红花（药味取花，花性轻扬，凡红斑在面部，病在血分者皆宜）。

指（趾）端苍白、青紫、冰冷者，加玄参、石斛、鸡血藤。

心慌胸闷，发作时则不能自主，甚则心痛阵作者，加桂圆肉、石斛、紫石英、石莲子、薄荷梗、老苏梗、蛇胆陈皮末、合欢花、全瓜蒌、薤白等。

两胁疼痛，食欲减退或者食后腹胀不适者，加沉香末、广木香、橘红、大腹皮、厚朴、枳壳、白术、薏苡仁、伏龙肝。

全身浮肿，小便短少、腰腹空痛者，加白人参、红人参、胡芦巴、泽泻、楮实子、山茱萸、车前子、生薏苡仁、仙人头、丹参、枸杞子、女贞子。

尿检红细胞较多者，加生地炭、金银花炭、白茅根、金钱草。

尿检发现蛋白（+～+++）者，加海金沙、萹蓄、瞿麦、水葱、赤小豆、石韦、韭子、山茱萸、楮实子、菟丝子等。

二、病案举例

乔某，女性，28 岁，1975 年 5 月初诊。

患者从 1972 年以来，面颊时见蝶形红斑，关节酸痛，时轻时重。下肢反复浮肿，腰酸，尿少等，院外诊断为狼疮性肾炎。

检查：面色苍白少华，头晕，肢软乏力，食欲不振，下肢浮肿，按之陷指。尿蛋白（+++），红细胞 20～25 个/高倍镜，血沉 70mm/h，胆固醇 490mg%，血压 200/150mmHg，血中非蛋白氮 59mg%。

辨证：热耗损阴，真阴亏损，精不化血，故面色苍白，头昏肢软，病久阴损及阳，脾乏元阳蒸腾，运化失权。症见食少或乏味，肾阳匮乏，不能助膀胱气化，使之水液代谢失调。水溢于肤则浮肿、尿少，肾气虚怯，开合失权，精溢于外，故尿中可见大量蛋白。治宜滋阴补肾，活血解毒。处方：白人参6g，茯苓、枸杞子、白术各12g，生黄芪30g，山茱萸、乌梢蛇、黄柏、秦艽各10g，炒白芍、菟丝子各15g。同时口服泼尼松50mg/d。

服上方十剂后，头昏肢软稍效，尿量略有增加，浮肿消退不快，按前方加减：红人参、漏芦、枸杞子、楮实子各10g，茯苓12g，薏苡仁、生黄芪各30g，车前子（包）、秦艽各15g，乌梢蛇、黄连各6g，激素剂量不减。

上方口服10剂后水肿大消，食欲大振。尿蛋白（+），红细胞0.1，胆固醇225mg%，血沉20mm/h，肾功能正常。病情稳定，泼尼松减至5mg/d维持量。嘱其继续内服滋阴扶脾之方，以善其后。

按语：狼疮性肾炎，是红斑狼疮最多见的一种类型。赵老对此证的诊治，常用扶正祛邪法。扶正是指扶脾与肾，祛邪是指祛毒与水。前者用甘寒之品如枸杞子、楮实子、山茱萸之类以滋肾阴，甘温之类如人参、黄芪、生薏苡仁、白术、茯苓等以助脾阳，冀在正旺则邪不可干，后者既用黄柏、黄连、秦艽等解毒清火，又用乌梢蛇、丹参等解毒通络。由于在扶正之中辅以祛邪，故常收到邪去而正安的良好效果。

（武汉市中医院　徐宜厚）

湿　疹

——赵老治疗湿疹的用药经验

1974年秋天，我有幸跟随赵炳南教授侍诊，亲眼目睹赵老对各类湿疹诊治的经验，现整理介绍如下。

一、对湿疹的认识

赵老将湿疹统称为“湿疡”。认为“湿”是从病因考虑，“疡”的读音近乎“扬散”的扬和瘙痒的“痒”，这就反映了湿疹的泛发和瘙痒的基本特征。因此，把急性湿疹统称为“风湿疡”，慢性湿疹称为“顽湿”，湿疹继发感染者，称为“湿毒疡”。湿疹是形现于外而因发在内的一种皮肤病。在内的因素，主要责在饮食伤脾，如过食腥燥动风，炙煿厚味、烟酒、浓茶、辛辣等，致脾为湿热所困，在外的因素以风湿热邪为主。正由于内蕴的湿热与外来的风湿热邪相搏，使之湿热之邪充于腠理，发为湿疹。若夹有风邪者，皮损多为泛发，瘙痒明显，湿重于热者，皮损肥厚色泽暗红，渗出较多，热重于湿者，皮损焮赤，继发感染比较多见。又因湿为重浊有质之邪，湿性氤氲，故湿疹缠绵难愈，经常复发。

二、用药经验

辨治时，热重于湿者，相当于急性湿疹，以治标为主，湿重于热者，相当于亚急性湿疹，以治脾为主，湿氲日久不解者，相当于慢性湿疹，酌加祛风止痒，或养血润肤之品。总之，赵老强调湿疹初期，先治其标，待湿热消除后，再理脾助运以治其本。因此，理脾化湿是治疗湿疹的基本法则。外治则按湿疹类型分别论治。

1. 内治　基本方：茯苓皮、生白术、生薏苡仁、白鲜皮。

加减：以热为主（症见皮损潮红，状如云片涂丹，轻度肿胀，继而粟疹融合成片，或水疱密集，渗液流津，自觉瘙痒不休，伴心烦、口渴、大便秘结，或小便短赤，脉多弦、数、洪、大，舌质红苔黄腻）加龙胆草、黄连、栀子、黄芩、泽泻、连翘、槐花、生地、车前草、竹叶、大黄、甘草；以湿为主（症见皮损增厚变粗、脱屑，色泽暗褐，渗出较少，抓痕明显，自觉瘙痒剧烈，甚则影响睡眠。偶见便溏，脉多沉缓，舌质淡红、苔白腻）加陈皮、枳壳、厚朴、猪苓、大豆黄卷、赤茯苓、苍术、滑石块；顽湿郁结日久（症见皮损肥厚，色泽暗黑，状如席纹，瘙痒难忍）加全虫、苦参、苍术、皂角刺、威灵仙、黄柏、干地黄；湿热化毒（症见皮损焮赤，渗出，糜烂，结有脓痂）加龙葵、莲子心、连翘心、野菊花、焦山栀、大黄、花粉。

2. 外治 按湿疹类型分别论治。

（1）急性湿疹

搽剂：适用于皮肤发红、丘疹、痒感较重，选用龙葵搽剂和龙胆草搽剂。

水剂：适用于皮肤红肿、渗出较多和继发感染。先用龙胆草和马齿苋、黄柏、龙葵、紫花地丁等任选一种，加水煮沸 10～15 分钟，待温湿敷。

散剂：湿敷后酌情选用，如急性期用祛湿散，以甘草油调成糊状外涂，继发感染酌加少量化毒散。

（2）亚急性湿疹

软膏：适用于皮肤粗糙有角化趋势，用大枫子油，或用冰片鸡子黄油、甘草油混合外搽，痒感明显者，加入 10% 的止痒药粉或五倍子粉，混匀外用，顽固皮损者，酌加 5% 的京红软膏。

拔膏：皮肤肥厚、角化明显选用稀释拔膏。

三、验案举例

案一：张某，男，35 岁。面颊及下颌等处皮肤潮红焮肿，渗液较多，有糜烂和泛发的趋势，脉细数，舌质红，苔薄黄，证属湿热化毒，外透肌肤。治宜清热解毒，佐以利湿：炒胆草、大黄各 12g，山栀 10g，生白术、生薏苡仁、野菊花各 15g，干地黄、白茅根、白鲜皮各 30g，黄连 6g。外用龙胆草 180g，水煎取汁湿敷，再用祛湿散、甘草油调匀外涂。三天后，皮肤焮肿见退，糜烂好转，继服三剂，诸恙俱平。

案二：侯某，男性，46 岁，肘、腘窝皮肤粗糙肥厚，浸润明显，状如席，色泽暗褐，瘙痒颇剧，反复发作竟达数十年之久。此属湿蕴肌肤，日久不解，渐入血分，耗阴损液。治宜除湿、润肤、止痒。猪苓、威灵仙、当归尾、泽泻、丹皮、秦艽、丹参各 12g，紫草、茜草根、茯苓皮、生白术、豨莶草各 15g，干地黄、白鲜皮各 24g，生薏苡仁 30g。外用稀释拔膏。五天后皮肤表面浸渍发白、软化，并有水样分泌物，痒感减轻。继用原方 10 剂，皮损基本恢复，嘱其内服秦艽丸，外用大枫子油、明矾加温制成锭，外搽而愈。

四、心得体会

赵老治疗湿疹，很重视标本兼治、内外兼顾的整体与局部相结合的原则。治本的重点在脾，治标的重点要分别而论：风邪偏重，症见皮损泛发，酌加威灵仙、豨莶草、全虫；热邪为主，症见焮赤肿胀，酌加野菊花、黄连、大黄、龙葵、龙胆草；内湿健脾，如苍术、陈皮、炒枳壳、厚朴；外湿利水，如白茅根、车前子草、泽泻等。用药井然有序，配伍严谨。

赵老在内治方面，祛湿不忘养阴，养阴不碍化湿。如例 2 用猪苓、泽泻利湿而不伤阴，但又考虑病期较长，湿邪化热，耗阴伤液，故又要养阴护阴，采用干地黄、丹参、丹皮等，特别是丹参、丹皮的合用，能起到养血润肤的良好效果，充分体现了在养阴之中不使湿邪逗留。外治方面，稀释拔膏系赵老独创疗法之一。

注：文中介绍的外用方药，详情请查阅《赵炳南临床经验集》。

（武汉市中医院　徐宜厚）

足癣继发感染

足癣，中医称之为“臭田螺”“田螺疱”。是好发于趾缝、足跖和足跟的皮肤癣菌感染。首都医科大学附属北京中医医院皮科于2009年6月应用赵炳南传统中药方剂“清热除湿汤”加减口服，联合“清热消肿洗剂”稀释后湿敷，配合半导体激光照射，治疗足癣继发感染伴药疹一例，取得满意疗效，现报道如下：

一、临床资料

患者李某，男，52岁。因双足起疹伴流水、痒十余天，用药后面部、躯干、上肢泛发皮疹4天入院。患者足癣病史10余年，曾在10年前因“足癣继发感染”于我科住院治疗。半月前无明显诱因病情复发，双足新生丘疹、红斑，伴瘙痒，流水。自行使用“高锰酸钾”及过期中药泡洗，病情稍有控制，一周后病情再次加重，伴流水，并于入院前4天在外院就诊，诊断为“足癣”，给予口服“米诺环素、甲硝唑”，静脉注射“克林霉素”治疗，外用药不详，用药治疗后病情变化，双足皮损未见明显缓解，且皮损自头面部泛发全身，出现面部肿，双耳流水，双臂起红斑，瘙痒明显，遂于我院门诊就诊，诊断为“①足癣继发感染；②药疹”，为求进一步系统诊治收入院。入院时症见：头面部肿胀，双耳流水，双臂红斑，双手足及指（趾）间糜烂、渗出、结痂，饮食可、二便调。患者既往有血压升高史及胆囊切除史。入院查体：系统检查无异常，舌苔黄腻，脉弦滑。皮科情况：双手足大片肿胀红斑，双手指间及指侧多数水疱，疱壁厚，疱液略浑浊，双足趾间浸渍、糜烂、渗出，上覆大片污秽痂皮。头面、躯干、双上肢大片潮红斑片，少许脱屑，面部红肿、干燥斑片，双耳郭渗出、结痂，双上肢少许抓痕。入院实验室检查：血尿常规及生化检查均示正常。入院中医诊断：臭田螺，湿热感毒症。西医诊断：①足癣继发感染；②药疹。

二、治疗方法

根据患者证候舌脉综合分析，此例足癣感染，中医可辨为湿热感毒，而药疹所见皮损亦属于禀赋不耐，受禁忌之毒邪所致。故中医治疗立法为清热利湿，解毒止痒，方用赵炳南传统中药方剂清热除湿汤加减（龙胆草10g，黄芩10g，板蓝根15g，白茅根15g，生地黄30g，泽泻10g，猪苓10g，马齿苋15g，大腹皮10g，六一散30g，黄连10g，白鲜皮15g，苦参10g，蒲公英15g）。每日一剂水煎服。手足部皮损予以“清热消肿洗剂”（北京中医医院院内制剂，成分：马齿苋、黄柏）稀释后湿敷，以“甘草油”（北京中医医院院内制剂，成分：甘草、香油）清洁痂皮，配合半导体激光照射治疗，促进皮损干燥。连续治疗5天后，患者双足肿胀减轻，浸渍干燥，红斑退，脱屑较多，头面肿胀基本消退，双耳郭渗出减少，可见干燥脱屑及痂皮。躯干、双上肢仍可见大片潮红斑片及抓痕（药疹表现）。双手新生疱融合成大疱，舌质红苔薄黄，脉滑数。停用中药化腐清疮治疗，中药立法仍以清热利湿解毒为法，佐以利水消肿之品。前方去六一散、苦参，加桑枝10g，生薏米15g，冬瓜皮15g。七剂煎服。入院后第10天，患者双足肿基本消退，躯干、双上肢潮红斑消失，有少量皮屑。双手无新生水疱，原有水疱已干燥结痂，舌质淡红苔薄黄，脉滑。停用半导体激光照射及清热消肿洗剂外敷，前方中药继服，皮屑痂皮处，外用甘草油、硅霜（北京中医医院院内制剂）安抚涂搽。治疗18天后，患者痊愈出院。

三、讨论

足癣是发生于趾缝、足跖和足跟的皮肤癣菌感染，在全世界广为流行，我国足癣的发病率甚高，患者以青壮年男性如运动员、体力劳动者多见，表明本病的发生和活动多少有明显联系。本病病程漫长，皮损形态多样，经常容易反复。现代医学多以局部治疗为主，根据病情再配合相应用药，而局部擦药至少在皮损消退后2周方可停药，以治疗彻底并预防复发。《医宗金鉴·外科心法要诀》认为："此证由胃经湿热下注而生，脚丫破烂，其患甚小，其痒搓之不能解，必搓至破烂，津腥臭水觉痛时，其痒方止，次日仍痒，经年不愈，极其缠绵……"说明足癣之病因病理多因湿热下注或因久居湿地染毒而成。本案针对该病病因病机辨证用药，投以"清热除湿汤"加减治疗，即获显效。

"清热除湿汤"是首都医科大学附属北京中医医院赵炳南先生的经验方，由龙胆泻肝汤化裁而来。本方由龙胆草、黄芩、白茅根、生地、石膏、大青叶、车前草、六一散等八味药组成。主要治疗由热毒之邪侵犯人体所致的皮肤病，包括急性湿疹、皮炎、过敏性紫癜、出血性红斑、大疱性皮肤病、药疹、剥脱性皮炎等。本案方中，龙胆草清热除湿，两擅其长，故为君药，黄芩、黄连清利湿热，白茅根、生地、板蓝根、蒲公英、马齿苋清热凉血、泻火解毒共为臣药，泽泻、猪苓、大腹皮、六一散除湿利水消肿，白鲜皮、苦参燥湿止痒，共为佐使。局部皮损予以清热消肿洗剂稀释后湿敷，以增加消肿利湿之功。在本案中，患者虽感热毒之邪但未及至火，所谓"热为火之渐，火为热之极"，故方中去石膏、大青叶大寒泻火凉血之品，加入板蓝根、蒲公英、马齿苋引邪下行，解诸毒恶疮。后期用桑枝，取其祛风湿、通经络之功，治疗患者上肢诸症。亦用生薏米淡渗利湿并能健脾，治疗水肿脚气，可谓标本兼顾。冬瓜皮利水消肿，后期用其代替苦参，既去其苦燥之弊，又清余热。纵观全程，理法方药互相呼应，故奏奇效。

"清热除湿汤"在皮科临床应用非常广泛，而且疗程短，见效快，副作用小。在赵炳南老先生110年华诞之际，笔者仅以《清热除湿汤加减治疗足癣继发感染伴发药疹一例》，予以抛砖引玉，并与同道共同弘扬赵老之济世救人之法，意欲缅怀先辈，裨益后人。

（内蒙古巴彦淖尔市中医院皮肤科　燕丽勤　首都医科大附属北京中医医院皮肤科　刘　清）

面部激素依赖性皮炎

面部激素依赖性皮炎是近年来新发现的一种人为的继发性皮肤炎症性疾患，属于一种医源性疾病，因无特异性诊断方法，常被诊断为过敏性皮炎或脂溢性皮炎。面部皮肤薄嫩，血管丰富，而外用皮质类固醇霜剂、软膏治疗面部皮炎，具有起效快、效果好的特点，因此被长期反复使用。一旦停药后则出现激素反跳现象，患者一方面因皮肤弹性差导致干燥、皮屑、瘙痒，痛苦不堪；另一方面因发生于面部，影响美容，给患者造成精神压力，出于无奈再继续使用激素类药，因而长期应用，一般 >1 个月，有的甚至达10年之久，致面部皮肤对其产生依赖性，而形成恶性循环。我自2004～2008年以来接治门诊及住院患者58例，均选用赵炳南先生的凉血五花汤为基础进行加减，均收到较好疗效，现报告如下：

一、诊断标准

主要从激素使用的时间、原发皮损对激素的依赖现象、主观症状和客观症状4个方面确定：

1. 局部外用激素1个月左右。

2. 停用激素后2～10日原有疾病或皮损复发或加重。

3. 主观症状　①灼热瘙痒；②灼热疼痛；③干皱感、脱屑或紧胀感。

4. 客观症状　①微血管扩张、红斑或潮红水肿；②丘疹或脓疱或痤疮；③色素沉着或表皮萎缩。患者同时具备1、2两条，3、4条各具备其中1项者，即可诊断为激素依赖性皮炎。所有符合上述诊断标准的门诊及住院患者均可作为入选病例。治疗组58例，男18例，女40例，年龄18～46岁，平均32.6岁；病程3个月～5年，平均1.8年。对照组30例，男17例，女13例，年龄21～43岁，平均33.7岁；病程半年～4年，平均1.5年。

二、排除病例标准

①妊娠期或哺乳期女性。②未能按医嘱完成治疗者。③2周内使用过其他方法治疗者。④同时在系统应用肾上腺皮质激素者。

三、治疗方法

所有病例入选后即停止外用以前应用的含有激素的药膏，口服凉血五花汤加减（组成：凌霄花9g，野菊花15g，金银花15g，玫瑰花10g，槐花15g，栀子10g，蒲公英15g，败酱草15g，黄芩10g，陈皮10g，淡竹叶10g，甘草10g）。每日1剂，分早晚饭后温服。加味：肿胀明显者加冬瓜皮、车前草；干燥脱屑明显者加生地、玄参。并用上述药剂第三煎冷敷面部，每日1次，每次20分钟，局部皮损干燥脱屑可外用银翘三黄膏（本院制剂，原名复方三黄膏，现产品批号：冀药制字Z20051126），疗程1个月。对照组口服盐酸西替利嗪（成都恒瑞制药有限公司，国药准字H2003191），10mg，每日1次，同时外用海普林软膏（肝素钠软膏，正大福瑞达制药公司，鲁卫药准字95127006），每日2次。

四、疗效标准

参照有关文献疗效标准。以潮红/红斑、毛细血管扩张、色素变化、痤疮样皮疹、干燥/脱屑5个客观指标分3级量化，和瘙痒/灼热/干燥1个主观指标分3级量化，计算积分减少率［积分减少率=（治疗前积分－治疗后积分）/治疗前积分×100%］。痊愈：积分减少率≥90%，显效：积分减少率为70%～89%，有效：积分减少率为40%～69%，无效：积分减少率低于40%。分别于服药后2周、4周进行观察，在用药4周时进行统计处理，计数资料均采用χ^2检验。

五、治疗效果

组别	例数	痊愈	显效	有效	无效
治疗组	58	26	19	12	1
对照组	30	5	13	11	1

2组痊愈及显效率比较差异有统计学意义（$P<0.05$）

六、讨论

目前本病尚未在皮肤科专著中作为一个独立的疾病进行阐述，也尚未制订有效的治疗方法。

2007年6月29日，皮肤科的专家张丰山主任首次提出了“激素药膏中毒综合征”的概念。近年来由于各种强效激素制剂、强效渗透剂的不断研发与使用，由此引起的激素依赖性皮炎也越来越多。归纳其发病原因大致为以下四点：①适应证选择错误；②药物品种选择不当；③用药时间过长；④美容市场的混乱与美容化妆品滥用。中医有关本病的病因病机及辨证论治：临床特征临床表现为表皮萎缩、发亮、起皱、色素减退或色素沉着、毛细血管扩张、红斑、丘疹、脓疱、多毛、瘙痒感、灼热感和不适感等。病因病机：外用激素使用不当是导致激素依赖性皮炎的主要外因，风、热、毒邪阻滞面部，浸淫血脉，本病为面部疾患，面部皮肤病与风邪密切相关，面部为诸阳之会，风为阳邪，易袭阳位，药毒之邪日久滞留于面部，风邪与毒邪相合为患，郁而化热，浸淫血脉，故面部出现红斑、灼热、瘙痒。日久毒热之邪阻于面部，气血凝滞，故出现色素沉着。舌边尖红、苔薄黄、脉滑，为风热兼湿之象。全国名老中医陈彤云认为，本病从激素的临床治疗作用以及副作用看，按中医辨证，属于心火亢盛，热伤血络。内经说：“诸痛痒疮，皆属于心……皆属于火。”心是火脏，心主血，心之华在面。其华在面是指正常的生理功能，发生病理变化时，本病为心火亢盛，热伤血络，故颜面红肿，灼热瘙痒。心火亢盛，血热扰心故心烦。面部皮肤充血、灼热、痛痒、烦躁，伴有口干口渴、小便黄，舌质红，无苔，脉细。这一切都是心火旺盛的表现。凉血五花汤以清热解毒、凉血活血为大法，方中凌霄花、野菊花、金银花、玫瑰花、槐花五花清轻偏于上焦，并有清热解毒、凉血活血功效，栀子、黄芩共清上焦热，蒲公英、败酱草加强清热解毒，淡竹叶助栀子以清心火，陈皮健脾理气，甘草调和诸药，诸药合用，加之患者饮食及日常护理密切配合，可使患者摆脱激素的困扰。另需向患者交待在初停激素时会出现症状加重等反跳现象，几天后会逐渐减轻，饮食上注意清淡，勿食辛辣腥发之品，面部注意勿受过冷过热的刺激，避免风吹、日晒等理化刺激，必能收到理想的效果。

（河北省石家庄市中医院皮肤科　陈　滩）

方药经纬

略论赵炳南教授用药之道

“道”，《说文解字》说：“道者，人所行。”引申为“道理”，现在字典、词汇、辞海等书，综合古今资料，“道”的含义解释达13种之多，这里主要是指“学术的思想体系”。很明显，“道”的境界明显高于经验谈之类，这就是我用“道”的出发点。我阅读《赵炳南临床经验集》后，初步统计，书中内服经验方包括汤剂24首，丸丹药8首，膏剂6首，合计38首。外用方药包括散剂18首，软膏30首，药油5首，酒浸、水浸、醋浸7首，洗剂10首，药捻7首，合计77首。内服方与外用方总计为115首。如此众多经验方的公开，不仅反映了赵老不吝密术、普济众生的仁泽之心，而且是迄今为止的献方之冠。

一、病因用药

众所周知，引起皮肤病的病因可谓是多种多样，然其从临床实践出发，其核心有三。

1.“毒” “毒”的概念在广义上讲，是一种对生物体有害的物质，从狭义上说，凡能致病的因子，均谓之“毒”。《医宗金鉴·外科心法要诀》曾有一句经典语言：“痈疽原是火毒生。”由此引申出许多解毒的方药，赵老在书中将这种解毒之道分解为四个不同的阶段，即急性阶段是毒初犯体表，表现为红肿热痛，选用力专解毒清热之药。在解毒清热汤中，除重用蒲公英、野菊花外，还选用了清解肝胆郁热，平息上扰火毒的蚤休。随着病情的发展，毒热入侵气营，毒气攻心，表现为高热烦渴，甚则神志昏聩，即危笃阶段，此时选用清营解毒、凉血护心之品，方用解毒清营汤。方中除继续用清热解毒之药外，还选用了生玳瑁解毒、镇心、平肝，莲子心、绿豆衣清心中之邪热。诸药相辅相成，清解之中又能养阴扶正。在高热不退或者神志昏迷之时，另用犀角0.3～0.6g（现已禁用），水煎泡服或冲服，效果更卓。邪正相争阶段，相当于毒热侵入营血阶段，此时选药必须大刀阔斧，方能挽救患者的生命。赵老将犀角的用量提高到0.6～0.8g。同时重用金银花炭、生地炭，直入血分，既能清解血分毒热，又能养阴护心，两药同用，能助犀角之效。这是赵老数十年的独特体会与心得。我在诊治红皮病型银屑病、系统性红斑狼疮活动期、剥脱性皮炎及重症多形红斑，均是遵循赵老的经验。用之效验恒多。正气已伤，毒热未尽阶段，赵老强调疾病后期，气阴大伤，正气不能鼓邪外出，千万不可过用苦寒清热之剂，中伤脾胃，否则正气更衰，致使毒邪留滞膏肓，不能逆转。赵老给我们提供了一首解毒养阴汤，方中诸药以益气养阴为主，佐以清热解毒之品。

2. 风 古人谓“风为百病之长”。说明风邪既可单独致病，又可挟持诸邪而发病，如“风寒”“风热”“风湿”“风毒”等。此处论风的重点，主要在因风而致的皮肤瘙痒，赵老对其论治，一方面遵循常规用药，另一方面另辟蹊径，特别是后者尤多特色。凡皮肤瘙痒有风热与风寒之别，前者病位在肤表，急性期居多，方选荆防方，方中以荆芥、防风、薄荷、蝉蜕为主药，取其疏风解表，清热止痒。后者病位在腠理，慢性期居多，方选麻黄方，方中以麻黄、杏仁、干姜皮为之主药，取其辛温宣肺，以开腠理，推邪外出。如风毒凝聚，皮肤呈现肥厚，状如苔藓，方用全虫方，方中以全虫、皂刺、猪牙皂角为主药，全虫性辛平，入肝经走而不守，息内外表里之风，皂刺辛散温通，消肿托毒，治风杀虫，猪牙皂角涤清胃肠湿滞，消风止痒散毒。总之凡顽固蕴久深在的湿毒作痒，用之最为相宜。据此我将全虫方为基础，治疗结节性痒疹、疱疹样皮炎均有良效。此外，对某些顽固性瘙痒，病因又一时难以确定或者超敏性体质者，赵老专门为我们拟订一方——多皮饮。全方由11味皮药组成，方用赤苓皮、冬瓜皮、扁豆皮、大腹皮健脾利湿，涤清胃肠的积滞，干姜皮辛温和胃，固表而不走，白鲜皮、川槿皮驱风止痒，丹皮凉血、活血化斑，地骨皮、桑白皮泻肺而清皮毛。综合全方，健脾除湿为之核心，与之配合有三，一是驱风，二是凉血，三是泻肺。赵老在书中告诫我们主要针对顽固性、慢性荨麻疹经常复发，而发作时以皮损较多时为主。或者用麻黄方不消失，可用之。如果病程日久，致使色素暗红，沉着，皮肤粗糙而有明显瘙痒的皮肤病如皮肤淀粉样变、结节性痒疹，可选用搜风除湿汤。方中用全虫、蜈蚣搜剔深入的内外风邪，配合白鲜皮、川槿皮、海风藤、威灵仙祛风通经止痒。炒枳壳、炒白术、炒黄柏、炒薏苡仁健脾燥湿止痒。在此赵老提示：疏风除湿汤中，各药均宜生用，适用于病情轻浅。本方各药均为炒用，适用病情深在。

3. 湿 湿之为病，有内因与外因之别，内因之本在脾之所化，火盛化为湿热，水盛化为寒湿。外因则是多因素所造成，如雨露、泥水、湿衫、饮食等。由此可见，湿邪对皮肤的侵袭也是多种多样的。赵老对湿邪所致的皮肤病，归纳为四个不同的治法：一是健脾除湿，重点为脾虚湿盛，药用生薏苡仁、生扁豆、山药、芡实、茯苓、白术等。二是疏风除湿，重点是风湿上犯，多数与过敏性体质有关，药用除健脾之外，病变在上者加防风、荆芥、蝉蜕，病变在下者加车前子草、萆薢、槟榔。三是搜风除湿，重点在风湿之邪深入肌腠，药用全虫、蜈蚣搜剔内外风邪而止痒。四是解毒除湿，湿邪郁久遂化为毒，称之为湿毒，在皮肤或黏膜上出现渗出、糜烂、溃疡等。对之治疗必须遵循“利中有清，利清相辅”的原则。药用白鲜皮、生薏苡仁、大豆黄卷、滑石块、生甘草清热除湿，土茯苓、焦山栀、金银花、连翘、紫花地丁、丹皮解毒清热。总之，凡遇湿盛于毒，用之皆效。

二、皮损用药

皮损用药是中医皮肤科的重要特色之一。赵老对皮损用药为我们提供了许多宝贵的经验。据书中所提供的经验方而论，致病因素在“血”，然其病位有上下浅深之分，凡血热在上，红斑明显，压之褪色，选用凉血五花汤，血热在下，斑疹暗红，压之不褪色，选用凉血五根汤，前者取花类药物为主，花性轻扬，适用于血热在肤表诸疾，后者取根类药物为主，根性下沉，适用于血热阻隔经络所致的皮肤病。血瘀在浅部，选用活血散瘀汤；血瘀在深部，选用逐血破瘀汤。血瘀在浅，选用药性平和之类；血瘀在深，则可选用虫类药物，如水蛭、虻虫、地龙、䗪虫等。

三、外用药物多

赵老在书中提供外用药方达77种之多，包括散剂、软膏、药油、水浸、酒浸、醋浸、药捻等。我在学习赵老这些外用药方的过程中，发现三个显著的特点：

1. 病情 病情分阴阳，传统外用药物首分阴阳。阳症，红肿热痛，药性偏苦寒，如新三妙散、青黛膏、痱子粉、柏叶散、黄连软膏、普连软膏、普榆膏等。阴症，漫肿平塌，药性偏于辛温，如回阳生肌散、擦黄药粉、三黄粉、京红粉软膏、雄黄膏等。

2. 病程 病程分急性与慢性。急性期皮肤红斑明显，渗出、糜烂等，药性偏于苦、酸、咸，如复方马齿苋洗方、龙胆草擦剂、紫草茸油等。慢性期，皮肤肥厚，状如苔藓，药性偏于温，如蛇床子洗剂、硫痒膏、豆青膏等。

3. 独特疗法 赵老在书中提出了三种独特疗法，不仅反映了赵老善于从民间吸取营养，丰富自己，而且表明他勇于探索、不断改进的创新精神，这三种独特疗法，具有使用方便、易于保存、价格低廉、疗效较好的特点。鉴于书中有详细的记载，请阅读原著。从略。

四、心得体会

赵老用药之道还有许多奥妙之处，尚待我们去学习，去发掘，去研究，去验证，去发扬。这里仅就个人的粗浅体会，归纳为三。

1. 病分轻重，药用生熟 赵老在书中明确提出：疏风除湿汤中，各药均为生用，适用于病情轻浅者；本方（搜风除湿汤）各药均为炒用，适用于病情深在者。

2. 病位不同，用药有序 皮肤病的发生，有的在肤表，有的在腠理，有的在经络，有的在脏腑。赵老针对病位的不同，遣方用药均是有序进行。如：病在肤表，偏于风热者，用荆防方；病在腠理，偏于寒湿者，用麻黄方；病在经络，选用根性下沉诸药治之；病在脏腑，集中反映在赵老治疗系统性红斑狼疮一节中。细心揣摩，自得妙处。

3. 善悟药性，药用花根 李时珍在《本草纲目》一书中首次提出药用部分说，他归纳有四，一是单使，二是兼用，三是全用，四是一物两用。赵老在阅读群书的基础上，用凉血五花汤治疗病在肤腠之类皮肤病，用凉血五根汤治疗病在经络之类皮肤病，用多皮饮治疗病在体表的皮肤病。由此可见赵老对药性的领悟是十分深刻的。

此外，我粗略统计了一下，赵老用过的药物达350种之多，除常用的中药外，还选用了许多鲜为人知的草药，如鬼箭羽、鬼见愁、盘龙参、金莲花、鲜绿豆芽、仙人头、象牙粉、如意草、锦灯笼等。同时，书中多次提出许多药物炒之成炭的特殊效果，这些经验都值得我们继承与发扬。

（武汉市中医医院　徐宜厚）

赵老独特疗法的应用体会

中医学历史悠久，源远流长，是人类文明的瑰宝之一。在这璀璨的文化宝库中，中医护理学占据着特殊的地位，成为中医学的重要组成部分。而中医皮肤病护理技术也在治疗各种皮肤顽疾中发挥着独特的功效。

赵炳南教授是中医皮外科的泰斗，是我院皮肤科的创始人，在60余载的行医生涯中，他将内治与外治有机地相结合，探索总结出许多中医技法，如黑布药膏疗法、拔膏棍疗法等，形成了自己皮外科治疗的独特风格。现我们根据“简明中医皮肤病学”“赵炳南临床经验集”和我科多年的皮肤病临床护理工作经验，将几项皮肤病护理常用的独特疗法介绍给大家，供同行参考。

以期这些凝聚着赵炳南先生心血和智慧，简、便、易、廉的中医护理技法，在皮肤病护理工作中得到更为广泛的推广。

一、拔膏疗法

拔膏疗法是赵炳南先生在1958年根据临床实际需要，吸收了前人的经验，不断摸索和改进，逐步形成起来的一种皮科外治方法。

拔膏疗法就是使用黑色、脱色、稀释拔膏药，温热后外贴患处治疗某些皮肤病，其药味组成和剂型源于古代的膏药，但有所不同。其具有使用方便、易于保存、价格低廉、疗效较好的特点。

拔膏疗法可改善局部血液循环，促进炎症吸收，软化角质和瘢痕。具有拔毒提脓、通经止痛、破瘀软坚、除湿止痒杀虫的功效。

1. 适应证 带状疱疹后遗神经痛、神经性皮炎、毛囊炎、结节性痒疹、寻常疣、鸡眼、甲癣、瘢痕疙瘩及一切肥厚性角化性皮肤疾患。

2. 工具 治疗盘内盛酒精灯、火柴、胶布、剪子、棉签、75%酒精、汽油、药膏（有黑色、脱色、稀释拔膏棍三种）。

3. 操作方法 备齐用物，携至床旁，核对医嘱、床号、病人姓名，根据皮损部位协助病人摆好舒适体位，暴露患处。用75%酒精消毒皮肤，以2厘米宽的胶布沿患处贴于正常皮肤上，以保护正常皮肤。拿取所需拔膏棍的一端，将药棍另一端放在酒精灯上热熔后，对准皮损使药物滴于患处，上敷胶布，称热滴法。或准备方形胶布一块，大小以患处而定，将热熔后药物滴于胶布上，迅速贴敷于患处，称摊贴法，或将药棍一端热熔后对准皮损，快速烙贴患处，上敷胶布，称蘸烙法。每三天更换一次，方法同上。注意换药时如遇遗留的胶布印迹应用棉签蘸汽油擦拭干净。

4. 注意事项 对急性炎症和糜烂渗出性皮肤病禁用。拔膏贴敷皮肤时要温热适宜，防止烫伤正常皮肤。贴敷药膏时要保持局部干燥。

二、黑布药膏疗法

黑布药膏是赵炳南先生在行医过程中收集的一个民间有效祖传秘方，用于治疗“背痈”等化脓性疾病。无论面积大小，或是很深的疮面治愈后，瘢痕很小。黑布药膏疗法具有破瘀软坚、止痛、解毒、活血、消炎之功效。

1. 适应证 瘢痕疙瘩、疖、痈、毛囊炎初起、乳头状皮炎等。

2. 工具 治疗盘、一次性无菌弯盘1个，镊子2把、无菌剪子1把、无菌盐水及75%酒精棉球若干、干棉球若干、换药碗1个内盛茶水、黑布药膏罐、经消毒处理的黑布或多层无菌纱布垫、软膏刀、软膏板、胶布、绷带、一次性隔离单1个。

3. 操作方法 备齐用物，携至床旁，核对医嘱、床号、病人姓名，根据皮损部位协助病人摆好舒适体位，暴露患处。以茶水棉球清洁患处周围健康皮肤。患处按无菌换药法清洁干净。将经消毒处理的黑布置于软膏板上，用软膏刀将药膏均匀涂于黑布上，厚度为2~3mm，然后敷于患处，用胶布固定。也可在清洁患处皮肤后将此药外涂2~3mm厚，用黑布或厚布盖上。每2~3天换药一次，对化脓性皮肤病每日换药一次。

4. 注意事项 黑布药膏宜储存于搪瓷或玻璃罐中备用，勿用金属器皿储存和金属器械涂药。疖肿溃破周围渗出液较多者慎用。

三、烟熏疗法

烟熏法是中医学在灸法的基础上发展起来的独特疗法之一，是外科、皮肤科治疗疾病的一种方法。赵老在多年行医中，常用此疗法治疗久不收口的阴疮寒证、溃疡等病。

烟熏法是用各种中药压碾成粗末，制成纸卷或药香，亦可直接撒在炭火上，点燃后用烟熏。具有除湿祛风、杀虫止痒、消炎止痛、软坚润肤、回阳生肌等作用。

1. 适应证 慢性溃疡、阴疮寒证久不收口，慢性肥厚性皮损，慢性湿疹，外阴瘙痒症，神经性皮炎。

2. 工具 治疗盘、酒精灯、火柴、烟灰盒、熏药粗粉剂用较厚的草纸卷成纸卷或碾成细末做成的药香。

3. 操作方法 备齐用物，携至床旁，核对医嘱、床号、病人姓名，根据皮损部位协助病人摆好舒适体位，暴露患处。清洁患处皮肤。点燃酒精灯，将药卷在酒精灯上点燃后，对准患处，距离皮肤3厘米左右施行烟熏。烟熏时间为20～30分钟，其间注意保暖，烟熏完毕后将药卷熄灭。瘘管或溃疡者，烟熏后按外科换药常规处理。

4. 注意事项 对皮损粗糙肥厚者，熏时宜浓烟和高温，一般为50～70℃，火燃距患处适宜，应经常用手测试温度，以防烧伤皮肤。操作时，熏烟宜集中于皮损处。熏完后皮肤表面往往有一层油脂（烟油），不宜擦掉，保持时间越长，疗效越好。此疗法一般无副作用。对严重高血压、孕妇或体弱者、不习惯烟味者慎用或禁用。对急性或亚急性皮损一般禁用。

四、心得体会

长期以来，我科秉承赵老的学术思想，挖掘运用中医护理的优势。在临床上应用赵老独特疗法操作技术治疗各种皮肤病，已显现出卓著的疗效和独到之处，在减轻患者痛苦、促进皮损愈合、缩短疾病疗程方面起到了事半功倍的作用。

中医护理有着深厚的文化渊源和广阔的发展前景，形成了自己突出的优势。其科学价值得到了越来越多的人的认同。作为整体护理和中医护理技术操作实施者的护理人员任重而道远，更多的价格低廉、经济实用、见效快、患者易于接受的优秀传统疗法亟待我们继承、挖掘、整理、总结、创新、推广，以惠及广大的患者。与此同时促进中医护理学术更加蓬勃地发展。

（首都医科大学附属北京中医医院皮肤科　吴丽娟　赵国敏）

赵老应用鲜药外治皮肤病的经验

外用鲜药治疗皮肤病是赵老继承与发扬中医简便、廉验等特色的疗法之一。本文将我跟随赵老学习应用鲜药外治皮肤病的操作予以简介。

一、常用的鲜药

赵老的诊桌上摆放着数种鲜药，其品种随季节而有所不同，主要包括鲜芦荟、鲜楮桃叶、鲜马齿苋、鲜龙葵、鲜生地、鲜红蓼、鲜野菊花、鲜凤仙花、鲜姜、鲜豆芽菜、鲜大白菜、鲜凤凰衣等。此外，嘱患者还可取用鲜黄瓜、鲜茄子、鲜萝卜、鲜莴笋、鲜葱、鲜鸡蛋、鲜海螵蛸等。

二、鲜药的主要加工处理

1. 将清洁的鲜药，直接外涂。
2. 将鲜药洗净，捣烂后外用。
3. 将鲜药洗净，绞取其汁液外涂。
4. 将鲜药切开（或掰开、折断），以其断面外涂。
5. 将鲜药煮水后外用。

三、鲜药的主要用法

1. 涂药法 将鲜药直接涂搽患处，多使用鲜药的断面。

2. 戳药法 用鲜药的断面蘸取药粉、药水、药醋或药糊膏后，在患处垂直方向适当用力，快速反复上下戳动，以达到治疗目的的方法。

3. 洗药法 将鲜药煎水后，外洗患处，鲜药用量比干品用量要大，煎煮时间比干品要短。

4. 敷贴法 将捣烂的鲜药厚涂于患处，然后用敷料加以固定覆盖。

5. 滴药法 将新鲜的药汁直接滴至患处。

6. 摩擦法 用新鲜植物的断面，或蘸取药粉、药液后在患处纵横加力来回摩擦以治疗疾病的方法。

（首都医科大学附属北京市中医院　邓丙戌）

黑布药膏两种制作工艺的比较研究

黑布药膏为首都医科大学附属北京中医医院皮肤科常用的醋制软膏制剂，被收入 1984 版北京市卫生局编制的《医疗单位制剂规程》中，由五倍子粉、蜈蚣面、冰片、蜂蜜、陈醋等制作而成。本药膏是国内著名皮外科专家赵炳南教授研制，具有破瘀软坚散结之功，是临床治疗瘢痕疙瘩、疔痈初起、乳头状皮炎等的有效制剂。我院代表曾在 1956 年国际华沙皮肤病研究学术会议上将黑布药膏的临床治疗效果及临床治疗经验的论文进行了大会宣读，至今仍有许多国内外学者前来学习有关黑布药膏制作工艺和治疗经验。为了保证黑布药膏的药品质量和临床用药的安全有效，我们对黑布药膏的两种配制方法进行了一些探讨和研究。介绍如下。

一、药物组成

五倍子粉 86g（北京同仁堂饮片有限责任公司）、蜈蚣面 0.5g（北京同仁堂饮片有限责任公司）、冰片 0.3g（北京杏林药业有限责任公司）、蜂蜜 18g（北京蜂业公司）、陈醋 250ml（山西省晋中市格万老陈醋有限责任公司）等。

二、药品、试剂与仪器

没食子酸对照品（北京市药品检定所，批号 081 -9501），黑布药膏（首都医科大学附属北京中医医院中心制剂室），实验用水为蒸馏水，磷酸、甲醇为色谱纯，其他试剂均为分析纯。高效液相色谱仪 1100 系列（Agilent 公司），7530 分光光度计（上海分析仪器厂），AEL－200 电子天平（湘仪－岛津）。

三、制备方法

（一）改进方法

将五倍子粉过 100 目筛，放置于容器中，加入陈醋（总量的一半）浸泡 24 小时，不断搅拌 1 小时后过滤，再将剩余的陈醋放入砂锅中，用火加热至沸腾 1 小时俟陈醋颜色加深、气味浓烈时，缓缓加入用陈醋浸泡过的五倍子细粉，先用武火加热 40 分钟，再用文火加热 2 小时，并用木棒沿同一方向不停搅拌，熬成膏状，当用木棒挑起呈片状脱落，透过自然光线，膏体呈现黑紫色光泽时加入另经加热沸腾的蜂蜜，离火，降温至 40℃时兑入蜈蚣面和冰片，搅拌均匀后密封。用软膏机分装，封口，以防醋酸及水分挥发。

（二）传统方法

取陈醋（总量）至砂锅中，加热至沸，马上加入蜂蜜，熬制沸腾后缓慢撒入五倍子细粉，边撒边按同一方向搅拌，至药粉撒完后改用文火熬制 3 小时，呈膏状时离火，降温至约 40℃，兑入蜈蚣和冰片，搅匀即得。用软膏机分装，封口，以防醋酸及水分挥发。

四、临床结果

（一）两种配制方法成品的比较

采用改进方法制成的成品呈黑紫色，具浓烈刺鼻的醋味，膏体细腻、均匀，用传统方法制成的成品膏体不够细腻、均匀，外观及舒适度欠佳。

（二）配制方法与药物含量的比较

黑布药膏的主要药物成分为五倍子粉，其水解后的产物主要为没食子酸。通过对五倍子原粉、没食子酸对照品和黑布药膏中没食子酸的含量比较，分析结果显示，五倍子原粉中没食子酸含量为 52. 75mg/g，没食子酸对照品为 269. 02mg/g，改进方法制备的黑布药膏为 672. 65mg/g。

五、讨论

用改进方法配制黑布药膏，五倍子粉必须先过 100 目筛，除去杂质。用醋浸泡 24 小时的目的是使五倍子粉所含鞣质成分充分水解。将陈醋在砂锅中加热 1 小时并不停搅拌，可使醋酸浓度增加，缓慢加入醋泡后的五倍子粉和沿同一方向不停搅拌是为防止药粉抱团产生颗粒。蜂蜜要后加，而且需要单独加热至沸腾。我国古代文献记载炮制中药是用经过加热炼熟的蜂蜜，所以蜜要有一个炼熟的操作过程，因为蜂蜜主要组成为果糖、葡萄糖，除有甘缓、止痛、解毒、矫味、矫臭外，还能与药物起协同作用，增强药物疗效。炼熟的蜜呈淡黄色透明有光泽，均匀不分层，后加蜜还有给黑布药膏上亮的作用，使黑布药膏色黑有光泽，增加柔韧度。

虽然改进方法与传统方法制作的药膏都能达到国家有关标准，但由于改进方法制作出的黑布药膏膏体细腻，柔韧度好，五倍子粉充分分散，使用中舒适感增加，故医患反映良好。我们也曾运用现代化的制药设备，但即使用热蒸汽加热的夹层锅制作黑布药膏，也不能达到质量标准。因此，迄今为止，改进的制作方法制作出的黑布药膏仍应用于临床。

（首都医科大学附属北京中医医院中心制剂室　谢　杰）

黑布药膏质量控制的研究

黑布药膏系医院传统制剂，由五倍子等制成，具有破瘀软坚散结之功效，临床用于瘢痕疙瘩、疖痈初期、乳头状皮炎等，疗效确切。为了保证制剂质量和用药安全有效，本文建立了较为完善的质量控制方法，结果准确、可靠，操作简便。

一、仪器与试药

仪器：高效液相色谱仪 1100 系列（Agilent 公司），7530 分光光度计（上海分析仪器厂），AEL - 200 电子天平（湘仪 - 岛津）。

药品与试剂：没食子酸对照品（北京市药品检定所，批号 081 - 9501），黑布药膏（北京中医医院制剂室），实验用水为蒸馏水，磷酸、甲醇为色谱纯，其他试剂均为分析纯。

二、质量控制

鉴别：取本品 2g，加硅藻土 4g，加乙醇 30ml，超声提取 10 分钟，滤过，滤液蒸干，残渣加乙醇 1ml 使溶解，作为供试品溶液。取无五倍子的阴性对照品 2g，同法制成阴性对照品溶液，取五倍子对照药材 0.2g，加乙醇 10ml，同法制成对照药材溶液。另取没食子酸对照品，加乙醇制成每 1ml 含 1mg 的溶液，作为对照品溶液。照薄层色谱法（中国药典 2000 年版一部附录 VIB）试验。吸取上述两种溶液各 5μl，分别点于同一以羧甲基纤维素钠为粘合剂的硅胶 G 薄层板上，以氯仿 - 醋酸乙酯 - 甲醇 - 甲酸（5∶5∶1∶1）为展开剂，展开，取出，晾干，喷以 2% 三氯化铁乙醇溶液，供试品色谱中，在与对照品、对照药材色谱相应的位置上，显相同颜色的斑点。结果见黑布药膏薄层色谱图。

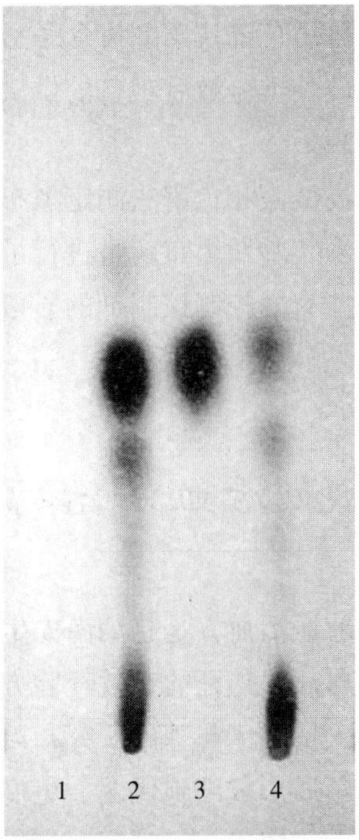

黑布药膏薄层色谱图

1. 阴性对照品；2. 供试品；
3. 没食子酸对照品；
4. 对照药材没食子酸含量测定

色谱条件：分析柱：ZORBAX SB - C_{18} 柱（4.6mm × 150mm，5 - Micron），流动相：水 - 甲醇 - 磷酸（95∶5∶0.05），检测波长为 270nm，柱温为室温，流速为 1ml/min。理论塔板数按没食子酸峰计算不少于 8000。

线性关系：精密称取没食子酸对照品适量用水溶解，并精密稀释成 6、15、30、45、60μg/ml 的溶液。分别取 20μl 进样、测定，以没食子酸峰面积（X）对对照品溶液浓度（Y）回归得直线方程：$Y = 0.01686X + 0.19114$，$r = 1.0000$。没食子酸在 6 ~ 60μg/ml 范围内线性关系良好。

精密度试验：取同一样品溶液连续进样 5 针，测定峰面积，求得 RSD 为 0.91%。

重复性试验：取不同样品溶液连续进样6次，测定没食子酸含量，求得RSD为1.10%。

稳定性试验：取样品溶液分别在不同时间测定，结果显示24小时内稳定，求得RSD为0.36%。

样品含量测定：精密称取黑布药膏约0.02g，精密加100ml水，精密称定，沸水浴回流3小时，冷却，称重，用水补足重量，过滤。精密吸取续滤液5ml，用水定容至10ml容量瓶瓶中，作为样品溶液，微孔滤膜（0.45μl）过滤，取滤液20μl进样，用外标法计算没食子酸的含量，结果见没食子酸含量表。

没食子酸含量（mg/g）表

批号	没食子酸含量（mg/g）
040520	173.87
040923	168.73
050309	174.16

回收率试验：精密称取已测知含量的黑布药膏样品适量，加入定量的没食子酸对照品，按线性关系、精密度试验、样品含量测定项下操作，测定没食子酸的含量，计算回收率，平均回收率97.12%，RSD为1.85%（$n=4$）。

三、讨论

薄层色谱法鉴别没食子酸：黑布药膏方中君药为五倍子，其水解后的产物为没食子酸，样品经硅藻土分散后制备的供试品溶液，薄层色谱分布良好，以2%的三氯化铁溶液显色，斑点集中清晰。

高效液相色谱法测定黑布药膏中没食子酸的含量，方法准确，灵敏，重复性好。

本实验对黑布药膏进行了质量控制方法的研究，实验表明：采用薄层色谱法和高效液相色谱法能有效控制该制剂的质量。

（首都医科大学附属北京中医医院　李卫敏　车晓平　赵小伟）

凉血活血法治疗银屑病（血热证）的临床与基础研究

凉血活血方是赵炳南先生根据中医理论对银屑病进行辨证分型，结合临床经验所拟定的治疗银屑病血热证的有效经验方剂，经过40多年临床验证，疗效可靠且不良反应少。我科对其进行了大量临床与基础研究，以随机双盲平行对照法对凉血活血方的胶囊剂进行了临床观察，从皮肤角质形成细胞代谢、免疫机制调节、血管内皮生长因子影响等方面对凉血活血方的作用机制进行了探讨。

一、凉血活血法治疗银屑病血热证的临床疗效观察

凉血活血方的基础剂型为凉血活血汤，在此基础上进行了制剂工艺学改进的凉血活血胶囊具有易于推广、经济、安全、服用方便的特点。为观察其临床疗效，特进行以下研究。

（一）病例选择

1. 中、西医诊断标准

（1）西医诊断标准：皮损为红色的丘疹、斑疹，可融合成片，边缘明显，上覆多层银白色鳞屑，将鳞屑刮去后有发亮薄膜，再刮除薄膜有点状出血现象（称为薄膜现象和点状出血现象，即 Auspitz 征）。

（2）中医诊断标准：血热证主症：①皮损潮红；②新出皮疹不断增多。次症：①口渴咽干；②心烦易怒；③舌质红，舌苔薄白；④脉弦滑或数。

2. 纳入标准

（1）符合西医寻常型银屑病诊断标准。

（2）符合血热证银屑病的辨证标准。

（3）病情程度分级为轻症、中症。

（4）年龄在 18 岁至 65 岁。

（5）签署知情同意书，志愿受试，知情同意过程符合 GCP 的规定。

3. 排除标准

（1）关节型、脓疱型、红皮病型银屑病。

（2）辨证不明确或不属于血热证银屑病者。

（3）妊娠或哺乳期妇女，三个月内有生育计划者。

（4）近一月内服糖皮质激素和（或）免疫抑制剂类药物及维甲酸类药物，或二周内外用糖皮质激素制剂、维甲酸类药物及维生素 D_3 衍生制剂。

（5）合并有心血管、脑血管、肝、肾和造血系统等严重原发性疾病及精神病患者。

（6）对研究药物过敏者。

（7）正在参加其他药物临床试验的患者。

4. 病例来源 所有研究病例均来源于各研究中心的住院及门诊患者。

（二）一般资料

1. 病例及分组 对 120 例年龄 18 ~ 65 岁，符合银屑病进行期的诊断标准和中医血热证辨证标准，签署知情同意书的病例，以随机表法随机分为治疗组和对照组，治疗组 60 例，对照组 60 例。治疗组 60 例，年龄 18 ~ 65 岁，平均 34.08 岁，男性 32 例，女性 28 例，病程 7 天 ~ 35 年，平均病程 122.25 月。对照组 60 例，年龄 18 ~ 64 岁，平均 34.98 岁，男性 34 例，女性 26 例，病程 10 天 ~ 32 年，平均病程 123.21 月。采用随机双盲平行对照法进行临床疗效研究。

2. 治疗方法 治疗组：口服凉血活血胶囊，每次 4 粒，每日 3 次。制剂来源为北京中医医院制剂室委托北京市东升制药厂加工，批准文号：京药制字 Z20050004 号。

对照组：口服复方青黛胶囊，每次 4 粒，每日 3 次。制剂来源于陕西天宁制药有限责任公司，批准文号：陕卫药准字（1996）第 000512 号。

外用药：治疗期间两组均外用芩柏软膏。

合并用药：试验期间禁用一切与试验药物效用相同的中西药品。

疗程：8 周。

3. 结果

（1）治疗前后皮损 PASI 评分比较见图 1。

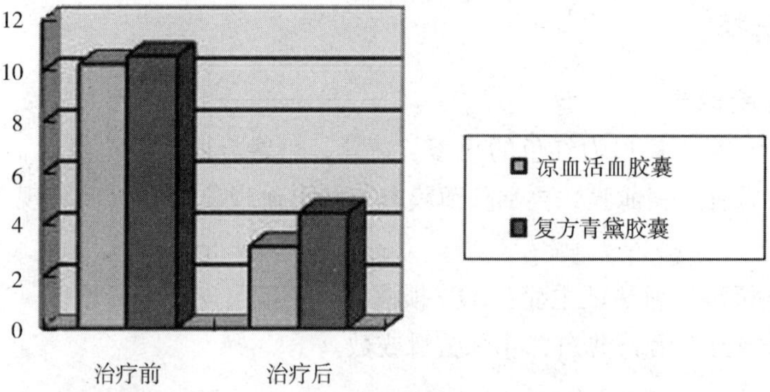

图 1　凉血活血胶囊随机双盲对照法治疗银屑病血热证治疗前后皮损 PASI 评分比较

治疗前后治疗组、对照组分别进行自身比较，t 值分别为 8.455、8.068，经统计学处理，差异有显著性 $P<0.01$，治疗后，治疗组、对照组比较，t 值为 2.313，经统计学处理，差异有显著性 $P<0.05$。

治疗前两组皮损 PASI 评分无显著性差异，治疗后两组评分均较治疗前显著降低，说明两药均有较好的疗效。治疗后凉血活血胶囊组 PASI 评分优于复方青黛胶囊，且有统计学差异，即凉血活血胶囊较复方青黛胶囊改善皮损体征的疗效为优。

（2）凉血活血胶囊随机双盲对照法治疗银屑病血热证疗效比较，见图 2。

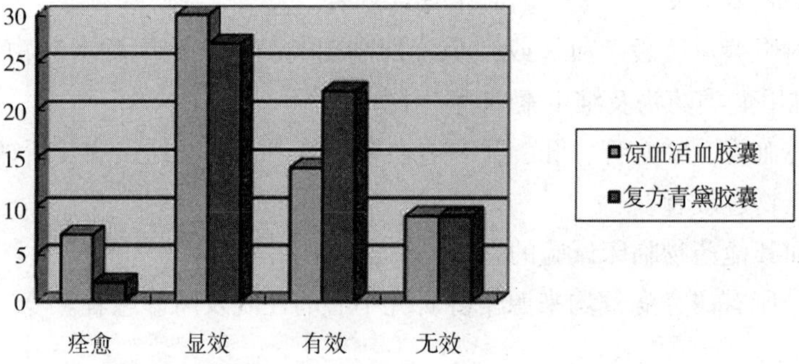

图 2　凉血活血胶囊随机双盲对照法治疗银屑病血热证疗效比较

两组总有效率经 χ^2 检验，χ^2 值为 2.155，$P>0.05$。凉血活血胶囊组治疗愈显率为 61.7%，总有效率为 85.0%，愈显率高于对照组但无统计学差异。

（3）凉血活血胶囊随机双盲对照法治疗银屑病血热证中医辨证评分比较见下表。

凉血活血胶囊随机双盲对照法治疗银屑病血热证中医辨证评分比较（$\bar{x}\pm s$）表

	治疗组		对照组	
	治疗前	治疗后	治疗前	治疗后
瘙痒程度	4.3 ± 2.1	2.2 ± 1.5	3.5 ± 1.5	2.1 ± 1.8
口干舌燥程度	3.5 ± 2.6	1.2 ± 1.7	4.4 ± 2.7	2.5 ± 2.1
心烦易怒程度	3.6 ± 2.9	1.4 ± 2.0	3.6 ± 2.6	2.0 ± 2.0
大便	1.3 ± 2.4	0.5 ± 1.3	1.2 ± 1.4	0.9 ± 1.6
小便	2.1 ± 2.5	0.7 ± 1.4	1.7 ± 2.3	0.6 ± 1.2
舌象	3.5 ± 1.6	2.2 ± 1.8	3.4 ± 1.8	2.4 ± 1.8
脉象	4.0 ± 1.7	2.4 ± 1.6	3.9 ± 1.3	2.9 ± 1.7

治疗组瘙痒程度、口干舌燥程度、心烦易怒程度、大便、小便、舌象、脉象治疗后与治疗前比较，t 值分别为6.76，6.00，4.11，2.08，3.73，3.38，5.48，经统计学处理，差异有显著性（$P<0.05$）。对照组瘙痒程度、口干舌燥程度、心烦易怒程度、小便、脉象治疗后与治疗前比较，t 值分别为2.60，3.11，4.44，2.82，3.19，经统计学处理，差异有显著性（P 0.05）。治疗组口干舌燥程度与对照组比较，t 值为2.95，经统计学处理，差异有显著性（$P<0.01$）。

两组在治疗前各项中医辨证评分无显著性差异（$P>0.05$），具有可比性。治疗组瘙痒程度、口干舌燥程度、心烦易怒程度、大便秘结、小便短赤等各项中医症状的改善在治疗前后有显著性差异（$P<0.01$），对照组治疗后较治疗前除大便状况及舌象外的其他中医症状有差异，其中在改善“口干舌燥程度”上治疗组较对照组有显著性差异（$P<0.01$）。

治疗组在治疗前后症状积分改善率较对照组为高。见图3。

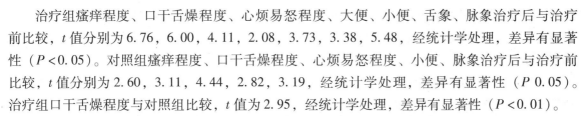

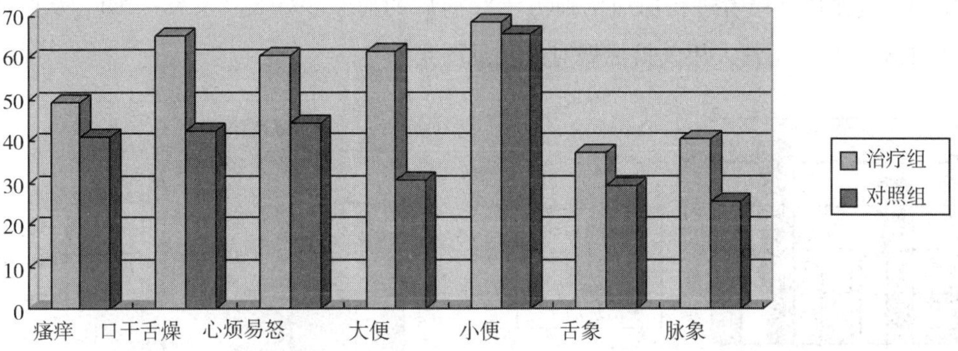

图3　凉血活血胶囊与复方青黛胶囊治疗前后症状积分改善率比较

（4）不良反应及毒副作用观察：血、尿、便常规，谷丙转氨酶、尿素氮、肌酐，心电图未见明显异常。其中4例治疗组和5例对照组患者饭前服药后出现胃部不适，改为饭后服药，症状消失。

（三）讨论

现代中医皮外科创始人之一赵炳南教授对银屑病按照中医理论进行辨证分型，结合临床经验，创建了银屑病血热证的有效方剂——凉血活血汤，我科在此基础上又开发研制了凉血活血胶囊。

凉血活血胶囊是在凉血活血汤基础上改进工艺研制而成的，制订合格的制剂质量标准，药物稳定性考察表明样品稳定，无任何变化，进行功能主治有关的主要药效学研究，采用碳廓清法、溶血素法、DNFB诱发的迟发型超敏反应及大鼠肠系膜微循环试验，分别对凉血活血胶囊的非特异性免疫功能、细胞及体液免疫功能和微循环的改善作用进行了观察，结果显示，凉血活血胶囊具有一定的调节免疫功能和改善微循环障碍的作用，未见明显动物急性毒性反应。

凉血活血汤经过40多年验证，临床疗效肯定，且不良反应少，积累了大量的临床资料。在凉血活血汤基础上进行了制剂工艺学改进的凉血活血胶囊采用随机双盲平行对照法进行临床疗效观察研究，结果显示凉血活血胶囊可显著改善患者皮损体征，并在一定程度上优于对照组复方青黛胶囊，疗程8周时，凉血活血方愈显率为61.7%，总有效率为85.0%。经治疗患者皮损颜色由鲜红或深红转为淡红，皮疹变薄，鳞屑脱落减少，面积缩小，或全部消退。

血热证银屑病常伴有一系列的临床症状。血热内盛，热扰心神，则心烦易怒，热盛生风则痒，血分热炽，津血同源，热盛而耗液伤津，津不能上承，故口渴咽干，津不能下输大肠及膀胱，故大便秘结、小便短赤。本研究表明凉血活血方缓解临床见证较对照组为优，可显著改善瘙痒程度、口干舌燥程度、心烦易怒程度、大便秘结、小便短赤等症状，并在改善“口干舌燥程度”上优于对照组。

凉血活血方凉血活血而不留瘀，解毒养阴而不伤正，治疗银屑病血热证临床疗效满意且安全性高。

二、凉血活血方治疗银屑病血热证的机制研究

（一）凉血活血方对银屑病血热证患者血浆血栓素 B_2、6－酮－前列腺素 $F_{1\alpha}$、肿瘤坏死因子、白细胞介素－8 等炎症介质及细胞因子影响的研究

测定银屑病血热证患者进行凉血活血方治疗前后的血浆 TXB_2、6－K－$PGF_{1\alpha}$ 及血清 TNF－α、IL－8 水平，并与正常人相关指标做对照。见图 4。

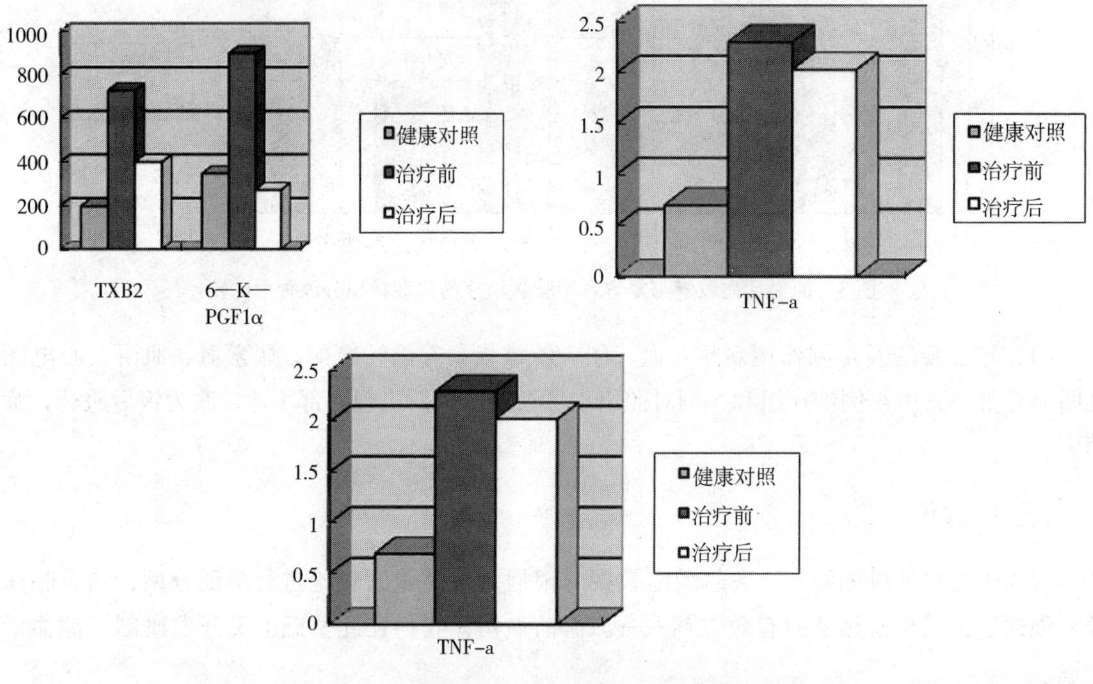

图 4　银屑病患者治疗前后与正常人的实验室观察指标比较（$\bar{x} \pm s$）

TXB_2、6－K－$PGF_{1\alpha}$、IL－8、TNF－α 治疗前治疗组与正常对照组比较，t 值分别为 6.68、3.53、15.23、11.84，经统计学处理，差异有显著性（$P<0.01$）。TXB_2、6－K－$PGF_{1\alpha}$、IL－8、TNF－α 治疗组治疗前后比较 t 值分别为 5.36、4.20、6.41，2.07，经统计学处理，差异有显著性（$P<0.01$）。

结果表明，治疗前银屑病患者 TXB_2、6－K－$PGF_{1\alpha}$ 及 TNF－α、IL－8 水平较正常人组增高，治疗后随病情的改善而均有明显降低，但仍较正常对照组增高。

（二）凉血活血方对银屑病血热证患者血管内皮生长因子影响的研究

银屑病血热证患者与正常对照人各 45 例，采用双抗体夹心 ELISA 方法测定进行凉血活血方治疗前后比较的血清 VEGF 水平，性别、年龄二组比较差异无统计学意义。应用中药凉血活血方

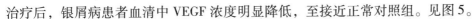

治疗后，银屑病患者血清中 VEGF 浓度明显降低，至接近正常对照组。见图 5。

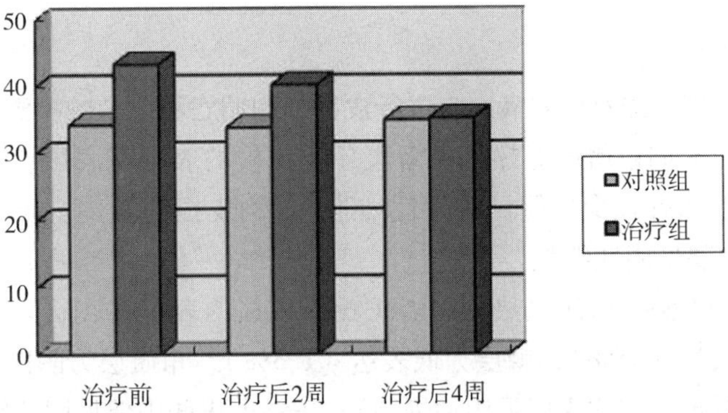

图 5 中药凉血活血方治疗前后 2 组血清中 VEGF 的比较（$\bar{x} \pm s$）

中药治疗前银屑病患者血清中 VEGF 浓度明显高于正常对照组（$P<0.001$），口服中药凉血活血方 2 周、4 周后，正常对照组血清中 VEGF 浓度与口服中药前比较差异无统计学意义（$P>0.05$），中药治疗 2 周后银屑病组血清中 VEGF 浓度明显降低，与中药治疗前相比较差异有统计学意义（$P<0.01$），中药治疗 4 周后银屑病患者血清中 VEGF 浓度进一步降低，与中药治疗前相比较差异有统计学意义（$P<0.001$），与正常对照组相比较差异无统计学意义（$P>0.05$）。

（三）凉血活血方对角质形成细胞增殖影响的研究

以 MTT 法测定银屑病患者淋巴细胞、正常人淋巴细胞、银屑病患者淋巴细胞 + 地塞米松、银屑病患者淋巴细胞 + 凉血活血汤提取液低浓度组（每孔 25μl）、银屑病患者淋巴细胞 + 凉血活血汤高浓度提取液（每孔 50μl）及正常细胞培养液对照组对角质形成细胞增殖影响的研究。见图 6。

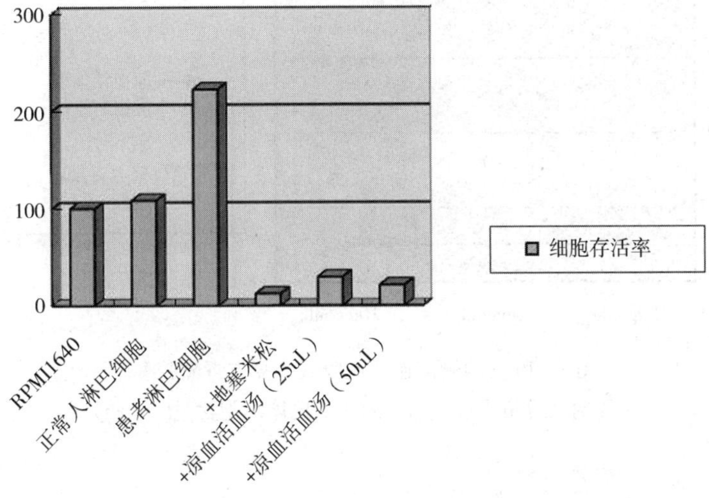

图 6 几种因素处理的银屑病患者角质形成细胞增殖（$\bar{x} \pm s$）

存活率正常人 LC 组与培养液组比较，t 值为 1.31，经统计学处理，差异无显著性（$P>0.05$）。高浓度中药组细胞存活率低于低浓度组，t 值为 6.61，经统计学处理，差异有显著性（$P<0.01$）。地塞米松组的存活率低于两组中药组，t 值分别为 8.62、22.04，经统计学分析差异有显著性（$P<0.01$）。

本研究提示凉血活血方对患者淋巴细胞促角质形成细胞增殖的的作用有显著抑制作用。

（四）凉血活血方（胶囊剂）及其有效成分对皮肤角质形成细胞凋亡影响的实验研究

1. 以 TUNEL、PCNA 法对银屑病患者进行皮损细胞凋亡和增殖的检测

TUNEL 检测结果：8 例银屑病血热证患者斑丘疹皮损的表皮基底层、棘层中下部可见分布较多阳性细胞，棘层上部有较少或偶见的阳性细胞，3 例皮损的表皮全层阳性细胞较少，为偶见。3 例正常人皮肤中偶见阳性细胞。

PCNA 检测结果：11 例银屑病血热证患者斑丘疹皮损的表皮基底层、棘层中下部可见分布较多阳性细胞，为高表达（55%），棘层为低表达（1.3%），角质层为阴性（仅有 1 例角质层可见大量的阳性细胞，其他标本均为偶见阳性细胞）。正常人皮肤中偶见阳性细胞，为低表达。

2. 流式细胞仪观察凉血活血胶囊对体外培养的角质形成细胞株—COLO－16 细胞凋亡的影响

观察凉血活血胶囊、复方青黛胶囊终浓度分别为 1mg/ml，5mg/ml，10mg/ml。对体外培养的角质形成细胞株—COLO－16 细胞凋亡的影响并以 5% 溶媒 DMSO 作为对照组。

倒置显微镜直接观察：正常情况下细胞贴壁生长，细胞较大，呈不规则形，加药培养 24 小时后相邻细胞失去彼此连结，收缩变圆，轮廓更加清晰，细胞贴壁能力减弱，易从培养瓶壁上脱落下来，体积缩小，部分细胞漂浮在培养基中。

Giemsa 染色后光镜观察：正常情况下细胞较大，经药物处理后的细胞部分体积减小，细胞核浓集至胞浆一侧，核浆比例增大，胞内可见大量空泡和颗粒。

流式细胞仪测定亚二倍体细胞含量（图 7）。

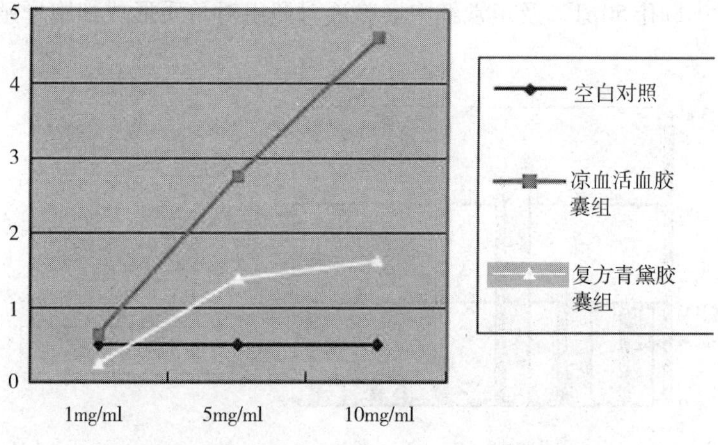

图 7　PI 法检测凉血活血胶囊、复方青黛胶囊诱导凋亡后角质形成细胞的亚二倍体细胞含量（$\bar{x} \pm s$）

凉血活血胶囊可诱导细胞凋亡，与正常对照组比较差异有显著性（$P<0.05$），且诱导细胞凋亡率与剂量呈相关性，随着剂量增大而细胞凋亡率增加。与复方青黛胶囊比较差异无显著性（$P>0.05$）。

Annexin－Ⅴ法检测细胞凋亡：凉血活血胶囊、复方青黛胶囊、紫草素、靛玉红均具有诱导细胞凋亡的作用，并随着浓度的升高而作用增强（图 8）。

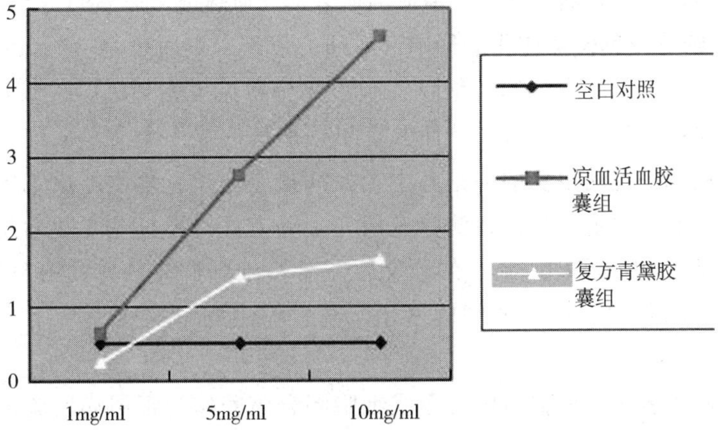

图 8　Annexin－V 法检测凉血活血胶囊、复方青黛胶囊诱导角质形成细胞凋亡率（$\bar{x} \pm s$）

凉血活血胶囊可诱导细胞凋亡，与正常对照组比较差异有显著性（$P<0.05$），且诱导细胞凋亡率与剂量呈相关性，随着剂量增大而细胞凋亡率增加。与复方青黛胶囊比较差异无显著性（$P>0.05$）。

（五）讨论

银屑病发病机制主要与角质形成细胞及其代谢变化、免疫机制、真皮微循环有关，本研究证明凉血活血方治疗银屑病血热证的机制可能是通过对上述三个方面进行调控而实现的。

1. 对免疫机制的影响　TNF－α 及 IL－8、TXB_2、6－K－$PGF_{1\alpha}$等在银屑病发病机制中起着重要作用。

TNF－α：由单核巨噬细胞、角质细胞、表皮树突状细胞、肥大细胞和少量活化的 T 细胞分泌。具有免疫调节作用，还可促进中性粒细胞趋化，协助炎性细胞穿透血管壁，活化中性粒细胞及血管内皮细胞。TNF－α 与银屑病严重程度上呈正相关，与疾病预后有一定关系。

IL－8：在银屑病皮损中主要来源于角质细胞及聚集在表皮中的中性粒细胞，是白细胞选择性化学趋化因子。IL－8 的分泌对银屑病皮损中中性粒细胞聚集、淋巴细胞的浸润、角质层 Munro 微脓肿的形成有重要作用，银屑病皮损中存在大量 IL－8，而非皮损处及正常皮肤则没有或非常少。

TXB_2、6－K－$PGF_{1\alpha}$：TXB_2、6－K－$PGF_{1\alpha}$均是花生四烯酸的代谢产物，它的前身血栓素 A_2（TXA_2）和前列腺素 I_2（PGI_2）具有强烈的血管活性。前者使小血管收缩，血小板聚集，而后者使小血管舒张，抑制血小板聚集。

本研究结果表明，治疗前银屑病患者 TXB_2、6－K－$PGF_{1\alpha}$及 TNF－α、IL－8 水平较正常人组增高，治疗后随病情的改善而均有明显降低，但仍较正常对照组增高。故凉血活血方可能通过调整机体细胞免疫功能的机制而治疗银屑病血热证。

2. 对真皮微循环的影响　真皮血管系统尤其是真皮乳头微血管的异常增生是银屑病最早发生的病理过程。VEGF 是目前所发现的生物体内最强、最特异的促血管生成因子之一，可增加血管通透性，促进内皮细胞增殖和血管形成，抑制内皮细胞凋亡而在银屑病的发病过程中起重要作用。银屑病患者皮损及血清中 VEGF 水平较正常人增加。应用中药凉血活血方治疗后，银屑病患者血清中 VEGF 水平明显降低，至接近正常对照组。中药凉血活血方能够降低银屑病患者血清中 VEGF 含量。证明抑制血管新生可能是凉血活血方治疗血热证银屑病的机制之一。

3. 对角质形成细胞及其代谢变化的影响 本研究发现，银屑病血热证患者的皮损中既有大量的增殖细胞，又有大量的凋亡细胞。增殖细胞主要分布在表皮基底层、棘层中下部，凋亡细胞亦主要表现在基底层、棘层中下部。从而验证了银屑病皮损中角质形成细胞增殖和凋亡紊乱的现象，认为银屑病的细胞动力学增加是其主要发病机制之一，角质形成细胞的凋亡和增殖在一个较高的水平上达到了一定的平衡，治疗及研究上一方面是要抑制不正常细胞的增殖，另一方面还要促进不正常细胞的凋亡。凋亡的意义在于维持细胞群体数量的自身稳定，清除变异、衰老和多余的细胞。药物对角质形成细胞增殖、凋亡作用的影响成为治疗银屑病的研究方向之一。

本研究以银屑病患者淋巴细胞与角质形成细胞混合培养作为银屑病实验模型研究凉血活血方治疗银屑病的机制。证实两种浓度的凉血活血方提取液细胞存活率都明显低于未加入凉血活血方组，说明凉血活血方对患者淋巴细胞促角质形成细胞增殖的作用有显著抑制作用，表现为角质形成细胞能量代谢水平降低。值得重视的是两种中药浓度的细胞存活率相比较，高浓度组低于低浓度组。说明高浓度凉血活血方抑制患者淋巴细胞促角质形成细胞增殖作用更强，临床应注意采用适当剂量以取得更好疗效。两种中药提取液浓度的细胞存活率高于地塞米松组的细胞存活率。但考虑到糖皮质激素在临床应用中有较多不良反应，所以使用凉血活血方治疗银屑病血热证是更好的选择。凉血活血方具有抑制细胞增殖的作用。

以 PI 和 Annexin－Ⅴ法，应用流式细胞仪分析凉血活血方（胶囊剂）及对照药物（复方青黛胶囊），凉血活血胶囊的主要成分紫草、板蓝根的有效成分——紫草素、靛玉红对角质形成细胞株 COLO－16 细胞凋亡的作用，可发现两种药物均可诱导细胞凋亡，并在一定范围内，随着浓度增高，细胞凋亡程度增加，而各组间横向比较无统计学差异，即诱导细胞作用相当。

凉血活血方诱导角质形成细胞凋亡增加现象，其实正是某些未达到正常分化程度的角质形成细胞在药物作用下加快凋亡速度从皮肤中清除出去，去陈以生新，使角质形成细胞恢复正常分化状态，从而治疗银屑病。

凉血活血方具有抑制角质形成细胞增殖和促进角质形成细胞凋亡的双重调节作用，促使表皮细胞动力学恢复平衡状态，从而维持细胞群体数量的自身稳定，达到治疗银屑病的目的。

总之，本研究证明凉血活血方治疗银屑病血热证，可能是通过系统地对银屑病的三大病机——角质形成细胞代谢异常、免疫机制异常、真皮微循环异常进行调控作用而实现的。

（首都医科大学附属北京中医医院　北京市中医研究所　邓丙戌　王　萍　孙丽蕴　金　力　何薇　娄卫海　周　垒　周冬梅　蔡念宁　陈　凯　陶　毅　王　禾　曾祖平　李伟凡　姜春燕）

多皮饮治疗慢性荨麻疹及其对血清 IgE 嗜酸性粒细胞的影响

慢性荨麻疹是临床常见病和难治性皮肤病，我院应用多皮饮治疗慢性荨麻疹 20 余年，取得良好疗效，本研究通过观察慢性荨麻疹患者治疗前后症状改善情况及血清总 IgE 水平及嗜酸性粒细胞数的变化以探求多皮饮的治疗机制。

一、病例选择

1. 一般资料 64 例患者为本院 2007 年 4 月—2008 年 8 月就诊的门诊患者。其中男 40 例，年龄18～56岁，平均36.71岁，女24例，年龄21～45岁，平均31.87岁。病程为2个月～10年。随机分为2组，治疗组34例，对照组30例，两组在性别、年龄、病情及病程等比较无显著性差异（$P>0.05$）。

2. 纳入标准 风团伴瘙痒几乎每天发生，持续6周以上（《荨麻疹诊疗指南（2007版）》）。年龄≥12岁，男女不限。

3. 排除标准 ①孕妇、哺乳期妇女。②其他类型荨麻疹患者。③伴有严重肝、肾、心脏代谢疾患。④自身免疫疾病等系统应用皮质类固醇及其他免疫抑制剂（雷公藤等）停药时间<4周。⑤使用抗组胺药的，停药时间在7天以内。⑥任何原因不能完成治疗者予以剔除。

二、治疗方法

1. 口服药 治疗组口服多皮饮。药物组成：桑白皮15g，地骨皮10g，白鲜皮15g，五加皮10g，茯苓皮10g，冬瓜皮15g，大腹皮10g，甘草6g等，水煎取药汁300ml，分2次口服。对照组口服咪唑斯汀（皿治林片），每片10mg，日1次，西安杨森制药有限公司生产。两组均服用4周。测量两组患者治疗前后血清总IgE水平及嗜酸性粒细胞计数，并做比较。

2. 指标测定 ①总IgE测定：采用荧光酶联免疫法测定，试剂盒由美国贝克公司提供，分别于治疗前和治疗结束后，抽取患者静脉血5ml，低温离心后分离血清，置－30℃冻存备测。②外周血嗜酸性粒细胞计数测定。均由我院检验科测定。

3. 临床疗效 分别在治疗前、治疗第1周、治疗第2周、治疗第4周末记录患者的瘙痒程度、风团大小和数目、持续时间和发作次数等指标，其症状严重程度按（0～3分）4级进行评分。评分标准参照文献。在疗程结束时判定疗效。

4. 疗效标准 症状积分下降指数＝（治疗前总积分－治疗后总积分）/治疗前总积分×100%。痊愈：症状积分下降指数≥90%，显效：症状积分下降指数为60%～89%，有效：症状积分下降指数为20%～59%，无效：症状积分下降指数<20%。有效率以痊愈加显效、有效例数占总例数的百分比计。

三、统计学处理

数据均以$\bar{x}\pm s$表示，用SPSS11.5统计软件包处理，进行检验和相关分析，$P<0.01$为有统计学意义。

四、治疗结果

治疗结果见表1～表3。

表1 两组患者治疗前及治疗后4周症状积分比较［($\bar{x}\pm s$)分］

组别	治疗前	治疗1周	治疗2周	治疗4周
治疗组	6.84±1.14	5.46±1.62	3.18±1.23	1.42±1.18
对照组	6.62±1.32	4.21±1.51	2.49±1.16	1.39±1.02
t值	0.67	2.15	2.67	0.827
P值	>0.05	<0.05	<0.05	>0.05

注：两组患者相比，治疗前症状积分差异无统计学意义，治疗第1周、第2周末两组的症状总积分下降差异均有统计学意义，而在第4周治疗结束时，两组的症状总积分下降差异均无统计学意义

表2　两组患者治疗4周后疗效比较（例）

组别	例数	痊愈	显效	有效	无效	有效率（%）
治疗组	34	8	12	11	3	91.1
对照组	30	14	8	8	2	93.3

注：治疗组有效率91.1%，对照组有效率为93.3%，两组有效率比较，差异无统计学意义（$\chi^2=0.34$，$P>0.05$）

表3　治疗组治疗前后患者血清总IgE水平及嗜酸性粒细胞计数（$\bar{x}\pm s$）

组别	例数	IgE（Iu/ml）		Eos（$\times10^9$/L）	
		治疗前	治疗后	治疗前	治疗后
治疗组	34	654.354±102.368	365.475±80.231	0.653±0.089	0.314±0.047
对照组	30	678.717±115.253	542.356±90.622	0.678±0.074	0.0.596±0.054
t值		12.22		19.7	
P值		<0.01		<0.01	

注：两组患者治疗前血清总IgE水平及嗜酸性粒细胞计数比较，差异无统计学意义（$P>0.05$），治疗4周后，两组患者治疗前、后血清总IgE水平及嗜酸性粒细胞计数比较，差异有统计学意义（$P<0.01$）

五、讨论

慢性荨麻疹，中医学称之为瘾疹，认为本病是因为风毒之邪侵袭人体与湿热相搏，内不得疏泄，外不得透达，郁于肌肤腠理之间，使营卫失和而发病。多皮饮是原北京中医院赵炳南老先生的经验方，我科在临床上使用屡屡见效，方中多用皮类药取其以皮达皮、取类比象之意。多皮饮方中五加皮辛能散风，温能除寒，苦能燥湿；桑白皮除肺热消肿利水；白鲜皮、丹皮、地骨皮可清热凉血；冬瓜皮、茯苓皮、大腹皮利水消肿除湿；热邪较重者，可重用丹皮、地骨皮、桑白皮；湿邪较重者，可重用冬瓜皮、茯苓皮、大腹皮；风邪较重者，可重用五加皮或可加用防风。该方组方严谨，用药精当，临床疗效颇佳。现代药理研究表明：丹皮、五加皮、甘草、地骨皮，具有抗炎、免疫调节的作用。从其功用看，多皮饮是以健脾除湿、疏风和血为功效，或许通过利湿途径能减轻细胞组织间水肿，有助于风团的消退。IgE是一种亲细胞性反应素型抗体，正常人血清中含量甚微，但在荨麻疹患者血清中明显增多，它具有亲细胞性，IgE可通过Fc段与肥大细胞、嗜碱性粒细胞上的Fc受体结合，当机体再次接触同种抗原后，过敏原即与结合在细胞表面的IgE作用，使细胞释放递质，从而有组胺及其他药物活性物质自肥大细胞释出，引起血管通透性增加而形成风团。嗜酸性粒细胞增多与变态反应性疾病有密切关系，嗜酸性粒细胞是杀伤性很强的一种炎性细胞，被抗原激活后释放大量毒性蛋白，对细胞有毒性作用。我们采用多皮饮治疗慢性荨麻疹，并和咪唑斯汀做比较，通过临床观察慢性荨麻疹患者治疗前后症状积分的改善，证实了多皮饮治疗慢性荨麻疹的疗效和咪唑斯汀相当，同时，通过检测治疗前后慢性荨麻疹患者血清IgE水平及嗜酸性粒细胞计数变化，证明了多皮饮在降低血清IgE水平及嗜酸性粒细胞计数方面，优于咪唑斯汀。咪唑斯汀的药理作用被认为是：①对组胺诱导的毛细血管通透性增加、水肿及支气管有抑制作用；②抑制抗原诱导的组胺释放及花生四烯酸诱导的皮肤炎症，抑制5-脂氧合酶活性，减少白三烯的产生，从而发挥其抗炎作用。由于目前对中药药理的研究多以单味中药进行，对复方的研究由于受技术和条件的限制，少有进行。我们推测多皮饮和咪唑斯汀治疗慢性荨麻疹的作用机制可能有所不同，其具体的作用机制有待进一步研究。

（新疆医科大学附属中医医院皮肤科　文　谦　张成会　指导：刘红霞）

趣论赵老“淘砌”疗法

“淘砌”疗法是赵老治疗体表溃疡的一种独特疗法。“淘砌”一词来源于赵老对生活与医疗的深切观察。中华人民共和国成立前，有一位腿部溃疡的患者，根据热盛肉腐的理论，内服大量清热解毒药物，外用化腐去瘀药膏，早期虽有一些疗效，但后来溃疡变化不大，赵老百思不得其解。有一次，赵老在村头散步，巧遇一个顽童，向正在挖建的水井中撒尿，村民上前制止这个淘气的小孩，一面立即叫人将脏水淘掉，同时马上砌井，刚砌一段，水位又上升了，村民将涨上的水淘掉，再砌一段，就这样一会淘水，一会砌井，不久这个水井就砌好了，从而改变了那种头天挖井，第二天溢满了水，没有办法砌井。正在这样无计可施的时候，这位淘气的儿童给了大家启示，淘一段，砌一段，这一淘一砌终于使这些从未建过井的村民建好了这口井。“淘气”与“淘砌”同音，赵老是个悟性很高的人，他从边淘边砌中得到了启示，治疗溃疡病，也应该是化腐的同时应用生肌，边消边补，这不也是边淘边砌吗？赵老在上述那位患者的内服药中，加入补气之品，外用药中加入生肌之药，不久溃疡就愈合了。此后，对类似疾病也常采用消—淘与补—砌同时应用，化腐时不忘生肌。临床效果有了明显提高。举例说明：

赵某，女，56岁。初诊时间：2011年10月27日。

右下肢红斑水疱疼痛25天，溃烂半月余。检查：右大腿内侧可见绿豆大小的斑丘疹，呈簇状分布，其屈侧可见20cm×10cm溃疡面，深度为0.3～0.5cm。在水肿性肉芽上，有较多的脓性分泌物。边缘黑褐色厚痂，略有潮红水肿，双侧腹股沟淋巴结不肿大。血常规：白细胞总数$7.43\times10^{9}/L$，中性粒细胞比例63.2%，淋巴细胞63.2%，嗜酸性粒细胞1.9%，红细胞总数$4.01\times10^{12}/L$。此外，病理检查为坏疽性脓皮病。中医辨证为气滞血瘀，经络阻隔，毒热下注。治宜清热解毒，益气养血。方药：金银花、连翘、紫花地丁各10g，草河车、蒲公英、土茯苓、黄芪各15g，水煎服。一日一剂。

外用高锰酸钾溶液清洗后，溃疡面外盖红纱布药条。

二诊：一周后，溃疡面积明显缩小，疼痛也有所减轻。步上方加强益气养血、健脾利湿之品。方药调整为金银花、连翘、白术、茯苓、赤芍、当归、紫花地丁各10g，蒲公英、草河车、土茯苓、黄芪、太子参各15g。

外用药同前。

三诊：服药两周后，患处无新的皮损发生，原患溃疡全部愈合，继服上方7剂巩固疗效。

按语：坏疽性脓皮病是一种慢性、复发性、溃疡性皮肤病，中医学称之脓皮病。多因素体气虚，感受湿热毒邪，正虚邪实，不能托毒外出，血毒内陷而成。本案辨证为本虚标实，治疗上“祛邪—淘”与“补虚—砌”同时进行。初期邪实，祛邪解毒之品比例较大，后期正虚明显，补虚健脾之品逐渐加大。方用金银花、连翘、公英、紫花地丁、草河车、土茯苓清热解毒来“淘掉毒邪”，黄芪、白术、茯苓、太子参健脾益气来“砌护正气”，当归、赤芍养血活血。外用红纱布药条主要成分为红粉（红粉又名红升丹）常用于疮疽溃后，脓出不畅，腐肉不去，新肉难生。红纱布药条亦为化腐—“淘法”，生肌—“砌法”并用之品。这种补泄“淘砌”之法并用，临床常能取得较好的疗效。

（首都医科大学附属北京市中医院皮肤科　马一兵）

缅怀恩师

追忆恩师赵炳南先生

赵炳南老大夫，是我的中医启蒙老师，今年是赵老先生诞辰110周年，借此机会，与大家共同重温一下当年我跟随赵老学习的岁月。

我初次见到赵炳南老大夫是在中央皮肤性病研究所学习的时候，有一天我去中医科门诊，一进门就看到了一个老大夫正在给一个患臁疮腿的病号换药，创面溃烂，腥臭的脓血令人望之欲呕，常人避之唯恐不及，而这位老先生却似乎全然不觉，让我不禁油然而生敬意。后来得知这位老先生就是著名的赵炳南老大夫，这个场景对我触动很深，至今回忆起来还历历在目，这也是我后来决意师从赵炳南先生的一个缘起。

赵炳南老大夫在中华人民共和国成立前就已经名满京城，但是他从来不摆名医的架子，生活作风朴素，每天都走路上下班，就连去中南海给中央领导看病也是走路去，结果还在中南海门口被警卫拦下来，闹了误会。总理发现后，觉得赵老大夫名高望重而且年事已高，就亲自批给赵老大夫一辆轿车，结果这辆车赵老大夫也没有自己用，回去就交给了中医医院。

我追随赵老学习前后一年多，在此之前，一直从事西医皮肤科工作，当时西医对于许多皮肤病的治疗缺乏有效的手段。跟随赵老期间，逐渐见识到了中医药的神奇疗效，并在赵老的影响下最终走上了中西医结合治疗皮肤病的道路。

赵炳南老先生非常重视简、便、验、廉的治疗方法，善于就地取材，在缺医少药的情况下一样可以为人民解除病痛。比如赵老在农村医疗队时，没有药材，他就树上摘点桑叶，水里捞点浮萍，一样可以治疗荨麻疹。他的很多方法简便而实用，直到今天仍有很高的临床价值。赵老喜用马齿苋治疗急性湿疹，简单又有效，到现在临床上还有很多人在用。我感触最深的赵老最喜欢用的一味药就是楮桃叶，当时我看到他给老年皮肤瘙痒、湿疹的病人治疗效果非常好，而且楮桃叶在北京到处都可采到，不用花一分钱。再比如龙胆草是一味清肝胆热的药物，赵老经常用来治疗面部的急性炎症，后来我在研究化妆品皮炎的过程中逐渐体会到龙胆草的神奇，有些接近毁容的严重病患，我就用赵老的经验，龙胆草加甘草湿敷，效果非常好。赵炳南老大夫看病时处处为病人考虑，很少用昂贵的药物加重病人的经济负担，不让病人多花一分冤枉钱，这种高尚的医德在今天依然是我们应该学习的。

赵炳南老大夫医技精湛，胆识过人，临床上屡屡能起沉疴，愈大病，治疗了大量在今天看来都尚属医学难题的重症病例。比如当时有个白塞综合征患者高某，口腔、外阴长期反复溃疡，双眼发红，视力模糊，连斗大的字都看不清，在西医院使用了大量激素、多种维生素、胎盘球蛋白等仍无法取得满意疗效，反而有逐渐加重之趋势，后来延请赵炳南老先生会诊，赵老医生采用中医辨证施治配合西医的激素治疗，迅速控制了病情，并逐渐将激素撤掉，最终使用中药将病人彻底治愈，迄今为止已近四十年未复发，患者视力恢复很好，至今仍能阅读报纸，此患者现仍与我保持联系，这一病例收录在人民卫生出版社所出版的《赵炳南临床经验集》中。赵炳南老大夫在碰到危重病人时，不退缩，不推诿，敢于挑担子，勇于承担责任，这一点给我的印象非常深刻。记得有个系统性红斑狼疮的患者高某，当时已经发展到脑型红斑性狼疮，昏迷不醒，下了病危通知，他爱人唯一的希望就是他能清醒过来说上一句话。当时激素还没有广泛应用，而且价格昂贵，西医对于这个病束手无策，国内西医的一些专家都已经建议放弃治疗了，家属连给他送终的衣服都领了，可以说这种病人救治起来难度很大，很多医生都怕治不好反而丢了脸面，但是赵炳南老先生并没有放弃，积极治疗。我记得当时赵炳南老先生给他用的是周氏回生丹，使用汤药经胃管滴入，几天后病人奇迹般地苏醒了过来，能和家人说话了。后来又经过一段时间的精心调治，病人慢慢地康复了。到现在给他治病的医生都已经过世了，他还健在，有时还会来空军总医院看望我，他对于赵老当年将他从死亡边缘救回来的恩情始终念念不忘。何斌杰，是中国第一代空军飞行员，由于患上结节性脉管炎，腿肿得很厉害，疼痛难忍，西医外科在万般无奈之下，准备给他锯腿，对一名飞行员而言，这意味着蓝天生涯的彻底终结，也是党和国家的损失。赵炳南老医生参与会诊后，坚持采取保守治疗，采用清热解毒、活血消肿的中药汤剂内服，配合中药熏浴，同时鼓励病人进行器械锻炼，数月就取得了很好的疗效。到病人出院的时候，已经健如常人，并且不久后重回蓝天，在飞行生涯立下了不少战功，一直到56岁才退休。这些都是令我终生难忘的病例。在赵老医生的身边，我深切地感受到一种面对困难的勇敢与自信，古人有云：“言不可治者，未得其术也。”面对再难治的疾病，都不要绝望，不要被病魔所吓倒，只要积极寻找得当的方法，坚持不懈，就一定能够最终取得胜利。

赵炳南老先生毕生潜心医药，在中医皮肤科领域取得了巨大的成就，他一生积累了许多宝贵的医疗经验，这其中既有他继承先人的精华，还包括他从民间搜集并在临床加以验证、改进的许多医疗方法。最难能可贵的是，他摒弃了旧社会那种“教会徒弟，饿死师父”的保守观念，将自己的经验毫无保留地传授给学生。在我跟随赵炳南老先生的日子里，他一直手把手地教授我，为我答疑解惑，在我的心目中，他永远是我的启蒙老师、授业恩师。赵老常说“学无止境”“学习不停留”，我如今虽已七十有余，但仍不敢忘记赵老教导，日夜自勉，勤学不辍。

赵炳南老大夫一生献身广大人民的健康事业，扶危济世、死而后已。他对待病人从无贫富贵贱之别，他的病人群中，既有满清皇帝、民国军阀，也有新中国的最高领导人，但是更多的还是来自祖国各地的工人、农民，他都一视同仁，毫无偏私，尽心竭力为病人诊治。这一点，对我影响颇深。如今我的病人也是来自五湖四海，不管病人是将军还是士兵，是干部还是农民，是至亲挚友还是素昧平生，我都牢记赵炳南老先生的教诲，不敢有丝毫懈怠。在他身上，我看到的是一种济人救世的伟大情怀，是一种苍生大医的风范。从他身上，我学到的不只是他的精湛医术，更重要的是他淡泊名利、救死扶伤的高尚医德，是他不畏艰难、勇于探索的开拓精神，这些也是我在跟随赵炳南老先生的岁月中收获的最宝贵的人生财富。

（空军总医院皮肤科　蔡瑞康）

怀念恩师赵炳南先生

值此纪念赵炳南老先生诞辰110周年之际，现仅将能回忆起跟赵老学习情况及教诲择其精要并略附个人体会述之于后。自幼拜北京外科名家赵炳南先生为师，医馆设在北京西交民巷，每日上午随师门诊，平日门诊门庭若市、络绎不绝。在赵老亲自指导、耐心教诲下，耳濡目染，心领神会，有所熏陶，经一段过程，自己勤学多问，并能实际操作，如抄方，给患者外敷药、包扎、协助做小手术等，下午随师出诊治疗患者，如搭背、对口疮等，大部分是卧床老年患者。我在医馆里亲眼目睹有病人韩某患对口疮及高某患搭背疮，经赵老精心治疗，内服托里排脓汤剂，外用化毒黑布膏，后创面腐肉脱出，脓液微量时，内服益气健脾汤剂，外用珍珠散、生肌膏，创面渐渐愈合，恢复健康。两家家属不胜感激，特制匾额两块，先后隆重送到医馆悬挂，以表谢意。先生经验丰富、医术高超、活人无数，对待群众不论贫富，一律平等。赵老有两条信念，即“岂能尽随人意，但求不愧我心”。先生遵守医德以“品端术正”为座右铭，素以济世为怀，能接济贫苦大众，对无力就诊的劳动人民常常免费看病赠药。若有需要手术的，赵老常解囊相助，让病人先进点饮食，然后再做手术，以免患者有体虚晕厥之虞。

先生治学严谨，诲人不倦。平时诊余时间，定期指导我们学习，首选《医宗金鉴·外科心法要诀》《汤头歌诀》《药性赋》，并参阅《外科正宗》《本草备要》等。通过赵老详尽讲解和自己由浅入深的领会，从中吸取精华，充实自己之不足，这一切奠定了我中医的理论基础。先生经常结合临床实践与我们讨论研究病例。先生认为皮肤疮疡虽形于外，但其病因多数发于内。皮肤病损的变化与阴阳平衡、卫气营血之调和、脏腑经络之通畅息息相关。外科识病辨证为其关键，尤其在顺逆二症之下，更是重要。在治疗中应注意局部与整体结合。我们聆听这些论述，深受教益。1945 年北京回教协会建立普慈施诊所，系由赵老赞助一部分资金完成的，并创办回民幼童割礼工作。我是普慈施诊所外科医师，并担任割礼工作。赵老定期来诊所义务门诊，该诊所给病人用的药品由赵老供应，使回民地区人民看病更为方便，群众十分欢迎。

中华人民共和国成立后，在党的政策的光辉照耀下，中医事业不断发展。1956 年赵老参加组建北京中医医院，赵老是第一批参加医院工作的。离开了个人多年经营的医馆，投身到伟大祖国社会主义建设的行列中，赵老并带动我们这些徒弟及医馆的工作人员参加公立医院的工作。以后赵老将自己积累的对外科疾病的治疗方法和自己研究的各种经验方，全盘托出，交给中医医院为外科应用。赵老对中医事业无限忠诚，对待医术精益求精，看病细致全面，一丝不苟，从不保守，有时来诊者患急性感染的皮肤病，当即介绍到西医院治疗，对待工作勤勤恳恳、任劳任怨，治学严谨，诲人不倦，注重临床实践，这种精神永远激励后人。医院为赵老诞辰110 周年举行纪念活动，我认为应在社会主义大家庭中贯彻党的中医政策，总结赵老临床经验，以促进中医皮科学术水平提高。

（首都医科大学附属北京中医医院皮肤科　何汝翰）

愿赵老英名永垂不朽

我于 1956 年大学毕业分配到解放军总医院皮肤科工作，当时为贯彻、执行毛主席“中西医结合”的方针，所有西医师要学习中医药理论知识和实践知识，我有机会到北京中医医院皮肤科跟赵老学习中医皮肤科学的理论知识和临床实践。在医院工作期间经常邀请赵老来我院会诊，有时到首长家出诊，因此我在赵老身上不仅仅学到了中医中药辨证论治的知识，更学习到了赵老崇高的为人民服务精神和崇高的医德。

跟着赵老进修实习时，每天挂赵老号的病人门庭若市，病人候诊人数很多，赵老结合每位病人的病情，进行望、闻、问、切，号脉很认真，看舌苔很仔细，看皮疹更重视，然后他下出诊断，仔细斟酌开出每一味中药的剂量，有时对个别中药加工、入药方法还要标明，如“先下”“后下”等注意事项，开完方子请赵老过目后再交给患者去取药。看到赵老视病人如亲人、认真负责的精神，我们当学生的非常感动。他所开的处方用药绝大多数是常用药、便宜药，有效的中草药，较少用贵重药、奇缺药，有时结合一些他亲自研制的中药丸、散、膏、丹，这样北京中医医院皮肤科有许多用之有效、毒副作用小的赵老研制的各种丸、散、膏、丹。有时碰上很穷的病人，挂了号，看了病，抓不起药，他把放在诊室里的芦荟掰一块给病人，告诉他回去好好涂擦也能见效。上午半天挂赵老号的病人太多，有时快要下班了，还有许多候诊病人，他就辨证论治地开出丸、散、膏、丹的成药，这样就快一些，病人用了也很有效。我跟着赵老学习时，看到许多复诊的病人治疗效果很好，特别对赵老和蔼可亲的态度十分满意，这些患者拿着赵老开出的方子，双手拿着，一面退出，一面道谢。

赵老对中医中药辨证论治的造诣很深，对皮肤病他十分精通。有时我们一起参加全国皮肤科学术会议，在会议休息期间，或外出参加活动，赵老一走出会场，路边、道旁的花花草草就把赵老吸引了过去，他对我们跟着他学习的学生们如数家珍一样，一个草，一个花，每一种植物，津津乐道地讲它们的药性、药味、作用、入什么经、起什么作用，治疗什么皮肤病有效，走得很慢，看得很仔细，讲得很认真，学生提问题，他还做补充解释。从赵老讲解中我们学到了更深刻、更形象、更容易体会记忆的知识，这比课堂上讲的中草药知识更形象、收益更大，好像上了一堂生动有趣的中医中药知识的实习课，这种机会很难得。

中央皮肤性病研究所成立于1955年，当时党委书记是戴正啟同志，所长是胡传揆教授，副所长是李洪迥教授和赵炳南研究员。赵老把他终身研制、应用有效的丸、散、膏、丹等带进皮研所，李洪迥教授也虚心地、认真地向赵老学习中医中药知识，他密密麻麻地记在他的小本上，有时他看病也开一些从赵老处学来的中医中药方子，也取得了很好的疗效。赵老经数十年研制的“黑布药膏”治疗瘢痕痤疮和慢性顽固性皮肤病很有效，它既能软坚散结，又能止痛止痒，所内大夫们用了之后称道黑布药膏疗效很好。胡传揆院长（北京医科大学院长，兼皮肤病研究所所长）和李洪迥教授带着黑布药膏治疗皮肤病疗效观察的论文参加了国际皮肤科学术大会并在大会上做了报告，受到了大会代表的热烈欢迎，影响较大。

301医院是为广大指战员服务的军队医院，又是为中央领导和中央军委首长服务的保健医院，当时的中央领导、十大元帅、高级将领多在我院诊治、医保，有许多领导患有皮肤病，我们诊治疗效不能令首长满意，他们提出来要看中医，要请赵炳南老中医诊治，所以我经常陪同首长预约好到中医医院请赵老诊治，按赵老的开方，我院抓药，煎药，必要时购买一些赵老研制的丸、散、膏、丹，经过治疗效果确实很好，经过2至3次复诊就治愈了，首长非常满意。有时首长年迈，行动不便，职位较高，就请赵老来我院会诊，我与赵老联系，约定时间，接他来我院为首长诊治疾病。赵老总是认真地望、闻、问、切，仔细观察皮疹，最后做出诊断，赵老确定辨证论治的方针，然后一味一味地开出中药，注上剂量，告知注意事项，我一句一句地记录下来，写在会诊病历上，开方，煎药，首长用药非常认真，因为他们知道赵老医学造诣很深，临床经验丰富，治疗效果令首长非常满意，给我们治疗疑难病给予了大力支持。有些特别的情况下，赵老开方后，我们去取赵老研制的丸、散、膏、丹，等看完病，开完处方，赵老向首长进一步讲解病情、用药方法、注意事项后，就到吃饭时间了，我们想请赵老吃完饭再送他回家，他说我是回民，不在外面吃饭，我说我们医院营养室也有回民厨师，他坚决要回家吃饭，从来没有在我院吃过饭。凡是经赵老会诊的首长严格遵照赵老的医嘱执行，确实收到很好的疗效，当然首长们也很感谢赵老，称赞赵老医术高明。我们有一位首长在足跖部长了一钱币大的慢性溃疡，住院时间已很久了，由于溃疡边缘卷起，上皮爬不过去，久治不愈，后来请赵老来会诊，他根据老年人小腿慢性溃疡诊治的经验，用活血化瘀方法，促进溃疡愈合的汤剂，外用药治疗，差不多一个月左右复诊一次，三次复诊把住院半年未治愈的“老烂腿”治愈了，当然首长非常满意，迈着健壮的步伐出了院。

有一次为邓小平首长看皮肤病，请赵老出诊到邓老府上看病，一切联系、安排工作均办妥，到了邓老府上，邓老夫人卓琳跟我们讲她还请了老家著名老中医来京与赵老一起为首长治病，我一听麻烦了，我与卓琳同志解释西医可以请几位专家会诊，各持已见可以探讨，最后达成共识，给予治疗，而中医不能会诊，一位中医辨证为“阴虚”，一位中医辨证为“阳亢”，这无法协商、会诊，但不能让卓琳从四川请来的名中医看病也不行，我想出办法，我陪同赵老给首长看病，由赵老开方治病，送走赵老，我再陪同四川老中医为首长看病，让开出处方，两张处方由我们保健专家来决定，最后大家一致意见认为赵老的方子比四川中医的方子更符合邓老皮肤病的辨证论治，而且安全有效，我们按赵老的方子抓药、煎药、服药，把邓老的皮肤病治愈了，我们为邓老高兴，也佩服赵老医术高超，用药如用兵，针对性高，效果好。

在赵老诞辰110周年纪念活动中，学生把赵老的二三事写出来以示学生对老师尊敬，衷心地祝愿赵老英名永存。

（解放军总医院皮肤科　虞瑞尧）

我的老师赵炳南

1974年深秋的一天，天空中淅淅沥沥地飘洒着几滴小雨，给人们带来了一丝凉意。然而在北京长安街边的一座大剧院里却洋溢着春天般的温暖。这一天来自北京市卫生系统的296名老中医将在这里收下由北京市卫生局为他们在各区县选拔的一批305名徒弟，在悠扬的音乐声中拜师大典正式开始了。

这次中医界集体拜师大会是第一次由北京市卫生系统主办的，是人数最多、涉及面最广的一次，也是新中国成立以来规模最大的一次。

会上北京市原卫生局局长金局长主持会议，我院原党委书记、院长葛英武，老中医代表赵炳南、王嘉林等参加了会议。会上老中医代表和徒弟代表分别做了发言。有幸的是作为徒弟代表的发言则由我们的同班同学承担，为此我们感到无比的自豪。

集体拜师的第二天我们回到了北京中医医院，上午9点在当时中医医院最大的会议室（灰楼会议室）里中医医院党委为我们举办了个人拜师仪式。会上赵炳南老中医代表全体带徒的名老中医做了发言。然后由党委书记葛英武宣布师徒名单，名单宣布后我们分别向各自的师傅行拜师礼，即确立了师徒关系。

当时参加会议的还有中医医院院长张敬发、张秀岚，人事科科长、医务科科长以及门诊部主任等。

自从1974年拜师以后我便跟随赵炳南老师抄方学习。在跟随赵老抄方学习的十年中受益匪浅，不但学到了许多业务知识，更是学会了如何做人。赵老不但医技精湛且为人正直谦和、平易近人。对待患者无论贫富均一视同仁，尤其对家境比较贫寒的患者更是百般照顾。他常说：我来自底层人民，深知穷苦人看病不容易。旧社会皮外科患者多为穷苦人，一旦得了“腰痈、搭背、砍头疮”，就会“腿歇工，牙挂对”。不但失去了养家糊口的能力，还要花一大笔钱治病。

所以师傅对那些无力就医的患者，秉承“穷汉子吃药，富汉子还钱”的原则，总是让他们免费看病吃药，分文不取。但对那些官宦人家则一个子儿也不能少。他的信念是：岂能尽遂人愿，但求无愧我心。当得知某患者家中有困难时更是像亲人一样对待他们，有时看到远道而来就诊的患者家境比较贫寒便慷慨解囊从不吝啬，早在医馆时就立下了“施诊”的规矩。有时了解到换药的患者一大早赶来就诊没有吃早饭时便拿出钱来让他们先去买点心，吃饱了再给他们换药以免他们在治疗中晕倒。但对待自己及家人则要求甚严，不但自己节衣缩食做出表率，更不准家人铺张浪费。就连我们这些弟子也是如此。我的老师一生德高望重，治学严谨。中医学源远流长，在浩瀚的医海中老师最为钟爱于《医宗金鉴·外科心法要诀》《外科明隐集》《疡医大全》等名著。勤学苦读，反复揣谋，经常青灯黄卷，以待黎明。

赵老一生廉洁行医、团结尊重同道，毫不保留地传授知识。经常对我们说：过去中医外科被人看不起，外科大夫被叫作“瞧疙瘩的”。现在有了共产党的领导，中医地位提高了，受人尊敬了，你们一定要好好学习，平常要多积累一些东西以便充实自己。他常常告诫我们“点点滴滴不可不记，零零碎碎解决问题”。

老师常说皮外科疾病与其他科的疾病一样变化万千。皮肤疮疡“虽形于外，而发于内”，“没有内乱不得外患”。皮肤病损的变化与阴阳之平衡、卫气营血之调和、脏腑经络之畅通息息相关。赵老认为许多皮肤疮疡的发病系阴阳失调、气血不和所致。因此，赵老强调治病一定要从整体出发，特别是皮肤病除了要认真仔细地观察皮肤的病损，更要把脉问诊，四诊八纲综合诊治，才能得知患者的真正病情，从而进行立法处方，使阴阳平衡，气血畅通，疾病得以治愈。

在用药上常以调和阴阳、调和气血的药物，均取得满意的疗效。赵老常以天仙藤、首乌藤、钩藤、鸡血藤来调和阴阳，疏通气血。赵老认为天仙藤入肝、脾、肾经，其味苦主疏泄，性温以通经，因入肝、脾、肾故可活血通络利水，祛风活血，条达周身；首乌藤入肝、脾、肾、心经，养血安神，祛风通络，又可补中气通血脉，且能引阳入阴；钩藤入肝、肾经脉，性味甘凉，可息风定惊，清热平肝；鸡血藤入心、脾经，性味苦温微甘，乃行血药中之补品，可祛瘀生新，又能舒筋活血，且调理气血之运行。

综上所述，四药联合应用进行加减可通行十二经，通调血脉，以藤达络，起到承上启下、调和阴阳之功。

大家都知道胶原病目前仍是世界上难以治疗的顽疾。而早在20世纪70年代赵老在治疗胶原病上就有了自己的独到之处。他认为胶原病系阴阳失调、气血不和、经络阻隔所致。在治疗上则以扶正祛邪、调和阴阳为主。并嘱咐病人除了要按时服药还要避免急、气、累、风、光。在用药上常以秦艽、乌蛇、川连、漏芦、白花蛇舌草为基本方进行加减，均取得了意想不到的疗效。

师傅在晚年时常说的一句话“知识不停留，经验不带走”。在耄耋之年还经常教导我们要善于学习，不仅向书本学，向老师学，还要向病人学，向民间学，不可忽视只言片语。现在师傅虽然离我们而去，但他的教导仍时时回响在我的耳边。他对中医事业的无限忠诚，对技术的精益求精，对工作的勤勤恳恳，任劳任怨，一丝不苟，诲人不倦的精神永远激励后人。师傅的一生是光辉的一生，是为人民服务的一生，他把整个人生全部贡献给了中医皮外科事业。现在回想起跟师学习的情景心里还总有说不出的激动。但老师已经走了多年，我只能用“今朝回顾甲寅年，我的师傅赵炳南。行医开药把病看，留得美誉在人间”来怀念我的老师！

（首都医科大学附属北京中医医院　高宝玲）

点点身边事，娓娓心中情

赵老离开我们已经将近25个年头了，25年，说短不短，说长不长，不短中，中国走过了不平凡的改革之路，不长中，赵老的音容笑貌仿佛又回到了身边。刚得知要写这篇文章的时候，心中散落着的是赵老生活、工作的点滴碎片，魂梦之间，赵老的形象再一次渐渐地清晰起来：一个身材瘦高的老人，脸上挂着一如既往的笑容，依旧穿着棉布衣裤、圆口布鞋，时而是坐在病人的床边，嘘寒问暖，时而是端着一杯清香的碧螺春，给学生们讲着书里书外的知识，随着缕缕茶香，丝丝暖意，回忆飘到了遥远的年代，在回忆中，得以重回陪伴在赵老身边的日子。

时间追溯到20世纪60年代初，那时我刚刚毕业，来到北京中医院，随赵老工作学习，认识了一个叫关广和的19岁男孩。男孩是农村人，父母双亡，由奶奶将其抚养长大，男孩身患牛皮癣，全身遍布脓疱，高烧难退，住在了赵老的病房。赵老每次查房看他，总是给他带着点茶水、西瓜之类的，坐在男孩的床边，聊着家常，问着病情，还不忘鼓励男孩，树立信心，保持乐观的态度。男孩饭量大，赵老就带头为他捐饭票，在赵老的带动下，全科人都加入了捐赠的队伍当中。孩子的病情很重，赵老放心不下，每天下班临走前，赵老必定要再去病房看看男孩，这才离去。“文革”前，这个男孩一共住了三次院，每次近十个月，这些日子里，赵老不仅给了孩子精湛的医疗，更给了他父亲般的鼓舞，母亲般的关爱，这时候，赵老最常说的一句话——“他们是最需要帮助的。”

赵老一生中，结识诊治了许多社会名人，其中尤以戏曲曲艺界为多。还记得京剧名家张君秋先生患了带状疱疹（串腰龙），第一次来找赵老看病时，张君秋捂着胁肋，面露苦色，在家人的搀扶下缓缓坐下，未及开口，赵老已经了然于心，一番诊视之后，开处汤药，并予黑拔膏棍，一周后，张君秋先生自行步入门诊，向赵老深深地鞠了一躬，赵老将其扶起后，张君秋激动地说：“赵先生，您救了我！”后来据张君秋先生介绍，用药之前每天只能靠在圈椅上休息，按赵老所处方药治疗，第二天便已能平躺，一周以来，疗效自然卓著。新凤霞的老师李忆兰先生在中华人民共和国成立前因舞台工作需要，应用了大量的官粉、朱砂等化妆，以致皮肤颜色黯黑，赵老看到后深感惋惜，说道：“太可惜了，现在这个年代就不会了。”并安慰李忆兰需要长时间耐心治疗。赵老以六味地黄丸为汤，加菟丝子、沙苑子、枸杞子、女贞子、黄芪、白术，滋补肝肾、扶助脾气，外用白绫，内包白玉，沾上茯苓粉、珍珠粉，摩擦面颊，这一方法每日应用，伴随着李忆兰先生，直至辞世。

赵老的诊室桌上，摆放着一只白色茶盘，里面放着拔膏棍、乌贼骨、甘草油、祛湿散、黑布药膏、化毒散膏、酒精灯，大部分人第一次来都不知道这些东西的用途。盘里放着的都是赵老常用的治疗药物或工具，因需要患者回家自行上药，赵老担心病人用法不当，特地将这些药具放在诊室之中，对每一个患者都细致说明，手把手地教会病人。如湿疹病人使用三方熏药卷，要用草纸卷上药末，纸边钉紧，赵老会叮嘱病人，点燃后要用烟熏，什么距离，什么姿势，多长时间，赵老都会一一说明，直至患者完全明白为止。这样耐心地指导病人，也许对一两个人、坚持一两天是很容易的，但是赵老一坚持就是数十年，从不间断，白色茶盘也始终没有从桌上消失，数十年地陪伴着赵老和他热爱的事业。

赵老出身贫寒，所以一生中都对贫苦患者有一种特殊的感情。早年个体开诊时，赵老曾给吴佩孚、张作霖等大军阀诊病，所收诊金全部用来接济穷人。穷人看病不但不收诊金药费，远道而来的甚至还赠送路费，尽可能减轻穷人的负担，让穷人受益。在中医院工作初期，医院为赵老配置了人力车，包车费用由院里统一支付，而赵老每次逢年过节总是要再自己拿些钱，送给车夫当作礼金。

这种关怀，不仅体现在穷人身上，也体现在所有病人身上。回忆中，赵老的身影出现在搽药室中，鼓励病人坚持治疗；赵老的身影出现在洗疗室内，亲手试着药汤的温度，叮嘱着病人不要被烫伤；赵老的身影出现在病人床旁和办公室里，调整方药后总是要再看几遍，确保无误；赵老的身影出现在因脉管炎截肢的患者身侧，仔细地听着患者哭诉，关切地拍着患者的背，告诉他："不要难过，虽然少了一条腿，装上假肢，依然可以为社会做贡献!"；赵老的身影出现在学生母亲的病榻边，把脉开方，指导换药，直至碗大的压疮完全长好，多少次，失语的母亲眼中满是泪水。

"文革"初期，年过花甲的赵老未能幸免冲击，行动受到了错误的限制，有家不能回。一次我去给赵老送饭，赵老仍不悲观，仍然要"相信党，相信人民，要为党为新中国继续工作"。不久，赵老回到工作岗位，正值中央号召放下架子，大夫也做护士的工作，当时在肛肠科值班的赵老，亲自为病人打开水，亲自将饭菜送到病人床前，亲自端送几十斤重的坐浴水……那一年，赵老67岁。很多人劝他，但是赵老只是淡淡地说"一切以病人为第一"。这应该是赵老人生中最低潮的时期，但赵老将这些看作都会经历的过程，从没有过一句怨言，也从未有过自弃，更从未停止过为国家、为人民的服务。每当有病人在赵老面前怨声载道、出言不逊的时候，赵老仍旧会说："要相信社会，政府会帮助解决大家的困难。"劝说病人要忌"急气怒恼"，"男女老少都有不如意的事情，不愉快的时候要想一想高兴的事"，"要善待别人，就是善待自己"。经过赵老耐心的劝导，病人能够认识到自己的问题，平心静气地继续治病、工作，这一点，早已超出医疗范畴以外了。赵老不是共产党员，但是我们在他身上看到的不只是坚定纯正的党性，更是宽厚善良的人性，是眼光宽阔、心地纯善、善解人意、与人友好的天性。

1952年，赵老受邀出任中医院院长，当即将家中个人开业时的刀剪、铜盘、瓶罐等各种工具、器具，连同自己的技术与能力，一并带到了中医院，创办了中医院皮外科，为中医药在皮外科诊治领域中提供了更为宽广的舞台。1984年8月6日赵老谢世，而之前3个月，赵老还工作在自己的岗位上，赵老为这一事业无私地奉献了自己毕生的精力，在治学、行医、教学、为人等各个方面无不可谓后人楷模，给我们留下了取之不尽、用之不竭的精神遗产，赵老可谓是中医界的一代伟人!

（卫生部中日友好医院　钱文燕）

怀念恩师赵炳南国医大师

立身之卓荦兮不畏煎熬，气质之融通兮宽厚仁豪。
品格之磊落兮势利难摇，医坛之诚挚兮满园李桃。

二十世纪五十年代，有幸遇到恩师赵老先生，他的慈祥善良、忠厚尊重，感动了整个北京城及周边许多城市，更感动了我这个初出茅庐的学生。他的医德高尚、医术精湛、作风正直、心地仁慈有口皆碑。赵老在北京医界之声誉与四大名医齐名，医术与之并驾齐驱，或有过而无不及，获得北京城各阶层的同声赞誉。我有幸在五十年代中叶，受卫生部机关卫生处之命，凡中央直属医院，必须与北京市相对医院结成技术上的组合，我院被规定与市五院成为相互联系之小组（五院即今之中医医院），赵老是该院皮科主任，我是四院皮科主任，从此以后的二三年中，每周小组联系一次，内容为学术上的讨论与发展，中西医如何互相学习、新技术的探讨、组合学术论文、开展新业务等。当时市第五医院皮科有何汝翰老师、张作舟医师、马莲生医师、张志礼医师刚从西安医学院毕业分配到五院，五七年与我一起到北大医院进修一年，中央四院有我之外尚有谈茂生主任、杨莹琪医师，此时我们在赵老师教导与带领下，学了许多中医药知识，比如每味中药的性能、汤头的组合、四诊，舌象脉象（二十四脉），从基础学起，乃至把脉、处方，甚至怎样制作熏药、怎么熬拔膏棍，怎么挑选蜈蚣之大小长短，顺时针搅拌拔膏，丝毫不可乱了顺序和章程，赵老都是手把手地细心教导我们，获益匪浅。此时我对中医有了深一步的认识，全靠赵老的耳提面命，一步步引导我进入中医佳境，对于一个刚从事医学的学徒，赵老是让我得益最多的老师，此后赵老在皮肤病研究所，每周讲两次课，共半年多，我每课必到，从来没有落过赵老的课程，我是赵老的学生，是崇拜者、是老老实实的追随者。

在与赵老合作中，与赵老、作舟学长合写几篇临床病例小结，刊登于中华皮科杂志上，所得之稿酬赵老一分钱也不要，让我与作舟平分了，赵老疼爱我与作舟，使我与作舟身受其恩其德，不但教我们许多知识，还教我们如何善待病人，得一点稿酬也让我与作舟学兄分享了，我们怎能不受感动呢?!

赵老离开我们已几十年了，我们时刻地思念他老人家的恩德。

已丑年重怀旧情，惋昔日之聆教，痛吾师之永诀，心绪楚楚，不堪言表，但愿逝者在天之灵安息吧！恩师的音容宛在，德范犹存，恩师在世有节，逝世有灵，祈请鉴此片文，表达寸心。

（北京隆福医院皮肤科　林秉端）

缅怀恩师赵炳南教授

我幼年学医，有幸投师门下，深得恩师教诲，受益终生。今逢恩师 110 周年诞辰，爰书此文，以示怀念。

一、医德高尚，济世救人

1945 年 1 月，我经杨明远大阿訇举荐，到赵炳南老师的医馆拜师学医。医馆位于北京西交民巷，每天来就诊的病人很多，老师六七点钟就开始工作。在跟随老师应诊过程中，我深深地感触到老师对待病人那认真、细心、一心一意为病人着想的精神，体会到医患之间的感情。

在那个时代，人民生活贫苦，有病无钱医治。特别是得了皮外科病，非要等到十分严重时才去就医。此时，病人的疮面往往已严重溃烂，又脏又臭。每遇到这样的病人，老师不但不嫌弃，反倒更加细心地检查处置。

记得我刚到医馆不久，有一位病人两腿皮肉糜烂，用旧布包扎着，由家属扶进诊室，一进门就闻到臭味。病人对老师说："我的疮有味，您不用到跟前来，给开点药我回家敷用就行了。"老师却亲切地问明病情，又亲手去掉包布给他冲洗敷药，还搀扶着病人把他送出诊室，病人及家属都感动得泪流满面。当时我看在眼里，也深受感动。

我在医馆学习期间，知道老师备有"免费证"，专为贫苦病人就医用。有一次遇到一位足踝溃疡的病人，整个脚都肿了。老师问过病历，知道患者是一位人力车夫，因脚病不能拉车，生活困难，无钱看病时，二话没说就给他开了免费证，告诉病人以后可持此证来看病，医药费免收，直到病好为止。不但如此，他还经常给病人一些资助，补助他养病用。患者接下钱声泪俱下地说："您是我全家的救命恩人啊。"

老师常对我们说，医生首先想到的应是如何治好病，这是医生的责任，同时还要想方设法帮助病人解除痛苦。老师的言传身教，使我深受教育。

二、医术精湛，精益求精

在赵炳南医馆学学习期间，我体会到：老师十分注重运用辨证施治法治疗皮外科疾病，既精于古典医著，又善于吸收各派医家的长处。他研制出许多疗效很高的良方妙法，有很多独到之处。他独创的皮外科"熏药疗法""拔膏疗法""黑布药膏疗法"，用于临床实践，提高了治疗效果，丰富了中医皮外科的理论基础。

熏药疗法是用草纸卷上多种草药做成纸卷，燃烟熏皮损处。此法适用于多种顽固性、慢性皮外科病症。对久不收口的阴疮寒证、顽固性瘘管、顽固性溃疡、慢性汗腺炎所致瘘管、结核性溃疡（鼠疮）、踝关节结核（穿踝瘘）等，都有很好的疗效。

老师的丰富经验和精湛医术得到了社会上的普遍赞誉及医疗专业专家的高度关注，很多久治不愈的外省市病人，经他治愈后都感激不尽，送匾留念的不计其数。著名外籍皮肤病专家马海德先生，曾尊赵炳南为师，深入研究了中西医结合治疗皮肤病的思路和方法。20 世纪 50 年代赵炳南老师曾以论文——《黑布药膏治疗瘢痕疙瘩》在波兰第十五届皮肤科学会上交流。黑布药膏破瘀软坚、镇痛止痒，治疗瘢痕疙瘩疗效肯定，一些国家至今还在将这个方法运用于临床。

老师晚年参加北京中医院工作后，又吸收了现代医学理论和临床经验，写下《中医皮肤病学》等著作留给后人。

三、生活俭朴，热心公益事业

老师是位名医，但是他从不追求个人享受，生活十分俭朴，衣着朴素、饮食节俭，就连日常杂事如搞卫生、洗衣服等，都自己亲自做。他非常反对追求吃、喝、玩、乐。

老师的收入经常用于资助社会公益事业。旧社会时中医受到歧视，为了振兴中医事业，他与几位同行一起组织了"北平中医公会"，并自筹资金，出人力、物力开展中医学术活动。他还为"华北国医学院"资助经费，为培养中医人员做出很大努力。他看到北京西南城的群众看病困难，就在广安门大街办起一个"普慈施诊所"，由他供给经费和药品，免费为患者治病，深受群众好评。

老师的一生乐善好施，对亲友、对同事甚至对素不相识的人，只要发现有困难，他都主动解囊相助，资助的金额和次数谁都说不清，可他自己却一直过着俭朴生活。这种高尚的品德成为人们传颂的佳话。老师在中医医院工作期间，受到党和国家的关怀和重视，他以加倍的热情和更高的积极性为中医皮外科事业的发展做出了突出贡献。

四、严谨带徒，技术不保守

老师在中华人民共和国成立前共收徒弟十名，我是最后收的一名。老师经常教导我们"人生不要忘本，技术不能带走，工作要做到不愧心"。老师对我们要求很严，每周休息一天，平时必须住在医馆里，每晚查看我们学习情况，耐心指导我们学习中医基本功课及阅读医学著作。

老师对技术从不保守，把几十年的经验毫无保留地传授给他的学生。在他晚年时，每当我去看望时还不断把自己的新经验讲给我听。老师不但教医术，还特别重视对我们进行医德教育。

每当他看到个别医生医风不正时非常生气，他多次说过“医生的工作关系着病人的生命，如不尽心，就是丧失医生的天职”。

老师的教导，成为我做人的准则和几十年行医的座右铭。

老师逝世二十五年了，但他的音容长存、精神永在。老师生前开拓的中医皮外科事业是留给后人的宝贵财富，一定要继承发展下去。

（北京市丰台区兴隆中医院　杨　凯）

忆外祖父

去年底当我收到纪念赵老110周年诞辰纪念活动的邀请函后，心里非常激动，思绪浮想联翩，尘封的记忆被打开了。外祖父的音容笑貌一下子涌现出来，往事历历在目。我心中一直涌动着要写一点什么的冲动，以表达我对他老人家的崇高敬仰及深切怀念。

提起赵炳南的名字，在老北京是妇孺皆知，家喻户晓。经他治疗过的病人不计其数。他出身贫寒，最了解民情，体恤社会底层民众治病的艰难。因此尽其所能为他们解除疾苦。对个别贫苦百姓求医，不但为他们免费治病疗伤，还慷慨解囊，伸出援手接济他们的生活。俗语说：“金碑，银碑，不如老百姓的口碑。”他凭着自己对广大患者深深的同情，对中华民族深深的热爱，以正直善良之心奉献自己的一切，用他来自民间用于民间，最朴素有效的中医疗法治疗病人，普济众生，因而获得了人民的爱戴与尊重。中华人民共和国成立后党和政府对中医事业非常重视，作为中医界的名人，他获得了很高的政治待遇和荣誉。为此他格外珍惜来之不易的工作环境，加倍努力为病员服务，投身临床、科研、教学，整理中医学遗产，著书立说，成为我国中医皮外科学界的泰斗，现代中医皮肤科的奠基人和开拓者。

作为赵老的亲属和晚辈，我想说的是他老人家在家庭生活中另外一些鲜为人知的往事和经历。

我的外祖父，其实是我母亲的叔叔。妈妈年幼时双亲早逝，她是叔叔和婶婶抚养成人的。当年仅30多岁的外祖父除了赡养年迈的父母及妻儿外，还要顾及寡嫂和兄长留下的4个未成年的侄女，对她们百般呵护，视同己出，让她们衣食无忧，健康成长接受教育，成年后为她们物色合适的对象婚嫁成家。可想而知，在当时他要付出多少艰辛和责任。我母亲在世时经常怀着感恩的心给我们讲述她在叔叔身边生活成长的点点滴滴，没有叔叔就没有她的今天。她经常教育我们要像外祖父一样为人处事，做一个对家庭有责任敢于担当、对事业精益求精、对人有爱心的人。从儿时起外祖父高大、宽厚、慈祥的形象，就深深地印在我的脑海中，暗自下决心将来我长大也要学医，像外祖父一样为人民的健康服务，做一名受人尊敬的医生。上学时每到寒暑假我都会作为外婆家的小客人被接去住一段时间，晚上外祖父从西交民巷的医馆下班回来，是我一天中最快乐的时光，他老人家会给我讲故事，讲白天治病的一些情况，同时也要我汇报一下这一天都学习了什么新知识，看了些什么书，然后会得到外祖父一份小礼物诸如糖果或者水果。

1961年我从医士学校毕业了，如愿以偿地成为了一名小医生。中华人民共和国成立初期，百业待兴，当时中医人才奇缺，中医药面临后继乏人的状况。为拯救中医学遗产，卫生部发出了老中医带徒弟的号召，条件是徒弟要有医学基础，要在师徒双方自愿的原则下进行。我幸运的是在刚迈入医学大门的时候就有机会接受中医进修培养，而且是在外祖父身边学习。1963年

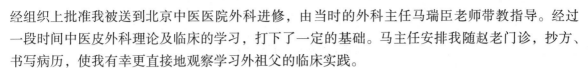

经组织上批准我被送到北京中医医院外科进修，由当时的外科主任马瑞臣老师带教指导。经过一段时间中医皮外科理论及临床的学习，打下了一定的基础。马主任安排我随赵老门诊，抄方、书写病历，使我有幸更直接地观察学习外祖父的临床实践。

他老人家出门诊时严格遵守时间，从不迟到，不看好最后一个病人绝不离开诊室。诊台上备好几支笔及放大镜等，唯独没有茶具、茶杯等物，因为他诊病时从不饮水，以防止出去方便时影响病员就诊。为他录方时要求我字迹一定要清楚、端正，病历上要认真记录病情及检查所见，为下次复诊提供依据，并嘱咐我做好门诊登记工作，注意积累临床资料。诊疗中他全神贯注、一丝不苟，详细地询问病史，耐心地听病人叙述病情，认真仔细检查，皮外科病人有时皮损处很脏臭，但他从不厌烦。不论就诊者是达官贵人、社会名流，还是普通平民百姓、工人农民，他都一视同仁，一样亲切，一样周到仔细。

他对技术工作精益求精，对中医理论、古文医籍深入钻研，有精辟的理解和分析，他常结合病例为我讲解皮肤疮疡虽形于外，而实发于内。皮肤病损的变化与阴阳之平衡、卫气营血之调和、脏腑经络之畅通息息相关。因此看病要从整体出发，不管是难治的红斑狼疮、顽固性湿疹、重症多形性红斑，还是缠绵不愈反复发作的银屑病都要从整体出发辨证施治。要看好皮肤病必须练就过硬的内科基本功，他要我背诵《濒湖脉学》及《药性赋》，认真地学习《内经》《诸病源候论》等书籍。他在临诊中讲解时总是深入浅出，让你能够理解并铭记在心，同时让病员也知道病因之所在，能够积极配合治疗。记得一次遇到一位脂溢性脱发病员，经辨证认为其是脾虚湿盛所致，他打了一个比喻说："像一盆花，水浇多了必然烂根，花肯定长不好，人也一样，过食油腻甜食，水湿运化不好，毛发亦会从根部松动脱落。因而健脾化湿调理气血，再加上合理饮食，脱发自然就会慢慢得以控制。"

另外，他在医疗实践中虚怀若谷，不耻下问。一次门诊空暇时间，外祖父对我说："你教我测量血压吧！"我一听，心想外祖父这位大专家向我这个小学生学习了，于是我把测量血压的方法一五一十地告诉他，而且做了示范，他很认真地听完后，亲自替我测量一遍，还虚心地问这样量对不对呀！

外祖父平易近人，尊重身边每一个人，不仅是对他的学生晚辈，对食堂大师傅、传达室的看门人，他都客客气气，热情相待，当时我们在医院回民食堂就餐，每逢吃饺子时，小食堂仅有一位师傅，要我们大家来帮厨，赵老也和我们一样，中午下班后卷起袖子擀饺子皮，他的动作娴熟，皮儿擀得又圆又薄，和大家一起有说有笑、边干边聊，丝毫没有专家的架子，他勤勤恳恳、踏踏实实地工作，生活作风俭朴，关心下一代的成长，把自己的经验毫无保留地传给后人。外祖父的晚年体弱多病，但仍坚持工作，以口述的形式把毕生积累的经验体会讲授出来，传承下去，正如他自己常说的"知识不停留，经验不带走"。

20世纪80年代初，我回京探亲去看望外祖父，他亲手把才出版的一本书——《名老中医之路》送给我，让我好好读这本书，向书中老前辈学习，要珍惜当前的学习工作环境，努力为祖国的中医事业做出贡献。我想这不仅是对我个人的殷切希望，也是对年轻一代中医工作者的希望。回顾40年前在北京中医医院进修时亲眼目睹老一代医家行医做事为人的风范，使我受益终生，而今我已步入老年人的行列，中医学事业正向前发展，需要更多的年轻一代接过接力棒，一代一代传下去，让中医事业开出更加璀璨的花朵，结出更丰硕的果实，以造福全人类。

（*江苏省南通市第五人民医院皮肤科　石君碧*）

敬仰赵炳南

今年是赵老诞辰110周年，赵老离开我们已经25年，可他医术高超、医德高尚的作风永远留在我们心中，是我永远学习的榜样。

我于1964年1月调到北京中医医院儿科工作，那时赵老是我院所领导（副院长、研究生所长）兼外科主任。我有幸在赵老领导下20年，虽我与赵老不在一个科室，但也能学到他的学术经验和他崇高的医德。赵老诊治皮、外科疾病，重视整体观念，强调内外结合。外科疾病的发生、传变和预后都与机体内气血、经络、脏腑功能密切联系。赵老以“治外必本诸内”的原则，突出中医辨证施治的特色，用阴阳学说、经络学说、脏腑学说寻辨病因、辨病机、辨病与辨证相结合，中西医结合，开拓创新。

皮外科疾病范围甚广，与临床各科的关系极为密切，尤其是儿科的一些疾病，如暑天小儿的“痱毒”、药物过敏性皮疹、麻疹、水痘、猩红热等急性发疹性传染病、腮腺炎合并淋巴结炎、过敏性紫癜以及肠痈（阑尾炎）等，这些疾病也都在皮、外科范围，需与皮、外科鉴别诊治。我常运用赵老的经验来辨证施治都能取得显著疗效，以下举两个病例：

案一：代某，女，15岁。1979年7月住我院儿科病房。

主诉：反复全身浮肿、头疼、尿血已5年。

病史：5年前患儿尿血，当地医院检查，诊为“系统性红斑狼疮继发肾炎肾病”。几年来未曾服用西药、免疫抑制剂、细胞毒类药、环磷酰胺，长期大剂量服用肾上腺皮质激素（泼尼松60～80mg/d），病情未能控制。尿查尿蛋白4+，红细胞多数或偶见于视野，血压（130～150）/（80～90）mmHg。血液检查：血清白蛋白低于30mg/L，血浆胆固醇500～700mg/dl。肾功检查：肾功能不全。入院初曾合并肾性高血压脑病，抽风1次。这是个难治性疾病，请赵老会诊，赵老详细了解疾病，仔细查看患儿后，认为患儿阴阳失调，毒邪内传，病久肾阴虚，肝阳亢，阴虚阳火妄动所致，治疗应调和阴阳，滋肾阴，降肝火。病房大夫按赵老治法用药，患儿服药一月后，病情渐渐趋于稳定，血压维持在（110～120）/（70～80）mmHg，未再出现抽搐，激素泼尼松用量也减到50mg/d，尿蛋白查2+～3+，患儿住院4个月后好转出院。

案二：刘某，男，65岁，2008.8.27初诊。

主诉：臀部痈疖肿疼12天。

病史：十余日前感左臀内侧疼痛，初触及有一小肿块，渐渐增大至拳头大小，局部红肿，痛如针扎，影响走路，不能平坐。8天前到外院就诊，西医大夫给予开刀排脓后，外用红纱条填塞刀口，同时服头孢菌素已7天，伤口不收，反见刀口边缘红硬起疱疹，故来我处求治。我按赵老治痈之法，外涂化毒散膏，配内服中药汤剂，方药选用：金银花、连翘、公英、紫花地丁、黄芩以清热解毒，生薏苡仁、败酱草、茯苓清利湿热，生黄芪、当归益气补血，托里排脓，化腐生肌，丹皮、赤芍、丹参、浙贝、夏枯草活血化瘀、散结消肿，实为扶正祛邪、标本兼治，内外结合治疗，患儿服药10付，局部红肿消退，刀口愈合，病愈。

赵老不仅医术高超，而且平易待人，他身居领导职位，可他同全院职工一样，到职工食堂排队就餐，他每见到同事，总是热情地微笑，点头先打招呼，没有一点架子，所以我们都很敬重赵老。

（首都医科大学附属北京中医医院　肖淑琴）

德艺双馨为传承　传承学子感师恩

一、师从经过

50年前我为贯彻“全面继承、整理提高中医”的中医政策而参加“北京市第一届西医离职学习中医班”，结业后，被分派到北京中医研究所和医院从事中医研究工作。当时由于北京中医医院儿科没有病房，门诊量小、老中医少，我们有机会向科外的老中医学习。虽然我是儿科医生，出于全面继承的目的，我也向针灸、骨按和皮外科的老中医学习。在内、妇、针、骨科学习，都是事先得到老中医同意，以坐下旁观旁听并做笔记的方法学习。鉴于当时赵老的地位和权威，可能不愿接纳一个西学中的儿科医生。所以就趁赵老查房或门诊时站在赵老身后旁听旁观，只能心记而不能笔记。时间长了，还要注意影响，连这样的机会也不能多得了，就改变策略。听人家说赵老特和善，只要是本院职工和家属，谁找他看病他都不拒绝。于是我自己患神经性皮炎，我孩子患湿疹、头疖、痱毒等都请赵老看，赵老每次都百问不厌地回答我的疑问。现在回想起来，真要说一声：“老师！我对不起您，那是在借题向您学艺哩。”其实那时赵老对病人不分高低、贫富，均一视同仁。所以在“文革”时期，连“造反派”都未批斗过赵老。虽然大势所趋，赵老也被“勒令”下到科室打扫卫生，但职工和家属照常请赵老看病，赵老也如往日一样地为大家诊治疾病。在为我们“讲用”时还常常说，“我们能有今天，中医有今天，要感谢新中国，感谢共产党”。所以赵老不仅医术上是我们学习的榜样，其医德医风更是我们学习的模范。

二、应用赵老诊疗经验的过程和体会

1. 在20世纪60～70年代，我治疗小儿疖肿、丹毒、痱毒时，均按赵老思路以清热解毒为主，根据发病的季节、病变的部位和病程、病期，加用凉血化瘀、祛暑利湿、活血利湿和活血消肿药味。清热解毒药味以公英、紫花地丁、败酱草应用得最多。凉血药用丹皮，活血药用赤芍、鸡血藤。外用药全部照搬赵老的外用膏、散制剂，如黄连软膏、化毒散软膏在儿科应用较多，尤其甘草油是儿科尿布皮炎和接触性皮炎应用最多的制剂，直至本院药房缺货时，还会教给家长自制甘草油。

2. 改革开放后，组织中医专家组去社区医疗，遇见因静脉曲张并发小腿慢性溃疡和血栓闭塞性脉管炎的成人病例时，则完全应用赵老的方药，养阴解毒、活血通络或化毒内托或养血益气、生肌固表。这种病赵老的经验方清热解毒的药味很少，代之以扶正固本的药味最多，如黄芪，方方不可少，玄参、丹皮、花粉出现的次数也很多。虽然我是儿科医生，但应用赵老的方药治疗也取得了良好效果。这一亲身实践的体会，对我当时正在以扶正祛邪法治疗病毒性肺炎的配方选药颇有影响，不无借鉴的渊源。这就是为什么我最后制订的养阴益气抗毒糖浆总共8味药，有4味药黄芪、党参、玄参、花粉是赵老在溃疡性、坏死性皮肤病的常用药。

三、继承、整理、提高和创新中医举隅

1. 怎样整理应用赵老的经验　20世纪90年代改革开放后，随着学人外出，也把中医学带出国门，受到了海外人士的关注。因此在我出国探亲走访时，有人听说我是中医，不管什么病都

托亲朋好友介绍找我来看病，我因而有机会接诊一些皮外科的疾病。这些病不是我熟悉的疖、疮、丹、毒，而是过敏性皮肤病和粉刺、痤疮，我只得查阅《赵炳南临床经验集》中赵老治疗荨麻疹等过敏性皮肤病的方药。由于我明悉过敏性皮肤病的病因是变态反应，而不是感染炎症和化脓性皮损，所以清热解毒药味全不采纳，而是根据辨证，专取祛风凉血止痒的药味，出现在赵老方中最多的有防风、白鲜皮、地肤子、刺蒺藜、秦艽这几味药，是我当时治疗过敏性皮肤病在中医辨证论治的基础上配方时必加的药味，也是我现在治疗过敏性皮肤病的用药特点之一。

2. 发展和创新赵老的学术思想

（1）赵老对过敏性皮肤病，如荨麻疹、湿疹等的病因、病理认识是：虽形于外，而实发于内。湿疹虽多由饮食所伤、外受温热之邪所致，但其发病特点是与风邪兼杂有关，故游行善变、瘙痒明显。对荨麻疹的病因，认为是机体阴阳失调、营卫不和、卫外不固、复感风邪而诱发，所以风邪是主因。这是依据“风为百病之长，善行而数变”的理论。由于他仅凭中医理论和皮损外在的症状辨证施治，虽然他掌握了内外病因之本，却难与疮疡鉴别而完全放弃清热解毒药味。而我现在对过敏性疾病的中医病因诊断是内外风合邪致病，选用既有祛风的药性，又具抗过敏功能的药味。

（2）赵老举一，我反三——继承与发扬：赵老用黄芪、党参等健脾益气药味治疗慢性溃疡，取其扶正固本、内托排脓、化腐生肌。我用黄芪的化腐生肌理论延伸开拓到用黄芪修复各类炎症造成的组织损伤，如用含黄芪的配方治疗病毒性肺炎、肺纤维化和多发性肺囊肿。

总结以上所述，是我饮水思源、感恩谢师之辞，赵老在天之灵一定欣慰。至于我的小小经验，闻者可择优、去粗存精地听之取之。

（首都医科大学附属北京中医医院　温振英）

附　录

附录一　赵炳南花类药应用的延伸

赵炳南教授自拟凉血五花汤（红花、玫瑰花、凌霄花、野菊花、鸡冠花）经过三十余年的临床验证，已被业医者广泛用于治疗玫瑰糠疹、多形性红斑、盘状红斑狼疮初期及一切红斑性皮肤病。赵老认为花性轻扬，治疗病变在上半身或全身泛发较为适宜。我在这种理念的启迪下，对花类药的临床应用予以延伸，旨在继承与发扬赵老的学术思想。

众所周知，大凡花朵多生于植物的顶端。花的芬芳香气，沁人心脾，令人心旷神怡，香气使人头脑清醒，振奋精神，具有陶冶情操、美化环境、治病健身等功效。特别是毁坏性皮肤病，适当应用花类药能起到美容驻颜的作用，已经受到人们越来越多的青睐。

花类药分辛、甘、酸、苦、咸、淡、涩七味，具有上行外散、轻扬上浮的特性。花类药内应脏腑，以肝、肺、脾、胃、大肠诸经为主，心肾次之。肝经—月季花，肺经—金银花、脾经—扁豆花、胃经—葛花、大肠经—槐花、心经—合欢花、肾经—芫花。

总之，花类药的轻扬宣达，既能治六淫外邪客于皮毛的疮疡，又能治火热郁抑于心血的肤疾，使之宣而泄之，或者火散而愈。

白蓼花　始载于《唐本草》，属水蓼的一种，味辛，无毒。具有化湿、行滞、祛风、消肿的功效。适用于蛇咬、疮疥、肠炎、痢疾、脚痛成疮、湿疹等。月经来潮时不宜服用。

鸡冠花　始载于《嘉祐本草》，味甘、性凉、无毒。具有清热除湿、凉血止血的功效。凡见皮肤焮红，部位不论在上、在下、在肤腠、在脏腑均可用之。入药炒用为好。

凌霄花　又名紫葳，始载于《神农本草经》，味酸，性寒，无毒。具有行血化瘀、凉血祛风的功效。凡见遍体风痒，女人阴疮，酒渣热毒，大小便不利，以及大风疠疾均可用之。

玫瑰花　始载于《本草纲目拾遗》，味甘、微苦，性温。具有疏肝理气、活血行血的功效。玫瑰花香气最浓，清而不浊，和而不猛，柔肝醒脾，流气活血，宣通窒滞，而绝无辛温刚燥之弊。断推气分药之中，最有捷效而最为驯良者，芳香诸品，殆无其匹。其用法有四：煎服、泡酒、开水冲服、熬膏服之，不过肝病用之多效，蒸露尤佳。

野菊花　始载于《本草纲目拾遗》，味苦，辛，性温，有小毒。具有清热解毒、散风明目的功效。专入肺、肝，凡痈毒疔肿、瘰疬、眼目红痛、妇人瘀血、眩晕、湿疹、流火、丹毒、毒蛇咬伤等症均可用之。不过，胃气虚弱之人，切勿妄投。朱丹溪说："野菊花服之大伤胃气。"慎之。

金银花　始载于《名医别录》，味甘，性温，无毒。具有清热解毒、疏散风热的功效。

《本草纲目》谓"忍冬，茎叶同花，功效皆同"。尽管历代对其论述颇多，但对其性味与功能，言其要点，首推张景岳，张氏说："金银花味甘，气平，其性微寒。善于化毒，故治痈疽、肿毒、疮癣、杨梅、风湿诸毒，成为要药。毒未成者能散，毒已成者能散。但其性缓，用须倍加。”（《景岳全书》）在疮疡专著中，将金银花列入专章论述，是陈远公所著《洞天奥旨外科秘录》，其要点有四：一是消火热之毒，不耗气血；二是毒不分阴阳，皆可用之；三是疮之初，用之可以止痛，溃脓用之可以去脓，收口用之可以起陷；四是与人参同用，可以夺命返魂。因此陈氏的结论，疮疡诸疾，他药可以少用，而金银花必须多用。究其缘由，这是因为本品入心、脾、肺、肝、肾五脏，无经不入，为消毒之神品。大凡攻毒之药，未有不散气者，而金银花非惟不散气，且能补气，更善补阴。尤妙在补先于攻，消毒而不耗气血，败毒之药，未有过于金银花。因此，少用则力单，多用则力厚，此外本品专非泻阳明胃经之毒，还能专泻少阴肾经之毒，欲既消胃毒，而又消肾毒之药，舍金银花实无第二品也。

气虚脓清、食少便溏者勿用。

红花（番红花）　始载于《开宝本草》。西红花始载于《本草品汇精要》，别名有藏红花、番红花、泊夫蓉、撒法郎。主要产于西班牙、意大利、希腊和美洲等地。

红花味辛，性温。具有活血通经、祛瘀止痛的功效。适用于产后血晕，腹内恶血不尽，胎死腹中等。朱丹溪说：“多用破留血，少用养血。”李时珍说：“活血润燥，止痛散肿，通经。”在皮肤科领域，还能治疗疮毒肿胀、老人血少便秘等症。我在临床中，凡见皮肤发红，病位在肤腠，血热居多者，用之。然其剂量宜少，不宜多。

西红花味甘，性温，无毒。具有活血化瘀、凉血解毒的功效。适用于心忧郁积，气闷不散，久服令人喜。然其性质软润，养血的作用大于化瘀。通常剂量为0.9～1.5g。为了充分发挥药效，具体用法有二：一是将红花放入杯中，加入黄酒少量，隔水蒸炖，取药汁兑入汤药中服用；二是将红花放入密闭的容器中，加绍兴酒适量（西红花5g，加绍兴酒5～10ml）拌匀。每次取1g，加水少量，小火炖开，取药汁兑入汤药中服用。

绿萼梅　梅花之名始载于《本草纲目》，后世《本草纲目拾遗》才出现绿萼梅之名。味酸、涩，性平。具有疏肝解郁、开胃生津的功效。适用于头晕脘痛，胸闷不适，胃纳不佳，梅核气，安魂魄，解痘毒等。《百草镜》说：梅花有红、白、绿梅，惟单叶绿萼入药尤良，含苞者力胜。

我在临床中，凡见病变部位在肝胆循行区域，皆可用之。取其疏肝理气，生津润肤，特别是对于女性患者尤为贴切与适合。

菊　始载于《神农本草经》，著名的品种有：滁菊、亳菊、怀菊、德菊、徽菊（贡菊）、茶菊、黄菊、川菊、济菊等。味甘、苦，性平。具有清热祛风、解毒明目的功效。

从皮肤科的角度而论，菊花的功效有五：一是令人好颜色；二是染发令黑；三是遍身游风风疹；四是皮肤死肌；五是头目肌表之疾。总之，历代文献对菊花的药用论述颇多。然而深得其要领者首推李时珍，他在《本草纲目》中说：“菊，春生、夏茂、秋花、冬实，备受四期，饱经霜露，叶枯不落，花枯不零，味兼甘苦，性禀平和。昔人谓其能除风热，益肝补阴，盖不知其得金水之精英，尤多得益精水二脏也。补水可以制火，益金可以平木，木平则风息，火降则热除。用治诸风头目，其旨深微。黄者，入金水阴分，白者，入金水阳分，红者，行妇人血分。皆可入药，神而明之，存乎其人。”

凡芳香之物，皆能治头目肌表之力。然其品种不同，功效各异，从总体而言，甘菊花，味甘微苦，性平，无毒。能补阴气，明目聪耳，清头目及胸中烦热，肌肤湿痹。野菊花味辛苦，性平，有小毒。大能散火，散气。主治痈、毒、疔、肿、瘰疬、眼目热痛、妇人瘀血等。据张华博物志引用范致能谱序言：食品需用甘菊，入药则诸菊皆可，但不得用野菊……真菊延龄，野菊泻人，正如黄精益寿，钩吻杀人之意。

胃气虚弱，切勿妄投。总之，家种味甘，补多于泻，野菊味苦，泻多于补。

三七花　始载于《日华子本草》，别名有白槿花。味甘、苦，性凉。具有清热利湿、凉血的功效。内服适用于痢疾、痔疮出血，外用治疖肿、浅表真菌病，如脚癣、体癣等。

芫花　始载于《神农本草经》，味辛、苦，性温，有毒。具有逐水涤痰的功效。从皮肤科的角度，我主张外用，诸如治痈、头癣、恶疮、毒风诸疾。

马蔺花　始载于《本草纲目》，味咸、酸、微苦，性凉。具有清热解毒、止血利尿的功效。内服能治小便不通，痈疽疖肿，淋证等。外用能治鼻病、酒渣鼻。多服令人溏泄。

凤仙花　始载于《救荒本草》，味甘、微苦，性温。具有祛风活血、消肿止痛的功效。内服治腰胁疼痛，妇人闭经，下死胎，痈疽疔疮。外用治甲癣、手癣、蛇咬伤。

代代花　始载于《药材资料汇编》，味甘、微苦，性平。具有疏肝、和胃、理气的功效。内服适用于胸闷气滞，不思饮食，恶心呕吐。我在临床中将本品加入益气扶脾方中，对腹型荨麻疹有改善的作用。

合欢花　始载于《神农本草经》，味甘，性平。具有解郁安眠的作用。内服适用于抑郁不舒，夜眠不安，尤对女性失眠有改善的功效。

佛手花　始载于《随息居饮食谱》，味辛、苦、酸，性温。具有调气散瘀的功效，内服适用于胃气滞疼痛。我在临床中，用以调理肝脾气机，对慢性荨麻疹有辅助作用。

辛夷花　始载于《神农本草经》，味辛，性温。具有散风寒、通鼻窍的功效，适用于风寒头痛，也能治过敏性鼻炎所致的鼻痒。

雪莲花　始载于《本草纲目拾遗》，味甘、苦，性温（大苞雪莲花有毒。）具有补肾壮阳、调经止血、祛风湿、壮筋骨的功效，适用于阳痿、腰膝酸软、妇女崩带、月经不调、风湿性关节炎等。外用敷贴治外伤出血。《柑园小识》说：雪莲生西藏，藏中积雪不消，暮春初夏生于雪中，状如鸡冠花，花高尺许，雌雄相并而生，雌者花圆，雄者花尖，色深红。

茉莉花　始载于《本草纲目》，味辛、甘，性温。具有散风热、辟秽气的功效。常被加入茗汤中饮之。外用以蒸油取液为主，可加入面脂、长发、润燥、香肤之类化妆品中用之。

芙蓉花　始载于《本草纲目》，味辛，性平。具有清热解毒、消肿排脓的功效。外用于治疗痈疽疔毒、烧伤、烫伤、鱼口便毒。

金雀花　始载于《百草镜》，味甘，性微温。具有补肾壮阳的功效，适用于肾虚阳痿、白塞综合征等。

桂花　始载于《本草纲目拾遗》，味辛，性温。具有化痰散瘀的功效。适用于痰饮喘咳，牙痛口臭，视物不明等。

密蒙花　始载于《开宝本草》，味甘，性凉，无毒。具有祛风凉血、润肝明目的功效。适用于目赤肿痛，风弦烂眼，多泪羞明等。

桃花　始载于《名医别录》，味苦，性平，无毒。具有调和气血的功效。

徐灵胎说："桃得三月春和之气以生，而花色鲜明似血，故一切血郁、血结之症，不能调和畅达者，此能入于其中而和之，散之。"本品能令人好颜色，悦泽人面，令面光滑。《圣济总录》说："三月三日收桃花，七月七日将鸡血和涂面上，三、二日脱下，则光华颜色也。"此外，还能治疗头上秃疮、肥疮、黄水面疮、足上窝疮、雀卵面疮、面上粉刺等。还能除水气，消肿满，下恶气，破石淋等。

在历代文献中，对桃花的褒贬，有两种不同的看法，现录于下，以供参考：

陶弘景、苏颂认为：酒渍桃花饮之能除百疾，益颜色，令面色红晕，悦泽如桃花。

李时珍认为陶苏二氏引服桃花法，则因本草之言而谬用者也。桃花性走泄下降，利小肠甚快，用以治气实人病水饮肿满积滞，大小便闭塞者，则有功无害。若久服，既耗人阴血，损元气，岂能悦泽颜色乎。

素馨花　始载于《广东中药》。味苦，性平，无毒。具有解气止痛功效，适用于血热不舒，心胃气痛，下利腹痛等。

荷花　始载于《日华子本草》，味苦甘，性温，无毒。具有活血止血、祛湿消风的功效。荷花能镇心益色，驻颜轻身，主治天疱湿疮。故而凡病在颜面或者悦色养颜均可用之。此外还能难产催生。陈藏器曰：红莲花、白莲花，生西国，胡人将来也。其功与莲相同，久服令人好颜色，变白却老。

金莲花　始载于《本草纲目拾遗》，味微苦，性寒，质滑，无毒。具有清热解毒的功效。

金莲花主治喉肿口疮、耳目唇舌诸疾、疔疮大毒、诸风、耳痛、目痛、解岚瘴等。近代名医耿鉴庭老先生曾在其专著中说："余家数世临症经验，此花有清解热毒作用，治在清上，故咽喉、口齿、耳、目、唇、舌有炎症者，均可用之，尤其对慢性炎症，更为相宜。"并告知清解热毒的中药，多苦寒，不能久用。唯本品平稳可取，不伤胃，无副作用，常服无弊。我在学习耿老经验的基础上，在临床中，凡见红斑、丘疹，甚至渗出、糜烂、脓疱发生在颜面和五官区域均喜用金莲花。大凡红斑为主，配生石膏、紫草；丘疹为主，配荆芥炭、白茅根；脓疱为主，配龙葵、蛇舌草；渗出、糜烂配茯苓皮、蚕砂等。常获良效。

槐花　始载于《神农本草经》，味苦，性平，无毒。主治五痔、心痛、眼赤、赤白痢、肠风、泄泻，祛皮肤风热等。在历代本草专著中，对本品的论述较多，但以《本草疏证》所言较为公允。其要点为：花者开散告终，治皮肤风热，病在外，花则独效，实为生发之始，治妇人乳瘕子藏急痛，病在内，实有专功。此外还要明辨一点，槐米即花未开之蕊，性味与槐子正同，但槐子味太重，槐米轻淡，入汤剂槐米胜于槐实。若入丸药之中，槐米不及槐实。虚寒无实火，禁用，脾气不足者禁用。病人虚寒，脾虚作泻，阴虚血热而非实热者不宜服之。

款冬花　始载于《神农本草经》，味辛，性温，无毒。具有润肺下气、止咳化痰的功效。气浮，阳也。能温肺气，疗咳嗽、肺痈、肺痿、咳唾脓血、痰喘、心虚心悸等。总之益五脏、润心肺、除烦痰、止消渴及喉痹惊痫等症。配白薇、贝母、百部治鼻塞等。

本品与紫菀均为止咳嗽的要药，但两者之间有所不同，紫菀虽止久咳，但味苦，伤胃，不如本品之味甘，清中有补，但也不可多用。诚如《本草新编》所说："款冬花虽清中有补，而多用亦复不宜，盖补少而清多也。夫款冬花入心则心安，入肝则明目，入肺则止咳，是其补也。然入心，则又泻心之火，多用则心火过衰，反不生胃以健食矣，入肝，则又泻肝之气，多用则心火过凋，反不能生心以定神矣，入肺，则又泻肺之气，多用则肾气过寒，反不能生脾以化物矣。是款冬花多用则伤，少用则益，又何必多用哉。"

《本草新编》指出本品能"益肺、益肝、益心"。由此而推演之，凡皮肤虚痒，尤其是老年人或者痒感发生于冬季者均可用之。痒感而伴烦躁不安或者影响睡眠时亦可用。上述痒感若配用百合，效验更佳。不过本品的剂量宜少不宜多，少则益，多则害。推荐的剂量为每次6g为佳。

白扁花　始载于《图经本草》。味甘，性温，无毒。具有健脾和胃、清暑化湿的功效。《本草便读》说：扁豆花，赤者入血分而宣瘀，白者入气分而行气。凡花皆散，故可清暑散邪，以治夏月泻痢等症。具体言之，本品主治中暑发热，呕吐，泻痢脓血，妇人赤白带下，并能解一切药毒，包括酒毒、河豚余毒、一切草木毒等。《本草思辨录》说：“扁豆花，得金气最多。”由此而悟之，凡见皮肤焮红、灼热刺痒均可用之。诸如夏季皮炎、日光性皮炎、中毒性红斑、酒毒红斑等。不过，本品气轻味薄，单用无功，必须与他药相配。

厚朴花　始载于《饮片新参》，味微苦，性温。具有温中理气、化脾胃湿浊的功效。

古代医籍论述厚朴多，言之厚朴花少，甚至在《本草纲目》一书中也未记述。厚朴花品种主要有二，一是产于四川、湖北，称之为川朴花，二是产于浙江、福建，称之温朴花。以花朵完整、色棕红香气浓者为佳。鉴于本品气香，尤其适用于肝胃气郁所致疼痛之证，如病发在肝胆区域的带状疱疹、玫瑰糠疹等，用之能收到调理气机的作用。然而厚朴与厚朴花的不同之处：“厚朴花偏用于上、中二焦，厚朴偏用于中、下二焦。”（焦树德语）诚为确当之论。

凌霄花　始见于《神农本草经》，味酸，性寒，无毒。具有行血祛瘀、凉血祛风的功效。适用于妇人产乳余疾、崩中、癥瘕血闭、寒热羸痹、养胎、产后崩血不定、淋沥、大小便不利、肠中结实、酒渣热毒、刺风、妇人血膈游风、大风疠疾、妇人阴疮、通体风痒、走皮趋疮等。李时珍在《本草纲目》一书的附方中，转载两则治疗酒渣鼻的医案，可供参考：

一、王僇百一选方，用凌霄花、山栀子等份为末，每茶服2钱，日2次。

数日除根。临川曾子仁用之有效。

二、杨氏家藏方用凌霄花半两、硫黄1两、胡桃4个，腻粉1钱。研膏，生罗包擦。

引述两则文献，佐证凌霄花对酒渣鼻、肺风粉刺不论内服外用，确有效果。然而现代医家对本品不仅用之不多，而且知之也少。由此可见，发掘中医药学遗产任重而道远。

夏枯草　始载于《神农本草经》，味苦辛，性寒，无毒。具有清肝火、散郁结的功效。是治疗瘰疬、鼠瘘、头疮等的要药。《本草逢原》，将本品的功效归纳有四：一是专治寒热瘰疬；二是脚肿湿痹；三是目珠热痛；四是痘后余毒。综合上述，本品要旨：解阴中郁结之热，通血脉淤滞之气。据此，我常将本品用于治疗聚合性痤疮的囊肿、带状疱疹的目痛、慢性丹毒和硬红斑的皮下结块。若病变在颜面区域配炒决明子、杭菊花；病变在下肢，配川牛膝、浙贝母。陈远公说：夏枯草阴药也，阴者宜多用以出奇，而不可少用以待变也。陈氏之言仅供参考。不过应当指出，气虚者禁用。久服也可伤胃。

（武汉市中医院　徐宜厚）

附录二　赵炳南藤类药应用的延伸

据赵老次子赵恩道大夫追述：赵老经过十余年的实践而确定的四藤汤主要有调节阴阳的功效，大凡中老年女性，几乎每方必用四藤，用与不用，功效迥异。赵老临终前深情地告诫说：“藤药可以使用，但作为方剂尚不成熟，未来的路还很长。”对其综合的作用及其机制寄望于后学。

按照赵老的思路，所谓调节阴阳包括凉温同用、承上启下、温经清热、养血活血四个方面。基于上述理念，结合古代有关文献，藤类药的适用病症，大致上概括为抗老扶衰、安神益智，治疗诸毒痈疖、风热游丹、血痹斑疹、诸虫蛇咬、刀斧箭伤、恶疮疥癣、杨梅诸痒等。从皮肤科的角度，笔者通常对下列五大类皮肤病，均加用藤类药。

1. 结缔组织病　凡见关节痹痛麻木，选用独活寄生汤加石楠藤、络石藤、海风藤；指端苍白冰冷，乃至青紫，选用桂枝黄芪五物汤加红藤、鸡血藤、天仙藤；咳嗽痰少，偶有胸闷，选用百合固金汤加忍冬藤、都淋藤；小便塞滞或不通，选用通关散加万年藤、忍冬藤、红藤；倦怠或夜寐欠安，选用三子养阴汤加夜交藤、百毛藤等。

2. 皮肤血管疾病 结节不化，选用泽兰汤加紫金藤、红藤、天仙藤；肿胀疼痛选用四妙勇安汤加忍冬藤、红藤、鸡血藤；紫癜不退，实证选用犀角地黄汤，虚证选用归脾汤，不论虚实，皆加红藤、鸡血藤、忍冬藤等。

3. 神经障碍性皮肤病 剧烈瘙痒，部位在上，选用消风散加青风藤，部位在下，选用三妙丸加钩藤、忍冬藤、青风藤等。皮疹肥厚，状如苔藓，选用当归饮子加夜交藤、络石藤、钩藤、天仙藤等。

4. 荨麻疹类皮肤病 风团骤起，色红如云片，选用凉血消风散加百棱藤、红藤；痒重，夜间尤剧，选用逍遥散加钩藤、鸡血藤等。

5. 湿疹与皮炎 渗出明显，选用龙胆泻肝汤加红藤、青风藤、石楠藤；结痂或肥厚选用胃苓汤加钩藤、鸡血藤、络石藤；继发感染，选用五味消毒饮加忍冬藤、白花藤；痒剧，选用丹栀逍遥散加夜交藤、钩藤、红藤等。

总之，笔者深切体会到，藤类药特有“能循脉络，无微不到”的殊效外，在具体组方中还必须遵循《韩氏医通》所提出的“药有成性，以材相制，味相洽而后达”原则，因此，选用藤类药应处理好三个方面的关系：一是审证，多数疾病的病位在血脉、肤腠、关节；二是求因，常见的致病因素有风、热、寒、湿和气血失调；三是配伍，藤类药味甘、酸、苦，性偏温居多，处方的配合要有利于藤类药的功能发挥，诚如《得配本草》说：“得一药而配数药，一药收数药之功，配数药而治数病，数病乃一药之效。以正为配，固偶而随，以反为配，亦克而生。”显然是至关重要的。

天仙藤 始载于《本草图经》，味苦，性温，微毒。具有行气化湿、活血止痛的功效。适用于风湿疼痛、胃痛、毒蛇、毒虫咬伤等。《本草汇言》说：“天仙藤，流气活血，治一切诸痛之药也。人身之气，顺则和平，逆则痛闷作矣。”《本草求真》说：“天仙藤，观书所论主治，止属妊娠子肿，腹痛、风痨等症，而于它症未及焉。即其所治之理，亦不过因味苦主疏泄，性温得以通活，故能活血通道而使水无不利，风无不除，血无不活，痛与肿均无不治故也。”不过，诸病属虚损者勿用。

鸡血藤 始载于《本草纲目拾遗》，也有文献称之最早见于《本草备要》，味苦、微甘，性温。具有行血补血、舒筋通络的功效。适用于风湿痹痛及手足麻木等症。

《滇志》对此有段综合性的记载：“统治百病，能生血、活血、补血、破血，又通七窍，走五脏，宽筋络。治妇人经水不调，四物汤加减八珍汤加延胡索为引；劳伤气血，筋骨酸痛，转筋，牛膝、杜仲、沉香、桂枝、佛手、木瓜、穿山甲、五加皮、砂仁、茴香为引；大肠下血，椿根皮煎汤送下；男子虚弱，八味加减为引，总之对老人气血虚弱，或者老年妇女更为得益。”此外，还能主治手足麻木瘫痪，男子虚损不能生育，遗精白浊，胃寒痛，妇女经血不调，赤白带下，妇女干血痨及子宫虚冷不受胎等症。近代本品也常被用来治疗硬皮病（中医之皮痹），取其养血活血、舒筋通络之功效。当代名老中医朱良春应用单味鸡血藤治疗银屑病静止期及消退期、脱发和小儿鱼鳞病等而获佳效，均取其养血润燥、活血祛瘀之作用。鸡血藤熬胶后的药效较之鸡血藤汤剂不仅疗效高，而且应用范围更广。不过，服此药时，忌食酸冷。

雷公藤 始载于《神农本草经》，在《本草纲目拾遗》一书中才出现雷公藤之名。味苦辛，性寒，有大毒。具有驱风除湿、通络止痛、消肿止痒、解毒杀虫的功效。

在《本草纲目拾遗》时期，本品是一味很少应用的中药，仅局限于截疟、治瘰疬、鱼口便毒、反胃呃逆、阴囊肿大、发背疔疮、乳痈、产后遍身浮肿、一切毒蛇伤等症。近代逐步发现该药是一味颇有发展前途的具有免疫抑制活性的中草药。综合文献报告，本品可用治疗的病种很多，包括类风湿关节炎、幼年型类风湿关节炎、强直性脊柱炎、风湿性关节炎、原发性肾小球疾病（急性肾小球肾炎、慢性肾炎、肾病综合征、隐匿性肾炎、特发性 IgA 肾病）、继发性肾小球疾病（紫癜性肾炎、狼疮性肾炎）、重症肝炎和慢性活动性肝炎、呼吸系统疾病、妇科疾病、肿瘤、疼痛性疾病、甲状腺疾患、赖特综合征、红斑狼疮、皮肌炎、干燥综合征、白塞病、硬皮病、感染性皮肤病（带状疱疹、疥疮、皮肤真菌病）、麻风反应、皮肤血管炎（急性发热性、中性粒细胞增多性皮病、多形性红斑、过敏性紫癜、结节性红斑、变应性血管炎、进行性紫癜性皮肤病、结节性血管炎、隆起性红斑）、皮炎、湿疹类疾病、夏季皮炎、神经性皮炎、银屑病、副银屑病、红皮病、高球蛋白血症性紫癜、天疱疮、多发性硬化、发热性嗜中性白细胞增多性皮病、脂膜炎等。

笔者认为在应用本品的过程中，要注意以下几点：

一是产地和品质，以福建建宁、泰宁两县，以及湖北的洪湖县所产质优。

二是药用部位不同，毒性有差异，以嫩芽、叶、花、根皮毒性更大。

三是减轻毒性的方法：一是用文火煎两至三小时以上，能降低毒性；二是用岗梅同等剂量配伍，可以降低毒性，而又不影响疗效；三是在应用本品过程中，应当遵循“三小、二算、一慢”的原则，即初服者剂量要小，女性、儿童、老年人、体弱者剂量要小，增加剂量幅度要小，儿童和老年人用药要计算，增加剂量时，速度要慢。

四是用药过程中，应经常检查血、尿常规，肝、肾功能及心电图等，用于青年男性，须定期检查精液。

五是尽量使用一种雷公藤制剂，避免两种以上口服制剂同时服用，因为难以准确掌握用药剂量。

六是服药期间，勿饮酒，以免增加药物毒性。

七是联合用药，减少毒副作用，如与维生素 B_6、肝泰乐，或中药陈皮、鸡血藤、制首乌等同用。

本品哺乳期妇女勿用，避免通过乳汁使婴儿中毒。

总之，本品是一味疗效确切但毒副作用较大的中药，临床使用时，应当全面掌握本品的利与弊，做到合理使用，避免毒副作用的发生。

昆明山海棠　始载于《滇南本草》，味辛，性温，有毒。具有祛风除湿、活血通络、止痛消肿的功效。

明代《滇南本草》说：“紫金皮味辛苦，性温，有毒。入肝、脾二经，行十二经络。治筋骨疼痛，风湿寒痹，麻木不仁，瘫痪痿软，湿气流痰，胀筋，止腰痛，并治妇人血寒腹痛，吃之良效。”今人在综合现代药理研究的基础上，扩大了其主治范围，并视之为治疗各种皮肤病的要药。主治病证有红斑狼疮、白塞综合征、变应性亚败血症、银屑病、多形红斑、手足癣、血管炎、疱疹样皮炎、赖特综合征、结节性红斑、环状红斑、紫癜、慢性荨麻疹、瘰疬等。

然而，本品有一定的毒性，以茎叶为甚。据报道，牛羊等牲畜食之枝叶，可致体毛大量脱落，故称掉毛草。中毒反应通常在数小时至三五天内出现。主要有神经系统的头痛、头晕、四肢发麻、烦躁不安、精神亢奋、幻觉，甚者出现阵发性强直性惊厥，消化系统症状有口唇、食管和肠胃黏膜广泛散在性出现糜烂或坏死、恶心呕吐、剧烈腹痛、腹泻、大便带血、肝脾肿大。本品对心血管、呼吸系统和肾脏均有一定的毒性，用之宜慎。

钩藤　始载于《名医别录》，味甘，性微寒。具有息风止痉、清热平肝的功效。

钩藤古方多用皮，后世多用钩，取其力锐尔，其中藤细多钩者良。久煎无力，故宜后下。

钩藤为手少阴、足厥阴经要药，少阴主火，厥阴主风，风火相搏，则寒热惊痫，此药气味甘寒，直入二经，则风静火息而肝心宁，寒热惊痫自除。主治病症有：热瘫夜啼，斑疹，头旋烦热，妇人赤白带下，小儿寒热，诸肿惊痫，胎风客忤，瘛疭筋挛等。《本草求真》说："藤类象筋，故抽掣痛，由筋生者，必为之用。"

鉴于本品有静风息火的功效，笔者常用之治疗三类皮肤病：一是瘙痒病，不论虚实新久，均可用之；二是血管病，初期血热居多，常在凉血、解毒方剂之中，加入本品，如本品配紫草可治斑疹，久病血瘀为主，在理气、散寒、化瘀方剂中，加入本品。三是关节、肌肉疼痛，以疼痛为主时，在散寒止痛药中加入，若酸痛为重时，于扶正药中加之。

本品祛风甚速，有风症者必宜用之。然其亦能盗气，虚者勿投。

夜交藤　始载于《本草逢原》，味甘、微苦，性平。具有养心安神、祛风通络止痒的功效。

夜交藤的药效与何首乌有相似的一面，又有独特的一面。集中反映在能治劳损、失眠、多汗、血虚身痛、瘰疬、风疮疥癣、风湿痹痛、肌肤麻木等。《本草正义》对夜交藤的药效有一段总结性的论述：夜交藤，濒湖止称茎叶治风疮疥癣，作浴汤甚效，今以治夜少安寐，盖取其能引阳入阴耳。然不寐之源，亦非一端，苟不知从病源上作想而惟以此为普通用品，则亦无效。但止堪供佐使之助，因是调和阴阳者，故亦有益无害。

大凡皮肤病血虚难寐，酌加酸枣仁、柏子仁、白芍、龙齿等。取其养血安神，血虚肢体疼痛和麻木，可与鸡血藤、当归、络石藤等配合，将会收到养血通络止痛的效果。皮肤瘙痒配伍防风、苦参、地肤子以增强祛风止痒之力。

野葡萄藤　始载于《广西药植名录》，味甘，性平。具有清热、消肿、止血的功效。适用于疮疡肿痛及红斑性皮肤损害之类的皮肤病。张镜人说："野葡萄藤专清热毒，且茎藤尤善通经达络，热毒解则斑疹消而筋脉自利耳。"

鸡屎藤　始载于《生草药性备要》，味甘、酸，性平。具有祛风活血、止痛解毒、消食导滞、除湿消肿的功效。适用于风湿疼痛、瘰疬、肠痈、无名肿毒、流注、脚湿肿烂及神经性皮炎等症。

石楠藤　始载于《图经本草》，味辛，性温，无毒。具有祛风湿、壮腰膝、止痛、止咳的功效。适用于风湿痹痛，挫伤，痛经，风寒感冒，咳嗽气喘。

忍冬藤　始载于《名医别录》，味甘，性寒。具有清热解毒、疏风通络功效。适用于温病发热，热毒血痢，痈疽疮毒，风湿热痹，关节红肿热痛。《医学真传》说："余每用金银花，人多异之，谓非痈毒疮疡用之何益？夫金银花之藤乃宣通经脉之药也……通经脉而调气血，何病不宜，岂必痈毒而后用之哉。"《本草正义》说："今人多用其花，实则花性轻扬，力量甚薄，不如枝蔓之气味俱厚，古人只称忍冬，不言为花，则并不用花为药，自可于言外得之，观《纲目》所附诸方，尚是藤叶为多，更是明证。"

青风藤　始载于《图经本草》，味苦，性平。具有祛风化湿、通络止痛的功效。适用于风湿痹痛、关节肿胀、麻痹瘙痒等症。《本草便读》："凡藤曼之属，皆可通经入络，此物善治风疾，故一切历节痹皆治之，浸酒尤妙。"

络石藤　始载于《神农本草经》，味甘、微酸不苦，性平。具有祛风通络、凉血消肿的功效。适用于风湿热痹，筋脉拘挛，腰膝酸痛，痈肿，喉痹，跌打损伤等。《本草纲目》说："络石，气味平和，其功主筋骨，关节。风热痈肿，变白耐老，即医家鲜知用者，岂以其近贱而忽之焉。服之当浸酒耳。”

海风藤　始载于《本草从新》，味辛苦，微温。具有祛风湿、通经络、止痹痛的功效。适用于风寒湿痹、关节疼痛、筋脉拘挛。

金刚藤　始载于《西藏常用中草药》，味微辛，性温。具有祛风、活血、解毒的功效，适用于风湿腿痛、瘰疬、银屑病等。

活血藤　始载于《简易草药》，味苦，性平。具有败毒消痈、活血通络、祛风杀虫的功效。适用于月经不调，风湿痹痛，蛔虫、蛲虫、麻风、淋病、肠痈、疮疖等。孕妇不宜多服。

（武汉市中医院　徐宜厚）

附录三　赵炳南根类药应用的延伸

赵老认为，根性下沉，凡见病变在下肢的血热、发热、热毒阻遏经络所致的皮肤病均可应用，凉血五根汤（白茅根、瓜蒌根、茜草根、紫草根、板蓝根），其主治病症有多形性红斑、丹毒初期、紫癜、结节性红斑及一切红斑类皮肤病。

众所周知，植物药用的主要部分在地下的根茎，那么哪些属根药？哪些属根茎药？我查阅字典后发现两者有相同的部分，均是长在土壤里，然其不同有二：一是根茎是主干；二是部分地下根茎有无性繁殖的作用。基于上述，根药则是狭义的长在土壤中的茎干，同时依据传统药名而确定。

紫草根　始载于《神农本草经》，味苦，性寒，无毒。具有凉血活血、清热解毒的作用。适用于温热斑疹、紫癜、尿血、血痢、热结便秘、烧伤、湿疹、丹毒、恶疮、面渣等。《本草经疏》说：“紫草为凉血之要药，故主心腹血热之气。五疸者，湿热在脾所成，祛湿除热利窍，其疸自愈。……苦寒性滑，故利九窍而通利水道也。”

茜草根　始载于《神农本草经》，味苦，性寒，无毒。具有行血止血、通经活络、止咳祛痰的功效。适用于吐血、衄血、尿血、便血、风湿痹痛、瘀滞肿痛、疮疖虫伤、蛇伤、梅毒等。

白茅根　始载于《本草经集注》，味甘，性寒，无毒。具有凉血止血、清热利尿的功效。适用于热病烦渴、吐血衄血、肺热喘急、淋病、小便不利、水肿黄疸、酒毒等。

芦根　始载于《本草经集注》，味甘，性寒，无毒。具有清热生津、除烦止呕的功效。适用于热病烦渴、胃热呕吐、噎膈反胃、肺痿肺痈，解河豚鱼毒、酒毒、蟹毒等。

山豆根　始载于《开宝本草》，味苦，性寒，无毒（另注：《本草正》味大苦大寒），具有清火解毒、消肿止痛的功效。适用于喉痈、喉风、喉痹、牙龈肿痛、黄疸、下利、热肿、秃疮、疥癣，蛇、虫、犬咬伤。解诸药毒等。但脾胃虚寒，泄泻者忌服，虚火上炎咽喉肿痛者忌用。《本草经疏》说：“山豆根，甘所以和毒，寒所以除热，凡毒必热必辛，得清寒之气，甘苦之味，则诸毒自解，故为解毒清热之上药。”

葛根　始载于《神农本草经》，味甘、辛，性平。具有升阳解肌、透疹止泻、除烦止渴的功效。适用于伤寒、温热头痛项强，烦热消渴，斑疹不透，疗金疮，解诸毒，如野葛、巴豆、百药毒等。

丁香根　始载于《开宝本草》，味辛，性热，有毒。具有温中降逆的功效。适用于风热毒肿，外用煎水熏洗为主，不可内服。

山楂根　始载于《本草纲目》，味甘，性平，无毒。具有消积祛风止血的功效。适用于食积、关节痛、咯血等。

马蔺根　始载于《本草纲目》，味甘，性平。具有清热解毒的功效。适用于痈疽恶疮、喉痹肿痛等。

牛蒡根　始载于《药性论》，味苦，性寒，无毒。具有除风热、消肿毒的功效，适用于风毒面肿，咽喉热肿，痈疽疮疥等。

水蓼根　始载于《贵州民间药物》，味辛，性温。具有除湿祛风、活血解毒的功效。适用于痢疾、月经不调、皮肤湿癣。

玉蜀黍根　始载于《本草纲目》，味甘，性平，无毒。具有利尿祛瘀的功效，适用于砂淋、吐血，解热毒等。

龙葵根　始载于《本草图经》，味苦、微甘，性寒，无毒。具有消痈解毒的功效。适用于痈疽肿毒、睾丸炎、风牙虫痛。但虚寒无实热者禁用。

丝瓜根　始载于《滇南本草》，味甘，性寒，无毒。具有活血、通络、消肿的功效。适用于偏头痛、腰痛、乳腺炎、喉风肿痛、肠风下血、诸疮久溃不敛。

地瓜根　始载于《草本便方》，味苦、涩，性凉。具有清热利湿的功效。适用于腹泻痢疾、黄疸、瘰疬、遗精等。

朱砂根　始载于《本草纲目》，味苦、辛，性凉，无毒。具有清热解毒、散瘀止痛的功效。适用于急性咽峡炎、丹毒、淋巴结炎、跌打损伤、毒蛇咬伤等。

花椒根　始载于《本草纲目》，味辛，性热，微毒。具有温中散寒、除湿止痛的功效。适用于脚气、湿疮。以外用为主，不可内服。

苍耳根　始载于《食疗本草》，味甘，性温，有毒。具有散风止痛、除湿杀虫的功效。适用于痈疽、丹毒等。以外用为主。

芭蕉根　始载于《日华子本草》，味甘，大寒。具有清热止渴、利尿解毒的功效。适用于天行热病，烦闷消渴，黄疸水肿，脚气血淋，痈疽疔疮，丹毒，游风肿痛等。脾胃虚弱、肿毒系阴分者禁用。

苦瓜根　始载于《民间常用草药汇编》，味苦，性寒，无毒。具有清热解毒的功效。适用于痢疾便血、疔疮肿痛、风火牙痛等。

桑树根　始载于《本草纲目》，味甘，性平，无毒。具有清热解毒、凉血退斑的功效。适用于风疹、丹毒、月经不调、关节酸痛、风丹、胃痛等。

南瓜根　始载于《分类草药性》，味淡，性平，无毒。具有利湿热、通乳汁的功效。适用于淋病、乳汁不通、痢疾、黄疸、便秘、小便涩痛等。

韭菜根　始载于《名医别录》，味辛，性温。具有温中、行气、散瘀的功效。适用于胸痹、食积腹胀、癣疮、疖疮、漆疮、养发等。但阴虚内热及疮疡目疾者忌服。

黄瓜根　始载于《本草纲目》，味甘、苦，性凉，无毒。适用于腹泻痢疾，狐刺毒肿等。

紫玉簪根　始载于《品汇精要》，味甘、苦，性平。具有消肿止痛的功效。适用于咽喉肿痛、胃痛、牙痛，痈疽、瘰疬、乳肿等。

槐根　始载于《名医别录》，味苦，性平，无毒。适用于烂疮、阴囊坠肿、一切恶疮、妇人产门痛痒、湿热金疮等。

糯稻根须　始载于《本草再新》，味甘，性平，无毒。具有益胃生津、退虚热、止盗汗的功效。适用于除风湿，治阴寒，疗冻疮、金疮，安胎活血等。

王瓜根　始载于《名医别录》，味苦，性寒，有小毒。具有清热解毒、破血化瘀的功效。适用于痈肿、毒蛇咬伤、烫火伤、鱼口便毒、梅毒性阴茎头溃烂、阴囊肿大等。

莨菪根　始载于《本草纲目》，味辛、苦，有毒。具有抗疟、攻毒、杀虫的功效。适用于疥癣、指尖肉刺、狂犬咬人等。不过本品有毒，其毒性近于天仙子，须慎用。

石榴根　始载于《本草经集注》，味酸、涩、性温，有毒。具有涩肠杀虫、止带、止血的功效。适用于蛔虫、寸白虫、久痢久泻、止血、止带等。不过本品作为驱虫剂使用，然其毒在于石榴皮碱，对运动呼吸中枢有麻痹作用。

凤仙根　始载于《本草纲目》，味苦、甘、辛、性平，有小毒。具有活血软坚、通经消肿的功效。适用于骨鲠喉、跌打损伤、风湿关节痛等。本品有麻醉作用，口服过量可使中枢神经抑制。

麻黄根　始载于《名医别录》，味甘，性平。适用于汗症。《本草纲目》曾说："麻黄发汗之气驶而不御，而根节止汗效于影响，物理之妙，不可测度如此。风湿、伤风、风温、气虚、血虚、阴虚、脾虚、胃热、痰饮、中暑、亡阳、柔痉之诸症之汗，皆可随症加而用之。当归六黄汤加麻黄根治盗汗尤捷，盖其性能行周身肌表，故能引诸外至卫分而固腠理也。本草但知外扑之法，而不知服饵之功尤良。"

连翘根　始载于《神农本草经》，味苦，性平。具有清热解毒、消肿散结的功效。历代医籍论连翘多，谈连翘根少。张锡纯曾经指出仲景方所用连翘乃连翘之根，《神农本草经》亦说连翘根其性与连翘相近，发表之力不如连翘，而利水之力则胜于连翘。在具体应用中，须注意相互间的配伍，败毒必须用甘草，化毒必须用金银花，消毒必须用矾石，清毒必须用芩、连、栀子，杀毒必须用大黄。

（武汉市中医院　徐宜厚）

附录四　赵炳南皮类药应用的延伸

皮的原始含义，仅指剥取兽革者，谓之皮（《说文解字》）。显然指剥取兽皮制作皮革的工匠。《康熙字典》对皮的含义有十：一是被也；二是皮候；三是裘；四是苔衣；五是姓氏；六是皮币；七是县名；八是皮弁；九是军制；十是重皮厚薄。现代的"字典"或"辞海"俱言皮为动植物的表面层，本文皮类药主要指以植物为主。

初步统计《神农本草经》列入上品皮类药有五加皮、地骨皮、肉桂、杜仲、黄柏，中品有白鲜皮、合欢皮、牡丹皮、厚朴、秦皮，下品有苦楝子皮。汉代《伤寒杂病论》一书中，以皮类药物为主的方剂主要有大黄牡丹皮汤、橘皮汤、厚朴生姜半夏汤、栀子柏皮汤、橘皮竹茹汤、橘皮枳实生姜汤、半夏厚朴汤、厚朴七物汤等。其主治的范围多与咳喘、腹胀、身黄、胸痹、肠痈等病症有关。

多皮饮是赵炳南教授治疗慢性荨麻疹的经验方。用之效验很多，新疆医科大学附属中医院皮肤科文谦等人通过现代药理学研究，表明丹皮、五加皮、地骨皮等具有抗炎、调节免疫的作用，特别是在降低血清 IgE 水平及嗜酸性粒细胞计数方面优于咪唑斯汀。为此我根据以皮达皮，取象比类，对部分皮类药做进一步的延伸。

土槿皮　始载于《药材资料汇编》。味辛，性温，有毒。又名土荆皮、金钱松皮、荆树皮。具有杀虫、去湿止痒的功效。用于疥癣、瘙痒。专从外治。醋或酒浸外搽。

五加皮　始载于《神农本草经》。味辛，性温。具有祛风湿、补肝肾、强筋骨、通瘀血、利水肿的功效。适用于关节疼痛、水肿脚气、腰膝酸痛、四肢伸屈不利。

木槿皮　始载于《日华诸家本草》。味甘、苦，性凉。又名川槿皮。具有杀虫止痒、清热利湿的功效。用于癣疥等症。

石榴皮　始载于《本草经集注》。味酸、涩，性温，有毒。具有涩肠止泻、杀虫的功效。用于蛔虫、绦虫、久泻久利。

白鲜皮　始载于《神农本草经》。味苦、咸，性寒。又名白膻皮。具有清热燥湿、祛风解毒的功效。用于湿热疮毒，湿疹、风疹、疥癣疮癞、黄疸尿赤等。

地骨皮　始载于《神农本草经》。味苦，性寒。又名枸杞根皮、地骨、狗地芽皮。具有凉血除烦、清肺降火的功效。用于骨蒸盗汗、肺热咳嗽、咯血衄血等。

肉桂　始载于《神农本草经》。味辛、甘，性温。又名玉桂、紫桂等。具有温肾助阳、散寒止痛、活血通经的功效。用于阳痿、宫冷、腰膝冷痛等。

合欢皮　始载于《神农本草经》。味甘，性平。又名夜合欢皮。具有解郁安神、活血消肿的功效，用于心神不安、忧郁生恨、肺痈疮肿等。

杜仲　始载于《神农本草经》。味甘、微辛，性温。又名丝仲、扯丝皮、丝棉皮。具有补肝肾、强筋骨、安胎的功效。用于肾虚腰痛，筋骨无力，胎动等。

牡丹皮　始载于《神农本草经》。味辛、苦，性凉。又名丹皮、粉丹皮、香丹皮。具有清热凉血、活血化瘀的功效。用于温毒发斑、吐血衄血、痈肿疮毒等。

苦楝子皮　始载于《神农本草经》。味苦，性寒，有毒。具有杀虫疗癣的功效。用于驱虫、疥癣。

厚朴　始载于《神农本草经》。味苦、辛，性温。又名紫油厚朴、川朴、赤朴。具有燥湿祛痰、下气除满的功效，用于湿滞伤中，痰饮喘咳等。

香加皮　始载于《中国药典》。味辛、苦，性微温，有毒。又名白五加皮、扛柳皮。具有祛风湿、强筋骨的功效。用于风寒湿痹等症。

秦皮　始载于《神农本草经》。味苦，性寒。又名梣皮、秦白皮、蜡树皮。具有清热除湿、收涩明目的功效。用于热痢，目赤肿痛。

海桐皮　始载于《开宝本草》。味苦、辛，性平。又名刺桐皮、钉桐皮、川桐皮、丁皮。具有祛风湿、通络止痛的功效。用于腰膝肩背疼痛。外用治湿疹。

桑白皮　始载于《神农本草经》。味甘，性寒。又名桑根白皮、桑根皮。具有泻肺平喘、利水消肿的功效，用于肺热喘咳、水肿等。

黄柏　始载于《神农本草经》。味苦，性寒。又名檗木、黄檗、柏皮等。具有清热燥湿、泻火解毒的功效。用于湿热泻痢、热淋、湿疹、瘙痒、疮疡、肿毒等。

紫荆皮　始载于《日华子本草》。味苦，性平。又名白林皮。具有活血通经、消肿解毒的功效。用于风寒湿痹，疥癣、痈肿、蛇虫狂犬咬伤等。

紫金皮　始载于《本草纲目拾遗》。味苦、涩，性温，剧毒。具有活血理气、祛风活络的功效。用于胃脘痛、腹痛等。

椿皮　始载于《唐本草》。味苦、涩，性凉。又名椿根皮、樗白皮。具有清热燥湿、收涩止带的功效。用于赤白带下，湿热泻痢等。

梓白皮　始载于《神农本草经》。味苦，性寒。具有清热、解毒、杀虫的功效。用于皮肤瘙痒、疮疥等。

大腹皮　始载于《药谱》。味苦，性微温。又名槟榔皮、大腹毛、槟榔衣。具有宽中下气、行水的功效。用于大肠壅毒、脚气等。

冬瓜皮　始载于《开宝本草》。味甘，性凉。具有利水消肿的功效。用于水肿、痈肿，能祛湿、追风、补脾泻火。

丝瓜皮　始载于《滇南本草》。味甘，性平。具有清热解毒的功效，用于金疮、坐板疮、疔疮等。

西瓜皮　始载于《本草纲目》。味甘，性凉，无毒。具有清暑解热、止渴利尿的功效。用于口疮、皮肤间热、养胃生津。

柑皮　始载于《本草纲目拾遗》。味辛、甘，性寒。具有调中下气、化痰醒酒的功效。用于病后饮食失调，上气烦满，伤酒口干。

柚皮　始载于《唐本草》。味辛、甘、苦，性微温。具有化痰消食、解酒毒的功效。用于食滞，脘腹冷痛，咳喘疝气。

茯苓皮　始载于《本草纲目》。味甘、淡，性平。具有利水消肿的功效，用于开水道、腠理。

生姜皮　始载于《本草图经》。味辛，性温。又名姜皮、姜衣。具有行水消肿、外达皮毛的功效。用于行水祛风。

扁豆皮　始载于《本草便读》。味甘，性平。又名扁豆衣。具有健脾化湿、达肌行水的功效，用于人工荨麻疹、婴儿湿疹等。

瓜蒌皮　始载于《雷公炮制论》。味甘，性寒。具有润肺化痰、理气宽胸的功效。用于消肿疮毒等。

绿豆皮　始载于《本草纲目》。味甘，性寒。又名绿豆壳、绿豆衣。具有解热毒、清风热、化斑疹、消肿胀的功效。用于各种中毒症、红斑性皮肤病。

橘皮　始载于《神农本草经》。味苦、辛，性平，又名陈皮、贵老、黄橘皮、红皮等，具有理气调中、燥湿化痰的功效，用于解鱼蟹毒。

青皮　始载于《本草图经》。味苦、辛，性温。具有消食化滞、疏肝破气的功效。用于胸膈气滞，小腹痛等。

柞木皮　始载于《本草纲目拾遗》。味苦、涩，性凉。具有清热燥湿的功效，用于疮毒溃烂，瘰疬、酒毒下血等。

甘蔗皮　始载于《本草纲目》。味甘，性寒。具有清热润燥的功效，外用烧煅成性，研细末外撒或调搽。用于小儿口疳、秃疮、坐板疮等。

（武汉市中医院　徐宜厚）

涂宜厚皮肤病用药心得十讲

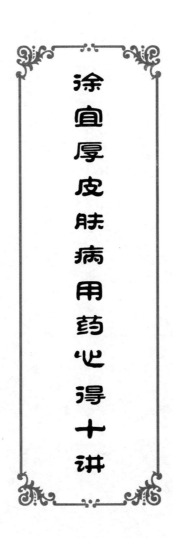

罗 序

2010年6月，武汉徐宜厚教授到英国探望在曼彻斯特大学工作的儿子。我在伦敦华埠宴请他们一家，彼此交谈，甚为融洽。

2011年和2012年4月，徐教授两次应香港中文大学中医学院院长梁荣能教授的邀请，赴港讲学。在林志秀博士的安排下，我们又一次见面了。席间，徐教授告知，将在中国医药科技出版社出版《皮肤病用药十讲》。我从U盘中读到原稿，深感该书有三大特色：

特色一，冲破俗套，重新组合。在以往的中药学书籍中，多数是将主治、功效及按语分别叙之。本书则从文献性和实践性的原则出发，对中药命名的原意予以解析，药性的论述采用重新组合的方式，综合归纳其要点，并对相互配伍及其注意事项亦有诠释，使之重点突出，更加贴切实践。

特色二，精读细研，用心良苦。书中许多章节，体现了徐教授对本草学精读细研、用心良苦的学风。如：具有特殊解毒功效的药物，告知解毒药凡有“消”“醒”“化”“解”“压”“杀”“主”等字样，既说明解毒的功效，又强调解毒力度的强弱，必须留意。又如：论述历代医家称之“三宝”的牛黄、麝香、冰片时，书中引用李东垣之说：“牛黄入肝治筋，麝香入脾治肉，冰片入肾治骨。”层次清楚，便于掌握。再如：书中非常关注某些药物对某种病症的特效性，紫草为凉血圣药，连翘为疮家要药，三七为止血神药，羚羊角为托表透疹妙药等。此外，他根据皮肤损害的独特性，胪列了配对用药58对，组合用药14对。花类药、藤类药专章论述，自出机杼，理明而效著。总之，丰富的内容，不仅提供了多方向的挑选性，而且为后学者展示了广阔的思考空间。

特色三，博览群书，采撷精华。我粗略统计本书引用本草学名著达40多部，近代名医内科有施今墨、蒲辅周、岳美中等，外科有顾伯华、文琢之、凌云鹏等，妇科有刘奉五、罗元恺、黄绳武，儿科有董廷瑶，耳鼻喉科有耿鉴庭、干祖望等。同时还引用了新近出版的两大丛书：《中国百年百名中医临床家丛书》《中国现代百名中医临床家丛书》以及国医大师朱良春、张镜人、班秀文、颜正华等名家，各自专长的用药经验融汇于书中的临床应用。其用意是告诫后学重视跨学科学习的理念，对于提高中医皮肤科的学术水平与临床效果将会发挥巨大的推动作用。

我坚信该书的出版，将与杏林橘井媲美。我虽年事已高，仍乐援笔而为之序云。

世界中医药学会联合会名誉副主席
英国中医药学会名誉会长
罗鼎辉
2012年4月18日于香港

自　序

古人谓：用药如用兵，用医如用将。善用兵者，徒有车之功，善用药者，姜有桂之效。虽然药有四性五味、寒热温凉、升降浮沉诸多属性，然而，一定之药无一定之治，入脏入腑，或补或攻，其气味与性，不可不仔细体察。因此，同一种药物，可能出现各不相同的诠释，从而，突显出各科用药的特色。适逢中国医药科技出版社筹谋出版一套"用药心得十讲"丛书，范志霞编辑盛情邀请我撰写皮肤病用药心得，我欣然同意。我在家人的支持与帮助下，从2009年3月份开始，历时年余完稿。我在撰写的过程中，十分重视以下三个方面的内容。

（1）文献性：书中点评的每味中药，对其原始的出处、性味记载的异同、各地名称的差异，均有详尽的陈述。一则便于了解药物随着时间的变迁而增多与丰富，二则满足我国广阔地域的医药界同仁的需求，进而有一个完整的认识。

（2）实用性：一位好的临床医家，必须是一位通晓药物的高手。明代医药学家李时珍就是这个方面的杰出代表。为此，我在书中集中反映有四：一是在学习古今文献的基础上，在配对药物一节中，依据皮肤损害与举证，提出了38对，联合用药11组。二是部分常用药物进行了详尽的解释，并列出与之相关的内容，如桑白皮中附有桑叶、桑寄生、桑椹、桑枝，鹿茸附有鹿角、鹿角胶、鹿鞭、鹿筋、鹿角霜、鹿胎、鹿尾，槐花附有槐实、槐皮、槐叶、槐根皮、槐胶，陈皮附有橘核、橘红、橘叶、橘络。三是对药物的效应，既提出了有益于防止疾病的一面，又十分重视某些毒副作用的表述。四是非常关注某些药物对于某种病症的特效性，如紫草凉血圣药，连翘疮家要药，三七止血补药，延胡索专治一身上下诸痛，胆南星为风痰壅盛要药，威灵仙治痛风要药，天麻治风之神药，夏枯草瘰疬鼠瘘要药，水蛭逐瘀血之良药，䗪虫治疟母必用之药，羚羊角托表透疹之妙药，桃仁血瘀血闭之专药，菟丝饼治梦遗之神药等。

（3）广泛性：大约在15年前，我撰写"皮肤病用药述要"一文，发表在《湖北中医杂志》上，在当时颇受各方面的关注。然后收集在《徐宜厚皮肤病临床经验辑要》（中国医药科技出版社1998年10月北京）。近十余年来，我先后拜读了《中国百年百名中医临床家丛书》和《中国现代百名中医临床家丛书》，这两套丛书我不仅学习到全国各地名老中医的学术要素与精髓，而且给我的临床也起到了指点迷津的作用，让我感到自己对皮肤病的用药经验有言而未尽之慨，因此又撰写了"皮肤病用药述要补白"一文，刊入《徐宜厚皮科传心录》（人民卫生出版社2009年9月北京）。这次在撰写用药心得十讲的过程中，我在原有的基础上进一步系统化，因此，许多章节都重新撰写，如花类药，点评中有16味，附录有药效与适应范围44种，又如藤类药，点评有7味，附录药效与适应范围26味。其他新添内容的有经络用药、皮肤损害用药、配对用药等。新增加的内容有动物药和美容中药等。其目的就是让读者能够获得更多更广泛的信息量，同时也是我用药心得的第三次总结。

2010年，在海南三亚市会议期间，我与香港中文大学中医学院林志秀博士谈到上述内容，他不仅极力赞许，而且表示愿意参与部分工作，使之全书的修订更趋完善。

不过，我们深知书中所言，定然存在偏颇之论，或者错讹之点，敬请海内外同仁斧正，我将诚挚谢意。

徐宜厚（武汉）

林志秀（中国香港）

2012年2月18日

目　录

第一讲　审证求因用药心得

《医学源流论》说："凡人所苦，谓之病。所以致此病者，谓之因。"致病的因素，概括为六淫侵袭、感受毒邪、饮食不节、房劳损伤、七情郁结、各种伤害等。然而从皮肤科的角度而论，对审证求因必须牢记高锦庭所说的第一要义："外疡之发也，不外乎阴阳、寒热、表里、虚实、气血、标本，与内证异流而同源者也。"（《疡科临证心得集》）。

一、审证求因用药总则

我从医近50年的临床实践中，深感外疡用药既有与内证相同的一面，更有别于内证又颇具特色的另一面。众所周知，皮肤病的致病因素主要有六淫损伤、饮食不节、情志郁结等方面，精细地审查，这些因素往往是辨证准确的先导，又能为立法遣药提供可靠的依据，分别叙述如下。

（一）六淫治病用药心得

在自然界中由于时令气候的变化而出现风寒暑湿燥火六气，太过、不及均能侵害人体而发生疾病。六气各异，变化无穷，按其属性，寒、湿、燥属阴，风、暑、火属阳。六淫致病又随人之体质变化而生病各异，有从虚化，有从实化，有从寒化，有从热化等，这些变化常与人之形的厚薄、气的盛衰、脏的寒热密切相关，所以《医学真传》说："五脏充足，六腑调和，经脉强盛，虽有所伤，亦不为病。若脏腑经络原有不足，又不知持重调摄，而放纵无常，焉得无病？脏气不足，病在脏，腑气不足，病在腑，经脉不足，病在经脉，阴血虚而不为阳气之守，则阳病，阳气虚而不为阴血之使，则阴病。"总之，六淫致病既要考虑正虚，又要分析其属性以及地域的差别，这样才能做到正本清源，审证求因，不断提高辨证的水平。

1. 风淫用药心得　风分外风和内风，前者指六淫之首的风邪，后者言肝血不足的内风，两者概念不可混淆。

外风　经云："风为百病之长。"这是由于风能全兼五气，如兼寒则曰风寒，兼暑则曰暑风，兼湿则曰风湿，兼燥则曰风燥，兼火则曰风火。还因为风能鼓荡此五气而伤人，所以称之为百病之长，其余五气，则不能互相全兼。古人又谓：风属阳邪，善变而数动，变者即动，是言风无定体，表现在千事万物均具一太极，静属阴，动属阳，先贤以燥、湿二气为纲，但其皆从风气化出。因为燥、湿为先天之体，变水、火的是后天之用，但这四者未动之时属阴，既动即是风，而属阳。比如：燥动曰燥风，湿动曰湿气，热动曰热风，寒动曰寒风，湿热动曰暑风。由此推论，大凡发无定处，倏起倏灭，变化无常的风，风性善动，游走不定的赤白游风，病变在头面部位的疮疡等，均系风邪所致。

内风　肝主风、藏血。若营血不足，血不养肝或柔筋，或者毒热伤阴，或者水不涵木，均致肝风内生，表现为风胜化的白屑风、虚风内旋的红斑狼疮脑病、肝血不足的爪甲病、肝阴亏损的老年性瘙痒病等。

（1）风淫致病的特点：《内经》说："风为百病之长，善行而数变。"风为阳邪，风胜则燥。其皮损分布常为播散性，发病迅速，消失亦快，易与其他因素合并侵犯人体而致病，故有"风为六淫之首"的说法。致病特点：

瘙痒：风为阳邪性烈，易伤阴血津液，表现为皮肤干燥、发痒、脱屑。

播散：皮损常呈播散、游走不定的倾向。

脱屑：风性燥烈，易耗阴血，皮肤失其濡养，可见糠秕状鳞屑。

病位：偏于上部居多。

常见病种：痒风、白屑风。

（2）祛风中药分类：祛风中药多具有宣畅卫阳作用，可使机体开合有度、营卫调和、肺复宣肃，重新恢复到"阴平阳秘"状态，按性味与功能分为辛温与辛凉两大类。

辛温类有麻黄、桂枝、香薷、荆芥、防风、羌活、辛夷、白芷、藁本、苍耳子、生姜、细辛、葱白。

辛凉类有薄荷、桑叶、菊花、蝉蜕、牛蒡子、蔓荆子、葛根、柴胡、升麻、浮萍、木贼草、淡豆豉等。

2. 寒淫用药心得 寒为阴邪，易伤阳气，但寒邪致病，未有不由于阳虚，这样就有外寒病在经脉、内寒病在脏腑之分。

外寒 外寒侵入经络，血流痞涩，症见紫斑，如冻疮；阳气不达，血行不畅，症见肢端发绀觉冷，如肢端动脉痉挛症；寒性收引，致使血脉瘀凝，症见色泽褐黯，自觉剧痛，如脱疽等。

内寒 阳虚生内寒。阳气不达四肢肤腠，致使手足冷，或者发绀冰凉，寒凝络痹，气血循行受阻，瘀滞不通，表现为皮肤痹硬肿胀，乃至溃烂，如硬皮病、成人硬肿病等。

（1）寒淫致病特点：寒证分内寒与外寒。外寒主要指气候严寒，侵入人体使之血凝气滞而发生多种疾病；内寒多数由于脾肾阳虚，寒邪乘虚而入。外寒与内寒有时不能截然分开，合并致病也是很常见的。致病特点：

肢体清冷：寒性收引，易伤阳气，而寒凝血瘀，症见肢体冰冷、青紫或筋脉拘挛，收缩疼痛。

水液清稀：包括大便稀薄，小便清长，痰液清淡，脓水清稀，疱液清亮等，总之，这些水液均呈澄澈清冷的外观。

肿块坚实：凡在皮内膜外，扪及质地坚硬、表面光滑的各种肿块，多数是寒凝血瘀的结果。

常见病种：冻疮。

（2）驱寒药分类：寒者热之，温者，温其中也，说明寒病要用热药，在具体应用中，应区别是实寒还是虚寒。

实寒类有干姜（炮姜、煨姜）、吴茱萸、蜀椒、小茴香、丁香、艾叶、肉豆蔻、荜澄茄、高良姜等。

虚寒类有附子、肉桂、乌头、草乌、鹿茸、仙茅、淫羊藿、杜仲、续断、补骨脂、益智仁、蛤蚧、巴戟天、肉苁蓉等。这类药多为辛热偏燥，容易伤津耗液，热证或孕妇均应慎用。

3. 暑淫用药心得 暑为夏令主气，乃火热之气所化，故为阳邪。诚如《医学心悟》所说："不思暑字以日为首，正言热气之袭人耳！夏日烈烈，为太阳之亢气，人触之则生暑病。"就皮肤病而言，夏天是其发病率最高的季节。如暑热熏蒸，头面颈项赤肿，则成暑疖；盛夏肌腠玄府开，感受暑热而生热疮，暑为热邪，热胜肉腐，易于结毒，化为疖肿；夏热之气，损伤肤表，则发日晒疮；暑湿互蒸，蕴结肌腠不解而生天疱疮、痱毒等。

（1）暑淫致病特点

耗气伤津：常有汗出过多、口渴、心慌、气短乏力等气耗津伤的现象。

暑常夹湿：表现为头重如裹，身重胸闷，食欲减退，泄泻等。

常见病种：黄水疮（脓疱疮）、痱子、暑热疮（夏季皮炎）等。

（2）涤暑药举要：常用中药有石膏、滑石、香薷、茯苓、白术、寒水石、泽泻、姜、木瓜、黄芪、厚朴、赤茯苓、扁豆、陈皮、人参、莲子肉、乌梅、竹叶、麦冬、粳米、姜半夏、神曲、葛根、苍术、五味子、枳实（壳）、生地等。

4. 湿淫用药心得　《叶选医衡》说：“湿者，天地间阴阳蒸润之气也。所感之由，或因雾露之侵，或因阴雨所客，或因汗出沾衣，为风所阏（音扼），或因涉水行泥，为寒所郁，或因引饮过多，或以卑湿之地，有伤皮肉筋骨，或感头面四肢，尤多患于脚腰者，盖伤湿则下先受之也，更喜侵于脾胃者，以其同气相感也。”这段文字简明扼要地指出了湿分内、外及病位和脏腑的关系，可谓言湿之纲领。

外湿　外湿伤人，除与季节有关外，还与生活、工作、环境有关，如在水中作业，水湿浸渍所致的水渍疮，涉足桑田，雨后湿蒸所致的粪毒块等。

内湿　饮食不节，过食鱼腥海鲜、膏粱厚味、茶酒五辛之品，皆能损伤脾胃，影响运化而湿热内生，或由多食甜腻、生冷水果，伤害脾阳，化生寒湿，故而湿邪常与风、寒、热邪兼夹为病。如湿热郁阻肌腠，则发为下肢流火；湿热下注，阻于胫肢，则患生臁疮；湿热稽留于皮内膜外，则发为瓜藤缠；湿化水气，熏蒸于面，则患旋耳疮、羊胡疮等；寒湿互结，阻于肌腠，旁窜手掌则发瘑疮，下注于下肢则发湿臁疮等。

（1）湿淫致病特点：综观上述，说明外湿起病与气候、环境有关，内湿之证，多数与脾脏的阴阳盛衰有关。湿淫致病的特点有三：

泛发性：湿邪从上到下无所不犯，如发生在下颏为“燕窝疮”，发生在耳郭为“旋耳疮”，发生在膝、肘窝为“四弯风”，发生在阴囊为“绣球风”，发生在小儿为“胎疮”等。

复杂性：湿为重浊之邪，性黏腻，致病后常使病程迁延，或者愈后又易复发。

病位：多数偏于下部。

常见病种：湿疹等。

（2）除湿药分类：鉴于湿淫致病的顽固性与复杂性，治疗湿淫的药物概分为四大类：

健脾化湿类：如白术、山药、莲子、炒扁豆、芡实、泽泻、陈皮等。

清热利湿类：如泽泻、车前子、车前草、猪苓、竹叶、通草、龙胆草、萆薢、赤茯苓、滑石、赤小豆、黄柏、白茅根等。

祛风燥湿类：如苍术、枳壳、陈皮、赤石脂、厚朴、地肤子、苍耳子、蚕沙、苦参、王不留行等。

滋阴除湿类：如生地、玄参、制首乌、当归、炒丹皮、白鲜皮、南北沙参、百合、薏苡仁。

5. 燥淫用药心得　《医源》说：“天地之气，阴阳之气也，阴阳之气，燥湿之气也……故燥湿为先天之本，水火为后天之用，水火则燥湿所变，而燥湿又因寒热而化也……寒燥化为燥热，返其本也，寒湿化为湿热，因乎变也。人能体察燥、湿二气之因寒、因热所由生，而以之为纲。再察其化热、未化热之变，与夫燥郁则不能行水，而又夹湿，湿郁则不能布精，而又化燥之理，而以之为目。”正因为这样，古人称燥湿为百病提纲，今人细玩其中奥趣，自能提高对疑难性皮肤病的诊疗水平。

（1）燥淫致病的特点

外燥　燥令行于深秋，燥胜则干，干则肤腠干裂而成皲裂疮，或者皮肤干燥而瘙痒。

内燥　多由精血下夺而成，然有上下内外病所之不同：如燥于上，则咽鼻干焦；燥于下，则便溺团结；燥于内，则精血枯涸；燥于外，则皮肤皴揭。此外，风燥，由肝血不能荣筋，故筋急爪裂；火燥，由脾多伏火，故唇揭便秘；血燥，由心血失散，故头多白屑，发脱须落；虚燥，由肾阴虚涸，故小便数、咽干喉肿等。

燥淫致病特点：

毛发焦枯：阴血耗损，症见毛发萎黄，焦枯。

大量脱屑：皮肤干燥，小片脱屑如糠秕，大片脱屑似落叶。

皲裂：阴液耗伤，兼之寒邪，易发生皲裂等。

常见病种：手足皲裂等。

（2）润燥药举要：润燥药物有芦根、天冬、麦冬、花粉、西洋参、枸杞子、五味子、干地黄、百合、玄参、制首乌、白芍、当归、山茱萸、瓜蒌仁、火麻仁、郁李仁、阿胶、杏仁、枣仁、柏子仁、南北沙参、玉竹、石斛、冬瓜仁、白茅根等。

6. 火淫用药心得　火与热同源，火为热之甚，热为火之渐，热甚则化火化毒。在临床上，火之为病，有自本经而发，有由它经侵客，或有数经合病。具体言之，因于风者，为实火；因于湿者，为湿火；因于痰者，为痰火。阳亢者，为实火；劳伤者，为虚火。血虚者，为燥火；遏抑者，为郁火；酒色受伤者，为邪火；疮疡蕴结，为毒火。

外火　火热之邪常与它邪结合而致病。如风热化为火毒，则发抱头火丹；湿热下注，化火化毒，则发流火；暑热化火化毒，则成痱毒、疖丹。

内火　心火上炎可致口疮，心肝之火则发缠腰火丹，脾胃之火上炽则发热疮，肺胃火蒸常致肺风粉刺、酒渣鼻，水少火盛，本色外露则面起黧黑斑。

（1）火淫致病的特点：温、热、火三者同类，只是在程度上有所区别，古人素有“热乃温之渐，火乃热之极”的说法。热毒、火毒皆是化脓性皮肤病的主要致病原因，故《医宗金鉴·外科心法要诀》说：“痈疽原是火毒生。”

火淫致病特点：

皮肤焮红：皮肤焮赤，扪之有灼热感。

发病危急：病情危笃，变化多端，且易传化。

疼痛明显：热胜肉腐，故而疼痛颇重。

逼血妄行：多见于各种血溢于肤的急性出血的症候群。

常见病种：抱头火丹（颜面丹毒）、疖、紫斑病（过敏性紫癜）等。

（2）解毒药的分类：鉴于火热之毒既有病程的新久，又有皮肤表现不一的特点，常见用药分四类：

1）凉血解毒：生地、赤芍、丹皮、紫草、红花、白茅根、凌霄花。

2）清热解毒：蒲公英、野菊花、金银花、黄芩、黄连、焦山栀、牛黄、板蓝根、升麻、知母、连翘。

3）清营解毒：玄参、莲子心、竹叶卷心、连翘心、生地、麦冬、琥珀、炒丹皮、赤芍、生石膏、寒水石、金银花、绿豆衣。

4）增液解毒：玄参、生地、麦冬、沙参、石斛、花粉、鳖甲、赤芍、金银花、连翘、琥珀、生甘草、玳瑁、羚羊角、水牛角。

（二）七情致病用药心得

喜、怒、忧、思、悲、恐、惊称为七情，是人在日常生活环境中中对客观事物所产生的正常精神意识活动。但当长期的精神刺激，或因受到剧烈的精神创伤，则影响脏腑功能失调而致，是内伤致病的主要因素。

临床所见，情志为病，多由恚怒伤肝，忧思伤脾，以及五志过极，郁结于内，日积月累，气血经络凝滞而成，如斑秃、银屑病（白疕）、神经性皮炎（摄领疮）等。在治疗中，一定要遵循“七情之伤，虽分五脏，而必归本于心”的原则，处处兼顾心脏施治，方得要领。

然而，从皮肤病的角度而言，比较集中在痰与瘀两大类。

1. 痰浊用药心得

（1）痰浊致病特点：痰是血气津液不清，熏蒸结聚而成。剖析成因主要有五：一是饮食所化，又感六邪，则脾、肺、胃升降失度，致使饮食输化不清而生；二是多食甘腻、肥腥茶酒而生；三是脾胃阳虚，湿浊凝滞而生；四是因郁而气火不舒，蒸变而生；五是肾虚水泛为痰。痰之为病，颇为广泛，这是因为痰随气升降，无处不到，或在脏腑，或在经络。对此，张景岳曾有一句名言：“痰为诸病之源，怪病皆由痰而成也。”在皮肤科领域，偏重于讨论痰在皮里膜外所致的结节、囊肿以及肥厚性瘢痕。在具体治疗中，朱丹溪对此提出了原则性的建议：“痰在皮里膜外，则遍体游行，肿而色白，滞而不痛，宜导达疏理。痰因火走，则体多小块，色红痛甚，游走无处，宜解毒清火为主。”朱氏之言虽不可概括全貌，但给我们指明了立法用药的方向，前者肤色濡白，治宜疏导散结；后者肤色焮痛，治宜清火解毒。结合皮肤科的临床实践，凡见肿块呈泛发倾向，既可见于躯干，又可见于四肢，但以下肢居多，皮肤损害在皮里膜外，可摸到大小不等的结节硬块或囊肿，肤色濡白或焮红，触之肿块或者推之可动，或者推之不动，或硬或软。

鉴于痰之为病众多，在具体应用中，应当掌握某些祛痰药物的特殊功效，综合有关文献，整理如下，仅供参考：浙贝母润肺，治虚寒之痰，川贝母除风火之痰，杏仁行寒痰，白附子祛风痰，瓜蒌仁涤结痰，阿胶除虚痰，硝石除痰毒，半夏除湿痰，旋覆花推之痰气，冬花治血痰，苍术去宿痰成囊，远志能豁痰开窍，蛤粉除痰热，熟地能补肾虚水泛为痰，大黄下肺胃顽痰，枳实能散积痰，僵蚕能解逆结之痰，白芥子能豁肋下寒结之痰，南星可祛经络中风痰，常山逐痰结，狼毒开恶痰，槟榔除痰癖，全蝎可退惊风之痰，白矾能吐透风热痰壅之痰，青黛能疗膈上之痰。

（2）涤痰药举要：常用中药有浙贝母、夏枯草、昆布、海藻、茯苓、牡蛎、山慈菇、香附、蜈蚣、玄参、青皮、陈皮、姜半夏、黄药子、白药子、僵蚕、青礞石、胆南星、炒白芥子、炒莱菔子、炒苏子、远志、蛤粉等。

2. 瘀血用药心得

（1）瘀血致病特点：唐容川在《血证论》一书中指出：“凡系离经之血与荣养周身之血，乙癸绝而不合。此血在身，不能加入好血，而反阻新血之化机。故凡血证，总以祛瘀为要。此谓血块为瘀，清血非瘀，黑色为瘀，鲜血非瘀，此论不确，盖血初离经，清血也，鲜血也，然既是离经之血，虽清血、鲜血，亦是瘀血，离经既久，则其血变作紫血。”这段文字给我们提示了三个带有概念性的问题，一是瘀血的含义，二是血证总以祛瘀为要，三是瘀血的临证特征。瘀血对人体侵犯的范围很广，较多的病症有攻心乘肺，在上焦、在中焦、在腠理、在肌肉、在经络脏腑之间可谓无处不到，然其治则之要，王清任提出了原则性的意见：“在外分头面四肢、周身血管，在内分隔膜上下两段，隔膜以上以心肺咽喉左右气门，其余之物皆在隔膜以下。立通窍活血汤，治头面四肢、周身血管瘀血之证；立血腑逐瘀汤，治胸中血腑血瘀之证；膈下逐瘀汤，治肚腹血瘀之证。”（《医林改错》）。王氏为瘀血临证作了具有普遍意义的指导意见，迄今为止多数临床医家均是按此思路诊治。结合皮肤病而论，这种瘀血证多数隶属于瘀血在外的范围，立法用药除选用化瘀药外，适当酌加理气、益气、通络、散寒、温阳之品，才能收到事半功倍的效果。

（2）祛瘀药举要：常用的药物有花蕊石、田三七、郁金、桃仁、醋炒大黄、牛膝、丹皮、红花、当归、赤芍、川芎、五灵脂、䗪虫、水蛭、乳香、没药、血竭、丹参、蒲黄、青皮、苏木、三棱、莪术、王不留行、煅自然铜、刘寄奴、土鳖虫、延胡索等。

（三）饮食不节致病用药心得

1. 饮食不节致病特点 饮者，水也，无形也，食者，物也，有形也。朱丹溪说：“饥饿不饮食与饮食太过，虽皆失节，然必明其二者之分，饥饿胃虚，此为不足，饮食停滞，此为有余。”明之含义而后论饮食不节在皮肤病的致病性，是至关重要的。比如：酒，大热有毒，气味俱阳，乃无物之物，有人饮之，活血通络，但有人饮食，宣通血脉，热补于肤而成酒性红斑。又如平素嗜酒者，既能伤阴，又能伤阳，前者出现各种血证，后者发现诸多鼓胀、亡阳之变，特别是部分脱发，常与湿蚀发根有关。膏粱厚味、炙煿生热之食，皆能致使脾胃湿热蕴结，火毒内炽，外发于肌腠，如疖、痈、中毒性红斑、蔬菜日光性皮炎等。

2. 饮食不节用药举要 除饮食不节外，还应包括腐败变质之类的不洁食品，导致中毒症状的出现，另外，还包括某些致敏性的动植物食品，动物类常见的有鱼、虾、蟹和海鲜之类。植物类常见的有灰菜、苋菜、猪毛菜、洋槐花、堂梨叶、青青菜、菱陵菜、萝卜叶、莴苣、小白菜、油菜、马齿苋等。解饮食所中之毒的中药大致分两类，一类是常用的清热解毒药，一类是具有特殊功效的解毒药。我在历代本草中发现，所记载的解毒药中凡有“消”“醒”“化”“解”“压”“杀”“主”等字样，既说明有解毒的功效，又强调了解毒力度的强弱，在阅读时必须留意。现将特殊解毒类药物分述如下

解酒毒：葛根、枳椇、橙、木贼草、白果、秦艽、藿香、白豆蔻、草蔻、芦根、陈皮、田螺等。

解动物毒：①解鱼蟹毒：紫苏、冬瓜皮、草果、姜、芦根。②解河豚毒：芦根、橄榄。

解植物毒：①解野菌毒：葛根、防风。②解草木诸毒：升麻、淡豆豉、金银花、蒲公英、青黛、山豆根、山慈菇、绿豆。

解金石毒：土茯苓、鱼腥草、冬瓜皮、绿豆、水芹。

此外，还有部分特定的解毒药，如胡黄连解烟毒，绿豆解鸠毒等。仅供参考。

二、要药汇解

防　风

【药名浅释】

防风　始载于《神农本草经》，列为上品。别名众多，主要有铜芸、茴芸、茴草、屏风、百枝、蕳根、百蜚、关防风、东防风、口防风、炒防风、防风炭。防者，御也。其功疗风最要，故名。屏风者，防风隐语也。曰芸、曰茴、曰蕳者，其花如茴香，其气如芸蒿，蕳兰也。青州

产则良。上半病用身，下半病用稍，子疗风更优。

【药性分述】

防风　味甘、辛，性温，无毒；具有祛风解表、胜湿止痉、止泻止血的功效。

《本草崇原》说："防风茎、叶、花、实，兼备五色，其味甘，其质黄，其臭香，禀土运之专精，治周身之风证。盖土气厚，则风可屏，名防风。"综合一代文献，对防风的临床应用主要有四：一是治风与湿的要药；二是头面游风，周身骨关节疼痛；三是遍体湿疮；四是能解诸药毒。从皮肤科的角度，其主治病症有大风、金疮内痉、骨关节疼痛、头面游风、破伤风、汗证等。

对于本品与它药的配伍，古人也给我们留下了许多值得借鉴的经验。防风得黄芪，功效更大，得白术、牡蛎治虚风自汗，得黄芪、白芍止自汗，得浮小麦治自汗，得白芷、细茶治偏正头风，得炒黑蒲黄，治崩中下血，得南星、童便治破伤风，得阳起石、禹余粮治妇人胞冷等，本品虽为风药的润剂，但毕竟为发散之药，误服、久服则有走散上焦元气之弊，不可不慎。

【临床应用】

1. 急性荨麻疹（风热证）　选用银翘散加减：金银花、连翘、炒牛蒡子、防风、生地各10g，大青叶、紫草、黄芩、荆芥各6g。（经验方）。

2. 慢性荨麻疹（卫外不固证）　选用玉屏风散加味：防风、炒白术、黄芪、阿胶珠、制首乌各10g，煅龙牡各15g（经验方）。

3. 单纯性肥胖证　选用防风通圣丸（中成药）。每日2～3次。每次6g。温开水送下。部分患者若出现腹泻，每日3次以上，则减为每日2次。四周体重有所减轻，仍要坚持2～3个月。其间，维持量为每日一次，每次3g。极少出现毒副作用。

4. 特应性皮炎（儿童期）　选用四君子汤加味：党参、茯苓、炒白术、黄芪各10g，薏苡仁、赤小豆、白鲜皮各12g，甘草、蝉蜕、防风各6g。（经验方）

加减法：鼻痒加蝉蜕、藁本，鼻塞加细辛、川芎，清涕难止加鱼脑石、荜茇、赤石脂、诃子，浊涕较多加藿香、佩兰。

5. 染发皮炎　桃仁15g，生大黄（后下）12g，玄明粉（冲）、黄芩、桂枝各10g，防风8g，生甘草6g。《古今专科专病医案皮肤病·俞友根》

牛蒡子

【药名浅释】

牛蒡子　始载于《名医别录》，别名有蒡翁菜、便牵牛、蝙蝠刺、大力子、恶实、牛子、鼠黏子、生牛蒡子，炒牛蒡子等。历代文献对本品药名的释义：一、其实状如恶而多刺钩，故名；二、其根叶皆可食，人呼为牛菜，术人隐之，呼为大力也，俚人谓之便牵牛，河南人呼为夜叉头；三、苏颂说：实壳多刺，鼠过之则缀惹不可脱，故谓之鼠黏子。

【药性分述】

牛蒡子　味辛性平，无毒；具有疏散风热、解毒透疹、利咽消肿、滑肠通便的功效。

本品是泻热散结、清咽理嗽的常用之品。对皮肤病颇多功效，归纳其效有三：一是主风毒肿；二是消斑疹毒；三是去皮肤风，通十二经，故对瘾疹，尤多奇验。张山雷说："满体芒刺，如栗如芡，而其子两头尖锐，故能宣泄四达，通行经，此亦物理自然之性质。"《景岳全书》对其药效有过概括性的论述："味苦辛，降中有升。治风毒斑疹诸瘘，散疮疡肿毒喉痹及腰膝凝寒痹滞之气，以其善走十二经而解中散也。"近代发现牛蒡子还有预防猩红热的功能。成人每次服牛蒡子粉3g，一日3次，温开水送下，连服7天，且无不良反应。又，取牛蒡子根，捣烂敷一切肿毒和关节焮肿。

不过，气虚色白、大便利者不宜。

【临床应用】

1. 皮肤瘙痒（风热证）　选用消风散加减：炒牛蒡子、浮萍、防风、生地各10g，丹皮、荆芥、黄芩各6g，薄荷、苦参各4.5g。（经验方）

2. 玫瑰糠疹（初期）　选用凉血消风散加减：荆芥、炒牛蒡子、黄芩、知母、丹皮、蝉蜕各10g，赤芍6g，仙鹤草、茜草、紫草各12g。（经验方）

3. 咽喉肿痛（火郁热毒证）　选用玄麦甘桔汤加减：玄参、麦冬、浙贝母、连翘、炒牛蒡子、花粉、桔梗各10g，射干、马勃、甘草各6g。（经验方）

细　辛

【药名浅释】

细辛　始载于《神农本草经》列为上品。别名有北细辛、辽细辛、华细辛、少辛、小辛、细章、绿须姜、毒叶草、金盆草、万病草等。苏颂说：华丹真细辛，根细而味极辛，故名之曰细辛。沈括说：细辛出华山，极细而直，坚韧、深紫色，嚼之习习如椒，而更甚于椒。不过对细辛需辨别真伪，李时珍曾有一番辨别：叶似小葵，柔茎细根，直而色紫，味极辛者，细辛也；叶似马蹄，茎微粗，根曲而色黄，味亦辛者，杜衡也；一茎直上，茎端生叶如伞，根似细辛，微粗直而黄白色，味辛微苦者，鬼督邮也；叶似小桑，根似细辛，微粗长而色黄，味辛而有臊气者，徐长卿也；叶似柳，而根似细辛，根长黄白而味苦，白薇也；似白薇而白直味甘者，白前也。

【药性分述】

细辛味辛，性温，有小毒；具有散寒解表、祛风止痛、温肺化饮、通窍开闭的功效。

叶天士对本经细辛的主治范围曾有一段详尽诠释：细辛辛温，禀天春升之木气，久服辛温畅肝，肝开窍于目，五脏津液上奉，故目明，辛温开发，故利九窍，肝木条达，以生气血，所以轻身长年也。

本草文献对细辛的作用归纳有十：一去阴分之寒；二除阴经头痛；三鼻塞不闻香臭；四口臭、牙虫；五腰足痹痛；六拘挛湿痒；七咳逆上气；八奔豚瘕疝；九乳结便塞；十目泪倒睫。此外，细辛藏人参，则人参不蛀。

古人对细辛应用的经验主要有：寒郁化热，鼻塞不通，细辛、川芎、白芷同石膏、栀子、黄芩同用。平咳喘，细辛胜于麻黄。久喘及肾，轻者细辛配白果、补骨脂，重者配附块、蛤蚧。除痹止痛，细辛配麻黄、肉桂、川芎、独活、白术。

在皮肤科凡见病邪在腠理，用之能去风湿痒，在经络可治手足厥冷。由此推衍对寒冷性荨麻疹、周围血管病（寒湿偏重者）均可用之。风热、阴虚、血虚头痛禁用，不可不察。

【临床应用】

1. 牙龈肿痛（胃火炽盛证）　选用玉女煎加减：生石膏15～30g（先煎），丹皮、炒牛膝、升麻、黄柏、知母各6g，麦冬、生地各12g，细辛1.5g。（经验方）

2. 黄水疮　细辛、五倍子各200g，冰片2.5g。将前两味药研细末，再加入冰片研末。先用苦参水洗患处，然后将药末撒在创面，每日一次。（《毒药本草》）

3. 鹅口疮　细辛3g，研细末置于肚脐内，外盖胶布，2日后揭去，一般一次可愈，不愈可

再用一次。(《毒药本草》)

4. 复发性口疮 细辛、吴茱萸各10g,肉桂2g。共研细末,醋调成糊状,取蚕豆大小药丸一粒,敷于双足涌泉穴,外盖纱布,胶布固定,日换一次。(《毒药本草》)

5. 雷诺症 当归四逆汤加减:黄芪、红花、细辛、当归、桂枝、白芍、大枣、甘草、通草。(《中医临床家·查玉明》)

6. 血栓闭塞性脉管炎 四妙永安汤加减:金银花、玄参、当归、甘草、细辛、附子、桂枝、川牛膝。(《中医临床家·查玉明》)

7. 复发性口腔溃疡(虚实夹杂) 玉女煎加减:熟地15g,怀牛膝、麦冬、知母、丹皮、栀子、黄芩、熟军、黄柏各10g,生石膏30g,黄连6g,细辛3g。(《章真如临床经验辑要》)

8. 多形红斑 当归、白芍、防风各12g,黄芪18g,白术15g,桂枝9g,细辛6g。(《奇难杂症·黄振鸣》)

姜(生姜 干姜 炮姜 姜炭)

【药名浅释】

姜 古称百辣云,因也辛,又有炎凉小子之称。然而,姜之名 始载于《神农本草经》,列为中品。《本草纲目》说:按许慎《说文》,姜作疆,云御湿之菜也。王安石也说姜能御百邪,故谓之薑。《本草乘雅》说:姜,疆也,界也。如营卫气血,阴阳表里,逾越疆界者,能使之各各旋归,有如捍御外侮之侵犯边疆者。别名有白姜、煨姜、生姜皮、干生姜、炮姜、姜炭等。

【药性分述】

姜味辛,性温;具有解表散寒、温中健胃、化痰止咳止呕的功效。

在查阅文献中,发现东汉经方对生姜与干姜的应用有明显的不同,生姜重在温中解表降逆,干姜重在温下强壮。生姜主要用于太阳、少阴、少阳、太阴病,干姜主要用于太阴、厥阴病。由此可见,生姜主在解表,干姜重在温下。

《药性赋》说:"生者味辛,炮者味苦,可升可降,阳也。其用有二,生者驱寒邪而发表,炮者驱胃寒则守中。"可谓言简意赅的归纳。从临床实践中,通常用于四个方面:通心助阳,驱脏腑沉寒冷痛,发诸经寒气,治肾寒腹痛。尤其对中下焦的沉寒冷痛诸证尤为适合。古人谓:"肾阳虚多用附子,肺寒咳喘多用干姜。"不过"孕妇不可食干姜,令胎内消,盖其性热,而辛散故也"(《大清外术》)。

生姜、干姜、炮姜本为一物,由于鲜、干、炮制的不同,其性能亦异。生姜发散之力较强,善于发散风寒,温中止呕,生姜皮长于利水,生姜汁止呕化痰,煨姜暖中和胃。干姜发散之力减弱,长于温中回阳,温肺化饮。炮姜则具有散寒收敛之性,善能温经止血与温中止泻。姜炭温经止血。前人所谓:生姜走而不守,干姜能走能守,炮姜则守而不走。由此可见,药性之异常耳。

不过,将姜炮制焦黑作姜炭一说,历代有不同意见,《本草正》说:炒至黑炭,以失姜性矣。《本草崇原》说:炮制太过,本性不存,谓之姜炭,其味微苦不辛,其质轻浮不实,又不及炮姜之性能矣。叶天士认为:炮黑,全失姜之本性,故曰炮黑入肾,何其陋欤。《本草从新》说:煨姜和中止呕,用生姜惧其散,用干姜惧其燥,惟此略不燥散。黄宫绣直接说:除寒炒黑,其性更纯。以上诸家之说,仅供参考。

痘家灰白之症用之,若实热红紫者,切忌,孕妇勿用。张锡纯说:疮家食之,致生恶肉。

【临床应用】

1. 冻疮(红肿期) 选用甘草干姜汤加味:干姜、甘草各10g,桂枝、荜澄茄各5g。浓煎

取汁200ml，外涂患处，每日2～3次。然后轻巧搓按3～5分钟。（经验方）

2. 雷诺病（脾肾阳虚证） 选用通脉四逆汤加味：干姜、制附块、党参各10g，鸡血藤、活血藤、石楠藤、海风藤、忍冬藤各12g，甘草6g。（经验方）

3. 白塞综合征 清心养阴汤：甘草、黄连、黄芩、党参各20g，大黄30g，干姜、柴胡各15g，半夏10g。（《国家级名医秘验方·陈景河》）

4. 皮肤划痕症 黄芪、生地、麦冬、钩藤、五加皮、干姜皮、僵蚕各10g，白芍、桑白皮、地骨皮、赤苓皮、冬瓜皮各15g，首乌藤、刺蒺藜、白鲜皮各30g。（《张志礼皮肤病医案选萃》）

5. 多形红斑 桂枝6g，赤白芍、当归各10g，生姜皮、生甘草各3g，威灵仙12g，大枣5枚。（《外科经验集·顾伯华》）

麻黄（麻黄根）

【药名浅释】

麻黄 始载于《神农本草经》，列为中品。别名有龙沙、卑相、卑盐、炙麻黄、麻黄绒、炙麻黄绒。李时珍说：或云其味麻，其色黄，未审然否。张揖广雅云：龙沙麻黄也。麻黄根始载于《名医别录》。狗骨，麻黄根也。

【药性分述】

麻黄味辛微苦，性温；具有发汗解表、宣肺平喘、利水消肿的功效。

历代本草对麻黄的药效及其配伍变通论述颇多。归纳其要有八：一、除寒热；二、止咳逆；三、破癥聚；四、御岚瘴；五、解肌痛；六、治温疟；七、止好唾；八、消赤黑斑毒。总之，本品气味俱薄，轻清而浮，李时珍赞誉麻黄乃肺经专药，治疗肺病多用。历代医家称之麻黄为“解肌第一”“发表第一药”“伤寒阴疟第一要药”。其用要旨：驱寒邪一也，肺经本二也，发散风寒三也，去皮肤寒湿及风四也。这是因为麻黄气味轻清，能彻上彻下，彻里彻外，故在里则使精血津液流通，在表则使骨节肌肉毛窍不闭，在上则咳逆头痛皆除，在下则癥坚积聚悉破。然其用量大小颇为重要：凡阳气虚的伤寒症，用量必大，湿痹重用量宜小，若加入白术、薏苡仁则意在利水祛湿，发汗力变小。

《本草思辨录》对辅助麻黄的理想药物有六：杏仁、桂枝、白芍、石膏、葛根、细辛。分述如下：

杏仁 麻黄开肌腠，杏仁通肺络，麻黄性刚，杏仁性柔，麻黄外扩，杏仁内抑。二者合而邪尽除。

桂枝 麻黄泻荣卫之邪，桂枝调营卫之气，桂枝得麻黄，不至羁汗，麻黄得桂枝，即能节汗。二者合而正不受伤。

芍药 能驯麻黄之性而使水饮下行。

石膏 麻黄、石膏同用，既泻热于表，又清热于里。两擅其长。

葛根 葛根起阴气以滑泽之，则变强为柔，与麻黄治无汗恶风，可称伯仲。

细辛 细辛佐麻黄而直行，是为一专一普。两药同用能彻上彻下。对于风寒在上在下附于骨节、九窍则专力以去之。

不过，汗多亡阳，能损人寿，戒之！戒之！

麻黄根味甘性平，具有止汗的功效，李时珍说：“麻黄发汗之气驶不能御，而根节止汗效如影响，物理之妙，不可测度如此。风湿、伤风、风温、气虚、血虚、阴虚、脾虚、胃热、痰饮、中暑、亡阳、柔痉之诸症自汗，皆可随证加而用之。当归六黄汤加麻黄根治盗汗尤捷。盖其性能行周身肌表，故能引诸药外至卫分而固腠理也。本草但知外扑之法，而不知服饵之功尤良。”

【临床应用】

1. 银屑病 麻黄四物汤：麻黄、桂枝各15g，当归、白芍、生地、北沙参各12g（成人麻黄为15g，小儿为9g）。（《中医外科心得·夏少农》）

2. 银屑病 麻黄、桂枝、山栀、生大黄、柴胡、川芎、枳壳各9g，茵陈、对坐草、平地木、徐长卿、土茯苓、白蒺藜各30g，拉拉藤、苍白术各15g。（《跟名师学临床系列丛书·颜德馨》）

3. 丹毒 麻杏石甘汤合黄连解毒汤加减：麻黄6g，杏仁、栀子、连翘各10g，生石膏20g，黄连3g，黄芩、黄柏各9g，蒲公英12g，板蓝根15g。（《中医临床家·孟澍江》）

4. 多汗症（阳盛阴虚） 张氏验方：当归、生地、熟地、五味子、麻黄根各15g，黄芪50g，黄柏、黄连各10g，龙骨、牡蛎、白芍各20g。（《张琪临床经验辑要》）

5. 皮肤瘙痒病 麻黄附子细辛汤：炙麻黄、附子、细辛各6g。嘱煎汤300ml，服后将息如桂枝汤法，取微汗为宜。（《伤寒杂病论研究大成》）

6. 多发性疣 麻杏苡甘汤加味：麻黄、杏仁各9g，薏苡仁24g，甘草6g。［新医药学杂志，1978，（1）：30］

桂　枝

【药名浅释】HT

桂枝　始载于《神农本草经》，列为上品。别名有肉桂枝、嫩桂枝、桂枝尖。肉桂又名牡桂、官桂、筒桂、辣桂。桂，因其叶脉而得名。范大成《桂海虞衡志》说：“凡木叶心皆一纵理，独桂有两道如圭形，故字从圭。”

【药性分述】

桂枝味辛，性温；具有发汗解肌、温通经络、助阳化气的功效。

《本经逢原》对本品的功效曾有原则性的论述：“肉桂虽主下元，而总理中外邪气、桂心专温脏腑营血，不行经络气分，牡桂性兼上行，统治表里虚汗，薄桂善走胸肋，不能直达下焦，桂枝调和营卫，解散风邪，而无过汗伤表之厄，真药中之良品，允为汤液之祖也。本经之言牡桂兼肉桂，桂心而言，言箘桂，兼桂枝而言也。其他板桂、木桂，仅供香料食料，不入汤药。”本品是常用的中药之一，归纳临床用途有六、和营，通阳，利水，下气，行瘀，补中。其功最大，施之最广，无如桂枝汤和营其首功也。胡希恕说：“桂枝用法有五：①解表；②解热；③降冲；④健胃；⑤治痹。”然其用量不一，主治各异。亦宜细品。据《本草思辨录》所载整理要点如下：桂枝用一分之方，竹皮大丸，治乳子之妇，烦乱呕逆；桂枝用二分之方，蜘蛛散，泄肝邪治狐疝；桂枝用三分之方，土瓜根散，治经水似通非通；桂枝与他药等份之方，桂枝茯苓丸，治妇人癥瘕；桂枝用一两之方，桂枝甘草龙骨牡蛎汤，治心肾不交之证；桂枝用二两之方，麻黄汤，治伤寒证；桂枝用二两半之方，薯蓣丸，治风气百疾；桂枝用三两之方，桂枝生姜枳实汤，治心中痞悬痛；桂枝用四两之方，桂枝五味甘草汤，治支饮渍肺而咳；桂枝用五两之方，桂枝加桂汤，治奔豚气；桂枝用六两之方，天雄散，治男子失精，腰膝冷痛。总之，其功最大，施之最广，无如桂枝汤和营其首功也。以上所述，说明两个问题，桂枝是温阳散寒的佳品，但要注意分量的增减。同时对于上焦有热、患有血病者禁用（张锡纯语）。

桂枝与肉桂是有分别的，桂枝有解表发汗、除痹止痛、通阳化气、通络祛瘀四大功效。肉桂有补元阳、暖脾胃、除积冷、通血脉之功。治命门火衰，元阳虚脱，虚阳浮越，上热下寒等。一言以蔽之，肉桂是治沉寒痼冷之要药也。归纳而言，桂枝轻扬，横行达表，肉桂救阳中之阳，附子救阴中之阳。

【临床应用】

1. 儿童银屑病 选用麻黄四物汤加减：生麻黄、桂枝各15g，当归、白芍、生地、丹参各12g。原著说明：治银屑病时，麻、桂量较大，成人每味剂量各为15g，儿童每味为9g，并未见大汗出，但腠理必开，能促使皮损很快消减。(《夏少农中医外科心得》)

2. 斑秃（肾精亏损） 选用桂枝龙骨牡蛎汤：桂枝、炒白芍、炙甘草、羌活、葛根各6g，煅龙骨、煅牡蛎、熟地黄、菟丝子、楮实子、制首乌各15g，桃仁、川芎、松针各3g，生姜3片，大枣5枚。(《徐宜厚皮科传心录》)

3. 寒冷性多形红斑（寒湿瘀结证） 选用当归四逆汤加减：当归、桂枝、赤白芍各10g，活血藤、鸡血藤、石楠藤各15g，干姜、炙甘草、甲珠各4.5g，细辛1.5g，大枣5枚。(《皮肤病中医诊疗学》)

4. 变应性亚败血症 桂枝白虎汤加味：桂枝、地龙、地鳖虫各4.5g，生石膏60g，知母、甘草、桃仁、赤芍各12g，红花、黄芩各9g，薏苡仁30g，马鞭草15g，黄连2.4g。(《跟名师学临床系列丛书·颜德馨》)

5. 结节性红斑 朱氏验方：猫抓草、山慈菇、连翘、桂枝、桃仁、赤芍、丹皮、茯苓。热重加水牛角、生地。(原书无剂量，《国医大师·朱良春》)

石　膏

【药名浅释】

石膏 始载于《神农本草经》，列为中品。原名白水石、凝水石。商品名分南寒水石（方解石）、北寒水石（红石膏）。别名有白虎、细理石、纤维石膏、生石膏、煅石膏等。

历代本草对石膏、寒水石及其品质有不少论述，主要集中在《本草纲目》一书中。综合要点如下：

李时珍说：纹理细密，故名细理石。其性大寒如冰，故名寒水石。与凝水石同名异物。

阎孝忠说：南方以寒水石为石膏，以石膏为寒水石，正与汴京相反，乃大误也。石膏洁白坚硬，有墙壁，寒水石则软烂，以手可碎，

朱丹溪说：本草药之命名，多有意义，或以色，或以形，或以气，或以质，或以味，或以能，或以时是也。石膏固济丹炉，苟非有膏，岂能为用？此皆兼质与能而得名。昔人以方解石为石膏，误矣。朱氏之言，可谓是千古之惑始明矣。

【药性分述】

石膏味辛而咸，性寒无毒；生石膏清热泻火、除烦止渴，煅石膏收敛生肌，止血。

张锡纯说：其性凉而散，有透气解肌之力，为清阳明胃腑实热之圣药。无论内伤、外感用之皆效。即他脏腑有实热者用之亦效。神农本草经原谓其微寒，其寒凉之力远逊于黄连、龙胆草、知母、黄柏等药，而其退热之功则远过于诸药。综合历代文献对本品的应用，凡五脏伏热，邪气在皮肤腠理之间者均可用之，若将本品研细末外涂，对小儿丹毒、皮肤焮红、烫伤等均有卓效。誉为热病金丹。

分而言之，石膏生用出汗解肌，上理头痛，缓脾止渴，善祛肺胃三焦之火，包括身热、三焦火热，皮肤热、咽热、暑热、胃肠中膈热、肺热、胃热多食、食积痰火、胃热发斑、牙痛、口舌生疮、邪热之神昏谵语等症。总之，生石膏降火，乃降胃火，而非降脏火也，胡希恕先生说："生石膏主治阳明，为清热泻火之首药。外感内热，阳明内热，放胆用之，直胜金丹。"此

外，章次公先生也说："生石膏研末吞服，清热之功较之煎服为优。"石膏泻热乃泻真热，而非泻假热也。只要辨别胃火真热，用石膏自必无差。

煅石膏，外渗有收湿、生肌、止痛之效，用于金疮溃烂。

不过"身凉内静、手足俱冷者禁用，恐耗血也"（《药鉴》）。胃虚寒者忌服，阴虚热者禁尝，若误用之则败阳作泻，必反害人。李东垣说："立夏前多服白虎汤者令人小便不禁，此乃降令太过也。"李氏警句可作参考。

【临床应用】

1. 亚急性系统性红斑狼疮（毒热炽盛证） 方选清瘟败毒饮加减：生石膏15～30g，绿豆衣30g，玄参、炒丹皮、连翘、桑寄生、甘草各10g，炒白芍、寒水石各12g，生地炭、金银花炭各15g，琥珀6g。（《皮肤病中医诊疗学》）

2. 过敏性紫癜（风热伤营证） 方选消斑青黛散加减：青黛、玄参、沙参、柴胡各10g，知母、黄连、甘草、莲子心各6g，生石膏、生地各15g，炒牛子、荆芥各12g，绿豆衣30g。（经验方）

3. 夏季皮炎 加味白虎汤：生石膏15～30g，知母6～9g，粳米9～12g，甘草6g，沙参12g，绿豆衣15g，竹叶10g，灯心草3g。（经验方）

4. 多发性湿疹 泻黄散加减：藿香、生石膏、黄芩、生地各12g，柴胡、防风、炒决明子、焦栀子、炒胆草、莲子心、甘草各6g，白茅根、绿豆衣各15g，玳瑁8g，水牛角10g。（经验方）

5. 口周皮炎 凉血五花汤加减：红花、凌霄花、金莲花、焦山栀、黄芩、升麻各6g，金银花、生石膏、生地黄、赤芍、鸡冠花各12g，青蒿、茵陈、白茅根各15g。（经验方）

6. 疮疡溃疡 生肌散：飞甘石、白螺壳、煅石膏、煅龙齿各3g，梅片1.2g，建黛少许，研极细末外用。（《单苍桂外科经验集》）

7. 痤疮 凉血清肺饮：生地、生山楂、虎杖各15g，玄参、石斛、寒水石、桑白皮各12g，生石膏、白花蛇舌草各30g，黄芩9g，生甘草3g。（《国家级名医秘验方·顾伯华》）

8. 重症玫瑰糠疹 生石膏30g，生地50g，丹皮、赤芍、知母、金银花、连翘、生甘草、生大黄（后下）各10g，大青叶15g，竹叶、水牛角粉各6g。（《皮科百览》）

扁　豆

【药名浅释】

扁豆 原产于印度、印度尼西亚。引进我国，大概在汉、晋之间，故扁豆始载于《名医别录》，别名有沿篱、峨嵋豆、白扁豆、炒扁豆。萹本作扁，荚形扁也。沿篱，蔓延也。峨嵋，像豆脊白路之形也。又，扁豆花有红白两色，白花结白扁豆，可入药，红花或紫花者接黑扁豆，不可药用。

【药性分述】

扁豆味甘，性温无毒；具有健脾化湿、和中消暑的功效。

本品能通利三焦、化湿降浊，专治脾肾之病，具有和中下气、清暑除湿的功效，能治呕逆、泄泻、消渴等症。此外还能解诸毒，如一切草木毒、酒毒、河豚鱼毒、砒毒等。在夏季诸多皮肤病中，如夏季皮炎、日光性皮炎、暑痱等均可应用。取其清暑除湿而解毒的药效。

鉴于本品气轻味薄，单用无功，必须同补气药相伍，功效更佳。黄宫绣说："扁豆如何补脾，盖脾喜甘，扁豆得味甘，故能补脾而有益也，脾得香，而能舒，扁豆禀气芬芳，故能入脾而有舒也。"

不过，“单食、多食壅滞，凡仁皆滞，不可不知”（《本草求真》）。医者应掌握生与炒用的微妙区别，生用清暑养胃，炒用健脾止泻。

【临床应用】

1. 黑变病（痰湿症） 苓桂甘术汤加减：茯苓15g，土炒白术、甘草、僵蚕、山药、炒扁豆各10g，炒枳壳、凌霄花、红花、升麻、陈皮、竹茹各6g，冬瓜子30g，泽泻12g。（经验方）

2. 慢性唇炎 调胃除湿方：茯苓、白术、芡实、枳壳、黄柏、金莲花、萆薢各10g，山药、生薏苡仁、生扁豆、大豆黄卷各15g。（《中国中医秘方大全·赵炳南》）

3. 慢性荨麻疹 多皮饮：扁豆皮、冬瓜皮、赤苓皮、白鲜皮、桑白皮各15g，地骨皮、五加皮、大腹皮、丹皮、川槿皮各10g，干姜皮6g。（《赵炳南临床经验集》）

4. 湿疹 健脾除湿汤：生薏苡仁、生扁豆、山药各15~30g，芡实、枳壳、萆薢、黄柏、白术、茯苓、大豆黄卷各10~15g。（《赵炳南临床经验集》）

5. 淋巴管瘤 苍白术、赤猪苓、泽泻、陈皮、山药、扁豆衣、炒薏苡仁、萹蓄、萆薢、六一散各9g，后加五味子9g。（《朱仁康临床经验集》）

6. 夏季皮炎 紫花地丁、冬瓜仁、土茯苓、白头翁各30g，金银花18g，地肤子、白鲜皮、扁豆花各15g，蝉蜕10g。（《奇难杂症·黄振鸣》）

绿豆（绿豆衣　绿豆粉）

【药名浅释】

绿豆　始载于《本草纲目》，别名有青小豆、绿豆壳、绿豆皮。李时珍说：绿者色名也，旧本作菉者非也。绿豆以圆小者佳。其品种有官绿、油绿，前者粒粗而色鲜，后者粒小而色深。此外栽种时间在三四月间者，皮厚而粉少，呼为摘绿。李时珍赞誉绿豆食中要物，菜中佳蔬，真济世之良谷也。

【药性分述】

绿豆味甘、性寒；具有清热解毒消暑的功效。

绿豆专入肠胃，味甘性寒，能清火除痰，下气解烦热，止消渴，安精神，补五脏阴气，去胃火呕逆，治吐血、衄血、尿血、便血、湿热泻痢、丹毒风疹，大便秘结，暑热痱疮，痈肿痘毒，汤火伤痛，解一切草毒、牛马毒、酒毒、鸩毒、金石毒、菇菌毒，尤解砒霜大毒等。总之，古人认为绿豆行十二经脉，去浮风，常食之润皮肤。

若能用绿豆做枕头用之，能明耳目。并治疗头风头痛。

本品素来被赞誉为治痈、内托、护心均有神效。

绿豆衣始载于《本草纲目》，别名有绿豆壳、绿豆皮。

绿豆衣味甘性寒，具有清热解毒、消暑的功效。

绿豆衣与绿豆的功效有两种不同的说法：一是行十二经，清热解毒，利水和脾，功在绿豆皮（《本草分经》）。二是绿豆性平，为脾家中宫之物。解毒护心，绿豆皮性寒，治肌肤之热毒，（《本草思辨录》）。这里要指明一点，世人认为绿豆解药，实为误导。殊不知绿豆清热解毒，岂有解药之谈，纯属讹传。

《本草求真》对绿豆粉、绿豆衣的药效有四则记载：一是绿豆粉合以乳香、丹砂则护心使毒不入。二是杖疮疼痛可用鸡子白调绿豆粉外敷则愈。三是绿豆粉扑痘溃尤妙。四是绿豆衣尤凉于绿豆，退翳明目如神。仅供参考。

【临床应用】

1. 痱子 清暑汤加减：青蒿、鲜藿香、鲜佩兰、六一散（荷叶包煎）各15g，绿豆衣、金银花各12g，赤茯苓、沙参各10g，灯心草3扎。西瓜翠衣、冬瓜皮各30g。（经验方）

2. 小儿丹毒 绿豆散：硝石、大黄、绿豆各等份，研细末。鸡子清调敷患处《永乐大典·卷1037》

3. 酒渣鼻 绿豆荷花散：绿豆750g，荷花瓣100g，滑石、白芷、白附子各25g，密陀僧、上梅片各10g，研细末，白天药粉搽之，晚上温水调成糊状涂之。清晨则洗去。《实用中医外科方剂大辞典》

4. 毒性红斑 连翘大青汤：金银花、连翘、绿豆衣、生地各12g，大青叶、炒牛蒡子各10g，丹皮、甘草各6g，荆芥、薄荷各3g。（经验方）

5. 败血症或菌血症 （邪毒内陷）护心解毒汤：生绿豆120g，乳香10g，蚤休60g，豨莶草40g，甘草、朱砂各3g，白蜜60g。水煎取汁，用药汤冲下白蜜与朱砂。《中医外科临证集要》

赤石脂

【药名浅释】

赤石脂 始载于《神农本草经》，列为中品，别名有石脂、红高岭土、赤石土、煅赤石脂。脂者，膏也，凝也。此物性黏，固济炉鼎甚良，盖兼体用而良也。

《景岳全书》说："脂有五色，而今入药者，唯赤白二种……其味甘而温，故能益气调中，其性涩而重，故能收湿固下。调中则可疗虚烦惊悸，止吐血、衄血。壮筋骨，厚肠胃。除水湿黄疸，痈肿疮毒，排脓长肉。止血生肌之类是也。"

不过，赤白同功之说，在《本草纲目》对此提出异议，赤白两种，一入气分，一入血分，仲景用桃花汤治下痢脓血，取赤石脂之重涩。又入下焦血分而固脱，干姜辛温，暖下焦气分而补虚，粳米甘温，佐白石脂、干姜而润肠胃。张、李两说并存，供医者参考。

【药性分述】

赤石脂味甘，性平，无毒；内服具有涩肠止泻止血的功效，外用具有收敛生肌敛疮的功效。

综合历代本草，对赤石脂主治的病症归纳有三。

一是脾虚湿盛，在皮肤则为黄疸湿疮之类。

二是恶疮疥瘙等症，皆由湿气瘀而化热，热甚生毒为患。本品能燥湿化热，故能主治。

三是脾恶湿，燥能补之。本品其质厚土，不至过燥，又得秋金收藏之性，乃治湿之圣药也。

诚如《神农本草经读》所说："太阴湿胜，在皮肤则为黄疸，在肠胃则为泄泻，甚则肠澼脓血，下注于前阴，则为阴蚀。并见赤浊、白带，下注于后阴，则为下血，皆湿邪之气为害也。石脂具湿土之质，而有燥金之用，所主之。痈肿疸痔、恶疮头疡、疥瘙等症，皆湿气郁而为热，热盛生毒之患，石脂能燥湿化热，所以主治。"

近代人发现赤石脂既可收敛生肌，又可活血通络，故用于眼科角膜溃疡的治疗，颇有良效（韦文贵经验）；又认为赤石脂有止痛止血、制酸的效果，非常显著，对上消化道溃疡病的效果最佳（吴怀棠经验）

凡见火热暴注，湿热积滞。不宜用。

【临床应用】

1. 脓疱性银屑病 土茯苓饮：土茯苓30～50g，山药、黄芪、茯苓、白花蛇舌草各15g，白术、太子参、野菊花、赤石脂、蚕沙、龙葵各12g，薏苡仁30g。（经验方）

2. 丘疹性湿疹 三石水：炉甘石、滑石、赤石脂各90g，冰片9g，甘油150ml。研细末加入蒸馏水10 000ml。最后加入三石、冰片、甘油混合。用时摇动外涂患处，每日2~3次。(《朱仁康临床经验集》)

3. 尿布皮炎 湮尻散：六一散15g，赤石脂6g，黄柏10g，枯矾、冰片各3g。共研及细末，纱布包扑患处，每日2~3次。(《朱氏中医外科学》)

4. 粉刺 选用白石脂180g，白蔹360g，共研细末，鸡子白调敷外涂。夜涂旦洗。《圣济总录》

5. 脂溢性脱发 祛湿健发汤：炒白术、猪苓、萆薢、白鲜皮、首乌藤各15g，赤石脂、干生地、熟地各12g，泽泻、车前子、川芎、桑椹各10g。《赵炳南临床经验集》

蚕（僵蚕、蚕蛹、蚕茧、蚕蜕、蚕莲、雄原蚕蛾、原蚕沙）

【药名浅释】

蚕 李时珍说："蚕病风死，其色自白，故曰白僵（死而不朽曰僵），再养者曰原蚕，蚕之屎曰沙，皮曰蜕，瓮曰茧，蛹曰螝（音龟），蛾曰罗，卵曰允，蚕之初出曰䖸（音苗），蚕子曰莲也。"李氏之言基本概述了蚕的生死过程，与皮肤病有关的包括僵蚕、蚕沙、雄原蚕蛾。

僵蚕、白僵蚕 始载于《神农本草经》，列为中品，僵蚕之名，见于《千金方》别名有姜虫、天虫、炒僵蚕、姜僵蚕。

蚕蜕 又名马明蜕、佛蜕。

原蚕 又名晚蚕、魏蚕、夏蚕、热蚕。

【药性分述】

僵蚕，味咸辛，性温无毒；具有息风止惊、祛风止痛、化痰散结的功效。

本品是燥湿祛风的专药，归纳药效，主要有六：一是小儿惊疳、小儿惊痫、夜啼、胎垢；二是灭黑斑，令人面色好；三是丹毒、瘙痒、结核瘰疬、皮肤风疮、男子阴痒；四是乳汁不通，女子带下、崩中下血、产后余痛；五是风火牙痛、喉痹咽肿；六是皮肤顽痹、腹内宿冷，肢节不遂，烂眩风眼均可用之。既可内服，又可外用。是一味物美价廉的常用中药。不过，入药以晚者为良，早蚕不堪入药，慎之。

蚕沙，味甘辛，性温无毒。主治风痹瘾疹，皮肤顽痹。

蚕茧，味甘，辛温无毒，能疗诸疳疮，口舌生疮，痈肿无头。

蚕蜕，味甘性平，主治血风病，目中翳障。

雄原蚕蛾，味咸，辛温，有毒。徐之才说热，无毒，入药炒，去翅、足用，能益精气，强阴道，壮阳事，治金疮，冻疮、汤火疮，灭瘢痕。

蚕蛹，研敷窝疮、恶疮。

关于僵蚕等的炮制在本草专著中有不同的说法，《本草宗原》说："蝉蜕、僵蚕皆禀金水之精，故本经主治大体相同，但蝉饮而不食，溺而不粪，蚕食而不饮，粪而不溺，何以相同……饮食虽需该有肺气之通顺，则溺粪虽异，该禀肺气以传化矣。凡白色而禀金气之品，皆不宜火炒。僵蚕具坚金之体，故能祛风攻毒，若以火炒，则金体消散，何能奏效。"

僵蚕多服则小腹冷痛，令人遗尿，无风邪者禁用。

【临床应用】

1. 丘疹性荨麻疹 止痒消荨饮：麻黄、连翘、荆芥、僵蚕、桑白皮、赤小豆、生甘草。按常规剂量，小儿用1/3至1/2成人量。麻黄生用，煎时后下。(《中国当代名医验方大全·张

震》)

2. 淋巴管瘤 香砂六君子汤加白僵蚕、制南星、路路通、海桐皮、蜈蚣。(《中医皮肤科诊疗学》)

3. 丘疹性湿疹 地黄饮:生地、熟地、生何首乌各9g,当归6g,丹皮、玄参、白蒺藜(炒去刺)、僵蚕(炒)各4.5g,红花、生甘草各1.5g。(《医宗金鉴》)

4. 小儿风疹 消痒汤:黄芪、防风、荆芥、苦参、蝉蜕、蒺藜(炒)、僵蚕、当归、生地、赤芍、川芎、何首乌各1.5g。(《仙拈集·卷6》)

5. 糜烂性脚癣、癣菌证、臭汗证(脚) 黄精五倍洗方:黄精、藿香各12g,五倍子、明矾、蚕沙、吴茱萸各10g。每剂加水1000~1500ml,取浓汁800ml。泡患处,15~20分钟。每日2次,拭干,勿用水冲。(经验方)

6. 石棉状糠疹 豆根祛屑洗方:山豆根、蚕沙、五倍子各15g,猪牙皂角、透骨草、桑白皮、巨胜子各12g,桂皮、松针、炒牛蒡子各10g。每剂加水1500~1800ml。浓煎取汁800ml左右,清洗头部,5~10分钟,然后用毛巾蘸饱药汁包裹头部,维持60分钟左右,用温水清洗头部二次,其中,第二次在温水中加食用醋10ml。2~3日一次。(经验方)

7. 银屑病性关节炎 五虎祛风散:乌梢蛇、蕲蛇各100g,地龙、全蝎、僵蚕各50g。共研细末,每日2次。每次5g。同时辅以活血化瘀、舒筋通络制药:三棱、莪术、王不留行、防风各12g,徐长卿、海风藤、千年健、延胡索各9g,紫贝齿30g(先煎)、自然铜20g(先煎)、生大黄4.5g(后下)。水煎两服,一日一剂。45天为一疗程。(《专科专病名医临证经验丛书·皮肤病·顾丽水》)

8. 皮肤炭疽 玄灵散:豨莶草30g,蚕茧七个(烧灰),乳香3g。每服6g。用热无灰酒送下,如毒重,连进三剂得汗为效。(《翟仙活人方·卷下》)

9. 银屑病(血燥型) 地黄饮子加减:生地15g,熟地、丹皮、僵蚕、当归、玄参各10g,何首乌、刺蒺藜各12g,红花3g,生甘草6g。(《赵炳南临床经验集》)

10. 急性荨麻疹(血管性水肿) 荆防方:荆芥穗、防风、僵蚕、浮萍、生甘草各6g,金银花12g,牛蒡子、丹皮、干生地、黄芩各10g,蝉蜕、薄荷各4.5g。(《赵炳南临床经验集》)

11. 手癣 浮萍散:浮萍、僵蚕、白鲜皮各12g,荆芥、防风、独活、羌活、牙皂、川乌、草乌、威灵仙各10g,鲜凤仙花一株(去根)。用法:陈醋1000ml将上药浸入醋中24小时,放在小火上煮沸,去药渣。留药醋备用,每日泡手三次,每次10~20分钟,泡后自然晾干。(《单苍桂外科经验集》)

12. 荨麻疹(风热型) 朱良春经验方:僵蚕60g,蛇蜕30g,生大黄120g,姜黄45g。研细末,每次取6g,白糖开水送下,得微汗即愈。(《国医大师·朱良春》)

地肤子

【药名浅释】

地肤子 始载于《神农本草经》,列为上品,别名有地葵、地麦、鸭舌草、扫帚菜、扫帚子等。地肤、地麦,因其子形是也。地葵,因其苗味是也。鸭舌,因其形是也。子落则老茎可为帚,故有帚、蔧诸名。本品成熟的果实称之地肤子,苗叶入药,称作地肤。现代应充分利用药物的资源与临床需要,应将地肤子全草入药为好。

【药性分述】

地肤子味苦性寒,无毒。地肤苗叶味甘、性寒,无毒。具有清热利水止痒的功效。

《本草乘雅》说："地肤之功，上至头而聪耳明目，下入膀胱而利水去疝，外去皮肤热气而令润泽。"我认为地肤子的功效，在皮肤科的领域有二：一是专利水道，去膀胱之热，具有通淋利尿的功效，适用于淋病诸疾；二是皮肤瘙痒热疹，丹毒，一切疮疥。内服外洗皆可。视具体情况而选用。地肤子叶浴汤祛皮肤风热目肿，洗眼祛雀盲涩痛。

【临床应用】

1. 妇女阴道炎 谢海洲验方：地肤子30g，苦参15g，蛇床子5g，白矾、川椒各3g。煎汤熏洗患处。(《谢海洲用药心悟》)

2. 荨麻疹、皮肤瘙痒症 地肤子洗剂：地肤子12g，防风、独活、荆芥、白芷、赤芍、川椒、桑白皮、苦参各10g。(《中医皮肤病学简编》)

3. 慢性荨麻疹 用地肤子、蛇床子、苦参、苍耳子、石菖蒲各30g。水煎取汁洗患处。(《百病熏洗疗法》)

4. 皮肤瘙痒症 苍肤水洗方：苍耳子、地肤子、威灵仙、艾叶、吴茱萸各15g。浓煎取汁外洗或湿敷。(经验方)

5. 手足癣 丁香苦参汤：丁香15g，苦参、大黄、明矾、地肤子各30g，黄柏、地榆各20g。水煎取浓汁外洗。(《皮肤病中医洗渍疗法》)

6. 疥疮 疥痒灵洗剂：刺蒺藜、地肤子、苦参各100g，花椒80g，加水500ml左右，煮沸30分钟，过滤用药汁涂搽患处及全身。(《专科专病名医临证经验丛书·皮肤病·张运祥方》)

7. 掌跖脓疱病 燥湿解毒汤：地肤子、白鲜皮、赤小豆、紫花地丁、金银花、大青叶、萆薢、土茯苓各30g，蚕沙12g，硫黄1.5g，蝉蜕5g。(《专科专病名医临证经验丛书·皮肤病·王季儒方》)

8. 汗疱疹 苦参汤：苦参、地肤子、藿香、白芷、威灵仙、野菊花、明矾各30g。加水2500ml，浓煎取汁，浸泡手足，一日二次，每次20分钟。(《专科专病名医临证经验丛书·皮肤病·李焕铭方》)

9. 皮肤瘙痒症 清热逐风汤：泽泻、佩兰、藿香、当归、薏苡仁、金银花、连翘各9g，防风、僵蚕各6g，地肤子、苦参、野菊花各15g，蒲公英、紫花地丁各30g。(《疮疡经验录·吴介诚》)

百 合

【药名浅释】

百合 始载于《神农本草经》，列为中品。别名有蜜炙百合、强瞿、蒜脑薯。李时珍说百合之根，以众瓣合成也。或云专治百合病，故名，亦通。其根如大蒜，其味如山薯，故俗称蒜脑薯，顾野王《玉篇》亦云："乃百合蒜也。"此物花、叶、根皆四向，故曰强瞿。凡物旁生谓之瞿，义出《韩诗外传》。

【药性分述】

百合味甘，性平；具有养阴润肺、清心安神的功效。

百合色白多瓣，其形似肺，始秋而花，得金气最全，故为清补肺经之药。本品的药效归纳有安心、定胆、益智、养五脏、治痈疽、解蛊毒、悦皮毛、疗疮肿、治喉痹、润二便、降气逆、退寒热、除胀满、敛肺气、镇惊悸等。尤其是久咳之人，肺气必虚，虚则宜敛。百合之甘敛，甚于五味子酸收也(《本草从新》)。遵循前人遗教，我对本品常用于皮肤瘙痒，尤其是阴血亏损的老年人，或者久病不愈者，常配伍天麦冬、枣仁、柏子仁等。既能养阴益血，又能定心安神。

虽不是直接止痒，却能收到良好的止痒效果。诸如此类的皮肤病，还可以用于慢性荨麻疹、特应性皮炎和干燥综合征等。百合清心安神，用于虚烦惊悸，失眠多梦，为治百合病之要药。

不过百合“性专降泄，中气虚寒，二便滑泄者忌之”（《本草逢原》）。另据《药性解》也说：“百合性润，故入心肺二经，虽能补益，亦伤肝气，不宜多服。”

【临床应用】

1. 更年期综合征 益气养阴安神汤：太子参、辰麦冬、野百合、肥知母、紫丹参各15g，五味子4.5g，炙甘草、大枣、石菖蒲各9g，淮小麦30g，仙灵脾、淡苁蓉各12g。《国家级名医秘验方·胡建华》

2. 干燥综合征（津枯便秘） 百合八仁汤：百合、枣仁、瓜蒌仁、杏仁、柏子仁各10g，冬瓜仁30g，火麻仁、郁李仁各6g，核桃仁12g。（经验方）

3. 白塞综合征 百合知柏汤：百合、茯苓各12g，知母、黄柏、泽泻、丹皮、苍术各9g，沙参、麦冬各15g，甘草6g。（《实用中医外科方剂大辞典》）

4. 化脓性腮腺炎 百合散：百合、黄柏各14g，白及3.5g，蓖麻子50粒（研）。上药共为末，朴硝水和做饼敷患处，每日3至5次（《圣济总录·卷132》）

天门冬

【药名浅释】

天门冬　始载于《神农本草经》，列为上品。别名有颠勒、颠棘、天棘、万岁藤。李时珍说草之茂者为虋，俗作门。此草蔓茂，而功同麦门冬，故曰天门冬，或曰天棘。尔雅云：髦，颠棘也。因其叶细如髦，有细棘也。颠、天，音相近也。

【药性分述】

天门冬，味甘苦，性寒；具有清肺生津、滋阴润燥的功效。

天门冬的味与性，《神农本草经读》曾有一段记载：“天门冬，《本经》言气味苦平，《别录》言甘寒，初出土时，其味微苦，燥干则微甘也，性寒无毒，体质多脂，始生高山，盖秉寒水之气而上通于天，故有天冬之名。”

天门冬为手太阴肺经气分药，兼通肾气。临床对其功效与主治病症有十四种：①保肺气；②驱寒热；③养肌肤；④益气力；⑤理小便；⑥治热毒游风；⑦治湿疥；⑧滋五脏；⑨悦颜色；⑩杀三虫；⑪解烦渴；⑫强骨髓；⑬润燥痰；⑭疗肺痈、肺痿。从皮肤科临床而言，凡见血热初期，或者瘙痒，皆可用本品配伍金莲花、生地炭之类治之。

天门冬味苦性平，其气大寒，若因阴虚水涸，火起下焦，上炎于肺，发为痰喘者诚哉要药也。然大寒而苦，不宜脾胃阴虚之人。脾胃多弱，又以苦寒损其胃气，以致泄泻、恶食则危殆矣。（《本草经疏》）

【临床应用】

1. 口疮不愈 天门冬、麦门冬（并去心）、玄参各等份。研细末，炼蜜为丸，弹子大。每次一丸。（《外科精义》）

2. 面黑令白 天门冬晒干，同蜜捣作丸，日用洗面。（《圣济总录》）

3. 荨麻疹 天麦冬丸：天门冬（去心）60g，枳壳、白术、人参各45g，苦参、独活各38g。研细末，炼蜜为丸，如梧桐子大，每服20丸。（《圣济总录·卷11》）

4. 皮肤皲裂 天门冬新鲜不拘多少，洗净去皮、心，捣烂取汁，过滤去渣，砂锅熬膏，每日服1~2勺。温酒送下。（《饮膳正要》）

5. 酒渣鼻 天柏茶：天门冬、侧柏叶、细茶各30g。研细末放入罐中，滚水冲入，当茶饮之。(《今古医统大全·卷62》)

麦门冬

【药名浅释】

麦门冬 始载于《神农本草经》，列为上品，别名有虋冬，秦名羊韭，齐名爱韭，楚名马韭，越名羊耆。禹韭、麦门冬、寸冬、杭麦冬、朱砂拌麦冬等。李时珍说麦须曰门，此草根似麦而有须，其叶如韭，凌冬不凋，故为之麦门冬，及有诸韭、忍冬诸名。俗作门冬，便于字也。

【药性分述】

麦门冬味甘，性平，或微寒；具有养阴生津、润肺清心的功效。

麦门冬在《名医别录》一书中提出的功效达17种之多。后世医籍所言其效都是以此为据而衍生。《药性赋》归纳功效有四："退肺中隐伏之火，生肺中不足之津，止烦躁阴得其养，补虚劳热不能侵。"我认为这段文字对本品的功效作了言简意赅的论述。在具体应用中，尚需注意三点：一是配伍，如配地黄则补髓，定喘，令人头不白，肌肤润泽，配人参、五味子补肺清心，气充脉复；配地黄、麻仁、阿胶润燥益血，复脉通心。二是用量宜大不宜小，建议每剂剂量为12～15g。《本草新编》说："麦冬气味平寒，必多用之，而始有济也。"三是入凉药生用，入补药酒浸，糯米拌蒸亦可。脾胃虚寒泄泻及痘疮虚寒作泄、产后血虚泄泻皆非所宜。此外，气虚胃寒者忌用。

此外，有关去心之说，多数认为凡入汤液，去心，但张锡纯认为，用者不宜去心，仅供参考。

天、麦门冬皆禀少阴水精之气，麦门冬禀水精而上通阳明，故能清心降火，麦门冬禀水精而上通太阳，故能滋肾助元，然其保肺阴则一。不过，后世有麦门冬泻中有补、天门冬补中有泻之说。此说仅供参考。

【临床应用】

1. 痤疮 麦门冬膏：麦门冬（去心）500g，橘红（去白）120g。两药浓煎成膏，加入蜂蜜60g，再熬，置于水中一夜，去火，每次5勺，温开水饭后送下。(《古今医鉴·卷9》)

2. 剥脱性皮炎 增液解毒汤：生地30g，玄参12g，麦冬、石斛、沙参、丹参、赤芍、花粉、连翘、制鳖甲、制龟甲各9g，金银花15g，生甘草6g。(《朱仁康临床经验集》)

3. 皮肌炎 夏氏经验方：黄芪、蒲公英各30g，党参、麦冬各15g，首乌、北沙参、生地各12g，紫草、丹皮各9g。(《中医外科心得·夏少农》)

蓝（板蓝根 大青叶 青黛）

【药名浅释】

板蓝根 始载于《神农本草经》，别名有蓝大青、大青、大蓝根、靛蓝根、蓝靛根、土蓝根。《本草纲目》谓有五蓝：蓼蓝、菘蓝、马蓝（俗称板蓝）、吴蓝、木蓝。本品所用为菘蓝、马蓝之根，或因叶大如板，故名板蓝根。

板蓝根、大青叶、青黛三者间的归属关系，在我查阅的文献中有五种，①板蓝根归属在兰实（《本草经考注》），在综合有关文献后，指出：医方所用为蓼蓝，以叶尖者为胜，其茎叶可染青，其别名还有蓝实、马蓝、大蓝等名称。②板蓝根归属在青黛条下，而大青叶又列一条（《本草用法》）。③板蓝根未载，仅在青黛其条下附有蓝靛、大青叶（《疮疡外用本草》）。④焦树德

先生将板蓝根、大青叶、青黛列为三条分述。五是板蓝根、青黛附属于大青叶条下（《谢海洲用药心悟》）

我认为从临床方便出发，将分为板蓝根、大青叶、青黛三条叙述较为稳妥。

【药性分述】

板蓝根味苦性寒，无毒。具有清热解毒凉血的功效。

板蓝根的药效在《本草纲目》中有较为详细的记载，蓝实解诸毒，疗毒肿，填骨髓，明耳目，利五脏，调六腑，益心力，通关节。久服头不白，轻身，蓝叶汁杀百药毒，解狼毒，疗蜂虿毒，解斑蝥、芫青、朱砂、砒石毒。

马蓝主妇人败血，吴蓝游风热毒，肿毒风疹，解金石热毒。木蓝仅作染料之用。

大青叶始载于《新修本草》，别名有大青、蓝叶、蓝菜、鲜大青叶、鲜大青叶汁等。味苦性大寒。具有清热解毒、凉血消斑的功效。

大青禀至阴之气，治时行热毒，头痛，大热口疮，心烦闷、丹毒、热毒风，小儿热疾风疹，解金石药毒，外涂治肿毒。

虚寒脾虚之人不可服之。

青黛始载有两种说法：一是《本草纲目》云：青黛始见于宋《开宝本草》。二是《简明中医词典》：青黛始见于甄权《药性论》，甄权为唐代名医，许州扶沟人（今河南扶沟县），与弟立言研究医术，而成名医。甄权长于针灸，晚年被唐太宗赐为朝散大夫。撰有《脉经》《针方》《明堂人形图》等书。其弟甄立言长于本草，善治寄生虫病。撰有《本草音义》《本草药性》。

综合上述澄清了两个重要问题，青黛最早见于唐代《药性论》，并非宋代《开元本草》，其次《药性论》应是甄立言所著，并非甄权所撰

青黛别名有靛花、蓝靛、靛青花、螺青。味咸性寒，具有清肝凉血解毒的功效。

青黛色青属木，入厥阴、太阴经，以理诸热证见长。具体言之可解诸药毒，治热疮恶肿，小儿丹热，斑疮、阴疮、黄水疮、湿疮。外敷治蛇毒等。

青黛气寒，能败胃气，久服则饮食不能消也。阴虚火旺者禁用。

综前所述，在临床中认为大青叶、板蓝根均能清热、凉血、解毒。但大青叶凉血、解毒、化斑的作用胜于板蓝根，板蓝根利咽喉，治风温时毒的作用胜于大青叶，因此以皮肤焮红为主，用前者，咽喉红肿，感受风温时毒则用后者。不过脾胃虚寒者不宜用。总之，板蓝根以解头面部与局部毒热为专长，大青叶以清气血的血热与热毒、火毒为专长，青黛功专清肝泻火，解毒祛瘀，尤长于泻肝经实火。

【临床应用】

1. 急性发热性嗜中性皮病（风热证） 普济消毒饮加减：板蓝根、大青叶、炒黄芩、焦山栀各10g，生地、金银花、连翘、紫草各12g，桔梗、炒牛蒡子、防风、赤芍、炒丹皮各6g，升麻、红花、蝉蜕各4.5g，生石膏30g（先煎）。（经验方）

2. 银屑病（血热证） 金银花虎杖汤：金银花、虎杖、丹参、鸡血藤各15g，生地、归尾、赤芍、槐花各12g，大青叶、丹皮、紫草、北豆根、沙参各10g。（经验方）

3. 日光性皮炎 板蓝根汤：板蓝根、金银花、连翘、冬瓜皮、车前子各12g，蒲公英15g，泽泻、茯苓、夏枯草各9g，黄芩3g，薄荷4g。（《中医皮肤病学简编》）

4. 带状疱疹 板蓝根复方：板蓝根、蒲公英、连翘各15g，黄芩、朱茯苓、柏子仁、茯苓、甘草各9g。（《中医皮肤病学简编》）

5. 寻常疣（肝胆风热证） 清肝益荣汤加减：柴胡、川芎、焦山栀、木瓜各6g，茯苓、熟

地、白术、炒白芍、当归各10g，金银花、板蓝根、钩藤、防风各15g，生薏苡仁、紫贝齿各30g。（经验方）

6. 传染性软疣 洗疣方：板蓝根30g，紫草、香附各15g，桃仁9g。上药布包，加水1000ml。煮沸30分钟，待温搽洗疣体。每日3次，每剂药可洗1～3天。外搽时以微红不破为度。（经验方）

7. 扁平疣 大青薏苡仁汤：紫贝齿、代赭石、生龙骨、生牡蛎、生薏苡仁各30g，马齿苋、大青叶、丹参各15g，归尾、赤芍、升麻各9g。（经验方）

8. 毒性红斑 连翘大青汤：金银花、连翘、绿豆衣、生地各12g，大青叶、牛蒡子各9g，丹皮、甘草各6g，荆芥、薄荷各3g。（经验方）

9. 手足口病 导赤散加减：生地、生石膏各10g，连翘、赤茯苓、大青叶、车前子、琥珀、竹叶各6g，南北沙参各12g，绿豆衣15g。（《徐宜厚皮科传心录》）

10. 水痘（风热夹湿症） 银翘散加减：金银花10g，连翘、荆芥、竹叶各6g，绿豆衣12g，桔梗、蝉蜕、大青叶、甘草、紫草各4.5g。（《皮肤病中医诊疗学》）

11. 风疹（邪袭肺胃证） 五味消毒饮加减：荆芥、蝉蜕、升麻、赤芍各6g，防风、炒牛子、连翘、生甘草各10g，金银花、绿豆衣各15g，大青叶4.5g。（《皮肤病中医诊疗学》）

12. 湿疹 青蛤散：熟石膏60g，煅蛤粉30g，黄柏15g，青黛9g，轻粉3g。共研细末，麻油调搽。（《外科大成》）

13. 下疳 青黛散：炉甘石（用黄连水煅）、青黛、血竭各3g，冰片0.45g。共研为末，外掺患处。（《疡科选粹·卷4》）

14. 过敏性皮炎 青白散：青黛30g，海螵蛸末90g，煅石膏末370g，冰片3g。外用。（《朱仁康临床经验集》）

15. 过敏性紫癜（风热伤营证） 消斑青黛散加减：青黛、玄参、沙参、柴胡各10g，知母、黄连、甘草、莲子心各6g，生石膏、生地各15g，炒牛蒡子、荆芥各12g，绿豆衣30g。（《皮肤病中医治疗学》）

紫　草

【药名浅释】

紫草　始载于《神农本草经》，列为中品。别名有紫丹、紫芙、地血、鸦衔草、紫草根、紫根、红紫草等。此草花紫根紫，可以染紫故名。瑶、侗人呼为鸦衔草。

【药性分述】

紫草味苦，性寒；具有凉血活血、解毒透疹的功效。

紫草入心包络及肝经血分，长于凉血活血，利大小肠。故对血热毒盛，大便闭塞，尤为适宜。《得配本草》在综合历代本草专著的基础上，对本品的药效归纳如下：血中郁热，去心腹邪气，利二便，解黄疸，消肿张，托痘疹，化紫斑，利九窍，通脉络，达皮毛。总之，本品为凉血的圣药。近代名医徐荣斋先生说：犀角，药源较少。据乡前辈何廉臣先生创议，常改用紫草。多年来的临床实践感觉紫草解血毒、凉血热、透斑疹的功效确不亚于犀角，如配伍等量的大青叶，清热作用更佳（《徐荣斋妇科知要》）。

在临床上具体配伍如下：配炒牛蒡子善快痘疮未发，配淫羊藿能起痘疮已快，配红花治血疱，配茯苓治水疱，配连翘、荆防、皂刺善消痈疽的红肿，配瓜蒌仁治痈疽便闭，配板蓝根、黄连、木香治黄疸。不过本品性寒，脾气寒者不用，脾气虚便滑者忌用。

【临床应用】

1. 烧伤 紫白油：紫草、白芷、金银花藤、地榆各50g，大黄15g，冰片2.5g，香油500ml，依法做成药油外贴患处。[辽宁中医药杂志1987，(4) 42]

2. 尿布皮炎 紫草油：紫草100g，黄芩50g，麻油450ml。依法制成药油，外涂患处。(《中医皮肤病诊疗学》)

3. 慢性丹毒 紫色消肿膏：紫草、防风、紫荆皮、红花、羌活、荆芥、儿茶、神曲各15g，赤芍、升麻各30g，当归、白芷各60g。依法炮制成膏外敷。(《赵炳南临床经验集》)

4. 紫癜性肾炎 紫癜一号：蝉蜕、赤芍、丹皮各10g，刺蒺藜、连翘、黄芩、紫草各15g，大小蓟、地肤子各30g，甘草8g。(《国家级名医秘验方·孔昭遐》)

大 黄

【药名浅释】

大黄 始载于《神农本草经》，列为下品。别名有锦纹、将军、黄良、或参、肤如、川郡、生军、酒大黄、熟大黄、醋大黄、大黄炭。其中以锦纹为佳。大黄释义有二：一是大黄，其色也，将军之号，取其骏快也；二是推陈致新，如勘定祸乱，以致太平，所以有将军之号。

【药性分述】

大黄味苦，性寒，无毒。具有泻热通肠、凉血解毒、逐瘀通经的功效。

大黄气味俱厚，沉降纯阴，.是脾、胃、大肠、肝、三焦血分之药，凡病在五经血分者宜之。若在气分用之，是诛伐无过。其功效有四：一是祛湿热；二是除下焦湿；三是推陈致新；四是消宿食。胡希恕先生说：经方无单用大黄一味，很有见地，必须配伍相关药物：里实热，腹胀满，配枳实、厚朴；里热胃气上逆，配甘草；里实热结，配芒硝；里实兼瘀血积结，配桃仁、䗪虫、丹皮。在具体应用中，尚需注意如下要点：一是品质以川产锦纹为良。二是速效可生用，泡汤服亦可，缓效宜熟，可和药煎服。三是气虚者辅以人参。四是血虚者辅以当归。五是佐药不同，速缓各异，取速效时，佐芒硝、厚朴，取缓效时，佐甘草、桔梗。六是欲取通利之效，不得骤进谷食，大黄得谷食，则不通利。七是炮制，欲速效下行，生用；欲缓行煎熟用；欲上行，酒浸炒用；欲破瘀血韭汁炒。

从养生学的角度，王充说："欲得长生，肠中常清，若要不死，肠中无渣。"葛洪也说："若要长生，肠中常清，若要不死，肠中无屎。"

本品对妊娠产后血枯经闭，胃寒血虚，血虚便闭，病在气分，不在血分者禁用。

此外，大黄长期服用，最易导致大便困难，而成习惯性便秘，不可不慎。总之，凡见脉洪大而实，应指有力，加之膳食不进，胃脘痞满，此腹中宿食不化所致，非大黄荡涤攻下，推陈致新不可。

【临床应用】

1. 丹毒 大黄散：大黄、苍术、黄柏各等份。研细末，药汁或植物油调涂。(《中医皮肤病诊疗学》)

2. 梅毒 大黄汤：大黄30g，穿山甲、厚朴、白芷、大枫子仁、花椒、甘草各10g，水煎，和酒一杯服。(《外科学讲义》)

3. 酒糟鼻 颠倒散：大黄、硫黄各等份。研细末，凉开水或茶叶汁调搽。(《医宗金鉴》)

4. 聚合性痤疮、单纯性肥胖等 大黄䗪虫丸：大黄、生地各30g，黄芩、桃仁、杏仁、虻虫、蛴螬、水蛭各6g，干漆、䗪虫各3g，芍药12g。研末炼蜜为丸，每丸重3g，日服3次，每

次1丸。（《金匮要略》）

5. 下疳便痛 当归龙荟丸：当归、栀子仁、黄连、青皮、龙胆草、黄芩各3g，大黄、芦荟、青黛、柴胡各15g，木香7.5g，麝香1.5g。研细末，神曲糊丸。每次服20丸至30丸。姜汤送下。（《外科理例》）

6. 慢性荨麻疹 防风通圣散：防风、当归、白芍、芒硝、大黄、连翘、桔梗、川芎、生石膏、黄芩、薄荷、麻黄、滑石各30g，荆芥、白术、山栀子各7.5g，甘草60g。上药共研为末，每服6g。（《宣明论方》）

7. 急性皮炎 三黄洗剂：大黄、黄柏、黄芩、苦参各等份，研细末，每10～15g加入蒸馏水100ml、医用石炭酸10ml，摇匀外用。（《中医外科学》）

8. 口腔扁平苔藓 导赤散加蚤休10g，大黄炭4g，人中黄、人中白各5g，玄参12g。（《中医临床家·孟澍江》）

9. 过敏性紫癜性肾炎 生地20g，丹皮5g，赤芍8g，大黄炭、蝉蜕各6g，益母草15g，金银花炭、玄参、蒲黄炭各9g，甘草3g。（《中医临床家·孟澍江》）

10. 肾衰灌肠方 生大黄10～20g，白花蛇舌草、六月雪各30g，丹参20g。伴阴凝征象加熟附子15g，苍术20g，血压偏高或有出血倾向加生槐米45g，广地龙15g，湿热明显者加生黄柏20g，阴虚者加生地、石斛各20g。合煎成200ml，每日一至二次保留灌肠。（《国医大师·朱良春》）

连　翘

【药名浅析】

连翘　始载于《神农本草经》，列为下品。别名有三廉，根名连翘、元翘、落翘、连翘衣、连翘心、异翘、兰华、旱莲子等。《唐本草》说：其实似莲作房，翘出众草故名。李时珍说：按尔雅云，莲，异翘。则是本名莲，又名异翘，人因合称为连翘矣。莲轺亦作莲苕，即本经下品翘根是也……旱莲乃小翘，人以为鳢肠者，故同名。

【药性分述】

连翘，味苦，性平；具有清热解毒、消肿散结的功效。

连翘禀少阴之气化，形象似心、肾。主治寒热、鼠瘘、瘰疬、痈肿、恶疮、瘿瘤结热、蛊毒、斑疹、疮疖、疮疥等。还能通五淋，杀白虫，通月经等。《汤液本草》称之与牛蒡子同用，誉之为治疮疡有神功。但《医学衷中参西录》谓：本品味淡微苦性凉，且升浮宣散之力，流通气血，治十二经血凝气聚，为疮家要药。同时指出，仲景方所用连翘乃连翘之根，即《神农本草经》之莲根。其性与连翘相近，发表之力不及连翘，而利水之力则胜于连翘。张氏认为本品能透表解肌，清热逐风。是治风热的要药，又是发表疹瘾要药。为其性凉升浮，又善治头目之疾，如头痛、齿痛、目痛、鼻渊或流浊的脑漏证，皆能主治。其性味淡，能利小便，故善治淋证，溺管生炎。此外还善利肝气，既能疏肝气之郁又能平肝气之盛。在具体应用中，还要注意相互间的配伍，如败毒必须用甘草，化毒必须用金银花，消毒必须用矾石，清毒必须用芩、莲、栀子，杀毒必须用大黄。总之，李东垣说：连翘为疮家圣药，十二经疮药中不可无比。乃结者散之之义。

不过应当注意，《本草经疏》曰："连翘清而无补之药也，痈疽已溃勿服，火热由于虚者勿服，脾胃薄弱，易于作泄者勿服。"

【临床应用】

1. 瘰疬性皮肤结核 连翘丸：连翘22g，海藻、榆白皮、丹皮、桂心、白头翁、防风、黄

柏、香豆豉、独活、秦艽各15g。上药研末，炼蜜为丸，如麻子大，每日3次，每次5丸，患儿酌减。(《太平圣惠方·卷90》)

2. 痤疮 连翘散：连翘、川芎、白芷、黄芩、黄连、沙参、荆芥、桑白皮、栀子、贝母、甘草各3g。水煎服。(《古今图书集成·医部全录》)

3. 毒性红斑 连翘大青汤：金银花、连翘、绿豆衣、生地各2g，大青叶、牛蒡子各9g，丹皮、甘草各6g，荆芥、薄荷各3g。水煎服。(经验方)

4. 急性女阴溃疡 除湿解毒汤：白鲜皮、金银花、滑石各15g，大豆黄卷、生薏苡仁、土茯苓、连翘各12g，栀子、生甘草各6g，丹皮、紫花地丁各10g。水煎服。(《赵炳南临床经验集》)

5. 漆性皮炎、丹毒 化斑解毒汤：玄参、生石膏各15g，连翘、凌霄花各10g，知母、黄连、生甘草各6g。水煎服。(《医宗金鉴·外科心法要诀》)

贝母（浙贝母　川贝母　土贝母）

【药名浅释】

贝母　始载于《神农本草经》，列为中品。别名有莔、勤母、苦菜、苦花、空草、药实等。陶弘景说：形如聚贝子，故名贝母。李时珍说：诗云言采其莔，即此。一作蝱，谓根状如蝱也。苦菜、药实与野苦荬，黄药子同名。《本草纲目拾遗》将贝母分为浙贝母与川贝母。然而，贝母的种类繁多，产地、形状及疗效的不同，主要分为：

浙贝母　别名有象贝、元宝贝、大贝、珠贝等，主要产于浙江宁波地区。

川贝母　又名珉贝、雪山贝。主要产于西南、西北地区。

平贝母　又名平贝，主要产于东北地区。

伊贝母　又名生贝、西贝，主要产于新疆。

湖北贝母　又名窑贝、板贝。主要产于湖北西部的建始、利川等地区。

皖贝　主要产于安徽霍山、金寨等地区。

然而，临床主要对浙贝母与川贝母，不仅了解多而且应用广泛。为此，作重点介绍：

浙贝母　《百草镜》说：浙贝出象山，俗呼象贝母。

【药性分述】

浙贝母味苦，性寒；具有解毒利痰、开宣肺气的功效。临床上对风热痰咳、一切痈疽肿毒、湿热恶疮、喉痹瘰疬、火疮疼痛均可用之。其用法有二：一是煎汤内服，二是研末外敷。张景岳说：浙贝母味苦性寒，阴也，降也，为手太阴、少阳，足阳明、厥阴之药。治肺痈、肺痿，咳喘，吐血、衄血，明耳目，除时气烦热，黄疸淋闭，便血溺血，解热毒，杀诸虫，疗喉痹瘰疬，乳痈发背，湿热恶疮，火疮疼痛等。

川贝母，始见于《神农本草经》，列为中品。其商品名主要有松贝、青贝、炉贝三大类。川贝味苦甘，性微寒，具有清热化痰、润肺止咳的功效。主治伤寒烦热，金疮风痉，善解肝脏忧愁，亦散胸中逆气，祛肺痿、肺痈、乳痈、流痰、消渴烦热、黄疸、喉痹、目眩、瘕疝、吐血、咯血。总之本品消热痰最利，止久咳宜用。

土贝母，始载于《本草纲目拾遗》，又名藤贝、假贝母。味苦，性凉。具有散结、消肿、解毒的功效。用于乳痈、瘰疬、蛇虫咬伤、恶疮、解广疮结毒、外伤出血等。

《疮疡外用本草》说：浙贝与土贝在疡科外治方中，均取其开结行滞之力，具化痰消肿敛疮之功。所不同者，浙贝清热之力为优，土贝解毒之效为著。故治痰核、瘰疬等因痰所致诸疾二贝为常用药。痈疽肿毒初起未溃之症宜用土贝，溃疡之多湿多热者恒用浙贝。

川贝母对寒痰停饮、恶心冷泻者禁用。

【临床应用】

1. 化脓性汗腺炎（肝脾郁结证） 象贝养荣汤加减：香附、浙贝母、赤白芍、僵蚕、花粉、青陈皮各10g，党参、茯苓、桔梗、川芎各6g，熟地、白术、当归各12g，夏枯草、橘核各15g。（《皮肤病中医诊疗学》）

2. 硬红斑（寒凝气滞证） 阳和汤加减：炙麻黄、炮姜、炒白芥子各6g，熟地30g，浙贝母、橘红、黄白药子、炮山甲、僵蚕各6g，川芎、当归、丹参各12g，蜈蚣1条。（《皮肤病中医诊疗学》）

3. 脂肪瘤（气虚痰浊证） 顺气归脾丸加减：陈皮、浙贝母、香附、乌药各10g，茯苓、黄芪、党参各12g，白术、广木香、远志、皂刺、川芎、炒二丑各6g。（经验方）

4. 花斑癣 川贝母、胆南星各等份为末，生姜带汁搽之。（德生堂方）

5. 鹅口疮 川贝母（去心）1.5g。水适量，蜂蜜少许中火煎三沸，待温搽之患处。（《太平圣惠方》）

6. 花斑癣 土贝母、南硼砂各30g，冰片0.3g。共研细末搽之。（《集验方》）

7. 带状疱疹 马勃、象贝、荆芥、黄芩、杭菊花、蒺藜（炒）。（《评校柳选四家医案》）

茜草（茜根）

【药名浅释】

茜草 始载于《神农本草经》，列为上品，据《本草经》考注，对本品曾有简明注释：①茅蒐、藘茹。人血所生，可以染绛，从草从鬼。②一名地血，齐人称之茜，徐州人谓之牛曼。别名有红茜根、茜根、血见愁、酒茜草、茜草炭。

【药性分述】

茜草味苦，性寒；具有凉血止血、活血祛瘀、凉血解毒功效。

《神农本草经》将茜草与茜根分别而论：前者味辛性寒，蚀恶肉，败疮、死肌、杀疥虫、排脓恶血、除大风热气，善忘不乐；后者味苦性寒，主治寒湿风痹，黄疸、补中。后世医籍所论功效皆源于此。只是有所发挥而已。其中多数是对茜草根而言，如《本草纲目》说：“茜根专行血活血……以煎酒服，甚效。”《药鉴》说：“血滞者行之，血死者能活之。痘家红紫干枯者，用之于活血药中甚妙。外证疮疖痈肿者，用之于排脓之中应效。”对紫草论述甚详者，首推《本草求真》，原文说：“茜草专入心、肝……功用略又似紫草，但紫草则只入肝，凉血，使血自为通合，此则入肝与心包，使血必为走泄也。故凡经闭、风痹、黄疸……皆有寒湿、湿热之别，此则专就蓄血而论。大抵寒湿宜用茵陈、附子，茵陈四逆，热湿宜用栀子、大黄，血瘀宜用桃仁承气之类。因于瘀血内阻者，服之自能使瘀下行。”由此可见，紫草适用于血热，茜草适用于血滞。不过，张景岳说：“凡见诸血瘀、血热，并建其功。”

综合前人之说，我在临床中，症见大小不等的红斑，或者结节压之褪色者用之，压之不褪色者亦用之。在上肢加姜黄、桑枝引之，在下肢加川牛膝、青皮导之。

《得配本草》曰：“勿犯铁器，血虚吐衄，泄泻不适，二者禁用。”

【临床应用】

1. 腹股沟淋巴结炎 茜草汤：茜草60g，金银花、当归各15g，穿山甲2片，皂角刺、甘草结、白蒺藜各9g。水、酒各250ml，煎服。出汗为效。（《卫生鸿宝·卷2》）

2. 过敏性紫癜 一为热毒入营：生地、茜草、赤芍、荆芥、甘草、红枣。脐腹痛去荆芥加生白芍、延胡索，关节痛加忍冬藤、秦艽。二为紫癜性肾炎：生地、知母、黄柏、茜草、阿胶、山茱萸、山药、茯苓、红枣。胃纳不香去阿胶，加山楂肉、生麦芽或鸡内金。气血两虚者加黄芪、当归。潘澄濂老先生认为对过敏性紫癜病，茜草是主要药物。（《专科专病名医临证经验丛书·皮肤病·潘澄濂》）

3. 多形红斑 凉血五根汤：白茅根30~60g，瓜蒌根15~30g，茜草根、紫草根、板蓝根10~15g。（《赵炳南临床经验集》）

4. 皮肤瘙痒病等 风疹汤：蝉蜕6g，白蒺藜、苦参、浮萍各9g，火炭母15g，凤尾草、茜草根各12g。（《专科专病名医临证经验丛书·皮肤病·张超》）

5. 持久性隆起性红斑 凉血五根汤加减：紫草根、茜草根、白茅根、板蓝根各15g，生地20g，丹皮、赤芍各10g，金银花、连翘各12g，甘草6g。（《中医皮肤性病学》）

6. 颜面播散性粟粒性狼疮 生地15g，丹皮、茯苓、泽泻、山药、当归、丹参、茜草、红花各9g，生甘草6g。（《朱仁康临床经验集》）

三　七

【药名浅释】

三七　始载于《本草纲目》，别名有田七叶、山漆叶、金不换叶、三七粉、熟三七等。有人谓：其叶左三右四，故名三七。又云枝三枝，叶有七片而名之。又云合金疮，如漆粘物也。又说金不换，言其贵重之称。

【药性分述】

三七叶味甘，微苦，性温，三七根味甘辛，性微寒。具有散瘀止血、消肿定痛的功效。不过，张景岳认为“叶之性用与根大同”。

三七的功效有四：止血、化瘀、止痛、消肿。不论内服外用，均极见效。《本草新编》赞“三七根，止血神药也，不论上、中、下止血，凡有外越者，一味独用亦效。加入补血、补气之中，则更神。”近代根据三七的特性，将其应用范围又有所扩展，如腮腺炎、肺脓肿、阑尾炎、溃疡性结肠炎、寻常疣、瘢痕疙瘩、胸痹等。我常以一味三七胶囊，每日三次，每次3粒，用于痤疮遗留的点状色素沉着、黄褐斑之类，常能获效。无瘀者忌用。

【临床应用】

1. 血栓闭塞性脉管炎（络热夹湿证） 清脉791冲剂：土三七、半枝莲各15g，甘草10g。研细末，每日三包，分三次冲下。（奚九一方）

2. 过敏性紫癜（风热伤络） 水牛角、丹皮、赤芍、黄芩、连翘、茜草、仙鹤草、蝉蜕、徐长卿、地锦草、三七粉。（《中医皮肤性病学》）

3. 结节性多动脉炎（胸阳不通，心血瘀阻） 瓜蒌薤白汤加减：瓜蒌9g，枳实、厚朴、薤白、丹参各12g，三七3g。（《中医皮肤性病学》）

4. 过敏性紫癜 消癜合剂：大青叶、仙鹤草、防风、栀子、丹皮、紫草、侧柏叶、地榆、生地、黄连、打黄、三七粉、生甘草。（阎韦书方）

5. 血栓闭塞性脉管炎 养荣通脉汤：生黄芪30g，当归、丝瓜络各12g，参三七、红花、地龙、泽兰、桃仁、赤芍、川芎各9g，忍冬藤、葛根、茶树根各15g。（《国家级名医秘验方·唐汉钧》）

白茅根

【药名浅释】

白茅根　始载于《神农本草经》，列为中品，别名有丝茅根、茅根、茅根炭、茹根、地筋、地菅、白茅菅、兰根等。对其名称有如下解释：茅叶如矛，故谓之茅。其根牵莲，故谓之茹，兰即菅俗字，菅亦作兰，草名也。茅有数种，处处有之，唯白者为胜。

【药性分述】

白茅根味甘，性寒，无毒。具有凉血止血、清热利尿的功效。

综观历代本草专著，对本品的药效，归纳有七：一是托痘疹之毒外出；二是善利小便淋涩；三是清肺热宁嗽定喘；四是滋阴生津止渴；五是善理血病如咳血、吐血、衄血和小便下血等；六是解酒毒；七是消水肿黄疸。鉴于上述所引，我在临床上十分喜欢运用白茅根，诸如病毒性皮肤病、物理性皮肤病、红斑鳞屑性皮肤病、球菌性皮肤病和血管性皮肤病。不过由于本品药用部位的不同，在临床之时应区别对待。白茅根能除伏热，利小便，凉血，引火下行，白茅针用于痈疖未溃，白茅花善治跌仆瘀血、鼻衄等。不过，李时珍说："根、苗、花，功与白茅同。"

【临床应用】

1. 单纯疱疹（湿热互结）　龙胆泻肝汤加减：炒胆草、竹叶、柴胡各6g，泽泻、车前子、焦山栀、生甘草、黄芩、大青叶各10g，生薏苡仁、白茅根、板蓝根各15g。（《皮肤病中医诊疗学》）

2. 睑缘炎（脾胃湿热证）　泻黄散加减：黄柏、知母、地骨皮各10g，苍术、桔梗、甘草各6g，赤茯苓、白茅根各30g，蝉蜕、青葙子各4.5g，灯心三扎。（经验方）

3. 单纯糠疹（风热扑肤）　消风散加减：荆芥、炒牛蒡子、杭菊花、浮萍、连翘、丹皮各10g，生地15g，白茅根30g，蝉蜕、黄芩、焦山栀各4.5g。（经验方）

4. 接触性皮炎　生地、茵陈、苦参片各12g，赤芍、丹皮、大黄（后下）各9g，白茅根、蒲公英各30g，甘草3g。（《外科经验集》）

5. 过敏性、紫癜性肾炎（毒热逼血）　白花蛇舌草30g，大黄7.5g，茅根50g，桃仁15g，藕节25g，生地、侧柏叶各20g，小蓟40g，黄芩、甘草各10g。（《张琪临床经验辑要》）

6. 丘疹性荨麻疹　荆防除湿汤：荆芥、防风、刺蒺藜、黄芩、苦参、车前子、藿香、佩兰各10g，白茅根、白鲜皮各15g。（《国家级名医秘验方·张作舟》）

芦　根

【药名浅释】

芦根　始载于《名医别录》别名有苇根、芦苇、苇、葭，花名蓬蕽，笋名虇（音拳）。李时珍说："苇之初生曰葭，未秀曰芦，长成曰苇，花若荻花，名蓬蕽。"

【药性分述】

芦根，味甘，性寒，无毒；具有清热生津、止呕除烦的功效。

芦根主治消渴客热，反胃呕逆，伤寒内热，牙衄出血、胃中热等。关于芦根的药用部分，张锡纯对此曾有一段叙述，曾有人认为用茎不用根。其实不然。根居于水底，性凉善升，能清肺热，更善滋阴养肺，根的药用价值甚于用茎。故而现时用的芦根实为苇根。本品还能用于和胃降火、清热排脓、养胃生津、除烦止呕、清上焦热等。此外，还能解河豚、诸鱼毒，虾虫中毒，酒毒均尤良。总之，凡是诸物中毒，含药物中毒，均可重用使之肺、肾、脾三家之毒从小便出而通解。

笋解河豚、诸鱼蟹毒，诸内毒。

茎、叶主治痈疽，烧灰淋汁熬膏，蚀恶肉，去黑子，治金疮，生肉灭痕。

蓬蕽煮汁服，解中鱼蟹毒等。

【临床应用】

1. 传染性红斑（气营证） 凉营清气汤加减：鲜石斛、鲜生地、生石膏各 20～39g，玄参、连翘各 10g，焦山栀、炒丹皮、赤芍各 6g，薄荷、甘草各 3g，绿豆衣 15g，鲜芦根 30g。（经验方）

2. 川崎病（热恋阴伤） 竹叶石膏汤加减：生石膏、生地各 20g，竹叶 10g，赤芍、石斛、花粉、芦根各 12g，沙参、麦冬各 15g，甘草 5g。（《中医皮肤性病学》）

3. 风疹（邪袭肺胃） 银翘散加减：金银花 15g，连翘、牛蒡子、芦根、大青叶、菊花、生地各 12g，淡竹叶 8g，荆芥 10g，甘草 3g。（《中医皮肤性病学》）

蒲公英

【药名浅释】

蒲公英　始载于《新修本草》，别名有黄花地丁、公英、鲜公英、金簪草、搆糯草等。对蒲公英的名称，李时珍作过如下解释：孙思邈千金方作凫公英，苏颂图经作仆公罂，庚辛玉册作鹁鸪英。俗呼蒲公丁，又呼黄花地丁。淮人谓之白鼓钉，蜀人谓之耳瘢草，关中谓之狗乳草。按土宿本草云，金簪草一名地丁，花如金簪头，独脚如丁，故以名之。

【药性分述】

蒲公英味甘性平，无毒，具有清热解毒、消痈散结、利尿通淋的功效。

蒲公英专入胃、肝，其凉血解毒的功效《本草求真》归纳有五：一是乳痈、乳癌首选；二是淋证用之可通解；三是搽牙染须；四是解蜣螂诸虫之毒；五是解湿毒。此外，历代本草对本品的某些特殊功效亦有一些补充，如鲜蒲公英白汁，涂恶刺、狐尿刺疮、解湿毒，去毒刺，治疗肿均妙。

我在临床上对复发性单纯疱疹、生殖器疱疹，常配黄芪、南北沙参、生薏苡仁诸药同用，常能收到良效。

金银花与蒲公英同为消痈化疡之品，蒲公英入阳明、太阴两经，金银花则无经不入，金银花得蒲公英，其功更大，这是因为蒲公英攻多于补，非若金银花补多于攻。

近来，我在查阅有关文献中发现蒲公英有些鲜为人知的功效，如《瑞竹堂经验方》在还少丹以蒲公英为主，并云至老不衰，齿落更生，具有须发返黑的功效。据报道，美国肯德基一名叫玛莎布彻的老妇人，每天喝一杯蒲公英酒，代代皆获得高龄 94 至 110 岁不等。此外对肝炎黄疸等均有特殊功效。《本草新编》赞云：蒲公英，至贱而有大功，惜世人不知用之……阳明之火，每至燎原，用白虎汤以泻火，未免太伤胃气。用白虎汤泻胃火乃一时之权宜之计，而不可恃为经久也。蒲公英亦能泻胃火，但其气甚平，既能泻火，又不损气，可以长期久服而不在碍。凡系阳明之火起者，具可大剂服之，火退而胃气自生。

【临床应用】

1. 急性丹毒初期 解毒清热汤：蒲公英、野菊花、大青叶各 30g，紫花地丁、蚤休、花粉各 15g，赤芍 10g。（《赵炳南临床经验集》）

2. 聚合性痤疮 仙方活命饮加减：金银花、连翘、蒲公英各 12g，浙贝母、天花粉、制乳

没、僵蚕各10g，白芷、川芎、皂角刺、炮山甲、陈皮各6g。(《徐宜厚皮科传心录》)

3. 脓肿性、穿掘性头部毛囊周围炎 蜂房野菊汤：野菊花、金银花、连翘、蒲公英、紫花地丁各10～12g，浙贝母、玄参各10g，羌活、蜂房、川芎、甘草各6g。(经验方)

海 藻

【药名浅释】

海藻 始载于《神农本草经》，列为上品，别名有落手、海萝。陈藏器说：此有两种，马尾藻，生浅水中，如短马尾细，色黑，用之当浸去咸味，大叶藻生深海中及新罗。叶如水藻而大。总之，海藻近海诸地采取，以作海菜，货之四方。

【药性分述】

海藻味咸，性寒。具有消痰软坚利水的功效，海藻全禀海中阴气以生，气味俱厚，纯阴，沉也。苦能泄结，寒能去血热，咸能软坚润下，故本经主瘿瘤气，颈下核，破散结气痈肿，癥瘕坚气，以及腹中上下鸣，下十二水肿，疗皮间积聚，暴溃，利小便，是专消瘿瘤、马刀、瘰疬、诸疮坚而不溃。

脾家有湿勿服。

【临床应用】

1. 甲状腺肿瘤 海藻散：海藻30g，昆布、海蛤、通草各15g，松萝、干姜、桂心各20g。研粗末，每日三次，每次3g。酒送下。(《外台秘要·卷23》)

2. 瘿瘤（甲状腺瘤） 海藻玉壶汤：海藻、贝母、陈皮、昆布、青皮、川芎、当归、半夏、连翘、甘草节、独活各3g，海带1.5g。(《外科正宗·卷2》)

3. 皮肤神经纤维瘤 消瘿五海汤：海带、海藻、昆布、海蛤壳、海螵蛸各10g，木香、三棱、莪术、桔梗、细辛、香附各6g，猪靥子（陈壁土炒去油焙干）研粗末，每次服2.1g。食后两小时左右，米汤送下。(《古今医鉴·卷9》)

4. 硬红斑 当归、红花、赤芍、丹皮、牛膝各6g，海藻、昆布、炙天虫、夏枯草各9g，生牡蛎15g，山慈菇2g。(《许履和外科医案医话集》)

昆 布

【药名浅释】

昆布 始载于《名医别录》，列为中品，别名有海带、纶布。李时珍说：按吴普本草，纶布一名昆布，则尔雅所谓纶似纶，东海有之，即昆布也。纶音关，青丝绶也，讹而为昆耳。

【药性分述】

昆布味咸，性寒、滑，无毒；具有消痰软坚利水的功效。

《名医别录》说：主治十二种水肿，瘿瘤聚结气，瘘疮。后世医籍相继补充有：瘿溃肿、面肿、顽痰积聚，噎膈，大腹水肿，恶疮等。

海藻、昆布功同，大多是寒能胜热，苦能泄湿，咸能软坚，故凡荣气不从，遂为痈肿，坚硬不溃者，均可用之。

这里关于本品与甘草相反的用法等问题有三点补充说明：①以李东垣治瘰疬，海藻、甘草并用，盖激之以溃坚也。②昆布、海藻同用，散结溃坚，并著奇效。③《本草疏证》分别对癥瘕与水气予以详尽论述，并认为海藻所主者曰癥瘕结气，非虫非血，无寒热，无积聚，在腹中而不在肠胃，在经脉而经脉不结，是为气而坚矣……故仲景于海藻仅治腰以下水气。

【临床应用】

1. 甲状腺肿瘤 昆布丸：昆布240g，海藻210g，小麦200g，海蛤150g，松萝120g，连翘、白头翁各60g。上药捣蜜丸，如梧桐子大。每次服10丸。渐加至30丸。日服3次。（《医心方·卷16》）

2. 皮肤猪囊虫病（痰瘀交结） 朱氏验方：制半夏、陈皮、炙甲片、茯苓、酸枣仁各60g，制南星、大贝母、地骨皮、红花、远志各30g，海藻、昆布各45g。研末水泛为丸。每日2次，每次6g。另配合驱虫化积丹（保定产）每日3管。（《朱仁康临床经验集》）

3. 舌体海绵状血管瘤 张氏验方：连翘、郁金、紫草、丹皮、生白术、赤白芍各9g，金银花藤、沙氏鹿茸草、白花蛇舌草各30g，远志3g，昆布、海藻、香谷芽各12g。（《国医大师·张镜人》）

第二讲　脏腑用药心得

皮肤与脏腑息息相关，故有脏居于内，象见于外之说。

五脏即心、肝、脾、肺、肾，六腑即胆、胃、大肠、小肠、膀胱、三焦。从广义上讲，上述十二个器官，都可以叫“脏”，或叫“官”，故有十二脏或十二官之说。但是，十二官的具体作用和性质又有各不相同，所以，又分为“脏”和“腑”两大类。

脏，储藏或闭藏的意思，其作用含蓄而深远，并不直接对外，“脏者，藏精气而不泻也。”腑，住宅的意思，这类器官有中空和直接对外的特点，其作用为出纳输转，是在脏的主持下，进行活动的器官，“脏者，传化物而不藏也。”此外，还有“奇恒之腑”，所谓“奇恒之腑”，是指异于寻常的含义，也就是说，这些器官既有脏的特点，又有腑的功能，放在“五脏”不合适，放入“六腑”也不合适，因此称之为“奇恒之腑”，它包括脑、髓、骨、脉、胆、女子胞。

一、脏腑用药总则

脏腑辨证素为医家所重视，这是因为只有在脏腑辨证的基础上，才能由浅入深，综合分析各种错综复杂的不同证候，从而运用理、法、方、药，为临床实践、深入钻研和寻求新疗法打下良好的基础。正如唐容川所说：“业医不知脏腑，则病原莫辨，用药无方。”

（一）五脏用药总则

1. 心　心者，深也。言深居高拱，相火代之行事也。诸脉皆应于心，在外主舌色、主脉、荣色，在内主神明，称之一身之主，君主之官，主生血。

临床表现有皮肤焮红、灼热、斑疹、糜烂、血痂、脓液、结节，甚者可见壮热、谵妄、精神失常、昏迷不醒。

清热降火中药有生石膏、丹皮、麦冬、犀角（水牛角代替）、灯心、牛黄、竹叶、甘草、栀子、瞿麦。

益气养神中药有人参、茯神、金石斛、生地、枣仁、丹参、五味子、玄参、黄芪。

安神宁志中药有柏子仁、枣仁、琥珀、紫石英、茯神、麦冬、天冬、龟板、远志、牛黄、羚羊角。

2. 肝　肝者，干也，诸筋皆隶于肝，主爪甲，荣爪，主筋，主藏血，其性多动而少静，好干犯它脏者也。肝喜条达，恶抑郁，凡情志不舒畅，或病位在两胁、双目和阴部，均属肝经所主，又，气滞多郁证，火旺则易生风动痉。

常见的皮肤损害有丘疹、斑丘疹、苔藓化、色素沉着，皮肤干燥，有鳞屑等，伴有双目发红，脘腹攻痛，燥痒，胁肋窜痛，易怒，甚则手足抽搐、痉挛，角弓反张等。

清热降气中药有橘皮、青皮、黄连、黄芩、柴胡、赤芍、砂仁、青黛、羚羊角、龙胆草、大黄、连翘、延胡索、黄柏、栀子、琥珀、地榆。

疏肝理气中药有当归、甘菊花、陈皮、谷精珠、降香、白芍、木瓜、广木香、枳实、金石斛、丹皮、蝉蜕、木贼、沉香、柴胡、薄荷、川楝子。

柔肝润气中药有枸杞、甘菊花、柏子仁、菟丝子、熟地、白芍、杜仲、当归、天麻、刺蒺藜。

平肝软坚中药有龙齿、龙骨、紫贝齿、代赭石、石决明、花蕊石、灵磁石等。

3. 脾 脾者，卑也。裨助胃气以化谷也。诸血皆统于脾，诸肌肉荣唇，脾气盛则肌肤丰满而充实，所谓土湿则滋生万物，脾润则长脏腑。同时，古人谓：诸病不愈，必寻到脾胃之中，方无一失，又谓，治病不愈，寻到脾胃而愈者甚多。脾喜燥恶湿，湿邪致病多因脾阳虚，运化失职所致。

临床表现有丘疱疹、水疱、渗液、糜烂、越腐越烂，皮肤角化、萎缩、皮下痰核，或伴有消化不良，如胃纳不香，食不消化或厌食，便溏，腹泻等。

《医注余论》说："食而不化，责在脾，不能食，责在胃。脾以健而运，胃以通为补。健脾宜升，通胃宜降。"然而，脾与胃又各有阴阳偏盛之别，盛衰传变之异，救本虚实的不同，结合皮肤病的特点，将常用中药叙述如下：

健脾益气中药有黄芪、党参、白术、陈皮、茯苓、砂仁、玫瑰花、甘草。

扶脾化湿中药有薏苡仁、苍术、黄柏、神曲、赤小豆、茵陈、陈皮。

扶脾化痰中药有姜半夏、茯苓、党参、浙贝母、香附、橘络、枳壳、陈皮。

扶脾固表中药有黄芪、白术、防风、冬瓜皮、赤小豆、茯苓皮、白鲜皮、蝉蜕。

清脾泻火中药有焦山栀、黄芩、槐花、炒槐米、藿香、凌霄花、生石膏、生大黄。

补中益气药有人参、黄芪、当归、柴胡、升麻、陈皮、九香虫、玫瑰花、炙甘草。

4. 肺 肺者，市也。肺为华盖，凡五脏六腑之气，皆能上熏于肺，人身之气，禀命于肺，故百脉朝会之所也。肺主皮毛，皱纹多且深，则肺衰矣，老年得之常，壮年则为变，由外以测其内也。

临床表现有风团、丘疹、红斑、皮肤甲错，抓痕，伴鼻燥咽干，或干咳无痰等。

归纳其要，因风用薄荷、桑叶、牛蒡子，兼寒用麻黄、杏仁，湿热阻遏用羚羊角、射干、连翘、山栀、竹叶、象贝，因湿用通草、滑石、桑白皮、薏苡仁，因燥用梨皮、芦根、枇杷叶，开气用瓜蒌皮、香豆豉、桔梗、蔻仁等。总之，一切药品皆主乎轻，不用重浊之味。

常用药物归纳如下：

清润降气中药有苏子、桑白皮、天冬、贝母、百部、枇杷叶、杏仁、知母、生石膏、麦冬、黄芩、竹叶、甜葶力。

清热顺气中药有百部、沙参、百合、天冬、梨肉、贝母。

甘润肺燥中药有生地、天冬、麦冬、花粉、瓜蒌仁、款冬花、紫菀、白芍、白蜜、芦根。

苦泻肺热中药有焦山栀、黄芩、连翘、酒大黄、桔梗、青黛、玄参等。

温肺散寒中药有苏叶、麻黄、陈皮、半夏、桂枝、干姜、防风、款冬花、细辛等。

5. 肾 肾者，任也。主骨而任周身之事，故强弱系之。诸髓皆司于肾，主五液，荣发。肾者水脏，水中含阳，化生元气，根结丹田，内主呼吸，达于膀胱，运行于外，则为卫气。总之，肾为先天之本，具有泌尿和生殖的功能，只宜固藏，不宜泄露，故有肾多虚证之说。

临床表现有：面目黧黑，秃发，生长迟缓，早衰，健忘，齿枯，腰酸耳鸣，怕冷，浮肿，以及泌尿和生殖功能的障碍。

鉴于肾多虚证之说，在运用补药之时，一定要通晓阴阳相济之妙。张景岳说："善补阳者，必于阴中求阳，则阳得阴助，而生化无穷；善补阴者，必于阳中求阴，则阴得阳升而泉源不竭。”张氏之言，堪称至理。补肾药物归纳如下：

扶阳中药有鹿茸、肉苁蓉、山茱萸、蛤蚧、制附块、上肉桂、菟丝子、五味子、紫河车、仙灵脾、仙茅、胡桃肉、阳起石、杜仲、黄芪、桂枝、干姜、吴茱萸、沉香、蛇床子、九香虫等。

滋阴中药有熟地、丹皮、石斛、女贞子、天麦冬、枸杞子、冬虫夏草、西洋参、沙参、龟板、百合、黄精、鸡子黄、何首乌。

（二）六腑用药总则

按照脏腑相应的原则，心应小肠，肝应胆，脾应胃，肺应大肠，肾应膀胱。至于心包为心之外围，位于脂膜之外，有细筋膜如丝，与心肺相连及三焦，在皮肤科临床中，应用甚少，从略。

1. 小肠 上接幽门与胃相通，下连大肠，两者相合处为阑门。其经脉络心。小肠与大肠皆为胃化物之器，故其病与胃相同，概分为虚实两类。

实证包括下颌肿疮，小便不利或涩痛，或尿血，或茎中刺痛，口疮等。

虚证包括面白苦寒，疣赘，痂疥，阴囊肿痒，口疮。

小肠实证中药多为渗利，如茯苓、甘草、知母、黄连、麦冬、黄柏、牛膝、黄芩、生地、灯心、琥珀、瞿麦、石膏、滑石、山栀、车前、赤小豆、扁豆、海金沙。

小肠虚证中药多为补气，如人参、黄芪、山茱萸、麦冬、五味子、金樱子、牡蛎、茯苓、小茴香、益智仁、粳米等。

2. 胆 胆附于肝，内藏清汁，其经脉若干，胆中所藏清净之汁，不同于其他传化之腑所盛的浊汁，所以胆既属六腑，又属奇恒之腑。胆性刚直，豪壮果断。《素问》说：“胆者，中正之官，决断出焉。”正因如此，沈金鳌说：“十一经，皆藉胆气以为和。”

实证有口苦、耳聋、鼻渊、胁痛、面尘，皮肤粗糙不光滑，头额痛，腋下肿痛，多汗，嗜睡易怒等。

虚证有夜难入寐或睡中易于惊醒，身体时有寒热等。

实证宜泄，药用柴胡、黄芩、半夏、生姜、陈皮、天冬、甘菊花、生地、沙参、薄荷、知母、白蒺藜、龙胆草、甘草、丹皮等。

虚证宜补，药用人参、当归、山茱萸、竹茹、竹叶、谷精珠、木贼草、决明子、枣仁、白芍、陈皮、茯神等。

3. 胃 胃与脾俱属土，胃外而脾内，胃阳而脾阴，胃主化而脾主运。故脾与胃相连。古人谓：肾为先天之根，胃为后天之本。肾强则后天强，而先天予以补助，胃绝则后天绝，虽先天足恃，七日不食亦死。正因为如此，胃腑气独盛，血独旺，热独多，其病症以实热有余之症居多。

胃实热证有汗出，鼽衄，口㖞唇胗，颈肿喉痹，斑黄狂乱，口臭，高热不退，甚者谵妄，骂詈不避亲疏，肤色焮红肿痛等。

胃虚寒证有：畏寒或者寒栗，颜面肤色发黑，或者面萎黄少华，胃脘膨胀，怠惰嗜卧，饮食欠佳，或者食不消化，或者大便稀溏等。

胃实证中药用有大黄、枳实、知母、石膏、竹叶、葛根、青黛、夏枯草、神曲、连翘、山楂、麦冬、黄连、陈皮、木瓜、竹茹、芦根、茯苓等。

胃虚证中药用有人参、白术、莲子肉、陈皮、扁豆、白芍、茯苓、金石斛、葛根。兼寒者加生姜、砂仁、白蔻，兼热者加芦根、竹茹、枇杷叶、蔗浆等。

4. 大肠 大肠为传导之官，变化出焉。其经络与肺相为表里。在《内经》一书中认为脾胃、大小肠、膀胱、三焦均系仓廪之本，营之居也，能化糟粕转味，而以为出入者也。大肠病有虚实之分：

实证包括耳后、肩臑肘臂外疼痛，脐腹胀而不痛，皮肤黝黑，大便硬结，肠风下血，肛门淫痒，夜间尤重。

虚证包括耳鸣、耳聋，虚热不退，腹泻而肠鸣，脱肛，大便稀溏，薄如鹜溏。

大肠实证宜凉血解毒，药用：生地、黄芩、黄连、槐花、大黄、枳壳、桃仁、石膏、知母、芒硝、槟榔、地榆、白芍、防风、荆芥、蒲黄、侧柏叶、郁李仁、忍冬藤等。

大肠虚证宜补气生津，药用：人参、黄芪、白芍、麦冬、蜂蜜、芝麻、天冬、木瓜、五味子、肉苁蓉、补骨脂、白术、吴茱萸、莲子、柴胡等。

5. 膀胱 贮小便之器，然其小便虽出膀胱，实则肺为水之上源，上源清，则下源自白，汗液系膀胱之气，载津液上行外达，出而有汗，有云行雨施之象，本腑与肾互为表里，合为津液，其病症多与肺、心、肾三脏有关。

实证有鼻塞、头痛、项背强直，不得转屈，便脓血，肌肉萎，少腹胀痛，痔、疟、癫、狂等。

虚证有小便不禁，遗尿，阴囊肿胀，衄衄。

实证宜润渗，药用黄柏、知母、滑石、瞿麦、车前子、旋覆花、茯苓、猪苓、泽泻。

虚证宜补气，药用人参、山茱萸、天冬、麦冬、牛膝、益智仁、金樱子、五味子、牡蛎、鹿茸、桑螵蛸等。

应当指出：脏腑之间不是孤立的，而是互相联系和互相影响的，所以在许多疾病中，既要考虑本脏的生理病理变化，又要注意对其他脏腑的影响，这种变化和影响包括有利和不利的两个方面，只有全面剖析脏腑的传变规律，才能提高诊疗水平。

肝与脾的关系：肝病常牵连到脾，出现肝脾不和的症候群，治疗中常从治肝入手，药用柴胡、白芍、香附、金橘叶、佛手片之类，达到疏肝扶脾的目的。

肝与肾的关系：肾阴统辖全身之阴，肾阴不足必致肝阴不足，反之，肝阴不足，也可影响到肾，故有“肝肾同源”之论。治疗时既要用补肝阴的药，又要照顾补肾阴的药，以利于疗效提高。

脾与肾的关系：肾阳统辖全身之阳，肾阳不足必致脾阳不足。反之，脾阳不足，也可影响到肾阳不足，临床上常称之为脾肾阳虚，就是包含着脾肾之间相互影响的含义。治疗时除用补脾阳药外，再加补肾阳药，疗效就会明显提高。

肺与肾的关系：肺主气，司呼吸，为水之上源，肾主纳气特别是关系到呼吸系统和水肿之类疾病，肺与肾的关系是十分密切的。治疗时常是急者治标在肺，缓者治本在肾。

二、要药汇解

竹（淡竹叶　苦竹叶　竹茹　竹沥）

【药名浅释】

竹　始载于《神农本草经》，列为中品。陶弘景说：竹类甚多，入药用瑾竹，次用淡苦竹。又有一种薄壳，名甘竹，叶最胜。

【药性分述】

淡竹叶味甘，性寒，无毒；具有清心火、通小肠的功效。

本品是清热利水的要品。主治胸中痰热，热毒风，压丹石毒等。凡见皮肤焮红者，配生地、丹皮，口舌生疮者配通草、甘草梢，皮肤刺痒者，配蝉蜕、连翘心。李时珍曾说：淡竹叶不是淡竹之叶，而是另一种草本植物，与鲜竹叶功效相近。竹的功效由于部位的不同而迥异：竹笋可发疮，竹沥通经脉，竹茹治呕哕，竹叶清烦热。

苦竹叶，味苦，性冷，无毒。主治口疮目痛，解酒毒，杀虫。烧灰和猪丹涂小儿头疮、耳疮、疥癣，和鸡子白，外涂一切恶疮。

淡竹茹，味甘，微寒，无毒。主治呕呃，溢脉，肺萎咳血，鼻衄。

淡竹沥，治烦闷，痰在经络四肢及皮里膜外，非此不达不行。

【临床应用】

1. 小儿丹毒　竹叶散：青竹叶60g（烧灰），灶中黄土30g。研末为散，鸡子清调敷患处。（《普济方·卷406》）

2. 脓疱疮　竹茹膏：麻油60ml，青竹茹一小团，木香60g，杏仁20粒。将药入麻油中，小火煎至杏仁黄色，去药渣，入松香15g。熬膏，外涂患处。（《严氏济生方·卷6》）

3. 眼目涩痛　竹叶泻经汤：柴胡、栀子、羌活、升麻、炙甘草各1.5g，赤芍、草决明、茯苓、泽泻、车前子各1.2g，黄芩1.8g，黄连、大黄各1.5g，竹叶11片。（《原机启微》）

4. 顽固性口腔溃疡　竹叶石膏汤加减：淡竹叶15g，生石膏、麦冬各30g，生晒参10g，甘草6g，白及20g。（《伤寒杂病论研究大成》）

5. 系统性红斑狼疮（热入营血证）　清营汤加减：水牛角40g，金银花、连翘、玄参各20g，黄连、淡竹叶各6g，生地30g，丹皮、赤芍各15g。（《专科专病名医临证经验丛书·皮肤病·周德英方》）

6. 系统性红斑狼疮（癫痫）　清水豆卷、金银花、碧玉散（包）各12g，青蒿梗、炒丹皮、莲子心、广郁金、生蒲黄、钩藤各9，炒赤芍、西瓜翠衣各15g，水炙远志3g，天竺黄5g，鲜竹叶卷心30针，鲜芦根1枝，鲜荷叶1角。（《国医大师·张镜人》）

栀　子

【药名浅释】

栀子　始载于《神农本草经》，列为中品，别名有山栀、黄栀子、山栀子、炒栀子、焦栀子、栀子炭、姜栀子、木丹、越桃、鲜支等。花名薝卜。卮，酒器也，卮子像之，故名。俗作栀。鲜支即支子。佛书称其花为薝卜。

【药性分述】

栀子味苦，性寒，无毒；具有泻火除烦、清热利尿、凉血解毒的功用。

综合历代本草文献的主治范围，有胃中热气、面赤、酒渣鼻、白癞、赤癞、疮疡、利五淋、解五种黄病、明目、除烦、心神颠倒、血带、心中懊侬、祛热毒风、损伤瘀血、疝气、汤火伤、痈肿疮疡、吐衄、血淋、血痢等。尤对面赤、酒渣鼻、肺风粉刺等用之殊效。

然而在具体应用之中，尚需重视本品的炮制：生用泻火，炒黑止血，内热用仁，表热用皮，童便炒治淋证，盐水炒退虚火，姜汁炒劫心胃火痛，乌药炒治热痛，蒲黄炒清胃血。

山栀、丹皮、白芍、龙胆草皆泻肝经之火，其中却自有别：清其气，宜用栀子，气清火亦清；肝得辛为补，丹皮之辛，从其性以醒之，肝受补，气展而火亦平；肝气过散，宜白芍制之，平其性即所以泻其火，使之不能得逞；火盛肝气必实，龙胆苦以泻其气，寒以治其火，故非实胆草勿用。

邪在表，虚火上升，两者禁用。

【临床应用】

1. 面部丹毒 栀子仁汤：郁金、枳壳、升麻、栀子仁、牛蒡子、大黄各30g。研细末，每服9g。蜜水送下。（《普济方》）

2. 头面生疮 栀子荆芥汤：栀子、荆芥、黄芩、川芎、白芷、白芍、桔梗、生地、升麻、枳壳、大黄各3g，甘草0.6g。煎服。（《古今医统大全·卷66》）

3. 下疳 栀子散：栀子1枚，去囊，入明矾末。曲糊封合口，火烧存性，研末，干掺。（《证治准绳·疡科》）

4. 痤疮（肺胃蕴热型） 枇杷清肺饮：枇杷叶、焦山栀、连翘、赤芍、桑白皮各10g，黄芩、炒丹皮、红花、凌霄花各6g，生地、金银花，冬瓜仁、皮各20g。（《皮肤病中医诊疗学》）

5. 婴儿湿疹 三心导赤饮：栀子心、连翘心、淡竹叶、生甘草、蝉蜕各6g，莲子心、黄芩各3g，生地黄、车前子草各10g，赤小豆15g。（《国家级名医秘验方·徐宜厚》）

6. 口周皮炎 凉血五花汤加减：红花、凌霄花、金莲花、焦栀子、黄芩、升麻各6g，金银花、生石膏、生地、赤芍、鸡冠花各12g，青蒿、茵陈、白茅根各15g。（《徐宜厚皮科传心录》）

7. 酒渣鼻 金花丸：黄芩、黄连、黄柏、大黄、桔梗、葛根各60g，栀子30g。研细末，水泛为丸，如梧桐子大，每日服70～80丸，白开水送下。（《寿世保元·卷6》）

灯心草

【药名浅释】

灯心草 始见于《开宝本草》，别名有虎须草、碧玉草、灯心、灯草、灯心炭、朱灯心、灯心草、龙须之类，但龙须紧而瓤实，此草梢粗而瓤白。然其有生熟之分，蒸熟待干谓之熟草，点灯之用，生干剥取为生草，入药宜用生草。

【药性分述】

灯心草味甘，性寒，无毒；具有清心降火、利尿通淋的功效。灯心草入心、小肠，其质轻通，故能治心烦、不寐，小儿心热烦躁、夜啼、黄疸、水肿、小便不利、阴疳、喉痹等。

《得配本草》对本品的配伍与主治的范围有详细的记载，可供参考：配麦冬，引火下行；配红花，治喉风；配龟甲，治疮痘烦喘；和丹砂，治衄血；炒炭和轻粉，治阴疳；煅炭吹治喉风闭塞；煅炭外涂，治乳头敛疮，止夜啼等。

心气虚者禁用，多用久服，令人目暗。

【临床应用】

1. 龟头炎（淫毒蚀阴证） 暗治饮加减：黄柏、蒲公英各10g，茯苓、白芍各15g，生甘草、龙胆草、柴胡各3g，豨莶草、琥珀各6g，白茅根、赤小豆各30g，灯心3扎。（《皮肤病中医诊疗学》）

2. 软下疳（男女外涂房术热药所致疳疮） 解毒木通汤：木通、黄连、龙胆草、瞿麦、滑石、山栀、黄柏、知母各3g，芦荟、甘草各1.5g，灯心12根。（《皮肤病中医诊疗学》）

3. 天疱疮（心火炽盛） 张氏验方：赤茯苓、生地各15g，生白术、黄芩、生栀子、泽泻、茵陈、枳壳、竹叶、莲子心、黄连各10g，灯心6g。（《专科专病名医临证经验丛书·皮肤病·张志礼》）

4. 小腿丹毒 金银花、蒲公英各24g，大青叶、生栀子、归尾、赤芍、灯心炭、生大黄、绿豆衣、车前子各10g，连翘18g，黄连、陈皮各6g，生地20g，薄荷3g。另服梅花点舌丹，每次1丸，每四小时服1次，外敷雄黄软膏每日2次。（《房芝萱外科经验》）

5. 口腔溃疡（风热乘脾） 银翘散、凉膈散合裁：金银花、连翘、黄芩、淡竹叶各10g，山栀、薄荷（后下）各3g，芦根、生石膏各15g，制大黄6g，灯心草1g。（《刘弼臣用药心得十讲》）

紫贝齿

【药名浅释】

紫贝齿　始载于《唐本草》，别名有紫贝、文贝、贝齿、砑螺。南州异物志说：文贝甚大，质白文紫，天姿自然，不假外饰而光彩焕烂，故名。画家用以压物，故名曰砑螺。

【药性分述】

紫贝齿味咸，性平；具有清热明目、镇惊安神的功效。

紫贝母入肝经，能明目、祛热毒，治小儿斑疹，四肢抽搐，惊惕不眠，头昏、头痛，退目翳。其品质以"背上深紫有黑点者良……贝类极多，古人以为宝货，而紫贝尤贵，后世不用贝钱，而药中亦希使之。（《本草汇纂》）"我在肝热动风视为要药的启迪下，将本品加入养血柔肝方中，用以治疗寻常疣、扁平疣、跖疣及皮肤淀粉样变、局限性神经性皮炎和慢性盘状湿疹，这类湿聚血瘀的疾患均常用之，亦能收到涤除湿热、软化角层、镇肝息风、止痒的功用，其用量在30g左右。并告知先煎30分钟，再纳群药煎之。

本品功效与石决明大致相同，只是本品镇肝息风之力尤强，凡遇肝热动风者，视为要药。

【临床应用】

1. 扁平疣 大青薏苡仁汤：紫贝齿、代赭石、生龙骨、生牡蛎、生薏苡仁各30g，马齿苋、大青叶、丹参各15g，归尾、赤芍、升麻各9g。（经验方）

2. 扁平疣 廖氏验方：灵磁石、代赭石、紫贝齿、生石决明各30g，生首乌6g，紫草9～30g。（《专科专病名医临证经验丛书·皮肤病·廖全福》）

代赭石

【药名浅释】

代赭石　始载于《神农本草经》，列为下品，别名有赭石、钉头赭石、醋赭石、须丸、血师、土朱、铁朱。《本草经考注》："赭，赤土也，又名代赭，一名血师，好者如鸡肝。"李时珍说："赭，赤色也，代，即雁门也。今俗称土朱铁朱。"管子云："山上有赭，其下有铁。"

【药性分述】

代赭石味苦，性寒，无毒；具有平肝潜阳、降逆平喘、凉血止血的功效。

代赭石乃肝与心包二经血分药，故主治二经血分病。包括女子崩中，止吐血衄血、金疮生肉、贼风蛊毒、阴痿不起、小儿疳积、泻痢惊痫、尿血、遗尿、血痹、血瘀、肠风痔漏、噎膈痞硬、慢惊风、诸丹热毒等。《医学衷中参西录》说："赭石为铁氧化合物，性同铁锈，原不宜煅。徐灵胎谓若煅之复用醋淬，即能伤肺。用赭石者，宜将生赭石轧碎用之。赭石能生血兼能凉血，而其质重坠，又善镇逆气，降痰浊，止呕吐，通燥便，用之得当，能见奇效。"我常用此品治疗疣赘、硬皮病的肠道受累、周围血管病和部分血瘀所致的色素沉着等。

孕妇忌服，恐坠胎元，气不足、津液燥者禁用。

【临床应用】

1. 寻常疣　四石桃红汤：灵磁石、生牡蛎、代赭石、珍珠母各30g，桃仁、红花、赤芍各10g，陈皮6g。(《皮肤病中医诊疗学》)

2. 神经性皮炎（阴虚血燥证）　四物润肤汤：当归、胡麻仁、秦艽各10g，炒白芍、干地黄、制首乌、钩藤各12g，代赭石、珍珠母、沙参、山药各15g，枣仁6g。(《皮肤病中医诊疗学》)

3. 系统性红斑狼疮（肝阳上亢）　首乌地黄汤加味：制首乌、刺蒺藜、熟地、山药、山茱萸、丹皮、泽泻、茯苓、丹参、紫草、地骨皮、夏枯草、秦艽、白鲜皮、炒枣仁、钩藤、豨莶草、龙骨、牡蛎、珍珠母、磁石、生代赭石。(《专科专病名医临证经验丛书·皮肤病·文琢之》)

龙胆草

【药名浅释】

龙胆草　始载于《神农本草经》，列为下品，别名有苦胆草、龙胆、软苗龙胆、酒炙龙胆。《本草经考注》：凡药以龙名者，皆假托其德，以神其效耳……此草之苦味非凡，甚似胆味，故最有治胆之功也。

【药性分述】

龙胆草味苦，性寒；具有清热燥湿、泻肝胆湿热的功效。

龙胆草色黄属土，为胃家正药。诚如《本草纲目》所说："相火寄在肝胆，有泻无补，故龙胆之益肝胆之气，正以其能泻肝胆之邪热也。但大苦大寒，过服恐伤胃中生发之气，反助火邪。亦久服黄连反从火化之义。"李氏之言，既指明了本品主治病症的核心，又提出了注意的要点。

归纳其要有四：一是除下部风湿；二是除下焦湿热；三是除脐以下至足肿痛；四是除寒湿脚气。具体言之，病症有骨蒸疳热，惊痫狂躁，胃火烦热，咽喉肿痛，小便淋闭，血热泻痢，痈疽疮毒，妇人血热崩淋，小儿热疳，目黄睛赤肿痛，蛊毒等。诚如张锡纯所说："凡举目疾、吐血、衄血、二便不利、惊痫、眩晕，因肝胆又热而致病者，皆能瘉之。其泻肝胆湿热之功，数倍于芍药，而以敛戢肝胆虚热故不如芍药也。"

配苍耳子治耳病，配柴胡治目疾，配防风治小儿盗汗，配大麦芽治谷疸，配鸡子清治伤寒发狂，拌猪胆汁治盗汗。

生用下行，酒炒上行，蜜炒中行，猪胆汁拌炒降火神速。

空心禁服；胃气虚人，服之必呕；脾虚之人，服之动泻。总之，宜慎用。无实火者禁用。

【临床应用】

1. 湿疹、带状疱疹　加减龙胆泻肝汤：龙胆草、黄芩、山栀、丹皮、甘草各10g，连翘、生地各15g，车前子12g，泽泻6g。(《赵炳南临床经验集》)

2. 药疹（湿热感毒）　石兰草方加减：龙胆草、黄芩、生地、白茅根、金银花、连翘、紫草、板蓝根、车前草、泽泻、六一散、生石膏。(《专科专病名医临证经验丛书·皮肤病·张志礼》)

3. 真性红细胞增多症　郭氏验方：龙胆草、栀子、银柴胡各12g，黄芩、生地、泽泻各15g，黄连6g，藕节、白茅根各30g，金银花、川芎各24g，三棱、莪术各18g，桃仁、红花、丹皮各9g，青黛3g（分冲）。(《中医临床家·郭士魁》)

白　术

【药名浅释】

白术　始载于《神农本草经》，列为上品，别名有冬白术、于术、炒白术、土白术、土蓟、杨桴、桴蓟等。查阅有关文献，说明四种情况：一是术字篆文，像其根干枝叶之形；二是产地扬州，产者其状如桴，故有杨桴及桴蓟之名；三是古方二术通用，后人始有苍白之分；四是术以茅山、嵩山为佳。

【药性分述】

白术味甘，性温，无毒；具有健脾益气、燥湿利水、止汗安胎的功效。

在《本经》无白术、苍术之分，陶弘景才有赤白两种，近代乃有苍、白术之分，其功效亦有不同。总的来说，白术补性偏多，且有敛汗之效，苍术泻性为主，惟专发汗之能。具体言之，白术功效有九：一温中；二去脾胃湿；三除脾胃热；四强脾胃，进饮食；五和脾胃，生津液；六去肌热；七治四肢困倦，目不欲开，怠惰嗜卧，不思饮食；八止渴；九安胎。从治皮肤病而言，本品对涉及肺、肝、脾、心四脏之虚实，配伍相对药物：如与凉润药同用，善补肺；与升散药同用，善调肝；与镇安药同用，善养心；与滋阴药同用，善补肾。由此可见，这种调补后天的要药，与之相对药物配伍，均能收到补益的功效。

此外，在《得配本草》一书中对本品的炮制提出了建议："入风痹药中宜生用；补中气生用；燥脾胃，陈壁土拌炒；和胃，米泔水浸炒；补气，蜜水伴炒；理气，枳壳汁炒；恐其性燥，乳拌蒸熟；去滞，姜汁炒；除胀，麸皮拌炒；去水，苍术拌炒；治泻痢，炒黑存性。"

【临床应用】

1. 过敏性紫癜　人参赤芍汤：人参3～15g，赤芍、丹参、大蓟、当归、茯苓各9g，白术、阿胶、木香各6g，甘草15g。(《中医皮肤病学简编》)

2. 黑变病　七白散：白术、白蔹、白牵牛、白附子、白芷、白芍药、白僵蚕各等份。去皮，研细末，早晚洗面。(《永类钤方·卷2》)

3. 带状疱疹　五苓散：泽泻18g，猪苓、茯苓、白术各10g，桂枝7g。(日本学者中村夫美报告)

4. 妇人阴疮　逍遥散：当归、白芍、茯苓、白术、柴胡各3g，香附2.4g，丹皮2.1g，甘草1.8g，薄荷1.5g。(《疡科遗编·卷上》)

5. 新生儿硬肿病　加减真武汤：制附子1～1.5g，茯苓、红花、黄芪各2～3g，白术、人参1.5～3g，赤芍、当归、川芎各1～2g，地锦草5～9g。(《实用中医儿科手册》)

苍　术

【药名浅释】

苍术　始载于《神农本草经》，列为上品，别名有光苍术、茅术、山苍术、南苍术、炒苍术、制苍术、焦苍术、赤术、山精、仙术、山蓟。李时珍说：术者，山之精也，服之令人长生辟谷，致神仙，故有山精、山术之号。

【药性分述】

苍术味苦、性温，具有燥湿健脾、祛风、散寒、明目的功效。

苍术有南北之分，南苍术质坚实，折断面有朱砂点，气芳香，主产江苏、河南，北苍术品质不及南苍术好。

苍术辛烈，性温而燥，可升可降，能径入诸经。本品的主要药效有消痰结窠囊，去胸中窄狭，治面身游风，辟山岚瘴气、时气瘟疫尤灵等。其他作用还有：风寒湿痹，死肌消谷，浊沥带下，湿痰留饮，滑泻肠风，寒湿诸疮，水肿胀满，解六郁，止吐泻，逐痰水等。

此外，古人还留下许多运用苍术的独到之处，择要如下：

《本草发挥》说："苍术体轻浮，气力雄壮，能去皮肤腠理之湿。"

《本草衍义补遗》："苍术治上中下湿疾皆可用之。"

《药类法象》："主治与白术同，若除上湿发汗，功最大，若补中焦除湿，力小于白术。"

《药性赋》："补中除湿，力不及白，宽中发汗功过于白。"

《本草崇原》："白术性优，苍术性劣，凡欲补脾，则用白术，凡欲运脾则用苍术。欲补运相兼，则相兼而用。如补多运少，则白术多而苍术少，运多补少，则苍术多而白术少。"

我认为本品能去皮肤腠理之湿，对顽湿类的皮肤病如慢性湿疹、慢性丹毒、结节性痒疹、掌跖脓疱病和局限性神经性皮炎均可选用。总之，对素禀肥盛多湿则宜。形瘦多火者禁用，内热阴虚、表疏汗出者忌服。

【临床应用】

1. 疱疹样皮炎 芩连解毒汤：黄芩、黄连、知母、苍术、白术、苦参、防风各9g，玄参、茯苓、地肤子、藿香各12g，白鲜皮15g，生石膏、六一散各30g，蝉蜕6g，苍耳子、栀子各4.5g。(《中医皮肤病学简编》)

2. 毛发红糠疹、掌跖角化、鱼鳞病 苍术膏：苍术1000g，当归90g，白鲜皮60g。上药加水，连熬三次取汁，慢火煎成浓膏，加蜂蜜250ml，调和成膏。日服两次，每次一勺，开水冲服。(《朱仁康临床经验集》)

3. 钱币状湿疹 芳香化湿汤：藿香、佩兰、苍术、陈皮、茯苓、泽泻、白鲜皮、地肤子各9g。(《朱仁康临床经验集》)

4. 皮肤瘙痒 苍术、白鲜皮、防风、地肤子、蛇床子、黄连各10g，苦参、荆芥各9g，黄柏、羌活、甘草各5g，炒牛蒡子12g，浮萍、白芷各8g。(《中医临床家·许玉山》)

5. 下肢湿疹 苍术5g，白术、黄柏、陈佩根、炒赤芍、郁金、杏仁、绿豆衣、炙紫菀各9g，生薏苡仁、萆薢、桑枝、谷芽各12g，全瓜蒌、金银花藤各15g。(《国医大师·张镜人》)

茯 苓

【药名浅释】

茯苓 始载于《神农本草经》，列为上品。别名有松苓、云苓、朱茯苓、伏灵、伏兔、松腴、不死面等。本品伏在土中，状如矢，故名茯零。李时珍对上述名称有如下解释：茯苓，史记龟策传作伏灵，盖松之神灵之气，化结而成，故谓之茯苓，茯神也。又说：下有茯苓，上有菟丝，故又名伏兔。就其品质而言，茯苓，天下无不推之云南，曰云苓。(《滇海虞衡志》)

【药性分述】

茯苓味甘，性平；具有利水渗湿、健脾宁神的功效。

茯苓药用部位不同，不仅名称各异，而且药效亦殊。如用之外皮，称"茯苓皮"；近皮部棕红色和淡红色部分，称"赤茯苓"；内部色白部分，称"白茯苓"；挖松根而生者，称"茯神"；茯神中含有松木者，称"茯神木"。本品药效有六：利窍而除湿，益气而补中，小便多而能止，大便结而能通，心惊悸而能保，津液少而能生。

然而在具体应用中，各不相同：白茯苓得松之余气而成，能守五脏真气，其性先升后降，能开胃化痰，益脾宁心，渗湿行水，通心气，散虚热。诚如《本草崇原》所说："茯苓位于中土，灵气上荟，主内为旋转，上下交通。"赤茯苓入心、小肠，专利湿热，泻痢。茯苓皮专行水气，治水肿，肤肿，通水道，开腠理。茯神抱松木之根而生，犹有固本之义，善补心气，止恍惚惊悸，善忘等。

《药鉴》说：若见水白泡，即取升麻汁制之，取其散表以利水也。若见有紫红泡，即取茜草汁制之，取其行血以利水也。杜氏之言，我验之临床，确有卓效。

为了最大限度地发挥药效，张锡纯说：“茯苓若入煎剂，其切成块者，终日煎之不透，必须切薄片或捣为末，方能煎透。”

鉴于茯苓有利水之能，久服损人，应予关注。对于肾虚病人，小便自利或不禁，或虚寒清滑，皆不得服。

【临床应用】

1. 雀斑 茯苓膏：猪蹄两具，白粱米100g，白茯苓、商陆各70g，玉竹、藁本各42g，上药煎药汁6kg再研入杏仁100g，合煎至3kg，去渣，瓷瓶盛贮。再加入干松、零陵香末各30g，入膏搅匀，每夜涂于面。(《普济方·卷51》)

2. 黄褐斑（脾湿症） 人参健脾丸加减：炙黄芪、党参、茯苓、白术、当归各12g，红花、凌霄花、砂仁、白附子、升麻各6g，山药、冬瓜皮各30g，炙甘草10g。(经验方)

3. 天疱疮（脾经湿热证） 健脾除湿汤加减：赤苓皮、生白术、芡实、萆薢、薏苡仁、生甘草、枳壳各10g，生地12g，栀子、黄柏、绿豆衣各6g。(《赵炳南临床经验集》)

4. 婴儿湿疹 小儿化湿汤：苍术、陈皮、茯苓、泽泻、六一散各6g，炒麦芽9g。(《朱仁康临床经验集》)

5. 圆形斑秃 茯苓饮：茯苓500～1000g，研细末。每日2次，每次6g，温开水送下。(《岳美中医案集》)

附子（乌头）

【药名浅释】

附子 始载于《神农本草经》，列为下品。《神农本草经》分立天雄、乌头、附子三节而论。据《本草纲目》引用文献，归纳要点有五：①初种为乌头，像乌之头，附乌头而生为附子。乌头如芋魁，附子如芋子。②一岁为侧子，两年为乌喙，三年为附子，四年为乌头，五年为天雄。③附子之色，以花白者为上，铁色者次之，青绿者为下。天雄、乌头皆以丰实盈握为胜。④天雄、附子、乌头以蜀道绵州、龙州为佳。⑤乌头有两种，出彰明者即附子之母，今人谓之川乌头，春末生子，故曰春季为乌头，冬则生子已成，故曰冬采为附子……本经所列乌头，今人谓之草乌头，故曰其汁煎为射罔。

附子别名有淡附子、炮附片（子）、黄附块、黑附块。

乌头别名有乌喙、奚毒、鸳鸯菊等。

侧子 又名荝子，李时珍说：生于附子之侧故名。许慎说文作荝子。

漏篮 附子初生细小，未成而削下，言其小而不能装篮，漏出篮子之义。

【药性分述】

附子性味有三种说法：《神农本草经》谓之味辛，性温；《名医别录》称之味甘，性大热，有大毒；《开宝本草》言味辛甘，性大热，有大毒。现代医家多数认为本品味辛甘，性热，有毒。崇尚《本草纲目》言：“乌附毒药，非危病不用。”其具有回阳救逆、补火助阳、逐风寒湿邪的功效。

历代医家对附子的功效有如下说法：张景岳把附子、人参、大黄、熟地并列为药中四维，是治病保命的要药。恽铁樵说附子为最有用，但亦是最难用的药物。岳美中说：附子用小量则兴奋，用大量则麻痹。并根据自己的经验提出了运用附子的简捷之法：手背近腕处，其肌肤凉，为阴证，热厥指尖凉，阴证腕背面肤凉。以上经验仅供参考。

在具体应用中，归纳要点有七：去脏腑沉寒，补助阳气不足，温暖脾胃，除寒湿，久漏冷疮，通行十二经无所不至，坠胎甚速。虞抟对本品曾有一段扼要的论述，颇合临床实际，他说："附子禀雄壮之质，有斩关夺将之气。引补气药行十二经，以追复散失之元阳；引补血药入血分，以滋养不足之真阴；引发散药，开腠理，以驱逐在表之风寒；引温暖药达下焦，以祛除在里之冷寒。"总之，附子乃阴证要药，为回阳救逆第一品药，用之得法，却能挽生命之于顷刻。

此外对本品及其衍生物也作一些说明：附子、天雄、侧子，即乌头种子，奇生无偶者是天雄，偶生旁立者是附子，旁生支出者是侧子。侧子清阳，附子显明，天雄巨阳。现在用附子多，用天雄少，这是因为天雄太热，不可用，川乌热太劣，不若附子适用。

非大虚寒之证，不可轻用，孕妇勿用。一旦发生中毒，黄连、甘草煎汤解之，黄土水亦可解。张景岳说：附子之毒性，得甘草而后解。

历代医家对附子的配伍用法，归纳如下：配人参为回阳救逆第一品药；与干姜同用破阴回阳救逆，作用显著；配地黄阴阳双调，互增疗效；配酸枣仁具有强心效力，胜于毛地黄；与黄连合用，温阳清心，解毒去烦；配生石膏强心解毒；配桂枝温阳强心；配细辛，散诸痰之壅；配磁石，治高血压；与羚羊角合用，治阴虚风动；配大黄，治慢性肾衰，尿毒症；配当归、黄芪改善机体的造血功能；配僵蚕治疗小儿肾病综合征；配干姜，治疗心衰；配黄芪治疗气虚自汗；配白术治疗脾泄；配桂枝治疗肢体酸痛；配全虫治疗小儿慢惊；配败酱草治疗慢性阑尾炎；配羚羊角治疗偏头痛；配肉桂、当归、白芍治疗下肢静脉瘀血等。古人谓善用毒药者方为良医，是有一定道理的。

【临床应用】

1. 硬皮病 右归饮加减：附子20g（先煎1小时），肉桂、三七各5g，杜仲、熟地、山药、丹参、枸杞子各15g，当归12g，酸山茱萸、桃仁、川芎各10g，党参30g，红花3g，牛膝6g。（《张景岳医方精要》）

2. 狼疮性肾炎（命门火衰） 真武汤加减：制附子15～30g（先煎45分钟），土炒白术、炒白芍、竹叶各10g，茯苓、猪苓、黄芪各10～15g，胡芦巴、赤小豆各30g，上肉桂3～6g。（《中国现代百名中医临床家丛书·徐宜厚》）

3. 老年性红斑狼疮（肝肾亏损） 覆盆子丸加减：覆盆子15g，五味子6～10g，制附片、土炒白术、山萸肉、酸枣仁、茯苓、白芍、炒杜仲各10g，山药15～30g，熟地12g，泽泻、炒丹皮各6g。（《结缔组织病中医治疗学》）

4. 系统性红斑狼疮（心阳不足） 白参、黄芪、丹参、白术、当归、茯苓、五味子、炙远志、酸枣仁、制附片、桂枝、甘草等。（《名医特色经验精华·顾伯华》）

5. 无脉症 当归四逆汤：当归15g，桂枝、甘草各10g，赤芍20g，川乌、细辛、通草、故纸各5g，麻黄7.5g，生黄芪30g，鸡血藤25g。（《中医临床家·查玉明》）

6. 冷性荨麻疹 保安汤加减：苍术、羌活、荆芥、防风各12g，细辛3g，川草乌（先煎）、桂枝、白芷各6g，艾叶、麻黄、川芎、附子、全蝎各9g，当归、黄芪各15g，甘草4g。（《古今专科专病医案皮肤病·王玉奇》）

山茱萸

【药名浅释】

山茱萸 始载于《神农本草经》，列为中品。别名有山萸肉、山茱萸、杭萸肉、药枣、蜀酸枣、肉枣、鸡足、鼠矢等。《本草经考注》说："蜀中所出实似枣。故名蜀枣，今人呼之肉枣，皆象形。"

【药性分述】

山茱萸味酸，性温；具有补益肝肾、收敛固涩的功效。

具体言之药效有七：一是大补精血；二是肠胃风邪；三是兴阳强阴；四是固精暖腰；五是调经收血；六是涩阴汗，除面疱，治酒渣；七是祛寒湿痹。这些药效说明本品药性温能通行，辛能走散，酸能入肝而敛虚热，风邪散则心下肠胃寒热自除，头目亦清利，而鼻塞面疱悉愈。

不过，命门火炽、强阳不痿者忌之，膀胱热结、小便不利者，法当清利，此药味酸主敛，不宜用，阴虚、血虚不宜用，即用当与黄柏同加。

【临床应用】

1. 先天性斑秃（肾气不充） 还少丹加减：熟地、枸杞、山茱萸、肉苁蓉各10g，五味子、楮实子、远志、小茴香各6g，山药、茯苓、补骨脂各12g。（经验方）

2. 皮肌炎（脾肾阳虚） 金匮肾气丸加减：党参、山药、白术、山茱萸、熟地各12g，丹皮、制附块各6g，巴戟天、仙灵脾、胡芦巴、桑寄生、川续断各15g，黄芪、甘草各10g。（经验方）

3. 硬皮病（肾阳不足） 右归饮加减：熟地、山茱萸、制附块、黄芪各10g，当归、白术、鸡血藤、伸筋草各12g，桂枝、仙茅、巴戟天、秦皮各6g。（经验方）

4. 重叠综合征（虚寒正衰） 右归丸合桂枝龙骨牡蛎汤加减：鹿角胶、山茱萸、当归各10g，熟地、熟附块各10～15g，山药、菟丝子、龙骨、牡蛎各15g，上肉桂3g，黄芪12g。（经验方）

5. 老年性红斑狼疮（肝肾亏损） 覆盆子丸加减：覆盆子15g，五味子、制附片、白术、山茱萸、酸枣仁、茯苓、白芍、炒杜仲各10g，熟地、山药各12g，泽泻、丹皮各6g。（经验方）

肉　桂

【药名浅释】

肉桂　以"牡桂"与"菌桂"之名始载于《神农本草经》，肉桂之名始见于《唐本草》，别名有玉桂、紫桂、桂心、紫油桂、官桂。参阅《本草经考注》一书，对肉桂释义有四：一、"箘"作"菌"之别字，箘者竹名，古人竹冠、草冠多相通用，因此箘桂又名菌桂。二是产地，菌桂生交趾、桂林山谷岩崖间，牡桂生于海南山谷。三是形态，老皮坚板无肉，全不堪用，其小枝薄卷及二三重者，名菌桂或筒桂，牡桂叶狭，箘桂而长数倍，其嫩枝皮半卷，多紫。四是功效，筒桂厚实，气味重者，宜入脏及下焦，药轻薄者宜入头目发散药，故本经以箘桂养精神，以牡桂利关节，仲景发汗用桂枝，取其轻薄而发散。

【药性分述】

本品的药性有三种说法：《药性论》谓之"味甘、辛"；《开宝本草》谓之"味甘辛，大热，有毒"。《汤液本草》谓之"味甘辛，性温，有小毒"。依我之见，张景岳之言较为公允，张氏说："味甘辛，气大热，阳中之阳也。有小毒，必取其味甘者乃可用。"具有补火助阳、引火归原、散寒通经、活血止痛的功效。

本品所取部位的不同，药性也略有所异。气之薄，桂枝；气之厚，肉桂。气薄则发泄，桂枝上行而发表；气厚则发热，肉桂下行而补肾。从总体上讲，分为四种：其在下最厚者为肉桂。去其粗皮而留其近木，味厚而最精者为桂心，主治九种心痛，补劳伤，通九窍，暖水脏，续筋骨，杀三虫，散结气，破瘀血，下胎衣，除咳逆，疗腹痛，治泄痢，善发汗。其在上薄者为薄桂，主治上焦有寒，走肩臂而行肢节。其在嫩枝最薄者为桂枝，主解肌发表。

《神农本草经》提出菌桂养精神、牡桂利关节之说，后世作了如下诠释：“牡色紫赤，有花无子，得阳之始，菌色青黄，有花有子，得阴之始。”（《本草乘雅》）前者利关节，后者养精神。在品质上，“卷筒者第一，平坦者次之”（《本草新编》）。

精亏血少、肝肾火起者切忌。

【临床应用】

1. 结节性红斑（寒湿凝聚） 黄芪桂枝五物汤加减：黄芪、桂枝、赤芍、红花、炒白芍、秦艽、炙甘草各10g，制附块6g，肉桂末（冲）3g，鸡血藤、鬼箭羽各15g，炮黑姜4.5g。（经验方）

2. 阴囊湿疹 暖肝煎加减：当归、枸杞子、苍术各15g，沉香、小茴香各6g，肉桂3g，茯苓20g，制首乌、泽泻各30g，乌梢蛇10g，生姜2片。（《张景岳医方精要》）

3. 褥疮（正虚余毒） 四妙汤加减：党参、桂枝、上肉桂、制附片各6g，枸杞子、生黄芪、金银花各15g，当归、赤白芍、白术、甘草、炒扁豆、山药、炒杜仲、白蔹各10g。（经验方）

4. 胃寒型荨麻疹 夏氏经验方：肉桂粉3g（分吞），白术12g，砂壳、青陈皮各6g，吴茱萸3g。（《中医外科心得·夏少农》）

石　斛

【药名浅释】

石斛 始载于《神农本草经》，列为上品，别名有川斛、金石斛、枫石斛、石遂、禁生、林兰、杜兰等。又因产地不同，药名有异，常见有五：一环草石斛，二黄花石斛，三马鞭石斛，四铁皮石斛，五金钗石斛。临床上应用的统分为鲜石斛和干石斛两大类。处方用名有鲜石斛、环草石斛、黄草石斛、耳环石斛、金钗石斛。石斛释义未详，不过有三种说法：①形状，其茎状如金钗之股，故有金钗石斛之称。②产地，石斛丛生石上，其根纠结甚繁，出自始兴、来阳龙石山等。③鉴别，石斛短而中实，木斛长而中虚。

【药性分述】

石斛味甘，性平；具有益肾生津、滋阴清热、明目强腰的功效。

石斛在《本经》中，列为上品，但明代以前用之不多，这可能与伤寒重在救阳，温病重在救阴的时代环境有关。章次公说：自神农本草直到明代，皆视石斛为滋肾益阴之药，无用之为退热药者，自叶天士倡伏气温病之说，必生津清热为正治，于是石斛遂为温病之退热药。同时章氏提出使用石斛的三条经验：一是热病退后，津液未复，此可用之；二是阴虚喉症可用之；三是病人脏无它病而口干，所谓胃阴不足者可用之。

本品的药效，归纳为肾药、肺药、脾药、肠胃药。具体解析为入肾涩元气，故能坚筋骨，强腰膝，囊湿精少；入脾除虚热，补五脏虚劳羸瘦；入肺，得金水之专精，逐皮肤邪热疿气，痈疽排脓内塞；入肠胃甘平清润，久服厚肠胃，尤对胃中虚热常获殊效。

本品误用于外感，则不免于闭邪，慎之。

【临床应用】

1. 干燥综合征 石斛清胃汤加减：鲜石斛、淮小麦各30g，山药、白芍、扁豆、南沙参、谷麦芽、金橘饼各9g，佛手4.5g，蔻仁2g，通草1g，鲜荷叶半卷。（《皮肤病中医诊疗学》）

2. 系统性红斑狼疮（阴血虚亏） 赵氏经验方：南北沙参、石斛、玄参各15～30g，丹参6～15g，玉竹、党参、当归、赤白芍各10～15g，生黄芪10～30g，乌梢蛇、秦艽各10g。（《赵炳南临床经验集》）

3. 口腔扁平苔藓 张氏经验方：生白术、川石斛、南沙参、扁豆、山药、知母、连翘、淡竹叶各9g，金银花藤、野葡萄藤、白花蛇舌草、生薏苡仁各30g，鹿含草15g，谷芽12g。（《国医大师·张镜人》）

4. 多毛症 净肤汤：鱼腥草、花粉、天冬、石斛、玄参、牡蛎、紫草。外用：净肤剂（海浮石、炉甘石。）（《古今专科专病医案皮肤病·李少华》）

5. 肢端皮炎 夏氏验方：广犀角、川黄连、知母、玄参、黄柏、丹皮各9g，鲜生地、生石膏、鲜石斛各20g，仙茅、仙灵脾、巴戟天、肉苁蓉、金银花各12g，生牡蛎、灵磁石各30g。（《中医外科心得·夏少农》）

西洋参

【药名浅释】

西洋参　西洋参的最早记载有两个版本，一是《本草从新》（1757），二是《本草纲目拾遗》（1765）。别名有洋参、花旗参、西参、广东人参等。主要产地在美国、加拿大和法国。按其加工的不同，一般分粉光西洋参和原皮西洋参两大类。入药选皮细洁、切开中心不黑、紧实而大者良。

【药性分述】

西洋参味苦微甘，性寒；具有补气养阴、清火生津的功效。

在临床中，多用于肺中火旺，咳嗽痰多，气虚咳喘，失血痨伤，固精安神等。总之，虚而有火者，相宜。今人张锡纯对本品的应用提出了值得借鉴的经验，他说："西洋参产于法兰西国，外带粗皮则色黄，去粗皮则色白，无论或黄或白，以多有横纹者为真。愚用此参，皆用黄皮多横纹者，因伪造者能造白皮西洋参，不能造黄皮西洋参也。"蒲辅周也说：益气生津，清热润肺，西洋参为好。但可用沙参、玉竹代替。

不过，本品是补气养阴，滋润五脏，绝无温燥上火之弊端，故视为补中上品。

在炮制上也有一定的要求，在糯米饭上蒸用，甘苦补阴退热，姜制益元扶正气，聊作参考。

忌铁器及火炒。中阳衰微、胃有寒湿者忌服。

【临床应用】

1. 败血症后期 解毒养阴汤：西洋参3～10g（另煎兑服），南北沙参、耳环石斛、玄参、佛手参、干地黄、金银花、公英各15～30g，生黄芪、丹参、玉竹各10～15g，二冬各10～18g。（《赵炳南临床经验集》）

2. 系统性红斑狼疮（肝肾阴虚） 朱氏验方：犀角3g（现已禁用），生石膏、鲜茅根各30g，侧柏炭、藕节炭、花粉、桑白皮、牛膝炭、麦冬、西洋参（另煎兑入）各10g。（《朱仁康临床经验集》）

3. 咽病（阴虚）西洋参茶：西洋参3g，泡汤代茶饮。（《中医临床家·耿鉴庭》）

仙　茅

【药名浅释】

仙茅　始载于《雷公炮制论》，别名有仙茅参、地棕、独茅、茅爪子、婆罗门参等。其叶似茅，久服轻身，故名仙茅。还有一种说法是其根独生，始因西域，婆罗门僧献方与唐玄宗，故今江南呼为婆罗门参，言其功如人参。

【药性分述】

仙茅味辛，性热，有小毒；具有温肾壮阳、祛寒除湿的功效。

本品性热，补三焦、命门之药。能助神明，壮筋骨，益肌肤，培精血，明耳目，填骨髓，开胃消食，助益房事，温补五脏，补暖腰脚。总之，凡下元虚弱、精冷服之有效。

补火助阳之药，据书所载，各不相同。如仙茅功专补火，助阳，暖精；附子除火衰，寒厥；肉桂逐血分寒滞；胡芦巴除火衰寒疝；仙灵脾除火衰寒结；蛇床子祛火衰寒疝；破故纸理火衰肾泻；远志除火衰怔忡等。不过，阴虚相火动者禁用，不可不察。故人谓：凡味之毒者，必辛，气之毒者必热。仙茅味辛，气大热，其为毒者可知。一旦中其毒，令人舌胀，急煎大黄朴硝汤饮之，复以末掺舌间即解。禁食牛肉、牛奶，忌铁器。

【临床应用】

1. 经前湿疹 二仙汤、二妙汤合裁：仙茅、苍术、蛇蜕、蝉蜕、黄柏各6g，益母草、干地黄、山茱萸、山药、仙灵脾各12g，龟板、蚕沙、菟丝子、法半夏各10g。(《徐宜厚皮科传心录》)

2. 经前瘙痒 二仙汤、知柏地黄丸加减：仙茅、黄柏、丹皮、知母各6g，仙灵脾、丹皮、泽泻、茯苓、山萸肉、当归、白芍、钩藤（后下）各10g。(经验方)

乳头痒加羚羊角粉，外阴痒加炒杜仲，、蛇床子，眼周发痒加青葙子、谷精珠，鼻窍发痒加黄芩、辛夷花，外耳道发痒加柴胡、石菖蒲，口唇发痒加石膏、升麻。(经验方)

3. 蛇咬伤 仙莲膏：仙茅、半边莲。共捣烂敷患处。(《中药大辞典》)

4. 男女更年期综合征 二仙汤：仙茅、仙灵脾、巴戟天、知母、黄柏、当归各等份。(《抗衰老中药学》)

5. 黑变病 当归、益母草、赤芍各10g，熟地、仙茅、仙灵脾、淡苁蓉、巴戟天、丹参、枸杞子各15g，红花、川芎、桃仁各8g，黄芪20g。(《章真如临床经验集》)

6. 真性脂膜炎 仙茅、仙灵脾、巴戟天、肉苁蓉、赤白芍各12g，当归15g，蒲公英、生牡蛎、灵磁石各30g，紫草、知母、黄柏、玄参各9g。(《中医外科心得·夏少农》)

说明：仙茅用量不宜过大，亦不宜久服，否则可能中毒，应慎之。

淫羊藿

【药名浅释】

淫羊藿　始载于《神农本草经》，列为下品。别名有仙灵脾、三枝九叶草、酥炙淫羊藿、放杖草、弃杖草、千两金、干鸡筋、黄连祖、刚平等。淫羊藿生大山中，服之使人好为阴阳，西川北部有淫羊，一日百遍合。盖食此藿所致，故名淫羊藿。因该草豆叶曰藿，此叶似之，故亦名藿。仙灵脾、千两金、方杖、刚平皆言其功力，鸡筋、黄连祖，皆因其形。

【药性分述】

淫羊藿味辛甘，性温；具有补肾壮阳、祛风除湿的功效。

本品专入命门，兼入肝、肾。诸书记载，阳虚阳痿，茎中作痛，能益精气，壮志意，坚筋骨，暖下部，一切冷气风痨。主治筋骨痉挛，中年健忘，四肢不仁，手足麻木及男子阳衰，女子阴衰等。分析原因，这是由于本品补阳而补阴，取补男女之阳，则彼此化生不息。阴中有阳，则男子精热而能施，女子亦精热而能受。倘谓补其阴绝，则纯阴无阳，何以生育（《本草新编》语)。正因为如此，本品补命门而又不大热，胜于肉桂之功。对男子能却老景昏耄，除中年健忘，益骨强筋，增力增志，对女子也能定少腹之病，祛阴门之痒，暖子宫之寒，止白带之湿。服之方法，或单用浸酒，或兼佐丸散，无不可者。其制法，净一斤以羊脂四两，同油炒尽用之。

虚阳易举、梦遗不止、便赤口干、强阳不痿忌之。

【临床应用】

1. 牙齿虚痛 仙灵脾研粗末，煎汤频漱。(《本草纲目·奇效方》)

2. 大泡性表皮松解症（脾肾阳虚） 徐氏验方：仙灵脾、菟丝子、肉苁蓉、黄芪、白术、白芍、丹参各12g，仙茅、甘草各6g。(《皮肤病中医诊疗学》)

3. 系统性红斑狼疮 丁氏验方：桂枝、甘草各3g，玄参、仙灵脾各12g，制川草乌、炒荆芥、炒防风各9g，伸筋草15g。(《名医特色经验精华·丁济南》)

4. 黑变病（阳虚型） 仙灵脾、巴戟天、黄精、熟地、怀山药、白芍各12g，当归、补骨脂各15g。(《中医外科心得·夏少农》)

琥　珀

【药名浅释】

琥珀 始载于《名医别录》，列为上品，别名有江珠、血琥珀、黑琥珀、煤珀、琥珀粉。李时珍说虎死则精魄入地化为石，此物状似之，故谓之虎魄。此外，对琥珀的真假鉴别提出了看法：琥珀如血色，以布拭热，吸得芥子者真也。

【药性分述】

琥珀味甘，性平；具有镇惊安神、散瘀止血、利尿通淋、去翳明目的功效。

《本草衍义补遗》说："茯苓、琥珀二物，皆自松出而所禀各异，茯苓生成于阴者也，琥珀生于阳而成于阴，故皆治营而安心利水也。"本品的药效有辟百邪，安五脏，定魂魄，止心痛，消瘀血，利水道，通五淋，破癥结，祛目翳，敷金疮。

本品毕竟是消磨渗利之性，不利虚人。凡阴虚内热、火炎水涸、小便因少而不利者，勿服琥珀以强利之。利之则愈损真阴。

【临床应用】

1. 疖肿 琥珀散：茯苓、黄芩、茵陈、紫草、茅根、瞿麦、石韦、乌药、琥珀、连翘、车前子各等份。研极细末，每服6～9g，灯心汤送下。(《玉机微义·卷15》)

2. 特应性皮炎 琥珀二乌糊膏：五倍子45g，琥珀、川乌、草乌各15g，寒水石30，冰片6g研细末。用凡士林按30%浓度调膏外涂。(经验方)

3. 瘿瘤（未溃） 琥珀黑龙丹：琥珀30g，血竭60g，京墨、炒五灵脂、海带、海藻、姜汁炒南星各15g，木香9g，麝香3g。研末，炼蜜为丸，每丸重3g，金箔为衣，每日服一丸。据病情上下，按食前后化服。(《外科正宗·卷2》)

滑　石

【药名浅释】

滑石 始载于《神农本草经》，列为上品，别名有画石、液石、滑石粉、脱石、冷石、番石、共石等。李时珍说：滑石性滑利窍，其质又滑利，故以名之。脱，乃肉无骨也，此物最滑利，无硬者为良，故有诸名。

【药性分述】

滑石味甘淡，性寒；具有利水通淋、清热解暑、祛湿敛疮等功效。

本品的临床应用唯有两位医家独具慧眼。一是《本草纲目》原文说："滑石利窍，不独小便也。上能利毛腠之窍，下能利精溺之窍。盖甘淡之味，先入于胃，渗走经络，游溢津气，上输于肺，下通膀胱。肺主皮毛，为水之上源。膀胱司津液，气化则出矣。固滑石上能发表，下利水道，为荡热燥湿之剂。发表是荡上中之热，利水道是荡中下之热，发表是燥上中之湿，利水道是燥中下之湿。热散则三焦宁而表里和，湿去则幽门通而阴阳利。"二是《本草经疏》原文说："滑以利诸窍，通壅滞，下垢腻，甘以和胃气，寒以散积热。甘寒滑利以合其用，是为祛暑散热，利水除湿，消积滞，利下窍之要药。"综合两位医家的论述，我得到四点启示：一是淋家多用，二是诸湿烂疮，三是通乳癃闭，四是身热泄痹。总之，滑石性急，甘草性缓，相合成散，缓急得益，泻火至神，消暑至易。不过，燥热、精滑、孕妇、病当发表者禁用。

【临床应用】

1. 热痱 清凉散：六一散50g，梅片2.5g。外扑。(《单苍桂外科经验集》)

2. 新生儿剥脱性皮炎 玉粉散：滑石（水飞）30g，甘草、冰片各0.6g，研细末外扑。(《外科启玄》)

3. 复发性口腔溃疡 导赤散合左金丸加减：生地12g，木通、盐水炒黄柏各5g，甘草梢4g，大竹叶、飞滑石（包）各15g，吴茱萸1.5g，黄连9g，炒玄胡6g。(《中医临床家·孟澍江》)

马鞭草

【药名浅释】

马鞭草 始载于《名医别录》，列为下品。别名有铁马鞭、风颈草、紫顶龙牙、狗牙草等。苏恭说：穗类鞭梢，故名马鞭。李时珍对本品的正误曾有一段论述，马鞭下地甚多，春月生苗，方茎，叶似益母，对生，夏秋开细紫花，作穗如车前穗，其子如蓬蒿子而细，根白而小。陶言，叶似蓬蒿，韩言花色白，苏言茎圆，皆误矣。

【药性分述】

马鞭草味苦，性凉，有小毒；具有清热解毒、活血散瘀、利水消肿的功效。

马鞭草的药效与主治的病种有痈肿、疮毒、疥疮、癫疯、杨梅疮、痢疾、湿热黄疸、水肿、牙疳、喉痹等。

【临床应用】

1. 疱疹性口腔炎 用鲜马鞭草200～300g，洗净切碎，加水煎至50～100ml，分次含漱。[中西医结合杂志，1987，7（11）：698]

2. 霉菌性外阴阴道炎 取紫花地丁、马鞭草各30g，浓煎取汁，灌洗阴道，每日一次。[四川中医，1988，6（7）：39]

3. 疥疮 马鞭草捣汁半杯（忌铁器），饮尽。(《卫生易简方·胡滢》)

4. 杨梅恶疮 马鞭草煎汤，先熏后洗，气到便爽，痛肿随减。(《本草蒙筌·陈嘉谟》)

木贼草

【药名浅析】

木贼草 始载于《嘉祐本草》，别名有金锉草、木贼草。此草有节，面糙涩，治木骨，用之搓擦则光净，犹云木之贼也。

【药性分述】

木贼味甘苦，性平；具有疏散风热、明目退翳、止血的功效。

木贼气温，中空而轻，阳中之阴，升也，浮也。本品应用的范围有九：一主目疾；二解酒毒；三长须发；四止消渴；五消积块；六肠风下血；七月水不调；八崩中赤白；九暴热生痒等。疗目疾的重要中药有三，但各有专长，木贼去翳障，谷精草去星障，甘菊养目，而星障不能除，鉴于本品中空轻扬，与麻黄同形性，亦能发汗解肌，升散火郁风湿，虚者可代麻黄。然其多用，令人目肿，若久翳及血虚者非所宜。伤暑或暴怒赤肿，亦勿用之。多服损肝，不可不慎。

【临床应用】

1. 银屑病 木贼荣皮汤：木贼 15g，麻黄、紫荆皮、白鲜皮、地肤子各 12g，苍术 20g。[浙江中医杂志，1983，(6)：257]

2. 寻常疣、跖疣 香附水洗剂：香附 30g，木贼草、蜂房各 10g，金毛狗脊 15g。(《徐宜厚皮肤病临床经验辑要》)

蒺藜子（刺蒺藜　沙苑蒺藜）

【药名浅释】

蒺藜子　始载于《神农本草经》，列为上品。蒺，疾也，藜，利也。茨，刺也。其刺伤人，甚疾而利。屈人、止行，皆因其伤人也。蒺藜有二种：一种杜蒺藜，即今之道旁布地而生者，开小黄花，结芒刺，风家惟用刺蒺藜。一种白蒺藜，出同州沙苑牧马处。子如羊内肾，大如黍粒，补肾药。别名有蒺藜、白蒺藜、草蒺藜、盐蒺藜。

【药性分述】

蒺藜子的性味有四种说法：《神农本草经》谓之“味苦，性温”。《名医别录》谓之“味辛，微寒，无毒”。《药性论》谓之“味甘，有小毒”。宋代以后的本草专著多宗《开宝本草》所说的味苦辛，性温，微寒无毒。具有平肝解郁、活血祛风、明目止痒的功效。

蒺藜子可用于身体风痒，积聚，乳难，头痛，咳逆，肺痿，小儿头疮，痈肿，阴溃，催生坠胎，白癜风，通身湿烂恶疮，癣疥痔瘰等。

蒺藜有两种，一是同州沙苑蒺藜，一是秦州刺蒺藜，前者感马精所生，后者感地中阳气所生。沙苑蒺藜补多而泻少，补肝肾而明目，乃补虚火之目，而不可补实邪之目也。补实邪之目，则目转不明，而羞明生瘴之病来矣。刺蒺藜泻多而补少，补肝肾而明目，乃泻实邪之目，而又可补虚火之目，补虚火之目则目更光明，泻实火之目，则目更清爽。两者相较，用沙苑蒺藜以明目，反不若用白蒺藜之明目为佳。归纳其要：白蒺藜专入肝肾，兼入肺，宣散肝经风邪，凡因风盛，而见目赤肿翳，并遍身白癜瘙痒难当，可用之。沙苑蒺藜功专入肾，益精强肾，调治腰痛虚亏，小便遗溺等症。

治风，黄酒拌蒸；治肺，鸡蛋清炒；治目中赤脉，人乳拌蒸；通脉，当归汁煮。

肝虚、受孕，两者禁用。因其破血的缘故，不可不知。

【临床应用】

1. 疖肿 鲜蒺藜果或干蒺藜，去刺后磨粉，加适量红糖，用醋调成糊状，外敷每日一次。[中西医结合杂志，1983，(1)：51]

2. 白癜风 刺蒺藜研末，醋调，外搽患处。(《新疆中草药》)

3. 湿疹 取刺蒺藜 30g，白鲜皮 15g，马齿苋 60g，浓煎取汁，外洗或湿敷患处。(《新疆中草药》)

4. 老年性皮肤瘙痒 首乌润肤汤：制首乌、干地黄、山药各 12g，黄柏、五味子各 6g，菟

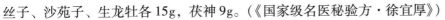

丝子、沙苑子、生龙牡各15g，茯神9g。(《国家级名医秘验方·徐宜厚》)

5. 接触性皮炎 蒲氏验方：胡麻仁、白蒺藜、生地、豨莶草、荷叶各10g，丹皮、赤芍、首乌、地肤子、蜂房各6g，蝉蜕4.5g。(《蒲辅周医案》)

6. 色素性紫癜性苔藓样皮炎 凉血止痒汤：紫草、生地、赤芍、白蒺藜、炙首乌各30g，丹皮、荆芥、僵蚕各15g，生黄芪45g，黄芩9g。(《国家级名医秘验方·刘复兴》)

决明子

【药名浅释】

决明子　始载于《神农本草经》，列为上品，别名有草决明、炒决明子。决明以明目之功而名，李时珍说：决明有两种，一种马蹄决明……状如马蹄，青绿色，入眼目药最良，一种茳芒决明，救荒本草谓之山扁豆是也，其嫩苗及花与角子皆可茶良，而马蹄决明苗角不可食也。

【药性分述】

决明子味甘苦咸，性微寒。具有清肝明目、通便的功效。

决明子应用的要点有阴血热以致头风、鼻衄、肿毒、目翳、赤目、唇口青色，肝热风眼赤泪，解蛇毒，利五脏，明目甚良。诚如《药性解》所说："决明专入厥阴，以除风热，故为眼科要药。鼻红，肿毒，咸血热也，宜共疗矣。"此外，决明子还能解蛇毒，出自于《本草纲目》。张景岳说："或作枕用，治头风，明目，其功胜于黑豆。"

今人叶橘泉说：老人便秘，常饮决明茶，并能防止高血压和血管硬化。蒲辅周说老先生也用决明子治疗虚性便秘。

不过，本品不宜久服，久服令人患风，伐肝搜风太过，反招风热。若需长期服用，必须配伍蒺藜、甘菊、枸杞、生地、女贞子、谷精珠等相为补助，则功更佳。

【临床应用】

1. 单纯性肥胖 三叶瘦身饮（茶）：人参叶、荷叶、绞股蓝、车前草各10g，玫瑰花、山楂、苦丁茶、番泻叶、炒决明子各6g，冬瓜皮15g。(《徐宜厚皮科传心录》)

2. 多腔性湿疹 泻黄散加减：藿香、生石膏、黄芩、生地各12g，柴胡、青葙子、炒决明子、焦山栀、炒胆草、莲子心、甘草各6g，白茅根、绿豆衣各15g，水牛角10g，玳瑁8g（先煎）。(经验方)

3. 咽喉肿痛 决明子饮：决明子10g。煎水饮之或含漱之。(经验方)

知　母

【药名浅析】

知母　始载于《神农本草经》，列为中品，别名甚多，主要有蚳母（音迟）、莲母、蝭母（音匙）、地参、水参、羊胡子根、蒜瓣、子草根、盐知母。李时珍说：宿根之旁，初生子根，状如蚳芒之状，故谓之蚳母，讹为知母、蝭母。

【药性分述】

知母味苦甘，性寒；具有清热泻火、滋阴润燥的功效。

《本草发挥》对本品的药效归纳有三：泻肾经之火一也，作利小便之佐使二也，治痢疾、脐下痛三也。张景岳对此作了进一步的解释，其在上则能清肺止渴，却头痛，润心肺，解虚烦喘咳，吐血、衄血，去喉中腥臭；在中则能退胃火，平消瘅；在下则能利小水，润大便，去膀胱肝肾湿热，腰脚肿痛，并治劳瘵内热，退阴火，解热淋崩浊。李时珍说：凡用择肥润内白者，去毛，引经上行，则用酒浸焙干，下行则用盐水润焙。在具体应用中，尚需注意三点：一是勿犯铁器，犯之损肾；二是肠胃滑泻，虚烦发热禁用；三是泻火只可言救肾，不可言补肾。诚如《本草新编》所说："知母过于寒凉，胃火虽救，而胃土必伤，故亦宜暂用以解氛，断不宜常用，以损气也。"

【临床应用】

1. 皮肤炭疽 知柏解毒汤：黄柏4g，知母、丹皮各6g，金银花、连翘、玄参、茯苓皮、生薏苡仁各12g。（《临诊一得录》）

2. 酒渣鼻（肺胃积热） 枇杷清肺饮加减：枇杷叶、枯芩、地骨皮各10g，桑白皮12g，炒丹皮、炒知母、生甘草、红花各6g，生石膏15g，酒大黄3g。（《皮肤病中医诊疗学》）

3. 寻常性痤疮 玉女煎加减：生石膏20g，野菊花、知母、熟地各10g，赤芍、黄芩各15g，牛膝9g，甘草3g。（《张景岳医方精要》）

丹　皮

【药名浅析】

丹皮　始载于《神农本草经》，列为中品，别名有鼠姑、洛阳花、鹿韭、百两金、木芍药、花王、粉丹皮、牡丹皮、香丹皮、牡丹皮炭等。牡丹以色丹者为上，虽结子而根上生苗，故谓之牡丹。唐人称之木芍药，以其花似芍药，而宿干似木也。群花品中，以牡丹第一，芍药第二，故世谓牡丹为花王，芍药为花相。总之，惟山中单叶花红者，根皮入药为佳。

【药性分述】

丹皮味苦辛，性微寒；具有清热凉血、活血化瘀的功效。

历代本草对本品的药效归纳有八：一凉骨蒸无汗；二散吐衄于血；三除产后血滞寒热；四祛肠胃蓄血癥坚；五定神志、通月水；六治惊搐风痫；七疗痈肿止痛；八安五脏，美颜色。

今人叶心清老先生说：阴虚内热而见血证时，炒炭用之，如丹皮炭，一则清热入肝，二者凉血止血，血止而不致瘀，炭药止血之力倍增。蒲辅周老先生也说：白花者补，赤花者利，故治无汗之骨蒸，丹皮长于养阴清血分伏热，有人专以黄柏治相火，不知丹皮之功更甚。

众所周知，牡丹为花中之王，有花有实，皆所不用，独用其根，这是因为其气全在根，非茎条花叶所能替代，总之，本品行血滞而不峻，故为血分要药。

本品与地骨皮同为治骨蒸要药，但其两者药效迥然不同，牡丹皮清神之火以凉心，地骨皮清志中之火以安肾，丹皮治无汗之骨蒸，地骨皮治有汗之骨蒸，丹皮凉骨中之髓，地骨皮凉骨中之血。但傅青主却认为骨蒸有汗者宜丹皮，无汗者宜沙参，若用地骨皮则有汗无汗具宜服之。见解各异，观点有别，识者鉴之。我在临床中，对长期低热的结缔组织病，往往二药同用，常能收到效果。

不过，胃气虚寒、相火衰者勿用。

【临床应用】

1. 湿疹荨麻疹 乌梢蝉蜕汤：乌梢蛇15g，蝉蜕、僵蚕、蜂房各6g，丹皮、赤芍、苦参各9g，土茯苓、虎耳草、千里光各30g，白鲜皮6g。《名中医治病绝招》

2. 急性血栓性深静脉炎 清营解郁汤：益母草60g，紫草15g，紫花地丁、生甘草各30g，赤芍、丹皮各15g，生大黄5～10g，三七粉3g（吞下）。[中医杂志，1982，(3)：34]

3. 丹毒（风热） 清热凉血饮：当归身、川芎、生地、白芍、炒大黄、金银花、丹皮、栀子各等份。水煎服加白蜜2～3勺。《医级·卷9》

4. 结节性痒疹 清凉祛风燥湿汤：生地30g，赤芍、丹皮各12g，大黄3～9g，苦参、地肤子、白鲜皮各15g，当归、防风、僵蚕、蛇床子各10g，甘草3～6g。(《医方妙用》)

山　楂

【药名浅析】

山楂　始载于《唐本草》原名赤爪子、鼠楂、猴楂，《图经本草》称棠梂子、茅楂、杭子，《本草纲目》名山楂。别名有北山楂、火山楂、红星、山里红、炒山楂、焦山楂、山楂炭。李时珍说：山楂味似楂味，故名楂。楂杭之名，见于尔雅。自晋宋以来，不知其原，但用楂梂耳。此物生于山原茅林中，猴、鼠喜食之。故又有诸名也。又云古方罕用，自丹溪始著山楂之功，而后遂为要药。

【药性分述】

山楂味酸甘，性微温；具有消食健胃、活血化瘀的功效。

山楂有南北之分，产于北方的山楂比南方山楂质量要好。

临床的作用有健胃消食，散结气，行滞血，理疮疡，治妇人儿枕痛，腰痛，发小儿疮疹，化饮食，治头风生痒，消肉积癥瘕，痰饮痞满等。茎叶煎汁外洗治漆疮亦佳。总之，本品善入血分，为化瘀血的要药。尤以消肉积更不可少，然其有长有短，有功有过。消食理滞是其长，去鼓胀、疗癞疝是其所短。山楂之功，全在于消肉物，山楂之过，消脏腑元气，故而善在于补气补血之中，辅佐之。《本草图经》说：山楂治腰痛有效，核有功力不可去也。

历代名医用山楂的经验，归纳如下：

朱丹溪说：山楂大能克化饮食，若胃中无食积，脾虚不能运化，不思食者多服之，则反克伐脾胃升发之气。

《本草通玄》说：山楂味中和，消油垢之积，故幼科用之最宜。

张锡纯说：山楂，若以甘药佐之，化瘀血而不伤新血，开郁气而不伤正气，其性尤和平也。

具体应用之时，核能化食磨积，治疝催生，研碎，化瘀血，勿研，消食，童便浸，姜汁炒炭，去积血甚效。肠滑者少用之，生食多，令人嘈烦饥，损齿，齿龋人尤不宜。

气虚便溏、脾虚不食禁用。

【临床应用】

1. 寻常性痤疮 消痤除疹汤：败酱草、山楂各20g，白花蛇舌草25g，蒲公英、炒莱菔子各15g，黄芩、赤芍、丹皮、三棱、莪术、麻黄、杏仁各10g。(《专科专病名医临证经验丛书·皮肤病·罗龙辉》)

2. 痤疮（脾胃湿热证） 痤疮平：金银花、蒲公英各15g，虎杖、山楂各12g，炒枳壳、酒大黄各10g。(《专科专病临证经验丛书·皮肤病·徐宜厚》)

3. 经前油汗症 阴四物、茵陈蒿汤合裁：干地黄、白芍、茯苓、山楂、焦山栀、荷叶各10g，茯苓、赤小豆、蚕沙、旱莲草、麦冬、山药各12g，芦根、白茅根、赤石脂各15g。(《徐宜厚皮科传心录》)

地　榆

【药名浅释】

地榆　始载于《神农本草经》，列为中品，别名有玉豉、酸赭、锦地榆、地榆炭等。本品叶似榆而长，初生布地，故名。其花子紫黑色如豉，故又名玉豉。李时珍说：地榆一名酸赭，其味酸，其色赭故也。

【药性分述】

地榆味苦酸，性微寒；具有凉血止血、解毒敛疮的功效。

本品药效归纳有八：一、妇人乳痛；二、七伤（食伤、忧伤、饥伤、房事伤、劳伤、经络伤、营卫气伤）；三、带下病；四、除恶肉；五、止汗；六、疗金创；七、止吐血、鼻衄、肠风；八、主内漏。后世医家相继作了如下的补充：热疮、诸瘘、除消渴、小儿疳积、肠风泄泻、产后余瘀疹痛、身皮甲错、两目暗黑等。捣汁外涂，可治虎、犬、蛇、虫伤毒。

临床医家，多数认为地榆治大肠血有奇效，然其新久皆可用吗？大肠有火则新旧皆宜，无火则新旧皆忌。

本品止痒的配伍，主要有配黄芩治疮痒，配苍术治肠风痛痒不止。

血证有热者宜之，虚寒下陷、血衰泄泻勿用。

【临床应用】

1. 慢性湿疹、特应性皮炎 地榆二苍糊膏：黄柏、苍术、苍耳子各18g，地榆36g，薄荷脑3g，冰片、轻粉各1.5g。研细末，用凡士林按30%浓度调膏外用。(《皮肤病中医诊疗学》)

2. 过敏性紫癜 益气养血汤：太子参8g，黄芪、仙鹤草、连翘、大青叶各12g，当归、白术、茯苓、远志、炒枣仁各6g，地榆炭15g。(《专科专病名医临证经验丛书皮肤病·李明道》)

芦荟

【药名浅释】

芦荟 原籍在南非，亚历山大一世为了保证远征将士的健康，下令在萨来特种植芦荟，使之广泛传播到欧亚大陆，唐宋流传到中国，故本品始载于《开宝本草》，别名有奴会、象胆、油葱、真芦荟等。陈藏器说：俗呼为象胆，以其味苦如胆也。芦者，黑色也，荟者，聚也。本品脂液凝集色黑如饴，故名芦荟。

【药性分述】

芦荟味苦，性寒；具有泄热通便、清肝除烦、健胃杀虫的功效。

对小儿惊痫疳积视为上品。又为除热杀虫的要品。外用可除鼻痒、疥癣、湿癣、痔漏诸疮。配甘草湿敷，治湿疹渗出。

《药鉴》对本品有如下的归纳："气味俱厚，能升能降。除风热烦闷，清肺胃郁火，凉血，清肝明目。治小儿风热，急惊癫痫，五疳热毒，杀三虫及痔漏热疮。"

芦荟在海内外应用范围十分广泛，日本称芦荟为原子弹的克星药物，美国应用于化妆品的比例仅次于维生素，法国80%的化妆品含有芦荟，南非将芦荟制成饮料深受欢迎。此外芦荟还能用于美发、白嫩皮肤、减肥等。

由于大苦大寒，气甚秽恶，对体质壮实者可用，对脾胃虚寒、不思饮食者禁用。

我对本品在大多数情况下主张外用，包括放射性皮炎、急慢性湿疹、限局性神经性皮炎、银屑病、皮肤淀粉样变和结节性痒疹等。

【临床应用】

1. 痤疮 在普通膏剂中，加入芦荟天然汁（浓度5%～7%），外搽，早晚各一次。(《毒药本草》)

2. 疖肿 取鲜芦荟洗净捣烂如泥，敷患处。(《毒药本草》)

3. 白癣 芦荟蟾酥膏外搽，一日一次。[河南中医，1984，(6)：48]

4. 湿疹 取芦荟汁水，外敷患处。[中药材，1987，(4)：45]

5. 放射性皮炎 芦荟乳膏：鲜芦荟200g，蓖麻油50ml，阿拉伯胶30g，桉叶油2ml。依法做成乳膏，消毒纱布浸透乳膏，湿敷患处。每日1～2次。(《23例急性放射性病人临床研究论文集·徐宜厚》)

6. 习惯性便秘 芦荟胶囊：芦荟6g，研细末装入6枚胶囊中，成人温水送下，2～3粒，日2次，小儿每次1粒，日2次。(熊廖笙方)

火麻仁

【药名浅释】

火麻仁 始载于《神农本草经》，列为上品。原名麻子，别名有黄麻、汉麻、麻子仁、大麻仁、炒火麻仁等。李时珍说：麻从两木在广下，像屋下派麻之形也。木音派，广音俨……云汉麻者以别胡麻也。

【药性分述】

麻仁味甘，性平。具有润肠通便、润燥杀虫的功效。

综观历代本草专著，对其论述的要点是，凡燥涩之病，如妇人难产、老人血虚、产后便秘最宜。如润心肺，滋五脏，利大肠，风热结燥，去皮肤顽屑，益毛发等。曾有医家认为本品久服健壮不老，此说非近理也，《本草新编》斥曰："不老神仙尤为荒诞。产后宜戒，慎勿轻投之也。"此外，下元不固、大便溏、阳痿、精滑多带者皆所忌用。

【临床应用】

1. 丹毒 火麻仁适量，加水少许，捣烂如泥，外敷患处，一日一次。(《备急千金要方》)

2. 黄水疮 取火麻仁去皮留仁，入砂锅炒，取药油，外涂患处。(《中医验方汇编》)

瞿 麦

【药名浅释】

瞿麦 始载于《神农本草经》，列为中品。别名有巨句麦、大菊、大兰、石竹、南天竺草、山瞿麦等。按陆佃解韩诗外传云：生于两旁谓之瞿。此麦之穗旁生故也。子颇似麦，故名瞿麦。

【药性分述】

瞿麦味苦，性寒；具有利尿通淋的功效。

《景岳全书》说："通小便，降阴火，除五淋，利血脉。兼凉药亦消眼肿痛，兼血药则能通经破血下胎。凡下焦湿热疼痛诸病皆可用之。"

张氏将通小便列为首句，含义深刻：一是说明本品为利小便的主药；二是专主关格诸癃结，小便不通。然而除五淋的配伍，尚未言明，今补上。凡淋证以八正散为基方，热淋加山栀、滑石，血淋加小蓟、川牛膝，膏淋、产后淋宜补肾，不可独泻，热结血淋加葱白、山栀，老人气虚宜参、术兼山栀。此外，本品还能长毛发，治痈疽，排脓，明目除翳，破胎坠子。外用捣汁，可拔木刺等。

本品苦寒兼辛，性猛烈，善下逐，凡肾气虚、小肠无大热者忌之。胎前产后、一切虚人、患小水不利禁用，水肿、鼓胀、脾虚者不得施。

【临床应用】

1. 淋病（热客膀胱） 八珍散加减：车前子、瞿麦、萹蓄、滑石、马鞭草各15g，栀子、大黄各3g，甘草梢6g。(《性传播疾病中西医结合诊疗》)

2. 软下疳（淫火瘀滞） 清肝导滞汤加减：萹蓄12g，瞿麦、黄柏、知母、芦荟、滑石各10g，甘草、焦山栀、炒胆草各6g，琥珀4.5g，白茅根30g。(《性传播疾病中西医结合诊疗》)

猪 苓

【药名浅释】

猪苓 始载于《神农本草经》，列为中品，别名有野猪屎、猪屎苓、枫苓、地乌桃等。陶泓景说：其块黑似猪屎，故以名之。李时珍说：猪苓亦是木之余气所结，如松之余气结茯苓之义，他木皆有，枫木为多耳。

【药性分述】

猪苓味甘淡，性平；具有利水渗湿的功效。

猪苓药效有四：一是通淋消水肿；二是除湿利小便；三是解伤寒湿热，脚气白浊；四是治妊娠子淋胎肿。总之，凡水湿在肠胃、膀胱、肢体皮肤者必须猪苓利之。猪苓、茯苓、泽泻三者均为淡渗利湿之药，然其各有不同，猪苓利水道，茯苓利小便，泽泻消水。

然其利水之力太多，能亡津液，久服必损肾气，无湿证勿服。

【临床应用】

1. 药物性皮炎 金蝉蜕衣汤：桂枝、防风、蝉蜕、猪苓各9g，苍术、薏苡仁、郁金、大枣各6g，茵陈12g，金银花、连翘各15g。(《中医皮肤病学简编》)

2. 带状疱疹（下半身） 柴苓饮：柴胡、白术6～9g，猪苓、茯苓、泽泻各6g，肉桂3～9g。(《张景岳医方精要》)

益智仁

【药名浅释】

益智仁 始载于《开宝本草》。别名有益智、益智子、盐益智仁。李时珍说：脾主智，此物能益脾胃故也。

【药性分述】

益智仁味辛，性温；具有温脾开胃、暖肾固精的功效。

本品乃脾肾二经之药，其用专在脾，能调诸气，避寒，治客寒犯胃，暖肾和中，去心腹气滞疼痛，理下焦虚寒。治遗精、余溺、梦遗、夜多小便等。不过，本品行性多，补性少，必兼补药用之为善。《本草新编》说："大约入于补脾之类，则健脾，入于补肝之类则益肝，入于补肾之中则滋肾也。"此说可谓善用之真谛。

配茯神、远志、甘草治赤浊。配乌药、山药治夜尿多，张景岳介绍一法：夜多小便者，取益智仁20余枚，研碎，入盐少许，同煎服之，有奇效，不妨一试。配厚朴、姜、枣治白浊腹满；配乌药、木香解诸郁止诸痛；配山药补脾肾。然其行性多，补性少，必兼补剂用之，若单用多服，未免过于散气，慎之。

若血燥有火、湿热暴注、因热而崩浊者，不可误用。

【临床应用】

1. 口臭 益智仁50g，甘草10g，舔之。一日2次。《本草纲目·卷14》

2. 狼疮性肾炎 徐氏验方：黄芪、党参、甘草、金樱子各15g，茯苓、丹参、益智仁各12g，白术、桃仁、益母草、泽兰各9g，酒大黄3g。《徐宜厚皮肤病临床经验辑要》

桑螵蛸

【药名浅释】

桑螵蛸　始载于《神农本草经》。列为上品，别名有刀螂子、螳螂蛋、螳螂壳。螳螂深秋，乳子作房，粘在枝上，其状轻飘如绡，即桑螵也。不过应当注意此药须觅桑树东畔上者，勿用杂树上生者。

【药性分述】

桑螵蛸味甘咸，性平。具有补肾壮阳、固精缩尿的功效。

《本经》详列其药效：主伤中，疝瘕、阴痿、女子血闭、腰痛，通五淋、利小便、益精生子等。后世医籍多宗《本经》，有的仅为诠释，有的再次重申，有的强调配伍的协同作用。如安魂魄、定心志配远志、石菖蒲、人参、茯神、龙骨、当归等。小便不通配黄芩，虚汗遗浊配人参、龙骨，喉痹配马勃、犀角。《景岳全书》将其要点归纳："能益气益精，助阳生子，疗男子虚损，阳痿梦遗，疝瘕遗尿，治女人血闭腰痛，通五淋，利水道，炮熟空心食之，可治小便不禁。"

阴虚多火之人误用，反助虚阳，多致尿赤茎痛，强中失精，不可不知。

【临床应用】

1. 阴痒（湿热下注）　龙胆泻肝汤加减：醋柴胡、龙胆草、酒川芎各5g，北细辛1.5g，白芍、生地、车前子草、酒当归、川楝子、海螵蛸、桑螵蛸、蚕沙各10g，甘草3g，杏仁、薏苡仁、酒大黄各6g。（《施今墨临床经验集》）

2. 小儿软疖　桑螵蛸烧存性，研末，油调敷之。（《本草纲目·卷39》）

金樱子

【药名浅释】

金樱子　始载于《名医别录》。别名有刺梨子、山石榴、山鸡头等。金樱当作金罂，谓其子形如黄罂也，石榴、鸡头皆象形。

【药性分述】

金樱子味酸涩，性平；具有固精缩尿、涩肠止泻的功效。

但因药物的成熟时期不同，性味略有差异，生者色青，味酸涩，熟者色黄，味甘涩。临床多数用于成熟之际，取其微酸甘涩，这是因为其性固涩，涩可固阴治脱，甘可补中益气。因而善理梦遗滑精，崩淋带漏，吐血衄血，生津液，安魂魄，收虚汗，敛虚火，补五脏，养血气，润颜色等。总之，本品是固阴养阴、涩精固肠的要药。

配人参、熟地治精从小便出，配芡实、莲子治阴虚作泻，调铁粉染须润黑。

我在治疗狼疮性肾炎中，常用本品配芡实、莲须固摄精出，从而达到消除蛋白的目的，仅供参考。

若泄泻由于火热暴注者不宜用，小便不禁及精气滑脱者，因于阴虚火炽者不宜用。

《本草新编》说："金樱子内多毛及子，必去之净，方能补肾涩精。其腹中之子，偏能滑精，熬膏不去其子，全无功效。"用药之秘，需知药之深也。

【临床应用】

1. 老年性红斑狼疮　还少丹加减：熟地、山茱萸、金樱子、炒杜仲、茯神、怀牛膝、肉苁蓉各10g，茯神、巴戟天、制首乌各12g，远志、丹皮各6g，青蒿15g。（经验方）

2. 斑秃　桂枝龙骨牡蛎汤加味：桂枝6g，龙骨、牡蛎、金樱子、桑椹各15g，补骨脂、黄

精各10g，松针8g。（经验方）

3. 狼疮性肾炎 芡实合剂：芡实、菟丝子各30g，白术、茯苓各12g，山药15g，金樱子、黄精各24g，枇杷叶、党参各9g，百合18g。研细末，每日3次，每次9g，温开水送下。（岳美中经验方）

黄 芩

【药名浅释】

黄芩 始载于《神农本草经》，列为中品，别名众多，主要有腐肠、空肠、内虚、妒妇、经芩、黄文、印头，内实者名子芩、枯芩、条芩、酒黄芩、胆汁拌黄芩、黄芩炭等。综合文献说法有三：一圆者为子芩，破者为宿芩，其腹中皆烂，名曰腐肠；二是芩说文作金，谓其色黄；三是芩者黔也，黔乃黑黄之色也；四是宿芩乃旧根，多中空，外黄内黑，即今所谓片芩，故又有腐肠、妒妇诸名。妒妇心暗，故以比之。子芩乃新根，多内实，即今所谓条芩。

【药性分述】

黄芩味苦，性平；具有清热燥湿、泻火解毒、止血、安胎的功效。

黄芩的药效有四：一中枯而飘者泻肺火，消痰利气；二细实而坚者，泻大肠火，养阴退阳；三中枯而飘者除风湿留热于肌表；四细实而坚者，滋化源退热于膀胱。在具体配伍上，张仲景提出了三点颇有指导意义的灼见，气分热结者与柴胡相配，血分热结者与芍药相配，湿热阻于中者与黄连相配。近人张锡纯更是明白无误地指出："治肺病、肝胆病、躯壳病，宜用枯芩，治肠胃病，宜用条芩。"（《医学中衷参西录》）。胎因火盛不安，佐砂仁、白术，腹因火滞而痛，可加黄连、厚朴，大肠无火泄泻者，最当慎用。

不过，《药鉴》说："大都治热宜寒，泄实宜苦。黄芩气味苦寒，必真有黄芩症而后用，妄投之则向为几席，今为砧锁矣。"慎之。

【临床应用】

1. 血管性水肿（脾肺燥热型） 四物消风散加减：当归、炒白芍、生地各10g，荆芥、柴胡、蝉蜕、黄芩各6g，浮萍、生石膏各12g，白茅根各13g。《皮肤病中医诊疗学》

2. 眼睑湿疹（脾经风热） 除风清脾饮加减：连翘、防风、玄参、生地各12g，黄芩、桔梗、荆芥、知母、赤芍各10g，焦山栀、茺蔚子各6g。《皮肤病中医诊疗学》

3. 油彩皮炎（湿毒症） 解毒除湿汤加减：连翘、丹皮、赤芍、车前子（包）、六一散（包）、黄芩、泽泻、炒胆草各10g，大青叶15g，茯苓皮30g。《皮肤病中医诊疗学》

百 部

【药名浅释】

百部 始载于《名医别录》，别名有婆妇草、百条根、闹虱药、蜜炙百部。李时珍说：其根多者百十莲属，如部伍然，故以名之。

【药性分述】

百部的性味有三种说法：一是味甘苦，性微温（《本草蒙筌》）；二是味甘苦，性微寒，有小毒（《药性解》）；三是味甘苦，性微温而寒，无毒（《本草新编》）。具有润肺下气、止咳灭虱、杀虫的功效。

本品的药效，主要有：润肺杀虫，适用于肺热劳瘵，疳积疥癣及虫蚕咬毒，杀虫，主要有蛔虫、蛲虫、蝇、虱及一切树木蛀虫，治嗽，寒嗽尤宜。李时珍说："百部气温而不寒，寒嗽宜之，天冬性寒而不热，热咳宜之。”

热嗽、水亏火炎者忌用。脾虚胃弱之人，宜兼保脾安胃药同用。不伤胃气。

【临床应用】

1. 阴道滴虫病 取生百部、菊花各15g，黄柏、土槿皮各12g，韭菜20根，加水1000ml。煮沸去渣，熏洗阴部，每日一次，2~3次见效。［中医杂志，1966，(4)：31］

2. 体癣 取百部20g，加50%酒精100ml浸泡48小时，过滤药汁后，再加酒精至100ml，洗净患处，用棉签蘸药液涂擦。轻症3~4次见效。［江西中医药，1960，(10)：35］

3. 蛲虫病 小儿每次用生百部30g加水浓煎至30ml（成人用量加倍），在夜间11点左右，施保留灌肠。10至12天为1疗程。［中国农村医学，1986，(2)：39］

杏　仁

【药名浅释】

杏仁　始载于《神农本草经》，列为中品，别名有生苦杏仁、炒苦杏仁、燀苦杏仁、苦杏仁霜等。凡杏、桃诸花皆五出。若六出必双仁，为其反常，故有毒。

【药性分述】

杏仁分苦杏仁与甜杏仁两种，前者类似于心脏形，味苦性温，有小毒，适用于壮人实证，后者较苦杏仁扁平而大，味甘性平，有小毒，适用于老人体虚及虚劳咳喘。两者具有特殊的芳香气息。具有降气止嗽、平喘润肺的功效。

在临床的应用中，本品的主治与药效《本经》归纳有咳逆上气、雷鸣、喉痹、下气、产乳、金创、寒心。对此陈修园作过如下的诠释：肺实而胀，则为咳逆上气，雷鸣喉痹者，火结于喉为痹痛，痰声之响如雷鸣也。杏仁下气，所以主治。气有余便是火，气下则火下，故乳汁可通，疮口可合也。心阳虚，则寒水之邪，自下上奔，犯于心位，杏仁有下气之功，伐寒水于下，即所以保心阳于上也。凡此皆治有余之证，若劳伤咳嗽之人，服之必死。在经方中，杏仁行水，用于血虚，此外杏仁配甜葶苈、赤小豆能治各种停水。后世医籍相继补充有产门虫疮痒不可忍，大便难，头面黑斑，渣疮，解锡毒，杀蛔虫等。我在查阅本草文献中，发现杏仁可治的皮肤病还有：疮疥、头面诸风、杀虫驱风、渣疮、棉毒、面部黑斑、头面风肿、头中风痒白屑、金疮、妇人阴痒、阴户病、润肤驻颜。《鲁府禁方》记载，杨太真红玉方以杏仁为主，配滑石、轻粉，精心调制敷之，令面红悦泽，旬日后，色如红玉，仅供参考。

《本草疏证》说：“杏仁有脉络，则以之助心，通脉络之气，桃仁有肤毛，则以之助肺，主疏肤腠之血。”由此而悟出，凡遇皮肤斑块肥厚，气滞血瘀所致者，两药同用，常有殊效。

不过，杏子不可多食，能损筋骨眼目，本品应用时，去皮尖研用，如发散，连皮煎研用，双仁者杀人。元气虚陷勿用。恐其沉降太过。

【临床应用】

1. 疣目 杏仁烧黑研膏，涂搽。《本草纲目·卷29》

2. 荨麻疹 麻黄祛风汤：麻黄6g，桂枝、杏仁、荆芥、防风、桔梗、羌活、当归各10g，白鲜皮、白蒺藜各15g。《中国现代百名中医临床家丛书·张作舟》

3. 狼疮性肾炎（风水泛滥证） 越婢汤加术汤加减：麻黄、甘草、桔梗各6g，土炒白术、杏仁、连翘各10g，生石膏、赤小豆各15g，鲜茅根30g，生姜3片，大枣7枚。《结缔组织病中医治疗学》

苏（苏叶　苏梗　苏子）

【药名浅释】

紫苏，始载于《名医别录》，列为中品。别名赤苏、桂荏。李时珍说：苏从稣，舒畅也，苏性舒畅，行气活血，故为之苏……苏乃荏类，而味更辛如桂，故尔雅谓之桂荏。

紫苏子别名有墨苏子、炒紫苏子、蜜炙紫苏子、紫苏子霜。

【药性分述】

紫苏味辛，性温；具有降气消痰、止咳平喘、润肺的功效。

本品主要药效有降气消痰、止嗽平喘、润肠。《本草经疏》曾云："研汁煮粥常食，令人肥白身香。"本品可能有美容的作用，对于形体干瘦、肤色粗糙者不妨一试。

本品原名苏，后世有苏子、苏叶、苏梗之分。苏子擅长清利上下，苏叶发散风气，苏梗顺气安胎。《本草逢原》说："诸香皆燥，唯苏子独润，为虚劳咳嗽之专药。"

不过，气虚久咳，阴虚喘逆，脾虚便溏，皆不可用。

【临床应用】

1. 阴囊湿疹　紫苏散：六一散12g，紫苏叶4.5g，儿茶3g，赤石脂6g。上药研细末，先用紫苏、浮萍煎汤熏洗，然后外扑。（《外科方外奇方·卷4》）

2. 丘疹性湿疹　百效丸：黄柏、连翘、川牛膝、何首乌、当归尾、生地、丹皮、防风、防己、荆芥、紫苏叶、苦参。上药研细末，神曲打糊为丸，每服9g，白水送下。（《疡医大全·卷35》）

桑（桑白皮　桑叶　桑寄生　桑椹　桑枝）

【药名浅释】

桑　说文解字云：叒（音若）东方自然神木之名，其字象形。桑乃蚕所食叶之神木，故加木于叒下而别之。李时珍说桑有数种：有白桑，叶大如掌而厚；鸡桑，叶花而薄；子桑，先椹而后叶；山桑，叶尖而长。

桑白皮　始载于《神农本草经》，列为中品，别名有桑根白皮、桑根皮、蜜炙桑白皮。

桑叶　始载于《神农本草经》，列为中品，别名有冬桑叶、霜桑叶、蜜炙桑叶。古人用桑叶，均言经霜者，这是因为经霜者为佳，是其气之全、力之厚也。

桑寄生　原名桑上寄生，始载于《神农本草经》，列为上品，别名有广寄生、寄生。

桑椹　始载于《神农本草经》，列为中品，别名有桑枣、桑椹、桑沦。

桑枝　始载于《图经本草》，别名有桑条、炒桑枝。

【药性分述】

桑白皮味甘性寒，具有泻肺平喘、利水消肿的功效。

临床应用有五：一是善入肺中气分，泻火利水，除痰泄气；二是缝金疮；三是研汁敷鹅口疮；四是治皮里膜外之水肿，除皮肤风热之燥痒；五是止鼻衄。

肺虚无火，因寒袭而发咳喘者勿服。

桑叶味苦甘，性寒，具有疏散风热、清肺润燥、清肝明目的功效。

从皮肤科的角度而言，本品的药效有六：一是主治小儿吻疮（类似口角炎）；二是缝金疮，疗烫火，盐捣敷蛇、虫、蜈蚣咬毒；三是热捣外敷，损伤血瘀；四是生发，乌须明目；五是煎汤浸泡手足，去风痹；六是收汗，包括夜汗、头面出汗。

桑寄生味甘苦，性平。具有祛风湿、补肝肾、壮筋骨、安胎等功效。

在皮肤科领域还用于充肌肤、坚发齿、长须眉、益血脉、愈金疮等。

《本草经疏》一书，对本品的药效有过全面的阐述：“桑寄生感桑之精气而生，其味苦甘，其气平和，不寒不热，固应无毒。详其主治，一本于桑，抽其精英，故功用比桑尤胜。腰痛及小儿背强，皆血不足之候。痈肿多由于荣气热，肌肤不充由于血虚。齿者骨之余也，发者血之余也，益血则发华，肾气中则齿坚而须眉长。血盛则胎血安。女子崩中及内伤不足，皆血虚内热之故。产后余疾，皆由血分，乳汁不下，亦由血虚。金疮则全伤于血。上来种种疾病，莫不悉由血虚有热所发，此药性能益血，故并主之也。兼能祛湿，故亦疗痹。”

桑椹味甘，性寒。具有滋阴补血、生津润肠的功效。

本品系桑之精华所结，专治乌黑髭须，止渴润燥，填精益脑，安胎气，止子烦，解酒毒，润肠等。在品质方面，紫色第一，红色次之，青色不可用，不可不察。在炮制方面，桑椹不蒸熟断不肯干，即干而味亦尽散，无用。尤恶铁器。

胃寒、大便溏，二者禁用。

桑枝味微苦，性平。具有祛风湿、利关节、行水气的功效。

在皮肤科领域，归纳有九种疾病可用，可惜今人用之甚少，现举要如下：一遍体风痒干燥；二润皮毛枯槁；三消焮肿毒痈；四眼眶退晕；五紫白癜风；六脚气、风气；七手足风寒湿痹；八久服轻身明目，令人光泽；九桑枝烧炭熬膏点大风恶疾。

气虚慎用。

【临床应用】

1. 猩红热 桑叶、荆芥、僵蚕、金银花、连翘各6g，蝉蜕、生甘草各3g，牛蒡子、桔梗、酒大黄、升麻4.5g，玄参、浮萍各10g，生石膏15g，葱白3寸。（《蒲辅周医案》）

2. 阴道炎 玄参、金银花各15g，生地24g，丹皮、赤芍、连翘、桑叶各10g，芦根30g，甘草6g，花粉18g，车前草12g。（《黄绳武妇科经验集》）

3. 白塞病（阴虚阳浮证） 资生清阳汤加减：桑叶、丹皮、竹柴胡、白芍、白蒺藜、钩藤、石斛、杭菊花、生地、牛膝各10g，玄参15g，薄荷3g，草决明20g，茅根30g。（《章真如临床经验集》）

4. 颜面再发性皮炎 导赤散加减：黄连、赤芍、滑石、桑叶、生甘草、淡竹叶、枇杷叶各10g，生地20g，木通6g。（《古今专科专病医案皮肤病·庄国康》）

5. 过敏性紫癜 川芎、红花各5g，炒丹皮、茯苓、酒地龙、炒丹参、寸麦冬、当归尾、桑寄生、赤白芍、甘草、炒山楂各10g，旱莲草25g，桑枝、桑寄生各20g，北柴胡、桂枝各3g，油松节30g，生地15g。（《施今墨临床经验集》）

6. 湿疹 泻白散加减：桑白皮、地骨皮、桔梗、连翘、麦冬、杏仁、浙贝母、蚕沙、丹皮各9g，黄芩、枳壳、炒栀子、知母各6g，甘草3g。（《中医临床家·马光亚》）

7. 全秃 当归、赤白芍、川芎、桑椹、制首乌、天麦冬、熟地、女贞子、旱莲草、茯苓、炒枣仁、合欢皮各15g，黄芪25g，丹参20g。（《古今专科专病医案皮肤病·刘凤英》）

何首乌

【药名浅释】

首乌素有赤、白之分，唐·李翱《何首乌录》首次指首乌有雌雄两种，《开源本草》说：赤者为雄，白者为雌。李时珍说：“白者入气分，赤者入血分，赤白合用气血交培。”七宝美髯丹是赤白同用。

何首乌始载于《开宝本草》，别名有交藤、夜合、陈知白、马肝石、桃柳藤、九真藤、生首乌、制首乌等。其药本草无名，因何首乌见藤夜交，便即采食有功，因以采人为名耳。李时珍说：汉武时，有马肝石能乌人发，故后人隐此名，亦曰马肝石。又有人云：取根若获九数者，服之乃仙，故名九真藤。

【药性分述】

何首乌味苦甘，性微温；具有补肝肾、益精血、截疟、解毒、润肠通便的功效。

何首乌性阴中之阳，产南方最胜。然其种分赤白，故气血兼益，藤夜交昼疏，其主治的病种有九：一是头面风疮，二是五痔，三是心痛，四是瘰疬，五是痈肿，六是妇人产后诸疾，七是乌须发，八是皮肤风痛，九是疠风。总之本品能美容颜，补痨瘦，助精神，长肌肉，坚筋骨，添精髓，固腰酸，除风湿，明眼目。

综观历代本草专著，对何首乌的特色应用有三：

一是此物气温，味苦涩，苦补肾，温补肝，能收敛精气。所以能养血益肝，固精益肾……为滋补良药，不寒不燥，功在地黄、天冬诸药之上。《本草纲目》

二是何首乌配胡麻，治疠风；和艾叶煎浓汁洗疥癣；与血药同用，能黑须发；与利药同用，能收痘疮；佐白芷，又止痘疮作痒；君寄生，驱风疾作痛；与苁蓉同用润燥通大便。

三是首乌之用，生熟迥殊，其已久疟，消肿毒，皆是用生者。又消痈肿用赤不用白。补肝肾则以黑豆拌蒸，赤白各半，皆法之不可不讲也。《本草思辨录》

此外，忌生萝卜、无鳞鱼、莱菔、葱蒜铁器及诸血败血。

［临床应用］

1. 湿疹　刘氏验方：生首乌、土茯苓各15g，赤芍、白蒺藜、薏苡仁、蚕沙各12g，丹皮、苦参各10g，荆芥、蝉蜕各5g，藿香6g。(《中国当代名医验方大全·刘炳凡》)

2. 荨麻疹　首乌当归饮：制首乌30g，当归、白芍、白及、地龙各10g，路路通、生地各15g，川芎、乌药、荆芥、防风各6g，甘草5g。(《中国当代名医验方大全·俞长荣》)

3. 斑秃　一麻二至丸：黑芝麻30g，女贞子、旱莲草、制首乌、侧柏叶、枸杞子各10g，生熟地各15g，黄精20g。(《中国当代名医验方大全·董建华》)

4. 脂溢性脱发　俞氏验方：制首乌25g，熟地、黄精、侧柏叶各15g，补骨脂、枸杞子各12g，当归、白芍各10g，红枣5枚。(《中国当代名医验方大全·俞长荣》)

第三讲　皮肤损害用药心得

一、皮肤损害用药总则

皮肤损害，是指可以被他人用视觉或触觉检查出来的皮肤黏膜上所呈现的病变。熟悉各种皮肤损害的形态、光泽、色调、硬度、排列和分布等，在结合其他症状和检查的结果，则对大多数皮肤病作出正确的诊断。皮肤损害常分为原发性与继发性两种，但两种有时不能截然分开。如色素沉着斑既可是原发性损害，又可以是继发性损害等。

（一）原发性皮肤损害用药心得

在病变过程中直接发生或初次出现的皮损，称之原发性损害。

1. 斑疹用药心得　斑疹为皮肤限局性的色素改变，既不高起，也不凹下，其范围多数限局在1～2cm左右。红斑压之褪色为气分有热，压之不褪色为血分有瘀，紫斑为热瘀阳明，黑斑为热毒之极，白斑为气滞或气血不调。

斑疹用药分类：

红斑在气分，治宜从胃。药用生石膏、大青叶、绿豆衣、知母、白茅根、金莲花、洛神花、黄芩等。

红斑在血分，治宜从心。药用红花、桃仁、白茅根、仙鹤草、芦根、紫草、绿豆衣、水牛角等。

紫斑药用紫草、茜草、豨莶草等。

黑斑，治宜从肾，药用制附块、上肉桂、菟丝子、巴戟天、熟地、生地炭、金银花炭、天然牛黄、玳瑁等。

白斑，治宜从肝。药用柴胡、当归、白芍、乌药、白蒺藜、白附子、川楝子等。

2. 丘疹用药心得　丘疹为一限局性隆起皮面的实质性损害，形如丘形的小粒疹子，触之碍手，仔细观察还会发现丘疹顶部可以是尖的、圆的、扁平的或中间凹陷如脐窝等。在多数情况下，病位在肺、在脾。色红者多属血热，渗水者多属湿热，发痒者属于风热等。

丘疹用药分类：

在肺者，药用荆芥、防风、蝉蜕、蛇蜕。

在脾者，药用炒薏苡仁、炒白术、炒枳壳、赤小豆、炒扁豆、山药等。

红色丘疹，不论病发新旧，皆从肺治。药用野菊花、金银花、蒲公英、金莲花、洛神花、荆芥炭、防风等。

丘疱疹，伴有渗出。药用冬瓜皮、茯苓皮、紫草、泽泻、苍术、猪苓等。

丘疹发痒者。药用防风、浮萍、荆芥炭、益母草、制乳香、蝉蜕等。

3. 结节用药心得　结节为一可触及的、圆形或椭圆形的限局性实质性损害，大小、形态、颜色不一。它与丘疹的主要不同点是其病变范围比丘疹深而大，深陷皮下，小者如豆，大者如桂圆，或者渐长出皮面。皮色红而可触及核者为气滞血瘀，皮色如常，按之有核，为痰湿凝聚或痰瘀互结，风湿结聚，风胜则痒，如马疥（结节性痒疹）等。

结节用药分类：

痰湿凝聚者，药用姜半夏、槟榔、苍术、青皮、僵蚕、茯苓、橘红等。

痰瘀互结者，药用杏仁、桃仁、胆南星、青礞石、苏木、制乳没。

风湿结聚者，药用灵仙、苦参、路路通、秦艽、丝瓜络、橘络。

4. 风团用药心得 风团为一限局的、水肿性圆顶隆起的皮肤损害。存在的时间短暂，可在数小时内消失。直径大小不一，小的 3～4cm，大的 10～12cm，数目和形态也是多少不一和各异。色红者属风热，色白者属风寒或阳气虚弱，亦有为内中药毒，毒热入营，热盛生风所致。

风团用药分类：

红色风团，药用金银花、连翘、炒牛蒡子、紫草、茜草、凌霄花、金莲花等。

白色风团，药用制附块、黄芪、煅龙骨、煅牡蛎、阿胶珠、九香虫、佛手片等。

5. 水疱与大疱用药心得 水疱与大疱为限局性空腔含液体的高起损害，水疱直径一般小于 1cm，超过 1cm 者称为大疱。水疱可以变成脓疱或大疱，疱内可含血液、血清或淋巴液，其颜色随疱内所含之液体而异，形状可以呈半圆形、圆锥形、扁平状或不规则形，有的中央有脐窝。疱壁薄而易破，破后呈糜烂面。小疱系酷暑时令火邪入肺伏结，大疱系心火妄动，脓疱系热甚成毒，血疱系热毒波及血分，逼其妄行，此外，深在性水疱系脾阳亏虚、寒湿不化所致。

水疱与大疱用药分类：

小水疱，药用赤小豆、炒扁豆、车前子草、竹叶、茯苓皮。

大水疱，药用炒薏苡仁、泽泻、猪苓、赤小豆。

深在性水疱，药用赤石脂、蚕沙、苍术、槟榔、萆薢。

脓疱，药用野菊花、金银花、蒲公英、紫花地丁、白花蛇舌草、龙葵。

血疱，药用紫草、茯苓皮、白茅根、赤小豆。

6. 脓疱用药心得 脓疱为一限局性的皮肤隆起，内含脓液。脓疱大小不一，可呈圆形、球形、圆锥形或中央呈脐窝状，脓疱浅者不留瘢痕，深者可留瘢痕。脓疱既可是原发疹，又可从丘疹或水疱演变而来。多因热毒或火毒炽盛所致。

脓疱用药分类：

热毒所致者，药用金银花、紫花地丁、连翘、绿豆衣、白花蛇舌草等。

火毒所致者，药用金银花炭、天然牛黄、黄芩、黄连、生地炭、蒲公英、野菊花、天葵、玳瑁、水牛角。

7. 肿瘤用药心得 肿瘤为发生于皮内或皮下组织的肿块。小者如黄豆，大者如鸡蛋或更大。可呈圆形、蒂形或不规则形，或软或硬，或高出皮面或仅触及。有的是良性的，有的是恶性的，可持续存在，或逐渐扩大，或破溃而形成溃疡，自行消退者罕见。多由瘀血、痰滞、浊气等留滞于组织之中所致，若邪自内溃，导致脏腑气血败坏则危及生命。

肿瘤用药分类：

因瘀血者，药用田三七、制水蛭、苏木。

因痰滞者，药用胆南星、僵蚕、青礞石。

因浊气者，药用香附、乌药、川楝子、郁金、广木香、沉香、檀香。

8. 囊肿用药心得 囊肿为一含液体或半固体物质（液体、细胞或细胞产物）的囊形损害，呈球形或卵圆形，触之有弹性感。多由痰凝液留或瘀血湿热互结所致。

囊肿用药分类：

痰凝液留者，药用连翘、夏枯草、茯苓、昆布、海藻、泽泻、积雪草等。

瘀阻湿热互结者，药用王不留行、苏木、三棱、莪术、苍术、黄柏等。

（二）继发性皮肤损害用药心得

由原发性损害转变而来，或由于治疗或机械性损伤（如搔抓）而引起的另一种皮肤损害。

1. 鳞屑用药心得 鳞屑又称为皮屑，是脱落的表皮细胞，正常表皮细胞每隔3～4周完全更换一次，其最后产物为角质层，经常在不知不觉中脱落。临床上可分糠秕状鳞屑、落叶状鳞屑、鱼鳞状鳞屑，就其性质可分为干性和油腻性两大类。干性鳞屑系血虚风燥，肤失濡养而起，油腻性鳞屑系湿蕴肤表所致。此外，还可从肤底色泽而辨，如肤底红而起屑为血热，肤底淡红而屑多为血燥。

鳞屑用药分类：

干性鳞屑，药用制首乌、玉竹、天麦冬、耳环石斛、杏仁、桃仁、百合、冬瓜仁。

湿性鳞屑，药用茯苓皮、赤小豆、炒薏苡仁、炒白术、茵陈、赤苓皮、蚕沙、五加皮、土茯苓。

糠秕状鳞屑，偏于风燥者，药用制首乌、桑白皮、天麻、杭菊花、白附子、防风，偏于血燥者，药用熟地、百合、鸡血藤、天麦冬、巨胜子、楮实子。

落叶性鳞屑，药用耳环石斛、玄参、天麻、杏仁、茯苓、黑芝麻等。

鱼鳞状鳞屑，因血瘀经络者，药用杏仁、桃仁、苏木、红花、三棱、莪术，因气血两虚者，药用黄芪、党参、当归、丹参、川芎、制首乌、黑芝麻。

2. 表皮剥脱或抓痕用药心得 表皮剥脱或抓痕是表皮的浅表缺失。因搔抓而引起多呈线状，有血清或血渗出者，干燥后有黄痂或血痂。若抓破表皮后复结血痂者为血热生风，抓后遗留白线者为风胜或内燥，皮色如常，搔破出血为血虚生风。

表皮剥脱或抓痕用药分类：

抓后留有血痂者，药用生地、丹皮、地骨皮、白鲜皮、紫草、茜草。

抓后留有白线者，药用防风、灵仙、蝉蜕、蛇蜕、荆芥、苦参。

抓后破皮渗血者，药用黄芪、白茅根、芦根、茯苓皮、仙鹤草。

3. 浸渍用药心得 浸渍是皮肤长时间泡入水中或处于潮湿状态（如湿敷较久，指缝或趾缝经常潮湿等），皮肤变软变白，甚至起皱，称为浸渍。多为湿毒侵肤或湿热下注。

浸渍用药分类：

湿毒侵肤者，药用苍术、赤石脂、白鲜皮、木瓜、青皮、黄柏、槟榔。

湿热下注者，药用萆薢、槟榔、薏苡仁、地肤子、黄柏、苍术、花蕊石。

4. 糜烂用药心得 糜烂是由于水疱、脓疱或浸渍后表皮脱落，或丘疹、小结节表皮的破损（抓擦或其他伤害）而露出潮湿面，称为糜烂。若渗水湿烂为脾湿，黄水淋漓而烂为湿热俱盛，指（趾）缝、臀腿之隙浸渍湿烂则为湿热化毒所致。愈后不留瘢痕。

糜烂用药分类：

渗水糜烂者，药用猪苓、茯苓、泽泻、炒白术、赤小豆、蚕沙。

湿热俱盛者，药用苍术、黄柏、青皮、木瓜。

湿热化毒者，药用忍冬藤、马鞭草、败酱草、车前草、鱼腥草。

5. 皲裂用药心得 皲裂是皮肤出现线状裂隙，称为皲裂。常发生于手掌、足跟、口角和肛门周围等处。既与寒燥有关，如“燥胜则干，寒胜则裂”，又可为日久阴津耗伤，肤失濡养所致。

皲裂用药分类：

寒燥而裂者，药用桂枝、制附块、熟地、白芍、姜黄、血竭。

津耗而裂者，药用制首乌、天麦冬、白及、玉竹、耳环石斛、黄精、黄芪。

6. 苔藓用药心得 苔藓为角朊细胞及角质层增殖和真皮炎症细胞浸润而形成的斑块状结构，表现为皮肤浸润肥厚，纹理加深，呈皮革或树皮状。多由寒湿或顽湿郁阻肤腠，或因反复搔抓摩擦所引起。

苔藓用药分类：

寒湿者，药用桂枝、白芍、苍术、薏苡仁、蚕沙、赤石脂、代赭石。

顽湿者，药用苍术、乌梢蛇、全虫、蚕沙、海金沙。

7. 硬化用药心得 硬化为限局性或弥漫性的皮肤变硬，触诊比视诊更易察觉。多由于元气虚弱，寒、湿、痰、瘀阻隔经络所致。

硬化用药分类：

寒湿阻络者，药用鹿角片、羌活、独活、桑寄生、桂枝、桑枝、海桐皮、石楠藤、海风藤。

元气虚弱者，药用高丽参、黄芪、党参、丹参、甲珠、地龙、路路通。

8. 痂用药心得 痂是疱液或脓液干燥后凝结而成。痂可薄可厚，柔软或脆。带有脓性的痂叫脓痂，为热毒未清；带有血性的痂叫血性痂，为血热未除；橘黄色的痂叫浆痂，多为湿热俱盛。

痂用药分类：

脓性痂，药用金银花、连翘、野菊花、蒲公英、紫花地丁。

血性痂，药用紫草、茯苓皮、红花、凌霄花、白薇、白蔹。

浆性痂，药用茵陈、青蒿、白茅根、山楂、荷叶。

9. 溃疡用药心得 溃疡是皮肤缺损或破坏达真皮或真皮以下者称为溃疡。主要由结节或肿瘤溃破或外伤而成。多因热胜肉腐或正气未复所致。

溃疡用药分类：

热胜肉腐阶段，治宜清热解毒。药用金银花、黄芪、蒲公英、紫花地丁、皂刺、浙贝母。

正气未复阶段，治宜扶正生肌，药用黄芪、党参、金银花、甘草。

10. 萎缩用药心得 萎缩可发生于表皮或真皮，或两者同时累及，甚至累及皮下组织。表皮萎缩，正常皮肤纹理可保持或消失，多由气虚所致，老年皮肤萎缩，仍保持正常的皮肤纹理，伴有轻度皱纹，为肺虚或阴血不足，肤失滋养所致。

萎缩用药分类：

肺气虚者，药用南北沙参、太子参、百合、天麦冬、山药、冬虫夏草、蛤蚧。

阴血不足者，药用燕窝、鸡血藤、紫河车、干地黄、黄精、桑椹。

11. 瘢痕用药心得 瘢痕是外伤或虫咬或生疮后，遗留的一种表面光滑、缺少正常皮纹的继发性损害。若见红色或蔷薇色为新鲜瘢痕，高于皮肤表面者为增生性瘢痕。多与个体素质有关。

瘢痕用药分类：

新鲜瘢痕，药用丹参、土鳖虫、苏木、僵蚕、浙贝母、胆南星。

增生性瘢痕，药用金头蜈蚣、黑醋、田三七、土鳖虫、制水蛭。

12. 色素异常用药心得 色素异常包括继发性色素沉着和继发性色素减退或消失。前者多与气血不和有关，若色泽淡褐多属血弱失华，色泽黑褐或为肾为癥瘕，或为肾虚而本色显露于外。后者色素减退或消失，常为风淫、血瘀和脏腑病变所引起的一种外观表象。

色素异常用药分类：

色素减退者，治宜从肺、从风。药用防风、白芷、白蒺藜、白花蛇舌草、浮萍。

色素加深者，治宜从肾、从血。药用熟地黄、黑芝麻、桑椹、鸡血藤、当归、紫河车。

二、要药汇解

天南星

【药名浅释】

天南星　以虎掌之名，始载于《神农本草经》，列为下品，天南星之名始载于《本草纲目拾遗》，别名有南星、生南星、制南星、胆南星、虎膏。其根四畔，看如虎掌，故有此名。古方多用虎掌，不言天南星。南星近出唐人中风痰毒方中用之，乃后人采用，别立此名耳。李时珍说：南星因根圆白，形如老人星状，故名南星，即虎掌也。

【药性分述】

生胆南星味苦，性温，有大毒；胆南星味苦，微辛，性凉。

生胆南星有散结消肿的功效，胆南星有清热化痰、息风化痰、止惊的功效。

有关本品之名的缘由，《本草逢原》对此有段清晰的记载："天南星之名，始自开宝本草，即本经之虎掌，以叶取象，根类取名，故曰南星，虽其二名，实系一物。"

天南星可升可降，阳中阴也。其主治的范围有心痛、结气、阴下湿、坠胎、破伤风、疥癣毒疮、蛇虫咬伤、口眼歪斜、口舌疮糜、结核等。《本草经疏》赞称本品为风寒郁于肺家，以致风痰壅盛之要药。南星主风，半夏主湿。若湿痰横行经络，壅滞不痛，语言费力，身手酸痛者，惟南星为能，若痰火相搏而成风象，口眼㖞斜，手足瘫痪，惟半夏为能，当细辨之。

减轻本品毒性的方法有五：一是以火炮制，毒性缓；二是得牛胆则不燥；三是姜制，制性烈，除毒；四是醋调外用，有消肿散瘀的功效；五是水磨围箍，治蛇虫咬毒。

我对本品的应用，分内治与外治两个方面，凡见结节、囊肿或痰核之类，均用胆南星配伍茯苓、橘皮、姜半夏、僵蚕等有消核散结的作用。外遇癣疥、寻常疣、跖疣采用姜制南星，醋汁磨糊外涂。

孕妇禁用，阴虚燥痰亦禁用。

【临床应用】

1. 多发性毛囊炎　生南星一枚，米醋适量，磨汁至糊状，不拘时用棉签搽患处。(《毒药本草》)

2. 身面疣　醋调南星末涂之。(《本草纲目·卷17》)

3. 狼疮性脑病（痰蒙心窍）　清心温胆汤加减：姜半夏、陈皮、白术、生白芍、胆南星、竹茹各10g，枳实、黄连各6～10g，当归、川芎、远志、石菖蒲各6g，茯苓、麦冬各12g。(《皮肤病中医治疗学》)

威灵仙

【药名浅释】

威灵仙　始载于《开宝本草》，别名有灵仙、酒灵仙。威，喻其性，灵喻其效，仙，喻其神

（黄宫绣语）。其根初时黄黑色，干则生黑，俗称铁脚威灵仙以此。

【药性分述】

威灵仙味辛、咸，性温；具有祛风湿、通经络、止痹痛、治骨鲠的功效。

威灵仙的主治病症在《本草图经》一书中列举颇详：中风不语、手足不遂、口眼㖞斜、言语謇滞、筋骨节风、绕脐风、肠风头风、皮肤疯痒、白癜风、热毒风疮、手足顽痹、腰膝疼痛、黄疸、黑疸、口中涎水等。然其要点有四：一是推腹中新旧之滞，二是消胸中痰唾之痞，三是散苛痒皮肤之风，四是利冷痛腰膝之气。总之，古人称赞：威灵仙去众风，通十二经脉，朝服暮效。又云，威灵仙是治痛风的要药。

威灵仙配鸡冠花，治肠风泻血，配木瓜治腰脚痛，配川乌、五灵脂，治手足麻。配补气药，能宣通气道。李时珍说：威灵仙辛能泄气，咸能泄水，故于风湿痰饮之病，气壮者有捷效……气弱者不可用。

不过，气虚血弱者不可服。血虚有热，表虚有汗亦忌服。中病即止，不宜多用，否则疏脏腑真气。

【临床应用】

1. 红斑肢痛症　羚羊骨汤加减：羚羊骨（先煎）、忍冬藤、威灵仙各18g，水牛角（先煎）、土地骨、桑枝、茵陈、土茯苓、薏苡仁各30g。（《奇难杂症·黄振鸣》）

2. 痛风　化湿清热通络汤：苍白术、牛膝、黄柏、木瓜、忍冬藤、夜交藤、秦艽、茯苓、威灵仙、木香各10g，细辛3g，薏苡仁、桑枝各30g。（《国家级名医秘验方·章真如》）

3. 慢性湿疹　搜风除湿汤：全虫6～12g，蜈蚣3～5条，海风藤、川槿皮、炒黄柏、炒白术、炒枳壳各10～15g，炒薏苡仁、白鲜皮、威灵仙各15～30g。（《赵炳南临床经验集》）

苦　参

【药名浅释】

苦参　始载于《神农本草经》，列为中品。别名有野槐根、地参、苦参片、苦参炭、苦识、苦骨、地槐、水槐、菟槐等。苦以味名，参以功名，槐以叶形名也。

【药性分述】

苦参味苦，性寒。又云大苦，大寒。本品具有清热燥湿、祛风杀虫、利尿、止带的功效。

综合本品的药效，尽管涉及内、妇科疾病，但以皮肤科应用最广。诸如消痈肿，赤癞脱眉、下部䘌疮、风热疮疹、恶疮、疥疮、酒毒、黄疸、皮肤瘙痒、顽皮白屑等。本品配伍适当药物，将会增加药效。如稍加麻黄，能扫遍身痒疹，配枯矾治牙缝出血，鼻疮脓臭（外用），配枳壳治风癞热毒，配荆芥治肾脏风毒，配槐花除肠风下血等。另外，配菊花明目，配麦冬解渴，配牡蛎治赤白带下，配生地、黄芩治妊娠小便难。以上仅供参考。

还要提出三点：一是本品与黄连功用相近，黄连以祛心脏之火为多，苦参以祛小肠之火为多，黄连气味清，苦参气味浊，故而不可多用。二是人参、沙参、丹参、苦参、玄参、紫参等，除人参可言补，余下者均不得以补之名。三是本品味大苦，性大寒，久服能损肾气，肾虚无大热者勿服。诚如《得配本草》所提出的肝肾虚而无热者禁用，久服病腰。不过，对此有不同看法的《本草衍义》说：苦参，能峻补阴气或得之而致腰重者，因其气降而不升也，非伤肾之谓也。其治大风有功，况风热细疹乎。

【临床应用】

1. 滴虫性阴道炎　苦参粉0.5g，与等量的葡萄糖、硼酸粉、枯矾粉混合，先用1/5000高锰

酸钾溶液灌洗阴道，然后撒入粉末，每日一次。连续三次为一疗程。［湖南医学院学报，1958，1（1）：50］

2. 阴囊湿疹 苦参洗剂：苦参100g，大黄、龙胆草各60g，甘草20g，加水1000ml。慢火煎至600ml。外洗每日2次。［陕西中医函授，1991，（5）：29］

3. 皮肤瘙痒症 斩痒丹：人参400g，白蒺藜、没药、乳香（去油）、石楠枝、红花各100g，苦参（以酒、姜汁各浸泡一日，凉干）1000g，白僵蚕75g，玳瑁200g，甘草50g，研细末，炼蜜为丸，如黄豆大。日服1～2次，每次30～60粒。黄酒或温开水送下。孕妇慎服。（《赵炳南临床经验集》）

4. 神经性皮炎 顾氏验方：生地、蒲公英、土茯苓各50g，赤芍、制大黄各10g，鸡血藤、玄参、苦参、茵陈各12g。（《外科经验选·顾伯华》）

苏　木

【药名浅释】

苏木　始载于《唐本草》。别名有苏方木。李时珍说：海岛有苏方国，其地产此木，故名。今人省呼苏木耳。

【药性分述】

苏木味甘咸，微辛。性平。本品具有活血通经、祛瘀止痛的功效。

《日华子本草》对苏木的功效归纳有：治妇人血气心腹痛，月候不调及蓐劳，排脓，止痛，消痈肿，仆损瘀血，赤白痢，女人失音血噤等。然其重点有二，一是破疮疡死血非此无功，二是除产后败血有此立验。

本品与红花有类似功效，少用则能活血，多用则能破血。不过，本品性微寒凉，所治诸证，皆宜合以它药调治，如疏风与防风同用，行血与乳香同用，产后瘀血与红花同用，逐痈疽死血，与皂刺同用，清骨蒸之血枯，与四物汤同用，口噤风邪与乳香同用等。

血虚内痛，大便不实，不得乱投，避伤阴分。

【临床应用】

1. 白癜风 苏木着色汤：苏木、茺蔚子、蝉蜕、赤芍各10g，白蒺藜15g，何首乌20g。［北京中医，1987，（3）：26］

2. 脚气肿痛 苏木、鹭鸶藤等份。淀粉少许，水煎。先熏后洗。（《本草纲目·卷35》）

3. 慢性丹毒 三妙丸加味：苍术、黄柏、川牛膝、桃仁、苏木各10g，皂角刺、青皮、甲珠、槟榔各6g，忍冬藤、鸡血藤各12g。（经验方）

山　药

【药名浅释】

山药　始载于《神农本草经》，列为上品，古名薯蓣，此药因唐太宗名蓣，避讳，改为山药。别名有怀山药、土炒山药、麸炒山药、土薯、山薯、玉延等。齐、鲁名山芋，郑、越名土薯。秦、楚名玉延。

【药性分述】

山药味甘，性平；具有补脾养胃、生津益肺、补肾涩精的功效。

《山药歌》云：健脾止泻山药良，摄精止带赖滋养，外敷痈肿能消散，虚劳羸弱服之安。具体言之，山药药效有十：一补虚劳羸瘦，二治头面游风，三除热强阴，四补中益气，五治腰痛，六镇心神，安魂魄，七主泄精健忘，八能消肿硬，九润泽皮肤，十生捣敷痈疮。尽管药效众多，仍需他药配伍，必不可少。张景岳说："其气轻性缓，非堪专任，故补脾肺，必主参芪，补肾水，必君茱地，涩带浊须破故同研，固精泄仗菟丝相济……总之，性味柔弱，但可用为佐使。"张氏之言，中肯精要。张锡纯进一步扩大其应用范围，包括阴虚证、喘息症、吐血过多，呕吐、霍乱、泄泻、久利、消渴、淋浊等，只要配伍得当，均获良效。

在外治方面，提出两则，一是捣烂和川芎末，白糖霜，外敷乳癖结块，以及诸痈日久，坚硬不溃，敷上奇痒不可忍，忍之良久渐止。不过数次即效。二是鲜者和鲫鱼脑捣敷痈肿。

本品的炮制，古人也提出了一些有价值的见解，微炒入补脾药，乳拌蒸入补肺药，生用治阴火。对此，张锡纯认为宜用生者煮汁饮之，不可炒用。以其含蛋白质甚多，炒之则其蛋白质焦枯，服之无效。

服山药后，感觉胸腹饱胀，这是因为山药能补虚，亦能补实的缘故。不可不察。

【临床应用】

1. 硬皮病 邓氏验方：炙黄芪45g，党参、首乌各30g，当归、丹参、山药、茯苓各15g，红花、川贝各6g，丹皮、泽泻各9g，白术10g，山萸肉12g。(《国医大师·邓铁涛》)

2. 荨麻疹（脾气下陷） 鲜藜四物汤加味：白鲜皮、蒺藜、赤白芍、生地各30g，当归10g，川芎5g，葛根100g，山药、莲子各50g。(《万友生医案选》)

3. 非淋菌性尿道炎（肾阴不足） 六味地黄汤加减：茯苓、萆薢各30g，熟地、旱莲草各20g，山药、猪苓、白花蛇舌草各15g，丹皮、泽泻各12g，女贞子、山茱萸、蚕沙各10g。(《现代中医治疗学》)

薏苡仁

【药名浅释】

薏苡仁　始载于《神农本草经》，列为上品。别名有解蠡、回回米、薏珠子、芑实、川谷、米仁、薏米、炒薏苡仁、薏苡仁等。其叶似蠡实叶而解散，又似芑黍之苗，故有解蠡、芑实之名。回回米又呼西番蜀秫，俗名草珠儿。

【药性分述】

薏苡仁味甘淡，性凉；具有健脾渗湿、除痹止泻、清热排脓的功效。

薏苡仁的主治范围有筋急拘挛，风湿痹，肺痿肺痈，小便热淋，肠痈等。然其核心是除湿燥脾胃的要药。主治的病症，因热居多。但其药力和缓，凡用之，一则须当倍于它药，二则重视配伍的协同作用。如配附子治周痹，配桔梗治牙齿匿痛，配败酱草化脓为水。李济仁先生说：薏苡仁生用则利湿舒筋，炒用则健脾利湿。湿热盛者配土茯苓、土牛膝、五加皮等，寒湿盛者配川乌、麻黄、桂枝、细辛等。总之，本品最善利水，又不损耗真阴之气，凡湿盛在下身者，最宜用之。

肾水不足、脾阴不足、气虚下陷、妊娠四者禁用。

【临床应用】

1. 肥胖症（痰湿瘀阻） 理脾健运汤：薏苡仁、玉米须各30g，白术、半夏、厚朴、鸡内金各10g，茯苓20g，泽泻12g，桂枝、木香各6g，山楂15g，砂仁8g。(《国家级名医秘验方·李振华》)

2. 湿疹 急性湿疹汤：薏苡仁30g，金银花、连翘、赤小豆、白鲜皮各21g，黄芩、苍术、浮萍、白蒺藜各12g，苦参、荆芥、防风各10g，甘草6g，茵陈15g。(《国家级名医秘验方·赵

纯修》)

3. 扁平疣 清热祛风散结汤：夏枯草、地肤子、苦参各9g，紫花地丁草、生薏苡仁各15g，白鲜皮、玄参各12g，防风4.5g，甘草6g。(《国家级名医秘验方·胡建华》)

泽泻

【药名浅释】

泽泻 始载于《神农本草经》，列为上品。别名有水泻、鹄泻、水泽、禹身、如意菜、盐泽泻、炒泽泻等。李时珍说：去水曰泻，如泽水之泻也。禹能治水，故曰禹身。

【药性分述】

泽泻味甘，性寒；具有利小便、清湿热的功效。

泽泻的药效有五：入肾一也，祛旧水养新水二也，利小便三也，消水肿四也，渗泻止渴五也。总缘于涤水除湿之功。另有医家指出，泽泻去脬垢，疗尿血，止淋漓，收阴汗，消痈肿，除泻痢。凡痘家小便赤涩者皆宜用之。

尽管泽泻被誉为除湿止渴圣药，通淋利水仙丹，然而不可不知其过，泻水盛有功，泻水虚有过，补药中宜用，攻剂中不宜。健脾，生用或酒炒用；滋阴利水，盐水炒。不过肾虚者忌服。多服混目。故有不可单服泽泻，以虚其虚之说。

泽泻、猪苓、茯苓三者皆淡渗之物，然其药效并不相同，泽泻消水，猪苓利水道，茯苓利小便。遣药之时，应予审查。

【临床应用】

1. 复发性丹毒 苍术泽泻膏：苍术150g，泽泻750g，依法熬膏，日服二次，每次20ml。温开水送下。[浙江中医杂志1999，(7)：293]

2. 淤积性皮炎 茯苓泽泻汤：茯苓30g，泽泻12g，桂枝、干姜、甘草各6g，白术15g，当归、川牛膝、白鲜皮各10g，丹参20g。加减法：肿胀甚者加车前子10g，猪苓15g，皮损红灼热者加金银花20g，蒲公英15g，皮损厚，色暗褐加三棱、莪术各10g，大便干结者去干姜加生大黄6~9g，大便稀薄者加山药、薏苡仁各30g，瘙痒剧烈者加苦参、蛇床子各10g，气虚者加黄芪10~30g，党参10~20g，血虚者加鸡血藤20g，枸杞子10g，腰膝酸痛者加川断、桑寄生各10g。[河南中医1997，(5)：268]

3. 慢性湿疹(阴伤湿恋) 李氏验方：生地30g，当归15g，砂仁18g，麦冬10g，茯苓、白术、山药、泽泻、白鲜皮各12g。加减法：干燥瘙痒重用沙参加石斛、火麻仁，渗出瘙痒者加地肤子、白茅根，阴津不足加葛根、玄参、花粉，脾湿重者加炒薏苡仁、陈皮、茯苓皮，水疱渗出者加六一散、冬瓜皮。(《现代中医治疗学》)

4. 肥胖症 九味半夏汤加赤石脂、半夏、橘皮、甘草、柴胡、猪苓各3g，赤小豆、泽泻、茯苓各4g，干姜、升麻各1g。(《现代中医治疗学·日本汉方》)

黑芝麻(秸花油)

【药名浅释】

黑芝麻 始载于《神农本草经》，列为上品。别名有黑脂麻、胡麻、巨胜子。有关胡麻诸说参差不一，今人脂麻，其种来自大宛，故名胡麻。然其有迟早两种，黑、白、赤三色。黑色为良，白色为劣。又，按本草胡麻一名巨胜，吴普本草一名方茎，抱朴子及五符经云：巨胜一名胡麻、油麻、方茎、狗虱、脂麻。

【药性分述】

黑芝麻味甘，性平；具有补益精血、润燥滑肠的功效。

古人认为：麻为五谷之首，禀厥阴春生之气，故能补精髓，润五脏，通经络，滑肌肤，祛头风，治血尿，益气力，长肌肉，明耳目，耐寒暑等。外敷诸毒不合，并阴痒生疮。若能适当配伍它药同用，其效更妙。如配蔓荆子治热淋茎痛，配连翘治小儿瘰疬，配白蜜蒸食治百病。不过，在《本草新编》一书中告诫：“功力甚薄，非久服多服，益之以补精之味，未易奏功也。”

秸　淡寒。点痣，烧灰，去恶肉。

花　甘寒。润大肠，身上生肉丁，搽之即愈。配苦参，治疮疥。

油　甘微寒。解天行热毒，凉血润燥，生肌止痛，生榨者良。

具体应用时还需注意：生嚼如泥敷疮，生用可以滑痰，酒蒸则能逐风，蒸晒可入补药，经常炒食，不生风病，仅供参考。

精滑、脾滑、牙痛、口渴四者禁用。

【临床应用】

1. 白发　李氏验方：丹皮、侧柏叶、女贞子、紫草、旱莲草各60g，生地120g，黑芝麻90g，桑叶、蚕沙各30g。研细末，炼蜜为丸，每丸重10g，早晚各服一丸。(《燕山医话·李博鉴》)

2. 鱼鳞病　周氏验方：首乌、当归各20g，生地、蝉蜕、川芎各19g，黑芝麻40g，白鲜皮、苦参、秦艽各15g，地肤子、丹参各25g，生黄芪50g。(《北方医话·周鸣岐》)

3. 脱发　施氏验方：黑芝麻120g，桑叶、鹿角胶、紫河车、制首乌、白蒺藜各60g，血余炭、生熟地、女贞子、酒川芎、桑椹、酒当归、酒杭芍、黑豆衣、炙甘草各30g。研细末，炼蜜为丸，早晚各服10g，白开水送下。(《施今墨临床经验集》)

白附子

【药名浅释】

白附子　始载于《名医别录》，列为下品。别名有禹白附、牛奶白附、鸡心白附、生白附子、制白附子。李时珍说：“白附子为阳明经药，因与附子相似，故得此名，实非附子类也。”

古代方中，有关关白附子与禹白附之争，在《中国药典》《中医简明辞典》均载禹白附子，未载关白附子。不过，近代将关白附子用于美容方面有较多的记载。值得进一步验证与考察。

【药性分述】

白附子味辛，性温，有毒；具有祛风痰、定惊搐、解毒、散结、止痛的功效。

白附子主治的范围偏多于皮肤病与美容。如疥癣风疮、阴囊下湿、头面瘢痕、面鼻游风、黑斑粉刺、面上百病，可作为面脂用。在内科方面，多种功效不可偏废，配人参可开中风失音，配茯苓、薏苡仁可祛寒湿痹症，配当归、川芎可通枯血之经脉，配大黄可去滞而逐瘀。鉴于本品有小毒，炮制而用之较为妥当。

脾虚慢惊、阴虚中风禁用。

【临床应用】

1. 白塞综合征　柴牡七白煎：牡蛎、土茯苓各30g，忍冬藤24g，连翘、白薇、白蔹、白蒺藜、白鲜皮、白僵蚕、白芷、白附子、柴胡各9g。(《中医临床家·陈苏生》)

2. 银屑病　白疕丸：苍术、白附子、桂枝、当归、秦艽、草乌、坠地风、千年健、威灵仙、川芎、钩藤、菟丝子、川牛膝、何首乌、川乌、知母、栀子、红花各100g，白花蛇50g，苦参、刺蒺藜、防风、小胡麻、苍耳子、黄柏、桃仁、紫草、全虫、丹皮各120g，荆芥、白鲜皮各180g。研细末，水泛为丸，如绿豆大，每日2次，每次3～6g，温开水送下。(《赵炳南临床经验集》)

3. 荨麻疹（表虚受风） 四生饮：黄芪18g，羌活、沙蒺藜各10g，白附子6g。(《中医外科证治经验·段馥亭》)

4. 湿疹 蒲氏验方：升麻、葛根、赤芍、白蒺藜、白附子、姜制天麻、僵蚕、蝉蜕、蛇蜕（微煅存性）各15g，白芷12g，生甘草、羌活、藁本、全蝎各10g，苦参、胡麻仁各30g。(《蒲辅周医案》)

天　麻

【药名浅释】

天麻　以赤箭之名，始载于《神农本草经》，列为上品，天麻之名，首见于《开宝本草》。别名有明天麻、定风草、赤箭芝、离母、合离、独摇、神草、鬼督邮、酒天麻。李时珍说：赤箭以状而名，独摇、定风，以性异而名，离母、合离，以根异而名，神草、鬼督邮，以功而名。天麻即赤箭之根。归纳言之，赤箭言其苗，天麻言其根。两者同为一物。前者用之，有自表入里之功，后者用之有自内达外之理。

【药性分述】

天麻味甘辛，性平；具有息风止痉、平抑肝阳、祛风通络的功效。

天麻冬至以后采挖者为冬麻，品质最佳，立春前采挖者为春麻，质量次之。历代对天麻赞誉甚多，沈括言："草药上品，除五芝之外，赤箭为第一。"张志聪说："天麻功同五芝，力倍五参，为仙家服食上品。"罗天益也说："眼黑头旋，非天麻不能治。天麻乃定风草，故为治风之神药。"

天麻专入肝，为肝家气分定风药，凡见风虚眩晕，眼黑头痛，诸风湿痹，四肢拘挛，惊恐恍惚，小儿惊痫，均可用之。此外，还可治冷气、麻痹、诸毒痈疽、瘫痪不愈。久服能益气力，长肥健。

对本品的药效，曾有两种针锋相对的看法，仅录于下，供研究参考。

一是李时珍说："补益上药，天麻为第一。世人止用之治风，良可惜也。"

二是《本草新编》说：能止昏眩，疗风去浊，治筋骨拘挛瘫痪，通血脉，开窍，余皆不足尽信。此有损天盖之药，似宜删去。

不过，血液衰少、类中风忌用。

【临床应用】

1. 瘙痒病 天麻散：天麻、防风、僵蚕、凌霄花、踯躅花各15g，枳壳、茺蔚子各22.5g，白蒺藜30g。上药研末，食前用荆芥汤调下6g。《太平圣惠方·卷24》

2. 荨麻疹 任斋天麻散：天麻、川芎、升麻、制半夏各9g，防风、细辛、羌活、荆芥、蝉蜕、甘草各6g。夹寒者加官桂，夹暑者加柴胡、黄芩，夹湿者加茯苓、苍术。研细末，每服6g。(《仁斋直指方·卷24》)

3. 石棉状糠疹 知柏地黄汤加减：炒黄柏、炒知母、白附子、炒丹皮各6g，干地黄、制首乌、天麦冬、杭菊花、玄参各12g，天麻、钩藤、白芍各10g。(《徐宜厚皮科传心录》)

徐长卿

【药名浅释】

徐长卿　始载于《神农本草经》，列为上品，别名有逍遥竹、石下长卿、对月草、竹叶细辛、山刁竹等。徐长卿，人名也。常以此药治邪病，人遂以名之。

【药性分述】

徐长卿味辛，性温，有小毒；具有镇静止痛、化湿止痛的功效。

徐长卿主治蛊毒、疫疾、温疟。久服强悍轻身。近代医籍对其主治范围外延有登山呕吐、晕车晕船、湿疹、水肿腹水、蛇虫咬伤、胃痛腹泻、跌打损伤、风湿性关节痛、荨麻疹、神经性皮炎、牛皮癣、瘙痒等。

内服剂量建议为3～10g，外洗湿敷可酌情处理。

【临床应用】

1. 银屑病 徐长卿注射液4ml（4mg/ml）肌内注射。每日2次。［江苏中医杂志，1985，6（5）：7］

2. 神经性皮炎、湿疹、荨麻疹 徐长卿500ml水煎浓缩，加入0.3%尼泊金适量备用。外搽，每日2～4次。（《长白山植物药志》）

3. 皮肤瘙痒 徐长卿适量，水煎洗。（《吉林中草药》）

4. 带状疱疹、接触性皮炎、荨麻疹 取徐长卿、防风、牛蒡子各10g，水煎服。（《安徽中草药》）

5. 经行瘾疹 哈氏验方：荆芥、防风、大黄、苍耳子各6g，苦参、徐长卿、浮萍、紫荆皮、地肤子、赤芍、丹皮各9g，生地15g，鲜芦根30g，甘草3g。（《中医治愈奇病集成·哈荔田》）

龙葵

【药名浅释】

龙葵 始载于《唐本草》。别名有苦葵、龙眼草、苦菜、天泡草、天茄子、老鸦眼睛草等。龙葵，言其性滑如葵也。苦以菜为名，茄以叶形名，天泡、老鸦眼睛皆以子形名也。

【药性分述】

龙葵味苦，性寒，有小毒；具有清热解毒、活血散结、利尿消肿、止咳止痒的功效。

《本草正义》说："龙葵可服可敷，以清热通利为用，故并治跌仆血瘀，尤为妇科退热消肿之良品也。"现代将本品主治的范围扩大，痈疽、疔疮、丹毒、天疱湿疮、发背痈疽、痒疹咳喘、毒蛇咬伤、泌尿系感染及各种癌肿（子宫癌、食管癌、乳腺癌、肺癌、肝癌）。总之，凡一切痈疽肿毒、咳喘水肿属毒邪亢盛之症皆可应用，对诸炎、诸毒、诸痛有殊效，对某些癌肿亦有效。龙葵之毒，毒在既有效又有毒的化学成分，龙葵碱，使用剂量过大或失宜，均可导致消化、神经等系统的毒性发生，因此，应用时应斟酌和谨慎。

【临床应用】

1. 湿疹、皮炎 取龙葵全草鲜品60g（干品30g），加水800ml，煎煮15～20ml，每日一剂，分两次服。［湖北卫生，1972，（1）：78］

2. 毒蛇咬伤 龙葵、六叶荷等量捣泥敷患处。［新医药资料，1973，（1）：19］

土茯苓

【药名浅释】

土茯苓 始载于《名医别录》。别名有草禹余粮、仙遗粮、山猪粪、刺猪苓等。据传禹行山乏食，采此充粮而弃其余，故有此名。本品生海畔山谷，根如盏莲缀，半在土上，皮如茯苓，肉赤味涩，人取以当谷食，不饥。

【药性分述】

土茯苓味甘淡，性平。具有解毒除湿、利关节的功效。

古人称土茯苓九土之精气所种也，能健脾胃，壮筋骨，除风湿，利关节，分水道，止泻痢。主治拘挛，痈疽，喉痹，周身寒湿恶疮，尤其对杨梅疮毒及轻粉留毒、溃烂疼痛等症，必不可少。历代善用土茯苓治梅毒者，首推张山雷，他说土茯苓为梅毒要药，并主张大剂量久服，并云多服此药永无后患。

《本草纲目》说："杨梅疮，古方不载，亦无病者，近时起于岭表，传及四方……今医家有用疏风解毒汤治杨梅疮。不犯轻粉……惟忌茶、肉、法面、房事。"

此外本品还能解汞粉、银珠毒，土茯苓煎汤代茶，可治脓疥。治头痛头风亦有殊效，《先醒斋医学广笔记》载头痛神方，《春脚集》载圣愈汤，上海顾筱岩治梅毒头痛方，《医镜》也认为土茯苓用治头痛神效。笔者曾重用土茯苓治胶质瘤之头痛，常可显效。值得进一步研究。

忌铁器、发物及牛、羊、鸡、鹅、鱼、肉、烧酒、茶叶等。

【临床应用】

1. 脓疱性银屑病 土茯苓饮：土茯苓30～50g，山药、黄芪、茯苓、白花蛇舌草各15g，白术、太子参、野菊花、赤石脂、蚕沙、龙葵各12g，薏苡仁30g。(《徐宜厚皮科传心录》)

2. 亚急性湿疹 土槐饮：土茯苓、生槐花各30g，甘草10g。(《赵炳南临床经验集》)

3. 梅毒早期 清血搜毒饮加减：土茯苓40g，白鲜皮、当归各15g，生甘草、防风、荆芥、羌活、僵蚕各10g，生大黄6g。(《性传播性疾病中西医结合诊疗》)

4. 霉菌性阴道炎 班氏验方：土茯苓30g，槟榔10g，苦参、忍冬藤、车前草各15g，地肤子12g，甘草6g。(《国医大师·班秀文》)

5. 海绵状血管瘤 夏氏验方：黄芪、蜀羊泉、木馒头各30g，党参、土茯苓各15g，白芍、生地各12g，紫草、丹皮各9g。(《中医外科心得集·夏少农》)

6. 湿疹 冉氏验方：金银花、连翘、丹皮、黄柏、土木香、土牛膝各10g，栀子7.5g，蒲公英12g，土茯苓18g，大黄3g。(《冉雪峰医案》)

人　参

【药名浅释】

人参　始载于《神农本草经》，列为上品。别名有人蓡（音参）、黄参、血参、人衔、鬼盖、神草、土精、地精、海腴、皱面还丹等。现代名称又生晒参、红参、糖参、边条参、白参须、红参须、生晒山参。李时珍说：人蓡年久，浸渐长成者，根如人形，有神，故谓之人参、神草。其有阶级，故曰人衔。其草背阳向阴，故曰鬼盖。其有五参，色黄属土，而补脾胃，生阴血，故有黄参、血参之名。得地之精灵，故有土精、地精之名。古人谓：形态如人，功参天地，故名人参。也有称之人身。赞誉为万病之灵药，千草之灵，百药之长。

鉴于人参加工的方法不同，主要有四类：

1. 红参类 取园参（栽培参）剪去支根及须根，洗刷干净，蒸2～3小时，至参根呈黄色，皮呈半透明状为宜，烘干或晒干。主要成品有红参、边条参。

2. 糖参类 取鲜参洗刷干净，放入沸水中浸泡3～7分钟，捞出，再放入凉水中浸泡10分钟左右，取出晾干再用硫黄熏过，然后用特别的针沿参体平行及垂直的方向扎小孔，浸入浓糖汁（100ml溶135g糖）24小时，取出后暴晒一天，再用湿毛巾打潮，使之软化。第二次扎孔后浸入浓糖汁中24小时，取出后冲去浮糖，晒干或烤干。主要成品有白人参、糖参。

3. 生晒参类 取鲜参洗刷干净，日晒一天后，用硫黄熏过，晒干，主要成品有生晒参、白干参、全须生晒参。

4. 其他类 主要有掐皮参。加工方法与糖参相似。其次有大力参，取鲜参在沸水中浸煮片刻后晒干。

【药性分述】

人参味甘，微苦，性平；具有大补元气、复脉固脱、补脾益肺、生精安神益智的功效。

人参得中土清阳之气，禀春生少阳之令而生。气味均齐，不厚不薄，升多于降，故其功效甚广。本草经谓之主补五脏，安精神，定魂魄，止惊悸，除邪气，明目，开心益智等。后世医家将其具体化有胃肠中寒，心腹鼓痛，胸胁逆满，霍乱吐逆，恶疮疥癣，身痒，消渴等。

历代本草专著对人参论述众多，概分为四类。

一是相互配伍，汉代张仲景选用人参入方，主要有胃肠中冷，用茯苓四逆汤、吴茱萸汤、附子汤、乌梅丸，心腹鼓痛用黄连汤、大建中汤、柴胡桂枝汤，胸胁逆满用厚朴生姜甘草半夏人参汤、人参汤，霍乱用四逆加人参汤、理中丸等，吐逆用干姜黄连黄芩人参汤、竹叶石膏汤、大半夏汤、橘皮竹茹汤、麦门冬汤、干姜半夏人参丸、竹叶汤，调中用半夏生姜二泻心汤、薯蓣丸，通血脉用炙甘草汤、通脉四逆汤、温经汤，破坚积用旋覆代赭汤、鳖甲煎丸。

总之，上述众方的要旨是，或因汗、吐、下之后，亡其阴津，取其救阴，或因刚燥剂中，阳药太多，取人参甘寒之性，养阴配阳，以臻于中和之妙。归纳其要，大纲有四：一是参芪、二是参脉、三是参附、四是参连。临床变通，用之得当，其功益彰。

二是主要体征：凡人面白，面黄而青黧悴者，皆脾肺肾气不足可用之，面赤面黑者，气壮神强者不可用也。脉之浮而芤，濡、虚、大、迟缓无力，沉而迟，涩，弱，细，结代无力者，皆虚而不足者，可用也。若弦、长、紧、实、滑数有力者，皆火郁内实者，不可用也。

三是滥用之弊，徐灵胎说："今医家之用人参，救人者少，杀人者多。医家不论病之已去未去，于病久或体弱或富贵之人，皆用人参，一则过于谨慎，一则借以塞责。而病家亦以用参为尽慈孝之道，不知病未去而用参，则非独元气不充，而病根遂固，诸药罔效，终无愈期，故曰杀人者多。"

四是注意事项：忌铁器，肺热、精涸火炎、血热妄行忌用。气虚火炎者亦忌用。

【临床应用】

1. 新生儿丹毒 人参散：人参、防风、红花、茯苓各9g，蝉蜕15只，羌活、甘草、当归各6g，全虫10只。上药研碎，每服用灯心、薄荷、生地同煎。(《普济方·卷406》)

2. 皮肤瘙痒 人参消风散：川芎、甘草、荆芥、羌活、防风、僵蚕、茯苓、蝉蜕、藿香、人参各60g，厚朴、陈皮各15g。上药研末，每服6g，茶水送下。(《卫生宝鉴·卷9》)

3. 梅毒 人参芪苓汤：土茯苓120g，人参0.3g，黄芪9g。上药用水2000ml，煎汤作茶饮。(《疡医大全·卷34》)

4. 小儿重症肌无力 清燥救肺汤加减：桑叶、杏仁、麦冬、阿胶、人参、黑芝麻各10g，生石膏25g（先煎），炙甘草3g。(《刘弼臣用药心得十讲》)

黄 芪

【药名浅释】

始载于《神农本草经》，列为上品，别名有黄耆、戴椹、戴糁、芰草、百本、王孙。蜜炙黄芪。芪，长也，黄芪色黄，为补药之长，故名。今俗通作黄芪。黄芪本出绵上者为良，故名绵黄芪，非谓其柔韧如绵也。

【药性分述】

黄芪味甘，性温；具有补气固表、利水托毒、排脓敛疮生肌的功效。

黄芪禀天之阳气，地之冲气以生。气薄味厚，可升可降，阴中阳也。生用治痈疽，蜜炙补虚损。具体言之主治与功效有十一。一、大风癞疾病；二、五瘤鼠漏；三、五劳羸瘦；四、产前后一切病；五、虚劳自汗；六、痈疽败疮；七、小儿百病；八、腹痛泻利；九、五脏恶血；十、虚喘消渴；十一、排脓止痛。

我在学习黄芪文献的过程中，发现古人对其论述颇多创见，迄今仍有指导意义。摘录如下，仅供参考：

张锡纯说：以其与发表药同用，能去外风，与养阴清热药同用，更能息内风也。谓主痈疽、久败疮者，以其补益之力，能生肌肉，其溃脓自能排出也。表虚自汗者，用之以故外表气虚。小便不利而肿胀者，用之以利小便。妇人气虚下陷而崩带者，用之以固崩带。为其补气之功最优，故推补药之长，而名之曰耆也。

《药鉴》说：其用有四：温分肉而实腠理，益元气而补三焦，内托阴症之疮痍，外固表虚治盗汗……人参、黄芪、甘草三味退虚热之圣药也。

《本草经解》说：人生之虚，万有不齐，不外乎气血二端。黄芪气味甘温，温之以气，所以补形之不足也，补之以味，所以益精之不足也。小儿稚阳也，稚阳为少阳，不生气条达，小儿何病之有。黄芪入少阳，补生生之元气，所以概主小儿之百病也。

王好古曰：黄芪实卫气，是表药，益脾胃，是中州药，治伤寒尺脉不至，补肾元，是里药。

李时珍曰：补气之长。

胃虚，米泔水炒；暖胃、除泻痢，酒拌炒；泻心火，退虚热，托疮疡，生用，恐滞气加桑白皮。张景岳说：生用微凉，可治痈疽，蜜炙性温，能补虚损。

胡希恕说：经方用黄芪有两个特点，一是与桂枝同用，治表虚，二是治证多属肌肤间病，表虚可用，表实不能用。

综合归纳要点有：一是芪附汤温以回阳，阳回则汗止，玉屏风散散以祛风，风平则汗止。参芪同用则益气，芪归同用则补血，芪术同用则运脾，芪风同用则祛湿，总之，黄芪应用的指针有两个特点：一是脉虚大或寸部弱，二是舌胖嫩有齿痕。

黄芪能动三焦之火，肝气不和者禁用。阴虚宜少用，恐升气入表而里愈虚。亦为一家之心得。

【临床应用】

1. 亚急性系统性红斑狼疮 夏氏验方：黄芪 40g，党参 20g，大生地、白沙参、白芍各 12g，黄精、麦冬各 15g，地骨皮、青蒿梗、葎草各 30g，银柴胡、丹皮各 9g。(《夏少农·中医外科心得》)

2. 过敏性紫癜 章氏验方：黄芪 20g，当归、丹皮、防风、连翘、白鲜皮、地骨皮、紫草各 10g，丹参、玄参、生地、赤芍各 15g，赤小豆 30g，麻黄 8g。(《章真如临床经验辑要》)

3. 弥漫性系统性硬皮病 温阳通痹汤：黄芪、山药、赤芍各 12 ~ 15g，当归、党参、丹参、茯苓各 9 ~ 12g，白术、陈皮、制川草乌、桂枝各 6 ~ 9g，路路通、炙甘草各 9g，脾阳虚加炮姜、姜半夏、广木香、砂仁，肾阳虚加制附片、巴戟天、淫羊藿、仙茅、鹿角片（胶）、淡苁蓉，指端冰冷、青紫加细辛、鸡血藤、红藤，皮肤硬化加甲珠、皂角、川芎，溃疡不敛者加白蔹、赤小豆。(《徐宜厚皮肤病临床经验辑要》)

紫花地丁

【药名浅释】

紫花地丁　始载于《本草纲目》，紫花地丁始载于《本草逢原》。前者别名有紫地丁、箭头草、独行虎、羊角子、米布袋，后者有地丁草、兔耳草、犁头草、如意草等。本品处处有之，其叶似柳而微细，夏开紫花结角，平地生者起茎，沟壑边生者起蔓。鉴于地丁的产地不同，各地用药习惯有异，如：甘地丁，主产东北、华东、湖北等，苦地丁主产内蒙、河北、辽宁、山东等，广地丁又名龙胆地丁，主产广东、广西。此外还有川地丁、竹叶地丁等。

【药性分述】

地丁味苦、辛，性寒；具有清热解毒的功效。

《本草乘雅》说：丁为干火，地在气中，顺承天施而成物者，地也。故主形骸地属，先承天施，为痈，为疔，为瘰，为疬，使之仍顺乎天施而畅于四肢，每之至者也。其主治范围有痈疽、疥癞、疔肿、瘰疬、目赤肿痛、毒蛇咬伤、无名肿痛、痈疽黄疸、肠炎腹泻、痢疾、九种痔疮等。

体质虚寒者忌服，痈疽漫肿无头，不赤不肿者忌用。《本草正义》曾有一段论述，颇有指导意义。“地丁，专为痈疽、疔毒通用之药，濒湖纲目称其苦辛寒，治一切痈疽发背，疔肿瘰疬，无名肿毒，恶疮。然辛凉散肿，长于退热，惟血热壅滞，红肿焮发之外疡者宜之，若谓通之，阴疽发背寒凝之症，殊是不妥。”

【临床应用】

1. 带状疱疹　龙胆泻肝汤加减：龙胆草、甘草各5g，赤芍、黄芩、柴胡、郁金、栀子各10g，蒲公英、生地各15g，紫花地丁、车前子各20g，金银花、白茅根各30g。（《李辅仁治老年病医案》）

2. 扁平疣　黄氏验方：板蓝根、磁石、代赭石各30g，紫花地丁、石上白各18g，皂角刺、白头翁各15g，青皮6g，柴胡9g，白芍12g。（《奇难杂症·黄振鸣》）

3. 血栓性静脉炎　清营解郁汤：益母草60g，紫草、赤芍、丹皮各15g，紫花地丁、甘草各30g，生大黄5～10g，三七粉3g。（吞服）（《中国中医秘方大全·奚九一》）

白鲜皮

【药名浅释】

白鲜皮　始载于《神农本草经》，列为中品，别名有白膻、白羊鲜、地阳鲜、金雀儿椒、白鲜皮等。陶弘景说：俗呼为白羊鲜。气息正似羊膻，故又名白膻。鲜者，羊之气也。此草根白色，做羊膻气，其子累累如椒，故有诸名。

【药性分述】

白鲜皮味苦，性寒；具有清热解毒、除湿止痒的功效。

白鲜皮禀天地清燥阴寒之气，降多升少。其药效有女子阴中肿痛，湿痹死肌，小儿惊痫，淋沥咳逆，时热发狂，鼠瘘有脓，一切热毒风、恶风，风疮疥癣赤烂，眉发脱脆，杨梅疮毒，此外还能解热黄、韭黄、急黄、谷黄、劳黄、退女人阴肿等。诚如《本草纲目》所说：白鲜皮气寒善行，味苦性燥，足太阴、阳明经去湿热药也，兼入手太阴、阳明，为诸黄风痹要药，世医止施之疮科，浅矣。

不过，下部虚寒之人，虽有湿证勿用。妇人产后余痛，应是血虚而热，非所宜也。

【临床应用】

1. 小儿荨麻疹 肖氏验方：金银花、连翘、荆芥、防风、赤芍、丹皮、白鲜皮各10g，生地、葛根各15g，大黄（后下）6g，蝉蜕、甘草各3g。（肖达民．解表清里法治疗小儿出疹性疾病．新中医，1997，6）

2. 血管性水肿 消风散加减：蝉蜕3g，薄荷（后下）2.4g，金银花、菊花、冬瓜皮、白鲜皮、炒车前子、马鞭草、甘草梢各10g，莲皮苓12g，防风、苍术各6g。（《单苍桂外科经验集》）

3. 银屑病 赵氏验方：丹皮、生白术、车前子、秦艽各15g，干地黄、白茅根、白鲜皮各25g，乌梢蛇、黄连、大黄、漏芦各10g。（《赵炳南临床经验集》）

4. 疱疹样皮炎 张氏验方：生白术、生枳壳、川芎各10g，生薏苡仁、白鲜皮、刺蒺藜、车前草、重楼、白花蛇舌草、白茅根、首乌藤各30g，苦参、地肤子、泽泻、黄柏、草薢、丹皮各15g。外用：雄黄解毒散（雄黄、寒水石各30g，白矾120g。）取药粉30g与百部酒100ml，混匀外搽。（《张志礼皮肤病医案选萃》）

山豆根

【药名浅释】

山豆根 始载于《开宝本草》，别名有解毒、黄结、山大豆根、苦豆根、柔枝槐、广豆根、云豆根、北豆根等。其蔓如大豆，因以为名。本品生于剑南及宜州、果州、山谷。今广西以忠州、万州为佳。

【药性分述】

山豆根的性味有三种说法：《开宝本草》说："味苦、性寒，无毒。"《梦溪笔谈·药议》说："味极苦。"《本草正义》说："味大苦大寒。结合临床来看，味苦、性寒、有毒，较为切合实际。"

山豆根具有清热解毒、消肿利咽的功效。

山豆根得土之冲气，而兼感冬寒之令以生。故能解咽喉肿痛，解诸药毒，退热消痈，热毒肿痛，五种痔痛。研汁涂疮，蛇、狗、蜘蛛伤等。

不过，病人虚寒勿服，脾胃虚寒作泻禁用，虚火炎肺、咽喉肿痛者禁用。

特别提示：古代本草言其无毒，近代研究认为山豆根生药按毒性分级属有毒。其所含生物碱有高毒。广豆根的毒性较北豆根强，而北豆根是防己科蝙蝠葛的根及根茎，两者不能混淆。我认为内服以北豆根为好，外用以广豆根为佳。

【临床应用】

1. 瘢痕疙瘩 豆根软膏：取广豆根研细末，与凡士林配软膏外敷。（梁嵚五，中药配伍应用）

2. 跖疣 山豆根、板蓝根各60g，加水3000ml，煮沸10分钟，待稍凉泡脚半小时，每日一次。[广西中医药，1983，6（4）：15]

3. 石棉状糠疹 豆根去屑洗方：广豆根、蚕沙、五倍子各15g，猪牙皂角、透骨草、桑白皮、巨胜子各12g，桂皮、松针、炒牛子各10g。加水1500~1800ml浓煎取汁800ml左右，浸泡头部5~10分钟，然后用毛巾沾饱药汁，包裹头部，维持60分钟左右。取掉毛巾，用温水清洗头部一次，在第二次温水中，加入食醋10ml清洗即可。三日一次。（《徐宜厚皮科传心录》）

4. 银屑病进行期 白疕一号方：生地、生槐花各30g，山豆根9g，白鲜皮、草河车、大青叶、紫草各15g，黄药子12g。（《朱仁康临床经验集》）

积雪草

【药名浅释】

积雪草　始载于《神农本草经》，列为中品。别名众多：主要有胡薄荷、地钱草、莲钱草、海苏等。此草叶圆如钱，荆楚人谓为地钱草，徐仪药草图名莲钱草。生于南方阴湿地，想此草以寒凉得名尔。又因好近水生，经冬不生，咸阳等地称之胡薄荷。

【药性分述】

积雪草的药性有三种说法。《本经》谓：味苦，性寒，《日华子本草》谓：味苦辛，《本草求源》谓：味甘淡平，性寒。具有清热利湿、消肿解毒的功效。

积雪草主治的病种有十：①恶疮痈疽；②热肿丹毒；③小儿寒热；④瘰疬鼠漏；⑤风疹疥癣；⑥赤眼喉肿；⑦浸淫赤熛；⑧皮肤焮红；⑨湿热黄疸；⑩男女血病。

虚寒者不宜。

【临床应用】

1. 带状疱疹　取鲜积雪草洗净捣烂，外敷患处或加入适当糯米粉调敷。(《江西民间草药》)

2. 下肢溃疡　鲜积雪草捣烂敷患处，一日一换。(《江西民间草药》)

3. 硬皮病　积雪苷方：从积雪草中提取积雪苷，制成片剂，每片含积雪苷6mg。每日3次，每次3～4片，6个月至1年为一疗程。(《中国中医秘方大全·苏立德》)

4. 口腔白斑　活血消斑方：红花、桃仁、蒲黄各9g，当归、赤芍、积雪草各12g，五灵脂6g，蔷薇根16g。(干祖望方)

第四讲　经络用药心得

经络是人体运行气血经过联络的道路。经有路径的含义，像径路无所不通，络有网的含义，像网罗的包罗连接。

经包括经脉、经筋、经别、经水等。

络包括经脉、别络、孙络、血络等。

一、经络用药总则

（一）经络辨证

1. 经络与组织器官的关系

人体的心、肝、脾、肺、肾与胆、胃、大肠、小肠、膀胱等每一脏器，各自联系一经，统率着若干的络和孙络，布满于周身，使一切的器官与组织建立了各有所属的关系。其作用表现在下列四个主要方面。

（1）在生理上：《内经》说：“十二经脉者，内属于脏腑，外络于肢节。”这就是说，人体内的脏腑，四肢、百骸均依赖于经络联系起来，并靠其维持气血循环不息，为筋、骨、皮、肉等提供营养，进行着新陈代谢的持久运动。

（2）在病理上：外邪侵袭人体时，若经气失常，不能发挥应有的作用，大多数通过经络的道路，由表及里，由浅入深，与此同时，脏腑的内生疾患，不在外因的情况下，通过其所属的经络循行的部位反映出来。总之，无论病因的内外，病症的虚实，在经络上，都可能反映出相应的症候群。

（3）在诊断上：集中反映在三个方面：一是根据经络的循行，明确某一经或数经的病变；二是以诊脉分辨其阴阳、表里、虚实、寒热；三是经络循行所过之处，除病者有自觉症状外，医者通过望诊或触诊也能获得若干证候的客观资料。

（4）在治疗上：选用药品，组成处方，均按药物的性味，不外乎寒、热、温、凉、平与酸、苦、甘、辛、咸。经络循行的经气输注聚会的腧穴，适当的方式来调整各种病理的转化，从而达到治疗的目的。

2. 皮肤病的经络辨证内容

经络学说系统应用中医疮疡，始见于明代中医外科文献。《外科启玄》说：“夫人之体者也，皮肤肉筋骨共则成形，五体悉俱。外有部位，中有经络，内应脏腑是也……七窍者，目肝，耳肾，鼻肺，舌心，口脾，是五脏之窍也。如有疮疡可以即知经络所属脏腑也。”经络是运行气血的道路，内源于脏腑，外行于体表，将人体内脏与皮毛、血脉、筋骨、四肢、百骸、五官联系起来，成为一个有机的整体，使人体的内外、上下保持着平衡与协调。

此外，还有十五络和奇经八脉。前者络穴有列缺、通里、内关、支正、偏历、外关、飞扬、光明、丰隆、公孙、大钟、蠡沟、尾翳、长强、大包，是经与经的经气交会之处，能够起到一种特殊的作用，后者八脉为督脉，任脉、冲脉、带脉、阴跷、阳跷、阴维、阳维。

结合皮肤病的特点，经络辨证的内容包括下列要点：

(1) 辨疮疡发生与传变：《洞天奥旨》说："脏腑之气血不行，则脏腑之经络即闭塞不通，而外之皮肉即生疮疡。"这就是说，脏腑病变通过经络表现在外，如心经火炎可见口舌生疮，脾虚痰凝可生肉瘿，肺热上熏可生酒渣鼻等。

(2) 辨疮疡发生之病所：《证治准绳·疡科》说："人身之有经络，犹地理之有界分，治病不知经络，犹捕贼不知界分，其能无诛伐无过之咎乎。"可见辨别经络的目的，是针对疮疡地界即病所而言，一般而论，疮疡发生在多气多血的部位容易治愈，多气少血的部位最难收功，多血少气时治宜扶正。

(二) 十二经络用药心得

1. 十二经络走向及用药心得

(1) 手太阴肺经：自中焦出，从胸走手。多气而少血。主要用药有：桔梗、半夏、陈皮、桑白皮、茯苓、款冬花、百部、黄芩、紫苏、五味子、苏子、蛤蚧、甜葶苈、阿胶。

(2) 手阳明大肠经：受手太阴之交，从手走头。气血俱盛。主要药物有：槐花、枳壳、芒硝、大黄、火麻仁、瓜蒌仁、丹皮、益智仁、广木香、郁李仁、槟榔、槐角、苦楝根、雷丸等。

(3) 足阳明胃经：受手阳明之交，从头走之足。多气复多血。主要药物有：生石膏、朴硝、白术、苍术、厚朴、生姜、大枣、神曲、麦芽、山楂、炙甘草、薏苡仁、山栀、槟榔等。

(4) 足太阴脾经：受足阳明之交，从足走胸。血少气旺。主要药物有：诃子肉、吴茱萸、茯苓、白豆蔻、丁香、藿香、茵陈、芦根、人参、猪苓、二丑、竹茹、滑石、葛花、赤石脂、补骨脂等。

(5) 手少阴心经：受足太阴之交，从胸走手，少血多气。主要药物有：人参、麦冬、远志、茯神、五味子、牛黄、黄连、石菖蒲、竹叶、甘草、生地、丹参、山楂、黄芪、苏合香油、犀角（现已禁用）、半夏、肉桂、珍珠母、紫石英、琥珀、麝香等。

(6) 手太阳小肠经：受手少阴之交，从手走头，少气多血。主要药物有：滑石、赤茯苓、生地、川楝子、小茴香、乌药、高良姜、胡芦巴、冬瓜仁、丹皮、桃仁、橘核等。

(7) 足太阳膀胱经：受手太阳之交，从头走足。少气多血。主要药物有：猪苓、益智仁、韭子、桑螵蛸、肉桂、山药、延胡索、车前子、冬葵子、瞿麦、山栀、白薇、白蔹等。

(8) 足少阴肾经：受足太阳之交，从足走腹，多气少血。主要药物有：枸杞子、肉苁蓉、沙蒺藜、韭子、菟丝子、桑椹、鹿茸、雄蚕蛾、金樱子、山茱萸、沉香、仙茅、仙灵脾等。

(9) 手厥阴心包经：受足少阴之交，从胸走手，少气而多血。主要药物有当归、血竭、茯苓、没药、黄连、冰片、五味子、犀角、麦冬、半夏、人参等。

(10) 手少阳三焦经：受手厥阴之交，从手走头，少血多气。主要用药有：苏子、黄芩、白芍、蒲黄、山豆根、山慈菇、白蔻仁、枳壳、槟榔、玄参、肉苁蓉、生石膏、肉桂、益智仁等。

(11) 足少阳胆经：受手少阳之交，从头走足，多气少血。主要用药有：黄芩、龙胆草、山栀、香附、柴胡、竹茹、乌梅、芦荟、青黛、大黄、玄参、竹叶、决明子、薄荷等。

(12) 足厥阴肝经：受足少阳之交，从足走腹少气多血。主要药物有：青皮、益母草、柴胡、郁金、香附、羚羊角、龙胆草、延胡索、蔓荆子、三棱、制首乌、党参、白花蛇、蛇蜕、蝉蜕、天麻、石决明、代赭石、金箔等。

2. 皮肤病经络定位及治疗特点

（1）皮肤病发生在头顶时，正中属督脉，两旁属足太阳膀胱经。病变发生在面部和乳部，属足阳明胃经（乳房属胃经，乳晕属足少阳胆经，乳头属足厥阴肝经）。病变发生在耳部前后，属足少阳胆经和手少阳三焦经。病变发生在颈及胸胁部，属足厥阴肝经（胁肋部属胆经，因其行身之侧）。病变发生在手心，属手厥阴心包经，足心属足少阴肾经。病变发生在背，总属阳经。病变发生在臂部，外侧属手三阳经，内侧属手三阴经。病变发生在腿部，外侧属足三阳经，内侧属足三阴经。病变发生在腹部，总属阴经。

此外，病变发生在五官区域，眼部属肝经、耳部属肾经、鼻部属肺经、舌部属心经、口唇属脾经。

鉴于上述病变部位与经络的不同，适当加入引经药，使药力直达患处，将会收到显著的效果。如手太阳经用黄柏、藁本，足太阳经用羌活，手阳明经用升麻、石膏、葛根，足阳明经用白芷、升麻、石膏，手少阳经用柴胡、连翘、地骨皮（上）、青皮（中）、附子（下），足少阳经用柴胡、青皮，手太阴经用桂枝、升麻、白芷、葱白，足太阴经用升麻、苍术、白芍，手厥阴经用柴胡、丹皮，足厥阴经用柴胡、青皮、川芎、吴茱萸，手少阴经用细辛、黄连，足少阴经用独活、知母、细辛。

（2）经络气血的多少，直接关系到病程的长短及其预后。一般来说，气少者，病情呈渐进性进展，治疗也呈缓慢性消退，如弥漫性系统性硬皮病。血少者，血流不畅，或因寒，或因阳虚，或因湿滞等因素，使之皮肤损害消退缓慢，如变应性血管炎。气血充足者，常见于急性皮肤病，如急性荨麻疹，在治疗中，由于正气旺盛，给予疏风清热、凉血解毒之剂，常能在较短时间获得良好的效果。

另外，对于少气多血者，在益气的同时佐以凉血或化瘀，多气少血者，在行气或理气的同时，佐以补血或育阴。总之，视具体情况而变化，从而达到阴阳相对的平衡。

（三）奇经八脉用药心得

凡人身有经脉络脉，经凡十二，络凡十五。十二经各有别络，而脾又有大络，并任督二络为十五，共二十七气。相随上下，如泉之流，不得休息，故阳脉营于五脏，阴脉营于六腑，阴阳相贯，莫知其纪，终而复始。其流溢之气，入于奇经，转相灌输，内温脏腑，外濡腠理。奇经凡八脉，不拘制于十二正经，无表里配合，故谓之奇。盖正经犹沟渠，奇经犹湖泽，正经之脉隆盛，则溢于奇经，故秦越人比之天雨降下，沟渠溢，流湖泽。

1. 奇经八脉走向及用药心得

（1）督脉用药心得：督脉起于会阴，循背而行于身之后，为阳脉之总督，故曰阳脉之海。其别与厥阴脉同会于巅。常用药有鹿茸、鹿角胶、鹿角霜、附子、肉桂、干姜、川椒、桂枝、细辛、藁本、锁阳、菟丝子、山萸肉、巴戟天、肉苁蓉、羌活、秦艽、沉香、丁香、川芎、苍耳子、枸杞子及牛、羊、猪脊髓等。

（2）带脉用药心得：带脉横围于腰，状如束带，所以总约十二经脉及奇经中七脉。常用药有五味子、山药、湘莲肉、芡实、金樱子、覆盆子、桑螵蛸、当归、白芍、川断、龙骨、升麻、艾叶、桃仁、菟丝子、青葙子、丁香、甘草等。

（3）冲脉用药心得：冲脉起于会阴，夹脐而行，直冲于上，为诸脉之冲要，故曰十二经脉之海。此与任脉主身前之阴。常用药有延胡索、川楝子、香附、白术、枸杞、王不留行、甘草、丹参、巴戟天、川芎、黄芩、黄柏、鳖甲、郁金、陈香、降香、茺蔚子、乌药、青皮、吴茱萸、小茴香、桃仁、当归、广木香、竹茹、陈皮、枳壳等。

(4) 任脉用药心得：任脉起于中极之下，以上毛际，循腹里，上关元，至咽喉，上颐，循面，入目。此与冲脉主身前之阴。常用药有龟板、鳖甲、阿胶、鱼胶、淡菜、蚌水、知母、黄柏、玄参、熟地、丹参、王不留行、紫河车、紫石英、何首乌、当归、柏子仁、艾叶、檀香、全虫、人乳、羊肉等。

(5) 阳维阴维用药心得：阳维脉起于诸阳之会，由外踝而上行于卫分。阴维脉起于诸阴之交，由内踝而上行于营分。主一身之纲维。常用中药有桂枝、白芍、甘草、生姜、大枣、人参、白术、黄芪、金铃子、延胡索、蒲黄、五灵脂、熟地、乳香、没药、姜黄、川芎、桂枝等。

(6) 阳跷阴跷用药心得：阳跷脉起于跟中，循外踝，上行于身之左右，主一身左右之阳。阴跷脉起于足跟，循内踝，上行于身之左右，主一身左右之阴。主机关矫捷。常用药有麻黄、防风、苍术、炙甘草、干姜、黄柏、知母、枣仁、虎骨（现已禁用）、延胡索、胆南星、穿山甲、肉桂等。

2. 奇经八脉用药的适用范围

综合上述用药心得，在临床上主要用于治疗肝、脾、肾三脏异常所导致的众多皮肤病。归纳有五大类：

(1) 结缔组织病及有关免疫性疾病，如红斑狼疮、干燥综合征、硬皮病、白塞综合征等。

(2) 色素障碍性皮肤病，如白癜风、黑变病等。

(3) 遗传性皮肤病，如大疱性表皮松解症（营养不良型）。

(4) 皮肤附属性疾病，如斑秃（普秃）。

(5) 与皮肤有关的综合征如月经前综合征。包括月经疹等。

二、要药汇解

藁　本

【药名浅释】

藁本　始载于《神农本草经》，列为中品，别名有藁茇、鬼新、西芎等。根上苗下似禾藁，故名藁本。本，根也，李时珍说：古人香料用之，呼为藁本香。山海经名藁茇。

【药性分述】

藁本味辛，性温。具有发表散寒、祛风胜湿、止痛的功效。

本品专入膀胱，兼入奇督。治督脉有病，脊强而厥，下行祛寒湿，寒郁本经，巅顶、脑后剧痛必用之。在治疗头痛之时，引经药各有专司，不得混淆：阳明用白芷，少阳用柴胡，太阴用苍术为宜，厥阴用川芎有效，少阴细辛略用，太阳用藁本奏功。因此，《本草求真》说："治太阳膀胱，风犯巅顶，脑后剧痛，号为是经要药。"又因气厚味薄，主升主阳，对头面部分的皮肤病内服外用很多，诸如酒渣、皮肤瑕疵、粉刺，祛头垢白屑、悦颜色。可与木香做沐药，或与白芷做面脂。

头痛夹内热，春夏温病热痛、产后血虚、火炎头痛皆不可服。

【临床应用】

1. 皮肤痒如虫行　藁本散：藁本、刺蒺藜、人参、白花蛇各23g，枳壳、防风、威灵仙各15g，防己7.5g，研细末。每服3g，饭后用荆芥汤调服。（《圣济总录·卷11》）

2. 疥疮，癣　外用藁本散：藁本、蛇床子、黄柏各15g，硫黄11g，生白矾7.5g，轻粉3g。

上药研细末，油蜡调膏搽患处。（《医方类聚·卷196》）

羌独活

【药名浅释】

独活　始载于《神农本草经》，列为上品。别名有川独活、资丘独活、巴东独活、肉独活。陶弘景说：一茎直上，不为风动，故曰独活。此草得风不摇，无风自动，故名独摇草。独活是羌活母也。李时珍说：独活以羌中来者为良。故有羌活，胡王使者诸名，乃一物二种也。李济仁先生认为羌活药力雄厚，上巅顶，横手臂，善治游风，独活药力稍缓，通心腹，下腰膝，善理伏风。痹在上，宜羌活，配桂枝、姜黄；痹在下，宜独活，配牛膝、木瓜；上下俱病，羌独同用。

羌活　始载于《神农本草经》独活项下，视为别名，直到唐代《药性本草》始将独活、羌活分开。《本草纲目》仍将独活与羌活合并。本品别名有蚕羌、西羌。

【药性分述】

羌活味辛苦，性温；具有解表散寒、祛风胜湿的功效。

本品配独活、松节，酒煎治历节风，配川芎、当归治头痛脊强而厥，配莱菔子同炒香，只取羌活为末，治风水浮肿。《药鉴》赞誉："痘家用之，以散肌表风热，解百节疼痛，此亦发毒追脓之要药也。"归纳要点，作用有五：一是手足太阳经引经药，二是风湿相兼可祛，三是祛肢节痛，四是除痈败血，五是治风湿头痛。总之，除风湿宜重用，表风寒须轻用。对血癞多痒，偏于寒阻顽湿者用之甚佳。气血虚而偏身痛者禁用，正气虚者忌用之。

独活味辛苦，性温。具有祛风散寒、通络止痛、除湿宣寒的功效。

《本草纲目》说："羌活、独活乃一类两种，以中国者为独活，西羌者为羌活。"

然其两者的药效各不相同，羌之气清，行气而发散营卫之邪，独之气浊，行血而温养营卫之气。羌有发表之功，表之表；独有助表之力，表之里。羌行上焦而上理，上属气，故云羌活入气，则游风头痛、风湿骨节疼痛可治；独行下焦而下理，下属血，故云独活入血，则伏风头痛、两足湿痹可治。二活虽属治风，而用各有别，不可不细察耳。（《本草求真》）。

羌活、独活皆治头痛，然羌活善治巅顶之枕、项部为主的太阳头痛，独活善治头痛连及齿颊之少阴疼痛。皮肤苦痒，风毒牙痛，百节痛风，手足挛痛劳损，奔喘逆气，女子疝瘕，腰腹疼痛，两足痹痛，金疮等。无论新旧，皆可用之。但体虚气上，阴虚体萎，血虚身痛均忌用，盛夏不宜轻用。

【临床应用】

1. 项后硬结性毛囊炎、聚合性痤疮　蜂房野菊汤：野菊花、金银花、连翘、蒲公英、紫花地丁各10～12g，浙贝母、玄参各10g，羌活、蜂房、川芎、甘草各6g。（《徐宜厚皮科传心录》）

2. 荨麻疹　荆防败毒散与升麻葛根汤合裁：地肤子、荷叶各15g，蝉蜕、葛根、赤芍各10g，升麻、荆芥、防风各7.5g，羌独活、川芎、柴胡、前胡、白芷、甘草、丹皮各5g。（《蒲辅周医案》）

3. 湿疹　叶氏验方：防风、地肤子各4.5g，蝉蜕3g，羌活、枳壳、黄芩各6g，茯苓皮、车前子各9g，忍冬藤24g，炒谷芽12g。（《中医临床家·叶心清》）

4. 白癜风　白癜汤：当归、川芎、何首乌、菟丝子、防风、补骨脂、羌活、独活、白芷、女贞子、旱莲草。白斑夏天加重加紫草、茜草，白斑在冬天加重加桂枝、细辛，白斑在春天加重加浮萍、潼蒺藜。（《中国现代百名中医临床家丛书·张作舟》）

葛　根

【药名浅释】

葛根　始载于《神农本草经》列为中品。别名有鸡齐、鹿藿、粉葛、甘葛、煨葛根、葛粉。李时珍说：葛从曷，谐音也。鹿食九草，此其一种，故曰鹿曷。

【药性分述】

葛根味甘辛，性凉；具有解肌退热、生津止渴、升阳透疹、止泻解毒的功效。

本品气味俱薄，体轻上升，行浮而微降。主要作用有五：发伤寒之表邪，止胃虚之消渴，解酒中之苛毒，治往来之温疟，发小儿疮疹之难出。此外，还能治疗身热、赤酒黄、金疮、时疮、血痢、蛇虫毒等。

以其气轻，善达诸阳经，尤以阳明为最。凡解散之药，多为辛热，为本品性凉而甘。故对温热时行疫疾，热而兼渴尤良。由此感悟，凡遇传染性或流行性皮肤病，偏于毒热者皆可用之，如传染性红斑、手足口病等。不过，具体应用时，应知生葛根重解肌清热，煨葛根重升清止泻，葛花解酒毒。

孕妇忌用，胃寒者慎用，表虚多汗忌用。

【临床应用】

1. 肿毒　葛根白术散：白术 3g，茯苓、干葛、木香、赤芍、炙甘草各 4. 5g，枳壳 7. 5g，上药为散，每服 9g 用水 100ml 煎至 70ml，去渣温服。小儿减半。（《小儿病源方论·卷 1》）

2. 湿毒大头瘟　葛根牛蒡子汤：葛根、贯众、甘草、牛蒡子、盐豆豉各 30g。上为细末，每服 9g。用水调下。（《外科精义·卷 19》）

3. 小儿风疹　谢氏验方：升麻、葛根、桔梗、前湖、防风各 5g，甘草 2. 5g。（《谢海洲用药心悟》）

陈皮（橘核　橘红　橘叶　橘络）

【药名浅释】

陈皮　始载于《神农本草经》。别名有红皮、黄橘皮、炒陈皮、姜陈皮、橘皮、广陈皮。橘皮以色红日久者为佳，故曰红皮、陈皮。其产地以东橘为好，西江者不如。须陈久者为良。

【药性分述】

陈皮味苦辛，性平；具有宽膈下气、消痰饮的功效。

本品能散能和，能燥能泻，利气调中，消痰快膈，宣通五脏，统治百病。入和中药留白，入疏通药去白，亦名橘红。产地以广为胜，以陈者为良。

本品煎汤外洗，可治风疹、恶疮、疥癞、小儿壮热等。

橘核　始载于《日华本草》。别名有橘子仁。味苦，性温。能除因寒所生之病，如疝气、肾冷、寒嗝。

橘红　始载于《汤液本草》。别名有芸皮、云皮、芸红、川橘红。专主肺寒咳嗽多痰，虚损方多用之。然其久咳气泄，又非所宜。

橘叶　始载于《本草纲目》。别名有橘子叶。味辛，性平。导胸膈逆气，消乳痈。

橘络　始载于《本草原始》。别名有橘筋。能化痰、通络。适用于痰热咳嗽等症。

陈皮家族类药物，凡汗多、里虚、阳气外泄者禁用。汗家、血家、痘疹灌浆时俱禁用。

【临床应用】

1. 寒性脓肿或体表小肿物 活血逐瘀汤：丹参15～30g，乌药、白僵蚕、厚朴6～12g，三棱、莪术、白芥子、橘红、土贝母各10～15g，沉香1.5～3g。(《赵炳南临床经验集》)

2. 慢性荨麻疹（气郁型） 夏氏验方：制香附、陈皮各12g，郁金9g，炒枳壳6g，蔻仁3g。(《中医外科心得·夏少农》)

3. 慢性荨麻疹（胃肠积滞型） 施氏验方：炒谷芽、炒半夏曲（旋覆花6g同布包）、炒麦芽、焦山楂、宣木瓜、炒皂角子（晚蚕沙10g同布包）各10g，青皮炭、广皮炭、莱菔子、醋柴胡、防风、蝉蜕、乌梅炭各5g，莱菔缨、杭白芍、酒当归、黑芥穗各6g。(《施今墨临床经验集》)

白　芷

【药名浅释】

白芷　始载于《神农本草经》，列为中品。别名有白茝、芳香、泽芬、符篱、香白芷、川白芷等。古人谓初生根干为芷，则白芷之义取乎此也。许慎说文云：晋谓之嚣，齐谓之茝，楚谓之篱。生于下者。芬芳与兰同德。故骚人以兰茝为咏，而本草有芳香、泽芬之名，古人谓之香白芷云。

【药性分述】

白芷味辛，性温；具有解表散寒、燥湿止痛、解毒排脓的功效。

本品的主治与药效范围有三大类：一是肺、脾、胃三经风热，如寒热头痛、眉棱骨痛、头目齿痛等。二是肺、脾、肾三经湿热，如漏下赤白、痈疽、头面皮肤之风，周身燥痒之痹。三是外用可做药膏或面脂，去面上黑皯，瘢疵，润泽颜色。在配伍方面，如配荆芥、腊茶治风寒流涕；配椿根皮，治湿热带下；配瓜蒌仁治乳痈；配辛夷、细辛治鼻病。特别是对鼻塞效果更好，白芷末酒调服下，能解砒霜毒、蛇毒等。《神农本草经百种录》说："凡驱风之药，未有不枯耗津液者，白芷极香，能驱风燥湿，其质又极滑润，能和理血脉而不枯耗，用之则有利无害者也"

不过，其性燥烈而发散，血虚、气虚者忌用。痈疽已溃者勿用。

【临床应用】

1. 乳头皲裂 取白芷15g，蒲公英、苦参、硼砂、生甘草各9g。水煎取药汁温洗患处，每日两次，每次15～20分钟。[山东中医杂志，1987，(4)：19]

2. 银屑病 内服川白芷冲剂20～30g，两小时后，照黑光，照前用30%川白芷酊涂搽患处，每日一次，6次为一疗程。[辽宁中医杂志，1982，(8)：41]

3. 黄褐斑 桃花250g，白芷30g。浸泡于1000ml酒类，一月后取用，早晚各饮酒10ml。并用少量药酒涂搽患处。[浙江中医杂志，1986，21(2)：68]

4. 带状疱疹 白芷、雄黄各等份，研末，醋调，外涂患处。[江苏中医杂志，1986，(2)：30]

川　芎

【药名浅释】

川芎　始载于《神农本草经》，列为上品。别名有胡芎、香果、山鞠穷、芎穷、抚芎、酒川芎等。人头穹隆穷高，天之象也。此药上行，专治头脑诸疾，故有芎穷之名。以胡戎者为佳。

故曰胡芎。古人因其根节状如马衔谓之马衔芎穷。后世因其状如雀脑芎。其出于关中者，呼为京芎，亦曰西芎，出于蜀中者，为川芎，出于天台者为台芎，出于江南者，为抚芎，皆因地而名也。

【药性分述】

川芎味辛，性温；具有活血行气、祛风止痛的功效。

李东垣说："川芎上行头角，助元阳之气而止痛，下行血海，养新生之血以调经。"李氏之言可谓纲要，然其本品的药效，在《日华子本草》记载最详："治一切风、一切气、一切劳损、一切血。补五劳，壮筋骨，调众脉，破疗结宿血，养新血，长肉，鼻洪，吐血及溺血，痔漏，脑痈，发背，瘰疬，瘿赘，疮疥及排脓，消瘀血。"本品被公认为是治血虚头痛的圣药。上行头目，下行血海。通肝经，血中之气药。诚如张锡纯所说："气香窜，性温，香窜相并，其力上行，下降，外达，内透，无所不至。配细辛，治金疮；配麦曲，治湿泻；配牡蛎，治头风吐逆；配地黄，止崩漏；配参、芪"补元阳理气；配薄荷、朴硝为末，吹入鼻中，治小儿脑热，目闭赤肿等。"川芎有两大独特之处，一是治头痛，一是调经。后者补充之，若为调经，每配柴胡；若治通经，多加香附；夹瘀者配赤芍，重者加桃仁、红花；夹热者，需配丹皮，重者加栀子；气滞者加陈皮、青皮，重者再加降香、延胡索；如为产后，每加山楂、益母草；如有癥瘕加三棱、莪术。

所忌须知：单服久服，犯则走散真气，令人暴亡，务加他药佐之，中病便已。

【临床应用】

1. 玫瑰糠疹 蒲氏验方：干生地、丹参、蒺藜、炒地肤子各50g，当归、川芎、炒枳壳、制香附、羌活各15g，赤芍、白芷各20g，地骨皮、大青叶各25g，生甘草10g。共研细末，每日早晚各服一勺，温开水送下。(《蒲辅周医案》)

2. 荨麻疹 川芎茶调散：薄荷叶、香附各240g，川芎、荆芥各120g，防风450g，白芷、羌活、甘草各60g，上为细末，每服60g。食后茶清调下。《太平惠民和剂局方·卷2》

3. 血栓闭塞性脉管炎 蠲痹汤加减：羌活、独活、桂枝、秦艽、当归、川芎、地龙、制乳香、广木香各10g，黄芪、鸡血藤10～30g。(《徐宜厚皮科传心录》)

鹿（鹿茸　鹿角　鹿角胶　鹿鞭　鹿筋　鹿角霜　鹿胎　鹿尾）

【药名浅释】

鹿，别名斑龙。鹿字篆文，象其头，角、身、足之形。李时珍进一步解释：马身羊尾，头侧而长，高脚而行速。牡者有角，大如小马，黄质白斑，俗称马鹿。牝者无角，小而无斑，毛杂黄白色，俗称麀鹿。

鹿茸　始载于《神农本草》，列为中品，别名有青毛茸、黄毛茸、鹿茸片。

鹿茸粉　孟诜说鹿茸不可以鼻嗅之，中有小白虫，视之不见，入人鼻必为虫颡，药不及也。慎之。

鹿角　始载于《神农本草经》，别名有鹿角片、鹿角，要黄色紧重尖者好，以鹿年久者更好。

鹿角胶　始载于《神农本草经》，列为上品，别名有鹿胶、白胶。李时珍说：取粉熬成胶，或以浓汁熬成膏，为角胶。

鹿鞭　曾以"鹿肾"之名见于《名医别录》，鹿鞭始载于《医林纂要》，别名有鹿肾、鹿冲、鹿阴茎、鹿茎筋。宰鹿后，割取阴茎及睾丸，除净残肉及脂肪，固定于木板上风干。

鹿筋　始载于《唐本草》。

鹿角霜　曾以“鹿角白霜”之名见于《本草蒙筌》，鹿角霜始载于《品汇精要》。古时以米泔浸鹿角七日令软，入急流水中浸七日，去粗皮，以东流水、桑柴火煮七日，旋旋加水，入醋少许，捣成霜用。现时均是提制鹿角胶后，剩下的残渣。

鹿胎　始载于《本草新编》。

鹿尾　始载于《青海药材》。

【药性分述】

鹿茸本品性味有四种说法《本经》谓味甘，性温。《名医别录》谓味酸，微温，无毒。《开宝本草》谓味甘酸，性微温，无毒。《药性解》谓味甘咸，性温，无毒。现代医籍多数宗《药性解》的说法。具有补肾阳、益精血、强筋骨的功效。

本品禀纯阳之质，含生发之气，因而广泛用于临床各科。内科有虚劳畏寒，男子肾腰虚冷，脚膝无力，精溢自出，眩晕虚利等。妇科有崩中漏血，赤白带下，胎动等。皮肤科有石淋、痈肿疽疡，小便数利，泄精溺白，恶疮等。口腔科有固齿牙等。五官科有耳聋等。小儿科有小儿惊搐。

总之，本品专入命门、督脉，兼入肝。能生精补髓，养血益阳，强筋健骨，善扶衰羸瘦，坚齿牙，益神志。

不过，有火热者用之，何异于抱薪救火。

此外，鹿是山兽，属阳，性淫而游山，夏至得阴气解角，从阳退之象，麋是泽兽，属阴，性淫而游泽，冬至得阳气而解角，从阴退之象。鹿茸与麋茸的功效不同，鹿茸温补真阳以通督，麋茸温补肾水以助血，不可不辨。

鹿角味咸，性温。具有温肾阳、壮筋骨、行血消肿的功效。适用于阳痿遗精、阴疽疮疡、瘀血肿痛、乳痈初起。阴虚阳亢者忌服。

鹿角胶味甘咸，性温。具有滋补肝肾、益精养血的功效。适用于阳痿滑精、腰膝酸冷、便血尿血、阴疽肿痛、疮漏肿毒等。阴虚阳亢忌服。

鹿鞭味甘咸，性温。具有补肾、壮阳、益精的功效。适用于劳损、肾虚耳聋耳鸣、阳痿、宫冷不孕、腰膝酸痛、活血催乳及慢性睾丸炎症等。

鹿筋味淡微咸，性温。具有壮筋骨、补虚益气的功效。适用于劳损、转筋、风湿关节痛。总之，能大壮筋骨，食之令人不畏寒冷。

鹿角霜味咸，性温。具有温肾助阳、收敛止血的功效。适用于脾肾阳虚，白带尿频，崩漏下血，痈疽痰核，痘疮不起，疮疡肿痛等。阴虚阳亢者禁用。

鹿胎味甘咸，性温。具有益肾壮阳、补虚生精、补血调经的功效。适用于精血不足，月经不调，宫寒不孕，崩漏带下，血虚、血寒、虚损痨瘵等。上焦有痰热，胃中有火者忌服。

鹿尾味甘咸，性温。具有暖腰膝、益肾精的功效。适用于腰膝疼痛，肾虚遗精，头昏耳鸣，阳痿等。阴虚阳亢者忌服。

综合上述，说明“鹿一身皆益人者也，而鹿茸为胜，凡阳痿而不坚者，必得鹿茸而始能坚，非草木兴阳之药可比。但必须用茸为妙”。(《本草新编》)

【临床应用】

1. 红斑性狼疮（雷诺症）　参茸当归四逆汤：当归、白芍各15g，细辛3g，通草6g，大枣6枚，桂枝、炙甘草各10g，红参5g，鹿茸1g。(《国家级名医秘验方·姚树锦》)

2. 黄褐斑　韩氏验方：鹿角片、巴戟天、补骨脂、山茱萸、当归、白芷各10g，枸杞子、黄

精、丹参、鸡血藤各15g，熟地20g，薏苡仁30g。(《中国现代百名中医临床家丛书·韩冰》)

3. 系统性硬皮病 张氏验方：仙茅、巴戟天、桂枝、鹿胶（蒸化）、香附各10g，仙灵脾、虎杖、鸡血藤各30g，熟地、丹参各15g，蜂房9g。(《名中医临证精华·张锡君》)

龟板（龟甲胶）

【药名浅释】

龟板　始载于《神农本草经》，列为上品。别名有神屋、败龟板、败将、漏天机、龟甲、乌龟壳、醋龟甲等。李时珍曰并隐名也。韩保升说湖州、江洲、胶州者骨白而厚，其色分明，供卜、入药最良。其头方脚短，壳圆板白者，阳龟也；头尖脚长，壳长板黄者，阴龟也。阴人用阳，阳人用阴，今医家亦不知如此分别。

龟甲胶　始载于《景岳全书》，曾以龟胶名见于《本草汇言》，别名有龟胶、龟板胶。

【药性分述】

龟板性味有三种说法：《本经》谓味咸，性平。《开宝本草》谓味咸甘，性平，有毒。《本草蒙筌》《药性解》也有类似说法。《药鉴》谓味咸甘，性平，无毒。药用当为败龟板，取其长年得阴气多，故有益阴之功，若新剖龟甲，则会有毒，不宜频用，不可不辨。本品具有滋阴潜阳、益肾强骨、养血补心的功效。

龟的甲壳、肉、血、肝、胆、蛋甚至龟尿，皆可供药。但主要用其龟壳。古代上下甲皆用，元代朱丹溪发现龟板（下甲）有滋阴作用后，背甲（上甲）弃之不用，后人习之为常。近些年来，科学研究发现，龟上下甲有相同的化学成分，且出胶量略为下甲两倍。龟通任脉，以补心、补肾、补血为主，专行任脉，上通心气，下通肾气。所主诸病皆属阴虚血弱。如脾统血，脾血不统，则漏下赤白，本品味甘益脾，疟、癥瘕，均有湿热之邪，聚结阴分，本品阴寒，可清热，气平可利湿，火结大肠，则生五痔，湿浊下注，则患女子湿痒阴疮。肺合大肠，肾主阴户，性寒可去热，气平可消湿。湿盛则重溺，味甘益脾，气平去湿，湿行则四肢健。小儿肾虚，则囟骨不合，本品补肾阴而主之。

此外，龟甲烧灰，可治小儿头疮、女人阴疮、脱肛。

阳虚假热者禁用，脾胃命门虚寒等证亦禁服，这是由于本品至阴大寒，多用必伤脾土。病人虚而无热者不能用。

龟甲胶味甘咸，性寒。具有滋阴、养血、止血的功效。本品气味浓厚，尤属纯阴，适用于阴虚潮热、骨蒸盗汗、腰膝酸软、肺热咳喘、消渴烦扰、热汗惊悸、谵妄狂躁、血虚萎黄等症。总之，凡一切阴虚、血虚之症皆可用之。

龟甲胶在通任脉、助阳道、补阴血、益精气、治痿弱，同时还发现对增进妇女乳汁分泌有良效。此外，还有治烫伤、红眼病及抗肿瘤的效果。《本草求真》说："龟胶，经板煎就，气味益阴，故《本草》载板不如胶之说，以板炙酥，煅用，气味尚淡，故补阴分之阴，用板不如用胶，然必审属阳旺，于阴果属亏损，凡属微温不敢杂投，得此，则阳得随阴化，而阳不致独旺。否则，阴虚仍以熟地为要。服之阴既得滋，而阳乃得随阴而不绝也。是以古人滋阴，多以地黄为率，而龟板、龟胶，止以老热骨蒸为用，其意实基于此矣。使不分辨明晰，仅以此属滋阴，任意妄投，其不损阳败中者鲜矣。黄宫秀之言，值得仔细玩味。"

【临床应用】

1. 过敏性紫癜 张氏验方：生地、败龟板、金狗脊、菟丝子、女贞子各12g，黄柏、知母、谷麦芽各9g，旱莲草、鲜藕节各30g，乌梅40g，大枣6枚。(《临证偶拾·张羹梅》)

2. 黑变病 朱氏验方：生地黄、熟地黄、丹参各60g，丹皮、龟板、知母、黄柏各30g，研细末，炼蜜为丸。每丸9g，日服2丸。(《朱仁康临床经验集》)

3. 口腔扁平苔藓 夏氏验方：金雀根、土茯苓各30g，党参、枸杞子、玄参、麦冬、龟板各12g，黄连6g，知母9g，凤尾草15g，灯心5g。(《中医外科心得·夏少农》)

鳖甲（鳖甲胶）

【药名浅释】

鳖甲　始载于《神农本草经》，列为中品。别名有神守、鳖壳、团鱼壳、甲鱼壳、制鳖甲。李时珍说：鳖行蹩蹩，故谓之鳖。淮南子说：鳖无耳而守神。守神之名以此。

【药性分述】

鳖甲味咸，性微寒；具有滋阴潜阳、软坚散结、退热除蒸的功效。

本品为肝、脾、肾血分药，能消癥瘕坚积，除骨节间血虚劳热，妇人血癥恶血，治产难，能坠胎及阴脱，小儿惊痫，斑痘烦喘，消疮肿肠痈，仆损瘀血，去阴蚀、痔漏、恶肉。

鳖之肉补多而攻少，鳖之甲，攻多而补少，这是由于其性善攻，而其味仍补的缘故。

鳖甲胶　始载于《卫生宝鉴》，具有滋阴退热、补血消瘀的功效，适用于阴虚潮热，肛门肿痛，血虚经闭等。

鳖与龟同是阴类，但其性实不同，龟性静而不动，鳖性动而不静，故龟长于补，而鳖长于攻，龟可为膏以滋阴，鳖可为末以攻坚，滋阴者可以久服受益，攻坚者可以暂用而收功，当辨之。

介虫阴类药，主治阴经血分之病，然其各不相同，如鳖甲乃厥阴肝经血分之药，色青入肝，所主病症有疟劳寒热，痃瘕惊痫，经水痈肿阴疮。玳瑁色赤入心，所主病症心风惊热，伤寒狂乱，痘毒肿毒。秦龟色黄入脾，所主病症顽风湿痹，身重蛊毒。水龟色黑入肾，所主病症，阴虚精弱，腰脚酸痿，阴弱泻利。

肝虚无热忌用，妊娠禁用。凡阴虚泄泻、产后泄泻、产后饮食不消、不思食及呕恶等症均忌之。

【临床应用】

1. 唇炎 取鳖甲及头，烧灰存性，外敷。(《本草纲目·卷45》)

2. 龟头生疮 鳖甲一枚，烧灰存性，研细末。鸡子白调敷外搽。(《本草纲目·卷45》)

3. 系统性红斑狼疮（血分毒热，气阴耗伤） 清骨散加减：青蒿15～30g（后下），白薇、炙鳖甲（先煎）、大生地、太子参各15g，银柴胡、知母、丹皮、雷公藤各10g，葎草30g、白芍12g，炒常山6g。(《周仲瑛临床经验辑要》)

4. 经期过敏性紫癜 升麻鳖甲汤加味：升麻4g，甘草、当归各9g，雄黄1.5g，生地、鳖甲、玄参、紫草各30g，木通3g，蝉蜕10g，丹皮15g。(张惠玲．新中医，1995，1)

紫河车

【药名浅释】

紫河车　始载于《本草纲目》，别名有胎盘、胎衣、混沌衣、混元母、佛袈裟、仙人衣、胞衣、人胞、人盘等。人胞，包人如衣，故曰胞衣，方家讳之，别立诸名焉。丹书云：天地之先，阴阳之祖，乾坤之橐籥，铅汞之匡廓，胚胎将兆，九九数足，我则乘而载之，故谓之河车。其色有红、有绿、有紫，以紫色为良。

紫河车古方不分男女。近世男用男、女用女，一云男病用女，女病用男。初生者为佳，次则健壮无病妇人者也可。

【药性分述】

紫河车味咸，性温；具有补精、养血、益气的功效。

本品为人之气血所生，能大补气血，治一切虚劳损疾，治虚损有五：一损肺，皮聚毛落；二损心，血脉衰少，不能荣于五脏六腑；三损脾，肌肉消脱，不能饮食；四损肝，筋缓不能收持；五损肾，骨痿不起。疗六极有：血极、气极、筋极、肌极、骨极、精极。但应注意以初胎及无病妇人为良。有胎毒者害人，可用银器试之。

此外，在《本草新编》一书中提到紫河车与脐带的关系，该书说："脐带之功，虽不及于紫河车，而补益之功，大非草木可比。盖脐带为接续之冠，实性命之根蒂也……凡气弱者，可接之以重壮，气短者，可接之再延，气绝者，可接之以再活。"阴虚火动者禁用。

【临床应用】

1. 解诸蛊毒（草蛊、蛇蛊、蜣螂蛊） 取胎盘一具，洗切，晒干为末。温水调服。（《本草纲目·卷52》）

2. 斑秃 大补元煎加减：人参6g，炙甘草、山茱萸、杜仲、山药、女贞子、桑椹、楮实子、沙苑子、肉苁蓉、桑寄生、补骨脂、柴胡、香附、石斛、红花、川芎、蛇蜕、桑叶、杭菊花、白僵蚕各10g，熟地、当归、枸杞子、制首乌、旱莲草、夜交藤、丹参、白鲜皮各15g，紫河车3g，研末冲下。（《张景岳医方精要》）

3. 艾迪生黑变病 施氏验方：紫河车、山萸肉、熟地、鹿角胶、金石斛、酒白芍、沙苑子、炙黄芪、白术各60g，上肉桂、酒川芎、广陈皮、砂仁各15g，川附片、破故纸、酒当归、杜仲、川断、茯苓、茯神、旱莲草、车前子、血余炭、山楂炭、焙内金、丹皮、泽泻、炙草梢30g。共研细末，怀山药600g打糊为小丸，每日早晚各服10g，白开水送下。（《施今墨临床经验集》）

穿山甲

【药名浅释】

穿山甲　曾以鲮鲤甲名，始载于《名医别录》，穿山甲之名，始见于《图经本草》，别名有甲片、龙鲤、石鲮鲤、麒麟甲、炮山甲、醋山甲、醋甲珠。李时珍说：其形肖鲤，穴陵而居，故曰鲮鲤。而俗称为穿山甲。郭璞赋谓之龙鲤。临海记云：尾刺如三角菱，故谓石鲮。

【药性分述】

穿山甲味咸，性微寒；具有通经下乳、消肿排脓、疏风通络的功效。

《本草纲目》说："风虐、疮科、通经下乳，用为要药。"具体言之，主治有山岚瘴疟、恶疮癣疥、蚁漏、痔漏、风湿冷痹、乳奶肿痛、痈疽肿毒等症以及脓未成者能消，以成者能透，为风疟疮科要药。张锡纯说：穿山甲走窜之性，无微不至，故能宣通脏腑，贯彻经络，透达关窍，凡血凝血聚为病，皆能开之，并能治癥瘕积聚、通身麻痹、二便闭塞、心腹疼痛，其配伍方法为加皂刺、花粉、知母、乳香、没药、金蜈蚣治疗、痈初起未成脓，横痃（鱼口便毒之类）等症极有效验。

穿山甲方用或炮、或烧、或酥炙、醋炙、童便炙，或油煎、土炒、蛤粉炒，当各随本方，未有生用者。仍以尾甲乃力胜。

在临床上，未有生用，必须炮制。其性专行散，中病即止，不可过用，元气虚者慎用，肝气虚者禁用。

【临床应用】

1. 婴儿湿疹（眉区） 取穿山甲前脯鳞，炙焦为末，清油调敷。(《本草纲目·卷43》)

2. 聚合性痤疮 变通活命饮：白芷、花粉、皂角刺、当归、甘草、赤芍、制乳香、制没药、浙贝母各3~6g，蒲公英、金银花各12g，陈皮、川芎各6g。(经验方)

3. 静脉炎 活血解毒饮子：丹参25g，当归、赤芍、川牛膝、甘草各20g，王不留行、蒲公英、金银花、黄芪各30g，乳香10g，地龙、皂刺、甲珠、红花各15g。(《张琪临床经验辑要》)

4. 外阴白斑 黄氏验方：山萸肉、丹皮、泽泻、皂角刺各12g，熟地、山药、三棱、茯苓、炒山甲各18g。(《奇难杂症·黄振鸣》)

5. 红斑性肢痛症 赵氏验方：金银花、蒲公英各15g，紫花地丁、花粉、鬼箭羽各10g，白芷、木瓜、炒山甲各4.5g，赤芍、炒皂刺各6g，乳香、没药各3g。西黄丸日2次，每次3g。(《赵炳南临床经验集》)

浮　萍

【药名浅释】

浮萍　始载于《神农本草经》，列为中品。别名有水花、水白、水苏、水廉等。陈藏器说：水萍有三种，大者曰苹，叶圆，阔寸许。小萍子是沟渠间者。本经云水萍，应是小者。其背面紫赤若血者，谓之紫萍，入药为良。

【药性分述】

浮萍味辛，性寒；具有发汗解毒、透疹、祛风止痒、利水消肿的功效。

浮萍专得水气之清阴，其体轻浮，其性清燥，能祛湿，凡暴热身痒，恶疾疠疮遍身皆可用之。此外，还主治热毒、胁肿痛、炭火烧、风疹、蛇咬毒入腹，长须发，治消渴，风湿瘖痹，脚气，跌打损伤，目赤翳膜，口舌生疮，癞风丹毒等。总之“发汗胜于麻黄，下水捷于通草，一语括尽浮萍治功”《本草求真》。

不过，身痒为风寒之邪，宜以麻桂取微汗，湿热不汗出而痒故宜浮萍主之，应以区别。

血虚肤燥，服之血涸则死，气虚风痛，服之汗不止，二者禁用《得配本草》。表气虚而自汗者不用。

【临床应用】

1. 湿疹 程氏验方：生地20g，浮萍、白鲜皮、地肤子各15g，丹皮、赤芍、西河柳各7.5g，蝉蜕4g。(《程门雪医案》)

2. 日光性皮炎 许氏验方：生地、金银花、生首乌各12g，赤芍6g，连翘、牛蒡子、白鲜皮各9g，蝉蜕、浮萍各3g。(《许履和外科医案医话集》)

3. 传染性红斑 朱氏验方：生地15g，丹皮、赤芍、知母、黄芩、浮萍、竹叶、白蒺藜、六一散（包）各6g，蝉蜕、炙僵蚕各3g，忍冬藤9g。(《朱仁康临床经验集》)

4. 植物日光性皮炎 浮萍、白鲜皮、车前子、木通各9g，金银花、连翘各18g，蒲公英15g，薏苡仁12g，生甘草30g。(《赵炳南临床经验集》)

益母草（茺蔚）

【药名浅释】

益母草　始载于《神农本草经》，列为上品。别名有益母、益明、贞蔚、野天麻、猪麻、酒益母草等。此草及子皆充盛密蔚，故名充蔚。其功宜于妇人及明目益精。故有益母之称。其茎方类麻，故谓之野天麻。俗呼为猪麻，猪喜食之也。李时珍说：益母草之根、茎、花、叶、实并皆入药，可同用。

【药性分述】

益母草茎叶味辛微苦，茺蔚子味辛甘微温，花味微苦甘，根味甘。具有活血调经、利尿消肿的功效。

益母草主治风瘙痒，浮肿，消恶毒、疔肿、乳痈、丹毒，调经解毒，血尿泻血，疳痢痔疾，跌仆内伤瘀血，大小便不通。此外还能主治粉刺，入面药令人光泽，主子死腹中及产后血胀闷。唐·贾九如《辨药指南》一书中说益母草味苦略辛入目，清热疏散，故能宣散皮肤风团。近代人根据陈藏器所说：益母草入面药令人光泽，受唐天后炼益母草泽面法的启示，现代人开发治疗粉刺、黑斑等美容产品。

益母子能明目益精，治疗头痛心烦，能顺气活血，养肝益心，通血脉，填精髓，调妇人经脉、产后胎前诸病。久服既可轻身，又可令人有子。

总之，若治手、足厥阴血分风热，明目益精，调女人经脉，单用茺蔚子为良。若治肿毒疮疡，消水行血，妇人胎产诸病，则宜并用为好。这是因为益母草的根、茎、花专于行，而子则行中有补的缘故。此外，《本草新编》对益母草的应用经验值得借鉴：其名益母，有益于妇人不浅。然不佐之归、参、芎、术，单味未能取胜，前人言其胎前无滞，产后无虚，谓其行中有补也。但益母草实非补物，只能作补药以收功，故不宜多用。

【临床应用】

1. 老年性瘙痒症 祛风止痒汤：牡蛎、珍珠母各30g，生地、当归、益母草、夜交藤各24g，丹皮15g，防风12g，荆芥、甘草各9g，蝉蜕7g。(《中国当代名医验方大全·钟益生》)

2. 黄褐斑 得生丹加减：丹参、当归、赤芍、白芍、枳壳、泽兰各15g，益母草、生地、牛膝各25g，柴胡、川芎、木香、炙甘草各10g。《刘奉五妇科经验》

3. 经期荨麻疹 黄氏验方：生地20g，麦冬、白芍、玄参、花粉各15g，丹皮、益母草各10g，黑豆30g，甘草6g，丹参12g。(《黄绳武妇科经验集》)

黄　柏

【药名浅释】

黄柏　始载于《神农本草经》，列为上品，别名有黄檗、檗木、黄柏炭、酒制黄柏、盐制黄柏。据《本草经考注》引用说文，檗，黄木也。又，檗木可檗皮以入药，染用，故名。

【药性分述】

黄柏味苦性寒，具有清热燥湿、泻火除蒸、解毒疗疮的功效。

黄柏禀寒水之精，得中土之化，有交济阴阳、调和水火之功，所治至广。《本草发挥》谓其功效有六：泻膀胱龙火一也，利小便热结二也，除下焦湿肿三也，治痢疾先见血四也，去脐下痛五也，补肾气不足，壮骨髓六也。具体言之，凡肌肤热赤、肠胃结热、黄疸疮痔，女子漏下赤白、阴伤蚀疮，男子阴痿茎上疮，骨蒸，脚膝无力，疥癣口疮等皆可用之。

生用降实火，蜜炙则不伤胃，炒黑能止崩带，酒制治上，蜜炙治中，盐制治下。

脾胃虚缓，尺脉细弱，二者禁用。

【临床应用】

1. 口腔溃疡 封髓丹加减：炙甘草10g，盐水炒黄柏、炒白术、党参各7.5g，砂仁5g，大

枣4枚。(《蒲辅周医案》)

2. 剥脱性角质松解症 滋阴八味丸：山药、山萸肉各120g，丹皮、茯苓、泽泻、盐水炒黄柏、盐水炒知母各90g，熟地240g。炼蜜为丸如梧桐子大，空心或午前用盐开水送下百余丸。(《张景岳医方精要》)

鸭跖草

【药名浅释】

鸭跖草　始载于《唐本草拾遗》，别名众多，《本草纲目》载有八种，《中药大辞典》载有五十三种，然其常用有鸡舌草、碧竹子、兰花竹叶草等。叶如竹，高1～2尺。花深碧色，有角与乌嘴。

【药性分述】

鸭跖草味甘，性寒；具有清热行水、凉血解毒的功效。

鸭跖草能治水肿、脚气、丹毒、鼻衄、尿血、血崩、咽喉肿痛、痈疽疔疖等。耿鉴庭老先生对本品的应用有三：一是咽关红肿或腐破，用之可清热消肿利尿；二是鹅口疮，用之使以清热利湿；三是喉痈、喉疔，用之可除脓解毒。并说治蛇犬咬，功力不在半枝莲之下。

脾胃虚弱者用量宜小。

【临床应用】

1. 急性咽炎 鸭跖桑皮赤豆汤：鸭跖草、桑白皮各10g，赤小豆、荷叶各12g，甘草、冬葵子各4g，桔梗6g。(《中医临床家·耿鉴庭》)

2. 扁桃体炎 鸭跖赤豆汤：鸭跖草12g，赤小豆30g，肿痛明显加金莲花。(《中医临床家·耿鉴庭》)

3. 小儿丹毒 鲜鸭跖草100～150g（干者100g），水煎服或捣汁服。(《浙江民间常用草药》)

4. 多发性跖疣 鸭跖草洗方：鸭跖草、蚕沙、石榴皮、五倍子各15g，乌梅、枯矾、威灵仙各12g，细辛10g。每剂加水1500～1800ml，浓煎取汁500～800ml，待温，浸泡患处15～20分钟，每日2次。(《徐宜厚皮科传心录》)

柴　胡

【药名浅释】

柴胡　始载于《神农本草经》，列为上品。别名有地熏、芸蒿、山菜、茹草、柴胡、醋柴胡、酒柴胡、鳖血柴胡等。此草根紫色，今太常用柴胡是也，又以木代系，相承互为柴胡，柴，古字谓茈。李时珍说：茈之有柴、紫二音。茈姜、茈草之茈皆音紫，柴胡之茈音柴。柴胡生于山中，嫩者可茹，老者采而为柴，故苗有芸蒿、山菜、茹草之名，而根名柴胡也。

【药性分述】

柴胡味苦，辛，性微寒。具有解表退热、疏肝解郁、升举阳气、截疟等功效。柴胡禀仲春之气以生，兼得土之辛味，因此，其主治范围甚广。主要有：祛肠胃中结气，饮食积聚，寒热邪气，心下烦热，诸痰热结实，五脏间游气，胸中邪逆，骨节烦痛，时疾内外热不解，湿痹拘挛等。归纳要点有四：一是左右旁胁下痛；二是日晡潮热往来；三是在脏调经内主血，在肌主气上行经；四是手足瘙痒，表里四经的要药。叶心清先生说：柴胡为调肝要药，有三个品种，用法各异，肝气郁结，用竹柴胡，阴虚内热用银柴胡，邪热留于少阳半表半里时，考虑用北柴胡。

柴胡在应用中，相互配伍，也是至关重要。如泻肝火，去心下痰结热烦，配黄连猪胆汁炒；治疮疡散诸经血凝气聚，配连翘；肠胃极痒难忍，配芍药、山栀、花粉；郁火正炽，配白芍、山栀；阴虚火旺初期配青蒿、地骨皮、丹皮、麦冬；经脉不调入四物、秦艽、川断、丹皮；产后血积，用四物、三棱、莪术、马鞭草；散郁气而内畅用逍遥散，补元气而左旋用补中益气汤等。

综合上述，说明历代用柴胡之方不胜枚举，然而其要点有三：

一是除本经头痛非他药所能止；二是往来寒热非柴胡、栀子不能除；三是治郁，柴胡开郁优于香附。不过，阴虚火旺、肾虚泄泻不应服之。此外，解郁用北柴胡，虚热用软柴胡。外感生用，升气酒炒，下降用梢，上升用根，干咳蜜炒。

【临床应用】

1. 胁肋丹毒　柴胡清肝汤：川芎、当归、赤芍、生地、柴胡、黄芩、山栀、花粉、防风、牛蒡子、连翘、甘草结各3g。(《外科正宗·卷2》)

2. 唇炎　柴胡清肝散：柴胡、黄芩、当归、生地、丹皮各3g，黄连、山栀各2.1g，川芎1.8g，甘草1g。(《口齿类要·卷23》)

3. 妇人阴疮　逍遥散：当归、白芍、茯苓、白术、柴胡各3g，香附2.4g，丹皮2.1g，甘草1.8g，薄荷1.5g。(《疡科遗编·卷上》)

4. 乳房异常发育症　逍遥调经汤：当归、生地、白芍、陈皮、丹皮、川芎、香附、泽兰、乌药、青皮、玄胡、柴胡、黄芩、枳壳。(说明：原书无药量)(《疮疡经验全书·卷3》)

蛇　莓

【药名浅释】

蛇莓　始载于《名医别录》。别名有鸡冠果、野杨梅、地莓、蚕莓、蛇泡草、蛇薦等。近地而生，故曰地梅。蚕老时熟红于地，其中空者为蚕莓，中实极红者为蛇残莓。人不啖之。恐有蛇残也。

【药性分述】

蛇莓味甘，酸，性大寒，有毒。具有清热凉血、消肿解毒的功效。

蛇莓主治的范围主要有咽喉肿痛、痈肿疔疮、蛇虫咬伤、炭火伤、痢疾惊痫、口舌生疮、风火牙痛、跌打损伤等。此外，凡虚寒证及体虚者忌用。

历代多认为有毒，近代研究本品毒性小，动物实验对小鼠心、肝、肾无明显损害。临床上少数患者服药后有一定的不良反应，说明本品属小毒之列《毒药本草》。

【临床应用】

1. 阴痒　蛇莓适量水煎，外洗阴部。(《山西中草药》)

2. 小儿口疮　蛇莓、枯矾研细末，先用盐水加枯矾洗患处，再敷上药粉。(《贵阳民间草药》)

3. 蛇虫咬伤　鲜蛇莓炒，捣烂外敷。(《江西民间草药》)

第五讲　花类药用药心得

花卉可开颜解语，陶冶情操，美化环境，治疡健身。损容性皮肤病，用花类药可求得美容驻颜，受到人们青睐。众所周知，大凡花朵多生于植物的顶端。花的芬芳香气，沁人心脾，令人心旷神怡，香气使人头脑清醒，振奋精神。

一、花类药应用的回顾

花类药分辛、甘、酸、苦、咸、淡、涩七味，具有上行外散、轻扬上浮的特性。花类药内应脏腑，以肝、肺、脾、胃、大肠诸经为主，心肾次之。肝经—月季花，肺经—金银花，脾经—扁豆花，胃经—葛花，大肠经—槐花，心经—合欢花，肾经—芫花。

花类药的数量在本草中记载虽少，但历代文献对其功效的阐述颇多。《神农本草经》载花类药 6 种，开创了花类药治疗皮肤病的先例。唐·孙思邈《千金翼方》治瘙痒用柳花，悦人面用旋覆花。元·朱震亨《丹溪心法》介绍他以花类药为主治疗皮肤病的经验，如凌霄花散治疠风，仅用凌霄花末，酒调送下治身上瘙痒。明·李时珍《本草纲目》集中地反映了花类药治疗皮肤病的重要成就，风热面肿用辛夷花，酒渣鼻用紫葳、旋覆花、蜀葵花、马蔺花、梨花、梨花、木瓜花、杏花、樱桃花、桃花，面疱用凌霄花、曼陀罗花、桃花，白发变黑用榴花，丹毒用金银花，风瘙瘆痱用苍耳花、楝花，疣痔用芫花，恶疮用金银花、黄芪花，杨梅疮用金银花、野菊花、槐花，风癞用扬花、凌霄花，热疮用葵花、荷花，湿疮用桃花，软疖用白梅花，秃疮用黄葵花、桃花等。现代中药鉴定学巨著《现代中药材鉴别手册》（郑宏钧，詹亚华．北京：中国医药科技出版社，2001，8）将花类药列为专章，载有花类药 52 种，对其从化学成分、形态、性状、显微、理化、产地等项均有图文并茂的详尽叙述，对其鉴别真伪将会发挥重要的参考作用。近人赵炳南自拟红花、鸡冠花、玫瑰花、凌霄花、野菊花组成的凉血五花汤治疗玫瑰糠疹、多形性红斑、红斑狼疮等皮肤病常获良效。

二、花类药用药总则

（一）花类药的适应证

笔者在学习上述文献的过程中，从临床实践中体会到：凡花类药皆质地轻扬，大多能升能浮，能宣能透，具有轻而扬之的作用，在“十剂”中应属轻剂的范畴。引起皮肤病的原因虽多，但从脏腑辨证的角度，肺主皮毛、心主血脉则是部分皮肤病辨证论治的主要依据。因此花类药的轻扬宣达，既能治六淫外邪客于皮毛的疮疡，又能治火热郁抑于心血的肤疾，使之从汗而泄，或者火散而愈。

（二）花类药举要

常用的花类药有杭菊花、金银花、野菊花、绿萼梅、厚朴花、槐花、款冬花、红花、白扁花、风仙花、玫瑰花、鸡冠花、月季花、山茶花、白残花、凌霄花、葛花、栀子花、茉莉花、辛夷花、金莲花、丁香、玉米须、西红花、代代花、佛手花、谷精草、莲须、密蒙花、蒲黄、荷花等。比较少用的有桃花、白茅花、芫花、葵花、石榴花、白槿花、合欢花等。根据各种花类药的不同性能，有的单用，有的相须，或者与他药配伍而用。总之，视具体病情而采用内服或者外用。

三、要药汇解

金银花

【药名浅释】

金银花　始载于《名医别录》，别名有金银藤、鸳鸯藤、鹭鸶藤、金银花炭、通灵草、金钗股、老翁须、蜜桶藤、忍冬、左缠藤等。本品处处有之，藤生，凌冬不凋，故名忍冬。其花长瓣垂须，黄白相伴，而藤左缠，故有金银、鸳鸯等名。金钗股贵其功用，土宿真君云：蜜桶藤，阴草也，取汁能伏硫制汞，故有通灵之称。

【药性分述】

金银花味甘，性温，无毒，具有清热解毒、疏散风热的功效。

《本草纲目》谓“忍冬，茎叶同花，功效皆同”。尽管历代对其论述颇多，但对其性味与功能，言其要点，首推张景岳，张氏说：“金银花味甘，气平，其性微寒。善于化毒，故治痈疽、肿毒、疮癣、杨梅、风湿诸毒，成为要药。毒未成者能散，毒已成者能散。但其性缓，用须倍加。”（《景岳全书》）在疮疡专著中，将金银花列入专章论述，是陈远公所著《洞天奥旨·外科秘录》，其要点有四：一是消火热之毒，不耗气血；二是毒不分阴阳，皆可用之；三是疮之初，用之可以止痛，溃脓用之可以去脓，收口用之可以起陷；四是与人参同用，可以夺命返魂。因此陈氏的结论，疮疡诸疾，他药可以少用，而金银花必须多用。究其缘由，这是因为本品入心、脾、肺、肝、肾五脏，无经不入，消毒之神品。大凡攻毒之药，未有不散气者，而金银花非惟不散气，且能补气，更善补阴。尤妙在补先于攻，消毒而不耗气血，败毒之药，未有过于金银花。因此，少用则力单，多用则力厚，此外本品专非泻阳明胃经之毒，还能专泻少阴肾经之毒，欲既消胃毒，而又消肾毒之药，舍金银花实无第二品也。

气虚脓清、食少便溏者勿用。

忍冬的藤与花均可入药，但前人对用藤与花有异议。如张山雷说：今人多用其花，实则花性轻扬，力量甚薄，不如枝蔓之气味俱厚，古人称忍冬、不言为花，则并不用花入药，自可于言外得知，观纲目所在诸方上有藤叶为多，更是明证。陈士铎主张消火热之毒，必用金银花，并指用金银花少用则力薄，多用则力厚而功成也，赞誉疮疡一门，舍此无第二品也。

由此，我的感悟是，凡是红肿热痛明显者，重用金银花，若是夹裹热毒，阻于经脉时用忍冬藤为好。况且，忍冬藤价格较金银花便宜，药材来源广泛，在一般情况下，首选忍冬藤，也是实用之举。

金银花与蒲公英同是消痈化疡之物，然有何不同，蒲公英入阳明、太阴，而金银花无经不入，金银花得公英，其功更大，这是因为公英攻多于补，非金银花补多于攻。

【临床应用】

1. 血栓闭塞性脉管炎（毒热炽盛）　解毒活血汤：丹参、玄参、花粉、牛膝、鸡血藤、络石藤各 12g，金银花、连翘各 10～12g，甘草 6～10g，乳香、没药各 10g。（《中医临床家·郭士魁》）

2. 白塞综合征　夏氏验方，黄芪 30g，金银花 12g，党参、北沙参各 15g，知母、玄参、黄

柏、丹皮各9g，土茯苓20g，首乌10g。(《中医外科心得·夏少农》)

3. 荨麻疹 凉血消风汤：金银花21g，连翘、生地、丹皮、赤芍、丹参、当归、白芷各15g，黄芩、川芎、苦参、荆芥、防风、蝉蜕各10g，浮萍、白蒺藜各12g，白鲜皮18g，甘草6g。(《国家级名医秘验方·赵纯修》)

4. 丹毒 解毒活血汤：丹参12～20g，玄参、金银花、连翘、花粉、川牛膝各12～15g，甘草3～6g，乳香、没药各10～12g，鸡血藤、络石藤各15～20g。(《中医临床家·郭士魁》)

5. 慢性盘状红斑狼疮 张氏验方：生地、赤白芍、炒丹皮、连翘各9g，野葡萄藤、金银花藤、茅莓根、浮小麦、白花蛇舌草各30g，鹿含草、绿豆衣各15g，香谷芽12g。(《国医大师·张镜人》)

野菊花

【药名浅释】

野菊花 始载于《本草纲目拾遗》，别名有野黄菊、苦薏。薏乃莲子之心，此物味苦似之，故与之同名。

【药性分述】

野菊花味苦，辛，性温，有小毒。具有清热解毒、散风明目的功效。

野菊花专入肺、肝，凡痈毒疔肿、瘰疬、眼目红痛、妇人瘀血、眩晕、湿疹、流火、丹毒、毒蛇咬伤等症均可用之。

不过，胃气虚弱之人，切勿妄投。朱丹溪说："野菊花服之大伤胃气。"慎之。

【临床应用】

1. 泛发性湿疹样皮炎 分消湿热汤：金银花、野菊花、地肤子、苦参各15g，连翘、黄芩、猪苓、栀子、泽泻、法夏、藿香各10g，防风9g，蒲公英30g。《疮疡经验录·吴介诚》

2. 接触性皮炎 许氏验方：鲜生地60g，淡竹叶、焦山栀各12g，茯苓、冬瓜皮、五加皮、连翘、野菊花各10g，黄柏皮5g，赤芍6g，板蓝根15g，芦根2尺，灯心5扎。(《外科医案医话集·许履和》)

3. 银屑病（热毒内炽） 祛风解毒汤：金银花、土茯苓、蒲公英、蜂房、黄芪各30g，紫花地丁、生地各20g，野菊花、板蓝根、赤芍、白鲜皮各15g，黄柏、炒谷芽各10g，蝉蜕6g，蜈蚣两条。(《国家级名医秘验方·周世印》)

4. 痤疮 痤愈方：夏枯草、桑叶、野菊花、蚤休、蒲公英、生山楂各10g，大黄6g，蛇舌草15g，仙灵脾、丹参各12g。(《国家级名医秘验方·夏少农》)

荷　花

【药名浅释】

我国是世界上栽培荷花最早的国家之一，民间称荷花为六月花神。荷花之名始载于《日华之大本草》。别名有莲花、芙蓉、水华等。李时珍曰：涵臽，莲花也。

【药性分述】

荷花味苦甘，性温无毒。具有活血止血、祛湿消风的功效。

荷花能镇心益色，驻颜轻身，研细末常服可使颜面红润，容光焕发。主治天疱湿疮。故而凡病在颜面或者悦色养颜均可用之。此外还能难产催生。陈藏器曰：红莲花、白莲花，生西国，胡人将来也。其功与莲相同，久服令人好颜色，变白却老。

荷之一身皆为宝，除荷叶外，荷蒂又名荷鼻，有安神止泻的功效，荷梗能清热解暑，莲须又名莲蕊，为清心益智、涩精止血的专药，莲房为散瘀止血的专药，莲子心善清心火，兼能涩精，藕生用清热凉血散瘀，熟用健脾开胃，养血生肌止泻，藕节，收涩止血，兼能化瘀，荷叶涤解暑浊。

在上述十大药用中，以莲子入药最早，具有养心益肾、补脾固涩的功效，被誉为“水芝丹”

此外，莲子有三种：甜石莲为热毒噤痢专药；苦石莲具有散瘀止血、清热祛湿的功效，适用于呃逆、尿血、跌打损伤；抱石莲能清热解毒，祛风化痰，可治小儿高热、肺痨咳嗽咯血等。

【临床应用】

1. 酒渣鼻 绿豆荷花散：绿豆750g，荷花瓣（晒干）100g，滑石、白芷、白附子各25g，上梅片、密陀僧各10g，研细末，白天用药分搽之，晚上用温水调成糊状，涂于患处，晨起洗之，如此用药，治愈为度。(《实用中医外科方剂大辞典》)

2. 脓疱疮 取荷花贴之。(《本草纲目·卷33》)

红花（西红花）

【药名浅释】

红花 始载于《开宝本草》，又名红蓝花、黄篮。其花色红，叶颇似篮，故有篮名。

【药性分述】

红花味辛，性温；具有活血通经、祛瘀止痛的功效。

红花主治范围有产后血晕，腹内恶血不尽，胎死腹中等。朱丹溪说：“多用破血，少用养血。”李时珍说：“活血润燥，止痛散肿，通经。”在皮肤科领域，还能治疗疮毒肿胀、老人血少便秘等症。配当归活血，配肉桂散瘀。破血多用，酒煮；养血少用，水煮。《药鉴》说：“气温，味辛。可升可降，阳也。惟入血分，专治女科。下胎死腹中，为未生圣药。”我在临床中，凡见皮肤发红，病位在肤腠，血热居多者，用之。然其剂量宜少，不宜多。

此外，西红花，始载于《本草品汇精要》，别名有藏红花、番红花、泊夫蓉、撒法郎。主要产于西班牙、意大利、希腊和美洲等地。性味甘、温、辛，无毒。具有活血化瘀、凉血解毒的功效。其主治有心忧郁积，气闷不散，久服令人喜。然其性质软润，养血的作用大于化瘀。通常剂量为0.9～1.5g。为了充分发挥药效，具体作法有二：一是将红花放入杯中，加入黄酒少量，隔水蒸炖，取药汁兑入汤药中服用；二是将红花放入密闭的容器中，加绍兴酒适量（西红花5g，加绍兴酒5～10ml）拌匀。每次取1g，加水少量，小火炖开，取药汁兑入汤药中服用。

【临床应用】

1. 黄褐斑 颜氏验方：柴胡6g，枳壳、桔梗各4.5g，川芎、赤芍、牛膝、红花、桃仁、当归、泽兰、桑叶各9g，生地12g，生甘草3g。(《跟名师学临床系列丛书·颜德馨》)

2. 带状疱疹 增液逐瘀汤：秦艽、桃仁、红花、地龙、天冬、麦冬各10g，鸡血藤15g，没药、五灵脂各6g，生地20g，玄参15g。(《国家级名医秘验方·段行武》)

3. 复发性丹毒 牛膝活血汤：川牛膝、川芎各20～50g，泽兰、红花、降香各10～15g，丹皮、茺蔚子各10～20g，地锦草、王不留行各15～30g。(《国家级名医秘验方·周玉珠》)

4. 颜面再发性皮炎 西斛饮：西红花0.5g，铁皮石斛1g。滚烫开水泡之，作茶饮，一天量。临睡前将西红花咬碎吞下，铁皮石斛咀嚼后吞下汁水。吐去渣皮。(经验方)

金莲花

【药名浅释】

金莲花 始载于《本草纲目拾遗》，别名有金莲、旱金莲、旱金莲花、旱地莲、金芙蓉、金梅草、亚洲金莲花等。

【药性分述】

金莲花味微苦，性寒，质滑，无毒，具有清热解毒的功效。

金莲花主治喉肿口疮、耳目唇舌诸疾、疔疮大毒、诸风、耳痛、目痛、解岚瘴等。近代名医耿鉴庭老先生曾在其专著中说："余家数世临症经验，此花有清解热毒作用，治在清上，故咽喉、口齿、耳、目、唇、舌有炎症者，均可用之，尤其对慢性炎症，更为相宜。"并告知清解热毒的中药多苦寒，不能久用。唯本品平稳可取，不伤胃，无副作用，常服无弊。我在学习耿老经验的基础上，在临床中，凡见红斑、丘疹，甚至渗出、糜烂、脓疱发生在颜面和五官区域均喜用金莲花。大凡红斑为主，配生石膏、紫草；丘疹为主，配荆芥炭、白茅根；脓疱为主，配龙葵、蛇舌草；渗出、糜烂配茯苓皮、蚕沙等。常获良效。

【临床应用】

1. 口腔扁平苔藓 张氏验方：沙参、石斛、生地、玄参、女贞子、旱莲草、丹参、赤芍各15g，金银花炭、黄连、金莲花、金果榄、锦灯笼、桃仁、红花各10g。（《张志礼皮肤病医案选萃》）

2. 扁桃体炎 金莲花茶：金莲花3～6g，石斛10g，桔梗10g，甘草3g，酌加龙井茶叶饮之或漱口。又方：金莲花5朵，龙井茶一撮，沏茶常饮或漱口，有预防扁桃体炎急性发作的功效。（《中医临床家·耿鉴庭》）

3. 慢性扁桃体炎 金莲花5g，开水泡服并含漱。（《河北中药手册》）

4. 白塞综合征 张氏验方：金银花、蒲公英、生地、白茅根各30g，连翘、丹皮、赤芍、玄参、车前子各15g，黄芩、黄连、黄柏、栀子、金莲花、马蔺子、锦灯笼各10g。（《张志礼皮肤病医案选萃》）

槐花（槐角　槐皮　槐叶　槐实　槐根皮　槐胶）

【药名浅释】

槐之言，怀也，怀来人于此也。又，槐之言，归也。古者树槐，听讼其下，使情归实也，然其花、角、皮、叶、实等皆可入药。具体言之，槐花，始载于《神农本草经》，列为上品。槐花为豆科植物槐的干燥花及花蕾，槐角为同一植物的果实。别名有槐花、炒槐花、槐花炭，槐角、槐实等。

【药性分述】

槐味苦，性微寒。具有凉血止血、清肝泻火的功效。

槐为苦寒纯阴之药，为凉血要品，除一切热，散一切结，清一切火。然而在具体应用中略有不同。

槐花　又名槐蕊，味苦，性平，无毒。主治五痔、心痛、眼赤、赤白痢、肠风泄泻、祛皮肤风热、阴疮湿痒，解梅毒恶疮，下疳伏毒等。

槐实　味酸咸，性寒，入血分。用于脾胃湿热生痰、火疮，除男子阴疮湿痒，女子产户痛痒难当，白发还黑，男子阴囊坠肿。

槐皮　味苦性平，无毒。主治中风拘挛、齿痛疳䘌。消痈解毒，囊坠气痛，妇人产门痛痒及一切恶疮。此外还有止痛生肉的作用。

槐叶　味苦，性平，无毒。煎汤外洗，主治疥癣疔疮、瘾疹、牙齿诸风等。

槐根皮　味苦，性平，无毒。主治烂疮、阴囊坠肿、一切恶疮。妇人产门痒痛、湿热金疮，九种心痛等。

槐胶　味苦，性寒，无毒。主治筋脉抽掣，毒风周身如虫行。

综合上述，可以看出，花、根、皮、实、胶、枝等主治大同小异，尤为疮疡要药。

在历代本草专著中，对本品的论述较多，但以《本草疏证》所言较为公允。其要点为：花者开散告终，治皮肤风热，病在外，花则独效，实为生发之始，治妇人乳瘕子藏急痛，病在内，实有专功。此外还要明辨一点，槐米即花未开之蕊，性味与槐子正同，但槐子味太重，槐米轻淡，入汤剂槐米胜于槐实。若入丸药之中，槐米不及槐实。

具体配伍如下：

配郁金解热结血尿，配桃仁治疗疮肿毒，配栀子治酒毒下血，配荆芥治风热便血，配生地、地榆凉血，配黄芩、黄连、黄柏、栀子清热，配防风、秦艽祛风湿，配当归、人参活血生血，配枳实宽肠，配升麻能提升。

虚寒无实火，禁用，脾气不足者禁用。病人虚寒、脾虚作泻、阴虚血热而非实热者不宜服之。

【临床应用】

1. 银屑病　朱氏验方：生地、生槐花各30g，紫草、麻仁各15g，丹皮、赤芍、枳壳、麦冬、大青叶各9g。(《朱仁康临床经验集》)

2. 色素性、紫癜性苔藓样皮炎　顾氏验方：生地、蒲公英各30g，玄参、土大黄、生槐花、川牛膝各9g，花粉、侧柏叶各12g，水牛角15g，生甘草3g。(《外科经验集·顾伯华》)

3. 毛发红糠疹　龚氏验方：生地、玄参、天冬、旱莲草、大蓟、槐米、大胡麻、蝉蜕、龙胆草、栀子、木通，同时加服朱仁康教授苍术膏（原著无分量）。(《中医临床家·龚去菲》)

4. 多发性疖肿　龚氏验方：地丁、蒲公英、黄柏、玄参、旱莲草、大蓟、槐米（原著无分量）(《中医临床家·龚去菲》)

鸡冠花

【药名分述】

鸡冠花　始载于《嘉祐本草》，别名有鸡公花、鸡髻花、鸡冠头、鸡角枪等。以花状命名。

【药性分述】

鸡冠花味甘，性凉，无毒。具有清热除湿、凉血止血的功效。

鸡冠花主治有痔疮血病，崩中带下，血淋，诸失血者等。凡见皮肤焮红，部位不论在上、在下、在肤腠、在脏腑，均可用之。入药炒用为好。

【临床应用】

1. 颜面粟粒性狼疮　张氏验方：当归、玫瑰花、鸡冠花、赤芍、连翘、僵蚕、红花、莪术各10g，丹参、夏枯草各15g，鸡血藤、鬼箭羽各30g。(《张志礼皮肤病医案选萃》)

2. 光变态反应性接触性皮炎　张氏验方：藿香、玫瑰花、鸡冠花各10g，茵陈、地骨皮、野菊花、丹皮、泽泻各15g，青蒿、生槐花、白茅根、生地、车前草、薏苡仁、六一散、生石膏各30g。(《张志礼皮肤病医案选萃》)

3. 血淋　白鸡冠花50g，烧炭，米酒送下。(《湖南药物志》)

4. 荨麻疹　白鸡冠花、向日葵各15g，冰糖50g，开水炖服。《闽东本草》

5. 酒渣鼻　张氏验方：桑白皮、地骨皮、黄芩、野菊花、赤芍、丹参各15g，生石膏、全瓜蒌、生槐花各30g，生栀子、玫瑰花、鸡冠花、香附、益母草各10g。(《张志礼皮肤病医案选萃》)

菊

【药名浅释】

菊：始载于《神农本草经》，列为上品。别名有节华、女节、女华、女茎、日精、更生、周盈等。菊本作蘜，从鞠，穷也。节华之名，以取其应节候，女节、女华、菊华之名皆按月令。治蔷、日精、菊根之名。抱朴子云：仙方所谓日精、更生、周盈皆一菊而根茎花实之名异也。鉴于产地不同，加工各异，著名的品种有：滁菊、亳菊、怀菊、德菊、徽菊（贡菊）、茶菊、黄菊、川菊、济菊等。

【药性分述】

菊花味甘苦，性平。具有清热祛风、解毒明目的功效。

从皮肤科的角度而论，菊花的功效有五：一是令人好颜色，二是染发令黑，三是祛遍身游风风疹，四是除皮肤死肌，五是治头目肌表之疾。总之，历代文献对菊花的药用论述颇多。然而深得其要领者首推李时珍，他在《本草纲目》中说："菊，春生、夏茂、秋花、冬实，备受四期，饱经霜露，叶枯不落，花枯不零，味兼甘苦，性禀平和。昔人谓其能除风热，益肝补阴，盖不知其得金水之精英，尤多得益精水二脏也。补水可以制火，益金可以平木，木平则风息，火降则热除。用治诸风头目，其旨深微。黄者，入金水阴分；白者，入金水阳分；红者，行妇人血分。皆可入药，神而明之，存乎其人。"

凡芳香之物，皆能治头目肌表之力。然其品种不同，功效各异，从总体而言，甘菊花，味甘微苦，性平，无毒。能补阴气，明目聪耳，清头目及胸中烦热，肌肤湿痹。野菊花味辛苦，性平，有小毒，大能散火，散气。主治痈、毒、疔、肿、瘰疬、眼目热痛、妇人瘀血等。据张华博物志引用范致能谱序言：食品需用甘菊，入药则诸菊皆可，但不得用野菊……真菊延龄，野菊泻人，正如黄精益寿，钩吻杀人之意。

胃气虚弱，切勿妄投。总之，家种味甘，补多于泻；野菊味苦，泻多于补。

【临床应用】

1. 结节性红斑 凌氏验方：当归、川牛膝各9g，忍冬藤24g，茯苓、大腹皮、薏苡仁、大小蓟、制僵蚕、菊花各12g，丹皮、红花、赤芍各9g。（《临诊一得录·凌云鹏》）

2. 皮肤炭疽 黄连2g，金银花、连翘、菊花各12g，蚤休、生甘草、黄芩、丹皮各6g，牛蒡子、焦山栀、山楂肉各10g。（《临诊一得录·凌云鹏》）

3. 荨麻疹 蒲氏验方：荆芥7.5g，僵蚕、苍耳子、白蒺藜、地肤子、胡麻仁、生地各15g，蝉蜕、菊花、玄参、炒山栀各10g，羌活、白附子各5g。（《蒲辅周医案》）

玫瑰花

【药名浅释】

玫瑰花 始载于《本草纲目拾遗》，另一书云其初见于《食物本草》。别名有红玫瑰、徘徊花、笔头花、刺玫花、胡花等。以朵大、瓣厚、色紫、鲜艳、香气浓者为佳，在中国，玫瑰与蔷薇月季誉为"蔷薇园三杰"，而玫瑰又是其中天之骄子，古籍将三花统称为蔷薇，在国外统称为玫瑰，其实，三者是不同的。玫瑰一是色艳，二是花香，这种浓香丽色，令人爱而难舍，留恋徘徊，故又有"徘徊花"之别称。

【药性分述】

玫瑰花味甘微苦，性温。具有疏肝理气、活血行血的功效。

玫瑰花气香，性温，入肝、脾二经，能活血、行血、理气。主治风痹，损伤瘀痛，肿毒初起，乳痈，噤口痢，月经不调，恶心呕吐，胃脘积寒，口舌糜破，头屑多，头发早白，肝胃气痛等。《本草正义》说：玫瑰花香气最浓，清而不浊，和而不猛，柔肝醒胃，流气活血，宣通窒滞，而绝无辛温刚燥之弊。断推气分药之中，最有捷效而最为驯良者，芳香诸品，殆无其匹。其用法有四：煎服、泡酒、开水冲服、熬膏服之。不过，“肝病用之多效，蒸露尤佳”（《本草分经》）。班秀文先生说，玫瑰花药性平和，温而不燥，疏不伤阴，适用于妇人柔弱之体，是肝郁血滞首选良药。

通常我对三类皮肤病喜用玫瑰花：一是斑丘疹多发于下肢。二是暗红色的斑丘疹，以瘀寒居多，可用之。三是风寒外邪初克肤腠所致皮肤瘙痒。

【临床应用】

1. 黄褐斑　颜玉饮：女贞子、白芍、冬瓜子、丹参各30g，旱莲草、肉苁蓉各15g，玉竹45g，玫瑰花6g，柴胡、水蛭各10g。（《国家级名医秘验方·刘复兴》）

2. 肿毒初起　玫瑰花去花蒂，焙干为末，好酒送服。（《百草镜》）

3. 色汗（血随气乱证）　逍遥散合甘麦大枣汤加减：醋柴胡、当归、丹皮、甘草各6g，生熟地、茯苓、白术、麦冬、苏梗各10g，炒二芽、玫瑰花、丝瓜络各12g，大枣5枚。（《皮肤病中医诊疗学》）

款冬花

【药名浅释】

款冬花　始载于《神农本草经》，列为中品。别名有款冻、颗冻、钻冻、冬花、蜜炙款冬花等。据文献记载，按其生长特征而命名，洛水至岁末凝厉时款冬生于草冰之中，则颗冻之，名以此而得。后人讹为款冬，乃款冻尔。款者至也，至冬而花也。百花之中，惟此不顾冰雪，最先春也，故世谓之钻冻。入药须微见花则良。如以芬芳，则无气力。

【药性分述】

款冬花味辛，性温，无毒；具有润肺下气、止咳化痰的功效。

款冬花气浮，阳也。能温肺气，疗咳嗽、肺痈、肺痿、咳唾脓血、痰喘、心虚心悸等。总之益五脏、润心肺、除烦痰、止消渴及喉痹惊痫等症。配白薇、贝母、百部治鼻塞等。

本品与紫菀均为止咳嗽的要药，但两者之间有所不同，紫菀虽止久咳，但味苦，伤胃，不如本品之味甘，清中有补，但也不可多用。诚如《本草新编》所说：“款冬花虽清中有补，而多用亦复不宜，盖补少而清多也。夫款冬花入心则心安，入肝则明目，入肺则止咳，是其补也。然入心，则又泻心之火，多用则心火过衰，反不生胃以健食矣，入肝，则又泻肝之气，多用则心火过凋，反不能生心以定神矣，入肺，则又泻肺之气，多用则肾气过寒，反不能生脾以化物矣。是款冬花多用则伤，少用则益，又何必多用哉。”

《本草新编》指出本品“益肺、益肝、益心”。由此而推衍之，凡皮肤虚痒，尤其是老年人或者痒感发生于冬季者均可用之。痒感而伴烦躁不安或者影响睡眠时亦可用。上述痒感若配用百合，效验更佳。不过本品的剂量宜少不宜多，少则益，多则害。推荐的剂量为每次6g为佳。

【临床应用】

1. 口舌疳疮　款冬花、黄连等份，研末，外涂患处。（《本草纲目·卷16》）

2. 老年性皮肤瘙痒　滋肾益肤汤：制首乌、干地黄、山茱萸、天麦冬、菟丝子、地肤子各12g，款冬花、百合、南北沙参各10g，苍耳子、蛇床子各3g。（经验方）

白扁豆花

【药名浅释】

白扁豆花　始载于《图经本草》。别名有眉豆花、南豆花。

【药性分述】

白扁豆花味甘，性温，无毒；具有健脾和胃、清暑化湿的功效。

《本草便读》说：扁豆花，赤者如血分而宣瘀，白者入气分而行气。凡花皆散，故可清暑散邪，以治夏月泻利等症，具体言之，本品主治中暑发热，呕吐，泻利脓血，妇人赤白带下，并能解一切药毒，包括酒毒、河豚鱼毒、一切草木毒等，《本草思辨录》说："扁豆花，得金气最多。"由此而悟之。凡见皮肤焮红、灼热刺痒均可用之。诸如夏季皮炎、日光性皮炎、中毒性红斑、酒毒红斑等。

不过，本品气轻味薄，单用无功，必须与它药相配。

【临床应用】

1. 消痱饮　冬瓜皮、南沙参各15g，竹叶、生地、白扁豆花各6g，芦根、白茅根各30g，六一散（荷叶包）10g。（经验方）

2. 皮肤瘙痒　首乌七花汤：制首乌12g，生熟地、钩藤、杭菊花各10g，防风、凌霄花、款冬花、红花、玫瑰花、白扁豆花、鸡冠花各6g。（《徐宜厚皮肤病临床经验辑要》）

厚朴花

【药名浅释】

厚朴　始载于《神农本草经》，列为下品，其木质朴而皮厚，味辛烈而色紫赤，故有厚朴、烈朴、赤朴等诸名。然其花与药材却始载于《饮片新参》。别名有川朴花、温朴花、调羹花等。

【药性分述】

厚朴花味微苦，性温；具有温中理气、化脾胃湿浊的功效。

古代医籍论述厚朴多，言之厚朴花少，明清以前，医籍中少见记载和应用。甚至在《本草纲目》一书中也未记述。厚朴花品种主要有二，一是产于四川、湖北，称之为川朴花，二是产于浙江、福建，称之温朴花。以花朵完整、色棕红香气浓者为佳。鉴于本品气香，多用于宽中理气，化脾胃湿浊。尤其适用于肝胃气郁所致疼痛之证，如病发在肝胆区域的带状疱疹、玫瑰糠疹等。用之能收到调理气机的作用。然而厚朴与厚朴花的不同之处："厚朴花偏用于上、中二焦，厚朴偏用于中、下二焦。"（焦树德语）诚为确当之论。

但阴虚液燥者禁用。

【临床应用】

1. 慢性湿疹　二妙丸加味：苍术、黄柏、厚朴花各6g，川牛膝、木瓜、槟榔、炒薏苡仁各10g，赤芍、苏木、萆薢各4.5g，白鲜皮、白蒺藜各12g，苍耳子、蛇床子各3g。（经验方）

2. 带状疱疹（气滞血瘀证）　金铃子散加味：柴胡、黄芩、郁金、金铃子各10g，地龙、厚朴花各6g，丝瓜络、赤芍、赤小豆、延胡索各12g。（经验方）

绿萼梅

【药名浅释】

梅　始载于《神农本草经》，列为中品，梅从每，谐音。然其有乌梅与白梅之分，梅花之名始载于《本草纲目》，后世《本草纲目拾遗》才出现绿萼梅之名。别名有白梅花、梅花、红梅花。

【药性分述】

绿萼梅味酸涩，性平。具有疏肝解郁、开胃生津的功效。

绿萼梅主治头晕脘痛，胸闷不适，胃纳不佳，梅核气，安魂魄，解痘毒等。《百草镜》说：梅花有红、白、绿梅，惟单叶绿萼入药尤良，含苞者力胜。

我在临床中，凡见病变部位在肝胆循行区域，皆可用之。取其疏肝理气，生津润肤，特别是对于女性患者尤为贴切与适合。

【临床应用】

1. 唇炎 白梅瓣贴之。(《赤水玄珠》)

2. 大汗腺炎 香贝养荣汤加减：香附、绿萼梅、川楝子各6g，熟地、浙贝母、花粉、制乳没、夏枯草、僵蚕各10g，甘草4.5g。(经验方)

夏枯草

【药名浅释】

夏枯草　始载于《神农本草经》，列为下品。别名有夏枯球、滕句、乃东、燕面、铁色草等。此草夏至后即枯。盖禀纯阳之气，得阴气则枯。故有是名。

【药性分述】

夏枯草味苦辛，性寒，无毒；具有清肝火、散郁结的功效。

夏枯草是治疗瘰疬、鼠瘘、头疮等的要药。《本草逢原》将本品的功效归纳有四，一是专治寒热瘰疬，二是脚肿湿痹，三是目珠热痛，四是痘后余毒。综合上述，本品要旨：解阴中郁结之热，通血脉瘀滞之气。据此，我常将本品用于治疗聚合性痤疮的囊肿、带状疱疹的目痛、慢性丹毒和硬红斑的皮下结块。若病变在颜面区域配炒决明子、杭菊花；病变在下肢，配川牛膝、浙贝母。陈远公说：夏枯草阴药也，阴者宜多用以出奇，而不可少用以待变也。陈氏之言，仅供参考。

《医学密旨》说：半夏得阴而生，夏枯草得阳而长，是阴阳配合之妙也，二药合用，使阴阳交通，其卧立至。又《重庆堂随笔》说：散结之中，兼有和阳养阴之功，失血后不寐者，服之立寐。

不过应当指出，气虚者禁用。久服也可伤胃。

【临床应用】

1. 硬红斑 张氏验方：黄芪、党参、白术、茯苓、桃仁、红花、连翘、陈皮、防己、木瓜各10g，丹参、夏枯草各15g，鸡血藤30g，乳没各3g。(《张志礼皮肤病医案选萃》)

2. 黑变病（肾虚型） 夏氏验方：生熟地、当归各15g，玉竹、菟丝子、白芍各12g，夏枯草20g，桑叶、补骨脂各9g。(《中医外科心得·夏少农》)

紫葳（花、茎、叶、根）

【药名浅释】

紫葳　始见于《神农本草经》，列为中品，别名有凌霄、凌苕、女薇、凌霄花、杜灵霄花、堕胎花等。岭南人又有“倒挂金钟”的雅号。本品俗称赤艳，此花赤艳，故名。附木而上，高数丈，故曰凌霄。

【药性分述】

紫葳味酸，性寒，无毒，具有行血祛瘀、凉血祛风的功效。

紫葳花　主治妇人产乳余疾、崩中、癥瘕血闭、寒热羸瘦、养胎、产后崩血不定、淋漓、大小便不利、肠中结实、酒渣热毒、刺风、妇人血膈游风、大风疠疾、妇人阴疮、通体风痒、走皮瘫疮等。不过，李时珍说：凌霄花不可近鼻闻，伤脑，花上露入目，令人混蒙，不可不防。

紫葳茎、叶，味苦，性平。主治热风身痒、游风风疹、瘀血带下、喉痹热痛、凉血生肌等。

紫葳根　功用与花相同。

李时珍在《本草纲目》一书的附方中，转载两则治疗酒渣鼻的医案，可供参考：

王僇百一选方，用凌霄花、山栀子等份为末，每茶服6g，日2次。数日除根。临川曾子仁用之有效。

杨氏家藏方用凌霄花15g、硫黄30g、胡桃4个，腻粉3g。研膏，生罗包擦。

引述两则文献，佐证凌霄花对酒渣鼻、肺风粉刺不论内服外用，确有效果。然而现代医家对本品不仅用之不多，而且知之也少。由此可见，发掘中医药学遗产任重而道远。

【临床应用】

1. 银屑病　张氏验方：炒生地、炒丹皮、菝葜、谷芽各12g，赤白芍、连翘、石斛、生熟薏苡仁、炒牛膝、炒黄柏各9g，金银花藤、白花蛇舌草、野葡萄藤各30g，白英、凌霄花各15g。（《国医大师·张镜人》）

2. 黄褐斑　清肝丸：柴胡、当归、山栀、凌霄花、香附各100g，白芍、生地各120g，丹参、益母草各200g，丹皮150g，白芷60g，研末蜜丸，每丸重10g，日服3次，每次1丸。（《国家级名医秘验方·李秀敏》）

3. 酒渣鼻　紫葳散：凌霄花15g（取末），硫黄30g（另研），轻粉3g，胡桃4枚（去壳），先将前三味和匀，后与胡桃同研如膏，外涂患处。（《杨氏家藏方·卷2》）

4. 荨麻疹　凌附散：凌霄花30g（去心，瓦上焙），附子15g（炮裂，去皮脐），研细末，日2次，每次1.5g。蜜酒送下。（《圣济总录·卷11》）

桃　花

【药名浅释】

桃，始载于《神农本草经》，列为下品。桃性早花，易植而子繁，故字从木，兆。十亿曰兆，言其多也。或云从兆谐音也。桃入药有桃核仁、桃枭、桃花、桃叶及茎与白皮。此外，还有桃胶、桃符、桃寄生等。然而，桃花始载于《名医别录》。

【药性分述】

桃花味苦，性平，无毒；具有调和气血的功效。

徐灵胎说："桃得三月春和之气以生，而花色鲜明似血，故一切血郁、血结之症，不能调和畅达者，此能入于其中而和之，散之。"本品能令人好颜色，悦泽人面，令面光滑。《圣济总录》说："三月三日收桃花，七月七日将鸡血和涂面上，三两日脱下，则光华颜色也。"此外，还能治疗头上秃疮、肥疮、黄水面疮、足上窝疮、雀卵面疮、面上粉刺等。还能除水气，消肿满，下恶气，破石淋等。

在历代文献中，对桃花的褒贬，有两种不同的看法，现录于下，以供参考：

陶弘景、苏颂认为：酒渍桃花饮之能除百疾，益颜色，令面色红晕，悦泽如桃花。

李时珍认为陶苏二氏，引服桃花法，则因本草之言而谬用者也。桃花性走泄下降，利小肠甚快，用以治气实人病水饮肿满积滞，大小便闭塞者，则有功无害。若久服，既耗人阴血，损元气，岂能悦泽颜色乎。

【临床应用】

1. 大便秘结 桃花为末，温水送下5g，日一至二次。(《本草纲目·卷29》)

2. 面部雀斑 桃花、冬瓜子等份研末，蜜调敷之。(《本草纲目·卷29》)

3. 头癣 取3月3日未开的桃花阴干，与桑椹赤者等份为末，猪脂调和涂之。(《本草纲目·卷29》)

4. 脚背湿疹 桃花、食盐等份和匀，醋调敷之。(《本草纲目·肘后方》)

其 他

其他花类药治疗皮肤病的要点，归纳简介如下。

丁香 始载于《药性论》，别名有紫丁香、公丁香。味辛，性温，无毒。具有温中降逆、补肾助阳的功效。内服用于脾胃虚寒、呃逆呕吐、肾虚阳痿等，外用止痒。

山茶花 始载于《本草纲目》，别名有红茶花、茶花、宫粉花。味甘苦，性凉。具有凉血、止血、散瘀消肿的功效。内服凉血退斑，外用治疗汤火灼伤，乳头破裂等。

一枝黄花 始载于《植物名实图考》，别名众多，主要有金锁匙、黄花儿等。味辛苦，性凉。具有疏风清热、解毒消肿的功效。内服能治咽喉肿痛，小儿惊风，痈疽发背，疮肿等。外用能治皮肤瘙痒、甲癣、手足癣、蛇毒咬伤等。

不过本品水煎至沸即服，不可久煎。久煎另人作呕。《广东中药》

八仙花 始载于《植物名实图考》，别名有粉团花、紫阳花。味微辛，性寒，有小毒。具有抗疟止痒的功效。外用水煎可治阴囊瘙痒和阴囊神经性皮炎。

三七花 始载于《云南中草药选》。味甘，性凉。具有清热平肝的作用。内服可防治急慢性咽喉炎。

山丹花 始载于《本草纲目》，别名有山豆子花，味甘，性凉，无毒。具有清热解毒的功效。外用取花蕊捣烂敷疗疮疖肿。

山姜花 始载于《日华子本草》，味辛，性温，无毒。具有调中下气、消食解酒毒的功效。盐炒晒干为末，煎服可治胃寒诸症。

山慈菇花 始载于《本草纲目》，别名有金灯花。味甘微辛，性寒。具有消肿散结、化痰解毒的功效。内服能治血淋、阴茎涩痛等。

马蔺花 始载于《本草纲目》，别名有剧荔花、蠡草花等。味咸酸，微苦，性凉。具有清热解毒、止血利尿的功效。内服能治小便不通，痈疽疖肿，淋证等。外用能治鼻病、酒渣鼻。多服令人溏泄。

木棉花 始载于《生草药性备要》，别名有木棉、古贝、斑枝花、攀枝花等。味甘，性凉。具有清热利湿、解毒止血的功效，内服能治泄泻、痢疾、血崩、疮毒、恶疮等。

长春花 始载于《常用中草药手册》，别名有雁来红、三万花、四时春等。味微苦，性凉，有毒，具有镇静安神、平肝降压的功效。内服可治淋巴肉瘤、大疱性皮肤病等。其剂量为6～15g。提示：长春花对各种癌肿，尤其是细胞癌及血液、肾与皮肤病均有效。然其毒在花，用量大会引起骨髓、神经系统、肠胃道的毒性反应，严格控制剂量，勿长期连续用药。至关重要。切记。

凤仙花 始载于《救荒本草》，别名有金凤花、指甲花等。味甘微苦，性温，具有祛风活血、消肿止痛的功效。内服治腰胁疼痛，妇人闭经，下死胎，痈疽疔疮。外用治甲癣、手癣、蛇咬伤。

水团花 始载于《本草纲目拾遗》，别名有水杨梅、满山香等。味苦性平，有小毒。具有清热利湿、消肿定痛的功效。外治无名肿毒、湿疹、癣菌疹、疥疮等。

苍耳花　始载于《本草纲目》，味甘，性温，有毒。具有散风止痛的功效。内服治白癞顽痒。煎汤内服剂量建议10g以内。

芫花　始载于《神农本草经》，列为下品，别名有闷头花、老鼠花、闹鱼花等。味辛苦，性温，有毒。具有逐水涤痰的功效。从皮肤科的角度，我主张外用，诸如治痈、头癣、恶疮、毒风诸疾。

秃疮花　始载于《陕西中草药》，味苦涩，性凉，具有清热解毒、止痛杀虫的功效。本品外治秃疮、妇女阴户肿，男子睾丸癣及顽癣等。

千日红　始载于《植物名实图考》，别名有千年红、吕宋菊、长生花等。味甘，性平。具有祛痰平喘、平肝明目的功效。内服适用于咳嗽痰浊，咽喉疼痛，能改善眼周色素沉着。

木槿花　始载于《日华子本草》，别名有白槿花。味甘苦，性凉。具有清热利湿、凉血的功效。内服适用于痢疾、痔疮出血，外用治疖肿、浅表真菌病，如脚癣、体癣等。

月季花　始载于《本草纲目》，别名有四季花、月月红。味甘，性温无毒。具有活血调经、散结消肿的功效。内服适用于月经不调，胸腹胀痛，同时还能外用治痈疽、肿毒、疔毒。

玉米须　始载于《本草纲目》，味甘，性平无毒。具有利尿、消肿、降压的功效。内服能治湿热黄疸，消除尿蛋白。

代代花　始载于《药材资料汇编》，别名有玳玳花、枳壳花。味甘微苦，性平。具有疏肝、和胃、理气的功效。内服适用于胸闷气滞，不思饮食，恶心呕吐。我在临床中将本品加入益气扶脾方中，对腹型荨麻疹有改善的作用。

合欢花　始载于《神农本草经》，别名有夜合花、马樱花。味甘，性平。具有解郁安眠的作用。内服适用于抑郁不舒，夜眠不安，尤对女性失眠有改善的功效。

佛手花　始载于《随息居饮食谱》，别名有佛柑花。味辛、苦、酸，性温。具有调气散瘀的功效，内服适用于胃气滞疼痛。我在临床中，用以调理肝脾气机，对慢性荨麻疹有辅助作用。

谷精珠　始载于《开宝本草》，别名有天星草、佛顶珠。味辛、甘，性平。具有祛风散热、明目退翳的功效。内服用于风热目赤，风热头痛，肿胀羞明和眼痒。

辛夷花　始载于《神农本草经》，别名有望春花、木笔花、迎春花。味辛，性温。具有散风寒、通鼻窍的功效，内服适用于风寒头痛，也能治过敏性鼻炎所致的鼻痒。

松花粉　始载于《新修本草》，别名松花、松黄。味甘，性温。具有燥湿、收敛、止血的功效。外用是治疗湿疹、黄水疮、外伤出血的要品。

朱焦花　始载于《药性考》，别名有铁树花、红叶铁树花、朱竹花。味甘淡，性凉。具有清热止血散瘀的功效。内服适用于肺虚咳血、痔疮出血、跌打肿痛、尿血等。

毛蕊花　始载于《云南中草药》，别名有牛耳草、一炷香、虎尾鞭等。味辛、苦，性寒。具有清热解毒、散瘀止痛的功效。内服适用于疮毒、跌打损伤、慢性阑尾炎等。

雪莲花　始载于《本草纲目拾遗》，别名有雪荷花、大木花、大拇花等。味甘、苦，性温（大苞雪莲花有毒）。具有补肾壮阳、调经止血、祛风湿、壮筋骨的功效，内服适用于阳痿、腰膝酸软、妇女崩带、月经不调、风湿性关节炎等。外用敷贴治外伤出血。《柑园小识》说：雪莲生西藏，藏中积雪不消，暮春初夏生于雪中，状如鸡冠花，花高尺许，雌雄相并而生，雌者花园，雄者花尖，色深红。

紫雪花　始载于《毒药本草》，别名有紫花丹、红花丹等。味辛，性温，有小毒。具有破血、止痛的功效，内服适用于通调月经，外用可治阴囊湿疹。

茉莉花　始载于《本草纲目》，别名有奈花、茉莉。味辛甘，性温。具有散风热、辟秽气的功效。内服常被加入茗汤中饮之。外用以蒸油取液为主，可作为面脂、长发、润燥、香肤之类化妆品中用之。

茅香花　始载于《开宝本草》，味苦，性温无毒。具有温中散寒、芳香肌肤的功效。内服适用于温胃止呕，心腹冷痛。外用做浴汤，令人身香。

金蝉花　始载于《图经本草》，别名有蝉花、虫花。味甘，性寒，无毒。具有清热祛风、镇惊明目的功效，内服适用于目赤肿痛，麻疹不透等。

芙蓉花　始载于《本草纲目》，别名有木芙蓉。味辛，性平。具有清热解毒、消肿排脓的功效。外用于治疗痈疽疔毒、烧伤、烫伤、鱼口便毒。

豆蔻花　始载于《饮片新参》，别名有白蔻花、壳蔻花。味辛，性平。具有开胃理气的功效。内服适用于宽中止呕。阴虚内热者忌服。

金雀花　始载于《百草镜》，味甘，性微温。具有补肾壮阳的功效，内服适用于肾虚阳痿、白塞综合征等。

闹羊花　始载于《本草纲目》，别名有躑躅花、一杯倒、一杯醉、闷头花等。味辛，性温有毒。具有祛风除湿止痛的功效。内服适用于风湿顽痹，恶毒顽痰。贼风在皮肤中淫痛及麻醉等。外用治皮肤顽癣、瘙痒。本品有毒，其毒在叶和花，不宜多服、久服。体虚者忌服。《本草新编》说：羊踯躅，必须外邪难于外越者，始可偶尔一用以出奇，但不可频用以炫异也……只可用至三分，重伤者断不可越出一钱之外耳。

胡麻花　始载于《千金·食治》，别名有乌麻花，味甘性平。具有补肝肾、润五脏的功效。内服可治脱发，润肠。外用酒泡治冻疮。

洋金花　始载于《药物图考》，别名有山茄花、曼陀罗花等。味辛，性温。有大毒。具有定喘祛风、麻醉止痛的功效。内服治哮喘、风湿痹痛、疮疡疼痛，并作为麻醉药。本品内服宜慎，体弱者禁用。

桂花　始载于《本草纲目拾遗》，别名有木樨花。味辛，性温。具有化痰散瘀的功效。内服能治痰饮喘咳、牙痛口臭、视物不明等。

粉团花　始载于《本草纲目拾遗》，别名有绣球、玉粉团等。味苦，性温，无毒。具有消湿破血的功效。外用煎洗治阴囊瘙痒。

紫梢花　始载于《本草图经》，别名有紫霄花等。味甘，性温无毒。具有益阳涩精的功效。内服能治阳痿、遗精、阴囊湿疹等。外用煎洗治阴痒生疮等。

蒲黄　始载于《神农本草经》，别名有蒲花、蒲棒花粉、蒲草黄等。味甘，辛，性平无毒。具有凉血止血、活血化瘀的功效。内治经闭腹痛、游风肿痛、疮疖肿痛等，外用能治创伤湿疹、口疮、阴下湿痒等。《日华子本草》说：破血消肿生使，补血止血炒用。此外，孕妇忌服。

密蒙花　始载于《开宝本草》，别名有小锦花、蒙花等。味甘，性凉无毒。具有祛风凉血、润肝明目的功效。内服能治目赤肿痛、风弦烂眼、多泪羞明等。

此外现代人喜用花茶作为养颜和减肥的饮料之一，不过我要提醒一点，花茶要按照体质的不同而有所选择：体质肥硕者，痰湿居多，选用红茶作基础，适当加入山楂、玫瑰花、茉莉花、代代花等；体质干廋，肤色灰暗，多为阴虚火旺，选用绿茶为基础，酌加甘菊花、玫瑰花、金莲花之类较为妥当。

总之，花类药物还可以在接触性皮炎、药疹（如麻疹样药疹、猩红热样药疹）、红斑狼疮、皮肌炎等疾病中，可以作为消退红斑、瘀斑、丘疹的主要辅助药物来应用，常能获得意想不到的良好效果。

第六讲　藤类药用药心得

一、藤类药应用的回顾

藤类药始载于《神农本草经》，诸如天冬、木通等五种，开创了藤类药在临床应用的先河。《名医别录》略有增多，将藤类药归于蔓草类范围。然而记载藤类药品种最多的著作，首推明代《本草纲目》，该书正录藤类药23种，附录19种，合计达42种之多。主要品名有：都淋藤（马兜铃）、万岁藤（天门冬）、千金藤、夜交藤（首乌藤）、万年藤（木通）、钩藤（双钩藤、钩丁、倒挂钩）、黄藤（黄连藤、古山龙）、百花藤、赤泼藤（乌蔹莓）、石龙藤（络石藤、络石、白花藤、爬山虎）、扶芳藤、常春藤、忍冬藤（二花藤、金银花藤、金花藤、金银花藤）、甘藤、含水藤、天仙藤（青木香藤）、紫金藤、石楠藤、青风藤、百棱藤、省藤（红藤、大血藤）、紫藤等。嗣后，清代《本草纲目拾遗》进一步将藤类药列为专章，予以详尽论述，给后人广泛运用藤类药提供了宝贵的经验。

二、藤类药用药总则

综观古今医药文献的记载，常用于临床上的藤类药物有：鸡血藤（血枫藤、血藤）、通光藤（扁藤、奶藤）、安痛藤、丁公藤（包公藤）、乜金藤、鹿角藤、买麻藤、红皮藤、雷公藤（黄藤、黄根藤、断肠草、八步倒、水莽藤）、乳藤、蝙蝠藤、皆治藤、缠豆藤、麦裹藤、白毛藤、盒儿藤、蛇蒲藤、李头藤、龙须藤、臭藤、木龙藤、扶留藤、忍冬藤、钩藤、夜交藤、石楠藤、石龙藤、升腾、紫藤、青风藤、发痧藤（过山龙、夜牵牛、发痧药等）、黄藤（黄连藤、大黄藤等）、粉背雷公藤（昆明山海棠、火把花、紫金藤、六方藤等）、毒鱼藤（醉鱼草、闹鱼花、痒见消）、丝瓜藤、娃儿藤（一见香、苦儿藤、白龙须）、杜仲藤、黄瓜藤、古钩藤（牛角藤、白浆藤等）、白藤、无爷藤（过天藤、雾水藤、金丝藤等）、浆包藤、鱼藤、烟火藤、库皮藤、蜈蚣藤、千金藤、黑骨藤、岩爬藤等。

（一）藤类药用药心得

今人在继承古人经验的基础上，临床应用藤类药亦多创见。如北京名老中医赵炳南教授，从数十年的实践出发，将藤类药物用于治疗多种皮肤科疾病，如慢性湿疹、神经性皮炎、皮肤淀粉样变、结节性痒疹、血管性疾病等。上海皮肤病专家秦万章教授所创制的中药验方三藤糖浆（红藤、鸡血藤、雷公藤）治疗各性红斑狼疮302例，总有效率达到95.4%。同时，在观察治疗前后实验免疫指标中发现三藤糖浆对天然杀伤（NK）细胞活性有增强作用，对白细胞介素-2（IL-2），纤维蛋白结合素（FN）β_2-微球蛋白，C1免疫抑制剂，cAMP/cGMP等有关免疫指标均有所改善。特别是近些年来，国内外皮肤科领域对雷公藤曾作过较为系统、深入的研究，其中最注目的是对自身免疫性疾病的治疗，研究成果引起了世界医药界的广泛重视。初步统计应用雷公藤治疗的皮肤病有：红斑狼疮、皮肌炎、混合性结缔组织病、白塞综合征、干燥综合征、多形红斑、环状红斑、隆起性红斑、变应性血管炎、结节性红斑、过敏性紫癜、银屑病、副银屑病、血栓性闭塞性脉管炎、麻风反应、毛囊炎、足癣、玫瑰糠疹、湿疹、自身敏感性皮炎、接触性皮炎、多形性日光性皮炎、荨麻疹、湿疹样皮炎、特发性红皮病、痒疹、冻疮、扁平苔藓、环状肉芽肿、夏季皮炎、疥疮样皮炎等。

由上可见，深入研究藤类药物，不仅给皮肤科疾病的中医药防治提供了有效的新中药品种，而且还必将为治疗各种自身免疫性疾病提供新的有效的药物，为现代免疫学增添新的篇章。

（二）藤类药适应证

综观古今有关文献，按其藤类药的主治范围，大致上概括为抗老扶衰、安神益智，治疗诸毒痈疖、风热游丹、血痹斑疹、诸虫蛇咬、刀斧箭伤、恶疮疥癣、杨梅诸痒等。从皮肤科的角度，笔者通常对下列五大类皮肤病，均加用藤类药。

1. 结缔组织病 凡见关节痹痛麻木，选用独活寄生汤加石楠藤、络石藤、海风藤；指端苍白冰冷，乃至青紫，选用桂枝黄芪五物汤加红藤、鸡血藤、天仙藤（此中药含有马兜铃酸，对肾脏有毒性）；咳嗽痰少，偶有胸闷，选用百合固金汤加忍冬藤、都淋藤；小便塞滞或不通，选用通关散加万年藤、忍冬藤、红藤；倦怠或夜寐欠安，选用三子养阴汤加夜交藤、百毛藤等。

2. 皮肤血管疾病 结节不化，选用泽兰汤加紫金藤、红藤、天仙藤；肿胀疼痛选用四妙勇安汤加忍冬藤、红藤、鸡血藤；紫癜不退，实证选用犀角地黄汤，虚证选用归脾汤，不论虚实，皆加红藤、鸡血藤、忍冬藤等。

3. 神经障碍性皮肤病 剧烈瘙痒，部位在上，选用消风散加青风藤，部位在下，选用三妙丸加钩藤、忍冬藤、青风藤等。皮疹肥厚，状如苔藓，选用当归饮子加夜交藤、络石藤、钩藤、天仙藤等。

4. 荨麻疹类皮肤病 风团骤起，色红如云片，选用凉血消风散加百棱藤、红藤，痒重，夜间尤剧，选用逍遥散加钩藤、鸡血藤等。

5. 湿疹与皮炎 渗出明显，选用龙胆泻肝汤加红藤、青风藤、石楠藤，结痂或肥厚选用胃苓汤加钩藤、鸡血藤、络石藤，继发感染，选用五味消毒饮加忍冬藤、白花藤，痒剧，选用丹栀逍遥散加夜交藤、钩藤、红藤等。

总之，笔者深切体会到，藤类药特有“能循脉络，无微不到”的殊效，在具体组方中必须遵循《韩氏医通》所提出“药有成性，以材相制，味相洽而后达”的原则，因此，选用藤类药应处理好三个方面的关系：一是审证，多数疾病的病位在血脉、肤腠、关节。二是求因，常见的致病因素有风、热、寒、湿和气血失调。三是配伍，藤类药味甘、酸、苦，性偏温居多，处方的配合要有利于藤类药的功能发挥，诚如《得配本草》“得一药而配数药，一药收数药之功，配数药而治数病，数病乃一药之效。以正为配，固偶而随，以反为配，亦克而生”显然是至关重要的。

三、要药汇解

鸡血藤

【药名浅释】

鸡血藤　始载于《本草纲目拾遗》，也有文献称之最早见于《本草备要》，别名有血枫藤、血风藤、血藤。因其新鲜药材横切面有赤褐色液汁流出，状似鸡血而得名。

【药性分述】

鸡血藤味苦微甘，性温；具有行血补血、舒筋通络的功效。

据有关文献记载，本品主要为豆科植物密花豆（三叶鸡血藤）和香花岩豆藤（山鸡血藤）等的藤茎。前者产于广西，后者产于江西、福建、云南、四川等地。鸡血藤能壮筋骨，治疗风湿痹痛及手足麻木等症。鸡血藤熬胶后的药效较之鸡血藤汤剂不仅疗效高，而且应用范围更广。《滇志》对此有段综合性的记载："统治百病，能生血、活血、补血、破血，又能通七窍，走五脏，宽筋络。治妇人经水不调，四物汤加减八珍汤加延胡索为引，劳伤气血，筋骨酸痛，转筋，牛膝、杜仲、沉香、桂枝、佛手、木瓜、穿山甲、五加皮、砂仁、茴香为引，大肠下血，椿根皮煎汤送下，男子虚弱，八味加减为引，总之对老人气血虚弱，或者老年妇女更为得益。"此外，还能主治手足麻木瘫痪，男子虚损不能生育，遗精白浊，胃寒痛，妇女经血不调，赤白带下，妇女干血痨及子宫虚冷不受胎等症。近代本品也常被用来治疗硬皮病（中医之皮痹），取其养血活血、舒筋通络之功效。当代名老中医朱良春应用单味鸡血藤治疗银屑病静止期及消退期、脱发和小儿鱼鳞病等而获佳效，均取其养血润燥、活血祛瘀之作用。

不过，服此药时，忌食酸冷。

【临床应用】

1. 硬皮病 朱氏经验方：当归、赤芍、鸡血藤各100g，独活、桑寄生、川芎、伸筋草、红花、仙灵脾、地骨皮各50g，上药共研细末，炼蜜为丸。（《朱仁康论皮肤科》）

2. 掌跖脓疱病 芩连地丁汤加减：黄芩、黄连各9～12g，紫花地丁草、野菊花、豨莶草、苍耳子各12～15g，七叶一枝花20～30g，生黄芪12g，生甘草6～10g，当归10g，鸡血藤20～30g，丹参12～15g。（《朱仁康论皮肤科》）

3. 慢性湿疹（脾湿血燥型） 健脾润肤汤加减：茯苓、苍术、白术、当归、丹参、赤白芍、陈皮各10g，生地黄、生薏苡仁、鸡血藤各15g，首乌藤30g。（《中西医结合皮肤性病学·张志礼》）

4. 皮肤瘙痒症（血虚风燥型） 张氏经验方：二地、二冬、二芍、防风、苦参各10g，鸡血藤、首乌藤、刺蒺藜各15g，黄芪12g。（《中西医结合皮肤性病学》）

雷公藤

【药名浅释】

雷公藤　古时称之钩吻，始载于《神农本草经》，列为下品。其别名有野葛、毒根、胡蔓草、火把花等。《本草纲目拾遗》才出现雷公藤之名。近代《中国药用植物志》对其性味功效主治有较详细记载，新出现的名称有断肠草、烂肠草、黄藤根、黄藤木、黄藤草、红药、南蛇根等。言其入口则钩人喉吻也，广人谓之胡蔓草，亦曰断肠草，入人畜腹内即黏肠上，半日则黑烂。又名烂肠草。滇人谓之火把花，因其花红而性热如火也。

【药性分述】

雷公藤味苦辛，性寒，有大毒。具有祛风除湿、通络止痛、消肿止痒、解毒杀虫的功效。

在《本草纲目拾遗》时期，本品是一味很少应用的中药，仅局限于截疟，治瘰疬、鱼口便毒、反胃呃逆、阴囊肿大、发背疔疮、乳痈、产后遍身浮肿、一切毒蛇伤等症。近代逐步发现该药是一味颇有发展前途的具有免疫抑制活性的中草药。综合文献报告，本品可用治疗的病种很多，包括类风湿关节炎、幼年型类风湿关节炎、强直性脊柱炎、风湿性关节炎、原发性肾小球疾病（急性肾小球肾炎、慢性肾炎、肾病综合征、隐匿性肾炎、特发性IgA肾病）、继发性肾小球疾病（紫癜性肾炎、狼疮性肾炎）、重症肝炎和慢性活动性肝炎、呼吸系统疾病、妇科疾病、肿瘤、疼痛性疾病、甲状腺疾患、赖特综合征、红斑狼疮、皮肌炎、干燥综合征、白塞病、硬皮病、感染性皮肤病（带状疱疹、疥疮、皮肤真菌病）、麻风反应、皮肤血管炎（急性发热性、中性粒细胞增多性皮病，多形性红斑、过敏性紫癜、结节性红斑、变应性血管炎、进行性紫癜性皮肤病、结节性血管炎、隆起性红斑）、皮炎、湿疹类疾病、夏季皮炎、神经性皮炎、银屑病、副银屑病、红皮病、高球蛋白血症性紫癜、天疱疮、多发性硬化、发热性嗜中性白细胞增多性皮病、脂膜炎等。

笔者认为在应用本品的过程中，要注意以下几点：

一是产地的和品质，以福建建宁、泰宁两县，以及湖北的洪湖县疗效较好。

二是药用部位不同，毒性有差异，以嫩芽、叶、花、根皮毒性更大。

三是减轻毒性的方法：一是用文火煎两至三小时以上，能降低毒性，二是用岗梅同等剂量配伍，可以降低毒性，而又不影响疗效，三是在应用本品过程中，应当遵循“三小、二算、一慢”的原则，即初服者剂量要小，女性、儿童、老年人、体弱者剂量要小，增加剂量幅度要小，儿童和老年人用药要计算，增加剂量时，速度要慢。

四是用药过程中，应经常检查血、尿常规，肝、肾功能及心电图等，用于青年男性，须定期检查精液。

五是尽量使用一种雷公藤制剂，避免两种以上口服制剂同时服用，因为难以准确掌握用药剂量。

六是服药期间，勿饮酒，以免增加药物毒性。

七是联合用药，减少毒副作用，如与维生素 B_6、肝泰乐，或中药陈皮、鸡血藤、制首乌等同用。本品哺乳期妇女勿用，避免通过乳汁使婴儿中毒。

总之，本品是一味疗效确切但毒副作用较大的中药，临床使用时，应当全面掌握本品的利与弊，做到合理使用，避免毒副作用的发生。

【临床应用】

1. 急性发热性中性粒细胞增多性皮病　雷公藤总苷片 1～1.5mg/（kg·d）。[中华皮肤科杂志，1982，(4)：199]

2. 神经性皮炎　雷公藤根去皮 25g，一日量。水煎分 2 次服。[中华皮肤科杂志，1988，21 (2)：94]

3. 玫瑰糠疹　雷公藤糖浆：每次 10～20ml，日 3 次（相当生药 30～60g/d）。[中成药研究，1986，(8)：28]

4. 天疱疮　雷公藤糖浆：每 ml 含雷公藤去皮根茎 1g。每服 10～15ml，少数每日达 60～80ml。[中西医结合杂志，1986，6 (3)：149]

5. 脂膜炎　雷公藤 8～15g，生甘草 3g。水煎服，1 日 1 剂。[湖南中医杂志，1986，(2)：44]

昆明山海棠

【药名浅释】

昆明山海棠　始载于《滇南本草》，别名有粉背雷公藤、紫金皮、紫金藤、黄藤根、六方藤、掉毛草、火把花等。

【药性分述】

昆明山海棠味辛，性温，有毒。具有祛风除湿、活血通络、止痛消肿的功效。

明代《滇南本草》说："紫金皮味辛苦，性温，有毒。入肝、脾二经，行十二经络。治筋骨疼痛，风湿寒痹，麻木不仁，瘫痪痿软，湿气流痰，胀筋，止腰痛，并治妇人血寒腹痛，吃之良效。"今人在综合现代药理研究的基础上，扩大了其主治范围，并视之为治疗各种皮肤病的要药。主治病证有红斑狼疮、白塞综合征、变应性亚败血症、银屑病、多形红斑、手足癣、血管炎、疱疹样皮炎、赖特综合征、结节性红斑、环状红斑、紫癜、慢性荨麻疹、瘰疬等。

然而，本品有一定的毒性，以茎叶为甚。据报道，牛羊等牲畜食之枝叶，可致体毛大量脱落，故称掉毛草。中毒反应通常在数小时至三五天内出现。主要有神经系统的头痛、头晕、四肢发麻、烦躁不安、精神亢奋、幻觉，甚者出现阵发性强直性惊厥，消化系统症状有口唇、食管和肠胃黏膜广泛散在性出现糜烂或坏死、恶心呕吐、剧烈腹痛、腹泻、大便带血、肝脾肿大。本品对心血管、呼吸系统和肾脏均有一定的毒性，用之宜慎。

【临床应用】

1. 红斑狼疮　昆明山海棠片：每片50mg，每日3次，每次2～3片。（《徐宜厚皮科传心录》）

2. 白塞综合征　火把花根（去皮木心）20g，水煎服。［临床皮肤科杂志，1982，（3）：129］

3. 变应性败血症　火把花根30g，小火水煎3～4个小时，早晚饭后分服。1日1剂。［广西中医药，1988，11（3）28］

4. 手足癣　火把花根100g，煎煮后稍冷，浸泡患处。10天为一个疗程。《临床验方集锦》

钩　藤

【药名浅释】

钩藤　始载于《名医别录》列为下品，别名有双钩藤、金钩藤、钩丁、倒挂钩、钩耳、钓藤、吊藤等。本品色紫，状如葡萄藤而有钩，故名。

【药性分述】

钩藤味甘，性微寒；具有息风止痉、清热平肝的功效。

钩藤古方多用皮，后世多用钩，取其力锐尔，其中藤细多钩者良。久煎无力，故宜后下。

钩藤为手少阴、足厥阴经要药，少阴主火，厥阴主风，风火相搏，则寒热惊痫，此药气味甘寒，直入二经，则风静火息而肝心宁，寒热惊痫自除。主治病症有：热瘴夜啼，斑疹、头旋烦热、妇人赤白带下、小儿寒热，诸肿惊痫，胎风客忤，瘛疭筋挛等。历代医家视钩藤为儿科专药。陶弘景说：疗小儿，不入余方。《名医别录》说：专治小儿寒热。崔氏方认为专疗小儿癫痫。钱仲阳说钩藤，小儿珍之，其性捷利去风疾，开气闭，安惊痫。张山雷、顾松园等也有同感。总之，本品专理肝风相火之病，用之风静火熄，则诸症俱除矣。《本草求真》说："藤类像筋，故抽掣痛，由筋生者，必为之用。"

鉴于本品有静风息火的功效，笔者常用之治疗三类皮肤病：一是瘙痒病，不论虚实新久，均可用之。二是血管病，初期血热居多，常在凉血、解毒方剂之中，加入本品，如本品配紫草可治斑疹，久病血瘀为主，在理气、散寒、化瘀方剂中，加入本品。三是关节肌肉疼痛，以疼痛为主时，在散寒止痛药中加入，若酸痛为重时，于扶正药中加之。

本品祛风甚速，有风症者必宜用之。然其亦能盗气，虚者勿投。

【临床应用】

1. 神经性皮炎（肝郁化火型） 张氏经验方：柴胡、栀子、龙胆草、丹皮、赤白芍、枳壳各10g，生地、钩藤、当归各15g，首乌藤30g。（《中西医结合皮肤性病学》）

2. 播散性神经性皮炎 四物润肤汤加减：当归、秦艽、羌活、独活、蝉蜕各6g，制首乌、干地黄、炒白芍、益母草、南北沙参、钩藤（后下）各12g，酸枣仁、百合、天麦冬、小麦、柏子仁各10g。（《徐宜厚皮科传心录》）

黄　藤

【药名浅释】

黄藤　始载于《本草图经》，别名有黄连藤、藤黄连、土黄连、伸筋藤、大黄藤、山大王等。本品用干燥根茎部入药，其木质部呈黄色至棕黄色，故名。

【药性分述】

黄藤味甘苦，性寒，有小毒；具有清热解毒、祛风利尿、止痛的功效。

《本草纲目》说："黄藤生岭南，状若防己，俚人常服此藤，纵饮食有毒，亦自然不发。"今人应用本品治疗的病症有菌痢、胃肠炎、呼吸道及泌尿道感染、结膜炎、烧伤、中耳炎、淋巴结核、霉菌性阴道炎、滴虫性阴道炎、痈疽、疮毒、咽喉肿痛、皮肤溃疡、刀伤、食物中毒、热郁便秘等。

由于本品含有大量生物碱类化学成分，一次口服剂量超过30g可致中毒症状的发生，如胸闷、气促、心悸、头晕、呼吸困难、大汗淋漓等。外涂时可引起固定性药疹。对其中毒抢救首选药为皮质类固醇。因此临床上应该严格控制剂量，一般入汤剂不超过12g。

【临床应用】

1. 霉菌性阴道炎 黄藤生物碱注射液，2ml，日2次，肌内注射。［中草药，1980，11（12）：558］

2. 滴虫性阴道炎 黄藤30～60g，百部30～90g，煎水外洗或冲洗阴道。每日一次。（《全国中草药汇编·上册》）

鱼　藤

【药名浅释】

鱼藤　始载于《福建民间草药》，别名有篓藤、毒鱼藤等。因本品对鱼类及昆虫毒性很强，而对哺乳动物则只有轻微毒性，故名鱼藤。

【药性分述】

鱼藤味苦辛，性温，有毒；具有散瘀、止痛、杀虫的功效。

《中国药用植物图鉴》载："本品细末，可作杀虫剂，能杀死蚜虫、毛虫、狗虱、鸡虱及马蝇等。也可作治人体疥癣药。"据现代文献报告，本品以外用为主，禁忌内服。治疗病症有癣症、湿疹、疥疮、风湿关节肿痛、跌打肿痛（皮肤未破，加酒炒热敷患处）。不过本品对皮肤黏膜刺激较强，可引起皮肤红肿渗出，黏膜处慎用。

【临床应用】

1. 疥疮 鱼藤15g（鲜品30g）加水500ml，浸泡2小时，捣烂过滤取汁加食醋100ml，瓶装备用。嘱患者洗澡后外涂。每日2～3次。［新中医，1978，（2）：5］

2. 脚癣 取适量鱼藤水煎泡脚。1日1次。（《福建民间草药》）

夜交藤

【药名浅释】

夜交藤　始载于《本草逢原》，其别名有棋藤、首乌藤、赤葛、九真藤。夜交藤即何首乌的藤茎，然其有雌雄两种。藤蔓与夜相交，含有阴阳交合之象，故名。夜交藤以皮色紫、内黄白、多细纹孔为良。

【药性分述】

夜交藤味甘微苦，性平。具有养心安神、祛风通络止痒的功效。

夜交藤的药效与何首乌有相似的一面，又有独特的一面。集中反映在能治劳损、失眠、多汗、血虚身痛、瘰疬、风疮疥癣、风湿痹痛、肌肤麻木等。《本草正义》对夜交藤的药效有一段总结性的论述：夜交藤，濒湖止称茎叶治风疮疥癣，做浴汤甚效，今以治夜少安寐，盖取其能引阳入阴耳。然不寐之源，亦非一端，苟不知从病源上作想而惟以此为普通用品，则亦无效。但止堪供佐使之助，因是调和阴阳者，故亦有益无害。

大凡皮肤病血虚难寐，酌加酸枣仁、柏子仁、白芍、龙齿等。取其养血安神，血虚肢体疼痛和麻木，可与鸡血藤、当归、络石藤等配合，将会收到养血通络止痛的效果。皮肤瘙痒配伍防风、苦参、地肤子以增强祛风止痒之力。

【临床应用】

1. 皮肤瘙痒　夜交藤、苍耳子各适量，水煎外洗。（《安徽中草药》）

2. 寒冷性荨麻疹　三花一子藤饮：红花、槐花、白菊花、地肤子各 10g，夜交藤 15g（龙振华方）。

3. 疥疮　夜交藤 200g，加水 1000ml 浓煎，每日分两次外洗。10 岁以下者，剂量减半。［北京中医杂志，1992，（3）：5］

其　他

为了对藤类药物的进一步研究，笔者综合有关文献，对下列藤类药物予以简单介绍：

丁公藤　始载于《常用中草药手册》。别名包公藤。味辛性温，有毒。具有祛风，除温，消肿，止痛的功效。适用于风湿痹痛，半身不遂。跌仆肿痛。

大血藤　始载于《植物名实图考》。别名红藤。味苦性平。具有清热解毒，活血祛风的功效。适用于肠痈腹痛，经闭痛经，风湿痹痛，跌仆肿痛。

石楠藤　始载于《图经本草》。别名楠藤、石南藤。味辛性温，无毒。具有祛风湿，壮腰膝，止痛，止咳的功效。适用于风湿痹痛，挫伤，风湿关节痛，痛经，风寒感冒，咳嗽气喘。

安痛藤　始载于《现代中药材鉴别手册》。味甘苦，性凉。具有拔毒消肿、散瘀止痛的功效。适用于跌打损伤，扭伤，风湿关节痛，痈肿疮疖，骨髓炎。孕妇禁用。

忍冬藤　始载于《名医别录》。别名二花藤、金银花藤、金花藤。味甘性寒。具有清热解毒，疏风通络。适用于温病发热，热毒血痢，痈疽疮毒，风湿热痹，关节红肿疼痛。

青风藤　始载于《图经本草》。味苦性平。具有祛风化湿，通络止痛的功效。适用于风湿痹痛，关节肿胀，麻痹瘙痒等症。

络石藤　始载于《神农本草经》。别名络石、白花藤、爬山虎。味苦性凉。具有祛风通络，活血消肿的功效。适用于风湿热痹，筋脉痉挛，腰膝酸痛，痈肿，喉痹，跌打损伤。

海风藤　始载于《本草从新》。味辛苦微温。具有祛风湿，通经络，止痹痛的功效。适用于风寒湿痹，关节疼痛，筋脉拘挛。

通光藤　始载于《滇南本草》。别名扁藤、奶浆藤。味甘性平。具有消炎去痰，止咳平喘的功效。适用于肺炎，咽喉炎，乳汁不通等。

古羊藤　始载于《毒药本草》。别名南苦参、老鸦嘴。味苦性寒。具有清热解毒，散瘀止痛的功效。适用于感冒，疟疾，淋浊，毒虫咬伤。

古钩藤　始载于《广西药植名录》。别名白叶藤、牛角藤。味淡性平，有毒。具有活血消肿，镇痛解毒的功效，适用于跌打损伤，痈疮，癣症等。

无爷藤　始载于《岭南采药录》。别名无根藤、过天藤，蜈蚣藤等。味甘苦，性寒。具有清热利湿，凉血止血，解毒散瘀的功效。适用于感冒发烧，肺热咳嗽，尿血，痢疾，疥疮，湿疹，多发性疖肿等。

娃儿藤　始载于《江西草药》。别名一见香、老君须、苦儿藤。味苦性温，有小毒。具有祛风除湿，化痰止痛的功效。适用于小儿惊风，月经不调，哮喘痰咳，咽喉肿痛，毒蛇咬伤等。

藤黄　始载于《海药本草》。别名海藤、玉黄、月黄。味酸涩，有毒。具有解毒消肿，止痛杀虫的功效。适用于痈疽肿毒，癌肿，顽癣恶疮，损伤出血，烫火伤。

长春藤　始载于《本草纲目拾遗》。味苦性凉。具有祛风利湿，平肝解毒的功效。适用于风湿痹痛，头昏目眩，口眼㖞斜，衄血，痈疽肿痛，狂犬咬伤，闭经，跌打损伤，外伤出血等。

白毛藤　始载于《神农本草经》。味甘苦性寒。具有清热解毒，祛风利湿的功效。适用于湿热黄疸，风湿痹痛，带下，水肿，淋病，疔疮。

鸡矢藤　始载于《质问本草》。味甘酸性平。具有祛风活血，消食化积，止痛消肿的功效。适用于风湿痹痛，腹泻，气虚浮肿。

锡生藤　始载于《云南思茅中草药选》。味淡微麻性温。具有止痛、止血、生肌的功效。适用于外伤肿痛，创伤出血。

南蛇藤　始载于《植物名实图考》。味微辛性温。具有祛风除湿，活血止痛的功效。适用于失眠，头痛，心烦不安，风湿痹痛，腰腿痛。本品外用煎水洗或捣烂湿敷。但生用有毒，用之宜慎。

小血藤　始载于《本草便方》。味辛性温。具有通络活血，强筋壮骨的功效。适用于风湿痹痛，疮疖，月经不调，跌打损伤，筋骨关节疼痛。

第七讲　动物类药用药心得

一、动物药应用的回顾

笔者在查阅部分有代表性中药专著中，发现应用动物类药所占比例较大。这是因为动物药是血肉之品，有情之物，性喜攻逐走窜，通经达络，搜剔疏利，无所不至，又与人类体质比较接近，容易吸收和利用，故其效用比较良好和可靠，常能发挥力挽沉疴之功，是草木之类的药物所不能比的。何谓动物药？国医大师朱良春先生曾有如下的阐述：《大戴礼记》一书提到，禽为羽虫，兽为毛虫，龟为甲虫，鱼为鳞虫，人为倮虫。由此说明，古代将虫字作为动物的总称。所以虫类药即为动物药的总称。

动物药的应用，素来为历代医家所青睐。《神农本草经》载药365种，动物药67种；《伤寒杂病论》用药93种以上，动物药有12种；《新修本草》收载动物药128种；在动物药收集最前者，首推《本草纲目》全书载药1892种，其中动物药461种。1976以来，全国和地方相继出版了一些动物药专著：《广西药用动物》（1976年）、《山东药用动物》（1979年）、《中国动物药》（1981年）、《中国动物药志·第一分册》（1979年）和第二分册（1983年）、《中国动物药志》（1979年）、《动物本草》（2001年）。

二、动物药应用总则

（一）应用的部位

1. 干燥全体，如全蝎、蜈蚣、斑蝥、土鳖虫等。
2. 除去内脏的动物，如白花蛇、地龙、蛤蚧等。
3. 动物的一部分，如石决明、牡蛎、鳖甲、蛇蜕。
4. 动物的分泌物，如麝香、蟾酥等。
5. 动物的排泄物，如五灵脂、蚕沙、夜明沙。
6. 动物的生理或病理的产物，如熊胆、蝉蜕、牛黄、马宝。
7. 动物的加工类如阿胶、鹿角胶、龟板胶等。

（二）主治功效

1. 攻坚破积　用于痰核、瘰疬、癥瘕积聚等症。
2. 活血祛瘀　用于周围血管病、硬皮病及微循环障碍之类疾病。
3. 息风定惊　用于毒热扰脑之类的疾病，如红斑狼疮脑病等。
4. 宣风泄热　用于风热瘾疹等。
5. 搜风解毒　用于结节性红斑、硬红斑、痛风等。
6. 行气活血　用于带状疱疹后期。

7. 壮阳益肾 用于弥漫性系统性硬皮病、雷诺病等。

8. 消痈散肿 用于痈疽、恶疮、顽癣等。

9. 收敛生肌 用于溃疡和瘘管等。

10. 补益培本 用于慢性荨麻疹、老年性皮肤瘙痒病等。

11. 开窍慧脑 用于各种高热所致神志不清诸症。

12. 清热解毒 用于红皮病、急性皮肤病等。

13. 利尿通淋 用于淋病等。

14. 化痰散结 用于聚合性痤疮及多发性毛囊炎。

现按《本草纲目》的分类方法，即虫类、鳞类、介类、禽类、兽类、人类等，将常用动物药分述如下。

三、动物药分类应用

现按《本草纲目》分类的方法、即虫类、鳞类、介类、禽类、兽类、人类等，现将常用动物药分述如下。

（一）虫类药用药心得

据《本草纲目》所载，虫类药有101种，并附虫药7种，在临床上，较为常用的有：蜂蜜、五倍子、桑螵蛸、蚕、九香虫、斑蝥、水蛭、蝉蜕、蜣螂、鼠妇、䗪虫、虻虫、蟾蜍、蜈蚣、蚯蚓、蜗牛等。

笔者认为在具体应用虫类药时，必须注意三点：一是对毒性较大的虫药，要严格炮制后再用，剂量宜轻不宜重；二是为了避免部分虫药特有的腥臭气味，用时最好焙干研细末，装入胶囊，尽量不要直接投入汤剂之中；三是外用时直接涂搽患处，但避免用在皮肤黏膜的破损区域。若出现红肿、水疱或灼热疼痛时应立即停用，并作出相应的处理。

（二）鳞类药用药心得

鳞类动物入药，以蛇为主，鱼类基本上是桌上的佳肴，专门论之药性的专著甚少，为此，仅选常用的守宫、蛤蚧、蛇蜕、白花蛇、乌梢蛇重点讨论。这类药物均有清热解毒、息风止痒的功效，特别是对风毒顽痒，用之恰当，效果卓著，并为临床所证实。不过，亦有部分患者服药后痒感不但不止，反而有加重的现象。因此，笔者在临床应用上述诸药时，往往要询问三点：一问平素吃鱼、虾、鸡之类食品皮肤有无过敏反应；二问以往是否用过鳞介类药或者虫药，反应如何；三是在初诊时，从小剂量开始，观察皮损和痒感在服药后是减轻还是加重。总之，尽量做到药贵在精，药贵对症，是十分要紧的。

常用的鳞类药有鲮鲤（穿山甲）守宫、蛤蚧、蛇蜕、白花蛇、乌蛇、蝮蛇等。

（三）介类药用药心得

李时珍认为唐宋本草错误地将介类混入虫鱼部，从他开始单列介部，凡46种，分为两类，一是龟鳖，二是蚌蛤。在临床之中，介类素为医家所重视，药用较为广泛。鉴于介类药以甲壳居多，为了充分发挥药效，通常采取三项措施：一是先煎，二是煅制，三是研细末，必要时水飞为佳。

临床常用介类药有龟甲、玳瑁、鳖甲、牡蛎、石决明、珍珠母、文蛤、温蛤、蛤蜊、紫贝、淡菜、田螺、海燕等。

（四）禽类药用药心得

世界卫生组织将食品评为健康食品和垃圾食品，在健康食品中，最佳肉食均为禽类：鹅肉、鸡肉、鸭肉。李时珍说："二足而羽曰禽……羽类则阳中之阳，大抵多养阳，于是集其可供庖药及毒恶当知者，为禽部，凡七十七种。分为四类：曰水、曰原，曰林，曰山。"李氏之言，提供了五个信息，一是释名，二是禽类药大多养阳，三是既庖又药，四是毒与恶，五是四大分类。

在临床中，比较常用的禽类药有鸡、五灵脂、鹅、石燕、凤凰衣等。

（五）兽部药用药心得

李时珍说："兽者四足而毛之总称。"古代将马、牛、鸡、羊、犬、豕等可豢养者称之六畜，麋、鹿、狼、麋、兔、野豕称之六兽。这类动物既可供膳食，又可供药物使用，现分为五类：曰畜、曰兽、曰鼠、曰寓、曰怪。合计八十六种，现在临床应用较多的有豕、羊、阿胶、牛黄、黄明胶、狗宝、犀、鹿、麝、猬等。

（六）人类药用药心得

李时珍说："神农本草，人物惟发被一种，所以别人于物也。后世方伎之士，至于骨、肉、胆、血，咸称为药，甚哉不仁也。今于此部凡经人用者，皆不可遗，惟无害于义者，则详述之。其残忍邪秽者则略之，仍辟断于各条之下。通计 37 种，不复分类。"李氏之言，给后人提出了三个问题：一是人之物入药。历来甚少，如《神农本草经》一种，《名医别录》五种，《唐本草》一种，《本草拾遗》八种，《日华子本草》二种，《开宝本草》一种，《嘉祐本草》四种，《证类本草》一种，《本草蒙筌》一种，《本草纲目》十三种。二是将人之骨、肉、胆、血等入药，是不人道的，应予摒除。三是人之入药，必须遵循"无害于义"的原则，现今临床应用较多的有乱发、爪甲、人乳、人胞等。

四、要药汇解

蜂　蜜

【药名浅释】

蜂蜜　曾以"石蜜""石饴"之名，始载于《神农本草经》，蜂蜜之名见于《本草纲目》，李时珍谓"蜜以密成，故谓之蜜"。别名有蜂糖、生蜜、炼蜜、石蜜、蜜糖等。

【药性分述】

蜂蜜味甘，性平；具有补中、润燥、止痛、解毒的功效。

蜂采无毒之花，酿之成蜜。其药效有五：清热也、补中也、解毒也、润燥也、止痛也。生用则性凉能清热，熟用则性温能补中，甘而平和，能解毒，柔而濡泽，能润燥，缓可去急，能止心腹肌肉疮疡疼痛，和可致中，能涸和百药，而与甘草同功。古今很多中成药均取蜂蜜调和诸药之功。总之，凡气血、虚实、寒热、阴阳、内外，诸病罔不相宜。具体言之，蜂蜜主治的病症与药效有：安五脏、止痛解毒，强志轻身，唇口疮，明耳目，烫火伤，便秘，祛心烦，肌中疼痛，疗肿恶毒，瘾疹瘙痒，阴头生疮等。

本品得姜汁，可治初痢；配生地汁，治心腹刺痛；拌薤白，外治汤火伤。然而，在下列情况下，则不宜用：顽固不化者，呕家，酒家，中满蛊胀，湿热脚气，均不宜用。

不过，朱丹溪曾说：蜜喜入脾。西北高燥，故人食之有益，东南卑湿，多食则害生于脾也。此外，本品不可与生葱同食，亦不可与莴笋同食。以上数点应牢记。

【临床应用】

慢性盘状红斑狼疮　青蒿丸：青蒿 500g，蜂蜜 100～150ml，制成蜜丸如梧桐子大。日服 3 次，每次 18g。(《中国中医秘方大全·庄国康》)

露蜂房

【药名浅释】

露蜂房　始载于《神农本草经》，列为中品，别名有蜂房、炒蜂房、蜂肠、大黄蜂巢、马蜂包、虎头蜂房、紫金沙等。因蜂房悬挂于树上得自然风露，故称露蜂房。入药以革蜂窝为甚。七里蜂毒最猛。不过，蜂房带子者效佳。

【药性分述】

露蜂房味甘，性平，有毒；具有攻毒、杀虫、祛风的功效。李时珍说："露蜂房，阳明药也，外科、齿科及他病用之，亦皆取其以毒攻毒，兼杀虫之功耳。"具体言之，痈疽、瘰疬、惊痫、痔痢风毒、恶疮、风虫牙痛、疔肿诸毒，均可用之。本品实为清热、软坚、散结的要药。露蜂房入盐煅炭，治牙虫，配蛇蜕、血余炭，以黄酒送下，可消疔疮肿毒。但痈疽溃后忌用，气血虚弱者慎用。

【临床应用】

1. 项后硬结性毛囊炎、脓肿性穿掘性头部毛囊周围炎、聚合性痤疮　蜂房野菊汤：野菊花、金银花、连翘、蒲公英、紫花地丁各 10～12g，露蜂房、浙贝母、玄参、羌活、川芎、甘草各 6g。(《徐宜厚皮科传心录》)

2. 银屑病（血燥型）　养血解毒汤加减：鸡血藤、生地、板蓝根、土茯苓各 30g，当归、丹参、麦冬、天冬各 10g，露蜂房 15g。(《中西医结合皮肤性病学》)

3. 关节炎型银屑病　五味子汤加减：五味子、地龙、淫羊藿、桑枝、松针、皂角刺、蜂房、姜黄、桃仁各 10g，制附片、乌蛇各 8g，巴戟天、杜仲、黄芪、熟地黄、桑寄生、山茱萸各 15g，狗脊 30g、全蝎 6g。(《徐宜厚皮科传心录》)

4. 黑变病　张氏验方：乌梢蛇 15g，蝉蜕、丹皮、赤芍各 9g，蜂房 6g，当归 12g，土茯苓、薏苡仁、路路通各 30g。另加大黄䗪虫丸每日 3 次，每次 3g。(《古今专科专病医案·皮肤病·张锡君》)

5. 多发性大动脉炎　颜氏验方：青葱、桂枝、附子、干姜、川牛膝、桃仁、蒲黄、鬼箭羽、蜂房、威灵仙、土鳖虫、甘草（原书无剂量）。(《跟名师学临床系列丛书·颜德馨》)

6. 小儿湿疹　荆翘散加减：荆芥、连翘、防风、苦参、当归、制军、白鲜皮、生地、赤芍、焦三仙各 10g，蜂房 5g，川芎 6g。(《刘弼臣用药心得十讲》)

五倍子（百药煎）

【药名浅释】

五倍子　始载于《开宝本草》，别名有花倍（角倍）、独角倍（肚倍）、文蛤、百虫仓、木附子。本品实乃倍蚜科昆虫角倍蚜或倍蛋蚜在其寄主盐肤木等树上所结的虫瘿，内藏多个幼虫，故称百虫仓。有因其形状似海中文蛤，故也称文蛤。

【药性分述】

五倍子味酸涩，性寒；具有敛肺降火、涩肠固精、敛汗止血的功效。

五倍子是一味极强的收敛药，功效有五：一是止汗；二是止咳；三是止血；四是止泻；五是收肛。然其本品的药用范围，分内治与外治。内治病症有痰结咳嗽、吐衄、泄利、痔疮、消渴、盗汗，外治病症有风湿癣疮、鼻痟疮、金疮、眼赤烂疮、风湿疮疡、阴囊湿疮、脱肛等。至于配伍方面，本品得乌梅可用治赤痢不止，合五味子治疗久咳不愈，和腊茶叶末外涂治阴囊湿疮。但因其收敛固涩作用较强，凡风寒外触或肺火实盛之暴咳，以及新起之痢疾、泄泻者则忌用。

附：百药煎　为用五倍子和茶叶经发酵成的块状物。具有清肺化痰、定嗽解热、生津止咳的功效。可用于口舌糜烂，风湿诸疮，染乌须发等。黄宫绣说：五倍子染发皂物最妙。另本品配白矾末，加油调和，可外搽治炼眉疮癣。

【临床应用】

1. 石棉状糠疹　豆根去屑洗方：山豆根、蚕沙、五倍子各15g，皂角、透骨草、桑白皮、巨胜子各12g，桂皮、松针、炒牛蒡子各10g。煎汤外洗。(《徐宜厚皮科传心录》)

2. 生殖器疣、肛周疣　鸭跖草方：鸭跖草、蚕沙、石榴皮、五倍子各15克，乌梅、枯矾、威灵仙各12g，细辛10g。上药加水1500ml，浓煎取汁约600ml，待温，浸泡患处15~20分钟，拭干即可。(《徐宜厚皮科传心录》)

3. 癣菌疹　黄精五倍洗方：黄精、藿香各12g，五倍子、蚕沙、明矾、吴茱萸煎水浸泡或湿敷患处，每日2次，每次10~15分钟。(《徐宜厚皮科传心录》)

九香虫

【药名浅释】

九香虫　始载于《本草纲目》，别名有黑兜虫、打屁虫、屁板虫、酒香虫、炒九香虫，因其干燥虫体气味如茴香而得名。李时珍说：至冬伏于石下，至惊蛰后即飞出，不可用也。

【药性分述】

九香虫味咸，性温；具有行气止痛、温肾助阳的功效。

张石顽说："九香虫治膈脘滞气，脾肾亏损，壮元阳。"本品能气血双宣，平肝止痛。凡见肝胃气痛，用多效验。《本草新编》说：九香虫，虫中之至佳者。入丸散中，以扶衰弱者最宜，但不宜入汤剂，以其性滑，恐动大便耳。九香虫亦兴阳之物，然非人参、白术、巴戟天、肉苁蓉、破故纸之类。亦未见其大效也。

阴虚有火、阳事易举及无气滞者勿用。

【临床应用】

带状疱疹（神经痛）　金玲散加味：金铃子、柴胡、九香虫（研末另包冲下）、甘草各6g，柴胡、当归、炒白芍、延胡索各10g，青皮、地龙各3g。(经验方)

水　蛭

【药名浅释】

水蛭　始载于《神农本草经》，列为下品，别名较多，有蚑（与蜞同）、蚂蝗、马蝗、马蛭、制水蛭、活水蛭、蛭蝚、蜞、黄蜞、肉钻子等。蚑有数种，以水中马蚑得啮人，腹中有血者，干之为佳。山蚑及诸小虫者，皆不可用。《图经本草》认为生于山中的石蛭，生于草中的草蛭，以及生于泥中的泥蛭，虽然也能吸血，但危害亦大，主张用水蛭为好。

【药性分述】

水蛭味咸苦，性平，有毒；具有破血、逐瘀、通络的功效。

本品力主逐恶血、瘀血、破血瘕、除积聚，对妇人恶血、瘀血经闭、血瘕积聚、血蓄膀胱均可用之。此外，痈疽肿毒，折伤跌仆，瘀血不散，亦可用之。

张仲景以水蛭、虻虫，每兼而用之，专主攻坚破瘀。对此，《本草疏证》解释说："虻虫、水蛭，一飞一潜，皆吮血也。在上之热随经而入，飞者抵之，在下之血为热所瘀，潜者当之，此二味所以并用之，故而未及所以不用此之故……虻虫之性飞扬，故治血结淤下而病在上者，水蛭之性下趋，故治血结于上欲下达而不能者，其逐瘀破积，两者相同，而一为搜剔之剂，一为滑利之品。"

张锡纯说："凡破血之药，多伤气分，惟水蛭味咸，专入血分，于气分丝毫无损，且服后腹不觉痛，并不觉开破，而瘀血默消于无形，真良药也。"

笔者在学习先贤经验的基础上，为了避免水蛭腥味，将烘干之水蛭研末装入0.3～0.5g的胶囊中，一日3次，一次3粒，随汤药送下，或用温开水送下。主治皮肤病症有雷诺症、硬皮病指端硬化，聚合性痤疮的囊肿、结节，结节性痒疹，结节性红斑，慢性丹毒以及颈部淋巴结核等。

【临床应用】

1. 颈部淋巴结核 朱氏经验方：未溃者，用水蛭、冰片各等份，研细末，加入适量凡士林外敷，每日换一次，1～3周多数可以消失。已溃者，可用水蛭研末，加少许冰片外掺于疮面，并用纱布覆盖，每日换一次。(《朱良春用药经验集》)

2. 血栓闭塞性脉管炎（阴寒证） 通脉药酒：丹参、金银花、当归各100g，赤芍、川芎、牛膝各50g，甲珠、水蛭、附子各25g，白酒3000ml，浸泡7天后服用。夏天每次10～15ml，冬天25～50ml，每日2次。(《中国当代名医验方大全·吴景芬》)

3. 白发 乌发丸：当归须、生黄芪、地骨皮、生熟地、菟丝子各100g，地龙、䗪虫、水蛭、石菖蒲、远志、天麻、羌活、川芎、甲珠各30g，茯苓200g，牛膝、白芍、肉苁蓉、僵蚕、鹿角霜各60g。研细末，水泛为丸，每日3次，每次5g。另饭后以茯苓、当归各10g，肉苁蓉、合欢皮各6g，煎水做汤送服。(《临证验方治疗疑难病·雍履平》)

䗪虫

【药名浅释】

䗪虫　始载于《神农本草经》，列为中品，又称土鳖虫、地鳖、地鳖虫，因其形扁如鳖，故称土鳖。别名还有土虫、土元虫、臭虫母、地乌龟、盖子虫、节节虫、蚂蚁虎等。陶弘景说：形扁如鳖，有甲不能飞，小有臭气。

【药性分述】

䗪虫味咸，性寒。具有破血逐瘀，续筋接骨的功效。

众所周知，血者灌溉百骸，周流经络。血若凝滞则经络不通，阴阳之用互乖，而寒热洗洗生焉，咸寒能入血软坚，故主心腹血积，癥瘕血闭诸症。血活而营卫通畅，寒热自除，经脉调匀。又为治疟母的必用之药。䗪虫伍乳香、没药、自然铜等治疗骨折损伤。如无瘀血停留者，不宜用。

【临床应用】

1. 硬皮病 黄氏验方：黄芪30g，白术、丹参、三棱、莪术各18g，淫羊藿、仙茅、土鳖

虫、制川乌各12g，全蝎6g，蜈蚣3条。(《奇难杂症·黄振鸣》)

2. 红斑狼疮 倍芪虫蛇方：生黄芪60～90g，鸡血藤、生地、淫羊藿24～30g，板蓝根、紫草、甘草各30g，玄参15g，生蒲黄、全虫、䗪虫、乌梢蛇、琥珀、鸡内金各9g，桑寄生24g。(《中国中医秘方大全·王渭川》)

虻　虫

【药名浅释】

虻虫　曾以蜚虻之名始载于《神农本草经》，列为中品，古时蜚同飞，蜚虻即飞虻之意。虻虫之名见始于陶弘景所著之《本草经集注》，别名有牛虻、牛蚊子、牛苍蝇、瞎蠓等。

【药性分述】

虻虫味苦，性微寒，有毒。具有破血逐瘀的功效。

虻虫食血而治血，故所治一切血结诸病，如血蓄而见身黄脉结，腹痛如狂，坚癥积块，疟母，仆损瘀血等症。本品常配丹皮，治跌仆瘀血。总之，虻虫为方，一曰破积血、二曰下血、三曰畜血、四曰有久瘀血、五曰瘀血、六曰妇人经血不利、七曰瘀血在里、八曰如狂、九曰喜忘，皆为血证之谛。

虻虫、水蛭、䗪虫均有较强的破血逐瘀之效。其中，虻虫性刚而猛，服后可立致泻痢，药过即止；水蛭性阴而缓，服后虽不即泻，但其毒性在体内持续较久，效比虻虫为佳；䗪虫性较和缓，故常用于体腹瘀血诸症。王旭高说：飞者走阳路，潜者走阴路，治瘀血日久有效。

不过，鉴于本品通利血脉，九窍之力，极能坠胎，非蓄血证、瘀血未甚者、肝血枯竭者均不宜用。

气血虚甚，形体瘦损者忌用。

【临床应用】

1. 深部栓塞性静脉炎 逐血破瘀汤：水蛭、虻虫、䗪虫各6～12g，地龙、黑丑、透骨草、水红花子、盘龙参、紫草各10～15g，路路通15～30g。寒凉重者加紫油肉桂3～6g。(《赵炳南临床经验集》)

2. 肿毒 虻虫、松香各等份，研末。置膏油中贴之。(《现代实用中药》)

蜈　蚣

【药名浅释】

蜈蚣　始载于《神农本草经》，列为下品，别名有蒺藜、蝍蛆、鱼虫、吴公、天龙、焙蜈蚣，因其节节有足，又称百足虫、百脚。蜈蚣以头足赤者为良。

【药性分述】

蜈蚣味辛，性温，有毒。具有息风止痉、攻毒散结、通络止痛的功效。

蜈蚣走窜之力最速，内而脏腑，外而经络，凡气血凝聚之处，皆能治，性有微毒，而能解毒，凡一切疮疡诸毒，皆能消之。归纳其主治的病症有小儿惊痫、风抽、脐风口噤、丹毒、秃疮、痔漏、鸡眼、恶肉、瘰疬、便毒、蛇伤。

李时珍说："赤足蜈蚣，能伏蛇，为上药，白芷次之。"用时，宜带头、足。去之则力减。若过剂出现中毒现象，可用蚯蚓、桑白皮解之。

【临床应用】

1. 慢性湿疹 搜风除湿汤：全虫6～12g，蜈蚣3～5条，海风藤、川槿皮、黄柏、白术、炒

枳壳各 10 ~ 15g，薏苡仁、白鲜皮、威灵仙各 15 ~ 30g。(《赵炳南临床经验集》)

2. 结节性痒疹 柏氏验方：全虫 3g，僵蚕、蜈蚣、红花、地肤子、黄柏、三棱、当归、乌蛇各 10g，丹参 15g，土茯苓、生牡蛎各 30g，甘草 5g。(《古今专科专病医案·皮肤病·柏志芳》)

3. 皮肌炎 蜈蚣方：蜈蚣、全虫各等份，研末，每日 2 ~ 3 次，每次 1.5g。(《中国中医秘方大全·严亦宽》)

4. 慢性溃疡疖肿 取活蜈蚣两条，浸入 100ml 菜油中备用，每日 1 次外涂患处。(《国医大师·朱良春》)

地　龙

【药名浅释】

地龙　曾以白颈蚯蚓名始载于《神农本草经》，列为下品，地龙之名，见于《图经本草》，别名有蚯蚓、曲鳝、土鳝、土龙、蚓蝼、鲜地龙、酒地龙、炒地龙。白颈者乃老蚯蚓也。李时珍谓："蚓之行者，引而后申，其塿如丘，故名蚯蚓"

【药性分述】

地龙味咸，性寒。具有清热定惊、平肝息风、通经活络、平喘利尿的功效。

地龙性寒，古人用药经验须取白颈，是其老者或路上踏死者为良，故又名千人踏。沉也，阴也，主治病证有伤寒瘧疟，黄疸消渴，二便不通，历节风痛，癫狂喉痹，风热赤眼，聤耳鼻息，秃疮瘰疬，阴囊热肿，脱肛，肾脏风注，蛇伤肿痛，蜘蛛伤毒等症。其中，有四项特效，值得一提：一是"脚风药必须此物为使"（《本草图经》）。二是"治肾脏风下病，不可阙也"（《本草衍义》）。三是涂丹毒漆疮。四是蚯蚓屎，又名六一泥，可涂火疮、痄腮、热毒等。至于配伍方面，用面粉炒黄，研末吞服，治痴癫；配枯矾，搽齿血；加乳香末，治惊风。

蜈蚣属火，名曰天龙，蚯蚓属水，名曰地龙。皆治蛊毒，蛇虫毒者，天地相交，则水火相继，故禀性虽有不同，而主治乃不相殊。《本草崇原》

若中蚯蚓毒，惟以盐水浸洗或饮一杯即可解之。

【临床应用】

1. 蜘蛛咬 地龙液：青葱叶一根，地龙一支，将地龙放入葱中，紧捏两头，震动摇晃，化水后外涂患处。(《太平圣惠方·卷 57》)

2. 甲沟炎 地龙膏：干地龙，不拘多少，研细末，猪脂调膏外敷。(《圣济总录·卷 137》)

3. 口腔黏膜白色念珠菌病 白糖地龙液：活地龙 10 ~ 15 条，白糖 50g，搅拌至地龙融化成黄色黏液，瓶装备用。漱口后棉签沾药液涂搽患处，每日 3 ~ 4 次。(《中国中医秘方大全·何国兴》)

全　蝎

【药名浅释】

蝎　始载于《开宝本草》。别名有蛜祁（音伊祁）、主簿虫、杜白、全蝎、焙全蝎、虿尾虫。许慎说：蝎，虿尾虫也，长尾为虿，短尾为蝎。开元初有主簿以竹筒盛过江，至今有之，故俗称主簿虫。尔雅说：杜白，蝎也。今人用药有全用者，谓之全蝎，有用尾者，谓之蝎梢，其力尤紧。《集验方》云：每年清明至谷雨后，捕捉者为春蝎，品质最佳，同时还指出雄蝎蜇人，痛哉一处，雌蝎蜇人，痛牵诸处。

【药性分述】

全蝎味辛，性平，有毒；具有祛风止痉、通络止痛、攻毒散结的功效。

蝎禀火金之气以生，入肝经，一切风木之病，蝎乃治风要药。归纳其主治与药效有六：一是半身不遂，口眼歪斜，手足抽掣；二是风毒瘾疹；三是耳聋疝气；四是痃疟惊痫；五是妇人带下阴脱；六是小儿风搐。今人发现全蝎是止痛神药，朱仁康老先生用全蝎治带状疱疹疼痛，朱良春先生用全蝎治偏头痛，甚至扩大到脑肿瘤转移的头痛。不过，粉剂内服较煎剂为佳，一般剂量蝎尾一到三条，或全蝎 1～2g，研细末分两次吞服。长期服用，也无毒性反应。

张锡纯说：蝎，其性虽毒，转善解毒，消除一切疮疡，为蜈蚣之佐药，其力相得益彰也。

不过，带下非风、非热不可用，一切内虚似风等症切忌，慢痹惊风禁用。

【临床应用】

1. 慢性湿疹 全虫方：全虫、猪牙皂角、苦参各 6g，皂刺 12g，刺蒺藜、炒槐花各 15～30g，白鲜皮、黄柏各 15g，威灵仙 12～30g。《赵炳南临床经验集》

2. 荨麻疹 全虫一枚洗净，放入鸡蛋中蒸熟，弃蝎食蛋，一日两次。［浙江中医杂志 1987，(8)：370］

3. 丹毒 生全蝎 30g，炮山甲 45g，研细末，每日一次，每次 7.5g。［中医杂志 1963，(7)：1］

蝉　蜕

【药名浅释】

蝉蜕　始载于《名医别录》，然而在梁代之前，《神农本草经》载有蚱蝉，列为中品。王充论衡说：蛴螬化腹蜟，腹蜟拆背出而为蝉……蝉者，变化相禅也。这是用为炸蝉羽化后的蝉壳，故名蝉蜕。古人用身，后人用蜕。其别名众多。腹蜟、蝉壳、枯蝉、金牛儿等。

【药性分述】

蝉蜕味甘，性寒。具有疏散风热、利咽透疹止痒、退翳明目、祛风止痉的功效。

蝉蜕专入肝经，兼入皮肤。主治范围有惊痫，夜啼，破伤风，痘疹作痒，失音，疔疮肿毒，翳膜侵睛，皮肤瘾疹，通乳汁，杀疳虫，下胎胞等。总之，古人有治皮肤疮疡风热当用蝉蜕，治脏腑经络当用蝉身，各从其类，仅供参考。

《医学衷中参西录》说：蝉蜕有皮以达皮之力，故又为治瘾疹要药。与蛇蜕并用善治周身癞癣瘙痒。杨栗山先生将蝉蜕誉为轻清灵透，为治血病的圣药。我在临床上将蝉蜕用于特应性皮炎，有一定的效果。

不过多服泄元气，痘症虚寒证不得服。

【临床应用】

1. 过敏性、紫癜性肾炎 紫癜肾复汤：紫草、蝉蜕、甘草各 15g，土茯苓、益母草各 30g，白花蛇舌草 25g，白茅根、茜草根、防己各 20g。(《国家级名医秘验方·刘大同》)

2. 皮肤瘙痒 蝉蜕、蛇蜕、当归、川芎、赤芍、夜交藤（原书无剂量）。(《中医临床家·查玉明》)

3. 荨麻疹 祛风定喘丸：蝉蜕 45g，蔓荆子 15g。研细末。炼蜜为丸，日服 3 次，每次 6g（幼儿酌减）。急性发作期服量可增至 9～12g。(经验方)

4. 过敏性紫癜 金蝉脱衣汤：桂枝 18g，薏苡仁、金银花、连翘、茵陈各 9g，防风 3g，郁金、苍术、赤苓各 4.5g，蝉蜕 2.4g，猪苓 6g，红枣 3 枚。(《中医临床家·董廷瑶》)

5. 小儿猩红热发热期 葛根解肌汤：葛根、金银花、连翘、牛蒡子、赤芍各10g，桔梗、炙甘草、蝉蜕各3g。(《刘弼臣用药心得十讲》)

守 宫

【药名浅释】

守宫 以壁虎之名见于《唐本草》，守宫始载于《尔雅》，因其常居在屋壁处，故名守宫，亦叫壁宫。又因其善于捕捉蝎、蚊、蝇等小动物，故得虎名，别名还有天龙、壁宫、壁虎、蝎虎、蝘蜓等。博物志一书曾记载守宫的典故：守宫以器养之，食之朱砂。体尽赤，重7斤，捣万杵以点人体，终身不灭，淫则点灭，故号守宫。

【药性分述】

守宫味咸，性寒，有小毒；具有祛风、定惊、散结的功效。

鉴于本品善捕蝎、蝇，是治风要药，对于瘰疬、结核、风痛、中风瘫痪、小儿痟痫尤多卓效。且入血分，善于攻散气血凝结，解毒治风之力殊强，对恶疽肿瘤更为应手。《得配本草》说“守宫咸寒有小毒，入手少阴经血分。治中风、惊痫、疬风、瘰疬”等。并谓本品炒研，柏叶汤送下，用治风癞。据现代文献报告，本药可治的病种有淋巴结核、癌肿、雷诺病、瘘管、诸蜂虿伤、血栓闭塞性脉管炎、皮肤浅表溃疡等。本品为攻邪消散之物，若无瘀凝坚核，不可轻施。

【临床应用】

1. 雷诺病 守宫、丹参各等份，焙干，研细末装入胶囊。日服3次，每次10丸。[黑龙江中医药，1987，(1)：35]

2. 血栓闭塞性脉管炎 取活守宫尾部一块稍大于溃疡面的带皮守宫肌肉，敷贴患处，有利于创面的愈合。[四川中医，1986 (4)：47]

3. 窦道瘘管 外用守宫粉或守宫尾治疗各种窦道、瘘管。(《毒药本草》)

4. 痈疮大痛 守宫焙干研末，油调敷之。(《医方摘要》)

5. 瘰疬初期 守宫一枚，研末，每日服半分，酒送下。(《青囊杂纂》)

蛤 蚧

【药名浅释】

蛤蚧 始载于《开宝本草》，别名有大壁虎、蛤蟹、仙蟾、蚧蛇、石牙等。因其叫声似“蛤蚧”之读音而名，又因其头部似娃和蟾而叫仙蟾。蛤蚧虽为一味中药，若细分，则雄者为蛤，雌者为蚧。蛤蚧生于西粤者佳，夜间自鸣声至8～9声者为最甚。

【药性分述】

蛤蚧味咸，性平；具有补肺气、助肾阳、定喘咳、益精血的功效。

蛤蚧专入命门，兼入肺，治虚损痿弱，消渴喘咳，肺痈、肺痿、吐沫，下石淋、通月经等症。《本草纲目》说：“蛤蚧补肺气，定喘止咳，功同人参，益阴血，助精扶羸，功同羊肉。”总之，气虚血竭者宜之。本品配人参、腊、糯米，治虚寒咳喘，伍人参、熟地，治阳痿。不过，风寒外袭或阴虚火旺者，则禁用本品。

《本草新编》说：“至神功用，全在于尾，尾损则无用也。”毒在眼，药用时必须去之。

不过风寒外袭或阴虚火旺，二者禁用。

【临床应用】

1. 慢性荨麻疹 蛤蚧胶囊：蛤蚧若干去眼，连体带尾焙干，研细末，装入胶囊中，日服三

次，一次三粒。（经验方）

2. 特应性皮炎（调理期） 参蛤胶囊：党参、山药、炒白术、黄芪各30g，蛤蚧2对，蝉蜕、蛇蜕各6g。依法炮制，研末装入胶囊，日服3次，每次2～3粒。（经验方）

蛇　蜕

【药名浅释】

蛇蜕　始载于《神农本草经》，列为下品，别名有龙衣、蛇皮、蛇壳、龙退、蛇符等。蜕和退同音，为退脱之义。

【药性分述】

蛇蜕味咸，甘，性平；具有祛风、定惊、解毒的功效。

蛇蜕的药效有四：一是祛风除翳，本品配花粉、羊肝治目翳。二是治惊痫，喉舌诸疾。三是杀虫、恶疮、癣疥。四是皮肤诸疾，包括白癜风、疠疡、天疱疮、小儿惊风、小儿面疮、小儿月蚀、疔肿鱼脐、陷甲入肉等。但肝、脾虚者不宜用。

【临床应用】

1. 经前瘾疹 阴四物汤合清骨滋肾汤加减：地骨皮、当归、白芍、生地、玄参、麦冬、沙参、石斛、白术、黄芪、炒杜仲、益母草各10g，蛇蜕、五味子、防风各6g。（《徐宜厚皮科传心录》）

2. 顽固性脓皮病、梅毒、下疳 大败毒膏：大黄、黄柏、赤芍各300g，蒲公英600g、陈皮240g、木鳖子、金银花、制乳香、甘草、当归各60g、花粉、白芷各180g，蛇蜕15g、干蟾10个、蜈蚣20条、全虫9g、芒硝300g。依法熬成膏剂，每次15g，日服2次。（北京鸿术堂秘方）

3. 寻常性天疱疮 周氏验方：白鲜皮20g，苦参、黄柏、地肤子各15g，金银花、蒲公英各25g，生大黄5g，薏苡仁30g，赤芍、甘草各10g，蜈蚣2条（研末服），蛇蜕10g（研末服）。（《古今专科专病医案·皮肤病·周鸣岐》）

4. 湿疹 蒲氏验方：归尾、川芎各4.5g，赤芍、丹皮、黄柏、苦参各6g，干地黄、何首乌、白蒺藜各10g，胡麻仁15g，蝉蜕、蛇蜕、红花各3g。（《蒲辅周医案》）

5. 黄褐斑 清胃凉营汤：生石膏15g，知母、白薇、升麻、生地、赤芍各9g，丹参、益母草各12g、蝉蜕6g，蛇蜕3g。（《国家级名医秘验方·高咏江》）

白花蛇

【药名浅释】

白花蛇　曾以白花蛇之名始载于《开宝本草》，由于其背上有白色花纹而得名，白花蛇，湖、蜀、皆有，唯以蕲蛇著名。蕲蛇之名则见于《本草纲目》，因蕲州所产之白花蛇为李时珍（故里为蕲州）所推崇，故叫蕲蛇。别名有蕲蛇肉、百步蛇、五步跳、棋盘蛇、尖吻蝮等。

【药性分述】

白花蛇味甘，咸，性温，有小毒；具有透骨搜风、截惊定抽的功效。

白花蛇善窜，善蜕之性，内走脏腑，外达皮肤，无处不到。主治诸风诸痹、一切疠疡等疾。明代医家缪仲醇说："疠风疥癣，顽皮等症，诚为要药。"清初名医张石顽说："能治一切风病……为大风、白癜风、风痹惊抽，癞疾恶疮要药。"特别是不少医家认为本品可治暴风瘙痒，浮风瘾疹，大风疥癞等。苏颂评说："花蛇之风，速于诸蛇。"

笔者在先贤论述的启发下，凡见顽固性瘙痒，包括慢性湿疹、银屑病、神经性皮炎、白癜风等症均可用之。然其要注意两点：一是用量宜轻不宜重，通常在1.5～3g之间，最好装入胶囊，保证药效的充分发挥。二是适当配伍，以湿邪为主时，配苍术、黄柏，瘙痒初期配生地、丹皮，瘙痒日久，配制首乌、干地黄。前者注意凉血，后者重视养阴。

阴虚血少，内热生风，非其所宜。《本草从新》说："惟真有风宜治，若类中风属虚者大忌。忌铁。"

【临床应用】

1. 系统性红斑狼疮 王氏验方：水牛角15g，生地、紫草、西瓜翠衣各60g，丹皮、白花蛇、玄参、川贝母、土鳖虫、炒蒲黄、知母各9g，生牛蒡、板蓝根各24g，蜈蚣2条。(《红斑狼疮的中医治疗·王渭川》)

2. 系统性硬皮病 三地二甲汤：熟地、淫羊藿、黄芪、牡蛎各30g，桂枝、桃仁、红花、土鳖虫各9g，当归、防风、地龙、炒白芥子各10g，独活12g，山甲珠、鳖甲各15g，白花蛇1条。(《古今专科专病医案·皮肤病·张国伦》)

3. 寻常性狼疮 灭毒丹：白花蛇4寸（酥），金头蜈蚣2条（煅），全虫4个（酒浸渍后去头足），蜂房1个，雄黄、黄丹各3g，辰砂、槐花米、雨前细茶、孩儿茶各1.5g，麝香1g。共研细末，以黄米饭为丸，如绿豆大，朱砂为衣，日服2次，成人体壮者，每次5～10粒，体弱酌减。(《赵炳南临床经验集》)

4. 带状疱疹 蕲冰散：蕲蛇30g，冰片3g研细末，用麻油或菜油调成糊状，涂敷患处，一日两次。(无名氏方)

乌蛇

【药名浅释】

乌蛇　曾以乌蛇之名，见于《药性论》，因其皮色黑如漆而得名。乌梢蛇始载于《开宝本草》，别名有剑脊乌梢、黑花蛇、青蛇、乌风蛇、酒乌蛇。

【药性分述】

乌蛇味甘，性平，具有祛风、通络、止痉的功效。

乌蛇之用，专主祛风。以理皮肉之证为主。肺主皮毛，脾主肌肉。因而治疗的范围包括热毒风湿、诸风瘾疹、疥癣、皮肤不仁、顽痹诸风、眉髭脱落、瘑疮、痒疥等。

历代对本品的毒性有三种看法：一是有小毒（《药性论》《得配本草》）。二是无毒（《开宝本草》、《本草蒙筌》）。三是无毒而力浅（《本草分经》），并认为蛇体的大小与药力的强弱有密切关系。体重7钱至1两者为上，10两至1镒者为中，大者力减。

乌梢蛇的功效主治和白花蛇大同而小异。《得配本草》谓白花蛇主肺脏之风，为白癜风的专药，乌梢蛇主肾脏之风，为紫云风之专药。

【临床应用】

1. 皮肌炎 张氏验方：乌蛇、赤芍、紫草各9g，蝉蜕、丹皮各6g，薏苡仁、土茯苓、白花蛇舌草、半枝莲、排风藤、猪秧秧各30g。(《当代名医临床精华·奇证专辑·张锡君》)

2. 白癜风 顾氏验方：当归尾、川芎、丹皮、桂枝、乌梢蛇、白鲜皮、地肤子、豨莶草各9g，赤芍15g。(《外科经验选·顾伯华》)

3. 扁平苔藓 乌蛇祛风汤：乌蛇、荆芥、防风、羌活、白芷、黄芩、金银花、连翘各10g、蝉蜕、黄连、甘草各6g。(《皮肤病中医诊疗学》)

4. 慢性荨麻疹 张氏验方：当归、生地、蒺藜各20g，川芎、白芍、蝉蜕、荆芥、防风各

15g，生首乌、黄芩25g，乌梢蛇、全虫各5g，甘草10g。（《张琪临床经验辑要》）

玳　瑁

【药名浅释】

玳瑁　始载于《开宝本草》，别名有瑇瑁片、明玳瑁。因其功专解毒，乃毒物之所娼嫉者，故名。

【药性分述】

玳瑁味甘咸，性寒。具有清热解毒、化痰定惊的功效。

玳瑁气味咸寒，清热解毒之功近于犀角，镇心安神之功相当珍珠。然其古方不用，至宋时，至宝丹使用。其主治的范围包括消痈毒、破癥结、止惊痫、解痘毒、镇心神、解岭南百药毒。

入药生用，但虚寒而陷者勿用。

【临床应用】

1. 口周湿疹　赵氏验方：生玳瑁6g，龙胆草、生枳壳、杭菊花各10g，生白术、生薏苡仁、车前草各15g，黄连4.5g，滑石30g。（《赵炳南临床经验集》）

2. 新生儿剥脱性皮炎　张氏验方：生玳瑁、金银花、连翘、生地、丹皮、焦山栀各3g，马齿苋、车前草、六一散各6g。（《张志礼皮肤病医案选萃》）

3. 天疱疮　生白青黄汤：白茅根、生石膏、大青叶各30g，生玳瑁（或犀角粉0.5g），紫花地丁、莲子心、生栀子各10g，生地炭、花粉各15g，黄连、生甘草各5g。（《中国中医秘方大全·张志礼》）

牡　蛎

【药名浅释】

牡蛎　始载于《神农本草经》，列为上品。李时珍说：蛤蚌之属，皆有胎生、卵生，唯独化生纯雄无雌，故得牡名，曰蛎，言其粗大也。黄宫绣也认为此本海气化成，纯雄无雌，故曰牡蛎。又因其体型常比其他蚌蛤粗大，故以蛎以蠔为名。别名有左壳、蚝壳、海蛎子壳、煅牡蛎。

【药性分述】

牡蛎味咸，性微寒；具有重镇安神、潜阳补阴、软坚散结、收敛固涩的功效。

牡蛎得海气结成，其味咸平，气微寒无毒。气薄味厚，阴也，降也。专入肾，兼入肝，入肾能软坚、化痰、散结、收涩固精。常用于瘰疬结核，血瘕，遗精，崩带，咳嗽，盗汗，遗尿，滑泄，燥渴，温疟，赤痢等症，入肝能平惊恚，怒气，鼠瘘，女子崩带，一切疮肿，阴汗等。

张锡纯说："专取其收涩，可以煅用，若用以滋阴，用以敛火，或取其收敛，兼取其开道，均不可煅……宜存性，不可过煅，若入汤剂，仍以不煅为佳。今用者，概煅之，殊非所宜。"凡虚而有寒者忌之，肾虚无火，精寒自出者非宜。综观《千金》《局方》等医籍，笔者发现借牡蛎敛阴之功，常用于治疗多种盗汗、自汗。如牡蛎散（牡蛎、白术、防风治盗汗，又牡蛎、麻黄根、黄芪治自汗，外用研细末扑之亦效）。此外龙骨、牡蛎同用，是治痰的神品，这是因为龙骨善人，牡蛎善软的缘故。

【临床应用】

1. 红汗症　姚氏验方：生地、赤芍、丹皮、仙鹤草、紫草、牡蛎、糯稻根、黄芩、白术、甘草、红枣（原书无剂量）。《古今专科专病医案·皮肤病·姚朝晖》

2. 脂膜炎　张氏验方：生地、谷芽各12g，丹皮、赤白芍、地骨皮、炒黄柏、炒知母、连翘、牛膝各9g，金银花藤、生牡蛎、蛇舌草各30g，八月札、茯苓皮各15g，甘草3g，佛手片6g。(《国医大师·张镜人》)

3. 肉芽肿性唇炎 颜氏验方：生黄芪、生牡蛎、生薏苡仁、玄参、水红花子各30g，生地、穿山甲、夏枯草各10g，赤芍、当归、白术各9g，茯苓各15g。(《跟名师学临床丛书·颜德馨》)

4. 瘢痕疙瘩 平消瘢痕疙瘩汤：蛇舌草、牡蛎各30g，夏枯草、浙贝母、玄参、威灵仙、花粉、半枝莲各20g，三棱、桃仁、红花、赤芍、谷芽各10g，甘草5g。(《国家级名医秘验方·尹莲芳》)

5. 川崎病 玄参牡蛎汤：玄参、瓜蒌、赤芍、紫花地丁、黄芩、黛蛤散、夏枯草各10g，生牡蛎、生石膏各15g，薄荷3g，浙贝母5g。(《刘弼臣用药心得十讲》)

珍 珠

【药名浅释】

珍珠 曾以真珠名见于《雷公炮炙论》，珍珠始载于《开宝本草》。别名有蚌珠、蠙珠、濂珠、珍珠粉。《和汉药考》称之为明月，珍珠出南海，光白甚好，不甚光莹，不堪入药。李时珍说：凡入药，不用首饰及见尸气者。

【药性分述】

珍珠分天然和人工养殖两种，味甘咸，性寒；具有镇心定惊、明目退翳、解毒生肌的功效。

珍珠的主治及药效有："解热燥湿，化痰消积，止白浊带下痢疾，小儿高热，怔忡惊悸，癫痫，惊风抽搐，皮肤溃烂，除湿止嗽，明目。外搽阴疮，湿疮，痱痒。点目，去肤翳障膜。涂面，可除面斑，令人润泽好颜色。涂手足，去皮肤逆胪。止泄。"部分医家认为本品还能治疗妇人劳损，痔漏下血，压丹石药毒等。陈远公说：珍珠生肌最良，疮毒中必用之，然内毒未尽，遽用珍珠以生肌，转难收口。查之，慎之。

笔者在临床中，对本品的治疗，在外用方面强调必须水飞制作，否则外撒在创面上不仅有疼痛的感觉，而且影响肌肉生长的速度。

【临床应用】

1. 皲裂症 龙象软膏：煅龙骨60g，象皮40g，珍珠粉8g，血竭、儿茶、乳香、没药各6g，凡士林200g。依法制成软膏。《中医外科特色制剂·艾儒棣》

2. 口腔溃疡 珠黄散：珍珠粉9g，牛黄3g。(《疮疡外用本草》)

3. 女阴溃疡 月白珍珠散：煅蚌壳6g，珍珠粉、青黛、飞中白、制炉甘石各1.5g，冰片1g。(苏州方)

石决明

【药名浅释】

石决明 始载于《名医别录》，列为上品，别名有千里光、九孔螺、关海块、鲍鱼壳、九孔石决明、煅石决明、盐石决明。《本草纲目》说："决明、千里光，以功名也，九孔螺，以形名也。"

【药性分述】

石决明味咸，性寒；具有平肝潜阳、清肝明目的功效。

石决明以七孔、九孔者佳，宜生研做粉用之，不可煅用。专入肝，为眼科要药，研细水飞，主点外障翳，此外能治疗骨蒸劳热，通五淋，解酒酸，治疮疽、烦躁不寐等症。本品配龙骨，止泄精；得谷精草，治目翳；得菊花、枸杞子，治头痛目暗。

总之，病虚而多热者宜之，虚而有寒者忌之。肾虚无火，精寒自出者非所宜。

【临床应用】

1. 扁平疣 上海方：灵磁石、代赭石、紫贝齿各30g，生石决明12g，生白芍6g，紫草6～30g。(《皮肤病中医诊疗学》)

2. 狼疮性肾炎（肝阳上扰） 建瓴汤加减：生赭石、珍珠母各30g，生石决明、干地黄、夏枯草、钩藤各15g，生白芍、首乌藤各12g，枣仁10g，琥珀6g。(《皮肤病中医治疗学》)

海　蛤

【药名浅释】

海蛤　始载于《神农本草经》，列为上品，蛤壳之名，见于《本草原始》，李时珍曰："海蛤者，海中诸蛤烂壳之总称，不专指一也。"别名有蛤蜊壳，海蛤壳。蛤壳、煅蛤壳。海蛤细如巨胜子，光净莹滑者好，其粗如半杏者为豚耳蛤，不堪入药。

【药性分述】

海蛤味苦咸，性寒；具有清热化痰、软坚散结、制酸止痛、利水消肿的功效。

海蛤入肾经血分，软坚痰，消宿血，清热利水，能治疗项下瘿瘤，咳逆上气，妇人崩中带下，胃满胀急，阴痿等。蛤蜊肉能润五脏，止消渴，妇人血块，热痰、湿痰、老年顽痰等。

【临床应用】

1. 银屑病 青蛤粉：青黛120g，煅蛤粉、煅石膏各300g，黄柏、轻粉各150g。研细末过100目筛，用麻油、茶水各半调成糊状，外涂患处。早晚各1次。对轻粉过敏者，禁用。(《中医外科特色制剂·艾儒棣》)

2. 神经性皮炎 黑油膏：煅石膏、枯矾、轻粉、煅龙骨各30g，五倍子、寒水石各60g，蛤粉、冰片各6g，薄荷脑4.5g，研细末，用凡士林按25%的浓度调成软膏，薄涂，日1～2次。(《单苍桂外科经验集》)

3. 湿疹 五白散：白薇、白蔹、白及、白鲜皮、青黛、苍术、黄柏、大黄、紫草、生地榆各30g，煅石膏、煅龙骨、煅牡蛎、煅白矾、煅蛤粉各60g，冰片15g。(《中医外科特色制剂·艾儒棣》)

海　燕

【药名浅释】

海燕　始载于《本草纲目》，李时珍说：海燕出东海。大二寸，状扁面圆，背上青黑，腹下白脆，似海螵蛸，有纹如蕈樱。

【药性分述】

海燕味咸，性温；具有滋阴壮阳、祛风湿的功效。

海燕现代用之甚少，论述亦寡，笔者从滋阴壮阳的性味之中，将本品广泛用于脾肾阳衰之症，常能收到较好的效果。适用的病症包括硬皮病、雷诺病、肢端青紫症、网状青斑、阴囊瘙痒，同时也能用于治疗阳痿、风湿腰腿痛、胃脘痛等。每日用量3～6g为妥。

【临床应用】

1. 黑变病（脾肾阳衰症） 二仙逍遥汤：仙茅、柴胡、当归、桃仁、红花、山楂、海燕各6g，仙灵脾、熟地、炒白术、炒白芍、仙鹤草各10g，菟丝子、覆盆子、茯神、谷麦芽各15g，

大枣5枚。（经验方）

2. 指端动脉痉挛症 海燕通阳活血汤：海燕3～6g，制附块、干姜、甲珠、甘草各6g，鸡血藤、路路通、丹参、黄芪各12g，青陈皮各10g。（经验方）

鸡内金

【药名浅释】

鸡内金之名曾以“鸡肶里黄皮”始载于《神农本草经》，列为下品，鸡内金之名，首见于《本草蒙筌》，乃鸡肫内之黄皮，别名有鸡肫皮、鸡胃皮、鸡内筋、焦鸡内金、醋鸡内金。

【药性分述】

鸡内金味甘，性平；具有运脾消食、固精止遗的功效。

鸡内金的药效有八：一是止泄精；二是主崩血、崩中、带下；三是肠风泄痢；四是一切口疮疳积；五是男子痃癖，女子癥瘕；六是消酒积；七是通调月经；八是疣目。

张锡纯运用鸡内金为主，调治女子干血痨证的经验，以白术与鸡内金并用。作为消化瘀滞的要药，脾肾两虚：鸡内金与山药、熟地、枸杞同用。月信不至时，轻者配桃仁、红花，重者配䗪虫、水蛭。不论脏腑何处有积，皆可用鸡内金消之。并云：鸡内金生用，为通月信最要紧之药，而多用又恐消损气分，故多用山药以培之。另外，本品配枯矾，外敷治疗牙疳口疮。

【临床应用】

1. 鹅口疮 鸡内金烧为末，乳服1.5g。（《本草纲目·卷48》）

2. 阴头疳疮 鸡内金瓦焙，研细末，先用米泔水洗疮，再搽之。（《本草纲目·卷48》）

3. 小儿疣目 鸡肫黄皮搽之。（《本草纲目·卷48》）

五灵脂

【药名浅释】

五灵脂 始载于《开宝本草》，为寒号虫（即鼯鼠）之屎，李时珍说：“寒号虫，其屎名五灵脂，谓状如凝脂，而受五行之灵气也。”故而得名，别名有寒雀粪、寒号虫粪、醋五灵脂、酒五灵脂。凡用以糖心润泽者为真。

【药性分述】

五灵脂味咸甘，性温；具有活血止痛、化瘀止血、消积解毒的功效。

五灵脂气味俱厚，阴中之阴，入血分，能治血病。散血、活血而止诸痛，治惊痫，除疟痢，消积化痰，解药毒及蛇、蝎、蜈蚣伤等。总之，五灵脂引经有功，不能生血。此物入肝最属，凡女子血闭，尤以血气刺痛甚效。由此可见，五灵脂长于行血而短于补血，故瘀者可通，虚者难用耳。

本品配半夏，治痰血凝结；配蒲黄治心腹疼痛；配胡桃、柏子仁治咳嗽肺胀；配木香、乌药调治周身刺痛。

在临床应用中，尚需注意以下五点：一生用散血，炒用止血；二女子血崩，经水过多，宜半炒，半生；三是蛇毒所伤，宜酒调服；四是行血止血有功，不能生血；五是此物气味俱厚，腥膻难当，甚则呕吐。笔者对此解决的办法有二：一是加竹茹、法夏和胃降逆；二是用川楝子代之。仅供参考。

血不足者，服之大损真气，当避之。

【临床应用】

1. 瘢痕疙瘩 五灵脂丸：五灵脂1500g。研细末炼蜜为丸，每丸重3g，日2次，每次服半丸至1丸半，温开水送下。体虚及肠胃功能障碍者减量。或慎服。（《赵炳南临床经验集》）

2. 蛇、蝎、蜈蚣咬伤 五灵脂散：五灵脂（炒令烟尽）为末。每服3g。（《妇人大全良方·卷1》）

豕

【药名浅释】

豕 始载于《神农本草经》，列为下品，别名有猪、豚、豭（音加）、豮（音坟）、彘（音之）等。《金匮》称猪脂，《名医别录》称猪脂膏，《千金方》称猪脂肪。豕字象毛足而有尾形，水畜而性趋下喜秽。

【药性分述】

豕脂味甘，性微寒；具有润肤生肌的功效。

在临床上用之较多的为脂膏，李时珍说："凡凝者，为肪为脂。释者为膏为油，腊月炼净收用。"脂膏的主治与药效分内治与外治两个方面：内服可解肝毒，利肠胃，通小便，除五疸，生毛发，利血脉，散风热等。外用治恶疮，手足皲裂，悦皮肤，主诸疮等。陶弘景说：猪膏能悦皮肤，做手膏，不皲裂。此外，熬膏药解斑蝥、芫青、硫黄、野葛等毒。笔者常用腊月猪板油作为基质，配入适当中药，煎熬制膏备用。

猪肤又称猪皮，味甘，性寒。具有甘寒润燥、清热降火的功效。治疗由少阴传少阳、阳明之咽痛、下利等症，这是因为猪肤善于清肺，肺气清降，浮火归根，则咽痛与烦满自平也。

【临床应用】

1. 麻风性溃疡 陈石灰150g，枯矾、柳树皮炭、血余炭、黄芪、龟板炭各60g，熟松香、大枫子仁各960g，象皮90g，蜂蜡、白芷粉、甘草粉各30g，当归粉180g，麻油720ml，猪油1200ml，上药研细末，麻油煎沸后，改文火，将药粉放入锅中搅拌成药膏。（《中国中医秘方大全·建东医院》）

2. 手足皲裂 红皲膏：血竭10g，猪脂150g融化后至80℃时加入血竭粉，同一方向搅拌至冷凝成膏。患处温水浸泡3~5分钟后，外涂。每日2~3次。（经验方）

3. 疥癣 白膏子：硫黄60g，砒霜4.5g，腊月猪脂240g，面目、男女外阴部、乳房处禁用。（《医方类聚·卷169》）

羚羊角

【药名浅释】

羚羊角 始载于《神农本草经》，列为中品，别名有麢羊、九尾羊、羚羊角粉等。麢则独栖，悬角木上以远害，可谓灵也。

【药性分述】

羚羊角味咸，性寒；具有平肝息风、清肝明目、散血解毒的功效。

羚羊角主治与药效有明目，治蛊毒、惊梦、毒伏骨间，中风痉挛，一切热毒风攻注，山瘴噎塞，瘰疬恶疮，肿毒、溪毒等。李时珍说："羊，火畜也。而羚羊则属木，故其角入厥阴肝经甚捷，同气相求也。"羚羊角能解在于肌肤的伤寒寒热，能散伏于骨肉之温风注毒，还能安心气，除惊梦、狂越。在皮肤病方面，可用于疮肿瘰疬，用鸡子白调羚羊角粉涂治赤丹、蛇咬，恶疮肿毒等。诚如张锡纯所说“性近于平，不过微凉，最能清火热，兼能解热中之大毒。既善清里，又善透表，能引脏腑间之热毒，达于肌肤而外出，疹之未出或已出而速回者，皆可以此表之，为托表透疹之妙药。”

羚羊角与犀角既有共同之处，又有不同之点。古人谓：诸角皆能入肝，散血解毒。犀角为之首推，故痘疮之血热毒盛时，为之必用，若痘疮之毒并在气分，正面稠密，不能起发者，须羚羊角以分解其势，使恶血流于他处，此非犀角之所能。

实证可用，不宜于虚证。过用、久用则有伐生之气。

【临床应用】

1. 关节炎型红皮病银屑病 张氏验方：羚羊角粉0.6g（冲下），生地、白茅根、忍冬藤、板蓝根、大青叶、蛇舌草、鸡血藤各30g，丹皮、赤芍、紫草、重楼、丹参、天仙藤各15g。(《张志礼皮肤病医案选萃》)

2. 红皮病型银屑病 徐氏验方：羚羊角（锉细后下）3g，钩藤、珍珠母、生龙骨、生牡蛎、生地、生薏苡仁各15g，赤白芍、茯苓、龟板、首乌各12g，当归、丹皮各10g，砂仁6g（后下）。(《古今专科专病医案·皮肤病·徐宜厚》)

阿　胶

【药名浅释】

阿胶　始载于《神农本草经》，列为中品。但当时煮牛皮作之，不是驴皮。《食疗本草》始提牛皮制胶为黄明胶，在唐代时期，阿胶、黄明胶、驴皮胶三胶名称通用。到11世纪《博济方》始见真阿胶一名。李时珍说：凡造诸胶，用牛、水牛、驴皮者为上，猪、马、骡、驼皮次之，其旧皮、鞋、履等物为下。大抵古方所用多是牛皮，后世乃贵驴皮，真者不作皮臭，夏月亦不湿软，其外观为色光泽，味甘咸，气清香，此真阿胶也。别名有傅致胶、覆盆胶、驴皮胶、东阿胶、阿胶珠、蛤粉炒阿胶。因山东东阿所产之驴皮胶质量最为上乘，故名阿胶。

【药性分述】

阿胶味甘，性平；具有补血止血、滋阴润肺的功效。

阿胶主治的范围广泛，大抵为补血、补液，为肺、大肠的要药。具体有劳极如疟，四肢酸痛，女子下血，血淋，尿血，肠风下利，水气浮肿，胎前产后诸疾等。《本草拾遗》说：“凡胶俱能疗风，止泻，补虚。驴皮胶主风为最。”临床应用功效有四：保肺益金之气，止嗽蠲咳之脓，安妊娠之胎，治痿强骨之力。

肺家要药，需与桑白皮同剂，这是因为阿胶是敛肺之药，桑白皮是泻肺之药，以此监彼，但取阿胶之能，而泻阿胶之敛。

痢家要药，当与枳壳、槟榔配伍为用，此又变通之妙用也。

得滑石利前阴，佐黄连治血痢，配生地，治大衄吐血。

总之，凡血肉有情之品为补血圣药，善长补阴血而止血。不论何经，悉具所任。其品质松脆气清者为佳，坚硬臭劣者为差。

笔者在临床中，常将本品应用于慢性荨麻疹（寒冷性荨麻疹、人工性荨麻疹）、过敏性紫癜等。这是缘于先贤所说，驴皮胶主风为最。经过临床验证确有效果。

活血，酒蒸；止血，蒲黄炒；止嗽，蛤粉炒等炮制方法也必须引起重视。

肺气下陷、食积呕吐、脾胃虚弱三者禁用。

【临床应用】

1. 黄褐斑 菟丝祛斑汤：菟丝子、女贞子、生地、熟地各15g，旱莲草、白芍、当归各10g，何首乌12g，枸杞子、阿胶各9g。（朱鸿铭方）

2. 尿血 六味阿胶饮：熟地、山药、山茱萸、泽泻、茯苓、阿胶、童便。（原书无剂量）。（《类证治裁》）

牛 黄

【药名浅释】

牛黄 始载于《神农本草经》，列为上品，因取之于黄牛胆囊的棕黄色结石，故叫牛黄，别名有丑宝、西牛黄、犀黄、胆黄。古人谓牛黄有四种：一是喝迫而得者，名生神黄；二是杀死在角中得者，名角中黄；三牛病死后心中剥得者名心黄；四是肝胆中得者，名肝黄。大抵皆不及生黄为胜。扁鹊说：牛黄有如此神效，堪称一宝，牛属丑，故又名丑宝。

【药性分述】

牛黄味苦甘，性凉；具有清心凉肝、息风止痉、豁痰开窍、清心解毒的功效。

《本草经疏》说："牛为土畜，其性甘平，惟食百草，其精华凝结为黄，犹人身之有内丹也。故能解百毒而消痰热，散心火而疗惊痫，为世神药，诸药莫及也。"

牛黄专入心、肝，能清心退热，化痰凉惊，通关窍，开结滞，治小儿惊痫，热痰口噤，大人癫狂痰壅，中风发痉，天行疫疾，安魂定魄，清神志不宁，聪耳目壅闭，疗痘疮紫色，痰盛躁狂。

得丹皮、菖蒲，利耳目；得天竺黄，发声音；得犀角，治诸惊；得竹沥，治口噤热。

古人谓：牛黄，治小儿百病之圣药，盖小儿禀纯阳之气，其病皆胎毒痰热所生，肝、心二经所发……惟伤乳作泻，脾胃虚寒者不当用。

笔者在临床中，常用体外培育牛黄作为牛黄的替代品，该药始载于《中国药典》（2010年版），味甘，性凉。具有清热、豁痰、开窍、凉肝、息风、解毒的功效。凡见高热不退，如中毒性红斑、继发性红皮病，重症多形红斑、胎热型婴儿湿疹，均用本品。在具体应用时，尚需注意三点：一是成人剂量一日两次，一次0.3g，用药汁送下。二是中病即止，恐其伤脾。三是适当配伍，冬、春两季加党参，夏、秋两季加太子参，以减轻凉性之害。四是胎热型婴儿湿疹，嘱其母给婴儿每日0.1g，分两次送下。一周服两次。可获效果。

体外培植牛黄，成人剂量为一日2次，每次0.3g，用药汁送下，婴幼儿则减半。

【临床应用】

1. 胎毒疖肿 牛黄解毒丸：牛黄9g，甘草、金银花各30g，蚤休15g，研末，炼蜜为丸。量按小儿大小服用。（《保婴撮要·卷11》）

2. 皮肤瘙痒 牛黄散：牛黄、犀角、杏仁、防风、细辛、天竺黄、茯神、白鲜皮、川大黄、羌活、黄芩、麦门冬、僵蚕、槟榔、羚羊角、甘草各15g，麝香7.5g。研细末为散，每次服3g，荆芥汤送下。（《太平圣惠方·卷6》）

3. 疮毒 牛黄蟾酥丸：牛黄3g，蟾酥6g，麝香0.6g，朱砂、雄黄、乳香各4.5g。依法做成丸如黍米大，每次服7丸，葱头热酒送下。出冷汗为度。（《疮疡经验全书·卷13》）

水牛角（牛角䚡）

【药名浅释】

水牛角 始载于《名医别录》，牛有数种，《神农本草经》不言黄牛、乌牛、水牛，但言牛尔。南方人以水牛为牛，北方人以黄牛、乌牛为牛，前者体大，色青苍，大腹锐头，后者形小，色有黄、黑、赤、白、驳、杂数种。

牛角鳃又名角胎，即角尖中坚骨也。牛之有鳃，如鱼之鳃故名。胎者，言在角内也。

【药性分述】

水牛角味咸，性寒；具有清热、凉血、解毒的功效。陈藏器说："水牛、黄沙牛者可用，余皆不及。"

牛角鳃、水牛角、黄沙牛角，三者名称不同，主治范围也略有区别：牛角鳃主治内血证居多，如女人带下血，大便便血，血崩，血瘀，血痛等；水牛角主治时气寒热，热毒风及壮热，治淋破血，赤秃发落，烦闷刺痛；沙牛角主治喉痹，肿塞欲死，烧灰酒服3g，咽下即瘥。

近代名医章次公先生经验：咯血，用牛角鳃同生血余、龙骨吞服，取其生用兼有潜润之效。鼻出血、胃出血均煅炭，配以仙鹤草、藕节加强固胃止血。妇女月经前期及漏下，均以生品入煎，取其兼有化瘀之力。妇人血崩，则用煅炭，取其止血之力宏。胎漏用牛角鳃补肝肾以安胎。产后恶漏不尽，则用煅炭。章次公先生对本品的应用，主要集中在过敏性紫癜、更年期难治的功能性子宫出血、水肿、失眠、心悸等。朱良春先生对水牛角的应用也积累了许多宝贵的经验：病毒性高热，配生石膏、知母、板蓝根、柴胡；热入营血发斑，配生地、赤芍、丹皮、紫草等；过敏性紫癜配蝉蜕、僵蚕、徐长卿、仙鹤草、牛角腮、丹皮、赤芍、煅花蕊石；结缔组织病高热不退，身发斑疹，配水牛角、羚羊角粉、人工牛黄，并嘱用量轻乏效，一般以30～50g为宜，先煎。

现在将犀角列入禁用药材范围，常用水牛角代替之，建议其剂量为犀角的10倍较为妥当。

【临床应用】

1. 类银屑病（热毒型） 地玄芩莲方：生地30g，玄参、黄芩、知母、丹皮各9g，水牛角15g，胡黄连、竹叶、甘草各6g，山栀12g。（顾伯华方）

2. 白塞病 水牛角方：水牛角3g，每日2次吞服。（黄正吉方）

3. 过敏性紫癜 朱氏验方：水牛角、墨旱莲、炙水牛鳃、仙鹤草各30g，丹皮、紫草、小蓟各15g，赤芍10g，女贞子、生地各12g，甘草6g。（《国医大师·朱良春》）

4. 动脉周围炎 夏氏验方：鲜生地、水牛角、蒲公英、赤小豆各30g，丹皮、桃仁、牛膝各12g，赤芍、泽兰各9g，王不留行15g。（《中医外科心得·夏少农》）

麝　香

【药名浅释】

麝香　始载于《神农本草经》，列为上品，麝之香气远射，故谓之麝。麝香之别名有当门子、麝脐香、寸香、元寸、寸干、元寸香。

【药性分述】

麝香味辛，性温；具有开窍醒脑、活血散结、止痛消肿、解酒毒、透风团、催产下胎的功效。

《神农本草经读》说："麝喜食柏叶，香草及蛇虫，其香在脐，为诸香之冠。香者，天地之正气也，故能避恶而解毒，香能通达经络，故能逐心窍凝痰而治惊痫，驱募原邪气以治温疟。"

古人认为本品内透骨窍脏腑，外彻皮肉及筋，是一种开诸窍、通经络、透肌骨的名贵中药，其主治病症包括积聚癥瘕，心腹暴痛，脏腑虫积，痔漏肿痛，面黑斑疹，目中翳膜，鼻塞不知香臭，妇人难产，解蛇虫毒、蛊毒、瘴毒、沙虱毒等。总之，凡气滞为病者，俱宜用之。

李东垣说：麝香入脾治肉，牛黄入肝治筋，冰片入肾治骨。凡用麝香用当门子尤妙。其真伪辨别的方法：将药品置于炭火上，有油滚而成焦黑炭者，肉类，即香之本体，若燃火而化白灰者，木类，伪品。

麝香为辛香之剂，必耗损真元，用之不当，反引邪入髓，莫可救药。诚宜谨之。孕妇不宜佩戴，劳怯之人亦忌之。

【临床应用】

1. 白癜风 新通窍活血汤：川芎、赤芍、红花、老葱白、防风各9g，桃仁12g，桔梗15g，麝香0.1g，浮萍、黄酒各30g，红枣7枚。（《中国中医秘方大全·薛希仁》）

2. 恶疮 麝香散：麝香1.5g，丁香、木香、紫檀香各7.5g，乳香、没药各15g，上药研末为散，用蛋白和匀，蒸熟晒干，再研细末，分6次内服。茶清送下。（《圣济总录·卷132》）

刺猬皮

【药名浅释】

刺猬皮 原名猬皮，始载于《神农本草经》，列为中品，刺猬皮之名见于《本草原始》。猬古书也写作蝟，《本草衍义》说："蝟皮治胃逆，开胃气有功，其字从虫从胃。"别名有仙人衣、毛刺猬鼠等。

【药性分述】

刺猬皮味苦，性平；具有收敛止血、固精缩尿的功效。

猬形同鼠，毛刺若针，乃禀金水所生之兽，故能益肠解毒，清热平肝，主治血热为病、噎膈反胃、目中翳障、大肠湿热、五痔、下血赤白、阴蚀肿痛、腰痛疝积等，皆由下焦湿热流结所致。

《本草逢原》说："肉治反胃，胃脘痛最捷，其皮除肿翳障。"可供参考。

【临床应用】

1. 肛周脓肿 麝香猬皮丸：鸡冠花112g，牛角鳃、贯众、槐花、油发炭、白芷、当归、枳壳、玄参、诃子、黄连、黄芪、防风各7g，鳖甲3g，麝香1.5g，刺猬皮1个，猪蹄5个，诸药为末，与麝香和丸，如梧桐子大。每服30~40丸。（《普济方·卷297》）

2. 荨麻疹胃肠型 刺猬四君汤：刺猬皮、砂仁、陈皮各6g，党参、防风、茯苓皮、炒白术、黄芪各10g，莲子心3g。（经验方）

血余炭

【药名浅释】

血余炭 曾以被发之名始载于《神农本草经》，列为中品。血余炭之名见于《本草蒙筌》，别名有血余、乱发、人退、人发炭、发炭。

【药性分述】

血余炭味苦，性平；具有活血散瘀、补阴利尿的功效。

张锡纯说："血余者，发也，不煅则其质不化，故必煅为炭，然后入药。"邓铁涛说：血余炭既能止血，又不留瘀，既能活血，又可补阴，寓开源与塞流之中，治失血症之妙，非他药可比。

毛发的生长与变化，既与经络有关，又与气血的盛衰有关。头上毛发，属足少阴、阳明；耳前曰鬓，属手足少阳；目上曰眉，属手足阳明；唇上曰髭，属手阳明；颏下曰须，属足少阴、阳明；两颊曰髯，属足少阳。其经气血盛，则美而长；气多血少，则美而短；气少血多，则少而恶；气血俱少则其处不生；气血俱热则黄而赤；气血俱衰，则白而落。

发者血之余，专入肝、心，兼入肾。能治血病。其性化瘀血，生新血，有似三七，故善治吐血、衄血、血痢、血淋、鼻血等。以火炮制，其色甚黑，大能壮肾，其气甚雄，大能补肺，在阴可以培形体，壮筋骨，托痈痘，在阳可以益神志，辟寒邪，温气海。张景岳赞云："精气中最要之药，较之河车、鹿角胶阴凝重著之辈，相去远矣。凡补阴药中，自人参、熟地之外，首有以此为亚。"本品配鸡冠花、柏叶末，治便血。得茅根汁，治诸血。合莲房、棕榈炭，止诸窍出血。

施今墨先生对血余炭在临床中的配伍应用，归纳如下：血余炭配益元散、治热淋、血淋等；血余炭配韭菜子治尿频、血尿等；血余炭配薏苡仁六一散治泌尿系结石；血余炭配仙鹤草、阿胶珠治血尿；血余炭配赤石脂、禹余粮治慢性结肠炎；血余炭配升麻、黑荆芥治月经过多；血余炭配左金丸治溃疡病；血余炭配紫河车、鹿角治血虚脱发；血余炭配琥珀、血竭治动脉硬化症。

简介血余炭的制法：将壮年剃下之发，碱水洗净，再用清水淘去碱味，晒干用铁锅炮制发质皆化为膏，凉冷，轧碎，过罗，其发质未尽化者，再用炮制。

总之，本品补阴甚捷。凡口吐血、鼻衄血、血晕、血闷、血痢、血淋服之即止，燕口疮、豌豆疮、伤风、惊热、惊痫得此易痊。通关格五癃，利小便水道。

不过，胃虚用之，多有吐泄之弊。

【临床应用】

1. 脐部湿疹 血余炭研极细末，外掺患处，日一次。(《疮疡外用本草》)

2. 肛周脓肿 血余散：血余烧灰 15g，鸡冠花根、侧柏叶各 30g。研末，临睡前温酒调服 6g。(《普济方·卷 38》)

3. 下肢溃疡，久不收口 血余膏：血余、猪毛、羊毛、鸡毛、鹅毛各净 120g，猪板油、桐油、白蜡各 60g，麻油 600g，冰片、麝香各 3g。依法熬膏，外敷患处。(《疡科纲要·卷下》)

人　乳

【药名浅释】

人乳　始载于《名医别录》，别名有奶汁、乳汁、仙人酒。乳者化之信，故字从孚，从化也。方家隐其名，谓之仙人酒、生人血、白朱砂，种种名色。盖乳乃阴血所化，生于脾胃，摄于冲任。凡入药并取首生男儿，无病妇人之乳，色白而稠者为佳，黄赤清色、气腥秽者不可用。

【药性分述】

人乳味甘咸，性平；具有滋润五脏、悦颜泽肤的功效。

韩飞霞说："服人乳，大能养心气，补脑髓，止消渴，治风火证，养老尤宜。"

具体言之，能疗目赤痛多泪，去目中胬肉，能解牛马肉毒，能治臁胫生疮，百虫入耳，能治瘦悴，悦皮肤，润毛发等。

陈士铎说：人乳补精血、益元阳、肌瘦皮黄，毛发焦枯者速觅，筋挛骨痿，肠胃秘涩者当求……气虚则血虚，故乳汁清，儿食之必有黄瘦之忧，气旺则血旺，故乳汁浓，儿食之必有肥白之喜。

虚寒滑泄胃弱者禁用。

【临床应用】

1. 乳痞 人乳膏：人乳汁和面敷之。(《备急千金要方·卷 22》)

2. 下肢溃疡 人乳汁、桐油等份和匀，外涂。(《本草纲目·卷 52》)

3. 百虫入耳 人乳滴之。(《本草纲目·卷 52》)

第八讲　美容中药用药心得

一、美容的概念

什么是美学？用蔡元培的话说："美学观念者，基于快与不快之感。"

凡是美的东西，按照康德的观点，包括有四：一是超脱，二是普遍，三是有则，四是必然。

（一）形体美的标准

根据上述原则，古今中外的艺术家对人的形体美提出了若干标准，这些标准对于美容来说是至关重要的

1. 中国标准

（1）眼：杏眼。《相理》："天得日月以为光，日月为万物之灵，人凭眼目以为光，眼为万物之灵。"

刘孝綽："詠眼"云"含娇目曼已合，离愁动还开，欲知密中意，浮光逐笑回。"

（2）眉：柳眉。别名娥眉、黛眉、秀眉、细眉、翠眉、浅眉、新月眉。白居易写杨贵妃："芙蓉如面柳如眉，回眸一笑百媚生。"《又机杌》："眉挑不胜情，似语更销魂。"有人说，女人眉语，撩人心魄。

（3）唇：樱唇。女性嘴唇是性感的象征，唇薄—冷漠，唇厚—较性感，属爱神型。

中国古代点唇名目甚多，主要有石榴娇、小红春、大洪椿、嫩吴香、半边娇、万金红、内家园等。

（4）鼻：粉鼻。一位人体美学家说："美丽端正的鼻子。绝不会生在一张丑陋的脸上，鼻子美的人，其脸蛋也美。"更有人认为："美丽的鼻子价值连城。"

（5）齿：贝齿。《汉书》："目如悬珠，齿若编贝。"又名皓齿。《庄子》："唇如激丹，齿如齐贝。"贝齿洁白可爱，像初出浴的绵羊一对对排列得整整齐齐。

（6）舌：香舌。古人比舌如丁香，说"小""嫩""尖""香"，故诗云："丁香笑吐娇无垠"，"美人一舔一销魂"。

（7）腮：桃腮。诗云："人面桃花相映红。"有人说："吻面颊比吻额头或吻眼皮，更能震动女性的心扉。"对酒窝的描绘起源于吴国的孙和，其别名称之星靥、浅靥、双靥、娇靥、微靥等。

（8）耳：美耳。女人的耳朵愈丰满愈美。

（9）颈：粉颈。蝤蛴领畔冰肌露。

（10）乳：酥乳。又名玉峰、留情岭。从外形讲，分圆锥形、圆盘形和半球形三种。乳房具有软绵的触感美，柔和而丰满的线条美，挺秀、结实而有弹性的轮廓视觉美，放射着迷人、诱人的魅力。所以有诗人云："少女胸前之花。"

（11）背：美人的背最富有诱惑力，它洁白如粉妆玉琢，丰硕得好像无骨，令人只觉得一片

和谐，如一片云，一枝花，一个乳白色的梦。

（12）腰：柳腰。美人的腰有两种形态：一是纤细，楚楚动人；一是肥嫩，浓艳丰硕。女人的腰肢是性感和美感的综合体。古人谓：杨妃樱，赵妃柳。

（13）脐：美脐。脐以大而没陷为美，脐大为之健康之相，“脐容李子，富贵可扑。”诗云：一点春藏小麝脐。

（14）腹：美腹。美腹的标准应微微带圆形，有三条垂直的平行纹路，一居正中，其余两条各置两旁，以一只手阔度相隔，渐隐于脐部。诗云：柔滑无骨丰多姿。

（15）臀：丰臀。臀之美在于丰满、圆滑、细腻、白皙而富有弹力，是集视觉、触觉美之大成。美臀应从三点观察：一是内部筋肉有弹性否，二是肌肤光滑圆腻，三是脂肪丰厚，外观曲线美。有人赞曰：丰艳的臀部，打动了全世界男人的心，使之男人为之神魂颠倒，赞叹不已。

（16）肩：香肩。女人洁白圆润的肩部，裸露出来，如露出水面的荷花瓣，予人以清新的美感。

（17）臂：玉臂。女人臂宜洁白、细嫩、如莲藕。

（18）手：纤手。女人一双细腻、白净、纤柔的手，使男人只想用手去把握，用眼睛去拥抱，用嘴唇去亲吻。《诗经》咏女人手“手如柔荑”。

荑是茅芽、又软、又嫩、又白，形容玉手的柔软细腻。李渔《闲情偶寄》论女人手时说“手嫩者必聪，指尖者多慧，臂丰而腕厚者，必享珠围翠绕之荣”。有人说：“理智较高的人，常有美丽的手。”

手分三种：理智的手、肉感的手、神经质的手。

（19）腿：绣腿。女人的腿丰盈柔滑，洁白如玉，纤毫不生，如白璧无瑕，似凝脂吹弹得破。有人说：微露深藏总有情。

（20）肤：雪肤。肤美的要素有四，一是艳色，二是香味，三是润滑，四是弹性。

2. 法国标准　法国艺术大师普南登提出美人标准三十条。

（1）一定要白嫩的地方有三：皮肤、双手、牙齿。

（2）一定要漆黑的地方有三：眸子、睫毛、双眉。

（3）一定要鲜红的地方有三：嘴唇、脸颊、指甲。

（4）一定要修长的地方有三：身材、头发、四肢。

（5）一定要短小的地方有三：牙齿、耳朵、脚部。

（6）一定要广阔的地方有三：胸部、额头、眉间

（7）一定要狭小的地方有三：嘴巴、腰肢、脚踝

（8）一定要丰满的地方有三：大腿、臀部、手臂

（9）一定要细小的地方有三：颈子、鼻子、手指

（10）一定要小巧的地方有三：乳头、鼻孔、脑袋

计算方法：头脑占16条，四肢占6条，按每条细目3.3分算，达70分以上的人可谓达标。

3. 阿拉伯标准　评论美人以四为主。

（1）四件黑的东西：头发、眉毛、睫毛、瞳孔。

（2）四件白的东西：皮肤、眼白、牙齿、腿。

（3）四件红的东西：舌头、嘴唇、牙龈、面颊。

（4）四件圆的东西：头、颈、前臂、足踝。

（5）四件长的东西：背、指、后臂、腿。

（6）四件阔的东西：额、眼、腰、臀。

（7）四件狭的东西：眉、鼻、唇、指。

（8）四件有肉的东西：面颊、大腿、背、小腿。

（9）四件小肉的东西：耳、胸、手、脚。

（二）魅力与风度

魅力，指吸引人的力量，分内在与外在。内在魅力包括思想、品德、情操和气质的美。外在魅力包括人体美和服饰美。

当代女性的魅力应追求内在美与外在美的统一，心灵美与形体美的统一，给人一种强大活力与韵味的感染力。具体讲在日常生活与待人接物中应该做到四点：

1. 充满自信的仪态 对自己的能力、学识和所好、进行的工作充满自信，所谓“自信则人信之”，要有“认识自己的长处，发挥自己的长处，让对方知道你一定会成功。

2. 轻松的微笑 面容是内心的镜子，会心的微笑能增进友情和了解。

3. 良好的形象 优雅的仪态，良好的风度，风趣、幽默的谈吐，常能在人面前展示充实而有文化素养的良好形象。

4. 广博的知识 知识是取得成功的要诀之一，要善于从交谈中去真诚地请教和交流信息，只有具备渊博的知识和良好的教养时，方能显得聪明而富有才华，才能表现出非凡的气质和优雅的风度，透射出真正的内在美，永远保持特有的魅力和风度。

总之，美是自然的流露，决不是装模作样，更不是追求夸张和奇特。

二、中医美容的基本概念

李时珍在其《本草纲目》一书中，对美容中药内服与外用提供了许多经验，迄今为止，仍为中医美容家所重视，其要点归纳如下：

面部：影响美容的疾患包括皯黯、雀斑、面疮、面肿、面赤、黑子、面疱、面上黄水疮、面上恶疮、面粗丑等。

鼻部：影响美容的疾患有酒渣疮、鼻下赤䵟等。

唇部：影响美容的疾患有唇裂、口吻疮、唇肿、唇风等。

须发：影响美容的疾病有发落、发白、眉脱等。

此外，还有狐臭、疣、痣、白癜风等，均分别列出了内服的中药与剂型，详细内容，请读者参阅本书第四节“要药汇解”

众所周知，一个女子娇艳的容颜，优美的体型，是一种宝贵的自然禀赋，然而在芸芸众生中，这毕竟是少数，因此，一种专门研究或探讨美化肤表的学问，也就应运而生，据有关资料表明美容包括生活美容和医学美容两大类，在医学美容中又分手术与非手术两大分支，前者多为矫形，后者主要指药物与非药物，我要叙述的重点是美容中药的心得，其内容包括药物美容、饮食美容，至于针灸美容，则不在此处论述。

人体是由若干脏器和组织、器官所组成。中医认为：人体以五脏为中心，通过经络系统，把六腑、五脏、五官、九窍、四肢百骸等全身组织器官形成有机的整体，并通过精、气、血、津液的作用，来完成机体统一的功能活动。

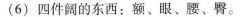

五脏（心、肝、脾、肺、肾）是人体最重要的器官，其气血的盛衰和功能的正常与否可以从头面、五官、体表皮毛等外在的容貌上反映出来。也就是说，五脏功能正常，通过经络系统

的作用，把阳气、阴血、津液源源不断地输送和散布到外表器官，滋润皮肤，荣养毛发，抗衡外邪的侵袭，从而表现为面色红润光泽，目光炯炯有神，头发浓密光亮，皮肤细腻滑嫩，富有弹性，这就是健美的标志。反之，五脏功能不正常，导致气血不足或失调，则必然要反映到外在容貌上，引起面容憔悴，皱纹满布，面色萎黄或苍白，毛发干枯脱落，皮肤苍老灰暗，弹性减弱，严重影响美容。

（一）脏腑与美容

1. 脏腑的概念 脏腑是内脏的总称，分为五脏、六腑、奇恒之腑三类。

五脏：心、肝、脾、肺、肾。

六腑：胆、胃、大肠、小肠、膀胱、三焦。

奇恒之腑：脑、髓、骨、脉、胆、女子胞（子宫）。

2. 脏腑与美容的关系

（1）心（小肠）：主血脉，推动血液在脉管中运行。

心气旺盛：血脉充盈，面色红润，富有光泽。

心气不足：心血亏少，面色枯槁，黯淡少华。

心血丢失：面色如纸，心脉瘀滞，面色灰暗。

（2）肺（大肠）：主气属卫，宣发卫气，输精皮毛。

皮肤、汗腺、毫毛等组织，依赖于卫气和津液的温养和润泽，成为抵御外邪侵袭的屏障。卫气敷布于肌肤则皮肤柔和润泽，否则皮毛憔悴枯槁，面色㿠白等。

（3）脾（胃）：主运化，把饮食（水谷）转为精微，并输送至全身，故其功能有两，其一运化水谷，其二运化水液。

运化水谷：化生气血，容光焕发，反之，面色萎黄，或色如尘垢，枯暗不华，毛发稀疏，肌肤干燥，形体消瘦等。

运化水液：水湿停留，湿、痰、饮等病理产物造成肥胖、痤疮、酒渣鼻等。

此外，皱皮的发生既有运化水谷精微缺乏的一面，又有运化水液不足的一面。

（4）肝（胆）：主藏血，主疏泄。前者推动和调节血与津液的运行，后者调畅全身气机。

疏泄气机：推动血液运行，面色红润。

失其疏泄：气机郁结，血瘀经络，从而造成面色青黑或者黄褐斑。

情志舒畅：气血调顺，则能青春常驻。

情志郁闷：久则过早出现皱纹或早衰，同时面色不华、灰暗。

（5）肾（膀胱）：主藏精，精是构成人体的基本物质。

肾气充足：气血充盛，则容颜不衰。

肾气不足：本色上泛，导致面部黑变病的发生（黄褐斑、雀斑）。

此外，发的生长，全赖于精与血，故“其华在发”。头发的生长、脱落，润泽与枯槁，不仅依赖于肾之精气，而且还依赖于血液的濡养。

头发枯萎、早脱早白就其原因，一是肾中精气不足，二是血虚所致。

（二）经络与美容

1. 经络的概念 经，经脉，有路径的含义，沟通表里，是经络系统的主干，络，经脉别出的分支，有网络的含义。络，较经脉细小，纵横交错，遍布全身。经络内属脏腑，外连于四肢、筋骨、皮肤，沟通内外。为组织器官连成一个有机的整体，起到运行气血、联络脏腑组织的作用。

（1）经脉：包括十二经脉、奇经八脉（任、督、冲、带、阳跷、阴跷、阴维、阳维）。

（2）络脉：包括十五别络（又名十五络脉、十五络及十二经脉的别络、任、督和脾之大络）、浮络和孙络。

（3）连属部分：包括十二经筋（司关节痹痛拘挛）和十二皮部（十二经脉及其络脉循行在体表的相应区域）。

2. 经络与美容的关系

（1）足太阳膀胱经：能改善肥胖体质，调整性激素水平。

（2）足少阴肾经：能改善消瘦体质，调整精神、神经的功能。对消除眼袋、雀斑、黄褐斑有一定的帮助。

（3）足厥阴肝经：能消除肥胖，改善肤色的灰暗。

（4）手太阳小肠经：能改善消瘦体质，增进皮肤的润泽度。

（5）足阳明胃经：能促进乳腺发育，具有不同程度的丰乳隆胸的作用。

（6）手少阳三焦经：能控制皮质腺的分泌，对防治痤疮、酒渣鼻有一定的帮助。

（7）手少阴心经：能消除疲劳，防止面色㿠白少华。

（8）足太阴脾经：能减肥消肿，改善皮肤粗糙，减少毛发稀少或脱落。

手三阳经止于头，足三阳经起于头。头者，诸阳之会，其气血皆上于面及其空窍。手太阳小肠经、手阳明大肠经、手少阳三焦经、足少阳胆经，皆回合于头面侧部。足阳明胃经、足少阴心经、足太阳膀胱经、足厥阴肝经、督脉、任脉，皆回合于头面正中部。

（三）气血、津液与美容的关系

气血、津液是脏腑、经络等组织器官进行生理活动的物质基础。

1. 气与美容的关系 气由先天精气、后天谷气、自然清气三者结合而成。其生理作用有四。

（1）推动作用：血的生成与运行，津液的生成、输布、排泄等均靠气的推动而运行。若气的推动作用降低，则会出现面色无华、皱纹、皮肤憔悴、毛发干枯等。

（2）温煦作用：气是人体热量的来源，“血得温而行，得寒则凝。”温煦作用的减低，则会在耳、手等处出现冻疮，肢端则会青紫冰冷等。

（3）防御作用：人体中的卫气有护卫血的功能，一旦气虚，这种卫外功能减弱，皮肤、口鼻将会出现一系列的症候群。

（4）气化作用：精、气、血、津液各自的新陈代谢及其相互转化，均依赖于气化作用而完成。若这种气化作用减弱，则会出现水湿泛滥，表现在外的有形体浮肿等，血液气化失常，则会出现皮肤苍白，或者干燥焦枯，状如肌肤甲错。

2. 血与美容的关系 血是构成人体和维护生命活动的基本物质之一，循在脉中，内至脏腑，外达皮肉筋骨，起着非常重要的营养作用。在气血充足时，表现为面色红晕，皮肤毛发润泽光滑，血液不足时，表现为面色萎黄，皮肤干燥脱屑，毛发枯槁少华。

3. 津液与美容的关系 津液是人体一切正常水液的通称，包括胃液、肠液、泪液、唾液等。来源于水谷精微，通过胃对饮食的游溢精气和小肠的分清别浊，上输于皮而生成，津液的输布和排泄，主要通过脾的转运、肺的宣降和肾的蒸腾气化，并通过三焦的渠道而输布全身。这种津液，散布体表，表现为皮肤润泽，毛发光亮，肌肉丰满；输注于孔窍，表现为眼亮有神，口唇湿润。津液不足，则会出现皮肤干燥，形体瘦削，毛发稀少。津液分布障碍，则会出现形体胖硕，或者形体浮肿。

4. 七情内伤与美容的关系 七情指喜、怒、忧、思、悲、恐、惊七种情志的剧烈变化，称之为七情内伤，首先影响相应的脏腑，使之气血阴阳失调，然后通过经络反映于体表的组织器官，从而引发多种美容方面的疾患。如：思虑过度，损伤心脾，进而出现早衰面容，皮毛焦枯。精神抑郁，或者烦躁易怒，常易导致肝失条达或疏泄，在面部则会发生色素沉着之类的疾病。

5. 饮食与美容的关系 饮食不节，指饮食失常或偏食。前者摄食不足，导致气血生化之源缺乏，则会出现皮肤干燥无华，若暴饮暴食，超过脾胃的消化功能，则会造成湿浊内停，形成肥胖。后者偏食煎炸之品，易生燥热，若油腻过重，易生湿热，常能导致痤疮的发生与加重。

三、中医美容用药总则

中药美容的内容，分别记载于妇人篇、诸窍篇、头面篇、香身篇、口齿篇、颐身篇、养老篇、却谷篇、服食篇等。按给药的途径，分内服、外用两大类；按剂型分为粉剂、液剂、膏剂、糊剂、膜剂、乳剂、酒剂、熏剂、汤剂和丸剂等；按作用部位分为颜面美容剂、须发美容剂、五官美容剂、除臭香身剂、护毛嫩肤剂；按用药的目的分保健与治疗两大类；按具体功用分为悦颜祛皱类、润肤白面类、祛斑洁面类、灭瘢除疣类、平痤除皱类、生发浓眉类、乌须黑发类、香发润发类、去屑止痒类、丹唇艳口类、香口辟秽类、洁齿白牙类、牢牙固齿类、香身除臭类、增肥令白类、减肥轻身类等。

（一）美容中药分类

1. 悦颜除皱类

（1）功效：悦泽容颜，除去皱纹。

（2）作用机制：内服补益气血，调理脏腑；外用疏通经络，营养肌肤。

（3）常用外用药：玉屑、桃仁、红花、胡粉、防风、白芷、辛夷花、玉竹、当归、毕豆、细辛、白附子、木兰皮、杏仁、白术、香附、白醋、土瓜根、冬瓜仁、珍珠、茯苓、川芎、麝香、僵蚕、白蔹、甘松、猪蹄、猪脂、羊髓等。

（4）常用内服药：枸杞、地黄、首乌、苁蓉、菟丝子、胡桃仁、鹿茸、鹿角胶、牛膝、故纸。

2. 润肤白面类

（1）功效：柔润皮肤，白皙颜面。

（2）作用机制：温通活血，祛风散寒，香泽润肤，白皙皮肤。

（3）常用润肤药：杏仁、桃仁、川芎、白芷、防风、橘红、蜀椒、辛夷、瓜蒌仁、冬瓜仁、楮桃仁、丁香、沉香、天冬、赤小豆、皂角、藁本、细辛、麝香、牛髓、羊髓、牛脑、羊脑、鹅脂、黄豆、白蜡、蔓青油、鹿髓。

（4）常用白面药：茯苓、白术、白鲜皮、白芷、白蔹、白附子、僵蚕、白檀香、鸡蛋白、鹰屎白、冬瓜仁、土瓜根、白蒺藜、白胶香、白米、鹅脂、白石脂、白豆面。

3. 祛斑洁面类

（1）功效：祛除多种色斑，使面部洁净光润。

（2）作用机制：内服以理气活血，疏肝清热，宣肺补肾为主。外用祛风活血，清热解毒，祛斑莹肤。

（3）常用外用药：辛夷、防风、白芷、细辛、乌头、僵蚕、白附子、藁本、益母草、当归、川芎、芍药、玉竹、桃仁、桃花、藿香、广木香、黑丑、沉香、白檀香、紫檀香、丁香、麝香、零陵香、杏仁、木兰皮、白及、白矾、硫黄、白石脂、白蔹、冬瓜仁、珍珠母、商陆、乌梅、补骨脂等。

（4）常用内服药：川芎、当归、生地、丹参、红花、黄芩、犀角（现已禁用）、丹皮、香附、柴胡、赤芍、浮萍、郁金、白蒺藜、白芷、连翘、桑白皮等。

4. 灭瘢除疣类

（1）功效：消灭瘢痕，除去疣目。

（2）作用机制：清热解毒，理气化瘀，祛风软坚，去腐生肌，涂泽膏润。

（3）常用灭瘢药：鹰屎白、鸡屎白、瓜蒌、白附子、白芷、珊瑚、细辛、川芎、丹参、当归、半夏、斑蝥、胡粉、麝香、白蔹、牡蛎、茯苓、杏仁、白芍、黄矾、僵蚕、玉屑、生姜汁、五倍子、皂角、赤石脂、猪脂。

（4）常用祛疣药：硫黄、雄黄、鸦胆子、杏仁、胆南星、白檀香、麝香、艾叶、桑柴灰、硼砂、大黄、芫花、马齿苋、蜂房、白芷、紫草。

5. 平痤除皶类

（1）功效：治疗痤疮、酒皶鼻。

（2）作用机制：宣肺清热，凉血活血，祛风除湿。

（3）常用外用药：菟丝子、白蔹、白石脂、白术、玉竹、白芷、防风、白附子、川芎、细辛、杏仁、栀子仁、益母草、僵蚕、硫黄、雄黄、木兰皮、黄连、赤小豆、独活、麝香、牛黄、乳香、轻粉、珍珠、铅粉、苦参、大枫子、白蒺藜、皂角、夜明砂等。

（4）常用内服药：黄芩、枇杷叶、桑白皮、连翘、黄连、黄柏、冬葵子、大黄、山栀、丹皮、赤芍、生地、丹参、红花、川芎、贝母、白芷、甘草、白蒺藜等。

6. 生发浓眉类

（1）功效：治疗须、发、眉脱落而使其生长茂密。

（2）作用机制：滋补肾精，养血活血，祛风润燥，健脾祛湿等。

（3）常用外用药：蔓荆子、白附子、甘松香、藁本、白芷、泽兰、桑白皮、桑寄生、细辛、杏仁、川芎、防风、蜀椒、侧柏叶、松叶、藿香、川断、青葙子、零陵香、桑叶、甘菊、芜青子、红花、生姜皮等。

（4）常用内服药：侧柏叶、当归、桑椹、菟丝子、白芍、地黄、川芎、羌活、制首乌、黄芪、天麻、冬虫夏草、木瓜、女贞子、补骨脂、怀牛膝、枸杞子等。

7. 乌须黑发类

（1）功效：使须发黄白转变为乌黑发亮的药物。

（2）作用机制：内服多为滋养肾精、补益气血药物，外用则以护发、荣发、染发为主。

（3）常用外用药：石榴皮、硫黄、白蜜、白檀香、白芷、白及、甘松、山柰、零陵香、白蔹、白丑、青黛、玫瑰花、蒲公英、生姜、侧柏叶、圣杨柳、乌梅、胡桃油、胡桃皮、黑桑椹、木金叶、滑石、绿矾、铅丹、芭蕉叶、卤砂、红铜粉等。

（4）常用内服药：黑芝麻、白芷、旋覆花、秦艽、桂新、川断、白附子、覆盆子、生熟地、侧柏叶、天冬、怀牛膝、旱莲草、杏仁、菟丝子、柏子仁、远志、茯神、人参、肉苁蓉、鹿茸、山茱萸、巴戟天、制首乌、山药、补骨脂、枸杞子，甘菊花、血余炭、当归、黄精等。

8. 润发香发类

（1）功效：使毛发润泽芳香的药物。

（2）作用机制：内服以滋补肝肾、补血填精、荣养发髭居多。外用则是疏风清热、除垢洁发、芳香润泽为主。

（3）常用外用药：广木香、白芷、零陵香、甘松香、泽兰、茅香、细辛、藁本、川芎、地骨皮、乌麻油、石榴花（皮）、牛膝、白檀香、沉香、胡桃、生姜、麝香、侧柏叶、首乌、桑椹、秦椒、藿香、荷叶、紫玫瑰花、密蒙花、杏仁、白芍、甘油、当归、胡麻叶、香附、辛夷花、山柰等。

（4）常用内服药：肉桂、白芷、旱莲草、菊花、巨胜子、怀牛膝、地黄、旋覆花、秦椒、桑椹、当归等。

9. 去屑止痒类

（1）功效：祛头皮白屑垢腻，洁发止痒。

（2）作用机制：祛风止痒，清热燥湿，凉血润燥，除垢洁发。

（3）常用药物：乌头、细辛、藁本、防风、白芷、泽兰、辛夷、甘菊花、独活、蜀椒、藿香、荆芥、王不留行、地骨皮、滑石、川芎、羌活、皂荚、蔓荆子、薄荷、侧柏叶、威灵仙、茅香、零陵香、甘松、杏仁、木香、沉香、樱芋等。

10. 丹唇艳口类

（1）功效：使唇口红艳娇美的药物。

（2）作用机制：外用以行气活血、丹唇艳口、芳香辟秽为主，内服以补养气血、滋脾润唇为多。

（3）常用药物：紫草、沉香、丁香、麝香、檀香、苏合香、熏陆香、零陵香、白胶香、藿香、甘松香、泽兰、朱砂、生地、天冬、麦冬、黄芪、白术、乌麻油、蜡等。

11. 洁齿白牙类

（1）功效：使牙齿洁白莹净的药物。

（2）作用机制：祛风清热，芳香辟秽，洁齿涤垢。

（3）常用药物：川芎、白芷、细辛、藁本、薄荷、升麻、寒水石、生石膏、生地、地骨皮、冰片、麝香、零陵香、藿香、沉香、白檀香、丁香、白石英、紫贝齿、夜明砂、皂荚、青盐、白蔹、白矾、朱砂、白蒺藜等。

12. 香口辟秽类

（1）功效：除去口中秽浊，使人香气怡人的药物。

（2）作用机制：清泻肺胃，芳香化浊，清热导滞。

（3）常用药物：藿香、白芷、细辛、黄连、黄芩、石斛、草蔻、肉蔻、木香、川芎、丁香、麦冬、桑白皮、地骨皮、麝香、乳香、槟榔等。但下列药物煎水含漱，若是内有湿热，或阴虚有热者不宜，孕妇禁用。这类药物有：香薷、寒水石、焦山栀、大黄、桂心、蜀椒、甘松香、零陵香、香附等。

13. 牢牙固齿类

（1）功效：能使牙齿坚牢，齿龈紧固，并能防止齿落齿动。

（2）作用机制：补肾固齿，祛风清热，养血活血。

（3）常用药物：生地、独活、柳枝、地骨皮、细辛、防风、青盐、蔓荆子、白矾、苍耳子、白芷、川芎、蜂房、青矾、绿矾、马牙硝、羊胫骨、皂角、诃子、当归、升麻、羌活、骨碎补、杜仲、香附等。

14. 香身除臭类

（1）功效：除去体臭，令全身肌肤芳香洁净。

（2）作用机制：芳香逐秽，祛风除湿，止汗除臭，调和气血。

（3）常用药物：藿香、白芷、川芎、细辛、豆蔻、木香、甘松香、檀香、丁香、沉香、茯苓、麝香、藁本、零陵香、香附、白附子、白术、白蔹、冰片、薄荷、苏合香、熏陆香、茅香、辛夷、附子、白矾等。（说明：外用药大多有毒性，孕妇忌用）

15. 增肥令白类

（1）功效：使干瘦肤黑的人，丰满白皙。

（2）作用机制：调补脏腑气血阴阳，但慎用大温大补之品。

（3）常用药物：大豆黄卷、人参、干姜、桂心、白术、五味子、肉苁蓉、茯苓、黄芪、山茱萸、麦冬、山药、远志、柏子仁、川芎、桃仁、白蜜、杏仁、羊脂、当归、白石英、大枣、芍药、附子、鸡子、白羊肉、猪脂等。

16. 减肥轻身类

（1）功效：消肥减胖，使身体轻盈。

（2）作用机制：健脾化湿，祛痰利水，通腑逐瘀。

（3）常用药物：桃花、荷叶、黄芪、白术、川芎、泽泻、山楂、丹参、茵陈、大黄、黑白二丑、草决明、首乌、薏苡仁、茯苓、玫瑰花、茉莉花、代代花等。

（二）药膳美容分类

饮食疗养又称药膳，是将特定的中药与饮食配合，经烹调而成，具有营养人体的功效，古时称为“食医”。《千金方》《千金翼方》分立“食治”专篇与“养老食疗”专节，并指出：“食能排邪而安脏腑，悦神爽志以资气血，若能用食平疴，释情遣疾者可谓良医。”食疗专著有《食疗本草》（孟诜）、《食医心鉴》（昝殷）。后世先后出版过的主要专著还有《饮膳正要》《寿亲养老新书》《食鉴本草》《随息居饮食谱》《饮食辨录》等，并提出：“人若能知其食性，调而用之，则倍胜于药也。”

我根据临床的需要，有时在诊治之余，告知部分患者一些食疗的方法，特别是我在香港工作期间，病人的这种需求显得十分迫切，为此，我将分为七个方面陈述如下：

1. 滋阴类

主治：肢体羸瘦，面容憔悴，虚烦不寐，皮肤干燥瘙痒，皱纹多且深，爪甲枯脆等。

常用中药：黄精、干地黄、桑椹、女贞子、枸杞子、天冬、麦冬、耳环石斛、玉竹、柏子仁、枣仁、百合等。

常用食物：甲鱼、乌龟、乌鸡、鲍鱼、燕窝、银耳、海参等。

注意事项：凡脾胃虚弱，痰湿内阻，腹满便溏或者正在感冒期，均不宜用。

2. 壮阳类

主治：面色㿠白少华，畏寒肢冷，神疲乏力，男子阳痿，女子性冷淡。

常用中药：姜、肉苁蓉、淡大云、巴戟天、菟丝子、花椒、鹿茸（含鹿角片、鹿角胶等）。

常用食物：动物肾、牛鞭、羊肉、狗肉、鹿肉、獐子肉、虾、泥鳅等。

注意事项：阴虚内热，痈疽疮毒均不宜用。以冬季食之为佳。

3. 益气类

主治：气短乏力，食少纳差，内脏下垂，或者脱肛。

常用中药：人参（含党参、太子参、北条参）、黄芪、山药、冬虫夏草、大枣、紫河车等。

常用食物：鸡、鱼、猪肉、兔肉等。

注意事项：实证、热证、外感病症均不宜。

4. 补血类

主治：心悸、失眠、倦怠无力，面色皖白无华，爪甲、口唇苍白等。

常用中药：当归、熟地、黄芪、阿胶、白芍、鸡血藤、枸杞子、紫河车、龟胶等。

常用食物：羊肉、牛肉、鸡、鹅、鸭等。

注意事项：实热证、痰湿中满、外感发热均不宜。

5. 补肺类

主治：气短声低，面色皖白，皱纹较多，皮肤干燥不润泽。

常用中药：沙参、百合、银杏、冬虫夏草、梨、麦冬、田东、川贝母、杏仁、银耳等。

常用食物：猪肺、鸭、鸡、龟、瘦肉等。

注意事项：脾胃虚弱，痰湿内阻，便溏等不宜。

6. 扶脾类

主治：容颜憔悴、皮肤粗糙或者如锉刀等。

常用中药：山药、莲子、红枣、白扁豆、白术、茯苓等。

常用食物：燕窝、牛奶、蛋类、兔肉、鸡肉、冰糖等。

注意事项：实邪未尽者不宜。

7. 补肾类

主治：腰膝酸软，头昏耳鸣，头发早白、早秃或者焦枯，男子有阳痿、遗精。女子月经不调或性欲淡漠。

常用中药：桑椹、枸杞子、覆盆子、芡实、巨胜子、楮实子、制首乌等。

常用食物：鸡、牛肉、狗肉、胡桃肉、蜂蜜、动物肾。

注意事项：脾虚便溏不宜食用。

四、要药汇解

白　蔹

【药名浅释】

白蔹　始载于《神农本草经》，列为下品，别名有猫儿卵、见肿消、山地瓜、白草、白根、兔核等。白蔹服方少用，惟敛疮方多用之，故名白蔹。兔核、猫儿卵皆象形也。

【药性分述】

白蔹味苦辛，性温。具有清热解毒、敛疮生肌的功效。

白蔹专入肝、脾，取根捣烂，敷痈毒、面上疮疱，刀箭伤，汤火毒等。诸疮不敛，生肌止痛，俱宜，为末敷之。配地肤子可治淋浊失精，配白及可治金疮失血，配赤小豆可治面上疱疮，配甘草可解狼毒之毒。总之，“为疗肿痈疽家要药，乃确论也”（《本草经疏》）。

主治妇人阴中肿痛，带下赤白，小儿温疟惊痫，肠风痔漏，解狼毒等。

不过，痈疽已溃则不宜用，胃气弱者，非其所宜。

【临床应用】

1. 面鼻酒渣　白蔹、白石脂、杏仁各25g，研末，鸡蛋清调涂。（《本草纲目 · 卷18》）

2. 冻耳成疮 白蔹、黄柏各等份，研末生油调搽。(《本草纲目·卷18》)

3. 诸疮不敛 白蔹、赤蔹（产于濠州，花、实功用皆同，但表里俱赤）、黄柏各10g，炒研轻粉3g，用葱白浆水洗净敷之。(《本草纲目·卷18》)

乌 梅

【药名浅释】

乌梅 始载于《神农本草经》，列为中品，别名有梅实、熏梅、酸梅、乌梅炭。

【药性分述】

乌梅味酸，性平，具有敛肺涩肠、生津安蛔的功效。

梅有生梅、乌梅、白梅三种，功用大致相似，乌梅较良，用之较多。

梅得木气之全，其味最酸，热伤气，邪客胸中则气上逆而烦满，心为之不安，乌梅味酸，能敛浮热，能吸气归之，故主下气，除热烦满及安心。下利是大肠虚脱，好唾口干是虚火上炎，津液不足，酸能敛虚火，化津液，固肠脱。腰体痛，偏枯不能，这是因为湿气侵入经络，则筋脉弛纵，或疼痛不仁，肝主筋，酸入肝而养筋，肝得所养，则骨正筋舒，关节通利而前证俱除。诚如《本草崇原》说："梅实结于春，而熟于夏，主敷布阳气于腠理，故止肢痛及偏枯不仁之死肌，阳气充达，则其颜光，其色鲜，故去面上之青黑痣及身体虫蚀之恶肉。"

此外，还能主治虚劳骨蒸，肺痈肺痿，咳嗽喘急，痈疽疮毒，便血尿血，崩淋带下，遗精梦泄，杀虫伏蛔，解虫、鱼、马汗、硫黄毒等。

取肉烧存性，研细末，外敷金疮、恶疮、胬肉、黑痣、鸡眼等。

在具体配伍上，略述一二：配黄连治赤白肠痈，配茶叶、干姜治休息痢，配麦冬治产后痢渴，入补脾药止久泄虚脱。现代糖尿病、甲状腺功能亢进、尿崩症等口渴用六味地黄丸配乌梅、五味子、少量肉桂；胆囊炎，乌梅配虎杖、茵陈；胆道蛔虫乌梅配黄连、黄柏、干姜、花椒等。

梅实过酸，不宜多食。多食伤胃，克伐生气，生气者，阳气也。诸证初起切忌。齿痛及病有发散者亦忌之。

【临床应用】

1. 鱼鳞病 张氏验方：生地12g，丹皮、赤芍、荆芥、防风、黄菊花、紫草、苦参各9g，鲜茅根、大青叶、板蓝根各30g，乌梅6g，生甘草4.5g。外用龙衣9g，煎汤搽洗全身。(《古今专科专病医案·皮肤病·张羹梅》)

2. 过敏性紫癜 张氏验方：黄芪、赤芍、旱莲草、丹参各12g，生白术、防风、丹皮、乌梅、苦参各9g，生甘草6g，紫草、生地各15g。(《张伯臾医案》)

3. 干燥综合征 左归饮合玉女煎加减：生石膏、花粉各20g，生地、麦冬、山茱萸、枸杞子、知母、南北沙参各15g，乌梅12g，丹皮、玄参各10g。(《张景岳医方精要》)

丁 香

【药名浅释】

丁香 始载于《名医别录》，别名有子丁香、公丁香、鸡舌香、雌丁香。鸡舌香与丁香同种，花实丛生，其中心最大者为鸡舌，乃是母丁香也。对公丁香的"公"与"母"，"雌"与"雄"有两种解释，其一：未开放的花蕾为公丁香，未成熟的果实为母丁香；其二：粒小，其味浓香为雄，又称为公，力大，其味淡香为雌，又称母。

【药性分述】

丁香味辛，性温。具有温中止痛、降逆、补肾助阳的功效。

丁香有雌雄之分，雄丁香如钉子长，雌丁香似枣核大。其实治病不分彼此。善治口舌溃疡，治噫呃气逆，反胃呕吐，心腹冷痛，暖腰膝壮阳，奶头缝裂，杀疳䘌，解酒毒。乌黑髭须。古人还有方中多用雌，力大。丁香末敷之，外用膏药护之，治疗痈疽恶肉，此外还有丁香末姜汤送下，每次5分，治疗食蟹致伤。

一切火热证，忌之。非属虚寒，概勿施之。

【临床应用】

1. 唇舌生疮 鸡舌香研末，绵裹含之。(《本草纲目·卷34》)

2. 乳头破裂 丁香末敷之。(《本草纲目·卷34》)

3. 香衣辟汗 丁香50g、川椒60粒，绢袋盛佩。(《本草纲目·卷34》)

4. 脚癣 公丁香研细末，撒入脚缝中，一日2次。(经验方)

5. 口臭 用公丁香1到2粒，含在口中，时时咽下唾液。(经验方)

檀　香

【药名浅释】

檀香　始载于《名医别录》，列为下品，别名有白檀香、黄檀香、真檀。檀者，善木也，故字从亶，皮实而色黄者为黄檀，皮洁而色白者为白檀，皮腐而色紫者为紫檀。其木并坚重清香，而白檀尤良。

【药性分述】

檀香味辛，性温，具有理气调中、散寒止痛的功效。

李时珍说："白檀性温，气分药也，故能理胃气而调脾肺，利胸膈；紫檀性寒，血分药也，故能和营气而消肿毒，治金疮。"由此可见，本品专入肺、肾，通行阳明经，能散风热，辟秽恶邪气，消肿毒，煎服可散冷，止心腹疼痛，和胃气，开噫呃，止呕吐，进饮食。

面部黑子，可于每夜以热水洗拭，磨汁涂之。醋磨，敷恶疮止痛，水磨敷外肾（睾丸）治腰肾痛，据说甚良。

痈溃、阴虚俱禁用。

【临床应用】

1. 面生黑子 白檀香磨汁涂之。(《本草纲目·卷34》)

2. 恶毒风毒 紫檀磨汁涂之。(《本草纲目·卷34》)

冬虫夏草

【药名浅释】

冬虫夏草　始载于《本草从新》，别名有夏草冬虫、虫草、冬虫草。冬虫夏草，四川嘉定府所产者最佳，云南等地所产次之。冬在土中，身治如老蚕，有毛能之力，至夏则毛出土上，连身俱化为草，若不取，冬至复化为虫。藏语叫"雅扎贡布"，雅是夏，扎是草，贡是冬，布是虫。合起来是夏草冬虫。

【药性分述】

冬虫夏草味甘，性平。具有补肾固本、助阳起痿、补肺实卫、止血化痰的功效。

本品品质优良者，虫身色黄发亮，丰满肥壮，断面白色，子座短而粗白，无泥土杂质等。

冬虫草感阴阳二气而生，夏至一阴生，故静而为草，冬至一阳生，故冬日为虫。入药能益诸虚，理百损，以其得阴阳之气全也。

在临床中，通常用于补肺益肾，补精髓，止血化痰，治痨咳与膈证等。能达到秘精益气、专补命门之效。

藏红花同藏，则虫不蛀。以酒浸之，可治腰膝间痛楚，与雄鸭同煮食，宜老人，配人参等可入肾兴阳。

《本草正义》曾对冬虫夏草有一段值得借鉴的论述：冬虫草，始见于吴氏《本草从新》，称其甘平，保肺、益肾、补精髓，止血化痰，已劳咳。近人恒喜用之，皆治阴虚劳怯、咳嗽失血之症，皆用吴氏说也，然确未见其果有功效。《四川通志》明谓之温暖，其说甚是，又称其补精益髓，则盛言其功效耳，不尽可凭也。

【临床应用】

1. 斑秃 冬虫夏草酊：冬虫夏草 60g，75% 酒精 300ml，先将冬虫草浸入 75% 二甲基亚砜 50ml 中，24 小时后再加入 300ml 酒精，夏天浸泡 3～5 天，冬天浸泡 5～7 天。过滤取汁外搽。（经验方）

2. 贫血、阳痿 冬虫草 15～30g，炖肉或炖鸡服。（《云南中草药》）

桃仁（桃叶、茎及白皮）

【药名浅释】

桃仁 始载于《神农本草经》，列为下品，别名有煨桃仁、炒桃仁。李时珍说：桃性早花，易植而子繁，故字从木、兆。十亿曰兆，言其多也。双仁有毒，不可食。

【药性分述】

桃仁味苦甘，性平。具有活血祛瘀、润肠通便的功效。

本品苦重于甘，阴中阳也，治大便血结、血秘、血燥、流血、血痛、蓄血、血瘕、血瘀，通调大便，破血不可无。此外，还能祛血中之坚，通月经，跌仆损伤。总之，有的医家称桃仁为血瘀、血闭之专药，有的医家称赞桃仁为蓄血必用之药。

从皮肤科领域而论，桃仁还能主治产后阴肿，妇人阴痒，小儿烂疮，嫩面皮肤及小儿聤耳，风火牙痛等。《本草思辨录》对桃仁的临床应用提出了简明扼要的外证指标："用桃仁治外候有三，一表证未罢，一少腹有故，一身中甲错。若三者一件不见，必无用桃仁之事。"

不过，行血连皮尖生用，润燥去皮尖炒用，双仁者有毒，不可食，无瘀慎用，血不足者禁用。

桃叶 味苦，性平。主治妇人阴疮，鼻内生疮，足上㾓疮，身面癣疮以及诸虫入耳，均可用之。

茎及白皮 味苦，性平。无毒。主治热病口疮，卒得恶疮、瘰疬、心痛、下部㾓疮、小儿湿癣、白秃、解蛊毒，辟疫疠、杀诸虫等。

【临床应用】

1. 脂溢性脱发 生发煎：桃仁、当归须各 10g，红花 8g，赤芍、川芎各 9g，生姜 2 片，红枣 7 枚，老葱 5 根。（《中医临床家・孟澍江》）

2. 多汗症（瘀血内阻） 章氏验方：生地、当归、牛膝、赤芍各 10g，川芎、生甘草、桔梗各 8g，桃仁、红花、柴胡各 6g，黄芪 15g。（《章真如临床经验辑要》）

3. 唇干裂痛 桃仁捣和猪脂敷。（《本草纲目・卷 29》）

4. 银屑病（血瘀型） 活血化瘀汤加减：三棱、莪术、桃仁、红花、陈皮各10g，鸡血藤、鬼箭羽各30g，丹参、赤芍、蛇舌草各15g。（《中西医结合皮肤性病学》）

蛇床子

【药名浅释】

蛇床子 始载于《神农本草经》，列为上品。别名有野胡萝卜子、蛇粟、蛇米虺床等。蛇虺喜卧于下食其子，故有蛇床、蛇粟诸名。

【药性分述】

蛇床子味辛、苦，性温；具有温肾壮阳、燥湿杀虫的功效。

《本草纲目》说："蛇床乃右肾命门，少阳三焦气分之药，神农列为上品，不独补助男子，而又有益妇人，此人舍此而求补药于远域，岂非贱聩耳乎。"宗李氏之说，本品主治病症有阴痿湿痒，阳痿腰痛，大兴阳事，女人阴中肿痛，善暖子宫，大风身痒，恶疮疥癣，去阴汗，止带浊，逐寒疝，漱齿痛，仆损瘀血，驻颜轻身，令人有子等。朱良春先生重用蛇床子30~40g，治疗虚寒型脱疽，不仅取其温阳燥湿之性，更在于宣痹脱旧生新，活血祛瘀，旧血去而新血生，可谓是治疗脱疽不可多得的良药。叶心清先生也说：蛇床子有两大作用，一是温阳壮阳，加入滋肾中，阳中求阴，增强滋阴之力；二是温肾祛风，加入补肝肾、祛风湿药中，治疗风湿痹证。

此外，配乌梅，外洗，治阴脱，阴痛；配黄连、轻粉，外吹，治耳风、湿疮；配蛇床子主治阳痿；配白矾，外洗，治妇人阴痒。

内服方宜去皮微炒，外用煎汤外洗，宜生用。

肾家有火，下部有热，勿服，阴虚火动者非宜。

【临床应用】

1. 外阴白斑 朱氏验方：蛇床子、何首乌、补骨脂各30g，菟丝子、黑芝麻、地肤子各20g，当归、僵蚕、川牛膝各15g，水煎服日2次，第3次煎汁熏洗20分钟。（《国医大师·朱良春》）

2. 慢性荨麻疹 老氏验方：乌梅丸加地肤子、蛇床子各20g。（《古今专科专病医案·皮肤病·老昌辉》）

3. 滴虫性阴道炎 三黄散：大黄、黄柏、蛇床子、苦参、黄精、地肤子、白鲜皮、枯矾、五倍子各等份，研粗末，每次取15~30g，水煎取汁，待温外洗。（《皮肤病中医诊疗学》）

菟丝子

【药名浅释】

菟丝子 始载于《神农本草经》，列为上品，别名有菟累、菟丘、菟缕、吐丝子、菟丝饼等。菟丝初生之根，其形似兔故名。

【药性分述】

菟丝子味甘，性温；具有补阳益阴、固精缩尿、明目止泻的功效。

本品入心、肝、肾三经，益气强阴，补髓填精，止膝疼痛，安心定魄，能断梦遗，坚强筋骨，肥健肌肤，且善明目，补五劳七伤，祛面皯，解热毒痱疹，散痒塌痘疮等。

配玄参，补肾阴而不燥；配熟地补营气而不热；配麦冬，治赤浊；配肉豆蔻，暖胃进食。

《本草思辨录》说："菟丝延草木则根断，子中脂膏最足，故补肾精而主升。面为阳明之脉，而菟丝甘辛而温，能由阳明经上入于面，以施其华泽之功，面皯焉得不去。"总之，久服令人光泽，老变为少，古人称本品是梦遗之神药，这是因为凡人入房事易泄，是心神先怯，心神怯则相神旺，阳易举亦易倒。菟丝子既安心神，又补心包，君火与相火同补，既助阳旺，又不损阴。故强阳不倒，也不致有阴虚火动之失，从而收到阳坚而不泄的效果。因此，《本草求真》说："温而不燥，补而不滞，得天地综合之气。"菟丝子对妇女而言，胎前有利于调经受孕，妊娠期可以保胎，产后可治缺乳，实为妇科不可缺少的良药。

米泔水，淘洗，酒浸四五日，蒸晒四五次，研作饼，焙干用。淡盐水炒，补肾气；黄精汁煮，暖脾胃；酒拌炒，暖肌肉；酒米拌炒，治泄泻。

本品有六禁，不可不知：孕妇，其性滑；血崩，温能行血；阳强；便秘；肾脏有火；阴虚火动。

【临床应用】

1. 外阴白斑 五子衍宗丸加减：覆盆子、菟丝子各12g，枸杞子、车前子、五味子、当归、益母草、蒲黄、五灵脂各10g，柴胡4.5g，木香3g。(《刘奉五妇科经验》)

2. 白发 乌发丸：当归须、生黄芪、地骨皮、生熟地、菟丝子各100g，地龙、䗪虫、水蛭、石菖蒲、远志、天麻、羌活、川芎、穿山甲各30g，茯苓200g，川牛膝、白芍、肉苁蓉、僵蚕、鹿角霜各60g。研细末水泛为丸如绿豆大。每日3次，每次5g。(《临证验方治疗疑难病·雍履平》)

3. 婴儿湿疹 菟丝子炒研，油调敷之。(《本草纲目·卷18》)

4. 冬季皮肤瘙痒症 首乌润肤汤：制首乌、干地黄、山药、黄柏、五味子各12g，菟丝子、沙苑子、煅龙牡各15g，百合、款冬花各10g。(《徐宜厚皮科传心录》)

白 果

【药名浅释】

白果 始载于《本草纲目》，别名有银杏、鸭脚子。原生江南，叶似鸭掌，因名鸭脚。宋初始入贡，改呼银杏，因其形似小杏而核色白也。今名白果。

【药性分述】

白果味甘苦涩，性平；具有敛肺平喘、收涩止带的功效。

银杏宋初始著名，而修本草者不收。近时方药亦时用之。其气薄味厚，性涩而收，色白属金，故能入肺经，益肺气，定喘咳，缩小便，然食多则收敛太过，令人气壅胪胀昏顿。

本品熟食能温肺益气，定喘咳，缩小便，止白浊，生食降痰、杀虫、解酒，捣浆外涂鼻面手足，能祛渣疱、黑斑、皲皱及疥癣、疳䘌、阴虱等。若发生中毒现象，古人提供两种解毒的方法：一是用鹅翎蘸香油探吐，方可得生，二是急用白鲞头熬汤灌之，可解。

本品少用则益于任、督，多用则损于心包。

【临床应用】

1. 手足皲裂 生白果捣烂涂之。(《本草纲目·卷30》)

2. 阴虱作痒 生白果仁捣烂，频搽之。(《本草纲目·卷30》)

当 归

【药名浅释】

当归 始载于《神农本草经》，列为中品，别名有乾归、山蕲、白蕲、秦归、云归、西归、全当归、当归尾、酒当归。当归之名有三种解释：一是能使气血各有所归，当归名由此而出；

二是因产地“蕲”和“归”押韵相同，故名之；三是古人娶妻为嗣续也，有思夫之意，故有当归之名。

【药性分述】

当归味甘辛，性温；具有补血活血、调经止痛、润肠通便的功效。

本品气味俱厚，凡血受病及诸病夜甚者，必须用之。为补血、活血、调经、通便之主药，素称妇科圣药。

《药鉴》对其配伍颇为精要：配白术、白芍、生地滋阴补肾，配川芎治血虚头痛，配白芍、木香、川芎生肝血以养心血，配诸血药再入薏苡仁、牛膝治血不荣筋，配诸血药再入人参、川乌、乌药、薏苡仁治一身筋寒湿毒，配黄芪、人参能补血，配牵牛、大黄能破血，从桂附则热，从硝黄则寒，入和血药则和，入敛血药则敛，入凉血药则凉，入行血药则行，入败血药则血败，入生血药则血生。各有所归也，故名当归。

总之，一切风、一切血、补一切劳，去瘀血，养新血，诸恶疮疡，金疮，女人诸疾等均可用之。诚如张锡纯所说：“其力能升、能降，内润脏腑，外达肌表，润肺之燥，而主治咳逆上气，缓肝之急，可治妇人腹中疼痛，能补益脾血，使人肌肤华泽，生新化瘀，能治周身痹痞，肢体疼痛，疮疡肿痛，活血兼能止血，可治吐血、衄血、二便下血等。”

当归头止血上行，当归尾破血下行，当归身活血，酒洗。吐血，醋炒；脾虚，糙米或土炒；治痰，姜汁炒；止血、活血，童便炒；恐散气，芍药汁炒。

尽管本品在临床中运用十分广泛，但有六禁，必须牢记：大便滑泄、自汗、肺虚、肝火盛、吐血初止、脾虚不食。

【临床应用】

1. 脱发、唇下脓肿 芎归内托散：川芎、当归、陈皮、茯苓、花粉、桔梗、金银花、黄芪各3g，甘草1.5g。(《外科正宗·卷4》)

2. 丹毒 归连汤：升麻、黄连、大黄、川芎、羚羊角、红花、当归尾、甘草各60g，黄芩、金银花各90g。(《诚书·卷15》)

3. 舌疳 归芍异功汤：人参、白术、陈皮、白芍、灯心、当归身各3g，茯苓6g，炙甘草1.5g。(《医宗金鉴·卷66》)

4. 皮肤瘙痒症 当归饮子：当归、白芍、川芎、生地、白蒺藜、荆芥穗、防风各30g，何首乌、黄芪、炙甘草各15g，上药为末，每次用12g，加水150ml，生姜5片。煎至120ml，去渣温服。(《严氏济生方·卷6》)

5. 特应性皮炎（血燥证） 滋阴养血汤加减：当归、炒白芍、柴胡、黄芩各6g，熟地、地骨皮、益母草各15g，炒知母、泽泻、防风、制首乌、甘草各10g。(《皮肤病中医诊疗学》)

6. 荨麻疹（冲任不调证） 二仙汤加减：仙茅、当归、川芎各6g，仙灵脾、生熟地、菟丝子、枸杞子、女贞子、旱莲草各12g，炒丹皮、益母草、延胡索各10g。(经验方)

7. 小儿过敏性紫癜 三黄四物汤：黄连1.5g，黄柏、黄芩、当归、赤芍、白芍、生地各10g，川芎5g。(《刘弼臣用药心得十讲》)

羊

【药名浅释】

羊 始载于《神农本草经》，列为中品，羊字象头角足尾之形。孔子曰：牛羊之字，以形似也。

【药性分述】

羊肉味甘，性温；具有助元阳、补精血的功效。

羊在畜为火。羊的种类有生于淮南者为吴羊，生于秦晋者为绵羊，生于广南者为乳羊。

羊肉入肝、胃二经，补血、壮阳，治虚劳寒冷，开胃健力，补肾益溺，益精血，肾虚耳聋，盗汗，五劳七伤。李东垣说："人参补气，羊肉补形，凡食羊肉者皆补血虚，盖阳生而阴长也。"

羊肉味苦甘，大热，无毒，适用于虚劳寒冷，补中益气、开胃健力。男子五劳七伤，利产妇。

羊皮味甘，热，无毒，祛风毒，祛游风黑皯，熟羊脂润肌肤，杀虫，治疮癣，入膏药，透肌肉经络、彻风热毒气。

羊血咸平无毒，解莽草毒，又解一切丹石毒。

羊乳甘温无毒，补寒冷虚乏，润心肺，治消渴，补肾虚，疗虚劳，治疗口疮，解蜘蛛咬毒。

羊肝甘温，补肝明目，治血虚萎黄，雀目。

羊肾甘温，补肾气，益精髓，治肾虚消渴，阳痿盗汗。

羊胆味苦性寒，能清火、明目，解毒。治风热目赤，热毒疮疡，代指，烂弦风。

羊脂甘温，补虚润燥，治肌肤焦枯，丹毒，疮癣，游风黑皯。

羊黄，本品始载于《陆川本草》，味苦性平，有小毒，该书并云代牛黄用。能泻热利痰，通窍镇静。

不过孕妇食之，令子多热，凡痈疽疮疡、消渴吐血等症，咸不宜服。此外，以铜器煮食之，令男子损阳，女子暴下。仅供参考。

【临床应用】

1. 妇人无乳 羊肉、獐肉适量，煲汤服之。(《本草纲目·卷50》)

2. 小儿嗜土 羊肉洗净，炒炙食，或煮汤亦可。(《本草纲目·卷50》)

燕 窝

【药名浅释】

燕窝 始载于《本草逢原》，别名有燕根、燕菜、燕蔬菜。

燕窝由金丝燕或同属多种近缘燕类用唾液与少量羽绒混合凝结所筑成的巢窝。以二、四、八月采者为佳，也有十二月采收。主要品种有三：一是白燕，色白洁净，偶带绒毛；二是毛燕，色较暗，呈灰黑色，带少量毛绒；三是血燕，带少量赤褐色血丝。以白燕质优。将燕窝加工可以做成燕球或散燕。

【药性分述】

燕窝味甘，性淡，《本草再新》说："味甘咸，性平，有微毒。"具有化痰养阴的功效。

燕窝能养阴润燥，补中益气，治虚劳，咳痰、喘、咯血、止血、久痢、久疟、噎膈、反胃等。这是因为燕窝能使金水相生，肾气上滋于肺，而胃气亦得安，食品中之最。

不过，需要注意事项：一是煮粥，用鸡汁煮，乱其清补本性；二是冰糖煮则甘壅矣，岂能助肺经清肃下行耶。

《本草从新》说："大补肺阴，化痰止嗽，补而能清，为调理虚损痨瘵之圣药。一切病之由于肺虚不能清肃下行者，用此皆可治之。"黄宫绣也称赞说："入肺生气，入肾滋水，入胃补中，俾其补而不致燥，润不致滞，而为药中至平至美之味。"不过，肺胃虚寒，并有痰湿者禁用。

【临床应用】

1. 老年痰喘 秋梨一个，去心，燕窝3g，先用开水泡，再入冰糖煮熟。每日早晨服下，勿间断。(《文堂集验方》)

2. 翻胃久吐 服人乳，多吃燕窝。(《本草纲目拾遗》)

鹜

【药名浅释】

鹜 始载于《名医别录》，列为上品，别名有鸭、舒凫、家凫、鹜肉等。鸭有家鸭与野鸭之分，在家鸭之中，何种为优，历代医家看法不一，陶弘景说："黄雌鸭为补最胜"，孟诜说："白鸭肉最良"，李时珍说："以白而乌骨，药食更佳。"

【药性分述】

鸭肉味甘，性冷，具有益阴利水的功效。

鸭肉入肺肾两脏，滋阴利水，养金止嗽，退热滋阴，专能解石毒、金银砒葛之毒。李时珍说："鸭水禽也，治水利小便，宜用青头雄鸭……治虚劳热毒，宜用乌骨白鸭。"黄宫绣对本品的药效，曾有如下的评价："阴虚者，食之不见燥；阳虚者，食之不见冷。岂非性之平者乎。但雌者为温，雄者为冷，不可不辨。"

不过嫩者有毒，老者无毒，黑鸭肉有毒，凡冷痢、脚气不可食，肠风下血不可食。

【临床应用】

1. 虚热咳嗽 白凤膏：黑嘴白鸭一只，取血入温酒饮之，然后去毛、内脏加大枣肉、参苓平胃散用炭火慢炖，食鸭及枣。(葛可久方)

2. 大腹水病 青头雄鸭一只，煮汁饮之。(《本草纲目·卷47》)

鸡（鸡卵 鸡卵白 鸡卵黄 鸡卵壳 凤凰衣）

【药名浅释】

鸡 始载于《神农本草经》，列为上品，别名有烛夜。鸡者稽也，能稽时也。

【药性分述】

鸡的种类很多，摘其要者，简述如下：

丹雄鸡肉 味甘，性微温。主治女子崩中，补虚温中，能愈久伤乏疮。

白雄鸡肉，味酸，性微温。安五脏，祛丹毒，能治伤中消渴。

乌雄鸡，味甘，性微温。补中止痛，补虚羸，安胎。治肾虚耳聋。生捣烂敷竹木刺入肉。

乌雌鸡肉 味甘，性温平。治风寒湿痹，安胎。治痈疽排脓，补心血，益色助气。

黄子鸡肉 味甘酸咸，性平。补益五脏。疗五劳，益气力，补丈夫阳气。填髓补精，助阳气，止泄精。

乌骨鸡肉 味甘性平，补虚劳羸弱，益产妇，一切虚损诸病，遗精白浊。

鸡卵 味甘，性平。具有清热毒、消痈肿的功效。外治能除热火灼烂疮、男子阴囊湿痒、妇人阴疮，醋浸敷瘢疵、蛇头疔、神经性皮炎。

鸡卵白 味甘，微寒。治一切热毒、肿丹、腮痛、目热赤痛、痈疽、鼻疮、烧灼疮等。

鸡卵黄 味甘，性微温。治火灼疮。李时珍说："气味俱厚，阴中之阴，故能补形。昔人谓其与阿胶同功。"

鸡蛋壳 具有燥湿、敛疮、止血的功效。主治外肾痈疮、香瓣疮、耳痔出脓、外伤出血等。

鸡血　味咸平，祛风、活血、通络。治小儿惊风，口眼㖞斜，痈疽疮癣等。

鸡肝　味甘微温，补肝肾，治肝虚目暗，妇人胎漏，小儿疳积。

鸡肠　味甘温，治遗尿、遗精、白浊、痔漏等。但以乌鸡鸡肠为良。

鸡胆　味苦性寒，祛痰、解毒、明目。主治百日咳、耳后湿疮等。

凤凰衣　具有生肌敛疮的功效。主治下疳腐烂、口疮喉癣、小儿头生诸疮等。

凡实证，邪毒未清者不宜食，多食生热动风，有外邪者皆忌食。

【临床应用】

1. 多形红斑　多食鸡、鱼、葱、韭自愈。(《本草纲目·卷48》)

2. 燥癣作痒　取雄鸡冠血频频涂之。(《本草纲目·卷48》)

3. 蜈蚣咬伤　鸡冠血涂之。(《本草纲目·卷48》)

第九讲　外治中药用药心得

一、外治法的重要地位

在皮肤科的治疗中，外治法占十分重要的地位，它是治疗许多皮肤病不可缺少的措施。

从《五十二病方》的发现，就知古代已用药浴治疗灸伤，用葱熨治疗冻疮，用艾叶和柳覃（药名）蒸熏治疗朐痒（肛门虫病）等。《素问》保存的十三方里就有"豕膏"（徐注：猪脂熬膏），晋·《肘后备急方》记载有密陀僧防腐，雄黄、艾叶消毒等，晋·《刘娟子鬼遗方》有治久病疥癣诸恶疮毒五黄膏（雌黄、雄黄、黄连、黄芩、黄柏），治白颓疮五味子膏（五味子、雄黄、雌黄、蛇床子等），宋·《太平圣惠方》收录外治皮肤病的药方达一百余首，明·《外科正宗》不仅外治法多，而且外用药亦多，并且开始出现了诸如清凉膏之类的油与水相混合的乳剂。晚清吴尚先生在总结前人经验的基础上，撰写了一部外治法的专著——《理瀹骈文》，该书所载外治法包括了古代使用的各种方法。近代名医张觉人先生在其遗著《红蓼山馆医籍》一书中，对外治提出了许多值得借鉴的宝贵经验。

二、外用药用药总则

1. 用引经药　凡治疮疡必须按经加用引经药方能奏效。如头脑部加藁本，上肢加桂枝，胸前加桔梗，腰部加杜仲，下肢加牛膝，耳内加石菖蒲，耳后加柴胡、夏枯草，鼻孔加辛夷、桔梗，唇口加山栀、白果，颈背侧加羌活，乳房加蒲公英，眼部加独活等。

2. 治毒分部位　上身之毒宜用当归、川芎，不宜多用白术，恐其燥肾闭气，下身之毒则用当归，不用川芎。

3. 溃烂辨创面　疮面黑润无血色者，是用凉药过多，宜用广陈皮、佛手、细辛、菖蒲、安桂、白芷等熏洗之。溃烂之毒，不宜皂刺，恐其翻口。

表皮溃烂，有桐油水者（徐注：血浆渗出），为湿气较重，或者气血太虚，酌用参、芪、鹿茸之类补之。

4. 细制敷围药　凡制敷围药，必须研之极细，在敷药时，药液需温，则药力放强，或者在敷药中，保留透气之孔，使毒出有路。足部湿热毒，不宜贴硬膏，贴之则热气闭塞，造成横窜四旁。

5. 按需调和箍围药　箍围药的调和之物有：醋、酒、姜、葱、韭、蒜、菊花叶汁、鸡蛋清、蜂蜜、油类等。以醋调取其散瘀解毒；以酒调，助药力；以姜、葱、韭、蒜汁调，取其辛香散血；以菊花叶汁、金银花露调取其清凉解毒；以鸡子清、蜂蜜调，取其缓和刺激；以油类调，取其润泽皮肤。

此外。部分学者认为，凡皮肤溃烂，皆不用金银花水洗，洗则变烂。内服中药用荆芥者必须炒黑成炭，取其和腠理之血；凡攻毒时，不论阴阳诸证，在内服药中，均可加入甲珠、皂刺。

由此可见，在中医学中蕴藏着丰富多彩的外治疗法，亟待进一步整理和提高。

三、外用药制剂配制的基本原则

（一）基本原则

清代徐灵胎说："外科之法，最重外治。"但是，外用药的效验能否得到充分的发挥，不仅决定于药物的性质、浓度、剂型，而且还取决于病人的体质、用药的方法等。因此，在临床施治中，必须熟练掌握和运用外用药的一些基本原则。

1. 疾病的演变 皮肤病的演变及影响演变过程的因素，包括病因、性质（寒热）、禀赋、地域、饮食、卫生习惯等。一般而论，病变处于热性、急性、禀赋较弱，地域偏于东南，用药宜缓和，避免过强的刺激，反之，则应加强药效的刺激，以缩短病程。

2. 机体的反应 指病人对外用药的耐受力和反应而言。比如：颜面、颈部、外生殖器和四肢屈侧皮肤，对外用药的反应性较为敏感，婴幼儿皮肤薄而嫩，对外用药的吸收较快，女性皮肤比男性皮肤的吸收能力要强。因此，在用药的过程中，还要全面考虑患者的性别、年龄和病变部位皮肤的特殊性。

3. 药物的浓度 外用药所含药物成分浓度的高低对机体至关重要。这种重要性集中表现在两个方面：其一，浓度与吸收，特别是有剧毒的药物，浓度偏高，体表皮肤过多地吸收，就会引起药物中毒；其二，浓度与剂型，外用药浓度与剂型是否恰当，直接影响疗效的好坏。多数医家经验，对水洗剂、溻渍剂、熏洗剂等浓度要求不严，既可以是100%的浓度，也可以是不足40%的浓度。但是，软膏、硬膏、糊膏、霜剂等在配制中比较重视药物浓度的比例。软膏浓度波动在1% ~25%之间，糊膏浓度波动在25% ~35%之间，油调剂多数在40%以上，霜剂波动在0.5% ~15%之间。总的来说，外用药的浓度，应该是从低浓度开始，视其反应和耐受力后，逐步增加或提高，才较为安全妥当。

4. 药物的剂型 外用药的剂型很多，现在比较通用的剂型有溶液、散剂、洗剂、浸剂、油剂、乳剂、搽剂、熏剂、软膏剂、硬膏剂、搓药剂、药捻等。这些剂型都有各自不同的治疗作用、应用范围和注意事项。剂型选择恰当与否，往往直接影响疗效。

5. 使用方法 若药物配制、剂型选择都很恰当，但使用方法不对，仍然达不到治愈疾病的目的。这就要求医生向病人详细交待正确用药的方法，必要的时候，可当面示范。此外，还要嘱咐病人注意用药后的反应，每次给药的数量不宜过多，避免浪费和搁置日久，药物变质失效。

（二）外用药的选择

治疗皮肤病的外用药物很多，包括植物、动物、矿物及其调和这些药物所需要的基质。现按主要功效和类别归纳如下。

1. 外用药的分类

止痒药：瘙痒是皮肤病最常见、最重要的自觉症状之一，严重时影响工作与睡眠，或者是某些内脏疾病反映在皮肤上的最早信息。因此，快速止痒既是患者的迫切要求，又是医生治疗疾病的重要手段之一。根据我多年临床经验，止痒方法分内治与外治两大类，内治概分为风痒、湿痒、虫痒、热痒、燥痒、毒痒、酒痒、瘀痒和虚痒十种。外治分为散风止痒、活血止痒、杀虫止痒、通络止痒、解毒止痒五种。同时，还要说明一点，在外治止痒药中，有部分既止痒，又止痛，这是由于痛痒同源的缘故。止痒药归纳如下：

薄荷、樟脑、冰片、铜绿、香附、威灵仙、地肤子、蛇床子、苍耳子、川椒、皂刺、西月石、山柰、艾叶、吴茱萸、丁香、金钱草、益母草、苦参、路路通、蜂房、蚕沙、白附子、楮桃叶、蛇蜕、鹤虱、石榴皮、石菖蒲、透骨草、猪牙皂角等。

清热药：又称解毒药，多数是针对火毒与热毒而设，此外，还包含疫疠之毒及虫毒之毒。凡具有红肿热痛四大主要体征，在通常情况下，血热偏重者，宜凉血解毒，热毒为主者应用清热解毒，毒热入营时宜用清营解毒。选入的药物以苦寒类、咸寒类和甘寒类为主。

清热药有黄连、黄芩、黄柏、虎杖、马齿苋、大黄、山栀、青黛、芙蓉叶、紫花地丁、大青叶、人中黄、寒水石、儿茶、麝香、蒲公英、桉树叶、半枝莲、龙葵、漏芦、熊胆、牛黄、蜀羊泉、天葵等。

收湿药：又称燥湿药，凡见皮肤或黏膜破损渗出，或者潮湿，或者糜烂之时，皆可选用。这类药物有三个基本要求：一是抑制渗出；二是防止皮肤或黏膜进一步腐烂；三是有敛疮生肌的功效。这类药物以矿物药诸多。

收湿药有熟石膏、炉甘石、五倍子、滑石、枯矾、海螵蛸、花蕊石、儿茶、苍术、赤石脂、煅龙骨、煅牡蛎、蛤粉、白螺壳、官粉、钟乳石、铅粉、蚕沙、百草霜、伏龙肝、白矾、胆矾、甘松、铜绿、松花粉、珍珠母、白石脂、银珠等。

散寒药：又称驱寒药或称回阳药，这类药物的药性，以辛温或大热为主，其作用机制有二：一是理气；二是活血。从而达到改善肤表血液循环的目的。

散寒药有乌头、艾叶、干姜、肉桂、川椒、吴茱萸、白芷、姜黄、陈皮、山柰、白附子、麻黄、葱白、蟾酥、苍耳子、白芥子等。

润肤药：凡见皮肤出现裂隙或皲裂或干燥，且有少量糠秕状鳞屑脱落时，用之能达到滋润皮肤或防止皲裂的效果。这类药物以植物果仁或动物脂肪为主。

润肤药有胡麻、蓖麻、核桃、生地、当归、猪脂、蜂蜜、枣仁、羊脂、大枫子、狗脂、芦荟、白及、桃仁、杏仁、鸡卵、珍珠、桐油、琥珀、象皮、蜂蜡、甘草、白芷等。

生肌药：能够促使新肉生长、促使疮面愈合的药物，称之生肌药。不过，溃疡和糜烂愈合的快慢，决定于三个因素：一是久病体虚，导致气血亏损，所致的体质较差者，愈合时间较之常人为慢；二是病变所属经络的区域，对于生肌药效的发挥也有较大的影响，如多血少气者宜愈，多气少血者难治，凡见气多之经可行其气，血多之经，可破其血；三是脓液未除，余毒未尽者，不可过早应用生肌药，用之则会适得其反，慎之。

生肌药有乳香、没药、血竭、象皮、花蕊石、血余、琥珀、珍珠、凤凰衣、生赭石、钟乳石、银朱、牛皮胶、阿胶、白及、儿茶、五倍子等。

杀虫药：因毒虫叮咬或者侵袭所致皮肤病，既有地域性，又有季节性，通常在适合毒虫繁殖或活跃较强的环境下，这类皮肤病较为多发。凡杀虫药以毒性较大的矿物类或动物类居多。

杀虫药有轻粉、砒、水银、硫黄、雄黄、铅丹、蟾酥、土槿皮、百部、大枫子、芫荑、藜芦、羊蹄根、苦楝子、凤仙花、玉簪、千里光、楮桃叶、槟榔、黄精等。

蚀腐药：凡见胬肉外翻或者皮肤表面疣赘丛生时，选用平胬或蚀除疣赘之类的药物，称之蚀腐药。在应用这类药物时，必须注意两点，一是保护好未病变的皮肤或黏膜，二是减轻病人痛苦，酌情选用局部麻醉药辅助之。

腐蚀药有鸦胆子、乌梅、石灰、硇砂、木鳖子、轻粉、雄黄、巴豆、水银、红升丹、三仙丹、白降丹、藜芦、蟾酥、砒石、煅皂矾等。

发疱药：又称引赤发疱药。借药物的刺激，激惹皮肤充血，发生水疱，通过这种发疱与剥蚀，引导药物的有效成分达到病变区域，促使皮肤康复。按照刺激性的强弱，概分为峻烈药与缓和药两大类：

峻烈发疱药有斑蝥、巴豆、红娘子、千金子、狼毒、蟾酥、鸦胆子、芫花、泽漆等。

缓和发疱要有吴茱萸、白芥子、大蒜、蓖麻子、甘遂、大戟、威灵仙、生半夏、生南星等。

止血药：凡是止血药多数具有收敛、凝固或者吸收的作用，从而在皮肤及黏膜上抑制血液的外溢。这类药有三大特点：一是炭药；二是矿物药；三是药性以味甘、苦、酸，性寒、凉之类居多。

止血药有三七、地榆、紫草、侧柏叶、蒲黄、陈棕炭、血余炭、仙鹤草、白及、五倍子、刘寄奴、石灰、丝瓜炭、松花粉等。

止痛与麻醉药：中医认为不通则痛，痛则不痛，选入药物，多数具有理气活血、化瘀通络、祛散外邪、畅通脉络的功效，进而达到舒缓疼痛或麻醉的目的。

止痛与麻醉药有天南星、急性子、半夏、川乌、草乌、洋金花、麻黄、羊踯躅、茉莉花根、莨菪子、蟾酥、花椒、马钱子、山柰、乳香、没药、罂粟壳等。

2. 基质

动物类：猪脂、猪苦胆、羊脂、牛脂、牛髓、鱼脂、鱼胆、鸡蛋清、蛋黄油、蜂蜜、黄蜡。

植物类：蔬菜类有丝瓜（叶）、冬瓜、西红柿、茄子、马铃薯、苦瓜、萝卜、大白菜、韭菜、青葱、大蒜、马齿苋等，水果类有荸荠、菱角、香蕉、橄榄、柠檬、草莓、黄瓜、苹果等，药物植物有鲜青蒿、鲜仙人掌、鲜芦荟、鲜蒲公英、鲜半枝莲等，捣烂压榨取鲜汁。

植物油类：麻油、菜油、蓖麻油、橄榄油、薄荷油、桉叶油、胡桃仁油、棉籽仁油、桐子油、松节油、花生油等。

药露类：金银花露、菊花露、薄荷露、茉莉露、蔷薇露等。

其他：醋、酒、人乳、米泔水、茶叶水、红糖水等。

（三）常用的外用药剂型

1. 水溶液剂

（1）概念：指以水为溶媒制备的液体药剂，其中不含有固体粉末。

水溶液剂分水浸和水煎两类。所谓水浸，是用水浸泡药物，使其本身或其可溶成分溶于水内，过滤或不过滤去渣，供临床应用。如《永类钤方》用煅绿矾泡汤洗治烂弦风眼（眼睑湿疹）等。所谓水煎，是将药物置于水中加热煎煮，使药物本身或其可溶成分溶于水内使用。不过，在操作中应当注意四点：一是入煎前药物应切碎或捣烂为粗末，特别是不易溶化或不易溶解的药物，如乳香、没药等树脂类药物、金石药及介类药更应捣碎久煎；二是芳香药及易挥发药则宜轻煎，久煎恐失药效；三是极易溶于水的药物宜后下，或者煎汤去渣后冲化，如《疡医大全》用马鞭草、荔枝草、蒲公英煎汤，后下皂矾，洗治痔疾，并谓“皂矾久煎升去无功”；四是作为洗眼药或冲洗窦道药液，宜过滤，以防含有杂质。

（2）作用：疏导腠理，通调血脉，抑制渗出，清洁疮面，涤脓去腐，去臭，去鳞屑，解毒止痒，以利于浅表皮损的恢复。

（3）范围：皮损区呈焮红肿胀，渗出明显（急性期），化脓疮面，或者鳞屑厚且多，皮肤、外阴和肛门瘙痒，漱口消毒等。

（4）用法：临床上分洗渍药（包括淋洗、熏洗、坐浴、溻渍即湿敷）、荡洗药（包括冲洗及灌肠等）、含漱药、涂敷药（方书中亦称“扫”或“刷”）、点眼药等。然而，运用最多者主要有浸渍（湿敷）和熏洗（浸洗）两种。浸渍法，又称溻渍法，现代称之湿敷法。清《外科大成》详细描述过湿敷的操作过程和作用，至今仍有指导意义，祁坤说："以软帛叠成七八重，勿令太干，带汤于疮上，两手轻盈，施压片时，帛温再换，如此洗按四五次，流通气血，解毒止痛，祛瘀脱腐，此手功之要法，大疮不可缺也。"按现代的用法，将纱布叠至6~8层，或用小毛巾对折，或用干净口罩代替，先浸透药液，春夏秋三季用冷敷，冬季略温，贴紧敷在皮损区域，每隔15~30分钟换1次，如此反复连续应用，每日3~5次。熏洗法，将温热的药液对准患处，周围用干毛巾围住，先以热气熏之，待温后再浸洗，每次10~15分钟，1日1~2次。

（5）药物举要：凡皮损处于急性期，选用马齿苋、生地榆、石榴皮、黄柏、败酱草、五倍子、黄连等数种，煎至适当浓度，湿敷或浸渍，有解毒、消肿、抑制滋水外溢的作用。皮损肥厚，状如牛领之皮，或者痒感泛发且剧，选用楮桃叶、艾叶、威灵仙、香附、苦参、五加皮、徐长卿、苍耳子、陈皮、路路通、吴茱萸等，煎汁熏洗，有软皮润肤、散风祛湿、杀虫止痒的作用。其总的原则：以安抚止痒作用为主的，多用辛温、辛热、发散类中草药；以清热解毒、抑菌杀菌为主的，多用苦寒泻火类中草药；以抑制渗出，促进浅表糜烂恢复为主的多用苦寒、酸涩类中草药等。

（6）注意事项：水温要适当，太热可致烫伤，凉则药力不足，凡高低不平的部位，如耳、肛门、阴部和鼻等区域，湿敷时一定要紧贴皮损，方可奏效，药汁要新鲜，最好是随用随煎，久放恐防变质，冬季要注意保暖，避免受凉，加重病情。

（7）常用方剂：急性湿疹、皮炎选用马齿苋水洗方，多发性疖肿选用芫花水洗方，手足多汗选用干葛水洗方，脂溢性脱发选用透骨草水洗方，浸渍型足癣选用黄丁水洗方，感染性皮肤病选用苍肤水洗方，寻常疣选用香木水洗方，银屑病选用金扁水洗方，皮肤瘙痒症选用路路通水洗方，女阴白斑选用淫蛇水洗方，肾囊瘙痒选用复方蛇床子汤，肛门、女阴瘙痒选用止痒洗方1号，白屑风选用脂溢洗方等。此外，还有治疗口疮的青果漱口方。

2. 散剂

（1）概念：又称粉剂、药粉、药面。是将一种或多种药物干燥后，研成细末，再用100~120目细罗筛筛过备用。其配制的工艺分两类：其一研散，其二制散。

研散要达到临床应用的要求，必须处理好五个环节：一是研末必须"研至无声为度"，也就是说，矿物药与介类药不可混有颗粒，习惯上用"水飞"方法加工，动物药粉不可含粗渣，植物药粉中不可含有肉眼可见的植物纤维。因为药粉颗粒粗糙，不仅对创面产生有害的刺激作用，而且药物也不能充分发挥其药效。二是应区别药物合研与各研，尤其是"细料"或剧毒药以及峻蚀药，应在各药研细后，再将其药末逐渐兑入并充分乳匀。三是不易乳细的药物，应经过特殊的乳研方法，如水银应先与铅或硫黄同炒，谓之"结砂"，使之成为铅汞齑或硫化汞后再乳。或与枣肉以及含油脂的药物同研至"不见星珠"，再和它药混匀。又如蜈蚣、山甲片、筋余等动物药宜先"炒烫"酥后再研。乳香、没药等树脂药应先炙去油后再研。灯心、通草等须用米糊浆晒干再研。冰片则宜先用湿布揩拭乳钵及杵头研。总之，要依据药物特性而别进行特殊乳研。四是对另注炮制的药物要尊重原方加工意见，如巴豆、蓖麻仁等有去衣膜，也有不去衣膜，斑蝥、红娘子等有生用，有炒用，有去足翅，有不去等。五是应密封，避光保存，如芳香药，麝香、冰片、薄荷脑、白芷、川芎等，散置则易走泄药气而失药效，又如含有汞剂的药，经日光照射，难免变色。

制散指生药经过特殊加工制为药末，这类药剂的名称不一，常见有称"粉"、称"霜"、称"膏"等，配制的方法有五：一是取某些能溶于水的药物经特殊滤过的方法制为药末，如西瓜霜（芒硝）。二是取某些生药自然汁使之干燥，然后制成粉末，如葱粉、姜粉。三是取含油脂的植物种子药物，除去其中油脂，取其残余药渣制成粉末，如巴豆霜等。四是加工中经过化学变化而生成的粉末，如青黛。五是某些生药自然析出物，如柿霜。

（2）作用：清凉安抚，清热解毒，散风祛湿，化腐生肌，止痒、止痛、止血。

（3）范围：急性炎症性皮肤病，皮肤与黏膜糜烂、溃疡，脓腐已尽，出血等。

（4）用法：直接撒扑在损害区或疮面上，用鲜生姜、鲜芦荟、鲜茄蒂、黄瓜等新鲜蔬菜、瓜果，蘸药末涂搽患处，用鲜丝瓜汁、鲜马齿苋汁、鲜大白菜叶等捣烂合药末如糊状，外涂，用蜂蜜、植物油、红糖水、鸡蛋清、乳汁、米醋、酒和药汁或清水调药外搽。

（5）注意事项：直接掺在糜烂或溃疡疮面上的药末，要求研磨至极细，否则影响疗效，凡毛发丛生的部位，不宜外扑粉剂，凡见水疱或脓疱的损害，不宜直接扑撒药末，否则，表面结一层假性痂，影响病情的好转。

（6）药物举要：炉甘石、煅石膏、冰片、珍珠、煅龙骨、煅牡蛎、花蕊石、石灰、麝香、青黛、儿茶、枯矾、滑石、海浮石等。

常用方剂：治疗急性湿疹选用祛湿散、湿疹散，治疗丹毒选用大黄散，治疗酒渣鼻选用颠倒散，治疗疖、痈选用如意金黄散，治疗热痱、红臀（尿布皮炎）选用青白散、湿毒散，治疗黄水疮选用龟板散，治疗发际疮选用发际散，治疗浅表溃疡选用冰石散等。

3. 混悬剂

（1）概念：又名洗剂、振荡剂。将一定分量不溶于水的药末与冷开水或蒸馏水相混合而成，久置后药粉沉淀于瓶底。不过，传统医学所称的“混悬剂”，既有同于现代医学混悬剂的含义，又有不同的一面，如在制备的过程中，有用水、酒、醋、油液、植物鲜药自然汁、动物体液等液体药，调和药使之呈稀糊状供临床使用。这种药剂以固体药末为主要成分，薄涂患处。

（2）作用：清热解毒，收湿散风，消肿止痛。

（3）范围：急性炎症性皮肤病、轻微渗出和糜烂。

（4）用法：具体应用视病情而定，如无渗出或糜烂的急性炎症性皮肤病，如热痱，在临床用时振荡后外刷患处，一日 2 ~3 次，若见轻糜烂时，可临时取油液或植物药鲜药自然汁调成糊状外涂患处，一日 1 ~2 次。

（5）注意事项：凡年老和体弱者，一次外涂的面积不得超过体表面积的 1/3，否则，由于急骤散热，常会带来不良后果，在冬天不用或尽量少用，油液调涂时，要防止油渍衣服和被褥等。

（6）药物举要：炉甘石、滑石、赤石脂、黄连、黄芩、黄柏、龟板、鳖甲、硫黄、西月石等。

（7）常用方剂：热痱选用九华粉洗剂、炉虎洗剂、1% 薄荷三黄洗剂、三石洗剂，粉刺选用痤疮洗剂、颠倒散洗剂，黄水疮（脓疱疮）选用龟板散混悬剂等。

4. 浸剂

（1）概念：包括酒浸剂（酊剂）和醋泡剂（泡剂）两种。前者是以酒为溶媒制备的液体药剂，其中不含有固本粉末。常用的酒有黄酒与白酒。目前常用 50% ~60% 的酒精代白酒用，后者用醋或用醋作为溶媒制备的液体药剂，其中不含固体粉末。但由于各地制醋原料不一，醋的名称各异，临床上习惯多用米醋。

（2）作用：收湿散风，杀虫止痒，散瘀消肿，刺激色素，活血通窍。

（3）范围：各种慢性皮肤病，如顽癣、风瘖、风瘙痒；浅表霉菌病，如圆癣、灰指甲、鹅掌风；色素减退性皮肤病，如白癜风；毛发性疾病，如油风等。

（4）用法：酊剂用棉棒或毛笔蘸药液，直接外涂患处，一日 1 ~2 次，泡剂则将皮损置于药液中浸泡，一日2~3次，1次15~30分钟。

（5）注意事项：凡急性炎症性皮肤病、破皮糜烂时均禁用，手足皲裂时，应适当稀释浓度后再用，否则，有刺痛和加重病情的副作用。

（6）药物举要：花椒、羊蹄根、土槿皮、闹羊花、黄精、藿香、五倍子、苦参、补骨脂、浮萍、牙皂、凤仙花等。

（7）常用方剂：浅表霉菌病选用羊蹄根酒、10%土槿皮酊，风瘙痒、风痦选用止痒酊、20%百部酊，白驳风选用白斑酊，摄领疮选用苦参酒，手、足癣和甲癣选用浮萍醋、醋泡方、藿香浸剂等。

5. 油剂

（1）概念：以植物油（如芝麻油、菜油等）与药物调和混匀而成，或以药物浸入植物油中熬煎至枯去渣，再加入适量黄蜡制成。此外，还可直接从动物或植物中压榨取油，备用。从动物或植物中压榨取油的加工方法，通常有三：一是将含油脂的药物放在火上煎炼取油，如卵黄油；二是将含油脂的药物冷轧取油，如松毛油；三是将生药蒸馏取油，如黑豆馏油、糠馏油等。

（2）作用：清热解毒，润肌防裂，生肌长皮，收湿敛疮。

（3）范围：急性或亚急性伴有轻、中度糜烂、渗出的皮肤病，继发性感染成疮，皮肤干燥脱屑和皲裂等。

（4）用法：棉棒或毛笔蘸油剂直接涂于皮损处，一日2~3次，或者涂布在消毒纱布上，敷贴患处，一日1次。

（5）注意事项：外涂油剂时，要做好隔离防护，尽量减少对衣被的油渍。

（6）药物举要：黄连、芙蓉、白螺壳、煅龙骨、煅牡蛎、青黛、大枫子、杏仁、蛋黄、鸦胆子、甘草、黑豆、麦麸、松、柏、谷糠、山豆根等。

（7）常用方剂：漆疮、黄水疮、粟疮分别选用青黛油、黄连油；皮肤糜烂或浅表溃疡，久不生肌，选用蛋黄油；手足皲裂，选用大枫子油；寻常疣、扁平疣选用鸦胆子油；头皮鳞屑颇多，抓之又生，选用山豆根油；清洗疮面痂皮，选用甘草油。

6. 乳剂

（1）概念：是一种油与水混合振荡剂，静置后分离，呈乳白色。其制作过程，早在明代就有记载，如《外科正宗》说："以白石灰一升，用水二碗和匀，候一日许，用灰上面清倾入碗内，加麻油对分和匀，以竹筋搅百转，自成稠膏。"与现代药剂学的乳剂基本相同。

（2）作用：清热解毒，护肤止痒，安抚消肿，退斑止痛。

（3）范围：急性炎症性皮肤病，烫火灼伤，特殊损伤，如放射性皮炎、光毒性皮炎等。

（4）用法：用棉棒或毛笔蘸乳剂直接涂布在患处，或者摊布在消毒纱布上敷贴患处，一日换1~2次。

（5）注意事项：乳剂最好是临时配制，特别是含有新鲜药汁的乳剂，否则容易变质。

（6）药物举要：鲜芦荟、鲜青蒿、桉叶油、阿拉伯胶、石灰、植物油（橄榄油、芝麻油、花生油等）。

（7）常用方剂：烫火烧伤选用清凉膏，放射性皮炎、光毒性皮炎选用芦荟乳剂。

7. 搽剂

（1）概念：又名擦剂。用植物块茎切断面蘸药粉，外搽患处的一种剂型。诚如《外科正宗》治疗酸痛所描述的："逢冬即发者，须三伏时晒捣烂大蒜，间擦三次，不再发。"

（2）作用：软皮散结，润肤止痒，增加色素。

(3) 范围：皮损泛发，肥厚和痒感较重的皮肤病，如顽癣、粟疮、松皮癣、顽湿疡（慢性湿疹），白癜风，单侧性萎缩等。

(4) 用法：采用植物块茎或蒂切片蘸药，直接外搽患处，或将药粉用油调制成丸状，外用夏布包裹后，再搽皮损区，以微有湿润为宜。一日 2～3 次。

(5) 注意事项：植物块茎、蒂一定要新鲜，含水分较多为佳，布包以夏布为上乘，因纱布之类遇湿太软，达不到软皮摩擦止痒的目的。

(6) 药物举要：密陀僧、硫黄、威灵仙、陈皮、苍耳子、鲜茄、鲜黄瓜、鲜苦瓜、鲜土瓜、鲜丝瓜等。

(7) 常用方剂：紫白癜风选用汗斑搽剂，酒渣鼻用鲜丝瓜蘸酒渣鼻搽剂，腋臭用腋臭搽剂，顽癣选用布帛搽剂、葛布袋剂，白癜风选用鲜紫色茄或蒂直接外搽患处，一日 2～3 次。

8. 搓药

(1) 概念：将单味药或复方中药共研细末，用植物油或动物油脂共捣，或调和如泥状，搓成丸药，每丸重 30～90g，亦可将药共同浓煎，取出其中带棘状的药物，搓擦患处用。

(2) 作用：软坚润肤，杀虫止痒，祛屑柔皮。

(3) 范围：皮肤肥厚，呈播散性神经性皮炎，瘑疮（手部盘状湿疹）、疣目、鹅掌风等。

(4) 用法：放在掌心或合掌，往来搓之，或取带棘状的中药，轻巧而均匀地搓擦患处，一日 2～3 次。

(5) 注意事项：外搓时用力要轻巧、均匀和以不渗血或微有渗血为度。

(6) 药物举要：乌贼骨、木贼草、金毛狗脊、香附、苍耳子、川乌、草乌、威灵仙、吴茱萸、蔓荆子、猪脂、芝麻油、橄榄油等。

(7) 常用方剂：鹅掌风、疥疮选用合掌搓药，播散性神经性皮炎选用苍乌搓药，疣目选用香木搓药方，疥疮选用七星丸搓方等。

9. 软膏

(1) 概念：将单味或复方中药研成细末，与基质调成一种均匀、细腻、半固体状的剂型。基质应具备下列要求：首先是无臭无味，性质安定，久贮不起变化，其次，对皮肤有亲和性，不油腻，无刺激，再是对配入药物不起变化，能保持其均匀性和良好的透入吸收作用。传统的基质有猪脂、植物油、蜂蜜、酒、食醋和凡士林、羊毛脂。现代多数用凡士林和羊毛脂。

软膏的配制方法可分三大类：其一，调膏。采用凝固点状的油液调药末使之成糊状，如《医宗金鉴》的“三妙散”用苏合油调。其二，研膏。用富含油脂的植物种子，或动物脂肪或其新鲜组织作为主要治疗药物，有时亦配伍其他药物兼取其作赋形剂，经用机械的捣研方法制备成膏，供临床使用。如《证治准绳》的乌金膏用巴豆炒黑乳研成泥油，再加蜂蜡或虫蜡融化成膏作为腐蚀药。其三，熬膏。用植物油或动物油煎熬药料溶取其可溶成分，滤净，称为药油，再加蜂蜡或虫蜡融化成膏，如《疡医大全》的绿蜡膏。

(2) 作用：清热解毒，润肤防裂，消肿止痛，软坚散结，生肌长皮。

(3) 范围：深部炎症的软化、局限或吸收，皮肤干燥、皴裂，肥厚、苔藓样变，化脓或脓毒已净的疮面等。

(4) 用法：分直接涂擦和敷贴两种。前者轻巧薄涂在皮损区，若皮疹肥厚，则应先用梅花针叩刺，再涂搽或外扑撒药粉，或包封起来，效果更佳。后者将软膏摊在消毒纱布上，敷贴患处，亦可扑撒药粉后再敷贴之，一日换 1～2 次。

(5) 注意事项：凡滋水较多，糜烂较重的皮损，均不宜外涂或敷贴软膏。

（6）药物举要：苦楝子、蛇床子、枯矾、梅片、五倍子、狼毒、薄荷脑、煅龙骨、蛤粉、乌梅、紫草、黄连、当归、姜黄、黄蜡等。

（7）常用方剂：头癣选用苦楝子膏、秃疮膏，面游风选用摩风膏，牛皮癣（神经性皮炎）选用皮癣膏、黑油膏，肾囊风选用五倍子膏，皮肤浅表溃疡选用黄连膏、生肌玉红膏，风湿疡选用湿疹膏、湿毒膏、五石膏，顽湿疡选用薄肤膏、利肤膏、狼毒膏，手足皲裂选用润肌膏、红皲膏，肿疡初期（红肿热痛）选用如意金黄膏等。

10. 硬膏

（1）概念：古称薄贴，俗称膏药。将药物放在植物油中煎熬至枯，除去药渣，再将药油加入适量黄丹，待至不老不嫩时收膏，该膏在常温下较硬，加热则变软，呈软膏状，具有较强的黏稠性，是一种使用方便、疗效甚好、深受患者欢迎的古老剂型。根据药肉的薄厚，分为治表和治两大类：治表，要求药肉薄，有消肿、呼脓、去腐、止痛、生肌、遮风、护肉的作用，宜勤换。治里，要求药肉厚，有祛风寒、和气血、消痰痞、壮筋骨、散瘀滞等作用，常是一周乃至一月一换。

（2）作用：软坚散结，搜风止痒，护肤防裂，呼脓去腐，生肌止痛，祛寒蠲痹等。

（3）范围：慢性、局限性肥厚样损害的皮肤病，如结节性痒疹、皮肤淀粉样变、局限性神经性皮炎，表浅溃疡，皮损呈高度增殖角化而孤立的一类皮肤病，如灰指甲、脑湿（皮角）、疣目、肉龟、瘢痕疙瘩等。

（4）用法：视皮损范围的大小，剪裁相对硬膏，烘软后紧贴患处，1～2 日换 1 次，药棍则在烘软后，剪一段，趁热捏成皮损大小，紧贴之，3～5 日换 1 次。

（5）注意事项：药肉要摊平，大小要适宜，硬膏贴后若在皮肤上出现红斑、丘疹、丘疱疹，甚则水疱、渗出、糜烂时，中医称之“膏药风”，应停用，按急性皮炎处理。

（6）药物举要：制马钱子、苦杏仁、川乌、草乌、硇砂、斑蝥、蜈蚣、千金子、南星、皂角、凤仙子、独角莲、苏木、刺猬皮、干蟾、血余炭、乳香、没药、透骨草、银杏、藤黄、全蝎等。

（7）常用方剂：肉龟、瘢痕疙瘩选用黑色拔膏棍，灰指甲、嵌甲、甲沟炎选用拔甲硬膏，马疥（结节性痒疹）、毛囊炎选用独角莲膏、疔疖膏，顽湿疡、摄领疮选用康肤硬膏，浅表溃疡选安庆余良卿鲫鱼膏等。

11. 熏蒸剂

（1）概念：熏蒸剂是指熏与蒸两大部分，熏包括烟熏，蒸则包括汽蒸、热罨。前者首载于《内经》：“阳气怫郁在表，当熏之。”后世《古今图书集成·医部全录·痈疽疔毒门》进一步描述：“好真降香末、枫香末，右二味于铫中搅匀，丸如弹子大，取香炉一枚，依炉口造纸筒一个，如烧龙涎香样，慢慢烧，紧以烟筒口熏疮上，不拘丸数，稍倦暂止，然后再熏。”今人北京赵炳南教授曾用“癣症熏药”治疗神经皮炎，收到良好效果，引起了普遍的重视和研究的兴趣。后者采用药物液化，水汽蒸腾于创口，还可将加热后的药物趁热罨敷在患处。

（2）作用：疏通气血，温经通络，杀虫止痒，涤腐生肌。

（3）范围：皮肤肥厚，状如牛领之皮，慢性溃疡日久不愈，皮肤瘙痒等。

（4）用法：烟熏时，浓烟密闭，仅熏患处，或者露出口、鼻、耳、目，让烟熏周身。蒸法，将药汁煮沸，周围用毛巾围住，趁热熏蒸患处，待温再洗之。

（5）注意事项：凡是急性炎症、原患高血压、体质极度虚弱者忌用或慎用，药烟对黏膜有一定刺激性，因此，在施治的过程中，应将口、鼻、眼露在外边，或者戴好眼罩、口罩等保护用品。

（6）药物举要：苦参、艾叶、鹤虱、大枫子、松香、五倍子、苍术、硫黄、细辛、闹羊花、肉桂末、人参芦、白芥子、炮姜、白蔹、黄芪、川芎等。

（7）常用方剂：顽湿疡、牛皮癣选用癣症熏药，鹅掌风选用鹅掌风熏洗方，疥疮、虱病选用硫黄熏药，慢性溃疡，日久不愈选用回阳熏药等。

四、要药汇解

山慈菇

【药名浅释】

山慈菇　始载于《嘉祐本草》，别名有金灯、鬼灯檠、鹿蹄草、无义草、山慈菰、山茨菇、红灯笼等。根状如水慈菇，花状如灯笼而朱色，故有诸名。

【药性分述】

山慈菇味辛，性寒，有小毒；具有清热解毒、消痈散结的功效。

山慈菇善散热消结，主治痈疽、疮瘘、瘰疬结核、瘾疹恶疮，解诸毒、蛊毒、蛇虫之毒，无名疔肿、霍乱、痧胀、瘟疫、喉风、癫狂、痈疽、蛇犬咬伤等。

在外治方面，生捣烂如泥，能拔毒，醋磨汁涂之，可治痈疡疔肿，捣汁敷之能除面斑、雀斑、粉刺，夜涂旦洗，煎汁漱口可治牙龈肿痛。《本草新编》对山慈菇有如下的评价，可供参考：山慈菇，玉枢丹中为君，可治怪病。大凡怪病多起于痰，山慈菇正清痰之药，治痰而怪病自除也。或疑山慈菇非消痰之药，乃散毒之药也。不知毒之未成者为痰，而痰之以结者为毒，是痰与毒，正未可二视也。

本品寒凉，不可过服。

【临床应用】

1. 粉滓、面皯　山慈菇根，捣粉，夜涂旦洗。（《普济方》）

2. 痈疽疔肿　山慈菇连根，苍耳草各等份，研末，每服10g，温酒送下。（《乾坤生意》）

石榴皮

【药名浅释】

石榴皮　原名安石榴，始载于《名医别录》。列为下品。别名有若榴、丹若、金罂等。榴者瘤也。丹实垂垂如赘瘤也。汉张骞出使西域，得涂林安石国榴种以归，故名安石榴。

【药性分述】

石榴皮味酸涩，性温；具有涩肠止泻、杀虫的功效。

石榴有酸甜两种，以酸者为石榴正味，故入药必须味酸，主治有精漏下利，筋骨风痛，腰膝难行，肠风下血，杀牙虫，染须发，脚疮湿烂。张锡纯说："治气虚不涩，肺痨咳喘之要药，又为治肝虚风动、相火浮越之要药。"石榴籽止渴，石榴花主心热，疗吐血。

积未尽者勿服，多食伤肺，损牙而生痰涎。

【临床应用】

1. 稻田皮炎　石榴皮120g，水煎取汁浸泡患处。（《毒药本草》）

2. 牛皮癣　鲜石榴皮、明矾末各适量，用手挤出石榴皮液，沾明矾末涂搽患处，每日数次。（《中药药理学》）

3. 下肢溃疡 石榴冰片散：石榴皮（炒黄）15g，冰片5g，共研细末，外撒患处或油调敷之。(《毒药本草》)

4. 阴囊湿痒 石榴皮水洗方：石榴皮、五倍子、威灵仙各15g，陈皮10g，水煎去渣，外洗患处。(经验方)

血 竭

【药名浅释】

血竭 始载于《唐本草》，别名有麒麟竭、骐驎竭、瓜九血竭、血竭粉。此物如干血，故谓之血竭，骐麟者马名也。然其二物大同小异，李时珍说：骐麟竭是树脂，紫铆是虫造。

【药性分述】

血竭味甘咸，性平；具有化瘀止痛、止血生肌、敛疮的功效。

本品木之脂溢，如人之膏血，为止痛活血、收敛疮口、散瘀生新的要药。主治范围包括金疮折伤，打损，妇人血气凝滞，恶疮癣疥，心腹猝痛等。《日华子本草》说："诸疮久不合者，宜敷此药，然不可多使，确能引脓。"

凡血病无积郁，不必用之，疮家多用，引脓不止，慎之。

【临床应用】

1. 黄褐斑 桃红四物汤加味：桃仁8g，红花、川芎、赤芍、白附子、五味子、白芷各10g，当归、生地、女贞子各15g，血竭5g，丹参20g。(《古今专科专病医案·皮肤病·李茂兴》)

2. 眶周褐青色母斑 血竭白扁豆汤：当归10～15g，生地15～20g，川芎、赤芍、白扁豆各10～20g，桃仁、红花6～10g，白僵蚕、白附子、白芷各10g，鹿角胶、阿胶、龟板胶各6g，血竭3g。(《实用中医外科方剂大辞典》)

3. 嵌甲 血竭末调敷之。(《医林集要》)

明 矾

【药名浅释】

明矾 始载于《神农本草经》，列为上品，别名有涅石、羽涅、羽泽、白矾、苦矾、矾石、枯矾、煅明矾、煅白矾、白矾灰。矾者，燔也，燔石而成也。楚人曰：涅石，秦人名为羽涅。煅枯者名巴石，轻白者名柳絮矾。

【药性分述】

明矾味酸，性寒；具有解毒杀虫、燥湿止痒、止血止泻、清热消痰的功效。

本品所治病症多项，然其生煅随轻重而应变，归纳如下：寒热泻痢，鼻中息肉，虚脱滑泻，惊痫黄疸，瘰疬癣疥，疔肿痈疽，阴蚀阴挺，脱肛，恶疮，蛇伤蛊毒，风眼压痛等。

从皮肤病的角度，其配伍用药有配甘草，水磨，外洗目赤肿痛；配石榴皮外搽皮癣；配铜绿，泡水外洗，治烂弦风眼；配黄丹，外搽口舌生疮等。

明矾与枯矾，虽然都有收湿止痒的功效，明矾易溶于水，取其低浓度的溶液，作为洗漱药外用，治疗黏膜部位的炎性疾患，如口腔炎、咽峡炎、阴道炎等。枯矾燥湿力强，常用于散剂，作为外掺药，多用于溃疡或湿烂之类的疾患。

多服损心、肺，伤骨，慎之。

【临床应用】

1. 湿疹 湿疹散：枯矾、雄黄各等份，研细末，外涂患处。(《中医临床家·郭士魁》)

2. 头癣 复方土槿皮洗剂：土槿皮、苦参、野菊花、百部、蛇床子各30g，白矾、苍术各20g，雄黄10g。每剂加水2kg，浸泡5分钟，煮沸5~10分钟，取汁待温外洗。每日2次。(韩世荣方)

3. 小儿脓疱疮 金素丹：雄黄2份，枯矾、生明矾各3份，共研细末外敷患处。(《中国中医秘方大全·朱欣》)

4. 手足癣 杀癣方：土槿皮、蛇床子、透骨草、徐长卿、黄芩各30g，土茯苓、苦参各25g，枯矾20g。水煎取汁泡患处，每日2次，每次20~30分钟。(《中国中医秘方大全·隋宝俭》)

5. 手足多汗 干葛洗剂：葛根30g，明矾15g，水煎外洗，每日1~2次。(《中西医结合皮肤性病学》)

炉甘石

【药名浅释】

炉甘石 始载于《本草纲目》，别名有炉先生、甘石、浮水甘石、炉眼石等。此物点化为神药绝妙，九天三清俱尊之曰炉先生，非小药也。又说炉火所重，其味甘，故名。

【药性分述】

炉甘石味甘，性平；具有明目去翳、收湿生肌的功效。

《本草逢原》说："炉甘石得金银之气而成，专入阳明经，燥湿热，目病为要药。"主治创伤出血、溃疡、湿疹、下疳、阴疳、目赤肿痛、烂弦风眼、外障翳膜等症。然其还能消肿毒、止血生肌、收湿除烂的作用，配伍得当，疗效甚佳。如配苦矾、胭脂、麝香，外吹治聤耳出水；配真蚌粉，外扑治阴汗、湿疹；配儿茶外涂，治下疳阴疮；配青黛、冰片外搽治下疳。总之，本品适用于皮肤湿烂，或者渗出较多的皮肤病或溃疡的创面。

凡用炉甘石以炭火煅红，童便淬，或用黄连煮水淬其次，洗净研细末，水飞过，晒干用。

【临床应用】

1. 黏膜溃疡 皮黏散：煅炉甘石60g（用黄连15g，煎水淬7次，碾碎水飞），朱砂、琥珀各6g，硼砂4.5g，熊胆、珍珠各1.2g，冰片0.6g，麝香0.9g，研极细末，收瓶备用。(文琢之方)

2. 脚癣 脚气散：煅石膏30g，煅炉甘石、轻粉各15g，炒官粉9g掺扑患处，过敏者禁用。(《中医外科特色制剂·艾儒棣》)

3. 肛周湿疹 青甘散：青黛粉9g，煅炉甘石粉90g。外扑患处。(《中医外科特色制剂》)

4. 痱子 炉甘石洗剂：炉甘石10g，虎杖5g，薄荷脑1g，甘油适量。将上药粉加入100ml蒸馏水中，振荡即成。每日2次。(经验方)

5. 下疳阴疮 邵氏验方：炉甘石（火煅醋焠5次）50g，儿茶10g，研细末麻油调敷。(邵真人方)

冰　片

【药名浅释】

冰片 始载于《唐本草》，冰片之名。见于《本草纲目》，别名有龙脑香、梅片脑、冰片脑、

龙脑、片脑、梅片、脑子。在实际应用中，分为梅片、艾片与合成冰片三种。由龙脑香的树干经蒸馏所得结晶，称之梅片。气清香纯正最佳，由艾纳香的叶升华所得灰白色粉末状结晶，再经压榨去油，研成块状结晶，称之艾片，用松节油、樟脑等为原料合成加工品称之机制冰片。

【药性分述】

冰片味辛苦，性凉；具有开窍醒神、散热止痛、明目去翳的功效。

《本草求真》说："冰片专入骨髓，辛香气窜，无往不达。"主治病症有风疮、喉痹、脑痛、牙痛、下疳、目赤生翳、痔漏疮疡、恶疮疮毒等。总之，本品为皮外科常用的外治药物。痈疽不论阴阳肿溃，或者皮肤黏膜病变，均可用之。其剂型也多种多样，可作掺敷、吹药、嗅鼻药、噙化药、药捻、药锭、油膏、软膏、硬膏等。不过本品易于挥发，不宜高温加工，否则极易失效。

此外，入药需研极细末，否则对局部有刺激。

据有关文献记载，由于适应证的不同，用量也甚为讲究，配入生肌药中，宜轻不宜重。《医宗金鉴》生肌定痛散，冰片用量仅为全方的1/90，一般作为引经药，其用量不宜超过全方用量的1/20至1/50。不过，《本草分经》提出："风病在骨髓者宜治，若在血脉、肌肉辙用冰麝，反引风入骨，莫之能出。"可供参考。

【临床应用】

1. 念珠菌口炎　五冰方：五倍子20g，冰片3g，共研细末，瓶装备用，每日2次，将药末吹至患处。(《中国中医秘方大全·薛维根》)

2. 孢子丝菌病　孢子丝菌病油：贯众、虎杖各150g，黄柏90g，土茯苓200g，三仙丹6g，冰片14g，紫草30g，芝麻油适量。除三仙丹、冰片、芝麻油外，其他药品共研极细末（各120目筛），再加入三仙丹、冰片共研。临用时取药粉与麻油调匀，配成20%油剂，每日2～3次涂患处。(《中医外科特色制剂·艾儒棣》)

3. 神经性皮炎　琥珀二乌糊膏：五倍子45g，草乌、川乌各15g，寒水石、冰片各5g，研细末，用凡士林按25%浓度调成糊膏。(经验方)

4. 鱼鳞病　大枫子油：大枫子油2000ml，硼酸100g，冰片10g，麝香0.1g。(《中国医学大辞典》)

鸦胆子

【药名浅释】

鸦胆子　始载于《本草纲目拾遗》，别名有雅胆子、鸦蛋子、苦榛子、苦参子。

【药性分述】

鸦胆子味苦，性寒，有毒；具有清热解毒、截疟止痢、腐蚀疣赘的功效。

《医学衷中参西录》说："苦参所结之子，味极苦，性凉，为凉血解毒之要药，善治热性赤痢，二便因热下血，最能清血分之热及肠中之热，防腐生肌，诚为奇效。"若内服，需鸭胆去壳留肉，包龙眼肉吞服。

外用本品，取其蚀肉与杀虫，如疣赘、息肉、鸡眼、胼胝、瘢痕疙瘩、阴道滴虫等。外治疣赘，方法有三：一是擦破病变的角质层，取仁外涂患处，每日1～2次，数日后，结为橘黑色痂皮，脱落而愈；二是将鸦胆子捣碎，加入少量水，调成糊状，涂患处，每日早晚各一次，结痂后停药；三是鸦胆子捣如泥状，加凡士林制成30%软膏，先洗净患处，涂少量药膏，纱布包扎，一天后局部充血明显，继而发生水疱，待疱液干燥结痂，隔3～5天后再用一次。

不过部分外用可能引起荨麻疹、呼吸急促、恶心等，应停用。脾胃虚弱者、孕妇、小儿慎服。

【临床应用】

1. 尖锐湿疣 灭疣净软膏：鸦胆子、马钱子各20g，雄黄、狼毒、白鲜皮、黄柏各40g，凡士林1000g，依法调成软膏，外涂患处。(《中医外科特色制剂·艾儒棣》)

2. 寻常疣 鸭胆血竭外治方：鸦胆子仁、血竭各1份，生石灰2份，先将血竭、生石灰研末混匀，再将鸦胆子仁研泥，充分调匀，将药涂于患处。(《中国中医秘方大全·庞钟瑞》)

3. 扁平苔藓 大枫子酊：大枫子、乌梅、鸦胆子、生薏苡仁、川椒、槟榔、紫草、丹参、苍术各20g，香附、黄芩各25g，加入白酒浸泡60天，过滤备用外涂患处，每日4～5次。(姜耀武方)

象 皮

【药名浅释】

象皮 始载于《本草纲目》，象肉痈肿，人以斧刃刺之，半日即合，故近时治金创不合者，用其皮灰。

【药性分述】

象皮味甘咸，性温，具有生肌敛疮之功用。

世人止用之外科神效，而不知人之内治尤奇。这是因为象皮气味和平，调和五脏，实能无连耳，所以取其性最能收敛，尤能长肉，非止外治，实能定狂、治呕吐如神。《本草逢原》说："其皮专入收敛。象肉痈肿，人以斧刃刺之，半日即合。故治金疮不合者，用真皮，煅成性，敷之。若入长肉诸膏药，切片拌酥制之。"下疳，将象皮烧灰，和油敷之。总之，凡见慢性溃疡，包括褥疮、静脉曲张所致的下肢溃疡，均可用之。若渗出较多，可用蛋黄油调之外涂。

【临床应用】

1. 放射性溃疡 生肌散：炙象皮、血竭、生赤石脂、炙乳香、炙没药、煅龙骨、儿茶各30g，冰片9g，共研细末。外搽患处。(《北京市中药成方选集》)

2. 手癣 白朱砂散：朱砂、雄黄、煅象皮、硼砂各3g，蟾酥1.5g，白朱砂6g。研细末，桐油调搽患处。(《外科大成·卷四》)

硫 黄

【药名浅释】

硫黄 始载于《神农本草经》，列为中品，别名有黄硇砂、黄牙、阳侯、将军、石硫黄、倭硫黄等。硫黄禀纯阳火石之精气而结成，性质通硫，色赋中黄，含其猛毒，为七十二石之将，故药品中号为将军。

【药性分述】

硫黄味酸，性温，有毒；具有外用杀虫止痒、内服壮阳通便的功效。

有关本品的性味，在《本草经疏》一书中有段详细的记载："石硫黄禀火气一身，本经味酸，气温有毒，别录大热，黄帝、雷公咸有毒，其味俱厚，纯阳之也。"本品专入命门，壮兴阳道，若下焦虚冷，元阳将绝，用之有殊效。禁止寒泄或脾肾衰微，垂命欲死者，用之立效。治老人风秘，用宜炼服。《药性解》说："热药皆燥。惟硫黄不燥……今人绝不用之。"外治有二：一是破阴回阳，逐寒除湿，阴疽冷痿；二是杀虫之功，如疥癣等。还可用于痤疮、湿疮、酒渣、头秃、下部䘌疮、花斑癣等。

现代医学因加工的方法不同，将硫黄分为升华、精制、沉降三种。升华硫是由硫黄经过升华而成，精制硫，是由硫黄升华与铵水作用，除去杂质而成，沉降硫是由精制硫与煅石灰作用后，以盐酸分解而成，作为内服药时，尚需经过一番加工，中医传统办法是用豆腐煮、以绢袋盛入无灰酒者、填入萝卜中炜、紫背浮萍煮过、皂荚汤淘洗等不同方法，可以达到除去硫黄臭味、火毒、杂质，使之质地纯洁，一般不会发生副作用。

阴虚者禁用。制伏硫黄的药葛洪提出的有桑灰、益母、紫荷、菠薐、天盐、桑白皮、地骨皮、车前、黄柏、首乌、石韦、荞麦、地榆、蛇床子、菟丝子、蓖麻、蚕沙等，或烧成灰，或取汁用之。不过，这些药物是否能制伏硫黄，尚需验证。

【临床应用】

1. 花斑癣 复方密陀僧方：密陀僧、海螵蛸、花椒各30g，硫黄5g，共研细末。早晚各搽一次。(《中国中医秘方大全·广东省化州县中医门诊部》)

2. 白癜风 白癜风散：密陀僧120g，雄黄、硫黄各30g，冰片3g，研细末外涂患处。(《中医外科特色制剂·艾儒棣》)

斑　蝥

【药名浅释】

斑蝥　始载于《神农本草经》，列为下品，别名有大花壳虫、斑毛、龙毛、斑猫、花斑蝥等。斑言其色，蝥刺言其毒，如矛刺也。

【药性分述】

斑蝥味辛，性热，有大毒；具有破瘀消癥、攻毒蚀疮的功效。

《本草述钩元》说："斑蝥多用于外治，内服者止以破石癃，逐血积。大抵能破阴结而直溃其所结之毒，故毒出而痛难胜者，正其力之能逐毒也。"对此，解救的办法，提出了三个可供参考的方法：一是用木通、滑石、灯心导之；二是绿豆、六一散、黄柏煎汤频饮；三是若中其毒，惟黑豆、绿豆汁、靛汁、黄连、浓茶冲汁可以解之。

从外治的方面有甲沟炎、神经性皮炎、扁平疣、寻常疣、传染性软疣、疔肿、疣痣、黑子、花斑癣、体癣、鹅掌风等。

在外治的过程中，不宜大面积应用。研细末敷贴，发疱，或用酒醋浸涂，均应从小面积开始。若出现皮肤激惹现象，则应暂时停用。总之，本品毒副作用较大，应持慎重态度。

内服可能引起血尿，肾脏及泌尿系有病者忌服，孕妇禁服。

【临床应用】

1. 神经性皮炎 斑蝥酒：斑蝥2g，65度白酒100ml，浸泡10天外涂患处，每日1～2次。[湖北中医杂志，1984，(6)：18]

2. 传染性软疣 斑蝥膏：斑蝥12.5g，雄黄2g，蜂蜜半汤匙，用胶布固定周围，点药膏于患处。10～15小时后，患处起疱，将疣浮离皮肤，消毒包扎。[辽宁医药，1966，(1)：9]

3. 甲沟炎 取生斑蝥研细末，均匀涂在患处，然后用黑膏药贴之。8～20小时后揭去黑膏药，外涂龙胆紫溶液。[中西医结合杂志，1984，4(6)：375]

大枫子

【药名浅释】

大枫子　始载于《本草衍义拾遗》，别名有大风子、秦国大风子、麻风子等。能治大风疾，故名。

【药性分述】

大枫子味辛，性热。有毒。具有祛风燥湿、攻毒杀虫的功效。

《本草经疏》说："大风子，辛能散风，苦能杀虫燥湿，温热能通行经络，世人用以治大风疠疾及风癣疥癞诸疮，悉此意耳。"

自《普济方》应用于麻风病以来。经清代至今，虽多发挥，但以治疗麻风、疥癣为主，诸如酒渣、疥疮、麻风、黄褐斑、头癣、稻田皮炎、荨麻疹、头癣、婴儿湿疹等。在临床应用中，以外治为主，仅有少量内服之方，但其毒性剧烈，易致恶心、呕吐，有伤血耗阴之弊，故在使用时务必审慎，阴虚血热者禁用。

【临床应用】

1. 疥疮 大枫子油：大枫子去壳捣碎，布包涂搽皮肤。[中医教学，1976，(4)：37]

2. 黄褐斑 祛斑膏：大枫子仁、杏仁、核桃仁、红花、樟脑各30g，研细末，麻油调匀，涂搽患处。(《朱仁康临床经验集》)

3. 头癣 大枫子膏：大枫子仁、蛇床子等份，研细末，加等量植物油调匀外搽。(《疮疡外用本草》)

花蕊石

【药名浅释】

花蕊石 始载于《嘉祐本草》，别名有煅花蕊石、醋花蕊石、花乳石。黄石中间有淡白色点，以此得花之名。

【药性分述】

花蕊石味酸、涩，性平；具有化瘀止血的功效。

《本草图经》说："花蕊石，古方未有者。近世以合硫黄封固，煅研末，敷金疮，效如神。"

本品入厥阴经血分药，功专于止血，能使瘀血化为水，不可思议之妙。其主治病症有下死胎，祛恶血，产后血晕，损伤失血，内漏目翳，眉棱骨痛，金疮流血等。配黄丹，外掺可治脚缝流水，配生姜，能解阳明头额眉棱骨痛。张景岳说：治金疮出血，则不必制，但刮末敷之，则获，仍不作脓及治一切损伤出血。此外，本品原属劫药，下血止后，须以独参汤救补，则得之矣。若使过服，则于肌血有损，不可不误。

综合而论，功效不外乎化瘀、止血两条路径，且疗效非常可靠，内火逼血妄行者忌用。

【临床应用】

1. 股癣 花蕊石散：花蕊石30g，硼砂10g，枯矾20g，滑石粉40g，共研细末，外扑。(《中医皮肤病诊疗学》)

2. 脚缝出水 花蕊石、黄丹研末掺之。(《本草纲目·卷10》)

3. 脚癣、臭汗症 花蕊石散：花蕊石30g，枯矾20g，滑石40g，西月石10g，研细末外涂患处，每日2~3次。(《徐宜厚皮科传心录》)

第十讲 配对与组合用药心得

一、配对与组合用药的回顾

今人张赞臣先生说："药有个性之特长，方有合群之妙用。妙用者，药物配伍之性能也。"药与药之间的关系，每因配伍不同，而作用各异，《本经》早已提出"七情和合"的理论，历代医家在《本经》理论的指导下，结合实践，多有发挥。我在阅读部分有代表的医籍中，发现从汉代张仲景到明清时代，配对与组合用药积累了许多值得借鉴的经验。如配对用药有人参与附子，回阳固脱；黄芪与附子，固表止汗；白术与附子，助阳固脱。鉴于三者配对不同，主治各异。诚如《医门法律》所说："术附汤为白术一两，附子五钱，治脾中之阳遏郁而自汗，芪附汤为治卫外之阳不固自汗，参附汤治肾中之阳浮游自汗。"广木香与黄连相配，主治湿热痢疾；吴茱萸与黄连相配，主治肝火犯胃所致嘈杂吞酸、呕吐嗳气等症；苍术与黄柏相配，主治湿热下注所致的下部湿疮；滑石与甘草相配，能清暑利湿；等等。组合用药，部分称之名方，更是不胜枚举。现举数则说明之

麻黄，桂枝，杏仁，甘草。适用于外感风寒表实证。

黄芩，芍药，甘草，大枣。适用于热痢腹痛。并誉为"治痢祖方"。

葛根，炙甘草，黄芩，黄连。适用于表证未解，热邪入里之证。

熟地，当归，白芍，川芎。适用于营血虚滞之证。

丹参，檀香，砂仁。适用于气血瘀滞互结的心胃诸痛。

麦冬，五味子，人参。适用于气阴两虚诸证。

炙甘草，人参，白术，黑干姜。适用于中焦阳气虚寒之证。

犀角，生地，芍药，丹皮。适用于热入血分之证。

清代名医孙一奎所著《赤水玄珠》一书中，对药物的配对有颇多记载，现摘录如下：防风得羌活治诸风，麻黄得桂枝能发汗，芍药得桂枝能止汗，黄芪得白术止虚汗，苍术得羌活止身痛，柴胡得黄芩则寒，附子得干姜则热，羌活得川芎止头痛，川芎得天麻治头眩，干姜得花粉止消渴，石膏得知母则止渴，香薷得扁豆能消暑，黄芩得连翘则消毒，桑皮得苏子则止喘，杏仁得五味子则止嗽，丁香得柿蒂、干姜则止呃，干姜得半夏则止呕，半夏得姜汁则回痰，贝母得瓜蒌开结痰，桔梗得升麻能开提血气，枳实得黄连消心下痞，枳壳得桔梗宽胸中气，知母、黄柏得山栀则降火，豆豉得山栀治懊侬，辰砂得枣仁能安神，白术得黄芩能安胎，陈皮得白术能补脾，人参得五味子、麦冬生肾水，苍术得香附能开郁结，厚朴得大腹皮能消臌胀。草果得山楂能消肉积，神曲得麦芽能消食，乌梅得葛根能消酒，砂仁得枳壳能宽中，木香得姜汁能散气，乌梅得香附能顺气，芍药得甘草治腹痛，吴茱萸得高良姜亦止腹痛，乳香得没药大止诸痛，白芥子得青皮治胁痛，黄芪得附子能补阳，知母、黄柏得当归能补阴，当归得生地则生血，姜汁得京墨能止血，红花得当归能活血，归尾得桃仁能破血，大黄得芒硝能润下，皂荚得麝香能通窍，诃子得肉果能止泻，木香得槟榔治后重，泽泻得猪苓能利水，泽泻得白术能收湿。

与此同时，相继出现了《药鉴》《得配本草》等以配对为特色的专著。

近据现代名医颜德馨教授考证，相传上古有两部药对专著，一部出自桐君（见《七录》），一部为雷公所作（见《旧唐书》）。药对表达了整体结构和动态平衡的观念。颜老对其配伍与效应归纳为三大特点，一是相须协类，二是相辅佐助类，三是相反相成类。

京城名医施今墨先生，更是精通配对用药，给后学留下了许多值得学习与借鉴的宝贵经验。

二、配对与组合用药的总则

（一）配对与组合用药的原则

综合上述，我发现不论是配对用药或者组合用药，具有三个原则：

1. 拮抗原则 两种药性不同的药物，组合一起，相互起到既对抗又协同的功效，使之矛盾统一于整体之中，从而发挥更大的药效。如一阴一阳，一气一血，一脏一腑，一寒一热，一表一里，一轻一重，一开一合，一厚一薄，一浮一沉等。

2. 互助原则 两种药性相近的药物，配对使用，能起到互相帮助的功效，使之药物的效应相得益彰。如：温阳与益气，理气与化瘀，祛风与燥湿，温肾与暖脾，补肾与柔肝，益气与养血，行气与导滞，等等。

3. 制约原则 两种药性完全不同的药物，各有所偏，配对应用，则能克服各自的不足，发挥各自的专长。如润燥与除湿，滋腻与温通，升清与降浊等。

现结合我在皮肤病诊治中的临床实践，讲一下配对用药心得。

（二）配对用药心得

1. 瘙痒

（1）浮萍配生石膏—皮肤灼热瘙痒

皮肤灼热刺痒，表明风热毒邪，初客肤腠，《本经》谓：“暴热身痒。”浮萍，性寒轻浮，入肺达肤，生石膏，性寒气凉，为清解气分实热的要药。一轻一重，一浮一沉，一解肺经风热，一清阳明实热。只要辨证准确，见效极优。

（2）浮萍配白茅根—皮肤痒如虫行

皮肤痒如虫行，皆由血热或血虚所致，白茅根既能清热滋阴，又可凉血止血。配之浮萍，使之血热得清，风热得散，故而血宁而痒止。

（3）蝉蜕配蛇蜕—痒无定处

皮肤瘙痒，不论新病久病，均可蝉蜕、蛇蜕配对使用，这是由于蝉蜕性味咸寒，其气清虚，能入肺开肺，入肝平肝，既可散风清热，又可息风定惊。与蛇蜕并用，善治周身癞癣瘙痒。张锡纯说：“善治瘾疹外出，有皮以达皮之力，故又为治瘾疹要药。

（4）白鲜皮配白蒺藜—周身皮肤发痒

周身皮肤发痒，在外与风湿二邪有关，在内肝肾虚热居多。两药同用，既能清热解毒，祛风化湿，治在外（白鲜皮），又能平肝散风，治在内（白蒺藜）。一外一里，通治周身皮肤瘙痒，效果显著。

（5）苦参配麻黄—遍身瘙痒

苦参气寒味苦，阴之阴也。除湿导热，尤以心脏、小肠之火为多，配之少许麻黄，通腠理，开启毛孔皮肤，一轻一重，一寒一温两药合用，适用于湿郁热伏所致的皮肤瘙痒。两味药物分量的配伍也至关重要。苦参与麻黄的分量，6∶1 为好。

（6）苍耳子配白蒺藜—皮肤湿痒

苍耳子不燥不烈，温和疏通，能祛风解毒，除湿止痒，白蒺藜有平肝疏肝、祛风止痒之功。两药配伍，升降相因，辛苦相叠，使之祛湿止痒之效更显。

（7）荆芥配僵蚕—皮肤风痒

荆芥长于散风寒、风热之邪，内可通达血脉，外可透皮里膜外，配伍僵蚕息内风祛外风，二味相合，祛风散热止痒之效将会明显增强。

（8）蔓荆子配白蒺藜—皮肤热痒

蔓荆子苦辛而寒，体轻而浮，上行而散，白蒺藜辛香味苦。二辛相合，同气相求，相使为用，更能增强散风清热之效。故可用于偏身风热瘙痒。

（9）薄荷配蝉蜕—风热瘙痒

薄荷、蝉蜕配伍相用，张景岳称之二味散风散。薄荷味辛气凉，清香走窜。能疏风清热，透疹止痒，蝉蜕辛甘而寒，清轻升散，散风止痒。二味相须为伍，疏散风热之力倍增。故而见效甚速。

（10）柴胡配黄芩—皮肤淫痒不已

皮肤淫痒不已，表明病邪游走于半表半里之间，用黄芩，清泻中焦实火，除脾家湿热，得柴胡和解表里，一表一里，共奏清透风热、祛邪止痒之功。

（11）柴胡配石菖蒲—外耳道瘙痒

外耳道发痒，初期源于风火上乘，病久则与肝肾有关，取柴胡清胆疏肝，和解退热。配石菖蒲秉承芳香清冽之气，通窍化浊，使之风散火清，痒感霍然。

（12）荔枝核配橘核—阴囊瘙痒

阴囊瘙痒的原因众多，然其无不与肝有关，荔枝核辛甘而温，专入行气散寒止痒，橘核苦温性降，善入肝肾，疏肝气，散寒积而止痒。二药合用，相辅相成，共奏祛风散寒止痒的效果。

（13）杜仲配沉香—阴囊瘙痒

阴囊瘙痒可能是多种疾病的一种表现，但不论是那种疾病，均可加入，这是因为杜仲性沉而降，滋补肝肾，是治肝肾不足的要药，沉香降气纳肾，既能清阳明之浊，又能解太阴之湿。两药同行于肾，将会更好地发挥温阳止痒之效。

（14）杜仲配小茴香—女阴瘙痒

引起女阴瘙痒的原因众多，初期以肝肾湿热居多，日久不愈，则由肾虚风袭所致。杜仲滋肝补肾，小茴香温肾散寒，是补命门不足的要药，对妇人带下，用之俱验，两药合用，共奏温阳益肾、散风止痒的功效。不论初期或日久不愈，均可加入调治。

2. 痤疮、溃疡、癣

（1）白薇配白蔹—解毒敛疮

凡见疖肿、痤疮、痈疽溃破脓出之后，为了促使毒早尽，疮早敛，可取白薇、白蔹同用，前者养阴除热，后者生肌止痛，合奏解毒散结敛疮之功。

（2）石膏配熟地—口腔溃疡

石膏善清阳明气分湿热，为胃火上攻的要药，熟地滋阴纯静，为血中之血药。二药相合，可谓是清火而壮水，攻补兼施，是胃热阴虚所致口腔溃疡的最佳药对。

（3）升麻配石膏—疗口疮

口疮有虚实之分，虚证用养胃汤，实证则用玉女煎为基础方加入升麻、石膏。前者善清胃热，王好古誉称升麻为疮家圣药，不过生用有凉血解毒之功，炒用则有提升阳气之效，后者专入阳明，清胃解毒，尤其是胃热内炽，奏效更捷。

（4）升麻配黄连—口舌生疮

升麻轻凉升散，既擅透疹解毒，又能凉阳明胃火，黄连大苦大寒，长于泻心胃实火，两药相合，升降相因。清胃泻火解毒之力显著。故可治口舌生疮。

（5）胆南星配海浮石—白头粉刺

白头粉刺多因痰湿互结，阻于肤腠不运。用胆南星苦温开泄，用在专治湿痰、风痰，海浮石性味咸寒，清金软坚，以治痰核见长。两药合用，祛痰燥湿、通络的效果更是显著。

（6）姜半夏配炒白芥子—黑头粉刺。

黑头粉刺多由寒湿阻络，滞于毛窍，选用姜半夏燥湿化痰，尤对脾湿不化，聚而为痰者尤良，白芥子理气豁痰，朱丹溪称其能通达在皮里膜外之痰，两药合用不仅能涤除黑头粉刺，而且尚可悦泽面目，可谓一举两得。

（7）山栀配枇杷叶—玫瑰痤疮

本病多发于30至50岁的女性人群，分析病因，多为肺胃郁热所致，在泻黄散中加山栀、枇杷叶，通常可获良效。因为枇杷叶入肺经，清肺和胃而降气，山栀泻心肺三焦之火，一治肺胃之热，一治心肺三焦之火，火降则血热退，肤色焮红和炎性丘疹自能消退。

（8）赤芍配赤茯苓—酒渣鼻

酒渣鼻因肺热血瘀，阻滞经络较为常见，赤芍长于行血滞，通经络，散瘀血，赤茯苓功能清心火，开腠理，治水源。二药合用，清热利水、活血化瘀之功将会明显增强，有利于红斑和油腻的消退。

3. 水疱、大疱

（1）紫草配茯苓—水疱

紫草专入血分，具有凉血解毒之效，茯苓利水渗湿。两药配伍，既能养心健脾，又能解毒宁血，有利于控制疱液外渗的不良发展，从而达到疱液的吸收。

（2）紫草配红花—血疱

血液来源于水谷精微的物质，属体液之一。若血受热邪或者毒邪的侵扰，势必导致血液流溢脉外，形成出血点或血疱，用紫草甘咸气寒，专入血分，凉血解毒，直接控制病因，配红花活血散瘀，驱散流溢脉外的瘀血，协同发挥控制血疱的功效。

（3）苍术配熟地—掌跖脓疱

古人谓：脾（胃）主四肢，掌跖属之。若湿热互结，阻于掌跖肤腠，瘀久化毒，遂成脓疱。用苍术取其性温而燥，外解风寒，内化湿浊之邪，配熟地补血滋阴，益精填髓，旨在调理手三阴经与足三阴经的不足，况且熟地的滋润，制约苍术之温燥，使之燥不伤阴，苍术雄厚芳香之气，克服熟地性黏碍胃之弊。一燥一润，相得益彰。

4. 荨麻疹、红斑及紫癜

（1）地榆配苍术—胃肠型荨麻疹

荨麻疹多数发生于体表，部分也可发生在咽喉及胃肠，前者容易导致咽喉哽塞，甚至窒息，后者十分类似急性阑尾炎，应邀请外科医师会诊，判断是否属于急腹症。从皮肤科的角度来讲，在急性期，应用清化湿热，散风止痒，方用枳术赤豆饮，在缓解期，宜用益气扶脾，方选香砂六君子汤，两方之中，均可加入地榆、苍术。地榆味苦，性寒，气味俱薄，体沉而降，善入下焦理血，苍术气力雄壮，性温而燥，可升可降，能入诸经，上中下湿疾均可用之。两药同用，一寒一温，既能互制其短，又能互扬其长，从而达到湿除热清之效。

（2）丹皮配地骨皮—皮肤红斑

皮肤红斑，有压之褪色为血热、压之不褪色为血瘀之说，丹皮、地骨皮同用，取丹皮凉血活血，善行血滞，地骨皮能清肝肾虚热，解除骨蒸肌热，一治肤表血热，一退骨蒸虚热。一在表，一在里，故能通治不论是血热或者血瘀所致的红斑。

（3）荆芥配蝉蜕—风热型荨麻疹

风热型荨麻疹，临床主症有三，一是发病急，二是风团泛发，三是咽喉不适或红肿。析其原因多与风热外邪，骤袭肺胃所致。荆芥、蝉蜕专入肝经，气味轻扬，既凉血解肌，又疏散风热，从而达到风热散、风团除的效果。故而《本草备要》称荆芥为风病、血病、疮家圣药。蝉蜕直达肺经，治皮肤疮疡风热，当用蝉蜕。

（4）丹参配丹皮—皮肤紫癜

皮肤紫癜的发生，既有血热外溢于肤的一面，又有血郁阻于孙络的一面。对其治疗用丹参祛瘀生新，配丹皮，善行血滞，滞去则郁热自解。两药之性一静一动，两药之用，一补一泻。使之血热得清，血郁得化，紫癜自能消除。

（5）升麻配虎杖—紫癜

升麻既走气分，亦行血分，是活血化瘀、消斑治疹的良药，若与清热活血的虎杖相须使用，功奏凉血以消斑，祛瘀以生新。

5. 代谢性及系统性疾病

（1）桔梗配茯苓—血管性水肿

血管性水肿，多由风热骤袭所致，选用桔梗开发皮腠，泻火散风，载药上行，配之利窍除湿的茯苓，使之外邪既从表而散，又从里而利。古人谓苦以泻之，辛以散之是也。

（2）郁金配槐花—血尿

郁金苦寒，能入心，去恶血，解心包络之热，为治在下，槐花苦寒纯阴之药，能除一切热，散一切结，清一切火。两药合用治疗尿血。可谓配伍得当。

（3）附子配茵陈—退阴黄

皮肤黄疸有阴黄与阳黄之分，前者属虚证，后者属实证。肤黄日久不退，损伤阳气居多，附子温暖脾胃，除脾湿，茵陈是退黄专药，少佐附子振奋脾阳，以求离旺当空，阴霾自散之消。

（4）泽兰配水红花子—结节性脉管炎

结节性脉管炎多与气血瘀滞，阻滞经脉络道有关。水红花子既健脾利湿以治其本，又消瘀破积兼治其标，配之泽兰更能相得益彰，这是因为泽兰生于水中，芳香透达，独入血海，攻击稽留，通经破瘀，散瘀疏肝的缘故。

（5）忍冬藤配络石藤—红斑肢痛症

气血阻滞，日久化热是红斑肢痛症的主要致病原因。络石藤善通经络，活络凉血以消肿，忍冬藤清热解毒，利痹通络，尤其善清络脉之热，通络中之滞，二药相须为用，将会增强清热通络止痛的效果。

6. 色素性疾病

（1）熟地配炒蛇床子—面部色素沉着（黄褐斑、黑变病、雀斑）

面部色素沉着，通常与肝、脾、肾有关，然其核心在肾，肾虚则本色外露于面。熟地益肾填精，补血滋阴。张景岳说：“阴虚而神散者，非熟地之守，不足以聚之；阴虚而火升者，非熟地之重，不足以降之；阴虚而躁动者，非熟地之静，不足以镇之；阴虚而刚急者，非熟地之甘，

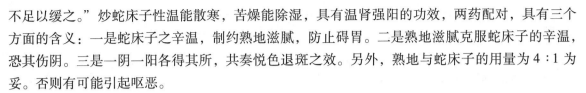

不足以缓之。”炒蛇床子性温能散寒，苦燥能除湿，具有温肾强阳的功效，两药配对，具有三个方面的含义：一是蛇床子之辛温，制约熟地滋腻，防止碍胃。二是熟地滋腻克服蛇床子的辛温，恐其伤阴。三是一阴一阳各得其所，共奏悦色退斑之效。另外，熟地与蛇床子的用量为4∶1为妥。否则有可能引起呕恶。

（2）乌梢蛇配白花蛇—白癜风

气血违和，阻滞经络，肝风扑于肤腠，形成白癜风。乌梢蛇甘平无毒，长于祛肌肉皮肤之风，白花蛇甘咸而温，有毒，善治风毒壅于血分。二蛇专入肝经，其性善窜，相须配伍，既能疏通经络风毒，又能改善肤腠气血的循环。故而可治白癜风。

7. 带状疱疹

（1）金铃子配延胡索—带状疱疹疼痛

带状疱疹初期疼痛，多与气滞血瘀阻隔经络有关，延胡索能行气活血止痛。李时珍说：“延胡索能治血中气滞，气中血滞，故专治一身上下诸痛。”所以不论是气是血，积而不散者都能通达畅行，配金铃子苦降火逆，其止痛的效果更为显著。

（2）桃仁配地龙—带状疱疹刺痛

带状疱疹刺痛表明病在孙络，桃仁是行血祛瘀的常用之品，凡瘀血阻滞经络皆可用之。配地龙清热通络，直达病所。经络疏通，则刺痛可除。

（3）白薇配赤芍—带状疱疹灼痛

带状疱疹灼痛，表明余热未清，白薇不仅能清血热，而且能治阴虚发热诸证，配赤芍行经活血，对阴虚和余热未清所致经络阻滞的灼痛常有卓效。

8. 囊肿及结节

（1）杏仁配桃仁—结节

结节是由痰瘀互结，阻于经络或皮里膜外。小者如黄豆，大者如樱桃触摸明显，部分为红色，部分为肤色不变，前者以血瘀为主，后者以痰浊为重。杏仁走气分，降气上逆，治在痰浊；桃仁走血分，化血络，解凝瘀，治在血瘀。一气一血，取其既能顺气降逆，涤痰解营，又能流通经络瘀滞，所起功效与单用迥异。

（2）黄药子配刘寄奴—各种囊肿

囊肿多由瘀热夹痰结聚而成。黄药子最能凉血消瘿，解毒散结，配伍专入肝经的刘寄奴，取其既破血化瘀，又通行走散，两者合用更能促使瘀热夹痰之疾消矣。

9. 毛发疾病

（1）羌活配茵陈—头发油腻

头发油腻，甚则发如水洗，究其病因，通常以湿热上壅为主，茵陈是清化脾胃湿热的专药，配羌活祛风除湿，一散一收，使之热清湿孤。头发油腻将会明显减少。

（2）葛根配升麻—通毛窍，促发生

葛根乃阳明经药，兼入脾经，升麻乃太阳经药，兼入肺经，脾主肌肉，肺主皮毛，两药同用，皆能轻扬发散，疏通腠理，有利于毛窍的通畅。故能促进毛发的生长。不过，应在补益方中加用。否则有耗散真气之虑，不可不知。

（3）藁本配白芷—头皮白屑

藁本、白芷气味俱轻，升也，扬也。两药合用，内服能散风热，调治皮肤瘙痒，外洗能除头垢白屑。

（4）侧柏叶配当归—血虚脱发

脱发一般从补肾治之，多不为功，若从血分立法，疗效不错。因为毛发的脱落与血分的盛衰有关，古人素有侧柏叶治发落不生的记载，侧柏叶具有养阴治肺的功效，配之补营圣药的当归，既活血生血，又可获得毛发新生的效果，不仅可以内服，而且外用效果亦然不错。

（5）桑叶配黑芝麻—乌发

二药组合，称之扶桑丸，是乌发的名方，桑叶最善补骨之髓，填肾中之精。因此《本草新编》称之“老人可以扶衰却老，老妇人可以还少生儿”。不过，宜取霜桑叶，自落者无用。黑芝麻更能上润于心，使心火不炎，不烧任督之路，自能乌黑须鬓。

（6）首乌配白蒺藜—须发早白

首乌善于养血滋肝，补肾固精，白蒺藜疏风平肝，专走头目。二药相合，前者以守为主，后者以走为要，一守一走，一补一散相互制约，相互为用，共奏补肝肾、养精血的功效。常用于须发早白之症。

10. 美容

（1）生石膏配生地—皮肤焮红

皮肤焮红，扪之灼热，皆由气血两燔所致。用生石膏清凉解热，重在气分，生地滋阴凉血，贵在血分，两药合用，则会更好地发挥清气凉血、解毒退斑之效。

（2）生石膏配黄芩—面部皮肤油腻

面部皮肤油腻，在大多数情况下，由脾胃湿热，循经上壅而成。生石膏直清胃热以治其本，黄芩泻中焦实火，除脾家湿热。两药合用，一在脾，一在胃。表里同治，湿化热清，则皮肤油腻可控。

（3）鸡血藤配紫河车—面色㿠白少华

鸡血藤能生血、活血、补血、破血，紫河车大补气血，凡男妇一切精血虚损，尤为相宜。两药合用，一是植物补血佳品，一是动物生精珍品。故能收到生血、改善微循环的功效。

（4）紫石英配白石英—悦肤色

紫石英、白石英均列在《神农本草经》上品之列。紫石英是手少阴、足厥阴血分之药，白石英是手太阴、阳明经气分之药。紫石英治在血，白石英治在肺。一气一血，一肺一肾，金水相生，二药合用能收到益肌肤、悦颜色的效果。

（5）薏苡仁配冬瓜仁—嫩面悦色

薏苡仁甘淡微寒，上清肺热，下渗肠湿，冬瓜仁清上彻下，肃其肺气，两仁相合，既有薏苡仁培土生金之意，又有冬瓜仁善治腹内结聚之功。用于面部色素沉着疾患中，常能收到肺热清、悦色嫩面之功。

11. 便秘

（1）苦杏仁配陈皮—气虚便秘

大便秘结，通常有12种之多，热秘、脾约、气秘、风秘、食秘、痰秘、气虚秘、血虚秘、阴虚秘、阳虚秘、老年虚秘、冷秘等。苦杏仁散结润燥，泄气降气，散肺之风热，陈皮下气通神，宽膈降气，两药加入调治气秘名方六磨汤（槟榔、枳壳、木香、乌药、大黄、沉香）中，收效甚捷。

（2）生白术配枳实—脾虚便秘

脾虚便秘既不可通下，又不可润下，前者易致虚虚，后者力薄无效。此时用生白术燥而能润，温而能和，配枳实宽中下气，除消痞浊，对于脾虚便秘者甚为妥当。不过，有两点说明：一是白术生用，生用能补中气；二是生白术与枳实的用量的比例必须是6∶1。

（3）陈皮配桃仁—血虚便秘

血虚便秘的典型症状有面色萎黄少华，心悸健忘，大便干结如栗，在弥漫性、系统性硬皮病中常能见到，此时不可峻下，可用益气润肠，选用《傅青主女科》一书中肠宁汤（当归、熟地、人参、麦冬、阿胶、山药、川断、甘草、肉桂）加入陈皮、桃仁，两药同用，既理其气，又善通郁，浊去则有利于新血的滋生。不通便而便秘可除。

12. 妇科

（1）蒲黄配五灵脂—痛经

两药合用，名之失笑散。是治疗女性痛经的名方。我在应用中略有变化，寒邪瘀滞，轻者加吴茱萸，温中散寒而止痛，治在脾；重者加沉香，调中祛寒而止痛，治在肾；夹有瘀块者加山楂，破气散瘀而止痛，治在瘀。总之，女性痛经，用之恒验。

（2）白头翁配苦参—阴道滴虫

白头翁气质清轻，走血分，其性下行，泻湿热，解热毒，苦参性偏沉降，长于燥湿杀虫。两药合用煎汤外洗，常能收到湿去热清、虫杀痒止的效果。

（三）组合用药心得

1. 土茯苓、忍冬藤、制川乌、生甘草—除湿通络，消除挛痛

土茯苓除湿通络，能消除关节挛痛，忍冬藤甘温而平，既助土茯苓通络之效，又能清泄以增强药效，制川乌祛寒湿，散风邪，被视之为温经止痛的绝品。生甘草和诸药，解百毒，制川乌之毒，忍冬藤也能制约川乌大辛大热之弊。然而，土茯苓、忍冬藤与制川乌的用量的孰轻孰重，视之寒热偏盛而斟酌。四药合用，适用于治疗结缔组织病和银屑病的关节炎疼痛。

2. 土茯苓、忍冬藤、连翘、白薇—利湿解毒

土茯苓清热解毒，尤其善治湿热毒疮，忍冬藤解毒通络，更胜金银花一筹，连翘散血结气聚，白薇既清实热，又清虚火。四药组合，对长期服用皮质类固醇所致的阴虚阳亢之症，包括痤疮、毫毛增多、虚烦不安等堪当使用。

3. 仙茅、仙灵脾、仙鹤草、大枣—培养脾肾，消除疲劳。

《内经》说："阳气者，若天与日，失其所则折寿而不彰。"说明阳气是通体之气，经络之气，若运行不周，则影响人体健康。用仙茅温肾益阳，仙灵脾补肾壮阳，两药均为命门要药，仙鹤草俗称脱力草，与大枣同用具有补益的功效。四药联合应用，则能达到益精神、健脾胃、养心神的功效，从而消除神疲乏力之感。

4. 百合、二冬（天麦冬）、怀小麦、枣仁、柏子仁—养心安神，调治失眠

百合清肺养脾，养心安神，天冬滋阴壮水，麦冬清心降火，小麦扶脾安神，枣仁养心益肝。被视为虚烦不眠的要药，柏子仁入肾定志，是心神神志失养的佳品。五药虽有安神之功，但其重点各有所依，百合在肺，天冬在肾，麦冬在心，枣仁在肝，柏子仁在肾。不论何种原因引起的失眠均有一定的效果。

5. 苍术、玄参、黑芝麻、茧壳—滋阴燥湿

苍术燥湿，但易伤阴，玄参滋阴生津，两药相配，则各取所长，各弥所短。黑芝麻滋阴润燥，茧壳味甘性温，四药合用，温热与甘寒各占半数，构成寒温润燥相济的态势，因而可用于单纯利湿不愈而渗湿更多的亚急性湿疹。

6. 附子、磁石、枣仁、远志—潜阳宁神、虚烦难寐

附子温阳散寒，通十二经，引补气药则入气分，引补血药则入血分。磁石重镇安神，枣仁滋阴安神，远志通窍安神。后三药在附子的引导下，对于形体俱疲诸症皆可用之。

7. 桑寄生、续断、金毛狗脊、鹿含草—滋养肾精、葆真泄浊

寄生、续断、金毛狗脊同为补肝肾、壮筋骨的要品，加之补肾摄精的鹿含草，四药同用可以达到强身泄浊的功效，况且通而不泄，补而不滞，不温不燥，长期服用，亦无碍胃或伤阴之虑。

古人谓：肾之为病，既要葆真，又要泄浊，本组联合用药，可谓两者兼备，对狼疮性肾损害特别是消除尿蛋白颇多效验。

8. 连翘、夏枯草、茯苓、猪牙皂角—皮下囊肿

连翘清热解毒，誉之为疮家圣药，夏枯草清火散结，薛己谓："此物生血，乃治瘰疬之圣药。"茯苓益脾养心，利水除湿。猪牙皂角滑痰通便。四药合用，使之留在囊肿中的痰浊与浊液从三个方面消除：一是益脾利水，二是消除痰浊，三是清火解毒。这样浊液得不到邪火的煎熬，演变为痰，从而起到釜底抽薪之效。

9. 青葙子、枸杞子、炒决明子、杭菊花—眼周瘙痒

眼周皮肤瘙痒，多于肝胆风热有关，青葙子清肝火，散风热，决明子散风清热，清肝益肾，杭菊花善清头目风热，李时珍说："能益金水二脏，补水所以制火，益精所以平木，木平则风息，火降则热除。"枸杞子补肾益精，养肝明目，四药合用，病位集中在眼，然而药效有疏有散，有针对病因，有重在培源，尽管药性虽殊，但其功效专一。

10. 石膏、黄芩、藿香—痒在口唇四白

口唇四白发痒，一是风火循经上扰于唇，二是不良化妆品刺激所致。众所周知脾主唇之四白，若遇外邪侵袭，治当清化，生石膏除肺胃瘀热，黄芩除脾家湿热，藿香化湿醒脾。三药作用的重点在脾，使之脾热清，风火散，痒止而愈。

11. 鹿角胶、阿胶、龟胶—皱纹面尘

《医述》说："察其毛色枯润，可以觇脏腑之病……肺气受损，皮多皱纹。"三胶同用，各取所长，龟胶通补任督二脉，鹿角胶补益精血，阿胶润燥复脉。三者皆气血之属，味最醇厚，调治肝肾虚亏，尤为适宜，况且肺为肾之上源，肾旺必感于肺，肺损得到颐养，自能收到减少皱纹与滋润面部肤色娇美的功效。

12. 蛇床子、苍耳子、地肤子—皮肤瘙痒

痒之由湿热内蕴，外不通达，内难疏泄，故其痒难忍，渗出较多，蛇床子燥湿祛风，地肤子利尿清热，苍耳子散寒通窍。三药合用，则湿利热清，风祛痒止。内服外洗均有良效。不过，内服剂量以3～10g为妥。苍耳子有小毒，宜炒用。

13. 水蛭、延胡索、生牡蛎—血管瘤

血管瘤或由内伤胎毒，或外感火毒，煎熬血液以致血凝淤积成瘤。选用专入血分、搜剔瘀血的水蛭，使之瘀血默消于无形，配延胡索、生牡蛎散结活血。使血管瘤破瘀而不伤新血，散结而不损正气，颇合"坚者削之"之说。不过，有三点说明一是水蛭宜生用，加热炮制则无活血化瘀之功；二是水蛭腥味甚浓，入煎剂常能令人作呕，装入胶囊则能防腥伤胃；三是剂量以1～6g为宜。

14. 桂枝、黄芪、甘草—指端青紫冰冷

指端青紫冰冷，多与脾肾阳衰，寒凝经络有关，桂枝横走四肢，温经通络，黄芪益气助阳，共奏温经散寒、通络之效，改善指端的青紫冰冷。加用甘草，防桂枝之辛耗血伤阴。

附录　有关中药常识小汇

一、药用部分

草木有单使一件者，如羌活用根、款冬用花、葶苈用子、败酱用苗、大青用叶、大腹用皮、郁李用核、柏木用皮、沉香用节、苏木用肌、胡桐用泪、龙脑用膏。药有兼用者，远志、甘草、蜀漆、常山之类。药有全用者，枸杞、甘菊之类。有一物两用者，当归头、尾，麻黄根、节，赤、白茯苓，牛膝春夏用苗，秋冬用根等。

此外，药之为枝者达四肢，为皮者达皮，为心者、为干者，内行脏腑。质之轻者，上入心肺，重者，下入肝肾。中空者发表，内实者攻里。枯燥者入气分，润泽者，入血分。此上、下、内、外各以其类相从之。

二、药引述要

汤之有引，如舟之有楫。发表用鲜姜，温中用煨姜，解胀用姜皮，消痰用姜汁。调营益胃用大枣，泻火疏风用红枣。补气益肺用龙眼，泻火安神用灯心。表皮用葱叶，表肌用葱白，表里用葱茎。健脾用湖莲，止泻用石莲。治风用桑叶，治湿用桑枝。固肾用莲蕊，涩精用莲须。保胎用陈苎根，安胎用鲜苎根。益脾用清荷叶。疏土用枯荷根。补心用新小麦，止汗用浮小麦。清热解烦用青竹叶，利水泻火用淡竹叶。消瘀通经用赤糖，止痛温中用饴糖。安中益脾用陈壁土，止呕和胃用新黄土。消瘀用藕节，止血用侧柏叶。止呃用柿蒂，凉大肠用柿霜。消热痰用竹沥，泻实火用竹茹。导虚火用童便，益真阴用秋石。定喘用白葵花，疗痢用赤白扁豆花。壮阳用胡桃、蜀椒，暖子宫用艾叶。虚烦用粳米，热渴用芦根。止消用兰叶，止嗽用梨汁。止血用京墨，疗崩用陈棕。治肠风用石榴皮，治红痢用红曲，治白痢用煨姜，治赤白带浊用韭子、白果。止呕、定嗽用枇杷叶，治鼻衄用白茅花。治疝用荔、橘核，催浆用笋尖、樱桃蕚。拔毒用蒲公英，通乳用通草。治心烦不眠用鸡子黄等。

三、煎药事宜

煎药用水各有所宜。如治湿肿浮胀，使之利小便而消，则应取长流水，取其性通达，直引四肢之间。如治二便不通，乃至足胫以下风湿，取急流水，其性速下。如治痰饮淤滞而欲吐法升散，取逆流水，其性逆倒流。治中气不足，取春雨水，有升发之意，治下元不足，取井华水有补阴之功。治火热阳证，取雪水，大能退热。治伤寒阴证，取甘澜水，性柔和。治脾胃虚弱，泄泻不能食，取池潦水能助脾源等。

四、煎药方法

最宜深讲，药之效与不效，全在乎此，其要点有五：

一是凡汤药中完整之药，如干枣、莲子、乌梅、决明、青葙子、蔓荆、白芥子、苏子、韭子均应研碎入煎，放得味出。

二是桃仁、杏仁等仁类药物，皆用浸泡，去皮尖及双仁，捣烂如泥或炒黄色，或生用俱可。

三是凡用砂仁、豆蔻、丁香之类，均应打碎，后入药煎。久煎则香气消散，则效少。

四是凡用犀角（现已禁用）、羚羊均应研成粉末，临服纳汤中，后入药或末汁入药。

五是琥珀冲服则浮，须置于器中，蜂蜜调均，然后用汤药冲服。

煎药总的原则是，急性病少水，多取汁，慢性病多水少取汁，前者的含义是大火煎开即可，后者的含义是大火煎开，然后小火慢炖。

五、服药适时

服药方法在中医文献中颇多记载，归纳有五。

一是病在上，煎药宜武、宜清，服宜缓；病在下，煎药宜文，宜浓，服宜急。

二是在上，不厌频而少；在下，不厌频而多。少服则滋荣于上，多服则进补于下。

三是病在心上者，先食而后药；病在心下者，先药而后食。病在四肢者，宜饥食而在日；病在骨髓者，宜饱食而在夜。

四是清热药宜凉服，消暑药宜冷服，散寒药宜热服，温中药宜熟而热，补中药皆然，利下药宜生而温。

总之，寒药热饮，热药寒饮，中和之剂，温而服之。诚如徐灵胎所说："服药之法，宜热，宜温，宜凉，宜冷，宜缓，宜急，宜多，宜少，宜早，宜晚，宜饱，宜饥，更有宜汤不宜散，宜散不宜丸，宜膏不宜丸，宜轻重大小，上下表里，各有至理。深思其意，必有得于心也。"

主要参考文献

[1] 陈修园．神农本草经读．上海：上海共和书局，1932.
[2] 李时珍．本草纲目（校点本）．北京：人民卫生出版社，1982.
[3] 张景岳．景岳全书．上海：上海科学技术出版社，1959.
[4] 森立之（日）．本草经考注．北京：学苑出版社，2009.
[5] 杜文燮．药鉴．上海：上海人民出版社，1975.
[6] 程杏轩．医述．合肥：安徽科学技术出版社，1983.
[7] 张锡纯．医学衷中参西录．保定：河北人民出版社，1957.
[8] 陈可冀．慈禧光绪医方选议．北京：中华书局，1981.
[9] 庄国康，等．疮疡外用本草．北京：人民卫生出版社，1982.
[10] 张觉人．红蓼山馆医籍．北京：学苑出版社，2009.
[11] 沈金鳌．杂病源流犀烛．北京：人民卫生出版社，2006.
[12] 郑宏钧．现代中药材鉴别手册．北京：中国医药科技出版社，2001.
[13] 马子密．历代本草药性汇解．北京：中国医药科技出版社，2002.
[14] 周志林．本草用法．台南：综合出版社，1990.
[15] 王新华．中医历代医论选．南京：江苏科学技术出版社，1983.
[16] 杨仓良．毒药本草．北京：中国中医药出版社，2004.
[17] 施小墨．中医临床家·施今墨．北京：中国中医药出版社，2001.
[18] 耿引循．中医临床家·耿鉴庭．北京：中国中医药出版社，2001.
[19] 陈熠．中医临床家·陈苏生．北京：中国中医药出版社，2005.
[20] 艾儒棣．中医外科特色制剂．北京：中国中医药出版社，2008.
[21] 邓丙戌．皮肤病中医外治学．北京：科学技术文献出版社，2005.
[22] 顾伯华．外科经验选．上海：上海人民出版社，1977.
[23] 北京中医院．赵炳南临床经验集．北京：人民卫生出版社，1979.
[24] 张志礼．张志礼皮肤病医案选萃．北京：人民卫生出版社，1994.
[25] 史宇广．当代名医临证精华·皮肤病专辑．北京：中医古籍出版社，1992.
[26] 隋殿军．国家级名医秘验方．长春：吉林科学技术出版社，2008.
[27] 江苏新医学院．中药大辞典．上海：上海科学技术出版社，1986.
[28] 韩世荣．古今专科专病医案·皮肤病．西安：山西科学技术出版社，2001.
[29] 李元文．专科专病名医临证经验丛书·皮肤病．北京：人民卫生出版社，2002.
[30] 中国中医研究院．岳美中论医集．北京：人民卫生出版社，2005.
[31] 祝谌予，等．施今墨临床经验集．北京：人民卫生出版社，2005.
[32] 梅乾樱．黄绳武妇科经验集．北京：人民卫生出版社，2004.
[33] 夏少农．中医外科心得．上海：上海科学技术出版社，1985.

[34] 沈绍功．中医临床家·叶心清．北京：中国中医药出版社，2001.
[35] 梁明达．中医临床家·马光亚．北京：中国中医药出版社，2001.
[36] 陈熠．中医临床家·陈苏生．北京：中国中医药出版社，2001.
[37] 王霞芳．中医临床家·董廷瑶．北京：中国中医药出版社，2001.
[38] 尹远平．中医临床家·查玉明．北京：中国中医药出版社，2003.
[39] 浙江省中医研究所文献组．潘澄濂医论集．北京：人民卫生出版社，2006.
[40] 张琪．张琪临床经验辑要．北京：中国医药科技出版社，1998.
[41] 王玉玺．实用中医外科方剂大辞典．北京：中国中医药出版社，1993.
[42] 北京中医医院．刘奉五妇科经验．北京：人民卫生出版社，2006.
[43] 康锁彬，等．张景岳医方精要．石家庄：河北科学技术出版社，2004.
[44] 高辉远．蒲辅周医案．北京：人民卫生出版社，2005.
[45] 秦万章．中国中医秘方大全·外科分卷．上海：文汇出版社，1989.
[46] 柳长华．陈士铎医学全书．北京：中国中医药出版社，2011.
[47] 杨增良．谢海洲用药心悟．北京：人民卫生出版社，2006.
[48] 干祖望．干祖望医学三种．济南：山东科学技术出版社，2002.
[49] 王松坡．国医大师·张镜人．北京：中国医药科技出版社，2011.
[50] 班胜．国医大师·班秀文．北京：中国医药科技出版社，2011.
[51] 朱良春．国医大师·朱良春．北京：中国医药科技出版社，2011.
[52] 颜德馨．跟名师学临床系列丛书·颜德馨．北京：中国医药科技出版社，2000.

性传播性皮肤病

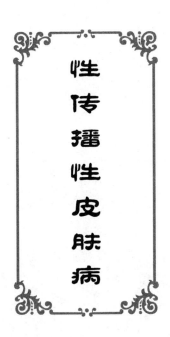

自 序

性爱活动既是人类生殖繁衍的基本保障，又是一种美感的享受，但由于种种原因，使这种本来是一切动物的基本功能，予以扭曲，甚至导入误区，因此出现许多违背人理的性乱行为，继而引起许多疾病的发生，危害人们的身心健康。诚如明代陈司成在《霉疮秘录》中所说："遂令膏粱子弟，形损骨枯，口鼻俱废，甚者传染妻孥，丧身绝育，深可怜惜。"

20 世纪 80 年代初，本来在中国大陆基本消灭的性病，又死灰复燃，并像瘟神一样蔓延，许多有良知的人们为之震惊和愤慨，因此相继有性医学、性手册、性病防治之类的书籍出版，其旨在于唤起人们对性、性爱、性病的足够认识，进而划清性的正常活动和性开放的界限，从而达到自知、自持、自重、自尊、自爱和自制的目的。

本书从临床实践的角度出发，从中医和西医两个方面，按照病情的发展予以扼要论述。全书分总论和各论两部分，总论回眸了东西方对性和性传播性疾病的传播的发展概况、诊断与治疗的基本法则以及监护措施，各论对 19 种性传播疾病均按概述、源流考略、病因探微、诊鉴要点、治疗、典型病例、科研进展、按语等项予以扼要叙述。此外，对性传播疾病常见的并发症也做了简单介绍，冀盼读者从中了解中西医对性传播疾病诊疗的基本技能。

本书在编写的过程中，承蒙人民卫生出版社的指导，特表衷心感谢。鉴于手头资料有限，不足之处，在所难免，敬请同道和广大读者赐教。

徐宜厚

2002 年 3 月 18 日

目　录

总　论

各　论

总论

第一章 性传播疾病发展简史

性活动是一切生命动物所具有的基本功能。

性爱活动却是人类世界所独具的融精神需求与生理需求为一体的美感享受。人类生命正是在性爱活动中绵延相续而生生不息。

一、中医对性和性传播疾病的回眸

追溯中华文明史，在性和性传播性疾病的领域里，既夹杂着神秘、愚昧，又渗透着智慧、豁达。而后者主要见诸于医家典籍，而不是经史百家。

先秦时期　大约在公元前16—前11世纪，甲骨文卜辞记载，商代开始有专人从事医疗，已认识16种疾病。《黄帝内经》对人体解剖、生理和性与生殖功能有明确记载。开始出现有关男女性交的“行阴”“接阴”“行房”“交接”等概念。

秦汉时期　中医学的发展，促使许多医学名著的出现，据《汉书·艺文志》记载，当时有八大学派，即《容成阴道》26卷（阴道即古性学）、《务成子阴道》36卷、《尧舜阴道》23卷、《汤盘庚阴道》20卷、《天老杂子阴道》25卷、《天一阴道》24卷、《黄帝三五向阳方》20卷、《三家内房有子方》17卷。可惜均已失传。不过，东汉张仲景的《金匮要略》一书尤对男女不育颇有研究，为后世医家所推崇。

2000年在香港我看到珍藏版《中国素女经》（台湾·江南出版社），书中托黄帝之名，同古代著名性学专家素女、玄女等人，以问答形式讨论性爱与性爱艺术，这本性学专著不仅内容广泛深刻，而且论述颇多创见，开辟了中国性学之先河。内容涉及性爱伦常的理念，营造性爱的和谐氛围，性交的基本态势与技巧，性爱对男女双方健康与长寿的影响。所有这些看法均值得现代人去探讨与发掘。

魏晋南北朝时　社会动荡，战乱频繁，生灵涂炭，生活迁徙不定，难以顾及，流传著作甚少，仅散见于其他医书之中，如王叔和的《脉经》、葛洪的《抱朴子》、皇甫谧的《针灸甲乙经》、褚澄的《褚氏遗书》。该书首次提出晚婚和节制生育：“合男女必当其年。男虽十六而精通，必三十而娶，女虽十四而天癸至，必二十而嫁，皆欲阴阳气完实而交合，则交而孕，孕而育，育而为子坚壮强寿。”又说：“合男子多则沥枯虚人，产乳众则血枯杀人。”由此可见，褚澄是一位提倡晚婚、晚育、节制生育的医学家。

隋唐时期　特别是唐代，政治上是一个开明、鼎盛时期，中医学发展较快。涌现出了许多著名的医学家，并出版了大批医学巨著，在这些作品中反映了当时对性行为的豁达和性科学的趋实。孙思邈对男女性及性传播性疾病记述颇多，特别是对性爱的艺术性以及性交的次数均有深入而详细的描述，如：性交的次数，他说，在一般的情况下，二十岁左右，四天一次为宜，三十岁左右，八天一次为宜，四十岁左右，十六日一次为宜，五十岁左右，二十日一次为宜，六十岁之后，闭精不泄。但如果身强力壮者，可以一月一次，对于那些气力强盛过人的人，也不要强抑不性交，久而不交，反而导致疾病。

宋金元时期　宋以后，医学分科日臻完善，旧的分类格局被打破，理学兴盛，性医学的独立地位彻底丧失，只好依附于妇人科、杂病类中探讨。其中以陈自明的《妇人大全良方》一书中所收载的内容最多。《求嗣》《胎教》《妊娠》等章节中都有论述。

明清时期，理学日盛，天理人欲不相容，性医学只好秉承宋元遗风，在妇人门、杂病门、养生论等范畴内保存一些零星的阐述与发挥，不过论述较为全面的首推《景岳全书》。

张景岳对性爱和性行为的内容归纳有“十机”，其大概内容是：

第一机是阖辟乃妇人之动机。他说：“动缘气至……当此之际，自别有影响情状……带雨施云，鲜不谷矣。”就是要及时掌握好女子动情的表现，不失时机地步调一致，就能达到预期性交效果。

第二机是迟速乃男女之合机。他说：“迟速不侔，不相投矣”，就是男女性欲高潮出现是不相同的，有快有慢，必须掌握交合的时间，所以张景岳提出“能反其机，适逢其会”。互相配合，互相体谅，直至双方性兴奋达到高潮，才能算美满的性生活。

第三机是强弱乃男女之畏机，《景岳全书》云：“强弱相凌，道同意合者鲜”“居仁由义，务得其心”“聚精会神，可夺其魂”，就是说性交时，男女性欲的强弱是不相同的，一般情况下，男强女弱，这就需要双方关照，互相控制，做到道同意合。

第四机是远近乃男女之会机，即是男女交合时，其性器官的长短、深浅是否合宜，如“欲拍者不能，欲吞者不得，睽隔如斯，其能妒乎”，所以张景岳提出“敛迹在形，致远在气”的对策，使能“鸠居鹊巢”，互相达到满意的程度。

第五机则谓盈虚乃男女之生机。就是说男女都要注意保护自己的性功能，固护肾之生机，肾主藏精，肾有盈虚，“蓄则盈，而泻则虚”，如果“不知所用，则得其幸而失其常”。实际上就是要控制好性生活频率，在男女双方身体健康情况下行房。

第六机是劳逸乃男女之气机。告诫男女在交接时要注意劳逸结合，这样一增其气。如果只注意放纵性欲，拼命交接，那么会“劳者气散而怯，”注意蓄积精力就会使“气聚而坚”。《景岳全书》中劝诫性交时动作宜柔和、轻松，不要动作粗鲁，“动得其宜，胜者多矣！”遵照这条原则，就受益匪浅。

第七机谓之怀抱乃男女之情机。这里大概指的是在性交时应互相拥抱触摸，表现出充分的性抚爱动作，促进情感兴奋，乐趣相投，双方要注意在心情忧郁和不愉快时不要发生性关系。这样就会如景岳所述“情投则合，情悖则离”。

第八机是谓暗产乃男子之失机。这里指的是即使体魄健壮的男子也不要放纵性欲，放纵性欲耗竭精气，以致精伤而不能“珠胎暗结”，难以养育身体健壮、耳聪目明的子女。

第九机是童稚乃女子之时机。前面说过，女子虽然二七天癸至，地道通则有子，但并没有完全成熟，不能到了这个年龄就一定出嫁。这时是“天癸未裕，生气未舒”。正如景岳所云：“未实之粒，不可为种，未足之蚕，不可为茧”，这个比喻非常生动确切。

第十机是二火乃男女之阳机。这里所指的二火是君相之火，心肾所系。欲火妄动，则阳会灼阴，如以水济火则合乎自然。故《景岳全书》云：“伶薄之夫，每从勉强，故多犯虚劳。”

明代另一名医薛己，在性疾病治疗方面功效卓著，用药独特，如性交出血时，用桂心伏龙肝汤治疗等。王肯堂赞誉其曰："不以去事为事，可谓救世之良医也。"

明代著名的性病医学家陈司成在1632年完成《霉疮秘录》一书，是我国第一部梅毒学专著，该书系统总结了我国16—17世纪治疗梅毒的经验，正确叙述了梅毒在我国是从南到北蔓延的实际情况，并认为梅毒是因不洁性交而传染的性病，妓院是主要的传染场所，如书中云："一狎有毒之妓……初不知觉，或传妻妾或于姣童。"是书对各期的霉疮证候几乎都有描述，且首次介绍了生生乳（砒制剂）治疗各期梅毒，比欧洲开始用砒剂治疗梅毒早300多年，对隔离在本病预防中的意义，亦有论述，如书中所云："或问其疮传染不已何也？余曰昔人染此症，亲戚不同居，饮食不同器，置身静室以候愈，故传染亦少。"由于本书论述精辟，内容详尽，故为我国研究梅毒学的重要参考书籍。

《本草纲目》记载有用土茯苓治疗梅毒，《疮疡经验全书》对梅毒患者有了绘图描述，并对胎传梅毒也有了认识。

清代《医宗金鉴·45卷》曰："男子聚精在寡欲，交接乘时不可失，须待絪缊时候至，乐育难忍是真机。"大致意思是男子聚集精气在于少思寡欲，等到性交时就不可失之机会。到了妇女性欲非常强烈的时候，达到不可忍耐的程度，这就是天然的节候，也是成胎孕育的好机会。这与现代医学研究发现，妇女在月经过后的排卵期性要求比较强烈是一致的，所以说，这时也开始接受了现代医学对性医学的一些朦胧意识。

此外，清代从疾病诊疗、临床方面来探讨性及性疾病的资料也颇为丰富，如《清代名医医案精华》一书中关于性疾病治疗医案就有多例。如王九丰医案"男女媾精，着物化生，自然之气生子必寿""致令婴姹不交，夜多淫梦，精关不固，随感而遗，反复相仍"。

综合上述，历代众多医籍和性病专著中记载的性传播性疾病有疳、下疳疮、鱼口、便毒、横痃、霉疮、结毒、遗毒、阴痒、阴䘌、淋症、疣、阴虱、阴蚀、疥、妒精疮等十多种，均与性行为和性接触传染有关，从而为中医研究性传播性疾病奠定了理论和实践的基础。

二、西医对性和性传播疾病认识的源流

在中世纪，礼教统治极其森严的愚昧时代，人类对性和性爱的认识仅局限于贵族阶层和少数知识分子的玄谈之中。欧洲文艺复兴，标志人类从经验积累时代跨入了理性创造时代。从总体上看，19世纪以来，对性和性爱的研究大致经历了四个阶段。

第一阶段：自19世纪末至20世纪初，从奥地利克拉夫特－埃宾的《性心理病》开始，到西格蒙得·弗洛伊德的性学研究终结。这个时期代表著作有《性学手册》（摩尔）、《同性恋》《性病理学》（赫希非尔德）、《我们时代的性生活》《性学手册大全》（布洛赫），因布洛赫首次创造性学体系，故被誉为性学之父。然而这个时期的最伟大的性学研究者当推弗洛伊德，他全力解决了那些性生活现实中令人困惑的病态表现。

第二阶段：20世纪20～50年代，这一阶段的代表著作有《性爱论》（弗罗梅）、《人类性解剖学》（狄金森）、《人类男性的性行为》《人类女性的性行为》（金赛）。这一时期研究的主要目标是人类普遍的正常的性行为，采用社会学的调查统计方法来研究。

第三阶段：20世纪50～70年代末，这一时期的代表著作有《行为主义心理学》《行为主义》（华生），《性反应》《人类性机能失调》《同性恋》《性医学教科书》（威廉·玛斯特斯和其妻子弗吉尼亚·约翰逊）、《新的性治疗》（卡普兰），他们的研究结果对人类自身性行为、性心理的形成，发生机制有了较为准确的客观认识，对性交中男女生理器官的变化形式及其本质都有了科学说明。

第四阶段：自20世纪70年代末期以来的当代性研究，当代性研究的特征是从实验中跳出来，进入了一个广阔的领域，并作为综合社会问题而成为科学界瞩目的中心社会问题，性行为—性心理—性爱—婚姻—家庭—社会，成为性学研究的系统对象，并且日益国际化。总之，一个世界性的性学研究高潮正在到来。尽管它来得这样晚，但毕竟是无可阻挡地到来了。

第二章　性传播疾病的基本概念

一、定义与特点

（一）性传播疾病（STD）的定义

性传播疾病（sexually transmitted disease，STD）也叫性行为传播疾病，或简称性病，过去民间俗称“花柳病”。这个定义提示，一是通过性行为传播，二是传染病。从而说明，不应把性病仅看成通过性行为传播的性器官的病变，性病的临床表现是广泛的，包括除性器官以外的皮肤、黏膜及其他脏器的疾病。

（二）性传播疾病的范围

过去性传播疾病主要有梅毒、淋病、软下疳、性病性淋巴肉芽肿（又称第四性病）四种，又称为经典性病，而现代的STD包括梅毒、淋病、非淋菌性尿道炎、软下疳、性病性淋巴肉芽肿、腹股沟肉芽肿、生殖器疱疹、尖锐湿疣、生殖器念珠菌病、传染性软疣、滴虫性阴道炎、疥疮、阴虱病、嗜血杆菌阴道炎、巨细胞病毒感染等。近年来，艾滋病和乙型肝炎也被列入性病。

（三）性传播疾病的特点

1. 病源体多种多样　性病的病原体有细菌、真菌、螺旋体、衣原体、支原体、病毒、寄生虫七大类。有的性传播疾病，一种病就有多种病原体，如非淋菌性尿道炎的病原体有沙眼衣原体、分解尿素支原体、滴虫、念珠菌等。

2. 传染途径以性行为为主　性传播疾病的传播方式主要是性行为，其中主要是性交传染，患病器官一般也首先是生殖器官。

3. 性病的传播不受自然因素的干扰　多是通过性交传播，而这个传播过程是从生殖器直接传入另一生殖器，不经过中间媒介物，因此不受自然因素干扰，一些物理的预防措施无效。

4. 流行具有隐蔽性　至今为止人们对性生活还是羞于启齿的，性交往尚属人的隐私，性乱与婚外性行为是不道德的，甚至是违法的。因此，与性行为相伴的性病亦属人的隐私，人们往往避而不谈，讳疾忌医，忍耐疾苦，拖延有利的治疗时机，即使就医也常隐瞒自己的真实姓名、住址和工作单位。同时，这些患者仍有性行为，这样就必然使性病继续传染给其他性伴侣。使性病的流行难以控制。

5. 传播速度快　淋病及非淋菌性尿道炎等潜伏期很短，感染后发病很快，并且，性接触后患病率很高，所以其传播速度快。

6. 危害性大　有些性病其危害很大，如梅毒晚期，很多器官被破坏，并可危害下一代，艾滋病三年死亡率可达95%，目前尚无有效药物。

7. 流行范围广 性是人类的本能，只要有人类就必然有性行为，因为性病传播速度快、病原体种类多等原因，使得性病与性同在，所以，几乎所有的国家都有性病流行。

8. 有明显的高危人群 在社会人群中，嫖娼、卖淫、流氓犯罪、性乱者发病率高，为高危人群。

二、性病的流行概况

性病的发生与流行是多因素所造成的，包括传染途径、社会因素等。

（一）传染源

1. 现病患者 是最主要的传播者，性传播疾病（STD）绝大部分均会累及生殖器官，使之大量存留有病原体，此时与病人发生性行为，就会将病原体通过性伴侣的皮肤和黏膜侵入人体。

2. 病原体携带者 是最危险的传染源。一些 STD 感染者，既无症状又无可见的病变，仅仅在检查时才会发现病原体，这些人常常自己并不知道已感染 STD 病原体，通过性接触，即会将性病传播给他人。还有一种情况，即性病患者处在潜伏期，而他们未发觉或以为已经治愈，通过性行为传播给他人。

3. 血源 是一种潜在的传染源。由于医疗力量、设备和时间等因素影响，对每一个供血者还不能做到供血前检查所有有可能由血液传染疾病的各种实验，当污染的血源或血液制品输入健康者身体之后，也会造成传播，我国前几例国内人患 AIDS 的病例，就是由于病人误用了污染的进口血液制品而感染的。

（二）传染途径

1. 性交 性行为是最主要的传播途径，约占全部病例的 90% 以上。性行为的含义比较广，除了正常性交外，还包括接吻、拥抱等其他求爱形式和某些性变态者的肛交、口交等非正常状态性行为，一些病原体可广泛存在于体液、唾液、分泌物之中。

性交引起 STD 感染的主要原因为：生殖器直接接触病原体，性交时双方生殖器官充血、增压、摩擦而易于损伤，各种分泌腺体开放而易于受到感染。

2. 非性行为的直接接触

（1）接触病变：除了生殖器内病变以外，生殖器外部及其他部位的皮肤或黏膜也可发生病变，如二期梅毒的梅毒疹、淋菌脓疱疮等可以周身出现皮肤损害，病变有大量的病原体，在有皮损的情况下接触这些病变可以造成传染。

（2）接触分泌物：病人排出的分泌物中有大量的病原体，脓疱性梅毒疹中的脓汁、梅毒扁平湿疣表面的分泌物、淋病早期尿道的分泌物都含有病原体，在有皮肤损伤时同这些分泌物接触可以造成感染。

3. 间接接触 接触病人的衣服、被褥、物品、用具、便器、便盆、马桶等所造成的传染。便器、便盆和马桶也是传染病的工具，特别是公共坐式便器更容易传染性病。浴池也是一个常传染性病的场所，因为浴池内水温适宜淋菌生存。

4. 血源传染 主要见于二期梅毒，淋菌菌血症、乙型肝炎、艾滋病人所提供的血液。血源传染有以下特点。

（1）血源传染发病率高：如果病原体量大，受血者的患病率可达到 100%。

（2）发病快：血源感染者可明显缩短潜伏期，发病快。

（3）可跨越病程：血源感染的梅毒在感染后可直接发生二期梅毒等。

（4）易发生播散性病变：淋菌性败血症可发生多发性小关节炎、播散性淋菌性脓疱疮。梅毒可发生播散性玫瑰疹或丘疹性梅毒疹等。

（5）全身症状重：艾滋病、淋病和二期梅毒常发生中等程度全身症状，血源感染的梅毒和淋病有明显的全身症状。

5. 医源性感染

（1）防护不严格：检查和处置性病应该做必要的防护，比如穿工作服，戴手术帽、橡皮手套。

（2）消毒不严格：性病病人用过的注射器和针头或其他器材，用后应严格消毒，如果消毒不彻底也容易造成传染。为性病病人注射最好应用一次性注射器，用后销毁。

（3）医源性外伤：在为病人注射、换药、手术或检查时不慎重，带有病原体的器械损伤操作者，容易造成医务工作者自身感染。

（4）护理感染：在为病人翻身、导尿、检温时接触病原体而造成医源感染。

6. 胎盘感染　孕妇患性传染病，有的疾病的病原体可通过胎盘传染给胎儿，如二期梅毒、乙型肝炎和艾滋病的病原体可通过胎盘传染给胎儿，胎儿出生后即遭致感染，有的也可以出生前已患病，生后即有严重的性传播疾病的症状。

7. 产道感染　有的性传播疾病在孕期病原体不能通过胎盘传染胎儿，但是在胎儿分娩通过阴道时，病原体则能感染新生儿。

8. 其他传染途径　昆虫媒介是否能传染性病一直是一个问题，蚊、跳蚤在叮咬了病人后一般要经过一段时间再叮咬，这段时间由于这些昆虫体内的条件不适于病原体生存而死亡，很难造成传染。

（三）扩散方式

这里所指扩散方式不是流行蔓延方式，而是在感染者体内的原发病变向全身扩散的方式。

1. 沿管道扩散　淋菌引起的男性前尿道炎可沿管道扩散为后尿道炎、精囊腺炎、输精管炎、附睾炎或睾丸炎。女性从子宫颈扩散到子宫内膜、输卵管、盆腔等引起炎症。

2. 沿淋巴循环扩散　病变部位的病原体可通过淋巴管蔓延至所属淋巴结。如外生殖器的梅毒硬下疳和性病性淋巴肉芽肿，病原体可以从初疮沿淋巴管引起腹股沟浅淋巴结肿大，性病性淋巴肉芽肿还可以进一步引起髂外淋巴结、髂内淋巴结肿大，衣原体可由于这些盆腔淋巴结破溃引起盆腔炎，致使盆腔器官粘连。

3. 沿血液循环播散　病原体可以从淋巴循环或局部毛细血管进入血液循环，再随血液循环扩散，引起播散性病变及靶器官病变。

4. 沿组织扩散　病变部位的病原体因组织损伤，病原体向周围组织扩散，如淋菌性尿道炎病人因外伤、性交等引起包皮龟头炎、阴茎蜂窝组织扩散，如淋菌性尿道炎病人因外伤、性交等引起包皮龟头炎、阴茎蜂窝织炎、阴囊炎等。女性病人也可由尿道炎引起外阴部蜂窝织炎等。

5. 沿腺管感染腺体　性交时腺体分泌、腺管开放，病原体可沿腺管侵入腺体。女性淋病常引起前庭大腺炎，男性淋病可引起前列腺炎、尿道炎、尿道球腺炎、包皮腺炎等腺体感染。

6. 自身接种扩散　如淋菌性尿道炎病人手接触病变污染后再搔抓皮肤引起皮炎，接触眼部引起眼炎等。

7. 医源性扩散　在诊断和治疗过程中换药、穿刺、注射等损伤其他部位，使病原体扩散到其他部位患病。

（四）社会因素

性病是一种社会病，它的发展、传播和控制与社会因素密切相关，

1. 社会制度 不同的社会制度对性病传播的影响非常大，就中国而言，原始社会时期，群婚是一种普遍现象，一夫多妻、一妻多夫被认为是当然的，这实际上是一种性乱现象，随着私有制的出现，女人作为私有财产而受束缚，形成了一夫多妻，其重点是对女性性行为的一种制约。近些年来，西方的社会管理形式和生活方式进入我国，卖淫、性自由、性犯罪、性乱交、性虐待、同性恋和性行为过早等现象必然助长性病的传播和蔓延。据健康报资料，广东省1987年的性病患者数比1986年增长了三倍多。1979年只是沿海少数旅游城市发现过个别患者，但1987年已波及全国大、中、小城市及乡镇。乌鲁木齐石得仁以传染性梅毒为课题，分析了该病在乌鲁木齐市流行的起伏变迁，石氏将1989年以前的35年分为三个阶段，第一个阶段（1955—1964年）为梅毒得到逐步控制和基本消灭阶段，第二个阶段（1965—1972年）为基本处于潜伏势态阶段，第三个阶段（1973—1989年）为死灰复燃进而蔓延流行的阶段。他对1964年前我国性病防治工作的成就和不足之处进行了辨证的分析和反省。

2. 娼妓制度 娼妓制度是性病流行的祸根，娼妓制度是奴隶制度的残余，在解放初期对收容的妓女做性病检查，发现他们当中性病的患病率竟高达96%。

暗娼也是一种变相的娼妓，比公开的娼妓有更大的危害性，它以隐蔽的形式在传播性病，消灭性病亦应消除暗娼。

3. 民族风俗 有些民族的风俗习惯不是定居定婚的生活方式，性的关系不固定，这是造成性病流行的重要因素。新中国成立前有些少数民族中患病率很高，在成人中患性病的占43.1%，致使一些少数民族人口中很多人丧失了生育能力，人口数明显减少。

4. 生活习惯 当代有些人习惯于同性恋生活，也有很多人以“独身主义”和“性解放”的形式进行性生活，他们性的关系复杂，在他们中间也广泛流行着性病。

5. 战争 战争常常毁坏正常生活的家庭，一些人逃难，为求生存沦为娼妓，军人也常常任意侵扰妇女，造成性病流行。第二次世界大战期间，欧洲性病明显增多。越南战争期间美军以泰国为军事基地，致使泰国性病病人迅速增多。

6. 文艺宣传品的影响 淫秽宣传品对青少年影响很大，青少年正处于性意识蒙昽状态和性器官成长发育状态，他们常模仿电影或电视节目中成人的一举一动，有时也学习文艺作品中坏行为，不健康的淫秽宣传品将引导他们不正常性行为，甚至发展到性乱的程度而染上性病。

7. 心理影响 青少年有性好奇心理，往往受这种心理支配搞性试验，由于青少年性意识尚未完全形成，自我控制能力差，容易产生变态性心理，更容易发展成为变态性行为，在一些人中常发生性病。

8. 商业活动 经商者经常各地流动，由于长期离开家庭，再加上经济比较宽裕，缺少亲属的约束等原因，常常有嫖妓、与人幽会等性乱行为，从而把性病传播到各地。

“20世纪超级瘟疫”——艾滋病的出现，引起了当今人们对性病的再认识和高度重视。自1981年美国正式报道第一例艾滋病以来，该病正以发病总数每六个月翻一番的速度在全球蔓延，它已波及五大洲一百多个国家和地区，冲击着人类社会，世界卫生组织公布说，目前患者已达18.6万，其中一半已丧生。根据该组织最近估计，全球实际上有60万艾滋病患者，病毒携带者在600万~800万之间。由于对该病尚无特效的治疗方法，死亡率极高，也未能生产出疫苗用于

预防，故地球上除南极洲以外，其他地方无不感到艾滋病的恐慌与震荡。

三、性病的病因述要

（一）西医部分

造成性传播疾病感染的最直接原因，还是因有可以致病的各类病原体。目前，人类已经了解和识别了所有STD的病原体，故而诊断性病时检测出该病的病原体，是最重要的诊断依据。按照微生物和寄生虫学的分类已知的病原体有：

1. 淋病双球菌 引起淋病，可通过涂片革兰氏染色、培养、生化试验等查出。

2. 苍白螺旋体 引起梅毒，可通过暗视野检查、吉姆萨染色、瑞氏染色、镀银染色、荧光染色等查出。

3. 衣原体 引起非淋菌性尿道炎和性病性淋巴肉芽肿，可直接涂片吉姆萨染色、鸡胚胎接种检查。

4. 支原体 引起非淋菌性尿道炎，可直接涂片吉姆萨染色、培养鉴定检查。

5. 念珠菌 引起生殖器念珠菌病、非淋菌性尿道炎，可涂片革兰氏染色、培养、生化试验来检查。

6. 阴道毛滴虫 引起生殖器滴虫病、非淋菌性尿道炎，可通过涂片镜检、培养来检查。

7. 杜克雷杆菌 引起软下疳，可通过涂片做革兰氏、瑞氏、亚甲蓝染色检查。

8. 杜诺凡菌 引起腹股沟肉芽肿，可通过涂片吉姆萨、瑞氏、革兰氏染色检查。

9. 人类乳头瘤病毒 引起尖锐湿疣，可通过组织切片包涵体检查及电镜检查。

10. 单纯疱疹病毒Ⅱ型 引起生殖器疱疹，可通过电镜检查。

11. 阴道嗜血杆菌 引起嗜血杆菌性阴道炎，可通过涂片革兰氏染色、培养鉴定。

12. 阴虱 引起阴虱病，肉眼可见或放大镜检查。

13. 疥螨 引起疥疮，可通过低倍镜或放大镜检查。

14. 传染性软疣病毒 引起巨细胞包涵体病，可用电镜检查等。

15. 巨细胞病毒 引起巨细胞包涵体病，可用电镜检查等。

16. 乙型肝炎病毒 引起乙型肝炎，可用电镜检查。

17. 人类免疫缺陷病毒 引起艾滋病，可用电镜检查。

（二）中医部分

中医对性病的发生，主要责于致病的邪气而言，归纳其要有如下八种：

1. 淫毒说 毒的本意是：凡对生物体有危害的物质，或有这种性质的东西，称之毒。这种毒不能概括在六淫之内，而是一种非风非寒、非暑非湿之类的致病因素。《霉疮秘录》说："人禀浸薄，天历时行，交媾斗精，气相传染，一感其毒，酷烈匪常，入髓沦肌，流经走络。或中于阴，或中于阳，或伏于内，或见于外，或攻脏腑，或巡礼窍，有始终只在一经者，有越经而传者，有毒伏本经者。形证多端而治法各异。"

2. 湿热说 "湿者，天地间阴阳蒸润之气也"（《叶选医衡》）。湿热二邪相互交蒸，尚能损伤皮肤黏膜，甚者经络脏腑，是最常见的致病因素之一，就性病而言，湿热下注，较为多见，诚如《外科真诠》所说："龟头肿痛，有因肝经湿热下注者……有因涂春药而致者……有因嫖妓娈童，沾染秽毒，其肿紫暗，上有黄衣，溺管必痛，小便淋沥，否则茎皮收紧，包住龟头，即成袖口疳疮。亦有龟头之下，红胞如瘤坚硬，亦有所患之胞，如水光亮，即为鸡嗉疳疮。”

3. 恶虫说 恶虫是多种毒虫的总称，毒汁从伤痕入侵，流入营血，侵袭经络，再及脏腑，从而引起轻重不等的局部和全身中毒症状。在性传播疾病中，以瘙痒为主要症状的有阴虱病、滴虫病、疥疮、生殖器念珠菌病等。

4. 败精说 男女性交时未达到所谓的性高潮，忍精不泄，滞留久蓄，便生疾患，《医宗必读》对此曾列举医案以告诫后世。该书说：先禄卿吴佰玉，闭精行房，时有文字之劳。患浊，茎中痛如刀割，自服清火疏利之剂不效，改服补肾之剂又不效，商治于余。余曰：败精久蓄，已足为害，况劳心之余，水火不交，坎离顺用也。用萆薢分清饮，加茯神、远志、肉桂、黄连，四剂即效。兼服补中益气而愈。

5. 淫火说 火为热之甚，热为火之渐，热甚则化火化毒，在临床上，因于痰者为痰火，因于湿者为湿火，因于风者为实火，劳伤者为虚火，精血亏者为燥火，遏抑者为郁火，色酒受伤者为邪火等。火之为病，有自本经而发，又有他经侵克，或有数经合并。因淫火而致病，在性病中较为多见。这是因为男子欲念萌动，或者外涂房术热药，皆能致使阳物兴举，淫火猖狂而未经发泄，败精浊血，流滞中途，精阻火郁而成。

6. 肝肾亏损说 肝肾同源，同居下焦，肾阴不足，必致肝阴不足，反之，肝阴不足必会影响肾阴，因此，在诸多性病中，若醉以入房或纵欲竭精，情志不遂，少年戕伤等，皆能导致肝肾亏损。

7. 虚损说 《内经》云：“正气存内，邪不可干。”机体各种病变的发生与轻重，均与脏腑元气盛衰有关，因此，《医学真传》说：“五脏充足，六腑调和，经脉强盛，虽有所伤，亦不为病。若脏腑经络原有不足，又不知持重调摄，而放纵无常，焉得无病？脏气不足，病在脏，腑气不足，病在腑，经脉不足，病在经脉，阴血虚而不为阳气之守，则阳病，阳气虚而不为阴血之使，则阴病。”

8. 秽浊说 “秽”者，肮脏也，“浊”者水不清，不干净也。秽浊之邪多数是通过粪口途径感染而致病，其性行为多见于肛交、口交，在致病的部位如肛门、生殖器区域发生状如菜花的赘生物，或者流出污浊的排出物。

第三章　性传播疾病的诊断与治疗

性传播疾病通常都会首先在泌尿生殖器官出现病变和相应的症状，然后随血液和淋巴系统播散全身，引起全身各系统、器官的相应症状，通过认真的观察和检查，可以帮助分析、判断疾病的属性、进程和预后。

一、西医对 STD 的诊断

（一）全身症状

很多性传播疾病没有全身症状，如阴虱、股癣、传染性软疣、疥疮等。很多性病则有很明显的全身症状，如淋病、梅毒、艾滋病、乙型肝炎、人巨细胞病毒感染等。有的性病只在病程的某个阶段有全身症状，如梅毒只有在二期梅毒才有全身症状，淋病早期有全身症状，艾滋病在活动期才有全身症状。

SDT 常见的全身症状有：发烧、无力、关节疼痛、头痛、多汗、消瘦等。

（二）泌尿生殖器症状

很多性传播疾病可以产生泌尿生殖管道症状，这些症状包括泌尿道症状和生殖管道症状。

1. 尿频　排尿次数增加、间隔时间缩短。

2. 尿急　频繁有尿意，时时急于排尿。

3. 尿痛　排尿时有灼痛或刺痛的感觉。

4. 下腹痛　常见于阴道、子宫颈或输卵管疾病。

5. 腰痛　可见于阴道、子宫、输卵管疾病。

（三）皮肤症状

性病引起的皮肤自觉症状有疼痛、瘙痒等，可见症状为皮肤损害，分为原发性损害和继发性损害两种。

1. 原发性损害　指由病原体直接引起的损害，常见的有：

（1）斑点：直径小于 5mm 的色素改变。

（2）斑疹：直径小于 2cm 的色素改变，无隆起，也不凹陷。

（3）斑片：直径大于 2cm 的色素改变。

（4）丘疹：直径小于 1cm 的隆起性实质性损害。

（5）结节：突出表面或潜于皮下可触及的实质性损害，大于丘疹。

（6）水疱：为皮肤内含有液体的腔状性损害，直径小于 1cm 的为疱疹，大于 1cm 的为大疱。

（7）脓疱：为含有脓汁的腔状性损害。

（8）肿瘤：为发生于皮内或皮下的新生组织团块。

2. 继发性损害

（1）鳞屑：为脱落的表皮碎片或大片。

（2）糜烂：仅发生于表皮的组织缺损，可有渗出液或出血，最后结痂，愈后一般无瘢痕

（3）溃疡：深达真皮或皮下组织的组织缺损，愈后常留有瘢痕。

（4）痂皮：为糜烂或溃疡面上有渗出液，脓汁细菌及坏死组织干涸而形成痂状物，对糜烂或溃疡面有保护作用。

（5）瘢痕：是修复组织损伤而形成的新生结缔组织。

（四）黏膜病变

1. 浅黏膜炎 指发生于黏膜浅层的感染性炎症。可见于淋病、非淋菌性尿道炎、念珠菌黏膜感染。晚期病变可发生糜烂和溃疡，继发深层浸润性炎症。

2. 浸润性黏膜炎 指发生于黏膜下组织的浸润性炎症，黏膜表面有大范围的充血、水肿、明显高起，但不发生化脓。这种病变可见于二期梅毒的鼻炎、咽炎和喉炎。

3. 局限性黏膜病变 发生于局部黏膜的红斑、丘疹、结节、糜烂或溃疡。黏膜破坏后形成痂，在液体浸泡下成为白色的痂膜。可见于梅毒的口腔、鼻腔、咽喉病变，念珠菌病、嗜血杆菌阴道炎的阴道病变。

（五）淋巴结症状

1. 所属淋巴结病变 早期为淋巴肿大，晚期为淋巴结脓肿。梅毒的淋巴结病变多不化脓，软下疳和性病性淋巴肉芽肿的溃疡不易愈合，由于破坏淋巴循环而引起阴茎、阴囊、阴唇象皮病。

2. 全身淋巴结肿大 梅毒和艾滋病等可引起全身性淋巴结肿大。

（六）其他症状

有的性病可侵犯神经系统引起意识、运动障碍，丧失某些器官的功能。侵犯心血管症状。侵犯骨关节引起骨痛、运动障碍。艾滋病破坏免疫系统引起条件性感染和恶性肿瘤等。

（七）询问病史

1. 接触史

（1）接触时间：性乱开始时间、持续时间、终了时间。

（2）接触方式：正常性交还是异常性交。

（3）性伴侣状况：有无症状和病变。

2. 现病史

（1）最早出现的症状和病变。

（2）症状和体征的演变。

（3）诊断史及误诊情况。

（4）治疗及误治情况。

3. 既往史 生殖器疾病、性功能病及性病史，发生时间及结局。

4. 个人史 出生情况、生长发育情况、吸毒及药瘾史。

5. 婚姻及生育史 结婚时间、次数、妊娠次数、子女数、有无流产、早产及死产史。

6. 家族史 双亲、配偶及子女健康状况及性病史。

7. 其他疾病史 与性病有关的疾病史。

（八）体格检查

1. 一般检查 发育、营养、精神状况、心肺检查。

2. 皮肤检查 注意检查皮肤损害的部位、疹形、大小和面积、颜色、边缘、表面状态、对称性、数目、厚度和硬度、形状、分布等，并做描述和记录。

3. 生殖器官检查

（1）男性

1）龟头、冠状沟检查：展开包皮，暴露冠状沟，注意包皮系带两侧的隐窝。

2）包皮检查：注意包皮腔及包皮内板。

3）阴囊检查：注意阴囊皱襞内病变

4）尿道检查：注意尿道口、舟状窝，从尿道口挤出分泌物并取材检查。

5）前列腺检查：肛门指诊、B 型超声。

6）睾丸、附睾检查：触及肿大、压痛、纤维化，可判断生育能力。

（2）女性

1）外阴：观察大阴唇、小阴唇、阴道前庭、前庭大腺等处病变。

2）尿道病变：尿道口的压痛及分泌物。

3）阴道检查：插入窥器观察阴道壁及子宫颈的病变。

4）阴道分泌物：色泽、量、浓度、气味、有无泡沫或凝块，同时涂片或接种检查。

4. 非生殖器性行为器官检查

（1）唇：观察唇、口角、唇内面病变。

（2）口腔：观察舌、颊黏膜、硬腭、软腭、舌下腔。

（3）咽喉：观察腭垂、舌腭弓、扁桃体、咽腭弓、喉部病变。

（4）肛门

外观检查：肛门及肛周病变。

肛门指诊：触及肛门及直肠下段病变，也可触诊前列腺病变。

肛门镜检查：塞入内管后插入肛门，拔出内管后观察，可直接看到病变。

（5）淋巴结检查：所有性病都可以引起淋巴结病变，故淋巴结检查是性病的重要检查项目。检查部位，见表 3－1。

表 3－1　病变部位及肿大淋巴结表

病变部位	所属淋巴结	检查方法
男外生殖器	腹股沟浅淋巴结	触诊
女性外阴	腹股沟浅淋巴结	触诊
会阴浅部	腹股沟浅淋巴结	触诊
会阴深部	髂内淋巴结	盆腔内检查
直肠下段	腹股沟浅淋巴结	触诊
肛门	腹股沟浅淋巴结	触诊
唇	颏下淋巴结　颌下淋巴结	触诊
舌	颏下、颈深上淋巴结	触诊
咽	颌下、上腹肌淋巴结	触诊

检查内容：

大小：用比喻法或估量法，如鸽卵大、蛋黄大等硬度：可分轻度、中度、硬、韧等。

压痛：触诊时询问病人或观察表情。

表面状态：皮色、红肿、突出程度。

融合和粘连：肿大的淋巴结之间是否互相融合在一起，肿大的淋巴是否与周围组织粘连。

脓肿和溃疡：脓肿的大小，有无波动，脓肿穿孔数目，溃疡的大小、边缘、分泌物性状等，可见于软下疳和性病性淋巴肉芽肿。

（6）其他器官检查：梅毒可引起骨关节、心血管、神经系统病变，艾滋病可引起卡氏肺囊虫肺炎、脑肿瘤等都应做相应的检查。

（九）实验室检查

1. 目的 检出病原体、血清反应及其他目的。

2. 取材

（1）皮肤病变：未破溃的病变应切口或穿刺检查。已破溃的从溃疡基底部取分泌物做检查。

（2）血液：静脉采血，检验病原体及免疫反应。

（3）泌尿生殖管道分泌物：如涂片男性可取尿道口，女性可取阴道后穹隆。如培养男性取尿道内 2～3cm，女性取子宫颈内 2～4cm 的分泌物。

（4）眼分泌物：取结膜内分泌物，不取外溢的分泌物。

（5）淋巴结：未破溃的病变用注射器吸 0.5ml 的生理盐水刺入淋巴结内反复抽吸。已破溃的淋巴结，从溃疡底部取材。

（6）肛门病变：肛周病变与皮肤取材同，肛门内病变应在窥镜下取材。

（7）脑脊液：腰椎穿刺、小脑延髓池穿刺。

（8）关节液：做关节穿刺。

（9）活体组织检查：取全部或部分病变制片。

（10）尸检：可从有病变的所有部位取材。

（11）其他取材：根据病变发生部位取组织材料或分泌物。

3. 病原体检查

（1）形态学检查：观察形态特征以做初步鉴别。

1）涂片检查

直接镜检：可用于真菌、寄生虫等。

染色检查：按一定方法染色，观察染色及形态特征。

暗视野检查：螺旋体、滴虫等。

2）超微结构观察：可做透视电镜及扫描电镜观察。

（2）培养检查

1）体外培养：各种培养基，获纯化菌株，再进行镜检及生化试验。

2）动物接种：适用细菌、白色念珠菌、梅毒螺旋体的动物试验和毒性试验。

3）鸡胚接种：用于衣原体和病毒的培养。

4）组织或细胞培养：用于病毒、衣原体鉴定。

（3）生物学反应

1）生化试验：利用病原体分解糖和氨基酸的特征来鉴定病原体。

2）免疫反应：可利用已知抗原测定病人体内的抗体。

3）血清凝集试验：可用于多种病原体的血清试验。

4）补体结合试验：可利用于多种病原体的血清试验。

5）毒性试验：可用于各病原体的致病毒性测定。

（4）梅毒血清反应

1）反应的原理

反应素反应：心拟脂与反应素反应。

特异性反应：螺旋体抗原与抗螺旋体抗体反应。

2）反应素试验的种类

VDRL（性病研究实验室试验）：用心拟脂、卵磷脂和胆固醇配制的反应原试剂同病人体内产生的反应素产生凝集反应。

USR（不灭活血浆反应素试验）：是用VDRL反应原试剂加入了氯化胆碱，可使血清得到药物灭活，所以试验免去灭活过程，离心出血清可直接与反应原产生凝集。

RPR（快速血浆反应素试验）：将VDRL反应原加入氯化胆碱，再使反应原附于高纯度的胶体碳表面，与病人血清产生黑色凝块，肉眼观察结果，早期梅毒敏感性很高。

ART（自动反应素试验）：用滤纸条携带反应原，同病人血清反应后显色，可通过仪器分析，敏感性较强，可用于早期梅毒的诊断。

3）特异性梅毒反应的种类

TPI（梅毒螺旋体停动试验）：用活的梅毒螺旋体涂于载片上，在暗视野下观察其运动，再加入病人血清，因病人血清中有制动抗体，故螺旋体停止运动。

FTA-ABS（荧光梅毒螺旋体抗体吸收试验）：是一种间接荧光免疫检测技术、敏感性很强，特别是早期敏感性强，是诊断一期梅毒的特异性试验。

TPHA（梅毒螺旋体血凝试验）：这种试验，敏感性和特异性都很强，是最常应用的特异试验。

IgM·FTA-ABS（IgM荧光梅毒螺旋体抗体吸收试验）：用于早期获得性梅毒的诊断和早期先天梅毒的诊断，特别用于婴幼儿胎传梅毒与获得梅毒的鉴别。

FTA-CSF（脑脊液荧光抗体试验）：用于测定脑脊液的特异性梅毒反应。

（十）其他诊断

对性病的诊断除了应用以上诊断技术外，针对性病的某些病变和合并症也应采取相应的诊断技术，如对骨梅毒应做X光检查，神经梅毒应做脑CT检查，心血管病变应做心电图、X光检查。

病理组织检查对某些疾病也有重要意义，如艾滋病并发的卡波西肉瘤、非霍奇金淋巴瘤、梅毒树胶肿、巨大型尖锐湿疣等。

二、西医对STD的治疗

（一）治疗原则

1. 确诊前不应随意治疗。
2. 确诊后立即治疗，勿失治疗时机。
3. 正确选择药物、足量规则治疗。
4. 夫妻（或性伴侣）同时治疗。
5. 认真考核疗效，坚持治愈标准。

6. 应全面治疗。

7. 坚持复查随访。

（二）治疗方法

1. 一般疗法 休息、饮食、解热、止痛和镇痛等。

2. 抗病原体疗法 针对各种疾病病原体的性质，采用不同的药物。

（1）抗梅毒药物：首选药物为青霉素制剂，如苄星青霉素、水剂普鲁卡因青霉素等，替补药物为红霉素和四环素。

（2）抗淋菌药物：对青霉素不耐药菌株应首选青霉素，对青霉素耐药菌株应首选大观霉素，无大观霉素时可用头孢曲松钠、氨苄西林、氧氟沙星等药物。

（3）抗衣原体药物：在性病中衣原体可引起非淋菌性尿道炎（NGU）和性病性淋巴肉芽肿（LGV），首选药物为四环素或红霉素，替补药物为磺胺类。

（4）抗真菌药物：真菌引起的性传播疾病主要是念珠菌病和股癣，常用的抗真菌药物为两性霉素 B、克拉霉素、克霉唑、硝酸咪康唑、制霉菌素等。

（5）抗病毒药物：病毒引起的性传播疾病包括生殖器疱疹、生殖器疣、传染性软疣、乙型肝炎和艾滋病。治疗方法可分全身治疗和局部治疗。生殖器疱疹主要用疱疹净、阿昔洛韦、酞丁胺等药物。生殖器疣用足叶草酯等药物、传染性软疣可挑破后涂以碘酒、石炭酸、甲醛等药物，艾滋病（AIDS）目前应用利巴韦林、苏拉明、齐多夫定等药物。

（6）抗寄生虫药物：性传播疾病中阴道滴虫病、阴虱、疥疮是由寄生虫引起的，滴虫病主要用甲硝唑。疥疮主要用固体六六六、升华硫软膏、优力肤等。阴虱病主要用六氯环己烷、苯甲酸苄酯、百部酊等药物。

3. 物理疗法 如电解疗法、高频电疗法、电凝固体疗法、激光疗法、冷冻疗法等，用于治疗生殖器疣，生殖器传染性软疣等。

4. 外科疗法 病灶清除术用于清除生殖器疣、梅毒骨树胶肿等，植皮术用于软下疳和性病淋巴肉芽肿引起的大面积溃疡，包皮环截术用于患有淋病、白念珠菌病的包皮过长者，尿道扩张术用于淋病或其他性病引起的尿道狭窄，尿道口切开术用于淋病或其他疾病引起的尿道口狭窄或畸形。

5. 外用药物疗法 对于某些性传播疾病的皮肤黏膜病变可外用清洁剂、消炎剂、抗真菌制剂、抗病毒制剂、抗寄生虫制剂。有的性传播疾病可以以外用药物为治疗手段，如生殖器疱疹、疥疮、阴虱、传染性软疣等。

三、中医对 STD 的辨证论治

（一）辨证

性病疾患的辨证与其他各科一样，也是将通过四诊获取的资料加以综合、分析、归纳，从而认识病变的部位、性质、发展的趋势及预后等，这是中医治病关键的一环。辨证是治疗的前提和依据，而治疗效果又是检验辨证正确与否的标准，有正确的辨证才能取得满意的治疗效果。性病的辨证是以八纲辨证为总纲，以脏腑辨证为基础，以疳、痃、疣、疹、痛、痒、淋、漓为性病疾患的八大症状。引起这些症状的原因不同，程度相异，因此，根据这些不同的情况，可以分辨疾病的性质，便于诊断和治疗。由于这些症状也不是孤立存在的，必须综合起来辨证，才能避免片面性，故应引起注意。

STD 的辨证，是在脏腑、经络、气血、营卫、六淫及其望、闻、问、切等项辨证基础上进行的，其方法在其他专著中均有大同小异的论述。避免重复，特此从略。本节重点对 STD 客观的证候予以叙述。结合有关医籍和临床需要，概括为八个方面的基本辨证法则。

1. 辨痒　《灵枢·刺节真邪》说："邪气……搏于皮肤之间，其气外发。腠理开，毫毛摇，气往来行，则为痒。"在 STD 辨痒中，主要有五种：

（1）风淫作痒：部位通常发生在头面、耳、鼻等处，严重时也可遍布全身。偏于热，痒感常是突然发生，并能见到形如针帽、粟米大的红色丘疹，搔破则有少许鲜血渗出，随破随收，结有血痂，很少有化脓化腐的现象，遇热则燥痒更剧。偏于寒，痒感发生的部位主要在头面、耳郭和手足等暴露处，其痒感发生有一定的季节和时间性，一年之中，冬重夏轻，一天之内，早晚气温偏低时，较之中午气温偏高时，痒感要重得多，在皮肤上还能见到错综交织如网状的白色搔痕，丘疹、风团呈淡红色等。

（2）湿淫作痒：痒的部位主要在下肢、阴囊、女阴和趾缝处。皮疹以丘疱疹、水疱、糜烂、黄痂为主。自觉浸淫作痒，搔破则有较多的滋水溢出，浸淫四窜并有越腐越痒、越痒越腐的倾向，往往是缠绵难愈。兼有热邪，则皮肤焮红，略有肿胀，痛重于痒，兼有寒邪，则皮肤肥厚，状如牛领之皮，色泽暗红或紫红，痒重于痛。

（3）虫淫作痒：通常发生在指（趾）缝、肛门、前阴和少腹以及乳房皱襞等处，个别则遍传全身，白天虫潜伏隐藏不动，夜间为了交配和觅食而在肤内辗转爬行，故而痒感日轻夜重，具有较强的传染性。

（4）毒淫作痒：皮疹以弥漫性水肿性红斑为主，其次为红色丘疹、风团等。

（5）虚淫作痒：全身瘙痒不止，如虫行皮里肤外。兼血虚则皮肤干燥，痒感在夜间尤重，兼气虚，不耐六淫外邪，在寒热变迁之时，或者气交之节，均会诱发瘙痒或发现痒感加重，兼阳虚则痒感多发生在秋末冬初，或以中、老年男性多见，兼阴虚则干痒不休，皮肤干枯不润泽，搔后可见较多的糠秕状鳞屑脱落。

2. 辨疳　疳者，干也。除指病症之外，还指发生在自然开口部位的病变，如鼻、脐、乳头、肛门、女阴等，常伴有渗液、糜烂和反复发作而不易速愈的慢性病。如下疳系男女外生殖器皮肤黏膜损害的总称，对其发病的机制和途径，薛己曾有过详尽的论述：疳的发病为感受疫毒，毒邪阻于皮肤、黏膜之间，以致气血凝滞，蕴结而成。感染途径有气化（间接传染）和精化（性交传染）之分，下疳的损害，通常是 STD 的初发症状，主要发生在男性的龟头、包皮内叶、冠状沟、系带、包皮外叶，女性的大小阴唇内侧、阴蒂系带、尿道口、子宫颈处的黏膜。其损害为米粒大至黄豆大的丘疹或硬结节，溃破后形成糜烂面或溃疡。随着性交方式的改变，下疳还可发生在口唇、舌、扁桃体、乳房、手指、眼睑、肛周等处。在西方社会，肛门下疳较为常见。结合临床实践，通常有四种不同的类型：一是毒热（在男女生殖器黏膜处发现粟米大的丘疹或脓头、小疱等）；二是热结（溃破糜烂，基底浸润，边缘隆起，质硬等）；三是湿毒（丘疹转为脓疱，继而溃破，脓汁多，腥臭味重等）；四是气血衰败（溃疡面大且深，阴茎和阴唇因坏死而缺损等）。

3. 辨痃　痃，即指横痃，泛称腹股沟淋巴结炎症性的损害，其在左者古时称之为"鱼口"，在右者称之为"便毒"。横痃是梅毒、软性下疳、性病淋巴肉芽肿的共有症状。若根盘紧束，触之高肿灼手，疼痛者为阳痃，若根盘平塌，不痛不热者为阴痃，若按之紧硬或按之陷而不起者为脓未成，若按之有波动感者为脓已成。

4. 辨疣赘 为皮肤黏膜部发生的疣状赘生物，系表皮角质层及棘细胞层过度增殖所致，其色污秽或呈皮色，有少量渗液或湿润。STD的疣状损害主要包括扁平湿疣、尖锐湿疣和传染性软疣。除传染性软疣外，均由房事不洁，感受污浊之邪，凝聚肌肤而成。病变通常在肛门、生殖器部位的皮肤黏膜交界处，三者鉴别如表3－2所示。

表3－2 STD疣的鉴别

	扁平湿疣（梅毒）	尖锐湿疣	传染性软疣
病原体	苍白螺旋体	人类乳头瘤病毒	软疣病毒
形态	扁平状、基底宽	菜花状、基底小	圆形丘疹
表面	光滑	不平、棘刺状颗粒	光滑、中央有脐窝
颜色	灰白色	淡红色、灰褐色	皮色
特点	易糜烂	易出血	可挤出白色渣状物
好发部位	生殖器、肛门部	生殖器、肛门部	颜面、躯干、四肢部

5. 辨皮损 熟悉各种皮肤损害的形态、光泽、色调、硬度、排列和分布等，再结合其他症状和检查结果，对大多数STD可做出正确诊断。

斑疹：系表皮颜色的变化，不高出亦不凹陷于皮肤表面，属表皮及乳头层的病理改变。红斑压之褪色，属气分有热，压不褪色，属血分有热，斑色紫黑者属血瘀。

丘疹：是隆起皮面，有充实感的可触知的皮肤损害，大多属表皮和真皮上层的炎症性改变。丘疹分炎性丘疹和非炎性丘疹两种。

炎性丘疹为淡红至暗红色，基底潮红，如二期梅毒疹丘疹型，多属心火过盛，或湿热蕴蒸。

非炎性丘疹多呈正常皮肤色，基底不潮红，如传染性软疣，多属阴虚血燥或脾虚湿盛。

水疱：为局限性高出皮面的半球形空腔，如生殖器疱疹。其中炎性小疱绕有红斑者多属湿热，大疱多属湿毒或毒热。

脓疱：疱内含混浊的脓液，其中混有白细胞，周围常绕有炎性红晕。脓疱有原发性的，如脓疱型二期梅毒疹，有继发性的。如疥疮并感染引起的脓疱疹，脓疱系由热毒炽盛所致。

结节：是局限性、实质性的损害，有一定硬度。损害位于真皮或皮下组织，形状多为圆形或类椭圆形，为炎症浸润或代谢物质聚积所致。如三期结节性梅毒疹、阴囊部疥疮结节等。红色的结节属于血瘀，皮色不变的结节属于气滞或寒湿凝滞，也可属于痰核流注。

糜烂：水疱或表浅性脓疱破裂后露出的红润的湿烂面，如表皮或黏膜层细胞剥脱，可有渗液和少量的血渗出。糜烂属湿热，糜烂结有脓痂系属湿毒。

溃疡：为真皮或皮下组织破坏后所致之组织缺损。多由深部脓疱或结节破溃所致。其表面可有浆液或痂皮等覆盖物，愈后可留瘢痕。梅毒、软性下疳、性病淋巴肉芽肿都可以出现不同特点和不同程度的溃疡，需根据其他临床表现予以区分鉴别。急性溃疡有红肿热痛者为热毒，慢性溃疡，平塌不起，疮面肉芽晦暗属气血虚弱之阴寒证，疮面肉芽水肿为湿盛。

痂皮：由糜烂面、溃疡面所溢出的浆液干涸而成。痂皮有浆痂、脓痂和血痂之分，一般浆痂为蜡黄色，血痂为紫黑色，脓痂为污黄色，如脓痂层层堆积成蛎壳状，称蛎壳状痂皮，如三期梅毒蛎壳疹。浆痂为湿热，脓痂为热毒未消，血痂为血热。

6. 辨痛 在STD辨证中，应从辨疼痛的部位和疼痛的性质两方面入手。

辨腹痛：腹部分大腹、小腹、少腹三部分。脐以上为大腹，属脾胃，脐以下为小腹，属肾、膀胱、大小肠及胞宫，小腹两侧为少腹，为肝经经脉所过之部位。就其疼痛的不同部位，可以察知其所属不同脏腑。

寒痛：腹痛急暴、得温痛减，遇冷更甚。

热痛：腹痛拒按，胀满不适，大便秘结，烦渴引饮。

虚痛：腹痛绵绵，时作时止，喜热恶冷，痛时喜按。

实痛：其气滞者则痛处攻窜不定，痛引少腹，得嗳气则胀痛减，以血瘀为主则痛势较剧，痛处不移。

阿米巴病、肠道细菌感染和病毒性肝炎等均可出现腹痛症状，在辨证时应予注意。

辨尿痛：尿痛即排尿时疼痛，为淋病和非淋菌性尿道炎的共有症状。

灼痛：痛有灼热感为灼痛。多由邪火窜络，或阴虚阳热亢盛所致。

刺痛：排尿时尿道内疼痛如针刺。多为瘀血所致。

冷痛：排尿时痛有冷感为冷痛。多因寒邪阻络或阳气不足所致。

隐痛：疼痛并不剧烈，可以忍耐，却绵绵不休，持续时间长。为阴寒内生、气血运行阻滞所致。

在性病临床中，灼痛和刺痛型的尿痛一般多见于急性淋病和急性非淋菌性尿道炎，而冷痛和隐痛型的尿痛则为慢性。

辨肿痛：肿痛是指疼痛伴有局部肿块和肿胀而言。在性病的辨证中，各种疼痛性的性病横痃及其他疼痛性的局部肿胀均属肿痛辨证的范围。

火毒类：局部高肿，焮痛、灼痛，遇冷则舒。多见于性病横痃的急性化脓期。

痰湿类：肿块硬似馒或漫肿，局部不红不热，木痛，有垂胀感。多见于性病横痃的慢性期。

7. 辨毛发 指头发、腋毛和阴毛，在 STD 病变过程中所表现出的数量、质量及外观方面的变化

毛发脱落：如在头的两侧或后部发生指甲大小、圆形或椭圆形的不完全性脱发，即在脱发斑处残留有正常的毛发，境界不清，呈鼠咬状，可考虑为梅毒性脱发。梅毒性脱发也可累及眉毛、睫毛、胡须、腋毛和阴毛。

阴虱：在阴毛的毛干上斜挂着铁红色的小粒，为虱卵，在阴毛的根部攀附着灰黄色的虱子，为阴虱。阴虱主要侵染阴毛，亦可染及腋毛。

8. 辨排出物 排出物主要是指大便、小便、尿道、阴道分泌物的量、色、质等方面的变化，从而为 STD 的辨证分析奠定客观基础。

前阴排出物：

小便：小便清澈而量多者，多属虚寒；量少而黄赤者，多属热证；小便混浊不清，或为湿浊下注，或为脾肾气虚。

尿中带血者，多是热伤血络，或提示尿道尖锐湿疣。

尿短而如脂如脓者，提示淋病。

尿道、阴道分泌物：分泌物色白而清稀，多为虚证、寒证；色黄或赤，稠黏，多为实证、热证；分泌物量多，色白如涕如唾，多为脾虚湿注；如量多、质稀，多为肾虚。

带下：分泌物呈凝乳状提示可能为白念珠菌感染。

分泌物呈脓性泡沫状提示可能为滴虫感染。

分泌物为脓性、稠厚而量多提示可能为淋病。

后阴排出物：

大便：大便稀溏如糜，色深黄而黏，多属肠中有湿热，便稀薄如水样，夹有不消化食物，

多属寒湿。上述两者可提示为肠道细菌感染。

大便如黏冻，夹有脓血，色白者为病在气分，色赤者为病在血分，赤白相间者多属气血俱病。以上提示为阿米巴病。

其他：

脓液：脓质稠厚，色泽鲜，略带腥味，为气血充实；脓质如水，色不鲜，其气味不臭，为气血虚衰；脓稀如粉浆污水，夹有败絮状物，腥秽恶臭，为气血衰败，伤筋蚀骨之兆；脓由稀转稠为正气渐复，由稠转稀为气血衰败。

痰液：在 AIDS 病变中，常因毒邪袭肺期间出现咳嗽，痰液较多的情况，具体分辨如下：

寒痰：痰液稀薄，白色，不易咳出。

热痰：痰液黏稠，黄色，量多，易咳。

虚证：痰液清淡，时轻时重，伴有气喘，难以平卧。

实证：痰中带血，色泽鲜红，且有泡沫混杂其间。

（二）论治

鉴于 STD 病变多数在皮肤黏膜部位，其治疗需要内治与外治兼顾，药物疗法与非药物疗法并重，灵活运用各种治疗措施，务必达到“治病必求其本”的目的。

1. 内治法 STD 治疗大法应根据发病原因、病证特点及辨证所收集的资料，概括为八大原则：

（1）清宣肺胃：风热火邪袭于肺胃，致使肺胃失宣，遂致发烧、咳嗽、咽痛、面部红斑。脉浮数，舌红，苔薄黄等。常见于艾滋病初期。

代表方剂：荆防败毒散。

常用药物：荆芥、防风、蝉蜕、杏仁、苏叶、浙贝母、山栀、北豆根、牛蒡子、石膏、知母等。

（2）清营解毒法：皮肤黏膜表面可见大小不等、形态不规则的斑丘疹，部分融合成片，甚者出现溃疡，自觉灼热疼痛，重者还会出现高热不退，甚至抽搐等。脉细数，舌质绛红，苔少。常见于二期梅毒、完全艾滋病期。

代表方剂：清营汤。

常用药物：玄参、莲子心、生地、麦冬、石斛、花粉、玳瑁、羚羊角、琥珀、寒水石、水牛角、沙参、绿豆衣等。

（3）化痰散结法：在皮下发现肿块、结节、硬块，肤色正常或微红微热，偶有刺痛或不痛，脉象弦数，舌质红，苔薄黄。常见于横痃等。

代表方剂：香贝养营汤。

常用药物：夏枯草、昆布、海藻、山慈菇、浙贝母、香附、青陈皮、姜半夏、黄白药子、天龙、牡蛎等。

（4）通淋利尿法：小便涩滞，或者闭塞不通，下腹坠胀，溺时并有浊物排出。脉象细涩，舌质红，苔少。常见于淋菌性尿道炎等。

代表方剂：八正散。

常用药物：车前子、萹蓄、瞿麦、滑石、木通、大黄、竹叶、海金沙、石韦、赤茯苓、萆薢、通草等。

（5）活血化瘀法：在皮里膜外可摸及硬结，黏膜区域可见菜花状的疣赘物滋生，脉象细涩，舌质暗红或有瘀点，苔少。常见于横痃、外生殖器疣赘等。

代表方剂：桃红四物汤。

常用药物：桃仁、红花、三棱、莪术、丹参、泽兰、苏木、当归、乳香、没药、花蕊石等

（6）清热利湿法：在阴囊、女阴、肛周可见红斑、水疱、丘疱疹、渗出、糜烂、痒重。脉濡数，舌红苔薄黄。常见于生殖器疱疹、滴虫性外阴炎、霉菌性外阴炎等。

代表方剂：龙胆泻肝汤

常用药物：泽泻、车前、龙胆草、生地、赤小豆、黄柏、赤苓、萆薢、白茅根、山栀、黄芩、木通、甘草梢等。

（7）杀虫止痒法：在指间、腋下、大腿内侧及外阴等阴暗潮湿区域，可见丘疹、丘疱疹、渗出、糜烂，自觉剧痒，夜间尤重。脉舌正常。常见于疥疮、虱病。

代表方剂：搜蠹汤。

常用药物：鹤虱、苦参、蛇床子、白鲜皮、地肤子、硫黄、芜荑、枯矾、狼毒、榧子、威灵仙等。

（8）扶正固本法：多用于疾病后期的虚损阶段，具体分为气虚、阳虚、血虚、阴虚四大类。

扶阳法：凡阳气不足，阴寒偏盛，证见疮形平塌，色白不红，成脓缓慢，溃后难敛，或见肢端冰冷、苍白或青紫，伴见精神倦怠，畏寒怕冷，饮食少思，便溏，遗精带多，腰酸膝软等。常见于淋病后期、梅毒三期、横痃后期等。

代表方剂：偏于肾阳虚，用桂附八味丸；偏于脾阳虚，用托里温中汤。

常用药物：鹿茸、肉苁蓉、山萸肉、蛤蚧、制附块、上肉桂、菟丝子、五味子、紫河车、淫羊藿、胡桃肉、阳起石、炒杜仲、黄芪、桂枝、吴萸、干姜等。

滋阴法：又称补阴法。阴虚火旺或者素体阴液不足，证见颜面色泽晦暗或憔悴，形体瘦削，低热，双目干涩，潮热盗汗，干咳、津枯便秘，目眩耳鸣，口干咽燥，腰膝酸软等。常见于滴虫病后期、艾滋病、生殖器疱疹复发期等。

代表方剂：六味地黄丸、知柏地黄丸。

常用药物：熟地、丹皮、石斛、女贞子、天门冬、麦门冬、黄柏、枸杞、冬虫夏草、西洋参、沙参、龟板、鳖甲、百合、黄精、鸡子黄等。

补气法：气虚则难以托毒外出，补气法尤其适用于久病或大疮溃后，长期不能愈合者。凡证见面色㿠白，肢体无力，食差便溏，少气懒言，神疲嗜睡，头晕眼花，脓水清稀，腐肉不去，疮口不敛等。常见于生殖器疱疹日久难愈阶段、性病性淋巴肉芽肿等。

代表方剂：四君子汤。

常用药物：党参、黄芪、人参、山药、白术、太子参、大枣、甘草等。

补血法：血虚，在外则肤失濡养，证见皮肤干燥，发痒；在内则心神失守，证见心慌、健忘，失眠；若毒热逼血妄行，肌肤和二便则会出现肌衄、溺血以及便血等。常见于艾滋病、梅毒等。

代表方剂：四物汤加味。

常用药物：当归、白芍、熟地、何首乌、阿胶、鸡血藤、桑葚子、龙眼肉、龟胶等。

2. 外治法　外治法分药物和非药物两大类，本节以药物为主，是将药物制成不同的剂型，直接使用于患处取得疗效的一种疗法。兹将常用的剂型、代表方剂、常用药物分述如下：

（1）水溶液剂：指以水为溶媒制备的液体药剂，其中不含有固体粉末。

作用：疏导腠理，通调血脉，抑制渗出，清洁疮面，涤脓去腐，去臭，去鳞屑，解毒止痒，

以利于浅表皮损的恢复。

范围：皮损区呈焮红、肿胀、渗出明显等急性阶段，如：外阴、肛周瘙痒，下疳等。

用法：按临床病情需要，其用法包括坐浴、灌肠、口含等。

代表方剂：保龄洗剂、溻痒汤、黄柏蛇床洗方、阴痒洗方等。

药物举要：凡皮损处于急性期，选用马齿苋、生地榆、石榴皮、黄柏、败酱草、五倍子、黄连等数种，痒感泛发且剧，选用楮桃叶、艾叶、威灵仙、香附、苦参、五加皮、徐长卿、苍耳子、陈皮、路路通、吴萸等。

注意事项：水温要适当，太热可致烫伤，凉则药力不足，凡高低不平的部位，如耳、肛门、阴部和鼻等区域，湿敷时一定要紧贴皮损，方可奏效，药汁要新鲜，最好是随用随煎，久放恐防变质，冬季要注意保暖，避免受凉，加重病情。

（2）散剂：又称粉剂、药粉、药面。是将一种或多种药物干燥后，研成细末，再用100～120目细罗筛筛过备用。其配制的工艺分两类：其一研散，其二制散。

作用：清凉安抚，清热解毒，散风祛湿，化腐生肌，止痒、止痛、止血。

范围：急性炎症期，皮肤黏膜溃疡阶段。如横痃、阴癣等。

用法：直接撒扑在损害区域或疮面上。

代表方剂：红灵丹、桂麝散、月白珍珠散等。

药物举要：炉甘石、煅石膏、冰片、珍珠、煅龙骨、煅牡蛎、花蕊石、石灰、麝香、青黛、儿茶、枯矾、滑石、海浮石等。

注意事项：直接掺在糜烂或溃疡疮面上的药末，要求研磨至极细，否则影响疗效，凡毛发丛生的部位，不宜外扑粉剂，凡见水疱或脓疱的损害，不宜直接扑撒药末，否则表面结一层假性痂，影响病情的好转。

（3）浸剂：包括酒浸剂（酊剂）和醋泡剂（泡剂）两种。

作用：杀虫止痒。

范围：皮肤干燥，轻微脱屑，痒重。如阴癣、阴虱等。

用法：酊剂用棉棒或毛笔直接涂搽患处。

代表方剂：20%百部酊、10%土槿皮酊。

药物举要：花椒、羊蹄根、土槿皮、闹羊花、黄精、藿香、五倍子、苦参、补骨脂、浮萍、牙皂、凤仙花等。

注意事项：凡急性炎症性皮肤病破皮糜烂时均禁用，手足皲裂时，应适当稀释浓度后再用，否则有刺痛和加重病情的副作用。

（4）软膏：将单味或复方中药研成细末，与基质调成一种均匀、细腻、半固体状的剂型。

作用：消肿止痛，软坚散结，生肌敛疮。

范围：局部肿硬，尚未软化或吸收，或脓毒已尽。如：生殖器疱疹、横痃肿疡或溃疡阶段。

用法：涂搽或敷贴。

代表方剂：琥珀膏、止痒膏。

药物举要：苦楝子、蛇床子、枯矾、梅片、五倍子、狼毒、薄荷脑、煅龙骨、蛤粉、乌梅、紫草、黄连、当归、姜黄、黄蜡等。

注意事项：凡滋水较多，糜烂较重的皮损，均不宜外涂或敷贴软膏。

3. 针灸疗法 针灸对性病的治疗分为毫针和耳针两大部分。分别见表3－3，表3－4。

表3-3 性病毫针治疗

适应证	取穴
梅毒性关节炎	大椎、肩井、曲池、膝眼、阴陵泉、阳陵泉、足三里
神经梅毒	曲池、足三里、气海、大椎、八髎、环跳、内关、天枢、照海、神阙
淋病	膀胱俞、中极、阴陵泉、行间、大溪、血海、三阴交、肾俞
非淋菌性尿道炎	膀胱俞、中极、照海、阴陵泉
生殖器念珠菌病	大肠俞、上中下髎、长强、会阴、中极、曲骨、髀关、气冲、阴廉、血海、三阴交
阿米巴病	合谷、天枢、上巨虚、曲池、内庭
肠道细菌感染	中脘、天枢、足三里、阴陵泉
病毒性肝炎（黄疸型）	胆俞、脾俞、内庭、太冲、中脘、足三里、三阴交
病毒性肝炎（无黄疸型）	期门、支沟、肝俞、足三里、三阴交

表3-4 性病的耳针治疗

适应证	取穴
淋病	膀胱、肾、交感、枕、肾上腺
非淋菌性尿道炎	（同淋病）
阿米巴病	大肠、小肠、脾、交感、神门
肠道细菌感染	（同阿米巴）
尖锐湿疣	肺、肾上腺、内分泌、大肠、枕
生殖器疱疹	肺、肾上腺、内分泌、外生殖器、神门
生殖器念珠菌病	外生殖器、神门、内分泌
病毒性肝炎	胸、神门、肝
神经梅毒	神门、交感、枕、皮质下

第四章　性传播疾病的监护

一、宏观预防措施

（一）卫生教育

STD 教育的作用是帮助广大群众了解性病常识，即在出现症状时应及早进行医学检查，呈现出高危情况之后应迅速检查，服从治疗以及进行其他的预防，如指明性伴侣等。近几年来，美国中小学学生均能对经性传播疾病方面的知识有所了解。在卫生教育方面，青年人尤为重点。1983 年盖洛普研究所在对青年人调查中发现，仅有三分之一的学生回答认为他们自己对性病知道得较多，几乎有一半的学生回答他们对性病只知道一点。美国 CDC 对于有关性生理的性行为知识和观念一直予以强调，CDC（主要是通过 STD 的研究部门）积极促进对中小学生进行适当的 STD 教育，注重在学校进行对艾滋病预防方法的基础教育。其教育方法提倡以非审讯的方法进行。这些社会卫生教育的作用是鼓励处于高危情况下的健康人做一级预防。例如在美国，对生殖器疱疹的关注增加，一半以上未婚的人相信自己处于高危状态而改变他们的性行为，以避免这种疾病。

结合我国的实际国情，在这一方面应做到：

1. 加强思想道德教育　采用各种形式加强对广大干部、职工、青年、妇女的思想教育工作，帮助他们自觉抵制腐朽的生活方式的侵蚀，遵纪守法和保持中华民族的优良道德、习俗，对于违法乱纪的人要严肃处理。

2. 打击社会上各种丑恶现象　应当狠狠打击嫖娼、卖淫及暗娼活动，取缔一切不健康的文娱活动。严格查禁一切淫秽的书刊、杂志、电影、录像等。

3. 广泛开展性病知识宣传　让广大群众了解性病常识，知道性病危害，使有性乱行为的人自觉抵制自己的不良行为。

（二）性病监测

控制 STD 的重要组成部分是早期检出病人。对 STD 门诊确诊患者，应及时、足量进行治疗，减少并发症和防止疾病进一步传播。也可从无症状的人群中用特异的方法筛选出性病并鉴定高危人群。无论是特异诊断，还是进行筛选，STD 理想的诊断方法应是快速简单、准确和廉价。

控制 STD 的早期检出战略的必要条件是准确的诊断。而准确的诊断依赖于敏感的检验，一旦遗漏病人，个人健康受到威胁，并且造成疾病的进一步传播，所以敏感性是非常重要的。

对高危人群如妓女、孕妇和同性恋者曾进行有目标的筛选，但通常阳性率不高，其效果受革兰氏染色不敏感的限制。但在美国为了控制特殊的暴发流行，筛选出妓女的耐青霉素淋菌（PPNG）是很有用的。

在性病监测的同时，为了有效地控制 STD 的流行蔓延，还要建立和健全各省、市、地区、县一级的性病防治网点，以便更好和更全面地开展 SDT 的防治工作。

（三）适当的治疗

充分和早期治疗病人及其性伴侣是防止 SDT 病原菌对抗生素产生耐药以及防止 SDT 传播的有效措施。

由于广泛使用小于最适剂量的抗生素治疗淋球菌感染，而导致耐药性染色体变异的产生。因而青霉素应以大剂量使用或者两种药物合用。

选择性预防治疗在控制 STD 战略中也具有很大作用。从流行病学所分析而确定的高危病人在证实以前就应治疗。它主要从三个方面影响 STD 的防治：①保证了对那些一旦证实阳性试验结果就不再来诊治的人的治疗。②从试验到治疗的这段时期内切断了传染链。③确保子宫颈内培养物为假阴性感染的妇女治疗，这正是控制 SDT 的关键措施，目前已推荐将青霉素和四环素共同使用治疗确诊的淋病，因为有相当比例的病人隐藏有共同的衣原体。

（四）性侣追踪和病人咨询（表 4 -1）

表 4 -1　追踪性接触者的 3 种方式

供选择的方法	优点
工作人员报出： 由卫生人员完全负责报出性侣	允许病人隐匿姓名，由卫生人员检查和掌握
自报： 所有病人均有责任，不需鉴定配偶，预约卡分配给病人，再分给性侣。	节约费用和职工的工作时间
有条件的契约： 专业人员提出由病人在特定时间内进行选择，自报或由专业人员找出性侣，只要病人愿意负责，才能让病人选择，需要鉴定配偶	检查和评定的方法保证使用流行病学治疗，节约费用，鼓励病人参加

（五）培训

近年来对治疗 STD 的卫生专业人员培训已得到了改善，但仍达不到标准的质量和范围。目前培训防治人员、建立防治队伍尤其显得必要。在当前广大医务人员缺乏性病知识的情况下更应该做好性病知识的普及工作，只有医务人员掌握性病知识才能在医疗中发现更多的病人，特别是发现早期病人。

（六）科研

基础和应用研究课题对 STD 控制都是很重要的。这些课题包括研制艾滋病、淋球菌和疱疹疫苗，抗病毒制剂的临床试验、鉴定疱疹在社团中的传播方式和测定宿主对衣原体的反应性、STD 的自然史、所推荐疗法的效果和安全性、诊断方法的敏感性和特异性的现场评定、病原学、临床特点和人口统计的关系以及 STD 的地理分布等流行病学研究，研究控制 STD 的新方法，以及有关 STD 行为和动机的社会医学的研究。

二、技术预防措施

（一）社会性病防治措施

1. 开展性病监测工作，努力发现病人 通过性病门诊、特种人群监测，努力发现病人，使病人得到早期治疗。发现的病人越多、越早，对控制性病流行越有意义。

2. 治愈病人，消除传染源 性病的传染源主要是现症病人，对现症病人应积极治疗，治愈病人、消除病人体内的病原体即消除了传染源。

3. 禁止输入污染的血液及血液制品 不能应用取自梅毒和艾滋病人的血液，血源应作严格检验。

4. 做好病人管理工作 对现症病人的管理最重要的是性隔离，劝说病人避免性交或做好防护工作。特别要强调夫妻同时治疗，避免发生再染，同时注意保护儿童，防止发生护理性感染。

5. 做好孕期性病检查 防止发生胎传梅毒、艾滋病等。

6. 做好新生儿点眼 防止淋菌性眼炎。

7. 做好海关检疫工作 防止性病从国外传入。

（二）个人防护措施

为防止 STD 的感染与传播，重要措施之一，首先要洁身自爱，不乱搞两性关系，尤其男性更不能搞同性恋及其他性行为。因直肠上皮比阴道上皮更为娇嫩，若肛门直肠性交，比阴道性交更频繁地导致黏膜擦伤或撕裂。已婚者只能有一个性伴侣（配偶），未婚者绝对不能发生性接触及有性伴侣。要坚决反对性自由及性解放的口号和行为，才能从性传播方面杜绝 STD 的感染与传播。

在怀疑配偶或性伴侣有 STD，或者曾患过 STD，还不能确定其已彻底治愈时，个人防护措施如下：

提倡性交后立即排尿、淋浴和冲洗生殖器，用酒精或其他皮肤杀菌剂涂擦或清洗生殖器，性交时强调戴避孕套。

各　论

第五章　经典性传播疾病

第一节　梅　毒

［概述］

梅毒是经典性病中危害最大的疾病，也是我国旧社会三大慢性病之一。

梅毒是由梅毒螺旋体通过直接（90%以上因性交）或间接、胎传而引起的性传播疾病。该病具有以下特点：

病程为慢性和进行性。如不进行驱梅治疗，梅毒病变可由局部的病变进而向全身播散，潜伏3～5年后转变为慢性坏死性病变，破坏全身机体的各个重要器官，甚至由于身体重要器官的功能衰竭而死亡。

可累及人体的任何器官和组织。除了梅毒初疮时仅局限于生殖器外，二期梅毒、晚期梅毒和胎传梅毒均侵犯全身各系统和器官，危害极大。

可发生隐性病程。梅毒的临床表现多种多样，症状时隐时现，且其自然病程中有隐性阶段，故可能出现临床症状消失、血清反应仍然阳性的隐性梅毒，在一定条件下复发。

血源和胎盘传染。二期梅毒患者的血液内有梅毒螺旋体，一旦做供血者可直接使受血者发生二期梅毒。妊娠期妇女患早期梅毒，螺旋体可通过胎盘传染下一代。

对药物敏感。病原体对抗梅药物很敏感，故早期及时治疗，可在短时间内使体内的螺旋体全部被杀灭而彻底治愈。

中医学称本病为霉疮，《外科正宗》对受病的轻重，提出了气化者，毒在皮肤，精化者，毒在骨髓。所谓气化指非性接触而感染，所谓精化指通过性交传染。由此可见，当时人们已经认识到本病的发生与性行为有密切的关系，同时，还指出了受病部位和治疗方法，至今仍有一定的现实指导意义。

［源流考略］

梅毒起源于北美洲。哥伦布发现新大陆时，他的船员染上了梅毒。并在1493年其返航西班牙时把梅毒带回西班牙，先在西班牙继之在法国流行。1494年法国查理八世国王发动侵略意大利战争，1495年意大利南部开始流行梅毒，意大利人把它归咎于法国入侵者而称之为“法兰西病”，法国人反唇相讥，也把梅毒叫作“意大利病”。到1497年前后，梅毒蔓延了整个欧洲。15世纪末，梅毒曾被称为“大痘”（creat - pox），作为另一流行病“小痘”（small - pox，即天花）的相对语，直到18世纪，梅毒（syphilis）病名才正式在欧洲出现。1498年，西班牙船队经过好望角到印度传入我国广东，1510年传入日本。

Schaudinn和Hoffmann于1905年用暗视野法从病变中分离出螺旋体，并证实为梅毒的病原体。

Wassermann等人于1906年用补体结合的方法检出了梅毒患者的血清反应，从而开创了本病的实验室诊断手段，称为“Wassermann氏反应。”

1906年德国学者Ehylich创用砷凡纳明（即606）治疗梅毒，疗效显著。以后又相继出现各种铋制剂和砷制剂治疗梅毒。

美国学者Fleming1927年发现了青霉素。1943年他首创用青霉素治疗梅毒，取得了真正的突破。

1948年美国学者Nelson发现梅毒螺旋体停动试验，使梅毒血清学诊断技术由非特异性水平步入特异性诊断水平。

16世纪初，葡萄牙商人进入广州，将梅毒传入我国。1505年在华南一带出现病例，以后逐渐蔓延，由南到北，遍及各地。中医文献最早记载有梅毒，当推释维洪《岭南卫生方》（1513），其后对梅毒的治疗方药（1522年《韩氏医通》）、临床表现（1525年《外科心法》）等相继见到零星记载。《霉疮秘录》（1632年）是我国第一部论述梅毒较为系统而完善的专著。书中肯定了梅毒的外来性。陈司成说：“霉疮一证……古未言及，究其根源，始于午会之末，起于岭南之地。”明代著名医药学家李时珍在《本草纲目》中记载：“杨梅疮，古方不载，亦无病者，近时起于岭南（即广东）传及四方。”这说明16世纪前我国不存在梅毒。清代后期，梅毒已遍及全国各地。

鉴于皮肤黏膜损害复杂，综合有关文献相继出现的别名还有许多。一般而论，早期称为杨梅疳疮，中期称之为杨梅疮，晚期称之为杨梅结毒。具体言之，早期杨梅疳疮；中期杨梅疮包括：杨梅斑、杨梅疹、杨梅痘、砂仁疮、棉花疮、翻花杨梅疮、杨梅天疱疮、杨梅癣、吴萸疮、杨梅疔、杨梅漏、杨梅圈、杨梅鹅掌风等；晚期杨梅疳疮。

此外，将胎传者称为猕猴疳，发生于咽喉称为杨梅喉癣，发生于肛门称为杨梅痔，阴道受损导致时常流血或早产称为秽露早下等。

另有部分文献从临床特征出发，凡见疮色红而痛，高高突起者，统称为阳性秽疮；疮虽红但形低而陷，瘙痒不痛者，统称为阴性秽疮。

[病因探微]

性交是梅毒的主要传染途径，故梅毒的初疮主要出现在生殖器官，同性恋也可以引起梅毒，这些人的初疮则常出现在肛门、口腔、手等处。性交传染约占总数的95%～98%。其次为血液传染（如输血）、母体胎传（妊娠4个月以后至分娩前6周，梅毒螺旋体通过胎盘感染胎儿）。因为接触污染物而致感染的非常罕见，凡是非性交感染的梅毒叫无辜梅毒。

本病的患病率仅次于非淋菌性尿道炎和淋病，居第三位。

本病以性行为活跃的青年人居多，男女高峰发病年龄为20～24岁，其次是25～29岁和15～19岁。近年来新传染梅毒的总例数中，男性比例明显增多，这显然与嫖娼和男性同性恋有关。

一、西医论述

梅毒的病原体为螺旋体。它在暗视野显微镜下呈现光洁的白色透明状态，不易着色，故又称为苍白螺旋体，形态特征：长 5~20μm，平均 7~8μm，直径 0.09~0.18μm，有 6~14 个螺旋圈，圈距为 1~1.4μm，尾端有螺旋状终末细丝。活动方式：常见的为沿长轴旋转前进，另两种活动方式为全身弯曲如蛇行及伸缩螺旋间距而前进，但很少见。超微结构：电子显微镜下观察，螺旋体呈粗细不等的蛇状外观，原浆中有 1~2 个圆形的深色颗粒，并可见由数根纤维组成的纤维束，位于浆膜与外细胞壁之间，伸展于螺旋体的两端，可以收缩。在螺旋体旁有时可见有蒂或无蒂的球形分芽。繁殖方式：①在适宜环境下横断为二，每 30~33 小时一次。分裂后的螺旋体仅有 5~10 个螺旋，但具有较强的活动力和传染性。②在不良条件下，分芽可以脱离母体，待环境适宜时形成新的螺旋体，生存条件：梅毒螺旋体生存的最适宜温度为 37℃，40℃时 30 分钟即可丧失其感染力。但在寒冷条件下其生活力强，在 0℃时可存活 48 小时，置零下 78℃时可存活数年而不丧失其传染性故置于低温冰箱中可以保存。该菌属厌氧菌，在潮湿的环境中保持活力，但在体外不易生存，在干燥环境和阳光照射下很快死亡。普通的杀虫剂，如 0.1% 升汞、0.1% 高锰酸钾、0.1% 石炭酸以及肥皂水等均能在短时间内将其杀死，所以梅毒病的间接传染是不容易发生的。

梅毒螺旋体能穿过正常黏膜，也能穿过上皮表面上的微小擦伤，该病从一开始起，就属于全身性疾病。病变最先发生于生殖器官，可能是该处进入的螺旋体数量极多，黏膜的潮湿温暖环境又极适宜其繁殖。

螺旋体在初疮内大量增殖，3~5 天后通过淋巴管进入淋巴结，再经过静脉回流进入血液循环，继则在全身皮肤上发生播散性的皮疹—梅毒疹，进而引起心血管、骨关节和神经系统病变。晚期在皮肤和所累及的其他器官发生具有严重破坏作用的树胶肿，它的发生和扩展蔓延又将破坏更多器官的功能，梅毒还在免疫力增强或不充分治疗的情况下转变为隐性梅毒，使临床症状暂时消失，当人体免疫力一旦低下时又重新活跃和繁殖，重新发病的梅毒称再发梅毒，其症状加重，治疗更加困难。

二、中医论述

本病的病因病机为湿热邪火化毒所致，《外科正宗》提出："夫杨梅疮者，以其形似杨梅，又名时疮，因时气乘变，邪气凑袭，又名棉花疮，自期绵绵难绝。有此三者之称，总由湿热邪火之化……气化者，毒在皮肤……精化者，毒在骨髓"《简明医彀·杨梅疮》，中说："此疮乃湿热邪毒所成。"

1. 天行时毒相感　《霉疮秘录·霉疮或间》中提到："岭南之地，卑湿而暖，霜雪不加，蛇虫不蛰，诸凡污秽蓄积于地，迂一阳来复，湿毒与瘴气相蒸……人感之则疮疡易侵。"《保婴撮要·杨梅疮》中说："杨梅疮，乃天行时毒。"《霉疮秘录·霉疮总论》说："霉疮……天厉时行。"

2. 男女淫乱相染　《霉疮秘录·霉疮总论》中有："霉疮一证……传染妻孥……交媾斗精，气相传染……"《医宗说约·杨梅疮》中有："疮形如杨梅……皆因入房不净，淫火郁结之毒也。"

3. 非性传染　《外科大成·杨梅疮》中有"夫梅疮……总有湿热邪火之化，而有精气二者之殊。精化由欲染者重，气化由传染者轻"，这里的气化传染，即是非性接触传染。

4. 胎传遗毒 《外科真诠·小儿部·遗毒》中有“遗毒系先天遗毒于胞胎，有禀受染受之分，禀受者由父母先患梅疮而后结胎原，婴儿生后，周身色赤无皮，毒攻九窍，以致烂斑，患此难愈……染受者乃先结胎元，父母后患梅疮，毒气传于胎中，婴儿既生，则头上坑凹，肌肤先出红点，次发烂斑，甚者攻口角眼眶耳鼻，及前阴突道破烂……若延毒遍身，日夜啼哭，不吃乳食者，属毒甚气微，终难救治。”

5. 正虚邪入 《霉疮秘录·霉疮方法》中有：“夫霉疮为患，正气不虚，则邪毒不入。”

总之，湿热邪火化毒侵入人体而发病。《景岳全书》对其发病机理做了阐述：“盖此淫秽之毒，由精泄之后，气从精道乘直透命门，以灌冲脉。所以外而皮毛，内而骨髓。凡冲脉所到之处，无所不到，此甚为害，最深为恶。”此毒也可传入心、肝、脾、肺、肾等诸脏而发缠绵难愈的恶疾。

[诊鉴要点]

一、诊断要点

梅毒根据其传染途径和临床表现的不同，分为后天梅毒（获得性梅毒）和先天梅毒（胎传梅毒）两个类型。

（一）临床表现

后天梅毒根据感染时间、临床症状、传染性等分为一、二、三期及潜伏梅毒（隐性梅毒）。一、二期合称早期梅毒，多在感染后2~4年内发生，传染性强，三期又称晚期梅毒，多在感染后2~4年后发生，一般无传染性。隐性梅毒即上述各期梅毒在临床症状消退后无症状、脑脊液阴性而梅毒血清反应阳性者。当前为简化，一般感染在2~4年以内者称早期隐性梅毒。超过四年者称为晚期隐性梅毒。潜伏梅毒的期限可以短于1年，也可长达终生，其病程特点为：

第一潜伏期：从感染到初疮出现的无症状阶段，一般为2~3周。

一期梅毒：从初疮（硬下疳）发生到硬下疳自愈，一般为3~6周。

第二潜伏期：从硬下疳消退到梅毒疹出现前的无症状阶段，一般为1~2周。

二期梅毒：从梅毒疹出现到不再发生的整个阶段，一般为0.5~3年，病情有以下三种表现，即活动二期梅毒、潜伏早期梅毒和复发早期梅毒。

第三潜伏期：从二期梅毒消退到三期梅毒出现前的无症状阶段，短者仅2~3个月，长者可5~10年。

晚期梅毒，从结节梅毒疹或树肿出现到所有病变消失的阶段，一般为1~5年或更长时间。病情也分为活动晚期梅毒、潜伏晚期梅毒和复发晚期梅毒。

由于输血、器官移植、外科创伤等深部感染所致的梅毒，第一潜伏期为3~6周，不发生硬下疳而直接进入二期梅毒，以后的病程进展同前。

先天梅毒是母体通过胎盘感染胎儿而发生的梅毒。该病种无潜伏期，如果不是经皮肤黏膜感染，即不发硬下疳而无一期梅毒，病程特点为：

早期先天梅毒：少数在胎儿期发病，且大多早产和死亡，多数在生后3~6个月发病，症状同二期梅毒，也有极少数生后无症状但血清反应阳性。该病一般发生于2岁以内。

晚期先天梅毒：相当于后天梅毒的三期，可开始于2岁后的任何时间。多见于3~8岁。该病除侵犯皮肤、黏膜以及其他晚期后天梅毒的病变外，还可能发生发育上的畸形，如牙齿、骨骼、眼睛，留下终生的梅毒特征。

先天隐性梅毒，系指无临床症状，脑脊液阴性而梅毒血清试验阳性者。2 岁以内叫早期先天潜伏梅毒，2 岁以后出现上述情况者叫晚期先天潜伏梅毒。

症状的出现与否和螺旋体的数量、毒性、病人的抵抗力、治疗等许多因素有关，极少数人在感染梅毒后未经治疗也终身不发病。

机体自身通过性接触或其他途径而感染的梅毒，即自身获得的梅毒，称为获得性梅毒，也叫后天性梅毒。其临床表现主要有：

一期梅毒：

硬下疳，从遭受感染到梅毒螺旋体入侵处引起局部亚急性炎症，约经历一个 2 ~ 4 周的潜伏期，接着发生梅毒的第一个损害—初疮，也叫硬下疳。

好发部位仅发生于感染部位。90% 以上发生于生殖器区，如男性的冠状沟、龟头、包皮，女性的大阴唇、小阴唇、阴蒂、阴道前庭、子宫颈等。现在非生殖器下疳大为增多，特别是在男子同性恋者中，下疳常出现于直肠、肛门或其附近，且外形常不典型而类似直肠裂和其他良性损害而被忽视。非性交接触的硬下疳发生部位更复杂，如唇、舌、咽、乳头、手指、眼、耳等处均可能出现。

常为单发，个别可多发。初发为红色斑块或丘疹，边缘清楚，捻搓后可有轻度的炎症性水肿。以后隆起形成豆大至指头大的硬结，多呈圆形，表面糜烂、溃疡或覆盖薄痂，愈合后表面光洁，直径 1 ~ 2cm，红色或紫红色，硬韧如橡胶块，外围有一圈活跃的炎症反应圈，周围有浸润，触之软骨样硬感，无疼痛和压痛，一般持续 3 ~ 6 周。

在硬下疳发生后 3 ~ 6 周出现腹股沟浅淋巴结内侧群肿大，可单侧也可双侧，常肿大数个淋巴结。

二期梅毒：

硬下疳发生后 6 ~ 12 周（平均 8 周）即出现二期梅毒的症状，一期梅毒消退以后有 1 ~ 2 周的潜伏期，即第二潜伏期。二期梅毒时螺旋体经淋巴管及血液传播全身，累及皮肤黏膜、眼、骨关节及内脏。

前驱症状：患者可有发热（T 38 ~ 39℃）、头痛、咽痛、关节痛、厌食、乏力等全身症状，少数病人还会出现恶心、呕吐、眩晕等症。

皮肤病变：主要表现为梅毒疹。一般在感染后 2 ~ 4 个月（平均 3 个月）发生。

斑疹性梅毒疹：包括玫瑰疹和梅毒性白斑两种。

玫瑰疹：为二期梅毒最早出现的皮肤损害。75% 以上的病人均可发生，好发部位为胸腹、四肢内侧、手掌和足底，少则 3 ~ 5 个，多则遍及全身，呈散在对称分布，性状为圆形或椭圆形，直径 1cm 左右，初起为淡红色，边界不甚清楚，数天后转变为玫瑰色，晚期变为暗红色或黄褐色，扪诊可有轻度浸润。进行期疹面充盈，略突出皮面，消退期疹面有浅的皱褶，消退后有少量细碎的鳞屑，一般不留痕迹。

梅毒性白斑：原发性白斑好发于二期梅毒中期，呈点状/条状或片状的浅色斑，边缘清楚，面积较小，从蚕豆大至鸡蛋大，常见于深色皮肤女性，并与其他梅毒疹同时存在，继发性白斑是其他梅毒疹消退后遗留的色素脱失斑，好发于二期梅毒的晚期。

丘疹性梅毒：可由斑疹发展而来，亦可直接发生，好发部位除胸腹、四肢内侧之外，多发于面部、前额、掌跖等处，性状为豆大左右，有明显浸润，呈赤铜色或暗红色，突出皮肤表面，呈半球状，可伴有鳞屑，早期者数目较多。散在对称，迟发或复发者可集群而排列成各种形状。

按其形态可分为斑丘疹样梅毒疹、微丘疹样梅毒疹、豆状丘疹样梅毒疹、镜状丘疹样梅毒疹、环状梅毒疹、肥厚丘疹样梅毒疹、苔藓样梅毒疹、环状丘疹样梅毒疹、伞房花样梅毒疹等。

扁平湿疣：为二期梅毒最常见的皮疹之一。好发于会阴部、肛周，偶尔也见于口角和趾缝等皱褶部位。病变可由肥厚丘疹增大或互相融合演变形成，也有原发的疣状增生，其性状为1～3cm直径大小的蕈状损害，可呈分叶状，暗红色或污秽色，表面可有糜烂坏死和少量分泌物，内有大量梅毒螺旋体，传染性极大，大块的疣有裂沟、出血，但不疼痛，也不妨碍排便。

脓疱性梅毒疹：较为少见，多发于营养不良、体质衰弱而抵抗力低下者，如肺结核、溃疡病后或长期应用激素者。皮疹可继发于丘疹，广泛散发于躯干四肢，且累及面部，在红色浸润的基底上发生脓疱，破后形成表浅或较深的溃疡，上有不同厚度的脓痂被覆。按其表现形态又可分为脓丘疹样梅毒疹、浅脓疱样梅毒疹、多房性脓疱样梅毒疹、厚痂样梅毒疹、蛎壳样梅毒疹、痤疮样梅毒疹等。由于皮损破坏达到真皮，故愈后残留瘢痕。

梅毒疹的特点和鉴别

梅毒性脱发：二期梅毒的病原体可侵犯头皮的某些区域，破坏毛囊，发生脱发，发病率约为10%。好发于枕后、颞部，呈指甲大的小斑片性脱发，数多，网眼状，疏密不匀，状如虫蛀，边界不清，斑中常残存部分毛发，远距离观看明显，不论治疗与否均可自愈。脱发的原因可能由于毛囊受到梅毒性浸润或累及颈交感神经所致。

梅毒性指（趾）甲改变：这是因为梅毒螺旋体侵犯甲床、甲沟或发生丘疹性梅毒疹所致。

梅毒性甲床炎：见于二期梅毒晚期，初发有甲板下红肿，疼痛不甚明显，甲根部随后红肿，病程2个月以上时指（趾）甲变形，易脱落。

梅毒性甲沟炎：可与甲床炎同时存在，也可单发。甲沟内肿胀充血，甚至形成小脓肿，多见于复发梅毒，可反复发作。

黏膜损害：在二期梅毒中常非常多见，是梅毒病变活跃的标志之一，通常不发生化脓、糜烂和溃疡。

梅毒性鼻炎、咽炎及喉炎：发病缓慢，一般无全身症状，鼻、口腔和咽喉黏膜红肿，淋巴滤泡肿大，严重时有糜烂渗出，可有咽痛、吞咽困难、鼻干燥或出血、声音嘶哑或失音等症状。

黏膜斑：为二期梅毒黏膜损害的主要表现，一般不过早发生。病变主要侵犯扁桃体、舌、咽、唇、齿龈和颊黏膜，也可累及生殖器，女性主要在小阴唇及阴道黏膜。男性多见于龟头及包皮内侧。性状表现为灰白色指甲大小的微隆起的斑片，表面糜烂，上覆有薄而湿润的白痂膜，多为豆状大小，散在分布，可新旧交替发生，痂膜脱落则自愈。

淋巴结病变：淋巴结肿大也是二期梅毒活动的一个标志。除了体表淋巴结肿大外，还可以引起内脏的淋巴结肿大，有环状梅毒疹和疱疹性梅毒疹的病例症状更严重一些。

骨骼病变：常见的是骨膜炎，好发于长骨，如胫骨、尺骨、肱骨，呈持续性钝痛，夜间加重，常对称发生，扪诊有骨膜增厚。

眼病变：较少见，可引起虹膜炎、虹膜睫状体炎、脉络膜炎和视神经网膜炎。

肝病变：发病率达10%，肝脏肿大和发生梅毒性肝炎，黄疸罕见。但碱性磷酸酶活性增高。

神经病变：脑脊液检查有细胞和蛋白增多，华氏及VDRL反应阳性。有症状的二期神经梅毒极少见，按性质可分为梅毒性脑膜炎、脑血管梅毒和脑膜血管梅毒，分别出现相应的临床症状。

三期梅毒：

一般在感染后4年左右发生三期梅毒，但无明显的界限和一定的时期，有的迟达十几年或更长时期后才出现症状。二期梅毒尤其是三期梅毒的准确确认并不是以时间计算为主，而是以皮肤损害的性质来确定的，近20多年来三期梅毒已极为少见，只有全部未经治疗病人的25%～35%才由二期梅毒转为三期梅毒。

三期梅毒与早期（一期、二期）梅毒有很大的差异，其临床特点如下：

①病变进展慢，皮疹数目少、不对称和较局限。②螺旋体减少或消失，传染性小，但侵害浸润深，对组织破坏强。③可破坏重要器官。梅毒螺旋体侵犯内脏器官后，可引起脑脊髓病变（如脊髓痨、麻痹性痴呆）、心血管病变（如主动脉炎、主动脉关闭不全、主动脉瘤）、骨关节病变（如骨膜炎、骨髓炎、关节炎）等。④感觉器官常被累及，如由于面部病变所致毁容，四肢病变造成畸形残废。⑤驱梅治疗很难彻底治愈，病变组织恢复缓慢。

（1）皮肤病变：晚期梅毒所出现的皮肤病变主要为结节性梅毒疹、肉芽肿样梅毒疹、树胶肿和近关节结节。其特点为：原发疹为皮内、皮下肉芽肿浸润所引起的铜红或紫红色结节性损害，疹多呈局限性，单发或多发，分布不对称，进行缓慢且集群而排列成环形、弧形、肾形、马蹄形，常常一边愈合、一边扩展，结节破溃后溃疡，愈后有瘢痕，周围绕以色素沉着，近卫淋巴结不肿大，亦无疼痛，治疗困难，如不治疗可持续多年而不愈。

1）结节性梅毒疹：好发于四肢伸侧、躯干，面部亦可累及。初发为皮内结节，粟粒至豌豆大小，结节表面光滑、质硬、集群状分布，活动期呈红色，消退期为褐色。损害为中心退行，形成环形、弧形或蛇形排列，也可从中心坏死形成坏死形结节，结痂后脱落，形成豚脂膜样瘢痕。

2）肉芽肿样梅毒疹：又叫雅司样梅毒疹。初发时为硬性肿块，继之肿块突出皮肤，表面不光滑而呈肉芽组织样外观。

3）梅毒性树胶肿：三期梅毒最常见的皮损。可发生于身体的任何部位，但以小腿、头皮、前额等处更为多见。初发为蚕豆至鸽卵大小的硬性结节，单发或多发，突出皮肤黏膜表面，也向深层浸润性地生长，表面不光滑，颜色早期为皮色，后转为暗红色或红铜色，持续约1～3个月，然后中心软化破溃，形成边缘整齐、凿缘较深的溃疡，排出黄色、黄褐色的黏性分泌物，黏液类似树胶，故把这种病变叫树胶肿。此等溃疡如不治疗，常迁延日久而不自愈，愈后留有萎缩性瘢痕，伴有色素沉着。

4）近关节结节：好发于肘、膝、踝等大关节周围的皮下结节，表面无炎症，缓慢增大，直径可达1～2cm或更大，坚硬且不与皮肤黏连。妨碍关节的功能活动。

（2）黏膜病变

1）硬化性黏膜炎：好发于舌、唇、软腭等活动器官，病变初发为黏膜泛发性红斑，以后逐渐增厚，最后使器官丧失活力。如硬化性舌炎使舌表面形成条状的硬化脊、沟而妨碍语言和吞咽，硬化性咽炎使软腭、舌腭弓等硬化，组织病理上，黏膜下为炎性细胞浸润及纤维组织增生。

2）黏膜树肿胶：常见的有硬腭树胶肿和鼻树胶肿，当其发生于上腭时可破坏骨质，溃破后口腔和鼻腔相通，发生于鼻中隔者鼻骨被毁坏而形成鞍鼻，成为三期梅毒的典型症状。

（3）骨梅毒：二期梅毒即可发生炎症性骨病变，但三期骨梅毒的发生率要高得多，病变亦严重得多。常累及长骨（胫骨多见）、颅骨和肩胛骨，按其病变性质而言以骨膜炎居多，骨髓炎次之，骨炎少见，也可同时存在。

（4）心血管梅毒：三期梅毒常会侵犯心血管，这是在二期梅毒侵犯心血管的基础上发生的，二期时心脏有代偿功能，可不显示病变和症状，至晚期梅毒阶段则症状体征明显，损害严重。主动脉炎是心血管梅毒的原发损害，在此基础上可发展为主动脉瓣关闭不全、主动脉瘤及冠状动脉病。该病变一般在感染梅毒螺旋体5～10年以后发生。

1）单纯性主动脉炎：常累及升主动脉，主动脉壁明显增厚，弹性减弱。临床症状有心悸、气短、胸骨下疼痛、阵发性呼吸困难，体征主动脉瓣区第二音增强，呈鼓音。X线检查示有主动脉扩张，心电图常无明显改变。

2）主动脉关闭不全：为主动脉炎的继续，症状相似而严重。有不同程度的心脏代偿功能障碍，可有发绀、水冲脉、股动脉枪击音及指甲部毛细血管搏动等特点，可与神经梅毒并发。X线检查示左心室扩大，心脏代偿功能障碍，可有发绀、水冲脉、股动脉枪击音及指甲部毛细血管搏动等特点，可与神经梅毒并发。X线检查示左心室扩大，心脏左下移位、扩大、呈靴形。此病引起的心力衰竭常是造成死亡的重要原因。

3）主动脉瘤：病变在晚期梅毒中较常见。常累及升主动脉及主动脉弓部。早期无明显症状，晚期可因瘤体压迫而出现疼痛，胸部搏动、呼吸困难、咳嗽、吐血、声音嘶哑等症状。主动脉瘤破裂是造成死亡的重要原因。

4）冠状动脉病：少见。引起的原因为冠状动脉发生闭塞性动脉炎。

5）心肌树胶样肿：因梅毒而发生的炎性肿块和组织坏死，范围小时常无症状，肿块增大而妨碍心肌收缩时可有心跳、气短，心间隔处的病变可产生心电左束传导阻滞，压迫二尖瓣时可致二尖瓣狭窄，弥漫性的树胶肿会导致心力衰竭，也会因用力或胸腔受外力时发生心脏破裂。

（5）神经梅毒

1）无症状性神经梅毒：临床上无中枢神经系统症状和体征，但脑脊液有异常的变化。

2）脑膜炎：临床症状与结核性脑膜炎完全相同，但发病年龄不是儿童而是老年人。

3）脑血管炎：主要是血管壁浸润性炎症，血管壁增厚，管腔狭窄，临床出现脑供血不全和脑血管栓塞的症状，和脑动脉硬化性血栓形成的病变相似。

4）实质性神经梅毒：主要有脊髓痨、麻痹性痴呆和脑树胶肿三种。

脊髓痨：发生于感染梅毒后10年以上，可迟至20年以上发病，发病率居症状性神经梅毒的首位，危害性大。早期有闪电样疼痛，感觉障碍、膝反射迟钝及瞳孔对光反应迟钝，在发展过程中，可引起膀胱收缩无力、共济失调和各种危象。关节病和视神经萎缩发生较迟。昂贝征、阿罗瞳孔有助于诊断。

麻痹性痴呆，前驱症状有头痛、精神不集中，继续发展到出现性格改变、记忆力减退，痴呆、精神淡漠。还会出现夸大型、妄想型、幻觉型等精神病的类似症状，最后大脑明显衰退，癫痫频发，大小便失禁而卧床不起。

树胶肿：在脑组织内发生肿块和坏死，症状表现类似脑肿瘤。压迫定位症状有瘫痪、感觉障碍、失语、失用、失读、失写、偏盲、癫痫发作等。

（6）其他晚期梅毒：能见到的还有间质性角膜炎、梅毒性视神经炎，肺树胶肿、肺纤维化梅毒、肝树胶肿、肾树胶肿、膀胱树胶肿等。

潜伏梅毒：

又叫隐性梅毒，不论早期梅毒或晚期梅毒，没有出现临床症状和体征，脑脊液检查正常而仅有梅毒血清反应阳性时叫潜伏梅毒。2年以内者称为早期梅毒，2年以上者称为晚期潜伏梅毒。

晚期潜伏梅毒一般无传染性，但孕妇例外，她们在感染多年以后，仍可能传染胎儿，未经治疗的潜伏梅毒患者中，约有30%最终将发生三期合并症。

妊娠梅毒：

妊娠梅毒是后天梅毒的一个特殊时期。其定义为：妊娠妇女发生梅毒或者梅毒患者妊娠，均可称为妊娠梅毒。它是发生先天（胎传）梅毒的先决条件。

对怀孕妇女的危害：孕妇患早期梅毒对胎儿传染性很大，患晚期梅毒对母体的危害甚大。首先，梅毒可消耗母体营养而出现发烧消瘦症状。其次，妊娠又可使梅毒病变加重，继而出现心脏、血管、神经、骨关节的病变，还可能发生脱钙、失血、胎盘早期剥离。

对胎儿的影响：由于胎盘内有梅毒病变，影响对胎儿的营养供应，以致胚胎的发育受到阻碍，形成期可发生梅毒病变。胎儿血液循环中，淋巴细胞增多，肝脾肿大。由于胎盘病变及胎儿期梅毒，可有50%以上的胎儿流产和早产，早产儿中95%以上为死婴，足月儿中45%为死婴，活婴中的65%已感染梅毒，故妊娠梅毒可获得健康婴儿的概率是很低的。

先天梅毒（胎传梅毒）

先天梅毒是由患梅毒的孕妇体内的梅毒螺旋体，通过母血与胎盘绒毛的渗透和弥散作用，经胎盘沿脐带静脉周围淋巴间歇或血流而侵入胎儿体内的，所以先天梅毒称之为胎传梅毒更为贴切。

先天梅毒的临床特点主要有：因其传染途径是经胎盘血流感染，早发性先天梅毒的表现与后天的二期梅毒相似，但症状剧烈，大多于出生后不久（6个月以后）即有弥漫性发疹，口围及肛周的浸润性损害可以发生明显的破裂，将来愈合后留下显著的瘢痕，鼻炎可毁坏鼻中隔，肝、脾肿大，内脏严重损害等。婴儿常因之而死亡，影响营养发育者较多，尤其是牙齿、骨骼方面的营养障碍明显。

1. 早期胎传梅毒

2岁以前发病的胎传梅毒。早者在胎儿期即已患病，多数在3~9个月发病。

（1）一般发育情况：多为早产儿，身体衰弱，生活力低下，几乎不能吸吮及大声啼哭，肌肉和皮下组织常常萎缩，皮肤苍白，松弛而有皱纹，外观如老人貌，体重增加迟缓，常有轻度发热。

（2）皮肤损害：与成人二期梅毒疹基本相同。皮疹大部分在生后1~2个月内出现，可以为斑疹、斑丘疹、丘疹、水疱及脓疱等。

毛发损害，可因毛囊周围有梅毒性浸润及血管炎而发生毛发脱落，分布不均匀，面积较大而片数较少。

指甲损害，先天梅毒可出现甲沟炎及甲床炎。

（3）黏膜损害：以梅毒性鼻炎为最常见，多在1~2个月内出现。初起时鼻黏膜肥厚，下鼻甲肿胀，有黏液脓性或脓血性分泌物，干燥后结成黄褐色的痂皮，堵塞鼻腔，呼吸及吮乳困难，发出哼哧哼哧的呼吸之声，称为"涕溢"，又因被迫饥饿而营养不良，如不及时治疗，损害可以继续发展。鼻黏膜破溃，鼻软骨和鼻骨也可被累及破坏，鼻中隔穿孔、鼻背塌陷形成鞍鼻。

（4）骨损害：较常见。其中有特征性的为骨软骨炎，一般在半岁前发生，常见于肘、膝关节，局部肿胀。患儿因肢体疼痛引起肌肉痉挛而无法运动，叫假性瘫痪，手指骨膜炎及骨炎可使手指呈梭形肿胀，常累及手指的中节，形成特有的梅毒性指炎。

（5）内脏损害：最多见者为肝、脾肿大，约40%的患儿有肝大，90%的患儿有脾大。男婴的睾丸、附睾亦可被侵及，肿大变硬且常伴有阴囊水肿。正常新生儿的附睾通常摸不到，但当有梅毒损害时则易触及，呈硬绳索状，附睾尾部很硬，有孤立性浸润。

2. 晚期胎传梅毒 2岁以后发病的胎传梅毒，多数在3~5岁或更晚发生病变。

（1）皮肤和黏膜损害，主要为皮肤和黏膜的树胶肿和硬化性黏膜炎。

（2）眼损害：发病率最高的眼损害，即实质性角膜炎，多见于学龄儿童。

（3）神经损害：多见的为第八对脑神经受累引起的耳聋，患耳10岁左右突然发病。

（4）发育上的畸形

①圆凸额，额骨向前突出，还可发生额骨或顶骨的骨性结节。②鞍鼻：少年期后鼻梁塌陷。③哈钦森（Hutchinson）齿：双侧第一门牙齿下端比上端狭窄，前后径比正常厚而短小，下缘中央有半月状缺口呈腰鼓形，妨碍切咬功能。④孟（Moon）氏齿：第一磨牙体较正常小，牙尖向中央倾斜，集中在合面的中部如桑葚状，故又叫桑葚齿。⑤军刀腿：小腿胫骨骨膜肥厚，胫骨前方显著弯曲呈军刀形，可以有压痛。⑥希古门克（Hegoumen kis）氏征：锁骨近胸骨肥大，有外生骨疣，单侧发病。⑦舟形肩胛骨：肩胛骨内缘外翻，呈舟状。

（二）实验室检查

1. 暗视野显微镜检查 早期后天梅毒和先天梅毒的病损中可以找到具有形态典型和活动的螺旋体，这可为确诊提供最可靠的依据。

暗视野检查时，对溃疡性损害的表面勿造成出血，因标本中如有红细胞则少量梅毒螺旋体难于发现。挤压病损（戴手套!）有助于浆液的取得。活的梅毒螺旋体可见缓慢地来回运动，沿其长轴旋动，在其中心附近突做90°的屈曲。

活检或病例标本用荧光抗体染色或银剂染色，亦可见到梅毒螺旋体。

2. 血清学检查 包括非螺旋体抗原试验和螺旋体抗原试验。一般自梅毒发病后2周左右，血清血试验即呈阳性，并持续于各期梅毒的始终，故临床上主要依赖血清学试验以帮助确诊。

（1）非螺旋体抗原试验

USR试验为改进的VDRL试验，即血清不加热，反应原仍为VDRL反应原尤其对潜伏梅毒的临床诊断有重要参考价值。

VDRL试验于硬下疳发生后1～2周即可出现阳性，一期梅毒中约有65%的患者阳性，显然该试验阴性尚不能除外一期梅毒、二期梅毒中99%的患者阳性。

（2）螺旋体抗原试验（FTA－ABS试验）：最先应用，迄今为止，最好的可能还是TPI试验，其原理是当特异性抗体和补体存在，可抑制或梅毒螺旋体的运动。

（3）梅毒血清假阳性反应：指就诊人未患梅毒，而梅毒血清试验呈阳性反应者，主要有三种情况：

1）技术性假阳性：即由试验过程造成的假阳性，如标本的制作、保存、转送和操作等造成的误差，占全部阳性率病例的25%。

2）生物假阳性：①急性生物学假阳性：某些急性发热性疾病，可能出现一时生物学假阳性，如麻疹、风疹、猩红热、水痘、疟疾、败血症等。②慢性生物学假阳性：常见的疾病有系统性红斑狼疮、麻风、类风湿关节炎、肝硬化、结节性多动脉炎、干燥综合征等。③正常生理状况下假阳性反应：如妊娠、产后数天内、月经期、注射疫苗后。

3）血清固定反应：梅毒已彻底治愈，而无临床症状，但血清反应不转阴，有的人甚至终生不变，可不必治疗，按期观察。

［附］：卫生部性病专家咨询委员会提出的梅毒诊断标准：

（一）一期梅毒

1. 有性乱史，有2～3周潜伏期。
2. 典型的临床表现　一般为单个无痛性硬下疳，多发生在生殖器，少见于口唇及其他部位。
3. 实验室检查

（1）暗视野见有梅毒螺旋体。

（2）梅毒血清试验阳性。

（二）二期梅毒

1. 有性乱史及硬下疳史

2. 典型的临床表现　皮疹可多形表现，一般多发、对称，有轻度浸润，缺乏自觉症状。掌跖可见有脱屑斑疹，黏膜可见黏膜斑，阴部或肛门可发生扁平湿疣或湿丘疹，簇状脱发，浅淋巴结肿大及轻度不适。

3. 实验室检查

（1）扁平湿疣、阴部湿丘疹或黏膜糜烂可检查出梅毒螺旋体。

（2）梅毒血清试验阳性。

（三）三期梅毒

1. 有性乱史，一、二期梅毒病史。

2. 典型的临床表现　结节性皮疹或皮肤、黏膜、骨骼树胶肿。心血管系统也易受到侵犯，主要有单纯性主动脉炎、主动脉瓣关闭不全与主动脉瘤。少数病例神经系统也受侵犯，主要有脑血管梅毒、脑膜炎、脊髓痨与麻痹性痴呆。

3. 实验室检查　神经梅毒白细胞与蛋白增加，VDRL和FTA－ABS·CSF阳性反应。

（四）潜伏梅毒

1. 有性乱史及梅毒病史。

2. 无临床症状及体征，包括心血管及脑神经系统。

3. 非特异性试验二次阳性，如有疑问可做特异性试验。

（五）胎传梅毒

1. 生母为梅毒患者。

2. 临床表现　有典型早期或晚期胎传梅毒。

3. 实验室检查

（1）暗视野检查：早期皮肤与结膜损害为阳性。

（2）梅毒血清试验：阳性，晚期一部分病人非特异试验也可阴性。

二、鉴别诊断

（一）一期梅毒

1. 生殖器疱疹　疱疹性溃疡为多发性，病损浅表，早期为水疱，疼痛，Tzanck试验阳性，溃疡基底部可见多核巨细胞存在。

2. 软下疳　溃疡常为多发性，疼痛而有渗出，但无硬结。

3. 性病性淋巴肉芽肿　与梅毒横痃不同的是初疮为炎症性丘疹，疼痛而且淋巴结节性肿大，有化脓粘连，Frei试验阳性。

4. 药疹　潜伏期仅数小时至数日，自觉灼热瘙痒，局部充血、水肿、糜烂，服药后可复发。

实验室检查，梅毒螺旋体阴性。

（二）二期梅毒

1. 玫瑰糠疹 病因不明，好发于胸、季肋部，皮疹为卵圆形，红色或紫红色，有糠秕状鳞屑脱落，瘙痒，2～3个月可自愈。

2. 花斑癣 为浅部真菌病，有细碎鳞屑，皮疹为鸽卵至蛋黄大小，红色或褐色斑片，夏季加重，实验室镜检，真菌阳性。

3. 白癜风 病因不明，面积大小不等，白斑边缘清楚，周围色素加深，无自愈倾向，无任何自觉症状。

4. 尖锐湿疣 初发为小颗粒状疣状物，增大后肿物表面仍有疣状物，呈球团状，有时裂沟将疣体分成多瓣状，呈鲜红色，实验室检查梅毒螺旋体阴性。

5. 链球菌咽炎 常伴有全身发热、WBC升高等全身症状，咽部可有化脓性白点，抗生素治疗很快痊愈。

［治疗］

一、中医方案

（一）针灸疗法

毫针法：主穴：关元、中极、次髎、行间、阴陵泉、三阴交、太溪。配穴：眼受损者，加风池、睛明、太阳、肝俞、太冲；有消化系统损害者，加脾俞、胃俞、足三里、上巨虚、下巨虚；有心血管损害者，加尺泽、太渊、照海；有泌尿系统损害者，加肾俞、膀胱俞；有骨骼损害者，加大椎、肾俞、阴陵泉、悬钟；有神经系统损害者，加百劳、百会、大椎、肾俞；有关节损害者，加大椎、肩井、曲池、阳陵泉、气海、八髎、内关、内庭、绝骨、委中、环跳、昆仑、天应。

方法：虚证用平补平泻法，实证用泻法，2日1次，针刺得气后，留针30分钟。

方释：本组取穴照顾到六个方面的效果。一滋阴降火，如：太溪、肾俞、中极；二滋补肝肾，如：关元、肝俞、照海；三强心护心，如：内关、尺泽、太渊；三健脾和胃，如：脾俞、胃俞、足三里；四化湿解毒，如：上巨虚、下巨虚、委中；五通络止痛，如：绝骨、内庭、环跳；六散风退斑，如大椎、曲池、阴陵泉、阳陵泉。此外，还有对症治疗，主要有眼损害用睛明，消化系统损害用足三里，心血管损害用心俞、膈俞，呼吸系统损害用照海，泌尿系统损害用膀胱俞，神经系统损害用百会、百劳，骨骼损害用大椎、悬钟、气海等。

（二）内治法

早期：不洁性交后3周左右发病，通常在前后阴出现病变（精化）。或其他部位（气化）初起为红斑或红疹，继则肿起，触之坚硬，边有出血线，后渐糜烂，或结痂，发展缓慢，约3周后常在胯腹一侧或两侧发生横痃，舌质红，苔薄白，脉弦滑。治宜清血解毒，祛风除湿。方选清血搜毒饮加减：土茯苓40g，白鲜皮、当归各15g，生甘草、防风、荆芥、羌活、僵蚕各10g，生大黄6g。

方释：方用土茯苓解杨梅毒之主药，用量宜重，白鲜皮清热解毒，化湿止痛，荆芥、防风、羌活散风消肿，僵蚕、大黄、甘草、当归活血散结，化痰散核。

中期：皮损陆续发生，新旧不一，形态多样，其中以形似花朵为常见，不觉痒痛，伴发热恶寒，骨节酸痛，咽痛，舌质红，苔少，脉细数。治宜清血搜毒，通络散结。方选三仙驱梅丸。三仙丹、琥珀、大枣、朱砂各120g，冰片6g，麝香1.5g，研细末。大枣去核捣泥，捻药为丸，一料药捻成800粒，每粒含三仙丹1.5g，绿豆汤送下，日2次，1次1粒。

方释：方用三仙丹解毒散结，因其含有汞剂，故用大枣包服，一是避免烧灼黏膜，二是缓解药性，朱砂、冰片、麝香通络散结，宁心护神，绿豆汤下，取其清解毒热，防毒内陷。

晚期：结毒溃破，腐臭不堪，鼻塌唇缺，喉穿目蚀，乏力气短，舌质淡红，苔少，脉细弱。治宜扶正祛邪，补气托毒。方选扶正托毒饮加减：生黄芪60g，白花蛇、白芷、白附子、川草乌各10g，当归15g，儿茶、全蝎各6g，龟板12g。

方释：方用黄芪、当归、龟板益气养阴，托毒外出，白花蛇、全蝎搜风祛毒，白附子、白芷、川草乌散风托毒，儿茶解毒生肌，有利于结毒溃疡的愈合。

胎毒：凡患儿出生后始见肤生斑疹，水疱、脓疱。毛发、指甲脱落，伴咽肿音哑，貌似老人，音声微弱，身形短小，二便不通，乳水难进。治宜补益气血，解毒祛邪，方选驱梅汤加减：土茯苓、生黄芪各30g，生甘草、白鲜皮、当归各15，苍耳子、补骨脂各10g，银花、人参（另煎兑入）各6g。

方释：方用人参、黄芪、当归、甘草甘温益气，扶正御邪，银花、白鲜皮、甘草清热解毒，苍耳子宣通肺气，解毒止痛，补骨脂强筋壮骨，以防毒陷骨髓。

加减法：兼见横痃加服小金丹，或加败酱草、马鞭草、鱼腥草，兼见杨梅结毒加服金蝉脱甲酒，兼见脊髓痨加服刘氏地黄饮子。

（三）中成药

1. 土茯苓煎剂 土茯苓60g，银花15g，生甘草10g。内服，日1剂，有预防与治疗作用。

2. 清血搜毒丸 血竭、广木香、青木香、丁香、儿茶、巴豆霜、水泛为丸。内服，每次3g，日2～3次，适用于本病早期。

（四）外治法

1. 霉疮皮肤焮红，烂斑时，外扑鹅黄散、结毒灵药。
2. 横痃、杨梅结毒未溃时，选用冲和膏、醋、酒各半调成糊状，外敷。
3. 破溃时：先用五五丹掺在疮面上，外盖玉红膏，日1次。
4. 待其脓腐涤尽，再用生肌散掺在疮面，盖玉红膏，日1次，直至收功。
5. 若头痛如劈，试用碧云散搐鼻。

二、西医方案

（一）一般治疗原则

诊断必须明确。越早期治疗效果越好。治疗剂量必须足够，疗程必须规则。治疗后要经过足够时间追踪观察。传染源及其性伴须接受检查治疗。治疗前、治疗期间禁止性交。

（二）治疗方案

1. 早期梅毒 包括一期、二期及病期在2年以内的潜伏梅毒。

(1) 普鲁卡因青霉素G，每日80万U，肌注，连续10～15天，总量为800万～1200万U，或苄星青霉素G，240万U，1周1次，肌注，共3次。

(2) 对青霉素过敏者，盐酸四环素，500mg，每日4次，口服，连服30天，或红霉素，每日4次，每次500mg，共服30天，或多西环素100mg，每日2次，连服30天。

治疗后血清试验：第3、6及12个月各检查1次。

2. 晚期梅毒 包括三期皮肤、黏膜、骨骼梅毒，晚期潜伏或不能确定病期的潜伏梅毒及二期复发梅毒。

(1) 普鲁卡因青霉素G，每日80万U，肌注，连续20天，或苄星青霉素G，240万U，每周1次，肌注，共3次。

(2) 对青霉素过敏者：盐酸四环素，500mg，每日4次，口服，连服30天，多西环素100mg，2次/日，连服30天。

治疗后血清试验：第1年每3个月查1次，第2年每6个月查1次。

3. 心血管梅毒 不用苄星青霉素，如有心衰，首先治疗心衰，待心功能代偿时，从小剂量开始注射青霉素，以避免因吉海反应造成病情加剧或死亡。水剂青霉素G，第1日10万U，1次肌注，第2日10万U，每日2次，肌注，第3日20万U，每日2次，肌注，第4日起按如下方案治疗。

(1) 普鲁卡因青霉素G，每日80万U，肌注，连续15天为一疗程，疗程量1200万U，共两个疗程，疗程间休药2周。

(2) 对青霉素过敏者，用盐酸四环素，500mg，每日4次，口服，连服30天，或红霉素，500mg，每日4次，口服，连服30天。

治疗后血清试验：与潜伏梅毒同。

4. 神经梅毒 神经梅毒的用量特点为：

(1) 水剂青霉素G：1200万～2400万U静脉滴注（200万～400万U，每4小时一次），连续10天，继以苄星青霉素G每周240万U，肌注，连用3周。

(2) 普鲁卡因青霉素G：每日240万U，一次肌注，同时口服丙磺舒每次0.5g，每日4次，共10～14天。必要时继以苄星青霉素G，每周240万U，肌注，连用3周。

(3) 对青霉素过敏者可用四环素500mg，口服，每日4次，连用30天。

治疗后血清试验，与潜伏梅毒同。

心血管梅毒和神经梅毒治疗时，为避免吉海反应，可加用泼尼松。在注射青霉素前1天开始口服泼尼松，每次5mg，1天4次，连续3天。

5. 妊娠期梅毒 治疗时应注意不要给胎儿造成伤害。

(1) 普鲁卡因青霉素G，80万U/日，肌注连续10天，妊娠初3个月内注射一疗程，妊娠末3个月注射1个疗程。

(2) 对青霉素过敏者，用红霉素治疗（禁用四环素）。服法及剂量与妊娠期病人相同，但其新生婴儿应该用青霉素补治。

(3) 有明确记载过去曾接受充分治疗，现无复发，无再染证据者，可不治疗。

治疗后血清试验，妊娠时每月1次，以后同上，决定于病期。

6. 先天梅毒的治疗特点

(1) 早期先天梅毒（2岁以内）

1) 脑脊液异常者，可用水剂青霉素G5万U/（kg·d），分2次静滴，共10～14日。亦可用普鲁卡因青霉素 G5 万 U/（kg·d），肌注，连续注射 10～14 日。

2）脑脊液正常者，苄星青霉素 G5 万 U/kg，1 次注射（分两侧臀肌）。

（2）晚期先天梅毒（2 岁以上）：普鲁卡因青霉素 G5 万 U/（kg·d），肌注，连续 10 天为 1 个疗程（对较大儿童的青霉素用量，不应超过成人同期患者的治疗用量）。8 岁以下儿童禁用四环素，对青霉素过敏者，可用红霉素治疗，7.5～12.5mg/（kg·d），分 4 次口服，连服 30 天。

治疗后血清试验：与早期梅毒同。

7. 吉海（Jarisch－Helmer）反应：常发生于用首剂抗梅药物治疗后数小时，并于 24 小时内消退。全身反应包括发热、全身不适、头痛、肌肉骨骼痛、恶心及心悸等。此反应常见于早期梅毒中，反应时硬下疳可发生肿胀，二期梅疹可加重或第一次出现二期梅毒损害。在晚期梅毒中发生率虽不高，但反应比较严重，如麻痹性痴呆、梅毒性主动脉炎等可发生生命危险。为减轻此反应可于抗梅治疗前用泼尼松进行治疗。如果发生吉海反应，可让患者卧床休息，多饮糖水或茶水以利排出某些反应原，可对症治疗，如解热、止痛等，若出现喉水肿应即时做气管切开术。

（三）随访与复治

不同分期的病例，其随访各有其特点。

1. 早期梅毒　早期梅毒经充分治疗后，应随访 2～3 年。疗后第 1 年内每 3 个月复查 1 次，包括临床与血清（非螺旋体抗原试验）。以后每半年复查 1 次。随访期间严密观察其血清反应滴度下降与临床改变情况，如无复发即可终止观察。早期梅毒治疗后，如有血清复发或临床症状复发，应即加倍剂量进行复治，还应考虑是否需要腰椎穿刺做脑脊液检查以观察中枢神经系统有无梅毒感染。如血清固定（不转阴）而无临床复发征象者，也应根据具体情况考虑检查脑脊液，以除外无症状性神经梅毒的可能性。

2. 晚期梅毒与晚期潜伏梅毒　如疗后血清固定，需随访 3 年以判断是否终止观察。

3. 妊娠期梅毒　早期梅毒治疗后，在分娩前应每月检查一次梅毒血清反应，如 3 个月内血清反应滴度不下降 2 个稀释度，或上升 2 个稀释度，应予复治。分娩后按一般梅毒病例进行随访。

4. 神经梅毒　治疗后 3 个月做 1 次临床血清学及脑脊液检查，以后每 6 个月检查一次，直到脑脊液变化转为正常，此后每年复查 1 次，至少 3 年。

5. 经过充分治疗的梅毒孕妇所生婴儿，出生时如血清反应阳性，应每月检查 1 次血清反应，连续 8 个月，如血清反应转阴，且未出现先天梅毒的临床表现，则可停止观察。出生时如血清反应阴性，应于出生后 1 个月、2 个月、3 个月及 6 个月复查，至 6 个月时血清反应仍为阴性，且无先天梅毒的临床表现，可排除梅毒。无论出生时血清反应阳性或阴性，在随访期间如血清反应滴度逐渐上升，或出现先天梅毒的临床表现，应立即予以治疗。未经充分治疗或未用青霉素治疗的梅毒孕妇所生婴儿，或无条件对婴儿进行临床血清学随访者应考虑对婴儿进行治疗。

[科研进展]

梅毒的流行情况，一向被社会所关注，全国梅毒流行病学调查协作小组报告：1992 年全国 38 个城市监测点，梅毒流行的情况如下：

一、发病情况

1. 发病率　38 个城市总计监测人口数达 10831 万人，其中男 5573.2 万人。女 5257.8 万人，发现STD发病率为62.89/10万，发现梅毒病人710例，占SDT构成比大于2%的有甘肃、西安、新疆、天津，发病率大于1/10万的有兰州、新疆、深圳、福州和桂林。

2. 性别与年龄 总计710例梅毒，其中男443例（62.4%），女267例（37.6%），男女发病率分别为0.79/10万和0.51/10万，二者差别仍显著（$u=18.555$，$P<0.01$）。但男性发病率比往年有所下降。年龄分布：<15岁组1.55%，15～19岁组4.65%，20～29岁组45.77%，30～39岁组25.35%，40～49岁组12.68%，50～59岁组4.93%，60～69岁组3.24%，>70岁组1.55%，不详2例。

3. 职业、文化与婚姻 710例患者职业：工人27.04%，农民15.21%，待业14.37%，个体13.10%，干部7.61%，服务员4.65%，驾驶员4.51%，儿童1.55%，学生1.27%，其他9.58%。文化教育：以小学和初中为最多，分别为26.62%和40.56%，高中14.51%，文盲4.23%，大专以上最少3.94%，其余为不详。婚姻状况：已婚60%、未婚31.97%，离婚4.51%，不详3.25%。

二、流行特点

1. 非婚性交史和传染途径 710例梅毒，承认有非婚性行为者56.48%，否认者11.27%，不明者32.25%。询问传染途径：因嫖娼受染者37.18%，因卖淫受染者18.03%，婚外（朋友、情人）性关系受染者7.46%，夫妻间传染者5.35%，母亲怀孕垂直传染0.70%，31.41%询问不清。

2. 梅毒分期 710例患者中，一期梅毒16.20%，二期梅毒42.68%，早期潜伏梅毒36.20%，三期梅毒1.69%。先天梅毒0.70%，病期不明梅毒2.54%，5例先天梅毒儿中，4例为早期，1例为晚期。总之，早期传染性梅毒比例达95%。

张君坦从临床的角度对1076例梅毒的各种损害进行了分析：文中报告男662例，女404例，男：女为1.63：1。传染来源：宿娼523例，被嫖客传染338例，同性恋36例，夫妻之间传染137例，朋友性接触38例，母婴传染1例，幼儿家庭内传染3例。临床表现：一期梅毒344例占31.04%，硬下疳多于性接触半个月至2个月左右出现。二期梅毒659例，占61.15%。以皮肤发疹为主。斑疹、斑丘疹型474例（70.41%），环形梅毒疹11例，丘疹型（包括扁平湿疣）145例（22.01%）。脓疱型27例（4.09%），其中脓疱型银屑病样发疹17例，掌跖胼胝样发疹13例（1.99%），混合疹型并存者226例（34.29%）。除皮疹外，咽部肿痛者7例，淋巴结肿大者3例，秃发3例。自硬下疳出现到二期疹发生多经1～3个月，有的长达6个月，平均58天。另有潜伏梅毒72例，先天梅毒1例，孕妇梅毒6例。

在梅毒的诊疗中，误诊的现象比较多见，罗春香在报道387例梅毒中，误诊的病种达26种之多，其中银屑病108例次，尖锐湿疣79例次，玫瑰糠疹、软下疳、生殖器疱疹、脂溢性皮炎及湿疹分别为63、36、14、13例次。一期梅毒误诊率29.97%，二期梅毒为66.67%，晚期及胎传梅毒为3.36%。误诊原因为对本病认识不足、本病的临床表现复杂及传播方式隐蔽、医疗单位未开展特异检查项目等。类似的报告误诊的病种还有变应性血管炎、多形红斑、丘疹形荨麻疹、固定药疹。

当前对梅毒的治疗主要是病原性治疗，对早期梅毒推荐用阿奇霉素和罗红霉素等，前者认为疗效确切，见效快，副作用少。后者治愈率为87.5%，并指出血清起效时间在服完药一个月后，血清RPR滴度开始下降，3个月后淋巴结缩小。洪宝营对一期、二期梅毒的治疗采用四种抗生素对其疗效进行比较分析，其结果为一期梅毒180例（69.7%），二期60例，早期潜伏18

例。随机分组。A组116例，用普鲁卡因青霉素80万U，肌注10~15日；B组56例，用头孢曲松钠每日260mg，肌注10天；C组45例，米诺环素100mg，每日2次，口服20日；D组41例，红霉素500mg，每日4次，口服20日。随访212例，RPR转阴184例，总治愈率86.8%，A、B、C、D四组治愈率依次为94.89%、80%、89.19%、68.75%，A组疗效最好，普鲁卡因青霉素仍为首选药物。

［典型病例］

男，76岁，工人，病期3月余，半年前有冶游史及外生殖器"结节"史。检查见两侧掌跖有多数指盖大圆形或椭圆形红色斑疹，表面有少量鳞屑。颈、腋下、腹股沟淋巴结可触及，无压痛。USR、RPR均为强阳性，TPHA+。给水剂青霉素160万U肌注，2次/日，共15天。3月后复查均阴转。［《中国皮肤性病学杂志》1998，12（1）：55］

［按语］

鉴于梅毒几乎可以侵犯全身各个器官和组织，并产生多种多样的症状和体征，其危害性非常严重，务必做到早期诊断，早期治疗。此时用西药治疗为好，对晚期所出现的脊髓痨之类病变，则可采用滋肝补肾之类的方药，如河间地黄饮子治之较为妥当。

参考文献

1. 叶干运．皮肤性病防治［J］．江苏科学技术出版社，1994：221-222.
2. 张君坦．1076例梅毒临床分析［J］．中国性病爱滋病防治，1996，2（2）：76.
3. 罗春香．387例梅毒误诊分析［J］．临床误诊误治，1998，11（2）：111.
4. 徐顺明．梅毒5例误诊分析［J］．临床误诊误治，1996，9（1）：45.
5. 谈有义．阿奇霉素对早期梅毒疗效观察［J］．皮肤病与性病，1998，20（3）：44-45.
6. 钱黎华．流式细胞分析梅毒患者外周血T淋巴细胞的免疫表型［J］．临床皮肤科杂志，1999，28（2）：98-99.
7. 洪宝营．应用青霉素、头孢三嗪、美满霉素、红霉素治疗梅毒258例疗效观察［J］．中国皮肤性病学杂志，1998，12（5）：292-293.

第二节　淋　病

［概述］

淋病是由淋球菌引起的、以泌尿生殖系的结膜感染为主的化脓性炎症。它以排出脓性分泌物为特征。成人主要通过性交或异常性交传染。在经典的性传播疾病中，淋病的发病率最高，流行范围也最广。

根据全国世界卫生组织的统计和估计，现在全世界每年淋病的发病人数约为2亿5千万之多，美国（CDC）统计1960年报告为25万例，到1981年跃升为100万例，80%的患者在私人医生处就诊，估计还有200万例未作申报，也就是说，美国有性活动的人约2%患有淋病，欧洲发达国家淋病的发病率进入80年代后亦成倍地增加，英国淋病比梅毒高10~50倍，发病率为

1.25%，法国为30/10万，丹麦为319/10万，瑞典为514/10万。70年代中期，淋病的流行曾一度下降，但在1976年发现具有β-内酰胺酶抗青霉素的菌种后，淋病的传播再度抬头，致使淋病的治疗变得更为复杂。

20世纪80年代以后，我国淋病的发病率急剧上升，到1987年上半年的发病人数就为1986年全年的2倍。

中医文献对淋病的认识，可以追溯到《五十二病方》："痛于脬及衷，痛甚，弱（溺）口痛益甚。""癃"在先秦，为淋与癃的统称。如《三因方》："淋，古谓之癃，名称不同也。癃者，罢也，淋者，滴也。今名虽俗，于意为得。"然而由于历史的原因，古人对STD中的淋病与非淋菌性尿道炎并不能做出严格的区分。今人徐宜厚根据该病的临床实际，结合古代文献的论述，将淋病归纳为"精浊"，非淋病性尿道炎归纳为"溺浊"。精浊在《杂病流源犀烛》中描述：其茎中如刀割火灼，窍端有秽物，如米疳，如粉糊，如疮脓，如目眵等。溺浊描述为"浊在便者，色白如泔，乃湿热内蕴，由过食肥甘辛热炙煿所致"（《类证治裁》）。

[源流考略]

淋病是一种古老的性传播疾病。早在公元前3500年的古埃及就有有关尿道炎的记载，公元2世纪时，Galeu氏将一种病名为Gonorhloa，即"精液流出"之意，其症状体征很像淋病。现淋病（gonorrhoea）一词来自希腊文，Gonor意为种子，rboea意为流动。1879年Neisser首先在患者的尿道分泌物中找到了典型的淋球菌，使淋病的诊断得以确立，1885年，Bumm人工培养淋球菌获得成功。

中医在不同的历史时期对淋病均有不同的记载：《内经》认为淋病与时疫有关，《金匮要略》描述淋病尿道炎有下腹和腹股沟疼痛的症状，《诸病源候论》提出病位在膀胱，病性为热，即膀胱热盛，病传在肾，肾虚则膀胱不利，《外台秘要》提出五淋之分，《南北经验医方大成论钞·诸淋》进一步明确，本病与性交、酗酒有关。《论证汇补·淋病》对五淋提出了治疗的主方。

[病因探微]

人是淋球菌的唯一天然宿主。传染途径主要是性行为，只有外阴阴道炎、淋球菌性结膜炎例外。

一、西医论述

淋病的病原体是淋球菌，为奈瑟淋球菌（neisseria gonorrhoeae）。属革兰氏阴性菌。淋球菌呈肾形或蚕豆形，常成对排列，故又名淋病双球菌，菌体大小0.6μm×0.8μm，没有鞭毛、芽胞或荚膜，有菌毛，革兰氏染色阴性，细菌为粉红颜色。

成人主要通过性交传染，非性交传染所占的比例很小，幼女往往通过与淋病母体间接接触传染，引起急性外阴肛周的炎症。该病的发生有如下六个特点：

1. 传播速度快。淋病的潜伏期短。一般3~5天，感染后很快发病。

2. 城市多于农村，尤其多见于大城市和开放城市。

3. 青壮年占多数，尤其18~25岁青年所占的百分比高。

4. 人员　在美国，军人、移民、同性恋者和妓女的发病率较高，如妓女中至少有30%的人患有淋病。

5. 获得性免疫力极低。

6. 女性较男性易感，男性与已有典型淋球菌感染的女性发生性关系，约 20% ~25% 的人会被感染，而反之，女性的感染机会则高达 80% ~90%。慢性无症状性淋病带菌者在本病流行病学上有重要意义，却难于被发现。

尽管淋球菌对各种理化因素敏感。但是由于治疗中的不规范化，使原来对青霉素和磺胺药均很敏感的淋菌产生了耐药菌株，目前世界上已有 56 个国家鉴定了有耐药菌株（PPNG），流行病学调查亦提示至少有 40 个国家和地区有 PPNG 菌株的存在，这给淋病的治疗带来新课题。

此外，由于男女外生殖器解剖结构的不同，给本病的发生造成了轻重不等的临床表现，总的来说，男女的尿道黏膜都有许多小陷窝，腺体及陷窝都容易隐藏细菌。急性期淋球菌经尿道口进入尿道，虽舟状窝处有复层的鳞状上皮，尚能一时抵抗细菌，一经进入由单层柱状上皮复盖的前尿道黏膜层，淋菌即可侵入黏膜的上皮细胞，并在细胞内繁殖，造成急性炎症，有大量白细胞聚集在炎症部位，细菌被白细胞吞噬，细菌死亡放出内毒素，以致黏膜层发生坏死，产生大量脓性分泌物，由尿道口排出，淋菌也可由黏膜细胞的间隙进入黏膜下层引起病变，此外，尿道的腺体和小陷窝是淋菌滋生藏匿的部位，常为慢性淋病的祸根，且急性期腺管开口因炎症而堵塞，分泌物不能外泄，使感染更形严重。炎症波及黏膜下层，海绵体发生尿道周围炎，包皮过长者发生包皮积脓或因高度红肿引起包茎嵌顿，有的病人可在急性期出现血行感染，发生内膜炎、关节炎、败血症。

后期，病变向后尿道扩散致尿道球腺炎、前列腺炎并可经射精管逆行发生精囊炎、附睾炎。

女性尿道炎症状可较轻，因尿道较短，排尿时的疼痛也较轻。有重要意义的是淋球菌经由阴道引起宫颈炎症，淋菌侵入宫颈的柱状黏膜上皮而发生一系列炎症病变。前庭大腺在急性期常被累及，且在急性期后淋菌常隐伏于尿道旁腺、前庭大腺、子宫颈腺体，在经期或通过性交、人工流产术等又可将细菌带入输卵管存于输卵管皱襞内成为危险的无症状带菌者，且患者本人可能发展为复杂的淋病。

二、中医论述

本病的发生有虚、实两种。实证多在初病，责于热毒，病位在膀胱；虚证责于房劳过度或者不洁性交，病位在肝肾。

1. 热客膀胱 或外感秽浊之气，化湿积热，下注于膀胱，膀胱气化不利，反停湿而加重湿热，或热独客膀胱，影响膀胱气化，积湿而化热，或脏腑受损，湿邪内生，湿积化热而注于膀胱。上述热盛湿聚，致使小溲受煎而黄赤，热伤血络，瘀血阻络而尿痛、尿血等。

2. 气血瘀滞 或因外感，或因内化，湿热下注。湿阻气机，热伤血络，气滞而血瘀，热邪迫血离经而外溢，外溢之血瘀于络脉，反阻气机，恶性循环。此为淋证后期。

3. 相火妄动 劳欲伤肾，思虑过情伤心导致心肾虚亏，水火不济，阴阳升降失常，均能形成相火妄动，令败精而腐从溺而出。诚如《仁斋直指方》所说："凡人酒色无度，思虑过情，心肾气虚，不能营摄，往往小便频数，漏浊所由生也。"

4. 脾肾虚损 脾肾不足，收摄无权，使之升清无能，固摄无权，精微脂液下流而成精浊。

［诊鉴要点］

一、临床表现

（一）男性淋病

原发性尿道炎（急性淋病）

1. 潜伏期 急性淋病的潜伏期很短，通常在性接触后2～5天，极少数患者潜伏期可长达10天。淋菌侵入男性尿道后要经历三个阶段：①侵入阶段：淋菌侵入后需36小时才能深入该处的黏膜浅层，并开始繁殖生长。②发育阶段：约36小时内完成一个生活周期。③排毒阶段：生活周期后，部分淋菌死亡，排出内毒素类物质，从而引起机体组织对毒素的反应，此时才出现临床症状。

2. 自觉症状

（1）尿痛：常为发病的早期症状。尿道部有烧灼感、刺痛或灼热辣痛。排尿时疼痛明显加剧。甚则向小腹或脊柱放射。夜间疼痛时，患者可发生阴茎的“痛性勃起”。

（2）尿道口红肿溢脓：经12～24小时后疼痛略微减轻，并开始排出稀薄的黏液样分泌物，量多，再经12～24小时，排出大量的脓性分泌物，24小时可排出脓汁20～50ml。2～3天后脓汁量减少，稠浓，颜色由白色变为黄白色或黄褐色，再经过3～4天脓汁更少而浓稠，晨间由于脓液在尿道口聚集，形成脓膜，称为“糊口”，疼痛减轻，尿道口红肿，呈外翻状，包皮内叶也红肿，并可发展为包皮龟头炎、嵌顿包茎等。

（3）尿频尿急：与一般泌尿系感染类似，此因炎症而引起尿道括约肌收缩，尿频、尿急以夜间为甚。另外，由于炎症波及该处的黏膜小血管，还常出现“终末血尿”，有时可有血精。

（4）会阴部坠胀痛：临床上出现会阴部坠胀疼痛，这提示病变已上行侵犯尿道、前列腺和精囊等。

（5）全身症状：个别患者还会有全身症状，如发烧（体温38℃左右），全身倦怠无力、不适，食欲不振，甚至恶心、呕吐。

晚期尿道炎（慢性淋病）

多数为急性淋病转变而来，少数可感染后直接转为慢性迁延性病变。慢性淋病时，淋菌多同时侵犯前、后尿道（如尿道的球部、黏膜部）、前列腺部和附睾，症状表现也较急性淋病复杂，主要表现如下。

1. 尿痛 与急性期相似，但较轻，亦可见终末血尿。

2. 晨间尿道分泌物“糊口”现象仍可见，尿道口流出脓液较急性期稀薄，挤压阴茎根部仅见少量分泌物渗出。

3. 易合并前列腺炎、精囊炎及附睾炎，临床上出现血尿或血精。

4. 多有腰痛及会阴坠胀感痛，且易出现性神经衰弱、夜间失眠、遗精或早泄。

5. 尿中含有“淋丝”。为棉花纤维样物游浮于尿中，淋丝由包皮垢、上皮细胞及脓球等组成。

6. 尿道狭窄而致尿流变细或分叉。

合并症型淋病：

1. 淋菌性前列腺炎 为淋病后尿道炎的常见并发症，临床表现除发热、尿痛、尿频、尿急、肛门、会阴坠胀、压迫感、疼痛向腰部放散、尿后加重之外，还可能有阳痿、早泄等性功能障碍。

2. 淋菌性附睾炎 该并发症发病急，初起时阴囊或睾丸有牵引痛，进行性加重，且向腹股沟处放散，有全身症状，体温可升高至39～40℃。查体可见附睾肿大、压痛，阴囊皮肤潮红、灼热，病重时可触及肿大的精索及腹股沟淋巴结。

3. 其他合并症 男性还可并发系带旁腺及尿道旁腺炎，尿道周围脓肿、蜂窝织炎、海绵体炎、淋菌性龟头炎或龟头包皮炎。

（二）女性淋病

1. 急性淋菌性尿道炎 一般在性交后2～5天发病，自觉症状有尿痛、尿急、尿频、尿道灼烧感等炎症症状。

2. 淋菌性宫颈炎 发病率较尿道炎高。自觉症状为白带增多，外阴部瘙痒，阴道内轻微的疼痛和灼热感，少数病人伴全身症状，如发烧、腹痛，因常和尿道炎并见，故也有尿频、尿急等泌尿系症状。

3. 合并症型淋病

（1）淋菌性前庭大腺炎：前庭大腺开口于阴道外部，极易被感染。症见前庭大腺红肿热痛，腺体开口处有少量脓汁溢出，甚则腺体形成脓肿，按之有波动感，大阴唇下1/2肿胀明显，还可伴全身症状和腹股沟淋巴结肿大。

（2）淋菌性盆腔炎（复杂淋病）：淋菌性宫颈炎如未经治疗或不规则短期治疗，约20%的患者上行感染，转变为淋菌性盆腔炎，包括急性淋菌性输卵管炎、子宫内膜炎、输卵管卵巢脓肿、腹膜炎等，好发于年轻、生育年龄的妇女。

4. 妊娠期淋病 妇女妊娠期感染上淋病，对母体和胎儿的危害均十分严重。孕妇患淋菌性宫颈炎后如不治疗，可发生早产、胎膜早破、羊膜腔内感染、产后败血症等诸项疾病。此外胎儿在子宫内发育也迟缓，新生儿败血症等病和新生儿死亡率均明显升高。

5. 幼女淋病性外阴阴道炎 幼女的阴道鳞状上皮甚薄，生殖系发育不完全，糖原和乳酸杆菌缺乏，雌激素分泌也很少，故当间接接触感染淋菌后很容易引起外阴的淋菌性炎症，又由于幼女子宫腺体发育不全，通常不会发生关节炎。

临床表现为幼儿哭闹和搔抓外阴部，检查可见会阴部红肿，阴道和尿道口有脓性分泌物，搔抓后还可累及肛门，出现肛门周围黏膜皮肤红肿、破溃，造成淋菌性直肠炎。

（三）泌尿生殖系外的淋病

1. 淋菌性结膜炎 分为新生儿和成人两种。

（1）新生儿淋菌性结膜炎的病因是由于其经淋病母体产道分娩时的感染所至，多为双侧，多于生后3天出现症状。

临床表现为睑结膜充血水肿，较大量黄白色脓性分泌物自眼睑漏出，故又称为“脓漏眼”。治疗不及时角膜也会失去光泽，继而溃疡，甚至穿孔及全眼球炎，抗菌药问世以前，小儿常因这种破坏性炎症而致失明。

（2）淋菌性咽炎：主要由于口－生殖器性交所致。表现为咽部疼痛、灼热，吞咽困难。查体咽黏膜充血，扁桃体红肿，有脓性分泌物附于咽壁。咽分泌物涂片检查阳性。

（3）淋菌性关节炎：血行播散所致。好发于膝、肘、腕等关节。初发为多发关节炎，后期为局限性关节炎。临床表现为关节疼痛、局部肿胀、关节腔内积液，关节活动受限，实验室检查可确诊。该病常合并非淋菌性滑膜炎或淋菌性腱鞘炎。

（4）淋菌性肝周炎：多见于女性，乃因淋菌性盆腔炎蔓延至肝周围所致。临床表现为突发性右上腹疼痛，腹压增加（如咳嗽、喷嚏、深呼吸）时疼痛加剧，伴全身症状，如发烧、恶心、周身不适、乏力倦怠等。触诊有右上腹的压痛、反跳痛、肌紧张，故多误诊为急性胆囊炎、胸膜炎或胃溃疡穿孔等。

（5）淋菌性直肠炎：多见于男性同性恋者。肛门黏膜本为消化系统器官，黏膜壁较薄，非正常形式的生殖器－肛门性交后，使大量淋菌侵犯该部黏膜而患病。临床表现为肛门瘙痒、疼痛或坠胀感，排便时加重，有脓性分泌物排出。查体见直肠黏膜肿胀、糜烂、渗血。

（6）淋菌性脓疱病：淋菌经血行播散所引起的全身性感染。常常在月经期或孕期发病。临床表现开始即有轻度发热、不适、关节疼痛，严重者全身症状加重，可有寒战高热、头痛头晕、恶心呕吐、淋巴结肿大，后期出现特征性皮肤损害，常见于肢体末端关节的表面，初起皮疹类似蚊虫叮咬的稀疏红色小丘疹，不经治疗可发展为小脓疱或出血性坏死灶，生殖道可无症状，诊断的主要依据为血液或关节液内培养出淋球菌。该病的最大危害在于可引起致命的并发症，如淋菌性脑膜炎、心内膜炎、心包炎、心肌炎和肝包膜炎等。

（四）实验室检查

1. 直接涂片镜检 涂片检查方法简便、有效、快速、价格也比较低廉，它是确诊淋病的重要手段。据 Richardi 氏报告，急性期直接涂片的阳性率可达93%～99%。

（1）男性：将尿道口外的污物擦洗去，取其新溢出的脓液或从尿道挤出脓液，用拭子轻拭后涂于载玻片上，烤干固定后备用。染色法为革兰氏染色法，淋菌为革兰氏阴性，镜下可见白细胞内或细胞外革兰氏阴性淋菌，呈淡伊红色，成队排列，菌体较其他寄生虫菌大，容易识别。

（2）女性：用窥阴器检查取样，以宫颈拭子于宫颈口处轻拭取脓液标本涂片，检查方法同上，但由于女性生殖器官内杂菌甚多，有时需有经验者鉴定。

2. 淋菌培养 正确的取样方法是：在病人排尿后1～2小时进行，尿道口外不用强力杀菌剂做消毒，应以无菌清水浸湿过的藻酸钙（calcium alginate）拭子轻轻从尿道外口深入尿道内2～4cm，徐徐转动而不引起疼痛，刮取标本后，应尽快接种于可供外送的细菌培养基（如 Transgrow 培养基或 Thayer Martin 培养基），防止污染和细菌变异。普遍棉拭的棉花纤维内含有非酯化脂肪酸，能杀死淋菌，故应避免使用，涂片时不要过分用力，以免把白细胞挤破溢出细菌。培养条件：温度35～36℃，相对湿度80%以上，pH 值为7.4～7.6，初次培养需5%～10%二氧化碳环境，经24～48小时后观察菌落形态特征，菌落特征为圆形。中尖隆起，浅白或淡灰色半透明，表面光滑，必要时做糖代谢试验以助鉴定。

任何疑系播散性淋菌性感染的病人和同性恋者，都要做肛管和咽的淋菌培养。

二、鉴别诊断

1. 非淋菌性尿道炎 常与淋病性尿道炎同时发生或发生在淋病之后，病原菌现多指由沙眼衣原体或支原体引起的尿道炎。潜伏期10～20天，症状较轻，尿道分泌物可为稀薄黏液状或为黏脓性，实验室涂片检查找到较多白细胞但无淋球菌。

2. 龟头包皮炎 由于包皮过长，包皮内叶经常隐藏外包皮垢，加之个人卫生差，包皮内叶、龟头、冠状沟发生化脓性细菌感染，多为金黄色葡萄球菌。由于包皮不能上翻使包皮内叶、龟头、冠状沟等处红肿，有较多污垢及脓性渗出物。而尿道口无红肿外翻，无尿道流脓，也无尿痛、尿频、尿急等尿道炎症状。

3. 嵌顿包茎 包皮翻转后不能复位，狭窄的包皮开口形成窄环围绕阴茎，结果阴茎末端发生严重水肿。若数日还未改正可发生溃疡，剧烈疼痛。

4. 幼女金黄色葡萄球菌性外阴炎 多发生于学龄前或学龄期的女孩，夏季多见。由于外阴沾染了化脓球菌，而引起外阴、肛周红肿，有较多脓液，有痛、痒感，有时还可见脓疱。实验室脓液涂片革兰氏染色未见革兰氏阴性双球菌，培养有金葡萄球菌或其他葡萄球菌生长。

5. 滴虫性阴道炎 潜伏期为 4 ~ 28 天。临床表现为阴道分泌物增多，呈泡沫状，恶臭。有时因阴道黏膜出血而使分泌物呈血性（赤带），严重时阴道有烧灼感、瘙痒、性交疼痛。窥阴器检查可见阴道黏膜和宫颈明显充血，或有出血点，呈特征性的草莓样外观。实验室检查，可从阴道分泌物中查出滴虫。

6. 药物疹（多形红斑型或固定型药疹） 由于服药或注射某药引起外阴的皮 - 黏膜交界部发生红斑、水肿，可出现水疱或大疱。有灼痒及痛感。疱破后糜烂、渗液。尿道口无红肿外翻及流脓。引起此类型药疹的药物常有磺胺类、巴比妥类及水杨酸盐类（如氨基比林、索米痛）、四环素等。通过病史及临床表现可以鉴别。

7. 外阴肛周湿疹 此部位湿疹多有皮脂腺丰富区。开始发生红斑和小红丘疹，剧痒，逐渐形成大片损害，并有渗液结痂。可波及阴阜、阴毛区。无尿道口流脓等症状。

8. 接触性皮炎 由于外用药、消毒用浸泡剂、阴道栓、避孕薄膜等的刺激或过敏引起。外阴发生红斑、水肿，严重者有水疱，甚至大疱发生，剧烈瘙痒感，无尿道炎症状。

9. 阴部疱疹 外阴或肛门旁发生成簇水疱，疼痛，灼痛感，可有一群或数群损害。本病由人单纯疱疹病毒Ⅱ型（HSVⅡ）引起，是性传播疾病之一。有时损害可发生在子宫颈口等内生殖器。

10. 带状疱疹（骶部带状疱疹） 由水痘 - 带状疱疹病毒感染引起。除于骶神经支配区发生成簇状水疱外，可发生暂时性排尿困难和尿潴留，为可恢复性。

［**治疗**］

一、中医方案

（一）针灸疗法

1. 毫针法 心俞、白环俞。方法：施平补平泻法，针刺得气后留针 30 分钟，每日 1 次。

2. 灸法 章门、曲泉。方法：直接灸，每次 5 ~ 10 分钟，间接灸，可在姜片上放置 5 ~ 7 壮，每日 1 次。

（二）内治法

1. 热客膀胱证 起病较急，小便黄赤或者热涩不畅，茎内疼痛流脓，伴有发热恶寒，恶心呕吐，大便不爽或秘结，舌质红，苔黄微腻，脉滑数。治宜清热利湿，通淋解毒。方选八正散加减：车前子、瞿麦、萹蓄、滑石、马鞭草各15g，栀子仁、木通、大黄各3g，甘草梢6g。

方释：方用木通、车前子、滑石、马鞭草、萹蓄清热通淋，以解茎内疼痛，瞿麦通淋利尿，以除热毒，栀子清郁热以利小便，导热毒从溺而出，甘草梢泻火和中，大黄祛瘀散结，以畅茎管。

2. 相火妄动证 尿浊如泔浆，或如脓涕，腥臭气味重，伴有头昏耳鸣，心悸多梦，咽干口渴，颧红盗汗，腰膝酸软，大便干结，脉细数，舌红，苔薄。治宜滋阴降火，通淋利尿。方选知柏地黄汤加减：炒知母、炒黄柏、炒丹皮各6g，干地黄、山药、赤茯苓、泽泻各12g，山萸肉、瞿麦、车前子（包）各10g。

方释：方用黄柏、丹皮、知母滋阴清热，地黄、山药、山萸滋养脾肾，赤苓、泽泻、瞿麦、车前利湿通淋。

3. 脾肾虚损证 病程较长或治疗不彻底而死灰复燃，小便时而发现少量黄稠脓性分泌物，或马口结有浆性，或内裤可见污秽渍，伴有面色萎黄，纳谷不香，气短神疲，四肢不温，腰腿酸软，脉虚缓，舌质淡红，苔白滑。治宜健脾补肾，扶正固本。方选苓术菟丝丸加减：茯苓、泽泻各10g，白术、莲肉、山药、炒杜仲、枸杞子、山萸肉各12g，菟丝子15g，五味子、木通、琥珀各6g，灯心3扎。

方释：方用菟丝子、山萸肉、枸杞、杜仲、五味子滋肝补肾，白术、莲肉、山药益气健脾，泽泻、茯苓、木通、灯心清利湿热，有利于脓性分泌物的清除，琥珀清心宁神，防毒内陷。

4. 气血郁滞证 小便涩滞，淋漓难尽，茎中无脓或脓水稀薄，茎中痒痛，小腹闷胀，外阴重坠。舌质淡红，苔薄白，脉弦涩。治宜理气通淋，开郁行滞，方选沉香散加减：白芍、陈皮、沉香、石韦、滑石、当归、王不留行、瞿麦各半两，冬葵子、赤芍、白术各7钱半。为末，每服2钱，空服，大麦煎汤调服，以利为度。

方释：方用沉香理气行滞，白术健脾和胃，石韦、滑石、瞿麦、冬葵子、清利湿热，赤芍活血凉血，当归养血逐瘀生新，王不留行活血化瘀，甘草泻火调和诸药。上药共奏理气通淋、开郁行滞之功。

（三）中成药

1. 珍珠粉丸 （真蛤粉、黄柏各适量，研细末为丸）每次6g，每日2次。

2. 心肾丸 （菟丝子、麦冬各60g，研细末，炼蜜为丸）每次6~10g，每日2次

3. 五味子丸 （五味子（炒赤），不拘多少，研细末，水泛为丸）每次4.5~6g，每日2次。以上三方均适用于虚证。

4. 散精汤 刘寄奴、白术各30g，车前子（包）15g，黄柏1.5g，煎服。每日1剂。

5. 大分清饮 茯苓、泽泻、木通、猪苓、山栀子、枳壳、车前子。煎服。每日1剂。

6. 七正散 车前子、茯苓、山栀、木通、龙胆草、萹蓄、甘草。煎服，每日1剂。以上三方适用于实证。

二、西医方案

（一）一般治疗原则

早期诊断、早期治疗，遵循及时、足量、规则用药的原则，性伴侣如有感染应同时接受治疗，疗后应进行随访和判愈，应注意同时有无衣原体或其他性传播疾病病原体的感染。

（二）治疗方案

1. 淋菌性尿道炎（宫颈炎）

（1）一般首选大观霉素（spectinomycin）：大观霉素又叫奇霉素、奇异霉素、壮观霉素。本药可抑制细胞蛋白质的合成，每支含2.0g~4.0g，肌内注射，仅注1次。病程长者每次2.0g，每日或隔日1次，肌注，连续用药10~14日。大观霉素已有耐药病例，但目前仍是一线抗淋药物。

（2）头孢菌素族药物：头孢菌素可阻断细菌DNA的复制，目前尚无耐药性。常用于淋病治疗的有头孢曲松钠、头孢噻肟、头孢哌酮等。

头孢曲松钠（ceftriaxone）：商品名菌必治，法国产商品名罗复星，为第三代头孢菌素。口服剂，每胶囊含500mg，早期淋病冲击治疗，每次4.0g，仅服1次，注射剂每支250mg，每次2支，仅注1次。病程长者，每次1.0g，每日2次，连服10~14日。

头孢哌酮（cefoperazon）也叫头孢氧哌唑，为半合成第三代头孢菌素，可抑制细菌细胞壁的合成，每支含1.0g。早期淋病冲击治疗8.0g，静脉缓注，仅注1次，病程长者。每次4.0g，每日1次，肌注或静注，连注10~14日。

喹诺酮类药物：喹诺酮类药物可以阻止细菌DNA的合成，对淋菌十分敏感，尚未形成耐药性。常用于淋病治疗的有氧氟沙星、诺氟沙星、环丙沙星等。

氧氟沙星（ofloxacin）：日本第一制药株氏会社的商品名为泰利必妥（tarivid），国产的叫奥复星，每片含100mg。早期冲击治疗每次800mg，仅服1次。病程长者每次200mg，每日2次，连服10~14日。

诺氟沙星（norfloxacin）：商品名淋克星（lexinor），国产商品名叫淋沙星。每片含100mg，早期淋病冲击治疗，每次800mg，仅服1次，病程长者，每次200mg，每日2次，连服10~14日。

青霉素类：常用于淋病治疗的不耐药青霉素有氨苄西林、羟氨苄西林、氯唑西林、青霉烷砜等药物。

氨苄西林（ampicillin）也叫安比西林。早期淋病冲击治疗，每次500mg，每日2次，肌注，连续用药5~10日，病程长者可口服500mg（2片），每日2次，连续用药10~14日。

优力新：每支含青霉烷砜1.0g，氨苄西林0.5g。早期淋病冲击治疗，每日1~2支，肌注，连注5~10日。病程长者每日1支，连注10~14日。

氨苄西林（ampicloxacillin）：香港骐麟大药厂生产的商品名叫淋必清，每片（胶囊）含氨苄西林250mg，氯唑西林每支量同上。早期淋病冲击治疗每次6~8片，仅服一次或每次注射500mg，每日1次，连服10~14日。

2. 淋菌性眼炎

（1）成人淋菌性眼炎

头孢曲松钠1.0g，肌注，每日1次，共5天。

头孢噻肟1.0g，肌注，每日2次，共5天。

大观霉素2.0g，肌注，每日2次，共5天。

如分离的淋球菌对青霉素敏感，可用水剂青霉素G1000万U，静脉滴注，每日1次，共5天。

在以上治疗的同时，均用等渗盐水冲洗眼部，每1小时冲洗1次，冲后再用0.5%红霉素或1%硝酸银液点眼。

（2）新生儿淋菌性眼炎

头孢曲松钠，25～50mg/kg（单剂量不超过125mg）静脉注射或肌注，每日1次，共7天。高血红蛋白血症婴儿，尤其是未成熟儿须慎用。

头孢噻肟，25mg/kg静脉注射或肌注，每日1次，共7天。

大观霉素，40mg/kg肌注，每日1次，共7天。

如果分离的淋球菌对青霉素敏感，可给水剂青霉素G每日10万U/kg，分2次静脉或肌内注射（1周龄以下的婴儿每日分4次），共7天。

局部处理同成人淋菌性眼炎。如对患儿治疗的效果不好，应考虑患儿可能有衣原体感染。

3. 淋菌性咽炎

头孢曲松钠，250mg，1次肌注。

氧氟沙星，400mg，1次口服。

注：氨苄西林、羟氨苄西林及大观霉素对本病无效。

4. 淋菌性直肠炎

头孢曲松钠250mg，1次口服。

5. 儿童淋病 体重在45kg以上的儿童按成人方案治疗，体重少于45kg者按以下方法治疗：

头孢曲松钠，125mg，1次肌注。

头孢噻肟，25mg/kg，肌注，每12小时1次。

大观霉素，40mg/kg，1次肌注。

如分离的淋球菌对青霉素敏感，可用普鲁卡因青霉素G10万U/kg（最大1.0g）。

6. 妊娠淋病

头孢曲松钠，250mg，1次肌注。

头孢噻肟，1.0g，1次肌注。

大观霉素，4.0g，1次肌注。

为预防同时存在衣原体感染，用上述药物后疗效不好，可服红霉素500mg，每日4次，共7天。

7. 有合并症淋病（包括淋菌性输卵管炎、盆腔炎和附睾炎）

（1）输卵管炎及盆腔炎

多西环素，100mg，静脉注射，每日2次，加头孢西丁2g，静脉注射，每日4次。持续静脉用药至少4日，或到病人退烧后48小时。然后连续口服多西环素100mg，每日2次，完成10～14天的整个疗程。适用于非厌氧菌合并感染者。

氯林可霉素，600mg，静脉注射，每日4次，加庆大霉素2.0mg/kg，静脉注射，随后改为1.5mg/kg，每日3次。持续静脉内给药至少4天。病人情况改善后48小时，再连续口服氯林肯霉素450mg，每日4次，10～14日为一疗程。适用于合并厌氧菌感染者。

多西环素，100mg，静脉注射，每日2次。加甲硝基羟乙唑1.0g，静脉注射，每日2次。连续给药至少4日，或到退烧后48小时，再继续口服同样剂量的药物，到10～14天，适用于合并厌氧菌和沙眼衣原体感染者。

（2）附睾炎及前列腺炎

羧苄青霉素或氨苄西林500mg，口服，每日3次，至少10天。

或口服复方磺胺甲嘧唑片，每日2次，每次2片。

或头孢西丁钠，每次1.0～2.0g，每8小时1次。

或大观霉素2.0g，每日肌注1次，共10次。

8. 播散性淋病

头孢曲松钠1.0g，12小时静脉注射1次，5日后改为250mg，每日肌注1次，共7日。

或头孢噻肟1.0g，静脉注射，每8小时1次，5日后改为1.0g，每日肌注1次，共7日。

出现脑膜炎或心内膜炎时使用头孢曲松钠1.0～2.0g，静脉滴注，每12小时1次，淋菌性脑膜炎疗程2周，淋菌性心内膜炎疗程至少4周。

判愈标准，治疗结束后两周内，在无性接触史情况下符合下列标准者为痊愈：

（1）症状和体征全部消失。

（2）在治疗结束后4～7天，从患病部位取材做涂片及培养结果为阴性。

［典型病例］

案1. 先禄卿吴伯玉，闭精行房，时有文字之劳，患浊，茎中痛如刀割，自服清水疏利之剂不效，改服补肾之剂又不效，商治于余。余曰：败精久蓄，已足为害，况劳心之余，水火不交，坎离顺用也。用萆薢分清饮，加茯神、远志、肉桂、黄连，四剂即效。兼服补中益气、六味地黄丸半月而安。后因劳复发，但服补中益气而愈。（《医宗必读》）

案2. 女，20岁，未婚。住香港。患者于1987年11月5日来我院，因尿频、尿急、尿痛伴发烧，诊断泌尿系统感染而留院观察。于11月8日入院检查治疗，入院后畏寒、高热，体温37～40℃之间，持续20天，呈弛张热。7周前在香港有多次不洁性接触史。11月12日妇科给予白带涂片检查，发现淋病双球菌（细胞内、外），给予青霉素80万U，肌注，一日2次，同时给予阴道冲洗，3天后症状无改善，再次白带涂片仍找到淋病双球菌，仍按上述继续治疗，11月16日双髋关节肿痛，11月18日下腹阵痛，双下肢游走性关节痛，双手、腹部、会阴部出现淡红斑、丘疹、无自觉症状。在此期间先后给予抗痨药物及各种广谱抗生素，并先后输血、输血浆、输白蛋白及多种氨基酸，均无明显改善，普通血培养5次均阴性，骨髓穿刺三次检查均无异常发现。11月28日皮肤科会诊，诊断淋菌性败血症，疑抗青霉素的淋菌株所致。给予大观霉素2g，肌注1日1次，共2次，体温正常，症状消失。11月30日至12月12日先后5次白带涂片及宫颈分泌物培养均未发现淋病双球菌。于12月18日出院。（广东省中医院，范瑞强医案）

［科研进展］

淋病在通常的情况下是可以治愈的，近些年来，由于对青霉素发生耐药的菌株逐渐增多，致使药物的效果下降，陈寅初曾对15种药物的敏感性采用K－B法：自配纸片，环丙沙星每片5μg，其余为杭州微生物试剂厂生产，用琼脂稀释法测定环丙沙星的最低抑菌浓度（MIC）为0.004ml/L，K－B法抑菌环直径为35mm。通过1990～1993年和1994～1996年测定结果发现，青霉素耐药菌株上升敏感率由59%降至51%，喹诺酮类有耐药菌株的产生，诺氟沙星敏感率由96%降至64%，环丙沙星由100%降至81%，头孢菌素也有类似情况，多西环素、头孢曲松、头孢他啶、阿米卡星敏感性均在90%以上，可考虑作为首选药物，四环素、红霉素、庆大霉素、氨苄西林、氯霉素、SMZ有较多菌株耐药。因此，多数主张联合用药，如：叶珊对33例淋病采用联合治疗，收到了理想的效果。在33例中，男25例，女8例。采用大观霉素4.0分两侧臀部一次注射，诺氟沙星0.6每日2次，四环素0.5每日4次，两药共服7日一个疗程。结果33例痊愈，随访1周无复发。作者认为联合治疗是一种理想方法。

中医药对淋病治疗的报告日益增多，既有单独中药治疗，又有中药与针灸配合，还有中西医结合治疗等。陶云卿采用内服外洗治疗淋病性尿道炎30例，显效17例，有效10例，无效3例。内服药有苦参、红藤、土茯苓、败酱草各30g，黄柏、萆薢、白头翁各15g，赤芍、丹皮、木通各10g，甘草5g。日1剂，10日为1疗程。同时，外用蛇床子、苦参、黄柏各30g，白芷20g，明矾5g。煎汤冲洗外阴，日3次。类似的报道还有以一方为主，随证加减：主方清淋汤：白花蛇舌草、鬼针草、败酱草各20g，土茯苓、马齿苋各30g，苦参25g，赤芍、黄柏各15g，萆薢、车前子、丹皮各12g，甘草6g。加减：小便灼痛加山栀12g，血尿加白茅根15g，生地20g，恶寒发热加银花15g、连翘12g，大便秘结加生大黄。日1剂，14日为1疗程。外洗用：苦参、鬼针草、黄柏、蛇床子各20g，白蒺藜、明矾各15g。冲洗外阴，日2次。38例治疗后显效14例，有效21例，无效3例与此同时，对淋病的并发症也有许多新的进展。袁庆丰用大黄通泻汤（半枝莲15g，大黄、黄柏、山栀各20g，枳实、参须、甘草各10g）5日为1疗程，治疗56例，痊愈48例，好转6例，无效2例。总有效率为95.7%。妊娠淋病采用中西医结合治疗20例，治愈19例，治愈率为95%，对照组10例，治愈6例，治愈率为60%。两组显著差异（$P<0.01$）具体方法为：选择30例患者随机分为2组，治疗组采用单剂量大观霉素4.0g（原文为40g）或头孢噻肟1.0g（原文为10g）加治淋安胎汤（紫花地丁、银花、蒲公英各25g，红藤、黄芩、杜仲各15g，瞿麦、萹蓄、车前子各10g，木通、生甘草各5g）。对照组只用西药，合并CT－DNA、UU－DNA阳性者加服红霉素0.5g，Bid，连用7天。

单味中药对淋球菌体外抑制的试验，也有一些新的进展，如石榴皮、水提液体外对多株青霉素酶和非产青霉素酶的淋球菌有明显的抑制作用，可作为阴道栓剂之用。唐书谦对61种中草药进行筛选，发现仅有黄连和乌梅有抑菌作用，MIC试验结果，黄连为1∶160，乌梅为1∶80。有抑菌作用。韩启光报告：20%的大蒜液，通过灌肠的方式，治疗淋菌性前列腺炎268例，每周1次，5次为1疗程，治愈295例，其中，1个疗程治愈118例，2个疗程治愈141例。治愈率96.69%，好转9例，3.4%。75例合并少精症，治疗后，精子密度与活动度均有所提高。副作用主要有：注射后局部胀痛不适（52例）、血尿（63例）。随访3个月至2年5个月，235例做B超发现前列腺有钙化点15例，无1例有严重并发症。具体方法如下：患者取截石位，局部消毒后于肛门正中1.5cm处做穿刺点，与身体平行方向进针约6～8cm，通过有韧性感的前列腺包膜后，抽吸无血，注入2%普鲁卡因2ml，接着注射20%大蒜液5ml（本院制药厂研制），注药后患者会阴部感酸胀及有尿意感，注射完毕后，再用20%大蒜液10ml，2%利多卡因5ml的混合液行尿道灌注，灌注后紧压尿道外口，并向后尿道方向推挤药液，使之达到前列腺尿道，15分钟后放松尿道外口。

针灸这种非药物疗法，对淋病也显示了良好的功效，王侃报告：主穴：照海（泻），中极（补，温针灸），太冲（泻）。配穴：湿热型配膀胱俞（泻），阴陵泉（泻），阴虚型配肾俞（轻补），阴谷（轻泻），阳虚型配命门（补），三阴交（补温针灸）。宗“热则疾之，寒则留之”之旨，湿热型留针30分钟，阴虚型50分钟，阳虚型1小时，各穴每10分钟施行手法1次。每天针灸1次，10次一个疗程，共4疗程，结果痊愈305例（51.3%），显效174例，总有效率88.2%。

［按语］

1. 淋病的治疗在急性期，用药要有针对性，选用对淋菌敏感的药物治疗较为妥当，与此同时，加用中药治疗，其效果更为显著可靠。

2. 中药对淋病的治疗，大致分三个方面：一是清热通淋，如萆薢、瞿麦、萹蓄、滑石、山栀、木通、白茅根、蛇舌草、马鞭草、莲子心等。二是理气止痛，如青皮、玄胡索、川楝子、

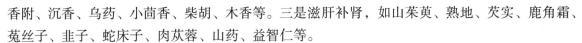

香附、沉香、乌药、小茴香、柴胡、木香等。三是滋肝补肾，如山茱萸、熟地、芡实、鹿角霜、菟丝子、韭子、蛇床子、肉苁蓉、山药、益智仁等。

3. 针灸治疗既要选穴准确，又要手法精良，特别是针刺下腹诸穴时，针感一定要到达外阴部位，效果将会更好。

参考文献

1. 陈寅初．淋球菌对15种药物敏感性测定［J］．中国皮肤性病学杂志，1998，12（3）：169.

2. 叶珊．壮观霉素、诺氟沙星、四环素联合治疗淋病的疗效观察［J］．皮肤病与性病，1995，17（3）：53.

3. 陶云卿．治淋汤治疗淋菌性尿道炎30例［J］．中级医刊，1995，30（6）：57.

4. 邬斌梅．清淋汤治疗淋菌性尿道炎38例［J］．四川中医，1996（7）：30.

5. 袁庆丰．大黄通泻汤治疗直肠淋病56例疗效观察［J］．实用中西医结合杂志，1996，9（2）：122.

6. 时代强．三日疗法治疗淋病60例疗效分析［J］．中国性病爱滋病防治，1997，3（2）：86.

7. 张杰．中药石榴皮对淋菌性感染的体内外抑制作用［J］．中国皮肤性病学杂志，1996，10（2）：75－76.

8. 唐书谦．联苯苄唑对部分真菌和细菌的抑菌观察［J］．中国皮肤性病学杂志，1996，10（2）：79－80.

9. 韩启光．20%大蒜液治疗淋菌性前列腺炎268例［J］．中国中西医结合杂志，1996，16（4）：234.

10. 王侃．针灸治疗淋病双球菌感染595例临床观察［J］．中医杂志，1997，38（3）：152.

第三节　软下疳

［概述］

软下疳是由杜克雷嗜血杆菌引起的一种急性性传播疾病，其发病率仅次于淋病、梅毒而居第三位。现今随着抗菌化学药物的发展和广泛应用，其发生的机会显著减少，但我国黑龙江、广西、四川等地已有发现病例的报道，故应引起重视。

中医对软下疳的认识，古时称为“妒精疮”，属于疳疮的范畴。

［源流考略］

对软下疳的认识，在过去很少时间与梅毒的硬下疳相混淆，因它常与其他生殖器感染同时存在，尤其是生殖器疱疹和梅毒。1852年，Basserau将本病从梅毒中划分出来而作为一个独立疾病，从而结束了它与梅毒混淆的历史。1889年，Ducrey（杜克雷）发现了本病的病原菌为一种嗜血杆菌，为纪念这位学者，后人就以他的名字命名，称为杜克雷嗜血杆菌。

本病是一种流行热带、亚热带的性传播疾病，多发生在发展中国家，如东南亚、非洲、中南美洲，但发达国家也有小的流行。例如英国1981年报告100例，1982年报告137例，美国年发病约为1000例左右，目前，我国的广西、四川、黑龙江等省均已发现少数病例。

传染途径，性行为是软下疳最主要的感染途径。亦有偶尔经阴部外侵入者（阴部外软下疳）。

唐代孙思邈首次描述了本病的发生部位，《备急千金要方》说："妒精疮者，男子在龟头，女子在玉门内。"宋代陈无择对病因有了进一步的认识，提出本病与性交有关，他说："患妒精疮者，以妇人阴中先有宿精，男子与之交接，虚热而成。"元代《丹溪心法》载有下疳合并痢疾的垂危病案，先后以当归龙荟汤、小柴胡汤加减治愈。明代《外科正宗》对其病因、症状、治疗均有详细的论述，至今仍有一定的指导意义。

[病因探微]

一、西医论述

本病的致病病原体是杜克雷嗜血杆菌，是因为做细菌培养时，必须供给新鲜血液，它才能生长，所谓链状杆菌，是因病原体由首尾相接排成链状的短杆菌构成，可平行排列成数排，很多链并列成鱼群状，但也可偶见其于细胞内呈团状分布。

性交时性器官直接与病原菌接触，而此时阴茎处于充血状态，组织中压力增加，冲击和摩擦会使皮肤和黏膜表面发生损伤，细菌即经损伤的微小伤口侵入。

二、中医论述

中医认为本病多由外感毒邪，或素体湿盛，郁久化热、化毒，或者欲火内炽，败精蕴结成毒，循经侵犯前阴而成。具体言之有：

欲火郁滞：男子欲念萌动，或者外涂房术热药，皆能致使阳物兴举，淫火猖狂而未经发泄，败精浊血，流滞中途，精阻火郁而成。

肝经湿热：湿热内蕴则随经下注于前阴，加之妇女阴器瘀浊未净，接于交媾，以致淫水毒精传袭而成。

总之，本病的发生在《外科证治全书》中有一段总结性的论述："下疳一证，属肝、肾、督脉三经之病……内因者，由欲火猖动，不得发泄，致败精湿热留滞为患……外因者，由娼妇阴器瘀浊未净，则与交媾，致淫精邪毒，感触精宫为患，最不易愈。如治得法，亦必发出便毒秽疮下疳，以泄其毒始愈。"

[诊鉴要点]

一、诊断要点

（一）临床表现

潜伏期：潜伏期的长短与感染杜克雷杆菌的数量、毒力，人体的抵抗力等诸因素有关，如感染的细菌数量多，毒力强，人体抵抗力低，则潜伏期短，反之则潜伏期长。最短者 1 天，长者达 10 余天，多数于感染后 2 ~3 天发病。

好发部位：生殖器软下疳，男性主要发生在冠状沟，其次为龟头、包皮及系带处，女性好发于大阴唇、小阴唇、子宫颈、阴唇系带、阴蒂、尿道口。非生殖器软下疳可发生于肛门周围、会阴部、下腹、口唇、手指、大腿、乳房等部位。

典型表现：初起为炎症性红斑、丘疹，其中的部位很快形成脓疱，没有明显硬结，逐渐增大后变为脓肿，疱膜破溃后形成浅在性溃疡，直径为1～2cm，由于自身接种，波及邻近组织而发展成为多发性的多个溃疡。溃疡具有以下特征：

1. 溃疡形状多为圆形、椭圆形，边缘不整齐，呈锯齿状。

2. 溃疡边缘潜蚀，穿凿，周围有炎性红晕。

3. 溃疡面有污秽脓液，或覆以黄白色脂样苔，剥之出血且疼痛。

4. 触之柔软、触痛，经2～3周或1～2个月愈合，残留瘢痕。

特殊类型软下疳表现：软下疳除上述典型表现外，尚有以下异型表现。

1. 毛囊性软下疳 又叫粟粒形软下疳，溃疡约针头大小，但很深，呈底大口小的喷水状，病损往往沿外阴毛囊分布，多见于生殖器周围及毛囊处。

2. 隆起性软下疳 凹陷的溃疡底部因肉芽组织增生，显示明显隆起。

3. 白喉样软下疳 溃疡表面覆盖一层灰白色膜样物，坚硬而不易剥离。

4. 坏疽性软下疳 溃疡表面覆盖有坏死的黑色焦痂，其下的组织坏死而侵犯到很深的部位，数日之内可引起阴唇或阴茎大面积破坏，时有大出血。

5. 侵蚀性软下疳 溃疡不断向周围扩散，逐渐增大，但向深部发展倾向较小。

6. 匐行性软下疳 与侵蚀性软下疳相似，其特点是溃疡不断向外扩散的同时，其早期溃疡可愈合，新形成的溃疡又再向外扩大，形成一条长而窄的浅损害。因此，病程可持续数月。

7. 混合性软下疳 指软下疳病原菌与梅毒螺旋体的混合感染，其特点潜伏期短，最初为软下疳的症状，2～3周后逐渐出现硬下疳的症状。

合并症

1. 淋巴结炎 又叫软下疳横痃。约有50%～60%的软下疳会发生软下疳性淋巴结炎，男性患者尤易发生，常为单侧性，左腹股沟多见，病变常在软下疳最严重破溃期（3～4周）出现。

2. 包皮炎及嵌顿包茎 软下疳也可引起包皮炎。如原有不全包茎而包皮内发生软下疳时，因炎性充血水肿，易造成完全性包茎（炎性包茎），有时包皮不能翻转而形成嵌顿包茎。

3. 阴茎及阴唇象皮病 因淋巴结炎，淋巴循环不能正常回流所致，待炎症消退后逐渐恢复和好转。

4. 尿道瘘 由于阴茎毁坏性溃疡侵犯尿道，有排尿剧痛，继而发生尿道狭窄。

（二）实验室检查

1. 涂片检查 分泌物吉姆萨、瑞特或革兰氏染色可见致病菌，杜克雷菌在涂片中为短小（2μm）呈平行直线排列的二极染色菌。

2. 细菌培养 培养后可观察到，杜克雷菌的菌落较小，如针尖或直径2mm，表面光滑，形状不一，典型者应为半球形。颜色为浅灰色或肤黄色，半透明。菌落的最明显特点是特别紧密，用白金耳触之。

二、鉴别诊断

（一）腹股沟淋巴肉芽肿

1. 感染后2～4周发病；

2. 病变为进展性和浸润性；

3. 双侧或单侧腹股沟淋巴结肿胀，继之化脓软化，破溃形成多数瘘孔；

4. 多难发现原发病灶；

5. 赖特或吉姆萨染色可发现单核细胞内 Donovan 小体，两端染色较深，呈“扣针样”。

（二）硬下疳

1. 潜伏期长；

2. 浸润性糜烂或单发性硬结，分泌物为浆液；

3. 横痃除腹股沟淋巴结肿大外，无其他炎症现象，不融合、不化脓，不粘连，无压痛，脓液少见；

4. 可证明梅毒螺旋体及梅毒血清反应阳性。

（三）阴部疱疹

1. 集簇性小疱，表浅性糜烂，有浆液性分泌物；

2. 易复发；

3. 病原体为疱疹性病毒Ⅱ型。

（四）急性女阴溃疡和白塞综合征

1. 与性交无直接关系；

2. 青年女性多见；

3. 易复发；

4. 阴唇多发性小溃疡，疼痛；

5. 溃疡内可查到肥大杆菌（bacillus crassus），可伴有口腔溃疡、结节性红斑样皮损、眼变化和皮肤针刺反应阳性等（白塞氏综合征）。

（五）软下疳与硬下疳鉴别

见表5－1。

表5－1　软下疳与硬下疳的鉴别

	软下疳	硬下疳
潜伏期	2～5天	2～4周
溃疡	常多发（个）	常单发（个）
溃疡基底	软，不整齐	硬似软膏
溃疡边缘	参差不齐，下陷	境界清楚，稍高出皮面
溃疡表面	污秽	清洁
疼痛	严重	无（无继发感染时）
病原体	杜诺凡小体	梅毒螺旋体

［治疗］

一、中医方案

（一）内治法

1. 淫火郁滞证　阴器暗红肿胀，继而结块渐生，腐烂渐作，脓水淋漓，自觉既痛又痒，小便淋漓，尿道刺痛，甚则黄浊败精，脉细数，舌质红，苔薄黄微干。治宜疏利肝肾邪火，方选清肝导滞汤加减：萹蓄12g，瞿麦、黄柏、知母、芦荟、滑石各10g，甘草、焦山栀、炒胆草各6g，琥珀4.5g，白茅根30g。

方释：方用萹蓄、瞿麦、白茅根、滑石、甘草通淋利尿，化解湿热，黄柏、知母、山栀、胆草清泻肝肾邪火，琥珀清心解毒。

2. 肝经湿热证 阴器皮肿光亮，甚如水晶，皮破流水，肿痛日生，痒痛相兼，小便涩滞，口燥咽干，脉弦数，舌质红，苔薄黄且干。治宜清肝解毒，化湿清热。方选龙胆泻肝汤加减：炒胆草、木通、黄芩、焦山栀各6g，连翘、生地、车前子（包）、归尾各10g，赤茯苓、泽泻、麦冬、银花各12g。

方释：方用胆草、黄芩、山栀、木通、连翘、车前子清肝解毒，利尿消肿，归尾、赤苓、茯苓、生地凉血利尿，银花、麦冬养阴解毒，以固其本。

3. 脾虚气陷证 溃烂持久，横痃破溃久不收口，患处色淡，倦怠无力，食少纳呆，舌质淡，苔黄薄白，脉沉细，治宜健脾益气升阳，方选补中益气汤：黄芪（热甚用3g）、炙甘草各1.5g，人参、白术各0.9g，当归身0.6g，陈皮、升麻、柴胡各0.6～0.9g。

方释：方用人参、黄芪、白术益气健脾，黄芪又能托毒生肌，柴胡、升麻升阳气，调气机，当归养血生新，陈皮、甘草理胃和中。

4. 毒热蕴滞证 腹胯部红肿，或坚硬灼痛，行走不便，或溃破流脓而成横痃，味臭，心烦，便秘，舌质红，苔黄，脉弦数，治宜散滞行瘀、清热解毒，方选九龙丹：儿茶、血竭、乳香、没药、巴豆（不去油）木香各等分。为末，生蜜和为丸，豌豆大。每服9丸，空腹热酒一杯送下，大便行四五次，方吃稀粥，肿甚者，间日再用一服。

方释：方用儿茶、血竭散滞行瘀，乳香、没药活血化瘀止痛，木香行气止痛，巴豆、大黄、土木鳖消积化毒，山甲内消散瘀，活血通经，当归尾活血补血，以防逐瘀消积而伤正，僵蚕化痰散结，黑牵牛通利下焦，甘草和中，且解毒。

（二）中成药

1. 九味芦荟丸 当归、胡黄连、川芎、芜荑、白芍各30g，龙胆草（酒浸洗炒）20g，真芦荟15g，广木香、甘草各10g。研细末，米粥为丸如麻子大，每次服3～4.5g，温开水送下。体虚加服归脾汤、逍遥散。主治各个时期的疳疮。

2. 化淫消毒汤 白芍、银花各30g，当归、土茯苓各15g，炒山栀、苍术、青黛、生地各10g，生甘草3g，水煎服。主治淫火郁滞证型疳疮。

3. 加味逍遥散 柴胡、当归、龙胆草、花粉各6g，白术、玄参各15g，茯苓、炒栀子各10g，甘草、陈皮、荆芥各3g，防风1.5g水煎服。主治女性疳疮。

4. 桃仁散 桃仁21粒（研烂），雄黄粉、白薇粉各6g，炙甘草1.5g。各研细末，醮鸡肝后，纳入阴户，日3次，主治妇女疳疮。

5. 解毒木通汤 木通、黄连、龙胆草、瞿麦、滑石、山栀、黄柏、知母各3g，芦荟、甘草各1.5g，灯心12根为引。煎服。主治男女疳疮由于外涂房术热药所致疳疮。

（三）外治法

1. 疳疮初起，红肿流脓时先用大豆甘草汤（黑豆50g，生甘草30g，槐条60g），水煎取汁外洗，然后选用二灵丹或旱螺散外掺患处，外盖白玉膏。

2. 疳疮溃烂，以痛为主时，选用凤凰散；疳疮溃烂，以痒为主时，选用黑香散；疳疮溃烂，日久不收时，选用七宝槟榔散、圣粉散、珍珠散，先用苦参或陈松萝茶，水煎取汁外洗，后用一方外掺或香油调糊外涂均可。

二、西医部分

（一）全身疗法

杜克雷菌对磺胺类、红霉素和多西环素较敏感，可选用以下治疗方法：

1. 复方磺胺甲噁唑 每次2片，每日2次，连服10～14日。

2. 红霉素 每次500mg，每日4次，连服10～14日。

3. 多西环素 每次100mg，每日2次，连服10～14日。

（二）局部疗法

在全身治疗的同时应做局部治疗。

1. 未溃破的丘疹或结节处外涂鱼石脂、红霉素软膏。

2. 软下疳或淋巴结脓肿不必切开，可自发形成溃疡，穿刺应在远位刺入，转换方向穿入脓腔抽取浓汁，注射药物。

3. 包茎水肿或包茎嵌顿时，宜包皮切口排脓，包皮切除也可应用。

[典型病例]

案1. 一男子茎头腐烂，小水涩痛。外以珍珠散，内服木通汤，四剂涩痛止。更服四物汤加黄柏、花粉而愈。（《外科正宗》）

案2. 一男子玉茎肿痛，小便如淋，自汗，甚苦，时或虽尿血少许，尺脉洪数，按之则涩。先用清心莲子饮加牛膝、山栀、黄柏、知母、柴胡，数剂少愈，更以滋肾丸一剂而痊。《玉机微义》云："如自汗小便少，不可以药利之。既已自汗，则津液外亡，小便自少，若利之，则荣卫枯竭，无以制火，烦热愈甚，当俟热退汗止，小便自行也。兼此证乃阳明，经云：'大忌利小便。'"（《外科发挥》）

[科研进展]

软下疳的标本涂片、病例、皮肤试验、自身接种等特异性不高，甚至培养方法也不够理想，即使在涂片中查到革兰氏阴性链杆菌，也只能提示杜克雷嗜血杆菌感染的可能性，但并不能确诊。邵长庚根据我国的条件，建议选用巧克力培养基，培养后再进行生化鉴定，包括氧化酶、过氧化氢酶、卟啉和硝酸盐还原等试验。PCR是检测生殖器溃疡中杜氏杆菌较有价值的方法之一。治疗推荐口服磺胺噻唑或磺胺嘧啶，每次0.5～1.0g，每日4～6次，连续口服5～7日，总量约为28～30g，同时并用等量的碳酸氢钠，即可治愈。局部也可使用磺胺粉或软膏。横痃未化脓者热敷，已化脓者抽脓或切开排脓。1988年美国疾病控制中心推荐治疗方案，包括阿奇霉素1g单剂口服，或头孢曲松钠250mg单剂肌注，或环丙沙星500mg口服，每日2～3次，共3日，或红霉素500mg口服，每日4次共7日。并强调软下疳患者的性伴在患者出现症状之前10天内，与患者有过性接触，不论有无症状，都必须进行检查和治疗。

张志礼等按病分型施治：疳疮分湿热下注型、热毒内蕴型和阴虚火燥型。其方选分别为龙胆泻肝汤加减、黄连解毒汤或五味消毒饮、知柏地黄汤加减。横痃分热毒壅滞型与脾虚气陷型，前者用九龙丹和三甲内消散，后者用补中益气汤加减。此外，黄国泉用加减真人活命饮治疗软下疳32例，痊愈20例，好转11例，无效1例。具体方法为：甲珠、皂刺各12g，金银花、天花粉、生地、赤芍、紫草、土菊花各15g，连翘、黄柏各10g，土茯苓20g，人参6g，每日1剂，每次冲洗20分钟左右。

［按语］

1. 软下疳常常与二期梅毒软下疳相混淆，因此，临床确诊往往是治好本病的前提。

2. 中医对软下疳所形成的横痃，往往用理气化瘀、涤痰散结如青陈皮、乌药、香附、荔枝核、橘核、浙贝母、天龙等，特别是天龙，解毒散结之效尤为卓越。溃破形成鱼口后，当宜托里排脓，常用黄芪、党参、银花、上肉桂、茯苓等。

参考文献

1. 邵长庚．软下疳诊断处理的探讨［J］．中华皮肤科杂志，1998，31（3）：135.
2. 张志礼．中医性病学［M］．南昌：江西科学技术出版社，1994.
3. 黄国泉．加减真人活命饮治疗软下疳［J］．中医药，1955，（4）：21.

第四节　性病性淋巴肉芽肿

［概述］

性病性淋巴肉芽肿（简称LGV），是通过性交途径而感染的系统性性传播疾病，也是传统上分类的经典性病之一，过去，其发病频度次于淋病、梅毒、软下疳而居第四位，所以又称为第四性病，国外也有人称为Nicolas Facre病、热带或气候性横痃。

中医对本病的认识，很难找到相应的病名，不过，多数医家认为属于“阴疽横痃”“鱼口”“便毒”“骑马痈”的范畴。

［源流考略］

LGV在世界上广泛分布，主要流行于热带和亚热带地区，如亚洲、非洲和美国南部的某些地区存在着地区性流行。美国1977年报告了348例，发病率为（0.1～0.2）/10万，日本1960～1981年间仅见4例，英国1983～1984年报告LGV 75例。在我国，新中国成立前有少数病例报告。

中医文献的《外科正宗》对发病的原因、部位、临床表现及治疗均有详尽的论述。《医宗金鉴》又提出骑马痈的概念，《疡科心得集》认识到本病的发生以遭淫而患者为最多。

［病因探微］

一、西医论述

过去很长时间，医学界都认为LGV的病原体为病毒，后来随着医学科学的进步发展，才确认为衣原体属独立的一类微生物，其形体较细菌小，而大于病毒。

衣原体有许多种类，导致本病的是性病肉芽肿衣原体，它与沙眼衣原体（简称 CT）同属一类，具有若干共同特征，如均能与糖原基质形成致密的胞浆内包涵体，都能被磺胺药所抑制，抗原性亦相等。1970 年，有人证实 LGV 是由血清型 L_1、L_2、L_3型的沙眼衣原体所引起，其毒性较大，尤好侵犯淋巴结，它们作为抗原，与生殖道衣原体 E 和 D 型抗原有交叉反应，同时，这种衣原体又与从眼中分离到的衣原体不同，前者能在鸡胚绒毛尿囊膜及卵黄囊中很好地繁殖，有些株体可使鸡胚很快死亡。大部分株体在细胞培养中繁殖，在感染的细胞内可出现含糖原基质的包涵体，又叫宫川小体。

衣原体存在于患者阴部皮损内横痃脓液和淋巴结内，偶见于血液和脑脊液中。

本病衣原体主要侵犯局部组织的淋巴结，使之肿大，发炎。感染后 1～4 周，原发损害即可出现疱疹或溃疡，自阴道和直肠侵入者向盆腔淋巴结和直肠蔓延，自阴茎和女阴侵入主要向腹股沟和髂淋巴结扩散。受侵淋巴结可粘连融合、化脓、通过多处窦道排出脓液。早期淋巴结炎阶段，衣原体可经血流广泛播散，到达多处脏器、中枢神经系统，后期慢性感染阶段，侵犯之处可见纤维化、梗阻和狭窄。如淋巴管梗阻可使外生殖器发生象皮肿，慢性直肠炎可致进行性直肠狭窄、肠腔梗阻，瘘管形成。

二、中医论述

《疡科心得集》说："鱼口便毒，生于小腹下两腿合缝之间，左为鱼口，右为便毒，属厥阴肝经。此证得之奔走劳役，湿热下注者少，惟交感不洁，遭淫而患者为最多。"从总体上讲，中医认为本病初起实证居多，后期则以虚证为主。然其脏腑多责于肝与肾。具体分述如下：

淫毒内攻：阴茎腿缝皆肝经络，肝肾主下焦，若野合不洁淫妓，入房忍精，强固不泄，或者欲念已萌，停而不遂，以致精血交错，凝滞郁结而成。诚如《疡科心得集》所说："强力入房，忍精不泄，或欲念不遂，以致败精博血，留聚经隧，壅遏而成者，临证当细为审辨。"

湿热下注：奔走劳役，或者情志郁结，或者暴怒伤肝，致使气滞血凝，损伤脾肾，湿热之邪循肝经下注入阴，遂致小腹合缝之间结毒不化。

[诊鉴要点]

一、诊断要点

（一）临床表现

本病流行的社会阶层，以社会经济水平较低的阶层及性生活混乱者多发，以性行为最多的年龄组（20～30 岁男性）发病率最高，男女患病的比例为 5∶1。

传染途径：人是本病原体唯一的自然宿主。LGV 病的传播几乎完全与性行为有关，偶由接触患者分泌物或口交、肛交等所引起。

潜伏期：感染后 3～20 天发病，平均 10 天左右，亦有长达 5 周者。

全身症状：发热、寒战、倦怠、头痛、关节疼痛、肝脾肿大等，有的病人可出现各种皮疹，如猩红热样疹、多形红斑样疹、结节性红斑及荨麻疹。

1. 早期症状 原发损害叫初疮，为直径 1～3mm 左右的丘疹或丘疱疹损害轻微，炎症反应不明显，亦无自觉症状。主要好发于龟头、包皮和女性子宫颈、后穹隆部等处，往往被忽视或未发现，仅有4%～5%的病例报告。数日之后初疮即自愈，不留痕迹。非生殖器初疮可见于口腔、唇、手、肛门。

2. 中期症状 感染后2～4周发生二期病变，腹股沟淋巴结开始肿大、疼痛，常为单侧性，偶尔也见有双侧肿大，称为"第四性病性横痃"，初起外表皮肤不红，触摸时淋巴结孤立、质硬、呈圆形或长圆形的肿大，如香肠状，压痛明显，继而淋巴结互相融合，并与周围组织粘连在一起，表面皮肤为紫红色。由于腹股沟韧带压迫肿大淋巴结，将其分为上下两块，中间形成沟槽状，具有诊断上的意义。

经过数周以后，肿大的淋巴结软化，按之有波动感。随后肿块表面数处穿孔破溃，形成数个瘘管、窦道，似"喷水壶"或"筛"状，排出黄色浆液或血性脓液，经数周直至数月，伤口痊愈，留有不规则的挛缩性瘢痕。女性因初疮多在阴道下部，病变累及腹腔后淋巴结，引起髂和直肠周围淋巴结炎及直肠炎，这也是本病对女性患者破坏性大的原因。男性同性恋者也有类似女性病人的情况。一旦直肠受累，常会招致大便脓血、直肠狭窄，排便困难，甚则粪便呈窄带状。

3. 晚期症状 又叫LGV的三期损害。通过在早期症状后5～10年后发生，常见于女性患者。

生殖器象皮肿：由于淋巴管慢性炎症和淋巴回流受阻而致。皮肤表面呈疣状增生和息肉形成，在大小阴唇等处发生象皮肿。病情进一步发展，该区组织破坏、溃疡，还会形成毁形性瘢痕，如女阴残毁。

肛门直肠综合征：常因病变扩展，侵害直肠、肛门所致，溃疡后常导致直肠阴道瘘、肛瘘、直肠狭窄，乙状结肠梗阻等症，偶有发生癌变的倾向。

皮肤并发症：还会出现结节性红斑（2%～10%）、多形红斑和硬红斑。

（二）实验室检查

从病人淋巴结脓肿抽取脓液，接种于小鼠脑或鸡胚黄囊中，经一定时间后，取小鼠脑组织或鸡卵黄囊液，涂片染色镜检，查看有无衣原体颗粒及中性白细胞中有无包涵体。

1. 血常规检查 血沉加快，血清蛋白增高，白蛋白与球蛋白比值倒置。有时血清中丙球蛋白、冷球蛋白、类风湿因子、IgM系均明显增高。淋巴结化脓和直肠炎期间，白细胞计数增高，单核细胞增多。

2. 血清学检查 补体结合试验（CF）：抗原与相应抗体发生特异性结合后可进一步与补体结合，假如两者不对应则不与补体结合，出现阳性反应。

3. 微量免疫荧光试验（MIF） 本试验是日软疣本新的试验技术，对LGV有特异性诊断意义。通常滴度大于512即有意义。

4. 对流免疫电泳 该方法简便，快速和特异性强，但所需蛋白抗原要求高，故目前仅用于研究工作。

5. Freis试验 即皮肤敏感试验，属迟发型变态反应。但由于其缺乏特异性，故已很少使用。

二、鉴别诊断

1. 梅毒性横痃 生殖器部位有硬性下疳，腹股沟淋巴结炎（横痃）孤立性肿大，坚硬，不融合、不破溃、不疼痛，梅毒血清反应阳性。

2. 软下疳 横痃疼痛明显，破溃后不形成瘘孔，化脓溃疡为单房性，病程短，原发病损中可查到杜克雷杆菌。

3. 化脓性淋巴结炎 无性病史，邻近组织有外伤或感染史，病程较急、较短。

4. 腹股沟肉芽肿 皮损较大，持久。在损害处可查到多诺万小体。

5. 阴部疱疹 阴部疱疹由单纯疱疹病毒Ⅱ型所致，反复发病，部位不定。损害为表浅性水疱，疱破后可形成糜烂，有烧灼感。

6. 直肠癌 病理组织检查可证实，Frei 试验阴性。

7. 各种性病淋巴结炎鉴别，详见表 5－2。

表 5－2 各种性病淋巴结炎鉴别

鉴别项目	性病淋巴肉芽肿性淋巴结炎	梅毒性淋巴结炎	淋病性淋巴结炎	软下疳性淋巴结炎
病原	病毒	梅毒螺旋体	淋病双球菌	软下疳链杆菌
经过	发病后 1～2 周发生经过缓慢	发病后 1～2 周发生经过缓慢	急性	急性
自觉症状	疼痛	不痛	疼痛轻微	剧痛
局部症状	高度浸润，坚硬，肿胀，呈肿瘤状，潮红不显著，常有愈着情况，破溃后易形成瘘管	坚硬游动不粘连，决不化脓，表面皮肤正常	肿胀发亮，表面皮肤潮红，少有化脓	表面潮红显著，倾向化脓，破溃不形成瘘管
实验诊断	Frei 氏反应阳性	华氏反应，自发病后第三周渐呈阳性	Bordet－Gengou 氏补体结合反应阳性	Reenstierna 氏反应自发病 3 日后呈阳性

［治疗］

一、中医方案

（一）内治法

1. 淫毒内攻证 初发常在染毒后 10 日左右，腹股沟臖核肿大，其大小约如蚕豆至鸡卵，肤色正常或微红，自觉轻微胀痛，压痛或牵引痛，伴有发热、恶寒、困倦乏力、头痛及食少等全身症状，舌质红，苔少，脉细数。治宜疏散淫毒。方选透骨搜风散加减：透骨草（白花者更佳）10g，羌活、独活各 6g，牛膝、生芝麻、紫葡萄各 12g，六安茶、小黑豆、胡桃肉各 30g，炒槐角 15g，红枣 5 枚，白糖适量。

方释：方用透骨草、羌活、独活疏风消肿，通络止痛，芝麻、葡萄、黑豆、胡桃、槐角、红枣滋补肝、脾、肾，以御淫毒内犯，六安茶清泻毒热，川牛膝既解毒散结，又引药下行。

2. 湿热下注证 患处肿痛，或玉门焮肿作痛，或见丘疱疹、脓疱等，伴有憎寒壮热，小便涩滞，腹内急痛，或小腹痞闷，舌质红，苔薄黄，脉弦数。治宜清肝泻火，疏通气血。方选逍遥散加减：柴胡、丹皮、炒栀子各 6g，当归、白芍、茯苓、白术各 10g，川楝子、玄胡索、僵蚕、银花、花粉、浙贝母各 12g，白茅根、赤小豆各 30g。

方释：方用柴胡、当归、山栀、白茅根、丹皮清肝泻火，川楝子、玄胡疏肝止痛，白芍、白术、茯苓扶脾化湿，僵蚕、浙贝、赤小豆、花粉化痰散结，活血止痛。

3. 余毒残留证 患处结肿逐渐软化，溃破后黄绿色脓液外溢，疮口站立则合，身屈又张，形如鱼口开合之状，迁延日久难愈，舌质淡红，苔少，脉细弱。治宜益气托毒，解毒敛疮。方选芙蓉内托散加减：芙蓉花6g，高丽参4.5g（另煎兑入），当归、川芎、白芷、黄芪、连翘、杏仁各10g，银花、茯苓、川牛膝各12g。

方释：方用黄芪、高丽参、当归、银花、茯苓益气托毒，川芎、白芷、杏仁排脓散结，川牛膝引药下行，该方组成，益气扶正之品多于解毒散结之味，旨在正气存内，邪不可干。

4. 脾肾阳虚证 横痃破溃，迁延不愈，红肿热痛减轻，瘘道流液清稀，瘘口皮色灰暗，疮底秽浊。或有神疲气短、畏冷怕寒、食少便稀、小溲清长，舌质淡或胖淡，脉滑，治宜健脾温肾，化痰散结。方选阳和汤合十全大补汤：熟地黄1两，白芥子2钱，鹿角胶3钱，姜炭、麻黄各5分，肉桂、生甘草各1钱。水煎服。

方释：方用麻黄宣肺散风，姜炭、肉桂、鹿角胶温寒通经，熟地、当归、川芎、杭芍和血补血滋阴，白芥子化痰散结，黄芪、党参、白术、茯苓、甘草健脾补气托毒。上方共奏健脾温肾、化痰散结之功。

加减法：小便涩滞加黄柏、瞿麦、琥珀，小腹牵引疼痛加青皮、血竭、制乳没，患处结块不化加土鳖虫、全蝎、生牡蛎、皂刺，或服西黄丸。

（二）中成药

1. 九龙丹 （炮甲珠、青木香、没药、血竭、滴乳香、儿茶各3g，研细末，另用当归、红花各100g，酒煎成膏，泛丸如桐子大），每服6g，日1～2次，热酒送下。适用于初起未成脓阶段。

2. 通水丹 ［芫花（拣净）不拘多少，研细末］，每次用1.5g放入去核的大枣内，空心嚼下，冷茶过口。日1次，适用于初起而体质壮实，小便淋漓时期。

3. 犀黄丸 每次3g，日2次。适用于湿热下证。

4. 小败毒膏 每次10g，日2次。适用于淫毒内攻证。

（三）外治法

1. 结肿未溃时，选用如意金黄散，凡士林调成软膏，敷贴。
2. 化脓未溃，可适时抽脓或切开排脓，外掺五色灵药，盖琥珀膏。
3. 肛门或尿道狭窄时，应施手术疗法。

二、西医方案

1. 全身治疗

（1）多西环素100mg，每日2次，共21天。

（2）四环素500mg，每日4次，共14天。

（3）复方磺胺甲噁唑2片，每日2次，共14天。

以上药物可选一种，并根据病情适当延长用药时间。

2. 局部疗法 波动的淋巴结应用针筒抽去脓液，严禁切开引流，以免延迟愈合。

［典型病例］

案1. 一男子已溃，而痛不止，小便秘涩，此肝火未解也。与小柴胡汤加黄柏、知母、芎、归、痛止便利，更以托里当归汤而疮敛。若毒未解，而痛不止者，须用活命饮。（《外科发挥》）

案2. 一男子先出疳疮，久而不愈，后发横痃，十余日始觉肿痛。余欲托里溃脓以泄毒气，彼欲内消。自服槐花酒、蜈蚣、全蝎等药。肿未得消，元气已损，转致筋骨疼痛，举动艰辛，乃请余治。形体消瘦而弱，脉虚而数，此真气受伤，邪气随入，虽宜补养，后必发时疮乃愈。彼不为信，仍服败毒消风等药，元气愈虚，饮食不进，筋骨疼甚，彻夜不睡，又复请治。先用补中益气汤倍参、芪六服，元气稍醒，又以八珍汤加麦门冬、五味子、远志、酸枣仁、牡丹皮十余服，夜间方睡，惟疼不大减，此内虚疮毒下陷之故。朝服六味丸，午用十合大补汤十余服，遍身方发红点。此疮毒欲出，仍服前药，红点渐高，始成疮形，疮毒一出，疼痛顿减，元气渐复。更服八珍汤加薏苡仁、银花、土茯苓。服至半年，方得治愈。彼悔执方治病之误，始信因病用方之妙。《外科正宗》

案3. 男，23 岁，未婚，工人。于非婚性交后 5 天左右阴茎部发生数个小水疱，扩大破溃成小溃疡，无自觉症状，于 1 周内自愈。继而在右腹股沟处起一个包块，局部红肿疼痛，2 周后软化破溃，排出黄色稀薄脓液。查体见左右腹股沟淋巴结肿大，如鸡蛋大、呈梭形，槽沟征（+），表面皮肤红肿，质中等硬，与周围组织粘连，压痛明显。化验见血 USR（-），右腹股沟淋巴结穿刺液涂片镜检未见细菌及螺旋体，培养无细菌生长。病理检查淋巴结为肉芽性改变。治疗以四环素 0.5g 口服，每日 4 次。1 周后热退，右腹股沟淋巴结明显缩小%，变软，皮肤红肿消失，局部轻度压痛。3 周后原皮损全部消退。［中国皮肤性病学杂志，1995，9（3）：155］

［科研进展］

本病较为少见，在新中国成立初期，上海 1949—1954 年八家医院统计，性病性淋巴肉芽肿有 249 例（占性病病例的 2%）。近 20 年来，未再发现此种病例。1992 年，上海及成都各报告 1 例尚待核实。重庆市对 STD 的流行特征分析 1990—1992 年，全市报告 13 134 例中，淋病占 71.12%，尖锐湿疣 22.90%，非淋菌性尿道炎 3.56%，生殖器疱疹 0.82%，性病性淋巴肉芽肿 0.24%，梅毒 0.18%，软下疳 0.02%，阴虱 1.16%。以淋病和尖锐湿疣发病最多，占总比例的 94.02%。洪福昌报告深圳市 1996 年 STD 患者有 11 488 例，发病率为 278.15/10 万，比 1995 年增长 6.75%，其中淋病 4531 例，占 39.44%，尖锐湿疣 3677 例，占 32.01%，非淋菌性尿道炎 1877 例，占 16.44%，梅毒 807 例，占 7.03%，生殖器疱疹 560 例，占 4.87%，软下疳 8 例，占 0.07%，性病性淋巴肉芽肿 6 例，占 0.05%，HIV 10 例，占 0.09%。

［按语］

1. 早期全身治疗至关重要，可以采用中西医结合的方法，同时并进。

2. 中医对本病的治疗分 3 个阶段：脓未成时，宜开郁散结，清热利湿，如当归、大黄、僵蚕、乳没、皂刺、石决明、苏木等。脓已成时，治宜托里排脓，破毒活血，如黄芪、当归、川芎、白术、银花、花粉、陈皮、甘草、人参等。溃久疮口不敛，新肉生长迟缓，治宜扶脾健胃，滋补气血，如黄芪、党参、茯苓、白术、熟地、川芎、白芍、甘草、上肉桂、当归、柴胡等。

参考文献

1. 邵长庚．软下疳诊断处理的探讨［J］．中华皮肤科杂志，1993，26（3）：131.

2. 叶干运．皮肤性病防治［M］．杭州：浙江科学技术出版社．1994：386－387.

3. 洪福昌．深圳市 1996 年性传播疾病疫情分析［J］．中国性病爱滋病防治，1997，3（6）：256－257.

第五节　腹股沟淋巴肉芽肿

[概述]

腹股沟肉芽肿（简称 GI），又称性病肉芽肿，或多诺万（Donovan）病，不太常见，可能是由于性交途径而感染的侵犯皮肤和黏膜的一种慢性接触性传染病，其特点是进行性匐行性溃疡。

本病类似中医所称便毒。

[源流考略]

GI 是一种不太常见的热带及亚热带疾病，首由印度报告，在非洲的中部和西部、印度南部、巴布亚新几内亚、东南亚和巴西呈小流行，美国每年报告约 50 ~ 76 例。发病率以社会经济状况较低、性生活混乱的人群为高。发病年龄多为 20 ~ 40 岁青壮年，男性为女性的 3 倍。

中医文献称本病“左为鱼口，右为便毒”（《外科正宗》），但清代《医宗金鉴》则认为：“未溃者为便毒，已溃后为鱼口”，此说较为符合临床实践。

[病因探微]

一、西医论述

感染途径：确切感染途径尚未肯定，鉴于初发部位常在外生殖器、腹股沟、会阴、肛门等处，夫妇间及性伴侣的发病率较高，故推断可能是通过性交传播，即通过皮肤和黏膜破损直接接种而引起感染，但非性接触亦可感染。

GI 病原体为肉芽肿荚膜杆菌，无芽孢，能在含有受精鸡蛋的卵黄培养基上生长。在肉芽肿性损害的单核细胞内为一卵圆形小体，称为多诺万小体，最大为 1 ~ 2μm，蓝黑色，类似别针状，形态学表现与肺炎克雷白菌（肺炎杆菌）相似。

二、中医论述

1. 肝郁痰凝　下腹及腹股沟为厥阴肝经所主，若暴怒伤肝，气滞血凝，遂致痰凝结块而成。

2. 毒热蕴结　交感不洁，湿热秽毒，相互蕴结而发。

3. 气血亏损　强力入房，忍精不泻，或欲念不遂，以至败精搏血，留聚经络，壅遏而成。

总之，本病皆由房事不洁，感染淫秽邪毒，郁于肌肤，蕴久化热，热盛生湿，湿热互结，瘀滞气血，腐肉伤肌而发。

[诊鉴要点]

一、诊断要点

（一）临床表现

潜伏期：长短悬殊不一，一般为 2 天 ~3 个月不等。

好发部位：通常病损位于会阴部、生殖器、肛周、腹股沟等，偶见于四肢、鼻、唇。

病程表现：初发为坚硬的丘疹或结节，破溃后形成界限清楚的肉红色溃疡，流出恶臭的浆液性脓液，边缘隆起呈菜花状增生。病变基底部为质地脆弱的肉芽组织，呈牛红色损害。由于自身接种而蔓延扩散，在原溃疡的周围发生许多新的结节呈卫星样分布，多发于温暖、潮湿的皮肤表面，如阴囊或大腿间、阴唇与阴道间的皱褶处。患者一般无自觉症状，也不引起疼痛，附近淋巴结不肿大，但对皮肤和皮下组织破坏性极大，常会因其他细菌感染而继发感染。

治疗不及时，溃疡会继续增大变深，导致生殖器、尿道、肛门破损不全，且引起持久性的瘘管，肥厚性瘢痕和色素脱失。少数病变可能造成淋巴管阻塞而出现外生殖器假象皮病，借助于血行或淋巴途径传播，还可能引起内脏、眼、面、咽喉、胸腔、关节炎、骨髓炎等病变。

本病病情发展或快或慢，有的病例迁延数年或十数年，终致恶病质，继发感染而死亡。极少数病例还可能伴发鳞状细胞癌。

（二）实验室检查

1. 组织压印片检查

压印片制备：从损害的边缘取一小片干净的肉芽肿组织，剪去其深部组织，在载玻片上压印或二块玻片间挤压，空气中干燥后放入甲醇中固定2~3分钟，吉萨姆染色，先用pH7.0~7.2的缓冲液冲洗染液，再滴清水2~3分钟清洗，干燥后镜检。

观察结果：在大单核细胞（偶尔多形核细胞或浆细胞）中找到成簇的蓝色或黑色别针样杆菌，囊泡直径20~90μm，囊泡内含20~30个菌体，其未成熟时为圆形或卵圆形，成熟后卵泡及细胞膜破裂，细菌自内溢出。

2. 涂片检查

方法：涂片物的收集视病变情况而异，病损为肿块则从其边缘刮取，病损已发展成溃疡，则先清洗溃疡表面，从溃疡边缘刮取组织液，常用吉姆萨染色，也可用革兰氏染色。

结果：革兰氏染色后GI菌为革兰氏阴性的球杆菌，直径约为1.5~0.7μm，有时可见菌体外包有荚膜，形似别针，吉姆萨染色后菌体呈蓝色、荚膜呈红色，直径1~2μm，叫多诺万小体。

3. 鸡胚接种　将可疑的病损材料接种于已孵育7天左右的鸡胚毛囊膜内，经一段时间培养后玻片染色镜检，但易污染，操作繁复，一般不做常规检查之用。

二、鉴别诊断

本病应与梅毒、软下疳、性病性淋巴肉芽肿、阴茎癌相鉴别。该四种疾病均有相应特征性淋巴结炎，再参考其他实验室检查即可区别开来。

[治疗]

一、中医方案

（一）内治法

1. 肝郁痰凝证　多见于病症初起，阴部丘疹或结节，与皮肤黏膜粘连无痛，兼见胸闷、易怒，舌红苔黄或腻，脉弦滑。治宜疏肝解郁、化痰散结。方选逍遥散合海藻玉壶汤加减：柴胡

9g，白芍 15g，当归 9g，茯苓 15g，海藻 15g，贝母 15g，丹皮 9g，瓜蒌仁 15g。

方释：方用柴胡、白芍、当归疏肝解郁，贝母、茯苓、海藻、瓜蒌仁化痰散结，丹皮既清肝肾虚热，又凉血解毒。

2. 毒邪蕴结证 患部丘疹及结节渐成溃疡，色呈肉红，触之易出血，增生肉芽组织成牛肉色，边缘高起呈滚卷状，轻度触痛，并有低热、身痛、食少纳呆，消瘦，舌红、苔少、脉弦。治宜清热解毒、益气和血。方选黄连解毒汤合当归补血汤加味：黄芩、栀子、黄芪、云苓各 15g，黄连、黄柏各 5g，甘草 4g。

方释：方用黄芩、山栀、黄柏、黄连苦寒泻火，直折毒热，黄芪、甘草、茯苓甘温益气，托毒外出。

3. 湿热毒结证 溃疡及增生的肉芽组织继发感染。或见生殖器广泛破坏，流出臭而难闻的分泌物，近卫淋巴结肿大疼痛，并见发热恶寒、心烦口干、大便秘结，小便短赤，舌质红苔黄腻，脉滑数。治宜清热解毒、利湿消肿。方选黄连解毒汤合五味消毒饮：黄连 9g，黄芩、黄柏、栀子、地丁、赤芍、野菊花各 15g，蒲公英、金银花各 20g，当归 10g，甘草 5g。

方释：方用黄连、黄芩、黄柏、山栀苦寒泻火、清热解毒，银花、公英、地丁、野菊花、甘草清解毒热，消肿止痛，当归、赤芍化瘀散结。

4. 气血两亏证 脓水稀少、坚肿不消，并出现身热、神疲不振、面色少华、脉数无力，治宜托里消毒，方选托里消毒饮：金银花、川芎、生黄芪、当归、人参、白芍、白术、茯苓、皂角刺、甘草、白芷、桔梗。

方释：方用黄芪、党参、白术、白芍、茯苓、当归、川芎、甘草补益气血，托毒外出，银花、皂刺、白芷、桔梗托里排脓，消肿止痛。

（二）外治法

1. 初起丘疹及结节，可用金黄膏或四黄膏外敷。

2. 溃疡创面如肉色红，可用创面外撒珍珠层粉后外敷生肌膏，如肉芽组织呈牛肉色，可外撒珍珠层粉后外敷金黄膏，如合并感染，脓物腐臭时，应用黄柏 120g 煎水外洗及湿敷，待腐肉去、脓液净时，外敷四黄膏或金黄膏。

二、西医方案

1. 全身治疗 复方新诺明（磺胺甲基异噁唑 0.4g，三甲氧苄氨嘧啶 0.08g），成人每次 1.0g，每日 2 次。口服；或四环素，每次 0.5g，每日 4 次，口服；或红霉素，每次 0.5g，每日 4 次，口服。

2. 局部治疗 清洗疮口，并涂以四环素软膏。形成瘢痕畸形者，需手术矫形。

［按语］

本病较为少见，报道文献甚少，结合临床实际，笔者认为对本病的治疗，中医主要是针对毒、瘀、痰、虚四个字为其重点。毒：应重在苦寒折火为主，如黄连、黄芩、黄柏、山栀等；瘀：则应化瘀散结，如归尾、赤芍、桃仁、甲珠等；痰：当应化痰软坚，如昆布、海藻、浙贝等；虚：久病必虚，余毒难出，治当托里排毒，如黄芪、党参、银花、甘草等。

第六章　病毒类性传播疾病

第一节　艾滋病

［概述］

艾滋病是由病毒感染引起的一种人类免疫缺陷综合征（acquired immune deficiency syndrome，AIDS）。中文翻译成艾滋病。它被称为“20 世纪 80 年代的新瘟疫”“超级的癌症”。

艾滋病是目前一种最引人注意的新型传染病，其疫情蔓延之快，波及地域之广，死亡率之高都是空前的，故已经在世界范围引起了各阶层人士和科技界的高度重视，产生了巨大的震动和强烈的反响。

本病的主要特点是病人的细胞免疫功能严重缺损，从而招致多种条件致病菌感染，并发罕见的恶性肿瘤，最后导致死亡。

AIDS 是一种新的疾病，古代文献并无完整论述，目前，对本病属于中医的哪一个范畴，学者认识并不统一，有的认为属“瘟毒”，有的认为属“虚劳”，有的认为属“癥积”，有的认为与“阴阳易”有关。笔者认为上述诸家之说，只是侧重于该病某一个时期而言，应当运用中医宏观分析的方法来拟订理、法、方、药，力争体现有是病用是药的原则。

［源流考略］

早在 1978 ~ 1980 年，欧洲和美国就已经有类似病例的报告。当时由于只是个别散发的病例，未能引起足够的重视。

1981 年夏季，美国首次正式报道了在男性同性恋者中间发生了一种罕见的奇怪疾病，取名为艾滋病。从那时起，艾滋病就以异常迅猛之势，在美洲、欧洲、大洋洲等工业发达国家以及非洲、南美地区发展中国家迅速传播蔓延开来，最后波及到亚洲。

据世界卫生组织 1982 年的统计，当时只有 16 个国家，报告了 711 例艾滋病，但到了 1983 年 11 月，美国疾病控制中心就收到来自 22 个国家的 2834 例报告。到 1985 年底增加到 68 个国家、17 073 个艾滋病病例。1986 年末，发生艾滋病的国家已增加到 101 个，发生病例数达 32 590 例。至 1987 年 9 月第三届国际艾滋病会议召开之后，艾滋病已在 123 个国家流行蔓延，发现病例总数已达到 58 880 例，而且继续以惊人的速度迅速蔓延至 1989 年 9 月底，全世界有艾滋病患者的国家已达 152 个，艾滋病患者为 182 463 例，差不多每隔 6 ~ 10 个月，全世界 AIDS 总数就增长了 1 倍！

在报告的病例中，美国发生的病例数量最多，居世界各国之冠，约占总数的 70% 以上，显而易见，美国是这次艾滋病暴发流行的疫源地。

1989 年各洲艾滋病的发病情况：

美国：患 AIDS 人数已超过 5 万人，以东南海岸的纽约州、加利福利亚州、佛罗里达州和新泽西州为最多。

欧洲：29 个国家报告 23459 例。如英国 1989 年约有 2400 例新病例。WHO 估计，欧洲有 59 万至 100 万人已感染人类免疫缺陷病毒，按照人口计算，发病率最高的是瑞士、丹麦、法国和比利时，WHO 估计，1988 年底，欧洲新增病例 2.5 万之多

非洲：WHO 报告截至 9 月底，共 47 个国家报告了 30 244 个病例。

大洋洲：报告了 1510 例。

亚洲：25 个国家报告了 406 例，未来前景如何尚不得而知，美国华盛顿大学艾滋病研究者弗力教授认为：艾滋病在将来对亚洲造成的破坏力，可能比在美洲还要大。其理由是，亚洲有不少国家，人民仍维持着与非洲中部地区人民十分相似的生活方式和习惯。例如重复使用未经消毒的针头，卫生环境恶劣，生活空间拥挤等。

1992 年 6 月底统计数字来看，我国已经查出艾滋病毒感染者 932 例，仅北京地区就有 31 例。这 932 例中已经有 12 例发病或因 AIDS 死亡！

关于艾滋病的起源，目前医学界有两种推理说法：

一种说法是艾滋病来源于非洲中、西部乡村居民饲养的猴子中的一种动物病，传给了当地的居民。后来经非洲传播到海地，由海地人移民至美国传播到美国。

另一种说法是美国的生物基因工程实验室，由于技术事故将病毒基因或原病毒物质遗漏出来的结果造成的流行。

［病因探微］

一、西医论述

医学研究已经证实，艾滋病的致病因子“人类免疫缺损病毒（HIV）广泛存在于病人的单核细胞、血浆、精液、唾液、尿液、泪液、乳汁、脑脊液、淋巴结、骨髓、脑组织、宫颈阴道分泌物中，但因为该病毒在外环境的生存能力脆弱，真正能广泛传播 AIDS 的体液主要为精液、血液、阴道和子宫分泌物。还未发现或无充足证据说明 HIV 可以通过呼吸道、肠道、食物、昆虫、水及游泳池、污液、泪水和接吻等途径传播。

（一）AIDS 传播方式主要有五种

1. 性行为为主要媒介的感染途径。
2. 静脉注射麻醉药造成感染。
3. 治疗性输血和注射血液制品造成感染。
4. 胎盘和哺乳造成感染。
5. 针刺事故造成感染。

（二）病原体

病原体的命名：自 1981 年美国疾病控制中心首次发表艾滋病病例报告以来，对其病因的研究取得了迅速进展。1983 年，美国国立肿瘤研究所 Gallo 博士从艾滋病病人的末梢淋巴细胞中分离出人类嗜淋巴细胞Ⅲ型病毒（HTLV－Ⅲ），法国巴斯德研究所的 Mantagnier 氏从同性恋者的

淋巴结病综合征的淋巴结中分离出淋巴结病相关病毒（LAV）其后进一步研究证明，HTLV－Ⅲ型和LAV是同一种病毒的变种，被称之为HTLV－Ⅲ/LAV并肯定它为引起艾滋病的病原微生物。1986年世界卫生组织提出这种病毒应称之为人类免疫缺陷病毒（human immunodeficiency virus，HIV）。

HIV侵入人体之后，以三种状态存在：以游离状态循环于血液中，随血液循环播散于全身各器官组织，以附着状态存在于某些器官组织和血细胞表面，侵入细胞内并同细胞的DNA嵌合，编码和复制。HIV的致病性表现在如下两个方面。

1. 具有与辅助性T淋巴细胞（T_4）的亲和性，侵入人体后，首先隐藏在皮肤组织的朗格汉斯细胞和T_4细胞中，使感染者长期处于隐伏状态而不发病，当受到理化或生物刺激后，引起HIV释放而发病，用抗病毒的药物只能杀灭和抑制循环状态和附着状态的HIV，而对于隐藏状态的HIV则很难消灭，这样就使大量的潜伏期患者虽经治疗也不能使血清转阴，而使病程进展为艾滋病前期或活性性AIDS。由此可知，HIV对T_4细胞的破坏是致病的中心环节。

2. HIV还是一种嗜神经病毒，它可以透过血脑屏障而进入大脑，并在脑组织细胞内编码复制，从而引起了脑内的病变，常见的有原发性和继发性脑肿瘤、炎症性肉芽肿，并出现相应的症状，如意识障碍，运动障碍、听力障碍等。

二、中医论述

1. 疫毒感染　《素问》云："五疫之主，皆相染易，无问大小，病状相似。"说明疫毒是一种具有强烈传染性病邪。AIDS患者多恣情纵欲，耗伤阴液，肾失封藏，精无以化气，元气亏虚，卫外失职，疫毒之邪循五液（精液、血液、汗液、尿液、唾液等）乘虚而入，发为本病。

2. 五脏亏虚　《黄帝内经》说："正气存内，邪不可干""邪之所凑，其气必虚"。疫毒侵入体内，内舍于肾，肾精亏耗，致腰酸乏力，腿软，髓海不足，证见眩晕痴呆、耳鸣。内舍于肝，肝阴不足，阴虚阳亢，致惊悸抽搐、虚风内动；内舍于脾，脾气不升，化生乏源，证见体虚失荣，乏力萎黄，大便泄泻；内舍于心，心主血脉，疫毒入血，耗血动血，见出血下血，血虚不能濡养于心，则心悸怔忡，心神不宁，精神异常；内舍于肺，肺失肃降，痰浊中阻，痰热壅肺而见咳嗽、发热、痰血、胸痛等。总之，疫毒侵袭，常可同时内舍脏腑，致使五脏皆虚，脏腑功能失调，化生乏源，气血俱亏，呈现全身虚劳症状。

3. 房事不节　致使肾精亏耗，精液枯竭，真气散失，邪毒疫毒乘虚而入，发为AIDS。

4. 气滞血瘀　气为血帅，气行则血行，气滞则血瘀。肾精亏耗，元气化生不足、气虚无力推动血液正常运行则血瘀，久之气血凝集不散，则发为癥瘕、积聚等。

5. 痰湿凝滞　肺、脾、肾三脏功能异常，水液聚湿成痰，痰随气之升降，无处不到，痰阻于肺，则咳嗽、咯痰、喘满，结于经络则痰核、瘰疬、肢体麻木，上犯与头目见眩晕、昏冒，阻于心窍则神昏痴呆，或发为癫痫，痰热相阻，热盛痰蒙，常引起风动之症。

6. 情志异常　在淫乱的过程中，多数为惊恐、不安、忧郁和焦虑，加之吸毒与寻欢更易激发情绪的剧烈变化，可伤肺、脾、肝等脏。

[诊鉴要点]

一、诊断要点

(一) 潜伏期

艾滋病的潜伏期一般为2～5年，平均为4年，个别病例甚至长达10年。不过日本有关资料报道，有的病人潜伏期仅为6个月。这表明从感染到出现症状的病程有的比较短，有的很长，个体差异很大。总之，潜伏期的长短与感染病毒的数量及活性有关：经性行为感染者，病毒进入体内的数量较小，潜伏期相对比较长，经输入血液及血制品感染者，多数病毒剂量较大，潜伏期也短。

(二) 好发年龄

性活动旺盛期的青壮年人占据多数。年龄20～29岁组：白种人为19%，黑人为25%，西班牙人和葡萄牙人共占23%。年龄30～39岁组：三组比例大致相同，三组比例分别为46%、48%、47%。年龄40～49岁组，分别为23%、17%、19%。

(三) 临床表现

1. 前驱症状 感染HIV后2～8周，有大半病例血中可出现抗HIV抗体。多数患者可有为期数周或数月的前驱症状，表现为极度或持续乏力、发热、关节和肌肉疼痛、体重减轻、持续性腹泻等类似单核细胞增多症的症状。以后可有一段时间没有症状。其后伴随细胞免疫功能缺陷的加重，随后会出现相应的症状。

2. 临床分类 在临床上，现已将病型分类作为病程发展的病期。第一期为急性期，即自遭受感染至血清中抗体阳性时，此期可能症状轻微未能被注意。第二期为无症状期。第三期为AIDS相关综合征期或称前期AIDS病（合并症期）按病因分类，又可分为条件致病性感染Kaposi肉瘤、神经病学发现和与AIDS有关的其他疾病4类。

（1）条件致病性感染：艾滋病自始至终皆伴有致病性感染，其临床表现、发展与转归皆与此密切相关。由于对某些条件致病性感染尚无有效治疗方法，且感染又常为混合性，其本身即能加剧免疫功能缺陷的进一步发展，因而使这种感染难以治疗，成为90%患者死亡原因。同时艾滋病患者在接受治疗时，尤其在接受TMP－Smt治疗时易发生药物过敏性反应，这就更增加了治疗上的难度。

条件致病性感染的病原体种类繁多，包括原虫、病毒、真菌、细菌及蠕虫等，详见表6－1。

表6－1 AIDS常见条件致病性感染的病原体

细菌	
	Kansas分枝杆菌（肺的）
	诺卡氏菌属（肺的）
	军团菌属
	沙门菌感染

续表

真菌	
	白念珠菌（口腔、食管）
	新型隐球菌（肺、中枢神经、散播性的）
	曲霉菌属（肺的）
	荚膜组织胞浆菌（散播性的）
	粗球孢子菌（散播性的）
	Petrielliodium boydlii（肺的）
病毒	
	巨细胞病毒（散播性的、肺视网膜炎、中枢神经）
	单纯疱疹（进行性的）
	腺病毒（尿路）
	带状水痘
	JC 病毒（进行性多灶脑白质炎）
原虫	
	卡氏肺囊虫（肺的、散播性的）
	弓形体（鼠型）（中枢神经、肺）
	隐孢子虫（肠炎）
	贝氏等孢子球虫（肠炎）
	蠕虫
	类圆线虫（肠炎）

常见类型：由于条件致病性感染涉及的病原体种类繁多，又可同时或先后累及多个系统与器官，故临床表现常复杂多变，其常见表现包括肺部感染、中枢神经系统感染、胃肠道感染、发热与体重减轻等类型。

肺部感染型：常表现为弥漫性肺炎。病人可有发热、倦怠无力、干咳、呼吸困难、胸痛、低氧血症等症状。X 线检查肺部有弥漫性浸润。引起弥漫性肺炎的病原体中，最常见者为卡氏肺囊虫。故又称卡氏肺囊虫肺炎。支气管的灌洗液及组织病理学检查可找到卡氏肺囊虫。卡氏肺囊虫肺炎是艾滋病中最常见的致死性感染。此种肺炎用 TMP – Smt 或戊脒（Pentamidine）治疗可有暂时性缓解，但极易复发。此外，巨细胞病毒、新型隐球菌、鸟分枝杆菌等也可引起此种肺炎。

中枢神经系统型：约 40% 艾滋病人可有中枢神经系统表现，包括隐球菌性脑膜炎鼠弓形体的特发性进行性脑病、由巨细胞病毒或弓形体引起的视网膜脉络膜炎、进行性多发性白质脑病及中枢神经系统淋巴瘤等。

消化道感染型：多表现为腹泻。艾滋病病人的腹泻常为持续性，可为稀便一日数次，可为水泻一日 10 ~ 15L，便内常可查到溶组织阿米巴、肠兰伯鞭毛虫、沙门菌属及空腔肠弯曲杆菌等。但针对上述病原体的治疗，不能使腹泻停止。

发热与体重减轻型：此为艾滋病的常见症状，发热可为间性，亦可为持续性，可导致严重虚弱。在无腹泻的情况下，病人体重可迅速减轻 30% ~ 50%，发热与体重减轻的原因多不明，但可能与巨细胞病毒、EB 病毒及非典型分枝杆菌感染有关。

1）原虫类的临床表现：卡氏肺囊虫肺炎是艾滋病中最常见的并发症，在成人艾滋病中约占 60%，死亡率高。艾滋病并发的卡氏肺囊虫肺炎与见于先天性免疫缺陷及使用免疫抑制剂者不同。其发病隐匿，病程更为迁延难愈。主要症状包括发热、倦怠、无力、干咳及进行性呼吸困难，并可伴有腹泻及体重减轻。胸部X线检查可见双侧弥漫性肺浸润，呈间质性肺炎，气管镜或肺穿刺所取的标本内可查到卡氏肺囊虫，有时还可查到其他病原体，如病毒、霉菌及厌氧菌等，是为混合性条件致病性感染。本病可急剧，亦可迁延，可因短期急性进展或病程迁延多次再发，终由进行性呼吸困难、缺氧，发展为呼吸衰竭而死亡。

对卡氏肺囊虫肺炎的治疗，目前主要应用TMP－Smt。治疗后呼吸困难可于三周左右好转，但停药后易复发，部分对TMP－Smt治疗卡氏肺囊虫肺炎时，易出现药物过敏反应。

2）弓形体感染：健康人的弓形体感染可无症状，或仅有轻度全身症状伴淋巴结肿大。艾滋病的播散性弓形体感染可发生脑膜炎、脑膜炎或脉络视网膜炎，表现为偏瘫、局灶性神经系统体征、抽搐、意识障碍及发热等，病程迁延。CT检查可见单个或多个局灶性病变。组织病理学或脑脊液检查可见弓形体。

乙胺嘧啶和碘胺类治疗可有效。

3）隐孢子虫病：艾滋病病人并发隐孢子虫病，其特点为难以控制的大量腹泻，腹泻每日5～6次或10次以上，液体丢失量平均每3L/24h，高者可达10L/24h。腹泻的病期平均为5个月，病死率在50%以上，本病诊断主要靠小肠活组织检查找到球状病原体。

对艾滋病病发的隐孢子虫病仍无有效治疗。螺旋霉素虽可使50%病人症状改善，但停液后有半数复发。

其他原虫类如兰氏贾地鞭毛虫、贝氏孢子球虫感染，也可并发于艾滋病，主要症状皆为慢性腹泻与吸收障碍，重者亦可致死。

（2）病毒类

1）巨细胞病毒感染：在艾滋病人中，巨细胞病毒的播散性感染可致间质性肺炎、脉络膜视网膜炎、肝炎、肠炎及脑炎，还可有发热、血小板减少、粒细胞减少及皮疹等。尸检中可在肺、肾上腺、胃肠道、淋巴结、胰腺、肝、脾、肾及唾腺等处发现病毒，巨细胞病毒感染的诊断必须在活检或尸解标本中找到包涵体或分离出病毒，巨细胞病毒特异IgM抗体滴度增高也有助于诊断。

对巨细胞病毒感染目前仍无有效治疗。

巨细胞病毒还可在T细胞中繁殖，致免疫功能障碍。在Kaposi肉瘤中也已发现巨细胞病毒的DNA和RNA，说明二者有密切的联系。

2）单纯疱疹病毒感染：HSV－Ⅰ及SHV－Ⅱ全可感染艾滋病病人的皮肤与黏膜，造成口周、外阴及肛周皮肤的单纯疱疹，还可引起支气管、食管及肠道黏膜感染。这种感染的症状多较正常人为重，水疱破后常形成溃疡，溃疡大、深在、疼痛，病程迁延，常可发生细菌或真菌的继发感染。病损部可培养出单纯疱疹病毒，活检标本内可查出典型的包涵体。

治疗可用acyclovir，肌注或静脉内给药，治疗有效，但不能根除病毒，停药后常易复发，口服acyclovir5～10mg/kg，一日3次，可能有效，但作用缓慢。

3）带状疱疹：发于艾滋病人的带状疱疹较一般病人者症状重，病程长，可为局灶性或播散性，有的可陆续发疱数月之久，病人血中的T辅助细胞可低于100/ml。阿昔洛韦治疗有效。

4）进行性多灶脑白质炎：在艾滋病人中，由JC病毒引起的本病已有报告。其特点是表现有进行性多灶性脑神经系统体征和痴呆。CT扫描显示，脑白质内有大片低密度区，本病的确诊需靠活检及找出病毒颗粒。

5）EB病毒：约96%的艾滋病患者血中可检测出EB病毒抗体。EB病毒在艾滋病人身上可致原发性单核细胞增多症，伴有溶血性贫血、淋巴结肿大、全身斑疹、T细胞减少，病程可持续年余。

6）其他病毒：艾滋病患者还可以伴有乙型肝炎病毒感染，但因此而患乙型肝炎者很少见。有人检测30例AIDS病人发现，其中28例有乙肝病毒感染，不过里边的3例HBsAg阳性患者死后尸检，却未发现慢性肝炎的组织学证据，极少有细胞坏死。

还有报告，在少数艾滋病患者中分离出腺病毒。

（3）真菌类

1）白念珠菌感染：白念珠菌感染多见于口咽部、消化道及阴道等处，偶见于皮肤。口咽部感染较常见于艾滋病的前驱期。尤其是已有卡氏肺囊虫肺炎者，感染后通常无自觉症状。检查时可见口咽黏膜有白色小斑片。去除斑片可有出血及疼痛。念珠菌食管炎可有吞咽困难、吞咽疼痛或胸骨后疼痛，食管镜检查可见食管黏膜有不规则溃疡和白色伪膜，病损部刮片或活检可见白念珠菌菌丝或孢子。

皮肤与黏膜的局部白念珠菌感染，可外用制霉菌素、两性霉素B、克霉唑、甲紫等治疗。全身性感染可用两性霉素B或酮康唑（200mg，每日2次口服）等治疗。制霉菌素口服对口腔念珠菌病有效，但不能治愈食管念珠菌病，仅可减轻疼痛。食管念珠菌病病程迁延，需用两性霉素B或酮康唑治疗。

2）隐球菌性脑膜炎：隐球菌感染可致脑膜炎，还可侵犯肺、骨关节及皮肤。

艾滋病患者的新型隐球菌感染比一般病人严重，死亡率高。隐球菌性脑膜炎可有发热、头痛、精神错乱及脑膜刺激症状。脊髓液检查有蛋白升高、糖降低及单核细胞增多，用黑地映光法在脊髓液中可查到隐球菌，胶乳凝集试验检测隐球菌抗原亦为有力的诊断方法。

艾滋病患者一旦发生隐球菌感染，其免疫功能缺陷可进一步加重，更易发生其他条件致病性感染。

较有效的治疗药物有5－氟嘧啶、两性霉素B及酮康唑。

3）组织胞浆菌病：受本菌感染可引起肺炎和支气管炎，也可全身性播散，其经过类似于隐球菌感染。

4）毛霉菌病：本菌感染开始于鼻、眼部，然后侵及肺和内脏，严重者还会侵及脑、心脏及全身。

5）曲霉菌病，受曲霉素感染而发病者，多是患有结核、支气管扩张、肺癌及白血病等慢性消耗性疾病，长期抗菌素、肾上腺皮质激素及免疫抑制剂治疗也可诱发曲霉素感染，这种感染可致呼吸系统曲霉菌病，还可引起鼻窦、眼、脑、心内膜及皮肤感染，重者可发生播散性感染。艾滋病人较易发生肺曲霉菌病。

（4）细菌类

1）非典型分枝杆菌感染：本病分布广泛，对人的致命性低，但当局部或全身抵抗力降低时可以致病。感染本菌后可在肺及中枢神经系统发病外，还可致播散性感染。非典型分枝杆菌播散性感染是艾滋病的重要并发症之一，可侵及肺、肝、脾、肾、骨髓、血液、淋巴结、胃肠道等器官，但其炎症性反应常极轻微。临床症状主要有发热，体重减轻，吸收不良，肝、脾肿大，淋巴结肿大。化验检查常有贫血、全身细胞减少、肝功能异常、低蛋白血症等。

本病的诊断主要靠病原体的分离培养及肝与淋巴结的组织病理学检查，以及抗结核治疗疗效不佳和近来用氯苯吩嗪或阿米卡星治疗的患者。

2）双卡氏菌感染：星形奴卡氏菌感染常引起肺炎，也可侵及皮下组织和其他内脏器官而形成脓肿，特别是在脑和脑膜形成多发性脓肿，病人的痰、脊髓液、脓汁或渗出物中可查到本菌。

3）结核杆菌：可发生播散性感染。

4）铜绿假单胞菌：可致成肺炎、脑膜炎。

5）伤寒杆菌：可致发热、腹泻及肝、脾肿大，其特点是病程长，抗菌治疗大多无效或好转后易于复发。

（5）蠕虫类

1）类圆线虫感染：艾滋病患者有类圆线虫感染时，可有水样腹泻。

2）Kaposi 肉瘤：在艾滋病患者中，某些类型的恶型、恶性肿瘤的发生率显著增高，其中最常见者为 Kaposi 肉瘤，少见者有伯基特淋巴瘤、免疫母细胞瘤、未分化的非何杰金淋巴瘤及中枢神经系统原发性淋巴瘤等。

非 AIDS 病的 Kaposi 肉瘤

这种 Kaposi 首次描述，本病为一多中心性新生物性血管增生性疾病，其组织病理学特点是有血管增生及在网状纤维结构中有大小不等纺锤状细胞集团。其发病率和年龄在不同地区有所区别，例如在美国芝加哥，本病约占各种恶性肿瘤的 0.06% 甚为罕见，好发于 60 岁以上老人，而在非洲刚果则占各种癌症的 9%，其发病年龄亦远低于美洲患者。病变初发时皮损为淡红色、蓝黑色或紫斑色，渐发展为丘疹或结节，可融合为斑片。皮损好发部位在手、足、前臂与小腿，尤其足部，但仅局限于皮肤。亦可伴发淋巴结肿大，少数可侵及内脏，偶尔也可见仅有内脏改变而无皮损者。本病多缓慢进行，一般发病后平均可存活 10 年，长者可达 50 年，暴发型者可于数月内死亡。

在 20 世纪 80 年代之前，本病未见有暴发流行。

AIDS 的 Kaposi 瘤

Kaposi 肉瘤是首先被认识的 AIDS 病体征。80 年代初，本病患者的数量突然增多，多见于青年艾滋病患者。据报告约有 25% ~40% 的艾滋病人并发这种肿瘤。它与经典的 Kaposi 肉瘤不同，发病年龄平均只有 39 岁，临床表现上，皮损一般较小，直径由几毫米至一厘米，形状多长。好发于胸背，较少见于下肢。发病过程中约 40% 可伴发热，一般在 3 周以上，但无明确的感染灶。75% 的病例可侵及胃肠道、肺、胸膜及淋巴结等器官，尤以胃肠道为多见（但在经典的 kaposi 肉瘤中侵及内脏者仅占 10%）。绝大多数病例有全身广泛分布的不同大小及不同类型皮损。约 23% 的患者可并发卡氏肺囊虫肺炎。

由于艾滋病患者的 kaposi 肉瘤有侵袭性强、易于并发卡氏肺囊虫性肺炎及其他条件致病性感染的特点，其预后多甚恶劣，通常经 18 ~36 个月即可死亡，其死亡原因约 80% 为条件致病性感染，极少数单独死于本肉瘤。

AIDS 的 kaposi 肉瘤，其治疗上亦不如非 AIDS 病本种肉瘤易于见效，曾试用细胞毒性的化学疗法、干扰素及白细胞介素Ⅱ进行治疗，但疗效皆不理想，诊断后 2 年内仅能存活 30%。

3. 神经病学表现 AIDS 病毒对人的神经系统的损害作用日益引起注意。据尸体解剖的统计，有 70% ~80% 的成年人有神经病理的改变。美国旧金山加州大学的 Levy 等人报道他们近两年（1986、1987 年）所发现的 AIDS 患者神经病症状的为前 5 年的 3 倍。由 1986 年 6 月到 1987 年，他们发表文章时，1286 例 AIDS 患者中有 482 例证实有重要的神经病症状，占全体患者的 37%，这个数字与其他人报告的约 40% 有神经病学的改变相差无几，神经病学方面的症状有的是由于 HIV 病毒感染直接引起，有的是由于继发的机会感染，如弓形体病，有的是由于肿瘤，如原发性中枢神经的淋巴瘤所引起。

（1）AIDS 痴呆综合征：AOD 感染合并有 AIDS 的痴呆症候群（ADC）。它主要表现在认识的、运动的和行为上的异常。ADC 现被认为是 AIDS 患者中最常见的和最重要的神经病学的表现，通常是由于脑遭受HIV直接感染引起的。故又被称之为亚急性脑炎或脑病，但因本症群系慢性进行性变化，与脑弓形体病之亚急性变化不同，而且，本症无明显的炎症病变，所以称为AIDS痴呆症候群更为适宜。

它的早期症状表现为易忘及注意力分散，有时两者单独，有时并发，运动上表现为经常失去平衡，下肢无力，写字困难，有时颤抖，行为上的症状常为无欲状或退避，有的病人原来很活泼，好交际，逐渐变得少动，少说话，情绪变化减少，对社会上及工作上的兴趣减少或消失。

病重晚期，痴呆的症状加重，精神更迟钝，说话更少，有时说一两个字，有时完全沉默不语，有的变为半瘫，有的大小便失禁，有的有抽搐发作。最后被迫卧床，望空凝视，只能做些简单的应答。

亦有伴有末梢神经症状，烧灼感、痛觉异常或麻木感。

有的病人有视网膜病变，表现为棉花-羊毛斑，有的有出血，有的有玻璃体病变，脑的CT像有不同程度的皮质萎缩，脑室扩张。CT不能显示出白质中的散在的病变，但可为磁共振造影（MRI）摄出，脑脊液中蛋白量升高。可有单核细胞的增多。初步的材料证明，核苷酸类药物azidothymidine（zidovudine）对治疗ADC可能有效。据报告，在试用此药时对症状和神经精神功能检查都有改善。还需更多的观察和检测。

（2）原发性中枢神经系统淋巴瘤：中枢神经系统内原发性淋巴瘤是较少见的。有的报告仅为0.7%，旧金山加州大学报告的1200例AIDS病人中，1.9%有中枢神经系统淋巴瘤。另一个材料13个AIDS病人的尸检材料中有10个有原发的脑淋巴瘤。本症的组织学分类大多数都是高度恶性，大细胞免疫母细胞占30%，而小无裂细胞占60%。

发病初期表现头疼、恶心、呕吐等脑压增高的症状，随即出现精神错乱、昏睡、记忆丧失，亦有出现半身轻瘫、失语者，或表现为癫痫样发作。这些症状与非AIDS的脑淋巴瘤的症状没有明显差异。

CT脑的检查显示脑占位性病变：有不同程度的脑水肿，肿块在造影剂加强前多为等密度或低密度，多发生于基底节、视丘、胼胝体、脑室周围及小脑蚓部，鉴别诊断上原发性中枢神经系统淋巴瘤多为多中心，而AIDS病中枢神经系统原发性淋巴瘤的多中心率在CT扫描及尸体解剖中仅为47%。最终确诊应进行活检。

AIDS的中枢神经系统原发性淋巴瘤对放射治疗是敏感的。CT观察瘤块可以减少。自觉症状也可得到改善。化学治疗也有效，小数量观察可延长生存期。病人后来多死于条件致病感染。

（3）AIDS病的末梢神经病变：AIDS病末梢神经病变在各期都会出现，其发病率约在5%～20%。急性期前驱症状过后10～15天，即可有急性脱髓鞘性炎症性神经病变，如肢体感觉障碍、运动障碍及面神经麻痹，无症状期可有急性或慢性神经炎症性病变，病状多表现为运动性的，AIDS相关综合征期的神经病变表现有感觉性的，亦有运动性的，完全AIDS病期最常见的神经病变为远端的对称性多发神经病变。这些病人的神经症状主要是感染性的，常有烧灼样知觉异常，而运动性症状轻微，反射受抑只见于跟腱反射，也有急性或慢性脱髓鞘炎性神经病变的。多发性神经根病变也有报告，多表现为亚急性，症状先限于骶及腰神经根，症状为感染性的及运动性的，有的侵犯括约肌，出现大小便障碍。有的病变向上蔓延胸神经根，影响呼吸运动，甚至向上侵犯颈神经。

4. 与AIDS病有关的其他疾病 除上述典型的艾滋病表现（如某些严重的条件致病性感染和Kaposi肉瘤）外，在同性恋者中还可见到其他严重的肿瘤或疾病情况，例如，1982年报告在旧金山的青年男性同性恋者中，一年内就发现4例弥漫性未分化的非何杰金淋巴瘤，而这种罕见的肿瘤在这以前的4年内仅有1例，近来曾有报告，在几个患艾滋病的男性同性恋者中出现中枢神经系统原发性淋巴瘤，一个患艾滋病和卡波西肉瘤的男性病人的男性伴发生了舌部鳞状上皮癌，对上述情况的出现，还不能肯定其与艾滋病间的确切关系。

另外，在同性恋者及血友病人中还发现慢性全身淋巴结肿大，具有两个或两个以上部位腹股沟外淋巴结肿大，其直径大于1cm，并持续至少3个月而又无已知可引起淋巴结肿大的疾病史或用药史，医学界称之为淋巴结病综合征。肿大的淋巴结组织病理学表现为反应性增生，还可出现易于疲劳、发热、盗汗、体重减轻、白念珠菌感染、并发单纯疱疹与带状疱疹及创口愈合障碍等。上述症状可能延续数年，淋巴结病综合征与艾滋病的关系目前亦无定论，虽有人报告在一组患淋巴结病综合征的同性恋者中，有约10%后来发生卡波西肉瘤或严重的条件致病性感染。这些似可支持它与艾滋病之间有某种关系，但对本综合征的最后结局了解还太少，还有待今后继续研究。

二、实验室检查

（一）免疫学特征

1. 周围血　循环淋巴细胞减少，通常低于1×10^9/L。

2. T_4淋巴细胞特征性减少，T_4与T_8的比例明显下降到倒置（正常人T_4/T_8比例为1.75～2.1，而AIDS患者的比例<1）。

3. 淋巴细胞转化试验低于正常（正常人>50000cpm，AIDS患者<25000/cpm）。

4. T细胞功能下降

（1）临床表现机会性感染和肿瘤。

（2）迟发型超敏反应皮肤试验转阴。

（3）体外试验证实非特异性有丝分裂原刺激时，T细胞反应低。

（4）产生白细胞介素-2和α干扰素少。

（5）T细胞的细胞毒作用下降。

5. B细胞功能失调

（1）多克隆性高蛋白血症。

（2）对新蛋白刺激不产生应有的蛋白反应。

6. 自然杀伤细胞活性下降。

7. K_{562}细胞的非特异性杀伤作用明显降低。

8. 血常规检查

RBC和H_b，AIDS病人的贫血率可达75%～83%，RBC和Hb多为减少或降低。

WBC：多数病人低于4×10^9/L。分类中，杆状核增多且呈核左移现象。淋巴细胞明显减少，末梢血的淋巴细胞计数低于1×10^9/L。

T细胞亚群测定，AIDS者T_4/T_8常小于1.0。

9. 尿常规检查　约60%的AIDS患者出现尿蛋白阳性，多数为+～++，约10%的患者尿蛋白可达+++～++++。尿液镜检可见颗粒管型、透明管型等。

10. 病原学检查　细胞培养后分离病毒，用透射或电子扫描显微镜观察，可于淋巴细胞表面看到HIV病毒。此方法成本高。目前仅适用于实验室研究。

11. HIV抗体的检测　艾滋病诊断的主要手段是进行艾滋病病毒抗体测定，根据被检病人血清中HIV抗体水平来确定HIV感染与否。测定HIV抗体的方法很多，目前常用方法有酶联免疫吸附试验（ELISA法）、间接免疫荧光试验（IF）和蛋白印迹试验（western blot）三种方法。

（1）酶联免疫吸附试验（ELISA）：ELISA是目前国际上检测HIV抗体时最常用的方法之一，该方法迅速、准确、自动化程度高，适合于大规模普查。

结果解释：

被测标本的光吸收值大于或等于Cutoff值，表示有反应，但应用原材料重复一次，如重复阳性，该标本可认为是HIV抗体阳性。

如果第一次检查为阳性，重复阴性时，应用原材料再重复一次，以第三次结果为准。

（2）间接免疫荧光试验（IF）：本法是病毒学常用的实验方法，也是艾滋病的常规检测方法，它成本低，操作简便，不需特殊设备，特异性强，重复性好，敏感性高，抗原片易于保管和运输，有效期长，为大规模的艾滋病检测提供了方便。

对HIV阳性的结论要慎重，必须有两种试验及两次结果均阳性者，方可定论。

12. 免疫学检查

（1）淋巴细胞转化试验。

（2）皮肤迟发型变态反应。

（3）免疫球蛋白检测。

（4）免疫复合物检测。

附：美国疾病防治中心对AIDS的诊断标准

1982年美国的疾病防治中心为AIDS下的定义如下：60岁以下没有经过药物或放射治疗而发生的免疫缺陷病——主要为细胞免疫缺陷，特别是T_4淋巴细胞减少，常以原虫、霉菌、病毒或细菌等机会感染和卡波西肉瘤等为临床症状。1985年在上述定义下又增加了认为明确了病因的人类免疫缺陷病毒（即HIV）的一些合并症。1986年WHO大致以CDC的定义为基础发表了AIDS的定义，下面列出1982年及1985年CDC的诊断标准。

1982年AIDS诊断标准：

1. 高度可靠的，至少是中等的细胞免疫缺陷症状。

2. 不存在发生免疫缺陷的潜在的疾病使人怀疑有细胞免疫缺陷性的病因。

（1）恶性肿瘤

卡波西肉瘤

脑原发性淋巴瘤

（2）寄生虫及蠕虫感染

肠的隐孢子虫感染，持续性腹泻一个月以上

卡氏肺囊虫肺炎

粪类圆虫病

弓形体病

（3）霉菌病

曲菌病

念珠菌病

隐球菌病

（4）细菌病（不典型的分枝杆菌病）

（5）病毒病

巨细胞病毒感染

单纯疱疹感染

进行性多发白质脑炎

1985 年增补的 AIDS 诊断标准：

1. AIDS 定义　只限于重症的 HIV 感染症。

2. 确诊有 HIV 感染，伴以下疾病且并非机会感染：

（1）组织胞浆菌病。

（2）腹泻持续 1 个月以上的孢子虫病。

（3）支气管或肺部念珠菌病。

（4）非霍奇金淋巴瘤。

（5）60 岁以上的卡波西肉瘤。

3. 13 岁以下儿童患间质性肺炎虽然没有机会感染症者，但确诊有 HIV 感染。

4. 患机会感染后出现持续 3 个月的淋巴瘤类肿瘤。

5. 要排除 HIV 抗体阴性，T 辅助细胞与 T 抑制细胞比值不低的病例，以加强诊断的特异性。

三、鉴别诊断

艾滋病要与以下疾病鉴别：

1. 原发性免疫缺陷病　胸腺病、骨髓病、淋巴系统疾病。

2. 皮质激素治疗、化疗、放疗或原先存在的恶性肿瘤等引起的继发性免疫缺陷病。

3. 血液病　可通过骨髓穿刺或淋巴结活检进行鉴别。

4. 传染性单核细胞增多症　当艾滋病病人高危人群出现传染性单核细胞增多症症状时，应立即进行 HIV 抗体的检测。

5. 肺部真菌感染　可根据病史及有关的艾滋病实验室检查进行鉴别。

6. 中枢神经系统病变　艾滋病病人中枢神经系统病变较多，由于病人常隐瞒不正常的性生活史，症状又不十分典型，所以诊断比较困难。必须详细询问病史及进行艾滋病的实验室检查来鉴别。

[**治疗**]

一、中医方案

（一）针灸疗法

毫针法：阴虚火旺证：取翳风、外关、合谷、肝俞、曲池、三阴交、大椎；痰湿阻络证：取中脘、曲池、外关、合谷、足三里、三阴交。

方法：实证泻之，虚证补之，每日 1 次。

（二）内治法

1. 艾滋病潜伏期

（1）疫毒感染：可无任何临床症状或有一过性的疲乏，平素体质尚可，舌脉如常人，仅检查示 HIV 阳性者。治宜祛邪解毒，方选贯众板蓝汤。板蓝根、大青叶、贯众各 10g，茯苓 12g，黄连3g，连翘、紫草、白术各6g，薏苡仁30g，银花、甘草、菊花各15g。

方释：方用板蓝根、大青叶、贯众、连翘、紫草、黄连、银花、甘草清热解毒，白术、薏苡仁、茯苓扶脾化湿，菊花疏风祛邪。

（2）正虚邪恋：检查HIV阳性，伴有一过性乏力，腹泻，消瘦，舌淡，脉虚。治宜扶正固本，清热解毒。选用六君子汤加味：党参、茯苓、白术各10g，甘草、砂仁（后下）各6g，银花、连翘、黄芩各12g，花粉、蒲公英各15g，穿心莲、紫花地丁各15g。

方释：方用党参、白术、茯苓、甘草、砂仁益气扶脾，固本御邪，银花、连翘、公英、穿心莲、地丁清热解毒，黄芩清宣肺热，花粉既生津止渴，又托里排毒。

（3）气血两虚：素体较弱，抵抗能力低下，伴有全身倦怠，气短，头晕，面色不华，舌淡苔白，脉虚弱无力等。检查HIV阳性。治宜气血双补，祛邪解毒。方选八珍汤加味：党参、茯苓、白术各10g，甘草6g，当归、川芎、白芍、熟地、花粉各12g，板蓝根、紫花地丁各15g，牛蒡子、香菇各4.5g。

方释：方用参、苓、术、草、归、芎、芍、地气血双补，提高机体的抗病能力，板蓝根、地丁清热解毒，牛蒡子散风清热，花粉生津托毒，香菇扶正固本，以助八珍汤气血并补之效。

（4）肝郁气滞：素有情志不畅，或因确诊情绪波动，忧虑太息，胸胁胀满不舒，舌淡红，苔薄白，脉细弦，滑或涩。治宜疏肝理气，扶正解毒。方选四逆散合小柴胡汤加减：柴胡、黄芩各6g，党参、香附、茯苓、白术、乌药、丹皮、川芎各10g，红花3g，虎杖12g，干姜、制附片、甘草各4.5g。

方释：方用柴胡、黄芩、茯苓、白术、香附、川芎、乌药疏肝理气，丹皮、红花、虎杖凉血活血，附块、干姜、甘草温中散寒。

2. 艾滋病相关综合征期 初期以标实为主，随后出现正气亏虚，脏腑虚损，故而初期治标，随后固本扶正或标本兼治。

发热：分气虚、阴虚和阳明经热三种：①气虚发热：热势不高，多因劳累加重，乏力短气，语声低微，自汗，神疲倦息，或微恶风寒，或淋巴结肿大，舌淡苔薄白，脉浮，重按无力。治宜益气固表，透邪外出。方选补中益气汤、玉屏风散加竹叶、黄芩等。②阴虚发热：手足心热，或五心烦热，伴心悸失眠，口渴咽痛，腋下淋巴结肿大，舌红少苔，脉细数微浮。治宜养阴清热，解表达邪。方选养阴清肺汤合加味葳蕤汤加抗HIV药物。③阳明经热：热势较高，口渴汗出，汗出而热不退，烦躁，倦息无力，形体消瘦，或咳嗽胸痛，舌质红，脉数或洪大。治宜清热解毒，益气生津，方选白虎加人参汤加竹叶、栀子、丹皮。

气虚：分肺气虚、脾气虚和心气虚三种：①肺气虚：畏风自汗，咳嗽，易感冒。治宜补肺益气固表。方选补肺汤或保方汤加抗HIV药物。②脾气虚：面色萎黄，食少纳呆，大便溏薄，舌淡苔白。治宜健脾益气升阳。方选六君子汤、补中益气汤合裁。③心气虚：心悸不宁，失眠易惊，脉涩。治宜益气养心，方选生脉散合养心汤加减。

肾虚：疲乏无力，头晕耳鸣，腰膝酸软，小腹冷感，舌嫩或淡胖，苔少，脉虚无力，尺部无根。治宜补肾壮阳，肾阳虚：方选右归丸；肾阴虚：滋补肾阴，方选六味地黄丸；阴阳双补：方选还少丹。

腹泻：分寒湿阻滞、湿热内蕴、脾胃虚弱和脾肾阳虚四种：①寒湿阻滞：泻下稀水样便，日2~3次或10余次，腹胀肠鸣，胸闷呕吐，食欲不振，舌苔白腻，脉滑，治宜芳香化浊，利湿运脾，方选藿香正气散加减。②湿热内蕴：泻下急迫伴发热，口渴，腹痛，肛门灼热，小便短黄，治宜清热利湿，方选葛根芩连汤加减。③脾胃虚弱、大便溏薄，时轻时重，伴神疲乏力，水谷不化，面色萎黄，治宜健脾和胃，方选参苓白术散加减。④脾肾阳虚：久泻无度，下利清水，腹痛隐隐，形寒肢冷，五更即着，精神委顿，治宜温补脾肾，固涩止泻，方选附子理中汤合四神丸。

皮疹：按皮疹形态和内症，大概分血热风燥、血虚风燥和肝经湿热三种：①血热风燥：肤表潮红，脱屑干燥，搔破出血，舌红，治宜清热疏风，凉血解毒，方选消风散加减。②血虚风燥：皮肤干燥，瘙痒时轻时重，遍布搔痕，或结血痂，伴面色不华，失眠心悸，头晕舌淡，治宜养心润燥，疏风止痒，方选当归饮子加减。③肝经湿热：丘疹、丘疱疹、水疱等，搔破则渗出，甚则糜烂，口苦，小便短黄，舌苔黄腻，治宜清肝泄火，利湿解毒，方选龙胆泻肝汤加减。

瘰疬：依据病程的长短和形态的各异，分气滞痰凝、痰瘀互结和气血亏虚四种。①气滞痰凝：全身结核累累，伴精神不畅，忧虑太息，胸胁胀满，脉弦，治宜疏肝理气，化痰散结，方选柴胡疏肝饮合内消瘰疬。②阴虚痰凝：瘰疬横生，腹股沟处为主，伴潮热盗汗，虚烦不寐，五心烦热，舌淡苔白，脉虚无力，治宜滋阴降火，软坚散结，方选大补阴丸加夏枯草、贝母、牡蛎、黄药子等。③痰瘀互结：瘰疬坚硬，推之不移，粘连成块，舌质紫暗瘀斑，脉弦涩，治宜活血化瘀，消痰散结，方选活络效灵丹合消瘰丸加南星、半夏、玄参等。④气血亏虚：肿核结于颈项，乏力短气，头晕目眩，面色㿠白，食欲不振，舌淡苔白，脉虚无力，治宜双补气血，化痰散结，方选八珍汤合消瘰丸加黄药子、柴胡等。

3. 完全艾滋病期 此期脏腑气血极度虚亏，气滞、血瘀、痰凝相互搏结，邪实更重，病情复杂，并日渐趋向危笃。中医辨证施治简介如下：

痰热壅肺：痰涎壅盛，咳嗽，痰不易出，色黄黏稠，胸痛气急，口苦口干，舌红苔黄腻，脉弦滑数。治宜清热化痰，宣肺止咳。方选黄连温胆汤加栝楼、黄芩、杏仁、桑白皮、麦冬、玄参。

湿热壅滞：发热，咽痛，口疮溃疡，或鹅口疮，大便臭秽，小便黄赤，舌质红，苔黄腻，脉滑数。治宜清热化湿，解毒消疮。方选甘草泻心汤加木通、竹叶、生地、射干、薏仁。

痰瘀阻络：颈项、腋下、胯下瘰疬横生，或肢体皮下结核，皮色正常，舌淡或暗，苔厚腻，脉弦滑。治宜软坚散结，活血涤痰。方选消瘰丸合桃红四物汤加山慈菇、黄药子、玄参、柴胡、黄芩、南星、半夏。

气滞血瘀：腹部肿块，面色黧黑，胸胁胀痛，痛处固定不移，精神抑郁，舌质紫暗或有瘀斑，脉涩，治宜活血化瘀，消癥散结。方选膈下逐瘀汤加土鳖虫、三棱、莪术。

痰迷心窍：痴呆，头目昏蒙，心悸眩晕，胸闷憋气，甚则神识不清，喉中痰鸣，舌苔白腻，脉滑。治宜清心、涤痰、开窍。方选导痰汤加菖蒲、郁金、南星、鲜竹沥等。

肝风内动：手足抽搐蠕动，头晕昏眩欲仆，或口眼歪斜，语言不利，或肢体偏瘫，舌红，苔黄或白腻，脉弦。治宜平肝潜阳，通络熄风。方选镇肝熄风汤合通窍活血汤加天麦冬、玄参、龟板、龙骨、牡蛎、川楝子、赤白芍、桃仁、川芎、麝香、代赭石、牛膝、钩藤等。

阴阳欲脱：极度衰疲，精神委顿，或目眶深陷，呼吸急促，喘促欲脱，或大汗淋漓。四肢厥冷，面色㿠白，脉微欲绝。治宜益气，回阳固脱。亡阴证选生脉散补气滋阴以敛阴，亡阳证选参附汤合通脉四逆汤回阳救逆。

加减法：大便出血加黄土汤，小便出血加十灰散或小蓟饮子，吐血加柏叶汤，卡氏肺炎加麻杏蒌贝汤，惊厥加癫狂梦醒汤、羚羊钩藤饮，带状疱疹加龙胆泻肝汤加紫草，鹅口疮加甘草泻心汤加藿香、薏苡仁，视网膜炎加夜明砂、密蒙花、枸杞子、菊花等。抑制 HIV：黄连、苦参、大青叶、板蓝根、牛蒡子、金银花、蒲公英、贯众、薏苡仁、菊花、穿心莲、紫草、丹皮、地黄、花粉、甘草、虎杖、香菇等；增强免疫功能：人参、黄芪、白术、茯苓、枸杞子、龟板、阿胶、灵芝、刺五加、紫河车、女贞子、山萸肉、当归、地黄、菟丝子、山药等；免疫调节剂：生地、赤芍、丹参、红花、银花、鱼腥草、黄柏、贯众、丹皮、紫草、一见喜等。

（三）中成药

1. 补中益气汤、玉屏风散、四君子汤、右归丸等方加减：适用于无症状 HIV 带毒期，重点是提高机体免疫功能。

2. 参苓白术散、补中益气汤、玉屏风散等方加减。适用于进展期的脾肺气虚证。

3. 麦味地黄汤、生脉散、百合固金汤加减，适用于进展期的肺肾阴虚证。

4. 西黄丸：适用于进展期的痰聚血瘀证。

5. 千金苇茎汤、麻杏石甘汤、羚羊清肺汤。适用于典型艾滋病阶段的毒热蕴肺证。

6. 清瘟败毒饮、羚羊钩藤汤。适用于典型艾滋病阶段的热入营血证。

二、西医方案

（一）对症治疗

包括休息，高蛋白、高糖、高维生素饮食，高热时物理降温，必要时服用镇静剂。

（二）抗 HIV 病毒治疗

目前一些抗病毒药物尽管在体外试验的结果较有希望，但在对 AIDS 和 AIDS 相关综合征病人治疗中，均未观察到临床与免疫学的改善。

1. 齐多夫定　口服 5mg/（kg · d），每 4 小时服 1 次。静脉点滴成人每次 100 ~ 150mg，4 小时/次。

可能出现贫血、WBC 减少、头痛、血细胞比容轻度下降等副作用。

2. 苏拉明（suramine）　静脉点滴 150mg/d，连续用药 6 周。

可能出现肾损伤、急性皮疹、发烧、氮质血症、肝功能异常等副作用，还有 0.1% ~ 0.3% 的暴死率。

3. 利巴韦林（Ribavirin，病毒唑）　口服 800mg/d，分 3 ~ 4 次服。

可能引起可逆性贫血。

4. 异构多聚阴离子 – 23（HPA – 23）　50 ~ 200mg/d，静脉点滴。

可能引起严重的血小板减少和肝转氨酶升高，不宜长期使用。

5. 其他　临床试用的抗 HIV 病毒药物还有：磷钾酸钠（PFA）、重组人干扰素 X – A（$rIFN_x$ – A）、双脱氧胞嘧啶（DDC）、异丙肌苷、D – 青霉胺等。

（三）免疫增强剂治疗

1. 白细胞介素 – 2（IL_2）　尚在试验治疗中，是一种由淋巴细胞释放的，可引起细胞免疫的介导物。据报道可使淋巴细胞数上升，但不能清除 HIV 病毒。

2. γ干扰素。

3. 胸腺素　可使骨髓产生的干细胞转变为 T 淋巴细胞。2 ~ 10mg/d，肌注。

有皮疹、荨麻疹、头昏等副作用。

4. 转移因子（TF） 每次 2mg，皮下注射，1～2 周 1 次，3 个月 1 疗程。

有皮肤瘙痒、皮疹、痤疮增多等副作用。

（四）条件致病性感染治疗

对于各种条件致病性感染的治疗，本文已在临床表现一节中作了讨论，故不再重复。

（五）kaposi 肉瘤治疗

主要是放射疗法和化学疗法（如长春新碱、氨苯砜等）。

[预防与预后]

1. 应急处理：凡见高热、咳嗽、胸闷等，应于中西医结合，予以对症处理，出血，或并发心脏、肾脏及神经系统的危急重症，均应按各脏器疾病的特征，予以应急措施处理。

2. 避免与怀疑患 AIDS 包括吸毒、性乱的人发生性接触，避免用 AIDS 高危人群献血的血制品等。

3. 孕妇 AIDS 阳性或患有 AIDS 的妇女，应避免可能传染给婴儿的各种因素，其用具、物品等，均应注意保管，最好不要同用。

4. 医护人员在诊疗和护理中应注意保护与防范，如手套、防护衣、口罩、眼镜等，避免 AIDS 病毒通过感染物进入或经黏膜直接接触而传染。

5. 五年内死亡率高达 90% 以上，中医药在目前可以在预防 HIV 感染、缓解症状、延长存活期方面起到积极作用。

[典型病例]

案 1. 美籍白种人经血清 HILV－Ⅲ期检测确诊为艾滋病，中医诊断为湿毒病，作者分三个阶段辨证治疗。第一阶段以清热凉血、祛湿解毒之甘露消毒丹为主化裁，4 个月后好转，第二阶段改用生脉散补充气血阴津，并另加滋阴生津之品，较前继续好转。第三阶段以归脾汤为基本方，加菟丝子、仙灵脾、女贞子等补肾阳、滋肾阴的药交替应用，病情趋稳定，达到了缓解症状，改善生存质量，延长生存时间的效果。[中西医结合杂志，1988，8（2）：71－73]

案 2. 33 岁同性恋者，有双腋下和颈右侧淋巴结肿大，疲乏，上腹部不适，HTLV－Ⅲ阳性。检查腋下淋巴结如玉米粒，颏下淋巴结大如葡萄，舌尖红苔黄腻，脉弱，体重 75 公斤，证属脾阳虚导致痰湿郁阻经络，治以补脾祛湿。针刺中脘、曲池、外关、合谷、足三里、三阴交。三个月中共接受针刺 18 次，两年后健康情况良好。[中医杂志，1988，29（7）：50－51]

[科研进展]

一、艾滋病的流行趋势

目前在世界范围内艾滋病的 HIV 感染者和发病人数正在急剧增加，流行蔓延的形势非常严峻。据 1998 年 6 月在日内瓦召开的第 12 届国际艾滋病大会公布的最新统计资料，到 1997 年底。全球共有 3060 万 HIV 感染者。也就是说，在世界范围内，每 100 人（定义为 15～49 岁）中就有 1 例 HIV 感染者。其中 110 万是 15 岁以下的儿童，1220 万是妇女。自 HIV 流行至今，已有 1170 万人死于艾滋病，仅在 1997 年估计死亡人数有 230 万，其中妇女 80 万，儿童 46 万。目前因 HIV/AIDS 致死已成为世界上十大主要死因之一。

我国艾滋病的流行情况也不容乐观。据国家卫生部公布的最新资料，我国自 1985 年发现首例艾滋病人到 1998 年 6 月底已有 HIV 感染者 10 676 例，，艾滋病病人 301 例。这些艾滋病感染者主要分布在农村地区，其中吸毒者占 2/3，部分是性病患者或有偿供血者。目前我国艾滋病流行已进入快速增长期，实际感染人数可能已超过 30 万人。许多专家预言，如果现有控制艾滋病能力得不到进一步加强，到 2000 年，我国艾滋病实际感染人数有可能超过百万。

二、中医药治疗

自从 1981 年世界报告第 1 例艾滋病以来，国内外已有不少中医药工作者和医学家对中医药治疗艾滋病进行了临床实践研究，而且取得了一些初步的治疗经验。据现有的临床治疗结果证明中医药对改善艾滋病病人的临床症状、增强艾滋病的生存质量是有效的。

由于国内的艾滋病病人早些年相对较少，所以国内用中医药治疗艾滋病的临床经验大多是从非洲等国外获得的。例如中国中医研究院艾滋病研究室吕维柏教授等在坦桑尼亚依据中医理论对 531 例艾滋病患者进行辨证论治，分为肺型、肺脾型、脾型、脾肾型用中药制剂 806、809、ZY1、ZY2、ZY3 进行治疗，结果总有效率为 47%，其中 8 例患者出现过血清 HIV 抗体转阴现象。认为中药对减轻艾滋病症状、增强免疫力、提高生存质量、降低死亡率和延长寿命有一定的作用。郭大畬报告用大蒜治疗艾滋病患者 98 例，结果 64 例症状改善。李国勤等报告用中药治疗 HIV 感染呼吸道症状者 47 例，结果有效率分别为甘草甜素 53. 8%，生脉饮 43. 5%，四君子汤 36. 3%。付国宁采用中药复方治疗 HIV 感染者 3 例，经 6 年观察临床症状显著改善。

国外近年来也在大量研究用替代疗法治疗艾滋病。所谓替代疗法是指中草药、针灸、捏背、按摩、食疗、瑜伽、维生素、营养等传统的治疗方法。替代疗法治疗艾滋病已逐渐被国外接受并取得了较好的疗效。例如美国旧金山总医院用中医补益方和清热方治疗 30 例艾滋病患者，以及日本用小柴胡汤，德国用各种替代疗法治疗艾滋病均可使艾滋病人的临床症状得到明显改善和明显提高艾滋病病人的免疫功能。另外，美国和英国的学者用针灸治疗艾滋病证明可以增强机体免疫力，迅速缓解艾滋病病人的症状。

为了寻找艾滋病的有效物，多年来国内外学者做了大量的中草药抗 HIV 的筛选工作，包括中草药单方、复方和有效成分实验室研究。目前已从数百种中草药中选出了数十种对艾滋病病毒有较好的抑制作用的单味中药，如甘草、天花粉、牛蒡子、紫花地丁、穿心莲、紫草、淫羊藿、金银花、芝麻、千里光、黄连、夏枯草、丹参、黄芩、柴胡、人参、灵芝、冬虫草、黄芪、板蓝根、白花蛇舌草，苦瓜、桑寄生等，发现了多种从中草药提取的有效成分对 HIV 有显著抑制作用，如甘草中的甘草甜素、黄芩中的黄芩苷原、天花粉中的天花粉蛋白等。近年实验室的研究还证实中药人参、黄芪、灵芝中的多糖类物质以及其他许多具有补益作用的中药具有增强和调节艾滋病病人免疫功能的作用。

三、西药治疗进展

目前世界上已批准的具有抗 HIV 病毒作用的西药共有 11 种，根据其作用机制的不同可以分为三大类：

1. 非核苷类逆转录酶抑制剂（NNRTI） 其作用机制是阻止 HIV RNA 直接联结逆转录酶（RT），不让其编码成 DNA，现有药物包括 Nevi－rapine 和 delavirdine mesylate。

2. 非核苷类逆转录酶抑制剂（NRTI） 其作用机制是在 HIV DNA 等逆转录酶联结过程中，

促使其成为缺陷 DNA 而使 HIV 等宿主细胞 DNA 整合后无法复制，现有药物包括 ZDV 或 AZT（zido－vudine）、3TC（lamivudine）、ddi（didanosine）、ddc（zalcitabine）、d4T（stavudine）。

3. 蛋白酶抑制剂（PI） 其主要作用机制是于 HIV 复制的最后阶段抑制蛋白酶，使病毒从感染的 CD4 细胞核中形成的 DNA 不能聚集和释放。现有药物包括 saquinavir mesylate indinavir、ritonavir、nelfinavir mesylate。

目前临床上所谓的联合疗法（亦称鸡尾酒疗法）就是上述三大类药物的搭配联合应用。除此之外，一些新的非核苷类 RT 抑制剂如 efavirenz、Mkc－442、HBY097，核苷类 RT 抑制剂如 abacavir、adefovir dipivoxil FTC FadA、doTCbis－pocp，蛋白酶抑制剂如 amprenavir 等也将在不久以后推出市场。

四、艾滋病防治展望

艾滋病的治疗至今尚无特效的治疗药物。现有的 11 种 HIV 逆转录酶抑制剂和蛋白酶抑制剂只是起到减少病毒复制，使体内 HIV 的数量下降的作用，不能彻底清除 HIV，因而艾滋病目前为止尚无治愈的可能。尽管国外正在全力研究防治艾滋病的疫苗，但也仅仅是在做前期的工作，离真正的临床应用还有很远的日期。因而在目前既无特效治疗药物又无有效疫苗的情况下，西方国家的医学工作者已越来越重视从替代医学，也就是从传统的医药学尤其是中医药学中寻找治疗艾滋病的有效方药和药物。我们国家多年来一直非常重视用中医防治艾滋病的研究工作，而且经过多年的艰苦努力，我国中医已经从实验→临床→实验和临床→实验→临床以及理论→临床→实验这三条研究途径中摸索积累了一些防治艾滋病的经验。相信经过我国中西医工作者和世界上爱好中医的医学家的共同努力，中医药一定可以在艾滋病的防治工作发挥它应有的作用。

［按语］

AIDS 是一种多系统与器官损伤的疾患，在治疗中应采取综合治疗的思路。一方面要选用现代科学技术的最新疗法和药物，另一方面也可适时采撷传统医学有效方药，特别是清热化痰、散结软坚、扶正固本三类方药尤为重要，使中西医各扬所长，相得益彰。

参考文献

1. 郑锡文．全球至 1997 底艾滋病流行形势及分析［J］．中国性病艾滋病防治，1998，（4）：151.

2. 殷大奎．中国艾滋病流行与防治对策［J］．中国性病艾滋病防治，1998，（4）：145.

3. 赵晓梅．55 例艾滋病带状疱疹的治疗研究［J］．国外医学·中医中药分册 1996，（1）：9.

4. 郭大畲．大蒜在艾滋病中的作用（附 98 例治疗报告）［J］．综合临床医学，1994，（3）：163.

5. 李国勤．中医药治疗艾滋病呼吸道感染的临床观察［J］．中医杂志，1993，（11）：671.

6. 傅立宁．中药治疗 3 例艾滋病毒感染者 6 年观察报告［J］．浙江中医杂志，1994，（9）：405.

7. 吕维柏．国外艾滋病治疗进展［J］．国外医学·中医中药分册，1997，（3）：28.

8. 周建伟．艾滋病的中医药研究国外进展［J］．四川中医，1996，（5）：17.

9. 刘宜生．艾滋病的中医药研究进展［J］．河南中医，1997，（1）：58.

第二节　生殖器疱疹

［概述］

生殖器疱疹（GH）是由单纯疱疹病毒（HSV）感染所致的发生在泌尿生殖器官的一种性传染疾病。由于本病的发病率甚高（约居所有性传播疾病中的第二位或第三位），又不像梅毒、淋病那样有特效疗法，且可能引起一系列严重危害，故越来越受到人们的重视。

中医文献认为本病可能属于热疮、阴疮或疳疮的范围。《外科启玄》曰："妇人阴户内有疮，名阴疳，是肝经湿热所生，久而有虫作痒，腥臊臭。或因男子交媾过之，此非肝经湿热，乃感疮毒之气。"

［源流考略］

生殖器疱疹的感染近十几年来上升迅速，西方发达国家尤其明显。英国1979年发病数为9576例，1980年为10 780例，1981年为12 080例，每年以13%的增长速度递增，至1984年已达19 869例，在美国，据疾病控制中心统计，从1966年到1979年GH的发病率增加了10倍，例如大学生中，其发病率可能比淋病高10倍。现代研究发现，GH所引起的生殖器溃疡非常普遍，约占性传染疾病中男性生殖器溃疡的50%。

人类对GH的认识是随着科学技术的发展逐步加深的。1920年以前，许多医书上都记载和描述了生殖器疱疹的临床症状，但并不了解致病的原因，直到1920年分离出HSV病毒。随着研究的深入，人们又发现了血清中含有HSV抗体者仍可复发，发现临床重要综合征，如脑炎、口龈炎、角膜炎、疱疹性湿疹和新生儿感染，建立了研究发病机理的实验模型和HSV的培养技术。1960年以后，确立了该类病毒有HSV－Ⅰ和HSV－Ⅱ两个在流行病学和生物学上各异的血清型，对它的分子、遗传、流行特点、致癌性和免疫学等方面研究取得重大突破，从而为诊断、预防和治疗奠定了基础。

中医典籍早在南北朝时期，《刘涓子鬼遗方》就有热疮的记载。隋代《诸病源候论》提出了病因："内有客热，外感风湿而成。"清代《医宗金鉴》对本病的治疗提出了方药。

［病因探微］

一、西医论述

人是HSV的唯一自然宿主。GH感染尽管非常普遍，但极少流行，通常呈散发状态。本病在低经济社会人群的发病率明显高于高经济社会人群。美国贫穷阶层人群的血清抗体阳性率为20%～60%，而富裕阶层人血清抗体阳性率仅占10%。两性关系杂乱者发病率尤其高，有人曾对一组娼妓进行调查，发现HSVⅡ抗体的阳性率为70%，而修女仅为3%，这说明性接触和本病有密切关系。

HSV存在于病人和带菌者的皮肤、黏膜的分泌物、唾液和粪便中。据对HSV抗体阳性患者的采样检测，27%的人唾液中带有病毒。HSV经呼吸道、口腔、生殖器黏膜和破损的皮肤进入人体，潜伏于人体的黏膜、血液、唾液和感觉神经节，当机体抵抗力降低时发病。

好发年龄：HSV－Ⅰ感染常见于婴幼儿，15岁时，约有50%以上的人群有HSV－Ⅰ抗体，HSV－Ⅱ感染则与性活动密切相关，两性关系杂乱者尤为易感，这可能与生殖道的环境适合HSV－Ⅱ生长有关，同时，女性较男性易感，前者发病率约为后者的6倍。

本病的感染有原发性和复发性两种，HSV经呼吸道、口腔、生殖器黏膜和破损的皮肤侵入人体，潜伏于脑组织、脊髓和原始感染处，并不断经唾液、血液和黏膜分泌物排毒，一旦机体抵抗力降低，病毒即大量复制而发病，无症状的排毒者是HSV－Ⅰ的重要储主，而发病者或无症状者带毒的生殖器分泌物则是HSV－Ⅱ的主要传染源，在GH的发病机理中有两点值得重视和研究。

1. 潜伏性 病毒急性感染后，2～3周即可"痊愈"，但病毒并没有被彻底消除，它以潜伏状态在人体内终生持续存在，一旦时机适宜（促使疱疹复发的因素除机体抵抗力下降外，还有日光照射、发热、皮肤外伤、X线较大剂量照射和全身、局部的前列腺产物增加等）即会引起复发性感染。

2. 致癌性 近年来的研究发现，HSV－Ⅱ感染和宫颈癌的发病密切相关，在有HSV－Ⅱ感染史的妇女中，其宫颈异常增生所占比例较高，有人估计，GH感染的妇女较未感染者发生子宫颈癌的危险性大5～10倍。

二、中医论述

1. 湿热下注 房事不洁、外感湿热淫毒，加之体内蕴热，致使热毒相结，循肝胆二经下注而生。

2. 肝肾亏损 本病反复发作，耗气伤阴，肌肤虚弱，导致肝肾阴虚，正虚邪恋，遇劳遇热则发。

总之，本病的发生，病变在外阴，与肝、脾、肾关系密切，初期以实证为主，责在湿热蕴毒，后期以虚证为主，责在肝肾亏损。

[诊鉴要点]

一、诊断要点

（一）原发性生殖器疱疹

1. 潜伏期　较短，2～7天，平均5天。

2. 好发部位　男性多发于龟头、阴茎、尿道口、阴囊和大腿、臀部等处，女性多发于阴唇、子宫颈、外阴等处，阴道黏膜受累较少。

3. 皮损形态及演变　GH感染的潜伏期后，上述部位即有烧灼感或刺痛，随即出现红斑伴群集瘙痒的小红丘疹，并迅速变成小水疱，多个成群水疱可变为脓疱。3～5天后，小疱破溃，形成糜烂或溃疡，而后结痂痊愈。病程约15～25天，患者自觉瘙痒、灼热和轻度肿胀，溃疡处疼痛明显。

4. 全身症状及并发症　发病前期或发病时可有全身症状，例如发热、头痛、不适，颈项强直感，S_2-S_4段感觉异常，或有排尿困难和白带增多，几乎所有原发性GH均可伴有淋巴结肿大、压痛，往往1～2个月后才缓慢消退。

5. 男性常并发淋巴管炎、淋巴结炎和精囊炎。

6. 女性可并发宫颈炎、子宫内膜炎。严重者可合并脑膜炎、尿道炎、急性尿潴留和宫颈癌。

（二）复发性生殖器疱疹

该症约在原发性 GH 痊愈后 1～4 个月复发，主要是潜伏于神经内的病毒再度被激活，诱发因素为发热、性交、精神刺激、月经来潮、精神刺激后情绪波动，以及气候寒冷、消化不良等。其特点为：复发部位多在原处，全身症状一般较轻，病程亦较短，皮损 10 天左右即消退，皮损一开始即为水疱或脓疱，1～2 天后破溃、糜烂，皮损多为单侧分布。感染 HSV－Ⅱ者有近 60% 可复发，而感染 HSV－Ⅰ者仅 14% 复发。第一年可复发 4～6 次，以后复发次数逐渐减少，不仅疾病本身反复发作，难以控制，而且由此所造成的精神压力和性功能障碍，也是极大的负担。

（三）孕妇和新生儿生殖器疱疹

孕妇和新生儿感染 GH 后果更严重。首先，孕妇患本病的感染率比正常人要高约 2～3 倍，其次，其感染后胎儿早产、流产和死产危险性大大加大，即使胎儿分娩下来，也因为对 HSV 的异常敏感，有 50%～60% 受染新生儿会死亡，剩下侥幸活下来，也往往留有严重的神经系统（如脑炎）或眼（如角膜炎）的后遗症。

新生儿 GH 常在出生后 2～12 天发病，临床表现变化很大，骨髓、肺、肝和中枢神经系统等多脏器受累，死亡率很高，皮损看上去并不严重，仅 1～2 个水疱，20%～30% 的患儿感染后无皮损，表现为神经系统症状或败血症。

（四）免疫功能缺陷者的 GH 感染

一些服用免疫抑制剂的患者（如肾移植后）长期化疗的癌症患者，大面积烧伤或后发性湿疹患者，身体内的免疫功能缺乏，感染 HSV 之后往往会引起弥漫性继发感染，病毒的毒力也相对增加，病毒侵袭人体后很容易进入深部组织，形成恶性循环。

（五）疱疹病毒性肝炎

当大量病毒从口腔黏膜侵入人体，有可能侵犯肝脏，引起疱疹病毒性肝炎，目前这种病例报道已有几十例。GH 肝炎发病急骤，进展迅速，表现为暴发性肝功能衰竭或肝坏死。由于肝细胞的急剧大量破坏、死亡，常由此引起 DIC 而死亡。尸检表明，此种肝炎除肝脏受累外，还可合并胰腺、肾上腺、脾、肺、食管和脑组织的病变。

二、实验室检查

1. 细胞学镜检　本法经济而迅速，但准确率低，可靠性差。

2. 组织培养法　为诊断本病的常规方法，一般在 48～96 小时内获得结果，主要从培养中分离出病毒。

3. 电镜检查　高倍电镜下检查病毒，有助于诊断。

4. 免疫学检查　主要为单克隆柱体技术和结合有敏感指示系统的 DNA 杂交法。

5. 血清学试验　区别既往为 HSV－Ⅰ还是 HSV－Ⅱ感染主要依赖本法，但对诊断急性皮肤黏膜感染价值不大。

6. 血、尿常规检查　常有 WBC 升高，尿中可见脓细胞和红细胞。

三、鉴别诊断

1. 固定性药物疹 发疹前有服药史和药物过敏史。每次发疹部位固定且不限于外阴部，皮肤黏膜交界部位和指（趾）背等处也有损害。损害主要为暗红斑上有厚壁水疱或大疱。

2. 口、眼、外生殖器综合征 可首先出现口腔或外生殖器溃疡，针刺试验阳性，且随着病期的延长，将相继发生眼虹膜睫状体炎及四肢的结节性红斑。

3. 梅毒性硬下疳 为单个浸润性硬结，无痛痒及不适等主观症状，表面有浆液性渗出可糜烂、溃疡边缘整齐、隆起，经 1 个月左右不治自愈。梅毒血清学检查初期为阴性，后期为阳性。

4. 软下疳 往往为多个溃疡，基底软、表面覆坏死性脓液、边缘不整且呈凿形，疼痛及压痛显著。

[治疗]

一、中医方案

(一) 针灸疗法

毫针法：
发作期选用长强、会阴、曲骨。
恢复期选用足三里、三阴交、肾俞、脾俞。
方法：施平补平泻法，2 日 1 次。

(二) 内治法

1. 湿热下注型 水疱、糜烂，痒痛交作，小便黄赤，大便干结，舌红，苔黄腻，脉弦滑数。治宜清热利湿、解毒。方选龙胆泻肝汤加减：黄芩、栀子、胆草、木通各 6g，车前子、当归、生地各 10g，柴胡、甘草各 4.5g，败酱草 15g。

方释：方用柴胡、黄芩、山栀、胆草清肝泻火，木通、车前、甘草通淋利尿，当归、生地、败酱草凉血解毒。

2. 热毒内蕴型 龟头、尿道、阴唇及宫颈潮红、糜烂、脓液腥臭，高热，头痛，心烦口干，小便不利，大便无力，肛门周围感觉消失，苔黄腻，脉弦数。治宜凉血清热解毒，方选五味消毒饮加减：黄芩、黄柏、山栀各 6g，地丁、银花、蒲公英、野菊花各 12g，生地、丹皮、麦冬各 10g，黄连、甘草各 3g。

方释：方用银花、山栀、地丁、公英、野菊花清热解毒，黄柏、黄连、黄芩苦寒解毒，直折病势，遏制毒热，生地、丹皮、麦冬、甘草养阴清热，扶正固本。

3. 肝肾亏损型 病情反复发作，兼有心烦寐少、腰酸头昏、食少乏味，口干咽燥、脉虚细、舌质淡。治宜养肝滋肾，清热化湿。方选知柏地黄丸合萆薢渗湿汤加减：萆薢、车前子、泽泻、生地、山茱萸各 10g，丹皮、知母、黄柏、茯苓各 6g，山药、赤小豆各 12g。

方释：方用萆薢、车前、泽泻、黄柏清热利湿，茯苓、山萸、山药滋肝补肾，丹皮、赤小豆、生地滋阴凉血。

(三) 外治法

生殖器区域疱疹或渗出，选用马齿苋 30g，煎水待凉，用纱布叠五六层沾水湿敷，每次 20

分钟每日2~3次，配用玉露膏或金黄散油膏敷患处。

二、西医方案

1. 对症治疗和支持疗法 生殖器疱疹属病毒性疾病，目前尚无满意、特效的治疗方法，也不易防止其复发。所以对症治疗和支持疗法更显得重要。

解除病人的精神负担：医者要关切和同情病人，尤其是对有病态心理的患者，耐心听取他的表述，给予充分的安慰和适当的忠告，常常能起到药物治疗所不能起到的效果，增强他们战胜疾病的信心。

2. 局部治疗 可减轻痛苦和减少并发症。为防止细菌感染，病人应注意保持局部的清洁，尽可能使之干燥，洗浴要避免盆浴，长时间的浸泡容易引起细菌或霉菌的感染，增加HSV蔓延的机会。必要时可用收敛剂，如1%甲紫、3%四环素膏、25%氧化锌油联合或交替使用，皮损面积大者可用0.1%硫酸锌溶液湿敷。继发感染后要配合使用抗生素。疼痛剧烈者可给止痛药或局部封闭，少数人亦需口服止痛药。

女性复发性疱疹患者应定期进行妇科检查，包括宫颈涂片检查，以除外早期宫颈癌的可能。

3. 抗病毒治疗

阿昔洛韦（ACV）：疱疹病毒感染后的首选药物，对感染细胞选择性高，毒性小。严重的原发性GH，应静脉点滴，每次5mg/kg，每日3次，5天1个疗程。口服每次200mg，每日5次，5~10天1个疗程。皮肤黏膜的损害还可外用5%的阿昔洛韦软膏涂搽患处。脱水和肾功能不好者慎用。

利巴韦林每天800mg，共10天。

干扰素：皮下注射，每周3次，连续3个月。

4. 非特异性免疫疗法 有人曾试用牛痘、卡介苗、脊髓灰质炎等疫苗，以提高机体免疫力，获得一定疗效。

[科研进展]

关于GH的发病原因，有多种说法：张志礼等认为体内蕴热，外感毒邪，肝胆两经湿热下注而发病。欧阳恒等认为主要是不洁性交，感受湿热邪毒，蕴于肝胆二经，下注阴部所致。若反复发作，则是热灼肝阴，肝肾阴虚所成。笔者从临床实践出发认为初病则与房事不洁或者接触污秽物品，外感湿热淫毒，阻于外阴肤表而成，久病或反复发作，则是气耗阴伤，导致肝、脾、肾三脏俱虚，从而形成虚实夹杂症。

GH的治疗当前有四种形式：一是辨证论治：张志礼和欧阳恒将GH分为湿热下注、热毒内蕴、肝肾亏损，分别给予龙胆泻肝汤、黄连解毒汤和知柏地黄汤加减。赵可宁分肝胆湿热、心脾两虚、阴虚火旺分别内服龙胆泻肝汤和知柏地黄汤。二是专病专方：廖元兴采用清热、利湿、解毒。药用马齿苋、板蓝根各30g、大青叶20g，薏苡仁、紫草各9g，日1剂，煎服。廖有志用地黄扶正清毒汤（熟地30g，黄芪、虎杖、板蓝根、土茯苓各12g，黄柏、连翘、贯众各6g，地丁、生地、玄参各10g，薏苡仁15g），治疗复发性GH37例，总有效率94%。西安医科大学附二医院用抗病毒1号治疗GH158例，总有效率为77.2%，该方为：苦参、土茯苓、地肤子、败酱草、公英、白头翁、蛇舌草、虎杖、丹皮、甘草、炒白术各15g，黄柏、白果各10g。三是外治法：主要用于GH的发作期，方法有外洗、粉剂、糊膏、软膏、油膏等。对减轻痛痒和促进创面愈合有良好的作用。如李桂明介绍用半枝莲捣烂敷于患处或用生大黄、黄连、乳香、没药研细末，麻油调成糊状外涂。韩传恩用2%的地榆紫草油或黄连油外搽。杨广静用苦参、大黄、龙胆草、土茯苓各30g，马齿苋、蒲公英、甘草各60g，水煎，待温坐浴，日1次，每次20分钟，治疗GH有良好的消炎、止痛、止痒之效。四是中西医结合治疗：汪卫平用龙胆草、山栀、泽泻、黄芩、柴胡、黄柏各10g，牛膝12g，板蓝根、土茯苓各20g，薏苡仁30g，日1剂煎服。同时注射利巴韦林治疗GH可以明显减轻局部症状，缩短皮损愈合时间。李代全用中药内服，配合阿昔洛韦和干扰素治疗GH84例，近期痊愈47.62%。

近些年来对GH的深入研究，发现人体从外阴生殖器感染的单纯疱疹病毒（HSV），绝大多数沿外周神经移行至骶神经节内潜伏，并且HSV的DNA可以与被感染的神经细胞核DNA整合，以致患者终生有HSV间歇性活动的可能。HSV感染不仅表现为生殖器的炎症，还可诱发宫颈癌、阴茎癌和前列腺癌。孕妇可致早产、流产、死胎以及各种新生儿感染。所以对生殖器疱疹防治的研究已受到重视和关注。鉴于GH尚无理想药物和方法，GH的病例将会越来越多，防治的任务更加艰巨，中医药对GH的治疗虽然取得较好的效果，但也存在一些问题有待解决，如：某些临床观察诊断标准和疗效标准欠严谨，影响了疗效的可靠性和可信度，治疗多用汤剂，缺乏有效的中成药制剂，实验室研究少，等等。生殖器疱疹反复发作，难以根治，究其原因，从中医角度分析，此乃湿热毒久蕴下焦，郁阻经络，耗气伤阴，肝脾肾三脏受损，而致虚实夹杂，正虚邪恋，从西医角度分析，HSV的潜伏感染是生殖器疱疹复发的根本原因。而体内潜伏的HSV的再活动与机体的免疫与非免疫（如内分泌、物理）因素有非常密切的关系。根据中医理论和现代医学认识，今后中医治疗生殖器疱疹可主要从以下两个方面入手：一是清热利湿，燥湿解毒（抗病毒、消除潜伏的HSV），二是益气养阴，调补脾肾，扶正祛邪（提高和增高机体免疫力）。原发和发作期治疗应以清热解毒、利湿祛邪为主，缓解不发作期治疗应以益气养阴、健脾利湿解毒、扶正祛邪为主。在取得临床较好疗效基础上，应采用现代科学和西医的实验方法手段，从分子、免疫、电镜、动物模型水平探讨阐明中医治疗生殖器疱疹的作用机制，这是今后我们要努力的研究方向。

［按语］

GH的中医治疗有虚实之分，实证多由湿热、毒热或淫邪所引起，其治疗当用清热解毒利湿如银花、马鞭草、半枝莲、蛇舌草、蒲公英、连翘、山栀、板蓝根等，大苦大寒之药应慎用，以防损伤升发之气。虚证多与气虚、阴虚有关，治宜益气养阴为主。用之得当，常可收到预防复发的效果，如黄芪、沙参、西洋参、冬虫草、石斛、山药、赤小豆等。

参考文献

1. 张志礼．中医性病学［M］．南昌：江西科学技术出版社，1991：181.
2. 欧阳恒．中西医临床性病学［M］．北京：中国中医药出版社，1998：273.
3. 赵可宁．辨证方合外治法治疗女性生殖器疱疹12例［J］．南京中医学院学报，1995，(1)：56.
4. 廖元兴．性病的中西医诊治［M］．成都：四川科学技术出版社，1992：129.
5. 廖有志．中药治疗复发性生殖器疱疹37例观察［J］．实用中医药杂志，1997，5：11.
6. 王知侠．抗病毒1号方治疗生殖器疱疹158例临床观察［J］．陕西中医函授，1997，3：23.
7. 李桂明．中西医诊疗方法丛书［M］．北京：科学技术文献出版社，1995：222.
8. 韩传恩．生殖器皮肤病学［M］．郑州：河南科学技术出版社，1996：87.

9. 杨广静．中药坐浴法治疗生殖器疱疹23 例［J］．中医外治法，1995，(1)：20.

10. 汪卫平．中西医结合治疗生殖器疱疹68 例疗效观察［J］．浙江中医学院学报，1995，(4)：30.

11. 李代全．中西医结合治疗生殖器疱疹84 例［J］．云南中医杂志，1996，(5)：29.

第三节　传染性软疣

［概述］

传染性软疣是痘病毒感染所引起的一种皮肤传染病。除了直接接触、间接接触传染外，还可通过性交接触传播，所以也被列入 STD 疾病的范畴之内。

中医称本病为“鼠奶”，俗称“水瘊”。

［源流考略］

本病主要见于儿童和青年，其中以学龄儿童发病率最高，老年人患病极少。软疣主要通过接触病人的病变部位直接传播，还可能因皮肤外伤、感受病毒或搔抓而自身传播，但也有少数人通过使用不干净的衣服、与病人同用用具而间接传播。病变主要好发部位为躯干、面部和四肢，其次才为肛门、生殖器及附近。这说明性行为传播仅是本病传播的一个途径，但不是最主要途径。

《灵枢》云：“手太阳之别脉，名曰支正……虚则生疣。”《诸病源候论》依据本病的特征，称为“鼠奶”。

［病因探微］

一、西医论述

传染性软疣的致病病原体为痘病毒。

在本病的性传播时，主要由于性交双方中的一方在肛门、生殖器及附近原有软疣皮损，另一方面则直接到病变处的病原体，由于性行为的摩擦，冲击会形成微小的人体感觉上不易察觉的皮肤、黏膜破损，痘病毒即可自这些微小伤口侵入皮肤导致感染而发病。

另外，本病发病还与下列因素有关：

1. 潮湿、闷热的气候。
2. 居住条件差，人员过分密集、拥挤。
3. 营养不足，免疫功能低下。
4. 过敏体质者。

二、中医论述

1. 风邪搏结　外感风邪，搏结于肤腠而成。《诸病源候论》说：“鼠乳者，身面忽生肉如鼠乳之状，谓之鼠乳也。此亦是风邪搏于肌肉而复生也。”

2. 肝血不足　因忧郁伤肝，肝血不足，失于荣养，以致筋气外发而生。此外还有因传染而成。

总之，本病实证为风邪病毒，搏于肌肤，虚证多因体虚，肝无荣养而成。

［诊鉴要点］

一、诊断要点

潜伏期：15~50天，平均1个月。

好发部位：主要好发于躯干、四肢、面部、肛门和生殖器及周围，但全身任何部位皆可发生。包括黏膜，如唇、舌及颊黏膜。

皮肤损害：皮损初起为粟粒大小的半球形丘疹，逐渐增至豌豆大小，成为附于体表的一种良性赘生物，直径约为0.2~0.5cm，表面光滑，有蜡样光泽，中央凹陷，状如脐窝。皮损早期质地坚韧，以后逐渐变软，呈灰白色或奶白色，基底周围绕以红晕有瘙痒感，搔抓后还可自家接种，皮损呈线状排列，软疣顶端挑破可挤出乳酪样物质，叫作软疣小体。皮损的数目不等，或少数散在，或多数簇集，互不融合。一般经过6~9个月，软疣即可自行消退，但少数可持续3~4年，甚至5年以上，病程和皮损数量无关，愈合后不留瘢痕。

少数患者在发病几个月后，皮损四周可出现斑皮样湿疹样病变，叫软疣皮炎，当皮损发生在眼睑等处时，还可能发生慢性结膜炎或表浅性点状角膜炎，一般在软疣痊愈后，湿疹样损害也自然消退。

极少数病患处软疣会角化，叫角化性传染性软疣，这时损害加大，约1.0cm×1.5cm大小，多为单发，往往会继发细菌感染而发生炎症反应。

二、实验室检查

1. 涂片染色镜检　通过活组织或皮损刮取组织或挤出的内容物涂片，进行Papanicolaou染色或吉姆萨染色后，于镜下可找到软疣小体。

2. 电镜检查　活检标本在电镜下观察，可证实痘病毒的存在。此方法一般只作研究用。

3. 免疫法测定　采用荧光抗体或过氧化物酶法（PAP）检查，可证实病毒抗原的存在。

三、鉴别诊断

1. 少数单发较大型的软疣需和基底细胞瘤、角化棘皮瘤鉴别。主要依据实验室镜检和活检。

2. 软痣　初起为小扁平或球状隆起的丘疹，或呈悬垂状，与传染性软疣皮疹不同。

3. 肛门梅毒　肛门周围可见扁平疙瘩隆起，呈乳白或灰白色，奇臭，分泌物大量外溢，且有梅毒史。

［治疗］

一、中医方案

（一）内治法

皮损泛发时，治宜养血柔肝、活血散结法。方选大青薏苡仁汤：干地黄、炒白芍、首乌各12g，生薏苡仁30g，板蓝根、大青叶、山茱萸各10g，红花、桃仁、升麻、土贝母、山慈菇各

6g，丹参15g。

方释：方用地黄、白芍、首乌、山茱萸养血柔肝以治其本，大青、板蓝根、薏苡仁、土贝、山慈菇解毒除疣，丹参、红花、桃仁活血散结以治其标，升麻既解毒，又引药上行，直达病所。

加减法：体弱易感外邪者加黄芪10g，防风、白术各6g。疣体泛发者加皂刺6g，甲珠3g。

（二）外治法

早期发现时，疣体数目少时，先用75%酒精消毒，再用三棱针挑破疣体，挤出软疣小体，外涂紫药水即可。

疣体较多不便逐个挑破者可选用外治法。

1. 马齿苋30g，蜂房、白芷、细辛各6g，蛇床子、陈皮、苍术、苦参各10g。水煎取汁，湿敷患处，每次10～15分钟，日2次。

2. 千金散　局部消毒后，用消毒针挑破顶端，点少量千金散，外盖胶膏，3日1次，适用于疣体较大，数目较多阶段。

二、西医方案

本病只侵犯皮肤，无全身症状，故治疗亦以局部治疗为主。

1. 拔除法　先将皮损处的疣状小体全部挤出，常规消毒。用蚊式镊子夹注疣体，将其拔除，然后涂以5%碘酒、石炭酸或三氯醋酸，并压迫止血。

2. 物理疗法　如冷冻疗法、电烧灼疗法。

3. 单发皮损较大者，采用手术切除。

［典型病例］

案1. 崔某，男，17岁。1973年夏，患传染性软疣一月余，先从肩部开始，而后延及颈部、两上肢及背部，气候炎热则增多，天稍凉快则焦头。亦用生牡蛎、板蓝根各30g，紫草、桑叶、赤芍各9g，黄芩6g，生薏苡仁30g。服5帖即消失。两月后复发，仍用原方服5帖而愈。（《许履和外科医案医话集》）

案2. 某传染性软疣患者，其证属胃中积热，腑气不通，热邪熏蒸，蕴于皮肤。用调胃承气汤加板蓝根15g，地肤子12g。3剂后丘疹明显减退，诸症减轻，唯尚有皮肤瘙痒。此余邪未尽，应防邪热复聚，以原方减量服之。3剂后诸症悉除，丘疹尽退而告痊愈。观察半年未复发。（《中医名方应用进展·池辰兴案》）

［科研进展］

将传染性软疣（MC）列入STD，是70年代WHO，依据是：①MC常发生在生殖器、肛门、股内侧及其相邻部位；②MC流行于性活跃者；③性伴间可有同样损害，包括男性同性恋者；④同时患其他STD者的MC患病率高。有生殖器MC的患者必须检查其他STD。根据国内情况，由于与国外生活方式、生活水平的差别，MC与另一个STD疥疮一样，性行为都不是主要的传播途径，生殖器部位的MC国内也较少见。

对MCD治疗主要是外治法，归纳其要有三大类：一是外擦剂，如方栩用不同浓度碘酊治疗68例MC，其浓度分别为5%、7%、10%，将患者分A、B、C三组外涂，结果发现三者的显效率有显著差异。三组皮损消退时间的差异，有显著意义，其中10%的碘酊见效时间明显短于另两种，故值得推广。刘桂琴将利巴韦林（三氮唑核苷）用无菌0.9%氯化钠配成浓度为2%的溶液备用，常规消毒患处皮肤，用无菌针头刺破疣体，挤出内容物，用无菌纱布拭之，以防止渗出液外流造成传染，再用2%利巴韦林溶液外涂，每日2次，连涂3天。结果1次治愈38例，2次3例，3次1例，总治愈率为100%，随访半年无复发。对照组26例为单纯挤出疣体，其总治愈率89%，半年内复发2例。二是冷冻法，张广富采用液氮进行1～2次冻融，冷冻一次治愈365例，35例二次治疗后全部消退，总治愈率为100%，疗后17个月对其中152例随访，复发13例。治疗后无瘢痕形成。三是针挑法：张连生报告用三棱针挑治248例均一次治愈，总有效率为100%。具体方法：让患者取坐位，暴露软疣，局部常规消毒，医者右手持三棱针，左手拇、食指将疣体周围的皮肤捏起，将三棱针刺入疣体，将疣体挑破，然后将疣体内乳酪样物拔净，局部涂以2%碘酊即可。嘱患者7日内忌沐浴。

［按语］

MC的治疗除了外治法外，为了防止复发，或者播散，适当加用增强免疫方面的药物，也是至关重要的。

参考文献

1. 张炜．传染性软疣［J］．重庆医药，1994，23（1）：53－55.
2. 方栩．不同浓度碘酊治疗传染性软疣［J］．中华皮肤科杂志，1991，24（6）：405.
3. 刘桂琴．利巴韦林外用治疗传染性软疣42例［J］．新医学，1998，29（2）：82－83.
4. 张广富．冷冻治疗传染性软疣400例［J］．中华皮肤科杂志，1996，29（6）：450.
5. 张连生．三棱针挑治传染性软疣248例［J］．上海针灸杂志，1997，16（1）：10.

第四节　尖锐湿疣

［概述］

尖锐湿疣（简称CA）又名尖圭湿疣、肛门生殖器疣（anal genital warts）、性病疣（veneral warts），为一种疣状赘生物，由人乳头瘤病毒（HPV）通过性接触而感染的疾病。在国外由于性关系混乱和同性恋的增多，本病的发病率逐年增高，近年来我国病例也明显增多，而且本病致癌变的可能性甚大，因此越来越引起医学界的重视。

中医文献称本病为臊瘊，俗称瘙瘊。这是由于CA外形如鸡冠，其气味骚臭和刺痒的缘故。

［源流考略］

尖锐湿疣在西方国家，尤其是美国和英国最为常见，近年来其发病率日渐增多。有资料报告，英国从1976～1980年，CA的发病率从47.36/10万上升到60.63/10万，1979年新报告的病例为27 654例，至1984年新报告的病例已达49 684例，美国纽约STD门诊发现的尖锐湿疣病例数从1978～1982年大约增加2.5倍，1983年报告的发病率为50/10万，据有关资料估计，美国仅女性患者即达200万之多，日本报道，1962～1973年共发生26例，其中男性15例，女性11例，自1972年开始明显增多，我国近年来的CA发病率也呈上升趋势。

［病因探微］

一、西医论述

本病系由人乳头瘤病毒（简称 HPV）引起。该病毒于 1949 年用电子显微镜被观察到，1968 年 Dunn 等用电镜进一步证明人生殖器疣组织内有病毒颗粒存在，1970 年 Oxiel 等在此基础上又进一步证实所有引起疣的病毒均属于含 DNA 的乳头瘤病毒类。

人乳头瘤病毒侵入细胞核后，引起了细胞的迅速分裂，同时伴随病毒颗粒的复制和播散，这些病毒颗粒又成为侵入新的细胞和传播的来源。

近十多年来，越来越多的事实证明，人乳头瘤病毒（HPV）和生殖器肿瘤的发生有关。发生在女阴、阴茎、肛周的尖锐湿疣经历很长的潜伏期后可转化为鳞癌。

二、中医论述

1. 过食肥甘炙煿，辛辣厚味，以致湿热内蕴，郁久化毒，下注二阴。
2. 不勤洗浴，经带污浊，淹渍体肤，湿热蕴毒。
3. 交媾不洁，染着淫毒，侵袭肤表，均能致病。

［诊鉴要点］

一、诊断要点

潜伏期：CA 的潜伏期比较长，故患者常常从不知不觉中逐渐地发现病变。短者 2～3 周，长者可达 8 个月，平均为 3 个月。

好发年龄：好发于青壮年，大多数在 20～30 岁之间，西方国家发病高峰年龄男性为 22 岁，女性为 19 岁。

好发部位：男性多见于龟头、冠状沟、包皮内侧面、包皮系带、尿道口，女性常发生于女阴、大小阴唇、阴唇系带、阴道、子宫颈。因为尖锐湿疣通常发生于性交外伤之处，HPV 病毒通过这些破坏处感染机体。另外，病变损害的外在条件为湿热和易摩擦的区域，故非生殖器尖锐湿疣又可见于肛门、会阴、腋窝、足趾间和乳下。

皮损性状：病变开始为散在分布的粟粒或绿豆大小的淡红色丘疹，表面粗糙、质地柔软，由于局部持续不断的慢性刺激（如摩擦、潮湿）逐渐增多加大，互相融合成表面凸凹不平的单个或多个团块，呈湿润的乳头瘤状增生，蕈样、菜花样或鸡冠样突起，也有的为密集的尖刺样疣体，色暗红或红褐色，轻度糜烂，易出血，在互相融合的裂隙中常有脓性分泌物溢出，散发恶臭，且易继发感染，尖疣可长期不愈，其形状可根据部位而各异，皮肤黏膜部为多发性乳头瘤样或疣状损害，干燥部位可为小而扁平状，温热湿润部位则常为丝状或乳头瘤状，易融合成大团块，少数患者还会出现巨大型 CA。

自觉症状：生殖器的尖锐湿疣通常是无症状的，既无疼痛也不痛苦。但当湿疣破溃、糜烂时有瘙痒，且每因搔抓而引起继发感染，此时可有疼痛。当疣侵及周围组织时会有各种症状，如尿道 CA 可有尿血和排尿困难，直肠内 CA（主要为同性恋者肛门性交所致）会有疼痛、便血，严重时还会有里急后重的感觉。

阴窥镜检查：CA 常有四种类型。扁平疣状：表面呈白色，多发，略呈颗粒状。菜花状：表面粗糙，上皮增生，有指状突起，仔细观察其表面多毛细血管。穗状：表面粗糙不平，白色。宫颈阴道炎内湿疣：黏膜表面粗糙不平，或隆起呈菜花状。

二、实验室检查

涂片镜检：阴道、宫颈、包皮内等处黏膜 CA，可取局部组织涂片，做巴氏（papanicolaou）染色镜下观察，可见到空泡化细胞和角化不良细胞。二者混合时，有诊断价值。

组织化学检查：取少量病损组织制成涂片，用过氧化物酶方法（即 PAP 法），当病损处有病毒存在时，其浅表上皮细胞内可出现淡红色弱阳性反应。也可用特异性 HPV 抗体做染色，如病损中有病毒抗原，则二者结合，再用 PAP 法，核可被染成红色。

三、鉴别诊断

扁平湿疣：二期梅毒的扁平湿疣也好发于肛门、生殖器以及其他易摩擦的部位，如腋窝、趾间、女性乳房，表面湿润，有时呈疣状或乳头状，分泌物有臭味，故需与尖锐湿疣鉴别。但是扁平湿疣的顶端一般是扁平的隆起性损害，基底宽，无蒂，损害溢液暗视野检查可找到梅毒螺旋体，梅毒血清反应阳性。

阴茎癌和女阴癌：多见于中年以上，累及龟头或女阴，常为暗红色的疣状结节，在发展过程中发生溃疡，并向四周和深部发展，边缘常隆起外翻呈菜花样，患处浸润明显，扪诊很硬，必要时应送活检。鉴于阴茎癌，女阴癌可在尖锐湿疣的基础上转化而来，因此早期切除并送活检做病理检查尤属必要。

扁平苔藓：本病可发生在男女性生殖器，但原发为紫红色扁平丘疹，可融合成肥厚的斑块，但基底无蒂，不呈菜花样增殖，组织病理主要为基底细胞液化变性，真皮上部有带状淋巴细胞浸润，常可发现胶样小体等特点，可资鉴别。

传染性软疣：要与生殖器、肛门外的尖锐湿疣相鉴别，原发为丘疹，针头至绿豆大小，中央有脐窝凹陷，用针挑破后可挤出乳酪样物质，鉴别不难。

鲍温样丘疹病：现称色素性和非色素性丘疹病，原发为米粒大小的光滑扁平丘疹，可单独发生亦可与尖锐湿疣伴发，好发于阴茎、龟头、阴唇、会阴等处。组织病理上类似鲍温病。

[治疗]

一、中医方案

（一）针灸治疗

1. 毫针法 阿是穴（疣体），方法：消毒后采用 2 寸银针从疣体最高点垂直刺入，施泻法，不留针，放血 2～3 滴，然后在疣的基底部呈 15°，斜刺 4 针，留针 15 分钟，2 日 1 次，适用于疣体较集中的赘疣。

2. 灸法 阿是穴（疣体），方法：局麻后，将艾炷放置疣体上，点燃任其燃尽，最后外涂 2% 甲紫溶液，外盖消毒纱布，通常 1 次可愈，遗留极少残疣，间隔 10 日后，再按上法灸之。适用于疣体散在两个个体不大的赘疣。

（二）其他疗法

穴位注射法：长强。方法：常规消毒，采用板蓝根注射液 2ml，针刺得气后，缓慢推，3 日

1 次，适用于病变在肛门周围。

（三）内治法

1. 湿热下注证 患处发生赘疣，形似乳头菜花，表面凸凹不平，摩擦后则潮湿浸渍，臭秽难闻，伴有食不知味，腹胀纳呆，二便不调，脉滑数，舌质红，苔黄且腻。治宜清热理湿，佐以解毒。方选龙胆泻肝汤加减：龙胆草 12g，柴胡、黄芩、栀子、车前子（包）、泽泻、黄柏、苍术各 10g，木通 6g，茵陈、生薏苡仁各 30g，赤小豆 15g。

方释：方用龙胆草除下焦湿热，黄芩、山栀、柴胡苦寒泻火，助胆草以利湿热，木通、车前清热利湿，引热由溺而出，赤小豆、薏苡仁、茵陈、苍术、泽泻清化湿热，活血除疣。

2. 湿热蕴毒证 病程较长，或愈又复发，疣体范围较大，形如鸡冠花，破后臭汁腐秽，甚则出血，臭不可近，附近臀核肿大，女性白带增多，性交疼痛，脉弦数，舌质红，苔黄微腻。治宜解毒化瘀，清热利湿。方选解毒通络汤加减：丝瓜络 6g，炒三棱、赤芍、黄柏、地丁、丹皮、苍术各 10g，苦参、川牛膝各 12g，紫草、土贝母、忍冬藤、活血藤各 15g，生薏苡仁、夏枯草、马边草各 30g，山慈菇 4. 5g。

方释：方用三棱、赤芍、丹皮活血化瘀，地丁、忍冬藤、活血藤、紫草、丝瓜络、夏枯草、马鞭草解毒通络，软坚散结，土贝、山慈菇、薏苡仁软坚除疣，川牛膝引药下行，苍术香窜燥湿，以解苦寒碍胃之虑。

（四）中成药

1. 鸦胆子仁 1 份，花生油 2 粉，浸泡半月后点涂患处，日 1 ~ 2 次。适用于单个较大的疣体。

2. 去疣膏　去疣散（生石灰 500g，鸦胆子仁 60g，血竭 30g。混合研细，筛过）1 份，凡士林 3 份，调膏，外涂，日 1 次。

3. 金钱草汤　金钱草、土茯苓、银花各 30g，车前草、皂刺、连翘、夏枯草各 10g。煎服。

4. 硝矾洗药　朴硝 12g，硼砂、明矾各 9g，开水冲化，趁热湿敷或外洗患处。2、3、4 三方适用于疣体较多时。

（五）外治法

1. 范围较小，呈散在性，可选用五妙水仙膏点涂。

2. 范围较大，呈集中性，可选用千金散、乌金膏外涂。

3. 疣面浸渍、潮湿，选用苦参汤、木贼洗方，先煎汁湿敷，后用朱砂散或枯黄散外涂。

二、西医方案

（一）非药物疗法

1. 冷冻疗法 CA 数量少且面积小时，用棉签沾 -196℃低温的液氮涂于病损处，也可采用压冻法，每次冷冻后使皮损表面发白，损害处多可分次分批进行，间隔时间为 1 周。

2. 手术切除 对于较大单发或巨大型 CA，可用手术切除或高频电刀、电针烧灼切除，手术后送活检做组织病理检查，切除部位也要检查损害是否切除干净。

3. 二氧化碳激光疗法 适用于生殖器及肛门、肛周的 CA，对单发或少量多发病损可行一次性治疗，对多发或面积大的病损可行 2 ~3 次治疗，间隔时间亦为 1 周。

（四）药物治疗

1. 局部外用腐蚀剂 常用有鬼臼树脂、足叶草酯，适用于湿润区域的 CA，如包皮过长之龟头、女阴、会阴处病变。婴儿、妊娠期、阴道和宫颈部位禁用。可直接涂搽在含有病毒颗粒的病损处，但须注意保护周围健康皮肤，4 ~6 小时后将药物用肥皂水清洗，每周 1 次，一般 1 ~3 次可愈。此类药物不可广泛使用，否则可引起恶心、呕吐、发烧、尿闭或少尿，心动过速、肠梗阻、血小板减少等毒副作用，发现上述反应时要立即停药。

2. 酞丁安 近年来国内应用 1% 酞丁安霜剂治疗 CA，获得较好效果，且该药可广泛使用。一般 4 周内痊愈，无不良反应，经 3 ~6 个月随访，未见复发，嘱患者同时服用薏苡仁和 Glycyron（甘草酸蛋氨酸、甘氨酸复合剂，常用于治疗肝功能损害），效果更佳。

3. 三氯醋酸 适用于散在的、表面过分角化的 CA，局部外用 33% 的三氯醋酸有效。

4. 5 – 氟尿嘧啶溶液 外用可治疗阴茎、外阴及肛周的 CA，也可用于阴道、直肠黏膜的 CA，有资料报道治疗尿道 CA 亦获成功。

5. 孕妇尖锐湿疣治疗 局部腐蚀剂有全身中毒和致畸危险，要严禁使用。妊娠 7 个月以上时，对广泛和较大的生殖器、肛门 CA，应考虑行剖宫产后再进行手术或其他疗法进行治疗。

6. 免疫疗法

（1）干扰素：一般常用α – 干扰素，可肌内注射、皮下注射或损害基底部位注射，此法仍在试验阶段。

（2）转移因子：每次 2ml 或 1 ~2U，皮下注射，每周 2 次，6 次为 1 个疗程。

（3）左旋咪唑：每片 25mg。每次 50mg，每日 3 次口服，连续服用 3 天，停药 11 天，为 1 个疗程。

单独使用免疫疗法，效果可能不太理想，有报道与药物治疗或物理治疗方法联合使用可减少疗后的复发率。

[典型病例]

刘某，女，23 岁，因不洁性交后外阴出现柔软增生物 2 周，白带增多，有微痒。检查：阴道口见 3 个 0.5cm ×0.5cm 大小和 1 个 0.8cm ×1cm 大小的粉红色柔软增生物，呈菜花状，5% 冰酸醋试验阳性，取增生物病例活检报告为尖锐湿疣。中医诊断为臊疣。

治疗经过：用疣毒净制剂（本单位自制的纯中药制剂）点涂霜，外洗液和口服胶囊共 30 天。治疗 5 天，疣体全部枯萎脱落，8 天创面愈合，停用外治法，继续内服疣毒净胶囊共 30 天，停药追踪观察本年无复发。[广州中医药大学学报，1998，(4)：251]

[科研进展]

尖锐湿疣是由人乳头瘤病毒所引起的一种常见性传播疾病，由于该病发病率高（在我国已是占性病的第二位），极易复发，与外阴生殖器的某些恶性肿瘤发生有关，所以对该病的防治研究已日益引起人们的关注和重视。近些年来，国内治疗 CA 的方法归纳有三大类：

一、外治法

由于 CA 是外阴皮肤黏膜的赘生物，病位在体表，外治法是最常用的疗法，外治法包括熏洗、外涂、疣体注射和针灸等。蒯向磊选用马齿苋45g，板蓝根30g，木贼15g，细辛12g，白芷、桃仁、蜂房、甘草各10g，水煎熏洗，治疗CA36例，平均用药9次全部治愈。贾桂月自制平疣洗剂坐浴，治疗女阴CA50例，结果42例治愈，无1例复发。尚利华用马齿苋、百部、苦参、蛇床子、土茯苓各30g，蛇舌草、板蓝根各50g，外洗治疗肛门CA，总有效率为94%。张宛巾用枯矾、儿茶、硇砂、五倍子、雄黄、鸦胆子制成湿疣膏。陈琳用板蓝根、马齿苋、土茯苓、银花、黄柏、苍术、夏枯草、桃仁、红花、香附、蜂房、百部、木贼、甘草制成消疣糊。江希萍用鸦胆子、枯矾、冰片、食醋制成消疣灵。三者总有效率在87%～90%之间。此外，还有的用0.25%斑蝥素乳膏、加味鸦胆子糊、木贼草膏、五妙水仙膏、复方香叶天竺葵油、新鲜芝麻花等外治CA也取得较好的效果。

二、内外合治

虽然尖锐湿疣是病在外，但其发病跟脏腑功能失调、气血不和亦有密切关系。仅是外治，治标不治本，容易复发，如果内外合治，标本兼顾，不但可以加快疣体的枯萎脱落，而且可以减少和阻止尖锐湿疣复发。所以近年来临床上很多医家采用内外合治的综合方法治疗尖锐湿疣取得了较好的疗效，广东省中医院皮肤科采用中药制剂局部点涂、外洗和内服等综合治疗方法对尖锐湿疣进行治疗，取得了总有效率98%，三个月复发率13.6%的较好疗效。试验研究表明中药病毒净制剂有抗病毒，提高细胞免疫功能和降解破坏立体尖锐湿疣组织中人乳头瘤病毒DNA的作用。刘凤然等用复方祛疣净治疗CA从临床和药效学均显示外治内服结合，疗效明显优于其他单纯外用药物及疗法。

三、中西医结合

先采用CO_2激光、微波、电灼、冷冻等西医物理性治疗方法去除增生性疣体，然后应用具有清热解毒、燥湿散结、活血化瘀、扶正祛邪的中药外洗或内服，这种方法不但可以较快去除外生性疣体，而且可以有效减少和防止尖锐湿疣的复发，是目前大多数临床医生喜欢采用的治疗方法。如湖南中医学院二附院应用中药疣康搽液防止CO_2激光术后尖锐湿疣复发，取得了总显效率96.7%的较好疗效。刘毅对104例CO_2激光术后的尖锐湿疣病人用中药坐浴外洗，结果痊愈率达到88.9%。

[按语]

CA的中医治疗，方法较多，然而从选药的角度来讲，较为集中，主要有五大类。

一、清热解毒燥湿类

马齿苋、大青叶、板蓝根、紫草、黄柏、蒲公英、龙胆草、薏苡仁、蛇舌草、苦参等。

二、活血化瘀散结类

三棱、莪术、红花、桃仁、川芎、丹参等。

三、腐蚀疣赘类

鸦胆子、马钱子、硇砂、冰片、蜂房等。

四、健脾利湿类

黄芪、白术、薏苡仁、茯苓等。

五、平肝软坚类

代赭石、紫贝齿、灵磁石、赤石脂、山慈菇、生牡蛎、浙贝母等。

参考文献

1. 蒯向磊．中药熏洗治疗尖锐湿疣 36 例报告［J］．临床皮肤科杂志，1990，(1)：17.

2. 贾桂月．自制“平疣洗剂”治疗女性外阴尖锐湿疣 50 例［J］．皮肤病与性病，1997，(4)：53.

3. 尚利华．解毒清疣汤治疗肛门尖锐湿疣的疗效观察［J］．中医药信息，1998，15 (1)：32.

4. 张宛巾．中药外治尖锐湿疣 32 例［J］．中国中医药信息杂志，1996，3 (7)：33.

5. 陈玲．清疣膏治疗尖锐湿疣 56 例［J］．中医外治杂志，1997，6 (3)：29.

6. 江希萍．消疣灵治疗女性外阴尖锐湿疣 30 例［J］．中医杂志，1996，37 (9)：533.

7. 范瑞强．中医治疗尖锐湿疣的近况与展望［J］．新中医，1995，27 (11)：54.

8. 范瑞强．中药疣毒净制剂治疗尖锐湿疣的初步疗效观察［J］．新中医，1997，29 (9)：41.

9. 范瑞强．疣毒净治疗尖锐湿疣的多中心临床研究［J］．广州中医药大学学报，1998，15 (4)：251.

10. 范瑞强．疣毒净抗Ⅱ型单纯疱疹病毒的实验研究［J］．中国性病艾滋病防治，1998，(5)：224.

11. 侯孟君．中药疣毒净对离体 HPV－DNA 影响［J］．广州中医药大学学报，1998，(1)：56.

12. 刘凤然．复方去疣灵的药效学研究及临床应用［J］．沈阳药科大学学报，1997，14 (3)：209.

13. 刘汉长．疣康搽液抗尖锐湿疣术后伏法临床研究与病理观察［J］．湖南中医药导报，1997，3 (6)：5.

14. 刘毅．CO_2激光加中药坐浴治疗尖锐湿疣 104 例［J］．岭南皮肤性病科杂志，1998，5 (1)：37.

第五节　人巨细胞病毒感染

［概述］

人巨细胞病毒（HCMV）是一种人体的疱疹病毒，通常情况下人感染后可没有症状，但有免疫缺陷的人或新生儿感染则可能引起各种严重后果，如患细胞肥大性包涵体病、先天性畸形或器官缺损、单核细胞增多症、肝炎间质性肺炎、宫颈炎、尿道炎等疾病，并可能和前列腺、子宫颈、膀胱等处的原发性恶性肿瘤的发病有一定的关系，正日益受到人们的重视，性传播是 HCMV 的重要传播途径，故被列为 STD 中的一种。

本病与中医所称温毒比较接近。

[源流考略]

HCMV是一种遍布世界的常见感染因子，在人群中感染相当广泛。据调查。非洲和亚洲人口的90%以上都受到过它的感染，只有10%左右的人能够免疫，防止HCMV的感染。HCMV可以通过先天性感染、输血、器官移植等非性接触的途径传播，但也不可忽视密切接触、性交等传播的可能。通常来说，发展中国家的人群5~6岁时其抗体阳性率即达90%以上，而西欧和美国等发达地区的相同条件人群的抗体阳性率仅为5%~30%，初次感染多在2岁以下。同国家内，高经济收入人群的HCMV血清抗体阳性率较低经济收入人群低，这与世界性大趋势一样，相同经济地位的人群中，20岁左右的HCMV血清抗体阳性率比70岁左右的人群要低。男女性别上比较，20岁年龄组中，女性易受感染，35岁以上年龄组中，男性易受感染，60岁左右时，二者的阳性率、基本上达到一致。

1956年，Smith分离出巨细胞病毒，随后人们在身体的各种体液中都陆续找到了HCMV，如人的尿、唾液、眼泪、乳汁、阴道和宫颈分泌物、精液、粪便、血液等，真可以说它是无所不在。HCMV的基本传播方式，是人与人之间的接触传染，主要通过泌尿生殖道和咽黏膜分泌物、破损的皮肤、血液传播，其中性交传播尤为引人注目。调查资料表明，人体体液中，精液和宫颈分泌物中的HCMV滴度最高，男性同性恋者的血清抗体阳性率可达94%以上，在现代“特殊的癌症”艾滋病人的检验中，发现了多株HCMV，提示这类病人可能有HCMV的双重感染或再感染，故世界卫生组织把本病也列为STD疾病中的一种。

[病因探微]

一、西医论述

病原体：1940年，Jesionek等在死产儿内脏中发现了大型细胞及核内的包涵体，称之为原虫样细胞。1956年，Smith和Rowe等人首次用组织培养方法自患者身上分离出本病毒。1960年Weller氏建议命名为巨细胞包涵体病毒（cytomegalic inclusion virus），又因当时在颌下腺和唾液腺发现，又叫颌下腺病毒（submaxillary virus）和唾液腺病毒（salivary gland virus），现在统称为人巨细胞病毒。

二、中医论述

温热邪毒乘人正气亏虚之时，从口鼻而入，或者从损伤的皮肤黏膜客之而发病。

[诊鉴要点]

一、诊断要点

（一）临床表现

HCMV感染人体之后，通常为隐性感染，并没有任何症状，只有通过实验室检查才能发现，但也有少数病人，尤其是免疫功能缺陷或低下者和新生儿（淋巴系统不成熟而抑制免疫功能）受病毒感染后可能引起严重损伤直至死亡。

（二）新生儿感染

1. 先天性 巨细胞病毒感染的最大危险之一是引起婴儿的先天畸形。婴儿的感染主要有三种类型。原发性感染：主要指妊娠期母体的感染，常可引起严重的新生儿疾病。感染率为0.45%～8%。先天性感染：指巨细胞病毒穿过胎盘引起的婴儿感染，一般无症状。获得性感染：通常发生在出生期或临近出生期，这是最广泛的感染。尽管大部分的婴儿出生时无症状，但约5%的婴儿有不同程度的神经系统损伤，如小头畸形、智力商数降低和听力减退等。

2. 围生期 多数无症状，少数可在生后三个月出现发热、肺炎以及单核细胞增多综合征。

（三）儿童和成人感染

1. 肝炎 Hanshow等评价320名无症状而感染巨细胞病毒儿童和相应的对照者，病毒阳性儿童肝功能试验异常是对照组儿童的6倍，22例肝大和（或）脾大儿童、青年中有39%的病人尿中排病毒，部分先天性巨细胞病毒综合征有肝脏损伤，但在获得性巨细胞病毒病人中，肝脏损伤不见。

2. HCMV单核细胞增多症 多见于成人，以发热、疲乏和肝脏损害为特征，但无咽喉炎或明显的颈淋巴结肿大。实验室检查发现周围血液中淋巴细胞绝对值增高，并有异型性免疫球蛋白增加。这种综合征多见于接受大量输血的人，病人一般在3～6周内恢复，肝功能试验恢复正常，非典型淋巴细胞从周围血中消失。

3. 移植后感染 肾移植后的巨细胞病毒感染可能表现为多种临床症状或完全无症状。病毒来源不明，可能随血液带入或存在于供血者的肾脏或是内源性的。

4. 免疫缺陷患者 多见于艾滋病及肾移植用免疫抑制剂患者，他们几乎都有HCMV的感染，大多数无症状，只有2%～3%患者可发展为全身弥漫性病变而致死。

5. 巨细胞病毒和恶性肿瘤 有恶性肿瘤的病人可患严重的或迁延的巨细胞病毒感染性疾病，但并不增加获得这种感染的危险性，发现白血病、淋巴瘤或霍奇金病病人乳中分离出巨细胞病毒。分离率约为6%。常引起前列腺癌和子宫颈癌。

6. 艾滋病的HCMV 几乎所有同性恋患者都有本病毒感染，其症状常为播散性，如心、脑、肺、胃肠以及眼，可能发生毁坏性视网膜脉络膜炎、对称性弥漫性肺炎脑炎、痴呆及严重胃肠功能性障碍而死亡。

二、实验室检查

（一）病毒分离

是特异性较高的诊断方法之一。可采集病人的尿（首选）、唾液、血、泪、粪、宫颈分泌物和精液等各种体液做标本，经适当处理后，接种到人成纤维细胞上培养，根据接种量的大小，一般在1天～3周内可见到有核内包涵体的肿胀细胞病灶出现，采用苏木紫－伊红（HE）染色后镜检，有巨细胞或“猫头鹰眼”细胞。

（二）血清学检验

血清学试验特异性和敏感性较高，操作简便，准确和快速。常用的有补体结合试验、间接免疫荧光技术和酶联免疫吸附试验等。单份血清≥1∶8时为阳性，表示曾经感染过巨细胞病毒，双份血清≥1∶4时，对确定本病存在、获得性感染复活等有诊断意义。

（三）核酸分子杂交技术

这项技术是本世纪生物学的重大成就之一，该方法使用DNA－DNA重组动态分析技术，可测知病毒基因小至0.2基因/细胞，即测出免疫血清测不出来的病毒基因或隐性状态，并有敏感和特异等优点，但该法设备昂贵，目前还不能常规使用。

［治疗］

一、中医方案

1. 邪袭肺卫 发热、恶寒、咽喉红肿、疼痛或有咳嗽，颈及颌下淋巴结肿大。舌红，苔薄黄，脉浮数。治宜辛凉解表，解毒散结。方选银翘解毒汤加减：银花、连翘各15g，桔梗、赤芍、夏枯草、玄参各12g，浙贝母、炒牛蒡子、僵蚕、射干各10g，甘草6g。

方释：方用银花、连翘、甘草、浙贝母、僵蚕、夏枯草解毒散结，牛蒡子、桔梗、射干宣肺利咽，玄参清解虚热，赤芍活血化瘀，以助贝母、僵蚕解毒散结之效。

2. 气阴两虚 干咳少痰，口唇干燥，低热不退，纳谷不香，大便失调，肢软乏力或心烦失眠。舌红，苔少，脉细数。治宜甘寒清养，方选沙参麦冬饮加减：沙参、麦冬各15g，玉竹、扁豆、花粉、山药各12g，川贝母、青蒿、白薇、甘草各10g。

方释：方用沙参、麦冬、玉竹、花粉甘寒养阴，生津润燥。扁豆、山药、甘草益胃扶脾，青蒿、白薇清退虚热，川贝润肺化痰。

加减法：高热不退加青黛、羚羊角粉、板蓝根，淋巴结肿大加皂刺、丹参、生龙牡，肝脾肿大加郁金、川楝子、虎杖、丹参，皮肤斑疹不退加丹皮、生地、大青叶，咽干喉痛加土牛膝根，心烦失眠加莲子心、枣仁、琥珀，神昏谵语加安宫牛黄丸。

二、西医方案

目前尚无特效疗法。

最近有报道，有些学者使用甲磷三钠来治疗严重的HCMV感染，取得一定的疗效。该药为逆转录酶抑制剂之一，可抑制病毒中DNA聚合酶活性，有人证明，100μmol/L甲磷酸三钠可使90%以上的疱疹病毒和HCMV受到抑制。Apperley等报告静脉用该药（疗程15天）治疗2例骨髓移植手术后病人的HCMV，取得明显疗效。

Tyms等报告，阿昔洛韦（ACV）的衍生物BWB－757－U具有选择性抗HCMV的效能，可望进一步临床试验。

［科研进展］

HCMV初期呈隐性，往往造成漏诊和误诊，因此对本病的临床检验显得尤为重要。陈志红采用间接酶联免疫法，对100例肝功能正常、HBsAg阴性的献血员进行了HCMV的检测，结果HCMV－IgM抗体均为阴性，HCMV－IgA抗体均阳性8例（阳性率8.0%），讨论指出：对献血员这类高危人群，不仅应做HCMV－IgM检测，还应将HCMV－IgA规定为常规检测，以防止HCMV的医源性感染。乔海平为评价聚合酶链反应（PCR）技术在巨细胞病毒（CMV）感染诊断中的应用，选择 CMVAD169 株基因组 DNA *EcoRID* 片段上互补序列合成一对引物，对 CMV 标准株、一系列对照样品及两组患儿的尿标本进行 CMV DNA 的 PCR 检查，并将结果与其他方法进行比较，结果表明：用 PCR 方法只能扩增 CM－VAD169 株的 DNA 序列而不能扩增人二倍体细胞（HDC）和对照病毒的 DNA，从而确立了该法的特异性、敏感性和一致率分别达到 92%、93%、和 92%。提示 PCR 可用于婴儿 CMV 感染的临床诊断。

此外，阎梅英通过基因工程制备的重组 P52 蛋白可以作为 HCMV 血清学诊断的良好抗原，其方法如下：用聚合酶链反应技术扩增人巨细胞病毒（HCMV）P52 蛋白 IgM 抗原决定簇编码区 DNA 片段，克隆到表达载体 PBV220 中，转化 E. coli DH_{5a} 株，用氨苄西林抗性和质粒酶切图谱分析法筛选阳性克隆，经温控诱导其表达。结果重组克隆能有效表达天然蛋白 P52，ELISA 检测重组 P52 蛋白具有良好的抗原特异性。

[按语]

HCMV 的中医治疗，可根据辨证论治的原则参照温病施治。初期以祛邪为主，多数从清宣肺卫，后期因合并众多病症，甚则出现逆传心包的现象，其治疗原则为益气养阴、生津护液、开窍醒脑等灵活用之。

参考文献

1. 陈志红 . 100 例献血员巨细胞病毒感染的检测 . 广东医学院学报，1993，11（4）：223.

2. 乔海平 . 应用聚合酶链反应技术检测巨细胞病毒感染尿中巨细胞病毒 DNA 的研究 . 中华儿科杂志，1993，31（6）：331－332.

3. 阎梅英 . 人巨细胞病毒 p52 蛋白基因的克隆及表达 . 青岛医学院学报，1998，34（4）：237－239.

第六节　病毒性乙型肝炎

[概述]

病毒性乙型肝炎是由乙型肝炎病毒（HBV）引起的、主要病变在肝脏并可引起多种器官损害的全球性常见传染病。它发病率高（尤其在亚洲和中国）、病程长，容易转变为慢性，目前又尚无特效疗法，少数患者还可能发展为肝硬化、肝癌，所以目前乙肝已成为威胁人类健康的主要传染病之一。

本病原属消化道传染病，但由于 HBV 广泛地存在于患者的血液、唾液、精液和阴道分泌物中，故传染途径绝非仅不洁饮食所致，性活动中的接吻、拥抱、性交等也会造成，因此，1975 年世界卫生组织（WHO）把它也列为性传播疾病。

中医将本病纳入黄疸病的范畴，有的认为与湿热、胁痛、肝郁、癥积、虚劳等症相接近。

[源流考略]

乙型肝炎的流行极为广泛，据统计，全世界乙型肝炎表面抗原（HBsAg）携带者约有 2.7 亿人。各个地区的情况也不同：北美、澳大利亚、斯堪的纳维亚等地区 HBsAg 阳性仅占全部人群的0.2%，瑞典最低，只有0.1%的人阳性，相反，亚洲和非洲HBsAg阳性率则非常之高，约为总数的5%～20%，在美国的亚洲和非洲人约有10%为表面抗原阳性携带者，这也许说明乙肝的传染和种族有某些关系。

同性恋者的阳性率也明显高于异性恋，流行病调查发现，52%的男性同性恋乙型肝炎表面抗体（抗－HB_8）阳性，5%～6%的HBsAg阳性，这说明约有60%的男性同性恋过去或现在曾有过乙肝病毒感染。献血前的肝功能化验也证明，男性同性恋者的HBsAg阳性率要比正常献血者高50倍，同时，他们中有38%～75%的人检测出乙型肝炎e抗原（HBeAg）。

既往认为乙型肝炎是通过饮食、输血、血浆制品、注射、针灸等方式感染，现在看来，这是很不全面的，非注射途径的密切接触，尤其是体液传播不容忽视。经科学检测，患者的唾液、汗液、尿道、乳汁、精液、羊水和阴道分泌物中均存在着HBsAg。在西方发达国家，性活动方式的传染已是主要的传播途径之一。据美国疾病控制中心对乙型肝炎来源的统计，1/4是异性恋，1/3是同性恋，故性传播可能占1/2左右。母婴传播也是一条重要途径，HBV可自由通过胎盘屏障，胎儿娩出也易从羊水直接传染，再加上吮乳、密切接触，婴儿的感染率很高。

中医文献对HBV的认识，虽然比较笼统，但可以追溯到秦汉以前，如《五十二病方》载有“瘅，嗜睡……重履而步”。《内经》较为完整地记述了本病的临床表现和脉象，汉代张仲景专章论述了分类与论治，隋代巢元方在张仲景的基础上论述了本病的并发症和合并症，以及预后的推断，唐代孙思邈初步发现本病的传染性和流行性，金、元、明、清对本病的治疗有了进一步的丰富和发展，为今人的临床研究奠定了基础。

[病因探微]

一、西医论述

病原体为乙型肝炎病毒，又叫Dame颗粒病毒，直径约为42nm。电镜下呈圆形。HBV基本分三个部分：①外壳，含有表面抗原（HBsAg）；②核心，含有核心抗原（HBcAg）和e抗原（HbeAg）；③脱氧核糖核酸（HBV－DNA）。这几项抗原抗体是检查乙型肝炎的常用指标。

HBsAg：本身无传染性，因其常和HBV同时存在，故一般作为传染标志。

抗－HBsAg所诱生，阳性者证明机体对HBV有免疫力，但低滴度的抗－HBs多不持久。

HBeAg：为HBV的核心部分之一，当用Sodium dodecyl sulfate将核心变性后，核心抗原的活性消失，但在核心的多肽中仍可测出e抗原活性，这说明HB_eAg阳性时传染性很强。

抗－HBe：其阳性常表示乙型肝炎病毒的传染性减弱，但仍有传染性。

抗－HBc：分IgM和IgG两种，抗HBc IgM阳性常表示体内有HBV复制，假如滴度高还可协助诊断急慢性乙型肝炎。如抗－HBc IgM阳性，而抗HBc IgG阴性，提示为现症急性乙型肝炎，二者阳性提示慢性感染的急性发作。

乙型肝炎的病变，并不是HBV本身所直接引起的，而是和机体的免疫功能有关。肝细胞的损害和炎症反应主要是免疫细胞作用于肝细胞的结果。细胞毒性T细胞（Tc）能够识别那些表面附有病毒抗原的肝细胞，在巨噬细胞的协助下，Tc主动攻击肝细胞，使其死亡、破坏，Tc再杀灭肝细胞释放出来的HBV。此外乙型肝炎的发病机理还和体内干扰素的形成及其对HBV复制进行干扰、抗病毒抗体形成及其终止HBV的感染作用和体内某些免疫调节物质的功能等诸因素有密切关系。

二、中医论述

（一）外因方面

1. 外感风寒，与湿互结，入里化热，蕴结发黄。

2. 外感疫疠，热毒炽盛，“疫邪传里，移热下焦，小便不利，其传为疸，身黄如金。”沈金鳌：“天行疫疠，以致发黄者，俗称之瘟黄，杀人最急。”

3. 外湿浸淫，熏蒸肌肤，阳明热盛，瘀热在里，湿无出路，与热相结。《医学入门》：“经曰，湿热相交，民病瘅。”

（二）内因方面

1. 脾胃虚寒，运化无力，升降失常，气机阻塞，寒湿不化，黄而晦滞。

2. 后天不足，化源亏乏，气血两亏，血败色黄。《景岳全书·杂证谟·黄疸》：“阴黄症……盖气不生血，所以血败，血不华色，所以色败。”

3. 癥瘕积聚，日久不消，瘀血阻滞，胆汁外溢。《张氏医通·杂门》：“有瘀血发黄，大便必黑，腹胁有块或胀，脉沉或弦，大便不利，脉稍实而不甚虚者桃核承气汤，下尽黑物则退。”

4. 饮食不节，酒湿偏盛，胃气不运，脾阳不振。《丹溪心法》：“酒过胃热，醉卧当风，水湿得之。”

此外，因误治造成的黄疸也有记载。总之，黄疸发生的原因是以湿热之邪为主，热邪炽盛，疫毒时邪均可导致黄疸之生成，与脾胃肝胆的关系至为密切。湿热疫毒侵入人体，黏腻滞着不易速去，外遏经络血脉，内阻三焦气机，气血不能畅达，经络为之郁瘀，蕴积日久，熏蒸肌肤，发为黄疸。另外，脾阳不振，湿邪合之，情志不遂，肝胆失其疏泄，胆液外溢，以致皮肤、白睛等处发黄，气血亏虚，血败不华等。

[诊鉴要点]

一、诊断要点

（一）病原学诊断标准

乙型肝炎病毒感染：以下 4 项中有任何 1 项阳性者。

1. 血清 HBsAg 阳性，或 HbeAg 阳性者。

2. 血清 HbsAg 阴性，但抗 – HbcIgM 阳性，或抗 – HBc 阳性者。

3. 血清 HBV – DNA 或 DNA 多聚酶阳性者。

4. HBV 感染指标不明显或只有抗 – HBcl 项指标阳性，而肝内 HbcAg、HbsAg 或 HBV – DNA 阳性者。

急性乙型肝炎的诊断可参考以下几点。

1. 发病前不久，经灵敏方法检测 HbsAg 阴性，而发病后阳转，滴度较高者。

2. 急性期血清抗 – HBc IgM 高滴度，抗 – HBc IgG 低滴度，而恢复期相反者。

3. 急性期 HbsAg 高滴度，恢复期持续转阴者。

4. 急性期抗 – HBc 阳转或恢复期抗 – HBs 阳转，效价有 4 倍升高者。

5. 有明确的受染史（如输入 HbsAg 阳性血液）且潜伏期符合，发病后 HbsAg 阳转者。

慢性肝炎：一般分为 HBsAg 阳性和 HBAsAg 阴性

无症状 HbsAg 携带者：无任何临床症状及体征，肝功能正常，HbsAg 血症持续阳性 6 个月以上者。

（二）临床分型诊断标准

1. 急性肝炎

（1）急性黄疸型肝炎：凡急性发病，具有不同程度的肝炎症状、体征及化验异常，血清总胆红素（SB）在 1.0mg/dl 以上，尿胆红素阳性，并排除其他原因引起之黄疸，可诊断为急性黄疸肝炎。

（2）急性无黄疸型肝炎：①流行病学资料：密切接触史指与已确诊为病毒性肝炎病人（特别是急性期）同吃、同住、同生活或经常接触肝炎病毒污染物（如血液、粪便）而未采取防护措施者。注射史指半年内曾接受输血、血液制品及消毒不严格的药物注射、免疫接种、针刺治疗等。②症状：指近期内出现的、持续几天以上的、无其他原因可解释的症状，如乏力、食欲减退、恶心、厌油、腹胀、溏便、肝区痛等。小儿尚多见恶心、呕吐、腹痛、腹泻、精神不振。懒动，常有发热。③体征：指肝大且有动态性变化并有压痛。部分病人可有轻度脾大，小儿肝大较明显，脾大较多见。④化验主要指 SGTP 活力增高。

凡流行病学资料、症状、体征、化验 4 项中 2 项明显阳性（应包括化验阳性），或化验及体征（或化验及症状）均明显阳性，并排除其他疾病者可确诊。

凡近期内单项 SGPT 增高，或仅有症状、体征，或仅有流行病学史及第②③两项中之一项，均为可疑者。对可疑者应进行动态观察或结合其他检查（包括肝活体组织检查）做出诊断。可疑者如病原学诊断为阳性，且排除其他疾病，可疑确诊。

2. 慢性肝炎

（1）慢性迁延性肝炎：有确诊或可疑的急性肝炎病史（有时不明确），病程超过半年尚未痊愈，病情较轻，可有肝区痛和乏力，可有 SGTP 升高或轻度肝功能损害，而不够诊断慢性活动性肝炎者，或肝活体组织检查符合慢性迁延性肝炎的组织学改变，皆可诊断为慢性迁延性肝炎。

（2）慢性活动性肝炎

临床诊断

1）症状：既往有肝炎史（有时不明确），目前有较明显的肝炎症状，如乏力、食欲差、腹胀、溏便等。

2）体征：肝大，质地中等硬度以上，可有黄疸、蜘蛛痣、肝病面容、肝掌或脾大，而排除其他原因者。

3）实验室检查：SGPT 活力反复或持续升高，或有麝香草酚浊度试验及硫酸锌浊度试验长期明显异常，或血浆白蛋白明显减低，或白/球蛋白比例明显异常，或丙种球蛋白明显增高。或 SB 长期反复增高。

4）肝外器官表现：如关节炎、肾炎、脉管炎、皮疹或干燥综合征等，其中以肾炎较多见。

以上 4 项中有 3 项为阳性，或第②③两项为阳性，或肝活体组织检查符合慢性活动性肝炎的组织学改变者，皆可诊断为慢性活动性肝炎。

3. 重型病毒性肝炎

（1）急性重型肝炎（即暴发型肝炎）

1）发病急遽，病情发展快。有高热，严重的消化道症状（如厌食、频繁呕吐、腹胀或呃逆等），极度乏力。在发病后3周以内迅速出现精神、神经症状（嗜睡、烦躁不安、行为反常、性格改变、神志不清、昏迷等）而排除其他原因者。有出血倾向（呕血、便血、瘀斑等）。小儿可有尖声哭叫、反常的吸吮动作和食欲异常等表现。

2）肝浊音区进行性缩小，黄疸出现后迅速加深（但病初黄疸很轻或尚未出现）。

3）肝功能异常：SB或ALT迅速增高，亦可出现酶胆分离现象。凝血酶原时间延长。

（2）亚急性重型肝炎（亚急性肝坏死）：急性黄疸型肝炎起病后10天以上8周以内具备以下指征者：

1）黄疸迅速上升（数日内SB上升 > 10mg/dl）、肝功能严重损害（谷-丙转氨酶升高或有酶胆分离，麝香草酚浊度试验及硫酸锌浊度试验阳性，白/球蛋白比例倒置，丙种球蛋白升高）、凝血酶原时间明显延长，或胆酶碱脂酶活力明显降低。

2）高度无力及明显食欲减退或恶心、呕吐，重度腹胀及腹水，可有明显出血现象（对无腹水及明显出血现象者应注意是否为本型的早期）。可出现程度不等的意识障碍，后期可出现肾衰竭及脑水肿。

（3）慢性重型肝炎（慢性肝炎亚急性肝坏死）：表现同亚急性重型肝炎，但有慢性肝炎或肝炎后肝硬化的病史、体征及肝功能损害。

4. 瘀胆型肝炎 类似急性黄疸型肝炎，但自觉症状常较轻。黄疸明显，常有皮肤瘙痒，肝大。肝功能检查：SB明显升高，以直接胆红素为主，碱性磷酸酶、γ-谷氨酰转酞酶及胆固醇也均明显增高，ALT中度或轻度增高，浊度试验多无改变。梗阻性黄疸持续3周以上，并可除外其他肝内、外梗阻性黄疸（包括药源性等）者，可诊断为本病。

[治疗]

一、中医方案

不论是黄疸型还是无黄疸型，其主要病机在于湿热毒邪蕴郁中焦。黄疸型者偏于热结肝胆，湿阻血分，无黄疸型者偏于湿滞脾胃，气机失调。治疗重在利湿、解毒、化浊，兼表证者还当参以汗法，务使湿热邪得以下排汗泄，以收邪去正安之效。

1. 急性黄疸型肝炎

（1）湿毒犯表型：恶寒或微恶寒。身热，头重身困，咽干，食欲减退，精神不振，或伴恶心欲吐，身目发黄多不明显，尿黄，舌红苔微腻，脉濡或浮数。治宜解表化浊，清热利湿。方选麻黄连翘赤小豆汤加减：麻黄、杏仁各9g，生姜4片，大青叶15g，连翘18g，茵陈20g，赤小豆、藿香各10g。

方释：方用麻黄、杏仁、生姜辛散表邪，宣发郁热，连翘、赤小豆清热解毒，泻热下行，表里宣通，湿热邪毒有外出之路，大青叶以增解毒之力，茵陈利湿清热，藿香化浊和胃。

（2）热重于湿型：身目俱黄，鲜如橘色，伴有发热烦渴，恶心欲呕，脘腹胀满，食欲不振，小便色黄如茶，舌红苔黄或黄腻，脉弦数。治宜清热利湿，方选茵陈蒿汤加味：茵陈30g，山栀、黄柏、柴胡、大黄、龙胆草、郁金、法半夏各10g，板蓝根25g，败酱草20g，连翘18g，甘草6g。

方释：方用茵陈清热利湿为之君药，用量宜重，山栀清利三焦湿热，大黄降泻瘀热，板蓝根、甘草、连翘、败酱草清热解毒，黄柏、胆草清热燥湿，柴胡、郁金行气活血，法夏和胃止呕。

（3）湿重于热型：身目俱黄，头重身困，口淡不喝，脘闷腹胀，恶油腻，小便深黄浑浊，大便或溏。舌质淡红，苔厚腻微黄，脉濡数。治宜利湿化浊，佐以清热。方选茵陈五苓汤加减：茵陈30g，板蓝根20g，连翘18g，茯苓15g，苍白术、泽泻、藿香、厚朴、黄柏、猪苓各10g，豆蔻6g。

方释：方用茵陈清热利湿。二术、厚朴健脾燥湿，理气除满，茯苓、猪苓利水渗湿，使湿从小便而出。藿香、豆蔻仁芳香化浊，板蓝根、连翘清热解毒。

2. 急性无黄疸型肝炎

（1）肝郁气滞型：胁肋胀痛，脘腹胀满，食欲不振，大便时干时稀，心情抑郁，嗳气则舒，舌质淡红，苔薄白，脉弦。治宜疏肝理气，方选柴胡疏肝饮加减：柴胡、香附、莱菔子、陈皮、郁金各10g，白芍12g，麦芽、山楂各15g，茯苓、板蓝根各20g。

方释：方用柴胡、香附、陈皮、甘草理气疏肝，缓急止痛，麦芽、山楂消食开胃，白芍养血助阴，以防香燥。郁金疏肝利胆，茯苓化湿扶脾，板蓝根清热解毒。

（2）湿困中焦型：脘腹闷胀不适，食后更甚，恶心欲吐，体倦乏力，口淡乏味，大便稀溏，舌质淡红，苔白腻，脉濡缓。治宜芳香化浊，健脾利湿。方选藿香正气散加减：藿香、半夏、陈皮、大腹皮各10g，佩兰、白蔻、苍术各6g，厚朴12g，茯苓、麦芽各15g，茵陈30g。

方释：方用藿香、佩兰、白蔻芳香化湿，宣畅气机，厚朴、陈皮、大腹皮、半夏理气除满，和胃降逆，茵陈利湿除疸，麦芽消食和胃。

3. 瘀胆型肝炎 本型为湿热毒邪瘀阻肝胆，症见身目俱黄，初为金黄色，继为黄绿色，终至黑绿色，皮肤瘙痒，大便如黏土色，舌质红，苔黄或厚，脉弦数。治宜清热利湿，化瘀通腑。方选大柴胡汤和茵陈蒿汤加减：茵陈50g，金钱草30g，板蓝根、蒲公英各25g，虎杖、赤芍各15g，柴胡、郁金各10g，大黄12g，芒硝6g（冲下）。

方释：方用大剂量的茵陈、金钱草清热利湿，板蓝根、蒲公英、虎杖清肝解毒，赤芍、柴胡、郁金化瘀疏肝以利胆，大黄、芒硝通腑泻热。

4. 急性重型肝炎 本型系湿热夹毒，毒热炽盛，充斥三焦，症见发病急剧，黄疸迅速加深，高热烦渴，胁痛腹满，神昏谵语或见衄血、便血或肌肤出现紫斑。治宜清热解毒，凉营开窍。方选犀角散加味：犀角粉1.5g（冲服）（现已禁用），黄连、山栀、大黄各10g，茵陈45g，板蓝根30g，连翘25g，生地、麦冬各15g，丹皮12g。

方释：方用犀角清热凉血，是其主药，配以黄连、山栀、大黄清热解毒力量更大，茵陈清热退黄，板蓝根、连翘清热解毒，生地、麦冬清热凉血，滋阴护液。

5. 慢型肝炎

（1）肝郁脾虚型：两胁胀痛，胸闷腹胀，神疲乏力，食欲减退，口苦，大便稀溏，喜叹息，舌质淡或暗红，苔薄白，脉弦缓。治宜疏肝健脾，佐以解毒。方选逍遥散加减：柴胡、郁金各10g，白芍、大青叶各12g，丹参、炒麦芽、茯苓、党参、板蓝根、茵陈各15g，蛇舌草30g，甘草6g。

方释：方用柴胡、郁金、丹参疏肝利胆，化瘀通络，白芍养血护肝，党参、白术、茯苓健脾益气，蛇舌草解毒，茵陈清理湿热，麦芽和胃消食，以利肝胆，甘草和中，以缓诸药之急。

（2）气滞血瘀型：面色灰暗，肝大或肝脾肿大，胁肋胀痛或刺痛，固定不移，食欲不振，形体消瘦，腹部胀满，舌红或紫暗，苔白或腻，脉弦或涩。治宜疏肝理气，活血化瘀。方选化瘀消痞汤：柴胡、郁金、香附各10g，丹参、鳖甲各18g，黄芪、党参、茯苓、白术各15g，白芍12g，蛇舌草、金钱草各25g，甘草5g，三七3g（另研吞服）。

方释：方用柴胡、郁金、香附疏肝理气，丹参、三七、鳖甲化瘀消痞，黄芪、党参、白术、茯苓健脾益气，使之攻不伤正，白芍养血柔肝，蛇舌草、金钱草解毒利湿，以清余邪。

（3）寒湿阻遏型：脘闷腹胀，食少，纳呆，神疲畏寒，身目色黄灰暗，大便不实，舌质淡，苔厚腻，脉濡缓或沉细。治宜健脾和胃，温化寒湿。方选茵陈术附汤加味：茵陈30g，制附片、白蔻仁各6g，白术、郁金、厚朴、泽泻各10g，干姜3g，茯苓15g。

方释：方用茵陈、附子温化寒湿以退黄，干姜、白术、豆蔻健脾温中，郁金、厚朴、茯苓、泽泻益气利湿以通络。

（4）肝肾阴虚型：两胁隐痛，肝区灼热或内有热感，双目干涩，口干心烦，失眠多梦，腰膝酸软，甚者五心烦热、盗汗等。舌红，苔少或光剥，脉弦数。治宜养阴清热，益肾柔肝。方选一贯煎加减：生地、丹参各15g，枸杞、沙参、麦冬、白芍、女贞子、川楝子各12g，当归、五味子、郁金各10g，白豆蔻6g，蛇舌草18g。

方释：方用生地、枸杞、沙参、麦冬、白芍、当归、女贞子、五味子滋养肝肾，丹参、郁金、川楝子疏肝利胆，通络止痛，白豆蔻芳香开胃，以防腻胃，蛇舌草清热解毒。

（5）脾肾阳虚型：面色灰暗，精神异常困疲，腹胀便溏，食欲不振，畏寒肢冷，男子阳痿，女子带多清稀。舌质淡或胖，苔薄白，脉沉细无力。治宜温阳化湿，健脾益肾。方选四君子汤和二仙汤：黄芪、丹参各18g，淫羊藿、党参、茯苓、郁金、炒麦芽各15g，白术、寄生、虎杖各12g，蛇舌草25g，紫河车5g（另研吞服）。

方释：方用黄芪、党参、白术、茯苓益气健脾，淫羊藿、寄生、紫河车滋肝养血，丹参、郁金、虎杖活血化瘀，麦芽和胃疏肝，蛇舌草清热解毒。

二、西医方案

1. 隔离　急性病例的隔离期自发病日起至少要30天，30天后如病情仍在活动，则应继续隔离。复发病例的隔离期与急性病例相同，迁肝和慢活肝的活动阶段，应予以隔离。

2. 休息　因急性肝炎有潜在的病情恶化可能，症状及黄疸明显时期要强调卧床休息，待症状明显好转，黄疸消退后，可根据个人体力适当增加活动，但以自觉良好为原则。如果症状出现，还要卧床休息。

3. 饮食和营养　传统地采用低脂高糖食谱对急性病例较好，食欲改善后可适当增加热量和蛋白质，不必过分限制脂肪，但油腻饮食应予避免，以合乎病人口味为宜。重症肝炎伴有肝功能衰竭者应严格限制蛋白质的摄入，病后禁酒1～3年。

4. 目前尚无特效保肝药物，可酌情给予VitBco、VitC、$VitB_6$口服。对凝血酶原时间延长或有出血倾向者给予VitK。明显食欲减退或有呕吐者，可静滴10%葡萄糖液，每日1000ml，必要时可加氯化钾、胰岛素等。需要时也可酌情给予腺苷三磷酸、辅酶A等药物注射。注意不用激素治疗。

（一）慢性肝炎

1. 迁延性肝炎的治疗　治疗原则与方法和急性肝炎相同，除应注意适当休息和对症治疗外，无须特殊处理。

2. 慢性活动性肝炎的治疗 尚无一种预防性治疗可阻断其发生与发展，激素不能阻止急性肝炎发展为慢性活肝，反而有促进其慢性化的危险。因此，慢性肝炎并非是使用激素的指征。在慢性肝炎活动期，GPT 升高，临床症状持续加重，同时若无明显的反指征的情况下，目前仍有人认为可以采用激素治疗，临床症状也可能有所缓解。经过许多医生对激素治病的病员所做的肝活检结果表明，肝瘢痕组织形成未见减少而病人的存活时间也未见延长，同时激素所引起的副作用很多。对慢活肝具有自身免疫因素者可用激素及其他免疫抑制剂如硫唑嘌呤联合治疗。采用这种联合疗法对某些病例虽可使临床症状及生化变化有所缓解，但远期疗效并未见到明显的优越性，而同时硫唑嘌呤的副作用亦不少，如白细胞减少、继发感染等权衡利弊，大多认为利少弊多，得不偿失。总之，对慢活肝病人的治疗，应根据具体情况适当应用中西医结合，以中医为主的治疗为宜。

（二）重型肝炎

对于重型肝炎及其并发症（如出血、感染、电解质紊乱）须分别予以处理，其基本原则是早期诊断，及时抢救，严密观察病情，做好重病人护理。

[典型病例]

案 1. 余某，男，24 岁，工人。1988 年 9 月 14 日初诊。平素无不适感，一年前因健康检查时发现乙型肝炎表面抗原阳性。继则复查乙肝五项：HbsAg（+），HbeAg（+），抗－HBc（+），抗－Hbe（－）。诊断为乙型肝炎。一年来中、西杂治，仍未获好转。一月前复查乙肝五项，结果同上。就诊时仍无自觉症状，肝未及，口干，小便黄，大便正常，有时夜卧身有热感，舌质红苔少，脉细略弦。辨证属湿毒久羁，肝阴不足，治宜滋阴养肝、清肃热邪。方药：女贞子 13g、沙参 12g、丹参 15g、白芍 12g、地骨皮 10g、连翘 15g、茵陈 18g、大青叶 9g、麦芽 15g、蛇舌草 25g、薏苡仁 15g、炙甘草 5g。7 剂。二诊：药后精神转佳，夜卧身热感减。前方加云苓 15g、白术 12g 以增健脾之力。10 剂。三诊，无任何不适，舌略红，苔欠润，脉细弦。仍予养肝健脾，佐以解毒祛湿。方药：党参 15g、白术 12g、茯苓 15g、白术 12g、茯苓 15g、炙甘草 5g、沙参 12g、枸杞 10g、生地 12g、丹参 15g、麦芽 15g、麦冬 9g、蛇舌草 25g、大青叶 9g、茵陈 18g、柴胡 10g。本方连进 20 余剂后，病情稳定，无任何不适。继予原方略事增减续服 40 余剂后化验检查：HbsAg（－），抗－HBs（+），抗－HBc（－），HBeAg（－），抗－Hbe（+），继予本方 20 剂，以巩固疗效。（中医性病学．江西科学技术出版社，1994：265－266）

案 2. 柴某，男，35 岁，干部。5 日前突感全身不适，头昏头痛，发热恶寒，午夜汗出后热散，恶心呕吐，日吐黄水、苦水 2～3 次。不思饮食，尤厌油腻。6 日大便未通，小便短赤，面目一身俱黄，于 1960 年 3 月 17 日急诊入院。

入院查体：体温 37.2℃，血压 120/95mmHg，皮肤巩膜和软腭皆黄染，上腹部轻度压痛，右锁骨中线肋弓下可触及肝脏 2.5cm，质软，有触痛。

实验室检查：尿蛋白（+），RBC3～4，WBC4～5，胆色素（+），尿胆素（+），尿胆原增加。肝功：总蛋白 6.39g%，白蛋白 3.66g%，球蛋白 2.73g%，高田氏（++），麝浊 12 单位，黄疸指数 19 单位，凡登白氏试验直接反应（－），间接反应（++）。初诊为急性传染性肝炎（肝昏迷前期），经抗炎支持等疗法 4 天无效。3 月 21 日陷入昏迷，肝下缘触不清，实验室检查：黄疸指数 50 单位，碘反应（++），凡登白试验直接（+++），间接（+++），胆红质定量 5.85mg%，血氨 23.3mg%，其余同前，经内、外科会诊，诊断为急性传染性肝炎，急性黄色肝萎缩、肝昏迷。3月22日下午邀会诊，患者身热不扬，躁扰不宁，呕呛出黯红色汁液，10日多未解大便，小便色如浓茶。脉数而实。脉证合参，此属温黄（急黄），热入心包，肝风内动。急宜开窍清心与釜底抽薪同用，方用牛黄承气汤，加服安宫牛黄丸，每4小时服1次，每次2丸加牛黄0.6g，另以大黄15g煎汁灌肠。午夜突然抽搐，经用葡萄糖酸钙静脉注射仍不能控制，继用上药，抽搐止。3月24日晨，症状略减，能识亲友，但间有抽搐，此虽经灌肠导便，但胃肠津液未复，仍有燥粪结滞，拟急下存阴，治宜清心疏肝解毒：犀角5g，生地20g，茵陈15g，川黄连7.5g，生石膏30g，柴胡、黄芩、知母、黄柏、白芍、丹皮、甘草各10g。水煎服，日1剂，分2次服。安宫牛黄丸2丸，牛黄1g，用大黄25g煎汁送服，每4小时1次，夜间停服。下午病人又陷入昏迷，谵语躁扰，抽搐较剧。

3月27日，病人虽已清醒，但烦躁加剧，仍无大便，舌起芒刺，苔黄燥，脉滑实。急投利胆通便，救阴泻热，急下阳明之剂：大黄30g，厚朴10g，枳实、元明粉各15g。水煎服。嘱服后大便泻下2次即停服。另服安宫牛黄丸3丸，牛黄1g，每日6次。

3月29日，前夜晚大便1次，极干燥臭秽，近2日抽搐较频，每1~2小时发作1次，反应迟钝，极度倦怠，黄疸日渐加深，肝脾仍触不到，肺肝界仍叩不清，血压160/110mmHg。实验室检查：肝功：总蛋白5.84g%，白蛋白2.449g%，球蛋白3.409g%。高田氏反应（+++）。麝浊16单位，黄疸指数80单位。血氨测定631mg%，因郁热已久，内动肝风，于3月24日方内加羚羊角2.5g以平肝息风。4月6日病人精神好转，但脉数，全身发斑。紫红如云片，皮肤全黄。此系正邪交争关键时刻，如脉能逐渐恢复，斑能顺利透发，则病势可步步好转，继用安宫牛黄丸4丸，加服牛黄1g，每日6次。4月11日，红斑与黄疸均稍减退。病人觉胸中满闷，心烦不宁，颈项胸背起白痦，此系温邪未尽，邪热伤阴之故。拟滋阴清热，化斑解毒之法：犀角、黄连、栀子、柴胡、黄芩、黄柏、粳米各10g，生地、知母各20g，白芍、丹皮、茵陈、玄参、寸冬各15g，石膏5g。水煎服。加服安宫牛黄丸4丸，日4次。

4月17日，白痦消退，遍身瘙痒。肝脏肋下可触及1横指，剑突下4横指，质硬，有压痛，脾不大，无腹水。处方：生地、石膏各50g，玄参、寸冬各15g，黄连5g，栀子、黄芩、知母、甘草、粳米各10g。水煎服，并服安宫牛黄丸4丸，日4次。至5月4日诸症减轻，可下床活动。实验室检查：总蛋白7.30g%，白蛋白3.85%，球蛋白3.45%，高田氏反应（-），麝浊3单位，黄疸指数15单位，凡登白氏直接（+），间接（++），胆红质1.17mg%，继服前方至7月6日，黄疸全退，一切症状全消失，停服中药，观察。8月18日，实验室检查各项正常。8月23日出院，经过短期休息，已完全恢复工作，出院随访20年，身体健壮。（北京市中医院·张志礼医案）

［科研进展］

多数学者认为，病毒性肝炎因于湿热甚者多表现为阳黄，几无异议。因此，清热利湿是有效的法则，其代表方剂有茵陈蒿汤与甘露消毒丹（茵陈、山栀、大黄、苍术、茯苓、泽泻、板蓝根、大青叶、虎杖、龙胆草、田基黄等），及时有效地控制、消除黄疸是防止肝细胞坏死的关键。当前对本病的治疗主要有辨证论治，一方为主，随症加减，此外，对本病的肝硬化、腹水和急性重症，病毒性肝炎并发肝昏迷等方面都取得了一定的成果。汪承柏将本病归纳为湿热证、脾虚证、肝郁证、阴虚证、血瘀证。分别选用茵陈蒿汤、柴胡疏肝饮、四君子汤、实脾饮、六味地黄汤、桃红四物汤等加减化裁。还有的学者将乙型肝炎分为轻、中、重三型，轻型用党参、白术、熟地、当归、五味子、木瓜、白芍、忍冬藤、丹参、九香虫，中型用熟地、枸杞、丹参、当归、川楝子、郁金、白花蛇舌草、麦冬、半枝莲，重型用当归、赤芍、茯苓、山药、山茱萸、丹皮、山栀、虎杖、红藤、益母草、黄精、丹参、女贞子。孙景振以慢肝复方（黄芪、党参、茯苓、白术、甘草、黄精、枸杞、玄参、当归、红花、薏苡仁、丹参、茵陈、黄芩、车前子、焦三仙、鸡内金）为主，湿热未尽者去黄精、玄参、甘草，加败酱草、大黄，兼肝郁者，去车前子加柴胡、白芍、郁金、玄胡，见肝肾阴虚者去车前、薏苡仁加熟地、首乌、女贞子、白芍，见脾肾阳虚者去玄参、茵陈、黄芩加升麻、附子、肉桂、山药、山茱萸、砂仁，见气阴两虚者加熟地、白芍、甘草、大枣，见气滞血瘀者加川楝子、玄胡索，胁痛者加桃仁、红花、川芎，肝脾肿大者加三棱、莪术、鳖甲，齿衄者加仙鹤草、茜草、三七煎服，日1剂，30剂为1疗程。治疗慢性乙型肝炎81例，基本痊愈21例，好转34例，无效26例。总有效率为67.8%，平均疗程为6.4个月。

肝硬化腹水常为正虚邪实，虚实夹杂，治宜逐水消坚，与益气健脾、养血柔肝交替使用。逐水分峻攻与缓攻，峻攻用甘遂、甘草、槟榔、沉香，缓攻用黑白二丑、大黄、琥珀。益气健脾，养血柔肝可用固本1号（山慈菇、䗪虫、甲珠、蝼蛄）、固本2号（紫河车、白术、鳖甲、鸡内金）和固本3号（女贞子、旱莲草、丹皮、阿胶）交替服用，治疗肝硬化50例，基本痊愈35例，显效6例，有效4例，无效5例。

急性重症病毒性肝炎合并肝性昏迷，分热毒内陷与寒湿瘀阻两大证型，热毒内陷者宜凉血解毒，利胆开窍，药用茵陈、山栀、板蓝根、大黄、姜黄、银花、甘草、胆草、苦参、黄连，还可酌情加服安宫牛黄丸、至宝丹、苏合香丸等。寒湿瘀阻者宜温中化湿，药用沙参、麦冬、五味子、附子或丹参、川芎、当归、红花或山药、陈皮、大枣、水牛角或三七、白及、乌贼骨、蒲黄、当归。此外，为了治疗和抢救的需要，还可采用多途径的给药方法，如鼻饲、肌内注射、静脉点滴、腹腔给药、穴位敷贴、雾化吸入，肠腔灌注、耳针等。按上方案治疗，收到了速效、长效的作用，提高了成活率。

附：中药对肝炎病毒的研究进展

1. 单味中药 茵陈：对四氯化碳所致的肝损害有保护作用。田基黄：降酶效果显著。虎杖：对HBsAg有明显的抑制作用。芍药：有保肝作用。水飞蓟对慢性及迁延性肝炎有治疗作用。黄芫花：有保护肝脏作用。垂盆草：对活动肝炎有治疗效果。柴胡：对四氯化碳所致的肝损伤有明显的抗损伤作用。黄芩：保肝解毒，治疗慢肝、慢迁肝有效。螃蜞菊：对HbsAg有抑制作用。五味子：有降酶作用，但停药后反跳率高。黄芪：有保肝降酶和增强免疫的作用。甘草：有保肝、防止肝硬化的作用。灵芝有保肝解毒，促进免疫及防治肝硬化的作用。瓜蒂：有保肝降酶的作用，抑制受损肝脏纤维增生。

2. 抑制乙型肝炎表面抗原（HBsAg）的药物与方剂 大黄、黄柏、虎杖、败酱草、五味子、首乌、茵陈、麻黄、大青叶、板蓝根、蒲公英、鱼腥草、半枝莲、黄连、胡麻仁、艾叶、肉桂、灵芝、地榆、贯众、明矾、皂矾、蚕沙、大蒜、茵陈蒿汤、茵陈五苓散等。

3. 退黄的药物与方剂 生大黄、玄明粉、枳实、厚朴、茵陈、青黛、明矾、瓜蒂、茵陈蒿汤、大黄硝石汤、栀子柏皮汤、甘露消毒丹、茵陈五苓散、安宫牛黄丸。

4. 降酶的药物与方剂 五味子、垂盆草、田基黄、柳枝、柴胡、甘草、连翘、败酱草、瓜蒂、龙胆草、大青叶、黄芩、夏枯草、蒲公英、龙胆草、大黄、虎杖、秦皮、土茯苓、旱莲草、生山楂、乌梅、白芍、茵陈蒿汤、逍遥散、降酶3号（白术、甘草、旱莲草、茯苓、五味子、乌梅）。

5. 降血清胆红素的药物与方剂 茵陈、山栀、金钱草、大黄、黄柏、虎杖、大青叶、丹参、红花、泽兰、益母草、茵陈蒿汤、蜈蚣注射液。

6. 降絮、降浊的药物 当归、丹参、蚕蛹、地丁、桃仁、夏枯草。

7. 增加血清蛋白的药物 郁金、大枣、人参、党参、白术、枸杞、灵芝、肉桂等。

8. 抗脂肪肝的药物 泽泻、灵芝、柴胡、枸杞、郁金、白矾、首乌、山楂、连翘、黄精。

9. 软缩肝脾的药物 丹参、鳖甲、三棱、莪术、甲珠、牡蛎、夏枯草。

10. 调节免疫反应的药物 瓜蒂、灵芝、黄芪、蜂乳、淫羊藿、黄芩、寄生、鹿茸。

[按语]

中医对本病的辨证论治和基础研究都取得了较大的进展，治疗的大法归纳为三个阶段，六大法则：一是急性活动阶段：宜清热利湿法、解毒化瘀法；二是慢性或迁延阶段，宜益气养阴法、健脾柔肝法、滋肝补肾法；三是昏迷阶段，宜醒脑开窍法。但是，在急性重症昏迷阶段，必须采用中西医结合治疗较为稳妥。

参考文献

1. 孟宪益．中医治疗重症肝炎［J］．上海中医药杂志，1982，9：9.
2. 汪承柏．乙型肝炎的临床研究［J］．陕西中医，1987，5（8）：193.
3. 张瑞霞．乙型肝炎的临床研究［J］．陕西中医，1987，5（8）：201.
4. 孙景振．“慢肝复方”治疗慢性乙型肝炎 81 例临床观察［J］．江苏中医杂志，1985，10：10.
5. 张明昌．中医治疗肝硬化腹水 50 例疗效观察［J］．陕西中医，1987，5（8）：211.
6. 吕兰熏．治疗病毒性肝炎中药的研究动态［J］．陕西中医，1987，5（8）：228.

第七章　病菌类性传播疾病

第一节　加特纳菌性阴道炎

[概述]

加特纳菌性阴道炎（GV），即指传统的阴道嗜血杆菌性阴道炎（hemophilus vaginitis）。是由阴道嗜血杆菌引起的非特异性疾病。近年来研究发现，这种非特异性的阴道炎中，90%有阴道嗜血杆菌，并经试验证实该种纤维杆菌能引起阴道的炎症，为致病菌，但它又与一般嗜血杆菌的生物学特征不完全一样，故特命名为加特纳菌性阴道炎。

本病与中医所称“阴痒”“带下”“阴痛”等病症相接近。

[源流考略]

1955年Gardner首先发现了非特异性阴道炎的致病菌，当时培养这种致病菌时需要血液中生长因子，镜下观察致病菌呈杆状，故他将此菌命名为阴道嗜血杆菌，由该菌所致的阴道炎也就称之为阴道嗜血杆菌，由该菌所致的阴道炎也就称之为阴道嗜血杆菌性阴道炎。

在1980年，Greenwood等专家建议为此建立一个新的菌属，以最先发现本菌的Gardner的名字命名，叫加特纳菌属，而加特纳菌目前就成为这一菌属的唯一菌种。

加特纳菌是一种小而短的多形性的革兰氏阴性杆菌。将新鲜的湿片放在显微镜下观察，可以见到大量、成堆的该菌和少量脓细胞。当本菌黏附在阴道上皮细胞表面时，为点状或颗粒状，使细胞的边缘晦暗而呈锯齿状，叫作线索细胞，具有诊断价值。加特纳杆菌常与厌氧性的革兰氏阴性杆菌和革兰氏阳性球菌同时并存，而它的大量繁殖再合并厌氧菌的感染，则正是导致非特异性阴道炎的真正原因。

中医文献对GV的类似描述比较多见，《金匮要略》有“会阴掣痛”“阴寒”“阴中生疮”的记载，《备急千金要方》收集了治疗阴中痛的数个方剂，《诸病源候论》进一步提出内服、外洗、坐浴、外敷等综合疗法。《妇人大全良方》提出胞络素虚、风邪客之的病因学说，《外科正宗》则认为劳伤血分，湿火下注，用四物汤加丹皮、泽泻、花粉、柴胡治之。

[病因探微]

一、西医论述

本病可以通过性接触而传播，少数亦能经非性交方式传播。患本病女性，其配偶的尿道中检测结果证明有90%的人有加特纳菌。尿液培养阳性率达79.91%，同时，配偶如不治疗，妇女再次感染的概率高。

二、中医论述

1. 胞络素虚，风邪客之，乘于阴部，血气相搏而成。
2. 肝郁化热，脾经湿聚，湿热互结，秽浊下流，产生异臭，损伤冲任所致。

［诊鉴要点］

一、诊断要点

加特纳阴道炎好发于生育年龄的妇女，并可通过性接触传染给男性。

主要症状：无明显潜伏期，患者感到阴道有灼热感，外阴瘙痒，性生活时疼痛，白带分泌增多，有鱼腥样臭味，性交后臭味加重，感染较轻时仅有外阴潮湿不适，白带增多和带有臭味。

阴窥器检查，可见阴道黏膜充血、轻度水肿等炎症性反应，分泌物稀薄，有腥臭味，呈灰白色或乳黄色，有时白带少时可如膜样覆盖在阴道壁上。

二、实验室检查

涂片镜检：取少量分泌物直接涂片，在未干燥前即行观察，可看到线索细胞。

细菌培养：不做常规使用。

胺试验：取适量分泌物加 1 滴 10% KOH 即可释放出鱼腥或胺气味。因为分泌物中的胺遇碱性环境转化成挥发性氨所致。

荧光抗体检查：用特异性荧光抗体进行染色镜检，准确率很高，但用该种血清需进口，且价格昂贵，目前未常规使用。

阴道酸碱度测定：阴道 pH 值测定为 5～5.5，还可用气相或液相色谱分析法来分析阴道分泌物中代谢产物的酸碱度，借此来分析本菌的繁殖情况。

三、鉴别诊断

本病主要应和滴虫性阴道炎、念珠菌性阴道炎相鉴别：

1. 滴虫性阴道炎 由阴道毛滴虫引起，外阴红肿，白带增多，以泡沫状为典型，重者阴道黏膜和宫颈红肿，点状出血或呈草莓状突起，阴道分泌物中可找到滴虫。

2. 念珠菌性阴道炎 女阴黏膜、皮肤猩红色，表现类似湿疹皮炎，阴道壁附有凝乳样物，易除掉，露出基底鲜红的黏膜面，白带呈豆渣样，严重者红斑还可有水疱、脓疱和溃疡。阴道分泌物中可找到芽孢和假菌丝。

［治疗］

一、中医方案

（一）内治法

1. 湿毒内侵型 带下量多，质稀而薄，色如米泔而浑浊，气味秽臭如腐鱼，伴有阴痒、小腹痛，小便短赤，舌质红、舌苔黄、脉数或滑。治宜清热解毒，除湿止带。方选止带方：猪苓、茯苓、车前子、泽泻、赤芍各10g，茵陈、银花、蒲公英各15g，山栀、丹皮、连翘各6g，川牛膝10g。

方释：方用茯苓、猪苓、泽泻、茵陈、车前子清热利湿，止带止痒，赤芍、丹皮凉血活血，消肿止痛，银花、公英、连翘、山栀清热解毒，祛腐止痛，牛膝引药下行。

2. 肝经湿热型 带下淋漓莲绵不断，质黏味臭，兼胸乳胀闷不舒，头晕目眩，口干咽干，苔黄腻，脉弦滑。治宜调肝清热、利湿。方选逍遥散加减：茯苓、茵陈、生地各12g，山栀、柴胡、甘草、炒胆草各6g，白芍、白术、赤小豆各10g。

方释：方用柴胡、胆草、山栀、生地、茵陈清热化湿，疏肝解毒，白芍、白术、茯苓、赤小豆、甘草扶脾柔肝，化湿消肿。

3. 虫毒侵蚀型 阴部剧烈瘙痒有如虫爬感，坐卧不安，带下呈泡沫状，心烦不寐，口苦、胸闷，舌苔黄腻，脉弦数。治宜清热渗湿，杀虫止痒。方选萆薢渗湿汤加味：萆薢、泽泻、赤茯苓、滑石各10g，黄柏、苍术、通草各6g，白鲜皮、马鞭草各12g，鹤虱3g。

方释：方用萆薢、泽泻、赤苓、通草、滑石清热渗湿，马鞭草、白鲜皮、黄柏解毒止痒，鹤虱杀虫止痒，苍术既辛窜燥湿，又抑制苦寒之害。

（二）外治法

白带多，痒重，选用满山香、斑鸠樟、蛇床子等份，水煎湿敷或外洗。

阴痒，带下腥臭，选用百部、马齿苋各20g，苦参、地肤子、蛇床子、白鲜皮、千里光、野菊花各15g，鹤虱30g，煎水，用于坐浴或洗涤患部。

阴痒较重时选用陈鹤虱30g，苦参、威灵仙、归尾、蛇床子、狼毒各15g。煎汤，临用时加猪胆汁2个，日外洗1次，外阴部有溃疡者忌用。

二、西医方案

本菌对磺胺类药物和四环素族药物敏感。

四环素：100mg做成栓剂置阴道内，每日1次，10次为一个疗程。

磺胺噻唑：0.5g做成栓剂，用法、时间同上。

甲硝唑：本病菌常和厌氧菌并存，可配合服用甲硝唑，250mg，每日3次，7日一个疗程。妊娠20周前禁服。替代药物为TDZ（Tinidzol），每次1g，每日1次，饭后服用，连服2~4周。

［科研进展］

GV的临床诊断及流行情况，素为临床医家所重视，端青报告阴道加德纳菌是引起人非特异性尿道炎和阴道炎重要的病原菌之一，近年来还有引起脑炎、肝脓肿、肺脓肿、肾盂肾炎和菌血症的报道，患者多为有多个性伴者与性传播有关。作者建议对怀疑为GV感染的患者应进行其他性病病原如淋球菌、沙眼衣原体的检测。GV引起的阴道病的诊断一般依据如下：①有多个性伴史；②阴道分泌物为灰色或奶油色，滴加10% KOH有强烈的氨味放出；③阴道内pH大于5；④阴道拭纸涂片染色可见线索细胞，而多形核白细胞较少。GV为革兰氏阴性小杆菌，用免疫荧光法检测阳性率34%，说明该法更敏感，该法费用低廉，诊断快速。GV与流产或早产有关，发生流产或早产的危险性是无阴道病者的5倍，用抗生素治疗可使流产或早产危险降低30%~40%。为了GV的普查，必须做一些有特殊意义的检查。刘小平报告要注意四个方面的特征：①白带增多者占67.7%（312/461），典型腥臭者62.2%（287/461），白带稀稠状占44.9%（207/

461)；②阴道 pH 升高≥4.7，其中阴道 pH≥5.0 占 74.29%；③全部有线索细胞；④胺试验阳性 142 例占 30.8%，镜检中以阴道加特纳细菌形态和（或）类杆菌形态细菌占优势者（4+）占 89.8%，以弯曲弧菌形态细菌占优势（4+）者占 11.7%，见到多量乳酸杆菌形态时即排除本病。作者认为诊断本病以线索细胞阳性最为重要，对诊断本病的敏感性和特异性分别为 78% 及 95%，细菌性阴道病应用革兰氏涂片法的特点为：可长久保存，需要时可复查，诊断标准统一，适用于研究及普查。叶伟丽对 508 例直接涂片法中加特纳菌感染 116 例，占 22.8%，霉菌感染 110 例，占 21.7%，滴虫 46 例，占 9.1%，淋菌感染 36 例，占 7.1%，加特纳菌合并霉菌感染 21 例占 4.1%，合并滴虫感染 6 例，占 1.2%，淋菌合并滴虫感染 5 例，占 1%，合并霉菌感染 3 例，占 0.6%。阴道乳酸杆菌 165 例，培养法检验发现 508 例中，加特纳菌感染 127 例（25%），淋菌感染 36 例（7.1%）。两者比较，差异无显著性（$P>0.05$）。淋菌直接涂片与培养法比较，差异有极显著性（$P<0.01$）。此外，重庆地区对不同的人群妇女 272 名进行 GV 感染的调查，调查对象有新收容的性罪错妇女 76 名，STD 门诊患者 63 例，妇科门诊患者 61 例，产科门诊孕妇 38 名，健康体检妇女（已婚）34 名，年龄 17～46 岁，结果 52 例检出 GV。阳性率：STD 患者 30.2%，性罪错妇女 26.3%，妇科门诊患者 11.5%，孕妇 7.9%，体检妇女 8.8%，总阳性率 19.1%。STD 患者及性罪错妇女 GV 阳性率显著高于其他三组人群（$P<0.05$）。妇科门诊患者及孕妇受检者和体检妇女无显著差异（$P>0.05$），多性伴者 GV 分离率显著高于单一性伴者（$P<0.05$）。

顾有守将 90 例细菌性阴道病患者分为两组，治疗组 59 例给予替硝唑口服 1g，Qd（首次加倍），对照组 31 例，给予甲硝唑片口服，0.5g，Bid。疗程均为 7 天，疗期内不局部用药，停药一周内复查。结果治愈率治疗组为 88.1%，对照组为 87.1%，两组为统计学意义（$P>0.1$）。治疗组无不良反应，对照组有恶心、纳减、胃不适、眩晕及口腔异味等。

[按语]

中医对 GV 的治疗，主要分三个方面：一、湿火下注，以肿胀为主，选用龙胆泻肝汤；二是郁热损伤肝脾，以疼痛为主，宜丹栀逍遥散；三是中气素虚，以下坠为主，宜补中益气汤。

参考文献

1. 端青．阴道加特纳菌的流行病学和临床诊断（综述）[J]．中国皮肤性病学杂志，1996，10（2）：103－104.

2. 刘小平．细菌性阴道病患者阴道分泌物革兰染色的涂片特征 [J]．中华妇科杂志，1997，32（12）：747.

3. 叶伟丽．细菌性阴道病患者阴道分泌物直接涂片法与培养法检测比较 [J]．中华妇科杂志，1997，32（8）：502.

4. 魏永中．重庆地区不同人群妇女加特纳菌感染情况调查 [J]．中华流行病学杂志，1997，18（2）：101.

5. 顾有守．替硝唑治疗细菌性阴道病疗效观察 [J]．岭南皮肤性病科杂志，1997，4（1）：31－32.

第二节 生殖器念珠菌病

［概述］

生殖器念珠菌病是一种可通过性接触而传播的亚急性或亚急性炎症性疾病，又叫霉菌性阴道炎，本病也可由患者自身粪便污染外阴而发病，在妇女阴道感染中很常见，发病率仅次于滴虫性阴道炎。

本病类似中医所称“阴痒”“阴𧏾”等症。

［源流考略］

念珠菌广泛地存在于自然界，50%人群的口、咽、胃肠道带菌，10%～20%的妇女和30%妊娠妇女的阴道带菌，也可以从蔬菜、水果、乳制品和土壤中被检出。正常人带有念珠菌并不一定致病，只有当条件适宜时才会发病，本菌繁殖的最佳酸碱度为pH5.5～6.5。

阴痒在中医文献中论述较多，《诸病源候论》认为本病与虫淫有关，《医宗金鉴》补充了本病的临床表现，如少腹胀闷、溺赤频数，内热晡热，赤白带下，经后不调等。《妇人大全良方》介绍了许多行之有效的内服与外用的方剂，至今仍有实用价值。

［病因探微］

一、西医论述

念珠菌属不全菌纲，假酵母目，念珠菌科。引起本病的念珠菌有白念珠菌、克柔念珠菌、热带念珠菌、星形念珠菌和高氏念珠菌等，但主要是白念珠菌，约占念珠菌病的90%以上。

引起念珠菌发病的致病因素主要有以下几类：

1. 本类真菌有水溶性内毒素，可直接作用于机体，并使体内的细胞免疫功能受抑制，其中酵母型可转变为菌丝型真菌，可抵御白细胞对它的吞噬作用。

2. 机体患有某些代谢性疾病、内分泌疾病和严重消耗性疾病，可出现血清铁代谢异常的念珠菌繁殖致病，肠道正常菌群改变，糖尿病血糖高，皮肤、黏膜pH值低，内分泌功能（如甲状腺、肾上腺、脑垂体）低下，结核病等机体免疫功能低，抵抗力不足。以上因素均会导致念珠菌的异常大量繁殖而致病。

3. 性关系混乱　据Davidson报道，36例健康男性与有本病的女性接触，结果其中69.4%（25例）被感染上本病。Waugh调查138例男性念珠菌患者，性交对象有82%（113例）发病。

4. 医源性因素　如长期服用激素，可能会增强真菌的活力和毒性。同时还可能降低机体的免疫功能，免疫抑制剂虽然能治疗人体某些免疫性疾病，但同时使细胞免疫功能降低，长期大量服用广谱抗生素，造成菌群失调，真菌失去其他菌的抑制而繁殖增多，避孕药物有升高血糖水平的作用。

5. 职业和季节因素　凡在高温、潮湿、水中作业、食品罐头行业工作人员，外在条件适宜念珠菌繁殖，会促进发病，夏季炎热多汗，外在环境也影响到发病率升高。

二、中医论述

1. 湿热内生 夏日炎热，股内多汗潮湿，难以蒸发，湿热蕴久，酿成虫毒，侵袭肌肤而成。

2. 房事不洁 欲火偏亢，频繁性交，致使肝肾阴亏，或者内裤污浊，洗浴不勤，致使阴器损伤而成。

3. 肝郁脾虚 情志抑郁，肝气乘脾，或者肝火郁结，使之脾失运化，湿热生虫，造成阴生红疹，作痒难忍。

此外，部分还可因原患手足癣，搔抓而上下相互传染而生。总之，本病的发生，病位在下焦，为肝肾所主，多与湿、热、虫三邪有关。

[诊鉴要点]

一、诊断要点

1. 念珠菌性女阴阴道炎 突出症状为白带增多，外阴和阴道口瘙痒。增多的白带水样和凝乳状较多见，但也可见到黏稠脓性白带和豆腐渣样白带。前二种白带检查，阴道黏膜中度红肿，瘙痒也不太严重，后两种病情较重，检查可见外阴和阴道黏膜上附着有白色膜状物，易揩去，露出红肿黏膜面，急性期还可以见到白色膜状物覆盖下有受损的糜烂面及表浅的溃疡。此类患者有外阴瘙痒、灼痛，症状严重时坐卧不宁，痛苦异常，还可有尿频、尿痛及性交痛。当阴唇明显糜烂时，常误诊为湿疹。皮疹不显著时容易误诊为外阴瘙痒症。阴唇的糜烂性损害有时蔓延到耻部、肛门周围及股上方内侧。

2. 念珠菌性龟头炎 近年来患男性念珠菌性龟头炎者日益增多，这可能与不洁性交有关。有报告统计，与患念珠菌性阴道炎妇女有接触的男性，其生殖器被感染者达69%。表现为阴茎头及冠状沟浅红色糜烂及薄壁脓疱，伴有白色奶酪样凝块，阴囊受累时可见鳞屑红斑性皮疹，刺痒明显，累及尿道口时可出现尿频、尿急。

3. 念珠菌性间擦疹 好发于腹股沟、臀间、肛周、腋下、乳房下及指（趾）间皱襞部。初发为小疱，迅速变为脓疱糜烂，境界明显，逐渐扩大。表面无明显溢液，边缘呈菜花状。有层层剥脱的表皮，亦可呈现鲜红落屑斑。局部皮肤鲜红。表面有灰白色浸渍及剥脱。周缘有小疱、脓疱。

4. 播散性念珠菌病 此型罕见。多见于艾滋病人和有阴道念珠菌感染的妇女的早产婴儿中，损害为湿疹样或有水疱、脓疱的散发性小疱。常伴发舌炎、口腔炎、甲沟炎等局部感染。

二、实验室检查

1. 悬滴法 取阴道分泌物或男性病损处皮屑，加生理盐水1～2滴。制成悬液镜检，可见到假菌丝，这种方法可靠性低，仅为60%。

2. 染色法 涂片后做革兰氏染色，油镜下可见到革兰氏阳性的芽生孢子及假菌丝，此方法较前者可靠，观察率达到80%。

3. 培养法 必要时可做真菌培养，提高观察发现率，常用的培养基如沙氏培养基、血琼脂培养基。

4. 菌种的鉴别 常见的念珠菌有7种，可从菌落形态以资鉴别。（表7－1）

表 7-1 7 种念珠菌的鉴别

培养基	白念珠菌	热带念珠菌	伪热带念珠菌	克柔念珠菌	副克柔念珠菌	类星形念珠菌	季利蒙念珠菌
葡萄糖蛋白胨琼脂	乳酪状	无特征	无特征	扁平干燥	乳酪状	乳酪状	乳酪状
葡萄糖蛋白胨液	无表面生长，管底生长	狭表面薄层及气泡	无表面生长，管底生长	宽表面薄层粘连管壁	无表面生长，管底生长	无表面生长，管底生长	无表面生长，管底生长
血琼脂	中等大，暗灰色菌落	大的灰色菌落，边缘绕以菌丝	菌落小，无特征	菌落小，形态不规则，扁平或堆叠	菌落小，白色透明	菌落呈星形	中等大暗灰色菌落
T，T.C 琼脂	不变色或淡红	紫红	红色	淡红	红	红	红
血清 37℃	生长芽管	—	—	—	—	生长芽管	—
玉米	树枝状	菌丝体	菌丝体	菌丝体	菌丝体	菌丝体	菌丝体
琼脂	分枝菌丝及厚壁孢子	发育良好，分枝有许多芽生孢子，无厚壁孢子	发育不良，无厚壁孢子	交叉分枝，无厚壁孢子	发育良好，无厚壁孢子	具有大芽生孢子球及少数厚壁孢子	发育良好，无厚壁孢子

三、鉴别诊断

1. 非特异性阴道炎 可由外伤、异物、流产等因素导致机体抵抗力降低、阴道内菌群失调，而病菌生长繁殖。常见致病菌有葡萄球菌、链球菌、大肠杆菌和变形杆菌等。病人有下腹坠痛，阴道分泌物增多，呈脓性、浆液性或泡沫状，无凝乳状白带。分泌物涂片革兰氏染色，可见上述细菌，而无霉菌。

2. 滴虫性阴道炎 外阴瘙痒，白带增多。典型者可有泡沫状白带。阴道分泌物为稀薄而能滴流的黏液，充满外阴皮肤皱褶，分泌物常为黄白色或黄绿色。阴道分泌物直接涂片可找到活动的滴虫。

3. 阴道嗜血杆菌性阴道炎 顽固性白带增多。白带均质性，稀薄常呈灰白色。个别患者可为灰黄色泡沫状，腥臭。外阴瘙痒，阴道分泌物直接涂片，用革兰氏染色可见大量革兰氏阴性球菌样小杆菌。

[治疗]

一、中医方案

（一）内治法

1. 湿热下注证 外阴区域可见抓痕或豆腐渣样白带，自觉灼痒或疼痛。治宜燥湿止痒，清热解毒。方选黄连解毒汤加减：生地、黄柏、生山栀、连翘各 10g，竹叶 6g，银花、车前草、鱼腥草、败酱草、白茅根各 15g，生甘草 3g。

方释：方用生地、黄柏、山栀、连翘清热解毒，败酱草、鱼腥草解毒止痛，白茅根、竹叶、车前草清热利湿，解毒止痒。

2. 肝郁脾虚证 少腹坠胀，白带清稀，略有腥臭，阴痒颇重，甚者影响睡眠，伴有食少体倦，月经不调，脉象濡数，舌红苔少。治宜疏肝清火，扶脾化湿。方选丹栀逍遥散加减：丹皮、山栀、黄柏各6g，生地、当归、白术、白芍、茯苓各10g，党参10g，山药15g，莲子心、琥珀、木通各3g。

方释：方用丹皮、山栀、黄柏清肝泻火，莲子心、木通清心解毒，导热下行，当归、生地、白芍养血柔肝，党参、白术、山药、茯苓扶脾化湿。琥珀既宁神止痒，又解毒止痛。

（二）外治法

白带较多，外阴红肿，选用黄精、虎杖、藿香、白矾（或枯矾）、苦参、川楝子、大黄、地骨皮各20～30g，煎水外洗或浸泡，日1次。

局部糜烂并有渗出时，选用枯矾、黄柏、五倍子各等量，共研细末，干撒患部或煎水外洗。

二、西医方案

1. 消除诱因和隐患 勤换内裤，月经带、内裤、洗浴用具均要煮沸消毒，有糖尿病的患者应积极治疗原发病，尽量停用或少用广谱抗生素和雌激素，同时改变阴道的酸碱度，创造不利于念珠菌的生存条件。如用2%～4%碳酸氢钠溶液冲洗外阴和阴道，10天一个疗程，治疗期间禁房事。

2. 局部用药（栓剂）

制霉菌素（nystatin）粉剂、片剂、栓剂、软膏等塞入阴道或涂擦局部。每次10万～20万单位。每晚1次，10～14次为一个疗程。外阴部也可涂以3%克霉唑软膏，1%益康唑霜。

1%甲紫涂擦阴道，每周3～4次，连续两周。

曲古霉素片剂或栓剂，每晚塞入阴道，每次10万单位。10天为一个疗程。有时未查出念珠菌，但症状明显也可试予治疗。

克霉唑（clotrimazol）阴道栓剂，每晚1次，每次100mg，10～14天为一个疗程。

孕妇的局部治疗应持续更长时间，以避免胎儿分娩时感染。

［科研进展］

生殖器念珠菌病是一种常见的并与性行为传播有关的真菌感染性疾病。由于该病发病率高，且容易复发，对人类健康危害大，所以对该病的研究已日益受到人们的重视。中医药治疗生殖器念珠菌感染有其独特的方法和比较满意的疗效。

中医药治疗以外治为主，按剂型分三大类。

1. 冲洗浸泡剂 范瑞强等选用具有清热燥湿、杀虫止痒功效的丁香、藿香、黄连、龙胆草、百部等中药研制成香连外洗液、外用霜，治疗外阴阴道念珠菌病取得了总有效率89.7%的较好疗效。何启会应用妇保洗剂（由雄黄、枯矾、蛇床子、黄柏、地肤子、龙胆草、百部、苦参等制成）治疗念珠菌性阴道炎82例。治愈率为70.6%。李凤静等用黄柏、黄芩、苦参、蛇床子、金银花、连翘、大黄、薄荷、明矾等制成炎痒净洗液治疗阴道念珠菌病41例，总有效率高达97.6%。

2. 散剂 王淑芳用具有清热燥湿、杀虫止痒、解毒止痛、防腐消肿的苦参散外用治疗念珠菌性外阴阴道炎63例，痊愈率为95%，苦参散的组成：苦参、蛇床子、黄连、黄柏各30g，川椒、枯矾各10g，冰片3g。朱伟民用中药乌梅、大蒜、石榴皮、槟榔、川椒共研细末装入胶囊外塞阴道内治疗念珠菌性阴道炎50例，结果痊愈48例，无效2例。

3. 阴道栓剂 阴道栓剂是现代医学的一种新剂型，近年中医借用了这种剂型，制成各种中药阴道栓剂治疗念珠菌性阴道炎取得了较好的疗效。何才姑等用中药鹤虱、黄连、黄柏、苦参、冰片制成鹤黄栓剂外塞阴道，配合中药外洗治疗念珠菌性阴道炎53例，结果痊愈42例。

此外在市场上陆续出现可用于防治念珠菌性外阴阴道炎的药用卫生纸、卫生巾和内裤等生活保健用品，如哈尔滨市中医医院妇科应用药效卫生巾（由苍耳子、艾叶、苦参、蛇床子、薄荷、荆芥等制成）治疗念珠菌性阴道炎42例，总有效率90.4%。杨鉴冰等用苦参、黄连、黄柏、白鲜皮、地肤子、花椒、蛇床子、百部、玄胡、明矾、冰片制成中药洁阴垫治疗念珠菌性外阴阴道炎也取得了较好的疗效。

新中国成立以来不少学者在中草药抗念珠菌的实验研究方向做了大量工作，从中发现和证实了一批在实验室有较好抑杀念珠菌作用的单味中药如黄连、丁香、桂皮、土槿皮、鹤虱、九节菖蒲、知母、石花等。

[按语]

本病较为顽固，且易复发，其治疗很难速效，因此，预防和杜绝外源性接触是十分重要的。中医对本病的治疗大凡初期以外治为主，选用燥湿、解毒、杀虫、止痒，后期除外治外，适时施以健脾、化湿、疏肝、补肾，将会收到事半功倍的效果。

参考文献

1. 范瑞强. 复方香连制剂治疗外阴阴道念珠菌病的临床观察［J］. 中国皮肤性病学杂志，1996，(1)：42.

2. 何启会. 妇保洗剂治疗念珠菌性阴道炎82例临床观察［J］. 中国中医药科技，1998，(2)：121.

3. 李凤静. 炎痒净洗液治疗阴道综合征疗效观察［J］. 中医外治杂志，1997，(6)：12.

4. 王淑芳. 苦参散治疗霉菌性阴道炎63例体会［J］. 中西医结合杂志，1985，(10)：630.

5. 朱伟民. 治疗霉菌性阴道炎临床体会［J］. 江苏中医杂志，1983，(6)：30.

6. 何才姑. 治疗霉菌性阴道炎53例［J］. 浙江中医杂志，1984，(7)：323.

7. 哈尔滨市中医院妇科. 药用卫生纸治疗妇女外阴疾病400例［J］. 中医药信息，1985，(1)：13.

8. 杨鉴冰. 中经洁阴垫治疗阴道炎201例观察［J］. 陕西中医学院学报，1996，(3)：11.

第三节　股　癣

[概述]

股癣是一种在腹股沟部感染的浅层真菌性疾病，它实际是体癣在阴股部位的一种特殊表现，可见性行为传播，也列为接触性传播疾病。

本病类似中医所称的“阴癣”、“圆癣”。

[源流考略]

股癣在世界各地极为普遍，尤其是炎热潮湿的热带地区和国家更为常见。其病原体为真菌类微生物，它如同脚癣一样，炎热和高温环境，再加上潮湿、不透气是致病的重要外因，因不注意清洁、多汗、有手足癣和性交则是发病的诱发因素。在同样条件下，男性发病率明显高于女性。

股癣类似中医的阴癣，而首次提出阴癣的文献是《苏沈良方》。清代又提出湿癣的病名，并指出了发病的部位和临床主要特征，如《续名医类案》说："两股间生湿癣，长三四寸，下至膝，发痒时爬搔，汤火俱不解，痒定黄赤水出，又痛不可耐。"历代医籍中，还提出了许多治疗股癣的方药，如五倍子、藿香、明矾、川槿皮、吴茱萸等，迄今仍为常用之品。

［病因探微］

一、西医论述

股癣由皮肤癣菌引起，常见的如絮状表皮癣菌、石膏样癣菌、红色癣菌、紫色癣菌、铁锈色小孢子菌、黄癣菌多种真菌所致。本病的真菌感染，主要侵犯角蛋白组织，例如表皮角质层、毛发和甲板，从而使这些组织出现丘疹、水疱、断发和甲板改变。

总之，该病的发生通常有三种条件：其一是皮肤温度升高及汗出潮湿；其二是紧身衣服的束缚及摩擦；其三是肥胖，皮肤皱褶增大增多，摩擦加重，通气不良，汗不宜蒸发。这三种条件往往是相并而存的。当然，这些条件只有在致病菌存在时方能发病，而致病菌的传播是可通过性行为而致的。

二、中医论述

1. 夏日炎热，股内多汗潮湿，难以蒸发，湿热蕴久，酿成虫毒，侵袭肌肤而成。

2. 内裤污洁。洗浴不勤，湿毒染着股阴所致。

此外患手足癣等疾，搔抓不洁，上下相互传染而生。

［诊鉴要点］

一、诊断要点

1. 好发部位　外生殖器、肛门及周围、大腿内侧。

2. 症状上以患部瘙痒为主。皮损表现上可为丘疹、水疱或丘疱疹，视真菌病原体的不同而异，也正因为相同原因，形态上也不一定，有点滴形、疱疹形、圆形、环形、肉芽形等各异。一般早期为红色斑片，表面有鳞屑，以后逐渐扩展到腹股沟、臀部，边界清楚，有炎症性改变且隆起而狭窄。晚期则经常在皮损边缘形成小疱或皮肤小结节，中央有愈合倾向，或留下暂时性色素沉着，皮损边缘从中心等距离向外扩展，形成环状或多环状，故又叫圆癣。

3. 絮状表皮癣菌所致的皮损典型且发病快，红色癣菌所致者发病缓慢，甚至还可能使病损部位从臀部扩展至腰下部、腹部，偶尔伴有疼痛，严重者伴其他细菌感染。

二、实验室检查

1. 直接检查　镜检：絮状表皮癣菌，可见分隔菌丝；红色毛癣菌，可见菌丝或成串孢子；石膏样毛癣菌，可见分隔菌丝或成串孢子。

2. 培养　取材接种在葡萄糖蛋白胨琼脂基上，室温下培养。

絮状表皮癣菌开始为蜡状菌落，隆起，表皮有不规则皱褶，上覆粉末，黄绿色，中央覆有菌丝，周围可见放射沟纹，外围有平滑圈，日久菌丝逐渐增多，变为羊毛状，菌落下沉，现枯草绿色，色泽特殊。镜检有典型杆状大分生孢子如蒲扇，2～4 分隔，薄壁光滑，单个或成群，厚壁孢子多，无小分生孢子，偶可见球拍菌丝、结节体及螺旋菌丝。

红色毛癣菌依其菌落形态，可分五型。

Ⅰ型（羊毛状）：生长快，白色羊毛状菌丝充满斜面，菌丝紧贴管壁，边缘清楚，表面鲜红色，背面葡萄酒色。

Ⅱ型（绒毛状）：生长快，为稀疏的绒毛状菌落不充满斜面，边缘清楚，正面红色，背面葡萄酒色。

Ⅲ型（粉末状）：生长快，粉末状菌落，中央隆起，境界清楚，色淡红，背面暗红色。

Ⅳ型（沟纹状）：生长快，菌落为稀疏菌丝，表面有放射沟纹，境界清楚，正面可白可红，背面暗红色。

Ⅴ型（颗粒状）：生长快，菌落呈颗粒状，表面有少许绒毛状菌丝，中央隆起，有同心环色白或红，色泽不匀，背面暗红色。

镜检：培养菌落镜检可见棒状侧生小分生孢子，有蒂或无蒂，棒状大分生孢子，可多可少，伴有厚壁孢子、球拍菌丝及结节体。其中Ⅲ型及Ⅴ型大分生孢子较多。

本菌红色色素常因移种逐渐消失，或开始红色色素就很少。若培养在 1% 葡萄糖米粉琼脂基上可以增加色素，并可长期保持红色。

石膏样毛癣菌生长快，其菌落为丝球状、粉末状或颗粒状。镜下其构造大同小异，由于其菌落形态不同，故有多种命名：

Ⅰ型（羊毛状菌落）：曾称趾间毛癣菌，生长迅速，菌落呈羊毛状，白色菌丝充满斜面，形态类似羊毛状小孢子菌。培养基背面为淡黄色。镜下丝菌较细，可见小分生孢子，偶见球拍菌丝及结节状器官，无大分生孢子及螺旋菌丝。

Ⅱ型（紧密状菌落）：曾称足跖癣菌，生长快，菌落为紧密绒毛状，雪白色，中央有乳状突起，菌落周围境界整齐。培养基背面为棕黄或棕红。镜检，菌丝细，有葡萄状小分生孢子，无大分生孢子及螺旋菌丝。

Ⅲ型（白绒毛状菌落）：开始为乳白色羽毛状菌落，不久变为绒毛状，部分成为粉末状，中央有皱褶，边缘不整齐培养基背面为淡黄色或棕黄色。镜检：可见粗细不均匀的菌丝和丰富的卵圆形或葡萄状小分生孢子，少数棒状大分生孢子，偶可见破梳状菌丝、结节体和球拍状菌丝。

Ⅳ型（粉末状菌丝落）：开始菌落扁平，表面粉末样，覆有少数白色菌丝，数日后充满斜面，色变黄或奶油色，外观很像石膏样小孢子菌。培养基背面棕黄色或棕红。镜检可见圆形小分生孢子，有的呈葡萄状，无大分生孢子，有螺旋菌丝、球拍菌丝、结节体和破梳状菌丝。

Ⅴ型（颗粒状菌落）：开始为粉末状菌落，表面堆集高低不平呈颗粒状，边缘不整，色黄或棕黄，背面棕红。镜检可见丰盛的棒状大分生孢子及葡萄状小分生孢子，可见螺旋菌丝及球拍菌丝。

Ⅵ型（红绒毛状菌落）：曾称阿氏癣菌，绒毛状菌落，表面平滑，边缘不整色淡红，背面红色。镜检小分生孢子很多，偶见大分生孢子，可见螺旋菌丝及厚壁孢子。在 10% 葡萄糖玉蜀黍琼脂基上不产生红色色素，此点与红色毛癣菌不同。

三、鉴别诊断

1. 红癣 缺乏炎症改变，患部皮肤呈砖红色，边缘无炎症环，无瘙痒症状。

2. 念珠菌病 常见于女性，皮损无明显的边界，好发于黏膜和皮肤皱褶处，有白色凝块状分泌物。此外，本病还应与环形红斑、环状银屑病、玫瑰糠疹、神经性皮炎、湿疹等病相鉴别，必要时配合真菌检查。

3. 外阴湿疹 阴囊或女阴先发，然后延及阴股与会阴，初为丘疹、红斑，继而结痂肥厚等。

4. 擦烂红斑 除阴股外，在腋窝与乳房下方等处亦可发生，表现为红斑、流脂及燥裂，局部有热痛感。

［**治疗**］

一、中医方案

（一）针灸疗法

毫针法：取中极、三阴交、长强。方法：施泻法，留针 30 分钟，日 1 次，10 次为 1 个疗程。

方释：取任脉中极，督脉长强和三阴交，取其调理冲任、滋肝补肾以固其本，不治癣病而癣病可愈。

（二）其他疗法

七星针疗法：损害区常规消毒后，采用七星针轻巧叩刺，使之呈现红晕，或散在性出血点和灼热感为度，若皮疹肥厚，状如苔藓时，则可酌情加重叩刺，1 ~2 天叩刺 1 次，5 次为 1 个疗程。即使痒感消失，仍需坚持叩刺 3 ~5 次，以巩固疗效。

（三）内治法

阴股潮湿，多汗，局部出现擦烂乃至脂水溢渗，自觉痒痛相兼，伴口苦且干。小便短黄，舌红苔黄，脉弦数。治宜清热燥湿，杀虫止痒。方选二妙丸加味：炒黄柏、炒胆草、焦山栀、赤苓各 10g，苍术 15g，生地、车前子（包）、萆薢各 12g，白茅根 30g，白鲜皮、苦参、威灵仙各 6g。

方释：方用黄柏、胆草、山栀、白鲜皮、苦参、灵仙清热解毒，杀虫止痒，赤苓、苍术、萆薢、车前子利湿化毒，生地、白茅根凉血解毒以退斑。

（四）外治法

阴股皱褶皮肤薄嫩，不宜用刺激性较强的制剂，否则容易引起皮肤红肿等不良反应。初起可选用十大功劳叶适量，醋浸 5 日，过滤取药醋，外涂，还可用 1 号癣药水，或 10% 土槿皮酊，或阴癣油，或阴癣药水 1 号或 2 号。

阴股多汗潮湿，选用湿毒药粉、花蕊石散，扑患处。

损害肥厚，枯索痒重，可用羊蹄根散、止痒膏和中成药癣湿药膏，外搽之。

二、西医方案

1. 如患有其他部位浅表性皮癣者（如头癣、手足癣、甲癣等）首先应医治好该部疾患。
2. 严格执行个人和集体的卫生制度，避免与患癣者性交和密切接触，股癣患者的衣物应进行消毒。

3. 局部治疗　由于会阴和股内侧皮肤娇嫩，不可使用适用于足癣或手癣的癣药水，以防止皮肤损坏。

常用药物为抗真菌剂加上角质剥脱配成的溶液、酊剂、乳剂和软膏。

（1）复方雷锁辛搽剂或软膏：每日2~3次，外用。

（2）1%霉唑霜或卡氏涂剂：每日2~3次，外用。

（3）咪康唑霜或卡氏涂剂：每日2~3次，外用。

（4）泛发性体癣可配服灰黄霉素250mg/d，1日2次。

［科研进展］

股癣多数医家偏重于外治法，综合有关资料，主要有以下四种方法：

一、先洗，煎盐汤

沈玉山选用黄柏10g，白头翁、蛇床子各25g，藿香15g，生黄精20g。加水1500ml浸泡30分钟，煎沸5分钟后加食醋250ml。方法：先外洗患处20~30分钟，日1~2次，然后外搽雄黄膏（雄黄、生黄精、枯矾各15g，黄柏10g。研细末。加凡士林20%调成软膏）日3~4次。治疗55例，治愈50例，显效5例。

二、制剂多样化

范瑞强等用香连复方（丁香、藿香、黄连、龙胆草、百部、枯矾、薄荷脑、冰片等）分别制成霜剂、喷雾剂和外洗液。前两者含生药30%，后者含生药100%。方法：先用外洗液洗患处20~30分钟，日1次，再搽霜剂日2次。对照组用0.02%高锰酸钾溶液泡洗患处20~30分钟。日1次，再外搽30%克霉唑霜。日2次。

结论：治疗组65例，对照组20例。两组分别治愈21例、6例，显效17例、3例，有效22例、6例，无效各5例。

三、中西医结合

作者的治疗组132例，外用治癣汤（白鲜皮、黄连、黄柏、菖蒲、防风、白芷、地肤子、银花、蛇床子、苦参、菊花）洗患处30分钟，日1次，外搽皮康霜。对照组42例，单纯用皮康霜外搽。结果：治疗组治愈率81.82%，近愈率13.64%，好转率4.55%；对照组分别为50%、43.86%、7.14%。经统计学处理有显著性差异。

四、单验方

康泰通等采用林氏复方马钱膏（制马钱子7.5g，铜绿、儿茶、冰片各6g，三仙丹、硫黄各4.5g，蛇床子9g，铅粉、炉甘石各12g。研细末，每60g加凡士林500g调匀成膏）。方法：外搽患处，同时搽至灼热感为度，每日3~4次，7天为1个疗程。经过7~42天治疗。治疗162例，痊愈146例，显效5例，有效4例，无效7例。

不过，笔者认为该膏中含有较多刺激性较强的药物，对初起者和妇人、儿童之类患者，应持谨慎态度为好。

［按语］

鉴于本病发生在大腿内侧及外阴区域，外用药物既要杀虫灭菌，又要不损伤皮肤，或者激惹皮损，使之恶化，因此，外用药物的配制浓度甚为重要。

此外，还应积极治疗鹅掌风、脚湿气、灰指甲及圆癣等，以防沾染而诱发本病。同时，嘱咐患者内衣、内裤应经常洗烫或蒸煮，并保持外阴部的清洁、干燥，养成每晚洗浴的习惯。

对老年人患本病久治不愈者，可能与糖尿病有关，应引起注意。

［参考文献］

1. 沈玉山．股癣汤治疗股癣 55 例［J］．陕西中医，1989，10（10）：445.

2. 范瑞强．香连复方制剂治疗体股癣、花斑癣疗效观察［J］．中国皮肤病性病学杂志，1994，14（10）：614.

3. 南国荣．中西医结合治疗体股癣临床研究［J］．皮肤病与性病，1994，14（10）：614.

4. 康泰通．林氏复方马钱膏治疗股癣 162 例［J］．福建中医药，1995，26（5）：26.

第八章　衣原体类性传播疾病

非淋菌性尿道炎

[概述]

非淋菌性尿道炎（NGU），过去是指有尿道炎症状，但取材涂片或细胞培养却找不到淋球菌的一切尿道炎症性疾病，70年代以后，绝大多数文献所述本病的定义和范围大大缩小，特指那些由沙眼衣原体和尿素分解支原体所致，且通过性交而引起的尿道炎，其发病率目前居性传播疾病中的首位。由于NGU的病原体常与淋球菌交叉感染，且部分淋病患者经过一段抗淋治疗后，淋病性尿道炎症状虽有所改善，但却始终不能痊愈，检查又找不到淋球菌，故被人们称之为淋病后尿道炎。

中国古代医家对本病的认识虽然很早，但并未把本病作为一个独立的疾病与其他尿道炎区别开来。因此，有关论述均混杂在淋证的范围。

[源流考略]

非淋菌性尿道炎是世界上发病最多的STD，60年代以后，NGU已成为欧美最常见的性病。发病率比淋病高2~5倍，有资料统计和估计，美国每年约有250万~300万人患NGU，欧洲发病人数也增长迅速，如英国的威尔士，NGU近十年来增加显著，几乎是过去的2倍，英国政府把它列为必须申报的一种性传播疾病，甚至有的专家把非淋病性尿道炎称之为“80年代的性病”。

[病因探微]

一、西医论述

（一）好发年龄

NGU与淋病一样，好发于性活动旺盛期，若将此期年龄分为3组，按发病多少顺序排列是：20~24岁，15~19岁，25~29岁，而25岁以下的患者占60%。

（二）感染途径

本病约有50%是由沙眼衣原体感染、35%是由尿素分解支原体感染所致。在泌尿生殖系感染中，沙眼衣原体和尿素分解支原体通过性接触而传播，新生儿则在分娩过程中受到感染。女性 NGU 患者多无临床症状，所以很难确切统计发病率，但有人估计，其发病率至少是男性 NGU 的 4 倍，这与女性泌尿系的解剖位置、下尿路黏膜经普通细菌感染而受损等因素有关。另外，随着避孕方法的日益先进，大多数人不再愿用阴茎套、子宫隔膜等工具避孕，也是致使发病日益趋多的原因。

（三）病原体

1. 沙眼衣原体 是寄居于人体细胞浆内的微生物，除了能引起众所周知的滤泡性结膜炎、咽炎、关节炎外，还是性病中的一个重要感染源。

2. 尿素分解支原体 1982 年 Mcdonald 从中段尿分离出尿素支原体。目前发现有两种支原体和尿道炎有关，即人型支原体和尿素分解支原体。

衣原体在人体细胞内，经历一个原体 - 始体 - 中间体 - 原体的生活周期。衣原体的发病机理概括起来即吸收、复制、附着和释放。它使细胞被损毁，愈后由瘢痕组织所代替。

二、中医论述

1. 脾胃湿热 过食肥甘或炙煿食物，造成脾胃湿热，影响水湿的正常运行，遂下注膀胱，溺则为之而变，酿成溺浊。诚如《类证治裁》所说：“浊在便者，色白如泔，乃湿热内蕴，由过食甘肥辛热炙煿所致。”

2. 肾元亏损 劳欲过度，伐伤肾元，肾虚寒冷，肾气不固，固摄无权，而致尿浊。古人说：“过于色欲而得之，肾气不固。”（《医林集要》）

总之，本病以虚实而论。实证系湿热下注，脏腑病位在脾胃；虚证由肾阳不足，脏腑病位在肾。

［诊鉴要点］

一、诊断要点

（一）男性 HGU

1. 潜伏期 10～20 天。

2. 典型症状 尿道刺痒、疼痛和烧灼感，伴有或轻或重的尿急、尿痛和排尿困难，但较淋病性尿道炎为轻。分泌物亦较淋病少、稀薄，自行流出现象很少见，当长时间不排尿或晨起首次排尿前，尿道外口可溢出少许黏液性分泌物，有时仅仅有薄薄的痂膜封口或裤裆污染，稍不细心则痂膜即被尿流冲失，检查时尿道口的炎症以炎症性水肿为主。同性恋患者则会引起直肠炎，见肛门灼热，有黏液分泌物。

还有些病人可无任何症状，由于发病缓慢，症状不典型，加之衣原体感染与其他病原所致泌尿系感染十分相像，白细胞不高，体温正常，致使这类病人至少有 60% 以上初诊时被误诊。

3. 并发症 较为多见，主要有以下几种。

（1）附睾炎：常与尿道炎同时存在。通常 35 岁以上的附睾炎由尿道内细菌积留引起，35 岁以下的附睾炎中 50% 是由衣原体所致，附睾多为单侧肿大、坠痛。

（2）前列腺炎：有专家认为，本病是衣原体侵入人体所引起的变态反应性疾病。此推断尚无充足论据。症见前列腺部轻度疼痛，会阴部和外生殖器在性欲高潮时疼痛加重，肛门指检前列腺肿大、柔软。前列腺按摩液内无淋球菌，WBC5/HP 以上。

(3) Reiter 综合征：极少数病人伴有，患者为血清 HLA－B_{27}单倍型抗原遗传倾向者，表现为尿道炎、关节炎、角膜炎、结膜炎和皮疹。

（二）女性 NGU

潜伏期和男性无差别，但症状往往不典型，开始时常无任何症状或仅有白带增多等妇科征象，感染的主要部位为子宫颈，偶尔也有尿频、排尿困难等症，80% 的患者为无症状带菌者。其并发症有：

1. 宫颈炎和阴道炎 常与尿道炎同时存在，症状不明显，内镜检查可见宫颈呈黏液性水肿，严重时宫颈糜烂。德国（过去的联邦德国）普查发现，妊娠妇女有 4%～21.5% 的阴道内可查出沙眼衣原体，在不同人群、性活动频度、社会经济状况和长期服避孕药等可显示出发病数的差异。

2. 输卵管炎 是宫颈炎的主要并发症。Mardh 做腹腔菌检查发现 30% 的急性输卵管炎患者可检出沙眼衣原体。症状轻微，有下腹痛，血沉中度加快，且病程缓慢，不易引起重视，故是宫外孕和不孕症的重要病因。

3. 肝周炎 衣原体还可能经输卵管扩散至腹腔引起肝周炎，症状主要表现为胁下刺痛，常和胆囊炎、胸膜炎混淆。实验室检查，肝功能正常。

此外，妊娠期发病还可发生早产、流产、死产和低体重婴儿。由于生殖器和肛门等处卫生条件差，当身体抵抗力下降时也常并发尖锐湿疣、生殖器疱疹、念珠菌感染等其他性传播疾病。

（三）儿童 NGU

1. 新生儿衣原体结膜炎 因经母体产道时感染，生后 1～3 周发生结膜充血，常伴有鼻咽腔的感染而发现为咽炎。

2. 衣原体肺炎 有报道，婴儿 6 个月以内肺炎中有 30%～40% 是由衣原体感染而引起，表现为犬吠状咳嗽，起病缓慢，低热或不发烧，青霉素、磺胺药治疗无效或疗效不显。

二、实验室检查

（一）衣原体检查

1. 直接涂片法 多形核白细胞视野内大于 10 为可疑，大于 20 为阳性。

2. 荧光免疫染色检查 可查出带荧光的衣原体，敏感度超过 97%。

3. 试剂盒检验 主要有：①衣原体酶试剂盒，敏感性 81%，特异性 98%。②MicroTrak 试剂盒，敏感性和特异性分别达到 93% 和 96%。

（二）支原体检查

1. 血清学检验 将支原体接种到琼脂平皿上后，用落射荧光显微镜进行观察。

2. 支原体培养 证明有尿素分解支原体生长。

三、鉴别诊断

1. 淋菌性尿道炎与非淋菌性尿道炎，鉴别要点详见表 8－1。

表8-1　淋病与NGU鉴别

	淋病	NGU
潜伏期	2~3天	1~3周或更长
排尿困难	多见	轻度或无
全身症状	偶见	无
尿道分泌物	量多、呈脓性	少或无、稀薄黏液状
WBC内革兰氏阴性双球菌	阳性	阴性
体外培养	淋球菌	衣原体、支原体

2. 霉菌感染　常伴有阴囊、会阴皮炎。

3. 疱疹病毒感染　分泌物多、排尿困难明显，外生殖器有皮疹，腹股沟淋巴结肿大，对抗生素治疗无效。

4. NGU还可能与淋病同时感染，因症状相似，故检查要仔细，如查体要仔细观察分泌物的情况，察看外生殖器有无皮疹，腹股沟淋巴结是否肿大，尿道内有否节性硬肿物。

［治疗］

一、中医方案

（一）针灸疗法

毫针法：主穴：肾俞、关元、三阴交。配穴：腰痛加气海、志室，食少、神倦加足三里、公孙、内关、神门，烦渴欲饮加大椎、太渊、丰隆，阳痿加阴陵泉。

方法：实证施泻法，虚证施补法，日1次。

灸法：关元、太溪。方法：艾卷施灸15~30分钟，间日1次。

（二）内治法

1. 脾胃湿热证　溺浊稀薄如米泔状，尿时茎中无涩痛，仅有刺痒感，伴有胸闷、口干口渴，脉滑数，舌质红，苔黄微腻。治宜清热利湿。方选程氏萆薢分清饮加减：川萆薢、炒黄柏、莲子心各6g，茯苓、白术、生地、车前子各10g，丹参12g，石菖蒲、木通、甘草各4.5g。

方释：方用萆薢、车前、木通、茯苓、黄柏清热利湿。白术、甘草益气健脾。生地、丹参凉血化瘀，石菖蒲通窍止痛。

2. 肾元亏损证　小便频数，时有水痱样分泌物溢出，伴有精神萎靡，面色皖白，肢端冰冷不温，形寒怯冷，舌质淡红常有齿痕，少苔，脉沉细无力。治宜温肾固涩。方选固真丸加减：晚蚕蛾6g，肉苁蓉、益智仁、茯苓各12g，山药、菟丝子各15g，龙骨、鹿角胶（烊化）、莲肉、桑螵蛸各10g。

方释：方用肉苁蓉、蚕蛾、菟丝子、鹿角胶温阳益肾。龙骨、莲肉、桑螵蛸、益智仁补肾涩精。山药、茯苓益脾渗湿。脾肾得补则精秘浊清，诸症可愈。

（三）中成药

1. 通灵散　益智仁、茯苓、白术各等份。研细末，每服6g，水煎服。适用于实证。

2. 厚朴（姜汁炙）30g，茯苓3g，水酒各半。煎服。适用于实证。

3. 白果、莲肉、江米各15g，胡椒末30g乌骨鸡1只，如常洗净，装入鸡内，煮熟，空心食之。适用于实证。

4. 秘精丸　牡蛎、菟丝子、龙骨、五味子、韭子、茯苓、白石脂、桑螵蛸。适用于虚证。

5. 四精丸　鹿茸、山药、肉苁蓉、茯苓。适用于虚证。

二、西医方案

（一）预防和控制

首先要制止性关系混乱现象，争取早发现、早治疗，避免后遗症，长期追访，以防复发。鉴于本病病程缓慢，合并症严重，故治疗要及早，对可疑者不必确诊后即可着手治疗。

（二）药物治疗

抗生素中青霉素对本病无效。四环素对衣原体敏感，可作为首选。

1. 四环素　0.5g，每日4次，7～10天1个疗程，有些病人需2～3个疗程。

2. 红霉素　为主要替代药物，适用于孕妇和7岁以下儿童。0.5g，每日4次，7～10天1个疗程。

3. 多西环素　0.1g，每日2次，7～10天1个疗程。

4. 复方新诺明　1.0g，每日4次，7天1个疗程。

5. 庆大霉素　24万～32万单位，静脉滴注，每日1次，7～10天1个疗程。

上述药物遇有复杂感染（如有并发症），治疗期可延长到3周左右。

新生儿治疗时应静脉滴注红霉素，按每日25mg/kg，同时用红霉素眼药水局部滴眼。

[典型病例]

史左，溲浊淋漓赤白，溺时管痛，湿胜于热则为白，热胜于湿则为赤。经云：诸转反戾，水液浑浊，皆属于热。一则热迫血分，一则湿郁下焦，瘀精留滞中途、膀胱宣化失司，赤浊白浊，所由来也。拟清肝火，渗湿热，佐去瘀精。龙胆草4.5g，粉萆薢10g，细木通2.4g，黑栀子4.5g，远志肉3g，滑石10g，生草梢2.4g，粉丹皮4.5g，琥珀屑0.9g（冲），淡黄芩4.5g，川雅连0.9g，通草2.4。（《丁甘仁医案》）

[科研进展]

HGU病原体，排除淋球菌之外，支原体、衣原体、真菌、滴虫、病毒等各种微生物都可成为致病因素。目前临床上中医治疗该病有专方、辨证分型、中西医结合进行治疗。

专方治疗：廖元兴应用具有利湿通淋、固肾健脾的复方六草汤（金钱草、车前草、旱莲草、益母草、黄精、怀山药各30g，灯心10扎，甘草10g），每天2次水煎服，治疗非淋菌性尿道炎，治愈率为88.7%，明显优于四环素、利福平、米诺环素的对照组。周亦农用鱼腥草、车前草、益母草、黄精、土茯苓、蒲公英、山药、丹参、黄柏、元胡、灯心草、甘草水煎后制成尿炎康和剂治疗非淋菌性尿道炎取得显著疗效。邓光远用白花蛇舌草、瞿麦、萹蓄、车前子各15g，蒲公英、丹皮、赤芍、猪苓各12g，大黄、黄连、黄柏、山甲、木通各10g，甘草6g。治疗非淋菌性尿道炎165例，结果治愈59例。王自彬自拟双草饮，李少文自拟清热利湿汤分别治疗非淋菌性尿道炎80例和120例，结果治愈率分别为70%和35%。王知侠应用传统八正散加味治疗非淋菌性尿道炎68例，总有效率为92.6%

辨证分型治疗：根据非淋菌性尿道炎的临床表现和发展进程，医家多分为三型或四型辨证施治。池凤好分为湿热下注、气滞血瘀、肾阴亏虚、脾肾亏虚四型分别用湿热清方、疏肝通淋汤、六味地黄汤加味、无比山药丸加减进行治疗170例，疗效满意。

中西医结合治疗非淋菌性尿道炎各有优势和长处。韩晓燕以中药苍术、木通、野菊花、黄连、鱼腥草、土茯苓、金钱草、车前子、黄柏煎水内服，配合肌注头孢噻肟钠治疗非淋菌性尿道炎39例，结果疗效明显优于单纯中药组和西药组。王继文用黄连、野菊花、黄芩、黄柏、栀子各30g，银花、地丁、青天葵、公英各20g。水煎服。同进加服诺氟沙星0.2g，每天2次，治疗85例，结果疗效优于单纯西药或单纯中药治疗组。

此外有报道用针灸治疗非淋菌性尿道炎408例，取得了痊愈率64.4%的较好疗效。

［按语］

HGU初期作为实证、热证，常与湿热阻于下焦有关，治宜清热通淋、解毒止痛，病久则转为虚证或虚实夹杂证，多与阴虚及劳伤精气有关。治宜攻补兼施，其组方配伍补三泻七，或者补七泻三。

参考文献

1. 廖元兴．复方六草汤治疗非淋菌性尿道炎的疗效观察．临床皮肤科杂志，1992，（1）：22.

2. 周亦农．尿炎康合剂治疗男性非淋菌性尿道炎临床研究．新中医，1997，（5）：38.

3. 邓光远．通淋解毒汤治疗非淋菌性尿道炎165例临床观察．吉林中医药，1995，（5）：11.

4. 王自彬．双草饮治疗支原体尿道（宫颈）炎临床探讨．中国性病艾滋病防治，1998，（3）：135.

5. 李少文．清热利湿法治疗衣原体支原体尿道炎120例．湖南中医杂志，1998，（3）：56.

6. 王知侠．加味八正散治疗非淋菌性尿道炎68例．中国皮肤性病学杂志，1998，（3）：191.

7. 池凤好．非淋菌性尿道炎的中医辨证分型与中药治疗探讨．中药市场与信息，1996，（3）：22.

8. 韩晓燕．中西医结合治疗淋菌性尿道炎临床疗效观察．中国中医药信息杂志，1997，（10）：20.

9. 王继文．中西医结合治疗非淋菌性尿道炎的疗效观察．中国中西医结合杂志，1996，（4）：249.

10. 王侃．针灸治疗淋病双球菌感染595例临床观察．中国针灸，1991，（5）：7.

第九章 寄生虫类性传播疾病

第一节 疥疮

［概述］

疥疮是疥虫寄生于人体皮肤表层所引起的接触传染性皮肤病。它通过相互间的密切接触而传染，其中虽然可以通过共用病人的衣、巾、被等间接传染，但更主要的是通过床铺、相互直接接触而传染。因为性行为和密切接触是造成疥疮传染的主要途径之一，所以目前本病也被认为是性传播疾病中的一种。

疥疮病名出自于晋代《刘涓子鬼遗方》，隋代《诸病源候论》不仅认识到本病由虫引起，而且还认识到该病的传染性。

［源流考略］

疥疮是一种流行性传染病。欧美流行病学调查发现，疥疮在欧洲和北美的流行有周期性暴发的特点。大约每30年为一周期，流行结束与下一次流行间隔约15年，战争过去是促发疥疮流行的重要因素。第二次世界大战，本病在世界流行，五十年代该病很少见，但六十年代开始又进入新的暴发周期。1963年西欧大量发现病例，以后逐步向世界各地区扩展，1967年的土耳其、越南，1968年的马来西亚，1970年的美国，1975年的菲律宾都有较大面积的暴发流行情况。

新中国成立前疥疮流行，新中国成立后医疗防治工作普及开展，五十年代已基本上消灭。1973年开始先在广东发现（香港、澳门同时流行），近十余年来又有大流行，从城市向农村和牧区蔓延，现在几乎传遍全国，具体原因尚未明确，但卫生不良、旅游交往频繁、性接触混乱肯定为促发因素。

在中医文献中对疥疮的描述有五个突出的方面：一是认识到该病由虫而起；二是具有较强的传染性；三是将疥疮分为五类，其中湿疥类似疥疮的感染；四是治疗疥疮的药物多数用硫黄之类；五是主张隔离治疗，避免传染他人。

［病因探微］

一、西医论述

1. 病原虫 人疥虫为卵圆形扁平球状，黄白颜色，雄虫长0.2～0.3mm，雌虫长约0.3～0.5mm，雄虫仅为雌虫的一半，二者肉眼勉强可以看到。

2. 活动规律 疥虫白天静伏不动，夜间始出来活动。其致病有两种原因：一是疥虫掘凿皮肤表皮角质层而引起的机械性刺激；二是疥虫的分泌物和死后的虫体毒素反应而引起的化学性刺激。

二、中医论述

1. 湿毒蕴结 脾经积热，日久化毒生虫，侵袭肤腠，致使瘙痒，日轻夜重。甚者抓破皮肤而渗出，或者毒染成疮。

2. 虫淫侵袭 使用、接触患者的衣服、被褥等生活用品，疥虫侵袭体肤而成。诚如《石室秘录》所说："生疮疥不可在浴堂内去，浴必须以药汤在自家屋内浴之。"

[诊鉴要点]

一、诊断要点

1. 好发部位 手指缝、手腕屈侧、肘窝、妇女乳晕及乳房皱襞、外生殖器、大腿内侧等皮肤娇嫩处，婴儿亦可见于面部和头皮。

2. 皮肤损害 散在分布的针头大小的淡红色丘疹和小水疱。仔细检查，可以找到灰白色、淡红色小点，此即疥虫所藏之处。

3. 自觉症状 剧烈的瘙痒，夜间尤甚，无法睡眠。

4. 继发病症 ①因搔抓可继发感染而引起脓疱、疖肿、毛囊炎、甲沟炎、甚至蜂窝织炎、淋巴结炎，严重的还可能产生蛋白尿、急性肾炎。皮肤还可有湿疹样变或苔藓样变，因而常易误诊或漏诊。②少数反复感染的病人，还可在阴囊、臀、乳晕、股内侧出现红棕色结节性损害，叫疥疮结节。

二、鉴别诊断

本病需和以下疾病相鉴别：

1. 急性湿疹 多形性皮疹，无一定的好发部位，亦无集体或家庭传染病史。

2. 丘疹性荨麻疹 为散在性丘疹，周围有纺锤形红晕，抓搔后起风团，极易复发，一般有过敏原因，外阴处极少见，检查无疥虫。

3. 阴虱病 好发部位以下腹、生殖器、肛周为主，指缝等处皮肤不涉及，查体可找到阴虱和虫卵。

[治疗]

一、中医方案

(一) 针灸疗法

毫针法：取曲池、八邪、血海、百虫窠、阴陵泉、八风。

方法：施泻法，针刺得气后留针 30 分钟，其间行针 3 ~ 5 次，每日 1 次。

(二) 其他疗法

耳针法：取肝、脾、神门。

方法：针后留针30分钟，2日1次。

（三）内治法

1. 风毒袭肤证 指间、少腹、腋窝、阴部等处，可见丘疹、丘疱疹和线条样隧道，自觉瘙痒，夜间尤剧，舌质红，苔少，脉数。治宜散风清热，利湿杀虫。方选消风散加减：荆芥、蝉衣、炒苍术各6g，防风、当归、苦参、炒牛蒡子各10g，茯苓皮、白鲜皮、生地各12g，芦荟4.5g，甘草3g。

方释：方用荆芥、防风、蝉衣、苦参、牛蒡子、甘草疏风清热，白鲜皮、茯苓皮、芦荟、苍术燥湿解毒，杀虫止痒，当归、生地养血活血，以助风药止痒之效。

2. 湿热内蕴证 四肢躯干出现淡红色丘疹或丘疱疹，瘙痒。舌质红，苔白腻，脉弦滑，或舌脉无异常。治宜疏风清热除湿杀虫。方选荆防败毒散加减：防风、荆芥、百部、土茯苓、白鲜皮、苦参各15g，茵陈、薏苡仁各20g，车前子10g。

方释：方用防风、荆芥疏风清热，茵陈清热利湿，薏苡仁、车前子健脾利湿，百部、土茯苓、白鲜皮、苦参、地肤子除湿杀虫。

3. 热毒炽盛证 四肢躯干出现淡红色血疹，搔抓后出现血痂、湿疹、脓疱、疖肿等。治宜清热利湿，解毒杀虫，方选黄连解毒汤加味：黄连、黄柏、黄芩、栀子各20g，蝉衣、藿香、茯苓、车前子各15g，川芎、芦荟各10g。

方释：方用黄连、黄柏、黄芩、栀子清热解毒，蝉衣、藿香发表理气、化湿消风除热，车前子、茯苓利湿，川芎活血化瘀，芦荟清热杀虫。

加减法：剧痒加蛇床子、地肤子，热甚加黄连、丹皮、银花，滋水加生黄芪皮、生牡蛎。

（四）中成药

1. 花椒10g，地肤子30g。或用苋菜根，浮萍各30g。或用荜茇，或用闹羊花，加水适量，外洗。

2. 硫黄12g，松香10g，黄丹3g。研细末，香油调敷，外涂。以上两方，适用于疥疮痒重，但未破皮毒染阶段。

3. 黄连10g，苍耳子15g。研细末，入冰片2.5g，再研匀，凡士林调膏外涂。

4. 花椒9g，枯矾15g，地肤子30g。煎汤熏洗，再用硫黄粉10g。熟猪油调膏外搽。

5. 除疥膏　硫黄120g，红粉20g，大枫子仁40g，核桃仁40g。捣研如泥，外搽。以上三方适用于渗出和毒染阶段。

（五）外治法

1. 皮疹泛发，痒重，选用苦参、蛇床子、白矾、荆芥穗各20g。或用丹参、苦参、蛇床子各30g。煎汁外洗，然后选用一扫光、灭疥灵、硫水膏等外搽。应说明的是成人可擦10%~20%硫黄软膏，婴儿、幼儿可擦5%硫黄霜。

2. 若因抓破毒染而成脓疥时，选用青黛膏外涂，日1~2次。

二、西医方案

（一）禁忌房事，与患者有性接触者、家庭成员和集体生活者均须检查本病。

（二）煮沸消毒病人的衣被、内裤，被褥亦需阳光下曝晒。

（三）外用药

1. 疥得治或灵丹霜薄涂全身（除面部以外），然后再着重涂抹皮疹处，涂后12小时洗澡。更换消毒后的衣被，孕妇禁用。

2. 10% ~25%硫黄软膏外用，方法同上。每日早晚各涂1次，连用3日，然后洗澡更衣，连用4~5次，痊愈方止。

3. 结节性疥疮　应每晚用煤焦油凝胶2~3周，结节内注射类固醇皮质激素（如地塞米松5mg/ml）

4. 老年性疥疮　除常规治疗外，还应将指甲剪短，把杀疥虫药刷入游离缘下，持续数日。

5. 婴幼儿疥疮　因皮肤娇嫩，1岁以内者外用5%硫黄霜，1~3岁者外用5% ~10%硫黄软膏，每晚搽1次，3日1个疗程，连续2个疗程。

6. 结痂性挪威疥疮　常在外用药前先使用角质溶解剂使之软化、变薄，然后使用杀疥虫药，效果倍增。

（四）内治法

1. 服抗组胺药和地西泮脱敏止痛。

2. 继发感染、化脓者服抗生素。

3. 继发肾炎等重症，应采取相应的治疗措施。

［典型病例］

案1. 梁某，男，18岁。患者一月前去农村探亲，返宁后皮肤瘙痒，继在手足、躯干部陆续发现小颗粒及水疱，因痒甚搔破淌水。检查：腋窝、腕内侧、指缝、指侧、外生殖器、少腹部。均有分布对称的针头、粟粒大丘疹及水疱，并间有脓疱、结痂、抓痕等损害，两侧腹股沟淋巴肿大。指缝间可见个别黑色线纹并查到疥虫。诊断为疥疮伴继发感染，给内服丁半合剂（紫地丁、半边莲）以清热解毒。15%硫黄软膏外搽以杀虫。二诊时症情明显改善，嘱连用硫黄软膏外搽至愈。(《实用中医皮肤病学》)

案2. 男，18岁。指间发疹一月，面浮肿一周。一月来指间皮肤瘙痒，出现丘疹、水疱，流黄水，10天后皮损延及下臂前内侧。曾与疥疮病人密切接触。查体：颜面苍白水肿，上眼睑为著。双手指间及前臂内侧见弥漫或散在的丘疹和水疱。双肾区叩痛，双下肢无指压痕。经实验室检查，诊断为：疥疮，急性肾小球肾炎。治疗一月后疥疮痊愈，两个月后血压正常，水肿消退。本例符合疥螨感染后引起机体免疫反应异常所致。［宁夏医学杂志，1995，17（2）：104］

［科研进展］

疥疮虽然是一种常见的STD，但对婴幼儿疥疮时有误诊的发生，应引起足够的重视。如高玮报告：69例有明确疥疮接触史，误诊为婴儿湿疹42例，丘疹性荨麻疹17例，脓疱疮8例，瘙痒症2例。经灭疥治疗均痊愈。误诊原因：①对婴幼儿疥疮特点认识不足；②忽视询问接触史；③对皮损特点不做详细检查；④不规则灭疥治疗无效时，复诊中又不考虑该病。

疥疮在外治法中包括中药、西药和冷冻等方面：中药治疗主要是外洗剂，如秦国进用中药收湿止痒汤（硫黄、白矾、苦参、黄柏各30g，蒲公英120g。水煎取汁）洗浴全身，除去脓疱、脓痂，另取无菌纱布数块，浸药液湿敷，每次30分钟，日4~6次。本组32例，均治愈。方琦采用根皮花叶汤（羊蹄根、苦楝皮各50g，银花、艾叶各20g。并发湿疹与脓疱加徐长卿、野菊花各20g，遗留结节损害加蜂房、皂刺各20g。水煎取汁，搽洗），三天为一疗程。结果：治疗

75 例，1 个疗程治愈 35 例，2 个疗程治愈 25 例。治愈后近期复发 15 例。

西药治疗：菌疥敏霜治疗疥疮 52 例，采用随机单盲法分为两组，治疗组 52 例采用菌疥敏霜，每日外搽 2 次，7 天为一疗程。对照组 40 例采用自配 10% 硫黄软膏，每日外搽 1 次，用法同前。结果两组疗效经统计学处理有非常显著性差异（$P<0.005$），治疗组明显优于对照组。菌疥敏主要成分有升华硫、氯己定、达克罗宁等药物。在多种治疗效果不显的情况下，王砚宁建议用甲硝唑液治疗。方法：1∶5000 苯扎溴铵溶液 150ml，甲硝唑液 50ml 自颈下涂遍全身，每晚 1 次，3 天一疗程。衣物消毒。结果：一疗程后，痊愈 52 例（87.0%），有效 8 例（13%）。有效率 100%。甲硝唑在体内、体外的杀虫作用临床已得到证实，1∶5000 的苯扎溴胺体外杀虫作用也很明显。因疥虫寄生于角质层，药物易渗透而直接进行杀灭。尤其适用于婴幼儿和部队野外训练。

此外，疥疮结节在传统的治疗中，常用液氮冷冻疗法，近年来用药物治疗做了一些探索，如吴华红用艾洛松霜取得了较好的效果，具体方法为：用药前先用温水泡洗患部，将霜剂薄薄涂于每个结节上，并轻轻搽搓，每日一次。对照组 40 例用醋酸地塞米松软膏，每日用药二次，余用法同治疗组。结果：治疗组痊愈 24 例，显效 10 例，有效 6 例，总有效率 85%，对照组分别为 16 例、12 例、8 例，无效 4 例，总有效率 70%。

[按语]

疥疮以外治为主，在具体实施中必须注意两点：一是治疗要规律性用药，一个周期在 2～3 周。同时还要重视内衣、被褥等的煮沸消毒。二是中药的配制软膏，尽量避免使用含有轻粉之类的重金属类药品。特别是破损部位，更应当慎之又慎。

参考文献

1. 高玮．婴幼儿疥疮 69 例误诊分析．临床误诊误治，1999，12（1）：30.
2. 秦国进．收湿止痒汤浸泡治疗疥疮感染 32 例临床观察．黑龙江中医药，1992，（1）：31.
3. 方琦．根皮花叶汤外洗治疗疥疮．新中医，1994，26（3）：47.
4. 何斌．菌疥敏霜治疗疥疮 52 例疗效观察．皮肤病与性病，1996，18（2）：43－44.
5. 王砚宁．甲硝唑液治疗疥疮 60 例．人民军医，1998，41（4）：241－242.
6. 吴华红．艾洛松雾治疗疥疮结节 40 例临床观察疗效岭南皮肤性病科杂志，1998，5（1）：23－24.

第二节　阴虱病

[概述]

阴虱病是阴虱引起的皮肤病，常由性交或性接触而传染，因而也列为性传播疾病的一种。中医称阴虱又名八脚虫，故称阴虱疮或八脚虫疮。

[源流考略]

本病近年来在美国和西欧有小的流行。寒冷地区的农村较为多见。好发于 15～19 岁女性。

传播途径多为性交，常见夫妇同患此病。内裤、床垫、厕所座位也可间接传播，但很少见。本病流行的主要原因是卫生条件差，但性乱也是重要原因之一。

中医较早地对阴虱有了深刻的认识，如隋代《诸病源候论》有头虱的描述，《类证治裁》有阴毛生虱的记载，《疡医大全》说："此虫最易传染，得此者，勿近好，近之则好人即生此虫，不可不慎。"《医宗金鉴》对其症状有确切的描述："瘙痒难忍，抓破色红，中含紫点。"

［病因探微］

一、西医论述

1. 病原虫　阴虱是一种卵圆形灰色昆虫，它较头虱和衣虱小，宽而短。雄虱比雌虱略小。

2. 虱卵通常成角度地斜附在毛干上，铁锈色或淡红色小粒状，有时似点状血痂，很易与白色的头虱卵鉴别。经6～8天左右，虱卵孵化成幼虫，再经13～17天发育为成虫，从卵发育至成虫的时间为20～26天，成虫后大约活1个月时间。

3. 阴虱在吮吸人血的同时，还放出有毒的唾液，使该处皮肤瘙痒、发炎。另外，阴虱病常与其他STD病一起存在，例如滴虫病、疥疮、尖锐湿疣、生殖器念珠菌病，甚至梅毒、淋病，故发现了本病也可为其他性病提供线索。

二、中医论述

1. 因交媾不洁，相互染着，乃致阴虱叮咬皮肤。正如《外科证治全书》所说："阴虱疮，一名八脚虫，前阴毛际内，由浴后失洗不洁，搏滞生虫起疙瘩，或红或白，瘙痒难忍。"

2. 肝、肾二经浊气生热，郁久化虫，或与阴虱患者密切接触，即生此疾。

［诊鉴要点］

一、诊断要点

常见的自觉症状为剧烈瘙痒，主要部位在阴毛、肛周附近，搔抓后常会继发抓痕、血痂和脓疱疹、毛囊炎、湿疹。仔细观察，患处附近有时可见到豌豆至指头大小的青色、深灰色斑疹、不痒，压之不褪色，多见于股内侧、下腹部，这乃因阴虱吸血时，唾液进入人体血液而使血红蛋白变色，杀灭阴虱后青斑仍可继续存在数月之久。

二、鉴别诊断

本病瘙痒后的皮损应和痒疹、湿疹、荨麻疹等鉴别，最主要的依据即是否查找到虱体和虫卵。另外还应鉴别：

1. 疥疮　发疹部位除外阴部以外，主要是指缝、腕屈侧、腋、乳房皱襞处。同时皮疹为水疱，并有隧道。查体时可找到疥虫。

2. 外阴瘙痒症　没有原发损害，搔抓后也无青色、灰色斑疹、不传染，查体也找不到阴虱和虫卵。

3. 神经性皮炎　原发疹为皮肤本色或淡红色扁平丘疹，慢性病程者有皮肤苔藓化，发疹部位以颈、肘后、髂部为主，不传染，也无阴虱和虫卵。

4. 外阴湿疹　初起红斑、丘疹、渗出，病程日久，皮肤枯厚，状呈织席，并有剧痒。

[治疗]

一、中医方案

以外治为主，杀虫灭虮至为重要，但在染毒成脓时，可酌予内治。

（一）内治法

1. 热重于湿证 常因搔抓不洁，皮肤焮肿，染毒成脓，附近臖核肿大，脉滑数，舌质红，苔薄黄。治宜清热解毒，凉血消肿。方选消肿解毒汤加减：黄柏、黄芩、焦栀子、生甘草各10g，银花、连翘、地丁各12g，黄连6g，白茅根、夏枯草各30g。

方释：方用黄柏、黄芩、栀子、甘草、银花、黄连苦寒解毒，遏制毒热，地丁、夏枯草、白茅根、连翘凉血消肿，散结消核。

2. 湿重于热证 阴毛处可见阴虱叮咬而引起的丘疹及小蓝斑。皮肤轻度潮红，瘙痒，搔抓后糜烂，渗液较多。或有食少纳差、倦怠无力。舌质淡，苔白或白腻，脉滑。治宜健脾利湿清热，方选萆薢渗湿汤：萆薢、薏苡仁、赤苓、丹皮各15g，黄柏、滑石各20g，泽泻、通草各10g。

方释：方用薏苡仁健脾利湿，黄柏、丹皮清热凉血，化瘀消肿，萆薢、赤苓、泽泻、通草、滑石清热利湿，使湿热之毒从小便而出。

3. 湿热伤阴证 阴毛处可见阴虱叮咬而引起的丘疹及小蓝斑，瘙痒，搔抓后可溃烂不愈，缠绵日久，可有口干、五心烦热、颜面潮红，腰膝酸痛，舌红少苔，脉细数。治宜补肾清热利湿，方选芦柏地黄丸：芦荟、山药各10g，黄柏、熟地各20g，丹皮、茯苓、泽泻、山萸肉各15g。

方释：方用熟地、丹皮、茯苓、泽泻、山萸肉、山药滋补肝肾，清利湿热，芦荟杀虫止痒，黄柏既清泻肾经虚热，又不耗伤肾经阴精。

（二）中成药

1. 除虱酊（百部250g，烟叶、芦荟各6g，白果仁10g。白酒500ml。浸泡3日，备用）适用于阴痒阶段。

2. 百部、紫草各20g，花生油100ml。小火加热至油呈紫红色，过滤存油，备用。适用阴虱叮咬较重，但又未化脓阶段。

3. 芦柏地黄丸（熟地、丹皮、茯苓、山萸肉、山药、泽泻、黄柏、芦荟，炼蜜为丸），日服2次，每次3g。既能预防，又有治疗作用。

（三）外治法

1. 剃去阴毛，选用银杏无忧散。

2. 若毒染成脓，选用紫金锭。

3. 若毛际内结痂，状如蜡皮，选用翠云散。

二、西医方案

1. 禁忌房事，与患者有性接触者均须检查除外本病。

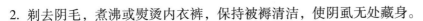

2. 剃去阴毛，煮沸或熨烫内衣裤，保持被褥清洁，使阴虱无处藏身。

3. 药物治疗

（1）25%苯甲酸苄酯乳剂涂于患部及周围皮肤，隔日洗涤，1 周后重复治疗 1 次。

（2）外用疥灵霜。

（3）继发感染用抗生素治疗，瘙痒甚时可配合口服抗组胺药物。

（4）中药百部酊：25% ~50%的百部酊外用。

（5）抓破色红，中含紫点，宜内服芦柏地黄丸主之。

［**科研进展**］

阴虱是一种传染性较大的 STD，梁东辉通过对 40 例船员传染阴虱的分析，认为与如下因素有关：一、工作流动性大，不少人两地分居，造成部分人有冶游史。二、居住环境狭小潮湿，船员相互接触密切。三、个人卫生条件较差。建议加强对船员有关 STD 的宣教。

本病的治疗以外治为主，李昌仪用中药外洗，治疗阴虱 26 例，痊愈 20 例，好转 6 例。具体方法如下：生百部、蛇床子各 30g，雄黄 20g，冰片 3g（后下）。上药加水 1000ml，煎煮 15 ~20 分钟，滤出药渣，加水再煎 1 次，将 2 次药液混合，冰片趁药液稍热时放入。1 日 1 剂，药液可分 2 ~3 次外洗阴部和肛门处，洗时要稍用力擦，每次反复洗 10 ~15 分钟，连洗 5 天。合并其他病者同时对症治疗。复方百部酊（百部 30g，蟾酥 2g，75%酒精 100ml。浸泡一周后去渣，滤过原汁，用酒精加至 100ml 备用），用法：剃去全部阴毛，外涂药液日 1 ~2 次，每日换内裤，用药 3 天后洗澡 1 次。1 周后，80 例均愈。王雪清用爱宝疗液治疗阴虱 30 例，均愈。用药方法：爱宝疗液是一种间甲酚磺酸与甲醛的浓缩制剂，毒理实验已证实，该药无毒性及致癌性。于月经干净 3 天左右剃去阴毛，肥皂水洗净后用爱宝疗原液均匀涂布外阴部 1 次，涂布后禁止冲洗。第 2 天开始用 50%爱宝疗稀释涂布，早晚各 1 次，连用 3 天。

［**按语**］

阴虱的治疗，一方面强调患者本人及性伴侣同时治疗，内裤一定要煮沸消毒，另一方面在治疗的过程中，避免房事。否则极易传染给对方。

参考文献

1. 梁东辉．船员患阴虱 40 例临床分析．中国皮肤性病学杂志，1997，11（4）：29.

2. 李昌仪．中药外洗治疗阴虱病 26 例．广西中医药，1996，19（4）：38.

3. 萧子斌．复方百部酊治疗阴虱病 80 例疗效观察．云南医药，1992，13（1）：40 -41.

4. 王雪清．爱宝疗液治疗阴虱 30 例临床观察．哈尔滨医科大学学报，1998，32（2）：143.

第三节　毛滴虫病

［**概述**］

毛滴虫病是由阴道毛滴鞭毛虫寄生于女性阴道、男性前列腺及两性尿道而引起的炎症传染性疾病。发生率女性高于男性，主要通过性接触而直接传染，也可通过盆洗用具和其他间接传染。有性生活的男女感染率达10%～20%，妓女则高达50%～75%，是泌尿生殖系统广泛传播的一种STD。

中医所称阴䘌、阴门痒、阴痒、带下等症与本病相接近。

［病因探微］

一、西医论述

阴道毛滴鞭毛虫是一种无色单细胞微生物，多呈梨形或水滴状，直径10～20μm，有多核白细胞的2～3倍大小。

最适合滴虫生长繁殖的酸碱环境为pH值5.5～6.5，pH值7.5以上时生长被抑制。

其发病机理是阴道内的毛滴虫可消耗其处的糖原，从而阻碍阴道内乳酸杆菌的酵解作用，致使正常的阴道酸性环境被破坏，增加其他各种致病菌的大量繁殖机会，造成继发性的细菌感染。妇女月经后和妇女妊娠期，阴道的pH值本来就接近中性，又富有血清等营养物质，此时存在于阴道的毛滴虫容易迅速繁殖，故这二期的妇女，其感染率、发病率均较高。毛滴虫不仅寄生在阴道，还可以侵入尿道、尿道旁腺和上行至膀胱、肾盂，通过性接触和其他途径，男性的阴茎包皮腔、尿道，尤其是前列腺中，也常为滴虫的寄生之处。有3%～15%的妇女阴道内有滴虫而无炎症反应，称为健康带虫者。

传染途径分直接和间接两种：

1. 直接传播 即性接触传播。男性与患滴虫性阴道炎的女性性交后，感染了毛滴虫病，此时滴虫多寄生在前列腺内，射精时随精液排出。西方发达国家因性生活混乱而直接传播已成为本病主要的传播方式。

2. 间接传播 由于毛滴虫在体外环境的生活力较强，所以还可通过公共的浴池、浴盆、毛巾、游泳衣、衣物被褥，以及消毒不好的游泳池、河流、湖泊游泳区、坐式便桶和污染的医疗器械等途径传播。在我国，这种间接传播是本病的主要传播方式。

二、中医论述

1. 湿热下注　七情抑郁，久郁化火，脾虚湿生，湿热相合，循肝经下行，流注于阴部。

2. 脾虚湿盛　因欲事不遂，思想所淫，以致气血凝于阴间，积成湿热，久而不散。

3. 阴虚燥热，房事过度，伤及肝肾，致使肝肾阴虚，虚热内生，局部失其濡养，故淫痒不止。

此外，房事直接损及前阴，或者不洁交媾，均可感染热䘌，造成阴痒，乃至肿痛。

［诊鉴要点］

一、诊断要点

1. 潜伏期 1～2周，女性较短，一般4～7天，男性一般5～15天。

2. 自觉症状 女性白带增多最常见。典型滴虫性阴道炎的白带为灰黄色泡沫粉状，稀薄，有腥臭味，合并有化脓菌感染时，白带可呈黄绿色脓性而黏稠，严重者可混有血细胞而呈赤带。此外，病人会感到外阴或龟头瘙痒、灼热，性交时疼痛，累及尿道、膀胱时，还可有尿频、尿急、排尿烧灼样疼痛、间歇性血尿等炎症反应，但男性通常较女性为轻或无症状。

3. 体征 阴道和子宫颈口黏膜红肿，包皮过长的男性阴茎龟头亦可红肿。阴道穹隆处有多量液性或脓性泡沫状分泌物，两性均可引起尿道炎，极少数发展成为膀胱炎、肾盂肾炎，男性还可引起前列腺炎、附睾炎。另外，因毛滴虫可吞噬精子，阻碍阴道乳酸形成，还可能造成不育症。

二、实验室检查

1. 悬滴法 为检查滴虫最简便的方法，阳性率可达到80% ~90%。

2. 滴虫培养 用于怀疑滴虫病但悬滴法多次检查阴性者，准确率可达98%。

3. 染色法 常用瑞氏或吉氏染色法，还可用Papanicolaon染色检测滴虫，同时还可观察到阴道内其他微生物。

三、鉴别诊断

1. 本病当与念珠菌性阴道炎、加特纳菌性阴道炎、淋病等相鉴别。

2. 外阴白斑 女阴干涩，肤色减淡，或如白瓷，兼有瘙痒，当做病理而区别。

3. 女阴神经性皮炎 皮肤肥厚，状如苔藓，常随情志的喜怒而伴有轻重的趋势。

[治疗]

一、中医方案

（一）针灸疗法

1. 毫针法

处方1：次髎、中极、大赫、血海、三阴交、中封。

处方2：太溪、三阴交、蠡沟、太冲、百虫窠。

方法：任选一方，施泻法。

2. 灸法 取八髎穴。方法：将艾条点燃后，在双侧八髎穴上，自下而上，施雀啄灸之5 ~10分钟，日1次。

（二）其他疗法

1. 刺血法 取经外奇穴（无名指掌侧中节横纹处）。方法：采用三棱针点刺放血少许，3日1次，具有良好的止痒效果。

2. 穴位注射法 长强，中极。方法：采用0.25%普鲁卡因注射液，针刺得气后各穴慢推注1.5 ~2.0ml，2 ~3日1次。

（三）内治法

1. 湿热下注证 阴部瘙痒，搔破则有少许渗出或者轻微糜烂，部分还伴疼痛，黄带绵绵，夹有腥臭气味，兼有头昏少眠，胸胁苦满，小便短数，心烦易怒，口干且苦，脉弦数，舌质红，苔黄微腻。治宜清热利湿，兼以杀虫。方选龙胆泻肝汤合逍遥散加减：炒胆草、柴胡、当归、丹皮、甘草各6g，生地、车前子（包）、泽泻、赤茯苓各12g，焦栀子、芦荟各4.5g。

方释：方用胆草、栀子、柴胡清肝泻火，消肿止痛，赤苓、泽泻、车前子、甘草清热利湿，以除黄带，生地、丹皮、当归养血凉血，芦荟杀虫止痒。

2. 脾虚湿重证 阴部瘙痒，或阴内闷痒相兼，带下淋漓，伴有肢体倦怠，小便赤涩，纳少失眠，口淡无味，时时口干，脉缓滑，舌尖红，苔薄白腻。治宜健脾利湿。清热和胃。方选归脾汤加减：党参、白术、黄芪、当归各10g，茯神、桂圆肉、白芍各12g，枣仁、广木香、焦栀子、柴胡、丹皮各6g，生姜3片，大枣5枚。

方释：方用黄芪、党参、白术、茯神、姜、枣、木香、桂圆甘温扶脾，以固其本，当归、白芍养血柔肝，柴胡、栀子、丹皮清肝泻火，枣仁养血宁神。

3. 阴虚燥热证 阴痒而干涩灼热，伴腰酸耳鸣，头昏眼花，口干咽燥，脉细数，舌质红，苔少。治宜滋阴降火，润燥止痒。方选坎离既济丸加减：生地15g，炒黄柏、丹皮、麦冬、五味子各6g，何首乌、黄精、山药、钩藤各12g，旱莲草、女贞子、益母草各30g，柴胡6g，茵陈10g。

方释：方用黄柏、生地、丹皮、麦冬、女贞子、旱莲草滋阴降火，润燥止痒，山药、首乌、黄精、五味子滋肝补肾，以除阴痒干涩，益母草活血通络，茵陈、柴胡清解郁热，以除口咽燥热等症。

（四）中成药

1. 陈大蒜头末9g，山苦参、蛇床子各6g，白糖3g。装入胶囊。先用葱白8~10根，煎汤坐浴。晚上取胶囊2粒塞入阴道内，连用5~10日。适用于滴虫性阴道炎。

2. 大黄散 大黄、黄芪、黄芩、赤芍、玄参、丹参、山茱萸、蛇床子研细末。食前，温酒调服6g。适用于剧烈瘙痒。

3. 三黄散 大黄、黄柏、蛇床子、苦参、黄精、地肤子、白鲜皮、枯矾、五倍子各等量，研细末，每次取15~30g，水煎取汁，外洗。适用于霉菌性阴道炎。

（五）外治法

1. 阴痒因湿热下注而致，选用溻痒汤。
2. 阴痒因阴虚燥热而致，选用芎归汤。
3. 因霉菌而致阴痒，选用阴痒洗剂、治霉净阴塞剂。
4. 若渗出或糜烂，选用青黄散、锡类散。

二、西医方案

（一）全身用药

1. 甲硝唑，每日0.4~0.6g，分2~3次口服，5~7日1个疗程。孕妇前3个月禁忌，后期也应慎用，哺乳期禁用。美国疾病控制中心（CDC）推荐方案为甲硝唑2g，一次服用。替代方案为前述。

2. 曲古霉素，每日20万~40万，分2次口服，5~7日1个疗程。

（二）局部治疗

1. 治疗期间禁止房事，保持局部清洁，每天换洗。内裤、毛巾洗后煮沸5~10分钟灭菌。
2. 1/5000高锰酸钾溶液坐浴或冲洗阴道，每日1次，也可用1%乳酸或0.5%醋酸溶液。

3. 阴道栓剂（内含甲硝唑0.2、卡巴胂0.2、曲古霉素10单位）每晚塞用1粒，10次1个疗程。

4. 滴维净，每晚塞用1片，10次1个疗程。

［典型病例］

案1. 一妇人，素郁闷，阴内痛痒，不时出水，饮食少思，肢体倦怠，用归脾汤加牡丹皮、栀子、芍药、柴胡、生甘草主之而安。（《万病回春》）

案2. 余某，34岁，初诊日期：1974年4月10日。外阴痒已半年余，带下量中等，色黄，经前瘙痒尤甚，自觉阴道内似有虫爬感，性躁，小便黄热，大便干。脉弦，舌红，苔黄厚。辨证：肝经湿热下注。治法：清肝泻胆利湿。处方：龙胆草、生地各15g，柴胡、当归、泽泻、川楝子、苦参、木通各10g，栀子、车前子各12g，土茯苓24g。外用黄柏皮、白鲜皮、苍耳子、路路通各30g，细辛15g，熏洗。

治疗经过：上方进3剂后，痒感明显减轻，适当经前，洗剂停用。考虑经前忌苦寒。将胆草、栀子减为10g，去苦参、木通，加赤芍、白芍各10g，丹参12g。又进3剂。17日经行，阴痒见控制。后以原方加减进6剂，外洗药3剂，痒解。（《妇科析症举例·徐升阳》）

［按语］

中医认为本病湿热下注居多，与肝、脾有关，内治中初病当清利湿热，主方龙胆泻肝汤加减，久病则应从肝肾论治，法以滋阴降火，调补肝肾，主方知柏地黄汤加减。外治法应以燥湿、杀虫、止痒为要。

第十章 同性恋所致疾病

淫肠综合征

[概述]

本病是通过同性恋的直肠性交，以及口淫或性乱行为等传染的流行性疾病。以发热、腹痛、腹泻、里急后重及排泻含有黏液及脓血的稀粪便为其主要症状。类似中医所称泄泻。

[源流考略]

西方性解放导致性欲倒错或行为变态，以及同性性伴侣进行口腔－生殖器、阴茎－肛门或口（舌）－肛门性交为特点的同性恋，其所造成的疾病广义的有“同性恋肠综合征”，据报告仅有15.7%能证实其传染病因，狭义的有“淫肠综合征”，较为常见的有沙门菌属感染、志贺菌属感染。1974年，在城市中主要为青年男性同性恋。旧金山区卫生组织报告：该城市545例中，70%为男性，年龄20~39岁。弯曲杆菌感染，以前对此研究缺乏，1979年首例报告，仅叙述有脓便而无直肠炎和其他症状，1980年，西雅图的研究中确认弯曲杆菌感染，在男性同性恋中的重要性和频率，在直肠炎和结肠炎中空肠弯曲杆菌约占6%，在无症状的同性恋对照组中占3%，由此可见弯曲杆菌是男性同性恋中非淋菌性肠炎的常见病菌，并可为无症状的携带者。

中医对本病的认识，根据临床症状类似于古代所称的“濡泻”、“洞泻”、“注泻”、“肠澼”以及赤白痢、血痢、脓血痢、热痢等。《素问》论述“肠澼”，《难经》谈之“大瘕泻”，《伤寒论》列举“桃花汤”“白头翁汤”迄今仍为治疗该疾的有效方剂。

[病因探微]

一、西医论述

1. 沙门菌属感染 沙门菌属是革兰氏阴性杆菌，具有鞭毛，能运动，经鉴定发现的菌株已有一千多种，较常见的有猪霍乱沙门菌、鼠伤寒沙门菌、肠炎沙门菌、纽波特沙门菌、德尔卑沙门菌及鸭沙门菌等。沙门菌广泛存在自然界中。传播方式主要是食用被病菌污染的食物而得病，手指接触、不洁性交、肛交、口淫及苍蝇媒介亦为重要传播方式。

2. 志贺菌感染 志贺菌所引起的肠道传染病即细菌性痢疾。该菌是革兰氏阴性菌，可分四群：A群志贺菌及史密斯菌、B群弗氏痢疾杆菌、C群波依德痢疾杆菌、D群宋内氏痢疾杆菌。各菌种均具有内毒素，A群志贺氏菌且具外毒素。最常见的病原菌是弗氏痢疾杆菌及宋内氏痢疾杆菌，传染源是病人及带菌者。病菌通过粪便污染了手、苍蝇和用具，以及肛交、口淫等传播，本病全年均可散发，夏秋是季节性高峰。病原菌由胃进入小肠，在碱性环境中繁殖较快，产生内外毒素，病原菌的内毒素经肠部吸收后，人体对之产生强烈的反应，能使血管痉挛。如病情发展，可出现感染性休克和颅内压增高症状，临床上表现为中毒痢疾。

3. 弯曲杆菌感染 弯曲杆菌病是由胎儿弯曲杆菌所引起的急性传染病。此菌是革兰氏染色阴性微需氧杆菌。两端类尖，有极鞭毛，呈弧形、S形或螺旋形排列，呈快速螺旋状运动。可分为三个亚种，即胎儿亚种、小肠亚种及空肠亚种，其中以空肠亚种最为多见，胎儿亚种次之。病菌由肠道或生殖道排出，可通过直接或间接接触而经口感染。肛交、口淫、不洁性交均可传染。男性较女性多见，尤其是机体免疫功能低下的患者最易得病。

二、中医论述

1. 湿热互结 湿热二邪瘀阻胃肠，使之清浊不分，下注于肠而成。诚如刘完素所说："脏腑泻痢，其症多种，大抵从风、湿、热论……轻则飧泻身热，脉洪，谷不能化，重者下痢脓血黏稠。"

2. 疫毒移肠 内伤饮食不洁，外受疫毒所侵，致使脏腑虚弱，损伤脾胃与大肠所致。《疫病篇》说："疫毒移于大肠，里急后重，赤白相间，或下恶垢，或下紫血，虽似痢实非痢也，其人必恶寒发热，小水短赤，但当清热利水，宜本方增石膏、黄连，加滑石、猪苓、泽泻、木通，其痢自止。误用通利止涩之剂不救。"

3. 脾肾两虚 久病或者嗜食酒醴，或者纵欲伤精，造成精血耗伤而成。陈无择曾对泄泻提出三因：一是暑热之气，二是脏气郁结，三是饮服冷热酒醴，纵情恣欲，房室劳逸，致损精血。

[诊鉴要点]

一、临床表现

（一）沙门菌属感染

1. 潜伏期 4~24小时，偶短至2小时，少数2~3天。

2. 部位 胃肠、直肠、肛门、生殖器。

3. 临床特点 起病较急，多有畏寒、发热（38~39℃），可持续2~4天，初见腹部不适，继而腹痛、恶心、呕吐及腹泻，每日数次或20~30次不等。多呈水样便，深黄色或草绿色，可有恶臭，偶带脓血或呈血性便，腹泻严重者可引起脱水、酸中毒及休克。

（二）志贺菌感染

1. 潜伏期 自数小时至7天，多数1~2天。

2. 部位 下段肠道，外生殖器。

3. 临床特点 起病急，先有畏寒、发热，体温可达39℃以上，伴有全身不适，恶心、呕吐等毒血症状，在数小时后或同时出现腹痛及腹泻，腹泻每天十余次或数十次，初黄稀，后见黏液及脓血，便后有里急后重，尤其在下腹常有压痛，肠鸣音亢进。重症可有高热不退，严重吐泻，明显脓血便，显著脱水，酸中毒，低血钾症，血压下降。

（三）弯曲杆菌感染

1. 潜伏期 2~10天，平均5天，可有隐性感染。

2. 部位 上段肠道为主，外生殖器。

3. 临床特点 骤起腹泻，每3～4次或多达20余次，初为水样稀便，继有黏液或脓血黏液便，少数有明显血便。腹痛可剧烈，痉挛绞痛，甚至疑似急腹症。可发热38℃以上，或不发热，常伴有呕吐、乏力、不适、嗳气。由于病变在上部肠道，故罕见里急后重。少数病情稽延，间歇腹泻，持续3周。

二、实验室检查

（一）沙门菌属感染

1. 白细胞计数可稍增多，以后则减少。

2. 培养 可疑食物、病人呕吐物和大便，可有同一种致病菌生长。

3. 病人双份血清凝集效价递升4倍以上，或单次恢复期血清凝集效价在1∶160或以上者，亦有助诊断。

（二）志贺菌感染

1. 镜检特征 可见满视野分散的新鲜红细胞，多数成堆的外形完整的白细胞或脓细胞，少数巨噬细胞。

2. 细菌培养 新鲜大便接种SS培养基其他非致病性肠道菌不易生长，阳性率较高。

3. 免疫荧光球菌法 此法简便快速，特异性及敏感度均较高。

（三）弯曲杆菌感染

1. 病菌分离 取腹泻者大便，发热病人血液、穿刺液等为检材于42℃及25℃分别培养1～2天，即可见直径1～2mm小菌落生长。

2. 血清学检查 取双份血清检测凝集抗体效价有4倍或以上增长，即可诊断。

[治疗]

一、中医方案

（一）内治法

1. 沙门菌属感染 起病较急，畏寒发热、腹痛、恶心呕吐，泻下稀薄，每日数次或20～30次不等，伴恶臭，舌红，苔薄黄或黄腻，脉滑数或浮数。治宜清热化湿，宣畅气机。方选芍药汤加减：黄芩、当归、白芍、藿香、半夏、厚朴各10g，黄连、甘草、白术各6g，广木香3g。

方释：方用芍药、黄芩、黄连、广木香、甘草清化湿热，理气止痛，当归、白术、藿香、半夏、厚朴芳香化浊，宣畅气机。

2. 志贺菌感染 起病急，先恶寒后发热，伴全身乏力，恶心呕吐，腹痛腹泻，下痢每天十余次或数十次，痢下脓血或白冻，便后里急后重，伴肠鸣如鼓，或见神昏、谵语、惊厥、抽搐，或出现面色苍白，四肢厥冷，呼吸喘促，神昏汗出等内闭外脱之危候，舌质红绛，苔黄或黄燥，脉滑数或浮数。治宜清热解毒，行气泻热。方选白头翁汤合木香槟榔丸加减：白头翁10g，黄芩、黄连、秦皮各10g，木香、槟榔、大黄、甘草各6g，白芍12g。

方释：方用黄芩、黄连、大黄、白头翁、秦皮清热解毒，木香、槟榔理气化滞，甘草、白芍酸甘化阴，疏肝止痛。

3. 弯曲杆菌感染型 骤起腹泻，每天3～4次或20余次，初为水泻，继而黏液便或脓血便，腹痛剧烈，伴发热，但热势不高，兼见呕吐，神疲乏力，嗳气，无里急后重，舌红、苔薄黄或薄白，脉濡数或滑数。治宜解表化湿，宣畅气机。方选藿香正气散加减：藿香、半夏、厚朴、茯苓、白术各10g，葛根、苏叶各6g，黄连、黄芩、白头翁各3g。

方释：方用藿香、厚朴、法夏、苏叶、葛根解表化湿，理气和胃，白头翁、黄连、黄芩苦寒解毒，厚胃涩肠，白术、茯苓扶脾化湿，以固其本。

（二）外治法

选用马齿苋、白头翁各15g，黄芩、黄连、秦皮各10g，广木香6g。水煎取汁100～200ml。保留灌肠，每晚1次，连续10次为1个疗程。

二、西医方案

（一）对症治疗

1. 卧床休息，流食或半流清淡饮食，多饮盐开水。
2. 吐泻、腹痛重者暂禁食，给复方颠茄片1～2片，每天3～4次。
3. 失水者补液，及时纠正水及电解质紊乱及酸中毒，血压下降者给予升压药治疗。

（二）抗菌疗法

一般需要联合应用两种不同类的抗菌药，疗程须适当延长，有时可能需要反复多个疗程。可供参考的药物有呋喃唑酮、穿心莲、黄连素、新霉素、卡那霉素、庆大霉素、硫酸抗敌素、甲氧下氨嘧啶，用法以口服为主，必要时肌内注射。

（三）药物保留灌肠疗法

根据情况选用，每次100～200ml。每晚1次，连用10～14日为1个疗程。

［按语］

中药治疗有虚实之分，虚证多从脾肾入手，实证则从湿热论治。此外酌加保留灌肠，对控制症状很有帮助。

第十一章　性病常见并发症

性病并发症的产生主要是因为：在出现急性性传播疾病时，患者隐瞒冶游史，没有得到及时的治疗，或经过及时治疗，但治疗不彻底，或经过了正规治疗，但治愈后又重复感染，特别是没有重视性伴侣的同时治疗，或有多个性伴侣的患者，重复感染率较高，出现并发症也较多。

性病并发症可造成患者在心理上和生理上的终身痛苦、残废，甚至危及生命。同时也影响到子孙后代的身体素质，对中华民族的繁衍昌盛也带来了一定的威胁。因此必须预防性病并发症的产生和重视对性病并发症的治疗。

第一节　前列腺和精囊炎

［病因探微］

前列腺炎在临床上可分为非特异性细菌性前列腺炎、特发性非细菌性前列腺炎、非特异性肉芽肿性前列腺炎、特异性前列腺炎、前列腺痛和其他原因引起的前列腺炎六种类型。性病并发前列腺炎属特异性前列腺炎，是本节讨论的重点。据国外资料不完全统计，在性病并发精囊炎的病因病理和治疗基本法则与特异性前列腺炎相同，故本节将前列腺炎和精囊炎一并论述。

细菌可通过血行感染、淋巴感染、直接蔓延三种途径入侵前列腺和精囊。性病并发前列腺炎和精囊炎主要是通过直接蔓延患者的感染途径，在性生活时，由阴道内病菌带入而引起感染。

可能引起前列腺炎和精囊炎的性传播病原体有淋病双球菌、沙眼衣原体、解尿素支原体、Ⅱ型单纯疱疹病毒、阴道毛滴虫、白念珠菌、梅毒螺旋体等。其中最常见的致病菌是淋病双球菌。

特异性和非特异性前列腺炎可同时存在。当性传播病原体大量入侵时，由于腺体防御力的不足，更易造成前列腺和精囊的特异性感染。再者，过度纵欲和频繁手淫导致前列腺腺体充血，可诱发和加重前列腺炎和精囊炎。

［诊鉴要点］

一、临床表现

性病并发前列腺和精囊炎的症状，往往与尿道炎、附睾炎症状同时存在或混合存在。其主要表现为：尿频、尿急、尿痛、尿道灼热感、终末血尿和尿滴沥。会阴部沉重胀痛、间歇的短暂的会阴部抽搐为其特征。疼痛严重时可出现性功能障碍，表现为性欲减退、早泻、遗精、射精痛、神经衰弱等。形成前列腺脓肿时，除会阴部疼痛加剧外，直肠内有灼热感，腰背酸痛，排尿困难，甚至引起急性尿潴留。脓肿偶有向直肠或尿道破溃者。在慢性炎症中，虽然排尿症状不如急性期严重，但由于腺体纤维性变及挛缩延及后尿道，使膀胱颈硬化，也可出现后尿道狭窄的症状。

二、检查

肛门指检：可触及前列腺肿大、压痛，两侧叶大小、形态不对称。急性感染期的腺体压痛是严重的，此时禁忌行前列腺按摩和器械检查，以免导致严重的败血症。有前列腺脓肿时，肛门指检可发现一个紧张、坚硬和有压痛的前列腺肿块。

化验检查：根据性传播病原体的不同，化验检查的结果也不相同，而且有时区分较困难。淋菌感染的检查方法可使用泰耶马丁改良培养基进行细菌培养，白念珠菌的检查方法可在载有前列腺液的玻片上加一小滴10%氢氧化钠溶液，盖上盖玻片后微微加热，然后在显微镜下观察，可见到白念珠菌的细长菌丝或成群孢子体，从而作出诊断。阴道毛滴虫感染的诊断可在前列腺液的镜下检查时，发现阴道毛滴虫。

［治疗］

一、中医方案

（一）急性感染期的治疗

性病并发急性前列腺炎多属湿热下注，表现为排尿不畅、尿频、尿急、尿痛、发热、大便秘结，苔黄腻，脉濡数。治法以清热解毒、利湿通淋。方选八正散加减：木通、栀子、甘草梢各6g，车前、瞿麦、萹蓄各10g，滑石12g，大黄4.5g。

方释：方中木通、瞿麦、车前子、萹蓄、滑石通淋利湿，以解排尿不畅之苦，大黄、甘草梢、栀子清热泻火，导热下行，使之湿热之邪排出体外。

加减法：大便秘结，重用大黄，加枳实，发热、口苦、呕吐加柴胡、黄芩，湿热伤阴去大黄加生地、知母、白茅根。

（二）慢性前列腺和精囊炎的治疗

会阴沉胀、排尿困难、膀胱颈硬化，甚者尿线很细或者余沥未尽，夜尿多。舌质暗红，苔薄黄，脉沉细。治宜温阳益肾，化瘀通淋。方选滋肾通关散加减：沉香2g（后下），肉桂1.5g（后下），黄柏、知母、当归、皂刺各10g，石韦、王不留行、赤白芍、菟丝子、巴戟天各12g，甘草3g。

方释：方用沉香、肉桂、菟丝子、巴戟天益肾温阳，知母、黄柏清解虚热，两组同用，既温肾不伤阴，又解毒不伤阳，当归、赤白芍、皂刺、石韦、王不留行和瘀散结，通淋利尿。

二、西医治疗

急性感染的治疗必须同尿道炎的治疗同时进行，积极的抗生素治疗可使机体产生大量血清抗体而促进炎症的控制。有前列腺脓肿时，需做脓肿切开引流。

（一）病因治疗

淋球菌性前列腺炎和精囊炎：一般采用一次剂量的普鲁卡因青霉素G480万U[u]，分两侧臀部肌内注射，或口服羟氨苄西林3g/d，或口服氨苄西林3.5g/d。以上三种药物任选一种。同时伴服丙磺舒1g/d，可减少青霉素自肾脏排出，使青霉素的血内水平增高两倍以上。对青霉素过敏者，可选用四环素或多西环素、诺氟沙星等。对耐青霉素的淋球菌（PPNG）感染的患者，可选用大观霉素2g，肌注，每日1次，或头孢菌素1.5g，肌注，每日1次，同时口服丙磺舒每日1g，共3~5日。

滴虫性前列腺炎和精囊炎：首选药物为甲硝唑片0.2g，每日3次，7~10天为一疗程，一个疗程后一般无须重复治疗，治疗期间避免性交。每天要换内裤，并要煮沸消毒。

前列腺和精囊念珠菌病：口服克霉唑1g，每日3次，或口服霉康唑0.25g，每日4次，或口服酮康唑0.1g，每日4次，或口服氟胞嘧啶1.25mg，溶于5ml蒸馏水中，自外尿道做局部治疗，现在则常用普鲁卡因青霉素和苄星青霉素。普鲁卡因青霉素按常规用量，连用10天，苄星青霉素可采用一次性注射，每侧臀部120万U，共240万U。对青霉素过敏者，可用四环素或红霉素，均为每次0.5g，每日4次，连服15天，总剂量30g。

若怀疑与支原体、衣原体感染有关，可用四环素或多西环素治疗，若怀疑与单纯疱疹感染有关，可用阿昔洛韦或腺嘧啶阿拉伯糖苷治疗。

（二）其他辅助疗法

前列腺按摩：适用于急性炎症控制以后，是一种简单有效的方法。每周按摩一次，以排出腺体内的炎性分泌物。可在按摩后，立即排尿冲洗尿道，或用弱硝酸银或2%蛋白银滴入尿道，以预防感染。

热水坐浴：每日2次，每次坐浴10~15分钟，水温保持在42~43℃。

中波或超短波理疗，以及新霉素、醋酸泼尼松离子透入法均能起到辅助治疗作用。

已婚男性的治疗必须是夫妻双方的同时治疗。而且在治疗期间应消除紧张情绪和不能有性交行为。

第二节　男子不育症

[病因探微]

男子不育症的原因包括睾丸生精功能缺陷、内分泌功能失调、输精道阻塞、精索静脉曲张、性功能障碍、免疫因素和外生殖器畸形等多种因素。性病并发男子不育的主要原因是由于性传播病原体对男性生殖系统的感染，造成的输精道的阻塞。

男性附睾、输精管、射精管和尿道都是输送精子的必经管道。精子从睾丸的曲细精管发生，通过输精管输送到尿道外口，输精道中的任何一处发生阻塞都能阻止精子的运行和排出，任何一处的炎性病变，都将引起精子质量的改变，从而导致男子不育症。

造成输精管阻塞的淋球菌和造成前列腺炎、附睾炎的淋球菌、衣原体及支原体等性传播病菌都是性病并发男子不育症的致病菌。

淋病在急性期常可并发附睾炎。慢性淋病患者，也可由于残存的淋菌通过射精管的逆动而引起淋菌性精囊炎和附睾炎，患者可有局部疼痛和全身乏力、发热、呕吐等症状。如不及时治疗，经过10天左右，炎症逐步消退，最后在附睾尾部遗留一硬结，此硬结为瘢痕硬结，可造成输精道阻塞。

淋球菌、衣原体和支原体病菌导致的前列腺炎精囊炎和尿道球腺为附性腺的分泌物称为精浆。虽然精浆仅仅与精子接触几秒钟，但对精子的运转与生理功能有重要的影响。精浆的生理功能主要是，构成精子活动所需要的无机离子和适当缓冲能力的介质，维持适当的pH值和渗透压，供应精子能量代谢的基质等。前列腺和精囊在并发感染时，精浆的生理功能必然受到影响，从而导致男子不育症。

有急性淋病性尿道炎病史或慢性淋病性尿道炎病史。在急性感染期曾有并发前列腺炎和精囊炎的临床症状，且治疗不及时或不彻底。

［诊鉴要点］

一、临床表现

曾出现过急性淋菌性附睾炎的症状，表现为一侧阴囊突然红肿、疼痛、表面灼热。扪诊时可发现附睾肿大，精索粗硬，并有剧痛。炎症严重时，可有乏力、发热、恶心呕吐等全身症状。有时可波及对侧出现同样症状。急性炎症消退后，精索或附睾尾部可扪及大小不等的瘢痕硬结。

附睾郁积症状：由于输精道阻塞，从睾丸产生的精子和分泌液不能排出，一般能在附睾内分解吸收，表现为附睾胀大，两侧阴囊坠痛，并牵引至两侧精索、小腹及腰部，房事及劳累后症状加重。

二、检查

局部检查：外生殖器发育正常，睾丸容积正常。附睾可有胀满感，附睾尾部可扪及硬结，精索可有粗硬感和结节感。

化验检查：主要是血、尿常规，血沉、血清康华反应和精液分析。精液分析对精道阻塞有诊断价值，精子数每ml在0.2亿以下称为精子缺乏症，有的表现为无精虫。如精液内出现白细胞，精子活动力在排精后很快下降，或肛诊前列腺有异常表现，应做细菌学检查。

输精道的放射线检查：对睾丸组织发育和生精功能正常的不育症患者，若疑为性传播病原体引起的输精道阻塞，放射线检查可帮助明确阻塞的部位和病变的性质。

输精道造影检查方法分为三种：附睾－输精管造影，输精管－精囊造影，尿道造影。

［治疗］

一、中医方案

针对不同的性传播病原体导致泌尿生殖系统感染的中医治疗，在各论各章中均已介绍。

偏于肾阳虚：腰痛腿酸，精神疲惫，性功能减退，精液中无精虫，或精虫数少，活动力低，舌淡红无苔，或舌淡白少苔，脉沉迟，或沉细略数。治宜温阳补肾，方选右归饮加减：上肉桂3g，制附块、熟地、山茱萸、鹿角胶（烊化）各10g，山药、炒杜仲、肉苁蓉、覆盆子、菟丝子、丹参各12g，桃仁6g，沉香（后下）3g。

方释：方用附块、肉桂、鹿角胶、肉苁蓉、覆盆子、沉香温肾扶阳，熟地、山药、菟丝子、山茱萸、炒杜仲滋肝补肾，桃仁、丹参活血通络，化瘀消块。

偏于肾阴虚：房事频繁，劳伤精血，下腹隐痛，小便频数且短，午后面部潮红，双目干涩，精液稀薄，活动力较低。舌质红苔少，脉象虚数。治宜滋阴补肾，方选麦味地黄汤加减：麦冬、熟地、山萸肉、茯苓、芡实、金樱子各10g，山药、首乌、黄精、菟丝子、韭子各12g，五味子、丹皮各6g。

方释：方用麦冬、熟地、首乌、黄精、五味子滋阴补肾，芡实、金樱子固涩阴精，菟丝子、韭子温肾填精，山药、茯苓扶脾化湿。

加减法：附睾肿大，加橘核、荔枝核、山楂核，阴囊红肿疼痛加赤芍、马鞭草、败酱草，精索粗硬加皂刺、甲珠、薏苡仁，阴囊坠痛加乌药、香附、玄胡索。

二、西医治疗

性病并发泌尿生殖系统感染导致男子不育的治疗：

泌尿生殖系统的感染是通过精浆影响精子的数量和质量，因此针对不同的病因（指不同的性传播病原体）给予不同的治疗。如为淋球菌感染，可用青霉素、诺氟沙星等；阴道毛滴虫感染，可用甲硝唑；衣原体、支原体感染，可用四环素、多西环素；疱疹病毒感染，可用碘脱氧嘧啶核苷；白念珠菌感染，可用克霉唑、益康唑；梅毒螺旋体感染，给予足量的青霉素治疗。

输精道阻塞的治疗

输精道阻塞主要治疗手段是外科手术治疗。根据阻塞的部位不同，常采用以下两种手术方式。

输精管吻合术：适用于输精管阻塞的患者。切除阻塞段精管后，行输精管端端吻合术。术后90%的患者精子数可恢复正常，但研究发现，发生阻塞性无精症者，有一半可出现自体精子自动免疫，因此，再吻合后仅有25%的患者有再生育的机会。

附睾－输精管吻合术：适用于附睾管阻塞的患者。此手术必须应用显微外科技术，再生育率约为1%～5%。

第三节　尿道狭窄

[病因探微]

尿道狭窄是指尿道管腔变窄，男性多于女性。引起尿道狭窄的原因主要有尿道损伤、尿道感染和先天性尿道狭窄。性病并发尿道狭窄属感染性尿道狭窄。

慢性淋病性尿道炎可经年累月，病程持续很久，据资料统计可自2年至30余年。在受寒劳累，或酒色过度，或受到淋球菌重复感染时都会反复激发尿道的急性炎症。前尿道为柱状细胞成行排列，而且是单层结构，由于淋球菌对柱状细胞有特殊的亲和力，故最容易由细胞间隙侵入黏膜下层，后尿道及膀胱三角区虽为移行上皮，但因受到解剖上的限制，不能伸缩自如，也易受到淋球菌的侵袭，而舟状窝为复层鳞状细胞组织遭到破坏后，可造成尿道黏膜深层的结缔组织增生，增生的结缔组织若未被机体吸收则产生纤维性变，形成瘢痕收缩，使尿道失去弹性，尿道管腔变小，导致尿道狭窄。

[诊鉴要点]

一、临床表现

慢性淋病性尿道炎表现：主要为尿中常有淋丝，有些患者在清晨可见尿道外口被少量浆液痂封住，当出现淋球菌重复感染或其他因素诱发时，可有急性尿道炎表现。

排尿症状：尿流细小、无力或尿滴沥不能成线。尿频或一次排尿要分几段排出，常有大量的残余尿。在出现尿路急性感染或狭窄严重时，可发生急性尿潴留。

尿道狭窄并发尿瘘：由于尿道狭窄尿流不畅，可出现尿道的特异性感染和非特异性感染同时存在。炎症严重时，向尿道周围组织扩散，引起尿道周围脓肿。脓肿穿破时，可出现阴茎、阴囊、大腿上段、会阴等部位的单个或多发性尿瘘。

其他症状：急性感染时，可表现出寒战、发热、乏力、会阴部疼痛等全身症状，累及男性生殖系统时，可有前列腺炎、精囊炎、附睾炎的表现。

二、检查

尿二杯试验：留取晨尿分装二杯，第一杯因为有菌丝，呈现轻度混浊，第二杯较清晰，可辅助诊断慢性淋病。

尿道分泌物涂片：对晨起尿道口有少量分泌物者，分泌物涂片，经革兰氏染色，可找到淋病双球菌，可诊断慢性淋病。

尿道检查：尿道检查可用导尿管、软探丝或金属探条进行。行局部皮肤消毒后，在局麻下，慢慢插入尿道，以明确狭窄部位和狭窄程度。

膀胱尿道造影术

膀胱尿道排尿造影：先将造影剂注入膀胱，或在行静脉肾盂造影后，透视见有较多的造影剂滞留在膀胱时，令患者排尿，在排尿时摄尿道正侧位片，可以了解尿道狭窄的长度和部位。

尿道逆行造影：有些病例因尿道狭窄严重，在膀胱尿道排尿造影时，只显示尿道狭窄段的近端尿道，而狭窄段无造影剂通过，此时可行尿道逆行造影。在自外尿道口注入造影剂时，边推药边投照，可以了解尿道狭窄段远端的部位和狭窄长度。

[治疗]

西医治疗

1. 尿道扩张术 适用于瘢痕组织不太坚硬，局部炎症已得到彻底治疗的膜状狭窄和环状狭窄的病例。在黏膜表面麻醉或骶麻下，将涂有石蜡油的尿探随着尿道的正常弯曲，缓缓插入尿道。尿探选择应自小而大，一般应使尿道顺利通 F20 ~ F22 号探条。若第一次扩张时不能通过 F14 号探条，则应使用丝状探条。开始时，每周扩张一次，共 4 次，以后改为半个月一次，共 4 次，再改为每月 1 次，并随诊观察半年。在行尿道扩张的前后应口服复方新诺明，以预防感染。

2. 切除狭窄对端吻合术 适用于较短的管状狭窄和经尿道扩张治疗无效的环状狭窄。此法经会阴切口切除狭窄瘢痕，游离断端后行对端吻合，尿道内留置导尿管，同时行膀胱造瘘术。拔管后还需行尿道扩张术。

3. 其他手术治疗 尿流周围炎症严重或并发多处尿瘘，应先行膀胱造瘘术。尿道改道后，使整个尿道得以休息，炎症得以控制，然后再行尿道扩张或狭窄段切除手术，瘘管多可愈合，对于长段管状狭窄和不能行对端吻合的多发性狭窄，必须行尿道成形术或永久性会阴部尿道造瘘术。

4. 腔内尿道手术 腔道泌尿外科手术是近代泌尿外科治疗上的巨大进展，腔内尿道手术不是采用开放手术，而是利用泌尿内腔镜进行的一种闭合性手术。一般选择3cm以下的狭窄施行经尿道电切或冷刀切开术。对狭窄段较长者行尿道内切开术，较易引起再度狭窄，可能要多次切开，或改行其他手术。国外报道，大于5cm的狭窄做经尿道切开手术，成功率可达50%，国内也有报道切开长达6cm狭窄段获得成功。近年来，还有人报道，对淋菌性多发性前尿道狭窄，可采用Otis刀行尿道内切开术，对复杂性尿道狭窄还可在内镜下采用液电冲击波治疗，对狭窄长度在2～4cm者，成功率可达90%。

第四节　外阴阴道炎

[概述]

外阴阴道炎是女性外生殖器炎症中最常见的炎症性疾病之一。女孩在所有生长发育时期直至青春期发病率高达60%～80%。儿童时期炎症多局限于外生殖器，极少发生上行性感染而引起子宫和附件的炎症。月经初潮后的青少年，上行感染的机会则增加。成年女性多表现为混合性感染。

按照致病因素的不同，临床上分为：无菌性外阴阴道炎（主要因为过敏因素、外因刺激和先天性解剖异常而造成）、非特异性外阴阴道炎和特异性外阴阴道炎三种。前二种与性传播疾病无关。性病并发外阴阴道炎属特异性外阴阴道炎，是本节讨论的重点。

[病因探微]

引起外阴阴道炎的性传播病原体有淋病双球菌、白念珠菌、阴道毛滴虫、阴道嗜血杆菌及沙眼衣原体等。

1. 淋病双球菌 可通过直接接触和间接接触的方式传播。新生儿因通过患淋病母亲的产道而感染，幼女因阴道黏膜为柱状上皮，易被淋球菌侵袭，可通过手、毛巾、浴池、便盆等非性接触方式而感染，成人则主要是通过性交而传播。

2. 白念珠菌 生殖道抵抗力低是白念珠菌感染的重要原因。新生儿由于母体雌激素的影响，阴道上皮富有糖原，分泌物呈酸性，有利于白念珠菌生长，可通过母亲感染，儿童生殖道抵抗力低，可通过共用浴池、浴巾而感染，成年妇女多见于孕妇合并糖尿病者，特别在妊娠最后三个月，发病率明显增高。另外，长期口服避孕药，造成阴道菌群失调，也有利于白念珠菌病的发病率增高，但成年妇女主要还是通过性交方式感染。

3. 阴道毛滴虫 滴虫性外阴阴道炎多见生育期妇女，主要通过性交方式感染。新生儿极少见，儿童则因为间接接触如衣物、便盆等，或与患有阴道毛滴虫病的家庭成员共同生活而被间接感染。

4. 阴道嗜血杆菌 又名阴道棒状杆菌。约1/3的妇女阴道正常菌群中有此菌存在，但不致病，仅为带菌者。在性关系混乱的情况下，细菌大量繁殖增多，可引起外阴阴道炎，且常表现为混合感染。

5. 沙眼衣原体 最易于在生殖道上皮细胞内生长繁殖的病原体，是通过性交方式感染。

［诊鉴要点］

一、临床表现

1. 淋菌性外阴阴道炎 感染多发生在3～7岁之间的女孩，主诉外阴部灼热、瘙痒和排尿痛。急性期外阴水肿、发红，阴道口有多量黄色脓性分泌物。慢性期外生殖器明显充血并向阴道黏膜蔓延，阴道分泌物常较混浊、稀薄、呈灰色。

2. 滴虫性外阴阴道炎 外阴瘙痒，夜间奇痒。阴道口黏膜充血，阴道分泌物增多，白带为黄绿色，常为泡沫状。

3. 霉菌性外阴阴道炎 急性或慢性霉菌性外阴阴道炎均有外阴奇痒，排尿灼热。急性期外阴充血发红，并有水肿。阴道黏膜被糠秕状白色假膜所覆盖，出现地图样白色斑，易出血和发生溃疡。慢性期阴唇变成灰白色并且萎缩，皮肤似羊皮纸状。

4. 阴道嗜血杆菌性外阴阴道炎 外阴瘙痒，阴道灼热，白带腥臭，阴道黏膜充血、发红，并有水肿。

二、实验室检查

1. 淋菌性外阴阴道炎 不能仅限于革兰氏染色涂片检查，必须通过培养找到淋病奈瑟菌方可诊断。

2. 滴虫性外阴阴道炎 用阴道分泌物悬滴检查找到阴道毛滴虫，即可确诊。

3. 霉菌性外阴阴道炎 亦可用阴道分泌物悬滴检查找到霉菌，即可诊断。

4. 阴道嗜血杆菌性外阴阴道炎 可用阴道分泌物直接涂片，未干燥前镜检，镜下可见革兰氏阴性球菌样小杆菌，形态与流感细菌相似。

［治疗］

一、中医方案

淋菌性感染参阅淋病节。

1. 阴道毛滴虫感染 可用苦参、蛇床子、白鲜皮各30g，黄柏15g。煎水，先熏后洗。每日2次。

2. 霉菌感染 可用制霉洗剂（湖北中医学院经验方），其组成为：苦参30g，蛇床子、寻骨风各15g，土茯苓30g，黄柏15g，枯矾、雄黄各9g。煎水，先熏后洗，每日2次。

患有性病并发外阴阴道炎的孕妇，应考虑终止妊娠，进行彻底的治疗，以确保下一代的身体健康。

二、西医方案

1. 淋球菌感染 对幼女的治疗必须及时和彻底，以免发生晚期并发症（附件炎、不孕症）。药物首选青霉素，每天肌内注射一次，连用3天。每天的青霉素用量为：新生儿至1岁以下，普鲁卡因青霉素G10万U＋青霉素钠盐50万U；1～3岁，普鲁卡因青霉素G20万U＋青霉素钠盐

120 万 U；3～10 岁，普鲁卡因青霉素 G25 万 U + 青霉素钠盐 200 万 U；10 岁以上和成人，普鲁卡因青霉素 G40 万 U + 青霉素钠盐 360 万 U。

2. 阴道毛滴虫感染 甲硝唑为特效药。成人每日 3 次，每次 0.2g，儿童可减至半片，连服 7～10 天。

3. 霉菌感染 成人口服制霉菌素，每日 3 次，每次 50 万 U，连服 7～10 天。儿童可配制制霉菌素溶液（10 万 U/ml），滴入阴道，每日 1 次，可提高疗效。

4. 阴道嗜血杆菌感染 对四环素和磺胺药物敏感。四环素每日 4 次，每次 0.5g，或磺胺嘧啶每日 4 次，每次 1g，也可用四环素或磺胺药制成栓剂，阴道给药。连续用药 10 天。

第五节　女阴鳞癌

[概述]

外阴癌多为鳞形细胞癌，占妇科恶性肿瘤的 3%～5%，但在各种女阴的原发性恶性肿瘤中约占 90%。虽外阴癌系生长在外阴皮肤表面比较容易发现，但却因为患者往往不重视外阴的症状，未及时就医，或医务人员盲目按炎症治疗，使较多的患者未能做到早期诊断、早期治疗。

女阴鳞癌的病因至今仍不清楚，但根据临床研究可以看出外阴癌与性传播疾病有关。引起女阴鳞癌的性传播病原体有淋病双球菌、梅毒螺旋体、Ⅱ型疱疹病毒等。

现已证实Ⅱ型疱疹病毒（HSV－2）对外阴的感染、人乳头状瘤病毒（HPV）对外阴的感染与女阴鳞癌的发生有关。外阴癌的病灶内已找到 HSV－2 的 DHA－结合蛋白，HSV－2 可看作女阴鳞癌的性致癌剂，这是通过性生活感染的。女阴尖锐湿疣中 50% 可见到 HPV，同时还常能见到湿疣病灶内伴有癌灶。有女阴尖锐湿疣的妇女患女阴鳞癌的年龄都比较轻，平均仅 42 岁。有人发现，外阴被 HPV 感染后，十余岁的女孩可患女阴鳞癌。

[病因探微]

一、临床表现

常见的症状是外阴部长期瘙痒。据资料统计，女阴鳞癌患者中有女阴瘙痒者占 54.9%，瘙痒时间最短 2 个月，最长达 40 年，多数为 1～3 年。

其次为女阴结节或小肿块形成。结节或肿块多发生在大阴唇上 2/3 内侧面，约占 39%，发生在小阴唇者，占 26%，会阴部，占 13%，阴蒂部，占 11%，阴道外口，占 6%，尿道外口，占 4%，肛门占 1%。多数为单发，偶见多发者，结节或肿块逐渐增大，向内生长者，形成大片溃疡，称为结节－溃疡型，向外生长者，形成菜花状，称为菜花型。常合并感染，表现为外阴疼痛，灼热感，脓性分泌物多且臭，晚期患者可有阴道排血性液。

转移症状：女阴鳞癌很少侵犯到肌层的筋膜或邻近器官，向内生长者，侵及阴道，则可累及肛提肌、直肠、尿道和膀胱，出现排便和排尿异常的临床表现。

淋巴转移是女阴鳞癌的主要转移方式，经血行转移者少见。腹股沟淋巴结（包括浅、深组）首先受累，继而进入盆腔淋巴结。文献报道，女阴鳞癌发生淋巴转移较早，癌瘤直径在 1cm 以下者，可能有 6% 发生腹股沟淋巴结转移，直径在 1～2cm 者，有 14% 发生淋巴转移，直径在

2～8cm者，有34%以上发生淋巴转移，直径大于8cm可有50%～90%发生淋巴转移。

二、实验室检查

1. 甲苯胺蓝染色法 在外阴部涂上甲苯胺蓝，1分钟后用1%醋酸褪色，如外阴表面无溃疡的部位仍保持蓝色，可能为角化不全，或不典型增生，或有恶变。应在染蓝色的部位取活组织做病理检查。此法不是癌症检查的特异诊断方法，但可指导定位活检。

2. 阴道镜检查 利用阴道镜观察外阴皮肤，发现血管异常的部位，即在该处切取活体组织送病理检查。此法也是一种指导定位活检的检查方法。

[治疗]

一、中医方案

患者阴部瘙痒、感染溃疡，带下量少且臭，口苦而腻，胸闷不适，苔黄腻，脉弦数，属湿热下注。治法拟清热渗湿，杀虫止痒。方选萆薢渗湿汤加减：萆薢、泽泻、赤茯苓、滑石各12g，黄柏、丹皮、苍术、芜荑、鹤虱各6g，通草3g，薏苡仁30g。

方释：方用苍术、薏苡仁健脾利湿，黄柏清下焦湿热，丹皮清热凉血，泽泻、通草、赤茯苓、滑石、萆薢清热利湿，鹤虱、芜荑、白鲜皮杀虫止痒。

加减法：小便黄赤、尿痛灼热加瞿麦、萹蓄。

外阴瘙痒较重，分泌物较多时，选用蛇床子散：蛇床子、川椒、明矾、苦参、百部各10～15g。煎汤后先熏后坐浴。溃疡者可去川椒。外搽方可用蛤粉3g，冰片0.3g，共研细末，将此药粉撒在外阴部，或用香油调和搽敷。每日1～2次。

二、西医方案

1. 手术治疗 手术治疗为首选的治疗方法。

2. 化学药物治疗 可用于较大肿瘤的术前准备或局部复发的病例。一般用丝裂霉素15mg，加注射用水或生理盐水稀释至适量，在肿瘤周围环状注射，每日或隔日1次，7～10次为1个疗程。也可用环磷酰胺、5－氟尿嘧啶或噻替哌代替丝裂霉素行注射治疗。

3. 放射治疗 女阴鳞癌的放射治疗尚有争议。有的学者认为疗效满意，特别是对不能耐受手术的老年人，或病灶广泛、手术切除有困难的患者，放射治疗能起到治愈或姑息治疗的效果。放射剂量对累及腹股沟淋巴结者，一般为5000～5500rad，考虑累及盆腔淋巴者，一般为4500～5000rad。

第六节 输卵管炎

[概述]

输卵管炎是女性内生殖器炎症中最常见的一种炎症。临床上可分为急性、慢性和肉芽肿型三个类型。肉芽肿型以结核性输卵管炎最为常见，其次为异物肉芽肿、寄生虫肉芽肿、放射菌肉芽肿等，不在本节讨论之列。急性输卵管炎和慢性输卵管炎按致病菌的不同，可分为非特异性化脓性细菌感染和特异性性传播病原体感染两类，后者多为淋球菌感染所引起，而且是造成女性不孕的主要原因之一，危害很大，是本节讨论的重点。

［病因探微］

引起输卵管炎的性传播病原体有淋病双球菌、沙眼衣原体和人类支原体等。其中以淋病双球菌感染最为多见。女性与患淋病的男性患者感染淋病后，80%可无明显的临床症状，故患者容易忽略而不能及时就医。淋球菌借性交输送到阴道后，淋球菌表面的菌毛含有黏附因子，先黏附到柱状上皮细胞的表面，进行繁殖。当淋球菌不断增多，或月经期后、产后、刮宫后和其他妇科小手术后，机体抵抗力减低时，淋球菌可沿子宫颈黏膜、子宫内膜扩散至输卵管黏膜，并通过菌毛黏附在输卵管黏膜上。继而穿破黏膜进入细胞内，导致输卵管黏膜细胞的损害和溶解，产生病变。淋球菌还可以进入输卵管的结缔组织，引起组织的炎症反应。

沙眼衣原体可侵入输卵管上皮细胞内生长繁殖，造成损害，发生炎变，人类支原体可通过上皮细胞进入细胞间歇，引起组织水肿和炎症细胞的浸润。

当输卵管发生炎症时，不仅影响输卵管的通畅性，而且还影响其分泌功能及对卵子的正常运送。即使附件部位仅有轻度粘连，亦可造成卵巢表面与输卵管之间解剖关系的改变。输卵管伞端可因炎症而发生狭窄、粘连、封闭，造成破坏了输卵管正常摄取卵子的功能，从而导致女性不孕。

［诊鉴要点］

一、临床表现

1. 急性输卵管炎

症状：急性输卵管炎起病急，发热可达 38～40℃，常伴有寒战和呕吐。双侧下腹部疼痛，以一侧为甚。有的伴腹胀、腹泻。有的可出现尿急、尿频等泌尿系症状。

妇科检查：宫颈举痛，在患者腹痛明显时，由于腹肌紧张，子宫及附件的轮廓不易摸清。炎症控制后检查，子宫大小正常，可有压痛，约 25% 的病例可扪及输卵管增粗并有压痛。

2. 慢性输卵管炎

症状：慢性输卵管炎的症状，根据是否形成了输卵管脓肿或输卵管积水，或输卵管卵巢等不同情况，症状稍有不同。临床上主要表现为：下腹隐痛，腰骶部酸痛，月经量多，周期不规则且伴痛经，白带增多，有的患者除表现为不孕症外，可无其他自觉症状。

妇科检查：子宫常呈后倾或后屈，活动受限或粘连固定，可扪及一侧或双侧增粗的输卵管，且有输卵管积水或输卵管卵巢囊肿时，则可在盆腔的一侧或双侧扪及囊性肿块。

二、实验室检查

1. 急性输卵管炎

化验检查：血液检查白细胞总数明显升高，中性白细胞在 80% 以上，子宫颈分泌物涂片或培养，可发现性传播致病菌（主要是淋球菌），可与非特异性细菌感染相鉴别。

超声波检查：本症子宫大小正常，输卵管呈炎性声波反射。可与子宫及附件其他实质性肿块引起的下腹痛相鉴别。

2. 慢性输卵管炎

化验检查：宫颈分泌物涂片或培养，后穹隆穿刺涂片或培养可明确致病菌。

超声波检查：对输卵管积液、积脓和输卵管卵巢囊肿的诊断有帮助。

［**治疗**］

一、中医方案

1. 瘀毒内结症（急性输卵管炎） 疲倦，下腹痛，腰酸纳差，大便燥结或溏而不爽，带黄，有臭味，尿黄赤短少，舌质红，苔黄或腻，脉细数，治宜破瘀散结，清热解毒，方选棱莪消积汤：三棱、莪术、丹参、延胡索各10g，赤芍6g，丹皮、桃仁各12g，红藤、败酱草各30g，薏苡仁15g。

方释：方用三棱、莪术、桃仁破瘀散结，丹皮、丹参、赤芍活血化瘀，延胡索理气止痛，薏苡仁、红藤、败酱草清热解毒利湿。

2. 阳虚血瘀症（慢性输卵管炎） 下腹隐痛，腰骶酸痛，月经量多，白带清稀，经期不规则，伴有腹痛，舌质淡红，苔薄黄，脉沉涩。治宜温阳散寒，化瘀通络。方选血府逐瘀汤加减：黄芪、当归、桃仁、川芎各10g，上肉桂、制附块、甲珠各6g，熟地、炒杜仲、益母草、香附、乌药、泽兰、玄胡索各12g。

方释：方用肉桂、附块、川芎、杜仲、黄芪益气温阳，散寒化瘀，当归、熟地、泽兰、益母草补血活血，乌药、香附、延胡索理气止痛。

二、西医方案

急性期应绝对卧床休息，取半卧位，避免引起性欲冲动的刺激，加强外阴部的冲洗和更换内裤。

1. 药物治疗 应用持续快速静脉滴注青霉素钠盐，每日1～2次，每次480万U。同时可口服四环素，每日4次，每次0.5g，或多西环素，每日2次，每次0.1g，或红霉素等抗生素联合治疗，共5～7天。

2. 手术治疗 适用于急性输卵管炎经药物治疗无效者，慢性输卵管炎并发输卵管及卵巢的炎性包块、脓肿、囊肿者。输卵管卵巢脓肿破裂，引起腹膜炎时，需进行急诊手术。手术治疗在清除脓肿后，尽可能保留一侧附件，以免丧失生育能力，然后冲洗腹腔，安放引流，术后加强抗感染治疗。对双侧输卵管均遭到严重感染的病例，切除子宫和双侧附件，也能治愈。

第七节　子宫颈鳞癌

［**概述**］

宫颈鳞状细胞癌是妇科最常见的恶性洪流之一。在女性生殖器官的恶性肿瘤中，宫颈癌的发病率居首位。它严重地威胁妇女的健康和生命。但早期宫颈癌如能及时发现，及时得到合理的治疗，完全可以达到根治的目的。

关于宫颈癌的病因至今尚不完全清楚，从妇科普查的资料分析，认为宫颈癌的产生与内分泌因素，早婚、早育、多产，遗传因素以及性传播病原体感染有关。性病并发宫颈癌是本节讨论的重点。

［病因探微］

性病并发宫颈癌与性生活混乱、梅毒螺旋体感染、Ⅱ型单纯疱疹病毒感染、人乳头状瘤病毒感染等有关。

统计资料证明，早婚、早育的妇女，宫颈癌发病率是一般正常妇女的4倍，如合并梅毒者则高达6倍。性生活混乱者，发生率更高。我国江西省等13省、直辖市、自治区的宫颈癌病因综合考察协作组对宫颈癌流行因素669对配对调查的结果，接受多名男子性关系刺激的性乱者，发生宫颈癌的相对危险性较大（RR=2.11），有极显著的统计学意义。

Ⅱ型单纯疱疹病毒感染：Ⅱ型单纯疱疹病毒（HSV）-2的感染是通过性生活传播的。男子生殖泌尿标本和包皮垢中可分离出HSV-2病毒。因此可以推测HSV-2病毒可以通过性交的方式传播给对方。HSV-2的隐性感染和反复的症状发作，可引起子宫颈的损害，宫颈癌细胞中的HSV-2特异性RNA的阳性率为53%~67%。因此认为HSV-2可作为宫颈癌的性致癌剂。

人乳头状瘤病毒（HPV）感染：也是通过性传播的。表现为局部的乳头状湿疣。宫颈湿疣患病年龄的高峰是19岁，平均年龄为28岁。在动物和人体中已间接证实HPV具有致癌因素。大量的宫颈湿疣和宫颈癌的病理组织研究，可以看到它们之间的关系，即由湿疣发展为浸润癌。HPV病毒有很多类型，至今证实的已有30多种，其中发现6型、16型、18型与宫颈癌的发生有密切的关系，值得进一步研究。

［诊鉴要点］

一、临床表现

1. 宫颈癌早期 宫颈癌早期常无明显症状，也无特殊体征，常在普查或因其他原因做妇科检查时才能被发现。宫颈表面所见与慢性宫颈炎相似，有时甚至宫颈光滑。防癌涂片检查有助早期发现。

2. 宫颈癌晚期 宫颈癌晚期症状较明显，主要表现有：

阴道流血：早期患者多为接触性出血，发生在性交或妇科检查后，量少。晚期出血则先少后多或不规则，出血的持续时间和间隔时间也不一定，若癌组织侵蚀到大血管，可引起大量出血，甚至导致休克。

白带增多：白带增多常表现为白色稀薄水样阴道排液，如米泔水状，有时带血性呈洗肉水样。合并感染时，则呈脓性，有恶臭，或伴有发热和下腹部疼痛。

疼痛：疼痛表示癌组织已浸润到宫颈旁组织。如病灶侵犯盆腔结缔组织，压迫坐骨神经可导致下肢疼痛及坐骨神经痛等。

其他症状：若病灶波及膀胱可导致尿频、尿急、尿痛和排尿困难，压迫输尿管可导致肾积水甚至尿闭、尿毒症，侵犯直肠可引起肛门坠胀、大便秘结、里急后重等症状。晚期因长期消耗而出现消瘦、贫血、发热等恶病质表现。

二、实验室检查

1. 阴道脱落细胞学防癌涂片检查 应用防癌涂片检查大约能使90%~95%的早期宫颈癌患者被发现。其正确率高，方法也较简单，只需在宫颈管吸取黏液做涂片和在宫颈外口钳取黏液做涂片，巴氏Ⅲ级者，要加强细胞学随诊，如在巴氏Ⅳ级以上者，必须行宫颈活检进一步确诊。

2. 碘试验 用复方碘溶液涂宫颈表面，观察宫颈着色情况。着棕褐色或褐黑色区为阴性，不着色区为可疑病变区，须进一步行活体组织检查，以明确诊断。

3. 阴道镜检查 阴道镜检查特别适用于肉眼观察无明显癌灶的早期宫颈癌病例，通过阴道镜观察宫颈上异常上皮细胞和异形血管，从而使定位活检提高检出率。

活体组织检查是确诊宫颈癌的最后手段。

[治疗]

一、中医方案

中医治疗宫颈癌的方法较多，本节着重介绍北京妇产医院的催脱钉和江西妇女保健院的药物锥切法。

1. 催脱钉

药物组成：分为钉状栓剂和外用粉剂两部分。

钉状栓剂：山慈菇18g，炙砒霜9g，雄黄12g，蛇床子3g，硼砂3g，麝香0.9g，枯矾18g，冰片3g。将上药制成1cm左右的钉状栓剂，阴凉处风干，备用。

外用粉剂（蜈蚣粉）：轻粉6g，冰片1.5g，麝香0.3g，去头足蜈蚣4条，黄柏30g，雄黄3g。研末备用。

适应证：适用于宫颈原位癌，Ⅰ期和Ⅱ期的早期患者，也可用于宫颈鳞状上皮不典型增生，作为防癌治疗。

用药方法：上药前用1∶1500的苯扎溴铵灌洗阴道。肿瘤未突出时，于宫颈管内插催脱钉，每次1~2枚，如肿瘤组织突出，则可采用在瘤体上插钉，间距1cm，插钉数目可视肿瘤范围而定。插钉后于宫颈表面敷以有适量蜈蚣粉的有尾棉垫，24小时后自行取出。一般局部用药每周3次，1个月为1个疗程，连续3个疗程后观察，有效者可继续治疗，无效者改用他法。

药物反应：用药后，开始可能有轻微恶心、头晕、无力、下腹坠胀感，但很快即可消失，无明显全身不良反应及肝、肾功能损害。

2. 药物锥切

“三品”饼、杆：白砒45g，明矾60g，雄黄7.2g，没药3.6g。将白砒和明矾煅制成白色粉末（测三氧化二砷含量在6%~9%之间），加飞雄黄及制没药后，和少量水，制成饼形呈杆状，阴干后用紫外线消毒备用。

双紫粉：紫草、紫花地丁、草河车、旱莲草、黄柏各30g，冰片3g。共研细末，高压消毒后供外用。

适应证：适用于宫颈鳞状上皮原位癌（包括累及腺体）宫颈鳞癌Ⅰa期（早期浸润，浸润深度不超过5mm）。

禁忌证：对宫颈鳞癌早期浸润脉管型、病变融合者，老年宫颈高度萎缩、单纯宫颈管不便观察浸润深度者，以及并发急性期传染病和重要脏器损害者禁用。

用药方法：先用呋喃西林棉球清洗阴道和宫颈，再分别用过氧化氢、酒精擦宫颈阴道部，敷贴“三品”杆于颈管。上药时必须用凡士林纱布保护阴道穹隆，再用双紫粉棉球压紧，以利固定和消炎，并防止药物腐蚀阴道壁。上药后应卧床休息1~2天，以免药物移位，一般24小时后观察药物有无移位，48小时后重新更换凡士林纱布，局部上双紫粉，次日再取出凡士林纱布，单用双紫粉以消炎止腐，促进新生。

"三品"药物一般要经2～3天才能完全溶解，使宫颈组织发生凝固、坏死，5～6天产生自溶、脱落。一般5～7天后再上饼或杆，连续4～6周才能使外宫颈完全摧毁，形成圆形筒状缺损。

药物反应：一般无特殊反应，少数在24小时内出现纳差、恶心、头晕，个别严重的有头痛呕吐，或下腹胀痛。一般能自行消失，严重者可取出药物，反应可迅速消失，轻微反应者可服绿豆汤等清热解毒汤剂，偶有局部出血者可外用止血粉。

二、西医治疗

1. 手术治疗 主要适用于早期宫颈癌，大多数专家赞成Ⅰ期及Ⅱa期采用手术治疗。手术切除的范围也应根据病灶范围采用不同的手术方式，包括次广泛全子宫切除术、广泛性全子宫切除术和子宫颈癌根治术。手术治疗的疗效比较肯定，国内文献报道，5年生存率Ⅰ期为95.4%～100%，Ⅱ期为75.8%，而且远期随访的结果也令人满意。

2. 放射治疗 放射治疗的优点是对所有有条件治疗的病人都可施行。适用于各期宫颈癌，可以单独使用，也可用于手术前后。

宫颈癌的放射治疗，包括体外照射和腔内镭疗。体外照射过去都是采用深度X线和^{60}钴，现在已有采用直线加速器、高LET射线等。腔内照射过去常采用^{266}镭或^{60}钴，现在已有改用^{137}铯或^{192}铱，以提高疗效。一般Ⅱ期以上宫颈癌以放射治疗为主，腔内放疗为辅。

3. 化学药物疗法 化学药物治疗宫颈癌仅作为一种辅助治疗，单独使用多无明显疗效。多适用于晚期病例与放射治疗联合应用，以提高癌细胞对放射性的敏感性。也可用于手术后的辅助治疗

4. 常用的化学药物 氮芥、5－氟尿嘧啶、放线菌素、博来霉素、顺铂、阿霉素等。一般先使用大剂量细胞周期非特异性药物冲击，然后应用小量周期特异性药物杀灭继续进入增殖周期的癌细胞。

第十二章　性暴行为与性传播疾病

一、性暴行类型

（一）强制型性犯罪

在所有性犯罪中，强制型性犯罪是最普遍的犯罪形式。所谓强制型性犯罪，指违背性对象意志而强制与其性交或发生性接触的性行为。法律理论称这种罪行是强奸罪和强暴妇女罪。

强制型性犯罪的发生率极高。据美国资料，美国1980年和1981年均发生强奸案81 000余起，未报案的“黑数”尚不在内。日本发生强奸案每年均有2000～3000件，在所有犯罪中占第三位到第四位。

1. 强奸和轮奸妇女　强奸妇女罪是指违背女性意志，使用暴力、胁迫或其他威慑手段而与女性性交的行为。轮奸的本质亦是强奸，但其形式是两人以上共同轮流对一个女性强行性交。强奸的行为主体必须是男性，但女性可以成为强奸另一女性的共犯。强奸罪是性文明时代最堕落腐朽的罪行，是反人性罪行。

2. 强奸幼女罪　成人对14岁以下的幼女骗奸诱奸，在任何情况下以任何形式出现，都意味着强奸。因为幼女心智不成熟，没有健全的判断能力与智力水平，不可能独立表达自己的真实意志，容易被成年男子强制或诱骗与之发生性行为。强奸幼女是违背人性的兽行，它与性爱没有丝毫联系，是最野蛮的动物性冲动。

3. 强迫妇女卖淫罪　强迫卖淫指利用暴力或其他条件威慑或精神强制，迫使女性出卖肉体的性犯罪。

（二）变态性交行为

性交是男性阴茎插入女性阴道，从而达到性快感的正常性行为，但由于人体精神追求新鲜刺激的欲望和动物性冲动所致，性偏离者往往寻求非正常的性交行为以为性快感源泉。变态性交主要指肛交和口交。肛交主要指男性之间的肛交，口交亦主要指男性之间或强制口交。变态性交一是基于隐秘性而难以为社会发现，二是不直接威胁社会公共安全，所以各国法律采取慎重态度，而将其留给道德裁判，是比较明智的。

二、性暴行与STD

评价性暴行受害者既要提供必要的医疗服务，又得收集和鉴定法医学的有关证据。

某些STD例如淋病或梅毒，几乎只有性传播才可能感染，它们是性暴行的有力证据。滴虫病和细菌性阴道炎在性暴行后也很常见，但在大多数人群中属于高发（即不通过性传播也会感染，编者注），包括性暴行前，这样就限制了它们作为性暴行证据的利用率。

（一）成人性暴行

任何性传播性病原体，包括 HIV 都可能经过性暴行来传播，受害者感染 STD 的危险究竟有多大，这方面的材料还太少，估计淋球菌和沙眼衣原体感染的危险性最大。医者可根据社会上上述疾病的已知流行情况来推测感染 STD 的危险性。如果可疑的加害者已做出鉴定，应根据法律对加害者尽可能做出 STD 的评估。

受害者如在受害后 24 小时内检查患有 STD，可能说明感染并非性暴行所致，且某些 STD 病症如细菌性阴道炎也可为非性传播所感染。

性暴行后的评价：如果可能，应在性暴行后 24 小时内对受害者进行 STD 的初步评估，包括以下内容：从性暴行接触部取样培养淋球菌和沙眼衣原体；采集血样做梅毒血清试验，贮存一份血清样品供以后试验用；应考虑做 HIV 检验和乙型肝炎血清试验，女性应留阴道分泌物标本检查阴道滴虫和细菌性阴道炎，妊娠试验；除梅毒和病毒性 STD 外，14～21 天后应安排重复检查作为追踪随访评估，8～14 周后做第 3 次追踪随访，重复最初的血清学检验包括梅毒抗体、乙型肝炎和 HIV 抗体检验。

治疗：任何经检验证实的感染者，或者加害者的 STD 已确定后对受害者都应进行治疗，尽管感染的危险性很小，对这种假定性的感染进行治疗尚有争议。某些专家主张所有的性暴行受害者都须接受假定性治疗，另一些专家主张这种治疗只用于特殊情况。例如受害者的追踪随访检查不能得到保证或者受害者特别要求治疗，虽然没有一种治疗方案可以提供对所有潜在病原体感染的治疗，但以下治疗方案对于淋病、衣原体感染和梅毒皆有疗效。

性暴行受害者的经验治疗方案：头孢曲松钠 250mg，1 次肌注。随后选用以下任何一种：多西环素 100mg，口服，每日 2 次，共 7 天。或四环素 500mg，口服，每日 4 次，共 7 天。

（二）性暴行和儿童性虐待

一般说从新生儿期以后的儿童那里鉴定出 STD 病原体，即表明存在着儿童性虐待的可能，然而也有例外，如幼儿直肠和外生殖器的沙眼衣原体感染，就可以来自围生期的获得性感染，这种感染能延续 3 年，此外性虐待和非性虐待儿童都已证明可以患细菌性阴道炎和外阴支原体感染，外生殖器疣虽可提示有性暴行，但如果没有其他性虐待的证据，仅疣本身的特异性太小。性虐待的证据是分离出病原体或检测到抗体的存在，但这些检验结果应该加以仔细地确认分析，错误的检验结果可以引起不适当的创伤性性虐待检查。

评估：性虐待儿童中 STD 的患病率并不高，大多数研究表明沙眼衣原体是最常被分离出来的微生物。为了满足性虐待儿童多方面的要求，应请有经验的专业队伍来处理。虽然儿童的疾病检验与成人基本一样，但也因考虑到儿童的特别需要。

对可疑的儿童性虐待、性暴行评估建议：鉴于有些儿童性暴行的报告可能不完全，应从受害者的咽部、直肠、阴道（女婴）或尿道（男婴）取标本做淋球菌和沙眼衣原体的培养。

除非证实确有异物或创伤，通常情况下不应做盆腔内诊。

为使儿童的创伤减少到最低限度，随访应做如下安排：对无症状儿童一次初访，8～12 周后再次随访即可。

如果存在连续性性虐待，被指定的加害者应该接受医学检查评估。此时如加害者的检查结果已知晓，对受害儿童的料理将得到改善。

治疗：除非证实受害者确有感染，不然诊断前不宜治疗。如果受害者本人或其家属要求治疗或者对受害者的随访不能保证，可给予受害者性暴行后假定性治疗。

检验选择与标本处置

倘若从遭受性暴行的成人或儿童身上鉴定出性传播病原体，该项试验室检查结果可能要转送，供审理中的法律诉讼参考。由培养分离出来的淋球菌和沙眼衣原体还得经过公认的技术确认，所以无论是培养技术都必须标准化。从儿童那分离的淋球菌“假定性”药样至少要有两个试验来证实，这些试验要用不同的方法如生化、酶或血液来进行。不准确结果的可能性在儿童最大，分离物应贮存于－70℃下保存，供今后可能的研究使用。还应考虑设立作为会诊的实验室，推荐专门的实验室咨询，以解决实验和将有争议的证据加以串连。

三、性暴行预防

净化社会环境是预防性犯罪发生的重要途径

1. 从政治思想上有力批判封建主义、资本主义有关性的理论和性的思想。

2. 坚决抵制杜绝来自国外资本主义势力的文化走私。

3. 要狠狠打击那些制造、传播淫秽书籍和画册，放映淫秽电影录像的行为。

4. 加强共产主义思想教育、理想教育，进行各种形式的反腐蚀教育，进行多层次的、有针对性的教育，是预防性犯罪的又一重要措施。

一般的性犯罪者，大多受资产阶级思想腐蚀较重，讲吃讲穿，精神空虚，缺乏正确的生活目的，个人主义严重，道德败坏。

要开展多层次的、有针对性的教育，尤其是要抓住对后进的或有轻微违法行为的人的教育，知道他们现在想什么。干什么，为什么这样想、这样做，他们真正需要什么，从感化上着手，行动上真正关心，使他们能体会到帮助者的真正用意就在于为他好，切忌概念化、抽象化、教条化、空对空，缺乏感染力。

认真进行有关性知识的教育。过去在闭关锁国的情况下，将性神秘化，使有关性的知识成为一种玄妙莫测的东西。这是一种落后的、愚昧的意识。青春期经常被认为是性意识的混乱时期，第二性征的出现使他们产生各种各样偏畸的认识，因而要以科学的性知识教育让青春期的青少年懂得有关性的知识，与此同时，还要让他们懂得性的道德，懂得如何正确处理友谊和爱情，哪些是正确的，哪些是错误的，哪些应该是批判的，懂得如何正确确定与自已年龄相符合的性角色，使他们能在有关性的方面做到自知、自持、自重、自尊、自爱和自制。

努力发展青年的健康交往，多多开展有益于青少年身心发展的文体活动，转移他们对性本身的注意力，也是一种十分重要的措施。

附录1 常用内治方剂

一 画

一贯煎（《柳州医话》）

沙参 麦冬 当归 生地 枸杞子 川楝子

二 画

二仙汤（上海曙光医院经验方）

仙茅 仙灵脾 巴戟天 黄柏 知母 当归

二妙丸（散）（《丹溪心法》）

黄柏 苍术

二陈汤（《太平惠民和剂局方》）

半夏 橘红 茯苓 炙甘草

八珍汤（《瑞竹堂经验方》）

当归 川芎 熟地 白芍 人参 白术 茯苓 炙甘草

八正散（《太平惠民和剂局方》）

木通 车前子 萹蓄 瞿麦 滑石 甘草梢 大黄 栀子

九龙丹（《外科正宗》）

儿茶 血竭 乳香 没药 巴豆 木香 蜜

十灰散（《十药神书》）

大蓟 小蓟 荷叶 侧柏叶 白茅根 茜草根 大黄 栀子 棕榈皮 丹皮

十全大补汤（《太平惠民和剂局方》）

当归 白芍 川芎 熟地 人参 茯苓 白术 甘草 黄芪 肉桂 生姜 大枣

三 画

大补阴丸（《丹溪心法》）

黄柏 知母 熟地 龟板 猪脊髓

大柴胡汤（《伤寒论》）

柴胡 枳实 生姜 黄芩 白芍 半夏 大枣 大黄

小柴胡汤（《伤寒论》）

柴胡 黄芩 半夏 生姜 大枣 人参 甘草

小蓟饮子（《济生方》）

生地　小蓟　滑石　炒蒲黄　黑栀子　当归　藕节　淡竹叶

小金丹（《外科证治全生集》）

白胶香　草乌　五灵脂　地龙　金钱子　乳香　没药　当归身　麝香　墨炭

四　画

六味地黄丸（汤）（《小儿药证直诀》）

地黄　山药　山萸肉　泽泻　茯苓　丹皮

六君子汤（《太平惠民和剂局方》）

半夏　陈皮　人参　茯苓　白术　甘草

五苓散（《伤寒论》）

猪苓　白术　茯苓　泽泻　桂枝

五神汤（《外科真诠》）

茯苓银花　牛膝　地丁　车前子

五味消毒饮（《医宗金鉴》）

银花　野菊花　公英　地丁　紫背天葵

丹栀逍遥散（丸）（《内科摘要》）

柴胡　当归　白术　茯苓　甘草　丹皮　栀子　生姜　白芍　薄荷

内消瘰疬丸（《疡医大全》）

夏枯草　玄参　青盐　海藻　浙贝母　薄荷叶　花粉　海蛤粉　白蔹　连翘　熟大黄　甘草　生地　桔梗　枳壳　当归　硝石

木香槟榔丸（《儒门事亲》）

木香　槟榔　青皮　陈皮　莪术　黄连　黄柏　香附　牵牛子

止带汤（《世补斋·不谢方》）

猪苓　茯苓　车前子　泽泻　茵陈　赤芍　栀子　丹皮　牛膝

化瘀消痞汤（陕西方）

柴胡　郁金　香附　丹参　三七　鳖甲　黄芪　党参　白术　茯苓　白芍　蛇舌草　金钱草　甘草

五　画

四逆汤（《伤寒论》）

炙甘草　干姜　附子

四逆散（《伤寒论》）

甘草　枳实　柴胡　白芍

四神丸（《证治准绳》）

补骨脂　肉豆蔻　吴茱萸　五味子　生姜　大枣

四君子汤（《太平惠民和剂局方》）

人参　白术　茯苓　甘草

白虎汤（《伤寒论》）

石膏　知母　甘草　粳米

白头翁汤（《伤寒论》）

白头翁　黄柏　黄连　秦皮

玉屏风散（《世医得效方》）

黄芪　白术　防风

甘草泻心汤（《金匮要略》）

甘草　黄芩　生姜　半夏　人参　大枣

刘氏地黄饮子（《宣明论方》）

生地　巴戟天　山茱萸　肉苁蓉　石斛　炮附子　茯苓　石菖蒲　远志　肉桂　麦冬　五味子　生姜　大枣

甘露消毒丹（饮）（《温热经纬》）

滑石　茵陈　石菖蒲　木通　川贝母　藿香　薄荷　白蔻仁　连翘　射干

龙胆泻肝丸（汤）（《太平惠民和剂局方》）

龙胆草　栀子　黄芩　柴胡　车前子　泽泻　当归　木通　甘草　生地

归芍地黄汤（上海方）

当归　白芍　熟地　山萸肉　山药　泽泻　茯苓　丹皮　麦冬　五味

归脾汤（丸）（《济生方》）

人参　茯神　白术　黄芪　当归　枣仁　龙眼肉　甘草　远志　木香

生脉散（《内外伤辨惑论》）

人参　麦冬　五味子

仙方活命饮（《医宗金鉴》）

穿山甲　皂刺　当归　甘草　银花　赤芍　乳香　没药　花粉　陈皮　防风　贝母　白芷

六　画

至宝丹（《太平惠民和剂局方》）

水牛角　玳瑁　琥珀　朱砂　雄黄　龙脑　麝香　牛黄　安息香　金箔　银箔

导赤散（《小儿药证直诀》）

木通　生地　竹叶　甘草

当归饮子（《医宗金鉴》）

当归　熟地　白芍　川芎　首乌　黄芪　荆芥　防风　白蒺藜　甘草

当归补血汤（《兰室秘藏》）

黄芪　当归

安宫牛黄丸（《温病条辨》）

牛黄　郁金　水牛角　黄连　栀子　雄黄　黄芩　珍珠　麝香　冰片

阳和汤（《外科证治全生集》）

麻黄　熟地　白芥子　炮姜炭　甘草　肉桂　鹿角胶

托里消毒饮（《外科正宗》）

人参　黄芪　白术　茯苓　白芍　当归　川芎　银花　白芷　甘草　桔梗　皂刺

导痰汤（《济生方》）

制半夏　陈皮　茯苓　甘草　制南星　生枳实　生姜

芍药汤（《河间六书》）

黄芩　黄连　当归　白芍　甘草　木香　槟榔　肉桂

血府逐瘀汤（《医林改错》）

当归　生地　桃仁　红花　枳壳　赤芍　柴胡　甘草　桔梗

七　画

麦冬地黄丸（汤）（《医级》）

麦冬　五味子　山萸肉　山药　丹皮　泽泻　生地　茯苓

还少丹（《医方集解》）

肉苁蓉　熟地　山药　牛膝　枸杞子　山萸肉　茯苓　杜仲　远志　五味子、楮实子　茴香　巴戟天　石菖蒲

杞菊地黄丸（汤）（《医级》）

地黄　山药　牛膝　枸杞子　山萸肉　茯苓　泽泻　菊花

补中益气汤（《东垣十书》）

黄芪　甘草　人参　白术　当归　陈皮　升麻　柴胡

补肺汤（《永类钤方》）

人参　五味子　黄芪　桑白皮　熟地　紫菀

沉香散（《经验秘方》）

莪术　乌药　茴香　益智仁　肉桂　沉香　延胡索　荜澄茄

坎离既济汤（《医宗金鉴》）

生地　黄柏　知母

附子理中汤（《太平惠民和剂局方》）

附子　人参　干姜　白术　甘草

沙参麦冬汤（《温病条辨》）

沙参　麦冬　玉竹　花粉　桑叶　甘草　扁豆

八　画

知柏地黄汤（丸）（《医宗金鉴》）

熟地　山萸肉　山药　知母　黄柏　丹皮　茯苓　泽泻

参苓白术散（《太平惠民和剂局方》）

人参　茯苓　白术　扁豆　陈皮　薏苡仁　山药　甘草　莲子　砂仁　桔梗

参附汤（《妇人良方》）

人参　附子　生姜　大枣

苓术菟丝丸（《景岳全书》）

茯苓　白术　莲子肉　五味子　山药　杜仲　甘草　菟丝子

金蝉脱甲酒（《外科正宗》）

大哈蟆　土茯苓　酒

九　画

茵陈蒿汤（《伤寒论》）

茵陈　栀子　大黄

茵陈五苓汤（《金匮要略》）

茵陈　五苓散

茵陈术附汤（《医学心悟》）

茵陈　白术　附子　干姜　肉桂　甘草

保元汤（《景岳全书》）

肉桂　甘草　黄芪　人参

养心汤（《证治准绳》）

黄芪　茯神　茯苓　半夏曲　枣仁　当归　柏子仁　川芎　远志　五味子　人参　肉桂　甘草　大枣　生姜

养阴清肺汤（《重楼玉钥》）

生地　麦冬　甘草　薄荷　玄参　贝母　丹皮　白芍

活络效灵丹（《医学衷中参西录》）

当归　丹参　乳香　没药

结毒灵合剂（《外科正宗》）

水银　朱砂　雄黄　牛黄　轻粉

十　画

桃红四物汤（《太平惠民和剂局方》）

当归　熟地　白芍　川芎　桃仁　红花

柴胡清肝饮（《症因脉治》）

柴胡　青皮　枳壳　栀子　木通　钩藤　苏梗　黄芩　知母　甘草

柴胡疏肝饮（《景岳全书》）

柴胡　枳壳　芍药　香附　乌药　川芎　甘草

逍遥散（《太平惠民和剂局方》）

当归　柴胡　白芍　白术　茯苓　甘草　生姜　薄荷

消风散（《医宗金鉴》）

当归　生地　防风　蝉蜕　知母　苦参　胡麻　荆芥　苍术　牛蒡子　石膏　甘草　木通

海藻玉壶汤（《外科正宗》）

海藻　贝母　陈皮　海带　青皮　川芎　当归　半夏　连翘　甘草　独活

通窍活血汤（《医林改错》）

赤芍　川芎　桃仁　红花　麝香　大枣　姜　葱

十一画

黄土汤（《金匮要略》）

伏龙肝　白术　甘草　生地　阿胶　附子　黄芩

黄连温胆汤（《六因条辨》）

黄连　竹茹　枳实　半夏　橘络　茯苓　甘草　生姜

黄连解毒汤（《外科秘要》）

黄连　黄芩　黄柏　栀子

萆薢渗湿汤（《疡科心得集》）

萆薢　薏苡仁　黄柏　茯苓　丹皮　泽泻　滑石　木通

银花解毒汤（《疡科心得集》）

银花　紫花地丁　丹皮　连翘　黄连　夏枯草

羚角钩藤饮（《通俗伤寒论》）

羚羊角　桑叶川贝　生地　钩藤　菊花　茯神　白芍　甘草　竹茹

清血搜毒丸（《实用性病学》）

血竭花　广木香　青木香　丁香　儿茶　巴豆霜

十二画

葛根芩连汤（《伤寒论》）

葛根　黄芩　黄连　甘草

紫雪丹（《太平惠民和剂局方》）

滑石　石膏　寒水石　磁石　羚羊角　木香　水牛角　沉香　丁香　升麻　玄参　甘草　朴硝　硝石　朱砂　麝香

犀角地黄汤（《备急千金要方》）

水牛角　生地　赤芍　丹皮

膈下逐瘀汤（《医林改错》）

五灵脂　当归　川芎　桃仁　丹皮　赤芍　乌药　玄胡　甘草　香附　红花　枳壳

藿香正气散（《太平惠民和剂局方》）

藿香　苏叶　白芷　桔梗　大腹皮　厚朴　陈皮　半夏　白术　茯苓　甘草

镇肝熄风汤（《医学衷中参西录》）

牛膝　代赭石　龙骨　牡蛎　龟板　白芍　玄参　天冬　川楝子　麦冬　茵陈　甘草

附录2　常用外治方剂

一　画

一扫光（《外科正宗》）

苦参　黄柏　烟胶　枯矾　木鳖肉　大枫子肉　蛇床子　点红椒　潮脑　硫黄　明矾　水银　轻粉

二　画

二号癣药水（《实用中医外科学》）

米醋　百部　蛇床子　硫黄　土槿皮　白砒　斑蝥　白国樟　轻粉

九一丹（《医宗金鉴》）

熟石膏　升丹

二灵丹（《疡医大全》）

儿茶　冰片

七宝槟榔散（《证治准绳》）

槟榔　雄黄　轻粉　密陀僧　黄连　黄柏　朴硝

四　画

月白珍珠散（《医宗金鉴》）

青缸花　轻粉　珍珠

五五丹（《外科学》）

熟石膏　升丹

五色灵药（《医宗金鉴》）

食盐　铅　白矾　绿矾　水银　硝石

乌金膏（《痈疽验方》）

巴豆

五　画

玉露散（膏）（《药敛启秘》）

芙蓉叶

甲字提毒药粉（房芝萱方）

轻粉　京红粉　血竭　琥珀面　朱砂　麝香　冰片

生肌散（《重楼玉钥》）

赤石脂　乳香　没药　轻粉　硼砂　煅龙骨　儿茶　梅片

生肌玉红膏（玉红膏）（《外科正宗》）

当归　白蜡　甘草　白芷　轻粉　血竭　紫草　麻油

生肌白玉膏（白玉膏）（上海方）

尿浸石膏　制炉甘石

生肌象皮膏（《疡科纲要》）

真象皮　真轻粉　锌氧粉　白占　血竭　降香　密陀僧　生龙骨　梅片

皮癣水（《朱仁康临床经验集》）

土槿皮　紫荆皮　苦参　苦楝根皮　生地榆　千金子　斑蝥　蜈蚣　樟脑

六　画

百部酊（20%）（《医宗金鉴》）

百部　高粱酒

冰硼散（《外科正宗》）

玄明粉　硼砂　朱砂　冰片

冰黄散（《咽喉经验秘传》）

冰片　黄柏　蒲黄　人中白　甘草　青黛　朴硝　硼砂　黄连　薄荷　枯矾

冰石散（经验方）

组成：煅石膏 30g　梅片 0.6g

制法：分别乳细，越细越好，兑入混匀，瓶贮，勿泻气。

功用：收水生肌。

主治：浅表溃疡而未收口

用法：直接掺在疮口上，外盖相应软膏，1～2 日换 1 次。

冰麝散（《中医喉科学》）

黄连　黄柏　玄明粉　白矾　甘草　鹿角霜　煅硼砂　冰片　麝香

阴痒外洗方（《张赞臣临床经验选编》）

威灵仙　蛇床子　当归尾　砂仁壳　苦参　土大黄　胡葱头

如意金黄散（《医宗金鉴》）

大黄　黄柏　姜黄　白芷　南星　陈皮　苍术　厚朴　甘草　花粉

冲和膏（《外科正宗》）

荆芥皮　独活　赤芍　白芷　石菖蒲

七　画

鸡蛋黄油（经验方）

组成：生鸡蛋 10～15 个，植物油少量。

制法：将鸡蛋煮熟，去蛋白取黄，稍凉干，于锅内置少许植物油，再放入蛋黄，以慢火煎熬，渐见黑色鸡蛋油析出。

功用：生肌长肉，护肤防裂。

主治：溃疡肉芽红活，或者皲裂。

用法：外涂，或制成纱条敷贴。

八　画

锡类散（《金匮翼》）

青黛　象牙屑　牛黄　人指甲　珍珠　冰片

苦参汤（《备急千金要方》）

苦参　地榆　黄连　王不留行　独活　艾叶　竹叶

九　画

养阴生肌散（经验方）

组成：牛黄、麝香各0.3g，青黛、煅石膏、儿茶、西月石、黄柏、胆草各6g，薄荷3g。

制法：分别研或乳极细粉末，和匀，瓶贮，勿泻气。

功能：养阴生肌，散风止痛。

主治：黏膜溃疡等。

用法：外涂患处，或吹在疮面，日1~2次。

香木水洗剂（经验方）

组成：木贼草、香附、地肤子各30g，细辛9g

制法：加水1000ml左右，煎沸去渣留药汁备用。

功用：散风止痒，软皮除疣。

主治：寻常疣、跖疣、女阴瘙痒、肛门瘙痒等。

用法：疣，浸泡中择木贼草轻巧摩擦疣体损害，以不渗血为度，瘙痒症可先熏后洗。

十　画

消炎膏（经验方）

组成：如意金黄散25~30g，凡士林75~80g。

制法：凡士林用小火溶化，缓慢兑入金黄散，搅匀，冷凝备用。

功用：清热消肿，散瘀止痛。

主治：红、肿、热、痛的阳证。

绿袍散（《卫生宝鉴》）

黄柏　炙甘草　青黛

十一画

银杏无忧散（《医宗金鉴》）

水银　轻粉　杏仁　芦荟　雄黄　狼毒　麝香

银杏散（《外科正宗》）

杏仁　轻粉　水银　雄黄

黄连膏（《医宗金鉴》）

黄连　当归　黄柏　生地　姜黄　麻油　白蜡

黄精水洗剂（《中医外科学》）

藿香　黄精　大黄　皂矾　徐长卿

蛇床子洗剂（《疡医大全》）

蛇床子　花椒　白矾

十二画

琥珀膏（《医宗金鉴》）

淀粉　血余　轻粉　银朱　花椒　黄蜡　琥珀末　麻油

硫黄膏（《中医外科临床手册》）

硫黄　凡士林

紫色消肿膏（《赵炳南临床经验集》）

紫草　升麻　贯众　赤芍　紫荆皮　当归　防风　白芷　草红花　羌活　芥穗　儿茶　神曲

鹅黄膏（《外科正宗》）

石膏（煅）　炒黄柏　轻粉

鹅黄散（《外科正宗》）

绿豆粉　滑石　黄柏　轻粉

十三画及以上

溻痒汤（《外科正宗》）

苦参　灵仙　蛇床子　当归尾　狼毒　鹤虱草

碧云散（《医宗金鉴》）

鹅不食草　辛夷　川芎　细辛　青黛

结缔组织病中医治疗学

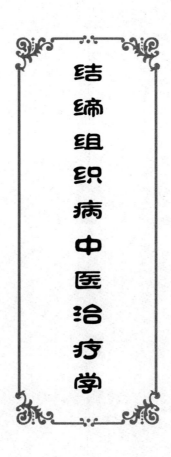

朱 序

1988年冬，武汉徐宜厚同志携其专著《结缔组织病中医治疗学》书稿，索序于予。余虽年逾八旬，精力欠佳，但仍以先睹为快的急迫心情，在较短的时间内，阅览一过。

本书从临床治疗的角度，分上中下三篇，重点叙述了红斑狼疮、硬皮病、皮肌炎、大动脉炎、干燥综合征、白塞综合征、重叠胶原病等结缔组织病的理、法、方、药。书中所录既有国内名家临床精华，又有作者多年潜心研究的成果，真可谓远绍旁搜，钩玄提要，突出了中医辨证、西医辨病，中西医互参，融合于一炉，深得我心。

余料此篇的问世，俾学者读之可以有所遵循，诚为医林之宝筏也！余数十余年谆谆培育后学，亲睹一代新人的崛起，籍以宽慰，故乐而为序，弁诸篇首。

朱仁康

1988年12月　北京

前　言

结缔组织病是一组严重威胁人类健康的疾病，其发病率呈上升趋势。因此，是当今世界医学领域研究最多的课题之一，近30年来，我国中西医著名专家密切合作，运用中医理论指导临床实践，积累了丰富的经验，另辟一条具有中国特色的诊疗结缔组织病的新径，引起了世界医林的关注、重视和兴趣。

有鉴于此，我们在广泛收集文献资料的同时，结合临床实践的一鳞半爪之得，经过较长时间的构思与酝酿，现在整理成册。全书分上中下三篇：上篇对结缔组织病的基础和主要结缔组织病的诊疗予以扼要阐述，随后撷录有代表性的新经验、新成果，中篇精选国内十余位著名医学专家的卓见，下篇录有代表性的虎狼药，希望从中寻找治疗结缔组织病的新药。希望本书将成为全面、系统、深入介绍中医药治疗结缔组织病的专书。

本书在编著的过程中，曾得到各方面的关怀、鼓励和帮助，北京胡传揆教授、天津朱德生教授生前提过指导性意见。书稿甫成，中国中医研究院朱仁康研究员审阅后，欣然撰写序文，又承蒙中国医药科技出版社吴大真副社长予以文字润色，以增书辉。我科王思勤等医师也参加了部分文献的整理，对此，致以谢意。

我们深知学识水平有限，对这组疑难疾病的认识亟待深化与提高，书中不妥之处，敬请海内外贤达和同仁以及读者予以赐教。

徐宜厚

1991年4月

目 录

上篇 总论

中篇 近代名医经验荟萃

下篇

上篇
总论

第一章 结缔组织病基础

结缔组织是人体四大基本组织中的一种。包括骨、骨膜、软骨、腱、腱鞘、韧带、筋膜，并组成皮肤、关节、关节囊和血管的大部分成分。具有输送营养物至器官及收集代谢产物的功能，是保护机体免受微生物的侵袭及其他有毒因子的影响而发生炎症及免疫反应的场所，并参与正常组织损伤后的修复。

第一节 什么是结缔组织

结缔组织起源于中胚层。按传统分类方法，包括固有结缔组织（纤维性结缔组织、特殊结缔组织）、软骨、骨组织和血液。

固有结缔组织虽然分有数种，但其分类并不是完全明确，通常所说的结缔组织是指分布极广、结构典型的疏松结缔组织而言。

疏松结缔组织由细胞和细胞间质构成。细胞成分因所在部位和功能活动的状态不同，彼此间存在着很大的差别。

一、细胞成分

1. 成纤维细胞 是最主要的不可缺少的细胞成分，数量多，分布广，具有活跃的分泌功能，能产生纤维和基质。

2. 巨噬细胞 是机体内吞噬作用最强的细胞，形态多样，分布广泛。它的主要功能之一就是吞噬侵入机体结缔组织内的细菌、异物、衰老死亡的细胞碎块以及溢出血管的红细胞等。此外，还参与免疫反应，它能把外来抗原介绍给淋巴细胞，使之作出免疫应答。

3. 肥大细胞 较常见的细胞，常常是成群地沿小血管和小淋巴管分布。肥大细胞含有许多具有药理作用的化学物质，目前证明肥大细胞所产生释放的介质有肝素、组胺、慢反应物质和嗜酸性粒细胞趋化因子等。

4. 浆细胞 是机体内免疫系统的重要细胞之一，具有合成、贮存和分泌抗体及参与机体的体液免疫反应的功能。

5. 白细胞 常见的白细胞是单核细胞、嗜酸性粒细胞、淋巴细胞和中性粒细胞。其中嗜酸性粒细胞有很强的趋化作用，淋巴细胞在慢性炎症或注射异体蛋白时，其局部周围淋巴细胞增多。

6. 脂肪细胞 常见细胞之一，可单个或成群存在。其代谢活动直接受各种激素的影响和控制。

7. 间充质细胞 在结缔组织的生理再生或修补再生时，可分化发育为间充质系统的其他类型的细胞。

二、细胞间质

细胞间质包括纤维和基质。

1. 纤维成分 按形态结构及化学特性可分为胶原纤维、弹性纤维及网状纤维 3 种类型。上述 3 种纤维均为主要的支持成分，然而功能又各不相同，譬如：胶原纤维含有少量硫及多种氨基酸，具有坚韧性，弹性纤维富有弹性，集中分布于黄韧带、肺泡壁、弹性动脉等处，网状纤维细而分支，彼此交织成网，又叫格子纤维，在创伤治愈中首先出现，渐渐转为胶原。

2. 基质 是细胞间的重要组成部分，为一种较黏稠的均质性物质，呈胶体状态，其中埋藏有各种细胞和纤维。主要功能有支持、连接和固着等作用。还可能对上皮、肌肉和神经组织等实质成分的营养、保护方面起着分子筛的作用。若由于某种原因基底膜遭到破坏，则会程度不同地丧失其分子筛的作用，或使一部分原是不溶的蛋白分子变成可溶性抗原，从而发生自身免疫反应。

第二节　结缔组织病的共同点

结缔组织病有广义和狭义之分。广义的结缔组织病包括由遗传因素决定的原发性侵犯结缔组织结构的一组疾病，狭义的结缔组织病只包括由于明显的免疫性和炎症性反应引起的一组疾病。早期对结缔组织的了解仅限制于胶原或胶原 - 血管系统，而目前已知胶原是指一种特殊的纤维蛋白，然而，这组疾病大多数很少与胶原的结构或代谢有关，故现在都不用“胶原病”这一名词，而采用“结缔组织病”这一名称。

结缔组织病的共同病变，概分为组织病变和脏器改变两类。

一、组织病变

1. 黏液样变性 是结缔组织细胞产生的类黏液，是蛋白质与黏多糖的聚合物。存在于红斑狼疮急性期皮肤病变处，硬皮病、皮肌炎的小动脉、大动脉炎的主动脉处等。当原因除去后可以消退，如长期存在可引起纤维组织增生，导致硬化。

2. 纤维素样变性 是间质的胶原纤维及小血管壁的一种变性。此种改变多发生于结缔组织病的急性期，几乎每种病均可发生。

3. 透明变性 是指在结缔组织内出现同质半透明的无结构物质。结缔组织病的晚期，可以见到疏松结缔组织透明变性，此外，在肾、脑、视网膜、脾、胰等脏器的小动脉，还能见到小血管壁的透明变性。

4. 肉芽肿 是结缔组织炎症的一种形态学表现。形成肉芽肿的细胞成分主要有巨噬细胞、类上皮细胞、多核巨细胞、淋巴细胞、浆细胞等。既可出现在急性期，又可发生在慢性期。肉芽肿经常过渡为瘢痕，呈现纤维化而失去其特征。

5. 纤维化 是结缔组织中胶原纤维增多、基质减少的形态学表现。多是各种病变的晚期表现。

6. 淀粉样变性 又称淀粉样浸润，为组织中出现淀粉样物质沉着的改变。易受侵犯的器官为脾、肾、肝、肾上腺、淋巴结等处，实质细胞受压萎缩。

二、脏器改变

结缔组织病最常侵犯的脏器为血管，其次为心、肾、肺、关节、皮肤、骨骼肌、脾、消化管、消化腺、肝、免疫器官等处。

1. 血管 结缔组织病的各种疾病均侵犯血管。大型血管的炎症表现为内膜弥漫性纤维性肥厚，外膜可见自养血管增厚，甚至闭塞。中型动脉及相应静脉血栓形成至闭塞，使局部呈结节状。细小动脉亦表现坏死性、闭塞性血管炎，呈全层纤维素样坏死。

2. 心脏 风湿病最易侵犯心脏，红斑狼疮主要侵犯瓣膜及心肌，其他侵犯心脏者，主要为弥漫性心肌间质炎或灶性心肌间质炎。

3. 肾脏 结缔组织病以红斑狼疮肾脏病变居首，其次为大动脉炎等。肾脏病变大部分侵犯肾小球或肾小球的一部分丝球体。不过，肾的各段血管均有纤维素样坏死、血栓形成，以致引起皮质的梗死。

4. 肺 主要表现为间质性肺炎、肺水肿、肺纤维化、胸膜炎等。早期为肺泡隔充血、水肿，晚期则由于弥漫性纤维化引起支气管扩张、小动脉阻塞、动脉腔狭窄、内膜纤维化，出现肺动脉高压，甚至导致肺心病。

5. 关节 主要见类风湿关节炎、白塞综合征、皮肌炎、大动脉炎、硬皮病、红斑狼疮等。侵犯大关节、小关节不定，但呈游走性。

6. 皮肤 皮下结节为皮肤受侵形式之一，另一形式为大范围的皮肤受到侵犯。部分还会发生四肢疼痛性溃疡。

7. 骨骼肌 多表现为弥漫性、非化脓性炎症。

8. 脾 临床上见于红斑狼疮、大动脉炎、硬皮病等病种。最典型的改变为脾中心动脉及毛笔动脉的“葱皮样结构”。

9. 消化系统 侵犯小血管，时而发生溃疡或穿孔等。侵犯小唾腺，导管周围淋巴细胞浸润，部分萎缩，部分增生不一。

10. 造血及免疫系统 表现为全血细胞减少，红细胞减少更显著。血管亦呈“葱皮样”外观。

11. 神经系统 受侵犯机会较少。红斑狼疮有脑内炎、小血管栓塞，硬皮病有周围神经脱鞘及轴索变性等。

第三节　中医学对结缔组织病的认识

自 1969 年大高裕一提出结缔组织病的概念以来，国内广大中西医工作者为遵循传统医学理论，从扶正与祛邪的角度，对本病的诊疗进行了大量而卓有成效的探索，取得了举世瞩目的进展。现将中医学对结缔组织病的认识予以简介。

一、有关病名的认识

结缔组织病有狭义与广义之分，前者是胶原疾病的同义词，包括风湿热、慢性类风湿关节炎、结节性动脉周围炎、系统性红斑狼疮、系统性硬化症和皮肌炎6种疾病，后者则是指体内结缔组织发生各种疾病的总称。

中医学文献虽无结缔组织病的病名，但从各地名老中医的临床辨证与诊疗经验而论，比较一致的看法是：慢性盘状红斑狼疮类似“鬼脸疮”，系统性红斑狼疮既有皮肤损害，又有无皮损仅有内脏损伤，前者有称“蝴蝶斑”“温毒发斑”“马缨丹”“阴阳毒”等，后者由于临床体征出现的时间不一或者程度轻重不同，因而，视主症而命名者居多，如：关节疼痛，贯其始终，隶属于“痹证”，面目和下肢浮肿较重（肾损害）时称之“水肿”，怔忡（心肌受损），悬饮（胸腔积液），黄疸、胁痛（肝受损）等。更有医者认为，本病虚多实少，且脏腑病变迭见，故而以“虚损”统称之。硬皮病仅有皮肤损害，隶属于“皮痹”，若出现脏腑病变，则属“五脏痹”的范畴。皮肌炎类似“肌痹”，大动脉炎类似“脉痹”，白塞综合征类似“狐惑症”，干燥综合征类似“燥毒”，类风湿关节炎类似“痹”“历节风”等。

总之，本组疾病证候纷杂，变化多端，很难明确地划属于某一证候，不过，从临床资料来看，以本虚标实多见。

二、有关病因的探索

《灵枢·口问》曰：“百病之始生也，皆生于风雨寒暑，阴阳喜怒，饮食居处，大惊卒恐。”这就是说，疾病的发生，既有风雨寒暑之类的气候变异（外环境），又有喜怒惊恐的情绪波动（内环境），还有饮食不慎、居处不宜等方面综合因素的结果。结合本组疾病而论，主要集中反映在3个方面。

（一）禀赋不耐

禀者，“凡上所赋下所受皆曰禀”（《段注说文解字》），是一种含有特殊素质而易感类似疾病的致病因素。综观有关文献，人体禀赋既有阴阳刚柔之分，又有寒热燥湿之别，前者言脏腑强弱，后者言受邪之后的病证变迁。比如：阴脏喜温暖，宜选姜、桂之辛热；阳脏喜生冷，宜选芩、连之苦寒。又如：体质偏于燥热，湿从热化，主症：面色干苍有光，唇色深红或紫而燥，舌质深红，苔深黄而薄，大便干秘，小便短赤。体质偏于寒湿，热从湿化，主症：面色㿠白或晦黄，唇色淡白或带淡黑，舌质淡微胖，苔薄而润，大便溏薄，小便清长。总之，一般而论，阳盛多燥，阴盛多病湿。在病变的过程中，阳盛者，每多湿从热化，阴盛者，每多热从湿化。

鉴于上述，明、清两代医家根据人的体形、生理和病理表现，将体质禀赋归纳为阳旺阴虚、阴阳俱盛、阴盛阳虚、阴阳两虚4种类型。由于这4种体质禀赋的人，在生理、病理（如“瘦人多火”“肥人多痰”）表现方面的不同，治疗用药也迥然有异，《医法心传》称“此诊病用药，第一要紧关头，临证时如能如此体会，虽不中不远矣”，可谓懂得禀赋不齐之深奥道理。

（二）外感病因

六淫，《素问》谓寒暑燥湿风火，而《三因极一病证方论》谓寒暑燥湿风热，其中不言“火”而言“热”。这是因为：①六淫之气，实只有五，风、寒、暑、湿、燥而已，而五者无不从火化，是以名为六淫。②风、寒、暑、湿、燥皆外因，惟火多属内因。况且，六淫交互结合致病居多，因而，陈氏之说更符合临床实际。

1. 风淫 经云：风为百病之长。六气之中，惟风能全兼五气。又因风能鼓荡五气而伤人，故称为百病之长。然风有外风与内风之分，外风指六淫之首的风淫，内风则言肝血不足的虚风，如红斑狼疮脑病多数与虚风内动有关。

2. 寒淫 寒为阴邪，易伤阳气，寒邪致病无不与阳虚有关。外寒入侵肤表经络，血流瘖涩，证见肢末发绀等，内寒凝阻脉络，表现为皮肤痹硬，甚则溃烂久不收功。

3. 暑淫 《医学心悟》说：“暑字以日为首，正言热气袭人耳！夏日烈烈，为太阳之亢气，人触之则生暑病。”就皮肤病而言，感受暑热之邪多生疖肿、痱毒之类。

4. 湿淫 《叶选医衡》说：“湿者，天地间阴阳蒸润之气也。”湿分内湿与外湿，内湿指饮食不节，脾胃受损而生，外湿除与季节有关外，还同生活、工作、环境有关。况且湿属地气，氤氲黏腻的浊邪，故而治疗缠绵难以速效。

5. 燥淫 燥分外燥与内燥，外燥指秋令行燥，内燥多由精血下夺而成。然而，古人认为，人禀天地之气以生，即感天地之气以病，而天地之气，阴阳之气也，阴阳之气，燥湿之气也，故将燥湿称之为百病提纲。

6. 热淫 热与火同源，火为热之甚，热为火之渐。热淫以急性、疼痛、危笃病情居多，应予高度重视。诚如《医醇賸义》所说：“外因之病，风为最多，内因之病，火为最烈。”

（三）内伤病因

内伤的含义，《医醇賸义》曾有一段明确记载：“七伤者，《金匮》谓食伤、忧伤、饮食伤、房室伤、饥伤、劳伤、经络营卫气伤。是言此七者，皆是内伤，所以成虚劳之故。”由此可见，内伤病因主要包括饮食不节、房劳损伤和七情郁结3个方面。

1. 饮食不节 饮者，水也，无形也；食者，物也，有形也。然其致病又有不足与有余之分，以酒为例，阴虚者纵饮，则质不足以滋阴，性偏动火，热者愈热，以血证与狂悖等居多；阳虚者纵饮，则性不足以扶阳，质留为水，寒者愈寒，以胃虚与暴脱等常见。食伤通常是冷食伤血，热食伤气，饱食伤胃，饥食伤脾。总之，对于久病、老人、虚人而言，当理脾为主，理脾则百病不生，不理则诸病续起。

2. 房劳损伤 房劳包括房室过度和劳倦两类。前者损伤冲任，致使肝肾阴津亏损；后者伤脾，导致元气虚怯。

3. 七情郁结 情志为病，多由恚怒伤肝，忧思伤脾，以及五志过极，郁结于内，日积月累，气血经络凝滞而发病。

对于上述三者，《中藏经》归纳为：“劳者，劳于神气也；伤者，伤于形容也。饥饱无度则伤脾，思虑过度则伤心，色欲过度则伤肾，起居过常则伤肝，喜怒悲愁过度则伤肺。又风寒暑湿则伤于外，饥饱劳役则败于内。昼感之则病荣，夜感之则病卫，荣卫经行，内外交运，而各从其昼夜也。”华佗之论，可谓言简意赅，素为临床医家奉为指南。

此外，疫疠之气、毒虫咬伤、抑郁生病等，与本组疾病关系甚小，从略。

三、有关主症的辨析

鉴于结缔组织疾病涉及多系统、多脏腑，其症状繁乱复杂，虚实交错，标本相混是常有的特征，然而，抓住主症加以辨析，将会提高诊疗水平。

（一）皮肤损害

皮肤损害对诊断有的具有特异性，有的无特异性，程度有的轻微，有的极严重。主要包括红斑（如面颊蝶形红斑、小腿结节性红斑、关节周围环状红斑、指端暗红斑、眼睑水肿性紫红斑等），色红压之褪色者血热居多，压之不褪色属热瘀经络，暗红色属热郁肤腠，色紫暗属毒热郁于阳明，结块未化属湿热互结，阻滞经络。风团大如地图，属风热袭肤；风团小如麻豆，属脾虚风盛外扑。紫癜初期，色泽鲜红，压之褪色，属热毒扑肤；病程日久，反复发生，属脾虚气弱，血溢于外。

（二）发热

高热或低热常交替出现，前者表现病情恶化或危笃，后者说明病情缓解，但迁延旷久，呈慢性消耗性损伤。高热多属温热之邪居于气分，或者气营之间，更有甚者则属毒陷心包。低热则情况复杂，要善于重点剖析其低热是气虚发热，还是阴虚发热，是火郁发热，还是血虚发热等。

（三）疼痛

疼痛是许多结缔组织病的共同症状，但其疼痛性质和病因不明，故其表现也有明显差异。

1. 热痛　痛而灼热，喜冷而恶热，凉药冷敷则病势和缓。

2. 寒痛　痛而畏寒，遇风或受凉则痛感加重，温热药敷贴则痛势减轻。

3. 虚痛　痛势缓和，酸重于痛，进展亦慢，揉按或抚摩后则痛轻。

4. 实痛　痛势紧张，痛重于酸，局部肿胀拒按。

5. 风痛　没有固定痛点，常游走不定。

6. 血痛　痛点固定不移，状如针锥，拒按。

（四）脏腑病变

脏腑病变的辨析素为医家所重视，唐容川说："业医不知脏腑，则病原莫辨，用药无方。"为此，择要分述如下。

1. 心（小肠）病证候　心者，深也，言深居高拱，相火代之行事也。凡见真心痛、心痹、癫狂痫、怔忡、惊恐、健忘、失眠、口疮、血证等均与本脏腑有关。

2. 肝（胆）病证候　肝者，干也。其性多动而少静，好干犯它脏者也。常见病证有胁肋疼、郁证、口苦、眩晕、目疾、阴疾、情志病等。

3. 脾（胃）病证候　脾者，卑也，裨助胃气以化谷也。常见病证有虚损、劳倦、胃脘痛、黄疸、呕吐、呃逆、泄泻、肠痹等。

4. 肺（大肠）病证候　肺者，市也，百脉期会也。常见病证有咳嗽、肺痿、失音、阴虚、哮喘、咳血、肺痹等。

5. 肾（膀胱）病证候　肾者，任也。主骨而任周身之事，故强弱系之。常见病证有腰酸耳鸣、水肿、健忘、遗精、遗尿、月经不调、脱发、畏寒、面黑、淋浊、眩晕、尿血、喘息、善恐、骨痿等。

应当指出：脏腑之间不是孤立的，而是互相联系和互相影响的，所以在许多疾病中，既要考虑本脏的生理病理变化，又要注意对其他脏腑的影响，这种变化和影响包括有利和不利的两个方面，只有全面剖析脏腑的传变规律，才能提高诊疗水平。

四、有关预后的推测

尽管由于激素、抗生素、免疫抑制剂和中药治疗的进步，但本组疾病的预后并不令人乐观。一般而论，男性的预后较之女性要差，儿童较之成人更差。致死率高的病变以肾脏为主，其次有神经系统和心血管。

中医学对疾病预后的推测，主要从两个方面来论述：其一，治疗是否准确与及时；其二，临死前危笃证候的观察。施治要先后有序，《素问·阴阳应象大论》说："善治者，治皮毛，其次治肌肤，其次治筋脉，其次治六腑，其次治五脏。治五脏者，半死半生也。"也就是说，病在初期宜速治，不能迟疑，病到后期，若病位在六腑则轻，易治，病位在五脏则重，难治，并推测其预后生死各半。危笃证候的观察，主要表现在精、气、津、液、血五个方面的衰竭。《灵枢·决气》说："精脱者，耳聋；气脱者，目不明；津脱者，腠理开，汗大泻；液脱者，骨属屈伸不利，色夭，脑髓消，胫酸，耳数鸣；血脱者，色白，夭然不泽，其脉空虚，此其候也。"由此说明，熟练掌握精、气、津、液、血等方面衰竭的证候，对提高识病能力、判断生死的预后，是很有裨益的。《医学源流论》对《内经》之说曾有一段深入而具体的阐述：人的死亡，大多数取决于元气的存亡，这是因为元气脱，则五脏六腑皆无元气存在的缘故。比如：心绝则昏昧不知世事，肝绝则喜怒无节，肾绝则阳道痿缩，脾绝则食入不化，肺绝则气促声哑。六腑之绝而失其所司亦然。一般认为：元气尚存，神志精华不能用事，但遇明白医理的人还可挽救之。在五脏六腑之中，唯有肺绝死期最快，这是因为肺为脏腑之华盖，脏腑赖其气而濡养，若肺绝，则脏腑皆无禀受矣。因此，徐大椿说："诊病决死生者，不视病之轻重，而视元气之存亡，则百不失一矣。"

第四节　结缔组织病的治则与药物

本组疾病的治疗总则："形不足者，温之以气；精不足者，补之以味"（《素问·阴阳应象大论》），达到"定其血气，各守其乡"的目的。因此，在整个疾病演变的过程中，要着重分析标本虚实，处理好病有内外、治有先后的关系，处方用药要"谨道如法，万举万全，气血正平，长有天命"（《素问·至真要大论》）。至于病情迁延缠绵，久病形体消瘦，更要养以气味，和以怡性，但在元气未复之时，千万不要杂投克伐之剂。

一、主要治则选择

《此事难知》曰："治病分初、中、末三法。初治之道，法当猛峻，缘病得之新暴，当以猛峻之药，急驱去之，不使病邪久居身中为害也；中治之道，法当宽猛相济，为得病之非新非久，当以缓疾得中，养正去邪，相济而兼治之；末治之道，法当宽缓广服，平善无毒，培养血气，俾其邪自去。"现宗王氏之论，分初、中、末三个阶段，陈述治法如下。

（一）初治之法

1. 益气解表法　适用于气虚表证。主症：恶寒发热，周身酸楚，倦怠无力，少气懒言，舌淡苔薄白，脉浮无力。方选参苏饮。常用苏叶、防风、荆芥、党参、黄芪、升麻等。

2. 滋阴解表法　适用于阴虚表证。主症：发热头痛，咽痛不适，咳嗽少痰，手足心热，舌红苔少干燥，脉细数。方选加减葳蕤汤。常用玉竹、白薇、麦冬、葱白、防风、玄参等。

3. 气血两清法 适用于毒热充斥内外，气血两燔证。主症：高热渴饮，干呕狂躁，甚则谵语神昏，肤如图状斑疹，或血证迭见，舌绛唇焦，脉沉数。方选清营汤加减。常用水牛角、生地、玄参、麦冬、紫草、白茅根、丹参等。

4. 豁痰开窍法 适用于痰浊蒙闭心窍之神昏证。主症：神志失常，语无伦次，痰涎壅盛，咳逆喘促，苔腻而垢浊，脉濡数。方选菖蒲郁金汤加减。常用石菖蒲、郁金、竹沥、鲜竹叶、炒栀子、琥珀、炒丹皮、茯神、远志等。

5. 行气活血法 适用于气滞血瘀证。主症：皮下结节，或肤色暗红，刺痛明显，舌质暗红苔少，脉细涩。方选膈下逐瘀汤加减。常用乌药、香附、当归、桃仁、红花、泽兰、川芎、延胡索、赤芍等。

（二）中治之法

1. 调和肝脾法 适用于脾虚不运，阻碍肝气条达之证。主症：两胁胀痛，纳呆腹胀，大便失调，或伴月经不调，乳房作胀等，舌质淡红苔少，脉弦细。方选逍遥散加减。常用白术、柴胡、白芍、干地黄、川楝子、绿萼梅、当归、玫瑰花、甘草、炒二芽等。

2. 温经散寒法 适用于阳气不足，血脉不利所致诸证。主症：手足厥冷，或活动不利，腰膝疼痛，或关节肿胀酸痛，或皮肤痹硬等，脉微涩而紧。方选黄芪桂枝五物汤加减。常用黄芪、桂枝、赤芍、活血藤、五加皮、制附块、鹿角片、路路通、甘草、干姜等。

3. 清营凉血法 适用于邪热传营、热入血分诸证。主症：身热不高，夜间尤甚，烦躁少寐，或斑疹隐隐，或吐血、衄血、便血等，舌质绛红，苔少，脉细数。方选犀角地黄汤加减。常用生地、水牛角、玄参、炒丹皮、炒槐花、紫草、白茅根、赤芍等。

4. 清虚热法 适用于邪留未尽，但其阴液已伤或肝肾阴虚所致虚热证。主症：夜热早凉，热退无汗，肢蒸心烦。盗汗嗌干，舌红少苔、脉细数。方选清骨散加减。常用银柴胡、地骨皮、鳖甲、青蒿、生地、白薇、秦艽、玄参、天麦冬等。

5. 健脾渗湿法 适用于脾胃气虚之水肿证。主症：头面四肢水肿，时肿时消，纳差，倦怠，少气懒言，面色无华，或便溏，舌淡苔少，脉濡缓。方选参苓白术散加减。常用党参、白术、山药、茯苓、猪苓、扁豆、砂仁、薏苡仁、陈皮、桔梗、甘草等。

6. 温肾行水法 适用于肾阳不足，水气不化的水肿证。主症：全身浮肿或以双下肢为甚，腰酸膝软，形寒肢冷，小便不利，或夜尿多，舌淡脉弱或沉迟。方选济生肾气丸加减。常用制附块、大熟地、山药、茯苓、泽泻、山茱萸、胡芦巴、沉香、九香虫等。

7. 疏肝理气法 适用于肝郁气滞所致诸证。主症：胃脘胀满，或痛连两胁，或烦恼郁怒，或失眠，或痛经，苔薄白或薄黄，脉弦。方选柴胡疏肝散加减。常用柴胡、郁金、川楝子、白术、白芍、炒二芽、乌药、香附、大熟地、绿萼梅、玫瑰花等。

8. 温经活血法 适用于外寒凝滞经脉的瘀血证。主症：下肢厥冷，局部肤色紫赤，或闭经，或痛经，舌淡，脉沉涩。方选当归四逆汤加减。常用当归、桂枝、赤芍、细辛、炙甘草、活血藤、桑枝、甲珠、丹参、黄芪、川芎等。

9. 养心安神法 适用于心脾两虚或心阴不足诸证。主症：心悸、气短，精神恍惚，神疲乏力，或时常悲伤欲哭，舌淡红少苔，脉细数。方选归脾汤加减。常用黄芪、党参、熟地、白芍、茯神、枣仁、甘草、广木香、桂圆肉、远志、夜交藤、琥珀等。

10. 镇肝息风法 适用于肝风内动所致诸证。主症：头目眩晕，或脑中热痛，面色如醉，或肢体麻木，或活动不灵，或肢端瘈疭等。方选天麻钩藤饮加减。常用天麻、钩藤、白芍、熟地、生石决明、牛膝、杜仲、茯神、桑寄生、夜交藤、益母草、琥珀等。

11. 温肾固精法 适用于肾虚不摄所致尿蛋白丢失诸证。主症：面色㿠白，腰酸膝软，小便频数，尿液蛋白丢失明显或呈管型，舌淡苔白，脉细弱。方选金锁固精丸加减。常用沙苑子、莲须、芡实、生龙骨、生牡蛎、怀牛膝、金樱子、山药、鹿角片、莲肉、桑螵蛸等。

（三）末治之法

1. 回阳救逆法 适用于阳气衰微，内外俱寒，甚至阴盛格阳等证。主症：四肢厥逆，冷汗不止，气息微弱，神衰欲寐，舌苔白滑，脉微细。方选四逆汤加减。常用制附块、干姜、党参、黄芪、甘草等。

2. 益气养阴法 适用于气阴两虚证。主症：体倦气短，心悸自汗，关节或肌肉乏力，或咽干口渴，双目干涩，舌苔薄少津，脉虚数。方选生脉散加味。常用沙参、麦冬、五味子、山药、黄芪、石斛、玉竹、甘草等。

3. 阴阳并补法 适用于阴阳两虚证。主症：全身瘦弱，头晕耳鸣，腰膝酸软，五心烦热，遗精阳痿等，方选还少丹加减。常用首乌、山药、熟地、巴戟天、白芍、山茱萸、肉苁蓉、沙苑子、枸杞子、茯苓等。

4. 清热开窍法（亦即凉开法） 适用于毒热内陷心包之类危笃重证。主症：神昏谵语或不语，身热烦躁，或舌謇肢厥，舌红苔薄黄，脉数。方选清宫汤加减。常用玄参、莲子心、连翘心、水牛角、麦冬、石菖蒲、郁金、竹叶卷心、远志等。若以神昏为主加安宫牛黄丸，伴有高热不退加紫雪丹，效果则更明显。

二、常用中药简介

近10年来，从实验研究和临床观察发现了一些中药具有抗炎、抗变态反应的中药，为本组疾病的防治提供了新的思路。

（一）抗炎类中药

1. 大青叶 主含吲哚苷，性味苦，大寒。具有清热解毒、凉血消斑等功效。本品有抗病原微生物和广谱抗菌作用，对革兰阳性和阴性细菌以及各种病毒如脑炎病毒、流感病毒、腮腺炎病毒等均有抑制作用。除抗原作用外，还可增强白细胞对细菌的吞噬作用，进而提高吞噬指数和抗炎，降低毛细血管通透性。此外，尚有血管扩张和肠平滑肌抑制作用。吲哚苷主要从肾脏迅速排出。常用量10～15g。

2. 金银花 主含氯原酸，性味甘寒。具有清热解毒、轻扬疏散的功效。本品有较强的广谱抗菌作用，对病毒、皮肤真菌均有抑制作用。此外，还有抗炎、解热及对内毒素的减毒作用。在加强机体防御功能中可促进白细胞的吞噬功能，在炎症部位能明显促进炎性细胞的吞噬功能。降血脂、降胆固醇及细胞毒素等也很明显。常用量10～30g。

3. 鱼腥草 主含癸酰乙醛（主要在挥发油中）、大量钾盐。性味辛凉，具有清热解毒、利尿通淋的功效。本品对多种革兰阳性及阴性细菌和钩端螺旋体均有抑制作用。此外，对抗酸杆菌、真菌亦有明显抑制作用。能增强机体免疫功能，表现在能促进人体外周血白细胞吞噬金黄色葡萄球菌的能力，可使血备解素上升，血及痰中溶血酶活力明显升高。还可能有抗炎、镇痛、止血、抑制浆液分泌、促进组织再生的作用。煎剂内服可收到止咳、抗癌、抗惊、利尿、扩张血管、增加肾血流的作用。不过，应用不当或大剂量，则可出现呕吐、流涎反应、过敏性休克（注射剂）、大疱性药物皮炎、末梢神经炎等。常用量15～30g。

4. 连翘 主要含皂苷、连翘酚。性味苦微寒。具有清热解毒、消肿散结的功效。本品对革兰阳性及阴性细菌均有抑制作用。对多种病毒，奴卡菌和真菌亦有抑制作用。有明显抗渗出、降低炎性病灶微血管脆性、促使炎性屏障的形成、增强炎性渗出细胞的吞噬能力、促进特异性抗体形成及对抗组胺炎性物质和降低毛细血管通透性等作用。此外，对抗内毒素所致的心血管系统反应，包括扩张血管，增加心输出量，改善微循环，保持血管张力，维持一定血压。另有抗肝损伤作用，使血清谷丙转氨酶下降。常用量10～15g。

5. 黄芩 主要含黄芩苷，性味苦寒。具有清热燥湿、泻火解毒等功效。本品对各种细菌和病毒均有一定的抑制作用，能降低毛细血管通透性，且有显著的抗变态反应和抗炎作用。不良反应可能有胃部不适，静脉注射应慎用。常用量6～10g。

6. 黄连 主要含小檗碱，性味苦寒。具有清热燥湿、泻火解毒等功效。本品对多种细菌包括革兰阴性和阳性菌，低浓度抑菌，高浓度杀菌，但极易产生抗药性。对多种病毒、真菌亦有抑制作用。对中枢神经系统有镇静、镇痛、松弛肌肉的作用。对心血管系统可拮抗心律失常，包括心动过速和过缓以及降压反应。对平滑肌有兴奋作用，可能与增强胆碱能神经有关，并增强钙离子效应。不良反应有恶心、呕吐、一过性腹泻等。静脉注射可发生循环、呼吸骤停，尤以低血钾者易出现。常用量6～10g。

7. 黄柏 主要含小檗碱及黄柏碱，性味苦寒。具有清热泻火、燥湿补阴等功效。本品对革兰阴性和阳性菌有不同程度的抑制作用。对结核菌、真菌、滴虫和乙型肝炎表面抗原也有抑制作用。还有明显降压（包括肾性高血压）、松弛肌肉、降血糖和促进抗体生成等综合性作用。常用量6～10g。

8. 苦参 主要含苦参碱。性味苦寒。具有清热燥湿、泻肝火、祛风杀虫等功效。本品对革兰阴性杆菌如大肠、变形杆菌及金黄色葡萄球菌有明显抑制作用。此外，尚有对白细胞降低的防治、抑制心脏异位节律点、减慢心率、增加冠脉血流、降压和抗肿瘤等作用。常用量3～10g。

9. 丹皮 主要含牡丹酚和牡丹苷。性味苦辛，微寒。具有清热凉血、活血散瘀等功效。本品对多种革兰阳性和阴性菌有较强抗菌作用，尤以痢疾杆菌、铜绿假单胞菌、金黄色葡萄球菌更佳。通过抑制血小板聚集及降低毛细血管通透性而抑制炎症。其次还有抑制纤溶酶原及纤溶酶、抗组胺、抗乙酰胆碱等作用。常用量6～10g。

10. 生地黄 主要含固醇类和地黄素。性味甘苦寒。具有清热凉血、养阴生津的功效。本品有抗炎、止血、利尿、降压、减慢心率、强心、增加冠脉流量、降低血糖、保肝、抗放射损伤等作用。经动物实验和临床证实有抗地塞米松对脑垂体－肾上腺皮质系统的抑制作用，使血浆皮质酮浓度升高，因而普遍认为生地可能有肾上腺皮质激素样或激素样免疫抑制作用。不良反应有腹泻、腹痛等，不过，数日内可自行消失。常用量10～30g。

11. 玄参 主要含玄参素、草萜苷类。性味甘苦咸寒。具有清热养阴、降火凉血、解毒散结等功效。本品有抑菌和杀菌的能力，尤以白喉杆菌敏感，且能中和其毒素。此外，还有解热、降血糖、中枢抑制、抗惊、降血压、利胆、降低毛细血管通透性、强心、扩张血管、减慢心率、兴奋肾上腺皮质以防止环磷酰胺所致白细胞减少等作用。常用量10～15g。

12. 大黄 主要含蒽醌衍生物及鞣质。性味苦寒。具有清热解毒、攻积导滞、泻火凉血、利胆退黄、活血祛瘀功效。本品对多种革兰阳性球菌及阴性杆菌有抗菌作用。其中以大黄酸、大黄素和芦荟大黄素抗菌作用最强，伤寒杆菌对大黄酸特别敏感。其抗菌原理是蒽醌衍生物能与

DNA 结合，抑制细菌的 DNA、RNA 和蛋白质的生物合成。其次，本品还有抗真菌、抗病毒、抗寄生虫、抗肿瘤以及收敛、止血、降压、解痉、利尿和类似雌激素样作用。此外，本品还可抑制免疫反应、抑制抗体产生，对炎症细胞的吞噬功能亦有增强作用，其降低毛细血管通透性、抗过敏和止痒等作用也十分可靠。不良反应有恶心、呕吐、腹痛等，长期应用可致肝硬化与电解质紊乱，应予注意。常用量 3～10g。

13. 白花蛇舌草 主要含固醇类及白花蛇草素。性味甘淡。具有清热解毒、活血消痛等功效。本品虽无抗菌作用，但有较强的刺激网状内皮细胞增生、增强吞噬细胞活力的非特异性免疫功能的作用，还有增强肾上腺皮质功能作用，以及抗肿瘤、调整肠管运动、利胆、有利于肝细胞结构恢复等作用。不良反应有口干、腹泻等。常用量 15～30g。

14. 蒲公英 主要含蒲公英固醇、蒲公英素、蒲公英苦素。性味苦甘寒。具有清热解毒、消痈散结功效。本品对革兰阳性球菌有较显著抑制作用，对螺旋体亦有抑制作用。本品有显著提高淋巴细胞转化能力、激发机体免疫功能的作用及促进白细胞和网状内皮细胞吞噬抗原能力，还有利胆、保肝、降低血清谷丙转氨酶和减轻肝细胞脂肪变性作用。其次有健脾胃、抗癌和利尿效果。不良反应有恶心、轻泻，个别患者有荨麻疹反应。静脉点滴有寒战、精神症状等反应。常用量 10～15g。

15. 栀子 主要含栀子苷、去羟栀子苷。性味苦寒。具有泻火除烦、清热利湿、凉血解毒、散瘀消肿功效。本品对革兰阳性球菌有抑制作用，对真菌、钩端螺旋体及血吸虫成虫可能有杀灭作用。对胃肠道平滑肌有轻度解痉及抗乙酰胆碱、抗组胺等作用。此外，还有利胆、保肝和镇静抗惊作用。常用量 6～10g。

16. 穿心莲（又名一见喜） 主要含内酯及黄酮类化合物。性味苦寒。具有清热解毒、凉血消肿功效。本品对部分球菌及杆菌有抑制作用。对机体免疫功能有明显影响，对外周白细胞及吞噬细胞能明显增强其吞噬能力，对迟发性超敏反应有抑制作用。此外，还有抗炎、解热、抗蛇毒及毒蕈碱样作用。据报道，本品能明显兴奋腺垂体，促进 ACTH 合成和释放，从而增强肾上腺皮质功能。不良反应有胃脘不适，个别患者还可出现过敏性休克。常用量 10～15g。

17. 龙胆草 主要含龙胆苦苷、龙胆碱。性味苦寒。具有清热燥湿、清泻肝火功效。本品对常见杆菌有不同程度的抑菌作用，抑杀疟原虫，有抗炎、明显促进炎症细胞吞噬功能，抑制抗体生成。其苦味健胃，促进胃液及游离盐酸分泌增加，保肝、利胆、利尿、降压等。不良反应：用量过大则可出现消化功能减退、头昏、颜面潮红等。常用量 6～10g。

18. 秦皮 主要含秦皮素、秦皮苷等。性味苦寒。具有清热解毒、燥湿止咳、凉肝明目等功效。本品对常见球菌和杆菌有抑制作用。其抗炎作用主要表现在抑制组胺引起的毛细血管通透性增加，且可能与兴奋肾上腺皮质功能有关。此外，本品能镇咳、祛痰、平喘、镇静、抗惊、镇痛，其中镇痛作用较阿司匹林强，较可待因弱。常用量 6～10g。

19. 柴胡 主要含柴胡皂苷元 A、B、C、D、E、F、G。性味苦辛微寒。具有解热疏肝、升提中气功效。本品对结核菌、病毒、钩端螺旋体、疟原虫均有抑制作用。其利胆、抗肝损伤（如抑制纤维增生、促进纤维吸收及使血清转氨酶活力下降）、抑制胃肠道胃液分泌等作用，皆是该药收缩与解痉两种不同成分作用的缘故。同样，对心肌也是两种不同成分增强或抑制心肌的相反作用，并能降低胆固醇。此外，抗炎作用主要通过对组胺、5－羟色胺、血管通透性增加的抑制作用，以及抗肉芽的增生和通过刺激与促进肾上腺皮质系统功能而发挥作用。总之，本品对细胞免疫和体液免疫均有增强作用。不良反应有嗜睡、过敏反应、溶血等。常用量 3～10g。

20. 青蒿 主要含青蒿素、青蒿酮、异蒿酮。性味苦辛寒。具有清热解暑、抗疟、退虚热功效。抗疟的作用机制为直接作用于疟原虫红细胞内期无性体的膜相结构，首先作用于食物泡膜、表膜和线粒体膜，其次呈核膜和内质网。对核内染色体亦有一定影响。由于食物泡膜发生变化，阻断了疟原虫摄取营养的早期阶段，使疟原虫迅速发生氨基酸饥饿，形成自噬泡，并不断排出体外，使泡浆大量损失，内部结构瓦解而死亡。此外，本品还能减慢心率、抑制心肌收缩力、降低冠脉流量、抗心律失常等。常用量 10 ~ 30g，青蒿素 0. 3 ~ 0. 6g。

21. 人参 主要含人参皂苷。性味甘微苦平。具有大补元气、强心固脱、安神生津功效。本品对高级神经活动的兴奋和抑制均有增强作用，使脑内生物碱前体苯丙氨透过血脑屏障，有利于记忆力的增强。对心肌有兴奋作用，有利于病态心脏功能的恢复。该药抑制心肌细胞膜上ATP 酶活性，对肢体血管有收缩作用，对冠状动脉、脑血管及眼底血管有扩张作用，对血压因剂量不同而起双相作用，具有抗休克功效，对垂体肾上腺兴奋，似有促肾上腺皮质样作用。本品还有抗利尿、促性激素样作用。短期大量应用可加强甲状腺功能。此外，还可以降低高血糖，使蛋白质合成增加，特别是血清白蛋白、免疫球蛋白。这是因为本品组分 GN3、GN4 使乳清酸掺入肝细胞 RNA 中，引起粗面内质网膜附着型多聚核糖体及分泌型蛋白质合成增加，进而增加血内白蛋白和免疫球蛋白，故称 GN3、GN4 为蛋白质合成促进因子（prostisol）。本品还能降低胆固醇，抗疲劳，提高机体适应性，抗癌，脱敏，抗菌，抗寄生虫（阿米巴等），对溃疡、心肌炎等均有功效。不良反应：过量服用可导致兴奋不安、体温升高、出血等。常用量 5 ~ 10g，急救可用至 15 ~ 30g，忌与五灵脂、藜芦同用。

附：人参叶含有与人参根相同的皂苷，有抗疲劳和增强肾上腺皮质功能。

22. 黄芪 主要含羟基甲氧基异黄酮、甜菜碱等。性味甘微温。具有益气固表、升阳益卫、托疮生肌等功效。本品可增强机体免疫功能，增加网状内皮系统的吞噬，改善和调整机体免疫抑制状态，又能诱生干扰素而抗病毒，增加免疫球蛋白 IgM 等促进体液免疫。本品通过细胞抑制病毒繁殖．还能促进玫瑰花结形成，对抗免疫抑制剂对免疫组织的萎缩作用和外周白细胞减少作用。本品还能增强吞噬细胞的吞噬能力，并显示佐剂效应，显著提高空斑形成数。本品对细胞代谢能明显延长其维持时间，使血浆中 cAMP 含量明显提高，增加白细胞总数和多核白细胞数。此外，本品还有利尿，消除尿蛋白，明显扩张肾、下肢血管，降压（作用于血管运动中枢、神经节、M 胆碱受体）、保肝、抗菌、镇静和雌激素样作用。常用量 10 ~ 15g，大剂量 30 ~ 60g。

23. 刺五加 主要含刺五加苷。性味辛微苦温，无毒。具有扶正固本、益气强身功效。本品有调节机体非特异性刺激的反应作用，可抗疲劳、耐缺氧、耐高温、抗辐射、抗应激和解毒等。刺五加对免疫功能的改善是多方面，主要有：①明显增强炎性渗出细胞对鸡血红细胞的吞噬能力。②增强网状内皮系统的吞噬能力。③有升白细胞作用。④促进抗体形成。⑤提高玫瑰花结的百分率。⑥使免疫器官脾重量增加，脾巨噬细胞值增高。此外，本品还有抗肿瘤、抗炎、扩张脑血管、增加冠脉血流、轻度减慢心率和抑制心收缩力以及促性腺与同化作用。常用量10 ~ 15g。

24. 党参 主要含皂苷。性味甘平。具有益气补脾功效。本品能增强抗体活动能力，提高耐受能力，增强网状内皮细胞吞噬功能。此外，还有降血压、增高血糖和红细胞、降低白细胞数等作用。常用量 10 ~ 15g。

25. 灵芝 主要含麦角固醇、真菌溶菌酶及酸性蛋白酶等。性味淡温，无毒。具有滋补强壮、扶正固本功效。本品有镇痛、抑制中枢、降低副交感神经兴奋，以及镇咳、平喘、祛痰、强心、增加冠状血管流量、降压、降血脂、保肝、解毒等作用。在调整免疫功能方面主要是通过增强网状内皮系统的吞噬，从而表明本品除增强机体非特异性免疫功能（包括肺支气管分泌性 IgA 增高）外，还能显著抑制过敏反应以及降低醛缩酶的作用。常用量 5～10g。

26. 甘草 主要含甘草皂苷、甘草次酸、甘草酸等。性味甘平。具有和中益气、清热解毒、祛痰止咳、补脾和胃、调和诸药等功效。本品有皮质激素样作用，以及抗炎、抗溃疡、解毒、解痉、镇咳、祛痰、降脂、抗肿瘤、保肝、抗利尿、镇痛、解热、抗菌、抗惊等。对免疫功能的影响为本品能抑制过敏反应，抑制肥大细胞脱颗粒，从而抑制组胺释放。不良反应有：大量应用约有 20% 的病人可能出现水肿、低血钾等。常用量 6～10g。

27. 白术 主要含苍术醇和苍术酮等。性味苦甘温。具有健脾益气、燥湿利水、固表止汗功效。本品有增强网状内皮系统的吞噬功能，并能提高淋巴细胞转化率和自然玫瑰花形成率。白术有升高白细胞、显著抗凝血、扩张血管、抗肿瘤（其挥发油对肉瘤的抑制作用最强）、保肝（防止毒性物质对肝糖原减少）、明显增高血清 IgG 等作用。不良反应有贫血及肾小管上皮细胞性变。常用量 6～12g。

28. 淫羊藿 主要含淫羊藿苷。性味辛温。具有补肾壮阳、强筋健骨、祛风除湿、止咳平喘等功效。本品有促性腺功能，对常见球菌、某些病毒有抑制作用。能明显下降肾性高血压，显著增加冠脉血流量，降低组胺所致的毛细血管通透性，因而有抗炎作用，并对机体免疫功能有促进作用。常用量 10～15g。

29. 当归 主要含藁本内酯。性味甘辛微温。具有补血活血、调经止痛、润肠通便等功效。本品对子宫肌有调节作用，抗心律失常，降低心肌兴奋性，延长心房不应期，显著扩张冠脉，使血流明显增加，使心肌氧耗量显著下降。本品能降低血小板聚集、抗血栓形成、降血脂，防止动脉硬化。此外，本品还能显著增加玫瑰花形成数，使脾细胞总数增多，增强巨噬细胞吞噬，提高网状内皮系统对染料廓清程度，促进非特异性免疫功能。抗炎、镇痛、抗菌、镇静、维生素 E 缺乏等均可应用。常用量 10～15g。

30. 黄精 主要含黏液质、天门冬氨酸、毛地黄糖苷。性味甘平。具有补脾润肺、益气养阴等功效。本品有抗菌（杆菌、球菌和抗酸杆菌）、增加冠脉流量、降低血脂和血糖等作用。常用量 10～12g。

31. 玉竹 主要含铃兰苦苷、铃兰苷。性味甘平。具有滋阴润燥、除烦止渴、柔筋强心等功效。本品能使血管扩张，降低血脂，缓解动脉粥样硬化。小剂量可使心搏收缩增强，使心力衰竭得到控制。常用量 10～15g。

（二）抗变态反应类中药

1. 苍耳子（附苍耳草） 主要含苍耳苷、苍耳醇、苍耳酯。性味苦辛甘温，有小毒。具有散风祛湿、消炎镇痛功效。本品挥发油对革兰阳性菌和真菌有抗菌作用，其毒性成分可能是毒蛋白，主要作用在肾、肝、脑。药理有降血糖、短暂降压和降白细胞等作用。临床用于过敏性鼻炎、湿疹等过敏性疾患。常用量 3～6g。

2. 徐长卿 主要含牡丹酚、黄酮。性味辛温。具有解毒消肿、通经活络、止痒止痛功效。本品能显著对抗乙酰胆碱、组胺等作用，对球菌和杆菌亦有一定抑制作用。临床用于湿疹、荨麻疹、过敏性皮炎等疾患。常用量：根 6～12g，全草 15～30g。

3. 麻黄 主要含麻黄碱、伪麻黄碱。性味辛苦温。具有散寒发汗、平喘利水功效。本品有拟肾上腺素能神经作用，如增强心肌收缩力、增高血压、松弛支气管平滑肌等。其次，本品有兴奋中枢、解热降温，抗球菌、杆菌和病毒作用。该药作用于 5－羟色胺受体与组胺受体，从而发挥抑制过敏介质释放与抗炎。不良反应有头痛、心悸、大汗不止等。常用量 3～6g。麻黄根有止汗及显著降压作用。

4. 桂枝 主要含桂皮油、桂皮酸醛。性味辛甘温。具有发汗解表、温经通阳功效。本品能抑制补体活性，桂皮酸醛能对抗乙酰胆碱或组胺，并轻度促进胆汁分泌，临床用于荨麻疹、过敏性肾炎等均有效。此外，本品还能抑制刺激性溃疡、降压、扩张血管、抑制血小板聚集、升白细胞及血小板、抗菌、抗病毒、抗血吸虫、抗惊厥、镇静、镇痛、解热、活血通经、利尿等。常用量3~10g。

5. 细辛 主要含甲基丁香油酚、黄樟醚。性味辛温，有小毒。具有散寒祛风、解表止咳、温肺化饮功效。本品有抗组胺及抗变态反应作用，能使速发型变态反应总过敏介质释放量减少40%以上。本品能抑制杆菌和球菌，尤对革兰阳性菌作用较强。该药还有强心、扩张血管、松弛平滑肌、增强脂质代谢和升高血糖等功效。此外，本品还有镇静、镇痛、解热、抗炎等作用。本品对肾脏有一定毒性，肾功能不全者慎用。常用量3~5g，丸散剂0.5~1g。

6. 秦艽 主要含秦艽碱甲、乙、丙及龙胆苦苷。性味苦辛微寒。具有祛风除湿、退热止痛功效。本品既抗炎，通过神经系统以兴奋垂体-肾上腺皮质功能而实现，又抗过敏性休克，显著减轻因蛋清所致的过敏性休克症状。其次，本品还有镇静、镇痛、解热、升血糖、降低血压和减慢心率，以及抑制细菌（包括杆菌、球菌、真菌）作用。常用量6~10g。

7. 附子与川乌 乌头的子根为附，主根为川乌。主含乌头碱、次乌头碱、中乌头碱。性味辛热，有大毒。具有温阳驱寒、通痹活络功效。本品既抗炎又强心，前者与兴奋垂体-肾上腺皮质系统有关，后者则是异丙肾上腺素样作用，兴奋p受体。此外，本品对血管和血压有一定调整作用，还有镇静、镇痛，局部麻醉和抗寒冷作用。常用量6~15g。

据文献报道，抗过敏中草药还有牛黄、龙葵、汉防已、陈皮、青风藤、地肤子、白鲜皮、荆芥、猪胆等，参阅有关文献，兹不赘叙。下面以表格形式附录具有免疫作用的中草药，以备参考，见表1-1。

表1-1 具免疫作用的中草药

免疫作用方式	中草药物
对细胞免疫、体液免疫以及巨噬细胞系统都有作用	人参、黄芪、黄芩、黄连、金银花、白花蛇舌草、猪苓、茯苓
对细胞免疫和体液免疫均有作用	当归、何首乌、仙茅、菟丝子、红花、三七、紫草、蜂巢、生地、薏苡仁、柴胡
对细胞免疫有作用	黄芪、党参、人参、扁豆、灵芝、枸杞、桑寄生、龟板、山萸肉、五味子、旱莲草、菟丝子、鹿茸、仙茅、仙灵脾、桑松子、鸡血藤、狗脊、白芍、玄参、白茅根、熟地、丹参、川芎、莪术、王不留行、桑枝、白毛夏枯草、地丁、水牛角、大蒜
对体液免疫有作用	胎盘、大枣、黄精、甘草、鳖甲、沙参、玄参、天麦冬、锁阳、肉桂、仙茅、菟丝子、桃仁、地龙、益母草、五加皮、龙胆草、黄柏、穿心莲、半枝莲、鱼腥草、蒲公英、白花蛇舌草、板蓝根、大青叶、丹皮、砂仁、桂枝、麻黄、细辛、乌梅
具有诱生干扰素作用	黄芪、瓜蒌皮、石斛、丹参、降香、香菇
具有抑制补体减少作用	人参、当归、桑寄生、枳实
具有影响介质释放作用	胎盘、甘草、山茱萸、仙灵脾、胡椒、丹参、牛膝、威灵仙、秦艽、汉防己、苦参、龙胆草、黄芩、白毛夏枯草、连翘、徐长卿、泽泻、柴胡、砂仁、枳实、细辛、葛根、苍耳子、款冬花、乌梅、丝瓜络、石韦、苍术、白蒺藜
具有抗过敏反应作用	黄芪、浮萍、苍术、秦艽、徐长卿、甘草、丝瓜、麻黄、丹皮、何首乌、丹皮、地龙、人参、防己、刺蒺藜、柴胡、蝉蜕、山茱萸、仙灵脾、丹参、牛膝、苍耳子、葛根、细辛、乌梅、威灵仙、蛇蜕、砂仁、枳实、款冬花、白毛夏枯草、苦参

续表

免疫作用方式	中草药物
影响机体内环磷酸腺苷水平	人参、党参、黄芪、甘草、丹参、赤芍、川芎、郁金
具有免疫佐剂作用	灵芝、香菇、紫河车、银耳、玉竹、女贞子、生地、猪苓、茯苓、竹叶
具有类似肾上腺皮质激素样作用	蜂乳、蜂王浆、黄芪、三七（土、草、田）、参三七、海桐皮、石蒜、秦艽、甘草、麝香、徐长卿、秦皮、僵蚕、蜂毒、水曲柳、人参、乌头、玉竹、防己、附子、人参叶
具有兴奋单核－吞噬细胞系统、增强巨噬细胞吞噬作用	鱼腥草、白花蛇舌草、穿心莲、金银花（小量兴奋、大量反抑制）、白毛夏枯草、黄芪、黄连、黄柏、大青叶、一枝黄花、山豆根、黄芩、黄精、灵芝、人参、白术、山药、仙灵脾、大蒜、青黛、猪苓、茯苓、厚朴、紫河车
促进免疫球蛋白形成	黄芪、人参、肉桂、仙茅、菟丝子、锁阳、鳖甲、玄参、天冬、麦冬、北沙参、女贞子、山茱萸、薏苡仁、茯苓
促进淋巴细胞转化	人参、黄芪、地黄、白芍、五味子、菟丝子、旱莲草、蒲公英、地丁、枣仁、蘑菇、鹿茸、仙灵脾、黄精、枸杞、女贞子、桑寄生、当归、阿胶、首乌、桑椹、鸡血藤、柴胡、黄连、黄芩、金银花、桑枝、莪术、川芎、红花、王不留行、银耳、猪苓、灵芝
能提高因化疗后引起的细胞下降	灵芝、蘑菇、补骨脂、女贞子、鸡血藤、花生衣、刺五加皮
增加血中白蛋白	白术、肉桂、党参、牡荆、大枣、郁金、黄荆子

第二章　风湿热

一、病名辨析

风湿热是咽部甲型链球菌感染后的炎症性疾病，主要病变累及心脏、关节、中枢神经系统、皮肤及皮下组织。急性型常见的临床表现是迁移性多关节炎、发热、心脏炎以及不常见的Sydenham's舞蹈病、皮下结节和边缘性红斑。在1789年Jenner认识到心脏病变是急性关节炎临床表现之一。至19世纪中叶，Bouilland等进一步发现风湿病、舞蹈病和心脏炎可同时发生。1904年Aschoff等又揭示了本病心肌炎中的特异性病损，后称为Aschoff小体。1929年Swiff等正式提出风湿热是链球菌的变态反应。后来进一步证实，β-溶血性链球菌的A型是人类感染引起风湿热（RF）的主要原因。

中医学虽无风湿热的病名，但对其认识和治疗的内容较为丰富。大致以关节炎症状为主，归属于“痹证”中的“热痹”。以心脏炎症状为主者，则包括在“怔忡”、“心悸”等病证的范围。

二、病因探析

风湿热的形成或为风热入侵，或为温热蕴结，或为风寒湿郁化热，或为阳盛阴衰，或为痰瘀热结，或为血虚失养，复受热邪。尽管病因不同，但其最终将会导致邪留关节、肌肉，痹阻经络累及心脏而发病。

1. 风热侵袭　风湿热多发生于早春及秋冬之际，此时，风盛气燥，风热是最常见的外邪。风热侵入，始犯阳位，故初见发热、咽痛、口干、口渴、舌尖红、苔薄黄、脉浮数等风热侵犯的早期症状。风、热均为阳邪，化热极快，若失治、误治，热毒化火，深入关节、肌肉，经络痹阻，气血失宣，故关节灼热疼痛，筋脉拘急，壮热烦渴。

2. 湿热蕴结　《素问·生气通天论》曰：“因于湿，首如裹，湿热不攘，大筋软短，小筋弛长，软短为拘，弛长为痿。”湿热蕴结常是形成热痹的重要原因，或因感冒暑湿邪气，或湿邪蕴久化热，或湿热内蕴复感外邪，致湿热之邪滞着关节、肌肉，流连不解，而见发热，身热不畅，午后较甚，关节红肿疼痛。

3. 风寒湿郁化热　《素问·痹论》指出：“风寒湿三气杂至合而为痹。”痹者闭也，气血闭塞不通之谓。风寒湿邪日久不去，邪留经络，郁而化热，或因阳气偏盛，或因阴虚血热，郁滞之风寒湿邪即易于化热，郁于关节，而见身热、关节肿痛。

4. 痰瘀热结　患者素有痰瘀，感于热邪，邪热痰瘀相合，痰、火、瘀、热闭阻经络，致关节肿胀、疼痛灼热。或热邪久留，炼液为痰，津伤血瘀，痰浊、瘀血等病理产物滞涩于经络关节，致热痹反复发作，经久难愈。

5. 阳盛阴衰　素体阴亏血热，或久热伤阴，水亏火升，热蕴于内，复感于热，两阳相合，客于经络，壅遏气血，发为热痹。

6. 血虚失养，复感热邪 血虚之体，关节失于濡养，血虚气弱，正气不固，易受外邪，邪热侵袭，阻于关节，遂发热痹。

总之，本病邪正交错，虚实并存，在治疗中必须详辨之。

三、诊断与鉴别诊断要点

（一）诊断要点

鉴于本病错综复杂，临床症状甚多，目前多采用 Jones 诊断标准。

1. 主要指标 ①心脏炎；②多发性关节炎；③舞蹈病；④皮下结节；⑤环形红斑。

2. 次要指标 ①发热；②关节痛；③心电图上 P－R 间期延长；④血沉加快或 C 反应性蛋白阳性；⑤抗“O”增高（1∶500 以上），⑥过去有风湿热史或有非活动性风湿性心脏病病征。

如患者有 2 项主要指标，或 1 项主要指标、2 项次要指标，即可诊断为风湿热。必须指出上述诊断指标非特异性，主要依靠临床表现，辅以实验室检查，并须注意与结核、播散性红斑性狼疮、类风湿关节炎、亚急性细菌性心内膜炎、链球菌感染后状态等鉴别。

3. 心脏炎的表现

（1）窦性心动过速，与体温不成比例。

（2）心尖部第 1 心音减弱、舒张期奔马律，或出现器质性收缩期杂音或（及）舒张期杂音，或主动脉瓣区舒张期杂音，风湿活动控制后杂音可减轻或消失。

（3）心脏增大，胸透示心脏搏动减弱。

（4）心包征象 心包摩擦音、心包积液等。

（5）心电图表现：①P－R 间期延长。②Q－T 间期延长。③S－T 段压低或抬高，T 波低平或倒置。④各种心律失常，以早搏及房室传导阻滞多见。

（6）无其他原因可解释的心力衰竭。

（二）鉴别诊断

1. 淋菌性多关节炎 用青霉素治疗实验常有效，本病则效果不明显。

2. 类风湿关节炎 受损部位以手指和脚趾小关节为主，并伴有特征性的晨僵和肿胀。

3. 血清病样综合征 常可出现荨麻疹或血管神经性水肿、肾小球肾炎、血清补体增高，而本病则无。

四、辨证论治

（一）内治法

本病属急症、热证，其治疗大法以清热为主，根据兼症施以相对治疗。按照病程的不同时期给予如下治疗。

1. 风热痹 主症发病急骤，初期多见有发热、咽痛、口渴等风热上攻症状，继而出现关节、肌肉游走性疼痛，局部红、肿、痛、热，伴见全身发热或湿邪留着症状。其热偏盛者，关节红肿疼痛，灼热感明显，发热亦较重，皮肤可见红斑，舌红、苔黄、脉数等；风较著者，肌肉、关节多呈游走性疼痛，或汗出恶风，舌尖红、苔薄白或薄黄，脉浮数或滑数。其治疗早期以发热、咽痛、口干或渴等风热上攻症状为主者，应以清热疏风为先，方以银翘散加减。咽痛重加射干、僵蚕，热重加生石膏、黄芩。

关节见症明显时，又宜疏风清热、宣畅气血为法，用白虎桂枝汤加减：药如生石膏、知母、桂枝、生甘草、忍冬藤、连翘、生地、蒲公英、赤芍、丹皮、桑枝。方中生石膏宜重用，一般用量30～90g，桂枝、石膏同用，清热祛风通络，生地、忍冬藤、连翘、公英清热解毒，赤芍、丹皮清热凉血，活血止痛。共奏疏风清热、凉血活血、通经止痛之效。

加减：热毒炽盛加水牛角30～60g（先煎），兼夹湿邪加苍术、薏苡仁、滑石、木防己，风邪偏盛可加秦艽、羌活、防风、独活等辛散疏风之品，脾胃虚弱者可加砂仁、蔻仁、鸡内金之类。

2. 湿热痹　主症见肢节烦痛或红肿疼痛，或风湿结节硬痛，或红斑痒甚，伴见发热、周身困重，口渴不欲饮，小便黄赤，舌苔黄腻，脉滑数。治宜清热利湿、宣通经络。基本方以宣痹汤、二妙散加减。药如木防己、杏仁、独活、滑石、连翘、栀子、薏苡仁、赤小豆、晚蚕砂、当归、苍术、黄柏、西河柳、川萆薢、泽泻。

加减：发热日久，热象明显，加知母以清热，下肢关节疼痛可加川牛膝舒筋活络，湿热痹时间较长，有气虚表现，可加党参、白术、茯苓等补中健脾之品，俾“脾旺能胜湿”。

3. 寒湿热痹　主症见关节局部红肿灼热，但又畏冷，得温则舒，晨起关节僵硬，活动后反减，治应清热散寒，祛风除湿，方选桂枝芍药知母汤加减，药如附子、桂枝、赤芍、白芍、知母、防风、白术、麻黄、当归、生姜。方中芍药、知母清热和营，通血痹，麻黄、附子、防风、生姜辛温散寒，祛风胜湿，桂枝疏利关节、通血脉、调营卫、开痹止痛，防风配芍药，附子配知母，均为寒凉与温热并用，起开痹达郁、顿挫热势、顾护脾胃之效，当归配附子镇痛作用较强。方中温清并用，以切合寒热错杂之病机。

加减：病久消瘦、头晕气短、脉弱无力者，加黄芪、熟地、仙灵脾培肾补脾，扶正达邪，热象重可加生地清热凉血，湿盛关节肿大可加薏苡仁、萆薢、防己以利湿消肿，寒偏甚可加重桂附用量，并可酌加川乌。朱良春老中医曾自拟“自制乌桂知母汤”（川桂枝、制川草乌，配生地、知母、寒水石）治疗郁久化热之热痹证，清热开痹，效好无弊，可参考使用。

4. 痰瘀热痹　主症见关节肌肉灼热、肿胀、疼痛，病程较长，经久难愈，甚或关节变形，或可见皮下结节、红斑、颜色紫暗、舌胖色暗、苔黄腻等痰瘀热结的证候特点。治宜化痰清热，祛瘀通络。以痛风散、活络效灵丹为基本方加减，药如胆南星、威灵仙、当归、丹参、乳香、没药、忍冬藤、地龙、丹皮、赤芍、萆薢、防己、穿山甲。

加减：气虚加黄芪，痰多加白芥子，疼痛不已、关节变形加蜈蚣、地鳖虫、片姜黄、蜂房化瘀止痛。

5. 阴虚热痹　阳盛阴衰是形成阴虚热痹的主要条件，既见阴虚血热之症，又具风湿邪气的致病特点。症见低热，午后潮热，乏力，口渴，鼻衄，心悸，烦躁，关节肌肉肿胀、灼热疼痛，脉象细数，舌红少苔等。本“壮水之主，以制阳光”之法，宜养阴清热为主，药如北沙参、天麦冬、生地、女贞子、丹皮、灵仙、防己、生薏苡仁、龟板、白芍、丝瓜络。

加减：心气不足，气阴两虚加西洋参，合方中麦冬取参麦益气养阴之意，心烦不寐加枣仁、夜交藤，以养血安神。

6. 血虚热痹　发病不似风热痹之急骤，症状也不像湿热邪那样重笃。多表现为虚实夹杂之证。可有低热、局部关节症状，但表现较轻，伴头晕、乏力、面色苍白、心慌等血虚症状，舌淡苔薄黄，脉细数。治疗当益气养血为主，方选四物汤、当归补血汤加味，药如当归、川芎、赤芍、生地、阿胶、黄芪、首乌、生薏苡仁、豨莶草、海桐皮、忍冬藤、鸡血藤、独活、地龙、桑寄生。

（二）外治法

生川乌、生草乌、生半夏、生南星各15g，肉桂10g，樟脑10g。共研细末，过100目筛，用40%酒精调成糊状，外敷患处，每日1次，7~10日为1个疗程，疗程间隔3~5日。适用于寒邪偏重的风湿性关节炎阶段。

（三）针灸疗法

本病药治与针灸配合治疗效果良好，其针灸治疗主要是针对主症而施治。

1. 关节痛 上肢关节痛常用穴：曲池、合谷、肩髃；备用穴：阳关、后溪、养老。下肢关节痛常用穴：环跳、阳陵泉、足三里、绝骨；备用穴：风市、腰阳关、膝眼。每日1次，每次取3~5穴，一般用平补平泻手法。亦可用透针法，肩关节痛取肩髃透极泉，曲池透少海；腕关节、肘关节痛取合谷透劳宫，或用温和灸法和温针法。温针法为在针刺得气后，将毫针固定在适当深度，将1cm长艾绒条放在针柄上点燃，直至燃完为止，使热力通过针身传入。

2. 心肌炎 常用穴：内关、间使、郄门、神门、心俞，平补平泻，1日1次，可使心率减慢，心悸、胸闷等症状缓解。伴发热者，加大椎、曲池、合谷、少商。

3. 舞蹈症 用头针法，选28号1.5寸长不锈钢毫针，针刺头皮双侧舞蹈震颤控制区，持针与头皮呈30°左右角，沿头皮快速刺入帽状腱膜下层，以每分钟150~200次速度捻转，连续3分钟，休息10分钟，重复2次后起针，每日1次，10次为1个疗程，休息3~5日进行第2个疗程，一般1~2个疗程即可痊愈。

五、专方荟萃

1. 当归拈痛汤（《本事方》） 白术、当归、茯苓、防风、猪苓、泽泻、知母、羌活、茵陈、甘草、黄芩、升麻、干葛、苦参、人参、苍术。适用于热痹阶段。

2. 活络饮（《景岳全书》） 羌活、独活、当归、川芎、白术、甘草。适用于行痹阶段。

3. 五痹汤（《太平惠民和剂局方》） 羌活、防己、姜黄、白术、甘草。适用于着痹阶段。

4. 蚂蚁丸 将在树上做窝的大黑蚂蚁烘干粉碎，蜜丸。成人每日3次，每次5g，用于风湿性关节炎。［中医杂志，1986，（7）：63］

六、调摄护理

1. 注意饮食，谨避风寒 鉴于本病由风、寒、湿三邪杂感而成，故在风湿性关节炎活动期和心脏明显受累时，卧床休息、保暖、防寒至关重要。应进一些营养丰富、容易消化的饮食。

2. 防止外感，清除余邪 预防上呼吸道感染，尤其对猩红热、急慢性扁桃体炎、咽炎、中耳炎、淋巴结炎均应积极治疗，以避免风湿热的复发。

七、预后判断

本病初期，邪气虽盛，但正气未衰，治疗及时，不难痊愈。若误诊、失治，则会迁延日久，影响关节活动障碍。甚则还会累及心脏，预后不良。

八、医案精选

李某，女，32岁，1979年1月初诊。患者每遇阴雨天气关节酸楚疼痛即见发作。近来左膝关节肿痛，活动受限。查抗“O”1250，血沉56mm/h，类风湿因子（－）。服吲哚美辛、阿司匹林效果不显，延中医诊治。察患者关节肿而不红，触有结节，脉沉细而涩，舌苔白腻，此风湿客于络，致津液凝结成痰，血行涩滞为瘀，痰瘀胶结，酿而为痹。拟用化痰通络法治之。处方：独活、地龙、秦艽、白芥子、胆南星、甲珠、当归各10g，怀牛膝、红花各15g，蜈蚣3条，土鳖虫6g，乳香15g。服药10剂疼减肿消，原方再服20剂，诸症愈平。复查抗“O”和血沉均降为正常值。[江苏中医杂志，1987，(3)：1]

九、名论摘要

《景岳全书》痹证：“若辨其轻重，则在皮肤者轻，在筋骨者甚，在脏腑者更甚。若欲辨其寒热，则多热者方是阳证，无热者便是阴证。然痹本阴邪，故为寒者多而热者少，此则不可不察。”

《丹溪心法》痹证治法与用药：“因于风者，小续命汤；因于湿者，苍术、白术之类，佐以竹沥；因于痰者，二陈汤加酒炒黄芩、羌活、苍术；因于血虚者，用芎、归之类，佐以红花、桃仁。大法之方，苍术、川芎、白芷、胆南星、当归、酒黄芩。在上者加羌活、威灵仙、桂枝，在下者加牛膝、防己、木通、黄柏，若血虚宜多用川芎、当归，佐以桃仁、红花、薄桂、威灵仙。凡治痛风，取薄桂味淡者，独此能横行手臂，胆南星、苍术等药至痛处。”

《现代中医治疗学》：“中医治疗本病的目标，在于迅速控制症状，阻止心脏受损，减少心脏瓣膜病变的发生，巩固疗效。治疗的总原则，是祛风、清热、化湿、散寒、通络。心脏受损时，宜辅以益气养阴，养心安神，气血受邪，凝涩不行，出现皮下小结，当佐以化瘀化痰之品；出现舞蹈者症，尚应镇肝息风。治疗中尚可参考现代医学病机，在辨证论治基础上，加用抗溶血性链球菌有效的，具有类肾上腺皮质激素作用的或退热镇痛的中药。”

十、文献摘录

1. 风湿热中医辨证施治经验 作者运用中医辨论施治的方法将本病分为四型进行治疗。①邪伤营卫，肢体受累型：治法：清热化瘀，调和营卫。药用：金银花30g，连翘30g，丹皮15g，栀子15g，茅根30g，黄芩15g，三棱15g，莪术15g，红花15g，白芍15g，桂枝10g，知母20g。②热邪入里，心脉损伤型：治法：益气养阴，清热化瘀。药用：党参20g，知母20g，麦冬20g，丹皮15g，栀子15g，黄连15g，丹参20g，金银花30g，连翘30g，郁金20g，大青叶20g，柴胡20g。③热阻三焦，饮邪犯肺型：治法：清泻三焦，逐饮宣肺。药用：苏子20g，葶苈子20g，瓜蒌20g，柴胡20g，半夏10g，黄连10g，黄芩10g，郁金20g，杏仁10g，金银花30g，茯苓20g，连翘30g。④邪热化风，上扰神明型：治法：平肝泻心，镇静息风。药用：天麻15g，钩藤20g，石决明20g，白芍20g，怀牛膝20g，黄芩15g，黄连，竹叶20g，杜仲20g，生地10g，生龙牡各20g。[谭福天．中医杂志，1991，149（3）：21－22]

2. 何子良治疗热痹的经验 热痹初起即用凉血解毒之品，何老常用蒲公英、土茯苓、金银花藤、连翘、生石膏、生地、赤芍等药。热痹勿忘化瘀通络。对于热痹久治不愈，并且关节肿痛明显，粗大变形，局部肌肉萎缩，丧失劳动能力者，何老根据“久痛多瘀”“久病入络”的理论，用药每多配伍丹参、赤芍、紫草、丹皮、鸡血藤等化瘀通络之品，予地鳖虫、甲珠、全蝎、蜈蚣、广地龙等虫类搜剔之品，常收到良好效果。热退湿存治宜寒温并用。热痹初起，用清热解毒药后，关节红肿或红斑结节以及口干、溲黄、便干等症消退。有时主要表现为关节酸痛、纳呆、苔腻等湿象。何老认为：用清热解毒药后，虽表热已清，里蕴郁热尚未全除。且祛湿之药具有温燥之性，有助热灼津液的一面。若单用燥湿活络之品，关节红肿热痛、红斑结节等症顷刻复现。故热退湿存，不能全撤掉清热解毒凉血药，当宜痹祛湿逐络为主，佐用清热解毒药二三味，常可中病。热痹后期注重滋养肝肾。热病后期，除具有热痹特征外，常伴有筋脉拘挛、肢体麻木、腰酸腿软、舌红少苔等肝肾阴虚、精枯血亏等症。何老认为，热痹后期，一旦红肿热痛消退，见上述一二症，均可用补益肝肾、填精补髓法为主治疗，以固本缓图。[骆传佳等. 中医杂志，1991，206（4）：14－16]

3. 风湿性心脏病充血性心力衰竭的辨证治疗 作者对47例风湿性心脏病难治性心衰患者按病情分4型施治：①心气虚衰，瘀血阻滞，治宜益气活血，理肺行水。药用党参30g，黄芪20g，桂枝10g，炙甘草8g，当归15g，川芎15g，红花15g，葶苈子15g，白术15g，茯苓20g，桑白皮15g，仙鹤草30g，丹参30g，泽泻12g。②心脾阳虚，水血瘀阻，治宜温中健脾，活瘀利水。药用党参30g，干姜15g，焦白术15g，桂枝15g，茯苓30g，猪苓35g，泽泻12g，车前子30g，葶苈子15g，大枣8枚，丹参30g，檀香12g，川芎15g，鳖甲30g，鸡血藤20g。③心肾阳虚，水泛血瘀，治宜温阳利水，活瘀通脉。药用附子15g，焦白术15g，茯苓40g，赤芍15g，生姜15g，桂枝15g，人参8g，葶苈子15g，大枣5枚，陈葫芦30g，车前子30g，益母草20g，丹参30g，川芎15g。④心脾肾阳虚，水血瘀塞，治宜回阳救逆，消瘀利水。药用红参12g，附子15g，干姜10g，焦白术15g，肉桂4g，红花15g，茯苓50g，泽泻30g，葶苈子15g，大枣10枚，车前子30g，汉防己15g，五加皮12g，三棱10g，莪术10g。戴阳于上者，加五味子、蛤蚧、煅牡蛎。所有病例服中药10天后，停用一切化学药物，并用中医外治法，养心安神膏贴膻中穴。所治47例中，显效24例，有效19例，无效4例，总有效率为91.49%。平均3个疗程，有效6例。[王松龄等. 中国医药学报，1993，（1）：32－33]

第三章　红斑狼疮

“狼疮”一词，是形容皮肤黏膜的侵蚀性，很类似狼咬样的缺损不全的损伤。红斑狼疮系自身免疫性结缔组织病，易引起血管和结缔组织病变。临床上分两型，即慢性盘状红斑狼疮和系统性红斑狼疮。慢性盘状（DLE）者又分局限性慢性盘状红斑狼疮和播散性慢性盘状红斑狼疮。慢性盘状红斑狼疮主要侵犯皮肤，不侵犯内脏，很少有全身症状。系统性红斑狼疮（SLE）常是多个脏器受累，亦有明显的全身症状。两者间的异同及其关系，医学界并无统一意见。同意为一种疾病的观点，有如下事实为根据：

1. 慢性盘状和系统性红斑狼疮的皮肤损害，在临床与病理学上很难区别。

2. 某些临床症状可见于两类红斑狼疮中。

3. 尽管慢性盘状红斑狼疮在血液学、生化学和免疫学上的变化较低、较小，但两类红斑狼疮仍然有类似的异常。

4. 患慢性盘状红斑狼疮的病人，有时演变为系统性红斑狼疮；反过来，系统性红斑狼疮演变为慢性盘状红斑狼疮也有报道。

持反对观点的学者认为是两种不同性质的红斑狼疮，基于下列理由：

1. 慢性盘状转变为系统性红斑狼疮占极少数，仅为1.3%～5%。即使慢性盘状红斑狼疮有55%发现血液学、血清异常，但最多仅有5%转化，据报道曾经追踪观察30年，还未遇见过这种转变。

2. 有人虽然报道50%慢性盘状红斑狼疮患者出现实验室检验异常，但并不能说明一定会发生系统性红斑狼疮症状。

3. 系统性红斑狼疮患者皮肤虽未受累，但其免疫球蛋白、补体异常，而慢性盘状红斑狼疮患者检查则无此异常。

4. 大多数慢性盘状红斑狼疮患者遇到紫外线照射、外伤等刺激后，并不发生系统性红斑狼疮的症候群。

5. 两者在年龄、性别的分布上有着明显的差异，系统性红斑狼疮的女与男之比为4.5∶1，慢性盘状红斑狼疮的女与男之比为（1～2.6）∶1。

鉴于上述理由，有人建议用皮肤型红斑狼疮和多系统红斑狼疮代替传统的慢性盘状和系统性红斑狼疮。

随着医学的进展，研究中发现慢性盘状红斑狼疮患者体内淋巴系统细胞里仅有1个可以产生自身抗体的细胞群，而系统性红斑狼疮的淋巴系统细胞里则有3个这样的细胞群。近些年来，基因遗传研究方面进一步发现两类红斑狼疮有X染色体相连环的现象。所以，现在多数人都基本同意两类红斑狼疮之间是有联系的，但又不十分肯定。

鉴于上述的两种不同学术观点，从临床的角度也可以看到许多相似的地方，系统性红斑狼疮和盘状红斑狼疮之异同点可归纳于表3－1。

表 3－1　DLE 与 SLE 比较

	盘状红斑狼疮 限局型	盘状红斑狼疮 全身型	系统性红斑狼疮
性别	女≥男（3∶2）	女＞男（2∶1）	女＞男（10∶1）
年龄	30～40	20～40	10～20
皮疹	盘状	盘状	渗出型、多种型、时有盘型
部位	颈部以上	范围广	范围广
侵袭脏器	皮肤	皮肤血液、肌肉	全身（皮、肾、心、关节等）
自身抗体	（－）～（＋）	（－）～（＋＋）	（＋＋＋）
皮肤内淋巴细胞集积	（＋＋＋）	（＋＋＋）	（－）～（＋）
球蛋白带	皮肤基底膜皮肤毛细血管型	皮肤基底膜皮肤毛细血管、中小血管	皮肤基底膜全身血管基底膜（中、小毛细血管）
β1c－球蛋白	真皮、乳头层结缔组织	基底膜、真皮结缔组织	结缔组织间
细胞免疫	（＋＋＋）	（－）～（＋＋）	（－）～（＋）

第一节　盘状红斑狼疮

一、病名辨析

盘状红斑狼疮（DLE）又名皮肤型红斑狼疮，损害主要局限于皮肤，特点是持久性红斑，常呈盘形，表面有黏着性鳞屑，往往伴有角化过度和色素改变，痊愈时趋向萎缩和结疤，约半数患者有血液和血清学异常。

DLE 呈全球性分布。发病无种族差异，男女之比 1∶2，好发年龄 31～40 岁（女），儿童和老年少见，可见于孪生姐妹和连续 3 代发生 DLE。在通常的情况下预后良好。不过，并不能因为预后的良好而麻痹大意，有人报道原患慢性盘状红斑狼疮的病例，约有 1.3%～5% 可能在各种诱因的刺激下，激发为系统性红斑狼疮。

二、病因探析

1. 先天禀赋不足　肾阴亏损，水亏火旺，则虚热内生，人体腠理固密，有赖于卫外之气，卫气根源于下焦，滋养于中焦，开发于上焦，所以素体虚弱，肾阳不足，则卫外失固，阳毒易于外袭。

2. 日光阳毒，外袭肌肤　常人腠理固密，日光照晒，损伤极小，但腠理失于固密，虚邪贼风，易于外袭，日光照射，阳毒外攻，容易客于肌腠，内有虚热，外有阳毒，两热相搏，壅阻肌肤而发疹。

3. 阳毒阻络，气血瘀滞　热毒入里，阻于孙络，肌肤失于濡养，则迭起皮屑，肌肤甲错。

总之，内因禀赋不足，不耐寒热，外因复照强烈阳光，致使热毒燔灼营血，瘀阻经络，伤及肌肤而发本病。

三、诊断与鉴别诊断要点

（一）诊断要点

1. 患者年龄女性在 30 岁左右，男性以 40 岁多见。

2. 皮肤损害　通常在颜面的颧骨和鼻背区域。其次在耳轮、头部、手背等处，初起为红色的斑疹，状如黄豆，逐渐扩大，边缘略高起，上覆粘着紧密的干燥性鳞屑，轻巧剥去灰白鳞屑，在基底部可见角质钉栓。若皮疹泛发而严重时，常能毁坏面容；若皮疹发生在头皮，往往皮下脂肪消失呈明显萎缩，伴有永久性脱发，此种特殊改变，常被称之为“狼疮发”；若皮疹发生在耳轮处，易与冻疮相混淆。上述皮疹在各种非良性的反复刺激下，据统计约有 4% 可能癌变，其中以鳞状上皮细胞癌多见，基底细胞癌甚少。

3. 黏膜损害　口唇的表面常被覆一层银白色的鳞屑，周围绕以紫红色的晕轮，称之为“镀银唇”。下唇的发病和病变的程度比之上唇要早、要重。

4. 在强烈日光的照射下，或者过度劳累，还会诱发低热、关节酸痛、周身乏力、食少等症状。

（二）鉴别诊断

1. 面游风　好发于脸部，但多见于发际，破津黄水，瘙痒无度，且多并发白屑风，而盘状红斑狼疮无渗溢脂水，瘙痒不显，发于头皮可见秃发、萎缩性皮疹。

2. 多形性日光疹　日光照射后多见加剧或发疹，且多发于暴露部位，如前臂伸侧、脸部高突部位、胸前衣襟袒露部位，入冬即见消退，且多见破津流水，而盘状红斑狼疮除暴露部位发疹外，亦见于背部、躯干，且常伴有低热、关节酸楚不适。

3. 唇风　各种唇风湿烂溢水，结痂脱屑，均局限于唇部，其他部位未见皮疹，可能与外用化妆品或长期日晒有关。

4. 扁平苔藓　唇部扁平苔藓与盘状红斑狼疮发于唇部者极为相似，但本病除口唇黏膜充血、水肿、糜烂外，于口腔颊黏膜可见树枝状或网状白色细纹，舌部、齿龈、硬腭部亦可见白色斑疹，且在躯干其他部位亦可见紫红色皮癣。

四、辨证施治

（一）内治法

1. 阴虚火旺证　斑疹局限，焮红浮肿，轮廓清晰，日晒后加重，伴有低热，神疲乏力，五心烦热，午后颧红，自汗盗汗，腰膝酸软，关节痛楚，月经涩少，舌质尖红，苔花剥，脉细数。治宜滋阴补肾，凉血清热，方选地骨皮汤加减。生地、玄参、天麦冬、玉竹、石斛、地骨皮、银柴胡、胡黄连、女贞子、枸杞子、菟丝子、覆盆子、楮实子各 10g，茅芦根各 15g。

2. 肝郁气滞证　斑疹主要分布在颧、耳、头皮和口唇等肝经循行区域，色泽黯红，迭起皮屑倒刺，久则肌肤略见萎缩，月经量少夹有血块，舌质暗红有瘀斑，苔少，脉沉涩。治宜疏肝和胃，活血化瘀。方选疏肝活血汤加减。柴胡、青皮、白术各 6g，白芍、生熟地、茯苓、川楝子、丹参各 12g，青蒿 30g，活血藤 15g。

3. 血热毒盛证　病程短，起病急，斑疹呈鲜红，且有泛发倾向，日光照射后更为明显，或病情加重，舌质红，苔少，脉细数。治宜凉血解毒，活血退斑。方选清骨散加减。秦艽、地骨皮、青蒿各15g，银柴胡、炒知母、鳖甲各6g，生地、红花、凌霄花、炒槐花各10g，山药12g，炒丹皮4.5g。

4. 气虚血瘀证 病程长，病情由急性期向缓解期过渡，或者皮疹时轻时重，偶尔有低热，关节酸痛，舌质淡红，苔少，脉细涩。治宜益气固本，活血退斑。方选补脾胃、泻阴火之升阳汤加减。黄芪、党参各12g，苍术10g，羌活、升麻、柴胡各3g，炒黄连、炒黄芩、炒丹皮各6g，凌霄花、红花、赤芍各4.5g，寒水石15g（先煎）。

加减法：发生在头皮部者，常兼有面色萎黄、头晕眼花，加当归、白芍、菊花、炙地龙；发生在耳郭等处似冻疮，兼有怕冷、手足冰凉，加黄芪、红花、桂枝、鸡血藤；以唇部和黏膜损害为主，兼有口干欲渴、口舌生疮、大便干结、小溲黄赤，加制黄精、花粉、生大黄、车前子；面部似脂溢性皮炎，且有油腻性鳞屑，加生山楂、侧柏叶、土大黄、虎杖；皮损水肿明显似多形性红斑，加赤芍、丹皮、紫草；皮脂炎症轻微，以粗糙、角化、肥厚为主，加丹参、鸡血藤、肥玉竹、黑芝麻；毛细血管扩张，加红花、桃仁泥。

（二）外治法

皮疹呈泛发，色泽呈暗红或鲜红，鳞屑较多时，选用清凉膏、20%青蒿膏、白玉膏。每日1～2次，外涂之。

（三）针灸疗法

1. 针刺法 合谷、曲池、曲泽、迎香、四白。方法：施平补平泻法，针刺得气后留针30～60分钟，其间捻转3～5次，每日1次，10次为1个疗程。

2. 围刺法 阿是穴（皮损区）。方法：先用生理盐水搽净皮损区，继用26号毫针沿皮损边缘围刺4针，促进针感向四周扩散，每日1次，10次为1个疗程。

（四）其他疗法

1. 耳针法 辨病取穴：主穴：病变区域（如面颊、外鼻等）；配穴：据中医理论配肺、肾，月经不调或内分泌紊乱配内分泌、阳性反应点（如敏感点），失眠配神门，食欲不振配胃、脾。方法：每次取3～4穴，针后留针30分钟，其间捻转3～5次，1～2日1次，10次为1个疗程。

2. 针挑法 大杼（双）、风门（双）、肺俞（双）。方法：常规消毒和局麻后，采用三棱针破皮约0.2cm，继用直圆针挑起肌筋膜，左右摇动，以不挑断筋膜为宜，外盖消毒纱布，并嘱防止感染。每次只挑1对穴，间隔30～40日再挑，1～4次为1个疗程。

3. 穴位注射法 阳白（病变在三叉神经第1支）、四白、巨髎、下关（第2支）、颊车、大迎、承浆（第3支）；配穴：合谷。方法：每次选3～4穴，交替选用，采用0.25%盐酸普鲁卡因注射液先做皮丘，然后刺入，缓慢推注1～3ml，2日1次，10次为1个疗程。

五、专方荟萃

1. 菝土紫梅汤（王药雨方） 菝葜、紫草、乌梅各10g，土茯苓24g。

2. 盘形红斑狼疮基础方（王渭川方） 党参60g，鸡血藤、紫草、大青叶、蒲公英、甘草各30g，桑寄生24g，佩兰、白鲜皮各15g，丹参12g，蜈蚣2条，乌蛇、生蒲黄，鸡内金各10g。

3. 秦艽丸加减（赵炳南方） 秦艽、黄芪各15～24g，漏芦、乌蛇各9～15g，黄连3～6g，赤芍10g，玫瑰花6g，红花4.5g，金毛狗脊15～30g。适用于角化萎缩型盘状红斑狼疮。

4. 青蒿制剂（庄国康等） 青蒿研细末，水泛为丸，如梧桐子大，每次6～10g。每日3次。

5. 雷公藤制剂（上海方） 包括糖浆每次10～20ml，每日3次。副作用：服药初期，胃有不适感，面部色素沉着，头昏和纳差，经期提前，但继续治疗可自行消失。

6. 昆明山海棠酒浸剂（昆明医学院附一院皮肤科） 取昆明山海棠根块200g，泡酒1000ml，1周后服用。每日3次，每次5～20ml。不会饮酒者，改用生药10g，水煎服，每日3次。观察10例，结果3例基本痊愈，6例显效，1例好转。该药对皮肤损害和关节疼痛的效果良好。

7. 化毒丸（秦万章方） 牛黄、琥珀、血竭、大黄、雄黄、生生乳，另配川贝母、神曲，研细末，合神曲糊为丸，每日4～5丸，每日3次。

8. 复方金荞片（上海方） 野荞根、干蟾蜍、生百部、鱼腥草、一见喜。每片0.6g，每次服6～8片，每日3次。

六、调摄护理

1. 避免日光照晒，本病约有50%在夏季加重，因此外出时应戴草帽等遮光，也可涂上避光药物，以减少阳光热毒外袭，诱发旧病复发或加重。

2. 避免受冻，有10%病人在受冻后病情加重，故在严冬季节，对容易受冻部位如双耳郭、手足、脸部应加以保护，如戴手套、穿厚袜、戴口罩等加以保护。

3. 发病后，应积极治疗，避免长期外用有刺激性的药物，以防癌变。

七、预后判断

应积极治疗，即使病情缓解，仍应坚持再治疗一段时间，以巩固疗效。在通常情况下，预后良好。

八、医案精选

吕某，女，52岁，1974年1月8日初诊。两颧部有明显对称性红斑，畏阳光。阳光照射一会儿即发病。某医院确诊为盘状红斑狼疮，血中查出红斑狼疮细胞，伴有低热，关节痛，腰痛，脚跟痛，耳鸣，心悸气短，浮肿，精神疲乏，无力上楼，脱发，自汗，食欲差，腹胀，形寒，喜热饮，失眠，脉沉弱，舌质淡，苔薄白。治则：清热解毒，活血化瘀，佐以益气。蜈蚣2条，白花蛇、地鳖虫、生蒲黄、金银花、连翘、地骨皮、土红花、桃仁各9g，紫草60g，黑故脂、炒北五味、山萸肉各12g，党参、黄芪各30g，鸡血藤18g，槟榔6g。另加入蛇头一棵草、白花蛇舌草各60g，半枝莲、无花果、石大年各30g，隔山撬、苦荞头、瞿麦根各15g。

服药2周，低热已退，精神渐增，浮肿减轻，步行较前有力，耳鸣减轻。但关节仍痛，食欲仍差，腹微胀。守上方去桃仁、红花、金银花、连翘，加鹿角胶15g（冲服），阿胶珠9g（冲服），厚朴、砂仁、蔻仁各6g，鸡内金9g。

上方连服2周，脸上蝴蝶斑逐渐消退，在阳光下走路未引起皮肤痛感，但仍浮肿，血沉快。守二诊方去地骨皮，加炒五灵脂12g，草药8种同煎。1月后基本痊愈，为防止复发，处以膏方巩固疗效。党参、鸡血藤、生黄芪、鱼鳔胶、糯米草、细生地、桑椹子、覆盆子、淫羊藿、紫草各120g，熟枣仁、白花蛇各90g，槟榔、厚朴、炒五灵脂、苦荞头、半枝莲、枸杞子各60g，旱莲草90g，无花果120g，威灵仙30g，蜈蚣20条。制法：上药熬4次，合取浓汁，加鸡内金、山楂、地鳖虫、炒蒲黄、琥珀末各24g，合蜂蜜1000g，缓缓搅匀收膏，每次30ml，每日3次，

风寒感冒时停服。（王渭川：《红斑狼疮的中医治疗》）

马某，男，37岁，1964年4月15日初诊。1年前先在左下颌出现小片紫红色斑片，迭起鳞屑，不易剥落，轻微痒感；3月后，在鼻背偏右又出现两片紫红斑，互相融合成片，表面附有干燥鳞屑，周边见紫红晕；又隔3日，口唇右外方起小片类似皮损，伴午后低烧，体倦肢倦，困乏无力。病理诊断：盘状红斑狼疮。舌质正常，苔薄白，脉弦数。证属肝脾失和，气滞血瘀。治则：疏肝和脾，活血化瘀。当归、赤白芍、茯苓、炒白术、丹参、紫草各9g，柴胡、红花、丹皮、甘草各6g。二诊：服药5剂低热已去，仍宗前方继服10剂。精神振作，体重增加，皮损边缘明显缩小。治宗前方加香附、桃仁各9g。7月4日函告：鼻部皮损逐渐缩小，红晕已退。仍嘱继服，以竞全功。（《朱仁康临床经验集》）

九、名论摘要

《名医特色经验精华·郭铭信》“盘状红斑，宜疏风清热；活血润燥用清上防风汤；瘙痒甚者，用消风散；热毒较重者，用温清饮。应注意，本病治疗时间较长，无论凉血解毒，活血化瘀，均不可大剂过量，要顾护脾胃，或用反佐，以免中土受戕，影响服药和病人康复。”

第二节　系统性红斑狼疮

一、病名辨析

系统性红斑狼疮（SLE）的概念经过150年才逐渐形成，作为一个疾病的全称，或代表一组密切相关的疾病。尽管这一名称并不能概括地反映整个疾病的全貌或特征，但是，这一名称已被临床医学家所沿用。

Osler首次叙述和使用SLE名称见于皮肤病学文献。1914年Klemperer等对本病病理研究提出了“胶原血管病”的概念。1948年Hargrave对本病的重要发现是LE细胞的存在。近30余年来，由于免疫学和免疫病理学的发展，证实了本病免疫学上一系列变化或畸变。近来由于对此病有了较深的认识，尤其是将新的实验检查方法应用于诊断和指导治疗，发现了许多不典型、轻型和早期的病例，加上治疗方法与手段的改进和增加，国内还应用中西医结合治疗方法，使很多病人得到早期诊断、及时治疗，重要器官免受侵犯或减少损害，从而显著改善了预后。5年存活率已从70%提高到90%以上。系统性红斑狼疮是现代医学病名，在中医文献虽然尚未查到与之相类似的病名，但今人从临床经验出发，有人据皮损特征，称之红蝴蝶（赵炳南）、马缨丹（华山医院）；有人根据病情的危笃，认为近于温毒发斑（朱仁康）；有人依据主要症状，关节疼痛贯穿始终，故隶属于痹（顾伯华），伴有肾炎、肾功能损害属水肿，有肝脏损害属黄疸、胁痛，有急性心内膜炎、心肌损伤属心悸，有胸腔积液属悬饮，等等。由此可见，本病证候纷杂，变化多端，很难明确地划属于某一证候。不过，从辨证论治的原则出发，大致归纳如下：从病因病邪来看，属热毒之邪；从脏腑损伤来看，以五脏六腑为主；从气血阴阳偏亢而论，以阴虚血热者居多；从标本虚实而言，以本虚标实常见。

二、病因探析

发病前，通常有先天禀赋不足，复加日光暴晒，或者情志抑郁，或者暴受外伤，或药物中毒等多种因素，皆能导致阴阳气血失于平衡，气血运行不畅，气滞血瘀，阻于经络或脏腑，因此，在分析病因病机时，只要本着“审证求因”的理论原则，在大多数情况下可以分清疾病的性质，进而确定病位，为辨证论治奠定基础。

1. 六淫外伤 在六淫之中，风、暑、火、燥四淫被称为阳邪。阳热亢进，消灼阴液，是其主要外因，凡体质虚弱，或者先天禀赋不足之人，在强烈阳光的暴晒后，皆能酿成毒热。温热化毒，外能伤肤损络，内能波及营血、脏腑。

2. 情志内伤 暴怒暴喜、大惊大恐均可影响机体气血的周流，导致疾病的发生。况且情志活动又以五脏精气作为物质基础，所以，凡内伤情志无不与五脏生理功能有关。《素问·阴阳应象大论》说：“人有五脏化五气，以生喜怒悲忧恐。”在五脏之中，心为大主，故在情志变动方面起着主导作用，因此，“心者，五脏六腑之主也。……故悲哀忧愁则心动，心动则五脏六腑皆摇”（《灵枢·口问》）。

3. 脏腑虚损 脏腑辨证是杂病论治的纲领，故古人有“业医不知脏腑，则病原莫辨，用药无方”之说（《血证论·脏腑病机论》）。本病脏腑病机的重点在心、脾、肾三脏。“心主身之血脉”（《素问·痿论》），又主神明，居脏腑之首。病邪入心，既会影响血脉的运行，出现血瘀或血虚的证候，又会波及其他脏腑，出现邪热内陷或者本虚标实的证候。所以，《灵枢·邪客》说：“心者，五脏六腑之大主也，精神之所舍也，其脏坚固，邪弗能客也；客之则心伤，心伤则神去，神去则死矣。”

脾胃之病，莫不与消化功能和津血失常有关。劳累过度，所思不遂，皆能郁而化火，火扰阴血，在表，是筋脉失养，血热搏肤，故有皮疹、关节肿痛等症出现；在里，肝木侮脾，肝脾不和，则会发生运化失常和各种血证。

肾为水火之脏，内寄真阴真阳。病邪入肾，一方面是“温邪则热变最速”“热邪不燥胃津，必耗肾液”（《外感温热论》），出现阴虚诸症；另一方面阴损及阳，出现阳虚诸症，或者阴阳寒热夹杂之证。

不仅如此，肾病还能影响心、肝、脾、肺四脏；当然，四脏病久也能传及于肾。一般而论，肾阴虚多数影响心、肝、肺，肾阳虚多数是影响脾和胃。

综观上述可以看出，本病外因包括阳光暴晒、六淫侵袭、劳累过度，内因包括禀赋不足、情志内伤、病后失调。然而，发病之初，始由阳邪、热邪、火毒之邪的侵犯，导致体内阴阳平衡失调，气血运行不畅，瘀滞脉络。热毒燔灼，逼血外溢，证见壮热，皮肤红斑、瘀斑；气滞血瘀，阻隔经络，证见关节、肌肉疼痛，手（足）指（趾）冰冷、青紫。若热邪、火毒之邪留而不去，进而损伤阴液，病则深入筋骨脏腑，如毒邪攻心则心悸、烦躁，甚则神志恍惚；毒热伤肝，灼阴耗液，肝脾失和则见纳呆、少食、胸闷、胁胀痛、腹胀、乏力等症；热耗肾阴，真阴亏损，证见低热、颧红、五心烦热、盗汗、腰酸腿痛、发脱齿摇、耳目失聪，严重时肾阳式微以致阳虚水泛，则见周身浮肿、尿少等疼；毒热炽盛则见高热、烦渴，甚则神昏谵语。总之，正不胜邪之象，呈渐进性倾向，故而五脏六腑诸证迭见。

三、诊断与鉴别诊断要点

（一）诊断要点

1. 发病情况 多发生于女性，约占75%～85%。发病年龄可自幼儿至70岁以上的老年人，多数发生在20～40岁。

2. 分类 按病变进程的缓急，大概分暴发性（又称奔马型或电击型，发病突然，高热在40℃以上，多个脏器功能的衰竭，常在数周死亡）、急性（高热40℃左右，反复发作，多个脏器明显损害）、亚急性（发热波动在38～39℃，多个脏器呈现中等损伤）、缓解型（临床症状较轻，仅有轻度或中度血沉增速，遗留某些脏器损害）、慢性（亚急性症状和检验报告阳性，病情缠绵，但其程度比较轻）。

3. 热型 不规则性发热，病情处于急性阶段，体温可骤然升高到40℃左右。

4. 关节-肌肉表现 90%以上有关节症状，其中50%初诊为急性，亚急性或慢性关节炎，10.5%可摸到典型的类风湿结节，急性期约1/3出现肌痛。

5. 皮肤黏膜损害 约有84%在面颊两侧、鼻梁、前额、下颌、耳缘等处发生红斑、瘀斑，其中以蝶形红斑更具有诊断价值，72%发生脱发，19%指（趾）端青紫冰冷和毛细血管扩张，10%在四肢伸侧发生血管炎或大小不等的溃疡。此外，还能见到斑丘疹、丹毒样皮疹、大疱样皮疹、糜烂、紫癜等。

6. 肾脏损害 肾脏病变占40%～80%，肾脏活检或尸检的发生率可达100%，临床表现主要有全身浮肿、大量蛋白尿、红细胞、管型等。

7. 心脏损害 有52%～80%，表现为心包炎、心肌炎、疣状心内膜炎等。心包炎自述心前区不适，气急，并可发心包摩擦音；心肌受损者，常有心动过速、心脏扩大，并闻奔马律，最后可能导致心力衰竭，而成为本病的死因之一。

8. 肺损害 主要表现为支气管肺炎、干性或渗出性胸膜炎。患者常有咳嗽、多痰、呼吸困难、发绀、胸痛等症状。胸腔积液内能找到狼疮细胞。

9. 消化系统症状 初期或病情恶化时，往往会出现恶心、呕吐、食欲不振、腹泻、腹痛、便血等症状。44%有肝大，主要是网状内皮组织增生、脂肪变性和严重的实质性坏死。15%脾大，突出病变为小动脉的“葱皮样结构”。肝、脾肿大的发生率，儿童比成人要高。

10. 神经系统症状 神经系统病变占1/4，多数发生在晚期，常见症状有头痛、烦躁、痴呆、癫痫样发作、瘫痪、舞蹈症、抑郁、谵语、昏迷等，多为一过性，随病情的缓解而消失。中枢神经病变占20%～75%，较为严重，预后不良。

11. 淋巴结 约有半数以上在局部或全身可摸到肿大的淋巴结，其中以颈部和腋窝区淋巴结最容易受累。

12. 眼底病变 常见的有结膜炎、角膜溃疡、脉络膜炎等。约1/3有眼底变化，如视网膜出血、水肿，视神经乳头水肿、充血等。

13. 血液学变化 几乎所有病人均出现血液学异常：①贫血最常见，占57%～78%，大多数为正细胞性贫血，10%为自身免疫性贫血。②白细胞减少：大约1/2白细胞减少，一般为粒细胞和（或）淋巴细胞减少。③血小板减少：有14%～46%血小板轻度减少，重度减少少见。④狼疮细胞：病情活动期阳性率较高，缓解或经激素治疗后则较低，平均阳性率为50%～80%。⑤免疫球蛋白测定：94.7%的病例IgG升高，81.6%的病例IgA升高，57.8%的病例IgM升高。⑥血清补体测定：75%～90%的病例血清补体减少，其中以C_3为著。⑦类风湿因子：部分患者可出现阳性。⑧康华氏反应：10%～20%病例出现假阳性。⑨间接免疫荧光检查血清抗核抗体，活动期阳性率在90%以上。⑩细胞免疫试验：玫瑰花形成率低下和淋巴细胞转化率降低，经治疗后其指标可上升，若不上升，提示病情严重。

附：系统性红斑狼疮诊断标准，详见表3-2、表3-3、表3-4。

表3-2 SLE修订诊断标准（1982年美国风湿病协会）

1. 面部蝶形红斑
2. 盘状红斑狼疮
3. 日光过敏
4. 关节炎：不伴畸形
5. 胸膜炎，心包炎
6. 癫痫或精神症状
7. 口、鼻腔溃疡
8. 尿蛋白0.5g/d以上或有细胞管型
9. 抗DNA抗体，抗Sm抗体，LE细胞、梅毒生物学试验假阳性
10. 抗核抗体阳性（荧光抗体法）
11. 溶血性贫血，白细胞减少（4.0×10^9/L以下），血小板减少（100×10^9/L以下）

注：以上11项中4项或以上阳性者确诊为SLE

表3-3 Harriet Page SLE修订标准（1982年）

1. 两颧皮疹
2. 盘状狼疮
3. 光过敏
4. 口腔溃疡
5. 关节炎
6. 尿蛋白含量大于0.5g/d或细胞管型
7. 精神症状或癫痫发作
8. 胸膜炎或心包炎
9. 溶血性贫血或白细胞减少，或淋巴细胞减少，或血小板减少
10. DNA抗体或Sm抗体，或LE细胞阳性，或梅毒生物学试验假阳性
11. 抗核抗体荧光试验阳性

注：以上11项有4项或以上阳性者则确诊为SLE

表3-4 SLE诊断（参考）标准（中国，1982年）

1. 临床表现 ①蝶形或盘状红斑；②无畸形的关节炎或关节痛；③脱发；④雷诺现象和（或）血管炎；⑤口腔黏膜溃疡；⑥浆膜炎；⑦光过敏；⑧神经精神症状
2. 实验室检查 ①血沉增快（魏氏法>20/1小时末）；②白细胞降低（$<4\times10^9$/L）和（或）血小板降低（$<80\times10^9$/L）和（或）溶血性贫血；③蛋白尿（持续+或+以上者）和（或）管型尿；④高丙种球蛋白症；⑤狼疮细胞阳性（每片至少2个或至少2次阳性）；⑥抗核抗体阳性（凡符合以上临床和实验检查6项者可确诊。确诊前应注意排除其他结缔组织病、药物性狼疮症候群、结核病以及慢性活动性肝炎等，不足以上标准者为疑似病例，应进一步作如下实验室检查，满6项者可以确诊）。
3. 进一步的实验检查项目 ①抗DNA抗体阳性（同位素标记DNA放射免疫测定法、马疫锥虫涂片或短膜虫涂片免疫荧光测定法）；②低补体血症和（或）循环免疫复合物测定阳性（如PEG沉淀法、冷环蛋白测定法、抗补体活性测定等物理及其他免疫化学、生物学方法）；③狼疮带试验阳性；④肾活检阳性；⑤Sm抗体阳性（临床表现不明显但实验室检查足以诊断系统性红斑狼疮者，可暂称亚临床型系统红斑狼疮）。

（二）鉴别诊断

1. 鸦啗疮（寻常狼疮）　好发于儿童，分布不对称，颜色较深如苹果酱，有糜烂倾向。

2. 皮肌炎、系统性硬皮病、结节性多动脉炎、类风湿关节炎详见表3－5。

表3－5　系统性红斑狼疮和其他结缔组织病的鉴别

	SLE	PSS	DM－PM	PN	RAv
性别	90%女性	66%女性	66%女性	60%男性	75%女性
好发年龄	15～35岁	20～50岁	10～50岁	无年龄差别	20～40岁
多见始发症状	关节症状	皮肤	皮肤、肌肉	哮喘、发热、腹痛	关节症状
皮肤黏膜表现	红斑、口腔溃疡、脱发、结节	皮肤硬化、色素沉着	上眼睑浮肿、红斑、色素	皮下结节、坏死性溃疡沉着	皮下结节
心脏表现	30%	晚期有心衰	少见	少见	少见
雷诺现象	26%	多见	多见	—	多见
心包炎	30%	—	—	—	罕见
胸膜炎	多见	—	—	—	罕见
眼症状	虹膜炎	—	—	网状出血渗出物	虹膜炎
脾大	10%	—	偶见	—	罕见
淋巴结肿大	中度	—	—	少见	少见
关节症状	可累及所有关节	小关节为主	—	大关节	累及所有关节
关节畸形	有时	少见	—	—	常见
肌肉症状	48%	20%	显著	多见	多见
中枢神经	精神症状癫痫样发作	—	—	25%	—
尿异常	蛋白尿、血尿、肌酸尿管型尿	肌酸尿	血尿、红细胞管型	—	
白细胞	40%～65%↓	正常	嗜酸性细胞有时↑	嗜酸性细胞较明显↑	增多
尿毒症	常见	可见（晚期多见）	—	多见	—
贫血	溶血性	—	—	50%	正常细胞性
类风湿因子	50%	50%	0	0	70%
LE细胞（＋）	90%	50%	0	0	25%
ANA（＋）	95%	55%～80%	40%	0	52%
血清补体低值	+	—	—	—	—
抗Sm抗体、抗DNA抗体	有特异性	++	—	—	—
肌活检病变	—	±	+	+	—
皮肤活检病变	+	+	+	+	+

注：①SLE：系统性红斑狼疮；②PSS：系统性硬皮病；③DM－PM：皮肌炎－多发性肌炎综合征；④PN：结节性多动脉炎；⑤RA：类风湿关节炎

四、辨证施治

（一）内治法

尽管本病证候复杂多变，缓解与恶化交替出现，但在临证中只要本着“凡诊病施治，必须先审阴阳，乃为医之纲领”（《景岳全书》），就能执简驭繁。鉴于上述繁多的证候，很难有一个公认的统一证型。现按病程进展的缓急，以脏腑辨证为纲，参合六淫、虚实辨识部位所在，分述如下：

1. 毒热炽盛证 病变伊始，患者以少女居多。突然发生高热（39℃以上），或壮热持续数天不退，面颊发生典型的蝶形红斑，手足等处亦先后出现形态不规则的红斑、瘀斑、紫斑，乃至皮下出血，肌肉、关节疼痛，不能下床步履，烦躁不安，口干唇裂咽燥，周身酸软乏力，神志恍惚，严重时还会出现神昏、谵语、动风抽搐。部分患者伴有吐血、衄血、便血、尿血等。舌质红或红绛，苔薄黄或光如镜面，脉细数或濡芤。治宜凉营清热，解毒化斑。方选清瘟败毒或化斑汤加减。生石膏15～30g，绿豆衣30g，玄参、炒丹皮、连翘、桑寄生、甘草各10g，炒白芍、寒水石各12g，金银花炭、生地炭各15g，琥珀6g。

2. 心脾两伤证 病程迁延日久，或者患者年龄偏大，多数在30～45岁之间。症见心慌气短，面色㿠白，胸闷不适，健忘，失眠，夜难入睡，梦多纷纭，少食或厌食，形体消瘦，周身困倦，嗜睡懒言，舌质淡红，苔少或薄白，脉虚或沉细。治宜养心健脾，益气补血。方选归脾汤加减。炙黄芪、党参、干地黄、麦冬各12g，白术、酸枣仁、当归各10g，远志、炙甘草、广木香、五味子各6g。

3. 肝脾不和证 患者多数是女性。症见两胁胀痛，胸膈痞满，肝脾肿大，食少或食后腹胀，呕恶嗳气，腹痛肠鸣，黄疸，头晕，失眠，月经不调或者闭经，甚则面色黧黑，舌质淡红，苔薄黄微干或黄腻，脉弦细或数。治宜疏肝和脾，疏达气机。方选逍遥散加减。软柴胡、厚朴花、陈皮各6g，当归、茯苓、炒白芍、玫瑰花、白术、川楝子各10g，干地黄12g，薄荷3g，炒二芽各15g。

4. 脾肾阳虚证 颜面浮肿，腰下水肿更重，指压如烂棉凹陷难起，腰酸重于痛，尿量减少或者夜尿频数，面色灰黯或㿠白，形体怯冷，体倦懒言，或有腹胀、呕恶，便秘或便溏，或有眩晕，头痛，前额尤剧，舌质淡红有齿痕，苔白或白腐，脉沉细迟，尺部尤为沉迟。治宜温阳益肾，扶脾利水。方选真武汤加减。制附片15～30g（先煎），茯苓、山药各15g，土炒白术、党参、姜半夏各12g，葫芦瓢30g，炒白芍、广木香、大腹皮、陈皮、山萸肉各10g，生姜5片为引。

5. 肝风内动证 多发生在后期，属危笃之兆。症见壮热持续不退，兴奋多语，或者哭笑无常，时有动风抽搐或瘈疭，或者癫狂发作，或者沉默寡言，昏睡不醒，面瘫或偏瘫，或截瘫，小便失禁或有潴留，舌质红或绛红，苔黄或呈焦黄，脉弦数或弦细。治宜凉肝息风，化痰通络。方选羚角钩藤汤加减。羚羊片3～6g，鲜生地15g，钩藤、生白芍、茯神、滁菊花、桑叶各12g，远志、连翘心、琥珀各6g，竹茹、甘草各10g。

6. 气阴两虚证 病情处于邪退正虚的阶段。症见低热或潮热，或五心烦热，神倦形怠，头晕，心悸气短，口干咽燥，腰酸目糊，自汗、盗汗，脱发，关节、肌肉酸楚重着疼痛，偶有气喘，干咳少痰，或者痰中带血，舌质淡红，苔少或花剥，脉虚细且数。治宜益气养阴，化清虚热，方选生脉散加味。北沙参30g，麦冬、干地黄、枸杞子各12g，五味子、炙甘草各6g，玄参、黄芪、川贝母、山萸肉各10g，山药、百合、青蒿各15g，白茅根30g，白薇18g。

加减法：低热不退加银柴胡、地骨皮、石斛，关节、肌肉酸胀疼痛加伸筋草、千年健、老鹳草、鬼箭羽，面颊蝶形红斑加凌霄花、红花、鸡冠花，皮下瘀斑加阿胶、仙鹤草、藕节，腰府空痛加炒杜仲、川续断、金毛狗脊，心悸、气短加桂圆肉、石莲子、紫石英，头昏目眩加茺蔚子、沙苑子，胸闷气憋加老苏梗、薄荷梗、薤白，咳嗽痰多加蛇胆陈皮末（冲下）、竹茹，食少、腹胀加砂仁、藿香、佩兰、枳壳、鸡内金，虚烦难寐或失眠加合欢皮、枣仁、夜交藤、柏子仁，自汗或盗汗加黄芪、糯米根、煅龙牡，尿液中出现红细胞加鱼腥草、大小蓟、白茅根，尿蛋白加金樱子、玉米须、益智仁，肢端青冷或苍白加干姜、细辛、红藤、鸡血藤。

五、专方荟萃

1. 首乌地黄汤 制首乌、刺蒺藜、熟地、山萸肉、丹皮、泽泻、茯苓、丹参、紫草、地骨皮、秦艽、夏枯草、白鲜皮、炒枣仁、钩藤、豨莶草，煎服。适用于本病活动期。

2. 二参地黄汤 沙参、丹参、地黄、泽泻、茯苓、山药、山萸肉、女贞子、旱莲草、枸杞子、菊花、枣仁、牛膝、故纸、川续断、菟丝子、桑椹子、钩藤、豨莶草，煎服。适用于缓解期，善后调理。

3. 生脉二至黄芪汤 黄芪、太子参（或北沙参）、麦冬、五味子、女贞子、旱莲草、生地、丹参、甘草，煎服。

4. 抗狼疮灵胶囊 金银花、连翘、丹参各15g，防风、桃仁、红花各10g，研细末，装入0.5g胶囊内，早晚各服5粒。适用于病情缓解期。

5. 三蛇糖浆 蛇六谷、蛇舌草、蛇莓，内服。

6. 雷公藤糖浆 雷公藤，每毫升含生药1g，每日3次，每次10～15ml，或用雷公藤提取物（Tm）片，每日2～3次，每次20mg，内服。

7. 昆明山海棠 每片50mg，每日3次，每次2～4片。或用昆明山海棠取根块切薄片200g，泡入1000g酒中，浸泡1周后备用，每日3次，每次5～20ml冲服。

8. 顾伯华经验方 黄芪、党参、白术、猪苓、仙灵脾、锁阳、菟丝子、桂枝、熟附片、泽泻、车前子，煎服。尿蛋白多时加大蓟根、薏苡仁根、金樱子，尿素氮高加六月雪、土茯苓。适用于狼疮性肾炎、肾病综合征。

9. 健脾益胃汤 黄芪、党参、茯苓、白术、桃仁、益母草、泽兰、丹参、青皮、蒲黄、金樱子、酒大黄，煎服。适用于狼疮性肾炎、肾病综合征。

10. 壮阳方 党参、黄芪、仙茅、仙灵脾、补骨脂、胡芦巴、菟丝子、锁阳、苍术、肉桂末（另吞）。煎服。如非蛋白氮高加生大黄，水肿明显加六月雪。适用于狼疮性肾炎、肾病综合征。

11. 锦红方 大黄、红花、赤芍、荠菜花、秦艽、黄精、白芍、党参、生甘草。煎服，适用于狼疮性肾炎、肾病综合征。

12. 醒脑静注射液 麝香、冰片、黄连、栀子、郁金、黄芩。制成注射液，肌注或静脉推注，每次2～4ml。适用于高热、抽搐和昏迷阶段。

13. 山楂丸 山楂洗净，研末，炼蜜为丸，每日2～3次，每次6～10g。适用于狼疮性肝炎伴见食少和轻度腹水等症。长期坚持服用，既可活血保肝，又可防止脂肪肝的发生。

14. 中成药名方如龟龄集、还少丹、三才封髓丹等，适用于老年性红斑狼疮的缓解期。又如紫雪丹、安宫牛黄丸、至宝丹等适用高热、抽搐、昏迷阶段及其狼疮性脑病。还有小金丹、大黄䗪虫丸、散结灵等适用于狼疮性脂膜炎。

六、调摄护理

1. 避晒阳光 外出时应戴宽边草帽或者撑伞，穿长袖上衣和长裤，必要时还可酌情外涂遮光剂，如5%二氧化钛霜等。忌用含有光敏类的中、西药物。

2. 避免受凉 久病体虚，卫外阳气虚弱更为明显，因而容易外感六淫之邪，特别是在肾脏、心脏和肺脏受到损害的阶段，尤要慎避风寒，在发病率高的春夏之际，尽量少去人群集中的公共场所，如商场、剧院等。

3. 避免过劳 鉴于本病免疫功能低下，即使在康复阶段，仍要避免过分劳作，诸如饮食不可过饱、克制房事、户外活动时间不要过长等。

4. 力戒嗔怒 《灵枢·百病始生》说："喜怒不节则伤藏。"临床中暴喜暴怒而猝死的事例并不少见。情志思维活动的偏激，往往导致内伤五脏，尤以肝损更为突出。长此以往，就会出现"脾胃病，五乱并作"的现象，因此，要告诫患者胸怀豁达，乐观向上，这是十分重要的一环。

5. 注重食疗 《素问·藏气法时论》说："五谷为养，五果为助，五畜为益，五菜为充，气味合而服之，以补精益气。"大凡病情处于活动期，应以软食、水分多的食物为佳，如鲜豆浆、山药糊、二元汤（红枣、桂圆、莲子）等，少吃多餐；病情缓解，体质仍然虚弱，应以软食、烂饭、稀粥和面条为主食，酌情吃些瘦肉末、鲜鸡蛋、鲜鱼汤、新鲜菜、鲜果等。不过，在脾胃功能尚未完全恢复前，应忌食辛辣和不易消化的饮食，以防止伤食或"食复"。

6. 合理用药本病病情变化多端，用药切忌繁杂。首先要从理论上了解药物效应的机理，如糖皮质激素是广泛用于本病的主药之一，其机理是该药对激素受体的组织和器官，如肝、脑、肌肉、淋巴组织、胸腺等起直接或间接作用，最近研究证明，已进入核内的受体可以回到胞浆内再被利用，一句话，激素必须与靶细胞受体结合方能发挥效应。但是，长期而大量应用激素，常可引起骨质疏松、血管脆性增加等副作用。此外，对紫外线吸收较多的伞形科中草药，如白芷、前胡等，还有含有汞成分的中成药，最好少用或者不用，尤其是肾病阶段更应谨慎。

7. 计划生育患者以育龄期的妇女占多数，因此，晚婚和计划生育显得非常重要。一般来讲，肾功能健全，或心脏损害轻微时，可以在有经验的医师的指导下生儿育女，否则，应该劝其不要担负妊娠重任，更不要多次妊娠或人工流产。

8. 适当锻炼 病情处于活动期阶段，必须卧床安静休息，积极配合治疗；若体温正常，能下床活动，就应因地制宜地进行保健强身的锻炼，使药物与锻炼有机结合，如按摩涌泉、足三里、内关、肾俞、神门等，取其健脾益肾、强心安神的作用。进行吐纳练功，寅时面向南，净神不乱思，闭气不息7遍，以引颈咽气顺之，如咽吞硬物，如此7遍后，舌下津液涌出而咽之。只要细心而认真思考，就可领会这种导引吐纳的真谛。

七、预后判析

本病年龄越小，预后越差，男性患者较女患者预后要差，妊娠对本病十分不利，病程晚期若出现脑神经症状，预后多凶险。若合并肾炎则有可能演变成慢性肾功能衰竭，治疗不及时或不得法，亦是致死原因之一，应予以高度重视。

八、医案精选

案1：系统型红斑狼疮

杨某，女，36岁，1975年8月15日初诊。晒阳光后，病情较剧或骤变，某医院诊断为系统性红斑狼疮。发热，体温常在38°C左右，烦躁，坐卧不安，关节疼痛，唇红目赤，口渴，喜冷饮，小便短赤，脉弦数，舌质红，苔黄燥。治则：清营养阴，活络解毒。处方：水牛角15g（研末冲服），生地60g，丹皮9g，紫草60g，蜈蚣2条，白花蛇9g，玄参9g，川贝母9g，板蓝根24g，地鳖虫9g，炒蒲黄9g，肥知母9g，生牛蒡24g，西瓜翠衣60g。服上方2周后，病情好转，体温降至36.8℃，能吃稀饭，并排出大量酱色大便。但关节仍痛，颧部仍有红斑狼疮溃疡。前方去水牛角、肥知母、西瓜翠衣，生地改为30g，加沙参24g，鸡内金9g，琥珀末6g（冲服或布包煎）。又服方3周，病情显著好转，体温正常，饮食渐增，精神好转，上方去生地，加石斛12g，玉竹9g。患者又服药2月后，诸症悉愈，自动停药，经复查病已基本痊愈。（王渭川．红斑狼疮中医治疗）

案2：狼疮性肾炎

宋某，女，32岁，1972年9月7日院外会诊。患者于1965年2月顺产一男婴，产后10天自觉手指关节痛。5月份开始腹泻，伴有肝区痛，当时检查肝功，谷丙转氨酶200单位，麝香草酚浊度试验20单位，经保肝等治疗无效。1966年开始经常低热，于1967年面部出现蝴蝶斑，经激素治疗后缓解。1968年开始发热不退，持续在38℃左右，手指末梢关节疼痛，血中查到LE细胞，经大量激素治疗后缓解。于1971年2月再次妊娠，病情加重，人工流产后，经治疗后缓解。于1972年1月开始腰疼，全身浮肿，并出现腹水，诊断为系统性红斑狼疮合并尿毒症，后住某医院治疗。血沉70mm/h，尿蛋白（+++），红细胞20～25个/高倍镜，白细胞0～3个/高倍镜，二氧化碳结合力34.4容积%，血中非蛋白氮59mg%，胆固醇490mg%。周身水肿，腹围98cm，血压200/150mmHg，血中发现大量红斑狼疮细胞，诊断为“系统性红斑狼疮”“肾炎”“肾变期”。给予大量激素、消炎痛、环磷酰胺等药治疗。脉象沉弦细稍数，舌质稍红，苔薄白。辨证：肾阴亏损，脾肾两虚。立法：滋阴益肾，健脾利水，佐以解毒。药用：白人参6g，茯苓12g，枸杞子12g，生薏苡仁30g，生黄芪30g，车前子（包）15g，白术12g，抽葫芦10g，乌梢蛇6g，秦艽10g，漏芦12g，仙人头10g，防己12g。服上方10剂后，病情有所好转，按前法加减。药用秦艽15g，乌梢蛇6g，漏芦10g，黄连6g，鸡血藤30g，首乌藤30g，红人参6g，黄芪30g，楮实子10g，枸杞子10g，车前子（包）30g，泽泻30g。10月3日：上方又服10剂，水肿大消，病有所好转，再按前方加减：乌梢蛇6g，秦艽15g，漏芦10g，黄连10g，黄芪30g，白人参6g，佛手参10g，党参15g，黄精15g，冬虫草10g，鹿含草6g，厚朴6g，蔻仁3g。10月15日：上方再服10剂，仍按前几方加减使用沙苑子、菟丝子、山萸肉、补骨脂、党参、紫河车、芍药。总共服中药112剂，病情缓解。血压140/90mmHg，尿蛋白（+），红细胞0～1个/高倍镜，白细胞0～2个/高倍镜，非蛋白氮35mg%，二氧化碳结合力40.5容积%，胆固醇225mg%，血沉35mm/h，血红蛋白10.5g/100ml，血小板15万/cm^3，白细胞7500/mm^3。激素仅用维持量，门诊观察。1974年3月继续通信治疗，病情稳定。（《赵柄南临床经验集》）

案3：狼疮性脂膜炎

夏某，女，35岁。患系统性红斑狼疮达5年之久。就诊检查：右大腿结块，微红且硬，疮面溃烂，少许稀薄样脓性分泌物渗出等。辨证：脾气虚弱，痰湿互结，阻滞经络而结块不化。治宜扶脾化痰，散结通络法。药用：陈皮12g，僵蚕12g，浙贝母10g，金银花15g，连翘12g，制香附10g，党参10g，茯苓10g，黄芪10g，蜈蚣1条，川牛膝10g，橘络6g。局部用黄连膏贴在溃烂上，四周用紫金锭醋溶调糊外涂，每日2次。按方治疗2周，疮面肉芽组织新鲜红活，分泌物甚少，结块范围甚小。予上方酌增清托之品。药用：沙参15g，麦冬12g，五味子6g，黄芪12g，干地黄12g，浙贝母12g，茯苓12g，金银花15g，党参10g，连翘10g，蜈蚣1条，甘草

10g。局部疮面改用玉红膏，四周仍用紫金锭外涂，每日2次。守方加减又治疗1个月，疮面见敛，结块完全消退，残留皮肤萎缩和凹陷。[中医杂志，1988，(12)：36]

九、名论摘要

《名医特色经验精华》丁济南："从痹论治，着手于风、湿、寒三邪的祛除为本，而痹证迁延日久，内舍于五脏，终成'五脏痹'。总的治则是祛风温阳，散寒除湿。主方：川桂枝3g，玄参12g，制川草乌各9g，仙灵脾12g，伸筋草15g，炒荆芥9g，炒防风9g，生甘草3g。风痹损及肾脏，加用生黄芪12g，生白术12g，茯苓12g，生薏苡仁12g，黑料豆18g；尿蛋白高加煅龙骨12g，煅牡蛎12g；血氮高加宣木瓜12g，牛膝12g；浮肿加炒防己12g，腹水加腹水草3g，大腹皮15g。风痹损及肝脏加黄芩12g，腹胀加茯苓12g，生麦芽18g。风痹损脾加生乌药15g，桑椹子15g，炒萎皮9g，大便溏薄加怀山药12g，焦六曲9g。风痹损及心脑：心悸加制附子6g，水炙远志3g；神志欠清加水炙远志3g，石菖蒲12g；癫痫抽搐加蜣螂虫（去头足）4.5g；脑神经症状除用开窍药外，再加连翘12g，知母9g。风痹损及肺：加北沙参15g，丝瓜络9g；咳嗽加清炙枇杷叶9g，炙百部12g。风痹损及血脉络道：雷诺氏征加泽兰9g，丹参9g，王不留行1g，地鳖虫9g，面上红斑加丹皮9g，关节酸痛加西秦艽12g，晚蚕沙（包）12g，桑枝12g，玄胡索12g。"

张镜人："治标重在清热解毒，祛瘀通络，宜选升麻、丹皮、赤芍、茅莓根、土茯苓、野葡萄藤、白花蛇舌草、鬼箭羽、紫草等。肌肉酸痛可配川萆、鸡矢藤，骨或关节畸形可配合菝葜。治本重在益气护阴，调肝补肾，可选用孩儿参、黄芪、生地、鳖甲、山药、南沙参、女贞子、旱莲草、川续断、牛膝等。标本结合，虚实兼顾，庶几缓缓图功。"

陈泽霖："我常用补益肾阴兼有凉血作用之生地，可用90～120g，配合山药15g，甘草9g以减少其引起腹泻的副作用，再加丹参30g，益母草30g，桃仁9g，红花9g以助活血化瘀，对红斑狼疮具有低热、关节痛、皮疹者有较好的疗效。必要时还可配合昆明山海棠、雷公藤片以提高疗效。"

第三节　特殊类型红斑狼疮

儿童红斑狼疮

所谓儿童红斑狼疮，是指一组发病年龄特定在3～15岁的患儿，男女性别之比为4∶1。1829年Bieff首次提出儿童红斑狼疮的概念，1872年Kaposi预感到本病严重的预后，并指出死亡率甚高。

一、诊断要点

1. 皮肤损害　除典型的蝶形红斑外，还能见到麻疹样、大疱性、紫癜、溃疡性、结节性等多种较为少见的皮疹，口腔黏膜也常被侵犯。

2. 内脏损害　常见症状和脏腑损害有：发热，关节、肌肉酸痛，多浆膜炎，胃肠道疾病，疲惫懒言，肾脏病变。特别要重视肾脏受累所造成的种种危害性。（表3－6）

表 3－6 日本大藤真关于儿童红斑狼疮诊断标准

临床症状	实验室检查
1. 发热	1. 血沉增速
2. 典型皮疹（蝶形红斑、手掌红斑、日常性皮炎）	2. 白细胞降低
3. 关节痛	3. 丙种蛋白升高（1.5g% 以上）
4. 肢端动脉痉挛现象	4. 尿蛋白阳性
5. 缓解和恶化	5. 狼疮细胞阳性
6. 浆膜炎	6. 抗核抗体阳性
7. 精神症状	7. 补体下降
	8. 皮肤和肾活检，纤维蛋白样变，线圈样损害苏木小体，荧光抗体增高

二、辨证论治

明代张景岳说："小儿以柔嫩之体，气血未坚，脏腑甚脆，略受伤残，萎缩极易……不思培植，而但知剥削，近则为目下之害，远则遗终身之羸。"（《景岳全书·小儿》）张氏告诫之词，道出了小儿辨证论治之真谛。

1. 肺卫郁热证（相当于亚急性偏轻阶段） 面颊弥漫红斑，发热，咳嗽，时轻时重，关节酸痛，但以小关节为主，口干喜饮，厌食，偶有呕吐，脉细数，舌质红，苔少或薄黄。治宜辛凉宣肺，清热解毒。方用银翘散加减。药用金银花 12g，连翘 10g，桔梗 6g，薄荷 3g（后下），竹叶 3～6g，甘草 6g，生地 10～15g，大青叶 6g，炒丹皮 6g，玄参 10g，浙贝母 10g，寄生 12g。肺胃郁热，波及营血而外透红色斑疹、发热等症，方中除用金银花、连翘之类轻宣清透外，加生地、丹皮、玄参、大青叶等凉营泻热、解毒退斑，佐以浙贝母化痰，寄生散风祛湿，通痹止痛。

2. 脾肾阳虚证（相当于狼疮性肾炎初、中期阶段） 面色皖白少华，周身浮肿，腰以下尤甚，按之凹陷，不易复起，食少，腹胀，肢冷，小便短少，偶有便溏，脉沉迟，舌质淡红，苔薄白。治宜温补脾肾，行气利水。方用实脾饮加减。药用：制附片 6～10g（先煎），土炒白术 10g，茯苓皮 12g，干姜 3～6g，广木香 6g，厚朴 6g，党参 10g，黄芪 10g，猪苓 10g，桂枝 3～6g，甘草 6g。方中用白术、茯苓、附片、干姜等药温运脾肾之阳，佐以黄芪、党参益气通阳，木香、桂枝、猪苓化气行水而利小便，阳复水去，脾肾自强。

三、单验成方

1. 黄芪粥（岳美中经验） 生黄芪 30g，生薏苡仁 30g，赤小豆 15g，鸡内金（细末）10g，全橘饼 2 枚，糯米 30g。先用水 600ml，煮黄芪约 20 分钟，捞去药渣，然后依次加入薏苡仁、赤小豆又煮 30 分钟，最后加入糯米、鸡内金末，小火煮熟成粥。此 1 日量，分 2 次服之，食后嚼服全橘饼 1 枚，每天服 1 剂。

2. 玉米须粥（岳美中经验） 先要储备玉米须 24 斤。临用时，取玉米须 120g，洗净，煎取汁代茶，1 日量，口渴即饮之，不拘次数，勿饮其他饮料。第 2 天再煎新汤饮之，要坚持一段时间，切勿间断，一般连续达 3 个月后可见效。

四、预防与护理

1. 护重于治 小儿之病，古人谓之哑科，以其言语不能通，病情不易测，因此，作为患儿的父母，更要精心护理和照料，要勤于观察患儿的各种临床表现，如尿液的颜色，每日排出小便量的多少，食量的增减与好恶，体质有无异常，大便是否秘结或稀溏等。平时的饮食既注意营养，又要容易消化，过分地溺爱，只能贻误患儿。

2. 宁扶不伤 小儿脏腑娇嫩，气血未充。患病之后，处方用药要扶助正气，脾胃之气、肾元之气，千万不要摧残。即使是实证、热证，用药组方也要精简轻锐，中病则止，不可杂投攻下之剂，对于小儿最为切要。

老年红斑狼疮

鉴于红斑狼疮多数发生在18~40岁之间，而对发生在50岁以上的老年红斑狼疮，常常被忽视或者漏诊。1979年Baker SB等对1425例系统性红斑狼疮病例的统计分析，老年患者有165例，占12%，说明老年红斑狼疮并不少见。

一、诊断要点

除系统性红斑狼疮共同的临床表现外，对老年患者尤其要重视下列病变的诊察与追询：关节炎，主要侵犯手部小关节、腕关节和膝关节、内脏损害，以肾脏损害，胸膜炎、心包炎、肺实质病变以及肝脾肿大比较突出，其发生率于23%~55%之间波动。

二、辨证论治

1. 气阴两亏证 形体消瘦，疲惫乏力，咳喘气急，胸闷气慌，厌食，口干喜饮，偶尔低热，关节痹痛，或者游走不定，脉沉细而微，舌质红绛有裂纹，苔少。治宜益气滋阴固本。方选拯阴理劳汤加减：人参（或用白条参代替）10g，麦冬10~15g，五味子6g，干地黄10g，炒丹皮6g，当归6g，橘红6g，生薏苡仁12~15g，炙甘草10g，何首乌12g，地骨皮10g，枸杞子10g。方用参、麦、五味子益气养阴以益肺，当归和营通脉，丹皮清肝热，生地凉心热，首乌、枸杞退肾热。清火即是护阴，阴旺则阳平，从而达到“阴平阳秘，精神乃固”的目的。

2. 肝肾亏损证 头晕，目涩，视物不明，口干鼻燥，腰府空痛，腿痛，足跟痛，四肢无力或倦怠，失眠或夜难入寐，精神萎靡，脉细弱且沉，舌质红绛或纹裂，苔少。治宜滋补肝肾。方选覆盆子丸加减：覆盆子15g，五味子6~10g，制附片10g，山药15~30g，熟地黄12g，土炒白术10g，山茱萸10g，酸枣仁10g，茯苓10g，白芍10g，泽泻6g，炒杜仲10g，丹皮6g。本方是以补肾、滋肝、健脾、安神为重点，乃调节全身功能的著名补剂之一。方用山茱萸补肝肾，熟地补肾阴，山药补脾胃，泽泻渗肾湿，丹皮泻肝火，茯苓渗脾湿。附片、五味子强心，枣仁宁神，白芍柔肝，白术扶脾，杜仲壮腰。总之，全方组成的特点：补中有泻，补泻交织，确能促进人体正常代谢机能，使之阴阳平衡处于动态平衡。

三、专方荟萃

1. 龟龄集（集验良方） 鹿茸、生地、补骨脂、人参、石燕、熟地、急性子、青盐、细辛、砂仁、杜仲、麻雀脑、丁香、蚕蛾、硫黄、蜻蜓、朱砂、肉苁蓉、地骨皮、淫羊藿、生附子、天门冬、甘草、穿山甲、枸杞子、锁阳、牛膝、菟丝子、海马。依法研末制丸，每服1.5g，温开水冲下。

2. 还少丹（《医方集解·杨氏》） 熟地60g，山药45g，牛膝（酒浸）45g，枸杞（酒浸）

45g，山茱萸 30g，茯苓（乳伴）30g，炒杜仲 30g，远志（去心）30g，炒五味子 30g，楮实子（酒蒸）30g，炒小茴香 30g，巴戟天（酒浸）30g，肉苁蓉（酒浸）30g，石菖蒲 15g。加枣肉蜜丸，每丸重 10g，每日 3 次，淡盐开水或黄酒送下。

3. 三才封髓丹（《医方集解》） 天冬 60g，熟地 60g，人参 30g，炒黄柏 100g，砂仁 15g，炙甘草 24g，面糊丸；用苁蓉 15g，切片，酒一盏，浸泡一宿，次日煎汤送下。

四、预防与护理

1. 慎用药物 老年人脏腑亏虚，阴阳气衰，用药要特别谨慎，补勿过偏，攻勿太过。治实证不可太猛，猛则伤正，治虚证不可蛮补，补则恋邪。务必注意“老年衰惫，无攻病成法，大意血气有情之属，戴培生气而已”（清代叶天士语）。

2. 食疗重于药治 老年人喜食治甚于药疗，这是十分普遍的现象。因此，对老年患者只要在病情允许的情况下，食疗要重于药治。正如宋代·陈真《养老奉亲书》所说：“高年之人，真气耗竭，五脏衰弱，全仰饮食以资气血……凡老人有患，宜先从食治，食治不愈，然后命药。”

狼疮性肾炎

系统性红斑狼疮的肾脏损害可达 50% ~80%，若经过肾脏活体组织检查有肾脏损害高达 80% ~90%，尸检发现率几乎是 100%。在本病的死亡病例报告中，因肾衰竭而致死者在 20% ~ 40%之间，因此，狼疮性肾炎应视为本病防治的重点。

一、诊断要点

狼疮性肾炎的临床表现，主要有 3 个方面。

1. 一般情况 尿液中发现蛋白，24 小时内尿蛋白定量为 1.5 ~3.4g，红细胞、白细胞、颗粒管型也时有发现，面色㿠白少华，全身浮肿，或浮肿不明显，晚期常伴有恶心、呕吐、食少、腹胀、腹痛、腹泻、头痛等。

2. 高血压病程后期往往出现肾性高血压，同时头晕目眩，难以站立，甚者恶心、呕吐、出冷汗等。

3. 实验室异常 主要项目包括血清尿素氮、肌酐、非蛋白氮、二氧化碳结合力、酚红排泄试验、内生肌酐清除率等。为了进一步明确肾脏功能损害的程度。在有条件的医院应当做蛋白电泳、血清补体 C_3 的测定。

近些年来，国内外逐步开展肾脏活体组织检查，对于预后的判断很有帮助，其结论要点如下：

（1）狼疮性肾炎是免疫复合物（尤其是 DNA－抗 DNA 复合物）在肾脏中沉着所引起的。

（2）狼疮性肾炎的病变主要是肾小球肾炎，但肾小管和间质病变也很常见，上述两种情况均是通过免疫机制而发病。

（3）各种组织学病变的意义不同，如某些非活动性病变虽然很重，但经过治疗后可以好转；相反，某些非活动性病变却呈慢性和不可逆性的临床经过，即使治疗，预后非良。

（4）在病程的某个阶段中，临床症状不明显，但活检后仍然可见肾脏损害，则称之为“隐匿性改变”。

（5）狼疮性肾炎有 4 种类型：①局灶增殖性肾小球肾炎：为最常见的肾脏损害，占狼疮肾炎的64%，临床经过多呈良性，表现为隐匿性肾炎，仅有轻度蛋白尿，有时可见镜下血尿。肾病综合征少见，肾功能一般正常，可能为可逆性损害，预后最好。②弥漫增殖性肾小球肾炎：病情最严重的类型。早年认为发病率最高，1969 年 Pollak 等报告此型占狼疮肾的61%，1971 年 Estes 等报告仅占 13%。分析原因可能与检查方法的进步，轻型病例相对增多有关。常见大量蛋白尿、镜下血尿，75%病例表现为肾病综合征，约半数病例出现高血压、肾衰竭。但也有少数呈隐匿性肾炎者。③膜性肾小球肾炎或膜性肾病：较少见，发病率报道不一，分别为 9%（1969年）、27%（1970 年）、13%（1971 年）。此型病变有大量蛋白尿，常引起肾病综合征，有时可见镜下血尿，一般无高血压，也不引起肾衰竭。预后较好。④轻微病变型：大多无任何肾脏损害的临床征象，少数病例可有轻微蛋白尿。

（6）本病的肾脏损害与原发性肾炎无论从临床表现或组织学所见是很难区别的。其一，用免疫荧光法测定血中抗核抗体，普通的肾炎阳性率低，仅为 5.2%，滴定度也低，小于 1∶40；狼疮肾炎阳性率高，占 91.5%，滴定度也度。其二，测定血清补体 C_3，活动期狼疮性肾炎血清补体 C_3 下降，缓解期恢复正常；普通肾炎大部分补体 C_3 检查正常，仅部分下降，而补体 C_4、C_1 无改变。

二、辨证论治

狼疮性肾炎的证候虽然复杂，但其临床表现仍以浮肿、尿蛋白、高血压为主，与中医学中描述的“水肿”“虚劳”“眩晕”等相接近。

（一）内治法

1. 风水泛滥证（相当于初期阶段）　眼睑浮肿，来势迅速，继而四肢和周身皆肿，肢节酸楚，或者烦痛，小便短少或不利，兼有发热、恶寒、恶风、咳喘、咽喉红肿，脉象浮数，舌质红，苔薄黄。治宜祛风宣肺行水。方选越婢加术汤加减：麻黄6g，生石膏10～15g，甘草6g，土炒白术10g，鲜茅根30g，杏仁10g，桔梗6g，连翘10g，赤小豆15g，生姜3片，大枣7枚。方中用麻黄、连翘、生石膏宣肺清热，白术、姜、枣健脾制水，杏仁、桔梗宣通肺气，水湿下走，则风水自除，佐以白茅根、赤小豆活血清热、利尿消肿更速。

2. 命门火衰证（相当于活动期）　面色灰黯，浮肿，腰下部位的浮肿更为明显，按之凹陷不起，小便量少，腰痛或酸重，阴囊潮湿冰冷，四肢厥冷，怯寒神疲，脉象沉细，尺部尤沉，舌质胖嫩，色淡红，苔白滑。治宜温补命火，化气利水。方选真武汤加味：制附片15～20g（先煎45 分钟），土炒白术10g，茯苓10～15g，炒白芍10g，胡芦巴15～30g，巴戟天10～15g，上肉桂3～6g，汉防己10g，黄芪10～15g，赤小豆15～30g，猪苓10～15g。方用苓、术、芪补脾制水，附、姜壮肾门命火以祛虚寒，白芍敛阴和营，佐以胡芦巴、巴戟天、上肉桂更助姜、附温补命火之力，防己、赤小豆活血利水，辅以苓、术之功。肾命火壮，阴水可除。

3. 脾虚胃浊证（相当于肾功能不全早期或进行性氮质血症期）　浮肿，小便短少，纳呆，气短，乏力，恶心，呕吐，腹胀，时有腹泻，每日2～5次不等，脉细濡，舌质胖微灰紫，苔腻。治宜扶脾燥湿，降逆和胃。方选小半夏加茯苓汤加减：姜半夏15～30g，茯苓15～30g，厚朴10g，土炒白术10g，泽泻10g，猪苓10～15g，薏苡仁15～30g，淡竹茹10g，白茅根15～30g，陈皮10～12g，伏龙肝60g（布包先煎30分钟，代水再煎群药）。方用白术、陈皮、茯苓扶脾燥湿，脾健则水湿可化，重用姜半夏、厚朴、伏龙肝辛开苦降，重在镇逆，制呕化浊，泽泻、猪苓、白茅根清热利尿，导水从小便而出。水湿一除，则脾气渐复。

4. 肝阳上扰证（相当于尿毒症高血压期或晚期） 眩晕，头重脚轻，神志恍惚，头痛，尤以前额区域最重，口苦且干，急躁易怒，甚则抽搐，少寐多梦，尿少，脉弦数，舌质红，苔黄微干。治宜滋阴潜阳。方选建瓴汤加减：生赭石30～45g，石决明15～30g，珍珠母30g，生白芍12～15g，首乌藤9～12g，夏枯草10～15g，钩藤10～15g（后下），炒枣仁10g，琥珀6g（冲下），泽泻12g。方用赭石、石决明、珍珠母等介类石药，重镇潜阳，白芍、地黄、首乌滋肝补肾之阴，钩藤、夏枯草养血柔肝，辅以介石药以平肝息风，泽泻利水而不伤阴，枣仁、琥珀安神定志。肾阴得滋，阴阳得平，心主自安。

加减法：低血浆白蛋白性水肿加阿胶、鹿角胶、紫河车、黄芪、高丽参，蛋白尿长期不消失加金樱子、山茱萸、莲须、菟丝子、地肤子，重用黄芪、人参、乌梅炭，尿中红细胞加忍冬藤、马鞭草、败酱草、大小蓟、白茅根、鱼腥草，尿中脓细胞加蒲公英、野菊花、白花蛇舌草、山豆根、白蔹、红蚤休，头痛加炒杜仲、苦丁茶、蔓荆子，呕恶加刀豆子、砂仁、旋覆花、九香虫，抽搐、昏谵加羚羊角、郁金等。

（二）局部治疗

灌肠方：生大黄12g，熟附片10g，牡蛎30g，加水适量煎取汁200ml，每日上下午各1次，保留灌肠30～60分钟后排出，有降低血液中非蛋白氮的作用。

针灸疗法

1. 承淡安经验 取三焦俞、气海俞、上髎、气海、足三里、阴陵泉、肾俞、关元俞、次髎、天枢、关元、三阴交等穴，每日选穴5～6穴，轮换刺之。方法：先予轻刺激，然后用药艾灸之。

2. 南京中医学院经验 取肾俞、气海俞、膀胱俞、脾俞、足三里、三阴交。每次取背部2个穴，腹部1个穴，下肢1穴。方法：针刺后，每穴艾炷直接灸5～7壮。

3. 田从豁等经验 主穴取肾俞、脾俞、足三里、合谷，配穴取肝俞、章门、大肠俞、三阴交、气海、三焦俞。方法：多采用轻、中度刺激补法或平补平泻法，每日针刺1次，每次留针15～20分钟，10次为1疗程，疗程间隔3～5天。

三、专方荟萃

1. 芡实合剂（岳美中经验方） 芡实30g，白术12g，茯苓12g，山药15g，菟丝子30g，金樱子24g，黄精24g，百合18g，枇杷叶9g，党参9g，研细末，每日3次，每次9g，开水送下，可消除顽固性蛋白尿。

2. 顾伯华经验方 黄芪、党参、白术、猪苓、仙灵脾、锁阳、菟丝子、桂枝、熟附片、泽泻、车前子。尿蛋白多加大蓟根、薏苡仁根、金樱子，尿素氮高加六月雪、土茯苓。

3. 健脾益肾汤（徐宜厚经验方） 黄芪15g，党参12g，茯苓12g，白术9g，桃仁9g，益母草15g，泽兰9g，丹参12g，青皮6g，蒲黄6g，金樱子15g，酒大黄3g。

4. 壮阳方（秦万章方） 党参、黄芪、仙茅、仙灵脾、补骨脂、胡芦巴、菟丝子、锁阳、苍术、肉桂末（另吞）。如非蛋白氮增高加生大黄，水肿明显加六月雪。主治SLE肾病综合征。

5. 锦红方（泰万章方） 大黄、红花、赤芍、荠菜花、秦艽、黄精、白芍、党参、生甘草。主治狼疮性肾炎。

四、预防与护理

1. 谨防风寒 大凡肾病后期，阳气虚弱者居多，稍有不慎，易感风寒外邪，诱发或加重本病。《素问·上古天真论》说："虚邪贼风，避之有时"，诚为至理名言。

2. 疮疡宜早防 要重视皮肤上的清洁卫生，早防疮疡的发生。疮疡多为热毒所致，在外，热逼营卫，热盛化毒，变生疮疡；在内铄灼肾精，精气一虚，正气更虚，抗御外邪的能力减弱，更使病情危重。

3. 重视钠盐调节 以往认为肾小球肾炎处于慢性肾衰竭阶段，过分强调限制钠盐的摄入，结果是进一步降低了肾小球的滤过率，从而加重尿毒症。同时，患者又因食少乏味、恶心、呕吐等，使之变得更加衰竭。所以，适当补充钠盐，防止钠盐的丢失，常能阻断这种恶性循环，从而挽救患者的生命。

4. 适量补充蛋白 由于长时间的尿液中蛋白的大量丢失，患者往往普遍反映有脚酸腿软，头晕眼花，下肢乃至周身出现低血浆蛋白性水肿，此时应适量补充蛋白。北京名中医姚正平补充动物蛋白方法有二：其一，鲜小鸡1只（约重1斤半左右），切块，加生姜3片，小火煮8小时左右，煎汤后去油，煮肉时不加佐料和咸味，每次喝汤200ml，每日2次，空腹服下。1只小鸡可煎汤1000～1200ml。其二，鲜鲤鱼1尾，切段，加生姜3片，不加佐料和咸味，煮1小时，每次喝汤200ml，每日2次，空腹服下。1尾鱼煎汤1200～1500ml。

狼疮性脑病

红斑狼疮出现的神经精神症状，在病理上的主要改变是脑血管壁的增生、肿胀、破坏和细胞浸润，以及弥漫性微小栓塞，故称之为狼疮性脑病。1875年Kcposi最初注意到本病的神经精神症状，1971年Eeffs等观察150例，其中59%发现中枢神经系统受累，并认为是常见的致死原因之一，仅次于肾脏损伤。引起神经精神症状的因素是多方面的，包括：红斑狼疮直接侵犯脑组织，红斑狼疮侵犯肾、心、肝等重要脏器所致的后遗症，红斑狼疮诱发原患的精神病（如精神分裂症、躁郁症、心因性反应等），由于激素治疗所引起的精神神经障碍等。1977年Atkin等进一步论证：系统性红斑狼疮的中枢神经受累，主要是多种因素所致脑血管病变引起脑循环障碍，以及免疫复合物沉积的结果。

一、诊断要点

常见的临床表现有嗜睡、谵妄、幻想、幻听、痉挛、偏瘫、失语、眼震、眩晕、舞蹈样动作、脑膜炎样症状、末梢神经病变等。以上诸症，多数出现在红斑狼疮活动期，尤其以终末期更为凶险。尽管狼疮性脑病的表现复杂多变，但以癫痫、脑神经损伤、颅内高压症、偏瘫和截瘫、舞蹈病、精神症状为多见，下面重点分述之：

1. 癫痫 发生率在17%～50%之间。通常出现在病情加重，或者病程的终末期，这种症状经常是与重要脏器的损害有关，诸如：狼疮性肾炎的氮质血症、高血压脑病、继发性颅内出血等。

2. 脑神经损伤 发生率为5%～33%不等。常见的证候在眼区域有失明、展神经麻痹、三叉神经分布区感觉迟钝、舌半侧味觉障碍。

3. 颅内高压症 头痛、呕吐、视神经乳头水肿等。腰椎穿刺将会发现脑脊液压力增高，但蛋白质及细胞数多半正常。若加用激素治疗能使颅内高压迅速下降。

4. 偏瘫和截瘫 发生率为2%～4%，这种症状的出现，主要是小动脉病变所致脑出血或者软化的缘故。早期确诊，颇不容易，但经过腰穿刺后，若发现脑脊液的蛋白量增高，补体水平下降，确诊系统性红斑狼疮的可能性就比较大。

5. 舞蹈病 约占2%，通常是狼疮性脑病的早期症状之一。其发生年龄多半在18岁左右，因此，凡遇见青年女性患者在排除其他因素后，若时常发生舞蹈动作者，应高度怀疑是否患有系统性红斑狼疮的可能性。舞蹈动作常常是因为基底节血管病变所致，偶尔是小脑共济失调，故表现出不自主的运动。

6. 周围神经病 比较少见，其发生率仅3%（1956年），到1964年达11.7%，并认为亦不少见。主要表现为多发性神经病变，是由神经细胞和神经纤维本身病变及血管炎所致。

7. 精神症状 发生率为17%～50%，这种相差悬殊的原因，主要是轻型精神障碍比较常见，但由于常被其他症状掩盖而不易发现的缘故。精神异常表现多种多样，临床上大致可概括为3型：

（1）神经衰弱综合征：如头痛、记忆力减退、焦急、情绪不安、睡眠障碍等。

（2）器质性精神障碍：可有幻觉、妄想，严重者定向力障碍，甚至出现谵狂昏迷。

（3）与感染性或中毒性精神病相似的外因性精神障碍多发生在疾病的晚期，除脑器质性病变外，常有尿毒症、严重贫血、高热等因素所致。

二、辨证论治

鉴于本病的临床经过，多与中医学所论述的癫、狂、痫和温邪逆传心包等诸证相接近，按其演变和轻重缓急，大致归纳为4个证型。

（一）内治法

1. 火扰心包证（相当于初期阶段） 面红目赤，壮热不退，兴奋多语，手足好动，情绪容易激动，夜难入睡，大便秘结，小便短赤，脉沉细或沉实，舌质红，苔少。治宜清心降火。方选清心汤加减：防风10g，连翘10g（带心），炒栀子10g，黄芩6g，桔梗10g，大黄6～12g（另煎），芒硝6g（冲下），炒黄连6g，生地10～15g，生白芍10g，琥珀6g（冲下），川芎6g，甘草6g。方用连翘、栀子、黄芩、黄连等苦寒泻火，火折则神宁；防风、桔梗、川芎等，治在上，宣肺开窍，醒脑护神；大黄、芒硝，治在下，通腑泻热，邪祛神安；白芍、生地、琥珀、甘草，治在中，增液清营，收敛神气。

2. 痰蒙心窍证（相当于中期、终末期阶段） 身热时高时低，突然昏迷不语，时有癫痫发作，或者肢体僵直状如木乃伊，或者连续或间断地做各种各样的奇怪动作。脉滑数，舌质红绛，苔黄腻或黄厚腻。治宜涤痰开窍。方选清心温胆汤加减：法半夏10g，陈皮10g，麸炒枳实6～10g，白术10g，白芍10g，姜制黄连6～10g，川芎6g，麦冬10～15g，胆南星10g，远志6g，石菖蒲6g，竹茹10g，茯苓12g。以化痰名方二陈汤为基础，重在燥湿祛痰，治其本，佐以枳实、胆南星以助二陈汤之力，涤痰更速，远志、菖蒲开心窍，川芎醒脑神，黄连泻心火，当归、白芍滋阴血，使之邪实得去，正虚得补，各得其好，收效益彰。

3. 虚风内动证（相当于终末期阶段） 手足蠕动，甚则全身性瘈疭，时有不自主的心悸或怔忡，心神不安，精神疲倦，周身乏力，脉虚细，甚至重按欲绝之兆，舌质绛，苔少或镜面苔。治宜滋阴固脱，潜阳息风。方选大定风珠加减：生白芍18g，阿胶10g，生龟板12g，干地黄18g，麻仁6g，五味子6g，生牡蛎12g，麦冬18g（连心），炙甘草12g，鸡子黄2枚（生），生鳖甲12g。方用阿胶、鸡子黄取其血肉有情之品，以补阴液而平息内风；白芍、五味子、甘草，甘酸化阴，补阴敛阳；更取龟板、牡蛎、鳖甲介类潜阳，麦冬、地黄滋阴润燥。阴血充足，虚风内息，蠕动、瘈疭可止。

4. 肝郁气滞证（相当于缓解期，处于调理阶段） 平素性情抑郁，沉默少言，疑虑重重，食少，睡眠亦少，惊悸多梦，头痛，时轻时重，并有妄想、幻听、幻觉等症，脉弦细，舌质红。治宜疏肝解郁，清心泻火。方选逍遥散加减：醋柴胡6g，当归10g，生白芍10g，白术10g，郁金6g，陈皮10g，茯神12g，远志6g，川芎6g，琥珀6g（冲下），甘草10g，生谷芽15g。方用柴胡、郁金、陈皮、远志、川芎等辛散之品，取其舒达气机，加之重用生谷芽，借其生发之气以解肝郁，气郁化火，常能暗耗阴血，故用当归、白芍、甘草以滋阴血，白术、茯神以助脾气，琥珀安魂定志。总之，气机一舒，郁证自除，正如朱丹溪所说："气血冲和，万病不生，一有拂郁，诸病生焉。"

（二）针灸疗法

取风池、天柱、人中、合谷、商阳、昆仑、至阴。手法：泻法，不留针，每日1～2次。

三、专方荟萃

1. 安宫牛黄丸（《温病条辨》） 牛黄30g，郁金30g，犀角30g（现已禁用），黄连30g，朱砂30g，梅片7.5g，麝香7.5g，珍珠15g，栀子30g，雄黄30g，黄芩30g，研极细末，炼老蜜为丸，每丸重3g，金箔为衣，蜡护，每服1丸，每日2～3次，小儿减半。适用于壮热不退、毒热偏重的阶段。

2. 紫雪丹（《温病条辨》） 滑石500g，石膏500g，寒水石500g，磁石1000g（水煮），捣煎去渣，入后药：羚羊角150g，木香150g，犀角150g，沉香150g，丁香30g，升麻500g，玄参500g，炙甘草250g。上8味并捣挫，入前药汁中煎，去渣，入后药：朴硝、硝石各1000g。提净，入前药汁中，微火煎，不住手将柳木搅，候汁欲凝，再加入后2味药：辰砂100g（研细），麝香36g（研细入煎药拌合成，退火气），冷水调服3～6g。适用于本病处在全身性抽搐、瘈疭，或者肢体异常活动阶段。

3. 至宝丹（《温病条辨》） 犀角30g（镑细），朱砂30g（飞），琥珀30g（研），玳瑁30g（镑细），牛黄15g，麝香1.5g。以安息香熏汤炖化，和诸药为丸100粒，蜡护。适用于昏迷不语、不省人事的阶段。

4. 醒脑静注射液（《全国新药介绍·三辑》） 麝香、冰片、黄连、栀子、郁金、黄芩，制成注射液，肌内或静脉注射，每次2～4ml。适用于高热、抽搐和昏迷阶段。

四、预防与护理

1. 精心护理，防止意外 当本病出现精神症状时，一定要精心护理，密切观察病人的一举一动，凡是隐藏在病人手上的水果刀、绳索等物品都应搜去，以防自杀等意外事件发生。若住在楼上，还要提防坠楼身亡事故。

2. 详询病史，权衡利弊 当系统性红斑狼疮出现神经精神症状时，一定要详询病史，深入了解患者病前的思想状态，是开朗还是抑郁，家族中是否有精神病患者。此外，还要分析自激素治疗以来的疗效如何？重要脏器肾、心、肝对脑病的影响如何？如果排除精神病和其他脏器所致本病的因素，就可酌情加大激素的剂量，否则，在用激素的同时，更要兼顾他病的对症处理。

狼疮性肝炎

狼疮性肝炎又名类狼疮性肝炎，这个病名在1956年首先由MaCkay提出。他认为：凡具有狼疮细胞现象的活动性慢性肝炎，并有轻微的系统性红斑狼疮的临床表现，即可称之本病。1962年Burner进一步对本病提出了四大诊断条件：血清中有大量丙种球蛋白；肝内有大量淋巴细胞和浆细胞浸润；同时有几种疾病存在，但可以肯定一种为自身免疫病，另一种病与免疫有关；用激素及抗代谢药物治疗，常能获得一定的疗效。至于说狼疮性肝炎是一种独立性疾病，还是系统性红斑狼疮的特殊类型，国内外学者的意见并不一致。经过近10余年的研究和探讨，目前比较一致的看法认为，狼疮性肝炎是一种伴有抗核抗体的非狼疮性疾病。

一、诊断要点

发病年龄以20～30岁之间的女性居多。肝、脾肿大，发热，胸腔积液，关节疼痛，闭经，腹痛，黄疸，蜘蛛痣，晚期合并腹水，食管静脉怒张，出血倾向，最后死亡于昏迷之中。实验室检查发现血沉增快，狼疮细胞阳性，血清中丙种球蛋白增高。

二、辨证论治

1. 湿热内结证 低热缠绵不退，胁肋胀痛。头重身困，脘腹胀满不适，食少乏味，或见恶心、呕吐，皮肤黄染状如鲜橘，小便短赤，色泽如浓茶，脉濡缓，舌质红，苔黄腻。治宜清热利湿，活血解毒。方选茵陈蒿汤加味：茵陈15～30g，炒栀子6～10g，大黄6～10g，茯苓10～15g，猪苓10g，黄柏6g，赤小豆15～30g，大青叶6～10g，败酱草10～15g。方用重用茵陈清热、利湿、退黄，佐栀子、大黄清热泻下，酌加茯苓、猪苓渗湿之品，使湿热之邪从小便而除，辅以赤小豆活血，助二苓利湿更速，大青叶、败酱草清热解毒，以益于茵陈清利之功，更是有利于湿去热清。

2. 肝肾阴虚证 胁肋隐痛，痛势悠悠不休，口干苦，心烦乱，头晕目眩，烦热，闭经，重者还会出现吐血、便血等症，舌质红，苔少，脉细数或虚弱。治宜柔肝滋肾养阴。方选一贯煎加减：北沙参15g，麦冬12g，生地24～42g，当归10g，枸杞子10～24g，川楝子10g，合欢花10g，玫瑰花6g，沙苑子12g，炒白芍12g，焦栀子6～10g，生大黄6g（后下）。方用沙参、麦冬、生地、沙苑子、枸杞子之类甘寒柔润，滋养肝阴，佐以玫瑰花、合欢花、川楝子泻肝调气，栀子、大黄苦寒折火，火去则血宁。

三、专方荟萃

1. 乌鸡白凤丸 乌鸡1.92kg，牡蛎、桑螵蛸、鹿角霜各144g，鳖甲、天冬、芡实、川芎各192g，人参、鹿角胶、白芍、香附、山药、丹参各384g，黄芪、甘草各96g，生地、熟地各768g，当归432g，银柴胡78g。炼蜜为丸，每日2次，每次9g。适用于本病的调理阶段，常有养精柔肝之效。

2. 山楂丸 山楂，洗净，不拘多少。研细末，炼蜜为丸，每日2～3次，每次6～10g。适用于伴有食少和轻度腹水等症者。长期坚持服用，既可活血保肝，又可防止脂肪肝的发生。

四、预防与护理

1. 保持情绪舒畅 肝喜条达，最恶抑郁。凡精神情志的调节功能，无不与肝有密切相关，因此，患有肝病，情绪应安定，性格应温和，切忌暴躁，更不能终日愁眉不展，应该懂得“凡病之起，多由于郁。郁者，滞而不通之义”（《医经溯洄集》）。

2. 贵精惜命 肝病虚怯，多由肾阴不足，精血化生少源，以致肝阴不足，阳亢变生诸病。由此可见，肝病与肾阴匮乏确有密切关系，故临床上多肝肾同治。对于此类患者应远女色，或者节房劳，保精气，戒嗔怒，惜生命是至关重要的。

3. 少食甘肥 甘肥之食，易生湿热，更易伤脾，脾伤进而影响肝的疏泄，反之，肝失条达，常能传于脾，凡病肝者，大甘大肥食品，如动物脂肪、奶酪以及油腻的糕点，均应少食或者不食为好。

狼疮性脂膜炎

系统性红斑狼疮病变受累的范围，除多脏器外，还可以累及真皮深层和皮下脂肪，使之发生深在性炎症或肉芽肿炎症，临床上将这种皮下肿块或结节称之为狼疮性脂膜炎，或称之为深在性红斑狼疮。1896 年 KaDosi 首次报告本病，其后在国内外陆续有零星报道，据统计，本病的发生率为 2.4% ~2.6%，说明并非特别少见。

一、诊断要点

在颜面、背部和四肢以及臀部，特别是双下肢的胫前区域，常能发现大小不等、境界清楚的皮下肿块与结节。初期肤色正常，偶有压痛，时间一久，或可见到结节中心部分溃疡，或者遗留萎缩性的硬斑。结节或肿块经过治疗后常可消失，留下略有凹陷性萎缩之外观，少数亦可不治而自然消退。

结节或肿块发生的时间很难肯定，既可能是先有结块，又可能是先病而后出现结块，还可能是与红斑狼疮的皮疹同时发生，更有可能是在治疗结块的过程中，逐渐或相继出现红斑狼疮的典型皮疹。

二、辨证论治

（一）内治法

1. 气滞血瘀证 通常在皮下可以扪及到结块，小如蚕豆，大如樱桃，乃至更大一些，偶尔有数个结节融合的趋势，肤色正常或者暗红，时有压痛，肢端或呈青紫冰冷，脉沉细，舌质淡红或微有瘀点，苔薄黄。治宜理气活血，通络散结。方选桃红四物汤加减：桃仁 6g，苏木 6 ~ 10g，炙地龙 6g，制香附 6 ~ 10g，当归 10g，赤芍 10g，泽兰 10 ~ 15g，青皮 6g，丹参 12 ~ 15g，川牛膝 6g，酒大黄 6g，生地 10 ~ 12g。方用当归、赤芍、丹参、苏木、泽兰活血通络，香附、青皮辛温理气，意在血随气行而归经，佐以地龙、牛膝舒筋散结，酒大黄直入血脉以助归、芍、地龙之类，散结止痛效果更佳。

2. 气虚痰凝证 皮下结块，数个融合一处，肤色正常，略有压痛，伴有体倦乏力，头晕，轻微咳嗽，脉虚细重按无力，舌质淡红胖嫩有齿痕，苔白微腻。治宜健脾益气，化痰散结，方选健脾温中丸加减：潞党参 12g，土炒白术 10g，姜半夏 10g，当归 10g，炮姜 6g，制附片 10g，橘红 10g，僵蚕 12g，土贝母 12g，茯苓 12g。方以参、术、姜温脾散寒，以健化生痰浊之本；夏、茯、陈燥湿化痰，以驱结块之标，佐以僵蚕、土贝母等通络散结。因而，凡气虚痰凝、脾胃虚寒，皆可投之，取其温补脾胃，寓有补土生金、扶正固元之意。

（二）外治法

未溃时，选用冲和膏外敷，每日换1次。还可用丁桂散掺在阳和解凝膏中外贴患处，3日换1次。

已溃时，若见疮面有淡黄如棉絮状分泌物，外掺九一丹或五五丹外盖生肌玉红膏，每日换1次；若见新肉红活，改用生肌散或冰石散外盖黄连膏直至收功。

三、专方荟萃

1. 大黄䗪虫丸（《金匮要略》） 大黄，黄芩，甘草，桃仁，杏仁，芍药，生地，干漆，虻虫，水蛭，蛴螬，䗪虫。

2. 散结灵（《北京成方集》） 白胶香2740g，炙草乌2740g，五灵脂2740g（醋炙），地龙2740g，木鳖肉2740g，炙乳香860g，当归860g，炙没药860g，香墨220g，菖蒲膏（干）548g，依次做成片剂，每日2次，每次4片，温开水送下。

3. 小金丸（丹）（《外科全生集》） 白胶香45g，草乌45g，五灵脂45g，地龙45g，木鳖子45g，乳香22.5g，没药22.5g，麝香10g，墨炭3.6g，糊丸，如芡实大，每服1丸，陈酒送下。

以上3方，在皮下结块不红不肿、痛感不重的情况下使用，有散结之效。

四、预防与护理

在溃烂时，应卧床休息，换药时忌用汞浓度较高的外用药，不要乱用手术刀切割，不要乱用冷冻等疗法，只宜灭菌与保护好局部干燥，促使疮面早愈。

药物诱发性红斑狼疮

自1945年Hoffman首次报告1例因服磺胺嘧啶后诱发红斑狼疮以来，逐渐引起普遍关注。现在认识到：在药物诱发红斑狼疮中有两大类药物：一类是常见的药物，它们诱发红斑狼疮常与其剂量有关；一类是少见药物，通过过敏性反应而诱发。上述两类药物诱发性红斑狼疮与真正的系统性红斑狼疮的关系目前尚不完全明了，一般是药物诱发性红斑狼疮先有显著的实验室变化而临床表现则不明显，很少出现系统性红斑狼疮常见的肾脏和中枢神经系统损害，但肺脏受累似较多见，停药后症状很快消失。

最近，从免疫学的角度，发现药物诱发性红斑狼疮只发生在特殊素质的个体中，尽管出现抗核蛋白抗体和抗变性DNA抗体，就是含量很高，患者也能耐受，不产生免疫复合物的沉着，这一点与真正的红斑狼疮不同。药物诱发性红斑狼疮有两种可能：其一是机体对某些诱发药物影响核蛋白抗原，使之成为自身抗原；其二是这些药物影响抗体的形成和免疫活性细胞，使机体核蛋白抗原的自身识别能力发生改变有关。

一、诊断要点

诱发红斑狼疮的药物，见表3－7。

诱发药物的不同，则所致红斑狼疮的临床表现也有差别。但一般都有：①发热关节痛（主要是手指关节）；②女性发病率比男性要低2倍；③年龄也以中、老年人居多数；④很少或不呈现多内脏、多系统的损害，危及生命极少。

表 3-7 诱发红斑狼疮的药物

常见药物	少见药物
肼屈嗪	D-青霉胺
普鲁卡因胺	L-多巴
抗惊厥药（苯妥英钠等）	甲基多巴
异烟肼	硫氧嘧啶
氯丙嗪	保泰松
口服避孕药（可能使 SLE 加重）	心得宁
	奎尼丁
	利血平
	磺胺
	青霉素可能使 SLE 加重

药物诱发性红斑狼疮的表现，归纳如下：

1. 多发性关节炎，皮肤红斑，肝大，淋巴结肿大，多发性浆膜炎，肺浸润。

2. 肾和中枢神经系统损伤少见。

3. 高 γ-球蛋白血症，白细胞减少，ANF，LE 细胞（++），抗 DNA（双股）抗体（-），补体正常。

4. 停药后症状消失。

二、辨证论治

1. 毒斥营血证 面颊弥漫性蝶形红斑，发热，间或高热，关节疼痛，偶有红肿，心慌，烦躁，胸痛，咳嗽，疲乏，食少，面色萎黄，偶有便血、吐衄等，脉细数，舌质深红，苔少。治宜清营透热，凉血解毒。方选犀角地黄汤加减：水牛角 30g，生地炭 15～30g，生白芍 10g，炒丹皮 10g，紫草 10g，红花 6g，玄参 10g，朱砂拌麦冬 10～12g，山药 15g，五味子 6g，甘草 10g，绿豆壳 15～30g。方用水牛角直接清心解毒，丹皮、生地炭、白芍、紫草、红花凉血护阴，活血退斑，玄参、麦冬、山药、五味等甘寒柔润，清营养阴。可达邪去正安之效。

2. 阴阳两虚证 头昏，心慌，失眠，周身困倦乏力，或者四肢关节、肌肉酸痛，食少或无味，脉细弱无力，舌质淡红略有裂纹，苔薄。治宜滋阴扶阳。方选干地黄丸加减：熟地黄 12g，上肉桂 6g，怀牛膝 10g，柏子仁 12g，山茱萸 10g，酸枣仁 10g，山药 15g，川续断 12g，白术 10g，茯神 12g，炙甘草 10g，五味子 6g。本病病因甚多，但以脏腑功能低下较为常见。因此，方用地黄、川续断滋肾，佐以柏子仁、山茱萸、枣仁以补肝、养心，补充营养，山药补脾肺，肉桂温和气血，以辅牛膝活血化瘀，改善血液循环，茯神、甘草、五味调节功能，有利于机体的康复。

三、预防与护理

1. 避用光感药物众所周知，阳光的直接暴晒，常能诱发或加重红斑狼疮的皮疹及内脏损害，因此，在用药的过程中，不仅应该避免用含有光敏性物质的药物，而且对光感性较强的药物也要少用。即使是中药，特别是伞形科药物如白芷、补骨脂、前胡等也要注意，近年报道口服人参也可以诱发红斑狼疮。

2. 详询体质状态　临诊时，要详细询问患者的体质状态。大凡体质过敏的人，对外界各种刺激的耐受性较差，如食物、药品以及环境变迁皆能成为致病因素。如果对某种过敏原或过敏现象比较了解，应在病例上用文字记载清楚，以利于长期追踪观察，或嘱患者尽量避免上述各种有害因子的侵袭。

第四节　红斑狼疮合并症

在红斑狼疮的病程演变过程中，由于自身免疫功能的低下，常常可以发生众多的合并症。据文献报道其病种接近 20 种，如无菌性脑膜炎、结肠穿孔、自发性脓毒性关节炎、指甲异常、恶性淋巴瘤、单纯疱疹、带状疱疹、扁平疣、传染性软疣、肠梗阻、化脓性阑尾炎、消化道出血等。总之，红斑狼疮患者的细菌、霉菌的感染率较之非红斑狼疮要高出 10 倍以上。产生上述感染的原因，主要与长期而大剂量地应用肾上腺皮质激素有关。因为激素虽能减轻炎症反应，但也能减弱细胞反应的作用，进而使淋巴样细胞退化和丙种球蛋白合成的减少，直接损伤了宿主的防御功能，从而降低了对抗感染的能力。

带状疱疹

带状疱疹是一种常见的病毒性皮肤病，一般预后良好，并可获得终身的免疫。但是，这种病毒性皮肤病若合并在免疫性疾病中，或者恶性肿瘤的病例中，情况就大不一样了。如系统性红斑狼疮合并带状疱疹，不仅病情严重，而且预后也不好，发生的次数有的达 2 ~3 次之多。

系统性红斑狼疮为什么对病毒这么容易感染呢？主要是由于免疫功能的缺损或降低所致。据有关文献报道：在系统性红斑狼疮患者的实验室检查中，曾经发现细胞免疫中，T 细胞功能缺陷，抗体依赖细胞传递细胞毒性抗淋巴细胞抗体的减少，还有抗循环颗粒细胞的抗体和 T－玫瑰花瓣形成细胞数量的减少，等等。还有人发现，系统性红斑狼疮的肾小球毛细血管内皮细胞、淋巴细胞和皮肤细胞的胞浆内，有一种类似包涵体的物质，呈小管状结构，成簇分布，与黏病毒和副黏病毒的核蛋白相似。此外，有人在血清中还发现正常人所没有，只有在病毒感染的情况下才会出现的抗天然双股 DNA 的抗体和抗天然双股 RNA 的抗体。所有这些均说明系统性红斑狼疮与病毒感染的密切关系。

一、诊断要点

在患系统性红斑狼疮的全过程中，特别是在体质虚弱的条件下，突然在身体一侧的某一部位，多数在腰胁、大腿和颜面等处，发现红色的丘疱疹，自觉灼热刺痛，3 ~5 天后，丘疱疹演变成大小不等的水疱、脓疱，小如黄豆，大如樱桃，波及范围也较广泛，进而出现疱液混浊，甚至化脓、坏死。与此同时，伴有发热、头痛、食少、口苦、体倦等全身症状，脉细数，舌质红或绛红，苔薄黄微干。

二、辨证论治

（一）内治法

1. 热毒证　起病突然，红色丘疱疹呈簇状分布在腰胁一侧，3 ~5 天后，疱疹增多变大，状如黄豆或樱桃，疱液混浊，自觉灼热刺痛，呻吟不已，影响夜间睡眠。兼有发热，口苦，周身疲倦乏力，脉弦数，舌质红绛，苔黄或干黄。治宜清泄肝胆，通络止痛。方选龙胆泻肝汤加减：炒龙胆草6g，焦栀子10g，柴胡6g，生白芍10g，当归10g，金银花15g，生薏苡仁15g，赤小豆15g，大青叶10g，生地12g，丝瓜络10g，甘草梢6g，玳瑁6g。方用胆草、栀子苦寒之品，直清肝胆实火；金银花、大青、赤小豆、生地等凉血解毒；当归、白芍养血柔肝；薏苡仁上清肺热，下理脾湿；玳瑁气味咸寒，解毒泻热之力近似犀角，更助胆草、栀子以清泻肝胆实火；丝瓜络凉血清热，宣通经络，有行气通经以止痛之功。

2. 湿毒证 在焮红的皮肤上，发现大小不等的水疱，通常是5～7枚为1群，即可以呈簇状排列，又可以散在性分布于躯干的某一侧，疱液混浊，糜烂，坏死，自觉剧痛，胸闷纳差，周身困重懒言，口干不多饮，脉濡数，舌质红，苔黄微腻。治宜清热化湿，解毒止痛。方选黄芩滑石汤加减：炒黄芩10g，茯苓皮10～15g，滑石12g（荷叶包煎），生薏苡仁15～30g，茵陈10～15g，连翘10g，车前子、车前草各10～15g，郁金10g，丝瓜络10g，金银花10～15g，大青叶10g，板蓝根10g。方用黄芩、滑石、车前子、车前草、茯苓、薏苡仁、茵陈等清利湿热，连翘、银花、大青叶、板蓝根清热解毒，郁金、丝瓜络凉血通络止痛。一则渗湿于内，一则透热于外，使湿热之邪从表里分消之。

加减法：高热不退加生石膏、水牛角，剧痛加延胡索、乳香、没药、金头蜈蚣。皮疹发生在颜面加杭菊花、桑叶，眼加谷精草、草决明，皮疹发生在下肢加牛膝，皮疹发生在腰骶区域加炒杜仲、川续断。

（二）针刺疗法

1. 围刺法 取30～32号（即3～4寸）毫针，沿皮损的四周呈30°斜刺之，捻转，留针30分钟，每日1次，连续10次为1个疗程。

2. 体针法 主穴：曲池、身柱、阳陵泉、三阴交；配穴：皮疹在眼睑区加刺太白、阳白、头维，皮疹在颜面配四白、睛明、下关，皮疹在下颌区配颊车、地仓、大迎，皮疹在腋窝区配肩贞、极泉，皮疹在脐上区配合谷，皮疹在脐下区配足三里。

方法：平补平泻，每天1次，留针15～30分钟，每隔10分钟捻转1次，连续10次为1个疗程。

3. 头针法 取穴：根据皮疹及疼痛部位选择相应感觉区、运动区为针刺治疗点。皮疹及疼痛分上区（头面部位）、中区（胸胁及上肢）、下区（腰骶及下肢）。治疗时按左病取右、右病取左的原则，倒逆方向施用针刺术，即上区取感觉区、运动区下2/5，中区取感觉区、运动区中2/5，下区取感觉区、运动区上1/5。每日针刺1～2次，连续针刺至愈为止。方法：选用0.32～40mm长的不锈钢毫针，快速进针后，沿帽状腱膜下刺到相应深（长）度，然后连续捻转1～3分钟，出现热、麻、胀、抽动等感觉为好，不必提插。留针30～60分钟，每10分钟捻转1次，约15～30秒钟。

（三）外治法

皮疹初起，仅见丘疹、丘疱疹，自觉剧痛，取鲜芦荟洗净，捣烂如泥，加梅片少许，或珍珠粉少许，敷贴在患处，每日换1～2次。

若皮疹感染溃烂，上覆黄色脓性分泌物不易脱落时，选用九一丹掺在疮面上，外盖黄连膏，每日换1次。待其脓腐脱尽，新肉红活如珠，改用冰石散掺在疮面上，外盖黄连膏，1～2日换1

次，有收水生肌长皮的效果。皮疹已愈，遗留较重的神经性疼痛，酌情选用丁桂散掺在阳和解凝膏中心，烘热，贴在疼痛处，3～5天换1次，有活血散寒、通络止痛的作用。

三、预防与护理

1. 高度重度泛发皮疹 皮疹泛发，特别是病变部位在三叉神经区域时，要提防带状疱疹病毒对角膜、颅内神经的侵犯，此时若不及时防范和正确治疗，则有造成失明，甚至危及生命的可能性。防范的方法：在有经验医师的指导下，酌情加用激素和丙种球蛋白以及其他对症处理。

2. 不要乱涂药物 皮疹初发时，仅在某一部位发现针帽大小的丘疱疹，自觉刺痛时，不要乱涂药物，更不能搞迷信活动，要警惕带状疱疹的恶化和扩展，必要时应到医院就诊。

阑尾炎

凡患系统性红斑狼疮，有70%～80%的病人，伴有转移性右下腹痛的症状，其压痛的范围和炎症波及的面积往往成正比。所以，临诊时要仔细进行腹部触诊，便于早期发现，争取早期治疗。

一、诊断要点

在系统性红斑狼疮的病例中，若突然在上腹部出现阵发性钝痛，约经数小时后，腹痛转移至右下腹阑尾所在部位，呈持续性疼痛，同时伴有发热、口干、尿黄、头痛、身倦、乏力，甚则恶心、呕吐等全身中毒性症状。

实验室检查白细胞计数升高，多数为10×10^9～15×10^9/L，中性白细胞增多。

二、辨证论治

阑尾炎按中医学“肠痈”辨证，多属里、实、热证，病位在胃肠两腑。在临床上大致分瘀滞、湿热、热毒三类论治。

（一）内治法

1. 瘀滞证 右下腹痛，持续不断，或者阵发性加剧，脘腹胀闷，恶心嗳气，纳呆，或者大便秘结，小便清或黄，脉弦紧或细涩，舌质暗红，苔薄黄。治宜行气祛瘀，通里攻下，辅以清热解毒。方选阑尾化瘀汤加减：红藤10～15g，川楝子10g，延胡索10g，炒丹皮10g，桃仁6～10g，金银花15～30g，广木香6～10g，生大黄6～10g，青皮6g，炒枳壳6～10g，乌药6～10g，丹参10～15g。方中重用、多用行气理气之品，如川楝子、延胡索、青皮、木香、枳壳等，意在气畅血行，佐以红藤、桃仁活血散结，金银花、大黄、丹皮清热解毒以通肠腑。腑气一通，气机舒畅，腹痛可除。

2. 湿热证 腹痛及右下腹压痛加剧。湿重于热者，微有发热，腹胀痛不明显，口渴不欲饮，大便溏而不爽，小便短少，脉弦滑数，舌质淡红，苔薄黄微腻；热重于湿者，发热，腹痛拒按，口干欲饮，大便秘结，小便短赤，脉弦滑数，舌质红，苔黄腻。治宜清热利湿，通里攻下，辅以行气活血。方选阑尾清化汤加减：金银花15～30g，蒲公英15g，炒丹皮10g，川楝子10～15g，赤芍10～12g，桃仁10g，生甘草10g，生薏苡仁15g，败酱草10～15g。方用金银花、蒲公英、败酱草、丹皮清热解毒，薏苡仁化湿醒脾，赤芍、桃仁化瘀活血，川楝疏理气机，甘草调和诸药。全方共奏清热化湿、解毒散结之效。

3. 热毒证 腹痛剧烈，腹壁硬，高热或者恶寒发热，持续不退，烦渴欲饮，面红目赤，唇干口臭，呕吐不食，大便多秘结或似痢不爽，小便短赤或频数似淋，脉弦滑数或洪大而数，舌质红绛而干，苔黄厚干燥，或黄厚腻。治宜清热解毒，通里攻下，辅以行气散瘀。方选阑尾清解汤加减：金银花 15 ~30g，蒲公英 15g，生大黄 6 ~10g（后下），冬瓜仁 30g，炒丹皮 6 ~10g，广木香 6g，川楝子 10 ~12g，生甘草 6g，花粉 10g，生地 12g，炒枳壳 6g。方用金银花、蒲公英、甘草清热解毒，大黄、枳壳、冬瓜仁化湿，通里攻下，广木香、川楝子理气，花粉、生地、丹皮凉血护阴散结。

（二）针刺疗法

取穴：阑尾穴、上巨虚、足三里。发热加刺合谷、曲池，剧痛加天枢，呕吐加刺内关。方法：施用泻法，持续捻转 2 ~3 分钟，留针 30 ~60 分钟，每隔 15 分钟运针 1 次，每日 1 ~2 次。

（三）局部治疗

属瘀滞型，选用如意金黄散或玉露散或双柏散，分别用 1 种，以水、蜜各半调成糊状，敷贴在右下腹区，每日换 2 次，还可用赤小豆膏敷贴之。

当病情严重，大便秘结，服药后出现剧烈呕吐，可采用灌肠法。药用地胆头 60g，忍冬藤 60g，穿心莲 30g。水煎取药汁 200ml，做保留灌肠，每日 1 ~2 次。有促进肠蠕动、清热排毒等功效，弥补口服药的不足。

（四）预防与护理

1. 食后禁跑 食后，特别是饱食之后，不要跑步或疾步行踏。因为这种急剧的奔走，促使肠道运化失常，导致气血凝滞，容易诱发阑尾炎。

2. 病后重调 患阑尾炎后，应嘱患者卧床休息，并要依据病情，取半卧位，防止过早下床活动，以免病情的反复。饮食以半流质或流质为主，必要时禁食，减弱胃肠的负担。

3. 观察要勤 在合并阑尾炎的全过程中，要勤于观察，如腹痛的程度是轻是重、范围是大是小、次数是多是少、体温是高还是正常。若体温突然升高，多数提示阑尾穿孔的可能，舌苔由薄腻为黄腻、脉象由略数转为弦滑，多数提示病情在发展。此时，应力争做到不失时机地改用手术治疗，以免贻误生命，至关重要！

三、专方荟萃

1. 锦红汤（上海中医学院龙华医院） 生大黄 9g（后下），厚朴 6g，红藤 60g，蒲公英 30g。适用于瘀滞型阑尾炎。

2. 阑尾Ⅱ号方（贵州遵义医学院） 红藤 60g，三探针 30g，大黄 15g，炒丹皮 15g，川楝子 15g，芒硝 6g（冲下）。适用于湿热型阑尾炎。

文献摘录

1. 吴圣农用滋阴泻火法治疗红斑狼疮的经验［陈君湘．中医杂志，1985，26（10）：17］ 吴圣农主任医师认为：红斑狼疮病因不外乎肾阴虚亏与邪毒亢盛，然而，肾阴亏虚当为病本，邪毒亢盛则为病标，治则以滋养先天、调补肝肾为主，清营解毒凉血以泻邪毒为辅。

（1）热毒炽盛型（急性型或暴发型）：此乃邪毒入营，迫血妄行，元神被扰，急宜养阴消营解毒。药用：玄参15g，紫草20g，丹皮10g，蚤休30g，生地30～60g，广犀角3g，鲜菖蒲12g，鲜芦根30g，赤芍15g，人工合成牛黄粉1.5g（吞），青黛0.3g拌黑栀子10g。同时配合激素共同抢救。

（2）痹痛型（亚急性型中表现以关节酸痛为主）：此乃肝肾不足，邪热内生，血瘀络阻，治宜养阴清热，凉营通络。药用：生地30g，玄参12g，赤芍15g，紫草根5g，地龙9g，知母10g，当归12g，蚤休30g，牛膝9g，防风、防已各9g，鸡血藤30g，人工合成牛黄粉1.5g（分吞）。

（3）肝肾不足型（慢性缓解期）：此乃邪势虽敛而肝肾阴亏未复，治宜滋养肝肾为主，清热解毒为辅。药用：生熟地各15g，当归10g，白芍15g，黄芪15g，枸杞12g，牛膝10g，首乌12g，丹皮9g，青黛0.3g拌黑栀子9g，雄黄0.5g拌茯苓12g，草河车15g。

2. 大剂量黄芪治疗系统性红斑狼疮疗效观察［潘复初．临床医学杂志．1985，1（2）：34］
作者用30g、60g、90g黄芪煎服治疗系统性红斑狼疮17例，疗程2～12个月，结果显效6例，有效11例，未发生明显副作用。

在治疗前后除观察临床表现外，还做了实验室检查。部分中度严重病例或有肾脏损害者原来已接受中、小剂量皮质激素口服，但临床表现和实验室检查改善不明显。应用黄芪后，病情明显改善，而且在激素减量中，病情仍有好转。

作者认为，黄芪对中度严重的系统性红斑狼疮，作为配合激素治疗的辅助药，对轻症可作为主药。剂量以60g/d或90g/d为宜。

3. 中医治疗系统性红斑狼疮存活10年以上32例报道［徐宜厚．新中医，1985，17（9）：37］ 本文仅对存活10年以上32例SLE中医疗法的有关问题进行讨论。从证候分析，虚是本病论治之本。阳虚证19例（偏肾阳虚11例，偏脾阳虚8例），阴虚证9例（偏心阴虚5例，偏肝阴虚3例，偏肺阴虚1例），阴阳两虚证4例（偏肾阴阳两虚3例，偏心肾阴阳两虚1例）。本病论治始终应贯穿扶正重于祛邪的原则。①阳虚证：宜甘温补气，忌凉润，忌辛散。偏肾阳虚宜温补肾阳，选方右归饮加减；偏脾阳虚宜温阳健脾，选方实脾饮加减。②阴虚证：宜甘润壮水，忌辛燥，忌苦寒。偏心阴虚宜滋阴养血，选方三子养阴汤加减；偏肝阴虚宜养阴柔肝，选方杞菊地黄丸加减；偏肺阴虚宜滋阴润肺，选方为百合固金汤加减。③阴阳两虚证：宜阴阳平补。偏脾肾阴阳两虚宜培元固体，选方六君子汤加减；偏心肾阴阳两虚宜滋补心肾，选方填海川神丸加减。合并症的治疗随证施治，但也要顾及一个虚字。

总之，大凡存活10年以上的SLE患者阳虚是其病机核心，在治疗中应当重视护阳，特别应该保护好脾胃的阳气、元气和生发之气。

4. 针刺治疗SLE［冯树芳．中华医学杂志（英文版），1985，98（3）：171］ 将37例活动性SLE病人分为3组。第1组10例无肾炎，没有接受激素和免疫抑制剂，单用针刺治疗。第2组15例以针刺为主，均有肾损害，已接受泼尼松治疗，剂量12例是50mg/d，3例是20mg/d，逐渐减量。第3组均有肾炎，单用激素治疗。针刺方法分2组，第1组华佗夹脊T3、T7、T11、合谷、大椎、复溜和三阴交。第2组华佗夹脊T5、T9、L1、风池、间使和足三里。每周3次，10次为1个疗程，通常2疗程有效可继续，两组穴位可交换。随访观察6个月以上。第1组单用针刺有效率为80%，第2组中多数有肾损害，针刺和减量的激素治疗有效率为60%，针对疲劳、低热、皮疹、关节痛、雷诺现象、水肿、蛋白尿、血液和免疫异常是明显的。对照研究表明，针刺与低剂量激素比单用激素对狼疮性肾炎效果好。提出轻型SLE可单用针刺，不用激素和水杨酸，对激素疗效不佳的狼疮性肾炎可用针刺和激素联合治疗。本研究显示ANF滴度下降，抗 DNA 转阴性，C3 上升和免疫球蛋白不同程度下降，所有这些提示针刺可能改进 T 细胞功能，并认为针刺在调节 SLE 微循环和免疫异常方面起重要作用。

5. 活血化瘀法治疗红斑性狼疮［秦万章．上海中医药杂志，1983，（2），26］ 系统性红斑狼疮 171 例，慢性盘状红斑狼疮 6 例。治法：①活血化瘀，清热解毒：药用大黄素注射液 14 例，有效 9 例；用红藤注射液 10 例，有效 7 例。②活血化瘀，养心安神：药用丹参注射液 11 例，有效 7 例。③活血化瘀，消炎消肿：药用昆明山海棠片 25 例，有效 19 例；用雷公藤冲剂或片剂 38 例，有效 30 例。④活血化瘀，健脾消肿：药用复方大黄煎剂（大黄、红花、赤芍、荠菜花、秦艽、黄精、党参）20 例，有效 13 例。⑤活血化瘀，调补阴阳：药用红斑方（益母草、丹参、丹皮、川芎、桂枝、苁蓉、补骨脂、玄参、广犀角粉、黄柏）8 例，有效 6 例。⑥活血化瘀，芳香化浊：药用化毒丸（牛黄、琥珀、血竭、大黄、雄黄、生牛乳，另配川贝母、神曲糊为丸，4 ~5 丸/日，3 次）6 例，有效 5 例。⑦活血化瘀，养阴清热：方用膈下逐瘀汤、身痛逐瘀汤，六味地黄丸、犀角地黄汤加减 45 例，有效 38 例。

6. 中医对系统性红斑狼疮的认识和治疗［徐正福．辽宁中医杂志，1985，（9）：23］ ①肝肾阴虚型患者的微量元素测定是锌低铜高，锌/铜比值 <1.6，而补肾中药含锌量很高（如补骨脂含 768μg/g，女贞子含 495mg/g，何首乌 421μg/g……），故基本方用炙黄芪、南北沙参、太子参各 15g，女贞子、枸杞子、制首乌、当归、熟地各 12g，丹皮、甘草各 9g。②邪热入营往往属本病危象，基本方含犀角（水牛角）60g，太子参、生地各 30g，玄参、丹皮、赤芍、草河车各 12g，升麻 9g，知母 6g，雄黄拌茯苓 12g，青黛拌栀子 9g，合成牛黄粉 1.5g（后服）。③毒侵元神（脑型）之病情凶险而瞬变，表现为重度昏迷或癫痫样发作等一派阴竭阳脱、火盛风动、神昏窍闭之象，急予益气养阴、清营解毒之剂，用生晒参（另煎兑入）、鲜菖蒲各 12g，鲜石斛、生地各 30g，玄参、麦冬各 15g，青黛拌黑栀 9g，当归龙荟丸（包煎）、生甘草各 9g，神犀丹 1 ~2粒（分吞），并配合针刺人中、十宣（放血）以及用大量激素等中西医综合措施。

7. 红斑狼疮的中医辨证分型［张志礼，陕西新医药，1986，（6）：9］

（1）系统性红斑狼疮：①毒热炽盛，气血两燔型：药用犀角粉 0.6g（或羚羊角粉 0.6g，或生玳瑁 10g，或水牛角 6g），赤芍、知母、玄参、麦冬各 10g，丹皮、金银花、花粉、草河车各 15g，生地、白茅根、生石膏、板蓝根、白花蛇舌草各 30g。②气阴两伤，血脉瘀滞型：药用南北沙参、女贞子、丹参、鸡血藤、秦艽各 15g，石斛、黄芪、党参、青蒿、地骨皮、丹皮、银柴胡、黄精、白花蛇舌草各 10g。③脾肾不足，气血瘀阻：药用黄芪、党参、菟丝子、仙茅、仙灵脾、桂枝各 10g，茯苓 19g，女贞子、车前子、丹参、鸡血藤、秦艽各 15g，白花蛇舌草 30g。④肝肾阴虚，气血失调：药用女贞子、白花蛇舌草各 30g，旱莲草、车前子、鸡血藤、丹参、秦艽各 15g，菟丝子、枸杞子、黄芪、太子参、白芍、茯苓、益母草各 10g。⑤脾虚肝郁，经络阻隔：药用黄芪、党参、白术、茯苓、柴胡、枳壳、白芍、玄胡、香附、厚朴、虎杖各 10g，鬼箭羽、丹参各 15g，白花蛇舌草 30g。⑥风湿痹阻，气隔血聚：药用秦艽、鸡血藤、天仙藤、桑寄生、伸筋草、丹参、首乌藤各 15g，乌蛇、桂枝、黄芪、赤芍、姜黄各 10g，白花蛇舌草 30g，女贞子 50g。

（2）盘状红斑狼疮：①肝失条达，气血瘀滞：药用当归、赤芍、香附、柴胡、红花、桃仁、秦艽、漏芦、鸡冠花、玫瑰花、黄芪、茯苓、鬼箭羽各 10g，夏枯草 15g。②阴虚火旺，阴阳不调：药用沙参、鸡血藤、首乌藤、天仙藤各 15g，麦冬、石斛、玄参、钩藤、锦灯笼、马蔺子、金雀花、丹皮、白术各 10g，白花蛇舌草 30g。

8. 中西医结合治疗狼疮性肾炎 31 例报告［陈以平．中医杂志，1986，（8）：28］ 本组患者病程1~10年以上。肾活检者23例，系膜增生型5例，膜型7例，膜增生型2例，弥漫增生型9例。基本方含黄芪、党参、生地、首乌各15g，当归12g，川芎9g，丹参、益母草各30g。热毒炽盛去参、芪，加水牛角、丹皮、紫草、白花蛇舌草、蒲公英、青蒿、生大黄，气阴两虚加麦冬、女贞子、黄精，阴虚火旺加龟板、鳖甲、龙骨、牡蛎、黄柏、玄参、麦冬，脾肾两亏加白术、茯苓、大腹皮、制香附、生薏苡仁，伴关节痛加虎杖、鹿含草，目眩加石斛明目丸，耳鸣加耳聋左慈丸，月经不调加乌鸡白凤丸。同时，视病情选用激素、免疫抑制剂和抗凝治疗等。经过1月至2年的治疗，显效11例，有效15例，无效5例。以系膜增生型及膜型和中医的气阴两虚型及阴虚火旺型疗效较好。

9. 耳针治疗盘状红斑狼疮15例报告［陈育生．中医杂志，1984，(12)：50］ 病程1月至10余年，颜面蝶状红斑，其中水肿性红斑8例，萎缩型5例，外伤后红斑狼疮样损害1例，亚急性播散性红斑狼疮1例。取穴原则：①病变部位，如面颊区、外鼻等；②中医理论，如肺、肾等；③西医病理机制，月经不调、内分泌功能紊乱取内分泌等；④阳性反应点；⑤对症取穴，如睡眠差取神门，纳谷差取胃、脾。每次取3~4个穴，双侧耳穴针刺，留针少于10分钟，每隔10分钟行针1次。结果：本文治疗15例，痊愈10例，显效3例，无效2例。

10. 补肾法治疗系统性红斑狼疮［秦万章．中西医结合杂志，1985，(3)：137］ 系统性红斑狼疮常有腰脊酸痛，脱发，足跟痛，耳鸣，耳聋和听力减退，男性遗精或阳痿，女性月经不调、闭经或久婚不孕等。阴虚阳亢是本病的主要表现，临床上出现阴虚内热、阴虚火旺、气阴两虚、阴阳两虚等，相应治法有滋阴清热、滋阴降火、滋阴益气、滋阴壮阳等，其中生地、黄柏、知母、玄参等用量较大。作者观察约300例，总有效约为75%左右，各项检查指标也均相应好转。部分病例激素相应递减或停用，病情趋向稳定及劳动力恢复。补肾治疗与改善系统性红斑狼疮的免疫功能障碍有密切的关联。

11. 22例狼疮性肾炎的中西医结合治疗观察［徐正福．中西医结合杂志，1988，4：227］ 作者分3型施治：①肝肾阴虚型16例：多见于病情轻、中阶段，治以益气养阴为主，药用黄芪、太子参、玄参各15g，女贞子、当归、制首乌各12g，生地、白花蛇舌草各30g，生甘草9g。②邪热入营型5例：多见于病变中、重阶段，分别呈狼疮危象，治以清营凉血解毒为主，药用水牛角60g，太子参、生地各30g，玄参、丹皮、赤芍、草河车各12g，升麻9g，知母6g，雄黄0.5g，茯苓12g，青黛0.3g，栀子9g，当归龙荟丸9g（包煎），人工合成牛黄1.5g（分吞）。③脾肾阳虚型1例：治以健脾补肾为主，辅以活血利水。药用黑附片、白术各9例，黄芪、童子益母草各30g，淫羊藿、菟丝子各12g，蟋蟀干粉3g（分吞）。每日1剂，1个月为1个疗程，平均住院1~3个月。急性期西药与汤药同用。结果：显效8例（占36.3%），有效11例（占50%），无效3例（占13.7%），总有效率为86.3%。其中肝肾阴虚型：显效7例，有效8例，无效1例，有效15例中免疫球蛋白升高、微量元素异常者全部恢复正常或接近正常；邪热入营型：显效1例，有效2例，无效2例，仅显效1例免疫球蛋白恢复正常；脾肾阳虚型：1例有效。

12. 治疗狼疮性肾炎23例的临床分析［徐宜厚．新中医，1982，(7)：26］ 本文报道23例狼疮性肾炎，采用健脾益肾、调气活血法。基础处方：黄芪15g，党参12g，茯苓12g，白术9g，桃仁9g，益母草15g，泽兰9g，丹参12g，青皮6g，蒲黄6g，金樱子15g，酒大黄3g。加减法：浮肿明显，病在上焦加麻黄，病在下焦加白茅根、赤小豆、车前子或草。面色、爪甲苍白加何首乌、枸杞子、龟板胶、高丽参等，恶心呕吐重用姜半夏、竹茹，头昏、前额胀痛加炒杜仲、苦丁茶，抽搐、昏谵加羚羊角、钩藤，尿蛋白若因上感外邪引起者加金银花、大青叶，久病，精气不秘加芡实、莲须，尿中出现红细胞加鱼腥草、忍冬藤等。本组病例均经过 3 ~6 个月的住院治疗，随访存活 2 ~3 年 6 例，4 年者 8 例，5 年以上者 5 例，死亡 4 例均在 1 年之内。

13. 狼疮性脂膜炎治验［徐宜厚．中医杂志，1988，（12）：36］ 一女性年 35 岁，患系统性红斑狼疮达 5 年之久。就诊检查，右大腿结块，微红且硬，疮面溃烂，少许稀薄样脓性分泌物渗出等。辨证：脾虚气弱，痰湿互结，阻滞经络而结块不化。治宜扶脾化痰，散结通络法。药用：陈皮 12g，僵蚕 12g，浙贝母 10g，金银花 15g，连翘 12g，制香附 10g，党参 10g，茯苓 10g，黄芪 10g，蜈蚣 1 条，川牛膝 10g，橘络 6g。水煎服，1 日 1 剂。局部用黄连膏贴在溃烂上，4 周则用紫金锭醋调糊状外涂，每日 2 次。按方治疗 2 周后，疮面肉芽组织新鲜红活，分泌物甚少，结块范围缩小。予上方酌增清托之品。药用：沙参 15g，麦冬 12g，五味子 6g，黄芪 12g，干地黄 12g，浙贝母 12g，茯苓 12g，金银花 15g，党参 10g，连翘 10g，蜈蚣 1 条，甘草 10g。服法同上。局部疮面改用玉红膏盖之，4 周仍用紫金锭外涂，每日 2 次。守方加减又治疗 1 个月，疮面见愈，结块完全消退，残留皮肤萎缩和凹陷。

14. 老年红斑狼疮辨证施治探讨——附 31 例分析［徐宜厚．湖北中医杂志，1990，（3）：10］ 作者统计 1980 ~1988 年 224 例红斑狼疮患者，发现初诊 50 岁以上者有 31 例，占 13.8%。临床分 3 个证型论治：①阴虚证（16 例）：主症低热，面颊蝶形红斑，头面烘热，午后尤明显，双目干涩，视物不清，结膜时而充血，畏光，脱发，肢软乏力，关节肌肉酸痛，脉细数，舌质绛红，少苔或无苔。治宜养阴法，方用麦味地黄汤加减。②阳虚证（7 例）：主症关节痹痛，指、腕关节尤重，颜面或下肢中度浮肿，指压凹陷难起，夜尿多或少，食欲不振，或食后腹胀，或有呕恶感，肢端冰冷、青紫、怕冷，容易招致六淫外感，大便稀溏或便秘，脉沉细无力，舌质淡红，苔薄白。治宜扶阳法，方用拯阳理劳汤加减。③阴阳两虚证（8 例）：主症形体消瘦，神疲倦怠，夜间多梦，头昏目眩，关节肌肉酸痛，偶有低热，口干，厌食，指（趾）端瘀斑，下肢浮肿，小便频短，气喘，咳嗽，甚则痰带血丝，脉沉细微数，舌质暗红或绛红，少苔或薄黄苔，治宜阴阳并补法，方用还少丹加减。结果获显著缓解 12 例，有效 15 例，死亡 4 例。

第四章　皮肌炎和多发性肌炎

一、病名辨析

多发性肌炎（polymyositis，PM）是 Wagner 于 1863 年首先描述的，1887Unverri－cht 因发现本病常有皮肤表现，乃倡用皮肌炎（der－matomyositis，DM）的名称。现已明确多发性肌炎或皮肌炎是泛称，它包括横纹肌为化脓性炎症病变所侵犯的一组病原不明的疾病，狭义的称之为皮肌炎－多发性肌炎综合征（DM－MP），PM 或 DM 各为此综合征的一个类型。广义的 DM－PM，是肌肉炎症性疾病，它包括感染（病毒、细菌、寄生虫）、中毒（如酒精、药物）、内分泌疾病、代谢性疾病和其他自身免疫性疾病等所引起或伴发的肌炎。本章仅讨论狭义的 DM－PM。女性患者约为男性的 2 倍。

本病十分接近中医学所称的肌痹，其病名出自《素问·痹论》，又名肉痹。考查中医文献，有关本病的记载颇多，归纳其要，《素问·长刺节论》说："病在肌肤，肌肤尽痛，名曰肌痹，伤于寒湿。"《素问·痹论》进而从病因方面作了阐述："……以至阴遇此者，为肌痹。"《素问·五常政大论》曰："肌痹不已，复感于邪，内舍于脾。"《素问·平人气象论》曰："脉涩曰痹。"综合上述，比较明确地指出了本病的基本特征：一是肌痛，无力；二是脉象涩细；三是病位在肌肤，严重时还会内侵脏腑。

《诸病源候论》在《黄帝内经》基础上作了进一步的补充和发挥，如该书说：风寒湿三气合为痹。病在于阴，其人苦筋骨痿枯，身体疼痛，此为痿痹之病，皆愁思所致，忧虑所为。首次提出痿痹之病的病因为愁、思、忧、虑等七情内伤，以及认识到痹、痿的内在联系，这对于临床颇有指导意义。还有学者认为，本病急性期的皮疹与"阴阳毒"相接近。

二、病因探析

先天禀赋不足，正气虚弱，风、寒、湿诸邪更易乘虚而入侵机体，滞塞肌肤、分肉之间，以致经络阻隔，营卫气血温煦不调，而引起皮肤、肌肉、关节酸痛等症状。初病，热极化毒居多，毒热扰于气血，受之热毒熏燔而出现壮热、咽痛、口渴等症状，久病常能损及脾肾，致使阳气虚乏，气血两亏，不能温煦肌肤，筋骨得不到水谷精微的濡养，故见肌肉疼痛，甚至痿软、干瘦，关节、筋脉挛缩不能活动，终至危及生命。

1. 毒热炽盛　风热毒邪，侵于肺胃二经，肺主皮毛，脾主肌肉，脾与胃互为表里，蕴积化热，毒热炽盛，而致气血两燔。

2. 脾胃积热　脾虚则肺气不足，卫外不固，风寒湿邪外侵，郁而化热，内传气分，或脾虚内湿化热，均可导致脾胃积热而生。

3. 心脾两虚　本病呈渐进趋势，在其漫长的病程中，常以脾虚为主，脾虚则水湿不运，也可寒湿停滞经脉，甚则化源匮乏，血不养心。

4. 脾肾阳虚　卫阳不固，风寒湿之邪袭于肌腠，经络阻隔，气血运行不畅，日久损及脾肾，甚者出现脾肾阳虚证候。

三、诊断与鉴别诊断要点

（一）诊断要点

1. 皮肤损害 初起典型症状是以眼睑为中心的水肿性紫红斑，日久逐步融合，类似红斑狼疮样红斑，部分出现皮肤异色时，称之异色性皮肌炎。此外，30%出现肢端青紫等。

2. 肌肉损害 初期肌肉酸痛，肌力下降，软弱无力及举臂梳头、托物提携、抬足上楼等均感困难，日久肌肉萎缩或肌纤维化，进而功能障碍，乃至运动功能丧失，如果咽喉部肌群、膈肌、肋间肌受累，就会出现吞咽、呼吸困难，甚至不能饮水。此外，女性约90%，小儿约半数，成人约15%出现皮肤、皮下组织、关节周围及肌肉的钙质沉着症，虽是存活的征象，但对功能恢复不利。

3. 全身症状 前驱症状有倦怠乏力、头痛、不规则发热、肢端动脉痉挛等，内脏损害主要有间质性肺炎、肺功能下降、弥漫性肺纤维化，肝、脾及全身淋巴结肿大，肾损害出现蛋白尿，心损害有心肌炎、心包炎等。视网膜炎、周围神经炎或腹腔浆膜炎等亦不少见。

4. 并发肿瘤 40岁以上者并发率为52%，是同龄健康人发病的5倍。并发的先后、性质和部位尚无一定规律，鼻咽、肺、乳腺、胃肠、肾、睾丸、子宫等均可发生肿瘤。

5. 实验室检查 贫血、白细胞增高，嗜酸性粒细胞高达5%～10%，血沉率加快，谷草转氨酶、谷丙转氨酶、乳酸脱氢酶、醛缩酶、肌酸磷酸激酶显著增高，24小时尿中肌酸量明显升高400～1000mg，肌电图提示肌电位及波幅均明显降低，降低程度与肌肉受累程度成正比。

附：Bohan诊断标准（表4－1），联合国世界卫生组织（WHO）诊断标准（表4－2）。

多数学者认为：Bohan诊断标准较为适合临床应用。

表4－1 皮肌炎和多发性肌炎诊断标准（Bohan，1975年）

诊断标准
①对称性近端肌无力伴有或不伴有吞咽困难和呼吸肌无力
②血清肌酶升高，特别是CPK，但转氨酶、乳酸脱氢酶、醛缩酶也可升高
③肌电图三联改变：短时限，低电压多相运动单位电位，纤颤、正锐波、插入激惹：自发性杂乱和高频放电
④肌活检有肌纤维变性、再生、坏死、吞噬和间质单核的细胞浸润
⑤典型皮肌炎的皮肤损害
诊断判断
①肯定诊断：具备上述3项或4项（应有皮肤损害）诊断为DM，具备上述4项（无皮损）诊断为PM
②疑似诊断：具备上述2～3项，其中包括皮肤损害疑似DM，如无皮肤损害则为疑似PM

表4－2 皮肌炎诊断标准（WHO）

主要标准
①典型的皮肤病变（眼睑紫红色皮疹），末梢血管扩张，手指伸侧鳞屑性红斑或四肢躯干红斑
②肌力降低，肌压痛或硬结，动作迟缓及四肢近端明显肌萎缩
③肌活检：炎症细胞浸润、水肿，肌纤维透明性变或空泡性坏死，肌纤维粗细不一，间质纤维化，肌纤维再生现象等
④血清酶GOT、GPT、LDH、醛缩酶等超过正常值限的50%
⑤肌电图显示肌炎之存在（应用皮质激素或解痉剂则影响阳性结果）

次要标准
①钙沉着
②吞咽困难
诊断的判定
①主要标准5项中具备3项或主要标准2项，诊断为皮肌炎（无皮肤症状时为多发性肌炎）
②只有主要标准第1项（皮肤病变）时，或主要标准2项，或主要标准1项加次要标准时疑诊为皮肌炎（多发性肌炎）
异型：伴有恶性肿瘤的多发性肌炎或皮肌炎
除外：原因明确的炎症性肌肉疾病或皮肌炎

（二）鉴别诊断

1. 丹毒 皮肤焮红，如丹涂脂染，肿胀明显，甚者发起血性水疱。

2. 系统性红斑狼疮 面颊蝶形红斑，发热、关节疼痛等严重的全身症状。

3. 皮痹（硬皮病） 皮肤光亮、木硬，后期则呈萎缩外观。

四、辨证施治

（一）内治法

1. 热毒炽盛证 多见于急性期。皮疹紫红肿胀，高热，口苦咽干，面红烦躁，纳差乏力，肌痛无力，关节肿痛，小便黄，大便干结，舌质红绛，苔黄，脉弦数。治宜清营解毒，凉血活血，方选清营汤、清瘟败毒饮加减。水牛角30g，炒黄连、炒黄芩、连翘、焦栀子、炒丹皮各10g，生地、玄参、赤芍、紫草、板蓝根各12g，绿豆衣15g，生薏苡仁30g。

2. 脾胃积热证 壮热口渴，咽喉不利，皮肤红斑色鲜红，肿胀，肌肉疼痛无力，关节红肿，纳呆口臭，便结溲赤，舌质红，苔黄微腻，脉弦滑。治宜清气保津，护阴通痹，方选白虎汤加减。生石膏15g，炒知母、生甘草、竹叶、秦艽、木防己各10g，花粉、粳米、丹参、寄生、络石藤、海风藤各12g，麦冬、五味子各6g，沙参30g。

3. 寒湿侵肤证 病情迁延，发展缓慢，皮肤可见暗红色斑块，局部肿胀，全身肌肉疼痛，软弱无力，伴有气短、乏力、肢端青紫凉冷、食少，舌质淡红，苔薄白，脉沉细而缓。治宜益气温阳，散寒通络，方选阳和汤加减。炙麻黄、上肉桂各3g，熟地黄30g，甲珠、黄芪、党参、茯苓、白术、秦艽各10g，路路通、甘草各6g，丹参、鬼箭羽、威灵仙、鸡血藤各12g。

4. 心脾两虚证 病程日久，损及心脾，皮损暗红，进展缓慢，面黄消瘦，肌痛无力，心悸健忘，眠不安宁，夜间盗汗，头晕目眩，食少懒言，体倦乏力，月经提前或推后，舌质淡红，苔薄白，脉细缓。治宜补益心脾，活血通络，方选归脾汤加减。炙黄芪、党参、熟地、白术、茯神、当归、白芍、枣仁各10g，丹参、活血藤、鸡血藤各15g，广木香、甘草、远志各6g，桂圆肉12g，大枣5枚。

5. 脾肾阳虚证 病情日久深入，皮损从颜面发展至上胸、四肢伸侧，皮色暗红或紫红，质硬，上覆糠秕状鳞屑，局部肌肉萎缩，关节疼痛，形体消瘦，肢端发绀发凉，纳少乏力，胃寒便溏，舌质淡红胖大，苔薄白，脉细无力。治宜补肾壮阳，健脾益气，方选金匮肾气丸加减。党参、山药、白术、山茱萸、熟地黄各12g，丹皮、制附片各6g，巴戟天、仙灵脾、胡芦巴、寄生、川续断各15g，黄芪、甘草各10g。

加减法：壮热烦躁，甚则神昏谵语加玳瑁、生石膏、水牛角、羚羊角；关节肿痛，肌痛重者加威灵仙、老鹳草、伸筋草、乌梢蛇、金毛狗脊、制川乌、制草乌；心神不宁，或怔忡心悸加琥珀、生龙牡、五味子、朱砂拌茯苓；形寒肢冷加鹿角片、附片、姜黄、桂枝；胃脘冷痛加良姜、吴茱萸、九香虫；大汗不已加人参、生龙牡；夹湿加苍术、厚朴、藿香、佩兰；低热不退加青蒿、地骨皮、白薇；午后潮热加女贞子、银柴胡、白薇、生牡蛎；肤色焮红或水肿性红斑，加红花、凌霄花、金银花、炒槐花，失眠多梦加龙骨、远志、枣仁、柏子仁；尿中蛋白加芡实、玉米须、金樱子；并发恶性肿瘤，加山慈菇、黄药子、白花蛇舌草、土贝母、夏枯草、天龙。

（二）外治法

初期仅有肌肉酸痛，上肢抬举或蹲下均感困难，选用透骨草30g，桂枝25g，红花10g，加水适量，熏洗，每日1次。还可用红花酒，温熨按摩，每层2~3次。

（三）针灸疗法

毫针法：处方一：主穴取足三里、三阴交、曲池；配穴取阳陵泉、肩髃。处方二：大椎、身柱、脾俞、肩髃、曲池、外关、合谷、三阴交。处方三：尺泽、照海、委中、太溪、肾俞。方法任选一方，施平补平泻法，针刺得气后，留针30分钟，2日1次。

（四）其他疗法

1. 穴位注射法 上肢主穴：肩三针；下肢主穴：环跳、风市、伏兔。配穴：合谷、曲池、血海、足三里。方法：采用泼尼松龙0.1ml，加10%普鲁卡因注射液0.2ml，针刺得气后，每穴推注0.3ml，3日1次。此法对改善肌肉挛缩和运动功能障碍有明显的控制作用。

2. 刺血疗法 上肢主穴：腕骨、肩贞；配穴：曲池、大椎。下肢主穴：窍阴、悬钟、足三里；配穴：下巨虚、昆仑。方法：常规消毒后，小号三棱针针刺出血，不可刺之过深，若出血过多立即用棉球揉按止血。

3. 七星针疗法 上肢取脊柱两侧，腕部或上臂阳经穴；下肢取膝部、足踝部。方法：轻度弹刺，以微微渗血为度，3日1次。

4. 拔罐法 上部取大椎、肩髃、身柱、大杼，下部取腰眼、命门、环跳、承山。方法用闪光法或投火法，拔吸3~5分钟，每日1次。若发现恶性肿瘤者，不宜施用本法。

五、专方荟萃

1. 蜈蚣散 蜈蚣、全蝎各等份，研细末，每日2次，每次1.5g，温开水送下。

2. 雷公藤制剂 雷公藤制剂（糖浆、片剂、酊剂、水煎剂等），对皮肌炎均有不同程度的疗效，表现在皮疹消退，肌无力改善，肌浆酶降低，24小时肌酸恢复正常。

3. 丹参素 丹参注射液（每支2ml，含生药4g），肌内注射，每日1~2次，每次4ml，或静脉滴注，更可提高疗效。

4. 薄盖灵芝 增肌注射液（系薄盖灵芝菌丝体制成）肌内注射，每日1次，每次1~2支。该药有增强肌力、改善肌萎缩的作用。

5. 活血糖浆 鸡血藤、红藤、雷公藤，每毫升含生药1g，每次10~15ml，口服，每日3次。

6. 小麦芽油 食用小麦芽油。该油能改善症状，减少尿中肌酸。

7. 阿胶 配入方中内服，或口服复方阿胶浆。动物实验证明，阿胶含有较多对于动物生长不可缺少的赖氨酸，能使发生营养性肌肉退化的豚鼠的尿肌酸排出减少，因此认为试用阿胶治疗皮肌炎等颇有希望。

8. 益气养阴汤 黄芪、络石藤各20g，党参、生地、沙参各15g，丹皮、紫草各12g。煎服。

9. 党参寄生补益方（适用于多发性肌炎） ①党参15g，苍术15g，白术15g，薏苡仁15g，白芍15g，桃仁12g，丹参15g，熟地12g，当归12g、苏木9g、桂枝9g。②桑寄生15g，熟地12g，当归12g，五味子6g，丝瓜络6g，牛膝12g，鹿角霜12g。以上两方交替水煎服，每日1剂。

10. 养血消风燥湿方（适用于重症皮肌炎） 当归15g，川芎10g，赤芍15g，生地25g，僵蚕10g，蝉蜕15g，黄柏15g，苍术15g，蒺藜15g，首乌15g，白鲜皮25g，连翘25g，甘草10g，水煎服。

11. 参术健脾除湿方（适用于多发性肌炎） 党参12g，苍术10g，白术10g，山药15g，茯苓10g，薏苡仁30g，黄柏10g，丹参15g，红花9g，牛膝10g，秦艽9g，鬼箭羽12g，鲜茅根30g，威灵仙19g，萆薢10g，土茯苓12g，水煎服。

六、调摄护理

1. 急性期应卧床休息，给予高维生素、高蛋白饮食。

2. 避免受寒，预防感染，重视对症治疗，必要时采用中西医结合治疗。

3. 在病情缓解阶段，酌情采用物理疗法，如热水浴、局部按摩、推拿等，这对于减轻或防止肢体拘挛以及肌肉萎缩有一定的帮助。

4. 尽早发现肿瘤，尤对年龄在40岁以上的患者，应注意寻找体内恶性肿瘤的存在，发现得早，治疗及时，对本病的缓解就会起到一定的作用。

七、预后判断

鉴于本病系全身性疾病，病情急性与缓解交替出现，如能早期诊断，治疗合理而及时，部分患者可获长期缓解。一般认为儿童预后比成人好。心包受邪或并发恶性肿瘤者预后均差。多数死亡于呼吸麻痹、心力衰竭、继发感染、恶性肿瘤或肾上腺皮质激素治疗的合并症。

八、医案精选

陆某，男，40岁。10年前在上海某医院确诊皮肌炎，一直用激素治疗，症状未能控制。当时面部发红，肌肉酸痛，后因病情加重而转入我院。检查：面部颧颊呈暗红色，双眼睑浮肿，肌肉、关节压痛明显，舌质淡红，脉沉细。尿肌酸386mg/24h。治宜益气养阴，佐以凉血清热法。处方：黄芪、蒲公英各30g，党参、麦冬各15g，首乌、大生地、北沙参各12g，紫草，丹皮各9g。煎服。守方治疗2年余，面部红色减淡，肌肉酸痛渐减，尿肌酸检查正常，恢复全天工作。（夏少农《中医外科心得》）

九、文献摘录

1. 益气养阴法为主治疗皮肌炎25例［伊和姿等．上海中医药杂志，1986，（1）：32］ 作者以益气养阴，佐以凉血通络，药用黄芪20g，党参、生地、北沙参各15g，丹皮、紫草各12g，鸡血藤30g，络石藤20g。病初发热、咽痛、红斑显著、舌红者加大青叶、金银花、蒲公英，肌肉疼痛加制附片、仙灵脾、羌独活，病久加丹参、红花，合并癌肿加白花蛇舌草、蜀羊泉。治疗25例，显效11例，有效12例，无效1例。

2. 扶脾论治皮肌炎［徐宜厚．辽宁中医杂志，1988（6）：3］ 作者认为皮肌炎属痿、痹证的范畴。然而，痿、痹皆由精血亏损，外邪得以乘之居多，故从扶脾立法：①护脾阴以解毒，方用益胃汤加减；②补脾阳以通痹，方用桂枝人参汤加味；③益元气以振痿，方用还少丹加减。

3. 中医中药治疗皮肌炎50例临床观察及其机理研究［单一君等．中医杂志，1985，（1）：40］ 分别用5种中药治疗：①雷公藤：糖浆每毫升含生药1g，10～15ml/次，日3次，片剂每片含生药3g，3～5片/次，日3次，30天为1个疗程。②活血糖浆：由鸡血藤、红藤、雷公藤各等份制成，每毫升含生药1g，10～15ml/次，日3次。③丹参注射液：每毫升含生药2g，肌注4ml/次，日1～2次。④活血补气复方：党参、黄芪、生地、红藤，鸡血藤各15g，紫草、白芍各9g，并随证加减，每日1剂。⑤雷公藤加活血补气复方。50例中原已服泼尼松者14例，继续服用至病情稳定时递减或停用。结果：显效22例，有效20例，无效8例。多数患者于用药2周至2月见效或显效，各药疗效基本相似。作者还测定了血清N－乙酰神经氨酸含量水平、体液及细胞免疫以及血液黏、凝聚特性等指标，证明治疗后有一定改善。

4. 皮肌炎两则治验［查玉明．辽宁中医杂志，1985，（5）：20］ 通过2则重症皮肌炎的治疗总结出立法四则：①温阳益气，扶正起衰，选用黄芪五物、二仙汤化裁；②驱逐寒邪，温通血脉，选用当归四逆汤、乌头汤化裁；③益气血复化源，选用四君子汤、四物汤化裁；④调营卫，润肌肤，选用荆防四物汤、消风散化裁。

5. 中西医结合治疗皮肌炎26例临床分析［陈可平．北京中医，1994，（3）：13］ 本组男9例，女17例。中医辨证分3型，毒热型16例，多属急性发作期，证见毒热蕴结，气滞血瘀，治宜清凉营血解毒，理气活血通络。寒湿型2例，均系缓慢发病，证见寒湿阻络，气隔血聚，治宜益气温阳，活血通络。阴阳失调、气血两虚型8例，多见于合并结缔组织病者，证见阴阳失调，气血两虚，治宜调和阴阳、益气养血通络。并配合皮质激素、免疫抑制剂、雷公藤多苷或抗菌药物治疗。结果毒热型显效2例，有效10例，死亡4例；寒湿型有效2例；虚损型显效3例，有效5例。作者认为，中西医结合治疗总有效率为84.6%，高于国内单纯西药治疗报告的有效率，死亡率为15.4%，亦低于国内单用西药的治疗。

6. 中西医结合治疗小儿皮肌炎9例临床观察［韦俊．实用中西医结合杂志，1997，10（9）：1670］ 急性期：热毒炽盛、气血两燔型治宜清热解毒、凉血活血，生地、石膏、板蓝根、丹参各15g，水牛角30g，黄芩、栀子、玄参、知母、赤芍各9g，黄连、川芎、焦楂各6g，甘草3g。湿热滞留中焦型治宜清热解毒、化浊利湿。白蔻仁、射干、川贝、菖蒲各6g，藿香1.5g，茵陈、丹参、连翘、滑石、益母草各15g，黄芩、泽泻各9g，甘草3g。慢性期：风湿留络、脾肾双虚型治宜健脾补肾、祛湿除风，独活、羌活、秦艽、桂枝、仙灵脾、菟丝子各6g，党参、桑寄生各10g，黄芪、山药、茯苓、丹参各15g，当归、白芍、焦楂各9g，甘草3g。气阴双虚型治宜益气养阴，佐以活血化瘀，黄芪、沙参、丹参、生地、茯苓各15g，麦冬、秦艽、丹皮、焦楂各9g，当归、川黄连各6g，甘草3g。恢复期：气血双虚型治宜健脾益气、养血补血，人参3g，黄芪、茯苓、丹参各15g，熟地、白芍、当归、白术、陈皮、川芎、焦楂各9g，甘草3g。肝肾阴虚型治宜滋补肝肾，生地、山药、丹参、茯苓、女贞子、旱莲草各15g，山萸肉、泽泻、丹皮、黄柏、知母各9g，甘草3g。

第五章　硬皮病

一、病名辨析

本病是一种原因未明的结缔组织疾病。其病理特点为小动脉及毛细血管壁增殖性、闭塞性病变和系统、器官的纤维化改变，常累及皮肤、食管、肺、心及肾等。在临床上，最引人注目的是皮肤肿胀、发硬及蜡样增厚，故通常称为硬皮病（scleroderma），100 多年前，人们就称之为“硬化性皮炎”。不过，除了皮肤受累外，内脏器官亦可有改变，它可呈多系统、多器官损害，如进行性系统性硬化症（progressive systemic sclerosis，PSS），亦可为局限性损害，表现为皮肤局限性硬化，或为内脏硬化型等。

中医学认为，本病类似予皮痹。皮痹病名出自《素问・痹论》，中医文献论痹颇多，结合硬皮病的主要证候来看，近属于“虚劳”的范畴。《金匮要略》在病因和脉象方面提出了筋骨脆弱、腠理不固的人，抗病力薄弱，稍为劳作，更易阳气虚亏，即使是微风之邪，也足以引起疾病的发生，脉象微涩，或者阴阳俱微。《症因脉治》对本病之脏腑证候有了进一步的描述：“邪在肺，烦满喘呕，逆气上冲，右肋刺痛；邪在心，脉闭不通，心下鼓暴，嗌干善噫，心下痛；邪在肾，腰痛，小便时时变色；邪在脾，四肢怠惰，大便时泻，不能饮食；邪在肠，气窒小腹，中气喘争，时发飧泻；邪在胃，食入即痛，不得下咽，或时作呕。”上述脉症，基本上符合系统性硬皮病的临床表现，因此，有的学者认为本病还可纳入五脏之痹、肠痹、胞痹等。

二、病因探析

《景岳全书》说：“痹者，闭也。以血气为邪所闭，不得通行而病也。”分析其病机主要在肺、脾、肾三脏。肺主气属卫，合皮毛而润泽肌肤，肺气虚损，则气短乏力，毛肤失柔润，故皮肤甲错、硬化；脾主肌肉，为生化之源，五脏六腑、四肢百骸皆赖以养，脾气虚亏，运化无力，气血衰少，故腹胀、便溏、畏寒；肾主骨藏精，只宜固藏，不宜泻露，久病失养，必致耗伤精气，表现为脉象沉细弱，舌质淡白等。

1. 六淫侵袭　六淫之中，主要致病因素是风、寒、湿三邪，杂侵肤表，阻滞经络，导致痞塞不通，故《圣济总录》说：“感于三气则为皮痹。”

2. 脾肾阳虚　大凡阳虚则卫外不固，肤腠不密，风寒湿邪，乘隙外侵，既有营血不足、气血凝滞的一面，又有经络阻隔，经气不宣，痹塞不通，故而出现虚实夹杂的症候群。

3. 寒凝经络　寒为阴邪，外袭肤腠，痹阻经络，气血难以温煦于外，或由经络深入，内传脏腑，以致脏腑不和，肝失条达，肺气不宣，脾失健运，气血凝滞而成。

4. 气血两虚　久病必虚，常以气血两虚居多，体虚之人，易致外邪侵袭，导致经络、肤腠、血脉之间营血失和所致。

第一节　局限性硬皮病

一、诊断与鉴别诊断要点

局限性硬皮病又称皮肤型硬皮病，主要包括点状硬皮病、斑块状硬皮病、泛发性硬皮病、线状或带状硬皮病。其要点分述如下：

1. 点滴状硬皮病　多发生于上胸、颈、肩、臀或股部。损害为黄豆至五分硬币大小，白色或象牙色的斑点，圆形，稍有凹陷。病变活动时，周围有紫红色晕。质地柔软或有“羊皮纸”感觉。病变发展很慢，向四周扩展而相互融合或持续不变。某些皮损可消退，局部残留轻度萎缩的色素沉着。

2. 斑块状硬皮病　较常见。最常发生于腹、背、颈、四肢、面。初呈圆、椭圆或不规则形淡红色水肿性斑片，经数周或数月后扩大且硬化，呈淡黄色或象牙色。表面干燥平滑，周围有轻度紫红色晕。经过数年后渐渐萎缩，中央色素脱失。皮损的数目和部位不一，多数患者只有1个或几个损害，有时呈对称性。皮损在头皮时可引起硬化萎缩性斑状脱发。

3. 泛发性硬皮病　点滴状、斑块状和线状等类型损害可部分或全部合并存在，损害很多，分布于全身各个部位，但很少累及面部，损害常有融合倾向，常可合并关节痛、腹痛、神经痛、偏头痛和精神障碍，偶可转为系统性硬皮病。

4. 线状或带状硬皮病　皮肤硬化常沿肋间神经或一侧肢体呈带状分布，也可发生于前额近正中部向头皮延伸呈带状分布，亦可发生于前额近正中部向头皮延伸呈刀砍形。局部皮损常显著凹陷，常开始即呈萎缩性，皮肤菲薄不发硬，其程度不等地贴着于骨面上。额部带状硬斑病大多单独出现，某些病例可合并颜面偏侧萎缩。带状损害常累及浅部及深部皮下层如皮下脂肪、肌肉和筋膜，最终硬化固定于下方的组织而常引起严重的畸形。在肘、腕、指等关节面越过时，可使关节活动受限，并发生肢体弓状挛缩和爪状手。

此外，还有报告发生于儿童的致残性全硬化性硬斑病，发病年龄1～14岁，多见于女孩。真皮、皮下组织、筋膜、肌肉及骨骼发生炎症和硬化，好发于四肢特别是伸侧，手、足、肘和膝呈屈伸挛缩，很少侵犯内脏，无Raynaud现象。

二、辨证论治

（一）内治法

1. 寒湿痹阻证　初起皮损多呈紫红色，逐渐扩大，肤表光滑，经过数周乃至数月后色泽变淡，皮肤变硬，局部毫毛稀少，汗出亦少；后期则皮肤萎缩，色素减退，轻微瘙痒或刺痛，部分静止不再发展，少数不可自行痊愈。脉沉涩居多，舌质淡微胖，苔薄。治宜祛风化湿，散寒通络，方选独活寄生汤加减：独活、川芎、当归、赤芍各10g，丹参、鸡血藤、伸筋草各15～30g，黄芪、党参各5g，川牛膝、细辛、桑枝各6g，桑寄生12g。

2. 阳虚血瘀证　病程日久，局部损害僵硬或者麻木，其范围呈散在性。既可呈斑块状，又可为带条状，伴有畏寒怕冷，指端轻微冰冷或肿胀或苍白，脉象沉细无力，舌淡苔薄。治宜益气温阳，活血通络。方选桂枝黄芪五物汤加减：黄芪30g，桂枝、赤芍、桑枝、甲珠各10g，丹参、益母草、活血藤、五加皮、桃仁各12g，干姜6g，干地黄15g。

（二）外治法

1. 搽药法 选用正红花油（成药），外涂局部，略加按摩，每日1~2次。常可收到促使皮损缩小和变软的效果。

2. 熏洗法 取透骨草30g，桂枝15g，红花10g，或用制草乌15g，川椒10g，桂枝10g，艾叶12g，或用黄药子250g。加水适量，先熏后洗，每晚临睡前1次。

3. 贴膏法 取桃、柳、桑、槐、榆树枝各30cm，乳香、没药、羌活、千年健、三七、鸡内金各15g，用香油500ml煎沸，纳以上诸药，炸至焦黄，去药渣，趁热加入黄丹250g。用法：将药膏加温后视皮损范围贴之，每日1次。

（三）针灸疗法

1. 针刺法

（1）围刺法：取穴：皮损区。采用1.5寸毫针，在皮损四周呈十字形斜刺，留针30分钟，其间捻转3~5次，2日针1次，10次为1个疗程。对斑块状硬化常有促使软化和缩小的功效。

（2）针灸合用法：按散寒开腠、温阳通脉、活血化瘀法则，取穴3组：①曲池、足三里、三阴交、血海、阳池、中脘、关元；②大椎、肾俞、命门、脾俞、膏肓、中脘；③神阙、气海、关元、肺俞、膈俞、阳池。方法：三组穴轮流交替，每日1次，行子午补法，隔药饼（由附子、川乌、草乌、细辛、桂枝、乳香、没药等组成）和姜片灸，每周4次，每次3~5壮，艾炷如花生米大小。

2. 灸法 采用艾条点燃，直接灸于患处，每次3~5分钟。1天1次，15次为1个疗程。适用于带条状皮肤硬化证。

3. 其他疗法

（1）灸罐合用：根据益气通阳、活血化瘀法，选取四组穴：①大椎、肾俞；②命门、肾俞；③气海、血海；④膈俞、肺俞。方法：轮流灸治。

（2）穴位注射：采用胎盘注射液做肺俞、肾俞穴位注射，同时用毫针刺足三里、曲池、合谷，加艾灸。

（3）推拿疗法：治疗原则补肾阳，和营卫，温经脉，散寒邪。手法采用按、压、摩、推、点拨、滚法。选穴中府、列缺、经渠、风池、心俞、肺俞、脾俞、肾俞、缺盆、足三里等。以手太阴肺经和足太阳膀胱经为主，每日1次，60次为1个疗程，一般1~2个疗程即可见效。手法强度宜偏重些，以患者能耐受为度，但必须柔中有刚，刚柔相济。

三、专方荟萃

1. 积雪苷（苏立德方） 系积雪草的提取物积雪苷片，每次2~4片，每日服3~4次。治疗硬皮病（系统型和局限型），系统型有效率为80%，局限型有效率为85.5%。

2. 当归与毛冬青（福州军区总医院皮肤科） 当归注射液或毛冬青注射液2ml，肌内注射，1~2日1次。两药单独或合并应用。

3. 中成药 在缓解后选用全鹿丸、十全大补丸、人参养荣丸、左归丸等。任选一种。

4. 丹参和丹参素（上海方） 丹参注射液每次8~16ml，加入低分子右旋糖酐或50%葡萄糖溶液500ml内静脉滴注。治疗硬皮病16例，总有效率为68.8%。丹参素亦有类似效果。

5. 灵芝（谢晶辉方） 采用薄盖灵芝深层发酵法培养，取其菌丝体制成注射液。方法：每日1~2支，肌内注射，或1支加2%利多卡因3~5ml，皮损周围做皮下注射，每日1次。既可单独使用，亦可联合应用。治疗系统型15例，局限型33例。总有效率为83.3%。

6. 桑叶（张希曾方） 采用桑叶（纤溶素）注射液治疗硬皮病5例，其中4例获满意效果。

7. 归芎方（苑勰方） 当归、川芎、红花、葛根等份制成片剂，每片含生药1g，每次服4~8片，每日3次。治疗局限型硬皮病296例，显效率为44.9%，总有效率为97.6%。

四、医案精选

邵某，男，50岁。右大腿后侧部位肌胀硬，麻木已半年，近2年常有头晕、耳鸣、腰酸、畏寒肢冷。舌质淡红，苔薄白，脉沉细。治以温阳散寒，方选阳和汤加味，药用鹿角胶（烊）10g，熟地25g，白芥子6g，肉桂、炙甘草、干姜、麻黄各3g，黄芪15g。水煎服。服方40余剂，痊愈。（孙会文．四川中医，1988年第3期）

第二节 进行性系统性硬化症

一、诊断与鉴别诊断要点

（一）诊断要点

进行性系统性硬化症（PSS），又称系统性硬皮病是一种较为少见的疾病。Medsger及Masi统计其发病率为每百万居民中每年有2.7个病人。女性发病率较高，约为男性的2~5倍，多见于30~50岁妇女。由于本病常侵犯皮肤、消化道、肺、心、肾、骨及肌肉等多系统，所以临床表现复杂。现分述于下：

1. 前驱症状 在出现PSS的皮肤及脏器病变症状之前，病人往往有雷诺现象或对称性手及手指皮肤无痛性水肿或皮肤增厚，也可出现于面部及下肢。水肿初期为可凹性。部分病人常出现指关节及膝关节疼痛和僵硬感，与早期的类风湿关节炎相似。另一些病人以肌肉显著疼痛为首发症状，不易与多发性肌炎区别。还有些病人初仅有不规则发热、食欲减退、疲乏无力。

2. 雷诺现象 这是由于指端血管痉挛所致。本病病人95%以上迟早会出现此现象，开始时常因寒冷或情绪激动而发作。PSS的初期约70%~80%病人以雷诺现象为首发症状，常较其他症状及体征早数月甚至数年发生。

3. 皮肤改变 PSS中，90%~95%有皮肤病变，有5%以食管硬化为主，虽然PSS时皮肤是最主要的靶器官，但皮肤损害不是诊断的唯一依据。一般将皮肤病变分为3期，即硬性肿胀期、硬化期及萎缩期。疾病初期手指局部皮肤红肿或虚肿（呈浅红色），无压痕而有绷紧感，继之皮肤发硬、发亮似香肠。后期皮下组织及肌肉萎缩，表面粗糙，皮包骨。手部病变可造成爪状变形，关节屈曲挛缩。面部受累时初为绷紧性肿胀，表情消失呈假面具样，鼻尖似鹰嘴，口唇变薄，出现放射状沟纹，口裂紧缩，发生张嘴困难及语言障碍。皮肤病变仅发生在手指或足趾者，称为指（趾）皮硬化症（sclero-dactyly），可保持数年无变化。指（趾）末端的皮肤及皮下常有钙盐沉积，并可发生局部溃疡或坏死。皮肤及黏膜也可见到斑点状色素脱失或片状白斑。

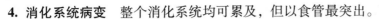

4. 消化系统病变 整个消化系统均可累及，但以食管最突出。

（1）口腔：由于口腔周围组织受到侵犯，局部变薄，发硬。颞颌关节病变及口腔运动障碍致使咀嚼困难，舌质变硬及舌活动困难，以致讲话不清。其发生率各家统计不一，为 17% ~ 66%。牙周膜增厚，齿嵴消失，间隙增宽，牙齿松动，尤以磨牙更为显著。

（2）食管：有典型皮肤病变者约 90% 伴有食管硬化症。病变多发生在食管下 1/2 或 2/3。食管黏膜变薄，常发生溃疡，固有层和黏膜下层胶原增多，肌层有不同程度的萎缩，并代之以瘢痕组织。在 PSS 的内脏病变中以食管受累最早和最多见，初期病人常感到胸骨后烧灼痛，继之，在进固体食物时发生吞咽困难或阻塞感。吞咽困难主要是由于食管功能障碍，收缩力和蠕动减弱，平滑肌收缩不协调所致；后期由于平滑肌纤维化及 Auerbach 神经变性，致使贲门关闭不全，胃液反流引起溃疡性食管炎及食管狭窄。

（3）胃及十二指肠：硬化症侵犯胃，使胃发生纤维病变，引起胃扩张。十二指肠受累则萎缩，张力过低。病人感到上腹胀满不适及消化不良。

（4）空肠：空肠多与十二指肠同时发病，平滑肌被胶原所替代，黏膜下及浆膜也有胶原沉积。淋巴管闭塞，动脉供血明显减少。病人主要表现为吸收不良综合征及腹痛，可有慢性腹泻或腹泻、便秘交替，久之发生营养不良及明显消瘦。

（5）结肠：结肠受累的特征性改变是宽口方形副憩窒形成，此为本病晚期肌萎缩所致。病人常有顽固性便秘。

（6）硬化症性肝病：这是近年来才引起注意的硬化症性内脏损害。血清碱性磷酸酶增高，抗线粒体抗体阳性。肝活检为原发性胆汁性肝硬化。

总之，消化道硬化征以食管为最主要，胃肠硬化症几乎都同时存在食管病变。

5. 肺部病变 肺部病变在本病发生率仅次于皮肤、末梢血管及食管而居第 4 位。在本病死亡原因上居第 2 位，仅次于肾脏。半数以上的 PSS 病人迟早会发生肺部病变，早期无任何症状，肺功能测定可发现气体弥散障碍。继之，有活动后气短、咳嗽，肺底出现啰音及心动过速，感染可使症状加重。此外，少数病人可发生胸膜炎及支气管扩张，但胸膜腔积液少见。由于细支气管上皮显著增生，所以肺泡或细支气管癌的发病率较高。

6. 心脏病变 进行性系统性硬化症常并发不同程度的心脏病变。心脏病的严重程度取决于心肌纤维化、肺纤维化及肺动脉高压的程度。心电图可见到 PR、QRS 及 QT 间期延长，ST 段及 T 波异常。超声心动图检查常可发现心包积液。此外，有少数病人发生心内膜炎（心瓣膜炎）导致慢性心瓣膜功能不全，如主动脉瓣膜功能不全。尚有少数病人由于冠状动脉间歇性痉挛，引起心绞痛发作，有人称之为心肌内雷诺现象（intramyocardial Raynaud's phenomenon）。

7. 肾脏病变 Moore 和 Sheehan（1952）首先注意到进行性系统性硬化症病程中发生严重高血压、急进性肾衰竭，于数周内死于心力衰竭及尿毒症。以肾病变的 3 个特点（蛋白尿、高血压及氮血症）统计，有肾损害者占 45%，其中单项统计，蛋白尿为 36%，高血压为 24%，氮质血症为 19%，发生恶性高血压者占 7%。PSS 病人出现肾损害临床表现为一恶兆，PSS 累及肾脏，病人出现高血压及氮血症者预后不良。

8. 肌肉、骨骼病变 进行性系统性硬化症侵犯横纹肌，多见于四肢近端，很像皮肌炎或多发性肌炎。PSS 病人的关节疼痛常见，一般将其分为 3 类：①多关节痛，发生在指关节或四肢关节，为早期常见症状，无关节功能障碍。②多关节炎，症状与类风湿关节炎相似，以手指、腕及膝盖关节为常见。③假关节炎，主要是由于关节周围组织纤维化，致使关节变形，X 光检查时无关节本身病变。

9. 神经系统病变 PSS病人较少发生神经病变，但可侵犯各种神经，出现多神经根炎、多神经炎、脑膜脑炎、脑炎及脑血管硬化等病变，发生多种复杂症状及体征。通常以周围神经病变为多见，一般发生在PSS病程在10年以上的病人。其中最多见的是三叉神经痛，尤其是面部硬皮病患者易发生。

10. 实验室检查 间接免疫荧光测定ANA，阳性率不一，于36%～91%之间波动，分为斑点型和核仁型，以后者多见。在PSS中，抗Scl－70抗体阳性率为34%～40%，特异性高，是PSS的标志抗体。在CREST综合征中，着丝点抗体阳性率为50%～96%，是该综合征的标志抗体，在弥漫性硬皮病中为8%，此有助于PSS的再分类。有高T－球蛋白血症，IgG增高，混合型冷球蛋白血症，30%～50%类风湿因子阳性，15%～70.6%PSS检出循环免疫复合物。此外，可有缺铁性贫血，血中嗜酸性粒细胞常增多，尿中见蛋白、红细胞、管型，血沉增快，血中纤维蛋白原含量明显增加，血液凝固性增高等。甲皱襞皮肤毛细血管镜检查，大多数显示视野模糊，有水肿，血管袢数目显著减少，血管支明显扩张和弯曲，血流迟缓，大多数病例有出血。

附：日本厚生省特定疾病研究班关于系统性硬皮病的诊断标准（表5－1）

表5－1 系统性硬皮病的诊断标准

1. 主要症状
（1）皮肤症状：初期：手背、上睑发生原因不明的水肿和皮肤对称性慢性硬化；晚期：皮肤硬化和手指屈曲性挛缩
（2）四肢症状：肢端动脉挛缩现象，指、趾端溃疡和瘢痕形成
（3）关节症状：多发性关节痛或关节炎
（4）胸部症状：肺纤维化
（5）消化道症状：食管中一段扩张和收缩功能低下
2. 病理所见
（1）前臂伸侧皮肤活组织检查，显示本病特有的胶原纤维肿胀或纤维化
（2）血管壁显示上述类似的变化
说明：
1. 疑诊 ①主症第1项皮肤症状者；②除主症第1项皮肤症状；③除主症第1项皮肤症状以外，其余4项中有2项，并能除外其他胶原性疾病
2. 确诊 ①疑诊中具有病理所见之1或之2；②主症3项以上者
3. 参考事项 ①女性；②不规则发热；③舌系带显著缩短；④弥漫性色素沉着；⑤面、颈和手掌呈斑纹状多发性毛细血管扩张；⑥血沉增速，丙球蛋白增高，血清华氏、类风湿因子、抗核抗体阳性，指骨末端骨吸收或软组织钙化

（二）鉴别诊断

1. 四肢逆冷（肢端动脉痉挛症） 指（趾）端青紫、冰冷，遇热缓解，无皮肤硬化和内脏病变。

2. 冷流肿（成人硬肿病） 皮损多从颈项开始，肿胀僵硬，局部无萎缩、无色沉，并有自愈之倾向。

3. 肌痹（皮肌炎） 见肌痹一病。

二、辨证施治

（一）内治法

1. 风湿外袭证 四肢或胸前皮肤发现片状或条状皮损，摸之坚硬如软骨，蜡样光滑，手捏不起，痛痒不显，舌质淡红，苔薄白，脉浮数。治宜祛风除湿，通络活血。方选蠲痹汤加减：酒当归、炒白芍、炙黄芪、羌活各10g，海风藤、桑枝各12g，地骨皮、红花、广木香、川芎、防风、细辛各6g。

2. 肾阳不足证 周身皮肤板硬，手足尤甚，面少表情，鼻尖耳薄，眼睑不合，口唇缩小，舌短难伸，伴有畏寒肢冷，面色㿠白，便溏溺清，腰酸膝软，女性月经不调，男子滑精阳痿，舌质淡红，舌体胖嫩，苔薄白，脉沉细无力。治宜温补肾阳，固卫和营。方选右归饮加减：熟地黄、山茱萸、制附块、黄芪各10g，当归、白术、鸡血藤、伸筋草各12g，桂枝、仙茅、巴戟天、青皮各6g。

3. 寒邪外袭证 肢端皮肤发硬，肤色黯褐，指（趾）端青紫，口唇色沉，逢寒尤重，伴有关节疼痛，肤表少汗，毛发脱落，舌质淡红，苔薄白，脉弦紧。治宜温经散寒，调和营卫。方选阳和汤加减。麻黄、桂枝、赤芍各6g，熟地黄、鹿角胶、黄芪、羌活、独活各10g，丹参、鸡血藤各15g，炮姜、甘草、炒白芥子各4.5g。

4. 血瘀经脉证 四肢皮肤板硬，麻木不仁，肢端冷紫，骨节肿痛，伴有面色晦暗，口干不欲饮，月经不调，舌质瘀斑或紫黯，脉细涩。治宜益气活血，通络蠲痹。方选活络效灵丹加减：丹参30g，当归、鸡血藤、鬼箭羽各15g，黄芪、制乳香、制没药、党参各10g，青木香、青皮、赤芍、甲珠各6g。

5. 久痹及肺证 皮痹迁延日久不愈，复感风寒，邪传于肺，轻者咳嗽，痰多稀白，形寒畏冷，重则喘咳痰鸣，胸闷短气，舌质淡红，苔白，脉紧。治宜温肺化痰。方选小青龙汤加减，炙麻黄、细辛、干姜、五味子各4.5g，姜半夏、茯苓、炒白芍、前胡、陈皮各10g，苏子、炙甘草各6g。

6. 胸阳不振证 四肢及周身皮肤顽痹发硬，伴有心悸短气，心胸满闷，阳气不达肢端则肢端冷紫，舌质暗红，苔白，脉微细。治宜宣痹通阳，益气活络。方选生脉散加味：高丽参10g（另煎兑入），麦冬、茯神、炙甘草、当归各12g，五味子、红花、郁金、瓜蒌、薤白、苏梗、丹参各6g。

7. 肺脾两虚证 周身皮肤痹硬，或者皮肤干枯、萎缩，伴有面色萎黄，倦怠乏力，纳食不振，进食困难，胃脘满闷，腹胀便溏，舌质淡红，苔白，脉濡弱。治宜甘温扶脾，培土生金。方选参苓白术散加减：高丽参10g（另煎兑入），炒白术、茯苓、陈皮、炒扁豆各12g，丹参、山药各30g，炙甘草、砂仁（后下）、鸡内金、玫瑰花、干姜各6g。

加减法：心慌气短加红参、冬虫夏草，心悸气闷加服冠心苏合丸、宽胸丸、丹七片，肢端青冷加红藤、姜黄、桑枝、桂枝，食少、呕吐、吞咽困难加刀豆子、竹茹、代赭石，皮肤浮肿加汉防己、苍术皮、冬瓜皮、扁豆皮，皮肤硬化加三棱、莪术、桃仁，皮肤萎缩加龟胶、鹿角胶，骨节疼痛加威灵仙、海风藤、络石藤、老鹳草、乌蛇、秦艽，肢冷畏寒、腰酸腿软加干姜、九香虫、制川乌、制草乌，指端疼痛、溃烂不收加制乳香、制没药、血竭，脾胃虚寒加肉豆蔻、干姜，腹胀便溏加广木香、厚朴、陈皮，腰酸、遗精、阳痿加巴戟天、仙灵脾、仙茅、肉苁蓉，月经不调加益母草、泽兰、紫石英，气虚乏力加孩子参、太子参，食欲不振加鸡内金、山楂、谷麦芽，尿中有蛋白加玉米须、大小蓟、土茯苓。

（二）外治法

选用透骨草30g，桂枝15g，红花10g，或用制草乌、艾叶各15g，川椒、桂枝各10g，或用黄药子250g。加水适量，煎汁，熏洗患处。然后选用红花酒，加温按摩患处，每日2～3次，每次10～15分钟。此外，还可选用药膏（取桃、柳、桑、槐、榆树枝各30cm，乳香、没药、羌活、千年健、三七、鸡内金各15g，香油500ml煎沸，再将上药纳入，炸至焦黄，去药渣，趁热加入黄丹250g，收膏）外贴，每日1次。

（三）针灸疗法

1. 灸法 ①直接灸：大椎、肾俞，命门、脾俞，气海、血海，膈俞、肺俞。以上4组穴轮流选用。方法：取艾条点燃后，在穴位施雀啄法灸之，以患者感觉到灼热能耐受为度，每日1次，每次持续15～30分钟。②间接灸：阿是穴（皮损区），方法：鲜生姜切片或隔药饼（附子、川乌、草乌、细辛、桂枝、乳香、没药各等份，研细末，加蜂蜜、葱水调成糊饼）置于阿是穴，艾炷放在姜片或药饼上，每日1次，每次3～7壮。

2. 针灸合用分三组取穴：①曲池、足三里、三阴交、血海、阳池、中脘、关元；②大椎、肾俞、命门、脾俞、膏肓、中脘；③神阙、气海、关元、肺俞、膈俞、阳池。方法：三组轮流交替选用，行子午补法，然后隔药饼（处方同上）或生姜片灸之，每周4次，每次灸3～5壮。

（四）其他疗法

1. 灸罐合用 分四组选穴：①大椎、肾俞；②命门、肾俞；③气海、血海；④膈俞、肺俞。方法：轮流选穴，先施灸，后拔火罐，每日1次。

2. 穴位注射 ①辨病取穴：局限性硬皮病取肺俞（双）、肾俞（双）、曲池（患侧）、外关（患侧），系统性硬皮病取曲池（双）、足三里（双）、血海（双）、丰隆（双）、关元、气海、中脘。方法：选用胎盘组织浆，针刺得气后，每穴缓慢推注1.5～2.0ml，2～3日1次。②经验取穴：肺俞、肾俞。方法：选用组织浆，针刺得气后，每穴缓慢推注1.5～2.0ml，2～3日1次。

3. 耳针疗法 取肺、内分泌、肾上腺、肝、脾。方法：针后留针30分钟，2日1次。

4. 七星针疗法 阿是穴（皮损区）。方法：常规消毒后，轻轻敲打直至潮红或微出血，2日1次。

三、专方荟萃

1. 党参、黄芪各15～30g，桂枝、赤芍、红花、陈皮、香附各9g，熟地、首乌、鸡血藤各30g，丹参15g，鹿角胶12g，甘草6g。水煎服。

2. 软皮丸 川芎、炮姜、桂枝、丹参、桃仁、当归各等份，研末，炼蜜为丸，每丸重9g，每日2次，1次1丸，口服。

3. 79－2方 当归、川芎、红花、葛根等药物制成片剂，每片含生药1g，每日3次，每次4～8片，口服。

4. 温阳通痹 党参、茯苓、生黄芪、炒薏苡仁各15g，土炒白术、淡苁蓉、陈皮、巴戟天各10g，淫羊藿、丹参各12g，山药20g，橘络6g，水煎服。

5. 积雪苷 积雪草的提取物积雪苷片，每日服3～4次，每次2～4片，口服。

6. 当归与毛冬青分别制成注射液，1～2日1次，肌内注射，每次2ml。两药可单独用或合并用。

7. 丹参和丹参素　丹参注射液8～16ml，加入低分子右旋糖酐或10%葡萄糖液500ml，静脉滴注，每日1次。

8. 灵芝　采用薄盖灵芝深层发酵法培养，取其菌丝体制成注射液，每日1次，每次1～2支，肌内注射。

9. 桑叶　采用桑叶（纤溶素）注射液，每日1次，每次2ml，肌内注射。

10. 全鹿丸或右归丸，或小活络片，每日2次，每次4.5～6.0g，口服。

四、调摄护理

1. 发病后应当注意防寒保暖，避免外伤感染，以防该病的急性发作。

2. 尽量争取早期发现，早期治疗。

3. 饮食以高热量、高蛋白、高维生素类食品为宜，但不可太饱，以防损伤脾胃。

五、预后判断

硬皮病的治疗效果不如其他结缔组织病，虽然局限性硬皮病有的可以消退或减轻，但多数治疗较为困难。

六、医案精选

雷某，女性，42岁，1979年6月1日初诊。患者自1974年冬天起，始觉皮肤麻木紧张，继而如绳所缚，院外确诊为弥漫性系统性硬皮病。检查：颜面皮肤光亮如涂蜡，口张不大，舌体活动受阻，鼻翼缩小变尖，表情淡薄，躯干和四肢皮肤硬化，难以捏起，指端冰冷，伸屈不利。中医辨证：平素畏寒，经常气短乏力，性欲淡漠，大便清稀，舌质淡白，少苔。综合脉症，证属肾阳不振所致。治宜甘温扶阳，佐以通痹。处方：黄芪15g，党参、鹿角片、干地黄、丹参、茯苓各12g，当归、赤芍、白术、路路通各9g，桂枝、制川乌、制草乌各6g，煎服，每日1剂。

守上方增减调治3个月后，全身皮肤柔软，紧张感完全消失，皮疹区有毫毛生长和出汗现象。嗣后在门诊又坚持每周服药5剂，前后经10个月的治疗，皮肤和内脏诸症俱见显著改善，现已恢复工作。［上海中医药杂志，1983，（5）：20］

七、名论摘要

《当代名医临证精华·皮肤病专辑·丁济南》：“硬皮病属于痹证范畴，见皮肤干槁而发硬，状如制革，张口闭目受阻，合于经文所述之‘皮痹’；肌肉消瘦，不能屈伸，合于‘筋痹’、‘肉痹’；全身骨节酸痛，骨萎缩变形合于‘骨痹’。临证以乌头、桂枝为主进行治疗。基本方是：制川乌、制草乌、桂枝、汉防己、全当归、桑寄生、川牛膝、玄参各9g，羌活、独活各4.5g，秦艽、炒防风各6g，伸筋草、连翘、生黄芪各12g，白芥子1.5g。加减：雷诺氏征明显者减玄参，加附子、丹参、泽兰、漏芦；肌肉关节酸痛麻者加泽兰、丹参、白薇、贯众；咳嗽加麻黄、前胡、桔梗；尿蛋白阳性加白术、黑料豆、玉米须、米仁根；肝脏损害加黄芩、香附、丹皮。”

八、文献摘录

1. 积雪草治疗硬皮病100例临床观察［苏立德．中医杂志，1985，26（12）：32］　作者报道积雪草（即落得打）提取物——积雪苷治疗硬皮病100例，取得一定疗效。其中系统性硬皮病45例（男性6例，女性39例），局限性硬皮病55例（男性19例，女性36例）。所有患者均予积雪草片（每片含积雪苷6mg），每日3次，每次3～4片，疗程一般为6个月至1年，最长者3年。结果：显效33例（系统性11例，局限性22例），好转49例（系统性24例，局限性25例），无效18例（系统性10例，局限性8例），总有效率为82%（系统性为77.8%，局限性为85.5%）。作者认为，积雪苷能抑制成纤维细胞的增殖，对上皮细胞具有赋活作用，使其细胞发生层活化。动物试验证明：该药可使动物体内酸性黏多糖和胶原量明显降低、抑制转酰氨基酶的活性，对结缔组织的基质和纤维成分有抑制作用，使酸性黏多糖的合成受到抑制。本组观察结果证实：本药可使患者大部分症状及体征获改善，并能改善体液及细胞免疫功能，唯对雷诺现象之改善欠佳。

2. 薄芝注射液治疗硬皮病48例报告［谢晶晖．中华皮肤科杂志，1986，19（5）：289］作者从1978年首先采用中国医学科学院药物研究所及扬州中药厂用薄盖灵芝研制成功的薄芝注射液治疗硬皮病，取得疗效。共治48例，男性16例，女性32例；年龄7～70岁，病期3个月至20年；局限性33例，系统性15例。治疗方法：薄芝注射液1～2支，每日肌注1次，3个月为1个疗程。或用薄芝注射液1支加2%利多卡因3～5ml，局限硬斑周围分5点皮下注射，每3日1次，3个月为1个疗程。二法可单独使用，亦可同时联合使用。结果：近期治愈率为16.7%，显效率为35.4%，好转率为31.2%，无效率为12.6%，死亡率4.1%。未发现任何局部及全身不良反应。

3. 顾兆农老中医治疗硬皮病1例［张洪林．山西医药杂志，1980，9（5）：66］　药用川桂枝13g，当归、苍术、白术各为15g，赤芍、制附片、干姜、羌活、独活各10g，生薏苡仁60g，丹参24g，鸡血藤、黄芪各30g。服药70剂病愈。

4. 中西医结合治疗全身性硬皮病100例临床分析［王德馨．中西医结合杂志，1983，3（4）：214］　以活血化瘀、调和营卫、补气养血、温补肾阳为主，基本方：党参、黄芪各15～30g，桂枝、赤芍、红花、陈皮、香附各9g，首乌、熟地、鸡血藤各30g，丹参15g，鹿角胶12g，甘草6g。阳虚畏寒明显者加附子3～9g，肉桂9g，关节疼痛明显者加秦艽、桑寄生各12g，乌梢蛇9g，便秘加当归15g、桃仁9g，指端溃疡疼痛明显加延胡索、乳香、没药各3g，阳痿加仙灵脾9g，脉结代者甘草改炙甘草9g，兼有肾阴虚佐以女贞子、龟板、地骨皮，兼脾胃虚寒佐以干姜、肉豆蔻，脾胃虚弱佐以白术、山药等。对36例发热、关节痛、血沉快者曾并用肾上腺皮质激素等；10例细胞免疫功能低下者，注射转移因子。疗程3个月至9年，一般为1年左右，结果：基本痊愈8例，显效43例，有效40例，无效4例，死亡5例。治疗前后临床检验指标对比分析，有不同程度改善。

5. 补中益气汤化裁治硬皮症［乔玉川．上海中医药杂志，1984，（12）：33］　作者以补气补血温肾药，改善皮下供血状况，促进经络通畅，活跃病变部位的新陈代谢，选补中益气汤加减：病在上肢、头面者，加红花、姜黄；病在下肢者去升麻，加牛膝、红花、制附片；病在四肢者加红花、桂枝；病位广泛者加麻黄、红花、桂枝、鹿角胶；伴食欲不佳，明显消瘦者，结合病位用药加神曲、鸡内金、炒谷芽。

6. 针灸治疗硬皮症1例［吴家庆．福建中医药，1984，（2）：61］　针灸治疗1例49岁女性患者。治则：散寒开腠，温阳通脉，活血化瘀。以循经取穴俞募配用相结合，分三组进行：①曲池、足三里、三阴交、血海、阳池、中脘、关元；②大椎、肾俞、命门、脾俞、膏肓俞、中脘；③神阙、气海、关元、肺俞、膈俞、阳池。方法：三组轮流交替每日1组，行子午补法，隔药饼（由附子、川草乌、细辛、桂枝、乳香、没药等组成）和姜片灸，每周4次，艾壮如花生米大，每穴3~5壮。治疗半个月腹胀消失，食欲增加，大便成形，1个月后诸症基本消失。嘱其出院后坚持每周灸2~3次巩固之。

7. 中药79－2片剂治疗硬皮病疗效观察［苑勰．中国医药学报，1987，（3）：3］ 本文报道以中药79－2片（当归、川芎、红花、葛根等药制成片剂，每片含生药1g，每次4~8片，每日3次）治疗各型硬皮病414例，并进行了与增肌注射液各76例的随机对照。79－2组显效率为53.9%，总有效率为94.7%，增肌组显效率为27.6%，总有效率为78.9%，经统计学处理，$P<0.01$，有显著性差异。实验室检查证实了该药确有改善血液循环及胶原纤维代谢、调节成纤维细胞功能等作用。长期使用无副作用。

8. 硬皮病30例临床观察［徐宜厚．中国医药学报，1987，（3）：43］ 根据硬皮病浮肿期、硬化期、萎缩期的临床特征，将其病位分别归纳于肺、脾、肾三脏论治。①卫弱肺虚，寒阻肌肤证（浮肿期为主）5例，治宜益气固卫，温阳散寒，方选人参胡桃汤加味（人参或重用沙参、胡核桃、炙黄芪、桔梗、桂枝、生熟地、天冬、麦冬、白术、茯苓、生甘草、五味子）；②脾肾阳衰，寒湿痹寒证（硬化期为主）18例，治宜温阳扶脾通痹，方选温阳通痹汤加减（党参、茯苓、生黄芪、炒薏苡仁、土炒白术、淡苁蓉、陈皮、巴戟天、淫羊藿、丹参、山药、橘络）；③元气虚怯，血阻孙络证（以萎缩期为主）7例，治宜扶元固本，理气通络，方选十全育真汤化裁（党参、炒白芍、黄芪、丹参、三棱、莪术、上肉桂、甲珠、炙甘草、路路通、山药、生熟地、橘络）。外治法分别施之，凡见皮肤处于浮肿期用菖蒲透骨草浸泡方（透骨草12g，石菖蒲、川乌、草乌各10g，蕲艾叶、红花、伸筋草、桂枝各10g，煎水先熏后泡），硬化期用红花桂枝酒（红花、桂枝各10g，50%酒精200~300ml，温熨按摩），营养不良溃疡按常规处理。此外，用灸法，如偏阳虚灸大椎、肾俞，或命门、脾俞，或气海、血海，或膈俞、肺俞。结果：中医组治疗25例，临床痊愈13例（占52%），好转9例（占36%），无效3例（占12%）；中西医结合组5例，好转3例（占60%），无效2例（占40%）。

9. 中医药治疗硬皮病30例临床疗效观察［张秉正．新中医，1988，（2）：39］ 作者分四型论治：①脾肾阳虚型，治宜温补脾肾，开腠散寒，方用阳和汤或回阳通脉汤加味（附片、肉桂、干姜、黄芪、苍术、穿心莲、甘草各30g，党参、白芍、桂枝、当归各15g）；②肺卫不宣型，治宜解肌散寒，宣肺通络，方用荆防败毒散加味；③肝郁血瘀型，治宜和肝健脾，补肾调冲任，方用理冲汤加减（黄芪、党参、白术、山药、知母、花粉、三棱、莪术、鸡内金；④气血双虚型，治宜气血双补，蠲痹通络，方用逐痛汤加减（黄芪60g，花粉、延胡索、牛膝各15g，当归、车前子、秦艽、落得打各30g，肉桂6g）。此外，有8例进行气功（真气运行健身功）、膏疗（活络油膏）综合治疗。结果：中药治疗22例，其中系统性16例，基本治愈1例，显著进步1例，进步12例，无效2例；局限性6例，基本治愈3例，进步2例，无效1例。中药加膏疗4例，局限性进步4例，中药加气功2例，系统性显著进步1例，进步1例；中药加气功加膏疗2例，系统性显著进步1例，局限性显著进步1例。

第六章　混合性结缔组织病

一、病名辨析

混合性结缔组织病（MCTD）是近年来所描述的一种结缔组织疾病综合征，Sharp 等于 1972 年报道并予以命名。其特征为具有系统性红斑狼疮、硬皮病或进行性系统性红斑狼疮、硬皮病或进行性系统性硬化症、多发性肌炎或皮肌炎三者相结合的临床表现，且伴有异常高滴度的抗核抗体，尤其对核的核糖核蛋白（RNP）抗原呈特异性。并发肾脏病变率较低，对皮质激素治疗有效，预后亦较好。中医文献无此类疾病的记载，但在临床中抓其主症而施治，尚可取得显效。

二、病因探析

正气不足，或失于保养，致卫外的作用暂时失固，外邪即可乘虚而入，诚如《素问·评热病论》所说："邪之所凑，其气必虚。"然而，病邪致病，有生于阴，亦有生于阳，故其临床证候又各不相同，所以，《素问·调经论》说："夫邪之生也，或生于阴，或生于阳。其生于阳者，得之风雨寒暑；其生于阴者，得之饮食居处，阴阳喜怒。"具体而言，既有肝肾不足，冲任失调，阴虚内热的一端，又有脾气不健，寒湿内侵，阻于络道，以致气滞血瘀一端。总之，先天、后天均有紧密的内在联系。

三、诊断与鉴别诊断要点

（一）诊断要点

本病发病年龄可以从 5 岁至 80 岁，平均 37 岁。约 80% 病人为女性，尚无种族或民族差异。

1. 早期临床表现　某些病例一开始就可表现为 SLE、PSS、肌炎的典型现象，三组征象可同时发生。早期症状多轻微，如雷诺征多轻微，如雷诺现象、肌肉痛、关节痛、疲劳。实验室检查仅显示为高球蛋白血症及可疑抗核抗体阳性，经数月或数年后可进展为典型的本病表现而确诊。本病的 85% 病例可有雷诺现象，肌肉无力或虚弱（有或无疼痛或触痛）可为初起征象而可拟诊为多发性肌炎。胸膜炎、心包炎亦可为早期征象，如合并发热、关节痛、红斑性皮疹，可被诊断为 SLE。小儿早期可被诊断为幼年型类风湿关节炎、肾脏、心脏受累及血小板减少症在本病中早期较成人为多见。少数病例早期表现为劳动后呼吸困难的肺部受累表现，以及淋巴腺病为主拟诊为淋巴瘤的早期表现。

2. 系统表现

（1）皮肤表现：皮肤表现中最常见的现象是手的肿胀，约见于 2/3 以上患者，特别是手指可呈锥形的腊肠样表现，皮肤绷紧、增厚，并伴显著水肿，毛细血管扩张征象在本病常见。狼疮样皮疹分急性、弥漫性、非瘢皮性、红斑性病损和慢性盘状皮肤病损，后者常见，约占 40%。

其他皮肤表现，包括指节萎缩性红斑和皮肌炎所见相似的眼睑周围紫红色皮疹，播散性非瘢痕性脱发以及色素异常（色素减退或增加），面部和手的脱屑性毛细血管扩张症和指甲周围的毛细血管扩张症。

（2）食管运动异常表现：食管运动功能障碍在本病常见，约2/3患者可出现，以食管连续X线摄片和测压计测定35例本病患者可见80%患者有食管功能障碍，其中包括70%无症状病人。功能异常的特征表现为上下食管括约肌压力减低和食管远端2/3蠕动度的减低，食管功能障碍的严重性往往和本病的持续时间成正比。

（3）肺部表现：肺部受累是本病的常见表现，约有2/3患者有肺弥散功能减退，限制性通气功能障碍仅见于半数患者。肺功能障碍除减退为正常的30%～70%外，还有肺活量减低。胸片显示弥漫性间质性浸润，肺残气量减少或胸膜疾病。少数出现呼吸困难和（或）肺动脉高压。

（4）心脏表现：本病的心脏表现虽较肺部受累少见，然而近来报道64%的小儿患者有心脏受累，包括心包炎、心肌炎和主动脉瓣关闭不全，以致心力衰竭。心包炎有时可为本病的主要临床现象，开始可误诊为病毒性心包炎，持续观察后始纠正诊断。

（5）肾脏表现：本病的肾脏表现较少见，1972年Sharp的原始报道中（25例）无一例有肾脏损害，然而，以后的报道中肾损害逐渐增多。本病肾损害表现为蛋白尿和血尿。虽然一般均较轻，但亦有死于进行性肾衰竭者，有血尿、蛋白尿、管型尿患者进行肾活检，可见弥漫性膜型肾小球肾炎、局灶型肾小球肾炎和仅有系膜增生。

（6）关节和肌肉异常：几乎所有病人都有不同程度的多个关节痛，约3/4病人有显著关节炎，被误诊为类风湿关节炎，伴罕见的雷诺现象和肌病，虽然本病关节炎一般无畸形，但亦有报告本病有关节糜烂侵蚀、畸形者。这些病变多相对地限制在手及腕部，偶可发现有皮下结节。肌肉症状常见近端肌肉的疲劳无力，伴有或无触痛，肌酸磷酸激酶和醛缩酶、谷草转氨酶上升，肌电图提示为典型的炎症性肌病。

（7）神经系统表现：10%～50%患者有严重的神经系统异常，但并不构成临床主症。常见征象是三叉神经病变，其次为躯体性精神综合征，如妄想型精神病、进行性木僵、定向识别力减退、血管性头痛、无菌性脑膜炎、癫痫大发作、多发性周围神经病变、脑出血或梗死、小脑共济失调等。

（8）血液系统表现：30%～40%患者有中等贫血及白细胞减少，Coombs阳性溶血性贫血和血小板减少症少见，然而，近来报道的14例儿童，6例有严重的血小板减少，包括2例需脾切除，1例因颅内出血而死亡。

（9）其他表现：发热和淋巴腺病（常大部分淋巴累及）约见于1/3病例，肝、脾肿大亦可发生。肠道亦可累及，引起功能障碍，导致痛性痉挛、胀气、便秘和腹泻交替以及吸收不良。此外，与本病合并发生的有干燥综合征、桥本甲状腺炎和持续性声音嘶哑等。

（10）实验室检查：CPK（肌酸磷酸激酶）、aldolase（醛缩酶）、SGOT（血清谷草转氨酶）显著升高，约3/4病例有高球蛋白血症，常达20～50g/L，荧光抗核抗体的滴度增高一般为>1∶50，常可至>1∶1000，在高稀释度可产生颗粒型，低稀释度时偶可产生核块或周边型，但较高稀释度时又成为颗粒型。约半数病人类风湿因子呈阳性，有时滴度很高。血清补体水平约25%病人轻度至中度减低。天然DNA的抗体及LE细胞并不多见。因此，本病典型的血清学特征是：①高滴度颗粒型的ANA；②高滴度的ENA抗体血凝反应；③Smi抗体的血凝反应阴性；④天然DNA抗体和LE细胞罕见；⑤抗体正常或偏高。

（二）鉴别诊断

本病需要与SLE、系统性硬化症、多发性肌炎等疾病进行鉴别。详见表6－1。

表6－1　MCTD的鉴别诊断

	MCTD	SLE	硬化症	多发性肌炎
雷诺现象	＋＋＋＋	＋	＋＋＋＋	＋
肿胀的手	＋＋＋	罕见	＋＋＋	罕见
食管运动障碍	＋＋＋	＋	＋＋＋	＋
肺部病变	＋＋＋	＋	＋＋	＋
肌炎	＋＋＋	罕见	＋	＋＋＋＋
多关节炎	＋＋＋＋	＋＋＋	＋	＋
淋巴腺病	＋＋	＋＋	罕见	罕见
白细胞减少	＋＋	＋＋＋	罕见	罕见
严重肾脏疾病	＋	＋＋＋	＋＋	罕见
严重中枢神经系病变	＋	＋＋＋	罕见	罕见
泛发性硬化症	＋	罕见	＋＋＋＋	＋
高球蛋白血症	＋＋＋＋	＋＋＋	＋	±
高滴度RNP抗体	＋＋＋＋	＋	罕见	0
天然DNA抗体	＋＋＋＋	＋	罕见	
Sm抗体	罕见	＋＋＋	0	0
LE细胞	＋	＋＋＋	＋	罕见
低补体血症	＋	＋＋＋	＋	罕见

四、辨证施治

（一）内治法

1. 寒凝血瘀证　初起指（趾）端苍白、发凉，继而呈现紫暗色，再转暗红，最后皮肤色泽恢复正常，自觉麻木或刺痛，或热感，或肿胀，遇冷则上述症状加剧，遇暖则缓解，若因情绪激动又可诱发，舌质淡红，苔薄白，脉沉细。治宜温阳散寒，活血通络。方选桃红四物汤加减：制川乌（先煎）、桂枝、赤芍、当归、川芎、红花、桃仁、炙地龙各10g，桑枝30g，黄芪、熟地各12g，生甘草6g，大枣5枚。

2. 阳虚血瘀证　手指或足趾肿胀，关节酸痛，活动受碍不灵活，伴见面色萎黄，畏寒肢冷，腰酸肢软，纳呆，便溏，月经紊乱，或遗精阳痿，舌质淡红且胖，苔薄白，脉细缓。治宜补肾壮阳，温经和营。方选麻桂四物汤加减：熟地18g，当归、桂枝、净麻黄、川芎、秦艽、威灵仙、白芍、羌活各10g，鹿角片12g（先煎），丹参30g，益母草15g。

3. 阴虚血瘀证　手部弥漫性肿胀，伴有毛细血管扩张，盘状局限性红斑，或在手指关节背面有皮肌炎样的萎缩性红斑，指端粗厚，指关节伸侧面粗糙，甚至指端发生溃疡或坏死，或面部伴有蝶形红斑样皮损等，往往伴有发热，关节疼痛，肝脏损害，或有蛋白尿，舌质红，苔剥或无苔，脉细数。治宜养阴清热，益气活血。方选益胃汤加减：生地30g，山药、丹参、鸡血藤、黄芪、沙参各15g，玄参、天麦冬、石斛、玉竹各12g，白花蛇舌草45g，虎杖、乌蛇、六月雪、鹿含草各10g。

加减法：发热加生石膏、肥知母、黄柏，肝脏损害加川楝子、半枝莲、平地木、连翘，尿蛋白加大蓟根、薏苡仁根，月经不调加当归、赤白芍，关节酸痛加蛇莓、茅莓根，自汗、盗汗加生牡蛎、生黄芪，大便干结加全瓜蒌、麻仁、郁李仁等。

（二）外治法

指（趾）端肿胀或苍白青紫时，选用红灵酒外擦，每日1～2次；若如现溃疡或坏死，外敷红油膏，每日1次。

五、专方荟萃

1. 益母草、灵磁石各30g，丹参、玄参各15g，川芎、丹皮、桂枝、补骨脂、黄柏、肉苁蓉各9g，水牛角粉30g，生甘草各3g。水煎服。

2. 雷公藤片或昆明山海棠片，每日3次，每次3～5片，口服。

3. 丹参制剂　丹参片、复方丹参片、丹参针剂。分别予以口服、肌注或静脉滴注。

六、调摄护理

注意室内保温，避免寒冷时外出，或外出时用保温手袋等辅助疗法。

七、预后判断

本病预后虽较佳，但亦有死于本病者，其死亡原因包括肾衰竭、肺部疾病、心肌梗死、结肠穿孔、脑出血等。

八、文献摘录

1. 皮肤病研究［秦万章．上海科技出版社，1990：213］　秦氏曾对97例SLE的OCD，29例DM或PM的OCD，21例PSS的OCD，32例Sjs的OCD以及65例MCTD进行分析，通常结合症状分9型论治：①阴虚内热：治以养阴清热，滋阴降火，六味地黄丸为主方；②气阴两虚：治以益气养阴，补中益气汤合大补阴丸为主方；③热毒炽盛，治以凉血护阴，清热解毒，清营汤合石膏生地煎为主方；④气滞血瘀：治以柔肝理气，活血化瘀，柴胡疏肝散合逍遥散为主方；⑤心阳不足：治以益气温阳，养心安神，炙甘草汤为主方；⑥痰迷心窍：治以豁痰开窍，平肝息风，天麻钩藤饮合安宫牛黄丸为主方；⑦风热湿蕴：治以祛风清热，利湿和胃，消风散合三黄汤为主方；⑧湿热交阻：治以清火健脾，利湿解毒，除湿胃苓汤为主方；⑨肺卫不宣：治以宣肺利湿，通络化瘀，荆防败毒散为主方。治疗结果，除临床症状有不等程度改善外，还能发现血、尿常规和肝、肾、心功能，以及体液免疫、细胞免疫均有不同程度的好转，有效率为76%～94%。

2. 混合性结缔组织病辨证论治初探［杨虎天．中医药国际学术会议论文集．中国学术出版社，1987：201］　按中医辨证将20例MCTD分四型论治：①瘀热阻络（5例）：症见两颧红赤，心热，关节酸痛，手指肿胀，指（趾）苍白青紫等，治以和营化瘀，清热通络，方用桃红四物汤加减；②寒凝血滞（4例）：症见面色㿠白，指（趾）端厥冷，遇寒重，得暖轻等，治以通阳和营，活血通络，方用当归四逆汤加减；③肝肾阴亏（6例）：症见面色少华，头晕乏力，口干烦渴，骨痛酸软等，治以补益肝肾，方用六味地黄丸加减；④气血两虚（5例）：症见面色萎黄或无华，纳谷不香，头昏乏力等，治以补益气血，方用归脾汤加减。结果均获得不同程度疗效。

3. 混合性结缔组织病的辨证施治（附14例临床分析）［马绍尧．中国医药学报，1988，(3)：50］ 马氏根据全身证候和皮肤损害分三型施治：①寒凝血瘀证：指（趾）端苍白、发凉，麻木或刺痛，继而出现紫暗、肿胀，遇冷加重，得温缓解等。治宜温阳散寒，活血通络。药用：制川乌9g（先煎），桂枝、赤芍、当归、川芎、红花、桃仁、炙地龙各10g，桑枝30g，生甘草3g，大枣15g。②阳虚血瘀证：手指肿胀，关节酸痛，活动不利，伴有面色萎黄、畏寒肢冷、纳呆便溏等，治宜补肾壮阳、温经和营，药用：熟地18g，鹿角片12g，仙灵脾、丹参各30g，锁阳、肉苁蓉、桂枝、麻黄、秦艽、威灵仙、羌活各9g，益母草15g。③阴虚血瘀证：手部弥漫性肿胀，关节疼，发热，蝶形红斑等，治宜养阴清热，益气活血，药用生地、鸡血藤、白花蛇舌草、鹿含草、六月雪、虎杖、生黄芪、丹参各30g，玄参12g，天麦冬各9g，炙地龙、乌梢蛇各15g。治疗14例，获显效6例（症状消失，各项化验正常），好转6例，另2例加用激素。

4. 中医药治疗16例混合结缔组织病的观察［秦万章，临床皮肤科杂志，1982，11(2)：62］ 治疗方法：采用综合治疗。①辨证复方：益母草30g，丹参15g，川芎9g，丹皮9g，桂枝、补骨脂、黄柏、肉苁蓉各9g，灵磁石30g，玄参15g，广犀角粉、生甘草各3g等，随症适当加减，每日1剂，煎汤内服。11例患者间断服用。②单味药：雷公藤制剂，每日口服药总量相当于生药30~45g，糖浆10~15ml，日服3次，片剂3~5片，日服3次。16例全过程或间断应用此药。丹参制剂：丹参片、复方丹参片口服，丹参针剂肌注或静脉滴注，8例患者间断应用。③肾上腺皮质激素：10例在观察前已用激素，但病情仍波动，应用中药时，逐步递减或停用激素。治疗效果：16例中显效8例，有效7例，见效时间为2周到2个月不等。

第七章　重叠综合征

一、病名辨析

重叠综合征又名重叠胶原病。本病为一组独立性的疾病，其特点是同一病例有同时诊断两种结缔组织病的足够证据。或者除结缔组织疾病外，类似的边缘性疾病或自身免疫性疾病亦可合并存在，如慢性甲状腺炎、自身免疫性溶血性贫血等，亦可归属于重叠综合征范围内。重叠综合征简称 OL 综合征。

古人很早就注意到疾病在其演变发展过程中所表现出来的重叠现象。《素问·阴阳应象大论》提出："重阴必阳，重阳必阴。"张景岳解释说："重者，重叠之义。"《素问·阴阳别论》说："二阳一阴发病，主惊骇背痛，善噫善欠，名曰风厥。"二阳，指胃与大肠，一阴，指肝与心。其症状有肝胃发病，主惊骇；大肠经发病，主背痛；心经邪客，主病嗳气（即噫）；肾经发病，主呵欠。综合所述，"肝主风，心包主火，风热为邪，而阳明受之，故病名风厥"（《类经·阴阳发病》）。总之，这种从整体观点来研究某一组织疾病的内在联系，对今人认识重叠综合征颇多启迪。

二、病因探析

本病初期以肾阴不足为主，但亦有始见肾阳虚损两者之间，既可阴病损阳，又可阳病损阴，后期则出现阴阳俱亏。兹分述如下：

1. 肾阴不足　肾脏阴津滋润各脏。肾阴不足，导致精不化血；在肝，则出现肝阳偏亢；在心，则出现心肾不交；在肺则现肺阴耗伤，变生阴虚内热诸症。

2. 肾阳虚损　肾阳温煦各脏。肾阳虚损，容易变生诸寒之证，其中以火不生土、脾阳衰弱最为突出。

3. 阴阳俱亏　阳根于阴，阴根于阳。肾的阴阳盛衰常能反映整个机体阴阳的虚实，特别是久病之后，阴阳俱亏更是普遍和多见。

三、诊断要点

1. 红斑狼疮 – 硬皮病重叠综合征　①发病初期可见到系统性红斑狼疮的典型表现；②相继出现皮肤硬化，吞咽困难，口张不大，肢端青紫或冰冷，顽固性皮肤溃疡。

2. 红斑狼疮 – 皮肌炎重叠综合征　①多发于女性；②发热，关节痛，典型蝶形红斑等；③颜面，尤其上眼睑和眼眶周围，呈现暗紫色红斑和肿胀；④四肢近端、肩、颈区域的肌肉紧张、压痛，活动时或者上楼时，这种疼痛更趋加剧。

3. 红斑狼疮 – 大动脉炎重叠综合征　①男性患者多于女性；②初起时发热，关节肌肉疼痛，体重减轻，皮肤上可见青斑、紫斑、结节、多形红斑、溃疡、坏死等多种损害；③多系统受累，如咳嗽、气喘、胸痛、咯血（肺），惊厥、抽搐、昏迷、肢体瘫痪、视力障碍（中枢神经），呕血、便血、腹泻及肝与胆囊梗塞或出血（消化系统）等。

4. 红斑狼疮－干燥综合征 ①患者以女性居多，约占88%，男女之比为1∶9，②发病年龄以40～60岁为主，小儿少见；③除眼、口干燥外还可见到多脏器、多组织损伤等症状，其中尤以关节疼痛、皮肤干燥、蝶形红斑、雷诺征、心包炎、肺炎、食管炎、慢性间质性肾炎等多见。

5. 据文献报道，结缔组织病相互重叠的现象时有发生，归纳如表7－1。

表7－1 结缔组织疾病中重叠综合征的发病率（恒松氏，1974年）

	例数	SLE%	PSS	DM PM%
SLE	66		4.5	1.5
PSS	39	7.7		2.5
DM、PM	12	8.3		
PN	5			
RA	24	4.1	8.2	
AIHD	45			
慢性甲状腺炎	337	1.2	0.6	0.3
类狼疮肝炎	15			

	RA%	AIHD%	Chr Thyr%	Lupoid H%	其它%
SLE	1.5	7.5	6.0		ITP3.0 TTP1.5
PSS	5.0		5.0	2.5	SJS2.6
DM. PM			8.3		SJS8.3
PN		4.0			
RA			8.2		SJS4.1
AIHD			4.4		
慢性甲状腺炎	5.6	0.3		3.8	SJS0.6
类狼疮肝炎			3.3		

附：大藤真氏和铃木辉彦氏的分类（有利于诊断的确定），详见表7－2、表7－3。

表7－2 大藤真氏重叠综合征的分型分类

Ⅰ型：2种以上的结缔组织病共存

①相同或重复的症状或体征在不同的时间内出现：

如：RA→SLE，SLE→PSS等

②同时出现，但以某一疾病为主：

如：SLE＋PSS，SLE＋RA，DM＋PSS等

Ⅱ型：2种以上的结缔组织病不典型或不完全的征象混在一起，但又很难归入于哪一类疾病。有时提示为一新的临床疾病或综合征如Feity综合征，混合性结缔组织病（MCTD）等

Ⅲ型：结缔组织病，及其类似疾病和其他自体免疫疾病共存

例如：SLE＋AIHA（自身免疫性溶血性贫血）

SLE＋ITP（持发性血小板减少性紫癜）

SLE＋自体免疫性或慢性甲状腺炎

干燥综合征＋自身免疫或慢性甲状腺炎

表 7-3 铃木辉彦重叠综合征的分型分类

Ⅰ型：同时合并型：2 种以上的结缔组织病同时合并存在 如：SLE + PN（结节性多动脉炎），SLE + DM，PSS + DM 等
Ⅱ型：经时型：2 种以上的结缔组织病在不同时间内合并存在：如 SLE + PN（结节性多动脉炎），SLE + DM，PSS + DM 等
Ⅲ型：不全型：2 种以上可疑的或不完全的结缔组织病合并存在，但归于哪一类综合征或疾病又发生困难，不能确定诊断如 MCTD 归于这一型

四、辨证施治

（一）内治法

1. 脾肾亏虚证（红斑狼疮-硬皮病重叠综合征） 时有低热，体倦乏力，难任劳作，肢端冰冷，皮肤发硬，冬天尤重，偶有冻疮或者溃烂，食少乏味，大便稀溏，头晕目眩，夜寐欠安，舌质淡红，苔薄白，脉虚细且弱。治宜健脾益肾，填精补气。方选斑龙丸加减。鹿角胶（烊化）、枣仁、党参、肉苁蓉、制附片各 10g，鹿角片、熟地黄、枸杞子、黄芪各 12g，龟板 10～15g（先煎），当归 6g。

2. 实热邪胜证（红斑狼疮-皮肌炎重叠综合征） 起病较急，偶尔有壮热不退，肌肉关节疼痛乏力，眼睑四周呈血玉色水肿，食少，周身疲倦，口干喜饮，舌质红微绛，苔黄腻，脉细数。治宜清热解毒，凉血护阴。方选解毒清营汤加减。生玳瑁（先煎）、凌霄花、延胡索、赤芍各 10g，金银花、白茅根各 30g，生地、野菊花各 15g，炒丹皮、红花、炒栀子各 6g，连翘 10～15g。

3. 虚寒正衰证 病程迁延日久不愈，眼周皮疹暗红或淡红，倦怠头晕，食少纳差，偶有腹胀便溏，形体消瘦无力，夜寐欠安，周身肌肉酸重或痛，舌质淡红，伴胖有齿痕，脉沉细而微。治宜温补脾肾，调和营卫。方选右归丸合桂枝龙骨牡蛎汤加减。鹿角胶（烊化）、山萸肉、当归各 10g，熟地黄、熟附片各 10～15g，山药、菟丝子、龙骨、牡蛎各 15g，上肉桂 3～6g，黄芪 12g。

4. 气滞血瘀证（红斑狼疮-大动脉炎重叠综合征） 皮下结节、紫斑，严重时还会发生溃疡，低热，午后尤重，头痛时轻时重，食少，干呕，重者即使饮水也会呛出，心慌，急躁，夜不入睡，部分病例的后期出现昏迷，肢体瘫痪，或故作恶态等，舌质紫暗，苔少，脉沉涩。治宜理气通脉，活血祛瘀。方选血府逐瘀汤加减。当归、生地、红花、牛膝各 10g，桃仁 12g，枳壳、赤芍、甘草各 6g，柴胡 3g，桔梗、川芎各 4.5g。

加减法：瘀在心加麦冬、五味子、丹参、石菖蒲、三七，瘀在脘腹加乳香、没药、香附、九香虫、乌药、延胡索，瘀在下肢加片姜黄、金头蜈蚣、金铃子、全蝎，正气不足或阳虚加党参（人参）、黄芪、肉桂、附块，阴虚而血分有热，重用生地，加炒丹皮、焦栀子，瘀血日久酌加蜈蚣、细辛、全蝎等。

5. 湿热阻滞证（红斑狼疮-干燥综合征） 身热不扬，胸闷纳减，口干，口臭，眼干，渴不多饮，口苦，小便短黄灼热，舌质红，苔黄腻，脉滑数。治宜除湿清热，健脾和胃。方选平胃散合二妙丸化裁：苍术、厚朴、枳壳、砂仁（后下）、玫瑰花、佛手片各 6g，黄柏、藿香、陈皮各 10g，谷麦芽、生薏苡仁各 10～15g。

6. 阴液亏虚证 低热，容易遭受外邪六淫的侵袭，口干舌燥，食不知味，咽干，吞下困难，形体日渐瘦削，皮肤干燥，毛发焦枯，鼻干不知香臭，偶有痰中带血，双目干涩，视物不清，关节肌肉疼痛，舌质红或有龟裂，苔少或无苔，脉细数。治宜滋阴养液，甘凉濡润。方选滋燥汤加减：天冬、白芍各 10～12g，麦冬、花粉、秦艽、阿胶（烊化）各 10g，生地 10～15g，沙参15g，山萸肉、何首乌、枸杞子各12g，炒知母6g。

加减法：大便难，病位在大肠，加火麻仁、郁李仁；干咳或痰中带血，病位在肺，加川贝母、百合、梨皮、藕节；目赤，关节、肌肉酸痛，病位在肝，加沙苑子、羊肝、鸡血藤、桑寄生、怀牛膝。

（二）外治法

皮下结节顽固不化时，拟用胆南星，醋磨取浓汁，外涂，每日2～3次，溃疡则按常规处理。适用于SLE＋PN。

（三）针灸疗法

毫针法：主穴肾俞、命门、气海，配足三里、三焦俞、三阴交、太溪。施补法，针刺得气后留针30分钟，拔针后加灸3～5壮，1～2日1次。

五、专方荟萃

1. 全鹿丸（《景岳全书》），或黄芪五物汤（《金匮要略》），适用于SLE＋PSS，SLE＋DM偏阳虚证。

2. 无比山药丸（《大同方剂学》），或五痿汤（《医学心悟》），或琼玉膏（《洪氏集验方》），适用于SLE＋DM，SLE＋SIS偏阴虚证。

3. 乳香宣经丸（《大同方剂学》），适用SLE＋PN偏血瘀证。以上详见附方。

六、调摄护理

1. 劳逸适度 病情活动期应卧床休息，给予中西医结合治疗；病情缓解期可量力而行，从事轻微的体育活动，让机体保持劳要有节、逸要适当的良好状态。

2. 增强营养 饮食应予营养丰富、容易消化的高蛋白食品，如瘦肉、鸡蛋、豆腐、花生、山药粉、百合、藕粉、燕麦片、鲜羊肉之类。

3. 重视早期诊断 大凡病人在40岁以上者，应该定期或不定期（至少2～4周）检查1次，特别要注意复查临床体征及必要的实验室检查，提防体内发生胃癌、乳腺癌、肺癌、卵巢癌等恶性肿瘤。

4. 尽量避免怀孕 鉴于患者在妊娠或分娩阶段，均可致使病情的明显恶化或反复，故遇此病的女性患者应劝其避免妊娠。

七、预后判断

以SLE或PSS为基础疾病，并与单纯的SLE和PSS相比较，其结果SLE和PSS的5年生存率为70%以上，而重叠综合征的5年生存率为30%，两者有显著差异。重叠综合征死亡的原因有心力衰竭、中枢神经损害、食管静脉瘤破裂等，死于肾衰竭者少见。

八、医案精选

患者女，38岁。1971年在农场劳动，突然高热（T39.6℃），继而关节疼痛，下床活动颇感困难。时隔2个月，尿中出现蛋白（＋＋），全身中度浮肿，某院以“肾炎”收入住院。经多种治疗后仍然低热，关节疼，尿蛋白。后怀疑亚急性系统性红斑狼疮，收住我院。周围血液中查到狼疮细胞，抗核因子阳性，血沉97mm/h，贫血，尿蛋白（+++）。经中西医结合治疗，病情缓解出院。1973年患者自觉全身皮肤紧张发硬，如绳所缚，脸部表情淡薄，鼻准变尖，口张不大，指端苍白冰冷。活体组织检查报告：系统性硬皮病。经用中药治疗为主，辅以小剂量激素，病情渐好。1975年患者多次反映，双目干涩，视力减退，鼻腔干燥，终年无涕，口干，咽食困难，需要汤水送下，遂再次入院。入院后发现皮肤干燥，糠秕鳞屑较多。口腔科会诊：发现唾液腺开口萎缩。眼科会诊：Schirmer氏试验，泪液分泌减少，泪点阻塞。治疗经过：据当前主症，分3阶段治疗。第1阶段主症：低热，关节疼，浮肿，尿蛋白（+++）。辨证：肾失封藏，阴损及阳，治宜益肾秘精、平补阴阳。处方：熟地、山萸肉、巴戟天、楮实子各12g，山药、茯苓、金樱子、泽泻各15g，制附片、五味子、肉苁蓉、枸杞子各9g，煎服。集中治疗86天，病情缓解。第2阶段主症：皮肤僵硬，口张不大，肢厥肤冷。辨证：肾阳亏损，寒滞经络。治宜温肾助阳，散寒通络。处方：巴戟天、肉苁蓉、山萸肉、山药、熟地、枸杞各12g，制附片（先煎）、楮实子、黄芪、续断各15g，小茴香、茯苓、党参、怀牛膝各9g，煎服，连续治疗67天，皮肤松懈、变软，将药方制成膏剂，缓缓涂之，约有1年半的时间。患者自认为诸患俱平，中西药均停服，于是出现第3阶段的临床症状：双目干涩，鼻腔干燥，口干，难咽食物等。辨证：肾阴虚损，精血衰少。治宜养精益血，阴阳平补。处方：山药、干地黄各15g，龟板（先煎）、天冬、麦冬各12g，枸杞、肉苁蓉、巴戟天、玄参各9g，楮实子、炒杜仲、远志、五味子各6g。调治113天后，诸症见好。[中华皮肤科杂志，1981，14（2）：98]

九、文献摘录

1. 三藤方［秦万章．中国中医秘方大全，199］ 雷公藤、红藤、鸡血藤各等份制成糖浆，每毫升含生药各1g，每日服3次，每次10~15ml。经过2个月以上时间的治疗，重叠胶原病Ⅰ型16例中，4例显效，6例有效，总有效率达62.5%，重叠胶原病Ⅲ型21例中，10例显效，8例有效，总有效率达85.7%。

2. 徐氏肢原方［徐宜厚．中国中医秘方大全，200］ 熟地、巴戟天、楮实子各12g，山药15g，枸杞、肉苁蓉各9g，水煎服。加减：第1阶段，低热、关节痛、浮肿、尿蛋白强阳性，加山茱萸12g，茯苓、金缨子、泽泻各15g，制附片、五味子各9g；第2阶段，皮肤僵硬、口张不大、肢厥肤冷，加山茱萸12g，制附片、黄芪、续断各15g，小茴香6g，茯苓、党参、怀牛膝各9g；第3阶段，双目干涩、鼻腔干燥、口干、食难咽下等，加龟板、天冬、麦冬12g，玄参9g，炒杜仲、远志、五味子各6g。应用于1例系统性红斑狼疮、硬皮病和干燥综合征重叠发病的中年女性，按上述3个阶段分别用药治疗共113天，诸症好转。经5年随访观察，未见异常改变，并已参加轻微工作。

第八章　脂膜炎

一、病名辨析

皮下脂肪又称脂膜。脂肪细胞很脆弱，容易受外伤、寒冷、局部缺血和邻近组织炎症影响，使脂肪细胞发生变性、坏死，造成脂膜炎。脂膜炎的种类很多，但本章主要讨论结节性发热性非化脓性脂膜炎，又称 Weber - Christian 综合征。Pfeifer（1892）首先描述，Gilchrist 等（1916）报告第 2 例，Weber（1925）报告第 3 例。Christian（1928）报告 1 例强调发热在本病症状中的重要性，Brill（1936）提出本病全称。在国内江绍基（1952）首先报告 1 例，以后各地陆续有报告。

本病为原发于脂肪层的炎症，呈急性或亚急性经过，反复发作，女性多见，青壮年好发，但各年龄均可发生，不少报告发生于婴幼儿。文海泉（1986）统计国内发生于儿童的 16 例中最幼者为 50 天。迄今已有很多报告证实脂肪层炎症不仅限于皮下，亦可发生于内脏、腹膜或大网膜，临床上出现多脏器损害症状，因此本病为一全身疾患，Steinberg（1953）建议改称“全身性脂膜炎”。

本病类似于中医学“恶核”，恶核病名出自《肘后备急方》。恶核在中医文献里论述颇多，如《诸病源候论》说：“恶核者，肉里忽有核，累累如梅李，小如豆粒，皮肉燥痛，左右走身中，卒然而起，此风邪夹毒所成……不即治，毒入腹，烦闷恶寒即杀人。久不瘥，则变作瘘。”唐代以后的《千金翼方》《医心方》等书也均有记载。从这些医籍的描述来看，十分类似结节性脂膜炎。今人赵炳南称本病为“血凝结节症”，顾伯华认为“皮中结核”，还有人认为类似“梅核丹”等。

二、病因探析

饮食失节，起居不调，湿邪内蕴，郁久化毒，阻滞经络，凝聚体肤，酿成硬结；或脾运不健，痰湿内生，外受风毒侵扰，气血阻遏，痰浊壅滞，结聚肌腠，久而成病。

1. 风邪夹毒　风毒外袭，阻于络道，影响阴阳失调，气血不和，遂在皮中结核。

2. 痰热互结　内有湿痰，外感风热，两者凝滞互结，阻于经络，逆于肉里而成结块不化。

3. 药毒内攻　误食有毒药物，或者过剂伤人，其药性刚烈，化为毒火，阻塞经络，故症见焮赤结核。

三、诊断与鉴别诊断要点

（一）诊断要点

1. 皮下结节　是本病主要症状，成批出现，结节大小不等，直径 0.5 ~ 10cm 以上，中等硬度，境界清楚。结节开始于皮下，发展后轻度隆起皮面，表面皮肤可潮红、浮肿，少数结节仍

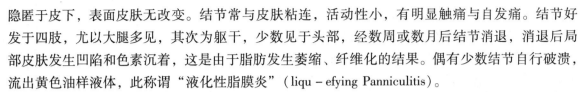

隐匿于皮下，表面皮肤无改变。结节常与皮肤粘连，活动性小，有明显触痛与自发痛。结节好发于四肢，尤以大腿多见，其次为躯干，少数见于头部，经数周或数月后结节消退，消退后局部皮肤发生凹陷和色素沉着，这是由于脂肪发生萎缩、纤维化的结果。偶有少数结节自行破溃，流出黄色油样液体，此称谓“液化性脂膜炎”（liqu－efying Panniculitis）。

2. 发热 发热常先于皮疹或同时发生，有低热、不规则热或高热，持续时间不定，通常在皮疹出现数日后，发热逐步上升，可达40℃，呈弛张型，持续1～2周后逐渐下降。发热时伴有乏力、食欲减退、肌肉和关节酸痛等全身症状。发热并非必见症状，约有10%～15%患者无发热，仅出现皮肤结节。

3. 内脏损害症状 本病侵犯内脏脂肪者虽属少见，但预后严重。视受损脂肪部位不同，出现不同症状。侵犯肠系膜、大网膜、腹膜后脂肪组织，可出现腹痛、腹胀、包块、脂肪性下痢、小肠穿孔、腹膜炎等症状。肝脏受损出现肝大、肝功能异常、黄疸等。国内报告，儿童患者肝、脾损害的发生率较成年人高。骨髓受侵犯出现骨髓抑制、白细胞减少、贫血和血小板减少。其他可出现关节炎、肺门阴影、胸膜炎、胸痛、精神障碍、意识不清、痉挛、脑膜炎症状、心肌肉芽肿性炎和淋巴结肿大等。伴有严重内脏损害者预后较差，可死于循环衰竭、出血、败血症和肾衰竭。内脏症状可先于皮肤症状，在无皮肤症状时诊断较困难。

4. 实验室检查 白细胞总数增加或偏低，中性白细胞左移，血沉增块。后期贫血，肝、肾受损时有蛋白尿、血尿和肝、肾功能异常。血清白蛋白与球蛋白比例降低或倒置，免疫球蛋白升高。有报告发作期血清补体值降低，淋巴细胞转化率降低，显示体液和细胞免疫功能异常。亦有报告发生肾上腺皮质功能减退和出现冷球蛋白血症。

（二）鉴别诊断

1. 结节性红斑 春秋季好发，结节分布于小腿伸侧面，呈对称性，不破溃，经3～4周后结节消退。消退后局部皮肤不发生凹陷。全身症状较轻。

2. 结节性多动脉炎 有多脏器损害症状，皮疹多形，结节常沿血管排列，经过慢性。病理上主要侵犯真皮深部与皮下交界处的中、小动脉，管壁有纤维素样坏死、中性白细胞浸润和核碎裂等坏死性血管炎变化。

3. 结节性血管炎 侵犯皮下中等口径血管，以静脉为主。结节常发生于小腿，沿血管排列，经过慢性，全身症状轻微。病理上呈肉芽肿样改变，血管腔内常有血栓形成。

4. 硬红斑结节 紫红色，位于小腿屈侧，破溃后形成穿掘性溃疡，经过慢性。病理为结核性肉芽肿样变化。

四、辨证论治

（一）内治法

1. 风毒证 皮中痰核，累累似串，焮红赤肿，疼痛异常，兼有壮热或寒热往来，舌质红，苔薄黄，脉浮数有力。治宜清热化湿，解毒散结。方选牛蒡解肌汤加减。炒牛蒡、金银花、连翘、玄参各10g，夏枯草30g，浙贝母、海藻、苍术各6g，白花蛇舌草、丹参、虎杖各15g，薄荷、荆芥各4.5g。

2. 痰热证 皮中结块，皮核粘连，色泽暗红，时时隐痛，或压痛明显，部分酿脓欲溃，伴有发热、口干、恶心、呕吐，舌质红，苔黄微腻，脉弦滑。治宜理气化痰，清热散结。方选温胆汤加减。姜半夏、茯苓、陈皮、浙贝母、连翘各10g，炒白芥子、川牛膝、青皮、橘络各6g，泽兰、当归、丹参、赤芍各12g，青礞石15g，天龙1条。

3. 药毒证 骤然起病，皮里结核坚硬，色泽暗红，部分破溃，时流油状物质，伴有纳少，神疲，无力，舌质红绛，苔少，脉细数。治宜扶正托毒，清热护阴。方选四妙汤加减。生黄芪、金银花各15g，甘草、当归、石斛、丹参、连翘各10g，天仙藤、首乌藤、鸡血藤、钩藤、南北沙参各12g，浙贝母、胆南星、橘皮各6g。

加减法：壮热加羚羊角、水牛角，结节日久不消加制香附、槟榔、炮甲珠、皂刺、地龙，低热加银柴胡、地骨皮、青蒿，疮面日久不敛加白蔹、白薇，疼痛明显加乳香、没药、延胡索，心烦多梦加莲子心、连翘心、紫石英，呕恶、食少加鲜竹茹、鲜竹沥、神曲、二芽、鸡内金、姜汁炒黄连、法半夏。

（二）外治法

结节未溃选用冲和膏，醋、酒、油各1/3调成糊状，外涂，每日2~3次，若发现溃烂则按溃疡处理。

五、专方荟萃

1. 化坚二陈汤加减 泽兰、茯苓、当归尾各12g，连翘、金银花、黄芩、清半夏、陈皮、姜黄各10g，板蓝根15g。水煎服。

2. 蛇舌二根汤 炒牛蒡子、金银花、连翘、茅莓根、茶树根、蛇舌草、制苍术、海藻、丹参、虎杖、土茯苓、嫩桑枝。水煎服。

3. 五藤汤加减 天仙藤、首乌藤、鸡血藤各15g，钩藤、石斛、厚朴、赤芍、连翘、大青叶、金银花各10g，大黄5~10g，丹参18g。水煎服。

六、调摄护理

1. 初起病急者，应卧床休息，必须给予充足的营养，切忌生冷之类食品。

2. 应去除体内感染病灶，停用可疑致敏药物。在急性期可采用中西医结合治疗，待体温下降，结节消退后，则可减量或停用激素。

七、预后判断

仅有皮肤损害，治疗恰当，尚可获效，若发生内脏损害，预后较差，通常死于循环衰竭、出血、败血症和肾衰竭。

八、医案精选

林某，男，7岁，1964年10月4日初诊。近2年来，在腹部反复出现红肿、疼痛，伴有发烧。病理检查：脂膜炎。检查：体温37.2℃，左下腹部可见弧形红斑浸润，呈暗红色，约3cm×6cm大小，触痛明显。脉滑，舌苔薄黄。证属：热毒阻络，气滞血瘀。治宜清热解毒，活血化瘀。药用：生地15g，金银花、连翘、栀子、花粉、大青叶、归尾、赤芍、桃仁各9g，红花、炙乳没各6g，姜黄4.5g。水煎服。复诊：服方4剂后，红肿基本消退，已无疼痛，伴有发热，前方加紫花地丁、丹参各9g，川朴4.5g。服方10余剂后3年内未患。1967年7月13日前病又患，腹部又起肿块，潮红、疼痛，伴有发热，舌苔黄腻，脉滑带数。予前方加利湿之剂，加黄芩、生薏苡仁、赤苓各9g。3剂后肿块即消，为防复发，嘱服龙胆泻肝丸及二妙丸一段时间。1968年8月复诊：左肋部、右乳部、右下腹部等处发生小片红斑，轻度压痛，局部及全身症状均轻。(《朱仁康临床经验集》)

九、名论摘录

朱仁康："本症系热毒阻络，气滞血瘀所致，属于中医丹的一类，治疗以清热解毒、活血化瘀为法。方中金银花、连翘、山栀、大青叶清热解毒，生地、花粉养阴清热，归尾、赤芍、桃仁、红花、炙乳香、炙没药活血化瘀，姜黄破血行气。药后每次发作症状逐渐减轻，发病间隔期延长，每年发作一次，以至完全不发。"

十、文献摘录

1. 结节性脂膜炎诊疗［顾伯华．实用中医外科学，516］ 本病属中医学"皮中结核"范围。认为与《诸病源候论》中的"恶核"类似，如"恶核者，肉里忽有核，累累有梅李，小如豆粒，皮肉燥痛，左右走身中，卒然而起，此风邪挟毒而成……初得无常处，多恻恻病。不即治，毒入腹，烦闷、恶寒，即杀人"。该病治疗：宜祛风清热化湿、活血通络，常用药物如牛蒡子、金银花、连翘、茅莓根、蛇舌草、制苍术、海藻、丹参、虎杖、土茯苓、嫩桑枝、茶树根。加减法：高热者，加生石膏（打碎）、肥知母；恶心呕吐者，加姜汁炒黄连、姜半夏。急性发作全身症状严重者，可用泼尼松30～60mg/d。外治法：未溃者用冲和膏外敷，已溃者红油膏掺九一丹外敷。

2. 脂膜炎［贾河先．中医方库，1994：662］ 脂膜炎类似于中医学的"梅核丹"，本病为热毒内蕴，外受湿邪，以致经络受阻，气血凝滞，营卫失调所致。治宜活血化瘀，化湿通络，清热解毒。方一：金银花30g，紫花地丁15g，黄柏10g，栀子10g，土茯苓30g，五灵脂10g，莪术15g，炮甲珠15g。水煎服，每日1剂，连服30天为1个疗程。方二：丹参30g，川芎10g，赤芍10g，秦艽10g，海桐皮10g，地骨皮10g，牛膝12g，茯苓30g，泽泻12g，鸡血藤30g。水煎服，每日1剂，连服30天为1个疗程。方三：泽兰10g，赤芍10g，当归12g，桂枝10g，青皮10g，红花10g，香附12g，牛膝12g，穿山甲15g，地龙10g，三七粉6g（冲服），威灵仙10g，鸡血藤30g，丹参30g，水煎服，每日1剂，连服30天为1个疗程。

3. 脂膜炎［萧佐桃．中医杂病集成，1991：366－367］ 属于中医学皮中痰核范畴。其病因为湿热、热毒，病机为诸邪内蕴、凝滞血脉所致。①热毒壅盛脉络：指急性炎症期，表现为结节初起，红肿，有触痛，伴有高热。治宜清热化湿、凉血解毒，药用连翘、金银花藤、黄芩、土茯苓、白花蛇舌草、蒲公英、黄柏、萆薢、生地、丹皮、生薏苡仁、赤小豆。②痰核阻滞脉络：为巨噬细胞期，此时结节趋向转硬、红肿、触痛不明显，可伴发热。治宜软坚散结，化瘀通络，化痰通络，药用生牡蛎、象贝母、海藻、夏枯草、制半夏、茯苓、远志、炒桑枝、丝瓜络。③瘀血凝结脉络：可见于纤维化期，表现为结节僵硬，无触痛，多数患者已无发热。治宜活血化瘀、理气通络，药用赤芍、桃仁、红花、当归、丹参、三棱、莪术、土鳖虫、制香附、延胡索、王不留行、丝瓜络。高热加寒水石、知母，红肿甚加蒲公英、半枝莲、蚤休，两下肢肿胀加茯苓皮、车前子、泽泻、牛膝。

第九章　结节病

一、病名辨析

结节病（sarcoidosis）是一病因不明、累及全身多系统的非干酪性上皮样的慢性肉芽肿性疾病。本病的发现可以分为4个历史时期：第1时期首先描述本病的是在1869年英国的著名外科－皮肤病学家 jonathan Hutchinson 等叙述一不常见皮肤病损，在20年后法国皮肤病学家 Ernest Berier 描述了本病的皮肤表现并称其为"iupuspernio"，至1892年 Ten－neson 声称在其病损中主要为上皮样细胞，嗣后的15年中陆续发现并描述在骨、肺、眼、唾液腺和皮下组织有结节病的病变。第2个时期是从1917年开始，当时 Schaumann 阐明了结节病是全身系统性疾病，但是，在1940年前，隐伏的安静性病变前期的结节病一直被忽视或漏诊。第3时期是由于X线胸部普查工作的进行，发现了本病最早期无症状性两侧肺门淋巴结肿大。第4时期是由于免疫学发展，阐明了结节病有淋巴细胞再循环、增生和对抗原、丝裂原（mitogen）的反应，以及抗原或丝裂原包围T、B淋巴细胞及其亚群，并由于免疫复合体和淋巴因子的作用，形成了上皮样肉芽肿。

本病全世界均有报道，但发病率各地不同，以寒冷国家较多见，热带地区较少，女性发病率略高于男性。好发年龄为18～35岁。在瑞典的斯德哥尔摩本病的发病率特别高，日本和意大利的研究发现较暖的南方本病发病率比较冷的北方为低。

二、病因探析

中医文献虽未见到类似记载，但据"审证求因"的原则，本病之本是肺阴虚热，复遭风热，致使气滞痰凝，或者肝火上炎之类标急症状的出现，因而涉及的脏腑主要是肺、肝两脏。

1. 血热　内有肺阴虚热，外受风热之邪，两热互结，袭于肤表或者阻于肤腠，均可导致红斑、结节、丘疹等皮疹迭见。

2. 血瘀　血得热则沸，血遇寒则凝，加之肝气失于疏泻，或者失于条达，皆可造成气滞血瘀，表现为形态多样的结节，或者淋巴结肿大等。

3. 寒湿　寒湿系阴邪，常可闭塞阳气，使之经气不得宣畅，表现为气血失和，结节色泽暗褐，或者囿着难化，或者质地坚实。

三、诊断与鉴别诊断要点

（一）诊断要点

本病可侵犯人体的任何一个器官，但以肺、淋巴、皮肤为主。据统计，肺门淋巴占90%以上，周围淋巴占40%，皮肤占25%，肝占20%，脾占18%，骨骼占10%。临床症状复杂多样。

1. 急性两侧肺门淋巴结综合征（the acute BHL syndrome）　最初称之为 Lo－fjren′s 综合征，临床表现为急性发热，发热前有前驱症状如关节疼痛和倦怠，有时表现为流行性感冒样综合征。多见于20～35岁成人，女性好发，产后常见。女性发生的急性BHL综合征常伴有结节性红斑（EN），两侧肺门淋巴结肿大是必有的，结节性红斑的皮损可呈粉红色至紫色，圆形，轻度高超于皮面，有显著触痛，有时皮肤或皮下组织可见相互融合的结节。皮肤病损最常见的部位是下肢小腿伸侧面，有时至臀部下部或前臂。

2. 两侧肺门淋巴结增大综合征 淋巴结常呈中度增大，但有时可十分明显，BHL的主要临床症状表现有，用力后轻度呼吸困难，干咳，胸部胀感。BHL是结节病最常见的初期征象，约见于本病90%的病例。发现本病时年龄多在20～30岁，超过50岁的患者应警惕有其他病变。预后一般良好。

3. 分期 根据本病患者肺部浸润的X线表现不同而分为4期。O期：X线胸片正常；Ⅰ期：BHL；Ⅱ期：有肺部病变，有或无BHI；Ⅲ期：有肺纤维化征象。

4. 皮肤表现 结节病发生皮肤病损者约占10%，女性多见，最初结节病的皮肤表现描述为狼疮冻疮。常表现为慢性紫色结节样皮疹，鼻和面中心部分及指（趾）累及，皮肤病变显著损害类似冻疮，当第1次出现时冻疮性狼疮是仅有的皮肤表现，但以后常伴随大小不等的圆形红或紫色斑块，它在前额呈孤立性病损或在全身呈多发性散在病灶，目前这种斑块是本病最常见的皮肤表现。大小不等的结节性皮下病损多局限于下肢。

5. 眼部表现 开始描述结节病眼部表现的是1909年Heerforclt，他称之为亚慢性眼色素层腮腺炎，这一综合征的完整表现为腮腺肿大，慢性或亚急性眼色素炎，面神经瘫和发热。结节病发生眼部侵犯者占12%～35%，最常见眼部病变是前眼色素层炎导致亚急性或慢性虹膜结状体炎，少见的是后眼色素层炎伴脉络膜和视网膜病变。

6. 肝、脾和周围淋巴的表现 ①周围淋巴结病：本病病程中浅表淋巴结肿大常见，一般呈轻度和中度肿大，肿大淋巴结质硬、可移动，不和皮肤或其他组织粘连并无压痛。好发部位为颈部，尤以颈部后三角的淋巴结肿大较明显。②肝脏：肝脏浸润性病变常见于本病早期，特别是BHL时期，其发病率可达20%～85%。肉芽肿特征性局限于门静脉、门脉周围以及小叶内带，与肝细胞分界无周围反应。久病的病例可见广泛纤维化。③脾脏：根据本病尸检结果，脾脏受侵犯者约占20%，脾切除可改善本病脾肿大引起的血小板减少症和溶血性贫血。少数病例可发展为肝脾大、腹水门脉高压症。

7. 肾脏表现和电解质异常 结节病累及肾脏者少见，然而即使肉芽肿侵及肾脏，肾功能一般正常。如结节病引起钙代谢紊乱则常发生肾功能损伤，结节病约有10%～50%患者发生高钙血症和高钙尿症。高钙血症可见于本病的任何一期。一旦发生高钙血症多为结节病播散的状态，并产生临床症状诸如多尿、呕吐、乏力、肌肉软弱、便秘等，并导致转移性钙化和肾功能损伤。结节病发生肾实质肉芽肿浸润者有报道可达17%～25%，虽广泛呈代替组织者并不多见。

8. 心脏表现 本病肉芽肿累及心脏可发生症状，肉芽肿几乎特别易侵及心肌，少数累及心包、心外膜或心瓣膜。心脏结节病的临床症状和体征是心肌和传导系统的浸润，包括各种心律失常、心肌衰竭、心脏传导阻滞，甚至突然死亡。当患者已知为急性结节病而发生心脏症状无其他可能解释时，应疑及结节病的心脏病变。

9. 神经系统表现 本病可侵犯中枢和周围神经系统，尤其是在急性期有躯体或全身症状时，特见于伴有Heerfordt综合征。面神经瘫痪是最常见的神经系表现，可单独存在或与腮腺肿大或眼色素层炎并发。中枢神经系统可通过软脑膜浸润，尤多见于脑基底部。其他神经系统表现有脑膜炎、脑膜脑炎、脑垂体病变、脊髓炎等。当已知结节病而发生神经系统症状时，应考虑病情严重，少数病例手术证实有结节性肉芽肿。有的神经系统症状可首次提供诊断结节病的线索。

10. 结缔组织系统表现 ①关节炎：是结节病结缔组织系统表现最常见者，其患病率为5% ~ 37%，女性多见，2 ~3 倍于男性。其发病最多见为急性型，且常可为结节病的最初表现。多与结节性红斑和BHL综合征并发。关节炎常伴发关节周围炎和腱鞘炎。急性结节病性关节炎的典型特征是对称性、游走性，多见于膝、踝、腕及肘关节。单关节的急性结节病性关节病罕见。急性关节炎时血沉增速和C反应蛋白增加者占60% ~80%。15%患者类风湿因子阳性。25%病例有高尿酸血症。90%患者胸片提示有BHL综合征伴有或无间质性病变。慢性结节病性关节炎可在结节病病程的早期或晚期出现，也可经过数年急性加剧。极少数慢性型呈潜隐发作而引起关节破坏与畸形。慢性型的单关节或少关节侵犯多见于膝、踝关节。②骨结节病：本病发生骨损害者占3% ~9%，骨病灶常无症状，最多见于手和足的骨，骨病损发生时常合并慢性皮肤病变。当骨结节病广泛累及手时，手指及拇指可显著呈弥漫性海绵状增厚。③肌肉结节病：骨骼肌结节病多无症状，肌肉活检标本（2年以下的结节病）50% ~80%有典型的非干酪性肉芽肿。因此，疑及结节病者任取一肌肉活检可能对明确诊断有意义。骨骼肌结节病和特发性多肌炎不能区别，因均有近端肌肉无力和肌电图的非特异性肌炎。

11. 其他 ①内分泌病：结节病累及内分泌腺者少见，下丘脑和脑下垂体是较多累及的内分泌腺。最常见的是尿崩症，为显著多尿和烦渴及尿低比重。②结节病合并妊娠：结节病并不影响生育。妊娠时浸润消退可能是由于内源性肾上腺皮质激素产生增加而抑制浸润所致。这种改善一般是暂时的，除非本病自发缓解。③小儿结节病：小儿患本病少见，目前报道3 ~15岁儿童发生本病者近200例。最常见症状有发热、咳嗽、呼吸困难，其次有体重减轻，视力障碍。体征有两侧肺门淋巴结肿大。

12. 实验室检查 ①一般实验室检查：在BHL综合征急性发作期血沉中度或显著增快。②免疫学试验：44%结节病者有高球蛋白血症。③生物化学检查：结节病者3% ~28%有高钙血症和高钙尿症，10% ~50%患者有高尿酸血症。

结节病各期临床特征详见表9 -1。

表9 -1 各期临床主要特征

分期	类型	主要特征
急性期	结节性红斑型	多见于青年女性，急性经过，伴有发热，多关节炎，皮疹为红肿热痛，分布在面、背、四肢伸侧，血沉快，肺门淋巴肿大
	瘢痕结节病	皮疹发生在瘢痕部位，色紫红，表面光滑，不痒，常发生在手术瘢痕上或卡介菌、结核菌素注射的部位
	丘疹型（Boeck型）	病变部在面部和四肢伸侧，皮疹为半球状小结节，针头至豌豆大，早期橘黄色，晚期棕红色，多个皮疹组合成丛或苔鲜样改变
	播散型（包括红斑或红斑丘疹型、红皮病型）	弥漫分布的红斑，夹有丘疹，呈紫红色，浸润显著和脱屑，面部红斑有时像酒渣鼻
亚急性期	瘢痕型结节病	同急性期播散型
	丘疹型	同急性期播散型
	播散型	同急性期播散型
	结节型（环状结节型，血管冻疮样结节型，皮下结节型）	病变主要在面、躯干和四肢，皮疹呈结节状，比豌豆大，数量少，初为黄红色，后为紫红色，质硬或软，有时像小肿瘤

续表

分期	类型	主要特征
慢性期	结节型	同亚急性期结节型
	斑块型（冻疮样狼疮型）	病变主要在鼻、颧、耳、指手背等处，中年妇女常见，紫红色炎症性斑块或结节，其边缘有时可见孤立的结节、表面光滑，有时中央消退呈环状，伴毛细血管扩张

（二）鉴别诊断

1. 冻疮 病变多发生在暴露部位，天暖后自然缓解。

2. 猫眼疮（多形红斑） 皮疹呈多形性，常复发，病程较短。

3. 大麻风（麻风－结核样型） 神经粗硬明显，感觉障碍十分突出。

四、辨证施治

（一）内治法

1. 血热证 病处急性期，皮疹多为结节红斑型、播散型（红斑、斑丘疹、红皮病型），兼有发热，周身疲倦，干咳，胸痛，舌质红，苔少，脉细数。治宜凉血解毒，宣肺退斑。方选犀角地黄汤加减。绿豆衣、赤小豆各30g，生地炭、连翘、板蓝根、炒黄芩各12g，僵蚕、浙贝母、桔梗、炒牛蒡子各10g，丹皮、柴胡各6g。

2. 血瘀证 病处亚急性期，皮疹多为丘疹型、瘢痕型、结节型（环状结节、血管冻疮样结节、皮下结节），兼有淋巴结肿大，身软无力，关节酸痛，舌质暗红，苔少，脉细涩。治宜理气活血，化瘀散结。方选通经导滞汤加减。当归、熟地、炒枳壳、川芎各10g，赤芍、赤小豆各15g，陈皮、香附、甘草节、牛膝各12g，独活、柴胡、黄芩各6g。

3. 寒湿证 病处慢性期，皮疹以结节型、斑块型（冻疮样狼疮型）为主，常是遇寒、遇湿加重，指（趾）关节疼痛，舌质淡红，苔薄白，脉沉紧。治宜散寒祛湿，通络止痛。方选茯苓甘草汤加减。茯苓、桂枝、白术、丹参各10g，甘草、细辛、制附片各6g，山药、山茱萸各12g，生姜3片。

4. 肺热证 咳嗽，痰黄且稠，胸闷气急，兼有皮下结节，舌质红，苔少或无苔，脉虚数。治宜清肺化痰，活络散结。方选枇杷清肺饮加减。桑白皮15g，枇杷叶、黄芩、制半夏、陈皮、茯苓、川贝母、紫菀、甘草各10g，鱼腥草、沙参、天冬各12g。

5. 肝郁证 四肢或颜面可见大小不一的结节，色泽暗红，伴有双目红赤，发颐肿大，舌质黯紫，苔薄黄，脉弦数。治宜疏肝解郁，解毒散结。方选柴胡清肝饮加减。柴胡、黄芩、焦栀子各6g，香附、青陈皮、土贝母、赤芍、桃仁、瓜蒌各10g，夏枯草、生龙牡、半枝莲、鱼腥草各15g，白花蛇舌草30g。

加减法：伴有咳嗽、痰喘、气短者加蛇胆陈皮末（冲下），或加服黑锡丹，伴有心慌、怔忡加朱砂拌麦冬、五味子、沙参、老苏梗，伴有目赤畏光、羞明加杭菊花、桑叶、谷精草，伴有食少，体软乏力加高丽参、鸡内金、谷麦芽，伴有浅表淋巴结肿大不散加天龙，或加服小金丹。

（二）外治法

皮疹以红斑、丘疹为主时，酌情选用紫连膏外涂；皮疹为冻疮样时，选用玉红膏外涂；皮疹为瘢痕结节时，选用胆南星膏外敷。每日 1 次。

五、专方荟萃

1. 西黄丸 每日 2 次服，1 次 3g。适用于伴见肺部病变的结节病。

2. 醒消丸 每日 2 次服，1 次 3g。适用于斑块型结节病。

六、调摄护理

鉴于本病症情，除皮肤损害外，尤要重视内脏病情的观察，如咳嗽、盗汗、胸痛等，及时予以对症处理。

七、预后判断

急性期的治疗反应较之慢性期为好，部分急性期患者不经特殊治疗也可自然消退。但若遇见高血钙症、眼部病变、中枢神经病变、肺部和心脏病变者预后较为严重。

第十章　淀粉样变

一、病名辨析

淀粉样变性（amyloidosis），是一种不可溶性蛋白样物质（proteinaceous material）在1个或1个以上器官的细胞外基质中沉积的综合征。由于淀变酷似常见结缔组织病（CTD）的表现，且易发生致命性并发症。因此，淀变与结缔组织病密切相关。

淀变综合征可以分为全身性、局灶性、遗传性和获得性。其中获得性和结缔组织病关系最密切，淀变的研究历史可追溯到1700年，当时Bonet报道2例尸检脾脏有类似淀粉样物质浸润，1842年Rokitansky认为肝脏似脂样浸润与消耗性慢性疾病有关，并认为系系统性病变。1854年魏尔啸（Vi－rchow）揭开了类脂质沉积的化学性质，并称它为类淀粉物，1859年Schmidr等证实了淀粉样物质有类似白蛋白的性质。1931年Magnus Levy描述淀变常伴本周蛋白尿，而认为淀变的发病机理是异常蛋白。Apitz 1940年报道淀变有不典型骨髓浆细胞增多。近20年来，由于实验的进展使淀变物质进一步明确：即类淀物沉积的单个纤维（unique fibril）的特征和淀粉样纤维（amyloid fibrils）主要蛋白组成的纯化和分离。不过，全身获得性淀粉样变约有40%以上的病例皮肤受累，因此，本文仅讨论皮肤淀粉样变。

皮肤淀粉样变十分接近中医文献所称的松皮癣，其病名出自《医宗金鉴·外科心法要诀》。该书说："松皮癣，状如苍松之皮，红白斑点相连，时时作痒。"类似现代医学的皮肤淀粉样变。不过，因本病后期皮肤顽厚，难治，故今人又将其划属于顽癣范畴。

二、病因探析

本病从临床皮损特征推测，外因有风、湿、热三邪客于肌肤，阻于经络，气血壅塞；内因有阴血不足，肤失濡养，两者相搏致使皮肤肥厚，状如松皮，时有瘙痒和脱屑。

三、诊断与鉴别诊断要点

（一）诊断要点

1. 患者多数在中年发病，男女均有。

2. 病变主要在小腿胫前，严重时还会波及臂部伸侧、臀部。

3. 初起皮疹密集而不融合，常为坚硬的、半球形、棕色、褐色、黄色和正常皮色的丘疹，由针头大扩展到绿豆大，光滑发亮，上覆少许鳞屑而显得粗糙，呈苔藓样淀粉样变，外观酷似苍松之皮。

4. 自觉瘙痒。

5. 特殊皮疹包括结节状和芝麻至绿豆大小的色素减退与增加相互交织。

（二）鉴别诊断

1. 摄领疮（神经性皮炎） 好发于颈部，亦可见于四肢、肘部，早期皮疹为密集扁平丘疹，后期呈苔藓样变。

2. 扁平苔藓 皮疹为紫蓝色的多角形小丘疹，融合成斑块，好发于前臂屈侧、小腿、龟头和口腔黏膜。

四、辨证施治

（一）内治法

1. 风湿互结证 小腿胫前皮疹肥厚，相互融合而成，部分搔破可见少量渗出或渗血，或结痂，自觉顽木或瘙痒，舌质淡红，苔少，脉濡数。治宜祛风利湿，活血软皮。方选元戎四物汤加减：当归、赤白芍、生熟地各12g，红花、桃仁、川芎、豨莶草、厚朴、炒枳壳各10g，丹参、徐长卿、炒山楂、丝瓜络、路路通各15g，珍珠母30g，川牛膝4.5g。

2. 阴血耗损证 病程日久，皮疹有播散倾向，损害坚硬，抓之起白痂，互相融合，状如苍松之皮，舌质淡红，少苔或无苔，脉细数。治宜养血润肤，护阴止痒，方选全虫方加味：全蝎、黄柏、皂刺、灵仙各6g，刺蒺藜、炒槐花、当归、丹参、鸡血藤、钩藤、川牛膝各12g，首乌藤、益母草、熟地黄各15g。

3. 湿热蕴结型 皮疹色红，迅速发生，疏散存在或密集成片。因剧痒搔抓而引起出血、流滋水、结痂、脱屑。伴性情急躁、失眠、口苦、便干溲赤。治宜清热利湿。方选茵陈蒿汤加减：茵陈30g，滑石30g，车前草30g，蒲公英30g，地骨皮30g，薏苡仁30g，茯苓30g，赤芍30g，丹皮15g，茅根30g，金银花30g，水煎服。

4. 血虚风燥型 皮疹色紫或暗红，顶部多有黑色角质栓，皮肤干燥，纹理增粗。治宜养血润燥。方选二至丸加味：生地30g，熟地30g，当归30g，丹参30g，赤芍30g，白芍30g，黄精15g，玉竹15g，紫草15g，枸杞15g，女贞子30g，旱莲草30g。水煎服。

5. 脾肾两虚型 皮疹色淡，抓之表皮灰白，淀粉样脱屑多，或大片皮肤肥厚，部分色素减退，常伴头昏眼花，腰膝酸软，神疲乏力，脱发阳痿，舌胖，苔花剥，脉沉细。治宜健脾益气。方选二仙汤加减：黄芪30g，白术15g，党参30g，茯苓15g，山药30g，当归30g，仙灵脾30g，仙茅10g，五味子15g，锁阳15g，枸杞15g，菟丝子30g，补骨脂15g。水煎服。

（二）外治法

皮疹初起阶段，选用苍肤水洗剂，或路路通水洗剂、止痒洗剂，煎汁，外洗或湿敷，然后外涂黑油膏，每日1～2次。后期皮疹坚实如松皮，选用滚刺疗法（采用滚刺筒在病变部位推滚，后用橡皮膏外封，5～7天推滚1次）。

（三）其他疗法

1. 穴位注射法 主穴：曲池、足三里；配穴：上肢加手三里，下肢加血海，肩胛区加膈俞。方法：采用丹参注射液，或当归注射液，或维生素B_1，任选1种，针刺得气后，每穴缓慢推注1～1.5ml，3日1次。

2. 穴位埋藏法 下肢取足三里、丰隆，上肢取曲池、外关，肩胛区取肺俞、膈俞。

3. 七星针疗法 ①循经法：取手三阳经、手三阴经、足三阳经、足三阴经。方法：常规消毒后，七星针顺手三阴经从上向下，手三阳经从下而上，足三阳经从上而下，足三阴经从下而上叩刺，然后叩刺腰骶区。2日1次。②局部法：皮疹区消毒后，用七星针弹刺，直至有少量组织液渗出，然后外扑枯矾粉，2日1次。

五、专方荟萃

1. 秦艽、僵蚕各10g，徐长卿、白花蛇舌草各30g，生山楂、玄参、紫丹参各15g，生甘草6g。煎服。

2. 当归、赤白芍、苍耳草各10g，丹参、豨莶草、地肤子、生山楂、枳壳各12g，生薏苡仁30g，麦芽、生甘草各6g。

3. 当归片、地龙片，每日2次，每次各5片，同时加服二陈丸9g。

4. 制首乌30g，火麻仁20g，当归30g，僵蚕10g，甘草10g，苦参30g，水煎服。加减：瘙痒甚者加白鲜皮、地肤子、苍耳草、蝉蜕、乌梢蛇、地龙，失眠加生牡蛎、珍珠母，大便干结加大黄，尿赤加薏苡仁、泽泻、车前草。

5. 生首乌30g，全蝎10g，苦参10g，地肤子30g，僵蚕20g，当归20g，浮萍30g，大黄20g。煎水外洗患处。

6. 黄精、红花、大黄、全蝎各20g，泡酒外搽。

六、调摄护理

少食肥甘油腻和鸡类动风之物，尽量避免热水烫洗和搔抓，以防继发毒染成疮。

七、预后判断

原发性疾病得到控制，本病也会随之而减轻，继发性皮疹坚持治疗，可望康复。

八、医案精选

姚某，男，46岁，工人，1975年10月6日初诊。近3年两小腿伸侧出现大的疹子，外搽各种药膏无效。院外确诊：继发性皮肤淀粉样变。瘙痒夜不能眠。检查：两小腿伸侧面，散在圆形的高粱米大小、平顶粗糙的丘疹，质地坚实，略硬，呈片状，中央密集，四周散在，抓之有白粉状鳞屑。苔薄，脉弦滑。血虚风燥，不能濡养肌肤。用滚刺疗法。滚疗1次，瘙痒减轻，隔5日1次。6次后皮疹消失，皮肤变薄，恢复正常。再给服当归片、地龙片各5片，每日2次，以养血祛风巩固之。（《顾伯华外科经验选》）

九、文献摘录

1. 中药加冷冻治疗皮肤淀粉样变疗效观察［孙步云．中医杂志，1988，(11)：56］ 作者采用自拟中药内服加液氮冷冻喷疗治疗原发性皮肤淀粉样变52例。治疗方法：中药：秦艽10g，徐长卿30g，白花蛇舌草30g，白僵蚕10g，生山楂15g，玄参15g，紫丹参15g，生甘草6g。并随证加减，同时对其皮肤进行液氮冷冻喷疗。治疗效果：痊愈40例（76.9%），有效9例（17.3%），无效3例（5.8%），总有效率为94.2%。液氮冷冻治疗，起效快、疗程短，但易复发。为此，作者自拟清热利湿、软坚散结、祛风止痒中药方，内外合治，提高疗效。

2. 苦参治疗原发性皮肤淀粉样变［杨桂芹．中医杂志，1995，36(10)：582］ 采用自拟苦艾硫矾汤（苦参、艾叶、花椒枝、徐长卿、硫黄、白矾）外洗治疗本病20例，全部获效。半月为1个疗程，短则3日见效，长则7日见效，一般需坚持1~3个月，皮损才能恢复正常。每剂可连用3月，外用胜于内服。

3. 原发性皮肤淀粉样变治验［吴应举．中国中医药最新研创大全，919］ 赵某某，男，51岁。患者5年前两小腿伸面出现散在的咖啡色疹子，遇热加重，瘙痒难忍，遇冷则减轻，以右下肢为著。曾在某院就诊，诊断为“原发性皮肤淀粉样变”。诊察：双下肢小腿伸面可见对称性、直径约2mm的紫褐色丘疹，密集处连成一片，且面积较广，表面粗糙，并出现蜡粒样物质，稍有光泽，右侧小腿前侧面呈串珠样改变，皮纹增生明显，皮肤略呈紫红色且稍显肿胀，亦有类似苔藓样改变，脊背后上部有数个散在的紫红色丘疹。辨证：双下肢伸面紫红色丘疹微现肿胀，瘙痒难忍，遇热加重，兼患慢性结肠炎20多年，乃为湿热久泻耗气，余毒下注所致。治当祛湿解毒，健脾益气。方选四妙丸加味。苍白术、黄柏、川牛膝、茯苓、白鲜皮、丹参各15g，薏苡仁30g，当归、川芎、丹皮、防己各10g，甘草6g。水煎服6剂。上方进20余剂后，皮疹基本消退，局部自觉不适感消失，大便每日1~2次，无腹痛。但常有便意。齿龈变为淡红色，舌苔薄白，质淡红，舌体稍胖大，脉象缓滑。此湿热毒邪渐退，但脾虚之本未予根治。故拟益气健脾、清热祛湿。党参、白术、茯苓、生黄芪各5g，黄柏、牛膝、泽泻、猪苓、防己、丹参、苦参、蒲公英各10g，炒薏苡仁30g，木香3g，甘草6g，水煎服。上药迭进30余剂，患者食欲增、睡眠佳，身体健康，精神焕发。半年后随访，未复发。

4. 原发性皮肤淀粉样变治疗［顾伯华．实用中医外科学，549］ 本病多由血虚风燥，兼之痰浊蕴阻所致。治宜养血祛风而化痰浊。常用药物：当归，赤白芍（各），丹参，生薏苡仁，豨莶草，苍耳草，地肤子，生山楂，枳实，麦芽，生甘草。此外，建议内服的成药有当归片、地龙片每次各5片，每日2次。同时服二陈丸9g（分吞）。外治可采用滚刺疗法，或用疯杨膏加热烘疗法。

第十一章　变应性亚败血症

一、病名辨析

变应性亚败血症（subsepsis allergica）的主要临床特征为长期间歇性发热、皮疹、关节痛、淋巴结肿大及白细胞增多。1943 年 Wissler 首先报告 5 例以间歇性长期高热、皮疹及关节症状为主的综合征，继之欧洲各国陆续有报道。1946 年 Fanconi 根据这一综合征临床酷似败血症或感染引起的变态反应，称之为变应性亚败血症。在欧洲多称为 Wissler – Fanconi 综合征，也有人曾称之为“链球菌感染后状态”。在我国，1964 年王泰昌和吴修范等首先报告儿童变应性亚败血症各 1 例，1965 年徐立等人报告成人 1 例，此后全国各地相继报告，至目前为止已逾 100 例。

中医文献无类似记载，但按临床主症，多数主张从“丹”论治。

二、病因探析

综合中医对本病辨证施治的经验来看，归纳其要有二：一是归入温病范畴，认为机体素虚，内蕴化热，复感温热病邪而发热，初期上受犯肺，继而化火，传入气分，气分炽热波及营分，营热外窜则伤肌表血脉及经络关节，整个病程留连在卫气营之间，尤其以气分为甚。始终未传血分。二是认为属痹证范畴，盖关节痛或关节炎为之主症，这是由于正气偏虚，寒邪入脏而致病。寒湿伤及肝、脾、肾三脏经络。肝血虚寒则经络挛缩，关节酸痛，屈伸不利；脾气虚则失其健运，纳滞不化；肾阳虚不能温煦脾土，水湿内停，溢于肌肤。虚热内生，阴火上炎而高热不退。

总之，本病多由先天禀赋不足，或因虚劳内伤，使之元气受损，复感温疫时气，犯肺传营，尤以气营为主。

三、诊断与鉴别诊断要点

（一）诊断要点

变应性亚败血症起病急骤，主要有长期间歇性发热、反复发作性皮疹、关节痛及淋巴结肿大等，数月或数年后部分病人可呈现类风湿关节炎样改变。

1. 发热　国内报告的所有病例都以发热为主诉而就诊，热型多种多样，以弛张热或间歇热为多见，每日最高体温常在 39℃以上，甚至可达 41℃。每次发作历时 1 周至数月，病程可长达 10 年之久。约半数以上伴有畏寒，但罕有寒战。发热时感疲乏无力、食欲减退、肌痛及关节酸痛。高热时不论儿童或成人神志清晰。发热时给予各种抗生素治疗均无效果。使用类固醇抗炎药或阿司匹林、保泰松、吲哚美辛及抗风湿之类非甾体抗炎药，均可使体温降至正常。

2. 皮疹　本病在发热过程中半数以上出现皮疹，有些病人在发热之前出现皮疹，少数在出现慢性关节炎之后仍可有皮疹，皮疹的显现常为疾病复燃的先兆。因此，发热和皮疹是本病最为突出的临床表现。皮疹的特点为反复发作性及多形性，一般在热退后皮疹也随之消退。皮疹以散在性点状红疹为多见，有时为斑丘疹。皮疹可融合成小片，边缘不规则，直径在1.5cm以内，其中心区常较苍白。斑丘疹或斑疹周围也可呈晕状苍白。皮疹也可呈猩红热样、麻疹样、荨麻疹样、疱疹样或多形性红斑等，变化多端，消退常不留痕迹（偶有色素沉着）。病初皮疹分布广泛，多次反复发作后逐渐趋于局限。四肢、躯干及面、颈部均可发生。皮肤摩擦、抓爬、加压、热水浴、日光照射或轻度外伤可促使在以往发疹部位再次出现皮疹。

3. 关节炎 本病的关节炎起病多较隐匿而缓慢，在疾病初期常被急性发热等全身症状所掩盖而被忽视。病初也可有20%的病人无关节炎的症状和体征。发生关节炎之前往往有多关节痛或肌痛，有时无自发疼痛而有压痛。关节炎以成人多见，可为多关节炎，也可为单关节炎。一般以膝关节最常见，腕、肘、踝、髋及肩关节均可受累，也可侵犯指关节。髋关节受累，最后可导致残废。

4. 淋巴结肿大 本病早期往往有全身淋巴结肿大，以颈部、腋下及腹股沟部为多见，境界清楚，无压痛，易误诊为淋巴瘤。淋巴结肿大以儿童病例为常见。如果肠系膜淋巴结受累，可引起急性腹痛，易误诊为急性腹膜炎。体温降至正常后淋巴结肿大也随之缩小。浅表淋巴结活检显示非特异慢性炎症。

5. 其他表现 本病以长期发热、皮疹、关节痛及淋巴结肿大为主要特征，但常同时出现其他全身性病变。

（1）心脏病变：变应性亚败血症的心脏病变以心包炎为常见。心包炎的临床发现率仅7%，但尸检时可达45%。近年应用超声心动图检查能发现更多的隐匿性心包炎。严重病有胸前剧烈疼痛或出现心脏压塞。虽能反复发作，但罕有发生缩窄性心包炎。

（2）肝、脾大：本病约半数病人有肝、脾大，一般在肋缘下2~4cm，质软而无压痛。个别病人肝大可达6~8cm，易误诊为肝肿瘤或肝脓肿，部分病人血清胆红素、谷丙转氨酶及γ-球蛋白增高。体温降至正常后，肝、脾肿大可以缩小。

（3）淀粉样变：本病反复发作者，一般在发病8年后少数病人（1%~4%）可发生淀粉样变。主要临床表现为肝、脾大，中等硬度无压痛，由于淀粉肾则出现蛋白尿和水肿，严重者出现肾病综合征。最后发生肾功能不全，出现尿毒症。肾及直肠活检有助于诊断。

（4）神经系统病变：本病可累及神经系统，可出现脑膜刺激症状及脑病的表现（如头痛、呕吐、抽搐，脑脊液压力增高及脑电图改变）。这些病变可能系脑部血管炎所致。

（5）生长发育障碍：都见于儿童，尤其是5岁以下的幼儿。主要与下列因素有关：①长期发热，分解代谢亢进；②由于长期发热，食欲减退，进食少，营养不良；③骨骺过早闭合；④长期使用类固醇抗炎药，抑制了下丘脑-垂体内分泌生理活动。

6. 实验室检查

（1）血常规检查：急性发作或发热时大多数病人白细胞总数增多，核左移。白细胞计数一般在10×10^9~20×10^9/L。盛长法等报告最高达39×10^9/L，国外报告有超过50×10^9/L。发病数月后常有轻度贫血，血红蛋白多在90~100g/L，常为低色素性贫血。血沉明显增快。血培养无细菌生长，除非病久全身抵抗力降低，发生继发性感染。

（2）尿常规检查：病人高热时常有热性蛋白尿，热退则蛋白尿也消失。如果体温恢复正常后仍出现持续性蛋白尿，应考虑到并发淀粉肾的可能。

（二）鉴别诊断

1. 败血症 败血症发热之前往往有寒战（本病部分病人有畏寒，而寒战罕见），持续发热1

周后多有明显毒血症症状，皮疹常夹有瘀点，仔细询问病史及检查，常可发现原发感染病灶。多次血培养可找到细菌。合理抗生素治疗往往有效。类固醇抗炎药治疗不仅无效，可使病灶播散。

2. 风湿热 具有发热及关节炎或关节痛，但罕有反复发作性皮疹，尤其是成人病例。其主要特点是心脏炎、舞蹈症、皮下结节、环形红斑及关节炎。抗链球菌溶血素“O”测定约80%病人阳性。本病虽然也可侵犯心脏，但以心包炎为主，无舞蹈症及环形红斑，抗链球菌溶血素“O”多数阴性。

3. 淋巴瘤 淋巴瘤可长期持续发热或周期性发热，淋巴结肿大，也可出现各种各样的皮肤改变。因此，在疾病早期两者不易鉴别。不过，淋巴瘤的淋巴结为进行性肿大，皮肤改变多为浸润性斑块、结节、溃疡及斑丘疹等。淋巴结或破损处做活检可肯定诊断。

四、辨证施治

（一）内治法

1. 热盛证 壮热，口干大饮，关节红肿疼痛，步履艰难，皮肤可见大片红斑、斑丘疹和风团，自觉痒重，舌质红，苔黄微干，脉浮数。治宜清热凉血，解毒退斑。方选清瘟败毒饮加减。板蓝根、大青叶、金银花、绿豆衣各12～15g，炒牛蒡子、升麻、桔梗、甘草各6g，生地、玄参、紫草、凌霄花各10g，红花4.5g。

2. 毒重证 发热持续不退，关节肿胀而掣痛，皮疹呈猩红热样红斑，扪及灼热，部分呈瘀斑、紫斑，口腔内亦可见斑丘疹，伴有烦躁、唇焦，舌质红起刺，苔少或无苔，脉数。治宜解毒护阴，凉血退斑。方选犀角地黄汤加减。水牛角（先煎）、生石膏各15～30g，炒丹皮、连翘、紫草、赤芍各10g，金银花炭、生地炭、绿豆衣、山药各30g，红花、炒黄芩各6g。

3. 痹痛证 关节痹痛或关节酸痛，屈伸不利，若因肝血虚则会出现筋络挛缩，脉沉涩，舌质淡红，苔薄白。治宜温经散寒，扶正逐邪。方选乌头桂枝汤加减。药用制乌头6～9g，桂枝、麻黄、芍药、黄芪、甘草各6g，秦艽、川续断、茯苓、炒杜仲、熟地各10g，人参4.5g。

加减法：壮热不退加玳瑁10g，或服紫雪丹，每日2～3次，每次0.6g，关节红肿疼痛加鬼箭羽、寄生、寻骨风等。

（二）外治法

外扑清凉粉，或止痒粉，每日1～2次。

五、专方荟萃

1. 金豆解毒煎　金银花18g，绿豆衣、生甘草、陈皮各6g，蝉蜕5g（或加僵蚕6g），水煎服。适用于热盛证。

2. 神犀丹　水牛角尖（磨汁）、石菖蒲、黄芩各180g，怀生地（绞汁）、金银花各500g，连翘300g，板蓝根270g，香豉240g，玄参210g，花粉、紫草各120g。共研细末，以水牛角汁、地黄汁捣为丸，每丸重3g，每日2次，1次1丸。适用于毒重证。

3. 养阴清热汤生地、玄参、天麦冬各15g，桃仁、红花、甘草各10g，老鹳草、丹参各12g。

4. 昆明山海棠浸膏片　每片0.3g，相当生药3g，每日3次，每次3片服用。

六、调摄护理

1. 部分发病与白喉、破伤风疫苗预防接种、食物、花粉和尘埃吸入等多种因素有关，故而要详细询问，尽量避免这种变态反应的发生。

2. 用肾上腺皮质激素治疗有效，但停药又易复发，应采用中西医结合疗法，从而避免反跳现象的发生。

3. 凡发现心脏受累，应请专科医生协助诊疗。

七、预后判断

中西医结合治疗恰当，多数预后良好。但是，极少数病人迁延及反复发作，约有5%或以下的病人死于并发症。

八、文献摘录

1. 鹳草增液方［郁觉初．中国中医秘方大全，193］ 生地15g，玄参、天麦冬、桃仁、红花、甘草各9g，老鹳草30g。加减：咽喉疼痛加山豆根15g，土牛膝30g；皮损明显加升麻6g、葛根9g；关节疼痛加当归拈痛丸，每日18g，每日3次。效果：作者观察变应性亚败血症采用中西医结合治疗，发作时以足量激素控制症状，症状缓解则用本方，递减激素。单纯用西药治疗3例，1例有效，2例无效。中西医结合治疗8例，显效4例，有效3例，无效1例。

2. 复方乌头汤［沈道修．中国中医秘方大全，193］ 制川乌、麻黄各6g，黄芪、白芍、防己、炙甘草各9g。加减：关节痛加寻骨风、西河柳、徐长卿各15g，木瓜12g，肌肉疼痛加大白芍剂量，心动过速加龙齿15g（先煎）、磁朱丸12g（包），白细胞过高加马兰根30g，白细胞过低加虎杖15g，胸闷疼痛加瓜蒌皮9g、广郁金9g、失笑散12g，失眠加夜交藤30g、景天三七30g，消化不良加生山楂、鸡内金各9g，焦麦芽30g，恶心加姜竹茹、制半夏各9g，大便不畅加麻仁丸12g（打），胃脘嘈杂加灶心土30g（包），加强激素作用加巴戟天、仙茅、仙灵脾各12g，提高免疫功能加玉屏风散12g（包）。治疗1例在激素减量后出现反跳，再用激素加量仍然高热不退患者，改用本方激素渐停而获疗效。

3. 温阳二姜方［熊宁宁．中国中医秘方大全，194］ 熟附片10g，肉桂3g，焦白芍10g，白薇10g，磁石30g，炙甘草5g，炒党参20g，茯神12g，苦参6g，红枣7枚，水煎60分钟，发热前冷服慢咽。临床观察1例反复多次发作者，经上方治疗，取得了与患者以往长期应用泼尼松治疗的相似疗效。

4. 胡地广角汤（韩志忠方） 柴胡8g，生地12g，广角粉6g（冲），玄参、知母、赤芍、麦冬、丹皮、紫草、黄芩、连翘、金银花、青蒿各10g，龙胆草6g，槟榔12g，甘草6g。加减：便秘者加大黄5g，热毒症状重者加羚羊角粉0.3g（冲），倦怠、苔腻、便溏有夹湿者，选加藿香10g，川朴8g，薏苡仁20g，苍术8g，病久体虚者去广角粉、紫草、龙胆草，加黄芪12g，当归10g。治疗10例，均获临床治愈，随访1年未见复发。退热时间5～21天（平均12.6天），皮疹消退3～12天（平均8天）。疗程最短5天，最长23天（平均14天）。

5. 变应性亚败血症治验及讨论［宋金涛．中国中医药最新研创大全，887］ 郭某某，女，46岁。壮热，关节疼痛20天，皮疹3天。体温波动在38.2～39.5℃之间，周身乏力，关节疼痛，以下肢为剧，活动受限。伴微咳、纳差、口渴引饮、汗出、溲赤便干等症状。3天前腹部出现数个斑疹。理化检查：血常规：Hb100g/L，RBC3.3 × 10^{12}/L，WBC8.4 × 10^{9}/L，N98%，

L2%，血小板 $1.5\times10^{11}/L$，网织红细胞 0.7%。尿检：A（±），RBC（-），WBC（0~2），尿三胆：阴性。尿素氮 13.3mg/dl。肝功能：TTT1.46U，胆红质微量，ALT32U。ESR：110mm/第1小时，抗“O”阴性，肥达反应阴性。多次血培养无细菌生长。类风湿因子阴性。未找到狼疮细胞。免疫球蛋白测定：IgG32mg/ml，IgA13mg/ml，IgM1.32mg/ml。碱性磷酸酶 160U。胸片：心肺正常。心电图提示：窦性心动过速。A 型超声波揭示：肝脾不大。治疗经过：入院后采用中西医治疗。根据壮热不退、汗出口渴、面色红赤、斑疹外露以及舌苔黄等表现，以温热病“阳明发斑”论治，方用化斑汤加减。药用：生石膏 60g，知母 20g，玄参 15g，麦冬 20g，生地 30g，黄芩 20g，山药 15g，甘草 10g。服用 20 余剂，症状缓解，关节无疼痛，皮疹渐退，舌苔转白。在治疗过程中，皮疹反复出现，有时为一过性，而后出现午后低热、视物模糊、舌质红少苔、脉细等阴虚之象，改用滋阴善后。此法随症之变化出入加减，连续服用，使体温保持正常，皮疹消退，关节活动自如。外周血检查恢复正常，WBC8 $\times10^{9}/L$，N68%，L20%，酸性粒细胞 8%，单核细胞 4%。血沉由 110mm/h 降至 34mm/h。其他各项理化检查也基本正常。体重由入院时 61kg 增至 66kg。住院 105 天，痊愈出院。出院后半年追访病情无反复。

第十二章 坏死性血管炎

一、病名辨析

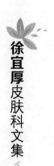

坏死性血管炎是指以血管壁炎症性损害的一组疾病，本组疾病病种繁多，分类不一，名称各异，本章仅以David的分类法为依据，包括传统或经典的结节性多动脉炎、过敏性血管炎、变态反应性肉芽肿性血管炎（Churg&Strauss）、韦格内（Wegener's）肉芽肿病、巨细胞动脉炎和大动脉炎（高安病，Takayasu's arteritis）等。

本病又名结节性多动脉炎，或称结节性动脉周围炎和多动脉炎。其特征为小及中等动脉的3层均有显著的炎症病变，引起多发的动脉瘤形成、血栓形成和梗死、类纤维坏死。其临床表现变幻多端，常根据其病变累及部位或器官的不同而表现各异。发热和白细胞增多多见，伴有关节炎、肌肉疼痛、腹痛、神经系病变、高血压、肾脏疾病、肺脑病变等。上述各系统病变可联合出现或各自单独出现。

本病类似中医学脉痹，脉痹病名出自《素问·痹论》。后世医籍论痹颇多，如《症因脉治》将痹分外感痹证和内伤痹证两大类，前者包括风痹、寒痹、湿痹、热痹，后者包括肺痹、心痹、肝痹、肾痹、脾痹、肠痹、胞痹、胸痹。从诸多痹证的临床主症描述，大致概括了本病在表、在里的症状群，迄今仍有指导意义。有鉴于此，有人将现代医学的结节性多动脉炎分别纳入中医学所描述的脉痹、血痹、伏痹、虚损、眩晕、不寐等众多疾病的范畴。

二、病因探析

《素问·痹论》说："风寒湿三气杂至，合而为痹也。"这就是说，素体阴亏，风寒湿三邪外袭，阻塞气血运行，闭痹脉络而发病。

1. 外邪侵袭 腠理不密，风寒湿等外邪乘虚而侵，阻于经脉，郁久化火，血分蕴热，外注肌肤，内侵脏腑而发病。

2. 气滞血瘀 外邪入侵，尤其是寒湿之类阴寒之邪，客于络脉，使之营卫不和，气滞血瘀，瘀阻脉络，故见结节、疼痛，诚如《医林改错》所说："入于气管，痛必流走；入于血管，痛不移处。"就是这个道理。

3. 阴虚火旺 凡肝肾不足，不能荣养筋脉，虚火乘于经络，脉络不畅，营卫不利，即见红肿疼痛。

4. 胸阳不足 心主居胸廓，为十二官之大主。若阳气不足，则温煦之力减弱，进而出现胸痛、心悸不安等症。

5. 肝火内动 肾阴不足，不能濡养肝木，肝火偏亢而内动，风痰阻于脉络，气血流通不畅，故见头痛、眩晕等症状。

三、诊断与鉴别诊断要点

（一）诊断要点

本病的发病，男性多于女性，男女之比约为（2～4）∶1，多见于40～60岁，各种年龄均可发病。起病可隐袭、轻度、局限，亦可迅速、暴发，很快致死。任何器官或脏器受病变累及均可为本病的最早期表现。典型的表现为发热，发热可呈持续性、间歇性，可高至39.4℃以上，亦可低热、弛张热。最常见的早期表现是不明热、高血压、急性腹痛、支气管哮喘、肾小球肾炎、冠状动脉供血不足、周围神经病变、肌病。

1. 系统表现

（1）皮肤：皮下结节大小1～2mm，沿血管壁成批或线状出现。急性期并有触痛及红斑，约见于15%的本病患者。结节多见于四肢，特别在小腿，亦可呈结节性红斑，渗出性红斑伴有中心性溃疡的红斑疹等。网状青斑、紫斑，约见于10%患者，多见于下肢。少见皮下结节形成，或由于炎症增厚的动脉形成的血管炎性结节，可在胸壁触及。荨麻疹样皮疹可为本病早期皮肤表现，紫癜可呈反复发作型或慢性型。本病皮肤病损的发病率为20%～25%，并可伴有对寒冷有反应的雷诺（Raynaud）现象。

（2）消化系统：腹痛是常见的消化系统征象，因病变的部位而表现出定位症状体征。弥漫性腹痛应考虑为肠系膜栓死，腹胀常表明肠系膜栓塞伴有或无腹膜炎。便血和呕血多由于上、下胃肠道血管炎引起，且可能为肠腔内血管小动脉动脉瘤破裂或坏死的动脉壁破裂所致。腹腔内出血可类似腹膜炎，但亦可合并化脓性腹膜炎。结肠系膜出血临床上出现肿块，可以血管造影证实。消化道溃疡可产生泛酸、嗳气、呕吐，发生肠胃穿孔时亦引起急腹症、继发败血症、休克并致命。肠系膜动脉炎较严重的临床征象是血性下痢伴有腹痛，钡剂检查可见小肠黏膜呈“拇指纹样表现”，提示缺血。

实质性脏器如肝、胰的梗死和出血并不少见，肝血管病变的发病率为60%～70%，并可见肝栓塞、间质性肝炎、肝硬化，但临床发现不多。

胆囊动脉炎症可以类似胆囊炎，甚至引起胆囊破裂。胰腺病变可引起急性胰腺炎的临床现象。

（3）泌尿系统：可有肾病综合征表现，亦可呈急性肾小球肾炎或慢性、亚急性肾炎表现。肾小动脉多发性闭塞引起的广泛肾脏损害，可发生急性肾衰竭与无尿肾小管损伤可引起多尿，且对抗利尿激素有抗药性。肾周围和腹膜后可发生出血。输尿管可发生痉挛、梗死，引起肾盂扩大。临床可表现为腰痛呈持续性或间歇性，剧烈时可牵连至腹部发生腹痛，同时出现血尿、夜尿、小便困难。尿毒症常是本病的死亡原因之一。肾功能受损可出现肾性高血压。

（4）循环系统：本病累及心脏的发病率约为65%，主要是冠状动脉炎所致缺血、梗死或充血性心力衰竭（62%）、心包炎（33%）、心律失常（9%）。充血性心力衰竭为本病死亡原因之一，其发生发展与冠状动脉炎引起供血不足、高血压或冠状动脉瘤有关。发生心肌梗死常为安静型，无或少有心绞痛出现。本病一旦出现胸痛即应考虑心绞痛、心肌梗死或心脏压塞。胸片、心电图、超声心动图、冠状动脉造影、酶检查可协助确定病因。心动过速在本病的发生率为66%，主要为室上性心动过速，其类型有阵发性房性心动过速、心房扑动或伴有阻滞、房室结性心动过速、心房颤动、窦性静止和游走性室上性节律。其他类型心律失常仅为9%。

（5）呼吸系统：肺部病变的发生率为18%～25%。早期病例报告由于血管炎的分类不同或混淆。临床呼吸道征象主要为胸痛、咳嗽、呼吸困难、哮鸣音和咯血。肺及或气管的动脉炎可引起阻塞、梗死和肺内出血或出血性胸膜渗液。胸片可显示梗塞、浸润或渗液。另可有肺水肿（需与由心脏引起相鉴别）、肺炎、气管炎发生，以及肺动脉高压。

（6）神经系统：本病中枢神经系统病变发生率为46%，其临床表现有严重头痛、癫痫发作、偏瘫，以及器质性精神紊乱如精神病表现，伴有精神错乱、定向力丧失、幻觉。头痛占34%，视力模糊占12%，惊厥发作占11%。主要中枢神经体征的发生率如毒性视网膜病（出血及渗出）占32%，器质性精神障碍占23%，轻偏瘫占11%，视神经乳头水肿占10%，除去眼神经外的其他颅神经病变体征占15%。这些体征包括脑干病变、视网膜动脉闭塞、同侧偏盲、大脑性共济失调、舞蹈病样运动。周围神经病变在本病的发生率可达50%～70%，且可为本病的最初表现，在周围神经的分布部位出现疼痛、麻木，并放射至神经分布区域。其发作常突然，上下肢可同时波及，约在几小时至几天后，同样部位神经出现运动障碍。

（7）其他：本病的其他多种表现包括肌肉、骨骼、关节、眼、睾丸等部位。①肌肉骨骼系统：约70%病人有肌肉疼痛和关节疼痛，常在本病发病前数月发生。关节疼痛的发生率为33%，关节炎的发生率为25%。②眼部表现：本病发生眼部症状占10%～20%，包括视神经萎缩、视网膜剥离、视神经乳头水肿、中心视网膜动脉阻塞、弥漫性脉络膜炎、虹膜炎、巩膜炎、巩膜穿孔性坏死和结合膜下出血。③睾丸：本病男性患者占2.5%～1.8%，临床上可患睾丸炎伴有或不伴有附睾炎。临床现象为阴囊疼痛、水肿及红斑，偶然睾丸缩小。

2. 限制型　本病的局灶型或病变限制均可发生。近10%病例仅有皮肤、肌肉和周围神经的累及，有的病例随访2～23年症状消失，且并未死于本病。

附结节性多动脉炎的诊断标准，详见表12－1。

表12－1　结节性多动脉炎的诊断标准

1. 主要症象
（1）发热（每周4日以上，38℃以上）
（2）体重减轻（6个月内6kg以上）
（3）末梢神经炎
（4）中枢神经征象
（5）心脏表现（心绞痛，心电图异常）
（6）高血压
（7）肺部征象（肺炎、肺纤维化、哮喘等）
（8）肾脏征象：①肾活检特殊组织象；②蛋白尿和血尿、管型尿；③高尿素氮血症（20mg/100ml以上）
（9）消化系征象（呕血、便血、腹痛等）
（10）关节痛
（11）肌肉征象（肌肉病，肌力低下，运动障碍）
（12）皮肤征象（结节，丘疹，紫斑，红斑，溃疡，坏疽等）
（13）白细胞增多症（10×10^9/L以上）
（14）嗜酸性粒细胞增多（0.3×10^9/L以上）
2. 组织所见动脉炎病理组织象

续表

3. 除外疾病
（1）系统性红斑狼疮
（2）慢性关节风湿
（3）白塞病
（4）大动脉炎综合征
（5）血栓性血小板减少性紫癜
4. 评定
确诊：主要征象至少2项，加上组织所见
疑似诊断：①主要征象至少1项，加上组织所见
②主要征象至少有7项（无组织所见）

3. 实验室检查

（1）血液学检查：多呈轻度正色素性贫血，但亦可呈再生不良性。80%病例白细胞增多和核左移及嗜酸性粒细胞增多。

（2）尿液和肾功能检查：蛋白尿与显微镜血尿为本病常见表现，与本病其他临床特征如发热等并存。

（3）免疫学检查：①乙型肝炎抗原：在各组病人中的阳性率为10%～54%。②血液其他免疫学检查：总补体、C_3、C_4减低常在本病活动期，且合并广泛皮肤及肾脏病变。

（二）鉴别诊断

有下列多种疾病易于本病诊断相混淆，诸如感染性疾病，特别是感染性心内膜炎、恶性肿瘤、左心房黏液瘤。其他如急腹症（腹膜炎、胆囊炎、胰腺炎、阑尾炎、内脏穿孔）、出血性胃溃疡、肾小球肾炎、急性风湿热、冠状动脉疾病、肌炎和多神经炎等。

四、辨证施治

（一）内治法

1. 风湿入络，血分蕴热证 下肢结节，肤色发红或正常，压痛不适，伴有发热不适，全身乏力，肌痛或骨关节疼痛，舌质红，苔白，脉滑数。治宜祛风除湿，凉血通络。方选独活寄生汤加减：独活、茯苓、防风、炒丹皮、赤芍各10g，丹参、金银花藤、鸡血藤各15g，鬼箭羽、陈皮、豨莶草、泽兰、秦艽各12g。

2. 气滞血瘀，瘀阻经络证 四肢结节，以下肢为甚，肤色焮红，结块压痛明显，偶尔伴有瘀斑或网状青斑，或有坏死溃疡，舌质黯红，苔少，脉细涩。治宜调和营卫，活血通络。方选桃红四物汤加减。归尾、赤芍、桃仁、苏木各10g，青皮、制香附各6g，草河车、夏枯草、忍冬藤各15g，川牛膝、地龙、甲珠各4.5g。

3. 气阴不足，脉络不畅证 下肢结节，色泽黯红，伴有身倦乏力，纳食不香，心悸失眠，自汗，盗汗，口干唇燥，舌干少津，舌质红，苔少，脉细数。治宜益气养阴，和营通络。方选生脉散加味。太子参、沙参各15g，玄参、生黄芪、麦冬、生地、丝瓜络各10g，络石藤、地骨皮、茜草、青风藤各12g，青皮、五味子各6g。

4. 胸阳不宣，心血瘀阻证 心前区隐痛或闷痛不适，胸闷，心悸不宁，甚则面青，唇甲青紫，舌质暗红，苔少，脉细涩。治宜宣痹通阳，活血化瘀。方选瓜蒌薤白汤加减。瓜蒌、苏梗、炙甘草各10g，薤白、五味子、琥珀各6g，干地黄、沙参、茯神各12g，丹参30g，桑枝、红花各4.5g。

5. 阴虚阳亢，肝风内动证 头痛眩晕，肢体麻木，晚期或病情处于危笃阶段还会突然发生惊厥，半身不遂，舌质红，苔少，脉弦数。治宜滋阴平肝，息风开窍，活血通络。方选镇肝熄风汤加减。怀牛膝、生赭石、生龙牡各30g，生白芍、天冬、青蒿、生麦芽各15g，钩藤、干地黄各12g，石菖蒲、远志各6g。

加减法：壮热不退加玳瑁、水牛角、绿豆衣、金银花炭、生地炭，低热缠绵加银柴胡、青蒿，硬结顽固不化加白僵蚕、天龙、黄药子、白药子、山慈菇，胸腔积液明显加甜葶苈、大枣，肺脏受损加橘红、姜半夏、川贝母、款冬花、百合、白茅根、白及，关节和肌肉酸痛加海桐皮、豨莶草、老鹳草，病久体虚加高丽参、冬虫夏草、山药，津亏口渴加石斛、玉竹、知母、乌梅，溃疡日久不敛加金头蜈蚣、白蔹、鹿角片、地骨皮。

（二）外治法

皮下结节，焮赤肿胀，疼痛，选用玉露膏敷之；皮下结节坏死、溃烂，选用九一丹掺在疮面上，外盖玉红膏；待其腐尽，拟用生肌散，外盖玉红膏，直至疮敛。

（三）针灸疗法

1. 毫针法 ①循经取穴：主穴：人迎。配穴：上肢加太渊、心经、肺经，排刺；下肢加胃经、脾经，排刺。头痛、头胀加风池；心悸、胸闷加心俞；视物模糊加睛明。②辨病取穴：足三里、三阴交、阳陵泉、复溜；配穴：太冲、承山。方法：施泻法，针刺得气后留针30分钟，每日1次。

2. 灸法 分9组取穴，1组大椎、身柱，2组至阳、命门，3组大杼（双），4组膏肓，5组膈俞（双），6组脾俞（双），7组胃俞（双），8组中脘、气海，9组足三里。方法：每次选一组穴，交替应用，每穴直接灸3~5壮，2日1次。

（四）其他疗法

1. 耳针法 主穴：心、肝、肺、肾、交感；配穴：相应区域。方法：每次取2~4穴，交替选用，针后留针30分钟，每日1次。

2. 头针法 运动区、血管舒缩区。方法：快速刺入，沿头皮横刺1~1.5寸，针刺得气后留针30分钟，其间捻转2~3次，每次持续1分钟，每日1次。

3. 温针法 大椎、风池、天柱、膈俞。方法：施平补平泻法，针刺得气后，在其针柄上安放艾炷一团，点燃，任其烧完后待冷拔针，2日1次。

（五）专方荟萃

1. 导痹汤 黄芪120g，当归、人参、白茯苓、龙齿、远志、炙甘草各90g，桂枝、半夏各150g，枳壳、桔梗、茯神木各60g，研粗末，取药末15g，生姜5片，大枣2枚，煎服。

2. 生黄芪、党参、鸡血藤、玄参、石斛各18g，沙参15g，当归12g，附子、肉桂、菖蒲、赤芍、红花、牛膝、甘草各10g。煎服，适用于气血双亏证型。

3. 紫贝齿、紫石英、生磁石、珍珠母各30g，鸡血藤、玄参各25g，枸杞18g，菊花、白芍、生地、牛膝各15g，赤芍、归尾、泽泻各10g，水煎服。适用于阴虚阳亢证型。

4. 病程短，属实证可选四妙勇安汤、顾步汤、补阳还五汤、血府逐瘀汤等。病程长，属虚证可选人参养荣丸、八珍丸、十全大补丸等。

5. 回阳三建汤　附子、当归、白芍、丹参、苍术、茯苓、川芎、陈皮、鸡血藤、枸杞、川朴、独活、木香。水煎服。

（六）调摄护理

1. 急性期应卧床休息，在治疗中对抗生素或磺胺药的应用应持谨慎态度。

2. 皮疹溃破、坏死时，应严密消毒，勤换药，以防继发感染。

3. 发作期应用皮质激素时，要预防感染，缓解期要重视体质的增强，摄入营养丰富的食品，尽量减少感冒。

（七）预后判断

在急性期以皮质激素为主，辅以中药治疗，缓解期以中药为主，辅以皮质激素，必须采用递减方式，否则将会出现反跳。此外，皮质激素还有引起脑动脉、冠状动脉或肾动脉形成血栓的倾向，造成严重后果，应予提防。

（八）医案精选

案一：苑某，男，21岁。院外会诊病例。原患高血压4年，1年来全身浮肿，少尿，近2月来左足第四、五趾出现豆大结节，红肿疼痛，部分肤色黑褐，坏死，并向踝区蔓延扩展。脉虚大，舌淡而胖，苔薄腻。西医确诊：结节性动脉周围炎。中医辨证：气虚血滞，瘀阻络脉，不通则痛，热胜肉腐。治宜补气活血，通络止痛法。药用：黄芪、鸡血藤各30g，炙乳没、香附、红花、干地龙、怀牛膝各9g，赤芍、桃仁各12g，参三七3g（研末冲），每日1剂，另服醒消丸，每日3次，1次3g。按方治疗2周，浮肿减退，四肢转温，伤面肉芽组织红活，疼痛显著减轻，拟用益气行血，清解余毒。药用：生炙黄芪、当归、忍冬藤、鸡血藤各15g，生甘草、赤白芍、红花、怀牛膝、香附、络石藤各9g。连续服药近50例，诸症平稳，伤面愈合出院。（《朱仁康临床经验集》）

案二：男，36岁。左上肢疼痛，无力，头晕，心慌，易倦，偶有晕厥，经检查左手无脉，经激素、地巴唑、烟酸等治疗2年未效，乃改用耳针疗法。主穴取耳穴心、肝、肺、肾、交感，配穴取相应部位。每次取2～4穴，每日1次，双耳交替，留针24小时，7次为1疗程。疗程间隔5天。2疗程后可扪及左桡动脉搏动，共治疗4疗程，基本治愈。1年后复发，仍用耳针治疗，留针时间延长为36小时，3疗程后基本恢复，继续巩固治疗60天，并配合耳穴埋针而愈，15年来每年复查1次均无复发。[湖南中医杂志，1986，(3)：47]

（九）名论摘要

《景岳全书》："诸痹者皆在阴分，亦总由真阴衰弱，精血亏损，故三气得以乘之而为此诸证。经曰：邪入于阴则痹，正谓此也。是以治痹之法，最宜峻补真阴，使血气流行，则寒邪遂去，若过用风、湿、痰、滞等药，而再伤阴气，必反增其病矣。"

（十）文献摘录

1. 活血通络汤治疗坏死性血管炎（湿热瘀阻型）［石晶华．中国当代名医验方大全，509－510］ 滑石块、土茯苓、赤芍、赤苓皮各30g，车前子、木瓜、生甘草、牛膝、防己各12g，黄芩、木通各9g，当归15g。作者治疗一女性年21岁，因左腿肿胀疼痛，伴有小腿溃疡1年余，四肢有多发皮下结节，出血性丘疹就诊。查左小腿后部及左足内侧有数块萎缩性瘢痕，呈暗紫色，左小腿之外踝上有溃疡，约6cm×8cm×0.3cm大，表面有稀薄黄色脓液，肉芽深红不鲜，无异味，边缘灰白呈水肿，略硬，溃汤周围皮色暗紫。处以上方，服药10天后，左腿肿痛缓解，溃疡肉芽开始生长。50天后溃疡愈合，留有萎缩性瘢痕，治疗中未出现新的结节及出血性丘疹。半年后复查，身体恢复良好，未见其他病证，已正常工作。

2. 变应性血管炎治验［蔡丽慧．山西中医，1996，13（1）：54］ 患者女，37岁。病期3年。查体：慢性病容，痛苦表情，双下肢远端肿胀，皮色暗红，大面积溃烂，有脓性渗出液，双踝上有多处坏死凹陷，坏死处面积多为1～2cm^2，舌质暗红，苔白腻，脉沉。病检报告符合。辨证为湿热下注，蕴而成毒，络痹肉腐。治宜清热利湿，活血解毒。方取四妙散合四妙勇安汤加味：苍术、红花各12g，黄柏、甘草、牛膝各10g，薏苡仁、益母草、金银花各30g，玄参、当归、桃仁各15g，每日1剂，水煎服。5剂后肿胀减轻，渗出减少，继服上方，另加中药外洗：荆芥、防风各30g，地肤子，蛇床子各25g，白蒺藜、蝉蜕、紫草各15g，枯矾12g。1个半月后获临床治愈。

第十三章　血管炎

第一节　过敏性血管炎

一、病名辨析

1949 年 Zeek 等首先提出过敏性血管炎（hypersensitivity angiitis），其特征为类似结节性多动脉炎，但具有播散性或弥漫性血管炎，病变主要累及小静脉、小动脉和毛细血管，此点可与侵犯中等肌性动脉的结节性多动脉炎和侵犯大血管的其他血管炎相区别，临床征象主要是微小血管梗死形成和出血所致的多系统病变引起。故本病又称为小血管血管炎和变态反应性血管炎、皮肤型血管炎。

今人姜春华在考证历代医籍后认为，本病的特殊类型之一——过敏性紫癜，应属中医学“紫斑”的范畴。但现行部分医籍中，则将《外科启玄》所提“葡萄疫”一症划属于过敏性紫癜。

考查紫斑病的类似描述，首见于《金匮要略·百合狐惑阴阳毒病脉证治》篇，该书对阴阳毒病，以面赤斑斑如锦纹、身痛、咽喉痛为主要症状，从而为后世开创了先河。《诸病源候论》《丹溪手镜》《医学入门》等，不仅进行了分类，如温热发斑、内伤发斑、斑毒、阳证发斑、阴证发斑等，而且还对病因和治法作了详尽论述，为临床诊疗提供了许多借鉴的经验。

二、病因探析

1. 风热伤营　外感风热之邪，炽于营血，而致血热妄行，血分热盛故红斑如锦纹，热壅咽喉故痛。

2. 湿热蕴阻　湿热与气血相搏，而致血热络损，外则血溢肌肤，内则蕴阻肠胃，诚如《诸病源候论》所说：“斑毒之病，是热气入胃，而胃主肌肉，其热夹毒蕴于胃，毒气发于肌肉，状如蚊蚤所啮，赤斑起，周匝遍体。”

3. 阴虚火旺　素体阴虚血热，虚火内动，热伤血络，热迫血行，血不循经，血溢肌肤而成紫斑。

4. 统摄无权　脾为气血生化之源，有统血之功。脾气素虚，或思虑饮食伤脾，导致脾虚不能统血，或禀性不耐，劳倦伤气，使之气虚不能摄血，统摄无权，血不归经，外溢肤表而成紫斑。

5. 脾肾阳虚　火不生土，运化无能，脾阳虚不能统血，亦见血溢成斑。

总之，本病的外因多在风、热、湿诸邪，内因主要在脾，两者均能导致血不循经，溢出外络，凝滞肌肤，发为紫斑，累及脏腑则致腹痛、便血、尿血诸症。

三、诊断与鉴别诊断要点

（一）诊断要点

本病最普通的全身症状是发热和疼痛，以及瘙痒性皮肤病损，皮损形式有荨麻疹、紫癜、丘疹、瘀斑、结节和坏死性溃疡等。皮疹可成批或分批出现，其间隔时间不等。个别皮损持续1～4周，消退时留有色素沉着或萎缩性瘢痕。有的病损变大或成为结节。病损大小可从1mm至数cm，可类似多形红斑的环形红斑，严重病例可见水疱或大疱。

泌尿系统表现以高血压、急性肾小球肾炎、肾功能不全、尿毒症多见。血尿常见，肾小球坏死可有肉眼血尿。其他尿液异常如管型、蛋白等可同时出现，本病尿沉渣的特殊征象是急、慢、亚急性各期肾炎尿沉渣成分同时出现，即尿沉渣中红细胞管型、脂肪细胞粗大管型、颗粒管型、蜡状管型并存，成为重叠式的现象。肺部病变可无症状，常于胸部透视或摄片后发现有肺部浸润病灶，常呈结节样或弥漫病损，可伴有哮喘的相应体征和症状，并可发生胸膜渗液。本病常有腹痛，特别多见于过敏性紫癜。然而，任何病人发生本病均可见肠胃道出血，严重时需输血。心脏可发生心包炎和心肌炎，严重者导致死亡。多数病人有关节痛，但有显著滑囊炎者少见，X线检查无显著骨质侵蚀和关节畸形。神经系统受累可引起头痛、复视和中枢神经系统的相应征象。末梢神经病变可发生远心端的知觉神经病变或多发性单神经炎。

本病常见的几种特殊类型有：

1. 急性病毒肝炎前驱症类血清病型 本病在发病过程中均有10%～20%发展为急性肝炎，乙型或非乙型，在肝炎的潜伏期间，黄疸前1～6周发生皮疹、荨麻疹、游走性多关节炎，偶可呈急性关节炎，其发病持续时间一般仅数天（可有例外）。当发病呈轻度或一过性时常被忽视。

2. 低补体血症性血管炎 McDuffie等于1973年叙述低补体血症性血管炎，其发病率不详，但不常见，好发于青年妇女。

3. 混合性冷球蛋白血症 本病又称之为“紫癜－肌痛－冷球蛋白血症综合征”或特发性混合性冷球蛋白血症综合征。1962、1966年Lospa等和Meltzer等相继描述本病为紫癜、关节痛、无力、冷球蛋白血症。本病少见特征为广泛血管炎及严重的肾小球肾炎，中年女性多见。

4. 过敏性紫癜 本病可归之于过敏样紫癜或变态反应性紫癜，因有证据认为，患者对细菌或病毒的过敏是一可能病因。本病多见于儿童，发病的高峰年龄为4～11岁，然而任何年龄均可发生。本病的靶器官是皮肤、关节、肾脏和胃肠道。本病发病多在春季上呼吸道感染以后，约80%病例可发生典型的三联征，即可触知的紫癜、关节炎和腹痛。皮疹多见于臀部和下肢。踝和膝关节是常见的发病部位，局部肿胀，发热和触痛。关节炎多数呈一过性。胃肠道的病损可引起严重性的痉挛、腹痛、肠套叠、出血、蛋白丢失性肠病，以及少见的穿孔。约半数病人有肾脏病变，其症状为血尿和蛋白尿，伴眼睑和下肢水肿，一般病情较轻，但亦可严重且病程持续，可发展为肾衰竭。

（二）鉴别诊断

血疳（色素性紫癜性苔藓样皮炎） 男多于女，且以中壮年为主，对称性发生于小腿，淡红色的斑丘疹，孤立、散在或相互融合成片，少许鳞屑，伴有毛细血管扩张及紫癜。

四、辨证施治

（一）内治法

1. 风热伤营证 斑色初起鲜明，后渐变紫，分布较密，发出与消退均较快，伴有瘙痒，或有关节肿痛，脉浮数，舌质红，苔薄黄。治宜凉血活血祛风，兼以化斑解毒。方选消斑青黛散加减。青黛、玄参、沙参、柴胡各10g，知母、黄连、甘草、莲子心各6g，生石膏、生地各15g，炒牛蒡子、荆芥各12g，绿豆壳30g。

2. 湿热蕴阻证 紫斑多见于下肢，间见黑紫血疱，时有糜烂，伴有腹痛较剧，甚则便血或黑便，腿踝肿胀，轻者腹胀微痛，纳呆，恶心呕吐，舌质红或紫，苔黄腻，脉濡数。治宜清热化湿，活血通络。方选三仙汤、芍药甘草汤、失笑散合方化裁。薏苡仁、滑石（包）各15g，赤芍、杏仁、蒲黄炭、甘草各10g，白通草、竹叶各6g，白茅根、赤小豆各30g，丹皮、紫草各12g。

3. 阴虚火旺证 紫红斑，色不鲜明，分布不密，反复发作，兼有虚热烦躁，面赤火升，腰酸膝软，血尿、蛋白尿和管型尿等，舌质红，苔少，脉细数。治宜养阴清热，降火止血。方选六味地黄丸加减。生地、炒丹皮、玄参、大蓟、小蓟各12g，山药、白茅根各30g，茯苓、龟板（先煎）、枸杞子、紫草、泽泻各15g。

4. 统摄无权证 起病较缓，紫斑色淡暗，分布较稀，时愈时发，迁延日久，伴有腹胀便溏，恶心、纳呆，面色萎黄或虚浮，自汗，气短，精神萎靡，肢倦无力，心悸，头昏，目眩，唇淡，舌质淡，苔少，脉虚细。治宜健脾益气，摄血止血。方选归脾汤加减：炙黄芪、党参、茯神、熟地各15g，当归、炒白芍、白术、炙甘草各10g，桂圆肉12g，广木香6g，阿胶12g（烊化）

5. 脾肾阳虚证 慢性发作，病程日久，斑色淡紫，触之欠温，遇寒加重，伴有面色苍白或紫暗，头晕，耳鸣，身寒肢冷，腰膝酸软，纳少便溏，腹痛喜按，舌淡或偏紫，脉细弱。治宜补肾健脾，温阳摄血。方用黄土汤加减。伏龙肝（包）45g，白术、甘草、阿胶（烊化）各10g，制附片、菟丝子、仙鹤草各12g，黄芩6g。

加减法：高热加生石膏、羚羊角、水牛角、玳瑁，咽炎、鼻衄加北豆根、大青叶、麦冬、沙参、马勃，关节红肿疼痛加鬼箭羽、千年健、金毛狗脊、海风藤、桑枝、秦艽、络石藤、老鹳草，皮疹顽固不退加赤小豆、椿根皮、鳖甲、知母，便血加地榆、槐花、三七，血尿加白茅根、旱莲草、小蓟，蛋白尿加玉米须、莲须、金樱子、芡实、冬瓜皮，腹痛加延胡索、川楝子、广木香、乳香、没药、炒枳壳、厚朴，恶心、呕吐加黄连、姜半夏、竹茹、刀豆子，纳呆加砂仁、焦三仙、鸡内金，气虚加黄芪、党参、升麻，斑色瘀紫，舌暗紫加三七粉或云南白药，神昏谵语加紫雪丹。

（二）针灸疗法

1. 毫针法 ①辨证取穴：血热证：血海、三阴交、太冲、委中（点刺放血少许）；脾虚证：膈俞、脾俞、血海、足三里、三阴交。方法：实证泻之，虚证补之，2日1次。②经验取穴：涌泉（双）。方法：施强刺激，每日1次。夹脊胸11、胸7、三阴交、血海。方法：先刺夹脊胸11、胸7，针后得气留针5～8分钟，起针后再取三阴交、血海，得气留针30分钟，其间行针3次，手法以补为主，间日1次

2. 灸法 八髎、腰阳。方法：令患者俯卧，穴位表面涂以石蜡油或凡士林少许，以防烫伤，

将0.25cm厚的姜片放置7cm×7cm大纸片上，再将高约4cm，底面积6cm×6cm的艾炷置于姜片上点燃，保持施灸处有明显的温热感，每次45分钟，每日1次。

（三）其他疗法

1. 耳压法 主穴：脾、肝、胃；配穴：肺、口、皮质下、三焦。方法：选用王不留行粘压穴上，并嘱患者每日自行按压3~5次，每次1分钟，2日换1次。

2. 穴位注射法 膈俞、血海。方法：采用维生素B_{12}200~400μg，加入辅酶A50单位混合液，针刺得气后缓慢推注0.5~1.0ml，每日1次。

（四）专方荟萃

1. 红枣10枚，或连翘10g，或甘草5g，或紫珠草5g，任选一种，水煎服。

2. 解毒升麻汤　升麻、栀子、大黄、黄芩、石膏、甘草煎服。

3. 犀地清络饮　水牛角汁、丹皮、连翘、竹茹、鲜生地、赤芍、桃仁、姜汁、鲜菖蒲、鲜茅根、灯心草。水煎服。

4. 旱莲草、女贞子、茜草根、黄芩、侧柏叶、生地、阿胶、丹皮、仙鹤草、龟板。水煎服。

5. 生龟板、仙鹤草、生地榆各30g，地骨皮60g，水煎服。

6. 雷公藤制剂　①糖浆（每毫升含生药1g），每日3次，1次10ml。②片剂（每片含生药3g），每日3次，每次2~4片。

7. 紫草根提取物（片剂）　每日服药量相当于生药4.5~6g。或用生药24~30g，水煎服。

8. 猪蹄甲35g，煎汤，每日分3次服。

9. 银翘土苓汤（适用于荨麻疹性血管炎）　金银花、连翘、土茯苓、当归、玄参、鸡血藤、赤芍各30g，生地60g，丹皮、秦艽各15g，甘草12g，蝉蜕10g。

10. 苓桂术甘汤加减（适用于变态反应性血管炎）　桂枝、茯苓、桃仁、知母、黄柏各15g，赤芍、当归、丹参、冬瓜皮、白花蛇舌草各30g，三棱、莪术各10g，防己12g，黄芪60g。

11. 新桂枝茯苓汤（适用于变态反应性血管炎）　桂枝5g，茯苓皮20g，赤芍10g，丹皮10g，桃仁10g，半枝莲30g，白花蛇舌草30g，香谷芽10g。

12. 止血滋肾汤（适用于紫癜性肾炎）　雷公藤10g，小蓟15g，生地10g，丹皮9g，赤芍9g，阿胶10g（烊化），生黄芪15g，炒知母9g，炒黄柏4g，大枣5枚，益母草15g。

13. 活血通络汤（适用于坏死性血管炎）　黄芩9g，滑石块30g，木通9g，车前子12g，土茯苓30g，赤芍30g，当归15g，赤苓皮30g，木瓜12g，生甘草12g，防己12g，牛膝12g。

（五）调摄护理

1. 注意养慎 养是内养正气，强壮体质，增加机体的抵抗力和免疫力；慎是慎防风寒暑湿燥火六淫不正之邪和容易引起紫斑发生的不正之气，如药毒、寄生虫等。

2. 加强护理 若病情较急，出血较多要绝对卧床或少动。另外，应当注意冷暖适当，衣被应时，起居有节，饮食有常，避免过劳，预防感冒。

3. 饮食调节 少用葱、姜、蒜、辣椒、芥末和酒类，少食鱼、虾、蟹、牛乳等腥味发物之品，切忌食用易于诱发紫斑的食品，尤其是与进食某些食品有密切关系的患者。

（六）预后判断

因外感邪气而诱发，或者过食辛辣酒姜者治疗得当，多数可望痊愈；少数迁延日久，进而导致阴虚火旺，或者气不摄血，则缠绵难愈。

（七）医案精选

黎某，女，16岁。1965年9月2日就诊。病发三伏，起病急骤，口鼻鲜血上涌，继而两腿出现斑疹数处。检查：体质健壮，唇赤口干，手掌心热甚，小便深红，尿味刺鼻，大便鲜血随粪而下，无痔疮史，腹部隐痛，两肘黄豆大瘀块2处，两腿铜钱大瘀块8处，色泽红紫或深紫，呈对称分布，无碰伤史。据云：曾食鲜虾炒笋等，隔日又食蟹，舌苔深黄而干，舌质绛，脉细数，按之有力。诊断：肌衄（血热妄型重型）。治则：凉血止血祛瘀。处方：一方：柱角10g（另煎冲），生地15g，白芍15g，丹皮10g，大小蓟各15g，槐花10g，地榆10g，茅根15g，水煎服。二方：鲜红色铁树叶5片，鲜九干菜（全草）60g，后服。服方3天后，小便正常，掌心不热，肘部瘀块隐约可见，两腿瘀块转淡蓝而沉着，精神佳，内证俱平。嘱原方加田三七4.5g。1周后，瘀块全部吸收，诸症已愈，嘱服原方，另用鲜红色铁树叶5片，猪胰腺1~2条，水煎佐餐。(《老中医医案医话选·陈锦韶》)

（八）名论摘要

《丹溪心镜》："发斑，热炽也，舌焦黑，面赤，阳毒也，治宜阳毒升麻汤、白虎加参汤。"

《外科正宗》："葡萄疫其患多为小儿，感受四时不正之气，郁于皮肤不散，结成大小青紫斑点，色若葡萄，发在偏体头面，乃为腑证，自无表里。邪毒传胃，牙根出血，久则虚人，斑渐毒退。初起宜羚羊角散清热凉血，久则归脾汤滋益其内。"

第二节　主动脉弓动脉炎

一、病名辨析

主动脉弓动脉炎（aortic arch arteritis）有许多名称，诸如高安病（Takayasu's disease）、大动脉炎综合征、闭塞性血栓性主动脉弓病（occlusive thrombus aortopathy）、青年妇女动脉炎（young female arteritis）、Raeder－Harbitz综合征、Martorell'综合征、臂动脉炎、特发性中层主动脉病（idiopathic medial aortopathy）和动脉病、反向主动脉缩窄（reverse coarctation）、异型大动脉缩窄等。

本病的流行情况和发病率不详，但全世界所有国家均可发病。报道本病最多的国家是日本，Nasu发现在日本16年不到300 000例尸体解剖中有本病100例，占0.03%。80%~90%的病例是女性，极大部分的发病年龄是在10~30岁。

本病在我国及亚洲地区较欧美各国多见，主要侵犯小至中等大小动脉，而不侵犯静脉或淋巴管。20%~25%病例仅表现为皮肤症状，多数有系统性病变。青年女性发病率最高，50%发病年龄在15~25岁，男女之比为1∶6~1∶10。

本病临床表现与中医学中描述的"血痹""脉痹""伏痹""虚损""眩晕""不寐"等病类似。

二、病因探析

现代医学认为，本病发病原因不明。从中医审证求因的原则来看，多系先天禀赋不足，后天失于调养，或患其他疾病，以致阴阳失调，气血亏损，气日以衰，脉道不利，乖变多端。或脾肾阳虚，失于温煦，内寒自生，寒凝脉泣；或气血亏损，运行无力，血脉不得充盈；或肝肾阴虚，筋脉失养，均可导致本病的发生。另外，风寒湿三气杂至，痹之于脉，是本病的诱发因素。总之，本病以正虚为本，以外邪侵袭为标。

三、诊断与鉴别诊断要点

（一）诊断要点

按病变主要部位进行分类。1977 年 Lupi - Herrera. E 将本病分为 4 型：第 1 型（Shimizu - Sano）病变主要累及主动脉弓及其分支；第 2 型（Kimoto 变异型）又称为非典型主动脉缩窄症，病变主要侵犯胸降主动脉及腹主动脉，主动脉弓无病变；第 3 型或称混合型，有第 1 及第 2 型的病变特点；第 4 型具第 1、2 型或第 3 型的病变特点加上肺动脉病变。国内分类将第 1 型称为头臂动脉型或主动脉弓型，第 2 型称为主动脉型或肾动脉型，第 3 型及第 4 型合并总称之为混合型或广泛型，总共分为 3 型。

本病发病年龄 3 ~ 14 岁，儿童期发病占本病的 7.5%。早期发病在 10 ~ 20 岁之间，大部分为女性，女∶男为 8.5∶1，本病发病时可呈急性，全身性征象，如发热、多发性风湿性肌痛、关节疼痛、食欲减退或厌食、体重减轻、心悸、晕厥。早期可由于关节炎或滑膜炎的征象而诊断为类风湿关节炎，少数病人可出现结节性红斑。早期急性炎症期临床征象约见于半数病人。进入慢性期的症状常根据受累血管的部位与病变程度而定。

1. 心血管系统表现 主要是由于动脉狭窄后或闭塞所引起的症状以及高血压，颈动脉窦反射亢进引起症状。

（1）由于脑循环障碍引起的症状：有头晕、眼花、视力障碍、昏厥、局部麻木。

（2）由于四肢循环不良引起的症状：有四肢麻木感、四肢发冷、知觉异常、步行障碍或间歇性跛行。

（3）心脏症状：有心悸、气急或呼吸困难，心绞痛，胸痛，心力衰竭，咯血，心包摩擦音，二尖瓣关闭不全等。

（4）由于高血压引起的症状：头痛，呕吐，肩痛。

（5）由于颈动脉窦反射亢进引起的征象：如转动头部可引起神志丧失，眩晕发作，以及发生脉缓、低血压、脉搏不齐、眼前发黑等征象。

（6）脉搏和血压的变异征象：由于动脉炎动脉的狭窄部位发生桡动脉触及感觉的有无，以及上下肢血压的差异，在上肢两侧血压差异中以左侧上肢低血压较多见。在Ⅱ型（变异型或主肾动脉型）除有上肢高血压外，还有由于肾动脉狭窄引起肾血管性高血压和主动脉瓣关闭不全引起收缩期高血压等。Ask - Upmark 认为，本病引起高血压的原因有：①由于大动脉及分支的动脉壁弹性减低；②脑血流减少；③神经调节作用障碍；④肾血流减少。

2. 眼征象 表现为视力障碍或视力减退，早期症状多为一过性雾视或眼前发黑，起立或行走时一眼或两眼视力减退或消失。此外，还有羞明、复视、黑点、流泪、结膜充血、瞳孔散大等。眼底所见根据宇山氏分类可分为 4 期，即第 1 期网膜血管扩张期：网膜血管扩张，口径不同，色调发暗，血管细支扩张直至末端，眼底血压下降。第 2 期网膜小血管瘤期：扩张的网膜血管细支末端形成葡萄状、串珠状的小血管瘤。网膜静脉血流缓慢，网膜血压极度低下，伴低眼压、网膜出血和棉花样白斑。第 3 期网膜血管吻合期：可见网膜血管新生吻合，特别多见于乳头周围。并见球结膜血管扩张，眼球凹陷。第 4 期合并症期：瞳孔散大，虹膜萎缩，虹膜表面血管新生，合并白内障，眼底可见增殖性网膜炎，并可发生继发性视网膜剥离。

3. 其他表现 如由于肠系膜动脉狭窄可引起腹痛、腹泻、肠胃道缺血和出血。肺动脉炎可引起呼吸困难、咯血和肺动脉高压。如本病病情进展，颈动脉分布区域营养障碍，可见面部皮肤肌肉萎缩、牙齿和头发脱落、鼻尖和唇口腔的溃疡、马鞍鼻、耳鸣、重听等，甚至可发生鼻中隔穿孔、缺损。本病因动脉狭窄可产生血管杂音，但杂音强度不与病变成正比，严重狭窄而血流减少时杂音反减弱。杂音易听取部位为前胸部、颈部、腹部、背部、腰部甚至锁骨上窝，杂音强度为Ⅱ～Ⅲ级可伴有震颤。附主动脉弓动脉炎诊断标准（表 13－1）。

4. 实验室及其他检查

表 13－1 伊藤严氏主动脉弓动脉炎诊断标准

Ⅰ. 症状
（1）头部缺血症状：眩晕（特别是头向上时），昏厥发作，视力障碍（特别是在直射阳光下）
（2）上肢缺血症状：手指冷感，上肢易疲劳感
（3）大动脉或肾动脉狭窄症状：头痛、眩晕、呼吸急促等高血压症状
（4）全身症状：早期有低热
Ⅱ. 诊断上的重要现象
（1）上肢脉搏异常（桡动脉的撼动减弱、消失或显著的左右差异）
（2）下肢脉搏异常（大腿动脉搏动亢进或减弱）
（3）颈、背、前胸、腹部等的血管杂音
（4）眼底异常及眼异常所见
Ⅲ. 诊断作参考的检查所见
（1）血沉增快
（2）C 蛋白反应阳性
（3）血清球蛋白（γ 球蛋白）增加
Ⅳ. 诊断要点
（1）青年女性好发
（2）大动脉造影确定诊断
V. 需注意鉴别诊断疾病
Buerger 病，动脉硬化症，结缔组织病，先天性血管异常

（1）血液检查：多数显示正色素性贫血或低色素性贫血，血小板大多数正常，白细胞数正常或轻度增加，亦可见有嗜酸性粒细胞轻度增加和大淋巴细胞增加。血沉常为中度或高度增快。血浆蛋白检查可显示低血蛋白血症，α_2蛋白增加，纤维蛋白原和 γ 球蛋白增加。

（2）尿及肾功能检查：约 1/3 病例可见蛋白阳性，然而肾活检很少见有肾小球、肾小管的病变。部分病例可见管型尿和血尿。

（3）心电图所见大多数出现异常，有左右心室肥大、左房增大、右束支传导阻滞、心房颤动等异常。

（4）X 线所见：胸部平片可见约 1/2 患者心脏增大，主动脉各段可见内收、扩张、边缘不规则、动脉瘤形成、钙化等病变。

（二）鉴别诊断

本病需与下列疾病鉴别，详见表 13－2。

表13-2 主动脉弓动脉炎与其他疾病鉴别诊断的着重点

1. 动脉硬化症	无炎症现象。男性比女性多见。患者一般不是青年，末梢动脉也受到侵犯
2. Buerger病	青壮年男子好发。四肢特别是下肢的末梢动脉好发。吸烟有显著影响
3. 结缔组织病	主要为原因不明的炎症现象，如发热、血沉增快等。无主干动脉受累病变的现象
4. 先天性血管异常	无炎症现象。动脉造影所见的病变呈局限性，无边缘不整征
5. 其他	须与肾动脉狭窄的机体异常鉴别

四、辨证施治

1. 风湿入络，血分蕴热证 症见下肢结节，肤色发红或正常，伴有发热不适，周身乏力，肌痛或骨关节疼痛，舌质红，苔白，脉滑数。治以祛风除湿，凉血通络。方选独活寄生丸加减：独活、茯苓、防风、炒丹皮、赤芍各10g，丹参、金银花藤、鸡血藤各15g，鬼箭羽、陈皮、豨莶草、泽兰、秦艽各12g。

2. 气滞血瘀，瘀阻经络证 症见四肢结节，以下肢为甚，肤色焮红，结块压痛明显，偶尔伴有瘀斑或网状青斑，或有坏死溃疡。脉细涩，舌质暗红苔少。治以调和营卫，活血通络。方选桃红四物汤加减：归尾、赤芍、桃仁、苏木各10g，青皮、制香附各6g，草河车、夏枯草、忍冬藤各15g，川牛膝、地龙各4.5g。

3. 气阴不足，营卫不利，脉络不畅证 症见下肢结节，色黯，身倦乏力，纳食减少，心悸失眠，自汗盗汗，口干唇燥，舌干少津，脉细数，舌质红，苔少。治以益气养阴，和营通络。方选生脉散加味：太子参、沙参各15g，玄参、生黄芪、麦冬、生地、丝瓜络各10g，络石藤、地骨皮、茜草、青风藤各12g，青皮、五味子各6g。

4. 胸阳不通，心血瘀阻证 症见心前区疼痛，胸闷，心悸不宁，甚则面青、唇甲青紫，脉细涩，舌质暗红，苔少。治以宣痹通阳，活血化瘀。方选瓜蒌薤白汤加减：瓜蒌、苏梗、炙甘草各10g，薤白、五味子、琥珀各6g，干地黄、沙参、茯神各12g，丹参30g，桑枝、红花各4.5g。

5. 阴虚阳亢，肝风内动证 症见头痛眩晕，肢体麻木，晚期或病情处于危笃阶段，则会突然惊厥、半身不遂，脉细涩，舌质红，苔少。治以滋阴平肝，息风开窍，活血通络。方选镇肝熄风汤加减：怀牛膝、生赭石、生龙骨、生牡蛎各30g，石菖蒲、远志各6g，生杭芍、天冬、青蒿、生麦芽各15g，钩藤、干地黄各12g。

加减法：发热重用金银花炭、蒲公英、紫花地丁，关节酸痛加海桐皮、豨莶草、老鹳草，病久体虚加高丽参、冬虫夏草、山药，津亏口渴加用石斛、玉竹、知母，结节不散加天龙、土贝母、甲珠，坏死、溃疡日久不敛加白蔹、鹿角胶、地骨皮。

五、专方荟萃

1. 病程短，凡属实证可选用下方之一，如四妙勇安汤、顾步汤、补阳还五汤、血府逐瘀汤。

2. 病程长，凡属虚证可选用下方之一，如人参养荣丸、八珍丸、十全大补丸。

3. 丹参注射液、川芎注射液、毛冬青注射液等均可选用。

4. 红花丹参注射液 红花、丹参（每毫升含生药2g），每次用10~20ml，加入5%葡萄糖溶液500ml，静脉滴注，每日1次，15次为1个疗程。对稳定病情有帮助。

六、其他疗法

1. 针刺法 ①头臂动脉型（又称上肢无脉症。主症：眩晕、头痛，视力减退，严重时还会出现精神失常、昏厥、抽搐等）：主穴：内关、太渊、尺泽；配穴：曲池、合谷、通里、肩井。②胸腹主动脉型（又称下肢无脉症。主症：下肢发凉、麻木、疼痛，间歇性跛行等）：取足三里、三阴交、太冲、太溪。手法：施泻法，每日1次，留针或加电刺激15～30分钟，15次为1个疗程。

2. 耳针法 取热穴（位于对耳轮上端，上下角交叉处稍下方）、交感、心、肾、皮质下、内分泌、肾上腺、肺、肝、脾。方法：每次选穴3～5穴，留针30分钟，间隔5分钟捻转1次。

3. 头针法 取血管舒缓区、运动区（上肢和下肢部分），每日针1次，留针30分钟。

七、调摄护理

1. 告之预后 据文献报道，未治疗患者的5年生存率为13%，皮质激素治疗后5年生存率为48%，10年生存率为42%。头3个月为生死攸关的关键时刻。特别是急性期，若能安全度过，有利于预后的改善。

2. 慎用药物在治疗中应用抗生素或磺胺药要特别慎重，因为药物可引起本病，故在治疗前应详细询问药物过敏史。

3. 预防感染 多种感染是本病的主要诱因，因此，预防感染和尽快控制感染是至关重要的。

八、预后判断

1. 急性期采用皮质激素配合中药治疗有助于动脉狭窄的缓解，慢性期和瘢痕期则应对症治疗，尚可获得显著效果。

2. 若血管闭塞则应采用手术治疗，不可延误病情。

九、医案精选

张某，女，27岁。3年来乏力，消瘦，纳谷不香，左臂无脉，血压0，右臂血压16/9kPa，血红蛋白60g/L，血沉28mm/h，肾功能检查正常，心电图正常。舌苔薄，质淡，右脉细弦。证属气血两虚，气滞血瘀。予以丹参、太子参各18g，当归、炙甘草、白芍、川芎、香附、党参各9g，红花6g，白蔻壳3g，南沙参、北沙参、麦冬各15g，磁石、紫石英各30g。水煎服。服药90剂，左臂可听到轻微脉搏搏动声，血压9/6kPa。［章庆云．上海中医药杂志，1980，4］

十、名论摘要

《现代中医治疗学》：中医治疗以通、补兼施为总则，以活血化瘀为基本治法，达到通畅血脉、改善血液循环之目标。活动期着重清热养阴，凉血活血，以期迅速控制炎症。但因其病深入络，当配合西药糖皮质激素等的应用，以迅速控制炎症，阻止对血管的损害。稳定期的治疗，应以中药为主，着重活血化瘀，兼以益气、温阳、养阴、散寒、化痰、除湿等法，内治与外治结合进行，对于稳定病情、改善血液循环，疗效显著。如病变稳定且局限，可考虑转外科施行血管重建等手术治疗。

第三节　结节性红斑

一、病名辨析

结节性红斑（erythema nodosum）是一种急性炎性皮损，好发于四肢伸侧，特别是多见于胫前呈红色的结节。目前认为系皮肤过敏反应性疾病。

本病类似于中医学所说的瓜藤缠，其病名出自《证治准绳·疡科》。综观历代中医文献，对瓜藤缠有两种认识：其一，《医宗金鉴·外科心法要诀》将本病附于"湿毒流注"条下；其二，《外科证治全书》则将本病专门列出。从两书对本病临床证候来看，古人将现代医学所称结节性红斑与硬红斑混淆而论，只言其有轻重的不同，如《医宗金鉴·外科心法要诀》说："此证生于腿胫，流行不定，或发一二处，疮顶行似牛眼，根脚漫肿。轻者则色紫，重者则色黑，破溃脓水浸渍好肉，破烂日久不敛……若绕胫而发即名瓜藤缠，结核数枚，日久肿痛，腐烂不已。"很显然，这里的瓜藤缠类似硬红斑。不过，今人皆说：瓜藤缠类似结节性红斑，即结节性血管炎。

此外，还有人依据肤色的变异，将色红漫肿者称为梅核火；将焮红肿胀者，称为室火丹。

二、病因探析

1. 血分蕴热　素体血分蕴热，外感湿邪，湿与热结，阻滞经络，以致气血运行失畅，气滞则血瘀，瘀阻经络，不通则痛，瘀乃有形之物，故腿胫结节如梅核。

2. 湿热下注　脾虚失司，水湿内生，湿郁化热，循经下注腿胫，阻隔经络，气血瘀滞，结节丛生。正如《证治准绳·疡科》所说："此证属足太阳经，由脏腑湿热流注下部所致。"

3. 寒湿凝聚　体虚之人，气血不足，卫外失固，寒湿之邪易侵肌肤，致使阻隔经络，引起气血瘀滞，而发本病。《医宗金鉴·外科心法要诀》说："此证生于腿胫，由暴风疾雨，寒湿暑火在腠理而肌肉为病也。"

总之，尽管致病因素众多，然其最终转归均是络有瘀阻，气血瘀滞，故均见红斑、结节绕胫而生。

三、诊断与鉴别诊断要点

（一）诊断要点

1. 好发于青年女性，尤以春秋两季发病率高。

2. 病前常有轻重不同程度的发热、恶寒、头痛、咽痛等全身不适症状。

3. 小腿伸侧发现豌豆至枣大的皮下结节，略高出皮肤表面，颜色鲜红，结节消退后不遗留任何痕迹。不过，旧的皮疹将消，新的皮疹又陆续出现。

4. 自觉灼热胀痛，触压更重。

（二）鉴别诊断

1. 硬红斑　病起缓慢，疼痛轻微，结节好发于小腿后侧，易于破溃，常伴有结核史。

2. 皮肤变应性血管炎　损害以皮下结节为主，几个至几十个不等，常伴有条束状块物，疼痛较轻，反复发作，病程较长。

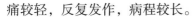

3. 麻风 亦可见结节性红斑样损害，但尚有其麻风症状，且可查到麻风杆菌，无论男女老幼都可发病。

四、辨证施治

（一）内治法

1. 血热偏盛证 下肢结节大小不一，一小如豆，大如梅，色泽鲜红，压痛明显，自觉灼痛不适，身热，大便秘结，小便溲黄，舌质红，苔少，脉浮数或滑数。治宜清热通络。方选通络方加减。当归、赤芍、泽兰、茜草、牛膝各6g，红花、青皮、香附各4.5g，生地、丹皮各10g，忍冬藤、大青叶、紫草各15g，赤小豆30g。

2. 湿热下注证 下肢结节，肤色深红，腿跗浮肿，甚则局部漫肿，压之可凹，自觉疼痛轻微，关节酸痛明显，全身困乏无力，小便黄浊，舌质淡红，苔黄腻，脉沉濡或沉细数。治宜清热化湿，活血通络。方选凉血五根汤加减。紫草根、茜草根、黄柏、汉防己、瓜蒌根各10g，白茅根、伸筋草、赤芍、鸡血藤各15g，忍冬藤30g，红花6g，木瓜12g。

3. 寒湿凝聚证 下肢结节黯红或暗紫，结节反复发作，经年不愈，伴有面色㿠白，心悸气短，手足厥冷，舌质淡红，苔薄白，脉细弱。治宜散寒祛湿，通络和营。方选黄芪桂枝五物汤加减。黄芪、桂枝、赤芍、红花、炒白术、秦艽、炙甘草各10g，熟附片6g，肉桂末（冲）3g，鸡血藤、鬼箭羽各15g，炮黑姜、细辛各4.5g。

加减法：发热、头痛、咽痛加炒牛蒡子、薄荷、山豆根，关节酸痛加金毛狗脊、千年健、羌活、独活、威灵仙，结节顽固难化加土贝母、槟榔、天龙、丹参、炙山甲、海藻、山慈菇、莪术、三棱，结节压触疼重加制乳没、延胡索，足跗浮肿加防己、陈皮，气虚者加党参、炙黄芪，血虚者加生地、熟地、当归。

（二）外治法

初期红肿明显、疼痛较重时，选用玉露膏或如意金黄散，龙井茶调敷；结节日久不消时，紫金锭、蟾酥丸，任选一种，醋磨汁，外涂。

（三）针灸疗法

主穴：合谷、内关、足三里、三阴交；配穴：病变在臂加阳陵泉，延及膝上加伏兔、血海，足背加解溪、太溪、昆仑，病变在臂加曲池。方法：施平补平泻法，针刺得气后留针30分钟，2日1次。

（四）其他疗法

1. 耳针法 心、肝、皮质下、荨麻疹区、腿。方法：针后留针30分钟，2日1次。

2. 穴位注射法 膈俞、肺俞。方法：采用维生素B_{12}、丹参注射液、当归注射液，任选一种，针刺得气后，各穴缓慢推注1.5~2.0ml，3日1次。

五、专方荟萃

1. 昆明山海棠疗法 ①昆明山海棠（去皮根部）20g，煎服（儿童量减半），每日1次，连服5天，休息1天，为1个疗程。②昆明山海棠浸膏片0.25g，每日3次，儿童酌减，饭后即服用。

2. 中成药 小金丹、散结灵、大黄蛰虫丸、鸡血藤浸膏片，任选一种，服之。

3. 结节性红斑汤 当归、白芷、桔梗、苏叶、防风、白芍各6g，党参、黄芪各10g，枳壳、川芎、乌药各5g，官桂、槟榔、厚朴各2g，木通、甘草各3g。

4. 结节性红斑Ⅱ号 金银花、生地各10g，蒲公英15g，草红花、赤芍、牛膝、桃仁、当归尾、泽泻、防风各6g，生牡蛎、丹参各9g。

六、调摄护理

1. 急性发作期，应卧床休息，抬高患肢进行治疗。
2. 慎用皮质激素，用之不当，不仅不能缩短病程，而且还可促使基础疾病的恶化。
3. 忌食黏滑、油腻以及酒肉鱼虾发扬助湿之品，酸涩、过咸食物亦宜少食。

七、预后判断

约经3~6周即可自愈，不留瘢痕。但复感风热外邪则又有可能出现结节、红肿及疼痛等。

八、医案精选

韩某，女，24岁，1971年8月8日初诊。两侧小腿反复起红疙瘩，疼痛，已四五年。检查：双下肢轻度浮肿，散在数十个大小不等的硬结，大的如花生米，颜色鲜红，高出表面，有明显触痛，玻璃片压诊颜色不变。脉弦细滑，苔薄白。诊断：结节性红斑。辨证：湿热内蕴，气血凝滞，经络阻隔。治法：通经活络，清热除湿。方药：丹参、鬼箭羽各15g，丹皮、苏木、木瓜、红花、厚朴各10g，三棱、防己各12g，伸筋草30g。外敷紫色消肿膏。服方7剂后，双小腿肿胀减轻，结节较前稍软化，压痛减轻。方药：鬼箭羽、透骨草、丹参各15g，三棱、莪术、当归、路路通、红花、赤芍、木通、川军、木瓜各10g。外用药同前。服方12剂后，双小腿大部分结节已消退，个别未退者已软化，肿胀已消失。内服大黄蛰虫丸、内消连翘丸、八珍丸。1月后，结节完全消失，临床痊愈。(《赵炳南临床经验集》)

九、名论摘要

《朱仁康临床经验集》：“本病以女性患者为多，谅因妇女以血为本，不论月经、胎孕、产褥，都是以血为用，动易耗血，冲任受损，气血不调，血病则气不能独化，气病则血不能畅行，气滞则血瘀，营卫失和，易受外邪，而成此病……治疗本病应多从血分来考虑用药。”

十、文献摘录

1. 无脉症医案三则［夏翔．上海中医药杂志，1980（4）：31］

例1治疗前两上肢血压6.7/4kPa，经用附块、肉桂、熟地、党参、麦冬、五味子、山药、菟丝子、山茱萸、炙甘草、干姜、玄参、红花、桃仁等连治数月，两上肢血压升至14.6/10.1kPa，能参加劳动。

例2为单侧无脉症，给予丹参、当归、白芍、川芎、红花、香附、白蔻壳、太子参、党参、南北沙参、麦冬、磁石、紫石英、甘草等连服90余剂，左臂血压升至8.8/5.6kPa。

例3两侧寸口无脉，血压测不到，给予熟附片、炙黄芪、细辛、党参、桂枝、白芍、炙甘草、红花，重用参、芪10余剂，左寸口出现微细脉搏，血压为9.3/8kPa，但右侧血压仍未测得，前方加入赤芍、红枣，黄芪剂量一度加至50g。治疗5个月后，左侧血压11.7/10.1kPa，右侧为11.2/9.6kPa，已参加劳动。

2. 回阳三建汤治疗大动脉炎2例［盖世昌．中医药学报，1980，(3)：40］ 例一，产后受风寒，手痛肢麻，指端苍白无脉。例二，步履艰难蹒跚，失去工作能力已5年，左下肢血压为0，右下肢为27.9/20kPa。两例均投回阳三建汤（附子、当归、白芍、丹参、苍术、茯苓、川芎、陈皮、鸡血藤、枸杞、川朴、独活、木香等），其中当归、丹参、白芍用量渐加至50g，治疗3个月均获临床治愈，分别随访6年及1年均未复发。

3. 中西医结合治疗4例结节性多动脉炎［张秀峰．江西医药，1982，(2)：27］ 中医治疗以补肾益气、拔毒解毒通络为主，膀胱湿热重者宜清利湿热佐以拔毒通络，并根据脏腑受损而随证加减，同时，配合用针刺拔毒及拔毒药酒（蟾酥9g，阿魏12g，藤黄13g，马陆1g，花榈木15g，50%酒精300ml，浸泡24小时），略加温外涂结节处，西药用止痛、补液、输血及激素，效果满意。

4. 中医药治疗无脉症1例［沈观印．上海中医药杂志，1982，(11)：25］ 辨证为寒凝气滞血瘀，脉络受阻，拟温经通阳，化瘀通络法，方用：桂枝、鸡血藤、生薏苡仁、冬瓜子、炙黄芪各15g，白芍18g，大枣7枚，炮姜，炙甘草各6g，焦三仙各10g。服方60余剂，诸症好转，后改用丁桂散穴位敷贴，敷贴前用梅花针叩击，敷贴后艾条灸半小时，隔日1次。主穴：足三里、关元、三阴交、中脘、膻中及颈动脉血管杂音区，每次选穴位2个，血管杂音区1个。经过2年80次治疗，基本痊愈。

5. 血府逐瘀汤加减治疗结节性多动脉炎［梁贻俊．中医杂志，1984，(4)：44］ 一位25岁女性患者，经病理诊断为结节性多动脉炎。辨证为热毒瘀血痹阻、心脉血络，致心痹、脉痹，给予清热解毒，活血通络。方用当归15g，生地20g，桃仁5g，红花10g，赤芍15g，甘草5g，姜黄5g，银柴胡25g，蒲公英50g，金银花50g，连翘25g，川连10g，没药15g，乳香15g，牛膝15g。服药27剂，结节消退，疼痛减轻。又服药120剂，身无所苦，结节消退，血压由原来测不出恢复为左侧上肢血压16/12kPa，右侧16/9.3kPa。

6. 中药治愈结节性多动脉炎1例［李玉凯．中西医结合杂志，1986，(7)：395］ 一位49岁女性患者，诊断为结节性多动脉炎（磺胺药引起）。治用赤芍、防风、黄柏、连翘各10g，紫花地丁、苦参、平地木、金钱草、北沙参、夏枯草各15g。连续服药40剂后，全身症状好转，浮肿消退，继用上方加香附、鸡血藤、丹参各15g。共服90剂后，结节消失而愈。

7. 活血化瘀为主治疗大动脉炎6例［吕奎杰．北京中医，1987，(5)：27］ 基本方：金银花藤45～60g，玄参20～25g，当归20～30g，丹参、薏苡仁各30g，川芎10～15g，赤芍、海风藤（或络石藤）各15g，桃仁、甘草各12g，红花9g，桂枝9～12g。下肢无脉者加川牛膝（或再加地鳖虫），胸闷气短者加厚朴、土茯苓，脾肾两虚者加仙灵脾、黄芪、桑寄生，偏阳虚者加附子，偏阴虚者加生地、熟地、何首乌，心虚寐差者加柏子仁、酸枣仁，肾虚肝旺者加桑寄生、仙灵脾、天麻、石决明。本组头臂动脉型4例，胸腹主动脉兼肾动脉狭窄性高血压2例。结果：临床缓解3例，好转2例，无效1例。

8. 中西医结合治疗多发性大动脉炎164例疗效观察［初洁秋．中西医结合杂志，1987，(12)，728］ ①急性活动期35例，用四妙勇安汤加味：玄参30g，当归15g，金银花、丹参各30～50g，甘草10g，桂枝15～30g，地龙、鸡血藤各20g。17例加用泼尼松，余者用阿司匹林。②慢性炎症中间期108例，气血虚弱、血瘀阻络型用黄芪桂枝五物汤加味，气滞血瘀型用血府逐瘀汤加减，肝肾阴虚、肝阳上亢型用镇肝熄风汤加减。西医用抗结核、抗风湿、控制感染、降压及纠正心力衰竭等。③瘢痕固定期21例西医对症治疗，中医重用软坚通脉、活血化瘀药，如甲珠、鳖甲、鹿角霜、桃仁、红花、乳香、没药、土鳖虫等。有手术指征转手术治疗。均用复方丹参注射液4～5支（每支2ml，脑缺血者用维脑路通200～400mg）加低分子右旋糖酐300～500ml，维生素C2.5～5g，静滴，每日1次，2周为1个疗程，必要时休息1周后重复治疗。结果：临床治愈55例（占33.54%），好转104例（占63.41%），无效5例（占3.05%），总有效率为96.95%。

9. 多发性大动脉炎63例的辨证论治［陈敏．中医杂志，1988，(8)：43］ 作者分4型论治：①湿毒阻络证11例（多发性大动脉炎活动期）：方用新加四妙四物汤加减：金银花、连翘、黄柏、苍术、牛膝、薏苡仁、桃仁、红花、川芎、赤芍、丹参、鸡血藤。②心脾两虚、瘀血阻络证8例（晚期合并心肾改变）：方用黄芪桂枝五物汤加减：黄芪、桂枝、赤芍、川芎、百合、丹参、鸡血藤、党参、大枣。③脾肾阳虚、寒凝血瘀证13例：方用桂附八味合阳和汤加减（山萸肉、熟地、山药、川续断、桑寄生、鹿角霜、黄芪、党参、白芍、杜仲、首乌、肉桂、桃仁、红花、鸡血藤、白术、白芥子）。④肝肾阴虚、风痰阻络证31例：方用天麻钩藤饮加减（天麻、钩藤、龙骨、牡蛎、牛膝、川芎、石决明、菊花、夏枯草、丹参、赤芍、桃仁、红花、川楝子、木香、郁金、鸡血藤）。结果：治愈11例（占17.5%），显著好转20例（占31.8%），好转28例（占44.4%），无效4例（占6.3%），总有效率为93.7%。

10. 中医药治疗多发性大动脉炎32例临床分析［王仰通．陕西中医，1984，(3)：13］ 本病证属阳虚内寒，气滞（虚）血瘀，脉络痹阻，以温阳通脉汤（附子、麻黄、桂枝、细辛、黄芪、当归、丹参、川芎、甘草）为主方。倦怠懒言，头昏头痛，舌质淡胖，重用黄芪；面色无华，头昏头痛，重用当归，加鸡血藤；畏寒喜温，四末逆冷，重用附子、麻黄；气短倦怠，心烦不寐，舌红少津，加麦冬、五味子。

11. 中西医结合治疗多发性大动脉炎20例［赵绚德．山东医药，1984，(5)：12］ 将本病分3型施治：①阴虚内热型：治宜养阴清热，活血通络法，方用养阴清热汤，药用生地、玄参、石斛、赤芍各30g，鸡血藤21g，当归、青蒿、白薇、丹皮各12g，牛膝18g，川芎、黄芩各10g，生甘草6g。②脾肾阳虚型：治宜温肾健脾，散寒活血法，方用阳和汤加减，药用熟地、黄芪、鸡血藤、党参各30g，干姜、桂枝各15g，制附子、白芥子、鹿角粉各10g，红花12g，甘草5g。③气血两虚型：治宜益气养血，活血通脉法，方用黄芪桂枝五物汤加味。药用黄芪60～90g，当归、桂枝各30g，赤芍、白芍各15g，威灵仙25g，鸡血藤60g，地龙15g，干姜10g，大枣10个。

12. 花蛇消瘢汤治疗过敏性紫癜52例［张廷伟．江苏中医，1997，18（10）：23］ 白花蛇5～10g（先煎），蝉蜕、丹皮、防风、牛膝各10g，生地、丹参各15g，甘草6g。随证加减：腹痛甚者加延胡索、白芍，尿血者加白茅根、大小蓟，便血者加炒槐花、地榆，关节肿痛者加秦艽、忍冬藤，气血两虚者加黄芪、党参、大枣，阴虚火旺者加知母、黄柏，热毒亢盛者加金银花、生石膏。用法：每日1剂，水煎2次分服。10天为1个疗程，共观察3个疗程。结果治愈41例，显效8例，无效3例。

13. 中西医结合治疗过敏性紫癜肾炎21例［钱琴英．浙江中医杂志，1997，32（10）：488］ 以中药为主结合少量西药。急性期采用活血化瘀、凉血通利中药。药物组成：生地10～15g，白茅根、鹿衔草各10～30g，黄柏、丹参、丹皮各5～10g，大黄、生甘草各3～6g，随证加减。水煎，每日1剂。另加服维生素C和复方芦丁。缓解后连服双嘧达莫2个月，50mg，每日3次，小儿每日2～4mg/kg。结果：经1个月治疗后，急性者临床治愈9例，好转4例，无效1例；慢性者3例中，好转1例，无效2例。

14. 桂枝汤加味治疗过敏性紫癜35例疗效观察［金超．浙江中医杂志，1994，29（5）：211］ 35例中单纯皮肤型19例，腹型10例，皮肤关节型2例，肾型4例。基本方：桂枝、生白芍、炙甘草、生姜、大枣各6g，丹参15g，以上为10岁左右药量。临证时依年龄增减。每日1剂，水煎分2次服。服至紫癜完全消退，自觉症状消失，再继续给予3~5剂，以资巩固。结果痊愈33例，好转2例。

15. 加味玉屏散治疗过敏性紫癜26例［赵文群．浙江中医杂志，1994，29（5）：212］ 26例中单纯型12例，腹型8例，关节型4例，并发肾炎者2例。基本方为玉屏风散加丹参15g，紫草、赤芍、蝉蜕各10g，每日1剂，水煎分2~3次口服。随证加味：单纯型用基本方。腹型用基本方加陈皮、半夏各10g，芍药15g。关节型用基本方加威灵仙15g，姜黄、黄柏各10g；肾损伤者，以血尿为主者加大小蓟各10g，白茅根30g，琥珀末0.5g（冲），泽泻、车前子各10g，薏苡仁20g等；腹痛者加白芍30g，甘草、延胡索各10g；紫癜色淡易反复者加党参15g，紫河车（研末冲服）5g。结果治愈22例，有效4例。

16. 桃红四物汤加减治疗过敏性紫癜［王忠芬．新疆中医药，1994，（2）：54］ 桃红四物汤加减（腹痛加延胡索10g、广木香6g，尿有改变加黄芪20g、丹皮10g，关节痛加独活10g、茯苓15g。每日1剂，水煎2次，分服），治疗8例（男2例，女6例，年龄7~52岁，病程2~30天），显效者7例，有效1例。

17. 五根汤治疗过敏性紫癜30例［吕自翠．山东中医杂志，1994，13（5）：203］ 五根汤加减：白茅根30g，天花粉15g，板蓝根9g，茜草根9g，紫草根6g，生地15g，玄参9g，石斛15g，生槐花15g，丹皮9g，地榆6g。水煎服，每日1剂。治疗30例，治愈26例，无效4例，治愈率为86.7%。

18. 活血除湿汤治疗结节性红斑47例［谢勇．江苏中医，1994，15（4）：19］ 女性43例，年龄17~49岁。病程10天~2年。方药：当归、川芎各10g，乳香、没药各6g，茜草、羌活、木瓜、苍术、黄柏各10g，威灵仙、牛膝各15g，生甘草6g。每日1剂，头两煎分早晚服，第3煎温洗，湿敷。临床治愈36例，显效11例。用药10~30天。

19. 过敏性紫癜103例辨治体会［孔昭遐．中医杂志，1995，36（1）：37］ ①对皮肤紫癜的辨治：病因除热毒外还夹有风邪，治疗须在清热凉血方中加入具抗过敏作用的祛风药，如蝉蜕、防风、白蒺藜等。②对关节损害的辨治：病机仍属风、热、湿、瘀交阻经络，常于方中加入秦艽、威灵仙、忍冬藤等药以祛风清热，胜湿通络。③对消化道出血的辨治：原因有三，火盛迫血妄行，气虚藏统失司，瘀阻之血不循径。治疗遵塞流、澄源、复旧的原则，配合凉血化瘀及化瘀止血药，如生地、丹皮、赤芍、参三七等。④对肾脏损害的辨治：分4型论治。风热夹瘀型，治宜祛风凉血，化瘀止血；风湿热夹瘀型，可于上型方中加黄芩、黄柏等清利之品；肾虚血热型，治宜补肾凉血；脾肾两虚型，治宜补肾健脾。辨治103例，结果显示混合型痊愈率达86.2%，肾型痊愈率为52.7%，混合型疗效较好。

20. 身痛逐瘀汤加减治疗过敏性紫癜30例［徐振华．北京中医，1995，（4）：43］ 男17例，女13例。11~59岁。身痛逐瘀汤由当归、红花、没药、五灵脂、香附、川芎、桃仁、牛膝、秦艽、地龙、羌活、甘草组成。血热加生地、赤芍、丹皮、水牛角、大黄，关节痛加木瓜、桑枝，便血加白芍、甘草、地榆、槐花，尿血加小蓟、竹叶、滑石、茅根，体虚加党参、黄芪。水煎，每日1剂，分2次服。结果痊愈26例，显效3例，无效1例。疗程最短者5天，最长者32天。

21. 川芎嗪治疗过敏性紫癜临床观察［仲惟昆．中华血液学杂志，1997，18（6）：325］
98例患儿，男63，女35，平均年龄8.8岁，4～10岁为高峰发病年龄，病程1天～4月。采用盐酸川芎嗪静滴或口服，静滴量3～5mg/（kg·d）加入10%葡萄糖液150～500ml，2～4小时滴完，或口服量5～8mg/（kg·d），分3次口服。持续蛋白尿者加用双嘧达莫2～3mg/（kg·d），分3次口服至肾脏损害完全恢复。结果表明，除关节症状川芎嗪组消失较迟外，皮肤症状、肾脏损害平均消失时间皆早于皮质激素组，尤其蛋白尿消失时间明显缩短。此法安全范围大，年长儿剂量5～10mg/（kg·d）亦未见明显中毒表现。但使用浓度超过6mg/ml，则可诱发溶血，所以不宜静脉推注。

22. 泻黄散加减治疗过敏性紫癜［许德军．浙江中医杂志，1997，32（6）：273］ 方用石膏、栀子、藿香、防风、紫草各10～15g，生地20～25g，大黄3～6g。其中热盛用生大黄且后入煎剂，紫癜颜色鲜红或伴有鼻衄、牙龈出血者用大黄炭，病久、反复发作、紫癜色紫暗者用酒炙大黄。加减：紫癜密集、融合成片者加丹皮；紫癜高出皮面，或伴瘙痒者，加秦艽、荆芥；手足背肿胀者加白茅根、车前草；四肢关节肿胀者加川牛膝、鸡血藤；腹部刺痛者加失笑散；血尿者加白茅根、仙鹤草，另吞琥珀末0.5～1g，加冲三七粉1～3g；蛋白尿者加益母草、石韦。58例经治5～60天后，40例治愈，16例好转，2例无效。

23. 中医药治疗荨麻疹性血管炎疗效观察［张合思．中国皮肤性病学杂志，1997，11（2）：115］ 自拟化瘀清血汤，基本方：生地、黄芪各15g，赤芍、牛膝、防风各12g，大黄、䗪虫、黄芩、甘草各10g，土茯苓30g，虻虫、桂枝各6g，蛴螬9g，每日1剂，水煎分2次服，根据伴随症状加减。治疗34例患者，有效率达90.48%。

24. 防己黄芩汤加减治疗结节性血管炎12例［江从舟．浙江中医杂志，1997，32（5）：213］ 防己15g，黄芩30～60g，川芎10g，白术、川牛膝各15g，川桂枝、炙甘草各6g。加减：偏热者加忍冬藤30g，丹皮、地骨皮、黄柏各10g，偏寒者加炮姜、炙麻黄各6g，姜半夏、附子各10g，湿重者加苍术、苦参各10g，萆薢15g，薏苡仁30g，瘀重结硬者加炮山甲、莪术、三棱、地龙各10g。上述药物每日1剂，水煎分服。经上述用药1～6个月。12例中8例痊愈，3例有效，1例无效。

25. 中医中药治疗变应性皮肤血管炎62例［刘元鑫．实用中西医结合杂志，1998，11（9）：833］ 急性期：清热解毒、活血散瘀，药用野菊花、蒲公英、紫花地丁、赤芍、白芍、桃仁、红花、三棱、莪术、陈皮、木香、生甘草。消退期：活血散瘀、益气通阳除湿，药用苏木、桃仁、红花、三棱、莪术、牛膝、赤芍、白芍、黄芪、桂枝、黄柏、土茯苓、木香、陈皮、生薏苡仁、茯苓、生甘草。恢复期：益气活血、温阳健脾，药用党参、黄芪、白术、茯苓、土茯苓、桃仁、红花、苏木、桂枝、制附片、赤芍、陈皮、木香、生薏苡仁、炙甘草。2周为1个疗程。结果：治愈49例，显效10例，无效3例。总有效率为95.2%。

第十四章　白塞综合征

一、病名辨析

1937 年土耳其医师白塞（HuLusi Behcet）首次报告了前房积脓性虹膜睫状体炎、复发性口腔溃疡和外生殖器溃疡的一组独立性综合病征，并称之为白塞综合征。本病具有慢性、进行性、复发性的特点。多见于 23 ~ 30 岁的青壮年，土耳其 Baserer 报告 147 例白塞病中男性为 130 例，占 88.5%，而我国报告则以女性居多，不过综合分析 1958 ~ 1975 年国外文献报告 772 例中，男性 540 例，女性 232 例，男女之比为 2.3∶1，世界各地均有发病报道，但以地中海盆地、中东、日本发病率最高。

中医学认为，本病早在公元前 204 年东汉时期的张仲景以“狐惑病”命名，并进行了详细论述。狐惑病名，出自《伤寒杂病论》，又名狐蜮。据释：狐，媚兽也，其性善疑；蜮，蜮乱也，使入迷惑。本病三主症及其治法归纳如下，《金匮要略·百合狐惑阴阳毒脉证治》对本病有 4 条记载：①“狐惑之为病，状如伤寒，默默欲眠，目不得闭，卧起不安，蚀于喉为惑，蚀于阴为狐，不欲饮食，恶闻食臭，其面目乍赤、乍黑、乍白，蚀于上部则声嗄，甘草泻心汤主之。”②“蚀于下部则咽干，苦参汤洗之。”③“蚀于肛者，雄黄熏之。”④“病者服数，天热，微烦，默默但欲卧，汗出。初得之三四日，目赤如鸠眼，七八日，目四眦黑，若成食者，脓以成也，赤小豆当归散主之。”隋唐对狐惑病有了进一步论述，并拟定了处方—狐惑汤。巢元方、尤在泾和日人汉医学家丹波元简等人的著作中，对本病在眼睛、黏膜、皮肤、肠胃和脑部等方面的主要证候均有过细致的观察和重要补充，宋代《太平圣惠方》和明代《普济方》列举了大量治疗本病的处方，积累了相当丰富的经验，为今人的诊疗提供了宝贵的借鉴资料。

二、病因探析

本病以肝、脾、肾三脏为本，湿热蕴毒为标。脾虚则生湿，肝阴虚则生内热，故湿热内生，日久蕴毒，致口咽、二阴、眼部多种症状的出现。本病损害部位，与肝、脾、肾三脏之间有密切的经络联系。肝经之脉绕阴器，循少腹，入属肝脏，网络胆腑，散布于胁肋，上通于咽喉、口唇，肝开窍于目，故前阴、咽喉、眼部病变与肝有关。肾开窍于二阴，故前后二阴病变与肾有关。脾经之脉夹咽，连舌本，散舌下，脾开窍于口，其华在唇，脾主四肢，故口腔、舌、唇部及四肢红斑结节等病变与脾有关。

1. 肝脾湿热　肝脾二经热，久而蕴毒，热毒壅盛，不得透泻，充斥上下，循经走窜于口咽、二阴、眼目、四肢等处，湿毒侵袭而致蚀烂溃疡，故《玉机微义》说：“湿毒所止处，无不溃烂。”

2. 肝肾阴虚　湿热久羁，热伤阴液，劫铄肝肾之阴，肝肾阴虚，经脉失其濡养，孔窍失其滋润，故腔口自溃而难愈。

3. 气滞血瘀　外因寒湿，内有湿热，相互蕴结，阻于经络，使之气滞血瘀，皮里膜外结块，时消时发或时现时隐。

4. 脾肾阳虚 阴虚日久，阴损及阳，而见阳虚偏甚。脾肾阳虚，寒湿凝滞，故病情反复，缠绵难愈。

总之，发病急骤，病期短，湿热蕴毒的标象十分突出，而脏腑虚象不明显，若慢性反复发作，病期旷久，则脏腑虚象较为突出，而湿热见证相对不太明显。

三、诊断与鉴别诊断要点

（一）诊断要点

1. 口疮性口腔炎（aphthous stomatitis） 复发性口疮口腔炎是白塞病的必有征象，口疮性口腔溃疡常常是本病的首要表现，其发生率高达70%～98.9%。非常类似无并发症口溃疡（canker sores）的病变，好发于颊黏膜、唇、舌和咽喉。溃疡呈多形性、成群出现，疼痛显著。溃疡直径可在2～10mm之间，其中央基底部呈黄色，周围绕以鲜红色晕轮，溃疡在3～30天内痊愈，常无瘢痕残留。

2. 生殖器溃疡 女性好发部位是外阴和阴道，呈复发多样性溃疡。在男性好发于阴囊或阴茎，类似口腔溃疡。阴道溃疡常无症状，除非引起分泌物排泻，约占66.8%。而外阴溃疡是疼痛的。大部分病例生殖器溃疡的复发率低于口腔。少数病例溃疡呈多形样复合性及持续性，且痊愈时有外阴部瘢痕形成。

3. 眼部症状 占28%～40.1%，男性尤高，早期为结膜炎、角膜炎、前房积脓、虹膜睫状体炎等，还可见到巩膜表层炎、水晶体混浊、乳头水肿等，眼疾顽固难治，反复发作，最后导致视力减退或完全失明。在behcet原始报告中，前眼色素层炎伴眼前房积脓引起失明是本病的最重要内容，可能由于局部或全身类固醇激素的应用，眼前房积脓现已少见。并已明确后眼色素层炎，包括玻璃体和网膜病是引起视力丧失的主要原因。

4. 心血管病变 本病的基本病理改变是血管炎，因此可侵及静脉、动脉和心内膜。血管病变以血栓性静脉炎为多见，其发生率12%～27%，最高可达46.1%。静脉炎的临床表现视所侵及的静脉部位而定，浅层血栓性静脉炎多见于下肢，深静脉血栓形成可同时累及上下腔静脉而发生阻塞。相应脏器静脉受累则出现该脏器静脉阻塞的临床表现，如肝静脉血栓形成则可出现Budd－chiari综合征。其他如颅内静脉血栓性静脉炎的相应临床表现亦视侵及部位而定，发生大动脉炎者一方面可因侵及动脉内膜引起闭塞发生无脉症，另一方面又可因血管腔狭窄继发高血压引起心肾功能不全，同时可见双上肢血压不等，有的可发生假性动脉瘤。如侵及肾动脉发生血栓栓塞可引起肾性高血压。侵及主动脉者可发生主动脉瓣关闭不全，侵及肺动脉者可发生大咯血。其他周围动脉如尺动脉、股动脉、双侧腘窝动脉及下肢动脉受侵犯可发生相应部位坏疽，个别病例有因动脉瘤压迫神经丛可产生疼痛症状。发生心肌炎等心脏功能不全症状时可称心脏－白塞综合征。

5. 神经系统 是最严重、最难治的症状，又称神经型白塞病。占28%～48.9%，以男性居多，其病变及临床表现呈多样化，常反复发作。早期以头痛、头重为主，其次为偏瘫、单瘫、失语、失识、忧郁、脑神经麻痹、脑膜脑炎、脑干症状、癫痫、锥体束和小脑征、颅内高压、脊髓受损等。一般而论，发生在大脑者约占51%，在间脑、内囊部占55%，在脑干占81%，脊髓占72%。凡见中枢神经系统症状者，异常脑电图超过半数，文献报道为54%～60.7%。总之，一旦出现神经系统损害，预后多属不良，死亡率为28%～47%，而且其中2/3在神经系统损害后1年内死亡。

6. 皮肤病变 皮肤是除口、眼、生殖器外的主要受累部位，有人报告310例中皮肤损害300例，占96.8%，大藤真报告占97%，两者相近，Besson报告为80%。皮肤损害的类型有：①结节：是皮损最多的一型，占75.6%，主要是在下肢，特别是小腿，躯干上肢少见。呈散在分布，黄豆至核桃大，有压痛，一般数个，偶至约100个。皮损色鲜红，淡红或紫红或皮色，质硬。部分病例结节小而周围有较宽的红晕，称红晕现象。有人认为，如本病患者出现多数结节性小腿皮损，应警惕有炎症性大肠疾病可能。②毛囊炎样损害：多见于身体上部、四肢，常反复发作，抗生素治疗无效。③皮损特点：如疖、炎症性皮肤结节、痤疮样皮疹，以及各型脓皮病。此外，多形性红斑样、环状红斑样、丘疹坏死性结核菌疹样以及sw－eet综合征样损害者均较少见。④针刺反应：即予注射（肌肉、静脉）、针灸后次日被刺处发生米粒大红丘疹或小脓疱，周围可能有红晕，亦可起硬结，本病活动期时对非特异性刺激皮肤反应特别亢进。

7. 胃肠道病变 以胃肠道症状为主要特征者可称之为肠－白塞综合征。本病胃肠道症状的发生率为2%～39%，Shimizu认为至少50%白塞病人有胃肠道症状，国内报道8.38%～24.7%（黄正吉及金瑗）。症状以腹痛最多见，占75%，其中右下腹痛（和）或反跳痛又最常见，占62.2%，其余依发生率高低次序为恶心、呕吐、腹胀、腹泻、便血、呕血。其他如腹内肿块，吞咽困难，瘘管形成，食欲减退，肛门疼痛等。这些症状可出现在白塞病主要症状之前或后，荻野分别称之为先行型（Ⅰ型）及肠道溃疡先行型（Ⅱ型）。并发症中肠出血最多见，占43.8%，其次为肠麻痹及肠穿孔腹膜炎。肠－白塞病除直肠外，从口至肛门均可有病变发生。同一病人可发生多处病变及不同并发症。溃疡以回盲部最多见（75%），其次为升结肠、食管、胃、十二指肠、降结肠，手术及内镜检查证实溃疡皆为多发性。

8. 关节滑膜病变 多数病人有关节痛、关节病变、多关节炎和关节腔积液，其发病率为50%～60%。临床症状可有轻微关节痛至多关节显著关节炎征象，一般持续发作1～2周后消退，然后呈回归性风湿样。亦可为亚急性、慢性、长期反复，临床表现多样化。Zigic等报道157例关节痛（12%）、关节炎（88%），关节炎绝大多数呈多发性，88%复发，受累部位以膝关节（61%）和踝关节（55%）最常见，在急性发作期多见。其次受累关节为腕、肘、指、趾、足、髋、肩等。关节、骨检查很少有异常，桥本乔报道900例中仅5例异常，有骨糜烂、穿凿、坏死样改变以及骨性强直。关节液检查可见外观混浊，在急性期白细胞（关节液）增多可至$25\times10^9/L$，白细胞中以中性粒细胞为主增加，并可见吞噬性单核细胞，细菌和真菌培养多阴性，表明为非特异性炎症。

9. 肺部病变 本病肺部病变可表现为多种形式，以咯血最多见，引起咯血的原因可能为肺内小动脉瘤破裂或肺梗死及血栓形成，Cadman认为上腔静脉血栓形成是引起血管破裂大量咯血的主要因素。

10. 肾脏病变 虽然本病有全身血管炎的广泛损害表现，但叙述肾脏受累的报道很少，有少数报道本病并发淀粉样变时的肾脏表现，Yokoyama和Kansu分别在1973、1977年报道了发生在本病时的局灶增生和坏死性肾小球肾炎。

11. 全身症状、病程、发病诱因及其他系统病变 急性发作时有高热、头痛、乏力、食欲不振、关节肌肉酸痛等。热型不定，发热前有寒战，或上午低下午高，或间日发热。无长期高热病例，有持续高热应注意有无中枢神经系统炎症，但长期低热者可占47.4%。病程：文献报道最长49年，其间反复发作，病期14年内者占85.5%，缓解期短者月余，长可10余年。诱因或加重因素有精神因素如情绪紧张、劳累，物理因素如天气寒冷或炎热，约1/3病例可能与结核病灶或过敏有关。本病还可并发附睾炎、尿道炎、间质肺炎、胸膜炎、胰腺炎、腮腺炎、扁桃体炎等。女性患者可引起月经周期紊乱。另可引起严重营养不良症。

12. 实验室检查 可有不同程度贫血。白细胞总数增多，在$10\times10^9\sim20\times10^9$/L左右，白细胞分类左移，$\alpha_1$和γ球蛋白增高，和β球蛋白、$\alpha_2$球蛋白增高。淋巴细胞转化形成试验和红细胞自然花瓣形成吸附试验的平均值低于正常，血液流变学检查各项指标明显增高。

白塞综合征的诊断标准详见表14－1、表14－2。

表14－1 Ehrlish诊断标准

1. 主症
（1）口腔溃疡（口疮）
（2）眼色素层炎（虹膜炎，前房积脓性虹膜炎）
（3）外阴或生殖器溃疡
2. 次症
（1）皮肤病损：①脓皮病；②结节性病损
（2）关节炎：①大关节；②关节痛
（3）血管病：①移行性表层静脉炎；②大静脉血栓形成；③动脉瘤；④外周性坏疽；⑤视网膜和玻璃体出血，视神经乳头水肿
（4）中枢神经系统病变：①脑干综合征；③脑膜脊髓炎；③精神混乱状态
（5）胃肠道疾病：①吸收不良；②鼓胀；③非特异性胃气胀、疼痛、“消化不良”

表14－2 白塞病的诊断标准（1972）

（日本厚生省白塞病调查组的诊断标准）

主要症状	（1）口腔黏膜的再发性阿弗他性溃疡
	（2）皮肤症状
	①结节性红斑
	②皮下血栓性静脉炎
	③皮肤针刺过敏反应
	④毛囊炎样痤疮样皮疹
	（3）眼症状
	①虹膜睫状体炎
	②网膜脉络膜炎
	（4）外阴部溃疡
次要症状	（1）关节炎症状
	（2）消化道症状
	（3）附睾炎
	（4）血管症状
	（5）精神、神经症状
检查方法	皮肤针刺反应
病型诊断标准	（1）完全型：临床经过中同时出现4个主要症状
	（2）不完全型
	①病程中出现2个主要症状
	②出现眼症状：①或②和另1个主要症状
	（3）可疑型：病程中出现眼以外3个主要症状
	（4）有可能型：病程中出现1个主要症状

（二）鉴别诊断

应注意口疮口腔炎和外阴炎在女孩和年轻妇女常常呈自限性并不一定表示为白塞病，其鉴别诊断参阅表14－3。

表14－3　需与白塞病鉴别的主要疾病

白塞病主要症状体征	需鉴别病证
①黏膜皮肤病损	阿弗他或口疮性口腔炎
②眼病变	疱疹样口疮炎
③胃肠道	梅毒
④静脉炎	结节性红斑
⑤中枢神经系统	赖特综合征
颅内高压	克罗恩病
播散性神经性疾病	炎症性肠病
脑膜脑炎	肿瘤
	多发性硬化症
	单纯性疱疹脑炎
	非感染性结节病、原田病、急性弥漫性脉络膜炎（Haroda's综合征）Mollaret's脑膜炎（复发性无菌性脑膜炎）

四、辨证施治

（一）内治法

1. 肝脾湿热证　起病急，病期短，症见头痛，羞明，口腔黏膜及外阴溃疡，小如疥，大如豆，自觉灼热疼痛，或有下肢红斑结节，潮红灼热而痛。急性期可见发热畏寒，少数有高热、心烦、汗出、关节酸楚，胸胁闷胀，纳呆不思食，咽干口苦，妇女带下黄稠，舌质淡红，苔黄腻，脉濡数或弦数。治宜清热解毒，安中化湿。方选甘草泻心汤加味。甘草、人参、姜半夏各10g，藿香、佩兰、白术、茯苓各12g，黄芩6g，黄连3g，赤小豆30g，大枣7枚。

2. 肝郁气滞证　反复发生口腔及外阴溃疡，皮肤出现红斑结节，胁肋胀满，双目干涩，视物不清，月经前或行经期病症加重，经色暗红，或夹血块，舌质紫暗，或夹瘀斑，苔少，脉细涩。治宜疏肝理气，清热化湿。方选柴胡清肝饮合赤小豆当归饮加减。柴胡、焦栀子、当归各6g，生地、白芍、茯苓、制香附、玫瑰花、川楝子各10g，车前子、车前草各15g，赤小豆、白花蛇舌草各30g。

3. 肝经积热证　除口腔、外阴溃疡外，可见皮肤红斑结节，局部灼热疼痛，伴有发热，疼痛，眼红目赤，畏光羞明，视力模糊，大便燥结，小便黄赤，舌质红，苔黄腻，脉弦数。治宜清肝泻火，渗湿解毒。方选泻青丸或龙胆泻肝丸加减。柴胡、焦栀子、木通、炒胆草各6g，炒白术、青葙子、杭菊花、生地、赤茯苓、青黛各10g，车前子12g，白茅根15g。

4. 肝肾阴亏证　病程旷久，口腔及外阴溃疡时轻时重，头目眩晕，月经不调，遗精，口干口苦，手足心热，舌质红或红绛，少苔或无苔，脉细数。治宜滋补肝肾，养阴清热，方选六味地黄丸加减。干地黄12g，山药、山萸肉、茯苓、泽泻、玄参、地骨皮、枸杞子、麦冬、沙苑子各10g，炒丹皮、五味子各6g。

5. 脾肾阳虚证 病程较长，全身乏力，少气懒言，手足不温，纳差，五更泻，下肢浮肿，月经不调，遗精阳痿，长期反复出现口腔溃疡及外阴溃疡，伴有结节性红斑，病情有遇寒加重、冬季尤甚的倾向，多种合并症相继发生，舌质淡红，苔薄白或少苔，脉细弱。治宜扶脾补肾，益气温阳。方选四君子汤合金匮肾气丸加减。党参、茯苓、白术、陈皮、甘草各10g，制附片、白芍、补骨脂、益智仁各12g，砂仁8g（后下），山药、炒薏苡仁各15g。

加减法：口糜较重加灯笼草、挂金灯、金莲花、马蔺子，溃疡难愈加花粉、芦根、大黄、豆卷，溃疡反复加沙参、石斛、玄参、西洋参，外阴溃疡并见黄白带下加赤石脂、禹余粮、乌贼骨、金樱子、莲须、煅龙牡，外阴溃疡日久不愈加黄芪、白蔹、白术、黑大豆、蜂房，目赤多泪加蔓荆子、密蒙花、刺蒺藜，眼痛较剧加细辛、延胡索，目赤翳肿加杭菊花、青葙子、旱莲草，前房积脓加黄芩、地丁、浙贝母、茵陈、木通、穿心莲，结膜炎加谷精草、蝉蜕、木通草、蛇蜕，视力减弱加草决明、枸杞子，还可加服石斛夜光丸，小腿结节加川牛膝、桃仁、青皮、槟榔、夏枯草，足踝湿肿，加萆薢、猪苓、茵陈、五加皮、苍术皮，结节顽固难消加桃仁、皂刺、三棱、莪术、乳香、没药、络石藤、丝瓜络、青皮，脓疱或疖肿加蒲公英、地丁、连翘，关节疼痛加秦艽、独活、千年健、乌梢蛇、寄生，腰膝酸软乏力加枸杞子、菟丝子、川续断、杜仲，体虚畏寒，夜间多尿加巴戟天、党参、黄芪、肉苁蓉、补骨脂，月经不调或经前病情加重加益母草、茺蔚子、月季花、仙茅、仙灵脾、乌药、香附。

（二）外治法

口腔溃疡，选用西瓜霜、锡类散、珠黄散、绿袍散、养阴生肌散，任选一方，吹于患处；眼痛流泪或者羞明，选用黄菊花、薄荷、青茶适量，煎汁，外敷或冲洗之；外阴溃疡，先用苦参汤，或蛇床子汤，或雄黄散，任选一方，煎汁外洗，然后用月白珍珠散、黄连粉、铁箍粉，外掺之；若溃疡日久不愈，可用珍珠粉0.3～0.6g，加入凡士林10g，外敷，还可用青蛤散，麻油调成糊状外涂。此外，青黛油膏、黄连膏均可外敷之。

（三）针灸疗法

毫针法：取合谷、肺俞、内关、少冲、风池、足三里穴。方法：施平补平泻法，针后留针10～15分钟，每日1次。

（四）其他疗法

1. 粗针法 神道透至阳，中枢透悬枢。方法：针刺得气后留针4小时，2日1次。

2. 穴位注射法 大椎、肾俞、血海。方法：采用维生素 B_{12} 500μg，维生素 B_1 100mg 混合液，针刺得气后，每穴推注0.5～1.0ml，2日1次。

五、专方荟萃

1. 白塞病方 附子、半夏、党参、白术、茯苓、三棱、莪术、归尾、赤芍各10g，肉桂、干姜、红花、甘草各6g。水煎服。

2. 徐金注射液 徐长卿、金雀根制成注射液，肌内注射，每日2次，1次2ml。

3. 治惑丸 槐实、苦参各60g，芦荟30g，干漆2g，广木香、桃仁各60g，青葙子、雄明黄、水牛角各30g，研细末，水泛为丸如绿豆大，滑石为衣，每日2～3次，每次6～10g。内服。

4. 雷公藤片 每日3次，每次4～5片（日服量相当生药30～45g）。

5. 昆明山海棠 每日2次，每次2～3片。

6. 阴蚀第一煎剂 白鲜皮、金银花、连翘、龙胆草、栀子、丹皮、白芍、薏苡仁、黄柏、木通、滑石、甘草。水煎服。

7. 阴蚀第二煎剂 柴胡、郁金、当归、白芍、黄芪、黄柏、山药、薏苡仁、连翘、白鲜皮、泽泻、甘草、女贞子。水煎服。

8. 温清饮 当归、地黄各4g，芍药、黄芩各3g，黄连、黄柏各1.5g。

9. 百合知柏汤 百合12g，知母、盐水炒黄柏、泽泻、丹皮、苍术各9g，茯苓12g，沙参、麦冬各15g，甘草6g。

10. 青果水洗剂 藏青果9～15g，木贼草9g，金银花6g，煎取浓汁，漱口，每日3～5次。

六、调摄护理

1. 本病患者多表现为孤僻忧郁，因此，精神调护至关重要，要善于开导，使之心情舒畅，性格豁达，遇事不怒、不悲、不忧、不躁。

2. 注意口腔清洁，可常用玄麦甘桔汤煎汁含于口腔内，或漱口，刷牙时不宜太猛，以防损伤黏膜，外阴区域也应经常清洗且保持洁净。

3. 宜食清淡易于消化的食物，忌食辛辣、油煎枯香之品；口腔反复溃疡者，不宜食鸡血及蛋白。日本汉方医学界曾有人强调：本病的发作与食用动物脂肪、酒类等有关，应加以限制。

七、预后判断

病在初期，病情较轻，特别是未发生眼睛症状，加之能够得到积极合理而又坚持不懈的治疗，预后大多较好；病在后期，病情较重（眼部化脓性损害），加之治之不当，或不能持之以恒，则预后较差，甚至导致失明。

八、医案精选

魏某，女，37岁。患白塞病3年，经中、西药治疗3个月来，病情未见控制，后入本院皮肤科病房。经服验方（黄芪30g，党参、北沙参各15g，首乌10g，知母、玄参、黄柏、丹皮各9g，金银花12g，土茯苓20g）治疗2个月后，小腿结节红斑消退，口腔黏膜疳疮收口、痛除，入院时阴唇部黏膜溃腐范围较大，疼痛较剧，后也相继腐脱新生，疮口缩小，逐渐收敛，出院门诊随访。（夏少农《中医外科心得》）

九、名论摘要

《医学正传》："湿热之生虫，脏腑虚则侵蚀……腹内热，肠胃虚，虫行求食。上唇有疮曰惑，虫食其脏；下唇有疮曰狐，虫食其肛。"

十、文献摘录

1. 中药治疗白塞病78例临床观察［陈敏．中医药学报，1987，(4)：29］ ①肝胆湿热型（活动期）45例：方用龙胆泻肝汤加减，药用：龙胆草20g，黄芩15g，栀子15g，生地20g，柴胡15g，泽泻15g，车前子15g，薏苡仁25g，苦参25g，土茯苓25g。眼部症状明显者加菊花15g，青葙子15g。关节疼明显者加牛膝30g，苍术20g，黄柏15g。②心经郁热型（活动期）20例：方用导赤散合甘草泻心汤加减，药用：生地20g，木通10g，生甘草20g，大黄15g，黄连

10g，黄芩10g，竹叶5g，栀子15g。溃疡明显者加苦参30g，薏苡仁30g。③气阴两虚、湿毒留恋型（恢复期）13例：方用升阳益胃汤加减，药用：党参30g，黄芪30g，白术20g，黄连15g，半夏15g，陈皮15g，茯苓30g，防风15g，羌活15g，独活20g，柴胡15g，地骨皮20g，苦参30g，土茯苓20g。结果：治愈49例（占62，8%），好转27例（占34.6%），无效2例（占2.6%），其中死亡1例。作者认为，本病累及眼、口、外阴，其病因与湿、热、火、毒有关，其病多发生于心、肝、脾，病久易导致正虚邪实，或虚实或寒热错杂，治疗采用清泻肝胆湿热的龙胆泻肝汤、清心经及三焦火邪的导赤散合半夏泻心汤，以及甘温除热、升清调阳的升阳益胃汤加减。

2. 中医治疗白塞病临床初探［齐强．吉林中医药，1981，（3）：21］ 用解毒清热除湿汤（当归、甘草各12g，土茯苓30g，壁虎4～8条，赤小豆、板蓝根、鹿角各25g，蜂房、连翘、薏苡仁各15g，泽泻9g）随证加减，治疗34例，痊愈27例（其中复发5例），中断治疗和无效7例。

3. 白塞病辨证论治刍议［蔡铁勇．上海中医药杂志，1981，（8）：14］ 本病30例，分3组，分别予清热活血法（药用温清饮和活血解毒冲剂），温补法（药用芍药甘草附子汤或桂枝加附子汤，均加生黄芪30g）及温补法合左旋咪唑（50mg/d，3次，每周连服3天），疗程6个月。结果后两组疗效优于前组（$P<0.05$）。认为本病偏寒，宜用温补法。

4. “熊胆蒙花散”治疗白塞综合征35例［官继宏．北京中医，1995，（5）：41］ 男22例，女13例。年龄20～40岁者占26例。病程1年以内者27例。口、眼及皮肤同时发病15例，外生殖器、眼同时发病12例。内治用熊胆蒙花散（由熊胆、黄连、蒙花、蒺藜、木贼、黄柏、竹叶组成）每次5g，每天3次，饭前服。外治口腔的喷药由儿茶、僵蚕、冰片、枳壳、黄柏研末组成。外洗药以金银花、苦参、蒲公英煎水，每晚睡前淋洗或浸洗外阴患处。根据病情，一般需继续用药1～3个月。结果痊愈30例，好转3例，无效2例。

5. 从“肝热脾湿”辨治白塞综合征50例探讨［刘薇．北京中医，1995，（6）：28］ 急性发作期属热毒蕴结，血脉失和者，治以清热解毒、和血通脉。药用青黛、苦参、连翘、忍冬花藤、蒲公英、川柏、猪苓、土茯苓、赤芍、川芎、丹参、全瓜蒌、甘草。属湿热蕴盛，阻滞血脉者，治以清热理湿、通脉降浊。药用青黛、苦参、川柏、苍术、茵陈、猪苓、土茯苓、鸡血藤、赤芍、泽泻、炒枳壳、酒军、瓜蒌、甘草。并随证加减。相对稳定期，治以清热理湿、益气通脉、促津气化。药用青黛、川柏、生地、肉桂、苍白术、赤白芍、猪苓、土茯苓、升麻、葛根、甘草、沉香面、苦参、细辛。恢复巩固期当以益气养阴、和血通脉巩固之。药用生黄芪、桂枝、赤芍、白芍、生地、生龙牡、甘草、猪苓、土茯苓、鸡血藤、瓜蒌、沉香面、青黛、川柏。结果痊愈9例，显效18例，有效18例，无效5例，总有效率为90%。

6. 清热凉血法治愈白塞综合征15例［张守杰．浙江中医杂志，1995，30（12）：549］ 水牛角、金精石（先煎）、寒水石（先煎）各30g，赤芍、丹皮、生地各15g，玉泉散（包煎）、玄参、泽泻各12g，五金丹（吞服）1.5g。随证加减。后期用增液汤加味。口腔溃疡，用自制“口疳散”（黄连、人中白、山豆根、黄柏、煅石膏、硼砂、孩儿茶等研粉过120目筛，加入冰片及青黛拌匀）喷撒溃疡处，每日4～6次。肛门、外生殖器溃疡可用苦参90g煎汤熏洗患处。15例全部治愈。

7. 白塞综合征治验［宋家新．四川中医，1985，（3）：54］ 患病4年，冬季加重，主症有双目及口周溃烂，阴部溃疡，时有寒热发作，烦躁不安等。药用炙甘草15g，黄连6g，党参12g，白术10g，干姜、肉桂、附子各3g，玄参、金银花各15g。服药2剂寒热除，原方加板蓝根、半枝莲各12g。后又因溺涩不利，原方去附子、半枝莲，加滑石15g。前后服10余剂而愈。

8. 龙胆泻肝汤治疗白塞病21例［谭定全．浙江中医杂志，1988，(5)：220］ 本组21例患者均以口、目、舌、咽及前后阴溃烂为特征，并排除其他病变。方由酒炒龙胆草、炒黄芩、酒炒栀子、泽泻、木通、车前子、当归、柴胡、甘草、酒炒生地组成。气虚加黄芪、党参，肝肾阴虚加旱莲草、女贞子，痒剧加苦参、白鲜皮，大便秘加大黄，湿重加苍术。结果：痊愈18例，好转2例，无效1例。

9. 中药雷公藤总苷治疗某些皮肤病的研究［中国医学科学院皮肤病研究所雷公藤研究组，中华皮肤科杂志，1982，(4)：199］ 用雷公藤总苷片口服，日量按1～1.5mg/kg体重计算，治疗本病5例，其中4例显效，特别对口腔黏膜溃疡效果好。副作用较雷公藤生药明显为少，无肾上腺皮质激素的副作用，停药后无反跳，可用于对激素有依赖、抗药或禁忌的患者。

10. 狐惑——眼、口、生殖器综合征的治疗［姜春华．陕西中医，1981，(5)：18］ 作者认为，长期患病久用皮质激素治疗后，主要表现为口腔、外阴溃疡复发，毛囊炎，结节性红斑，面色苍白，食少无力，下肢浮肿，手足发凉，五更泻，寒热往来，舌质紫暗或瘀斑，苔薄白等。系由脾肾虚寒血瘀所致。基本方为芍药甘草附子汤或桂枝加附子汤，均加用生黄芪30g。

11. 皮肤病研究［秦万章．上海科学技术出版社，1990：193］ 对症治疗，如眼部症状用清肝明目汤（当归、川芎、芍药、地黄、黄芩、黄连、栀子、连翘、防风、决明子、荆芥、薄荷、羌活、蔓荆子、菊花、桔梗、白蒺藜、甘草、石膏），口腔炎症用半夏泻心汤，对皮肤红斑用消风散或防风通圣散，阴道溃疡用龙胆泻肝汤，下肢炎症用当归拈痛汤，有发热可用清瘟败毒散。

第十五章 赖特综合征

一、病名辨析

1916 年 Hans Reiter 叙述一普鲁士陆军中尉在腹泻、腹痛 48 小时以后，经过 7 天潜伏期发生尿道炎和眼结膜炎，随后又发生多发性关节痛和膝、踝、腕、肘及指间关节的关节炎，数日后症状缓解，但不久尿道炎和眼色素层炎反复发作。然而，在回顾历史的过程中，发现 1776 年 Stoll 证实可能在痢疾后的尿道炎、眼结膜炎、关节炎的三联征。1818 年 Brodie 发现同样病例于性交感染后发病。在 1916 年，Reiter 和 Fiessinger 分别报道“关节螺旋体病”和“结膜炎、尿道、滑膜综合征”，均是在痢疾后发病。1947 年 Harkness 再次证实本病可发生于痢疾和性交感染之后。总之，一些研究资料表明，Reiter 综合征是相对常见的结缔组织病。必须承认本病是青年男性炎症性关节病的最常见原因。Csonka 描述本病在非特异性尿道炎中的发生率为 1%，近来资料为 3%。在 HLA－B27 阳性病人中可高至 20%。而 B27 阳性的志贺菌感染病人有 25% 发生 Reiter 综合征，Noer 等报道在志贺菌感染病人中 Reiter 综合征的发病率为 1.5%。

本病在国内以新疆地区常见。部分学者认为本病接近中医学痹证范畴。

二、病因探析

本病多由于正气不足，感受寒、湿、热之邪所致。素体虚弱，腠理不密，卫外不固是引起本病的内在因素，因其易受外邪侵袭，感风寒湿热之邪，痹阻肌肉、关节、经络而发病。

1. 风寒湿邪，闭阻经络，而以寒邪偏盛，寒为阴邪，其性凝滞，故痛有定处，气血为寒邪所阻遏，经脉不利则疼痛、拘挛。

2. 风湿热邪，侵入经络、关节，或风寒湿邪郁久化热，热为阳邪，其性急迫，与人体气血相搏，使筋脉拘急、脉络瘀阻，故痛处红肿、灼热及发热，口渴，心烦，脉数。

本病的发生，一般多以素体阳气阴精不足为内因，风寒湿热之邪为外因，初起多属正虚邪实为主，病位在肢体皮肉经络。在疾病过程中亦可出现寒热夹杂证，久病则多属正虚邪恋等。

三、诊断与鉴别诊断要点

（一）诊断要点

本病几乎可侵及体内每一个系统，其临床最初表现因各资料不同而异，根据近来对 131 例的分析以多关节炎和尿道炎为最多见，其发生率在 90% 以上，第 3 位常见的是背痛，其发病原因是由于附着性腱炎（insertional tendinitis），2/3 的病人有眼疾。龟头炎和足跟痛（包括跟腱炎）的发病率约为 50%。25% 的病人有口腔病损或脓溢性角皮病（Keratodermia blenorrhagica），指爪甲病变、主动脉炎和其他合并症则较少见。

1. 关节炎 关节炎发作时可呈急性、短期和一过性的。急性发作时有中等度发热，严重病例体温可达103℉，并可伴有泛发性角皮病，但很少有寒战。常侵犯的关节有跖趾关节、膝踝和跗关节，多在第2周症状最明显。急性发作期在跗骨间关节、踝关节，偶然在骶髂关节呈严重的剧痛，但多在数天内为镇痛剂所缓解。约10%累及关节的皮肤发生红斑，其好发关节部位是趾、踝、腕、指关节，少数病人有出血性残留瘀点或瘀斑。最常见的后遗症是跖筋膜炎反复发作，慢性跟腱炎，发作性和慢性关节炎，以跗、跖、趾关节常见。脊柱病变：已知约20%的HLA－B27阳性者可发生骶髂关节炎和强直性脊柱炎，也肯定Reiter综合征者有部分病人发生骶髂关节炎和强直性脊柱炎。

2. 泌尿、生殖系病变 不论是本病的性交后型或腹泻型，仔细检查均可发现在大部分病例有非特异性泌尿系炎症的体征，男性腹泻型泌尿道炎的症状和体征约见于3/4病例，但如做常规前列腺分泌液检查可能发病率更高。性交后型无“非特异性泌尿道炎”者很少，仅有中年或老年长期轻度者例外。病人过夜尿检查可见有黏性类黏蛋白物质的小滴，主诉排尿疼痛，尿多呈雾状黏性，灰色和黏液脓性。严重患者排尿有烧灼感，排出物呈黄绿色，有时有血性微粒。外尿道口红而水肿，如病变波及后尿道则有尿频，有时呈痛性尿淋沥（srangury），且有大量脓液在尿中产生雾状或混浊。

3. 皮肤黏膜表现 1893年即明确脓性卡他性角皮病或脓溢性角皮病可与尿道感染并存。脓溢性角皮病多发生于足底、龟头、趾。散在的病变也可见于四肢、阴囊、躯干、头皮和手掌。脓溢性角皮病是Reiter综合征皮肤病变的特征。其发病率从7.8%至30%，开始发病多见于足底、手掌，偶可扩展至四肢、躯干及头皮部分，但很少累及面部。这种病损一开始呈棕色斑，然后迅速转变为丘疹疱，然后为脓疱。在足底这些脓疱仍是完整的，可扩展形成大而厚壁的疱，但其他地方皮肤上这些病损早已干燥，形成厚层痂皮，当痂皮病损局限化时类似贝壳。黏液病变：黏膜病损的发病率为3%～33%，口腔黏膜开始发病时为无痛性鲜红斑，好发于腭、舌和颊或唇的黏膜，亦可在软腭、腭垂及扁桃体周围发生进行性融合性红斑。在舌上的病损常呈卵圆形约1cm长，为红色乳头或表浅糜烂，在糜烂前，短时间的小疱可发生于颊黏膜。龟头炎：环状龟头炎为在龟头上发生无痛性表浅的糜烂，其发病率为23%～50%，开始起病可为小疱，破裂后形成浅表糜烂，围以环状红斑。病损可融合形成环状，包皮的冠状缘及龟头邻近常波及。

4. 眼部表现 结膜炎是本病的三联征之一，结膜炎一般先从下眼睑的睑结合膜开始，呈均匀平坦光滑略带紫色表现，常呈轻度而无症状。中度结膜炎者为感觉眼内有沙砾的症状，有稀浆液性分泌物，在睑结膜和穹隆部呈均匀性炎症，轻度充血可扩展至球结膜部。严重病例有眼痛、畏光、脓性分泌物、整个结膜炎症和不均匀的球结膜水肿。不论是否严重，病变常是两侧性，80%的病人在1～4周内自行缓解。患结膜炎的同时可合并巩膜外层炎、角膜炎、角膜溃疡。结膜炎在本病的发病率（包括反复发作）在32%～75%之间，角膜炎的发病率为3%～8%。前眼色素层炎是本病所有征象中最有可能引起残废的原因，虹膜睫状体炎多在本病的40～50岁患者开始发作，第1次为单侧性，以后反复发作为双侧性，但不一定两侧同时发生。

5. 其他系统表现 ①本病的心血管系统病变早已被认识，本病急性发作时曾记录有各种心电图异常，包括P－R间期延长、T波改变、ST段上升或异常Q波，临床表现有心悸、心包摩擦音、一过性心尖区收缩期杂音、主动脉反流及（或）关闭不全的杂音。②神经系统表现：本病两型均可发生神经系统并发症，但其发病率仅1%，这些并发症包括多发性周围神经炎、肩胛带（shoulder girdle）神经炎、暂时性偏瘫以及脑膜脑炎。③呼吸系统表现：本病可发生胸膜炎和肺部浸润性病灶，胸膜炎常常是单侧性无渗出液，其发病率约为8%。④其他非特异性现象和少见表现：非特异性临床表现如疲乏、倦怠、体重减轻、发热、精神变化均可见于本病的发病过程中，罕见的表现如紫癜、血栓性静脉炎、淀粉样病变、胃肠道溃疡引起的严重出血均可能为本病的合并症。

6. 实验室检查 血沉增快常见，多在急性期后显著增快，但并不与疾病的活动性相平行，且和本病的严重性或预后无关。白细胞数正常或轻度增加，其范围在（10～18）$\times 10^9$/L之间，腹泻型约16%增加，性交后型约1/3增加。贫血可呈轻度低或正色素性，约23%患者低于110g/L，仅5%低于85g/L。类风湿因子阴性，LE细胞阴性。近来测定血免疫复合体，约2/3患者阳性。前列腺抗体的血凝试验阳性。

（二）鉴别诊断

当有较明确的Reiter综合征的三联征时，诊断本病的正确性一般是没有问题的，然而，如仅有1个或2个特征，则必须和多种疾病区别，需和牛皮癣关节炎、白塞综合征、史－约（Stevens－Johnson）综合征相区别。白塞综合征生殖器或（及）会阴部溃疡常见，眼累及较严重并可失明，可资鉴别。史－约综合征皮肤脓疱少见且不角化。

四、辨证论治

本病临证治疗以祛风、散寒、除湿、清热及舒筋通络为之总则。

1. 风湿热型 病势急重，骨节红肿，焮热剧痛，不可屈伸，发热烦渴，咽干喉痛，喜饮量少，尿黄便秘，舌质红绛，苔黄厚腻，脉滑而数。治宜清热利湿，祛风通络。方选桂枝白虎汤加减：生石膏30～90g，知母12g，黄柏12g，金银花藤30g，鸡血藤30g，蚕砂30g，赤芍15g，丹皮12g，土茯苓30～90g，地龙12g，桂枝10g，生大黄10g，山豆根12g，板蓝根30g。

2. 风寒壅阻型 骨节漫肿，皮色不红，疼痛如掣，屈伸不利，痛处固定。畏寒喜暖，面色苍白或萎黄，舌质淡嫩，苔白腻，脉弦紧或弦缓。治宜温经通络，利湿蠲痹。方选川乌桂枝汤加减：制川乌15g（先煎），桂枝12g，白芍20g，麻黄12g，苍术15g，黄芪30g，土茯苓30g，五加皮12g，乌梢蛇12g，细辛6g。

3. 寒热相兼型 骨节肿胀，灼热疼痛，反喜温熨，屈伸艰难，日轻夜重，舌质稍红，苔腻微黄，脉濡小数。治宜温经散寒，除湿清热。方选麻桂汤加减：桂枝12g，白芍30g，麻黄10g，知母12g，苍术15g，黄芪30g，土茯苓30g，鸡血藤30g，地龙12g，蜈蚣3条，防风12g，甘草10g。

加减法（适用于以上3型）：尿频尿急、尿道灼痛、尿赤混浊、淋沥不尽、尿道口红肿、龟头糜烂溃疡者加败酱草30g，马齿苋30g，乌药12g，牛膝12g，白睛红赤、灼痛羞明、眼屎多、干涩流泪、视物不清、对光反射迟钝者加木贼15g，菊花15g，白蒺藜2g，蝉蜕10g，腹痛泄泻，里急后重，便脓血或泻下黏液胶冻者加黄连10g，木香10g，白头翁30g。

五、专方荟萃

1. 昆明山海棠片　每日3次，每次2片（每片含昆明山海棠浸膏0.20g），饭后服，连服2个月。

2. 雷公藤15g（浸炙），陈皮6g。水煎服（饭后2次分服，此为1日量）。

六、调摄护理

本病多为年轻男性，首发症状为轻重不一的尿道炎，应引起重视，若兼有前列腺炎时可施行热水坐浴或按摩。若眼部症状严重时，局部给予阿托品或醋酸可的松点眼。

七、预后判断

病情严重时，应采用中西医结合治疗，部分关节炎若治疗不当，还可出现严重的畸形。

八、文献摘录

尿道炎－结膜炎－关节炎综合征［郑翔．现代中医内科综合征，189］作者引用2篇报道摘要如下：其一，王霄扬报道1例尿道炎、关节炎、结膜炎综合征，曾用激素、抗生素、抗风湿等药物治疗月余，但症状始终不能满意控制，而改用昆明山海棠片，每日3次，每次2片，治疗8天，临床症状基本消失。其二，张祥德采用中医辨证治疗26例，痊愈19例（73.7%），显效6例（22.5%），好转1例（3.8%），并指出风湿热型稍差，寒热相兼型最差。从目前资料分析，中医药对顽固性关节肿痛及眼结膜炎症状控制有待进一步研究。

第十六章　痛　风

一、病名辨析

“痛风”一词代表不同类型的疾病，它仅在人类发生。痛风有所谓“疾病之王”之称，历史上许多有名人物患有痛风。公元前500年希腊医学家希波克拉底已认识到痛风是一种遗传性疾病，并针对病变情况提出6项特征：①阉割者或宦官不发生痛风；②女性绝大多数在绝经期后发生；③男性在成年前不发病；④痛风发病时炎症在40天内消退；⑤肿胀和疼痛的关节不发生溃疡，大量饮水可减轻或消除疼痛和肿胀；⑥好发于春秋两季。类似中医所称历节风、白癜风。

二、病因探析

痛风的病机主要为外邪痹阻于肢体、经络，使气血运行失畅所致。风寒湿热之邪壅于关节经络，气血郁滞不通，临床表现为关节疼痛、关节屈伸痛增等症状。

病初以邪实为主，以热痹为主要表现。多由感受风湿热邪或风寒湿邪郁而化热，形成热痹。其病程短，发病快，来势急，证见关节红肿灼热，痛不可近，苔薄黄或黄腻，脉数。

病久邪留正虚，虚实夹杂。病情反复发作，缠绵日久，正虚邪恋，可出现肝肾、气血不足之证。气血津液功能失调，津聚为痰，气血凝滞为瘀，又可出现痰瘀交阻、经络阻闭、虚实夹杂之证。临床可见形体消瘦，面色无华，神疲乏力，关节肿胀、僵硬、变形、活动障碍。痰浊凝结而生痛风结节，浊瘀化腐可见溃流脂浊。

本病病位在肌表经络，久则深及筋骨，穷必及肾。痰浊血瘀凝聚经隧，内及脏腑，浊湿蕴热，煎熬尿液，可见尿血、石淋。浊毒久稽，损伤肝肾，寒热错杂，壅塞三焦以致“关格”、尿闭险恶之象环生。

总之，本病的发生，外因为外邪痹阻气血经络，内因则与痰瘀胶凝筋骨、浊毒留滞血中，以及肝肾气血不足有关。

三、诊断与鉴别诊断要点

（一）诊断要点

本病在我国较少见。近来由于血液病研究及抗癌治疗的发展，有较多本病发现。各种年龄均可发病，但以中年者最多。男女之比约为20∶1。临床表现可分为下列3期：

1. 无症状期　不少病者在症状发生前仅有血清尿酸浓度增高，可历时很久，发病年龄以40岁左右达最高峰，此时血尿酸浓度约有半数在10mg以上。

2. 急性关节炎期　精神紧张、疲劳、饮食过多、酗酒、关节损伤、手术和感染等为常见诱因。起病骤急，多数患者在夜半突感关节剧痛，伴以发热等全身症状而惊醒，受累关节以蹈趾及跖趾关节最多累及，约占50%。于关节疼痛开始数小时后出现感觉过敏、显著红肿、发热、压痛及动作限制，大关节累及时常有渗液，患者有高热、头痛、心悸、疲乏、厌食等症状。周围血液中白细胞计数增高，红细胞沉降率加速。此种炎症可历时数日（一般为3～10日）或数周后逐渐消退，关节活动可完全恢复，此后经数月或数年才出现再度或多次发作。于是关节畸形及慢性炎症的表现逐渐发生。年轻患者，较多发高热与游走性多关节炎。个别患者，初期发作症状轻微而不典型，甚至无发热及关节炎等表现。但有下列慢性期表现时应引起注意。

3. 慢性关节炎期 当疾病进展，尿酸钠在关节内沉着逐渐增多，发作逐渐频繁，每次发作所波及的关节亦渐增多，发作后肿痛等临床表现常不能完全消失，此时患者病情已进入慢性期，临床上有下列表现。

（1）关节畸形僵硬：经多次急性发作后关节肥大，活动渐受限制，其程度随发作次数而增加，最后可形成关节畸形僵硬，关节炎发作则已不明显，仅遗下慢性关节病变。脊柱关节累及时症状可不明显或有背痛、胸痛、肋间痛等不典型症候群，有时压迫神经而发生坐骨神经痛等。

（2）痛风石：约半数病者于本病起病后的各个阶段中发生痛风石。常存在于关节附近的骨骼中，侵蚀骨质，形成骨骼畸形及骨质毁损，亦可在关节附近的滑囊膜、腱鞘与软骨内及耳壳的皮下组织中发现。如痛风石逐渐增大，其外表皮肤变薄，可溃破而形成瘘管，常不易愈合而排出白色尿酸盐结晶。由于尿酸有制菌作用，继发感染较少见。

（3）肾脏病变：痛风性早期肾脏病变临床常无症状，当形成尿路结石及肾功能损害较严重时才有各种表现。约有20%的病者尿酸结石发病早于痛风性关节炎的发作。①尿路结石：原发性痛风患者有10%～20%并发尿路结石，继发性痛风患者由于尿酸生成更多，发病率尤高。细小尿酸结石可从尿中排出而无症状，较大者于排出时常引起肾绞痛、血尿等典型发作，甚而阻塞泌尿道，继发感染等病变。尿酸结石大都能被X线透过，但其中约有10%因钙含量较多而不透X线，可于尿路平片上发现。②肾功能异常：不少痛风病者有肾脏累及，早期可现少量蛋白尿，晚期有较多尿酸沉积于肾髓质中引起慢性间质性肾炎，而肾小管浓缩功能可降低，于是尿比重常较低，加以肾结石及继发感染，常使肾功能逐渐减退，发生慢性肾功能不全。

（4）心血管病变：晚期本病患者有高血压者较常见，一般为良性，可能与前述肾脏病变有关。此外，伴有冠状动脉硬化性心脏病而发生心肌梗死的发病率较高，肾小动脉硬化及脑动脉硬化也较多，心肌内偶有痛风石，大多数患者死于心血管系并发症。

（二）鉴别诊断

急性痛风性关节炎初发时，应与急性关节炎特别是损伤性及化脓性关节炎鉴别，病史、发作部位与关节液的检查可协助诊断。慢性关节畸形僵硬者应与类风湿关节炎及牛皮癣（银屑病）关节炎相鉴别。

四、辨证施治

（一）内治法

1. 湿热蕴结证 关节处红肿、灼热光亮、剧痛，病势急骤，伴有烦躁口渴，小便黄赤，头痛，发热，恶寒，舌质红，苔薄黄，脉濡数。治宜清利湿热，通络止痛。方选当归拈痛汤加减。当归、白术、党参、黄芩各10g，苍术、猪苓、泽泻、防己各12g，炒胆草、苦参、知母、升麻各6g，生薏苡仁、赤小豆各15g。

2. 痰瘀阻络证 多次反复发作，关节肥厚，活动受限，甚则形成关节畸形或僵硬，发作时伴见高热、头痛、心悸等，舌质暗红、苔少，脉细涩。治宜和营祛瘀，化痰通络，方选桃红四物汤加减。当归、赤芍、桃仁、木瓜各10g，红花、灵仙、桂枝、川草乌各6g，野赤豆、浙贝母各12g，丝瓜络、皂刺、甲珠各4.5g。

加减法：急性期关节红肿热痛加苍术、黄柏，慢性期关节畸形僵硬加蟑螂、甲珠、桃仁，痛风结石加晚蚕砂、苏木、胆南星、桃仁，尿道结石加石韦、金钱草，体虚加黄芪、党参。

（二）外治法

初起选用玉露膏掺红灵丹，或用金黄膏掺冲和散，外敷，每日1～2次。后期选用回阳玉龙膏，姜、酒调糊外敷，或用红灵酒外涂，每日1～2次。

（三）针灸疗法

毫针法：主穴取肾俞、气海俞、膀胱俞、关元、三阴交；配穴：病变区域邻近取穴。方法：平补平泻，针刺得气后留针30分钟，拔针后用艾条灸3～5分钟，每日1次。

五、专方荟萃

1. 薏苡仁汤　薏苡仁、当归、白术、麻黄、甘草、桂枝、白芍。水煎服。适用于慢性期间歇发作。

2. 萆薢、白术、土茯苓、滑石、川牛膝、瞿麦、萹蓄、车前子、制大黄、桂枝、生薏苡仁。水煎服。适用于高尿酸血症。

3. 风湿豨桐片（成药）　每日2～3次，1次4片。口服。

4. 鲜臭梧桐叶，晒干，研末，水泛为丸，每日2次，1次3g，温开水送下。

5. 痛风方　南星（姜制）、苍术（米泔浸）、黄柏（酒炒）各60g，川芎、神曲（炒）各30g，白芷、桃仁、防己各15g，威灵仙、羌活、桂枝各10g，红花（酒洗）、龙胆草各4.5g。共研细末，神曲糊丸如梧桐子大，每日2次服，1次50丸。

6. 宣痹方　防己、杏仁、滑石、薏苡仁、连翘、栀子、半夏、晚蚕砂、赤小豆。水煎服。痛甚加片子姜黄、海桐皮。

六、调摄护理

1. 平时少食肉类、醇酒，避免过度劳累，防止创伤，发作间歇期可做轻微的活动。
2. 发病时宜多饮开水，卧床休息，可常服些碱性饮料。

七、预后判断

多数患者病情可得到有效控制。

八、医案精选

郑某，男，45岁。1974年1月11日初诊。初次发病在1959年。血尿酸6.21mg/dL，于1966年确诊。曾服过秋水仙碱，止痛效果显著，但因头晕、恶心等副作用而停用。以后发作渐见加重。1973年发作5次，于11月来北京诊疗。血尿酸7.35mg/dL，血沉40mm/h。X线拍片，右足跖骨远端骨质蚕食样缺损。要求中医治疗。检查：两下肢关节疼痛，右足大趾和右踝关节及左膝关节红肿热痛，小便黄赤，苔黄黑厚而湿润，脉细数。证属湿热下注，治宜清热燥湿，以三妙汤加减。苍术、滑石、当归、赤芍各15g，黄柏、牛膝、木瓜、萆薢各12g，薏苡仁、鸡血藤各30g，青黛6g，知母10g。水煎服6剂，下肢肿痛减轻，黄黑苔见退，已能弃拐行走，仅感不便，守上方当归加至30g，再加蚕沙30g。又服6剂，痛风症状基本消失，行走自如，为巩固疗效，前方加木通、丝瓜络各10g。后查血沉4mm/h，血尿酸6.9mg/dL。遂将汤方制成药丸，嘱其服之。1974年9月16日复查血尿酸4.55mg/dL，行走如常人。11月12日X线拍片：右足第1跖骨远端缺损明显好转。(《老中医医案医话选·印会河案》)

九、名论摘要

《金元四大医家学术思想之研究》："痛风一证，东垣以为血虚，丹溪以为血热，世医狃于方书辛温疏散之说。清·喻嘉言、徐灵胎在丹溪'血热沸腾'的启示下，认识到风寒郁滞既久，化热化燥，不仅辛温通经脉，辛凉亦可通经脉。四肢走痛，如由火旺阴亏，邪结经隧，察其脉证，果系风热相搏，辛温之品，促热动风，宜改辛温为辛凉，甚则进以苦寒。症之轻者，养血清热，息风活络，如生地、白芍、丹参、白薇、紫草、牛蒡子、金银花藤、桑枝、夜交藤、牛膝、地骨皮、丝瓜络等。重者必用龙胆草泻热搜风，而痛可立止。"

十、文献摘录

1. 痛风［顾伯华．实用中医外科学，390］ 初期：祛风清热利湿。常用药物如：荆芥、蚕沙（包）、丹皮、苍术、防己、萆薢、泽泻、臭梧桐、车前子（包）、忍冬藤、酒洗地龙、山慈菇。后期：和营祛瘀，利湿通络。常用药物如：当归、赤芍、桃仁、红花、威灵仙、桂枝、防己、木瓜、野赤豆、丝瓜络、臭梧桐、血竭末（吞）。外治：初起用玉露膏掺红灵丹外敷；后期用回阳玉龙膏外敷，或红灵酒外搽。

2. 痛风［王秋琴．现代中医治疗学，260］ 久病必虚，视虚于何脏，属阴属阳而分别论治。①脾肾阳虚：证见腰膝冷痛，畏寒肢冷，面色㿠白无华，神疲乏力，腹胀便溏，四肢面目浮肿，受累关节时轻时重，脉缓，舌淡。治宜温补脾肾。方用：党参15g，白术、茯苓、仙灵脾、附片、熟地黄、秦艽各10g，丹参20g，巴戟天、补骨脂各12g。加减：面目四肢浮肿重者，茯苓用至20g，加车前子15g；腰膝冷痛甚者，加续断、菟丝子、杜仲各5g，肉桂5g，去秦艽、白术。②肝肾阴虚：证见腰膝酸痛，耳鸣、头昏、失眠、五心烦热，口干，尿黄短少，脉弦细，舌质红。治宜补益肝肾。方用：生地黄、熟地黄各10g，制何首乌20g，泽泻、丹皮、杭菊、枸杞子、夏枯草、女贞子各15g。加减：耳鸣头昏重者，加煅磁石30g，当归10g，白芍15g。失眠者，加夜交藤30g，炒酸枣仁15g。五心烦热，口干，尿黄而短少者，加莲子心10g，玄参、木通各12g，滑石30g。

3. 痛风［贾河仙．中医方库，1994：646］ 痛风类似中医学痰核，多由脾虚生湿，湿久郁成痰浊所致。治宜软坚化痰，健脾补肾。方一：昆布、海藻、生龙牡、山药、仙灵脾、太子参各30g，浙贝、赤芍各10g，茯苓、熟地各12g，水煎服。并服豨莶丸（成药），每日2次，每次10g。方二：木瓜、桑枝、生石膏、生地、金银花藤、络石藤、海风藤各30g，知母、桂枝、黄柏各10g，苍术12g，怀牛膝15g。水煎服。并加服豨莶丸（成药），每次10g，1日2次。方三：地龙、山甲、桂枝、丹皮各12g，蜈蚣3条，生石膏、薏苡仁、生地、怀牛膝、金银花藤各30g，萆薢15g，水煎服。本方用虫类药搜风通络剔邪，可增强疗效。方四：当归、泽泻各20g，羌活、黄芩、知母、猪苓各12g，党参、茵陈、葛根各30g，苦参、防风各15g，升麻、甘草各6g，苍术10g。水煎服。

第十七章　类风湿关节炎

一、病名辨析

类风湿关节炎（rheumatoid arthritis，RA）是以关节和关节周围组织非化脓性炎症为主的全身性疾病，常伴关节外临床表现，所以又称类风湿病。然而，对本病首次从痛风和急性风湿热中区分出来的是 Altred（1858）。但由于本病系多系统损害，血清中又可查到自身抗体，故认为本病是自身免疫疾病。

中医古籍对历节风、顽痹、鹤膝风等病因病机及证候的描述，与类风湿关节炎更为相似。

二、病因探析

本病的发生主要是由于气血衰弱，肝肾亏损，机体抗病能力下降，复感受风寒湿邪，正邪相搏，致筋脉痹阻引起。其基本病机是气血凝涩，骨节失养。正虚邪实，寒热错杂，是本病病机的特点。其病程缠绵，反复多变，及至后期往往因正气日衰，湿瘀蕴结，以致筋伤骨损而造成关节畸形。具体分述如下：

1. 风寒湿痹　外感风寒湿邪，侵袭人体，导致经络闭阻，气血运行不畅，不通则痛，发为痹证。

2. 风湿热痹　素体肥胖湿盛，复感风热之邪，或平素体阳偏盛，内有蕴热，复感风寒湿邪，或饮食不节，过食甘肥厚味，湿热内生，或外感湿热之邪，或湿邪日久化热。湿热留恋于肢体、经络、关节，结闭阻塞而成痹证，诚如《金匮翼》所说："脏腑经络先有蓄热，而复遇风寒湿气客之，热为寒郁，气不得通，久之寒亦化热，则痹熻然而闷也。"

3. 血瘀痰阻　风寒湿热之邪留着关节，经络日久，寒邪凝滞，湿邪阻痹，经络气血运行不利而变生瘀血、痰浊，深入筋骨，停留关节骨骺，固结根深，难以逐除，痰瘀胶结，痹阻加重，疼痛剧烈，关节僵硬变形。

4. 精血亏损　病程日久，耗气损精，精血不足，肝肾亏损，或因情志不遂，忧思而伤心脾，气血生化不足，复感外邪而成。

总之，内因多责于气血营卫的虚亏，外因则是受风寒湿热诸邪及外伤的侵袭，加之居住环境不良、劳累过度、体质素虚等主要诱发因素，皆可促使本病的发生。

三、诊断与鉴别诊断要点

（一）诊断要点

1. RA 多数在冬天起病，10 月至次年 3 月发病率较高，是其他月份的 2 倍。

2. 隐匿起病占 60% ~70%，仅为全身或局部关节不适，或者清晨关节僵硬（晨僵）。

3. 急性起病占 8% ~15%，进展快速，受累关节及附近肌肉疼痛明显，甚则难以忍受，部分伴高热和橙红色斑丘疹，热退则皮疹消失。

4. 中间起病占15% ~20%，其快慢和严重程度介于慢、急起病之间。

5. 主要受侵关节有颈椎、颞颌关节、环杓关节、听骨关节、胸锁关节、肩关节、肘关节、腕关节、手指关节、肋骨、髋骨、膝关节、踝、足关节及骨与肌肉。

6. 其他症状主要有类风湿结节、类风湿性血管炎，以及肺、心、肾、中枢神经、眼部、甲状腺等病变。

（二）鉴别诊断

1. 痛风 患者男性居多，急骤起病，数小时内疼痛剧烈，不可触摸，红肿疼痛。好发部位为第1跖趾关节或跗关节。持续高尿酸血症，易形成痛风结节。

2. 风湿性关节炎 多见于儿童及青年，以急性发烧及关节痛起病，主要侵犯下肢大关节，血清RF阴性，抗溶血性链球菌O、抗链激酶及抗透明质酸酶均为阳性。

四、辨证施治

（一）内治法

据本病本虚标实、虚实夹杂的病机特点，早期、中期以邪实为主，祛邪时分别运用疏风散寒、清热利湿、行气活血等法，晚期邪实正虚并见，治拟标本兼顾，扶正祛邪，分别选用调补肝肾、益气活血、健脾益胃等法。

1. 早期

（1）风湿热证：见于本病急性活动期。关节肿痛，局部灼热发红，遇凉痛减，或兼发热，汗出恶风，口渴，小便短赤，舌红苔淡黄，脉滑数或濡数。治宜清热利湿，祛风通络。方选白虎加桂枝汤化裁。生石膏15 ~30g（先煎），知母、黄柏、桂枝、苍术各10g，粳米15g，胆南星、甘草、羌活、防风各6g，海桐皮、活血藤各12g。

（2）风寒湿证：多见于本病非活动期。关节肿痛且痛有定处，遇寒则重，得热则减，全身畏寒怕冷，小便清长，大便稀溏，舌质淡红，苔白或白腻，脉沉紧或沉缓。治宜祛风散寒，除湿消痰，温经通络。方选乌头汤合蠲痹汤加减。制川乌、制草乌、羌活、姜黄各6g，赤茯苓、黄芪、防风、当归、威灵仙各10g，寄生、金头蜈蚣各12g。

（3）寒热错杂证：多见于本病急性期向稳定期过渡阶段，关节冷痛或关节灼热疼痛，舌质淡红，苔薄黄或黄，脉弦数或缓。治宜清热散寒，通经活络。方选桂枝芍药知母汤加减。桂枝、麻黄、制附子各6g，赤白芍、白术、防风、知母、黑料豆各12g，全蝎4.5g，制乳没、苏木各10g。

2. 晚期

（1）气血两虚，痰瘀互结证：见于本病后期关节僵硬变形阶段，关节疼痛、肿胀变形，活动不利，面色㿠白，心悸气短，身疲困倦，舌质淡红，苔白，脉沉细弦紧。治宜益气养血，化痰祛瘀，通经活络。方选当归拈痛汤加减。当归、白术、党参、苍术、干葛根各10g，黄芪、茯苓、泽泻、猪苓、丹参各12g，羌活、黄芩、升麻、防风各6g，桂枝、甘草各4.5g。

（2）肝肾亏损，痰瘀互结证：见于本病后期，特别是长期使用激素类药的患者。关节肿痛、变形，肌肉消瘦，屈伸不利，腰膝酸软，关节局部发热，头晕耳鸣，失眠盗汗，舌质红，少苔，脉细数。治宜滋补肝肾，化瘀活血，搜风通络。方选五味子汤加减。五味子、制附块、姜黄、地龙各6g，巴戟天、山萸肉、熟地、炒杜仲、仙灵脾、金毛狗脊各12g，牛膝、黄芪各10g，乌蛇、蜂房各4.5g。

加减法：风邪偏盛加秦艽、威灵仙，重用防风，寒邪偏盛加细辛、麻黄，湿邪偏盛加防己、蚕砂、五加皮，气血亏损加首乌、党参，热邪偏重加生石膏、土茯苓。

（二）外治法

1. 熏洗方 桑枝30g，当归、桂枝、鸡血藤、丝瓜络各15g，羌活、独活、乳香、没药各12g，川芎、细辛各9g。水煎先熏后洗，1日2次。

2. 外搽方 生川乌、透骨草各300g，当归、赤芍、丹参各200g，细辛、干姜、红花各100g，于50%酒精8000ml内浸泡1周，过滤去渣，加樟脑1%，薄荷脑0.5%，甘油2%，混合后外搽患病关节。

3. 热敷法 芫花500g，黑豆2500g，生姜250g，同炒至热，布包熨患处，如冷更炒熨，以效为度。

（三）针灸疗法

1. 毫针法 辨证取穴：行痹取膈俞、风门、血海，痛痹取肾俞、关元，着痹取脾俞、阴陵泉、商丘、三阴交，热痹取大椎、曲池、合谷、昆仑。局部取穴：肩部取肩髃、肩髎、曲池、外关，肘部取曲池、尺泽、手三里、外关、合谷，髋部取环跳、秩边、次髎、委中、风市、阳陵泉，膝部取梁丘、犊鼻、膝眼、鹤顶、阳陵泉、足三里，踝部取悬钟、中脉、照海、昆仑、丘墟，脊椎部取大椎、身柱、至阳、腰阳关、后溪、肾俞，颈部取天柱、大椎、风池，胸部取膻中、内关、期门，肋部取支沟、阳陵泉、章门、期门，全身关节痛取大包、大椎、身柱、八髎、腰阳关、后溪、申脉、手三里、足三里、合谷、阳陵泉、三阴交。方法：施平补平泻法，针刺得气后留针30分钟，1～2日1次。或适当加用低频脉冲电流10分钟。

2. 灸法 取阿是穴（病变局部）、大椎、肩髃、曲池、合谷、风市、足三里、三阴交、绝骨、身柱、腰阳关、肾俞、气海。方法：每次选4～6穴，施艾卷温和灸，每穴施灸10～20分钟，每日1～2次。

（四）其他疗法

1. 耳针法 相应区压痛点、交感、神门。方法：强刺激，留针10～20分钟，1～2日1次。

2. 穴位注射法 取肩、肘、髋、膝部的穴位。方法：采用当归、丹皮酚、威灵仙等注射液，每次取3～4穴，针刺得气后每穴推注0.5～1ml，1～3日1次。注意勿注入关节腔。

3. 刺络拔罐法 取脊柱两侧、疼痛的关节部位。方法：用七星针重叩脊椎两侧及关节局部，出血少许，并加拔火罐，此法适用于热痹。

五、专方荟萃

1. 益肾蠲痹丸（朱良春方） 熟地，仙灵脾，鹿衔草，肉苁蓉，当归，蜂房，白花蛇，地鳖虫，僵蚕，蜣螂，甲珠，全蝎，蜈蚣，地龙，甘草。

2. 尪痹冲剂（焦树德方） 川续断，补骨脂，酒大黄，独活，桂枝，防风，赤白芍，知母，牛膝，苍术，威灵仙，骨碎补，附片，熟地，松节，甲珠，杜仲。

3. 痹苦乃停（河南中医学院方） 川草乌，乳香，没药，制马钱子，怀生地，薏苡仁。（适用于寒证）

4. 痹隆清安（河南中医学院方） 制马钱子，萆薢，生地，制乳香，制没药，薏苡仁。

5. 蛇制剂（上海光华医院） 蝮蛇、乌梢蛇研成粉末，制成蛇片、蛇粉，或以鲜蛇配以当归、生地、威灵仙、木瓜等浸酒内服。

6. 雷公藤及制剂（福建三明、湖北等地） 雷公藤制成酒剂、冲剂和雷公藤总萜片。

7. 昆明山海棠制剂（舒尚义） 昆明山海棠提取物山海棠碱类，每日 18 ~ 27mg，对控制疼痛、功能障碍有明显疗效。

8. 飞马丹（《湖南中医学院学报》） 制马钱子 120g，蜈蚣 4 条研末，蜜丸如绿豆大，初服 3 ~ 5 丸，常量 10 ~ 15 丸，每日服 2 次，用米酒或红糖送下。

9. 双藤饮（肖进顺方） 青风藤、海风藤、千年健、地龙、穿山甲、防风、甘草、穿山甲、寻骨风各 9g。风邪偏盛加炙川乌、麻黄、芍药、黄芪，肢体厥冷甚者加附子、桂枝，湿邪偏盛者加麻黄、杏仁、薏苡仁、白术、茯苓，热邪偏盛加石膏、知母、桑枝。

六、调摄护理

1. 室内应保持通风明亮，空气新鲜、干燥，注意衣物被褥的清洁，对长期卧床者，防止压疮的发生。

2. 饮食在初期以食清淡易消化食物为好，忌用鱼、肉荤腥及辛香燥烈之品，后期邪少正虚时，宜食瘦肉、猪心、豆腐、蔬菜、甲鱼等营养丰富食物。

此外，应重视精神护理，鼓励患者战胜疾病的信心。

七、预后判断

初起时邪气虽盛，正气未衰，病位在浅，若及时治疗，不难痊愈。后期，正气衰亏，病情复杂，甚则波及脏腑，多数预后不良。

八、医案精选

案 1：张某，女，39 岁。肢体关节及腰背疼痛反复发作 2 年余。每逢冬季疼痛加剧，痛处固定，活动受限，伴有肢体肿胀酸麻。屡经中西药治疗，效果不甚明显。最近 1 月因天气转冷而肢体关节及腰背疼痛加重，伴有形寒肢冷，腰膝酸冷，活动失灵，小便量多。舌淡苔薄白，脉弦细。证属肾阳不足，寒湿留着关节。治以温阳散寒，除湿通络。药用：制川乌（先煎）、干姜各 5g，仙灵脾、仙茅、独活各 15g，酒当归、防己、赤白芍、苍术、威灵仙、桂枝各 10g，五加皮 6g，黄酒 60g。水煎服。服 7 剂后，肢体关节疼痛大减，腰膝酸冷好转，再加以前方加减续服月余，关节疼痛基本缓解。（《中国当代名医验方大全·董建华案》）

案 2：户部尚书王疏翁，患痰火炽盛，手臂难伸，余见形体强壮，多是湿痰流注经络之中，针肩髃，疏通手太阴经与手阳明经之湿痰，复灸肺俞穴，以理其本，则痰气可清，而手臂能举矣。至吏部尚书，形体益壮。（《针灸大成》）

九、名论摘要

《张氏医通》："多由风寒湿气乘虚袭于经络，气血凝滞所致……体痛为一身尽痛，湿痹痛痹皆有体痛……寒而身痛，补中益气汤加羌、防。湿热相搏，肩背沉重，疼痛上热，遍身上下沉重疼痛，当归拈痛汤。"

《中藏经》："痹者，风寒暑湿之气，中于脏腑之为也。入腑则病浅易治，入脏则病深难治。"

十、文献摘录

1. 类风湿关节炎中草药治疗［钟清治．中国中医药最新研创大全，653］ ①偏热型：此型多见于类风湿关节炎的初期——活动期。辨证：湿热化毒，蕴结筋脉，流注关节。治法：清热解毒，活血通络。方药：丹参20g，老桑枝30g，羚羊骨15g，路路通30g，地骨皮30g，蜈蚣2条，云苓皮30g，生石膏30g，威灵仙18g，双钩藤15g。②偏寒型：此型多见于慢性类风湿关节炎。辨证：寒湿凝聚，阻塞经脉，留连筋骨。治法温经散寒，搜剔络邪。方药：乌梢蛇15g，川乌15g，桂枝12g，威灵仙18g，黄精30g，小茴香6g，熟地30g，甘草3g，干姜6g。③寒热错杂型：此型见于慢性类风湿关节炎的活动期。辨证：寒热交错，邪伏筋脉，流注肢节。治法：通脉活络、清热散寒并用。方药：穿山甲15g，皂角刺12g，乌梢蛇15g，寄生30g，忍冬藤18g，地龙12g，威灵仙18g，老桑枝30g，蜈蚣3条。水煎服，每日1剂。

2. 蚂蚁制剂治疗类风湿关节炎［赵一．中国中医药最新研创大全，653］ 选良种蚂蚁（学名拟黑多刺蚁，polyrhachis vicina Roger）制成粉、丸、片及提取物口服液等，有的辨证加用中药，或组成复方，但以蚂蚁为主药。一般以蚂蚁汁，每次5g，每日3次，90日（3个月）为1个疗程。若病人感觉良好，可连续用至治愈，无毒副作用。病情严重者适当增加用量（加倍），或并用其他中西药物。结果1682例痊愈，7340例显效，6922例有效，21例无效，总有效率为99.0%。

3. 辨证分型治疗类风湿关节炎［傅登洲．中国中医药最新研创大全，399］ ①治实痹：祛邪通络调营卫。此型患者多以四肢关节痛肿僵硬等邪气阻络之症为主，兼有发热恶寒、鼻塞、咳嗽、脉浮等营卫失和、风邪袭表之象，而无明显肝肾不足、气血亏虚之状。方用五藤二龙汤：青风藤、忍冬藤各15g，海风藤10g，地龙、乌梢蛇各12g。风盛者，尤见痛剧喜热，形寒肢冷，脉浮紧，常加麻黄、附子、细辛、姜黄、乳香等化裁。热盛者常加桑枝、连翘、石膏、知母、薏苡仁、丹皮等化裁。②疗虚痹：强筋壮骨益肝肾。此型患者除有肢体关节僵硬，尚有明显的肝肾不足、气血亏虚之象，骨或骨骼肌萎缩，腰困酸重，神疲纳差，心悸气短，不得久立。方用党参、杜仲各10g，伸筋草、龟板各20g，桑寄生、川续断、怀山药各15g，黄芪18g。脾胃气虚者，常加薏苡仁、草蔻、白术、砂仁、仙灵脾等化裁。肝肾阴虚者，常加熟地、阿胶、旱莲草、当归、制首乌、全蝎等化裁。肝肾阳虚者，常加附子、肉桂、鹿角霜、补骨脂、川椒、地龙等化裁，以温阳益气通络。③克顽痹：行瘀化痰和经脉。此型患者痹久难愈，多个关节痛肿僵硬，甚则功能丧失，舌暗，本虚标实较为明显，多呈持续或反复发作。方用通化蠲痹汤：白附子、白术各10g，炙马钱子1g，党参15g，雷公藤12g，伸筋草30g，蜈蚣8g，胆南星7g。痰盛者，常加白芥子、天麻、半夏、茯苓、薏苡仁、竹沥、桂枝、海桐皮等。瘀盛者，常加蜂房、全蝎、牛膝、乌蛇、附子、黄芪、血竭、路路通等。④肿胀：刘寄奴、苏木、薏苡仁。湿热者加黄柏、连翘、知母、白茅根等，寒湿者加麻黄、附子、细辛等，气虚者加黄芪、茯苓、萆薢、姜黄等。⑤疼痛：乌蛇、全蝎、蜂房、延胡索。寒痛加附子、川椒、肉桂等，热痛加连翘、桑枝、生地等，上肢痛加羌活、姜黄、威灵仙等，下肢痛加独活、牛膝、萆薢等，腰痛加杜仲、川续断、桑寄生，痛久难愈加炙马钱子、雷公藤等。⑥筋肉挛急：芍药、甘草、伸筋草等。⑦肌肤麻木不仁：海桐皮、路路通、天麻、防己、地龙等。⑧皮下结节：浙贝、胆南星、土茯苓、昆布、半枝莲、坤草等。⑨增强关节活动功能：党参、龟板、伸筋草、鸡血藤、牛膝、路路通等。

4. 类风湿关节炎中医证治琐要［刘进子．中国中医药最新研创大全，399］ ①扶正祛邪：

由正气不足、风寒湿热之邪入侵所致。早期治疗应分清邪之偏盛，或祛风散寒胜湿兼顾，或清热祛湿并行。祛风用羌活、独活、防风、秦艽之类，散寒用桂枝、附子、细辛之属，胜湿宜萆薢、防己、薏苡仁，清热选生地、知母、黄柏等。疾病后期治疗当以扶正为主，参、芪、归、地之补气、补血、滋阴、温阳参而用之。②扶本固肾，健脾益气：发病为正气不足，邪自外侵，经络阻滞。益肾当分补肾阴、补肾阳，前者滋阴补肾，药用地黄、怀牛膝、桑寄生、杜仲等。后者温肾助阳，药用仙茅、仙灵脾、巴戟天、肉桂、附子等。③养血活血通络：病情较轻，瘀血症状不明显，应理气养血活血，选丹参、白芍、延胡索、姜黄、藤类药物。顽痹不愈，或关节肿大变形，选搜剔通络之走窜性强的虫类药，如乌梢蛇、全蝎、蜈蚣、穿山甲等。

5. 化瘀消痹汤治疗类风湿关节炎的体会［王素芝．中国中医药最新研创大全，653］ ①湿热阻络型（多见于急性活动期）：治宜清热祛湿、活血通络。方用痹证1号（威灵仙、忍冬藤、桑枝、萆薢、薏苡仁、黄芪、秦艽、防己、连翘、地龙、鸡血藤各20g，防风、苍术、黄柏、川牛膝各10g）。②寒热错杂型（多见于急性活动期或缓解期）：治宜寒热并治、扶正祛邪。方用痹证3号（桂枝、白芍、知母、熟附片、红花、皂角刺、枸杞、防风各10g，生地、地龙、骨碎补、生黄芪、桑寄生各20g）。③肝肾两虚型（多见于慢性缓解期或稳定期）：治宜通阳行痹、补益肝肾。方用痹证5号（生地、熟附片、川续断、骨碎补、桑寄生、威灵仙、枸杞、白芍、鸡血藤、红花、皂角刺、生黄芪各10g），治愈率38.27%，总有效率95%。

第十八章　干燥综合征

一、病名辨析

干燥综合征（sicca syndrome，SS）或称 sjogren 综合征，是一种慢性炎症性自身免疫性疾病。以淋巴细胞介导的病变，主要侵犯泪腺和大小唾液腺，导致腺体的破坏和分泌减少或缺乏。临床表现上以眼和口腔黏膜为主的干燥症候群。常合并类风湿关节炎或其他自身免疫性疾病。淋巴细胞增生一般为良性，少数病例可向恶性增生转变。

1882 年 Leber 曾描叙丝状角膜炎是 SS 的主要眼部表现。1888 年 Haden 首次对 1 例老年妇女的口腔干燥和泪液分泌缺乏作了详细描述。1892 年 Mikulicz 报道 1 例双侧腮腺肿大的德国农民，腮腺活检显示显著的局灶性淋巴细胞浸润。直到 1933 年 Sjogren 对本病作了全面研究，认识到病理改变的广泛性，并强调眼是全身疾病的局部表现后，才确定 SS 是一个独立的全身性疾病。

本病应该包括干燥性角膜结膜炎（眼干）、口腔干燥和类风湿关节炎 3 个主症。患者以女性为主，发病年龄多数在 30～50 岁，其中约半数病人的主要症状发生在 40 岁以前。

中医学中虽无此病名，但在《素问·阴阳应象大论》首次提出了“燥胜则干”的论点，金·刘河间对燥证作了进一步补充和阐述，他说：“诸涩枯涸，干劲皴揭，皆属于燥。”枯，不荣生也；涸，无水液也；干，不滋润也；劲，不柔和也；揭，举也，起也，指燥而起皮，皱而翘。刘氏据此津液燥少、短气等，主张用麦门冬饮子。清·喻嘉言论燥较之刘氏更为完整，如燥伤于外则皮肤皴揭，燥伤于内而精血枯涸，并根据刘河间“风热胜湿为燥”的原理提出了辛凉甘润法，制定出著名的清燥救肺汤之方剂。清·叶天士在继承前贤学术思想的基础上，结合个人的临床经验，从证治两方面予以阐发，给今人启迪深刻。叶天士说：“上燥治气，下燥治血。”又说：“燥火上郁，龈胀、咽痛，当以辛凉清上，方用薄荷、连翘、生甘草、黑栀皮、桔梗、绿豆皮等，以清上焦气分的燥热；若脉虚数，舌红口渴，上腭干涸，腹热不饥，此津液被劫，阴不上承，心下温温液液，宜炙甘草、生地、阿胶、麦冬、人参、麻仁。”今人傅宗翰根据本病的临床表现，提出“燥毒”病名，颇具实际意义。在治疗上，既要本着“上燥治肺，下燥治肾，保存津液”的原则，又要依证分别结合清营、解毒、益气、蠲痹、化瘀、化痰诸法。诚如喻嘉言所说：“若但以润治燥，不求病情，不适病所，犹未免涉于粗疏耳。”

二、病因探析

病因言燥，非指六淫之燥，是指一种既不似一味火热，又不同于单纯的阴虚液乏，而是由于某种因素在影响机体津液代谢的基础上所表现出来的阴阳偏盛，简要分述如下。

1. 先天禀赋　凡阴虚液燥的禀赋素质，女性常多于男性，况且女子有经、产、乳、育等特殊生理，因而阴津亏耗更为明显。阴津亏耗，易从热化燥化，首受其害，当推肝肾，肝肾阴虚，精血不足，不能濡润脏腑、四肢和百骸，故有以燥象为主相伴而生的全身性阴虚内热诸证的出现。

2. 燥毒隐袭　燥盛不已，蕴酿成毒。燥毒隐袭，煎灼阴津，更助其燥，两者互为因果。然

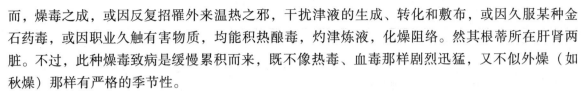

而，燥毒之成，或因反复招罹外来温热之邪，干扰津液的生成、转化和敷布，或因久服某种金石药毒，或因职业久触有害物质，均能积热酿毒，灼津炼液，化燥阻络。然其根蒂所在肝肾两脏。不过，此种燥毒致病是缓慢累积而来，既不像热毒、血毒那样剧烈迅猛，又不似外燥（如秋燥）那样有严格的季节性。

总之，本病之燥不是某种因素直接所生，证虽属燥而又非一般内燥可比，掌握这种特殊属性，是准确认识本病的关键。

三、诊断与鉴别诊断要点

（一）诊断要点

本病主要是皮肤、眼、口腔干燥和关节炎及其他结缔组织病的三联症。三者并不一定同时出现，有两种同时存在即可诊断。

1. 眼 干燥性角膜结膜炎，其发生率为90%～100%。系由泪腺萎缩，泪液分泌减少。此外，还会自觉眼内灼热感，或干涩感，眼睑运动障碍，丝状黏液性分泌物等。

2. 口 口腔干燥占66%，唾液减少占52%，龋齿占50%，咀嚼困难占11%。自觉口干、唇干、口渴，尤其吃馒头或面包时，吞咽更感困难。还能常见鼻干、咽干、外阴干燥，甚至呼吸道、消化道分泌液减少而引起相应症状。

3. 关节症状 关节痛或关节炎，发生率为63.6%～100%。合并类风湿关节炎者约占50%，而类风湿关节炎合并干燥综合征者占10%～25%。X线表现为侵蚀性关节炎。

4. 唾液腺肿大 所有的唾液腺、泪腺都可肿大，但腮腺肿大最多见，其发生率为43.7%～59%。

5. 皮肤症状 约有1/2患者出现皮肤干燥，其中有鳞屑者占15%～25%。全身瘙痒及苔藓样变化为主要症状者也不少见。5%～8%有皮肤紫癜，17%～23.8%有皮肤红斑（包括多形红斑、环形红斑、硬红斑、蝶形水肿性红斑、盘状红斑、皮肌炎样红斑等）。

6. 血管病变 药1/3出现雷诺现象，其他血管炎的表现占13%～20%。

7. 其他 常见的其他表现有：药物过敏、脱发、甲状腺肿大、淋巴结肿大、肝脾肿大、心包炎或心肌炎、肺炎、胸膜炎、纤维化性肺泡炎、食管炎、胃酸缺乏、肾小管性酸中毒、慢性间质性肺炎、胰腺炎、神经病变（感觉神经症状）、肌炎等。

8. 实验室检查 约半数患者可见轻度的正细胞性贫血，8%～46%有白细胞减少，19%～44%有嗜酸性粒细胞增高，血沉多见增速，67%～98%类风湿因子阳性，10%狼疮细胞阳性，40%～65%抗核抗体阳性，血清总补体和C_3低于正常。

附：日本厚生省SS病调查班关于干燥综合征的诊断标准，详见表18－1。

表18－1　干燥综合征的诊断标准

确诊：有原因不明的干燥症状
1. 原因不明的干燥性角膜结膜炎（注1）
2. 泪腺和唾液腺组织特征性组织异常（注2）
3. 唾液腺管造影有特异性异常所见（注3）
以上3项中具有1项以上时即可确诊
疑诊：有原因不明的干燥症状

确诊：有原因不明的干燥症状
1. 可有原因不明的干燥性角膜结膜炎（注4）
2. 唾液腺分泌功能低下（10 分钟在 10ml 以下）
3. 反复性或慢性唾液腺肿大，无其他原因可查者
以上 3 项中，具备 1 项以上时为疑诊

注：1. 孟加拉玫红实验（++）以上，滤纸条眼泪试验 10mm 以下或荧光色素试验（+）。

2. 在小叶内导管周围看到 50 个以上单核细胞浸润，而且在同一个小叶内至少看到 1 处以上。

3. 在腺内看到弥漫性直径 1mm 以上的大小不同的点状斑状阴影。

4. 孟加拉玫红试验（+），滤纸条眼泪试验 10mm 以下或荧光试验（+）。

（二）鉴别诊断

重叠综合征：本病可以和其他结缔组织病相重叠，故应予以注意。

四、辨证施治

（一）内治法

1. 燥盛成毒证 目赤似鸠，口干喜饮，唇焦燥揭，关节、肌肉酸痛，毛发干燥、稀少而脆、易落，兼身热恶风，偶有壮热，舌质红，苔少，脉细数。治宜清营、解毒、润燥。方选犀角地黄汤加减。绿豆衣 30～45g，生地、丹参、玄参、生石膏、沙参各 15g，山药、大黑豆、赤小豆各 30g，桔梗 6g。

2. 津失敷布证 口、眼干燥，口臭，口渴但不多饮，食少，胸闷腹胀，关节肿胀疼痛，肌肤甲错，面色黧黑，偶有腮颊濡白肿胀，舌质红，苔少或薄黄、脉濡数。治宜清宣凉润，佐以解毒。方选桑杏汤加减。桑白皮、杏仁、砂仁（后下）、栀子皮各 6g，藿香、佩兰、沙参各 15g，桔梗、浙贝母、白僵蚕、玄参各 10g，赤小豆、寄生各 30g。

3. 气阴耗伤证 病程较长，多系晚期症状，少气懒言，倦怠乏力，双目干涩，视物不明，口干唇燥，咽干少津，五心烦热，形体干瘦，牙齿色枯欠润，皮肤干燥发痒，关节酸痛，大便秘结，阴门干涩，舌质红边有齿痕，苔少或无苔，脉虚细且数。治宜益气养阴，润燥解毒。方选七味白术散加减。党参、炒白术、茯苓、广木香各 10g，山药、干地黄各 15g，炒白芍、炒白扁豆、天冬、麦冬各 12g，葛根 3g，白花蛇舌草 30g。

4. 痰瘀壅滞证 口鼻干燥，颈项处可摸及大小不等的瞖核、痰核，腮部肿硬，关节、肌肉酸痛，肢端冰冷，色泽紫暗而失红活，舌质暗红，苔少，脉细涩。治宜活血化瘀，祛痰散结。方选血府逐瘀汤加减。归尾、桃仁、红花、赤芍、丹皮各 10g，玄参、土贝母、山慈菇、茯苓各 12g，夏枯草、连翘各 15g。

加减法：偏于阴虚者加石斛、龟板、玉竹、黑芝麻，偏于血虚者加阿胶、小胡麻，偏于肝肾精血亏损加何首乌、沙苑子、核桃仁，津枯而致痹痛加秦艽、虎杖、威灵仙，燥结而成痰核加牡蛎、白僵蚕、煅蛤壳，口、咽、舌溃疡干痛加甜柿霜、挂金灯、金莲花，阴门干涩加紫石英、桑椹子、枸杞子，双目干涩加服石斛夜光丸，口干加乌梅，口苦加焦栀子，鼻结血痂加黄芩、薄荷，关节肿疼加续断、老鹳草、鬼箭羽，进食困难加绿萼梅、鱼腥草、紫菀，大便干结加郁李仁、松子仁、麻仁，性欲淡漠加仙茅、仙灵脾、阳起石，皮肤干燥发痒加何首乌、沙苑子、钩藤。若合并 SLE 加服雷公藤制剂或红藤糖浆，合并 PSS 加用鸡血藤、香附、葛根、鹿角片、丹参、川芎、桑枝等，合并肾小管性酸中毒加芡实、金樱子、桑螵蛸、覆盆子等，合并慢性肝病加龟板、鳖甲、旱莲草、青蒿、白芍、川楝子、芦根等。

（二）外治法

凡见唇燥、鼻干、阴门干燥者可选用生肌玉红膏，或胡桃仁油，或蛋黄油，外涂，每日 2～3 次。凡见口、舌糜烂或女阴溃疡，可选用绿袍散、锡类散、珠黄散，漱净或洗净后，外掺上方中一方，每日 2 次。

（三）针灸疗法

毫针法：①辨证取穴法：主穴足三里、中极。配穴：口干加合谷、地仓、承浆，眼干涩加鱼腰、睛明、四白，腮肿加颊车、下关，上肢关节加曲池、外关，下肢关节加阳陵泉，外阴干涩加肾俞、关元，皮肤干痒加曲池、血海。方法：施平补平泻法，每日 1 次。②循经取穴法：主穴气海、关元、曲骨；配穴：肾俞、命门。方法：施补法，针刺得气后留针 30 分钟，其间行针 3～5 次，每日 1 次。

（四）其他疗法

耳针法：主穴肾、皮质下、内分泌、神门；配穴：口干加口，眼干涩加眼，腮肿加腮、脾，关节痛加肝、相应部位，外阴干涩加卵巢。方法：针刺留针 30 分钟，其间行针 3～5 次，2 日 1 次。

五、专方荟萃

1. 大补地黄丸加减　生熟地、枸杞、山萸肉各 12g，炒黄柏、当归、炒白芍、肉苁蓉、玄参、花粉、天麦冬各 10g，山药 15g，炒知母 6g。水煎服。适用于胎产冲任损伤而致本病者。

2. 山药粉　生山药 30g，研细末，每早空腹温开水送下，晚上临睡前取蜂蜜 60ml，温开水冲送。

3. 雷公藤制剂　雷公藤糖浆：每次 10～15ml，每日 3 次，或雷公藤片，每次 3～5 片，每日 3 次（口服量相当于生药 30～45g）。

4. 鲜芦根 30g，生甘草 6g，加水适量，煎汤代茶，频频饮之，有生津润燥的功效。

5. 石斛清胃汤加减　鲜石斛、怀小麦各 30g，生山药 15g，生白芍、生扁豆、南沙参、生谷麦芽、金橘饼各 9g，佛手柑 4.5g，蔻仁 2g，通草 1g，鲜荷叶半圈。水煎服。

6. 增液汤加减　生熟地、天麦冬、玄参、石斛、龟板、女贞子、花粉、玉竹。水煎服。

7. 生血润肤饮加减　阿胶、赤白芍、当归、丹参、桃仁、小胡麻。水煎服。

8. 三紫饮　紫草、紫竹根、紫丹参、水牛角、丹皮、生地、赤芍、大黑豆、玄参、土茯苓、升麻、贯众、生槐米、山慈菇、绿豆衣、生甘草。水煎服。

9. 一贯煎加减　生地、花粉、仙灵脾、大枣各 12g，石斛、枸杞子各 9g，太子参、怀小麦各 30g，生甘草 6g、杭菊花 10g。

10. 小柴胡汤加减　柴胡 12g，黄芩、炙甘草各 9g，党参 15g，葛根、生石膏各 30g，生姜 3 片，大枣 10 枚。

六、调摄护理

1. 精神调摄 凡患本病者性格要豁达，尤忌急躁大怒；睡眠要充足，避免过劳；室内维持一定的湿度，防止六淫外邪的侵害。

2. 口腔清洁 饭后应漱口或刷牙，保持口腔内的卫生，对预防本病的发展颇有帮助。

3. 适当食疗 口干咽燥时可经常含食话梅、藏青果，或常饮酸梅汁、柠檬汁等生津润燥之品。在条件允许的情况下，经常吃银耳汤、香蕉、鲜梨、鲜藕等，不吃或少吃葱、韭、芥、蒜辛辣炙煿厚味，鱼虾海鲜之品亦当忌之，恐其助燥生火，加重病情。

七、预后判断

坚持长期治疗，病情多数可获缓慢见愈。

八、医案精选

陈某，42岁。1979年9月初诊。1975年夏，双膝关节酸痛，下午低热，体温在37.5～38.1℃之间，近2年自觉口干乏津，唇舌干燥，大便燥结难解，双目久视则昏糊欠清，皮肤干燥，形体消瘦。脉沉弦细。治用滋阴润燥，兼以布津。药用：金刚刺12g，生地、花粉、石斛、玉竹、黄精、茺蔚子、太子参、山药各10g，荷叶5g。经治1月，舌干好转，但仍有低热，关节疼痛，治以润燥养阴柔络。药用金刚刺、茯苓各15g，太子参12g，鹿衔草、威灵仙、玄参、黄精、生地、赤芍各10g，玉竹、木瓜各6g。复治3周，周身痹痛减轻，口唇干燥也减轻很多，步上方加麦冬、甜柿霜，去鹿衔草、木瓜。（张启基等．疑难病案讨论集，第1集）

九、文献摘录

1. 口、眼干燥和关节炎综合征治验［蔡杭四．新中医，1985，17（7）：33］ 患者女性，32岁，因不孕症曾服鹿茸、阳起石等药料配丸1年，非但未受孕且又患口、眼干燥和关节炎综合征。作者按肝脾肾阴虚论治，给予生山药30g研末，早晨空腹服，蜂蜜60g，临睡开水调服9个月治愈。

2. 干燥综合征60例证治体会［赵丽娟．中医杂志，1987，（12）：27］ 作者报道中医药治疗干燥综合征60例，取得一定疗效。临床分为阴虚型（肺肾阴虚、肝肾阴虚、脾胃阴虚、脾肾阴虚）、气阴两虚、脾胃气虚及血瘀血虚型。阴虚型26例（占43%），偏肺阴虚用百合固金汤或养阴清肺汤加减，偏脾胃阴虚多选用益胃汤加减，肝肾阴虚多选用知柏地黄汤或左归饮加减。气阴两虚型22例（占37%），选用参苓白术散合右归饮加减。脾胃气虚型6例（占10%），选用参苓白术散合三仁汤加减。血瘀血虚型3例（占5%），选用桃红四物汤加减。结果：显效12例（占20%），有效43例（占72%），无效5例（占8%），总有效率为92%。疗程一般均服中药3个月，重者服药6个月，个别甚者需服药1年。

3. 方药中用温法治疗干燥综合征经验［尤江云．浙江中医杂志，1987，22（8）：363］ 干燥综合征属于中医学燥病、燥证范畴，因其干燥少津，故“燥者润之”是燥的一般治疗方法。内燥属于阴虚内热者固多，而阴虚内寒者亦不少见，用温阳法治疗阳虚内寒之凉燥，每取佳效。

4. 小柴胡汤加减治疗干燥综合征［王耕．浙江中医杂志，1987，22（8）：364］ 患者女性，41岁。近2年来两目红赤，疼痛羞光，干涩难忍，头痛眩晕，唇齿干燥，口苦咽干，每逢春季加重。伴有食欲减退，大便秘结，月经后期，量少色紫暗，舌苔薄黄而干，脉弦细略数。

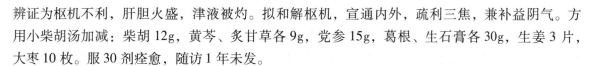

辨证为枢机不利，肝胆火盛，津液被灼。拟和解枢机，宣通内外，疏利三焦，兼补益阴气。方用小柴胡汤加减：柴胡12g，黄芩、炙甘草各9g，党参15g，葛根、生石膏各30g，生姜3片，大枣10枚。服30剂痊愈，随访1年未发。

5. 口眼干燥关节炎综合征的中医治疗［章琴韵．中医杂志，1987，28（2）：44］ 作者以舌诊作为辨证分型、处方用药的主要依据，将本病分4型论治：①阴虚内热型（13例）：见舌红少苔，伴低热、口角干痛、大便干燥等症，属肝肾阴虚，阳亢化火，热灼津液，治以养阴清热，生津润燥，方用一贯煎加减，药用生地12g，石斛9g，花粉12g，太子参30g，全栝楼12g，怀小麦30g，枸杞子9g，菊花9g，仙灵脾12g，大枣12g，生甘草6g。②湿热型（8例）：见苔腻，舌红，伴有口苦、口臭、口中黏腻不适、口角有白色分泌物等，证属湿热阻遏，气机不畅，津不上承。治以化湿清热，方用平胃散合二妙散加减，药用制苍术9g，制川朴6g，藿香9g，佩兰9g，黄柏9g，陈皮6g，薏苡仁12g，广郁金9g，夏枯草15g，生甘草3g。③气阴两虚型（4例）：见舌淡胖，边有齿印或有瘀斑，舌尖稍红，苔薄白腻，口糜，伴倦怠、便溏、易感冒、腰膝酸软等，证属脾胃虚弱，津枯液少，治以益气健脾，滋阴补肾，方用六味地黄丸合八珍汤加减，药用：生熟地各9g，太子参30g，炒党参9g，当归9g，黄芪12g，甘草6g，山药9g，制首乌9g，黄精9g，绿豆衣9g，旱莲草15g，白术9g，白芍9g。④风热型（7例）：见舌偏红或舌红，苔薄白或薄白腻，伴感冒诸证，腮腺反复肿胀，腺体导管口有混浊雪花样渗出物等，证属虚人外感后风热之邪灼伤津液，肺气失宣，水津不布。治以疏风清热，宣肺布津，方用桑杏汤加减，药用桑叶9g，杏仁9g，荆芥9g，防风9g，炙僵蚕9g，半夏9g，陈皮6g，桔梗6g，沙参9g，麦冬9g，板蓝根30g，生甘草3g。共治疗32例，4个月后统计疗效，结果有效18例，好转1例，无效9例，初诊后未再复诊者4例，总有效率为59.4%。

6. 大补地黄丸治疗11例干燥综合征报告［徐宜厚．中医杂志，1990，8：42］ 作者宗《临证指南医案》大补地黄丸加减治疗11例干燥综合征，获近期痊愈4例，有效7例。见效日期最短者5天，最长者21天，平均为10.6天。住院日期最短者15天，最长者85天，平均43天。主方：生熟地各12g，炒黄柏10g，山药15g，枸杞子12g，当归10g，炒知母6g，山萸肉12g，炒白芍10g，肉苁蓉10g，玄参10g，花粉10g，天麦冬各10g。加减法：双目干涩和畏光加甘菊花、霜桑叶，视力下降加服石斛夜光丸，口干加乌梅，口苦加焦栀子，鼻腔结血痂加黄芩、薄荷，关节肿疼加川续断、老鹳草、鬼箭羽，进食困难加绿萼梅，腹胀加玫瑰花、佛手，咽干少津加北豆根、挂金灯，腮肿加浙贝母、僵蚕、蜈蚣，龋齿加生石膏，干咳少痰加鱼腥草，紫菀，皮肤干燥发痒加何首乌、沙苑子、钩藤，大便干结加郁李仁、松子仁、麻仁，性欲淡漠加仙茅、仙灵脾、阳起石。针刺法：外阴萎缩或瘙痒针刺曲骨、归来、关元，双目干涩、视力下降针刺四白、鱼腰、合谷，口干津少针刺地仓、颊车、足三里。施平补平泻手法，2日1次，10次为1个疗程。

7. 舍格林综合征的中医治疗［张文藻．中华口腔科杂志，1982，（1）：51］ 作者以增液汤为主方对48例干燥综合征进行治疗，获满意效果，其中32例治疗前后症状、腺体分泌功能检查对照，均有明显改善。

8. 干燥综合征初探［傅宗翰．中医杂志，1983，（8）：164］ 作者从本征“燥盛则干”的共性出发，以生津增液为主，合养阴、清热、养血、化瘀、益气、宣泻等。①滋阴润燥法，增液汤加减（生熟地、天麦冬、玄参、石斛、龟板、女贞子、花粉、玉竹）；②养血活血润燥法，生血润肤饮加减（阿胶、赤白芍、当归、丹参、桃仁、小胡麻）；③清营解毒润燥法，三紫草、犀角地黄汤合裁，紫草、紫竹根、紫丹参、水牛角、丹皮、生地、赤芍、大黑豆、玄参、土茯苓、升麻、贯众、生槐米、山慈菇、绿豆衣、生甘草)；④益气润燥法，七味白术散加减（太子参、黄芪、山药、于术、葛根、甘草)；⑤通络润燥法，大黄䗪虫丸（丹皮、赤芍、红花、地鳖虫、鼠妇虫、水蛭、虻虫、茺蔚子)；⑥蠲痹润燥法，大秦艽汤（秦艽、防风、金刚刺、威灵仙、玉竹、木瓜、鹿衔草、土茯苓)；⑦养肝润燥法，杞菊地黄丸（甘菊花、枸杞子、地黄、首乌、沙苑子、木贼草、谷精珠、石斛)；⑧化痰软坚润燥法，瘰疬丸加减（玄参、牡蛎、贝母、瓜蒌、蒲公英、黄药子、煅蛤壳等)。

9. 桂附地黄丸加减治疗干燥综合征15例［周小平．湖南中医杂志，1998，14（4)：39］ 肉桂、附子、熟地黄、泽泻、牡丹皮、山药、茯苓、山萸肉。随证加减。每日1剂，分2次煎，早晚各服1次。15日为1个疗程。结果：1个疗程临床治愈2例，2个疗程3例，3个疗程5例，4个疗程3例，总临床治愈率86.6%，无效2例，占13.4%。

10. 辨证治疗干燥综合征73例［王鹏宇．浙江中医杂志，1997，32（4)：164］ 外感燥邪，兼夹风热：初起症见发热、恶风、口干、鼻燥、干咳无痰，关节疼痛，口眼干燥。舌质红、苔薄少津，脉浮数。治宜疏风清热，解毒散结。方用自拟疏风解毒银翘汤：蝉蜕、僵蚕、连翘、防风、桑枝、甘草、羌活各10g，金银花、芦根、玄参各30g，牛蒡子、桑叶各15g，板蓝根、葛根各18g，薄荷9g。治疗10例，治愈1例，显效4例，有效4例，无效1例。风寒湿痹，化燥伤阴：肢体关节疼痛经久不愈，日渐出现口舌干燥、两目干涩。舌红或绛、干燥少津、苔少，脉弦细而数。治宜通络除痹，养阴润燥。方用自拟除痹润燥汤：桑枝、桂枝、威灵仙、甘草各10g，细辛3g，防风、川芎各9g，忍冬藤30g，片姜黄8g，葛根、当归、枸杞子、桑叶、石斛、怀牛膝各15g，生石膏20g。治疗22例，治愈3例，显效11例，有效7例，无效1例。津液气化，敷布失常：口舌干燥，双目干涩，鼻腔咽喉干燥。治宜调节津液气化功能，使其运化敷布恢复正常。根据证情可选用五苓散、半夏泻心汤或桂枝汤等。治疗23例，无效2例。精血亏损，失于滋荣：恣意酒色，过度损伤，口舌干燥，两目干涩。舌红或绛，少苔。治宜养血润燥，填精补髓。方用自拟苁蓉龟芪汤或丸：肉苁蓉、生地、熟地各18g，龟板、阿胶、当归、神曲、怀牛膝各15g，枸杞子、白芍、桑枝各12g，麻仁、菊花各30g，甘草10g。治疗18例，治愈4例，显效8例，有效4例，无效2例。

11. 益气生津汤治疗干燥综合征的体会［王慕虹．实用中西医结合杂志 1997，10（3)：471］ 炙黄芪50g，麦冬30g，党参、生地、玄参、北沙参、当归、白芍各15g，熟地25g，女贞子24g，炒白术12g，川石斛2g。头晕耳鸣加枸杞子、甘菊花，手足麻木加丹参、鸡血藤，关节疼痛加桑寄生、络石藤，胃脘饱胀加木香、砂仁，咽干疼痛、大便干燥者增大生地、玄参用量。每日1剂，30剂为1个疗程。结果：12例中显效5例，有效5例，无效2例，总有效率为83.3%。服药时间最短1个疗程，最长6个疗程。

中 篇
近代名医经验荟萃

第十九章 朱仁康研究员治疗红斑狼疮的经验

系统性红斑狼疮在中医学文献中无确切的同义病名和具体的治疗方法。朱老在临证中，根据中医理论并结合实践经验，运用中医药治疗系统性红斑狼疮，取得了较为满意的效果。现将朱老治疗系统性红斑狼疮的经验，总结整理如下。

一、辨证论治，重在规范

辨证论治是中医临床的基本原则，有效地指导着中医学防病治病。很多疾病经过长期医疗实践已形成了一套理法方药辨证论治体系。当然，也有一些疾病中医学尚无成熟经验。例如，系统性红斑狼疮是现代中医接触的新病种，虽然可以用一方一药治疗也能取得一定效果，就探求该病的治疗规律来讲，也应从辨证论治入手。辨证论治有两种含义：一是治病的原则性、规律性，一是治病的灵活性、变通性。当临床积累一定经验的时候，就应该摸索总结其规律，就是说要使辨证论治有一定的规范，即使是初步的肤浅的规范，对再提高也是必要的。朱老经过多年实践，初步形成一套系统性红斑狼疮辨证论治规范，兹分述如下。

（一）毒热型

［症状］壮热连日不退，皮肤出现红斑，面赤如妆，手足或见瘀斑，烦躁咽干，渴喜凉饮，关节疼痛，重则鼻衄出血，神昏谵语，动风抽搐等。脉细数，舌绛，苔薄黄或光剥。

［病机］毒热入于营血，血热络损，血溢成斑。

［治则］大剂凉营清热，消斑解毒。

［方剂］犀角地黄汤合化斑汤加味。药用：水牛角30g，丹皮9g，赤芍9g，鲜生地30g，生石膏30g，知母9g，生甘草6g，玄参12g，金银花30g，连翘9g，鲜茅芦根（各）30g，紫草15g。

加减：舌苔黄加川连6g、黄芩9g，舌绛苔光加天麦冬各9g、花粉9g。

（二）虚热型

［症状］长时期断断续续低烧，稍活动即热度升高。面颧潮红，红斑隐约，腰酸腿痛，足跟疼痛，肢倦发落，或有盗汗。脉细带数，舌红苔光。

［病机］阴虚内热，水亏火旺。

［治则］滋肾养阴，凉血清热。

［方剂］知柏地黄汤加减。药用：生地 30g，丹皮 9g，茯苓 9g，泽泻 9g，知母 9g，黄柏 9g，玄参 12g，玉竹 9g，女贞子 9g，旱莲草 9g。

（三）心伤型

［症状］发热控制后，体赢肢倦，面色苍白无华，胸闷气短，心悸心慌，失眠自汗。脉细弱无力，或见结代，舌淡苔薄白。

［病机］内伤心气，气血两虚。

［治则］养心安神，气血双补。药用：白人参 3g（先煎），黄芪 15～30g，丹参 15g，炒白术 6g，熟地 12g，当归 9g，茯苓 9g，五味子 9g，远志 9g，酸枣仁 12g，浮小麦 15g，炙甘草 9g。

（四）阳虚型

［症状］面色㿠白，脸面手足浮肿，偶见升火。腰痛腹胀，尿少，便溏，周身无力，畏寒肢凉，或现发绀等症。舌淡而胖，或有齿痕，脉沉细尺弱。

［病机］病久损伤脾胃，脾肾阳虚。或因久热阴损及阳，而致阴阳俱虚，气血两亏。

［治则］温肾壮阳，健脾利水。药用：黄芪 15g，茯苓 9g，山药 9g，炒白术 9g，菟丝子 9g，鹿角胶 9g，怀牛膝 9g，川续断 9g，仙灵脾 9g，巴戟天 9g，胡芦巴 9g，车前子 6g。

加减：如见阴阳俱虚之证，加龟板、知母、黄柏之类；肾虚不能固摄则尿频，去车前子、牛膝，加固摄之品桑螵蛸 9g，五味子 9g；如红斑明显，加凌霄花、鸡冠花；关节痛加乌蛇、秦艽、桑寄生；皮肤有瘀斑，加仙鹤草、藕节炭；腰痛加狗脊、杜仲；盗汗加黄芪皮、糯稻根；咳嗽加沙参、款冬花、紫菀；头晕加枸杞子、菊花；纳呆加谷芽、砂仁之类。

二、临床应用，贵在变通

没有一定规范的辨证论治，很难探求疾病的治疗规律。与此相反，若没有辨证论治的灵活性，刻板的治疗规律也不能解决错综复杂的辨证。证寓于病中，证因症而变化，一病出现多证，证是疾病动态变化的表现。系统性红斑狼疮病情复杂，变化多端，在病程的全过程中，除少数病例以一种证为主外，常表现出多种证。这就要求在对该病进行辨证论治时，要有一定的灵活性，不能墨守一证一治到底，根据症状变化而随时辨证，所谓贵在变通。朱老在这方面的运用得心应手，兹举两例说明之。

例一：谷某，男，30 岁，工人。入院时间：1982 年 10 月 4 日。

主诉：全身乏力，关节痛，发烧，反复发作 8 年。患者自 1974 年 10 月自感全身乏力，关节痛，低烧，当地化验白细胞 2×10^9/L，血小板 20×10^9/L，尿蛋白（+），11 月份突然高烧（39℃），经上级医院诊为 SLE，住院每日口服泼尼松 40mg，肌内注射地塞米松 10mg，配合中药治疗 75 天，病情缓解出院。1975 年 6 月突然加重，高烧（39.8℃），再次住院，每日口服泼尼松 60mg，肌内注射地塞米松 15mg，住院 150 多天。1977 年 11 月和 1978 年 3 月先后在北京某医院住院治疗，此间躯干区、上肢及肩胛部出现紫斑，经用泼尼松、环磷酰胺、胸腺素及中药治疗，病情相对稳定。自 1978 年 11 月开始，左腿走路跛行，长期低烧 37℃左右。近几个月病情常有反复，于 1982 年 10 月 4 日收住我院治疗。自觉周身乏力，关节痛，发热，饮食尚可，大便自调。

检查摘要：面色萎黄，精神欠佳。舌质红，苔黄，脉弦数。左髋关节活动受限，走路跛行。颜面及颌下可见浸润性红斑，毛细血管扩张及色素沉着斑。周身皮肤尚未见明显紫斑。胸透心肺无明显异常。实验室检查：血红蛋白86g/L，白细胞4.5×10^9/L，血小板83.3×10^9/L，尿素氮59.6mg/dL，尿蛋白（+），狼疮细胞（+）。诊断：系统性红斑狼疮。

治疗经过：患者发病早期反复高烧，当属毒热炽盛之证。由于久病缠绵，反复发作，耗液伤阴，损伤肾脏，以致肾阴阳两虚，阳不附阴则低烧不退，阴不充骨则肢乏、关节疼且髋关节出现无菌性坏死，法当调补肾阴肾阳为主。又虑其全身曾出现紫斑，现面色萎黄，肢乏无力，为脾虚之状，少佐以补脾之品。处方：生熟地各20g，山萸肉10g，茯苓10g，女贞子10g，旱莲草15g，菟丝子10g，枸杞子10g，鹿角霜15g，续断10g，当归10g，黄芪10g，大枣5枚。水煎服，每日1剂。西药：泼尼松每日15mg，胸腺素每周肌内注射2次，每次2支。以上中西药连用50天。患者近期血压升高（25.3～20）/（16～12）kPa，自觉头昏，眼花，目胀，腰酸痛，舌红，苔黄，脉弦滑数。由于久病肾阴阳两虚，短期难能调补，而肾主水，肝主木，肝肾同源，肾虚不能涵木以致肝阳偏亢，故在原法基础上，改拟滋肾平肝之法。处方：黄精10g，女贞子10g，枸杞子10g，茯苓10g，泽泻10g，丹皮10g，当归10g，菊花10g，石决明20g，青葙子8g。水煎服，每日1剂。以后据症状变化先后加钩藤10g，车前子10g，淡竹茹10g。西药：泼尼松每日15mg，复方降压片每日6片。连续治疗4个多月，病情稳定，于1983年4月23日出院。

例二：段某，女，33岁，工人。入院日期：1981年6月19日。

主诉：颜面红斑，日晒加重，发烧、关节痛2年余。患者近几年渐感不耐日晒，以至颜面渐呈红褐色。1979年元月人工流产后，周身关节疼痛，当地医院按风湿性关节炎治疗半年多，无效，此后，关节痛、发烧反复发作，时而口腔糜烂。1980年11月因持续高烧，关节痛加重，第4次住某医院，实验室检查：白细胞3×10^9/L，红细胞2.4×10^{12}/L，血红蛋白50g/L，血小板计数90×10^9/L，血沉114mm/h，尿蛋白（++），狼疮细胞（+），诊断为系统性红斑狼疮。先后用泼尼松、地塞米松、输血等治疗，病情缓解。为进一步治疗，于1981年6月19日收住我院。自觉关节疼痛，腰膝踝等处尤甚，发烧，头晕，肢乏，咽干口渴，胸闷，纳呆，大便正常，小便频少。

检查摘要：舌质红，苔薄根微腻，脉沉细。心肺无异常。颜面红褐色，两颊明显，可见毛细血管扩张。实验室检查：补体C3 42mg/dL，抗核抗体（++），滴度1∶2，膜型，尿蛋白（++）。

治疗经过：患者住院272天。大致可分为3个阶段，第1阶段（6月19日—7月10日）：最初辨为肝肾阴虚证，投滋补肝肾药1周，由于患者血小板过低，于6月24日皮下出现大量针头大出血点，复因感冒发烧39℃，周身不适，关节疼痛加重，鼻腔出血，尿中有血，而胃腔不适，呕吐暗红色血块及胃液约300ml，急予以输液及氢化可的松200mg，肌注止血敏，输血200ml，急煎清热凉血止血之剂配合治疗。处方：犀角3g，生石膏30g，侧柏炭10g，鲜茅根30g，藕节炭10g，天花粉10g，桑白皮10g，牛膝炭10g，麦冬10g，西洋参10g（另煎）。4天后出血得以控制，停止输液，口服泼尼松每日30mg，中药则改用滋阴凉血清热之剂。处方：玄参10g，麦冬10g，牡丹皮10g，赤芍10g，白茅根30g，知母10g，茯苓10g，泽泻10g，竹茹20g。随证加减，调治月余，病情基本稳定。7月30日，患者因服1片复方新诺明而觉周身不适，躯干、四肢及足背出现大量鲜红斑片或针头大出血点，压之褪色，此为药物过敏，又予以输液，氢化考的松200mg。中医学认为是内中药毒，血热外壅所致，故又投以清热凉血之剂。处方：生地30g，丹皮10g，赤芍10g，金银花10g，连翘10g，竹叶10g，黄芩10g，生石膏30g。3天后，皮疹消退，停止输液，泼尼松口服每日30mg。中药则在前方基础上化裁，继续治疗1月。第2阶段（9月3日—11月24日）：此阶段主要症状为心慌气短，头晕目眩，时有虚汗，腰膝酸软，舌质暗淡，苔腻，脉沉细。此心脾两虚之证较为突出，投归脾汤加减，以补益心脾。处方：黄芪10g，太子参10g，丹参15g，当归10g，远志10g，川续断10g，熟地15g，茯苓10g，竹茹10g，炒枣仁10g，陈皮10g，木香6g。在此方基础上随症加减，泼尼松每日25mg，调治2月余，心慌、气短等症消失，唯腰膝酸痛同前，此间血小板（38～51）$\times10^9$/L，血红蛋白120g/L以上。第3阶段（1981年11月26日—1982年3月20日）：主要症状为头晕，耳鸣，腰膝酸痛，关节疼痛，舌淡，苔薄，脉沉细。此为肝肾阴虚证，法拟滋补肝肾，佐以补气，方选六味地黄汤加味。处方：生地30g，熟地10g，枸杞子10g，山萸肉10g，茯苓10g，泽泻10g，丹皮10g，黄精10g，菊花10g，太子参10g，炙黄芪30g。据症状变化加减，调治近4个月。泼尼松减为每日30mg。出院前化验：血红蛋白139g/L，白细胞1.2$\times10^9$/L，血小板60$\times10^9$/L，血沉6mm/h，补体C3 90mg/dL，抗核抗体1∶10均质。病情明显缓解，于1982年3月20日出院。

按：朱老对上述2例论治是灵活变通的。例1为肾阴阳两虚证，而不同阶段分别兼有脾虚和肝旺，因此补肾以治其本，或兼佐补脾之品，或加用平肝之药。例2为肝肾阴虚证，然突然遇尿血、吐血等急症，急投清热凉血止血剂以治其标，当急症得以控制，转而用归脾汤化裁补益心脾，继用六味地黄汤滋补肝肾，调治数月，症状好转，病情缓解而出院调养。

上述2例都是与西医密切配合下治疗的。例1因长期使用较大剂量激素，出现左髋关节无菌性坏死，而住院期间强的松始终是每日15mg。例2血小板过低，病情变化复杂，住院后泼尼松用量每日40mg递减至30mg，出院时血小板已升为60$\times10^9$/L（平素最高80$\times10^9$/L），说明中西医结合、中西药并用，在治疗系统性红斑狼疮中都能发挥其有效作用。朱老的宝贵经验，值得进一步研究探讨。

（李林·摘自《首届中医治疗结缔组织病会议资料》1987，武汉）

第二十章　赵炳南教授治疗红斑狼疮的用药经验

红斑狼疮可分为局限性盘状和系统性两型：前者以皮肤损害为主，通常毁坏面容；后者除皮肤病变外，尚可同时出现肾、心等脏腑损伤，甚则危及生命。赵老从上实下虚、上热下寒、水火不济、阴阳失调的复杂病象中，善于剖析阴阳消长、邪正增减、寒热变迁等种种关系，选用《证治准绳》之秦艽丸为基本方化裁，治疗红斑狼疮，常获良效，兹简介如下。

秦艽丸组成：黄芪30g，秦艽15g，黄连6g，乌梢蛇6g，漏芦10g。赵老认为：方中用药虽然只有5种，然其功用有三：①重用黄芪补虚益损，正气足则邪不可干。②黄连、漏芦泻火解毒。一用苦寒，治在心经实火；一用咸寒，治在胃腑积热。颇合“诸痛痒疮，皆属于心”之旨。③秦艽化湿通络，治在表；乌梢蛇透骨搜风，治在里。同为经络痹阻而设。综观本方，实乃扶正祛邪之剂。

在临证中，赵老既强调整体观念，又十分重视某药专长的发挥，根据红斑狼疮病情变化，以秦艽丸为基本方，其用药经验如下：壮热不退者加玳瑁、沙参、鲜芦根、干地黄、水牛角、生地炭（取其凉血、解血分之热毒）；低热缠绵、数月不退者加南北沙参、地骨皮、石斛、玄参、青蒿，以清解肌肤乃至骨之虚热；肩、肘、腕、膝、踝关节痛者加桂枝、松节、伸筋草、海桐皮、萆薢；周身肌肉酸痛者加鸡血藤、延胡索、没药、乳香；腰痛拒按者加云南白药、路路通、天仙藤、丹参、茜草、鬼箭羽、豨莶草；腰痛喜按者加炒杜仲、胡核桃、川续断、徐长卿、五加皮；腰软乏力、难以支撑者加白人参、红人参、石斛、南北沙参、玉竹、当归、参茸卫生丸；麻木者加刘寄奴、徐长卿、桑寄生、丝瓜络、伸筋草；颜面蝶形红斑者加玫瑰花、凌霄花、鸡冠花、红花、金莲花（药味取花，花性轻扬，凡红斑在面部，病在血分者皆宜）；指（趾）端苍白、青紫、冰冷者加玄参、石斛、鸡血藤等甘寒通络之品；心慌、胸闷不舒，发时则不能自主，甚则心痛阵作者加桂圆肉、石斛、紫石英、石莲子、薄荷梗、老苏梗、蛇胆陈皮末、合欢花、全栝蒌、薤白；两胁疼痛，食欲减退，或者食后腹胀不适者加沉香末、广木香、橘红、大腹皮、厚朴、陈皮、枳壳、白术、薏苡仁、伏龙肝；全身浮肿，小便量少，腰空痛者加白人参、红人参、抽葫芦、防己、泽泻、楮实子、山茱萸、车前子、生薏苡仁、仙人头、丹参、枸杞子、女贞子益气扶阳，利水消肿；尿检红细胞增多者加金银花炭、生地炭、白茅根、金钱草以凉血、止血、解毒；尿检蛋白为 + + ~ + + + 者加海金沙、萹蓄、瞿麦、木通、水葱、赤小豆、石韦、韭子、山茱萸、楮实子、菟丝子以通利、温肾秘精。

附　病案举例：乔某某，女，28岁。1975年5月初诊。

患者从1972年以来，面颊时见蝶形红斑，关节酸痛，时轻时重，下肢反复浮肿，腰酸，尿少。院外诊断：狼疮性肾炎。

检查：面色苍白少华，头晕，肢酸乏力，食欲不振，下肢浮肿，压之陷指，尿少。尿蛋白（+ + +），红细胞20~25个/高倍镜，血沉70mm/h，胆固醇490mg%，二氧化碳结合力34.4容积%，血中非蛋白氮59mg/dL，血压26.7/20kPa。辨证：热耗肾阴，真阴亏损，精不化血，故面色苍白，头晕肢软；病久阴损及阳，脾乏元阳蒸腾，运化失权，证见食少或乏味；肾阳匮乏，不能助膀胱化气，使之水液代谢失调，水溢于肤则浮肿、尿少；肾气虚怯，开合失权，精溢于外，故尿中可见大量蛋白。法宜滋阴补肾，活血解毒。处方：白人参6g，茯苓12g，枸杞子12g，生黄芪30g，山茱萸10g，乌梢蛇10g，黄柏10g，炒白芍15g，丹参10g，白术12g，菟丝子15g，秦艽10g。同时，每日内服泼尼松52mg。上方服10剂后，头晕、肢软稍效，尿量略有增加，浮肿消退不快，按前法加减：红人参10g，茯苓12g，生薏苡仁30g，生黄芪30g，车前子15g（包），秦艽15g，乌梢蛇6g，漏芦10g，黄连6g，楮实子6g，枸杞子10g，泽泻30g。上方服10剂，水肿大消，食量增加，尿蛋白（+）、红细胞0～1/高倍镜，胆固醇225mg/dL，血沉20mm/h，肾功能正常，病情稳定，泼尼松减至每日5mg维持量。嘱其继续内服滋肾扶脾之方以善其后。

按：狼疮性肾炎是红斑狼疮最多见的一种类型，并对预后的判断具有十分重要的意义。赵老对此证的诊治，常用扶正祛邪法。扶正是指扶肾与脾，祛邪是指祛毒与水。前者用甘寒之品，如枸杞子、楮实子、山茱萸之类以滋肾阴；甘温之味，如人参、黄芪、生薏苡仁、白术、茯苓等以助脾阳，冀在正旺则邪不可干。后者既用黄柏、黄连、秦艽等解毒清火，又用乌梢蛇、丹参等解毒通络。由于扶正之中辅以祛邪，故常收到邪祛而正安的良好效果。

（摘自《湖南中医杂志》1986年第5期）

第二十一章　顾伯华教授治疗内脏型红斑狼疮的经验

系统性红斑狼疮临床表现复杂，症状很多，不少患者均有心、肺、肝、肾等内脏损害，顾伯华教授近20年来主要用中医中药配合小剂量激素治疗红斑狼疮内脏损害的病人，取得了较为满意的效果。现把资料完整的56例分析如下。

一、一般临床资料

1. 性别与年龄　56例中4例男性，52例女性，女性占92.8%。发病时年龄最小者6岁，最大者48岁，其中20岁以下者13例，21～30岁者25例，31～30岁者12例，41～50岁者6例，30岁以下发病者占67.9%左右。

2. 内脏损害　以肝脏损害为主者19例，以肾脏损害为主者20例，同时有肝肾损害者14例，以肺损害为主者3例。有心肌损害者多以肝、肾、肺损害为主，仅有心电图的改变，故未单独列出。

3. 病程　1～5年者41人，6～10年者10人，10年以上者5人。

二、辨证分型及用药

1. 阴虚气滞型　红斑狼疮以肝损害为主，主要表现为两胁胀痛，肝脏肿大，纳呆泛恶，或有低热，神疲乏力，关节酸楚，头昏目糊，夜眠不安，月经不调，舌红苔薄，脉弦细数等。此为阴虚内热，肝郁气滞。治宜养阴清热，疏肝理气。常用生地、玄参、麦冬、知母、黄柏、青蒿、柴胡、当归、香附、郁金、平地木、八月札等。

2. 气虚肺热型　红斑狼疮以肺部兼证为主，主要表现为胸痛咳嗽，时有气急，夜不能卧，低热不清，咯痰不畅，口干唇燥，苔薄舌红，脉象细数等。此为阴虚之体，外感风寒，郁而化火，肺热内蕴。宜益气润肺清热。常用黄芪、黄精、茯苓、炙紫菀、炙冬花、桑白皮、地骨皮、黄芩、石膏、鱼腥草、白花蛇舌草、野蔷薇等。

3. 阳虚水湿型　红斑狼疮以肾损害为主，主要表现为下肢肿胀，面色㿠白，神萎倦怠，形寒肢冷，便溏溲少，甚者全身肿胀或有胸腔积液、腹水，咳逆上气不能平卧，苔薄白舌质淡，胖而有齿印，脉濡细或沉细等症状。此为脾肾阳虚，水湿泛滥。宜健脾补肾，壮阳利水。常用黄芪、党参、白术、猪苓、茯苓、仙灵脾、锁阳、菟丝子、桂枝、熟附片、泽泻、车前子等。

加减法：尿蛋白多者，加大蓟根、米仁根、金樱子；尿素氮高者，加六月雪、扦扦活、土茯苓；有胸腔积液者，加葶苈子、白芥子、炙苏子，或控涎丹1～3g分吞；有腹水者，加大腹皮、汉防己；关节酸痛者，加秦艽、威灵仙、虎杖、茅莓根；有雷诺现象者，加丹参、赤芍、苍术、鸡血藤；夜不安眠者，加夜交藤、酸枣仁；胁痛腹胀泛恶者，加姜半夏、炒竹茹、陈皮；肝功能慢性指标偏高者，加半枝莲、白花蛇舌草、平地木；口干唇燥者，加鲜沙参、鲜石斛、白茅根；苔黄腻者，加栀子、黄柏、蒲公英。

一般配合泼尼松，每日 10～15mg。

三、疗效标准及治疗效果

因红斑狼疮尚无特效药物，目前激素类药物也只能控制大部分患者的病情，尚难治愈。中药治疗为了观察其疗效，暂订标准如下，显效：连续服药 6 个月以上，各临床症状大部分消失，实验室检查基本正常，已能上班者；有效：主诉和实验室检查部分好转；无效：不能控制病情。据此，56 例中显效 21 例，有效 29 例，无效 6 例（其中 3 例死亡）。

四、讨论与体会

1. 顾老认为，红斑性狼疮总由先天禀赋不足、肝肾亏损所引起，因肝主藏血，肾主藏精，精血不足则虚火上炎。若腠理不密，日光曝晒，热毒入里，与虚火相搏瘀阻脉络，热毒炽盛，燔灼营血可使急性发作；病情稳定或缓解，则只表现阴虚火旺、肝肾亏损的证候；肾阴耗伤，木失涵养，肝气郁而化火，可因阴虚火旺，而致气滞血瘀；病久气血两伤，阴损及阳，累及于脾，以致脾肾阳虚，造成水湿流溢，在肌肤则水肿，在腹部则胀，在胸腔则咳喘等。总之，本病为虚损所生，治当培补为本。常用益气养阴补以肝肾之品最多，如黄芪、党参、白术、生地、玄参、麦冬、仙灵脾、锁阳、菟丝子、枸杞子、女贞子等。

2. 辨证分型治疗本病不能照公式硬套，因为不少患者多个内脏均有损伤，应找出主要症候群，以解决主要矛盾为主，当然也不能排斥兼顾对症治疗。

近 10 年来，顾老治疗红斑狼疮时白花蛇舌草一药应用最多，他说，本品性甘凉，有清热解毒之效，无伤阴碍胃之弊，大剂量应用也无不良反应。现代药理实验研究初步证实，本品能刺激网状内皮细胞增生，使吞噬细胞吞噬能力增强，促进抗体形成，刺激嗜银物质倾向于致密化改变等，从而达到抗菌消炎的作用。至于有无激素类药物的治疗效果，值得进一步研究。

［马绍尧. 摘自《黑龙江中医药》1982，(2)：40］

第二十二章　王渭川教授治疗红斑狼疮经验

红斑狼疮是一种结缔组织病。由于结缔组织广泛分布于全身，因此可在疾病的不同时期产生多个脏器病变。临床表现为发烧（严重时高烧），关节酸痛，血沉增高，白细胞降低，心、肺、肝、脾、肾等重要器官受累。皮肤的暴露部分多有病变，往往在面部两颊及鼻梁部之间出现蝴蝶状红斑，红斑发生于四肢，则呈对称性分布，红斑多伴有丘疹、水疱、鳞屑和结节，有痒和烧灼感。

本病患者多数对日光过敏。阳光曝晒常能诱发或加重本病。据统计，约有25%红斑狼疮患者的发病与患者病前曾否日晒有关。

本病多见于15～50岁女性，尤其好发于育龄妇女。一般来看，患者越年轻，病情越严重，预后多不良；相反，老年患者症状较轻，预后较好。鉴于红斑狼疮有遗传性及妊娠会使病情加剧，因而患病的妇女不宜怀孕。

本病病因目前医界还众说不一。有些学者依据临床的大量资料分析，认为从免疫学观点来解释本病的发病机理，则属自身免疫疾患。患者淋巴系统中有些细胞的细胞核染色体带有易发生本病的基因，可以遗传。由于这些淋巴细胞对自身组织的细胞产生抗体，因而产生自身抗体抗原的反应而发病。另外，如真菌与细菌感染、病毒感染、药物（青霉素、链霉素、四环素及磺胺类）过敏，日光曝晒、精神创伤、内分泌失调等均是本病的诱因。

中医学对红斑狼疮的认识并未见诸文献典籍。本病的病因可分为外因、内因。外因是由于毒邪侵入，蕴聚于脏腑经络；内因是正气不足，情志抑郁，阴阳长期失调，气血运行失常，而又毒邪内蕴，气滞血瘀，郁结壅塞，经络阻塞，发于外则皮肤起红斑，袭于内则脏腑致病。

对本病的确诊，本人采用西医的红斑狼疮细胞检查方法，即从血液或骨髓涂片中找红斑狼疮细胞。红斑狼疮细胞检查（血块法）方法如下：

取患者静脉血5ml，置于试管中待其凝固。将凝固血块搅碎，置于37℃温箱中2小时，再经离心15分钟，然后吸取红细胞与血清之间的乳白色层（白细胞层）涂片，用亚甲蓝－伊红染色（旧称瑞特染色）后，再进行显微镜检查。红斑狼疮细胞为含有圆形、无结构、均匀的嗜碱性物质的中性多形核白细胞，细胞核被挤向一边。红斑狼疮细胞较正常多核白细胞大。

西医将本病分为局限性的盘状红斑狼疮和全身性的系统性红斑狼疮。盘状者以皮疹为主，一般不累及内脏，预后较好。系统性者以内脏病变为主。皮损为次，有时甚至无皮损症状出现，病情严重，常可导致死亡。

本人根据临床症状和外感内伤、阴阳表里和脏腑阴阳转化的理论，审证求因，进行辨证施治。认为可将本病分为两类3型。

第1类是盘状红斑狼疮，它以局部皮肤病变为主，症状近似古典医籍所载之“猫眼疮”。《素问·至真要大论》云：“诸痛痒疮，皆属于心。”心在五行归类属火，故此症属阳疮热证，毒热内盛，与系统内热盛型外部症状相似。

第2类是系统性红斑狼疮，病情错综复杂，往往累及内脏，常伴有心、肝、脾、肺、肾五脏病证，而以肾的病变为主，如耳鸣（肾开窍于耳）、腰痛（腰为肾之府）、头发稀疏或脱落（肾之华在发）。肾主生殖功能，故患本病的男子多阳痿遗精，女子多有月经紊乱。肾阴虚而毒热内盛，必致心阳偏亢而化火，形成热盛型。如肾阳虚不能制水，必致脾阳亦虚，不能运化水湿，形成脾肾阳虚型。如肾阴虚引起肝阳上亢，形成肝肾阴虚型。

《黄帝内经》云："邪之所凑，其气必虚。"故治疗本病，必须遵循"治外必本其内，知其内以求其外"的原则，无论何类何型，都要内外兼顾，攻补并施。本人常用下列3种治法进行治疗：①清法：是治疗红斑狼疮的一种重要方法。用以清营解毒，驱赶、消灭红斑狼疮细胞。主要用于红斑狼疮热盛型，其余各型均可酌情采用。②温补法：以补益脾肾为主，常用于系统性红斑狼疮脾肾阳虚型。但本型常兼有多部位疼痛、关节肿大及腹部癥瘕痞块等瘀血症状，所以必须同时活血化瘀，才符合补虚不忘化瘀的道理。③柔肝养阴法：用以滋养肝阴和肾阴，常用于系统性红斑狼疮肝肾阴虚型。

一、盘状红斑狼疮

［特征］

1. 皮疹多发于皮肤的暴露部位，以面部为主。病初起时，面部皮疹单个出现，随病情发展，损害增多扩大，可融合成以鼻梁为中心、两颊为双翼的蝴蝶形红斑。其次口唇、外耳、手背、头皮以及四肢皮肤均可出现皮疹。

2. 皮疹为边缘清楚而微隆起的持久性红斑，中心萎缩微凹，呈盘状。皮损一般边缘鲜红而中心色较淡。常可见毛细血管扩张，表面附有灰黄色黏着性鳞屑。将鳞屑剥去，可见其下毛囊口扩张，并有角栓。黏膜上的损害一般为灰白色糜烂或浅溃疡。

3. 本病患者对日光过敏，曝晒可使病情加剧。少数病人有发烧、关节酸痛等症状。如患病日久，迁延不愈，会损害内脏，易致气虚、瘀滞。

［脉象］沉迟或沉弱。

［舌］舌质淡润，苔腻。

［治则］清热除湿解毒，活血化瘀。

［处方］清营汤合通窍活血汤加减。每方必用药物：蜈蚣2条，白花蛇（或乌梢蛇）9g，紫草30g。

蜈蚣辛、温，有毒，入肝经，功能镇痉解毒、祛风定惊、消肿止痛。白花蛇甘、咸温，有毒，入肝经，功能攻毒止痒、祛风除湿、镇痉定惊、舒筋活络。紫草甘、咸、寒，入心、肝经，功能凉血解毒、活血透斑。此3味药配合8味草药，能消灭红斑狼疮细胞，起清热除湿、祛邪解毒的作用，故每方必用。

清热除湿：可选用红藤24g，蒲公英24g，大青叶9g，佩兰9g，地骨皮9g，肥知母9g，银柴胡9g，地肤子15g，白鲜皮15g，玄参9g，生地24～30g，板蓝根24g。

活血化瘀：可选用地鳖虫（即䗪虫）9g、生蒲黄9g、全蝎9g、桃仁9g、土红花9g、黑故脂12g、炒五灵脂12g、琥珀末6g（冲服或布包煎）。

补益气血：可选用党参24～60g、鸡血藤18g、生地黄24～60g、桑寄生15g、菟丝子15g。

如有兼症，可随症选加下列药物：

心跳过速：可选加炒北五味12g、山萸肉9g、苦参24g、桂圆肉12～24g、玉竹9g。

腰痛，查尿有脓细胞、红细胞或蛋白，可选加：仙鹤草60g、夏枯草60g、大小蓟各12g、阿胶珠9g（冲服）、山楂9g。

四肢不利或瘫痪，指（趾）关节痛：加麝香 0.15g（冲服）。

呼吸急速，气紧：可选加麻绒 1.5g、川贝 9g、炒北五味 12g。

肝区痛：可选加柴胡 9g、丹参 9g、金钱草 60g、满天星 24g、花斑竹 24g、茵陈 12g。

胁痛：可选加柴胡 9g、丹参 9g、炒五灵脂 12g、生鳖甲 24g（先熬 2 小时）、九香虫 9g。

夜尿多：加桑螵蛸 9g、生龟板 30g（先熬 2 小时）。

胃痛：加台乌 9g、九香虫 9g。

腹水：加熟附片 24～60g（先熬 2 小时）、细生地 12g、石斛 9g。

脉管炎：加麝香 0.15～0.3g（冲服）。

男用下面 8 种草药同煎，以求增强解毒功效。

蛇头一颗草 60g、白花蛇舌草 60g、半枝莲 30g、石大年 30g、无花果 30g、苦荞头 15g、隔山撬 15g、瞿麦根 15g。

二、系统性红斑狼疮

［特征］

1. 全身症状　有发热、虚弱无力、消瘦、盗汗、脱发、色素沉着、全身淋巴结肿大、妇女月经失调等症状。病势轻重表现不一，病变累及不同内脏，其症状亦异。

（1）滑膜或浆膜受累：可出现关节炎、胸膜炎、心包炎等症状。关节痛（炎）是本病常见症状之一。如长期关节痛（炎），经过多种方法治疗无效者，即应想到是否红斑狼疮性关节痛（炎）。此种关节痛可分为 3 大类：①关节痛可能伴有软组织轻度肿胀；②急性或亚急性移走性的多发性关节炎，伴有不同程度的红、肿、热、痛，有时与风湿热相似；③慢性进行性伴有畸形的多发性关节炎，有时与类风湿关节炎很难区别。最多见者为四肢关节，其他如髋关节、脊柱等关节也可能受累。

（2）心脏受累：有心动过速、心尖收缩期杂音等心肌炎表现，甚至可引起心力衰竭。

（3）四肢血管受累：可致指（趾）端坏死。

（4）造血系统受累：可致造血功能发生障碍。

（5）肾脏受累（多数病人有肾脏受累）：类似急性肾炎，有小便改变（蛋白尿，出现管型细胞，甚至出现血尿），血压高，肾性水肿，反复发作可导致肾衰竭。

（6）消化系统受累：可致消化不良、食欲减退、恶心、呕吐、腹痛、腹泻以致肠穿孔等，有的腹痛严重者酷似外科急腹症，并常有肝、脾肿大。

（7）呼吸系统受累：有胸痛、气紧、咯血等支气管肺炎、胸膜炎症状。

（8）神经系统受累：可致抽搐、偏瘫、癫痫、周围神经炎、精神病等。并可出现视神经乳头水肿伴视网膜出血渗出等。

2. 皮肤症状

（1）有些急性病例没有皮肤症状。

（2）皮疹好发部位：典型者皮损于面部、鼻颊面侧呈蝴蝶分布，其次是指（趾）的末端和手足易受压力及摩擦的部位。

（3）皮疹常较盘状红斑狼疮多而广泛对称。

（4）皮疹为多形性和多变性。典型者为水肿性红斑或紫红斑，其他有出血斑、结节性红斑样皮疹以至风团等。口腔黏膜受累时呈现出血小点或糜烂。

3. 实验室检查

（1）血常规：红细胞、白细胞和血小板计数均减少。

（2）血沉：持续性长期增快。

（3）血清球蛋白增高，白蛋白降低，白蛋白与球蛋白比例倒置。

（4）尿常规出现蛋白、红细胞及管型细胞。

（5）红斑狼疮细胞检查：找到红斑狼疮细胞

本人将系统性红斑狼疮根据其中医临床表现，分为下列3型。

1. 热盛型

［特征］对日光过敏，日光照射后，病情转剧或骤发。发热烦躁，关节酸痛，全身不适，口渴，喜冷饮，目赤唇红，或口舌生疮，大便秘结，小便短赤。

［脉象］弦数。

［舌］舌质红，苔黄燥。

［治则］清营养阴，活络解毒。

［处方］犀角地黄丸合清营汤加减。

每方必用药物：蜈蚣2条，白花蛇（或乌梢蛇）9g，紫草60g。

清营养阴：加水牛角15～30g。

如有兼症，可随症选加下列药物：

兼心阴虚者，病人心悸而烦，心中热，舌质淡红苔少，或舌尖红而干，脉细数者，可选加：沙参9g、生地12g、炒川楝9g、生白芍12g、鸡血藤膏18g、山萸肉12g、当归9g、熟枣仁12g、炒北五味12g、枸杞12g。

兼心阳虚者，病人心悸气喘，时感胸部疼痛，甚者可出现四肢冰冷，或发生心绞痛，唇紫发绀，面色苍白，自汗甚，脉细弱，苔淡白者，可选加：熟附片15g（先熬2小时）、肉苁蓉12g、生地12g、炒北五味12g、山萸肉12g、党参30g、生黄芪24g、茯神12g。

兼肝阴虚者，病人肝和胆囊区剧痛，呕吐苦水，眩晕头痛，耳鸣耳聋，眼结膜充血，视力变差甚至失明，鼻衄或咯血，舌边红，苔黄或干燥，脉弦细而数者可选加：沙参9g、麦冬9g、生地15～60g、枸杞12g、炒川楝9g、钩藤9g、刺蒺藜18g、夜交藤60g、石菖蒲3g、楮实子24g、木贼草24g、青葙子24g、珍珠母24g、仙鹤草60g、石斛9g。兼肝阳上亢者，病人头昏头痛，四肢麻木，肌肉跳动，甚至突然晕倒，口角歪斜，半身不遂，舌质红，苔薄黄，脉弦，可选加：京半夏9g、制胆星9g、天竺黄9g、蜈蚣2条、白花蛇（或乌梢蛇）9g、全蝎9g、沙参12g、茯神12g、制旋覆花9g、石菖蒲3g、铀鹤草60g、阿胶9g（冲服）、地鳖虫（䗪虫）9g、炒蒲黄9g、琥珀末6g（冲服或布包煎）。

兼脾阳虚者，病人面色萎黄，消化不良，腹胀，喜热饮，口吐清水，大便稀，小便清长，消瘦乏力，舌质淡，苔白腻，脉濡弱者，可选加：党参24～60g、炮姜9g、砂仁6g、蔻仁6g、京半夏9g、熟附片24g（先熬2小时）、鹿角胶9g（冲服）、吴茱萸6g、台乌9g、九香虫9g、鸡内金9g、枳实6g、柿蒂9g、藿香6g。兼脾阴虚者，病人形体消瘦，善饥，腹胀，唇红，咽干，苔黄薄而燥，脉弦细而数者，可选加：肥知母9g、沙参9g、生地12g、麦冬9g、天花粉9g、怀山药24g、枳壳6g、石斛12g、栝蒌12g、何首乌15g、地骨皮9g。

兼肺寒者，病人畏寒无汗，咳嗽声重，痰多稀薄，苔薄白而润，脉浮紧者，可选加：麻黄6g、杏仁6g、茯苓9g、炒葶苈9g、川贝9g（冲服）、百部9g、海浮石15g、炙紫菀9g、款冬花9g、桔梗9g、枇杷叶9g。兼肺热者，病人有发热咳嗽，胸痛，吐稠痰、脓痰或痰中带血，咽干口燥，舌红，苔黄燥，脉数者，可选加：金银花9g、连翘9g、红藤24g、蒲公英24g、桔梗9g、杏仁9g、生石膏9g、川贝9g（冲服）、炒葶苈9g、麻黄6g、百部9g、琥珀末6g（冲服或布包煎）。

其余加减同盘状红斑狼疮。

另用下面8种草药同煎，以求增强解毒功效。

蛇头一颗草60g、白花蛇舌草60g、半枝莲30g、石大年30g、无花果30g、苦荞头15g、隔山撬15g、瞿麦根15g。

2. 脾肾阳虚型

［特征］日光照射后，病情转剧或骤发，眩晕耳鸣，腰痛，关节痛，脚跟痛，心悸乏力，自汗气紧，脱发，食欲不振，腹胀浮肿，喜热饮，大便结而不爽，小便短。

［脉象］沉迟或濡弱。

［舌］舌质淡，苔润滑。

［治则］补益脾肾，活血化瘀，祛除病毒。

［处方］河间地黄饮子合通窍活血汤加减。

每方必用药物：蜈蚣2条，白花蛇（或乌梢蛇）9g，紫草60g。

补益脾肾：可选加熟附片24g（先熬2小时）、肉苁蓉12g、杭巴戟12g。

消除浮肿：可选加糯米草60g、海金沙12g、夜明砂12g。

振兴食欲：可选加山楂9g、神曲9g、鸡内金9g、生谷芽24g。

其余加减同盘状红斑狼疮、系统性红斑狼疮热盛型。

另用下面8种草药同煎，以求增强解毒功效。

蛇头一颗草60g、白花蛇舌草60g、半枝莲30g、石大年30g、无花果30g、苦荞头15g、隔山撬15g、瞿麦根15g。

3. 肝肾阴虚型

［特征］日光照射后，病情转剧或聚发。腰痛耳鸣，午后发热，颧部潮红，腰腿酸软，口苦咽干，眩晕畏光，头发枯脆，肢麻或肌肉掣动，大便秘结，小便短黄。男子遗精盗汗，妇女乳胀胸痛，月经紊乱或停经。

［脉象］弦细或弦数。

［舌］舌质红，苔黄。

［治则］柔肝养阴，活血化瘀，祛除病毒。

［处方］一贯煎合通窍活血汤加减。

每方必用药物：蜈蚣2条，白花蛇（或乌梢蛇）9g，紫草60g。

柔肝养阴：选用沙参9g、当归身9g、枸杞子12g、炒川楝9g、女贞子24g、旱莲草24g。

胸痛：加夏枯草15g、薤白12g。

盗汗：加金樱子30g。

头发枯脆：加桑椹9g、何首乌9g。

其余加减同盘状红斑狼疮、系统性红斑狼疮热盛型、系统性红斑狼疮脾肾阳虚型。

另用下面8种草药同煎，以求增强解毒功效。

蛇头一颗草60g、白花蛇舌草60g、半枝莲30g、石大年30g、无花果30g、苦荞头15g、隔山撬15g、瞿麦根15g。

（何焕霞．摘自《红斑狼疮的中医治疗》人民卫生出版社，1984）

第二十三章　张镜人主任医师运用中西医治疗皮肌炎经验

多发性肌炎是病因尚未完全清楚的炎症性肌病，常侵犯四肢近端肌肉，颈肌和吞咽肌亦常受累。当合并出现特征性皮疹时，则称为皮肌炎。根据本病有四肢倦怠乏力、抬举下蹲受限、肌肉关节疼痛等症状，似属中医学“痿”“痹”证候范畴，而合并出现的皮肤损害，则颇与“阴阳毒”证候相似。兹将本院1970—1979年住院治疗的15例分析如下。

一、一般资料

男性5例，女性10例。最小25岁，最大72岁。其中20～30岁5例，31～40岁2例，41～50岁4例，50岁以上4例。40岁以上共计8例，占半数。病期：最短1个月，最长4年。

（一）诊断依据

①四肢（尤其是近端）肌肉、面肌、喉肌乏力或萎缩，常伴有肌痛。颜面、上胸、四肢侧面，特别是关节背侧，可见紫红色红斑，呈对称性分布，尤以上眼睑明显。②肌肉活检显示肌纤维变性及炎症性反应，呈现间质或血管周围细胞浸润和结缔组织增生。③肌电图显示肌源性病变。④化验检查：血清转氨酶、乳酸脱氢酶、肌酸磷酸激酶活性增高，24小时尿肌酸增多。

多发性肌炎的诊断，以肌肉症状和肌肉活检阳性，或肌肉症状伴有肌电图阳性，以及化验异常者作为确诊病例。肌肉症状伴有化验异常者，结合临床除外其他疾病诊断作为疑似病例。皮肌炎的诊断，除符合上述标准，尚伴有皮肤症状。本组符合（①+②+④）5例，（①+③+④）2例，（①+④）8例。

根据Braverman分类法，Ⅰ型：多发性肌炎4例；Ⅱ型：伴有不同程度皮损的多发性肌炎9例；Ⅲ型：在宫颈癌基础上发生皮肌炎1例；Ⅳ型：皮肌炎合并有类风湿关节炎1例。

（二）临床症状

本组肌乏力症状多见，下肢近端占93%，上肢近端占66%，远端占26%。四肢近端肌肉比远端肌肉发病更多见。与罹患肌肉一致出现的有自觉疼痛及触痛，特别是在运动加剧时。进一步则可出现进行性肌力下降，肌肉萎缩，活动障碍。皮肤病变与肌肉病变两者不一定呈平行关系。本组发热占66%，为常见症状之一，大多为持续性低热，持续在37.5～38℃左右。当合并有明显感染时，则体温可高达40℃左右。本组合并肺部感染3例，其中1例为间质性肺炎。关节疼痛较为常见，占60%。肢端动脉痉挛症2例，较少见。

二、中医辨证分型

1. 肺热伤津（4例）　开始多有发热，皮损，起病较急，肢体软弱乏力，常以近端肢体明显。并兼见咳呛咽干，心烦口渴，小便短赤，大便较干结。舌质红，苔薄黄，脉细数。

2. 脾虚湿热（5 例） 肢体萎软乏力，下肢较为常见，可有发热，皮损，微肿，关节疼痛，肌肉疼痛，胸脘痞满，饮食减少，大便溏薄，面色萎黄，小便黄少。苔薄黄腻，脉滑数。

3. 肝肾阴虚（6 例） 发病较久，肢体痿软乏力，肌肉萎缩，吞咽困难，抬手下蹲动作不便，腰背酸软，卧床不起。舌红少苔，脉细数。

三、实验室检查

心电图检查 6 例，其中窦性心动过速 2 例，窦性心动过缓 1 例，Ⅰ度房室传导阻滞 1 例，另有 T 波低平，心肌缺血 1 例。肌电图检查 2 例，符合肌源性变化。肌肉活检 5 例，其中 4 例符合皮肌炎诊断。24 小时尿肌酸排泄量，最高 795mg，仅 1 例低于正常，为 28.4mg，余均增高。尿肌酸排泄量 300～400mg 3 例，400～500mg 3 例，500～600mg 3 例，600～700mg 2 例，700mg 以上 3 例，平均值为 536.31mg。血清酶测定：乳酸脱氢酶测定 9 例，最低 155 单位，最高 1500 单位，大于 500 单位 5 例。肌酸磷酸激酶测定 4 例，大于 50 单位 3 例。谷丙转氨酶测定 14 例，大于 80 单位 4 例。血沉测定 13 例，大于 20mm/h 以上 8 例，平均值为 25mm/h。白/球蛋白测定 4 例，比例降低 2 例。蛋白电泳测定 7 例，γ 球蛋白大于 20%. 其比值增高者 5 例。抗核因子测定 6 例，阳性 2 例。红斑狼疮细胞阳性 1 例。玫瑰花瓣形成试验 4 例，低于正常 3 例。淋巴母细胞转化试验 4 例，低于正常 3 例。抗溶血性链球菌“O”大于 1250 单位 2 例。

临床表现详见表 5－1。

351

表 5－1 多发性肌炎－皮肌炎 15 例的临床表现

症状	肌肉乏力			食道肌受累	颈肌受累	面肌受累	肌肉疼痛		肌肉萎缩	皮损	发热	关节痛	肢端痉挛症	肺部感染
	近端		远端				触痛	自觉痛						
	上肢	下肢												
病例数	10	14	4	3	2	2	4	5	6	11	10	9	2	3
百分比（%）	66	93	26	20	13	13	26	33	40	73	66	60	13	20

四、治疗方法

（一）西药治疗

主要以皮质激素为主，分别选用泼尼松、地塞米松。强的松的剂量视病情而异，活动期每日 40～60mg，病情稳定后逐步递减。免疫抑制剂选用环磷酰胺、硫唑嘌呤、氯喹等。

（二）中医治疗

1. 肺热伤津型 热毒犯肺，肺主皮毛而发皮疹，津液耗损，无以濡养筋脉，则肢体软弱乏力；邪热燔灼，肺失肃降，则咳呛咽干，心烦口渴；“小肠主液，大肠主津”，肠道受累，津液不足则小便黄赤，大便干结。法拟清热润燥，养肺生津，仿清燥救肺汤加减，方用沙参、麦冬养阴润燥，桑叶、杏仁、石膏清肺泻热，板蓝根、金银花、连翘凉血解毒。

2. 脾虚湿热型 湿热浸渍肌肤，则肌肤微肿酸痛，浸淫筋脉，则肢体痿软乏力；湿邪夹热郁蒸，则症见发热。脾性喜燥而恶湿，胃性喜润而恶燥，湿热交阻，脾胃两伤，生化乏源，不能润宗筋、束骨而利机关。宗治痿独取阳明之意，法拟健脾益胃，清热利湿。仿参苓白术散、加味二妙散加减，方用党参、白术、山药补脾益胃，茯苓、苍术、薏苡仁、黄柏化湿清热。若湿热不攘，脉络瘀滞，则用丹参、红花、牛膝、鬼箭羽、茅莓根、威灵仙、秦艽活血化瘀，通经和络。肌肉疼痛者常加川萆薢、土茯苓，以祛风湿，通络脉。

3. 肝肾阴虚型 发热经久，肝肾精血不足，筋脉失于滋养，肢体痿软乏力，渐致肌肉萎缩，足不能任地，发为痿证；厥阴肝脉循喉咙，少阴肾脉循喉咙、夹舌本，肝肾亏损，精血不荣筋脉，则吞咽困难。法拟补肝益肾，滋阴清热。仿虎潜丸加减，方用熟地、锁阳益肾填精，枸杞子、牛膝补肝养血，并加鹿衔草入肝肾，止疼痛。瘀血久留者，则用四物汤加桃仁、莪术、穿山甲。

五、治疗结果

治疗结果详见表5-2。

表5-2 多发性肌炎—皮肌炎15例的治疗效果

	显效	进步	无效	死亡
肺热伤津	2	1	1	
脾虚湿热	1	2	1	1
肝肾阴虚	1	1	3	1
合计	4	4	5	2

显效：指临床症状和体征基本上消失或显著改善，实验室检查指标接近正常。

有效：临床症状和体征明显进步，但尚未完全消失，实验室检查指标接近正常。

无效：临床及实验室检查无变化或恶化。

六、讨论

（一）中医学对多发性肌炎-皮肌炎的认识。

多发性肌炎以肌肉萎软乏力为特征，本文15例下肢肌肉乏力占9.3%，属中医学“痿”证无疑，但亦不能全以痿证概括，若有肌肉疼痛或触痛则与“痹”证相近，本组33%的病例有肌痛或触痛。符合皮肌炎者又类似《金匮要略》描写的“阴阳毒”证。

关于痿证的病因，《素问·痿论》认为是“大经空虚”，张子和认为是“客热”，刘河间认为“血衰不能荣养百骸”，张景岳认为是“精血之虚”，张石顽认为“主阳明湿热”，《类证治裁》则指出“痿者，软弱而乏力，筋弛而不收，为热伤血脉之证”。各家说法虽异，但归纳其病因，大多属热、属虚。《古今医案按·痿证》中有一案：“石山治一人，因久坐腰痛，渐渐痛延右脚及左脚，又延及左右手，不能行动……咽即痛……又加右齿及面痛甚……”该例患者先有下肢肌肉疼痛，延及上肢，继而乏力，行动困难，随后又罹及食管吞咽，侵及面肌，它的发展过程与多发性肌炎很是相像。

本病须与痹证、中风、瘫痪进行鉴别。

1. 似痹非痹 痹者闭也。不通则痛，痹证以关节、肌肉疼痛为特点。本组仅9例有疼痛，余者无痛，病起即感肌肉乏力或逐渐萎缩。且痹证由风、寒、湿三气杂至所形成，本病初起虽亦常兼风邪，但以湿、热为主，是似痹而非痹。

2. 似风非风 朱丹溪论中风不可与痿同治，指出中风皆由肝风、痰热交炽为病，多见半身偏瘫。本病则常呈双侧对称性病变，是似风而非风。

3. 似瘫非瘫 各种原因引起的瘫痪或截瘫患者，症见肢体痿废不用，中医学所谓“大筋软短，小筋弛长，软短为拘，弛长为痿”。本病一般仅表现为肌力有不同程度减退，是似瘫而非瘫。

（二）现代医学对多发性肌炎－皮肌炎的认识

本病病因至今尚未完全清楚，其发病似离不开免疫、感染、变态反应等有关因素。

自体免疫学说：从症状来看，与系统性红斑狼疮、类风湿关节炎、硬皮病有共同之处，如长期不规则发热、关节痛，不同程度的皮肤、内脏损害、血沉加快、丙种球蛋白增高，在病程中常有缓解期与加剧期交替出现等。而且本病与这几种结缔组织疾病每易重叠出现。在本组病例中，有皮肌炎合并类风湿关节炎 1 例，抗核因子阳性 2 例，红斑狼疮细胞阳性 1 例，显然与自体免疫性疾病有密切关系。

近年来还发现本病与癌肿同时存在者日益增多。本组病例中合并子宫颈癌 1 例，当宫颈癌用放射线治疗后，皮肤炎症状亦减轻，所以伴有癌肿的皮肌炎，很可能是对肿瘤组织的一种自体免疫反应的结果。

本组病例中，有上呼吸道感染史 4 例，感染亦可能为本病的致病因素。曾有文献报道，在对多发性肌炎－皮肌炎病人的肌肉进行活检时，见到肌细胞内有病毒的颗粒。

变态反应学说：本组病例中抗溶血性链球菌“O”增高 2 例，可能与变态反应有关。

（三）辨证分型与预后

按中医辨证，分为肺热伤津、脾虚湿热、肝肾阴虚 3 型，但 3 种类型不是决然分割的，相互之间有一定的联系，而且可以相互转化。肺热伤津型采用养阴润燥、清肺泻热法，4 例中 3 例有效。脾虚湿热型采用健脾益胃、清热利湿法 5 例中 3 例有效。肝肾阴虚型往往病期较长，经补肝益肾、滋阴清热，6 例中仅 2 例有效。此组做淋巴细胞转化试验，玫瑰花瓣形成试验 2 例，均低于正常值，提示机体的 T 细胞免疫功能低下，因此，临床效果较差。

（郑秀春，等．摘自《上海中医药杂志》1980 第 3 期）

第二十四章　姜树荆主任医师治疗硬皮病的经验

硬皮病临床上分为系统性和局限性两种，目前尚无有效治疗方法。我院自 1965 年以来，共治疗本病 60 余例，1977 年与第四军医大学第一附属医院皮肤科共同随访 25 例，其中痊愈 5 例，显著进步 6 例，进步 13 例，无效 1 例。现就个人临床实践，对硬皮病辨证治疗提出一些粗浅看法。

一、对病因病机及治疗原则的认识

根据中医学理论和我们临床实践，认为硬皮病系素有脾肾阳虚，腠理不密，卫外不固，若寒邪乘虚侵袭，凝结于腠理，进而经络痹阻，气血不通，导致营卫不和，腠理失养而发生。又因病程迁延，邪可循经入脏，造成脏腑功能失调，更加重其皮肤损害。由此可见，病机的要点在于寒凝腠理、经络痹阻和脏腑失调 3 个方面。这是病情由轻到重的 3 个过程，它们之间互相联系、互相影响，又互相转化，不能截然分开。

正气不足为本，皮肤硬化萎缩为标。前者属虚，后者属实，故本证为一本虚标实之证。根据扶正祛邪的原则，应采用温经解肌、活血通络、益气养血之法进行治疗。

二、辨证分型及治疗意见

根据本病的临床症状和病机转化，将其归纳为以下 2 期 4 型进行辨证施治。

（一）缓慢进展期

1. 寒凝腠理，脾肾阳虚型

［主要证候］全身症状：畏寒肢冷，关节疼痛，腰部酸痛，性欲减退，齿摇发落，食纳减退，口不渴，大便稀。局部表现：眼睑、面部及手背发紫肿胀，握拳不紧，局部坚硬，皮肤多呈粉红色或黑白相间。舌体胀大或胖嫩，质淡暗。苔灰滞无泽，脉沉细濡。

［治则］温肾散寒，健脾利湿，活血化瘀。

［方药］①阳和汤加味：药用熟地 30g，鹿角霜 15g，炒白芥子 12g，肉桂、炮姜炭、炙麻黄各 10g，薏苡仁、鹿衔草各 30g，红花 15g，炙甘草 10g。②回阳通脉汤 I 号：药用附片（开水先煎 1 小时）、肉桂、干姜、黄芪、苍术、甘草各 30g，党参、白术、桂枝各 15g，穿心莲 30g，当归 15g。

2. 寒侵络脉，肺卫不宣型

［主要证候］全身症状：低热恶寒，身痛肌痛，或有咳嗽、稀痰、口不渴，大便软。局部表现：皮肤局限性或弥漫性发硬，具蜡样光泽，甚至萎缩紧贴于深层组织之上。关节活动障碍，张口困难，皮色暗褐，毛发脱落，无汗或多汗。舌淡红，苔薄白，脉沉细数。

［治则］解肌散寒，宣肺利湿，通络化瘀。

［方药］荆防败毒散加味。药用荆芥、防风、前胡、柴胡、羌活、独活、茯苓、枳壳、甘

草、桔梗、川芎、生姜各10g，薄荷6g，黄芪15g，当归、乌梢蛇各10g，地龙、土鳖虫各15g，全虫3g，蝉蜕10g。

加减：虚甚者酌加党参、熟地、白芍各15g，有热象者加金银花、连翘、蒲公英、地丁各15g，瘙痒者加白鲜皮15g、白蒺藜10g。

3. 寒热错杂，肝郁血瘀型

［主要证候］全身症状：情绪易于激动，女性患者多有月经不调或有恶心呕吐，齿龈出血，便溏，完谷不化，或时稀时干。局部表现：除同二型外，尚有局部发白、发紫、发凉、灼热、瘙痒及雷诺现象。舌质暗红、苔薄白，脉弦。

［治则］疏肝解郁，健脾和胃，通络化瘀。

［方药］丹栀消遥散加味。药用丹皮、栀子、柴胡、当归各10g，白芍15g，茯苓10g，白术15g，甘草、生姜各10g，薄荷、木香各6g，荆芥10g，地骨皮，红花各15g，薏苡仁30g。

4. 气血两虚，脉络痹阻型

［主要证候］全身症状：疲乏无力，食纳减退，体重减轻，肌肉疼痛，心慌，气短，头昏，肢体麻凉。局部症状：皮损或轻或重，颜色瘀暗，四末发凉，舌淡暗，苔薄，脉细弱。

［治则］气血双补，通络化瘀。

［方药］逐痹汤加减。药用黄芪60g，当归30g，花粉15g，肉桂6g，延胡索15g，车前子30g，牛膝15g，秦艽30g，落得打30g。

（二）急性发作期

在4型中均可能有急性发作，常因累及内脏出现咳嗽气短、心慌心跳、黄疸，眩晕等症，也可因寒邪郁久化热或经络痹阻、气血俱闭而发生指、趾端湿性或干性坏死、低热、齿龈出血、舌红脉数等症。

［治则］滋阴降火，清热解毒，疏肝理气。

［方药］1号苏脉饮。药用当归、玄参各15g，金银花30g，甘草15g，郁金、泽兰、紫草、夏枯草各30g，赤芍60g。

三、典型病例

徐某，女性，28岁，河南籍，工人。1964年夏天发现左上臂外侧皮肤有指甲大黄褐色皮损，不痛不痒，未进行治疗。1967年蔓延至两上臂之内外侧，局部稍硬。在某医院检查病理诊断为“硬皮病”，曾用油剂青霉素、胎盘组织液等治疗。1970年来我院就诊时，有畏寒肢冷，关节疼痛，两上肢、左季肋区及两下肢内侧均有片状黄褐色皮损，发硬，舌淡暗，苔白腻，脉沉。予阳和汤加味服用1年余，病情渐好转。1973年怀孕期间，病情尚稳定，产后1月余，症状复加重，身疼肌痛，原病损部皮肤发硬，无汗，瘙痒，面部有紧束感，皮肤由粉红转为暗褐，右手指被动屈曲，不能伸展，即予荆防败毒散加味内服约半年，皮肤变软，皮色减退，汗出不痒，手指活动好转。后改服丹栀逍遥散加味等。于1975年再次孕产，病变未见复发。1年后复查，病理报告为“硬皮病治后显著进步”，现躯体、面部皮损已恢复正常。

四、讨论与体会

1. 关于“硬皮病”病名　中医文献未见有此记载。至于是否为“皮痹”，尚待进一步考证。然而，宋朝吴彦夔著《传信适用方》中曾记述：“人发寒热不止，经数日后，四肢坚如石，以物击之似钟磬，日渐瘦恶。”颇与本病症状相似。

2. 关于分型问题 为了便于施治，我们是在错综复杂的症状、迁延缠绵的病程和不断转化的病机中寻找施治规律和进行分型的，各型之间是密切联系并互相转化的。比如寒凝腠理、脾肾阳虚型中，绝非仅脾肾二脏受损害，唯脾肾受害程度较重而已。其他3型同样如此。所以，随着病情的发展或治疗效果的出现，脏腑损害程度也在变化，分型也应随之改变。治疗中应反复观察、灵活变通，不可拘泥一型，固守一方，而影响疗效。

3. 本文中医分型与西医的分类及系统性硬皮病的分期（浮肿期、硬化期、萎缩期）的关系 既有联系又不完全一致。中医分型既适用于系统性，也适用于局限性。只是局限性患者全身症状较少或没有。至于分期，似乎第1型多见于浮肿期及硬化的早期，第2型多见于明显的皮肤硬化萎缩期，且病情进展较快者，第3型多见于硬化萎缩期兼有肝失条达、寒热错杂等一系列见证者，第4型多见于硬化萎缩期兼气血双虚等症者。总之，4型的确立应以全身症状为主。

4. 关于疗程问题 鉴于病机为寒凝腠理，经络痹阻，脏腑失调，治疗过程中应着眼于寒凝。寒凝既成，解其病损绝非一日之功，用药也殊难短期见效。因此，医患必须合作，树立信心，坚持治疗，不可操之过急，半途而废。在随访的25例中。从治疗时间看，短则2个月，长者达9年。治愈的5例，治疗均在1年以上。因此，我们认为，应用本方药治疗，疗程应定为半年至1年为宜，方可最后确定疗效。

5. 皮肤病变与脏腑的联系 前述本病“病程迁延，邪可循经入脏”。何以如此?《素问·十二皮部论》中记载：“邪客于皮，则腠理开，开则邪入，客于络脉，络脉满则注入经脉，经脉满则舍入腑脏也。”这说明皮肤病变是通过经络与腑脏紧密联系着。本病从现象来看，病变确在皮肤，但往往累及脏腑，脏腑功能失调又常常加重皮肤损害。传变过程中经络起了内外联系的作用。根据临床观察，系统性硬皮病早期多累及脾（肾）肺，晚期可波及心肾（肝）。另外，也有皮肤病变不显著而内脏受累严重的情况。在这方面国内外已有报道。以小肠狭窄为主而全身皮肤症状不明显的系统性硬化症，诊断时应予注意。

（张秉正．摘自《陕西中医》1982第3期）

第二十五章　傅宗翰主任医师治疗干燥综合征的经验

干燥综合征，是一种结缔组织自身免疫性疾病，既往临床较为罕觅，而今似有增加趋势。目前。对它的病因病理尚无确切和系统的认识，临床上也缺乏有效的治疗方法。近几年来，我在实践中探索，稍有弋获，爰作约略介绍，以为引玉之砖。

一、关于证候的认识

干燥综合征是现代医学的名称，又称口眼干燥和关节炎综合征。中医学文献中均无与此相应的病名。

临床上以干燥性角膜结膜炎、口腔干燥症和伴发结缔组织病变为其特征。其主要表现为：

眼：常有眼内异物不适感，或灼或痒或痛，尤以眼睛干涩为多，少泪或无泪，目红，目珠频繁眨动等，

口：唾液少，口腔干燥，进食喜稀恶干，食欲差而乏味，口角常有裂疮溃疡疼痛，唇红干裂起皱如揭，舌燥缺津，干而欠泽，舌质或光或红或绛，或有紫气，少数病人舌下络脉粗暗，舌体多见瘪瘦而薄，食咸饮热均痛，牙龈胀痛，易于渗血，齿浮松脆，色泽枯暗欠润，每呈碎块脱落。不少病人伴有腮颊漫肿，轻度酸胀疼痛，少数患者可见颌下腺肿大或邻近淋巴结肿大。

结缔组织病变：以类风湿关节炎为多见，尤好发于手指及跖趾关节，也有累及大关节（如肩、膝关节）者，并可出现关节囊渗液肿胀。自觉症状关节痛感并不过剧，但多游窜不定，以其难言定处，而又久延不已，颇类“行痹”“尪痹”之状，此类证候的出现多早于其他证候，且常伴发于整个病程之中。指（趾）末端肤色或紫暗或苍白，遇冷尤甚（颇类雷诺征）。

其他：每多出现长期低热，形瘦肤干肌削，手掌鱼际干瘪，此外还可见有鼻燥结痂易衄，嗅觉欠敏，咽喉干涩，类“梅核气”征，发音嘶嘎，大便坚结（少数便溏），女子阴道干涩不适等。

至于本征的脉诊，多见沉细小涩之脉，诚如俞根初所谓“燥证脉多细涩，虽有因兼证变证而化浮洪虚大弦数等兼脉，重按则无有不细不涩也”。细脉如丝而软，涩脉往来难按，提示了本征津液输布失常，络阻气结之病理特征。

本征患者绝大多数为女性，尤以青中年为多，起病隐袭，病程较长，每多认为相关他病而漏诊误诊。

本征目前尚缺少特异性诊断方法，现代医学除依其特有的临床症状外，多以免疫学检查等帮助诊断。中医学对本征的认识，多从整体辨证出发，难以单一的病名赅之，姑暂归属于燥证范畴，而以“燥毒证”名之。然本征之燥，远非一般六淫之燥，既不似一味火热，又不同于单纯阴液亏虚。盖燥为热之渐，火乃热之盛，燥邪固可化热生火，但其发病不若火热之速，临床少见身热、面红目赤、大渴引饮、蒸汗、脉数、舌红苔黄等一派火热亢实之象。而现颜面泛泛浮红，少汗或掌心微汗，神疲乏力，口干少饮或饮不解燥，脉细或涩，舌质嫩红，苔少如镜之

征，故非寒凉直折可以速效。此外，病燥既能伤津，而阴亏尤能致燥，二者常相为因果，其间既有联系又有区别，阴虚乃泛指人体水津亏耗，不克濡润，是以燥象每伴随而至。经云“阴虚生内热”，其证候表现多为全身性范围广泛的虚热内扰证。而病燥者“燥胜则干”，总以一派干燥之象为其特征。病燥多有从热化者，又可见燥热伤阴之象，但其症常呈局限性，尤以上部为主。二者同中有异，循此当可分辨。

二、关于病因的探索

从辨证求因角度来看，干燥综合征的临床表现不出燥证范围。其病因似可设想为如下数点：

其一，内在禀赋。古人谓“斯人也而有斯疾”，其中属于“阴虚质”或“燥红质”者，其临床特征多有形弱消瘦、口燥咽干、内热便秘、目涩而干、视昏、五心烦热、脉细弦数、舌红少苔或无苔、苔体薄瘦等表现，每与本征之临床表现吻合。临床实践表明，本征患者属阴虚体质的似较多见，既病则又多从燥化、热化。

其二，燥证的产生，可能与“毒邪”的蕴袭密切相关。《素问·五常政大论》谓：“太阴在泉，燥毒不生。”盖此征之燥，既不似外燥（如秋燥）有严格的季节性，亦不具备一般内燥证通常的形成因素，似另有蹊径。按毒者邪之胜也，燥盛不已，蕴酿成毒，煎灼津液更益其燥，二者互为因果。然此征燥毒之成，又不似热毒、血毒之剧烈而至速，多为积渐所致。其燥毒之来者，从临床病史观察，一是阴虚燥盛之质，加之反复招罹外来温热感染，干扰了人体津液的生成转化和敷布，虽其证候不著，但住往又为燥证的形成创造了条件；一是金石药毒所伤，或因职业影响，久触有害物质，或因久服某种药物，均可积热酿毒，灼津炼液，化燥阻络，此种邪毒亦系缓慢累积而来，非似火毒其来也暴。近据报道，在国外有人对很多患者死后进行尸体解剖，报告表明许多死者显示出因服用某些药物后的不同程度的中毒现象可为佐证。另据有关文献所载，对引起关节痛症状的疾病，除风湿性关节炎外，列出118个病种，并特别强调指出属于结缔组织病变的关节痛有不少系药物所引起，似可说明药物或化学物质毒素的蓄积，是直接或间接影响结缔组织的一个重要方面，由此可见，本征之燥非某种因素直接所生，乃在通过上述因素影响机体的津液代谢的基础上而使其阴阳偏颇，故其病状常常既无外感病或急性药物中毒之征象，故非单纯清泻解毒、峻剂补阴可以速效。因其既属燥证而又远非一般内燥可比，掌握此种特征，是认识本征的关键所在。

三、关于病机的设想

《黄帝内经》病机十九条，对于燥证之病机独缺而不备。刘完素曰：“诸涩枯涸，干劲皴揭，皆属于燥”，并解释说：“枯，不荣生也；涸，无水液也；干，不滋润也；劲，不柔和也。”此处揭的涵义，乃指举也、起也，其外表可见的皮肤燥而皮起，皱而翘也。

《黄帝内经》曾曰“燥胜则干”。燥何以致“干”，这就必然要涉及津液的作用及其转输敷布（代谢）了。津液乃人身体液之总称，是维持生命活动必不可少的物质，它主要起着滋润濡养的作用，其散布于体表者能润泽皮毛肌肤，其流行于体内者能滋灌脏腑，其输注于孔窍者能濡养眼耳口鼻等窍道，流注关节者能使之柔润滑利，渗入骨空者又可填精补髓、养骨充脑。由此可见，干燥症状的出现，总在于津液的失敷失润，或由津液的亏损耗夺，或由津液敷布受阻，即津液代谢失调所致。

《医门法律》载：“燥胜则干，夫干之为害，非遽赤地千里也，有干于外而皮肤皱揭者，有干于内而精血枯涸者，有干于津液而荣卫气衰，肉烁而皮著于骨者，随其大经小络所属上下中外前后，各为病所。”于此可见，津液无处不流，燥证所生何部，综各家之说可见，五脏都参与了津液的生化代谢。而从临床实践看，肝肾两脏却是燥证产生的根蒂所在，其临床所现诸症，亦莫不与此病机相关，兹分别简述之：

本征的第1大证候表现在眼部。按目为肝窍，五脏精明皆上注于此，其不时眨动者，全赖津液以润之养之，而使目视清明。盖肝者，体阴用阳，内寄相火，其性易动易升，在病理上易于热化燥化而熏灼上炎，是以本征目症丛生，良有以也。

本征的第2组证候在口。按口为脾之外窍，内纳齿、舌。舌为心苗，其下又系金津、玉液，犹井泉滋灌之通道也。齿为骨余，因肾所生，赖肾阴以充养。是以诸凡精血阴津耗乏，津少液涸，不克奉潮，燥火上炎则口唇燥揭，咽干，舌体光瘦，齿脆松落，尝如齑粉者并不鲜见。

本征的第3组证候常表现为结缔组织症候群，尤以类风湿关节炎为多见。按此种关节、肌肉疼痛症状，传统看法多纳入痹证范畴。但本征所现之痹证，少见寒象、湿象，且有一派干燥之征，其病程多长，体质羸弱，似属尪痹。盖其所成者多缘三气郁而化热或素禀阳盛，或内蕴积热，或过服辛热香窜之剂，致使阴伤燥成，而津液乃人体营血的有机组成部分，它能保持血液的一定浓度，有助于血液的流畅，水津充沛，营血方能输布畅达以行以养。一旦阴津耗损，则津不足以调营载血，血液浓浊，流行瘀滞，是以筋脉失荣失通，痹乃作矣。其病机不出津亏血少、筋骨不荣，阴伤血滞、络脉失通，或血燥生风、淫于肢节数端。

由此可见，本征所现诸种病症，不外当咎之于“虚、痹、瘀”。虚者或责于气，或责于阴，盖气旺则运载津行，气虚则血流受阻，出现“供津不全”而类阴虚内燥之征。阴虚则津液枯涸，脏腑组织不荣，燥亦所由生也。因虚（气虚抑或阴虚）可致瘀，由瘀而成痹，而均可致燥，如肌肤甲错、面色黧黑之大黄䗪虫丸证可与之类比。总之，本征或为燥盛成毒，或为因毒而燥，或因燥久延续不已，发展演绎而成。

四、关于治疗原则及用药

经云：“燥者濡之。”前人治燥，立法设方多本此旨，或养肾，或治肝，或益肺，总不出“滋润”而已。然本征之燥乃类属中之异者也，故以常法每难合拍，诚如喻氏所言“若但以润治燥，不求病情，不适病所，犹未免涉于粗疏耳”。

温习《医学入门》所述之“盖燥则血涩而气液为之凝滞，润则血旺而气液为之流通，由内神茂而后外色泽矣”颇有启迪，于是乃本“燥胜则干”之共性出发，总以流津增液以为经纬。盖津乃人身之要质，流则生利不已，滞则为害无穷。津液之凝滞，其因或血虚，或瘀阻，或气病，或络痹，是以立养血、化瘀、助气、宣痹诸法。津之不流成燥，或缘阴液虚亏，或缘热炽蒸耗，故又另设养阴、清热之法，前者防治阴津之伤耗，后者鼓促阴津之流畅。本此派生诸法，兹分而简述之。

1. 滋阴润燥 适用于阴液亏损、燥象丛生者，是治疗本征的基本法则。人之病燥，当滋之润之。其因乎内，精血夺而燥生者，则化源曰涸，宜柔腻以养肾肝。补肾阴则津水有源，燥可自润。其他治燥诸法多以此化载而出，代表方剂有增液汤等，药有生熟地、天麦冬、玄参、石斛，龟板、女贞子、花粉、玉竹等。

2. 养血活血润燥 燥结血少津道不行，营血为之瘀涩，气液为之凝滞，和血润燥之治合其宜也。李梴谓“润则血旺”，即润燥寓于养血活血之中，代表方如《医学正传》之生血润肤饮，药有生地、阿胶、赤白芍、当归、丹参、桃仁、小胡麻等。

3. 清营解毒润燥 适用于营分热炽并致津燥者。燥之所成，或责之于燥盛成毒，或归咎于毒邪致燥。以清营解毒则可息焚存水、布津润燥，代表方如三紫汤（紫草、紫竹根、紫丹参）、犀角地黄汤加减，药有水牛角、丹皮、生地、赤芍、大黑豆、玄参、土茯苓、升麻、贯众、生槐米、山慈菇、绿豆衣、生甘草等。

4. 益气润燥　适用于气虚无力推动津液敷布致燥者。人身津液运行，赖气载输，元气不充，则津亦少供。《医学入门》谓“积气亦能生液，常因气虚者，琼玉膏”。故当健脾益气助运，使气动则律行，阴充则燥解。然药当避免辛窜火热，以免益燥劫液。代表方有七味白术散，药如太子参、黄芪、山药、于术、葛根、生炙甘草等，诸药味多甘平，乃宗“甘守津还”之意。

5. 通络润燥　适用于络滞血瘀、燥象丛生，见晦暗面尘，身无膏泽，与《金匮要略》大黄䗪虫丸证之理相通。此处虚乃假虚，燥非真燥，一旦瘀去络畅，则津液流布，燥亦荡然矣。代表方有大黄䗪虫丸，药如丹皮、赤芍、红花、地鳖虫、鼠妇虫、水蛭、虻虫、茺蔚子等。

6. 蠲痹润燥　适用于痹证而见津燥者。《素问·脏气法时论》曰：“肾苦燥，急食辛以润之。开腠理，致津液，通气也。”蠲痹之品，其味多辛，但治此等证者多择辛而不烈、温而不热者，加入滋柔药队之中，利气通络加强滑润之功，代表方如大秦艽汤，药如秦艽、防风、金刚刺、威灵仙、玉竹、木瓜、鹿衔草、土茯苓等。

7. 养目润燥　适用于以目疾为主而见燥象者。肝藏血，开窍于目，目之瞳神又赖肾水以养之，若肝肾津血亏损，水津不能上供，因而燥涩，目疾丛生。故养肝血、填肾阴乃治燥养目之大法，方如杞菊地黄辈，药采甘菊、枸杞子、地黄、首乌、沙苑子、木贼草、谷精珠、石斛等。

8. 化痰软坚润燥　适用于津凝不行，燥结为痰而成瘿、成核、成疬者。盖人身津液流行匀布是其常，凝滞成痰为其变，津液匮乏供布不周，则现一派燥涩之象，而津燥质稠，流布不利，滞涩凝聚，又易结而成形，为瘿、为核，可用本法，药采玄参、牡蛎、贝母、瓜蒌、蒲公英、黄药子、煅蛤壳等。

结合个人的临床心得，对本征病程中常现的几个证候的处理略作介绍：

口、咽、唇、舌溃疡干痛突出者，可选用甜柿霜、青盐、玄参、青黛、挂金灯、淡秋石、乌梅、安南子、生石膏、人中黄、枫斗、洋参、银耳、白残花、白蜜、猪肤汤（或皮肚代之）。腿足痿弱者，可选知母、黄柏、龟板、牛膝、菟丝子、二至丸、玉竹。低热，可选银柴胡、鳖甲、青蒿、白薇、葎草、功劳叶。便秘可选火麻仁、瓜蒌仁、生地、无花果、生紫菀。痰核瘿瘤可选玄参、牡蛎、鳖甲、山慈菇、黄药子、青木香、蒲公英。小关节肿痛，可选威灵仙、土茯苓、鹿衔草、木瓜、虎杖。肢端苍白紫暗可选当归尾、紫草、赤芍、桃仁、红花、生山楂肉、桑枝尖、水蛭、䗪虫等。对于某些局部干燥灼痛浅表溃疡症状，还可配合珍珠杏仁霜、玉红膏、蛋黄油、胡桃仁油等外用，以达内滋外润之效。

五、几点体会

1. 本征虽属燥证，但却不同于一般内燥，又非实火亢炽，治疗不易速效。且本征在其病程中虽多现阴虚之象，亦非滋阴补液所易复，又与一般阴虚证不同。

2. 燥毒害人，肝肾首当其冲。证之临床，阴虚液燥又是本征的主要病理基础。按肾恶燥而肝苦急，肾得液养而源充，肝得水涵则潜静，故滋养肝肾，亦治此等证之要旨也。

3. 本征之因，既然因燥成毒（或因毒致燥），因此解毒一法，实是本征治疗中不容忽视的治则。按本征之毒寓于燥，毒随燥入，燥由毒生，变由毒起，毒不去，则燥不除，变症丛生。因此，解毒清燥治则当贯穿于整个治程之中。余在临床实践中，几经探索，试用了土茯苓、蚤休、生甘草、绿豆、大黑豆、磁石、紫草、紫竹根等，掺于辨证法则之中，尚有小效。

4. 古人谓燥字既有属温属凉之异，更有在气在血之别，因此注意调整气血，乃治疗之又一关键。按燥之所成，系于津液之变动，而津液之变动，既赖于气，又及于血。在血者，津质伤也，滋之清之是属常法；在气者，津不流也，推之散之可也。助气载血，通经运津，乃辟治燥之又一途径耳。

5. 临床资料说明，本征患者多为女性，推究其因，从禀赋素质而论，阴虚液燥者女性常多于男性。且女子有经乳产育之特殊生理，尤易耗血损阴。而“女子以肝为先天”，阴血既耗，肝木失涵，其用愈难自稳，其抑者不疏津道，其亢者下汲肾阴。故本征之治除养肝药石外，还宜怡情养性，病者医工均当共识。

（摘自《中医杂志》1983 年第 8 期）

第二十六章 夏少农教授治疗结缔组织病的经验

气血、阴阳乃是人体生命的物质基础。人之元气，系先天之肾精、后天之胃气及天地中之大气三者结合而成。元气流布于脏腑，则为脏腑之气而成五脏六腑气化之功能，流行于肌肤，则为卫气，有温养分肉、防御外邪之作用。人之阴，乃精血、津液之总称，来源于先天之精及后天水谷之精微，但是主要都藏蛰于肾。汉代仲景之后，金元期间，李东垣谓：元气乃先身生之精气也，非胃气不能滋之，认为劳倦则能伤脾，以致元气受损，诸恙从生，所以创立了“补气”学说。朱震亨以“阳常有余，阴常不足”立论，提出滋阴降火的治疗观点。他们对后世影响很大。明代张景岳则以人参、熟地相配，制定两仪膏，合奏益气养阴之功。《冯氏锦囊》外科部分，也颇重视益气养阴之法。但历代以气阴两伤作为指导临床的重要理论者并不多见。外科疾患，临床上多以阳证、热证为多，故易伤阴劫液。阴证及寒痰凝聚成恙者虽也有之，但较之前者，总属少数。在正气不足者，历代医家多认为阴虚而生内热，血虚而生风邪，阳虚而成内寒。至于益气之法，多用于托疮生肌，在其他方面应用较少，而以益气养阴之法为主以治疗多种外科疾病，更属少见。

在多年临床中，作者发现外科疾病属气阴两伤者并不少见，运用益气滋阴方法每多奏效，始信内经所谓“少火生气，壮火食气”“阳生阴长”之说确具指导意义。外科虽以实热及阴虚内热者为多见，但气虚亦不少见，因热邪不仅伤阴而且耗气，同时，阴津之滋长又赖元气之充裕，且病情迁移日久者，多有气虚，此即内经所云“邪之所凑，其气必虚”之义。因此，气阴两伤在外科临床上甚为常见，在治疗上应标本兼顾或以益气养阴治本为主。下面是作者用气阴学说指导临床的一些实践的体会。（这里仅摘录夏老用气阴学说理论在结缔组织病治疗方面的临床经验——编者注）

一、用于皮肌炎

本症以皮肤、肌肉炎性酸痛为临床特征，中医学虽无此病名，但《外科金鉴》及《疡医大全》均列有“酸痛”门，因此皮肌炎属于中医“肌肤酸痛证”的范畴。发病时可伴有全身乏力，皮肤出现多型样红斑、结节性红斑或坚固永久性毛细血管扩张性红斑，脉象多见细小而微数，舌质红嫩。按辨证应属气阴两虚，血热沸腾。在临床上遇到不少病例，经西药激素治疗，疗效不够理想，而改用益气养阴佐以凉血清热治疗后好转。

[经验方药] 黄芪 30g，党参 15g。首乌 12g，北沙参 12g，麦冬 15g。大生地 12g，紫草 9g，丹皮 9g，蒲公英 30g。

[病例] 陆某，男，40 岁。10 年前在上海某医院皮肤科明确诊断为皮肌炎，一直用激素治疗，症状未能控制。当时面部发红，肌肉酸痛，认为病人恐难以拖延 5 年，后因面部浮肿、乏力、两臂酸痛，转来我院治疗。经检查：面部颧颊呈黯红色，双睑浮肿，近端关节肌肉明显压痛，左上臂近肘关节处有表浅黄豆大坚硬之皮下小结节，脉象沉细，舌质淡红，尿肌酸化验 386mg/24h。用上方治疗 2 年余，面部红色减淡，肌肉酸痛渐减，尿肌酸检查正常，同时恢复全天工作。

二、用于亚急性红斑性狼疮

系统性红斑狼疮一般分急性、亚急性及慢性3类，可出现皮肤关节及心、肺、肝、肾、脑等多器官损伤。本节主要论述中医中药治疗亚急性红斑性狼疮的经验体会。本病特点为面颊部红斑色如茱萸，亦如蝶状。巢氏病源“丹候”章中有茱萸丹（亦名赤丹）的记载，称本丹“发疹大者如连钱，小者如麻豆，肉上粟如鸡冠肌理……”与此病之皮肤斑疹形态、色素相似。本症全身出现神疲乏力，时有低热，肢节酸楚，脉多细数，舌质常呈红嫩，辨证求因属于正气虚弱，阴分不足。用益气养阴，佐以凉血退蒸治疗本病有较好疗效。

［经验方药］黄芪40g，党参20g，黄精15g，麦冬15g，北沙参12g，白芍12g，地骨皮30g，青蒿梗30g，银柴胡9g，大生地12g，葎草30g，丹皮9g。

［病例］全某，女，35岁。在前3年面颧部及上下肢出现红斑，乏力，浮肿，午后潮热，关节酸痛等症，经上海某医院皮肤科检查，找到红斑性狼疮细胞，诊断为“亚急性红斑性狼疮”。用泼尼松治疗，病情不能稳定，出现心律不齐，尿常规出现蛋白及红、白细胞，血沉加快，同时出现心悸、腰酸楚等症状。用上方治疗后低热有所下降，面部红斑色素减淡，精神稍振。在一次月经临行时，突发癫痫摔倒，神志短时期昏迷，以后每逢经行时发作。作者认为癫痫在经行时期发作，恐与冲任有关，故在益气养阴法中加重补心肾，佐以调冲任等药物，上方加杜仲15g、金毛狗脊20g、青龙齿30g、蒲公英20g、王不留行子15g、路路通10g等治疗2年，目前低热退去，红斑消失，癫痫停发，精神振作，已能从事半天轻工作。但血红蛋白含量偏低，血沉稍快，仍须与益气养阴为主，继续治疗，以善其后。

三、用于白塞综合征

白塞综合征又称皮肤黏膜口眼综合征。有医者据《金匮要略》狐惑病之“狐惑之为病，状如伤寒，默默欲眠，目不得闭，卧起不安，蚀于喉为惑，蚀于阴为狐，不欲饮食，恶闻食臭……”等记载，认为应属中医狐惑病，但无皮肤症状之描述。《外科金鉴》描写“青腿牙疳”之证为：牙龈腮部疳腐，两腿大小不一之紫黑云片等，与本病更为相近。本症的特点有皮肤起发皮疹，结节红斑，口腔、阴部黏膜破溃，眼睛病变，视力模糊等。在诊断上只要三者有其二，就可诊断。但本病皮肤黏膜眼睛等处病变可全部出现，也可轮流出现。在治疗上，不论中、西医，均尚无很好的疗法。作者按中医辨证求因认为，病久难愈，其气必虚，小腿结节红斑、黏膜溃烂属阴虚火旺，位在下部为夹湿，故对本症用益气养阴、清热利湿法为主治疗，有一定疗效。

［经验方药］黄芪30g，党参15g，首乌10g，北沙参15g，知母9g，玄参9g，川黄柏9g，金银花12g，丹皮9g，土茯苓20g。

［病例］魏某，女，37岁。患本病3年，经中、西药治疗3个月来，病情未见减轻，后入本院皮肤科病房。经服上方治疗2个月后，小腿结节红斑消退，口腔黏膜疳疮收口痛除，入院时阴唇部黏膜溃腐范围较大，疼痛较剧，后也相继腐脱新生，疮口缩小，逐渐收敛，出院门诊随访。

（摘自《中医外科心得》上海科学技术出版社，1985年）

第二十七章　房芝萱名中医治疗大动脉炎经验

大动脉炎是主动脉及其主要分支的慢性进行性狭窄性疾病，病因不明，多发于青壮年女性，在我国是一种较常见的血管病。我们自1972年至1978年采用中医辨证论治共治疗55例，取得了一定的疗效，能缓解临床症状，并可使病情趋向稳定。现介绍如下。

一、临床资料

1. 性别与年龄　本组55例中，男性15例，女性40例，男女比例为1∶2.6。年龄最大者64岁，最小者11岁，其中11～20岁13例，20⁺～30岁21例，30⁺～40岁11例，40岁以上10例，11～40岁占81.8%。

2. 证候的分析　本组55例中有上肢无力、发凉、麻木或疼痛者42例，其中4例伴有肌萎缩。下肢酸痛、发凉、麻木者26例，其中6例伴间歇性跛行。头晕头痛者37例，其中2例曾有抽搐、昏厥。失眠健忘者25例，视力减退或有复视者30例，耳鸣或有听力减退者5例，发热者11例。其他症状有多汗、口干、烦躁、浮肿、心悸、失音、胸闷气短、颈臂疼痛等，临床症状的多少与轻重和动脉受累的程度与部位有关，详见表9－1。

3. 舌象与脉象　本组病例，凡头晕头痛、视力模糊、肢体麻木疼痛等症明显者，舌质多呈暗红、暗紫或红绛，偶见瘀斑。阳亢证候明显者，可见薄黄苔。其无脉部位见表9－1。

表9－1　无脉部位及例数

无脉部位	例数	无脉部位	例数
左侧寸口	13	左侧寸口及双侧趺阳、太溪	6
右侧寸口	6	右侧寸口及双侧趺阳、太溪	3
双侧寸口	9	右侧寸口及左侧趺阳、太溪	2
双侧趺阳、太溪	5	左侧寸口及左侧趺阳、太溪	1
双侧寸口及双侧趺阳、太溪	2	双侧寸口及左侧趺阳、太溪	1

其中5例寸口脉表现为沉细、沉迟或沉伏，血流图检查皆有前臂血管阻力增高、流入时间延长、搏动性血流量偏低，7例寸口脉弦紧稍数，动脉造影显示肾动脉狭窄，或静脉肾盂造影显示肾萎缩。

4. 治疗结果　中医药治疗本病能改善或消除临床症状，一般多于热退、血沉或抗“O”恢复正常后，病情渐趋稳定。但部分病例于症状改善后可有反复，因全组病例尚未随访，故仅根据治疗最后的结果判断疗效如下。

（1）临床治愈：临床症状消失，寸口脉搏动恢复，血压可测出，血流图检查有相应改善、血沉或抗“O”恢复正常，能坚持全日工作。本组共6例，占10.9%。

（2）显效：主要症状明显减轻或消失，无发热，血沉或抗“O”恢复正常，但寸口脉或太溪脉仍不能扪及。本组共24例，占43.6%。

（3）好转：临床症状好转，但仍有血压偏高或肌肉萎缩，血沉或抗“O”接近正常，脉搏不能扪及。本组共23例，占41.8%。

（4）无效及中断治疗各1例，各占1.8%。

二、治疗方法

大动脉炎的病情复杂交错，辨证立法用药也较为广泛。根据临床病象进行分析，大致归纳为两类证型。

1. 气血双亏型（35例） 症见头晕眼花，视力减退，听力下降，失眠多梦，健忘，胸闷气短，上肢无力、发凉、麻木或疼痛，活动后加剧。检查：上肢血压测不出或明显降低，寸口脉沉涩如丝或无脉。治以补益气血，养阴通络。处方：生黄芪、党参、鸡血藤、玄参、石斛各18g，沙参15g，归尾12g，黑附子、肉桂、菖蒲、赤芍、红花、牛膝、甘草各10g。

2. 阴虚阳亢型（20例） 症见眩晕，头痛，耳鸣，多梦，烦躁，心悸，口干，腰腿酸痛，下肢无力、发凉，或有间歇性跛行，大便干结，尿黄。检查：上肢血压增高，寸口脉弦紧稍数，趺阳脉、太溪脉搏动减弱或消失。治宜平肝潜阳，活血通络。处方：紫贝齿、紫石英、生磁石、珍珠母各30g，鸡血藤、玄参各25g，枸杞子18g，菊花、白芍、生地、牛膝各15g，赤芍、归尾、泽泻各10g。

在临证治疗时，必须根据患者的体质状况、病情轻重、证候变化、检验结果（如血压、白细胞计数、血沉、抗“O”、肾图等）加减用药，绝不能拘泥于基本方药长期不变。若见口干、舌燥、尿赤，去附子、肉桂，伴有发热、关节肿痛，选加柴胡、羌活、大青叶、黄芩、栀子、威灵仙，或银柴胡、青蒿、地骨皮、丹皮、生地、松节；视力模糊或复视，选加青葙子、茺蔚子、谷精草、草决明、木贼、炒苍术、川芎；听力减退或耳鸣，选加菟丝子、山萸肉、知母、黄柏、山药；声音嘶哑或失音，可用甘桔汤、增液汤加减，或加竹沥水、石菖蒲；鼻塞不闻香臭，选加麻黄、杏仁、辛夷、白芷、苍耳子、白茅根、枇杷叶；失眠、多梦、健忘，选加朱砂、莲子、柏子仁、益智仁、夜交藤；眩晕明显者，选加白蒺藜、生玳瑁；伴有颜面或下肢浮肿者，选加车前子、猪苓、防己、云苓、萆薢；腰腿酸软无力明显者，选加寄生、川续断、杜仲、女贞子、旱莲草；四肢发凉麻木，选加白芥子、桂枝、干姜、苏木、丹参、络石藤。病情趋于稳定时，可服丸药巩固疗效，常用丸药为：八珍丸、肾气丸、柏子养心丸、养血荣筋丸（附方1）、回阳通络丸（附方2），或根据病情辨证处方，配制丸药长期服用。

三、病案举例

病案一：陈某，女，15岁，学生。1974年7月开始头晕头痛，全身乏力，视力模糊，常有复视，伴耳鸣，口干，健忘，失眠多梦，胸闷气短，发热（37.5～38℃），自汗，双膝关节酸痛，双上肢发凉、麻木、疼痛，活动后加重，偶有阵发性心悸。检查：扁桃体充血，Ⅱ度肿大，左右寸口脉消失，左右上肢血压测不出，双足趺阳脉、太溪脉存在，下肢血压16/10.6kPa. 白细胞计数$13.4\times10^9/L$，中性66%，淋巴33%，血沉130mm/h，抗“O”1∶200，结核菌素试验阳性，心电图正常，脑血流图正常，左右前臂血流图不正常，血管弹性下降，张力增高，搏动性供血降低。诊断：大动脉炎。发病后曾在某医院用低分子右旋糖酐治疗，每日500ml静滴，共20天，病情无好转，同年9月来本院门诊治疗，按气血双亏型辨证施治，4个月后口干、自汗、耳鸣、复视、胸闷、气短等症消除，头晕、头痛减轻，双上肢凉、麻、痛亦见好转，以右侧更为明显，仍有低热，复查血流图右前臂搏动性供血较前改善，白细胞计数正常，血沉97mm/h。

治疗至1977年初，临床症状全部消失，右侧寸口脉已可扪及，右上肢血压亦可测出（9.3/5.3kPa）。1979年4月随访：无何不适，双侧寸口脉沉细如丝，血压14.6/9.3kPa，血沉22mm/h，去年已分配工作。

病案二：张某，女，23岁，工人。1972年1月开始头晕头痛，口干烦躁，失眠多梦，视力减弱，颜面及下肢浮肿，既往曾患颈淋巴结结核。1974年1月8日突然抽搐、昏厥，被送至某医院急诊，测上肢血压29.3/20kPa，经抢救后清醒。检查：在腹部脐上方可闻及收缩期吹风样杂音。尿蛋白（++++）。脑电图轻度异常；血流图示左右脑血管紧张度高，弹性差，提示有脑动脉痉挛倾向，左右前臂及手轻度动脉痉挛，左右下肢血流图基本正常；肾图示左肾功能正常，右肾功能低下；主动脉造影示右肾动脉根部未显影，但远端隐约可见，各分支不具体，左肾动脉根部局限性狭窄，腹主动脉自左肾动脉开口处以下变窄，长约5cm。诊断为大动脉炎，建议手术治疗，但患者不同意。同年7月来本院门诊治疗，按阴虚阳亢型辨证施治。1年后临床症状明显减轻，浮肿消失。复查：脑电图恢复正常；脑血流图好转，表现为脑血管痉挛解除；尿蛋白（+）；肾图：左肾功能正常，右肾功能稍差，与以往肾图比较有好转。此后长期服丸药，间断服汤药，以巩固疗效。1979年4月随访：除偶有腰痛、血压偏高外，无其他不适，由于病情稳定，已恢复全日工作。

四、讨论

1. 在中医古籍中，未查到和大动脉炎相应的病名，但根据临床病象，如头晕头痛、视力减退、耳鸣健忘、烦躁乏力、脉象沉细或无脉等特点来看，此病分属于中医学“虚损”“眩晕”“不寐”等证候范畴之内，属里虚证。

2. 根据中医学审证求因的原则，房老认为本病多系先天不足，后天失调，外邪乘虚而入，以致气血亏损，脏腑百骸失于濡养所致。本病的特点是经脉阻滞，我们认为活血化瘀是重要的法则，必须贯穿于治疗的始终，但单纯用活血化瘀法尚不能解决本病错综复杂、交替出现的证候。应强调辨证施治，不但要活血，而且要补血、益气，还要应用养阴、潜阳、补肝肾、安心神、健脾利湿、祛风宣痹等多种法则，才能取效。

3. 本组55例的治疗结果表明，中医中药治疗本病能缓解临床症状，消除低热，降低血压，改善肾功能，使血沉、抗“O”等检验值恢复正常，从而控制病变的活动。由此，我们认为中医中药治疗的适应证：①病情较轻，表现为单纯性上肢无脉病；②病变正值活动期，不宜立即手术，可用中药做术前准备；③病变广泛而多发，无法施行手术治疗；④手术后症状复发，造影检查发现新的狭窄，说明病变活动未能控制，可用中药做术后调理。对严重脑缺血或顽固性高血压患者，仍以手术治疗为佳。本组有10例在中药治疗的同时，曾用过一些降压、抗结核、维生素等西药，我们认为这样对患者病情是有益的。

4. 通过55例中医辨证论治的临床实践，我们体会治疗本病要正确处理好几个关系。①辨病与辨证：辨病就是要明确西医诊断，本组全部病例均经各项检查（包括血流图、肾图、动脉造影或手术）确诊。由于病变程度轻重悬殊，而临床证候又错综复杂，因此，运用中药治疗时仍要从整体出发，重视辨证，只用一法一方，势必影响疗效。②治标与治本：标是指疾病的现象，本是指疾病的本质，分清标本，才能掌握疾病的主次先后和轻重缓急，不被繁杂多变的证候所迷惑。大动脉炎的本是气血亏虚、经脉阻滞，标是一系列的临床证候。病程中若标病（如阳亢、发热等）严重，应先治标，病势缓解后再治本病；若标本均急，或二者皆不急，宜标本兼顾。总之，要灵活地贯彻“急则治其标，缓则治其本”的原则。③扶正与祛邪：我们体会大动脉炎是以正虚为主的病证，治疗中要重视扶正，祛邪时要防止克伐太过而伤正。此病无实不可泻，如大便干结，只宜用缓下药，发热也不宜用大苦大寒之品。大动脉炎与血栓闭塞性脉管炎（脱疽）同为血管病，通过临床实践，我们体会后者不宜用补血药，而前者则可以补血。由于正与邪之间的相互消长和不断变化，因此，治疗时要随机应变，把“扶正”与“祛邪”辨证地结合起来。④治疗与善后：大动脉炎是慢性病，治疗取效后不宜立即停药，要有一巩固疗效的阶段，以防复发。对某些类型的患者（如病例二），宜较长期服用丸药，以善其后。

五、附方

1. 养血荣筋丸（本院经验方） 党参、鸡血藤、赤芍、伸筋草、川续断、赤小豆、透骨草、桑寄生各15g，何首乌30g，白术、补骨脂各12g，全当归、威灵仙、木香、油松节、陈皮各10g。共为细末，与蜜为丸，每丸重10g。每服1~2丸，每日服2次。

2. 回阳通络丸（房老经验方） 淡附子、生黄芪、桂枝、炒白术、桑寄生、川芎各60g，油肉桂、淡干姜、当归尾、赤芍、怀牛膝、木瓜、独活各30g，党参、玄参、川续断、苏木各90g，茯苓45g。共为细末，与蜜为丸，每丸重6g。每服1~2丸，每日服2次。

（吴信受，摘自《中医杂志》1980年第2期）

第二十八章　王子和名中医治疗狐惑病的经验及其探讨

狐惑一病，首见于《金匮要略·百合狐惑阴阳毒病证治》。本病为一反复发作的综合征。由于临床症状比较复杂，常易被口腔、皮肤、眼各科视作单独孤立的局部疾患而误诊。

目前，见于近代文献报道者极为罕见。3年来，作者诊治该病患者达60余例，积累了点滴经验，为提供临床研究的参考起见，不揣浅陋，作一简单介绍，请予指正。

一、诊断依据

本病为一综合症候群，在诊断上主要依靠症状观察，常见症状如下：

1. 喉、舌、牙龈、口腔黏膜溃疡　本病初起，溃疡多在舌之底面，或唇颊黏膜、牙龈等处，重者满舌皆白腐，腭垂亦可累及。

2. 前阴溃疡　常发部位为妇女大小阴唇、男子阴茎、龟头、肾囊等处。疮面凹陷，大小不等，上被伪膜，易脱落，局部疼痛或肿痛。梅毒血清反应概属阴性，亦非梅毒、下疳所致。

3. 肛门黏膜溃疡　有的直肠末端溃疡，突出肛外；有的肛门周围及会阴部等处溃疡，无瘘管。

4. 眼部症状　初起即见眼症状的比较少见，多发生在迁延不愈反复发作2、3年以后患者。临床表现有目赤、云翳、肿痛等，视力亦随之损害；也有只觉视力减退者。如或失治，多至盲。

5. 恶寒发热、关节烦痛　本病虽发冷发热，关节疼痛，但项不强，脉不浮紧，不为汗解，易与伤寒鉴别。脉至可数，但临床也有脉虽数而身无热，或虽身热而脉不数者。关节疼痛常多见于膝、踝与腕关节等处。

6. 皮肤损害　皮肤症状大致可归纳为4个方面：①呈结节性硬斑状，多见于四肢，暗紫色，大如黄豆或蚕豆，按之硬而疼痛，不化脓；②呈角化性结节性硬斑状，常见于四肢、手、足、肘关节等处，坚硬呈角质状，不化脓；③呈结节性化脓性斑状，多发于面唇、背部，易化脓渗液；④呈粟粒型结节性红斑状，多见于腋下、鼠蹊部及胸胁部，呈粟粒样片状，红赤痒痛，亦不化脓。此外，本病于针灸或注射针眼处，恒有发炎或化脓表现，为本病之特征。

7. 其他症状　如面色易有异样改变，在病情严重时常可见之，口干为常有之症状，它如汗出、卧起不安或默默欲眠、声音嘶哑、口鼻出气灼热、恶心厌食、心烦失眠等，均可见之。

以上口腔溃疡、前阴或肛门溃疡、发冷发热、皮肤损害等为本病之主症，结合持续呈周期性增剧及缓解而无真正完全消失症状的病史特点，即可确诊。

二、治疗方法

（一）内服方药

1. 甘草泻心汤（《金匮要略》方）　生甘草、黄芩、干姜、人参、制半夏、黄连、大枣。不欲饮食加佩兰12g，喉咽溃疡加升麻4.5g、水牛角15g，口渴去半夏加花粉15g，目赤加赤芍、

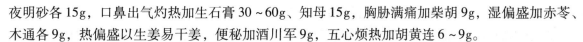

夜明砂各15g，口鼻出气灼热加生石膏30～60g、知母15g，胸胁满痛加柴胡9g，湿偏盛加赤苓、木通各9g，热偏盛以生姜易干姜，便秘加酒川军9g，五心烦热加胡黄连6～9g。

本方为治本病之主药，具有清热解毒、化湿扶正之功效。以上加减，略举大概，随证参伍，灵活掌握。

2. 治惑丸（自拟验方） 槐实、苦参各60g，芦荟30g，干漆（炒令烟尽）1.8g，广木香、桃仁（炒微黄）各60g，青葙子、明雄黄（飞）、水牛角各30g。上九味，共研极细末，泛水为小丸，滑石为底，每服3～6g，每日2至3次。

本方具有清热祛湿、杀虫解毒之效，为治本病不可缺少之药。服药期间，忌食大蒜、猪头肉、无鳞鱼。

（二）外用药物

1. 苦参汤（《金匮要略》方） 苦参30g，水煎，外洗用。

苦参苦寒无毒，入少阴、厥阴经，功擅泻火燥湿，治前阴溃疡，每日洗之。如有阴痒，加蛇床子15g，同煎洗之。

2. 雄黄散（《金匮要略》方） 雄黄15g，研末，烧令熏肛用。

雄黄性温，长于杀虫解毒。但雄黄粉不能燃着，须用艾叶作团，将雄黄粉撒于其上，然后用一铁筒或纸筒将火罩住，令患者蹲坐其上，针对肛门溃疡处熏之。熏前必须将肛门洗净，熏后保持局部清洁。每日3～4次。

三、病案举例

病案一：焦某，女，41岁，干部，1962年6月初诊。患者于20年前因在狱中居处潮湿得病，发冷发烧，关节疼痛，目赤，视物不清，皮肤起有大小不等之硬斑，口腔、前阴、肛门均见溃疡。20年来，时轻时重，缠绵不愈。近来月经先期，色紫有块，有黄白带，五心烦热，失眠、咽干、声嗄，手（足）指（趾）硬斑，日久已呈角化，肛门周围及直肠溃疡严重，不能正坐，口腔黏膜及舌面也有溃疡，满舌白如粉霜，便干结，小溲短黄，脉滑数。诊为狐惑病，即予治惑丸、甘草泻心汤加减内服，苦参煎水熏洗前阴，并以雄黄粉熏肛。肛门熏后，见有蕈状物突出肛外，奇痒难忍，用苦参汤洗涤后，渐即收回。服药期间，大便排出恶臭黏液多量，阴道也有多量带状浊液排出，病情日有起色，四肢角化硬斑亦渐消失。治疗4个月后，诸症消失，经停药观察1年余，未见复发。

病案二：夏某，男，30岁，干部，1961年8月17日初诊。患者自1959年以来，时有发烧。1959年下半年舌尖发现溃疡，1960年3月阴囊发现溃疡，渐觉目赤，视力减退，四肢皮肤有结节性硬斑，历经治疗均属无效，在外院诊断为白塞综合征。诊见面色黑黯（据云病后始见此色），口腔黏膜有米粒至黄豆大之凹陷型溃疡，上有伪膜覆盖，易剥落，并有白色分泌物，咽干，舌白，皮肤有多型性硬斑，目赤，视物不清（西医诊为前房积脓），阴囊部有黄豆大之溃疡2处，阴茎亦有绿豆大之溃疡2处，其上均有白色分泌物渗出。诊断为狐惑病，即予甘草泻心汤加减及治惑丸、石斛夜光丸内服，并以苦参水熏洗阴部、雄黄熏肛外治。药后大便排出多量黏液。同年8月31日检查，前房积脓吸收，视力好转。同年10月14日，溃疡均告消失，皮肤红斑消退。迄今未见复发。

四、讨论

1. 本病过去认为是临床罕见病例，据作者3年来的观察，本病发病率并不很低。如果细致检查，综合分析，是可以避免误诊、提高临床疗效的。

2. 在本病病原方面，古人认为与伤寒后的遗热有关，其实并不尽然。据作者临床观察，有久处潮湿之地而得者，有参军后转战南北，饱受风霜而得者，也有因产后瘀热郁结而得者。至于古人所谓，湿热生虫，三虫上下求食，蚀人五脏的说法，殊难令人理解，临床亦未获得证实，兹不赘述。曹新甫等认为本病为梅毒、下疳之属，但作者观察，凡经做梅毒血清试验病例，结果概为阴性，可以排除。

3. 据本病临床证候分析，皆与湿热有关。如口腔、二阴溃疡以及皮肤斑疡等损害，均为湿热蕴蒸、腐蚀气血所酿成，诸如目赤、心烦、汗出、卧起不安以及口鼻出气灼热等症，也无一不是热邪内扰的表现。咽干为本病常有之症状，系由肝肾二经蓄热在内，阴液不能上潮所致。以上见证，要之皆湿毒热气之所致也。在治疗上，当先其所因，伏其所主，总以清热解毒、凉血化湿为原则，既可以内服方剂以合治之，又可取其专药之捷，配合局部施药以分治之，内服外治，全面关顾，有助于疗效之提高。

4. 在治疗上作者采用内、外并治方法。内服以甘草泻心汤、治惑丸，外治以苦参外洗及雄黄熏肛法。

甘草泻心汤以甘草甘平泻火为君，而且用量须大，一般用 18～36g，生、炙各半。伍以连、芩之苦寒清热，除湿解毒；姜、夏之辛燥，开阴凝而祛湿；参、枣甘平，佐甘草扶正祛邪，合之为一清热解毒、化湿扶正之方。治惑丸系以苦参、槐实、芦荟为君。盖肝为厥阴之脏，木为生火之源，以其湿热蕴蒸，故投此三药直入厥阴以清其源，兼以燥湿凉血、清瘀化滞。方中伍以干漆以逐肠胃有形之积，桃仁破血行滞，青葙子清肝明目，水牛角清心除烦，雄黄辟邪解毒，并以木香之行气通滞，统领诸药而竟其功。

甘草泻心汤与治惑丸合用，可以提高疗效。作者经验，服用治惑丸后，病者常有轻度腹痛，随后由大便排出大量黏液便，妇女或由前阴排出浊液，或白黏如带，或乌褐如血，诸症亦常随之而轻解（见病例一）。

作者所治病例，其疗程最短者约需 2 月左右，长者 2～4 月，即可见效。至于复发问题，经过追访，长者 3 年来未复发，但亦有见轻型复发者，继服原药，即可迅速恢复。但由于本病常可反复发作，如非经较长时间观察，很难遽下定论。

5.《金匮要略》原有赤小豆当归散治本病脓已成之记载，近代文献多谓其有治疮疡排脓肿之效，用治本病之蚀于肛者，当有效验。作者用治不多，缺乏经验，录之备供研究。

此外，本病治疗方药之散见于古人文献者亦复不少，单以《普济方》统计，即达 29 方之多，它如《千金方》的川连、熏草（即今之佩兰），煎煮温服；《太平圣惠方》之黄芩（黄芩、射干、川连、甘草、前胡、青竹茹、知母）、犀角汤（水牛角、黄连、芍药、木通、木香、枳实、射干、人参、半夏、姜、枣）以及《证治准绳》的雄黄丸（雄黄、当归、芦荟、麝香）等，均有重要的参考价值，值得进一步研究。

6. 本病好发年龄以在 15～45 岁之间之青壮年为最多，每常年发作，迁延难愈。其与性别、职业关系不大。在传染性方面，似属不明显。如作者经治病例，有家人同居多年面未见传易者。本病虽无明显之传染性，但平时对患者的衣服、食具、便器等，仍应注意消毒、隔离为宜。

7. 本病症状与现代医学之白塞综合征颇相近似。3 年来，有些病例曾在外院诊断为白塞综合征而转来求治，统按治狐惑病法治疗，颇有效验，如本文病例二，即为近期痊愈 1 例，但还须继续观察，尚难肯定其确实疗效。并录之，以供今后临床研究的参考。

（摘自《中医杂志》1963 第 11 期）

第二十九章　王大经名中医治疗类风湿关节炎的经验

一、类风湿关节炎辨证论治的经验和体会

类风湿关节炎，是一种病因尚未肯定的具有关节炎性病变的慢性全身性疾病。病变可延及构成关节的各种组织，如滑膜、软骨、韧带、肌腱和骨骼等。本病早期可有游走性的关节肿痛和运动障碍。晚期则出现关节僵硬和畸形，并伴有骨和骨肌萎缩，造成劳动能力丧失。本病多发于青少年，是危害人民身体健康的常见病、多发病之一。目前对本病尚无理想的治疗方法。因此，探索其防治的有效方法，是摆在中西医面前的重要课题之一。我院王大经老医生在治疗类风湿关节炎方面积累了丰富的经验和体会，初步整理如下，以供临床参考。

本病大致可分为以下4型辨证施治。

（一）偏热型

本型多见于类风湿关节炎的活动期。证见手足小关节红肿热痛或脊椎胀痛，关节活动受限。同时可伴有全身症状，如发热、汗出、烦渴、便难等，苔薄白，舌质红。脉细数。实验室检查，红细胞正常，血红蛋白呈低色素性贫血，白细胞偏高，血沉增快，抗链球菌溶血素“O”可偏高或不高，类风湿因子有的可呈阳性。X线检查：早期可见关节周围组织肿胀，稍晚可见关节腔变窄。

[辨证] 湿热化毒，蕴于筋脉，气血瘀阻，流注关节。

[治法] 清热解毒，祛瘀通络，消肿止痛。

[方药]《金匮》风引汤加减。药用：生石膏30g，石见穿30g，芒硝15g，白鲜皮30g，片姜黄12g，蛇床子6g，川桂枝5g，百部24g，干姜5g，酒大黄4~6g。

加减：如血沉快，关节色红而热甚，可选加土茯苓、金银藤、寒水石、防己、胆草、紫草茸、黄柏、生矾石等药。如湿热重，可选加茵陈蒿汤（茵陈、栀子、大黄）以清利湿热。如瘀热重，关节肿痛较剧，可选加桃仁承气汤（桃仁、桂枝、大黄、芒硝、甘草）或三黄汤（大黄、黄连、黄芩）。如气分热重，烦渴汗出，可选加白虎加桂枝汤（知母、石膏、粳米、桂枝、甘草）。如肿痛甚，用上药仍不见效，可选加搜剔经络之品如地龙、蜂房、乌蛇、皂刺、山甲、全蝎等。同时可配合服用百部酒（自制方）：杏仁15g，江米15g，石见穿15g，黄药子15g，穿山龙15g，人工牛黄2g，百部15~30g。上药用白酒1斤浸泡1周，每日15ml，1个月喝完。此药酒有祛热、通络、利关节、降血沉的功效。

[临床用药体会]

1. 生石膏　临床应用为清解气分实热的要药。适用于壮热汗出、烦渴引饮和高热烦躁、神昏谵语等症。与气分药同用，可清气分实热；与血分药同用，可两清气血。生石膏用于治疗本病，源出于风引汤治热瘫痫。（类风湿关节炎急性活动期，关节红肿热痛伴有全身汗出、烦渴等

热性征象者，尤其是血沉快、白细胞偏高者，本药用之效果更好。不仅能使症状缓解，且有降血沉、降白细胞的作用。此外，我们又观察到血沉快而症状或局部症状偏热型者重用生石膏亦验。从而体会到，生石膏不仅是清解气分的要药，而且具有明显的凉血消肿的功能）

2. 大黄　这里应用本药，主要取其活血破瘀、消瘀热之结、荡涤肠胃、推陈致新的功效。在临床上多用于关节红肿热痛之实热证，并见血沉快、白细胞高者。实践证明，药后关节肿痛消退较快，而血沉、白细胞恢复亦较理想。本药与生石膏配伍有异曲同工之妙：一清气，一凉血，相得益彰。大黄泻实热，用于病之初期最宜。如病久正虚，又见反复则与扶正之品同用，以期祛邪而不伤正。本病凡遇大便干、血沉快都可使用，并无副作用。若大黄初用有腹痛之感，则稍佐甘草或黄连。

3. 芒硝　此药能荡肠胃，涤三焦，祛除实热。在临床实践中体会到，此药用于偏热型者，效果较好。凡关节红肿热痛，活动不利者，均可重用大黄、芒硝，以清热消肿。若服药后大便稀，腹泻频（3～6次/日），则疗效比较理想，血沉恢复也快。

4. 百部　此药习用于痨嗽、痨热、驱蛔、除蛲、灭头虱疗疮疥等。用治类风湿关节炎系来自一民间偏方，经临床试用，确有消肿解毒之效。其用量为24～30g。

5. 白鲜皮　本病用于治疗类风湿关节炎，主要治疗“湿痹死肌，不可屈伸、起止、步行”。“湿痹死肌”，其意就是痹证引起的肌肉萎缩，废而不用。下一句意思是由于肌肉萎缩，关节变形，屈伸功能丧失而不能步行。症状描述颇似类风湿。本药临床应用效果颇好。而其症偏于热型，其血沉较快则效果更好。用量一般为30g。根据临床经验，此药还可治疗（同柴胡、石见穿配伍）急慢性气管炎、泌尿系感染、急慢性肾小球肾炎、外科疮疡等，都有良好的效果。

（二）偏寒型

本型多见于慢性类风湿关节炎。病程较长，手足小关节多有程度不同之变形肿痛及活动障碍，指（趾）变硬，遇阴寒天则加重。自觉关节怕冷畏风，或脊椎肿痛，而面色淡白无华。触诊，四末发凉，舌苔多见淡白，脉沉或细。实验室检查：血沉正常或偏高，抗链球菌溶血素“O”一般都正常，类风湿因子有的可呈阳性，蛋白电泳γ可增高，白细胞不高。X线检查：可见关节间隙变窄，邻近有骨质疏松现象。可见软骨破坏，关节面呈融合现象。

［辨证］寒湿伏于筋骨，阻塞经脉，瘀血凝滞关节。

［治法］温经逐寒，活血通络。

［方药］阳和汤加附片或加川草乌。药用：麻黄4g，防已12g，肉桂4g，炒山甲6g，鹿角霜6g，大熟地30g，干姜4g，炒白芥子15g，淡附片15～31g。

加减：如阴寒凝滞，关节变形肿痛，肌肉萎缩，则宜重用附子、肉桂，甚而附子与川草乌同用。但使用附子时为防其过燥，可选配大熟地、黄柏、知母、川连、大黄等。同时为去其毒性，可另包先煎40分钟至1小时。经过如此处理之后临床使用安全可靠，从未发现有副作用。如肿痛瘀滞，可选加木鳖子、皂角刺、片姜黄、百部、莪术、泽兰、穿山龙等。如寒湿渐减，可选用桂枝加附子汤（桂枝、白芍、生姜、大枣、附子）、麻黄附子细辛汤加减。如血沉快，可服百部酒（方见前）；疼痛剧烈者，可加虫类药如全蝎、乌蛇等。

［临床用药体会］

1. 附子、川乌和草乌　这3味药基本功用相似，略有小异。在临床上，附子应用颇为广泛。附子治疗本病，是一味很重要的温经药。凡属于偏寒型的均为必用之列。附子用量15～60g，其用量必须视病情达到相对大量，量小则疗效不大。临床上凡是面白肢冷，恶寒怕风，关节感觉冷风嗖嗖，苔白质淡，脉细，为应用附子之征。特别对寒湿痿躄拘挛，肌肉萎缩，不能行走，皮肤苍白或黑者，确有“坚肌壮骨”“好颜色”的作用。

附子的临床配伍很重要，这里仅将与治疗本病有关者，略举如下：

附子同麻黄配伍：附子温阳散寒而除里寒，麻黄温经散寒而祛表寒，两者配伍，既可加强温经散寒之功，又能促进祛除表里寒湿之用。

附子同熟地配伍：附子刚燥伤阴，熟地滋腻养阴。两者配伍，既可去附子之刚，又可除熟地之腻。阴阳双补，各展其长。服附子有心悸之感者，配熟地即可免除。

附子同知母配伍：知母滋阴清热，消肿，凡是类风湿关节炎有低热者，不论实热、虚热都可应用。附子配知母既能祛其邪热，又可制附子之燥烈。

附子配石见穿：石见穿清热解毒，临床应用，对控制血沉似有一定作用。凡类风湿关节炎偏寒性而血沉快者，或肝功能不正常而转氨酶高者，两者同用，寒热互济，效果颇佳。

附子配大黄：大黄有荡涤肠胃、活血化瘀、推陈致新之功。凡夹有肠胃积热郁结，大便干燥，关节肿痛，血沉快者，均可共同配伍，起温经活血、消肿破滞的协同作用。

附子同胆草配伍：胆草泻肝胆之火，本病如有阳虚之证，而又兼肝阳上亢者，可配伍同用，其降血沉效果亦好。在临床上大多应用于兼有高血压者。

附子在临床上只要配伍得当，可获卓著疗效。上述配伍，仅限于本病的治疗范围。尚有多种配伍，不在本篇讨论之列，故未涉及。曾治一例类风湿关节炎，伴有舌边溃疡空洞，直径达3mm。已用各种中西医疗法其中包括激素等治疗始终未见效。患者关节肿痛、怕冷畏寒，但舌绛无苔。本例患者关节肿痛而畏寒，乃阳虚之证候；舌绛无苔，为阴精不能上承之确证。故方用阳和汤加附片30g，玄参30g，共服10余剂，不但关节肿痛渐减而舌边溃疡竟然亦随之逐渐愈合。可见附片能“壮肌坚骨”。附子配伍玄参、熟地，既可养阴生津，以奉生肌化新之能力，又可制附子刚燥伤津之弊端。如此配伍，化相反为相成，既相制又相须，弃其短而用其长，殊耐寻味。可见临床使用附子无须顾虑，只要配伍得当，恰到好处，确能应手奏效。

川、草乌功用相同，阳虚而夹湿者宜之，能引发散药祛在表之风邪，引温热药除在里之寒湿，而通痹发散之功胜过附子，临床上均用于关节剧烈肿痛而不可忍者。

2. 白芥子　白芥子用于本病主要取其止痛消肿。此药与麻黄同用，治疗关节肿痛效果很好。阳和汤用白芥子，配麻黄治寒性脓肿。这里仿其意以治寒性关节肿痛、关节腔积液，确有疗效。在临床上此两药可随配伍而不同。配清热解毒之品治热性关节肿痛，伍温经通络之属则治寒性关节肿痛，确为治类风湿关节炎之要药。

3. 全蝎　全蝎用于治疗本病多针对关节肿痛、变形，且顽固难治、经久不愈之症，确能收到满意的效果。通过实践认识到：此药具有搜剔经络之邪、镇痛通络祛风之功。同山甲配伍则增强搜剔络邪之力，同乌头配伍则镇痛之效倍增。临床应用比较广泛。对其他神经血管性头痛、三叉神经痛、坐骨神经痛、面神经麻痹、手足拘挛等症都有显著疗效。我国古代医学家很早就使用虫类药治疗顽固性关节炎（如白虎历节之类），《医学纲目》之麝香丸等用于本病均可取得一定疗效，即为明证。可见虫药确有搜剔幽隐之功。

（三）寒热夹杂型

本型可见于类风湿关节炎急性活动期，亦可见于慢性类风湿关节炎。病程长短不一，临床较为多见。患者手足关节肿痛较剧，有的指（趾）关节发硬或变形，关节局部灼热，但怕冷怕风，而不怕入冷水中。症状反复性大，稍有外感或劳累即可触发。全身症状或有或无。舌苔白或薄黄，脉滑或略数。实验室检查：血沉偏快或正常，白细胞有时可偏高，抗链球菌溶血素“O”正常或略偏高，类风湿因子阳性或阴性。

X线检查：可见软组织肿胀，或关节腔隙变窄，或有早期骨质疏松现象。

［辨证］寒湿热化或湿毒内蕴，经络阻滞，关节不利。

［治法］清热解毒，温经散寒，寒热并用。

［方药］阳和汤和仙方活命饮加减。药用：酒大黄6g，皂角刺15g，炒山甲6g，百部24g，肉桂4g，鸡血藤15g，大熟地30g，白鲜皮30g，炒白芥子12g，淡附片18g（先煎40分钟）。

加减：热象明显，血沉快者，可加重清热解毒药，如土茯苓、穿山龙、生石膏等。寒象明显，血沉正常者，可加重温经散寒止痛之品，如麻黄、细辛、干姜、肉苁蓉等药。如血沉快者，则附子、乌头应当慎用。如寒象明显，而抗链球菌溶血素“O”偏高，血沉正常者可酌加温药之量。

（四）缓解期

病情相对稳定，或关节已经变形，不痛不肿或稍肿，无全身症状。苔脉无异常，实验室检查一般无特殊发现。此期一般用滋补肝肾、益气养血之剂以固其本为主，用祛风和络、通利关节以治其标为辅。此时王老医生常取丸剂缓图，以利巩固。当归60g，白芍60g，大熟地60g，全蝎24g，蜂房30g，蕲蛇60g，炒山甲30g，土鳖虫30g，鹿角胶60g，炒阿胶60g，丹参60g，牙皂10g，木瓜60g，仙灵脾30g，生黄芪30g，酒大黄30g，白芷30g，胆南星15g，鸡血藤30g，乌附片30g，川续断60g。炒白芥子30g。上药共为细末，水泛为丸（或蜜丸），每日2次，每服6g（蜜丸10g）。

另外，二妙丸、豨桐丸、豨莶片等，亦可选服。

类风湿关节炎、风湿性关节炎，以及与此类似的关节病变都包括在中医学“痹证”范围之内。但类风湿关节炎的特殊症状则与痹证中的白虎历节、痛风、骨痹等相似。如《金匮要略·中风历节病》中描述历节病：“诸肢节疼痛，身体尪羸，脚肿如脱，头眩短气，温温欲吐……”严用和之《济生方》写道：“白虎历节，由体虚之人，将理失宜，受风寒湿毒之气，使筋脉凝滞，血气不流，蕴于骨节之间，或在四肢，肉色不变。其病昼轻夜剧，其痛彻骨，如虎啮，故名白虎也。”这些描述综观起来就是：此病患者，全身症状可表现头眩短气，汗出泛恶，身体消瘦疲乏，局部可出现关节剧烈疼痛，痛如虎咬，昼轻夜重，关节肿大，肌肉萎缩，甚至可造成关节变形。这同类风湿病早中期症状极相类似。

《素问·痹论》中也描述了本病的晚期症状：“骨痹不已，复感于邪，内舍于肾……”“肾痹者，善胀，尻以代踵，脊以代头。”《医学入门》记载了“痛风……湿气，背佝偻，行走困难”的痛苦症状。

同时，古代文献亦详细论述了本病的发病因素，《内经》首次提出风、寒、湿三气杂至是发为痹证的外因。宋·严用和以及明·李杲又有发展，提出毒邪的外因。张子和则阐明了风寒湿入侵机体的条件是：“濒水之地，劳力之人，辛苦失度，触冒风雨，寝处津失……”但外因通过内因起作用。明·张景岳把它归纳为气血本虚，饮酒腠理开，汗出当风，或劳倦调护不谨等内因。

我们从中医学的文献来看，可以把类风湿病的外因归之为风、寒、湿、毒等因素，并认识到这些外因总是通过机体本身气血虚弱，肌表腠理不固及机体调护不周等内因而致病。同时，古人亦发现此病往往由于劳动过度、起居不慎、环境潮湿等不良条件而诱发。

古人对本病的治疗亦提供了丰富的经验，创造了多种治疗方法，有针灸、熨热法、丸剂、汤剂、酒剂等。并留下了不少有价值的医案，有待我们进一步努力发掘，整理提高。

王老医生吸收了前人的经验，在风、寒、湿、毒四种因素的基础上，通过临床实践，结合类风湿关节炎的发病因素，提出了寒湿、湿热与湿毒的病因学认识。在寒湿、湿热蕴久的基础上便可形成湿毒。而其病之本则在于阳虚，肾气不足，寒湿外侵则骨痿筋挛。“急则治标，缓者治本。”在治疗上类风湿活动期，湿热化毒，应急者治标。法用清热解毒，消肿止痛，祛湿解毒。寒湿为主，则以温阳化湿，搜剔络邪。病情稳定，则须培本固肾，养血通络。本病属慢性痼疾，药量宜相对增大，但要注意配伍得当。

实验室检查经常作为一种诊断及衡量疗效的手段之一。类风湿关节炎的活动期亦经检查血沉。而抗链球菌溶血素“O”在类风湿病则一般正常或略偏高。王老医生观察了辨证同血沉、抗链球菌溶血素“O”的关系。通过长期的临床分析，初步发现有这样一种现象，血沉快者，临床辨证大多属偏热型，而抗链球菌溶血素“O”偏高者，则多属偏寒型。因而在治疗上，亦往往把血沉、抗链球菌溶血素“O”作为辨证论治的参考依据之一。

附典型病案如下：

病案一：张某，女，23岁。1973年4月开始背痛，接着左膝痛，3个月后左大腿肌肉萎缩，开始卧床。经某医院摄片确诊为类风湿关节炎。9月来本院门诊，当时右膝肿痛，自己不能支配左下肢，右肘及右锁骨痛，左手小指及右下颌骨也疼，局部关节红肿热痛。自己不能行走，由家属抬来，血沉70mm/h，抗链球菌溶血素“O”正常，证为偏热型。拟清热解毒，祛痰通络法。方用百部30g，防己12g，穿山龙15g，海藻15g，芒硝12g，酒大黄6g，生石膏30g，寒水石12g，炒白芥子15g。同时使用石见穿、土茯苓、白鲜皮、皂角刺、山甲、全蝎等。长期服用百部酒。连续治疗至1975年9月，患者关节肿痛消除，已能跑步，恢复整日工作，血沉12mm/h。

病案二：高某，男，25岁，矿工。1972年因工伤右腿轧伤，引起右膝关节剧烈疼痛。以后渐发展至对侧膝关节、肩关节、腰背骶髋以及手指小关节肿疼变形，大腿及背部肌肉萎缩。抗链球菌溶血素“O”1：1800，血沉24mm/h。证为偏寒型。拟温阳逐寒法。方用：炮附子30g，当归12g，鹿角霜12g，熟地24g，肉桂2g，生麻黄5g，锁阳12g，狗脊15g，鸡血藤24g，姜炭3g，仙灵脾12g，炒白芥子15g。其间曾加减使用穿山龙、百部、泽兰叶、蛇床子、全蝎、酒大黄等。治疗2年余，症状缓解。抗链球菌溶血素“O”1∶400，血沉8mm/h。

病案三：林某，女，29岁，工人。患者于1970年1月患类风湿脊椎炎，腰椎及颈项疼痛，形体消瘦，纳少，尿频。血沉60mm/h，证为寒热夹杂型。拟搜风通络法。方用：乌附片30g，胆南星10g，茵陈30g，胆草6g，片姜黄10g，桑枝30g，川桂枝10g，当归12g，千年健15g，追地风15g，紫草茸5g，制川草乌各30g。共服药3个月，症状基本缓解，血沉恢复正常。

在临床上还能见到另一种类型，为数也不少。从症状上很难辨其寒热，而血沉、抗链球菌溶血素“O”皆无异常。此类病人可作寒型论治，疗效比其他类型要好。

病案四：邓某，女，19岁，工人。患者于1973年4月开始觉右骶髂关节剧烈疼痛，不能活动。曾住某院，查血沉、抗链球菌溶血素“O”正常，不能确诊，而以阿司匹林、泼尼松等药试验治疗，效果不理想，于1973年9月来我院门诊，当时右骶髂关节疼痛较剧，活动受限，行走困难，关节不红不热，血沉、抗链球菌溶血素“O”正常，经X摄片为类风湿关节炎。拟温阳散寒法。药用：麻黄5g，白芥子12g，全蝎6g，山甲6g，皂角刺30g，片姜黄30g，淡附片24g，炒知母10g，炒黄柏10g，蕲蛇15g。其间选加大熟地、骨碎补、五灵脂等治疗约9个月，患者症状基本缓解（有时觉腿疼，但活动自如）。

在这里，需要指出的是血沉、抗链球菌溶血素“O”仅作为辅助辨证的参考，而不是唯一的根据。从临床实践观察，也有少数患者是例外的。同时临床上各个辨证类型也不是固定不变的，随着病情的变化或治疗的进展，可以相互转化，故而在治疗上必须灵活应变，方能丝丝入扣，提高疗效。

走中西医结合的道路，是我国卫生工作的发展方向。在门诊经常遇到的一个问题是，有不少患者在他院已经服用激素，而激素虽然无改变本病发展进程的效能，但在控制急性炎症的发展、抑制自身免疫的机制方面有一定作用。然而它的副作用较大，对药物具依赖性、反复性大的缺点。针对这种情况，根据病人病情先配合中药辅助，巩固疗效，然后在逐步撤去激素，以免反复。

病案五：吕某，男，19岁。1975年9月因痢疾后1周，突然四肢关节红肿，不能活动，同时伴有腰骶关节疼痛。在某医院检查血沉90mm/h，抗链球菌溶血素“O”1∶200，X线摄片确诊为类风湿关节炎。给予口服泼尼松5mg，每日3次，吲哚美辛25mg，每日3次，2月余，效果不显。于1975年11月6日来本院门诊。当时四肢关节肿痛且热，肌肉萎缩，不能活动。诊病时由家属背来。苔黄厚，脉数。证属偏热型。方用：佩兰10g，白蔻5g，黄柏10g，黄芩10g，穿山龙30g，防风10g，防己10g，穿山甲6g，麻黄5g，生石膏30g，川桂枝5g，生姜3片，全蝎6g，酒大黄6g，炒白芥子15g。上药服1月后，舌苔退，肘、踝关节肿渐消痛减，便稀。血沉为60mm/2小时。1975年12月8日四肢关节肿痛减轻，肌肉仍萎缩。泼尼松减至每日5mg、吲哚美辛25mg，每日2次。更方为：淡附片24g，穿山甲6g，全蝎6g，酒大黄6g，炒知母15g，炒黄柏15g，蜂房10g，玄参30g，白芷12g，炒白芥子12g。服药20余天，患者能用双拐自己行走，激素撤除。继续服上方。1976年3月查血沉44mm/2小时，关节肿痛消，患者扔掉双拐而自己独立行走。5月查血沉为14mm/2小时，自己独自行走来门诊治疗。7月查血沉为10mm/2小时，病情基本缓解，以丸药图治。

在急性发作期时，为了迅速控制症状，有时也加用一些西药，然后撤去西药，单纯用中药巩固。通过临床实践，体会到中西医结合治疗本病，特别是急性活动时期，对控制症状、减轻病人痛苦、缩短疗程，有一定作用。同时又体会到重用附子，调节附子剂量，逐步替代激素类药物，乃是稳当而有效的治法。

类风湿关节炎除了必要的药物治疗外，很重要的一环，就是患者能持之以恒地坚持功能锻炼。这就是发挥两个积极性的问题。类风湿关节炎容易发生关节变形、僵硬及固定，而丧失劳动力。因此，防止这种恶劣情况的发生，就必须有医务人员的努力和患者的积极配合。随着急性症状的逐步控制，就应进行功能锻炼，活动量由小而大，由简而繁。这种早期的功能活动不仅能帮助局部功能的恢复，增强身体的素质，而且可加强患者同疾病作斗争的信心，因此，应当劝告患者努力坚持下去。

（北京市中医医院，摘自《北京市老中医经验选编》）

下 篇

结缔组织病“虎狼药”选辑

结缔组织病是一组疑难性疾病，恰当而准确地选择一些虎狼药去克敌制胜，将是一件很有意义的事情，对提高疗效也很有裨益。为此，结合临床需要按正名、别名、性味归经、功能主治、化学成分、药理研究、临床研究、中毒及防治等项叙述近40味品种。既要扬“虎狼药”力挽沉疴顽疾之长，又要知其药毒之弊，使之“毒”与“用”两方面内容统一，从而达到能防善施的目的。

1. 丁公藤（《本草拾遗》）

［别名］包公藤，麻辣子，丹月藤，南藤。

［性味归经］辛，温，有毒。归心、肝经。

［功能主治］解毒发汗，消肿止痛。治风湿痹痛，半身不遂，跌打肿痛等。

［化学成分］含包公藤甲素、乙素、丙素，东莨菪苷、凹脉丁公藤碱等。此外还有黄酮类、鞣质等。

［药理研究］①抗炎及镇痛作用。②强心作用。③其他作用，包括发汗、抗组胺中枢M－胆碱样作用，提示其是一有希望的制造巴金森病模型的药物。

［临床研究］内服汤剂3～6g，或浸酒。外用浸酒外擦。

（1）治疗风湿类疾病：用丁公藤注射液每次2～4ml，每日2次肌注，治疗风湿性关节炎、类风湿关节炎、坐骨神经痛、腰肌劳损、肥大性腰椎炎、外伤性关节炎等共88例，止痛效果显著，症状得到改善，痊愈率为44.3%，有效率为88.6%。［中草药通讯，1972，（1）：50］

由丁公藤、海风藤、宽筋藤、忍冬藤、鸡血藤等制成的复方丁公藤胶囊，每次服2粒，1日3次，28天为1个疗程，治疗慢性风湿性关节炎、慢性腰腿痛、慢性肩周炎共344例，结果慢性风湿性关节炎显效率43.2%，有效率为93%，慢性腰腿痛显效率为37.4%，有效率为93%，慢性肩周炎显效率为34%，总有效率为94%。［中成药研究，1988，（1）：18］

（2）治疗肾绞痛：丁公藤注射液每次2ml，每日2次，肌注。2～5次可治愈，对缓解症状有明显的效果。［四川中医，1986，（4）：32］

［中毒及防治］中毒主要症状有汗出不止，唾液分泌增加，气喘，腹痛、腹泻，四肢麻木，瞳孔缩小，血压下降，心搏减慢等。

救治：及时洗胃，导泻，服用甘草蜜糖水，用温水擦身，及时给予阿托品类特效解毒剂、静脉输液及对症治疗等。

预防：严格炮制程序，切勿过量，孕妇忌服。年老体弱者慎用或勿用。

2. 八角枫（《简易草药》）

［别名］白龙须，白金条，白筋条，八角王，八角梧桐，花冠木，五角枫。

［性味归经］辛，温，有毒。

［功能主治］祛风通络，散瘀镇痛，并有麻醉及肌肉松弛作用。治风湿痹痛，跌打损伤，麻木瘫痪，腰肌劳损等。亦用于手术镇痛及麻醉。

［化学成分］根含生物碱、酚类、氨基酸、树脂、糖苷、强心苷。茎、叶、花、果中生物碱含量甚微。

［药理研究］①肌肉松弛及镇痛作用。②对心血管作用：煎剂治疗风湿性心脏病，发现与地高辛、双氢克尿噻合用有协同作用。③对呼吸系统作用：总碱小剂量能使呼吸兴奋，大剂量能使呼吸抑制以至停止。④其他作用：总碱30mg/kg对小鼠L_{1210}淋巴白血病疗效显著。

［临床研究］内服：煎汤，须根0.5～3g，根3～6g，或浸酒。外用：水煎洗。

（1）治疗慢性风湿性关节炎：用八角枫注射液肌注，或糖浆剂、酊剂口服，治疗62例，治愈11例，显效18例，好转24例，有效率为84.9%。［新医学，1972，(8)：33］

（2）作为肌肉松弛剂：用八角枫煎剂口服或注射剂肌肉或静脉给药，用于各种外科手术900例，作为肌肉松弛剂，肌肉松弛率为97.9%。［中华医学杂志，1972，(1)：44］

（3）治疗心力衰竭：八角枫煎剂（每10ml含生药3.3g）每次10～20ml，每日3次口服，据临床观察，强心作用明显，能使心率减慢，无异位心律的副作用。对风湿病的活动期亦有效，可使病人的房性早搏消失及一度房室传导阻滞转为正常，同时可使风湿病的临床表现有所改善。［安徽科技动态，1972，(5)：3］

［中毒及防治］误服或用量过大可引起中毒。须根煎服15～30g可致中毒。中毒表现：面色苍白，头昏，肢软无力，皮肤麻木，甚则不能活动，呼吸浅慢，严重时呼吸停止，可出现房室传导阻滞、室性心动过速以至心跳停止。

急救：及时洗胃以除去残留毒物，静脉补液，同时给利尿药以促使毒物排出，呼吸抑制时及时进行人工呼吸，因呼吸兴奋剂几乎无作用。同时给以对症处理。

预防：应严格掌握剂量，特别是心、肝、肺、肾功能减退者，更应慎之。

3. 大黄（《神农本草经》）

［别名］将军，川军，锦纹大黄，黄良，火参，肤如。

［性味归经］苦，寒，有小毒。归胃、大肠、肝经。

［功能主治］泻湿热，下积滞，行瘀血，去热毒。治实热便秘，积滞腹痛，痢疾初起，里急后重，湿热黄疸，吐衄下血，血瘀经闭，痈疡疖疮，疔肿热毒，烧烫伤。

［化学成分］主要含葡萄糖苷和苷元，苷元主要是蒽醌衍生物，如大黄酚、大黄酸、大黄素、芦荟大黄素、大黄素甲醚、大黄鞣酸及没食子酸、儿茶精、大黄四聚素、番泻苷A、番泻苷B、番泻苷C、番泻苷E和番泻苷F等。此外，大黄尚含脂肪酸。

［药理研究］①止血作用：增加血小板聚集素，使血小板表面活性增大，血液黏稠度增加，有利于血栓形成。②泻下作用：其部位主要在结肠。③抗病原微生物的作用：其抑菌作用与煎法有一定关系，即在煎服30分钟时最强，与品种无关。④保肝利胆作用。⑤利胰作用。⑥抗肿瘤作用：大黄酸及大黄素对小鼠黑色素瘤的抑制率分别为76%及73%。⑦防治新生儿溶血病的作用。⑧对心血管系统的影响。⑨其他：大黄酸、大黄素和芦荟大黄素对正常小鼠免疫系统有不同程度的抑制作用。

［临床研究］内服：煎汤（用于泻下，宜后下）3～12g，或入丸、散。外用：研末，水或醋

调敷。

（1）治疗出血性疾病：①上消化道出血：用炒大黄粉每次0.5g，每日2～3次，如出血量多，应禁食，及时静脉补液。[河南中医，1986，（2）：29] ②胆道出血：用单味大黄煎汤内服治疗胆道出血18例，5天后胆道出血全部停止，服药最少2剂，最多13剂，平均56剂，经随访，仅有1例愈后复发。[上海中医药杂志，1988，（8）：5] ③肺咳血：大黄醇提片，每次服3片，每日3次，平均每人服药40片，平均每天大便2次，止血平均4.4天，比西药组显著缩短（$P<0.001$）。[上海中医药杂志，1988，（11）：26] ④其他出血症：用大黄单味对脑出血急性期、咯血及外伤出血均有效。[实用医学杂志，1986，（4）：31]。

（2）治疗肾衰竭：①急性肾衰：用中药结肠灌注液1号（将大黄、黄芪、丹参和红花分别浸液，混合，除钾，灭菌制成每ml含生药1g，治疗急性肾衰竭97例（对照组76例），治愈88例，两组疗效比较，有显著差异。[四川中医，1986，（7）：31] ②慢性肾衰：用大黄、制附子各10g，浸泡去渣，保留灌肠，治疗12例，显效5例，好转6例，无效1例。[河南医科大学学报，1988，（4）：370]

（3）治疗败血症：在抗感染、抗休克、支持疗法基础上加用大黄30g，水煎服，每日1次。治疗重症肝胆系统急性感染所致败血症，证明疗效优于对照组。[宁夏医学杂志，1989，（3）：139]

（4）复发性口疮：用单味生大黄30g，加水250ml，武火煎沸至200ml药液，1次饭后温服，每日2次。结果：治愈8例，显效19例，有效12例。[辽宁中医杂志，1987，（11）：24]

（5）治疗其他疾病：用大黄治疗肝炎、肾性蛋白尿、乳糜尿、静脉炎、淋巴结核、下肢溃疡均获显效。[中成药研究，1990，（4）：25]

[中毒及防治] 大黄熟品毒性小，生品副作用大，尤其鲜大黄副作用大。新生儿或儿童服大黄、波叶大黄叶可引起呕吐、腹泻、轻度黄疸、头昏、腹绞痛等中毒症状。长期服蒽醌类泻药可致肝硬化与电解质代谢紊乱（低血钾）。因此中病即止，勿重剂或久服。大黄中毒者，急服绿豆、生姜、甘草水煎液，并给予止泻、止痛等对症处理，同时给予补液。

4. 马钱子《本草纲目》)

[别名] 番木鳖，马钱子，苦实，苦实把豆儿，火失刻把都，牛银，大方八。

[性味归经] 苦，寒，有毒。归经、脾经。

[功能主治] 通络止痛，散结消肿。治风湿顽痹，麻木瘫痪，跌仆损伤，痈疽肿痛，咽喉痹痛，口眼歪斜，瘘躄，历节风痛。

[化学成分] 马钱子含生物碱，主要为番木鳖碱（士的宁）、马钱子碱。此外还含有番木鳖次碱、马钱子新碱等。

[药理研究]

（1）对中枢神经系统的作用：①对脊髓的作用：治疗剂量的士的宁提高脊髓反射兴奋性，中毒剂量则能破坏交互抑制过程，出现强直性惊厥。②对延髓作用：士的宁能提高延髓内血管运动、呼吸、咳嗽中枢的兴奋性，使血压升高，呼吸加快加深。③对大脑皮质的作用：小剂量能加强皮质的兴奋，使抑制状态的病人苏醒。接近中毒剂量，在短暂兴奋后，即发生超限抑制现象。

（2）对呼吸系统的作用：动物实验证明，马钱子碱有明显的镇咳作用，强度超过可待因。

（3）抗菌作用：体外实验表明，0.1%马钱子碱能完全抑制流感嗜血杆菌、肺炎双球菌、甲型链球菌和卡他球菌的生长。

［临床研究］内服0.3～0.6g，炮制后入丸、散用。外用：适量，研末调涂或吹喉，亦可浸软后切片外贴。

（1）治疗重症肌无力：以制马钱子粉每次0.15～0.3g，每日3～4次，治疗3例重症肌无力，2例有效，1例无效。［上海中医杂志，1964，（1）：14］

（2）治疗再生障碍性贫血：用参马散（红人参20g，马钱子3g，共研细末）3～6岁每次服0.1～0.15g，6～12岁每次服0.15～3g，每日早晚各服1次，服7天停4天，3个月为1疗程。与中药汤剂再障生血饮配合服用，治疗再生障碍性贫血22例，完全缓解12例，有效5例，无效5例。认为马钱子能刺激脊髓，活跃造血功能。［中级医刊，1983，（9）：59］

（3）治疗结核病：用马钱子12.5g砸碎（已形成窦道的颈淋巴结核加川连31g），用开水浸泡1小时，再与7枚鸡蛋共煮1小时，将蛋捞出，放冷水中浸泡片刻，再放回原药液中浸泡1小时，即成马钱子药蛋，连服7天后间隔7天再服。治疗颈淋巴结结核、慢性纤维空洞型肺结核合并胸膜炎、结核性腹膜炎各1例，肺门淋巴结核3例，取得了显著效果。（《中药大词典》，1977：293）

（4）治疗痹证：用复方马钱子注射液（制马钱子∶川乌∶草乌为1∶2∶2）穴位注射，每穴0.5～1.0ml（每ml含马钱子0.1g），每次2～3穴，每日1次，7次为1疗程，休息4～7天后再进行第2个疗程。治疗61例痹证，治愈38例，好转19例，无效4例，总有效率为93.44%，较单纯针刺效果好。［陕西中医， 1986，（12）：549］

［中毒及防治］中毒量1.5～3g，中毒致死量4～12g以上。中毒表现：中毒早期可有头痛，头晕，舌麻，口唇发紧，全身肌肉轻微抽搐，精神轻度失常（好奇、醉酒感、恐惧等），中毒严重时可见全身肌肉强直性痉挛，由于颈部和腿肌强直而成角弓反张，咬肌痉挛而致牙关紧闭，面肌痉挛而呈苦笑状，双目凝视，渐至呼吸肌痉挛，发绀，瞳孔散大，脉搏加快。中毒者受外界声、光、风等刺激，立即引起再度强直性痉挛，每次可持续几分钟，如连续几次发作后，最终因呼吸肌痉挛窒息而死亡，神志始终清楚。救治：中药：①轻度中毒可用香油一盏加白砂糖适量混匀灌服，或用肉桂6～9g水煎服，或用黄芩60g水煎服，或用甘草、绿豆各60g水煎服，或用甘草125g煎汤服，每4小时1次，连续服2～4剂。甘草甜素对注射硝酸马钱子碱半数致死量可完全解毒，其解毒作用与甘草甜素分解后产生的葡萄糖醛酸使肝脏解毒功能增强有关。②惊厥严重时，用蜈蚣3条、全蝎6g研末一次冲服，或用僵蚕9g，天麻12g，全蝎9g，甘草12g，水煎2次合在一起，2次服完，每6小时1次。西药：①立即将病人置安静的暗室中，避免外界刺激。②尽快使用中枢抑制药如戊巴比妥、异戊巴比妥钠、地西泮或水合氯醛，必要时乙醚吸入以制止惊厥。禁用吗啡。③洗胃（惊厥控制后）、吸氧、人工呼吸、输液等。

5. 长春花（广州部队后勤部.《常用中草药手册》）

［别名］日日新，雁来红，四时春，三万花。

［性味归经］苦，凉，有毒。归心、肝经。

［功能主治］清肝降火，抗癌。治急性淋巴细胞性白血病、血小板减少性紫癜、霍奇金病、淋巴肉瘤、网织细胞肉瘤、乳腺癌、肺癌、食管癌、肾病综合征、大疱性皮肤病、高血压等。

［化学成分］全草已分离出70余种生物碱，主要有长春碱、长春新碱、环氧长春新碱。

［药理研究］①抗肿瘤作用：对小鼠Ridgeway成骨肉瘤、MardNer淋巴瘤、Mecca淋巴肉瘤、B16黑色素瘤、P388白血病、W－256癌肉瘤、乳腺癌755、S18等均有抑制作用。②降压与扩血管作用：总生物碱还有扩张冠状血管作用。③其他作用：长春花所有生物碱部分均有不同程度的抗菌作用。

［临床研究］煎汤内服：6～15g。

（1）治疗血小板减少性紫癜：用长春新碱 0.02mg/kg，加入生理盐水 250～300ml 中，于 6～8小时慢速滴入，每周1次，效果优于快速推注的常规疗法，治疗急性及慢性特发性血小板减少性紫癜16例，显效8例，有效3例，进步4例，无效1例，总有效率为93.75%。［中华儿科杂志，1987，（5）：283］

（2）治疗白血病：VP方案（长春新碱每周静注1次，剂量为 1.5mg/m²，为目前急性淋巴细胞白血病诱导缓解治疗最常用的化学方案，其完全缓解率在儿童组可达85%左右。［中国肿瘤临床，1987，（5），303］

（3）治疗实体瘤：应用长春新碱、环磷酰胺、泼尼松（“COP”方案）治疗恶性淋巴瘤 50 例，完全缓解10例（均非霍奇金淋巴瘤），显效21例，有效15例，无效4例，总有效率为92%。［开封医药，1988，（1）：12］

此外，还有用长春花碱酰胺治疗生殖细胞肿瘤、头颈部癌、平滑肌肉瘤也有一定疗效。［肿瘤防治研究，1983，（4）：237］

（4）治疗肾病综合征：用长春新碱配用地塞米松治疗17例难治性肾病综合征，缓解14例，显效2例，有效1例。［临床儿科杂志，1987，（1）：20］

（5）治疗大疱性皮肤病：先用泼尼松 30～80mg/d，待新生水疱被控制后给予长春新碱静注，每次1mg，每周1次，4～6次为1疗程，疗程间隔1～2周。经4～15周治疗，6例大疱性皮肤病（寻常性天疱疮3例，红斑性天疱疮2例，大疱性类天疱疮1例），除1例寻常性天疱疮口腔仍糜烂外，皮肤均无糜烂和新生水疱，随访1年，病情稳定者4例。［临床皮肤科杂志，1983，（6）：301］

［中毒及防治］长春花口服剂量过大，或应用长春花生物碱制剂每次间隔时间过短可引起中毒。中毒表现：①骨髓抑制：用药后白细胞下降到 3×10^9/L 以下。以长春碱骨髓抑制作用最强，长春花碱酰胺次之，长春新碱最弱。②神经系统毒性：主要表现为感觉异常、指端麻木、刺痛、灼痛、腱反射减退或消失、肌肉震颤，严重时引起肌无力、肌萎缩、腕下垂及共济失调等。对神经系统的毒性以长春新碱最突出，其次为长春花碱酰胺，长春碱发生率较低。③胃肠道反应：可出现食欲不振、恶心、呕吐、腹泻、腹痛、便秘、口腔炎、口腔溃疡、胃肠溃疡，严重时可引起肠麻痹或血性腹泻。④其他：可引起脱发、抑郁、眩晕、皮疹、发热、低血钠症、急性低血压，静脉注射可引起静脉炎；如药液外漏到血管外，可引起局部组织坏死。

救治：出现毒副反应，轻者可继续用药，较重者停药1～2周中毒症状多可自行消失。若仍无好转，可用中、西医疗法治疗。中药：一般可服甘草绿豆汤，甘草15g，绿豆30g，水煎服。或用黄豆、绿豆各60g，黄柏9g，甘草6g，水煎2次，合在一起，再分2次服，每4小时服1次，连服4～6剂。白细胞和血小板下降时，用鸡血藤60g，当归9g，黄芪15g，益母草9g，水煎2次，合在一起，早、晚分服。胃肠道反应时服香砂六君子汤或丸、香砂养胃丸。药液漏于皮下局部组织发炎、坏死、溃烂日久难愈，用金黄膏（金黄散与凡士林之比为2∶8）外敷患处。西药：①早期用0.5%鞣酸溶液洗胃，然后服通用解毒剂。②静脉点滴葡萄糖盐水，加能量合剂。③口服维生素C、维生素 B_1、维生素 B_6、胱氨酸等。④药液漏出引起注射部位刺痛、烧灼感，致使局部组织出现炎症、坏死时，立即终止注射，局部冷敷、注射地塞米松，如有坏死，则先清创，去掉坏死组织。

6. 乌桕木根皮（《本草纲目》）

［别名］卷根白皮，卷子根，乌柏树，乌金树，皮油树，构油树，乌臼。

［性味归经］苦，微温，有毒。归大肠、胃经。

［功能主治］利水，消积，杀虫，解毒。治水肿，臌胀，癥瘕积聚，二便不通，湿疮，疥癣，疔毒，毒蛇咬伤，乳腺炎。

［化学成分］根皮含花椒油素、固醇、脂肪、树胶、糖、无机盐等。

［药理作用］①泻下作用：有较强的泻下作用，能迅速导泻，消除腹水。②杀虫作用：花椒油素有杀灭肠虫的功效。③抑菌作用：体外试验乌桕水煎剂对金黄色葡萄糖球菌有抑制作用。④抑制血吸虫作用：在体外有直接抑制血吸虫作用。

［临床研究］内服：10～15g（鲜者30～60g）水煎服，或入丸、散。外用：煎水洗或研末调敷。

（1）治疗肾病综合征：取近水旁之乌桕树树干的韧皮60g，加水磨碎，过滤，滤出液加水至大半碗，慢火煎至刚沸为度，趁温顿服，每日1次，服药后常有呕吐、恶心、腹泻等副作用。用于24例，对消水肿有一定疗效，消肿后如给予补肾健脾、益气补血之方剂，每能巩固疗效。此药对肾功能极度不良或有尿毒症表现的慢性肾炎无效。［广东中医，1961，（3）：127］

（2）治疗晚期血吸虫病腹水及肝硬化腹水：本品通利二便之力甚强，用于水肿、大小便不利，单用有效，或加槟榔、木通各30g，为末，每服6g，每日3次，对于消除腹水有良好的效果。［中医方药学，1975：298］

［中毒及防治］中毒者潜伏期短（大都在0.5～2.5小时内），发病急，具有明显的胃肠道症状，如恶心、呕吐、腹痛、腹泻等，少数有四肢、口唇发麻，面色苍白，心慌，胸紧，严重咳嗽等。对症治疗后即能恢复，不致引起死亡。

解救方法：洗胃，导泻，服活性炭，大量饮淡盐水，或静脉滴注5%葡萄糖盐水。民间用蜂蜜冲服解毒。

7. 石龙芮（《神农本草经》）

［别名］苦堇，水堇，姜苔，水姜苔，堇葵，彭根，鹘孙头草，胡椒菜，鬼见愁，野堇菜，黄花菜，鸡脚爬草，小水杨梅，清香草，野芹菜，野大蒜，水元莨，水虎掌草，水黄瓜香，铜锤，和尚菜。

［性味归经］辛、苦，寒，有大毒。

［功能主治］清热拔毒，消肿散结，止痛，截疟。治痈疖肿毒，瘰疬结核，关节肿痛，毒蛇咬伤，疟疾，牙痛，下肢溃疡，癌肿。

［化学成分］石龙芮含毛莨苷、原白头翁素、白头翁素，还含胆碱、生物碱、不饱和固醇、没食酚鞣质、黄酮类及多种色胺衍生物，其中有5－羟色胺。此外，尚含有性质不明的抗5－羟色胺物质。

［药理研究］①抗菌作用。②抗阿米巴原虫作用。③抗其他病原体作用：白头翁对阴道滴虫有明显的杀灭作用，白头翁对皮肤真菌、酵母菌、锥虫、白色念球菌等也有抑制作用。对小白鼠的流感病毒感染也有轻度的抑制作用。④抗癌作用。⑤其他作用：国外产之白头翁有镇静作用，并能降压，使心率变慢，心收缩增强，增进胃肠运动。白头翁素对中枢神经系统先兴奋后麻痹，有镇痛和镇静作用。

［临床研究］外用：捣烂或熬膏涂患处，内服：3～9g，煎服。

（1）治下肢溃疡。［新医学，1972，（8）：32］

（2）治癌肿：用原白头翁素治疗肺癌，天然品观察了33例，近期治愈4例，显效3例，有效6例，总有效率为39.4%。［医药工业，1974，（6）：3］

（3）石龙芮汤治风湿性关节炎：石龙芮干全草3g或根3g，水煎服，1日2次。（中国沙漠地区药用植物，甘肃人民出版社，1973）

（4）龙杞复盆汤：治肾虚干石龙芮6g，枸杞子15g，覆盆子30g，水煎日服2次。[同（3）]

[中毒及防治] 外敷时间过长，内服过量均可引起中毒。外用中毒后，所接触皮肤、黏膜发生红肿疼痛，局部充血，或发疱。内服中毒后，口腔灼热，随后肿胀，咀嚼困难，恶心，呕吐，剧烈腹痛，腹泻，排出黑色腐臭粪便，有时带血，出现血尿、蛋白尿，脉搏缓慢，呼吸困难，瞳孔散大，严重者10余小时死亡。

救治：中草药：①甘草15g，绿豆60g，水煎2次，合在一起，每小时服1次，2次服完。连服3~4剂。②剧烈腹痛腹泻时，用焦地榆15g，盐黄柏9g，粟壳6g，炙甘草9g。水煎2次，早、晚分服。西药：①早期可以用1∶2000高锰酸钾溶液洗胃。然后内服蛋清、冷面糊及活性炭。②静脉滴注葡萄糖盐水。③剧烈腹痛可用阿托品等对症治疗。④昏迷及呼吸困难时可用兴奋剂。皮肤及黏膜中毒后，可用清水、硼酸水或鞣酸溶液洗涤。

8. 白花蛇（《开宝本草》）

[别名] 鼻蛇，蕲蛇，百步蛇，盘蛇，棋盘蛇，五步跳，龙蛇，尖吻蝮。

[性味归经] 甘、咸，温，有毒。归肝、脾经。

[功能主治] 祛风湿，舒筋络，镇痉，攻毒，治半身不遂，四肢麻木，抽搐痉挛，破伤风，关节酸痛，类风湿关节炎，瘰疬恶疮，麻风疥癞，小儿惊风搐搦，杨梅疮。

[化学成分] 蛇的肌肉中含精胺、蛇肉碱、σ－羟基氨酸等多种氨基酸、硬脂酸、棕榈酸、胆固醇等。头部毒腺中含磷脂酶A、5－核苷酸酶、磷酸二酯酶、缓激肽释放脂酶、AC1－蛋白酶、精胺酸酶、抗凝血活酶、鸟嘌呤核苷及少量微量元素。

[药理研究] ①局部作用：蛇毒溶液皮下或皮内注射，30分钟后均引起毛细血管通透性增加，局部弥漫性出血，损伤附近的皮肤、肌肉等组织，导致局部剧痛、溃烂、坏死。②对血液凝固系统的影响：蛇毒可使全血凝固时间延长，以至于完全不凝固。③对心血管系统的影响。④对泌尿系统的影响：实验中毒动物病理解剖见到肾小球及间质的小血管呈中度充血，近曲小管上皮细胞有中毒混浊，肾盂黏膜有散在出血，输尿管、膀胱黏膜及肌层等均呈弥漫性出血，因此常出现蛋白尿及血尿。⑤其他作用：实验中毒动物肠黏膜有中等度水肿及血管出血，淋巴细胞减少及贫血。

[临床研究] 内服：煎汤：3~9g。研末吞服：1~1.5g。多用于丸、散、酒、膏剂。

（1）治疗腰腿疼痛：用枫蛇酒（金钱白花蛇3条，大白花蛇、乌梢蛇各100g，干枫荷梨根150g，置容器中加酒适量，略高于药面10cm左右，密封浸1个月左右），每次饮用32~50ml，每日3次，治疗15例腰腿疼痛病人，服用1~2料后疼痛消失达5年以上者12例，疼痛改善者3例。[浙江中医杂志，1980，（2）：60]

（2）治疗多发性疖肿：用5%白花蛇针剂。每次4ml肌注，每日2次，10天为1个疗程。治疗70例反复发作，用抗生素无效的多发性疖肿，痊愈53例，好转15例，无效7例，有效率为97.1%。[辽宁中医杂志，1980，（6）：37]

（3）白花蛇丸治杨梅疮：先服发散药，后服此。用花蛇肉（酒炙）、龟板（酥炙）、穿山甲（炙）、蜂房（炙）、汞粉、朱砂各一钱，为末，红枣肉捣丸，梧子大。每服7丸，冷茶下，每日3次，忌鱼肉，服尽即愈，后服土茯苓药调之。[明·李时珍《本草纲目》]

（4）白花蛇散治瘰疬：九漏瘰疬，发于项腋之间，憎寒发热，或痛或不痛，用白花蛇（酒浸软，去皮，骨，焙干）二两，生犀角（镑）半钱（现用水牛角代替），黑牵牛半两（半生半炒），青皮半两，上为末。每服二钱，腻粉半钱，研匀。五更糯米饮调下，已时利下恶物。更候十余日，再进一服。忌发风壅热物，如已成疮，一月可效。[宋·陈言《三因方》]

（5）白花蛇丹参酒治关节痹痛：白花蛇1条（10～25g），丹参50g，将蛇剪碎与丹参同浸于62度白酒1250ml内，7天后即可服用。每天临睡前服10～25ml。如服数天后关节疼痛反加重者，则不宜再服。[新中医，1984，(10)：41]

（6）白花蛇、地龙粉治类风湿关节炎：白花蛇、地龙各50g，共为细末，每服15g，日服2次。[中国动物药，吉林人民出版社，1981]

[中毒及防治] 中毒潜伏期约1～3小时，中毒后可有头痛、头昏、血压升高、心慌、心悸。严重时患者血压下降，呼吸困难、昏迷，最后多因呼吸中枢麻痹而死亡。救治：①土茯苓15g，半边莲9g，野菊花15g，甘草9g，水煎2次，合在一起，早、晚分服。②雄黄、白芷各9g，吴茱萸、贝母、威灵仙、五灵脂各12g，细辛2.4g，共研细末，每服9g，每日3次，服时加黄酒30～60g冲服。③绿豆15g，甘草30g，水煎代茶饮。严格掌握用量，注意个体差异。

9. 白屈菜（《救荒本草》）

[别名] 地黄连，牛金花，断肠草，土黄连，雄黄草，山黄连，假黄连，小野人血草。

[性味归经] 苦、辛，微温，有毒。归肺、脾、胃经。

[功能主治] 镇痛，止咳祛痰，利尿解毒。治慢性气管炎，百日咳，胃炎，胃溃疡，腹痛，肠炎，痢疾，黄疸，水肿，稻田性皮炎，疥癣疮肿。

[化学成分] 白屈菜含多种生物碱，其中有白屈菜碱、α和β原阿片碱、人血草碱、别隐品碱、小檗碱、白屈菜红碱、血根碱、鹰爪豆碱等。

[药理研究] ①对肌肉的作用：白屈菜碱能抑制各种平滑肌，有解痉作用。②镇痛作用：白屈菜碱的作用类似吗啡，具有明显的镇痛作用。能提高痛觉阈，镇痛作用可持续4～48小时。③镇静作用：白屈菜注射液能显著抑制小鼠自发性活动，且随剂量的增加而增强。与戊巴比妥钠有协同作用。④抗肿瘤作用：白屈菜碱是一种有丝分裂毒，能抑制成纤维细胞之有丝分裂，能延缓恶性肿瘤之生长。⑤对心血管作用：白屈菜可兴奋心脏，升高血压，扩张冠状动脉。⑥镇咳、祛痰、平喘作用：白屈菜碱具有镇咳作用，可直接作用于中枢神经系统的咳嗽中枢，并且有抗副交感神经和抗组胺活性。⑦抗菌和抗病毒作用。⑧抗炎作用。⑨其他作用：白屈菜水煎剂有增强小鼠的白细胞吞噬功能的作用。能阻止或延缓过敏性休克的出现。

[临床研究] 内服：煎汤1.5～6g。外用：捣汁涂。

（1）用于镇痛：以白屈菜为主制成复方白屈菜全碱注射液，其镇痛程度仅次于吗啡，比常用的非麻醉性镇痛剂（安痛定、复方氨基比林等）作用强20倍，且无明显成瘾性及其他副作用。临床通过1500余例各种疼痛的镇痛作用观察，证明本品对恶性肿瘤、类风湿及外伤性疼痛具有显著作用，镇痛有效率在95%以上，显效率在75%左右。对晚期癌症、类风湿等应用一般镇痛剂无效病例，亦可收到较好的镇痛效果。[药学通报，1980，(1)：8]

（2）用于抗癌：奥地利学者从白屈菜中分离出一种新的潜在抗癌物质－Ukrain。对300例病人进行了治疗，有30%病人的肿瘤已完全消退和停止转移。[国外药性，1986，(12)：22]

（3）治疗青年扁平疣：取新鲜全草榨汁，以棉球蘸汁搽患处，每日3次，每次5～15分钟，痊愈为止。共治疗18例，治愈4例，显效3例，有效4例，5例结果不明。[中华皮肤科杂志，1965，(1)：64]

（4）治皮肤结核：白屈菜适量，研末外用。（陕甘宁青中草药选，1971）

[中毒及防治] 白屈菜全草有毒，所含橘黄色乳汁，味苦辣，对皮肤刺激性强，外涂后会出

现疼痛、瘙痒。触及嘴唇能使之肿大，咽下则引起呕吐、腹痛、痉挛和昏睡。救治：白屈菜中毒可给予清水彻底洗胃或1∶5000高锰酸钾溶液洗胃，硫酸镁导泻，输液及给予利尿药。亦可用新斯的明0.5mg肌内注射，以对抗其抑制平滑肌的作用。

10. 地龙（《神农本草经》）

［别名］土龙，地龙子，蚯蚓，土蚓，吲，附吲，寒吲，吲蝼，土蟺，曲蟺，蟺，虫蟮，曲蟮，曲虫，赤虫。

［性味归经］咸，寒，有小毒。归肝、脾、膀胱经。

［功能主治］清热息风，平喘，通络，利尿。治壮热惊痫，抽搐，痰鸣喘息，痹证，小便不利或尿闭等。

［化学成分］地龙主要含有蚯蚓解热碱、蚯蚓毒素、黄嘌呤、次黄嘌呤、腺嘌呤、鸟嘌呤、胆碱、胍。此外，还含有谷氨酸、丙氨酸、酪氨酸、缬氨酸、亮氨酸、赖氨酸等氨基酸以及磷脂、胆固醇、脂肪酸等。尚含有丰富的微量元素：Zn、Cu、Fe、Cr、Se、Mo和Ca、Mg等元素。

［药理研究］①解热作用：其解热成分系蚯蚓解热碱。②平喘作用。③降压作用。④镇静抗惊厥作用：其抗惊厥的作用部位是髓以上的中枢神经。⑤杀精子作用。⑥兴奋子宫和平滑肌作用。⑦溶血和溶血栓作用。⑧抑制肿瘤作用。⑨辐射增敏作用。⑩抑菌作用。

［临床研究］内服：煎汤3~9g，丸散2~7g。外用：捣烂、化水或研末调敷。

（1）治疗气管炎及支气管哮喘：用复方地龙注射液每天肌注2ml，注射1~2周，治疗支气管哮喘10例，注射后基本控制不发者44例，显效17例，有效36例，总有效率为88.1%。［中草药通讯1970，（1）：14）］

（2）治疗高血压：用地龙半提纯品“地龙B_1液”，每次2ml，日服3次，治疗原发性高血压，其降压有效率在90%以上，疗效与氢氯噻嗪近似，且无明显副作用。［安徽医学院学报，1960，（3）：20］

（3）治疗高热惊厥：用沙参黄连地龙散（北沙参、川黄连、干地龙分别焙干研末）溶于开水中，饭前或发烧对服，治疗小儿高热25例，其中痊愈20例，有效4例，无效1例，快者一般服药1~2次即见效。［陕西中医，1988，（8）：367］

（4）治疗精神分裂症：取地龙30g，白糖10g，水煎，每日1剂，早晚分服，60天为1个疗程，治疗30例精神分裂症患者，结果近期治愈2例，显效7例，好转8例，无效13例。［浙江中医药，1979，（12）：440］

（5）治疗类风湿关节炎：用龙蛇散（地龙、白花蛇各30g，研末等分4包），日服1包，重症服2包，有较好效果。［新医学，1973，（4）：202］

（6）辐射增敏治疗癌症：用地龙提取物912的辐射增敏作用治疗178例癌症患者，经治疗后证实912不降低血中白细胞，对放疗所致的白细胞有保护作用，尤其对食管癌的辐射增敏作用强，因而对食管癌较之其他癌症疗效为好。［第四军医大学学报，1989，（4）：287］

［中毒及防治］中毒表现：头痛，头昏，血压先升高，以后突然降低，腹痛，胃肠道有时有出血现象，心悸，心慌，呼吸困难。

救治：①立即服盐水1杯，即可缓解。②葱3枚，干甘草15g，水煎服。

11. 芫花《神农本草经》）

［别名］去水，败花，毒鱼，头痛花，闷头花，闹鱼花，棉花条，芫条花，九龙花，银腰带，小叶金腰带，老鼠花。

［性味归经］苦，辛，温，有毒。归肺、脾、肾经。

［功能主治］泻水逐饮，解毒杀虫。治水肿胀满，胸腹积水，痰饮积聚，气逆喘咳，二便不利；外治疥癣秃疮，冻疮。

［化学成分］含黄酮苷，苷元为芫花素、羟基芫花素、芹菜素、芫花根苷、3羟基芫花素、芫花脂丁、芫花脂苷、谷固醇、苯甲酸与刺激性油状物。

［药理研究］①对胃肠道的作用：可刺激胃肠道黏膜而致泻。②利尿作用：芫花煎剂组与对照组相比，排尿、排钠率及排钾量似与芫花剂量密切相关，剂量为10g/kg时排尿、排钠率明显增加，但2.5或5g/kg则无效。③对中枢神经系统的作用：芫花对热、电及化学刺激致痛都有镇痛作用，且吗啡受体特异性阻断剂的纳洛酮能阻断其镇痛作用。④对心血管系统的作用。⑤对呼吸系统的作用：醋制芫花或苯制芫花的醇水提取液对小鼠有镇咳祛痰作用，其祛痰作用可能与药物所致痰液黏滞性降低有关。⑥抗菌作用。⑦芫花反甘草的研究：芫花与甘草同用可增加毒性（即相反），现代研究报道结果不一。

［临床研究］内服：煎汤，1.5～3g，或入丸、散。外用：研末调敷或煎水含漱。

（1）治疗癌肿：用芫花挥发油水溶液注射于直肠癌瘤体局部，发现肿瘤迅速坏死，切片上有明显的改变。故用于治疗晚期胃癌及乙状结肠癌术后复发病人6例，结果除1例胃癌术后复发小肠梗阻无效外，其余5例皆有程度不同的好转，表现为精神、食欲好转，疼痛减轻，血红蛋白及体重增加，肿块缩小。［人民军医，1974，（7）：55］

（2）治疗慢性气管炎：用醋制芫花口服治疗慢性气管炎733例，发现有明显的祛痰、止咳作用，并有一定的消炎和平喘作用。其祛痰有效率为86.61%，显效率以上达63.80%，急性发作期控制率为68.75%。［中国医学科学院学报，1984，（2）：84］

（3）治疗精神类疾病：用黄芫花花蕾及叶晒干研粉，过筛，成人每日2～4g，连服3～7天。治疗精神分裂症、神经官能症、癫痫等计153例，结果痊愈71例（占46.5%），好转46例（30.1%），总有效率为76.6%，一般连服3～7天即可见效。［中草药资料汇编，1970，（1）：105］

（4）治疗类风湿关节炎：用类风湿净（主含芫花条）治疗本病50例，结果临床控制10例（20%），显效20例（40%），好转15例（30%），无效5例（10%），总有效率为90%。用法：每日10ml，分3次服。并配合中药辨证加减治疗。［沂蒙中医，1981，（2）：37］

（5）治疗其他疾病：用芫花治疗慢性肾衰竭、急性乳腺炎，据称均有效果。［湖北卫生，1978，（4）：83］

［中毒及防治］中毒表现：可出现轻度头痛、头晕、耳鸣、眼花、四肢疼痛等神经系统症状，并有口干、胃部烧灼感、轻度恶心、呕吐、腹痛、腹泻等消化系统症状。严重者可引起痉挛、抽搐，甚至发生昏迷及呼吸衰竭。

救治：轻度中毒者可多饮糖盐水、面糊、米汤，口服活性炭，并给予镇静、止痛等对症处理，严重者可静脉注射50%葡萄糖或补充糖盐水，腹泻较重者给予止泻剂。昏迷或呼吸衰竭则需给予呼吸兴奋剂，并行针刺。

12. 皂荚子（《雷公炮炙论》）

［别名］皂角子，皂子，皂儿，皂角核，皂角仁。

［性味归经］辛，温，有小毒。归肺、大肠经。

［功能主治］润燥通便，祛风消肿，解毒。治大便燥结，肠风下血，下利、里急后重，疝气，睾丸肿痛，瘰疬，肿毒，杨梅毒疮，疮癣等。

［化学成分］皂荚子亦含有多种三萜皂苷等。

［药理研究］①溶血作用。②祛痰作用：本品的祛痰作用以给药后第1小时为最强．而在以后的6小时中，作用反而减弱。③兴奋子宫作用。④抑菌作用。⑤杀虫作用。

［临床研究］内服：煎汤：1～3g，或入丸、散。外用：适量研末敷。

治疗慢性肾炎氮质血症：据临床报道，采用川军、皂荚子各9g，生牡蛎、六月雪各30g，徐长卿15g，浓煎成100ml，做保留灌肠。治疗本症可获透泄氮质潴留之功效，1天大便至多二三次。溏而不泻，利而不伤。［广东医学，1982，（11）：31］

［中毒及防治］误食种子，或用量过大，或配伍不当可致中毒，多在服后2～3小时内发病。

中毒症状：初感咽干热痛，上腹饱胀及灼热感，继则出现腹部绞痛、恶心呕吐、烦躁不安、腹泻、大便呈水样及泡沫状、头晕无力、四肢酸麻等症状。可出现酱油色小便、面色苍白、黄疸等，实验室检查符合急性溶血诊断。严重患者可发生脱水，休克，呼吸急促，心悸，痉挛，谵妄，呼吸麻痹，最后死亡。

救治：①早期洗胃，必要时可导泻。②补液：5%葡萄糖生理盐水静脉滴注，维持水、电解质及酸碱平衡，并促进毒素排泻。③严重者输血、吸氧，酌用地塞米松等可的松类激素。④对症处理：剧烈腹痛时，给予阿托品。烦躁时给予镇静剂。如有肾功能受损，当即调整保肾之药等。中草药解救方法：轻度中毒：①玄参30g，甘草15g，蜂蜜60g，水煎频服。②黄柏、大黄各9g，甘草6g，水煎2次，合并，分2次服完。③土炒白术、香芋、赤芍、台乌各9g，藿香、羌活各6g，大腹皮12g，水煎服。若见溶血性贫血、全身发黄、酱油样尿，此属虚黄，可用乌豆衣30g，当归15g，黄芪30g，阿胶12g（烊冲），茵陈15g，田七末3g（冲服），水煎服。

13. 两面针（广州部队后勤部卫生部．《常用中草药手册》）

［别名］入地金牛，蔓椒，豕椒，猪椒，狗椒，金椒，金牛公，山椒，上下虎，花椒刺，出山虎，入山虎，红心刺根，红倒钩勒，两背针，双面刺，叶下穿针。

［性味归经］辛、苦，平，有小毒。

［功能主治］祛风活络，散瘀止痛，解毒消肿。治风寒湿痹，胃痛，腹痛，牙痛，跌仆损伤，汤、火烫伤，毒蛇咬伤。

［化学成分］根含两面针碱、布枯苷、光叶花椒碱酮等。叶和果实中含挥发油。根皮含生物碱：光叶花椒碱、氧化两面针碱（光叶花椒碱酮）。

［药理研究］①麻醉作用。②抗癌作用：对LEWIS肺癌、人体鼻咽癌、慢性粒细胞型白血病亦有作用。③抗菌作用。④解痉、镇痛作用。⑤对心血管作用。

［临床研究］内服：煎汤6～9g。研末或浸酒。外用：煎水洗，捣敷，酒磨涂或研末撒。

（1）治疗神经痛、头痛、风湿痛、胃肠绞痛：用两面针注射液，每次肌注2ml（相当于根皮3g），每日1～2次，治疗上述病症500余例，一般用药5～10分钟即可止痛。（临床资料选编，1972：25）

（2）治疗风湿性及类风湿关节炎：用两面针注射液肌内注射，每次1ml（含有效成分100mg），共治疗189例，有效率在90%以上。（全国中草药新医疗法展览资料选编，1970：10）

（3）治疗腰肌劳损及坐骨神经痛：用20%地金牛溶液，经低频直流感应电疗机离子导入，每日1次，每次20分钟，10次为1疗程。治疗153例，有效率达90%。治疗中部分病人出现皮疹等过敏现象。［湖南医药工业研究所中草药资料汇编，1970，（1）：77］

［中毒及防治］中毒后可引起腹痛、下利。表现为全身皮肤发红发痒，轻度烦躁，呼吸稍促，伴恶心呕吐，血压升高，头晕，眼花等。救治：轻者服糖水或甘草水。重者可静滴10%葡萄糖注射液或加地塞米松。

14. 青风藤（《中药志》）

［别名］清风藤，青藤，寻风藤，黑防己。

［性味归经］苦，平，有小毒。归肝、脾经。

［功能主治］祛风湿，利小便，通经络，止痛。治风湿痹痛，鹤膝风，水肿，劳伤，心悸，脚气及肝炎。

［化学成分］含青藤碱、双氢青藤碱、木兰花碱、尖防己碱、四氢表小檗碱、青风藤碱、乙茎青藤碱及β－谷固醇、豆固醇。

［药理研究］①镇痛作用。②镇咳作用。③抗炎、抗过敏作用。④降压作用。⑤对心脏作用。⑥对神经系统的作用。⑦免疫抑制作用：说明对机体非特异性免疫、细胞免疫和体液免疫均有抑制作用。⑧对胃肠道的影响：因其能释放组胺，故对肠胃道有兴奋作用。⑨组胺释放作用。⑩其他作用：青藤碱对滴虫、疟原虫有抑制作用，曾用作局部浸润麻醉药。

［临床研究］内服：煎汤，9～15g，浸酒或熬膏。外用：水煎外洗。

（1）治疗类风湿关节炎：青风藤碱片剂，每片20mg。常规用量：由120mg/d开始，2周内递增至300mg/d，分3次口服，3个月为1个疗程。治疗135例，治愈16例，显效63例，无效10例，总有效率为83.3%。［陕西中医，1987，（2）：54］

（2）治疗风湿性关节炎：用青藤汤（青藤、寻骨风、何首乌），每天1剂，水煎服，随证加减，治疗180例，基本控制24例，显效72例，有效66例，总有效率为90%。［中医杂志，1980，（6）：63］

［中毒及防治］中毒表现：轻者出现皮疹及胃肠道反应，严重者出现呼吸困难，汗出，血压下降，继之心率加速，出现呼吸、循环高度衰竭。

救治：中毒后可用中西医结合救治：原则上进行对症处理，如给抗组胺药苯海拉明及大量维生素C等。严重者可静脉滴注5%～10%葡萄糖注射液并给氧。

15. 昆明山海棠（《滇南本草》）

［别名］紫金皮，粉背雷公藤，火把花，掉毛草，胖关藤，紫金藤，黄藤根，六万藤。

［性味归经］苦、涩，温，有毒。归肝、脾经。

［功能主治］祛风除湿，活血通络，止痛消肿，续筋接骨，杀虫。治风湿疼痛，跌打损伤，骨折，痰火痿软，牛皮癣，麻风等。

［化学成分］本品成分与雷公藤相似。主含萜类、生物碱、色素等。根含二萜，如雷公藤内酯醇等。

［药理研究］①抗炎作用：证明本品是一种非糖皮质激素样的良好抗炎剂。②镇痛作用。③对免疫功能的影响：能抑制网状内皮系统吞噬功能，抑制特异性抗体生成，而以迟发型超敏反应的抑制作用为强，对佐剂性关节炎的原发和继发性损害也均有明显的抑制作用。④抗癌作用。⑤其他作用：改善微循环障碍。

［临床研究］内服：煎服，9g，或泡酒内服。外用适量。

（1）治疗类风湿关节炎：民间习用本品治疗本病及风湿痹痛等，现经大量临床观察，确证了本品的疗效，如总结报道710例，取得较好的效果，治法是以干根200g泡白酒1000ml，1周后使用，每次10～20ml，1日3次饭后服。其中110例各症的有效率为：疼痛减轻为89.54%，消肿为97.85%，功能恢复为98.48%［中华医学杂志，1976，（6）：384］。600例中基本控制117例，显效191例，好转274例，无效8例，总有效率达97%［中草药通讯，1978，（12）：27］

(2) 治疗强直性脊髓炎：用茎枝干品25~45g，文火煎3~4小时，取汁200ml，早晚饭后分服，7~10天1个疗程。[广西中医药，1989，(5)：18]

(3) 治疗风湿性关节炎及纤维组织炎：用茎枝治疗风湿性关节炎74例，治疗10天以上，结果治愈58例，显效11例，好转5例，全部有效。[湖南中医杂志，1988，(4)：5]

(4) 治疗红斑性狼疮：用根浸膏片（每片0.18g，相当于生药3g），每次2片，每日3次。治疗29例，其中盘状红斑狼疮10例，单纯口服本片，有效率为100%，系统性红斑狼疮19例，5例单纯口服本片，14例加服泼尼松，结果有效率为78.9%，本片对皮肤损害及关节疼痛效果较好，对降低血沉亦有明显效果。另据报道，用本品片剂，每次2~4片，每日服3次，1个月为1个疗程，治疗25例系统性红斑狼疮女病人，除9例合并应用激素外，其余均为单独用药，结果有效率为76%，显效率为44%，一般1~3周见效。[皮肤病防治通讯，1978，(1)：5]

(5) 治疗肾小球肾炎蛋白尿：用片剂（每片含昆明山海棠碱1.60~2.00mg）治疗多种肾炎所致蛋白尿25例，14岁以下儿童每次2~3片，每日3次，15岁以上每次4片，每日3次。结果显效14例，有效5例，无效6例。治疗慢性肾炎40例，每次2~3片（每片250mg，相当于生药2.6g），每日3次，结果治愈8例，显效14例，有效3例，无效15例，总有效率为62.5%。尤其对一些长期应用激素和免疫抑制剂治疗无效者，仍有约33%的病人可获一定疗效。[湖南中医学院学报，1988，(4)：15]

(6) 治疗白塞综合征：用根的去皮木心20g，水煎服，连服5天1疗程，一般治疗4~8疗程。治疗4例，结果3例治愈，1例基本控制。用片剂（每片含浸膏0.25g），初以每日6~9片，分3次服，后逐渐增至每日15~20片，治疗5例，经1~4年连续观察，确证本品能减轻症状及延长缓解期，其作用机理可能为本品具有抗凝血和纤溶作用。[临床皮肤科杂志，1982，(3)：129]

(7) 治疗变应性亚败血症：用本品30g，每日1剂，文火水煎3~4小时，早晚饭后分服。结果5例均治愈，且无复发。临床观察比较，煎剂效果比片剂、酊剂和冲服剂为优。[广西中医药，1988，(3)：28]

(8) 其他：本品治疗血管炎、疱疹样皮炎、莱特综合征等均有良效。[中医杂志，1983，(11)：29]

[中毒及防治] 中毒症状：神经系统症状主要有头痛，头晕，四肢发麻，乏力，进一步发展为烦躁不安，精神亢进，幻觉，严重者可有阵发性强直性惊厥，消化系统症状突出，主要有口唇、食管和肠胃等黏膜广泛散在性出血、糜烂和坏死，恶心，呕吐，强烈腹痛，腹泻，大便中有血和黏膜的坏死组织。胃部有烧灼感，中毒后期还可有肝脏肿大。心血管系统症状有脉弱而慢，心律不齐，期前收缩，中毒初期血压下降，后期有暂时性升高，心电图可见T波倒置，ST转移和心肌劳损等异常现象，严重者往往因出现混合型循环衰竭而突然死亡。呼吸系统症状有呼吸急促，发绀，肺下部有湿性啰音，急性期可见肺水肿，严重中毒者可因呼吸突然停止而死亡。还可有尿闭、血红蛋白尿、体温升高、毛发脱落等。救治：见雷公藤条。

16. 肿节风（《生草药性备要》）

[别名] 草珊瑚，九节茶，九节风，接骨木，九节红，九节蒲，十月红，隔年红，满山香，鸡骨香，观音茶，驳节茶，草珠兰，接骨兰，嫩头子，山鸡茶，骨风消，山胡椒，山石兰，大威灵仙，鸡膝风，青甲子，鱼子兰，接骨茶，学士茶。

[性味归经] 辛、苦，平，有小毒。

[功能主治] 清热解毒，祛风除湿，活血止痛，通经接骨。治各种炎症，跌打损伤，骨折，

风寒湿痹，肿瘤等。

［化学成分］含挥发油、黄酮苷、内酯、香豆素、鞣质等。

［药理研究］①抗肿瘤作用：用1∶1浓度的肿节风在体内实验中对肉瘤的抑制率可达100%。总挥发油中分得之中性挥发油及其所含的部位A和C均表现明显的抑瘤作用。②对免疫功能的影响：肿节风在大剂量时还能明显抑制小鼠网状内皮系统对炭粒的廓清能力。肿节风对巨噬细胞系统、T淋巴细胞和B淋巴细胞均具有一定的免疫抑制作用。但亦有认为肿节风在小剂量时能使免疫功能亢进，大剂量时则抑制之。③抗菌作用：肿节风的抑菌有效成分为延胡索酸、琥珀酸。④抗病毒作用：与感冒灵、金刚烷胺、吗啉双胍相比较，本品具有强于或等于3种对照药物对流感病毒的抑制或灭活效果。⑤对消化系统的作用：肿节风的作用表现为对胃黏膜有较强的保护和修复作用，对已糜烂出血之溃疡有明显收敛作用，使胃溃疡在短期内愈合。⑥对呼吸系统的作用：乙醚提取物及乙醇提取物均具有祛痰、平喘作用。⑦对心血管系统的作用：本品对垂体后叶素引起的家兔急性心肌缺血有明显保护作用，能增强小鼠对常压缺氧的耐受力。⑧促进骨折愈合及止痛作用。⑨其他作用：肿节风尚具有抗疲劳作用，对于切除肾上腺的动物则还能增强其抗寒能力。

［临床研究］内服：煎汤6~15g，或浸酒服。外用：捣烂或煎汤熏洗。

（1）治疗感染性疾病：肿节风的多种制剂对多种感染性疾病均有较好疗效，如肺炎、扁桃体炎、胆囊炎、急性胃肠炎、腹膜炎、菌痢、术后感染、口腔炎等。有报道用肿节风15~30g，水煎服，或使用浸膏片及注射剂，治疗各种感染性疾病共计295例，结果治愈213例，好转74例，无效8例。［中草药通讯，1972，（6）：41］

（2）治疗原发性血小板减少性紫癜：用肿节风片治疗原发性血小板减少性紫癜计26例，疗效显著，且无毒副作用。［江西医药，1983，（1）：15］

（3）治疗类风湿关节炎：用肿节风注射液或片剂治疗类风湿关节炎206例，显效46例，有效108例，总有效率为74.8%，以对关节痛、肿胀及运动障碍等症状疗效较好。［新医药学杂志，1979，（2）：59］

（4）预防感冒：用肿节风9g，防风6g，沙氏鹿茸草3g，加白砂糖适量制成糖浆5ml，为1次量。每日服1次，连服3天。预防服药组2417例，结果感冒者241例，发病率为9.97%，而对照组（未服药）1275例中感冒者253例，发病率为19.84%。统计学显示有显著性差别（$P<0.01$）。［科技简报，1973，（1）：1］

（5）治疗肿瘤：对消化系肿瘤如胃癌、肝癌、食管癌、胰腺癌、食管癌、直肠癌及白血病、霍奇金病等疗效较好，对膀胱癌、结肠癌、胆囊癌也有一定效果。用肿节风针剂、片剂治疗17种恶性肿瘤计373例，显效为15.3%，总有效率为53.9%。［肿节风鉴定材料，1974］

（6）治疗银屑病：用草珊瑚片剂及针剂治疗银屑病58例，治愈38例，好转4例，无效6例，总有效率为89.6%。［中西医结合杂志，1988，（11）：693］

［中毒及防治］肿节风一般毒副作用轻微，仅在服用较大剂量时才会发生中毒反应。中毒表现：首先出现头昏、乏力、呕吐，继之出现呼吸急促，躁动不安，心率过速，血压升高，最后可致呼吸麻痹而死亡。救治：①轻者对症治疗。②重者可洗胃、催吐、输液等。中药解救可以绿豆适量煎汤内服。

17. 草乌头（侯宁集《药谱》）

［别名］乌头，乌喙，奚毒，草乌，竹节乌头，土附子，鸡毒，独白草，金鸦，断肠草。

［性味归经］辛、苦，热，有毒（生乌头有大毒）。归心、肝、脾、肾经。

［功能主治］祛风除湿，温经止痛。治风寒湿痹，中风瘫痪，破伤风，头风，脘腹冷痛，痰癖，冷痢，痈疽，疔疮、瘰疬。

［化学成分］块根含乌头碱、次乌头碱、新乌头碱、异乌头碱、去氧乌头碱等。

［药理研究］①镇痛作用：电刺激鼠尾法实验，腹腔注射70%的草乌乙醇浸剂，证明有明显的镇痛作用，其0.19、0.095、0.048g/kg的镇痛效力均分别超过了吗啡12、6、3mg/kg的镇痛效力。②局部麻醉作用：紫草乌碱具有局部麻醉作用，效力相当于可卡因的2倍。③对心脏的影响：多根乌头中提出的总碱，对犬或兔可引起心跳兴奋性和传导发生紊乱。④抗肿瘤作用：乌头注射液用于晚期未经手术、化疗、放疗的患者，可以减轻患者的病痛，提高免疫功能。⑤解热作用：草乌注射液对五联菌苗（霍乱、伤寒、副伤寒甲、副伤寒乙、破伤风类毒素）所致的发热家兔有解热作用。⑥其他作用：北草乌有抗组胺的作用。准噶尔乌头根中的准噶尔乌头碱对兔有弱的镇静作用，并能延长小鼠用催眠药引起的麻醉时间。

［临床研究］内服：煎汤，制草乌1.5～3g，宜先煎、久煎或入丸、散。外用：生用，研末调敷或醋、酒磨涂。

（1）治疗风湿性关节炎、腰腿痛、神经痛等：用草乌注射液肌内注射，成人每次2ml（含总生物碱2mg），每日1次，或穴位注射，每次0.5ml，每次1～3穴，10天为1疗程。治疗风湿性关节炎、腰腿痛、神经痛等共64例，总有效率95%以上。［中草药通讯，1972，（3）：36］

（2）治疗重症肌无力：用自制乌金川片（生草乌20g，洋金花10g，穿山龙170g，粉碎过筛，制片）口服，每日3次，每次3～4片（应从小剂量开始）。治疗本病9例，其中眼肌型5例，延髓型2例，躯体型1例，混合型1例，证明有一定疗效及毒性。［河南医药，1983，（6）：354］

（3）治疗偏头痛：用三生散（生草乌、生天南星、生白附子各30g，葱白7个，生姜40g。将诸药研末调匀，用纱布包好，放入锅内隔水而蒸，热敷痛处）治疗偏头痛43例，24小时内痛止者40例，2～3天痛止者3例，随访2年内无复发者31例（占72.19%）。［四川中医，1988，（8）：32］

（4）草乌丸治老人遗尿：草乌头50g。将草乌头用童便浸泡7日，取出去皮，然后用盐炒干，研成细末，制成丸药，像黄豆一般大，每次用盐汤服10丸，1天1次。（中国民间小单方，1986）

［中毒及防治］草乌如用量过大，未经炮制，或煎煮时间不够可致中毒。中毒剂量：3～4.5g。表现：口服后吸收极为迅速，数分钟内即可发病，在半小时内发病半数左右。亦有2小时至32小时发病。初见口舌、四肢或全身发麻，继而腹痛呕吐，流涎出汗，烦躁不安，头晕眼花，视力模糊，严重者麻感或移而觉胸闷和重压感，并引起呼吸困难，吞咽障碍，言语不清（舌活动不灵），严重者不省人事，血压下降，面色苍白，四肢厥冷，脉迟微弱，心律紊乱，心电图呈室上性与室性期外收缩，房室传导阻滞，S－T改变等。少数患者可因中毒过深或抢救不及时，最后因心力衰竭或呼吸衰竭而死亡。

救治：轻度中毒者，应及时口服凉开水、米汤、绿豆汤，或大量饮冷糖盐水。中度中毒者，则应及时催吐，洗胃，高位结肠灌肠，并选用阿托品、利多卡因、普鲁卡因胺、普萘洛尔等肌肉、皮下或静脉注射，其中尤以阿托品疗效最强，每次1～2mg，1日4～6次。对重症患者可酌情增大剂量及缩短间隔时间，必要时可用0.5～1mg静脉缓慢注射。同时应静脉快速输入高渗葡萄糖，可配合服甘草、生姜、蜂蜜、金银花、绿豆、黑豆、水牛角等中药进行解毒。

18. 威灵仙（侯宁极《药谱》）

［别名］铁脚威灵仙，能消，白条根，老虎须，铁扫帚，九草阶，黑须公。

［性味归经］辛、咸，温，有毒。归膀胱经。

［功能主治］祛风湿，通经络，利胆退黄，消骨鲠，散癖结。治痛痹，顽痹，癥瘕积聚，肝炎，胆石症，胆囊炎，脚气，疟疾，骨刺鲠喉，破伤风及乳蛾。

［化学成分］威灵仙全株含原白头翁素，根含白头翁素、白头翁内酯、固醇、糖类、皂苷等。叶内含内酯、酚类、三萜、氨基酸及有机酸。

［药理作用］①对平滑肌的作用：人骨鲠后，咽部或食管上段局部挛缩，服用本品后即松弛，同时增强蠕动，使骨松脱。②对循环系统的作用：狭叶铁线莲对离体蟾蜍心脏有首先抑制后兴奋的作用，也有降压作用，可使麻醉犬血压下降，肾容积缩小。浸剂的作用大于煎剂。③抗利尿作用：本品制剂对小鼠、大鼠、豚鼠有显著的抗利尿作用。50%煎剂0.2ml约相当于脑垂体后叶素0.1单位的抗利尿作用，且作用时间较长，此种作用也可能与血压下降、肾血管收缩有关。④镇痛作用：本品煎剂2.5g/kg腹腔注射，小鼠热板法实验结果表明本品有镇痛作用。⑤抗菌作用：根煎剂（100%）用纸片法试验，对金黄色葡萄球菌、志贺痢疾杆菌有抑制作用，原白头翁素对革兰阳性及阴性细菌、霉菌都有较强的抑制作用。⑥降血糖作用：威灵仙浸剂对正常大鼠有显著增强葡萄糖同化的作用。⑦其他作用：原白头翁素能对抗组胺的支气管痉挛作用。

［临床研究］内服：煎汤：每次6～9g，浸酒或入丸、散、用量酌增。外用：捣研细粉外敷。

（1）治疗关节炎：威灵仙500g切碎，白酒1500ml，共入瓷器内隔水炖30分钟，取出过滤后备用。每次服10～20ml，每日3～4次。治疗15例，对改善症状有一定效果。（中草药新疗法展览会资料选编，1970：29）

（2）治疗跟骨痛：取威灵仙（以毛茛科铁线莲威灵仙为上）5～10g，捣碎，用陈醋调呈膏状，用时先将患足浸泡热水5～10分钟后，擦干后将药膏敷于足跟，包扎，晚上休息时可将患足放在热水袋上热敷。每2天换药1次。治疗89例，痊愈76例，好转11例，无效2例，总有效率为97.8%。［中医杂志，1990，（7）：25］

（3）治疗慢性风湿性膝关节炎、梨状肌综合征、肩周炎及各种扭伤和挫伤引起的疼痛：用复方威灵仙注射液肌内注射，每日1次，每次2～4ml，也可穴位注射，隔日1次，每次0.2～1ml。治疗275例，总有效率为100%。［贵州医药，1983，（2）：25］

（4）二味灵仙汤治风湿关节痛：威灵仙、粗叶榕各30g，或威灵仙、肖梵天花各30g，均酒水煎服。（福建药物志，1979）

［中毒及防治］威灵仙临床如使用过量或大剂量较长时间外敷，可引起中毒。外用可引起皮肤发疱溃烂及过敏性皮炎。内服则口腔灼热，肿烂，呕吐，腹痛，或剧烈腹痛，呼吸困难，脉缓，瞳孔散大。严重者10余小时内死亡。解救：皮肤黏膜中毒者，可用清水、硼酸或鞣酸溶液洗涤。内服中毒早期用0.2%高锰酸钾液洗胃，或服蛋清，或静滴葡萄糖盐水。剧烈腹痛可用阿托品等对症治疗。

19. 祖师麻（《陕西中药志》）

［别名］纪氏瑞香，大救驾，金腰带。

［性味归经］辛、苦，温，有小毒。

［功能主治］祛风除湿，散瘀止痛。治风湿痹痛，跌打损伤及各种疼痛。

［化学成分］含瑞香素（祖师麻甲素）、瑞香苷（祖师麻乙素）、紫丁香苷、祖师麻皂苷、祖师麻毒素等。

［药理研究］①镇痛作用：由祖师麻中提取的瑞香素，在多种动物实验模型中均呈现明显的镇痛作用，其作用弱于15ml/kg 哌替啶，略强于磷酸可待因。②镇静作用：瑞香素、祖师麻皂苷及祖师麻毒素对小鼠多种途径给药均呈现明显的镇静作用。③抗炎作用：70%祖师麻乙醇提取物对大鼠人工脚肿及关节炎均有明显的抑制作用，抗炎效果与水杨酸钠相似或略强，祖师麻皂苷有可的松样的抗炎消肿作用。④对心血管系统的影响：可降低血液的凝固性，降低高脂血症血清中胆固醇，抗动脉血栓形成，对防止动脉粥样硬化斑块形成有一定作用。⑤其他作用：瑞香素尚有抑制细菌生长的作用。

［临床研究］内服：水煎服，3～6g，或煅研末冲服。制成酊剂、膏药及软膏供外用。

（1）治疗各种关节炎、腰肌酸痛：用20%祖师麻酊剂、软膏或膏药贴敷患处，发赤起疱后在无菌条件下抽取疱内渗液，待其结痂，如此进行3～4次。治疗各类关节炎、腰肌酸痛等111例，治愈66例，好转38例，总有效率为93.7%［医学技术资料，1972，（1）：15］。

瑞香素口服或注射亦具同等疗效。祖师麻甲素胶囊口服对风湿性关节炎引起的四肢关节酸痛及软组织肿胀效果较好，而对类风湿关节炎引起的关节肿胀畸形、疼痛等效果一般。［药学资料，1977，（1）：44］。

有学者用祖师麻注射液条口穴注射治疗肩周炎253例，疗效迅速，1～3次即可治愈。［山西中医，1988，（2）：51］

（2）治疗冠心病：用长白瑞香素治疗72例，症状有效者55例，心电图有效者35例，同时呈现降血清胆固醇及降血脂作用。［新医学杂志，1977，（4）：21］

（3）治疗血栓闭塞性脉管炎：用长白瑞香素治疗88例，剂量每次300～600mg，1日3次，有效率83%，实验证明瑞香素具有扩张血管、抗寒冻、抗炎和抗凝等作用。［山东医药，1983，（8）：47］

（4）祖师麻膏治各类关节疼：20%祖师麻膏药，外贴患处。［陕甘宁青中草药选，1971］

［中毒及防治］祖师麻煎服或其制剂使用过量可致中毒。常见症状为嗜睡、无力、血压下降、呕吐等。生品外用可致皮肤起疱。救治：按中药中毒的一般处理原则处理，如洗胃、导泻、输液、利尿、对症治疗等。

20. 蚤休（《神农本草经》）

［别名］蚩休，重楼，重台，螯休，草河车，金钱重楼，白甘遂，草甘遂，重台草，独脚莲，三层草，铁灯盏，七时一盏灯，双层楼，九层楼，螺丝七，海螺七，七层塔，八角盘，孩儿掏伞，金盘托珠，红重楼，白河车，七叶遮花，金丝两重楼，独叶一枝花，七叶一枝花。

［性味归经］苦、辛，寒，有小毒。归心、肝经。

［功能主治］清热解毒，消肿止痛，息风定惊，平喘止咳，治痈肿疔疮，瘰疬，喉痹，小儿惊风抽搐，蛇虫咬伤，慢性支气管炎。

［化学成分］根茎含蚤休皂苷、薯蓣皂苷、薯蓣皂苷元的3－葡萄糖苷、3－鼠李糖葡萄糖苷、3－鼠李糖阿拉伯糖葡萄糖苷和4－四糖苷、娠二烯醇酮－3－查考茄三糖苷等多种皂苷，还含有单宁酸及18种氨基酸、肌酸酐、生物碱、黄酮、甾酮、蜕皮激素、胡萝卜苷等。

［药理研究］①抗微生物作用：100%蚤休制剂对痢疾杆菌、伤寒杆菌、副伤寒杆菌、肠炎杆菌、大肠杆菌、副大肠杆菌、铜绿假单胞菌、金黄色葡萄球菌、溶血性链球菌、脑膜炎双球菌均有抑制作用，对化脓性球菌的抑制作用优于黄连。对甲型及亚洲甲型流感病毒有抑制作用，是所试验的122种中药中抗病毒作用最强的，稀释至1∶1万至1∶10万仍有效。②抗炎作用：本品煎剂对于右旋糖酐引起的“无菌性炎症”有对抗作用。③止咳平喘作用：本品水煎剂或乙醇

提取物均按 15g/kg 给豚鼠灌胃，对组胺喷雾所致气管痉挛有保护作用，乙醇提取物作用尤强。④镇静、镇痛作用：蚤休苷可使小鼠的自由活动减少，与戊巴比妥钠有显著协同作用，并有镇痛作用。⑤抗癌作用：本品水煎剂经腹腔给药对小鼠肉瘤－180、肉瘤－37 有抑制作用，抑制率为 30%～40%。⑥止血作用：蚤休粉重楼总皂苷、重楼皂苷 C 均有明显的止血作用。⑦促肾上腺皮质功能作用：本品给大白鼠灌胃，可明显减低大鼠肾上腺内维生素 C 的含量，促进肾上腺功能。⑧抗蛇毒作用：蚤休清热解蛇毒力强，对小鼠蝮蛇毒、眼镜蛇毒中毒有明显的保护作用。

［临床研究］内服：煎汤 3～9g，磨汁、捣汁或入散剂 1～3g。外用：适量捣敷或研粉用醋、酒或水调敷患处。

（1）治疗流行性乙型脑炎：以本品为主治疗本病 77 例，痊愈 72 例，方法为：①七叶一枝花根茎每日 15g，用冷开水磨汁。②七叶一枝花根茎 15g，白马骨全株 75g，鲜鸭跖草 400g，加水 2 升煎至 1 升为 1 日量，每 3 小时服 1 次，每次 125ml，3～4 日为 1 疗程。（全国中草药新医疗法资料选编，1972：43）

（2）治疗颈部毛囊炎：将鲜蚤休根、茎用冷开水洗净，放广口瓶中加 95% 乙醇浸泡，1 周后外搽患处，每次待干后重复涂搽。治疗由金黄色葡萄球菌感染引起的颈部毛囊炎 40 例，除 3 例并发感染应用广谱素外，全部治愈。［江西中医杂志，1985，（4）：59］

（3）重台草散治风毒暴肿：重台草（即蚤休）、木鳖子、半夏各一两，上药捣细罗为散，以酽醋调涂之，凡是热肿，熁之。（宋・王怀隐．《太平圣惠方》）

［中毒及防治］中毒量 62～94g，中毒潜伏期约 1～3 小时。中毒症状为恶心、呕吐、头晕、头痛、眼花。严重者引起痉挛。

解救方法：洗胃、导泻，内服稀醋酸，如痉挛则用解痉剂及对症治疗。中草药可用甘草 15g 煎水，与白米醋、生姜汁 60g 混合，一半含漱，一半内服。痉挛时用乌蛇 9g，全蝎 3g，厚朴、甘草各 6g，水煎服。

21. 徐长卿（《神农本草经》）

［别名］料刁竹，石下长卿，逍遥竹，一枝箭，土细辛，九头狮子草，竹叶细辛，对叶草，老君须，生竹，一枝香，线香草，小对叶草，对月草，天竹，溪柳，山刁竹，痢止草。

［性味归经］辛，温，有小毒。归肺、胃、肝、肾经。

［功能主治］镇静，止痛，化湿，解毒。治登山呕吐，晕车晕船，胃痛腹泻，跌打损伤，风湿性关节痛，白带，蛇虫咬伤，水肿，腹水，湿疹，荨麻疹，神经性皮炎，牛皮癣，瘙痒，疟疾等。

［化学成分］全草含牡丹酚约 1% 及混合苷，经水解得到混合脂苷元及多种 2，6－去氧糖，D－加拿大麻糖，D－洋地黄毒糖，L－夹竹桃糖，及 D－沙门糖，混合酯苷元经水解分离出多种苷元：肉珊瑚苷元、厚果酮、茸毛牛奶藤苷元等。此外，全草和根茎含挥发油，全草含极少量生物碱。

［药理研究］①镇痛作用：热板法证明，徐长卿对小鼠有镇痛作用，腹腔注射 5g 或 10g/kg 后 10 分钟出现镇痛作用。②镇静作用。③对心血管系统的作用：徐长卿煎剂 10～15g/kg 小鼠腹腔注射，能增加冠脉血流量，改善心肌代谢，从而缓解心肌缺血。牡丹酚和去牡丹酚的徐长卿制剂都能使动物血压降低。④抗菌作用：徐长卿全植物煎剂 1∶4 对福氏痢疾杆菌、伤寒杆菌、金黄色葡萄球菌有抑制作用。

［临床研究］内服：3～10g，水煎服，入丸散或浸酒。外用：捣敷或煎水洗。

（1）治疗慢性再生障碍性贫血：治疗 1 例，先服归脾汤疗效不显，后加徐长卿和阿胶、茜草等获良效。治疗前血红蛋白70g/L，红细胞2.6×10^{12}/L，白细胞4.1×10^{9}/L，治疗后分别上升到血红蛋白95g/L，红细胞3.6×10^{12}/L，白细胞5.3×10^{9}/L，并长期稳定，随访2年未复发。[浙江中医杂志，1987，(8)：375]

(2) 治疗顽固性神经衰弱之失眠：徐长卿装胶囊，每次3g，每日1次。曾治1例，治疗前最多睡1~2小时，服1个月后，以能睡5~6个小时。[同(1)]

(3) 治疗银屑病：徐长卿注射液4ml(40mg/ml)肌注，每日2次，皮损轻者20天为1个疗程，重者40天为1个疗程。治疗150例，治愈73例，显效27例，好转28例，无效22例，总有效率为85.7%，经随访远期疗效满意。[江苏中医杂志，1985，(5)：7]

(4) 治疗各种痛证：徐长卿100%注射液，肌内注射，每次2~4ml，治疗肠炎、胆道蛔虫症、溃疡病、肠蛔虫症、胆囊炎、胆石症、胆道手术后综合征等所致的急性腹痛47例，有效35例，无效12例。(中药大辞典，1977：1894)

(5) 治风湿性关节痛：徐长卿24~30g，烧酒50ml，浸泡7天，每天服药酒60ml。(长白山植物药志，1982)

(6) 治风湿性腰痛：徐长卿30g，紫苏30g，猪腰子1对，水煎服。[同(5)]

[中毒及防治] 兔静脉注射5g/kg时，可出现惊厥，持续30~60秒，1~2分钟后始可站立，逐渐恢复正常。48小时内动物情况良好。未见徐长卿临床中毒的报道。

22. 眼镜蛇(《广西中药志》)

[别名] 膨颈蛇，蝙蝠蛇，五毒蛇，扁头风，琵琶蛇，吹风蛇，吹风鳖，饭铲头，饭匙头，万蛇。

[性味归经] 甘、咸，温，有毒。归肝、肾二经。

[功能主治] 祛风湿，通经络，止痛。治疗类风湿及风湿性关节炎，癌症，脚气病及诸痛证。

[化学成分] 眼镜蛇蛇毒主要为神经毒，并有溶血作用。蛇毒中尚含有细胞毒、心脏毒、眼镜蛇因子、抗凝因子、多种酶类、核苷酸、胆碱酯酶抑制物等。

[药理研究] ①镇痛作用：镇痛机理与吗啡不同，可能涉及中枢的乙酰胆碱能系统。②消炎作用：眼镜蛇毒有一定的消炎作用。③抗癌作用：蛇毒的膜活性多肽还可使抗癌药物易透过细胞进入癌细胞内，从而增加抗癌药物疗效，眼镜蛇毒对肝癌细胞的杀伤力最强。④对免疫系统的影响：主要反映在对补体激活系统的作用。导致C_3(和C_5)消耗，造成血清中补体含量下降。⑤对血液的影响：对正常人和动物红细胞有直接溶血作用。⑥对内分泌系统的影响：各种肾上腺皮质制剂均能有效地提高动物对眼镜蛇毒的耐受力。

[临床研究] 内服：煎汤，常用量3~6g。浸酒，蛇半斤浸酒3斤。

(1) 治疗类风湿关节炎：用三蛇酒(眼镜蛇、乌梢蛇、蝮蛇)，每日服1~2次，每次25~35ml，1斤蛇酒服10天，治疗74例，症状基本消失。(中国蝮蛇毒的临床应用，1986：12-17)

(2) 治疗癌症：有人用眼镜蛇毒治疗115例癌症病例，有明显的止痛效果，其作用优于吗啡，持续时间长且不成瘾，有些病例肿瘤生长减慢、缩小甚至完全瘢痕化，但对内脏癌瘤无效。[同(1)]

(3) 治疗诸痛：眼镜蛇毒注射液治疗慢性头痛、血管神经性头痛、坐骨神经性头痛、三叉神经痛、风湿痛等，肌注，每日1次，每次1ml，30天为1疗程。治疗467例，有效率为81.8%。[中草药，1986，(1)：7]

[中毒及防治] 眼镜蛇中毒量为15~30g，中毒潜伏期为1~4小时。若用量大可致中毒。中

毒表现：面色苍白，大量汗出，四肢厥冷，呼吸困难，血糖增高等。严重时则出现昏迷，休克，血压持续下降，心律不齐，最后多因呼吸中枢麻痹、心力衰竭而死亡。

救治：一般按对症处理的原则进行治疗。严重者，血压下降或升压不稳定时，可选用升压药物如间羟胺、去氧肾上腺素等，必要时酌用肾上腺皮质激素，呼吸、循环衰竭时，立即给予呼吸兴奋剂及毛地黄制剂。中药救治可用甘草60g，绿豆30g，水煎服，每3~4小时1次，用于中毒症状较轻者。

23. 蛇莓（《名医别录》）

［别名］蛇泡草，蛇盘草，蛇果草，龙吐珠，宝珠草，三匹风，三叶莓，地杨梅，三爪风，三爪龙，三脚虎，红顶果，蛇不见，老蛇泡。

［性味归经］甘、苦，寒，有小毒。

［功能主治］清热凉血，解毒消肿。治热病，咽喉肿痛，痢疾，惊痫，咳嗽，吐血，痈肿，疔疮，蛇虫咬伤，汤火伤。

［化学成分］种子油中的脂肪酸主要是亚油酸（53.1%），非皂化物质有烃、醇和固醇，固醇中的主要成分是β-谷固醇。

［药理研究］①抑菌试验：本品对金黄色葡萄球菌、脑膜炎双球菌、痢疾杆菌、伤寒杆菌、白喉杆菌均有抑制作用，浓度越高，抑菌力越强。②免疫促进作用：本品流浸膏对小白鼠腹腔巨噬细胞的吞噬功能有较明显的促进作用。③降压作用。④对人食管癌细胞的生长、分裂、增殖、再繁殖能力和DNA合成有影响，但对细胞DNA合成仅呈轻度抑制效应。

［临床研究］口服：煎汤，10~15g（鲜者30~60g），或捣汁。外用：捣敷或研末撒。

（1）治疗白喉：主治各型白喉，其退热、脱膜、细菌转阴时间及病死率与白喉抗毒血清合并青霉素组无明显差异。［四川中草药通讯，1977，(2)：25］

（2）治疗流行性腮腺炎：将蛇莓全草洗净捣成泥状，外敷患处，每天换药1次，一般连续敷用1~4次，配合针刺治疗流行性腮腺炎，42例，起到了清热解毒、消肿、活血散瘀的作用，腮腺肿痛消失加快，提高了疗效，缩短了疗程。［中级医刊，1983，(4)：33］

（3）治疗肝、肺、胃癌：北京市肿瘤研究所自拟复方白蛇酒（由白英、蛇莓、龙葵、丹参、当归、郁金等中药酒加蟾蜍酒混合而成）治疗肝、肺、胃癌各11、5、7例，其中有效7、4、5例。［北京医学，1980，(2)：91］

（4）外洗治阴痒：蛇莓适量，煎水洗阴部。（山西中草药，1979）

［中毒及防治］用本药治疗过程中，少数患者有恶心、呕吐、上腹部不适，余未发现其他不良反应。

救治：一般停药即可，严重者可用甘草、绿豆煎汤适量服用。

24. 黑蚂蚁（《本草纲目》）

［别名］玄驹，蚍蜉，大黑蚂蚁，山蚂蚁。

［性味归经］咸，平，有小毒。

［功能主治］祛风湿，益气力，外用消肿解毒。治顽痹，久痹，虚损，蛇咬伤，疔毒肿痛等。

［化学成分］黑蚁胃中的挥发性物质有多种脂肪烃。蚁属含丰富的蚁酸。同属血红蚁含挥发物质：正癸醇、正十一烷醇、正十二烷和它们的乙酸脂，以及金合欢烯的异构体。红林蚁F, rufa等赤蚁含蚁黄蝶呤、核黄素、生物蝶呤。近期国内研究报道，拟黑多刺蚁体内存在约40种游离氨基酸中的26种，再加上蛋白质水解的蛋氨酸，共27种。蚂蚁腔内的汁液中含柠檬醛，其

含量为动植物之冠。蚂蚁体内除含大量的氨基酸和蛋白质外，还含维生素 A、维生素 D、维生素 B_1、维生素 B_2、高能含磷化物 ATP、各种激素，以及铁、钙、镁、磷等 20 多种机体所必需的微量元素，其中铜、锌、锰、铁含量较高。

［药理研究］①镇静作用：拟黑多刺蚁的醇提取物（蚁膏）6g/kg 给小白鼠灌胃 1 次，可明显抑制其自发活动，说明有一定镇静作用。②抗炎作用：蚁膏 12g/kg 对小白鼠耳部二甲苯所致炎症有明显抑制作用。③对免疫功能的影响：蚂蚁所含柠檬醛可以调节人体免疫功能。实验证明，蚂蚁可促进免疫球蛋白的形成，促进淋巴细胞的转化，提高人体的免疫功能。④其他作用：减少足汗。

［临床研究］内服：2～5g，研末冲服，或入酒制、丸剂及冲服剂。外用：适量，捣绒外涂。

（1）治疗类风湿关节炎、风湿性关节炎：玄驹丸组成：广西产拟黑多刺蚁的干燥粉末，加蜂蜜为丸，每次服 5g，每日 3 次，白开水送服。30 天为 1 疗程，连服 3 个疗程。治疗类风湿关节炎 36 例，慢性风湿性关节炎 15 例，经 3 个月治疗，前者显效率为 75%．总有效率为 100%；后者显效率为 53.3%，总有效率为 94.3%。用新制的“蚂蚁丸”治疗类风湿关节炎 60 例，强直性脊柱炎 10 例，儿童类风湿关节炎 3 例，混合型 39 例，共治 112 例，结果治愈 34 例，基本治愈 46 例，好转 24 例，无效 8 例，总有效率达 93%，临床治愈率达 71%。本丸治疗风湿性关节炎、结节性红斑、红斑狼疮以及胃下垂、痛经等病症也取得意外的效果。组成及用法：蚂蚁 50g，人参 1g，黄芪、鸡血藤、丹参各 7.5g，当归 4g，淫羊藿、巴戟天、薏苡仁、威灵仙各 5g，制川乌、蜈蚣、牛膝各 2.5g。每丸重 12g，每日服 1 丸，3 个月为 1 疗程。［中西医结合杂志，1990，(2)：119］

（2）治疗神经衰弱：蚂蚁制剂治疗本病 248 例，剂型有片剂、冲剂、酒剂。每日 3 次，每次 2g（含蚂蚁量），疗程 4～8 个月。结果痊愈 10 例，显效 148 例，有效 78 例，无效 12 例，总有效率为 95.2%。［中草药，1989，(6)：41］

（3）治疗虚损等病症：选用拟黑多刺蚁等良种蚂蚁，烘干粉碎，制成蜜丸，成人每日 3 次，每次 5g，3 个月为 1 疗程，治疗类风湿关节炎、阳痿、贫血等病症，取得一定疗效。用拟黑多刺蚁制成蚂蚁粉、蚂蚁酒治疗慢性肝炎、少年遗精、成人阳痿、早泻、失眠、病后脱发等多种虚损性病症，疗效甚好。［药学通报，1988，(2)：95］

［中毒及防治］临床上未见中毒实例报道，仅少数病人可出现过敏性皮疹，经用少量抗过敏制剂后皮疹迅速消失。浓蚁酸有腐蚀性，如受其侵害，可于局部加水稀释，或用鸡蛋清、牛奶，以及弱碱如肥皂、食盐等以缓解之。

25. 雷公藤（《中国药用植物志》）

［别名］黄藤，黄藤根，黄藤木，黄藤草，黄药，水莽草，水莽兜，水莽藤，水脑子根，红药，红紫根，菜虫药，蝗虫药，横虫药，断肠草，烂肠草，八步倒，山砒霜，菜仔草，茅子草，南蛇根，三棱花，旱禾花，蜡心门（苗语）。

［性味归经］苦、辛，凉，有大毒。归肝、脾、肾经。

［功能主治］清热解毒，祛风除湿，舒筋活血通络，消肿止痛，杀虫止痒。治类风湿关节炎，肾炎，肝炎及多种皮肤病，烧伤，虫蛇咬伤，癌肿。民间用作杀虫药。

［化学成分］从 20 世纪 30 年代至今，已从雷公藤属植物中分离得到的化学成分有 73 个：生物碱 13 个、二萜 13 个、三萜 18 个、倍半萜 1 个、苷类 2 个、糖类 2 个、醇类 2 个、微量元素 11 个。有效成分中以二类萜最多，依次为生物碱、三萜类、微量元素等。

［药理研究］①抗炎作用：雷公藤煎剂腹腔注射，对大鼠甲醛性足跖肿胀有抑制作用。雷公

藤醋酸乙酯提取物对大鼠蛋清关节炎也有明显抑制作用。②镇痛作用：小鼠口服雷公藤总苷可使小鼠痛阈明显提高，6小时镇痛作用达到高峰，镇痛作用缓慢而持久。雷公藤总萜类有较明显的镇痛作用。③免疫抑制作用：对单核吞噬细胞功能和小鼠胸腺有影响。细胞免疫抑制作用：雷公藤总苷、雷公藤醋酸乙酯提取物能明显抑制实验动物淋巴细胞转化率，雷公藤红素、雷公藤内酯酮、雷公藤内酯醇、雷公藤总生物碱对小鼠淋巴细胞增生有显著的抑制作用，雷公藤红素抑制淋巴细胞增生的作用是可逆的，其对T细胞与B细胞的作用选择性不大。雷公藤能抑制多种致有丝分裂原及混合淋巴反应引起的淋巴细胞增生，且对脾细胞及淋巴细胞反应的抑制程度也接近。雷公藤红素可明显抑制白细胞移动，明显加强卵蛋白攻击淋巴细胞移动抑制因子的作用，使淋巴细胞移动进一步减慢。对体液免疫功能的影响：雷公藤总苷能明显抑制家兔对人血清蛋白的初步免疫反应，能延缓抗原从尿中的排泄，其原因可能是该药抑制了特异性抗体的合成。雷公藤内酯酮能抑制大鼠循环免疫复合物的水平。对补体水平的影响：雷公藤醋酸乙酯提取物或内酯醇分别能提高小鼠或大鼠血清总补体含量。④对环核苷酸代谢的影响：雷公藤总苷、雷公藤醋酸乙酯提取物可使血浆环磷酸腺苷（cAMP）含量明显下降。⑤抗肿瘤作用：雷公藤内酯醇对L1210、P388白血病瘤株有明显抑制作用，对L615小鼠白血病有明显疗效，可使成活期延长140%以上。⑥对生殖系统的影响：雷公藤内酯醇亦有抗雄性生育作用。⑦对血凝、纤溶及血液物化特性的影响：雷公藤有中等程度的抗凝作用，有纠正纤溶障碍作用。并有改善血液聚集性、黏滞性、浓厚性增高的状况，亦即具有活血化瘀作用。⑧解热作用：雷公藤对正常大鼠体温及致热大鼠体温均有降温作用。⑨杀虫与抑菌作用：雷公藤水煎剂、醇浸液及醚提取物均能杀灭蝇、蛆、梨叶星毛虫及卷叶虫等害虫。

［临床研究］内服：雷公藤带皮全根每日10～12g，去皮根芯木质部每日15～25g。可煎服或制成糖浆剂、酒剂、片剂（酒剂剂量酌减）内服。外用：适量研粉醋调敷，或配置成酊剂、软膏用。

（1）治疗类风湿关节炎：近20年报道采用雷公藤多种制剂治疗本病已达4000例以上，其中用单味雷公藤治疗的1032例近期疗效统计结果，缓解120例（11.63%），显效430例（41.67%），好转406例（39.34%），无效76例，总有效率为92.64%。一般服用后3～7天后起效，关节疼痛减轻较早，其次为消肿和缓解晨僵，有效病例的发热多在3～10天内得到控制。血沉下降率为88.04%，类风湿因子转阴率为13.64%～63.86%，血红蛋白值明显上升，白细胞值恢复正常，C－反应球蛋白值下降。（雷公藤的研究与临床应用，1989）

（2）治疗幼年型类风湿关节炎：用雷公藤制剂治疗本病患儿104例，均系中西药物治疗疗效欠佳者。结果显效46例（44.23%），好转52例（50%），无效6例（5.57%），总有效率（94.23%），对少关节型、多关节型者疗效较好，全身型者疗效较差。起效时间1～13天。［同（1）］

（3）治疗风湿性关节炎：用单味雷公藤酒剂治疗本病35例，31例有效（88.57%）。用雷公藤合剂治疗本病28例，临床治愈9例（32.14%），显效13例（46.43%），有效6例，总有效率为100%。［同（1）］

（4）治疗肾病综合征：用雷公藤不同制剂分别治疗原发性肾小球肾病、儿童肾病综合征、肾病综合征1型共153例，缓解128例（83.66%），有效17例（11.11%），无效8例，总有效率为94.77%，是雷公藤治疗肾小球疾病疗效中较优的一个病种。［实用内科杂志，1982，（4）：200］

（5）治疗隐匿性肾炎：用雷公藤制剂治疗45例，缓解15例（33.33%），有效17例

(37.78%)，无效13例，总有效率为71.11%。对尿蛋白的消减效果明显，对尿红细胞的影响则较小。[中华内科杂志，1982，(10)：613]

(6) 治疗继发性肾小球疾病：①紫癜性肾炎：用雷公藤制剂治疗本病106例，近期缓解94例(88.68%)，有效8例(7.55%)，无效4例，总有效率为96.23%。其突出疗效表现在对尿蛋白的转阴，最快4~5天，大部分在1.4~2个月[江苏医药1987，(12)：664]。②狼疮性肾炎：用雷公藤制剂治疗本病44例，近期缓解34例(77.27%)，有效7例(15.91%)，无效3例，总有效率为93.18%。治疗后血雌二醇(E_2)水平明显降低，雷公藤与激素有协同作用。[中华医学杂志，1982，(10)：581]

(7) 治疗肿瘤：用雷公藤浸膏片为主治疗恶性肿瘤12例，其中早期肝癌4例，缓解3例，1例显效，肺癌3例均好转，胰腺癌1例好转，3例晚期肝癌和食管癌无效。总有效率为66.67%。用雷公藤内酯醇治疗12例白血病，也初步获效。(雷公藤的临床研究与应用，1989)

(8) 治疗甲状腺疾患：用雷公藤多苷片口服，每日3次，每次1片(10mg)，配甲状腺素片，每日2~3次，每次20~40mg，治疗12例慢性淋巴细胞性甲状腺炎全部获效，可使症状、体征迅速缓解，肿大的甲状腺结节消失。[中西医结合杂志，1988，(11)：676]

(9) 治疗赖特综合征：用雷公藤15g，陈皮6g，每日1剂，水煎后分2次服，治疗本病7例，平均住院28.7天，全部治愈，较用激素治疗平均住院天数缩短了18.3天，出院后随访60天~3年未复发，6例未遗留持久性下肢关节滑膜炎，仅1例有骶髂关节骨质改变。[河北中医学院学报，1987，(4)：10]

(10) 治疗红斑狼疮：用雷公藤治疗红斑狼疮1080例(系统性红斑狼疮818例，慢性盘状红斑狼疮182例，亚急性皮肤型红斑狼疮32例，深部红斑狼疮12例，重叠型红斑狼疮36例)，一般1周左右见效，有效率(包括显效率)72%~92%，其疗效具体表现在关节疼痛、发热、乏力等改善，皮损消退，受损的肝、肾等内脏功能好转，全血系统包括白红细胞上升至正常，血红蛋白及血小板上升，血沉及黏蛋白下降，红斑狼疮细胞转阴，补体(C3、CHso)值上升，免疫球蛋白及T、B细胞功能好转等。[江苏医药，1987，(12)：655]

(11) 治疗皮肌炎：用去皮雷公藤片剂，或糖浆加丹参注射液治疗本病21例，显效9例，有效8例，无效4例，总有效率为80.9%，用雷公藤制剂或单味雷公藤配补气活血中药分别治疗本病38例，总有效率为86.84%。复方制剂较单味疗效好。[中医杂志1985，(1)：40]

(12) 治疗干燥综合征：用去皮雷公藤糖浆与片剂治疗本病19例，有5例加用丹参注射液，结果均获不同程度的疗效。其中显效9例，占47.4%。[中西医结合杂志，1985，(3)：163]

(13) 治疗白塞病：综合近年用雷公藤制剂治疗本病的5篇报道计86例，缓解12例，显效50例，好转23例，无效1例，总有效率为98.7%。对各种皮损都有确切的疗效，其中对皮肤血管炎、关节炎、长期低热、乏力、结节性红斑、外阴溃疡等症状的缓解最为显著。对眼色素层炎如复发性前房积液，单用本药不能使积液迅速消退，对复发性口疮基本上能控制复发。[中西医结合杂志，1983，(6)：349]

(14) 治疗硬皮病：用雷公藤多苷治疗系统性硬皮病40例，取得了较好疗效。与秋水仙碱治疗组对照，在改善症状，降低免疫球蛋白、循环免疫复合物、血沉等方面明显优于秋水碱。(雷公藤的研究与临床应用，1989)

(15) 治疗皮肤血管炎：①急性热病性中性粒细胞增多性皮病(Sweet综合征)：用雷公藤总苷片1~1.5mg/kg，每日分2~3次口服，治疗30例，26例显效，4例有效。②多形性红斑、寒冷性多形性红斑：用雷公藤片或多苷片治疗150例，痊愈26例，显效39例，有效74例，无效

11 例。③过敏性紫癜：用雷公藤片（每片含生药10g），每服1片，每日3次，治疗12例，痊愈10例，进步1例，无效1例。④结节性红斑：用雷公藤片（用法同③）治疗20例，痊愈8例，显效5例，进步3例，无效4例。⑤变应性血管炎：用雷公藤总苷治疗27例，21例显效，5例有效，1例无效。用雷公藤片治疗8例，痊愈3例，显效2例，无效3例。⑥进行性紫癜性皮肤病：用雷公藤片治疗4例，痊愈2例，显效1例，无效1例。⑦结节性血管炎：用雷公藤片治疗20例，治愈8例，显效5例，有效3例，无效4例。⑧隆起性红斑：口服雷公藤糖浆（每升含生药1g），每次10ml，每日3次。治疗6例，基本痊愈2例，显效3例，无效1例。[中医杂志，1983，(9)：9]

(16) 治疗银屑病：以雷公藤、鸡血藤和甘草配制成乙醇浸剂或水煎剂，治疗193例寻常型银屑病，总有效率为80.2%，乙醇浸剂稍优于水煎剂。用雷公藤糖浆治疗148例寻常型银屑病，总有效率为84.84%。用雷公藤片（每片含生药1.8g）每日3次，每次3片，治疗130例银屑病（寻常型122例，关节炎型4例，脓疱型4例），痊愈29例，显效21例，有效34例，无效46例，总有效率为64.62%。用雷公藤醇浸膏片治疗本病67例，痊愈34例（50.8%），进步2例，无效11例，总有效率为83.6%。[临床皮肤科杂志，1982，(3)：118]

(17) 治疗副银屑病：用雷公藤制剂治疗本病22例，基本痊愈10例，有效11例，无效1例，一般1~2周可见效。认为在本病尚无特殊疗法的今天，雷公藤可作为治疗本病的首选药物。[中医杂志，1985，(8)：45]

(18) 治疗红皮病：用雷公藤制剂治疗本病40例，痊愈31例，显效8例，无效1例，总有效率为97.5%。[临床皮肤科杂志，1986，(4)：180]

(19) 治疗高蛋白血症性紫癜：用雷公藤多苷片，40~6mg/d，皮疹消退后减量，治疗2例应用泼尼松无效的患者，均获痊愈，10~12个月未复发。[临床皮肤科杂志，1988，(1)：15]

(20) 治疗天疱疮：用雷公藤糖浆（每ml含雷公藤去皮根茎1g）每服10~15ml，少数每日达60~80ml，治疗本病11例，显效6例，有效5例。[中西医结合杂志，1986，(3)：149]

(21) 治疗多发性硬化（MS）：用雷公藤片（每片含雷公藤总萜20mg），每次2片，每日3次口服，连用3周，治疗10例MS，8例症状明显缓解，体征消失，2例慢性进展期患者轻微缓解。[中西医结合杂志，1988，(2)：87]

(22) 治疗发热性嗜中性白细胞增多性皮病（Swect's 综合征）：用雷公藤糖浆或雷公藤片（均相当于生药30~60g/d），治疗本病26例，取得了较好效果，不仅皮疹迅速消退，皮损伤处疼痛也很快消失，发热、白细胞升高等恢复也较好。认为雷公藤可作为治疗本病的首选药物。[中原医刊，1984，(4)：48]

(23) 治疗脂膜炎：用雷公藤8~15g，生甘草3g，水煎服，每日1剂，治疗1例反复发作的脂膜炎患者，半月后症状消失，随访10个月未复发。[湖南中医杂志，1986，(2)：44]

[中毒及防治] 常规剂量服用本药副作用发生率约36.7%。超过常规剂量服用，尤其服用禁止入药部分，如嫩叶、芽尖等，或误服采食雷公藤花酿制的蜂蜜均可引起中毒。个别对雷公藤敏感的特异体质者，虽用常量亦可中毒，一般认为服雷公藤叶2~3片即可中毒，嫩芽7个（约12g）或根皮30~60g可致死。一般中毒后24小时左右死亡，最多不超过4天。

中毒表现：①消化系统：上消化道强烈烧灼感，腹部剧烈绞痛，阵发性加剧，剧烈呕吐，严重腹泻，便血，肝区疼痛，肝大，触痛，腹胀黄疸，sGPT升高。②心血管系统：胸闷，心悸，气短，呼吸困难，发绀，脉象细弱，心率快，心音低钝，可伴有心律不齐或心电图心肌受损改变。尚可出现肢冷，体温降低，血压下降。严重者可发生心源性休克，产生急性心源性脑缺血综合性而猝死。③泌尿系统：腰痛，浮肿，少尿甚至尿闭，尿中出现红细胞、白细胞、管型及蛋白，严重者可有肉眼血尿，血 NPN、BUN 增高。④呼吸系统：呼吸急促，发绀，个别可发生肺水肿而出现呼吸衰竭和呼吸骤停而死亡。⑤神经系统：头昏，乏力，烦躁或嗜睡，感觉过敏，口唇、舌及全身麻木等。⑥血液系统：血便，血尿，口鼻出血，皮下出血。此外，长期应用雷公藤尚可出现育龄女性月经减少乃至闭经，男子精子数明显减少甚至完全消失，皮疹，皮肤瘙痒及色素沉着，此外尚有潜在的致癌危险。

救治：①西医药：中毒后应及时催吐、洗胃、导泻、输液、利尿，以促进毒物迅速排出体外。出现中毒性心肌炎、心源性休克时可使用皮质激素、大剂量维生素 C、能量合剂、极化液等营养心肌、增强代谢药物及强心药物。出现肾衰竭时，可用呋塞米，并按急性肾衰竭处理，尽早进行透析治疗。出现脑水肿、肺水肿时可按常规处理。出现中毒性肝炎时予保肝措施，有水、电解质、酸碱失衡，腹痛、出血等情况，可对症处理。②中草药：枫杨嫩枝一握，洗净，捣碎，滤汁。每次口服 50ml。鲜杨梅果汁，每隔 1～2 小时灌服 100～200ml，或杨梅树根 60～250g 水煎服，每日 2～3 次。鲜凤尾草每次 250～500g 煎水频服，连服 3～5 天，或配伍金钱草、乌桕、田三七等。鲜广东金钱草 250～500g，洗净、捣烂，绞取汁，兑入一只母鸭血及 120～250g 白糖，每次灌服 400ml，如毒素攻心，用黄连 1.5～3g。新鲜羊血或白鹅血 200～300ml，口服 1～2 次，对急性中毒 12 小时内者尤为适合。中药辨证论治：休克期急用参附汤、独参汤或生脉散以回阳救逆，复脉。休克期后出现尿血、尿闭者用五苓散、小蓟饮利尿止血，加用三七粉止血活血，生大黄活血排毒。以肠道症状为主者则仿榆槐脏连丸或地榆散意，以清解止血为法治之。恢复期着重培补心、肝、肾。

26. 蜀羊泉（《神农本草经》）

［别名］苦茄，白英，排风藤，千年不烂心，白毛藤，羊泉，羊饴，漆姑草，毛秀才。

［性味归经］甘，寒，有毒。归经、胃经。

［功能主治］清热解毒，祛风除湿，化痰，利尿。治伤风感冒，咽喉肿痛，支气管炎，小儿惊风，新生儿破伤风，痈肿疔毒，癌肿，风湿麻木疼痛，皮肤瘙痒症，湿疹，黄疸，瘰疬，崩带。

［化学成分］未成熟果实含多种甾体生物碱，澳洲茄碱、蜀羊泉碱、番茄烯胺、澳洲茄胺等。在成熟的果实中，含 3，4－去氢番茄－醛－16、番茄黄质和红英果红素等色素。

［药理研究］①抗炎作用：蜀羊泉提取物对动物有抗炎作用。澳洲茄胺有可的松样作用，降低血管通透性及透明质酸酶的活性，对动物的过敏性、烧伤性、组胺性休克有某些保护作用，还能增加小鼠胰岛素休克的存活性，并能促进抗体的形成。②抗肿瘤作用：临床上对子宫颈癌有效，但重复率低，进一步用相当生药 40、80、120g/kg 的煎剂及小剂量递增时给药方法，都没有明显抗小鼠梭形细胞肉瘤实体型、艾氏腹水癌实体型及肉瘤 180 的作用。但醇提取物对小鼠肉瘤 180 则有抑制作用，其有效成分为 β－苦茄碱。③对机体防御功能的影响：可以增强机体非特异性的免疫生物学反应。④解热镇痛作用：澳洲茄胺解热作用部位在中枢。⑤其他作用：蜀羊泉碱有某些抗真菌作用，有制欲作用，还能降低血液凝固性，并有利尿作用。

［临床研究］内服：10～15g，做汤剂。外用：适量，煎汤洗。

（1）治疗风湿病：蜀羊泉 10～15g，水煎服。（上海常用中草药，1970 年）。

（2）二白汤治肾炎水肿：鲜白英 30g，白茅根 60g，水煎服。［同（1）］

（3）白英夏葵汤治瘰疬：白英 30g，夏枯草 15g，天葵子 10g，煎服。或白英、萝藦根各 30g，猪瘦肉 60g，水煮至肉烂，食肉喝汤。（安徽中草药，1975）

（4）白英煎汤服治食管癌、子宫癌：白英15～30g，水煎服。（陕甘宁青中草药，1971）

［中毒及防治］中毒表现：头痛，腹痛，呕吐，腹泻，眩晕，瞳孔先缩小后散大，心跳先快后慢，精神错乱，痉挛等。

救治：①洗胃（用高锰酸钾3.6g溶于9升水中，或用0.5%鞣酸），或给予催吐剂（中毒早期，患者未能将毒物全部吐出之前进行）。②导泻。③服蛋清及活性炭。④大量饮糖水或静脉点滴葡萄糖。⑤皮下注射毛果芸香碱0.01g，半小时1次，至口腔转湿为止。⑥对症治疗：有躁动或痉挛时可用镇静剂（如水合氯醛、巴比妥、氯丙嗪），如呼吸中枢抑制时可用呼吸兴奋剂并保暖，必要时给氧或人工呼吸。

27. 豨莶草（《唐本草》）

［别名］豨莶，火莶，希仙，虎仙，猪膏草，绿莶草，风湿草，大叶草，黏糊草。

［性味归经］苦，寒，有小毒。归肝、脾、肾经。

［功能主治］祛风湿，强筋骨，止痹痛，安神降压。治风湿痹痛，筋骨不利，四肢麻痹，腰膝无力，中风口眼歪斜、半身不遂以及湿热疮毒，风疹湿痒，疟疾，急性肝炎，神经衰弱，高血压等。

［化学成分］腺梗豨莶含豨莶苦味质及生物碱挥发油等。

［药理研究］①抗炎作用：对大鼠甲醛性或蛋清性关节炎有明显消炎作用。②降压及扩张血管作用：其扩张血管的作用是通过阻断收缩血管的交感神经而产生的。③抗菌作用：体外抑菌实验表明，豨莶草对白念珠菌有轻度抑制作用，对胸腺有显著抑制甚至耗损作用，提示可用于治疗某些胸腺增生、胸腺瘤和重症肌无力等。④利尿排毒作用：豨莶草等祛风湿药有排尿酸作用。

［临床研究］内服：煎汤9～15g，捣汁或入丸散。外用，捣敷、研末撒或煎水熏洗。

（1）治疗急慢性风湿性关节炎：用豨莶汤（豨莶草120g，生白术90g，薏苡仁60g）、五虎汤（僵蚕6g，全蝎6g，蜈蚣3条，川乌、草乌各3g）合剂治疗急慢性关节炎疗效颇满意，愈后很少复发。［赤脚医生，1976，（1）：27］

（2）治疗银屑病：用豨桐丸（豨莶草、臭梧桐）每次8～10片，每日2～3次，治疗20例，有效率为81.8%。［中西医结合杂志；1983，（5）：296］

（3）治疗大动脉炎：实验证明：豨莶草提取液能使保留神经的兔耳血管扩张，并能阻断刺激神经所引起的缩血管反应。故李氏报道曾治愈1例病程迁延18年的大动脉炎患者。方用豨莶草、丹参、熟地、寄生、炒杜仲各15g，当归、枳壳、郁金、党参各10g，治疗过程中随证加减，治疗33天痊愈。［河南中医，1984，（1）：39］

（4）软坚通脉饮治老年性下肢动脉硬化性闭塞症：豨莶草、海藻、生牡蛎、虎杖各30g，失笑散15g，水煎服。（中国中医秘方大全，1989）

28. 蜥蜴（《吉林中草药》）

［别名］麻蜥，马蛇子，麻蛇子，蛇狮子。

［性味归经］咸，寒，有小毒。

［功能主治］活血化瘀，消瘿散结，解毒镇静。治骨折，淋巴结核，气管炎，羊痫风，骨结核，骨髓炎。

［化学成分］含蜥蜴油。

［药理研究］①促进骨质愈合：动物实验证实，中药“蜥蜴散”在骨折早中期能增进胶原及钙代谢，促进骨质愈合。②祛痰作用：本品能抑制痰液的分泌，促使痰液量减少，甚至完全消

失。对寒痰患者效果好。

［临床研究］内服：研末用1～2只。外用：研末搽患处。

（1）治疗慢性气管炎：以麻蛇子焙干存性，研粉装胶囊内，每次0.6～0.9g，每日1次口服。临床观察488例，显效75例，好转268例，总有效率为75%。对痰多者疗效好，131例痰多患者，显效34例，好转79例，总有效率为85.6%；对寒痰患者疗效好，45例寒痰患者，显效19例，好转14例，总有效率为82.5%。（中药大辞典，1977）

（2）治疗各种感染：蜥蜴油外用治疗各种感染265例，均取得了较好的疗效。［泰山卫生，1989，（4）：5］

（3）治疗红斑狼疮：活丽斑麻蜥用香油炸焦吃。（常用药物动物，1984）

［中毒及防治］用量过大时有口干舌燥感，不需特殊处理，停药后即可消失。

29. 嘉兰（《昆明民间常用草药》）

［别名］舒筋散，何发来（勐海傣族语）

［性味归经］苦，温，有大毒。

［功能主治］抗癌肿，消瘢痕，消肿散结，止咳平喘，镇痛。治各种恶性肿瘤，瘢痕疙瘩，痛风，疔疮疽肿，支气管炎，哮喘，毒蛇咬伤等。

［化学成分］本品是提取秋水仙碱的主要原料。根状茎含秋水仙碱。

［药理研究］①抗肿瘤作用：秋水仙碱具有细胞毒作用，对正常细胞也同样可选择性阻断于有丝分裂中期。故常用该碱作为药物对肿瘤细胞杀伤动力学研究及细胞生物学研究工具药。②对中枢神经系统的作用：秋水仙碱有增强或延长催眠药的作用，能降低体温，增加对中枢抑制药的敏感性，抑制呼吸中枢，增加对交感神经药的反应，收缩血管并通过对血管运动中枢的兴奋作用引起高血压。③对肾脏的影响：对亚急性肾小球肾炎、新月体形成及不同程度的纤维化、肾小管含有蛋白尿、肾功能有一定的影响，而秋水仙酰胺则无明显损害肾脏的作用。④对瘢痕增殖的影响：秋水仙碱通过干扰成纤维细胞排泌前胶原蛋白，以抑制胶原纤维的增殖，从而抑制瘢痕的增殖。

［临床研究］每次0.3～0.6mg研粉加适量蜂蜜蒸服。或制成复方秋水仙碱注射液做腔内和组织内注射，每次2ml（每2ml含秋水仙碱1mg），每日1次，40～80ml为1疗程。或制成秋水仙酰胺注射液（每瓶含10mg，用时加入5%葡萄糖注射液或生理盐水500ml中）10mg，2小时滴完，每日1次，200～300mg为1疗程。

（1）治疗肿瘤：国内常用复方秋水碱及其衍生物秋水仙胺，治疗乳腺癌，疗效显著，对宫颈癌、食管癌、肺癌、鼻咽癌、淋巴肿瘤、唾腺肿瘤、白血病等亦有一定疗效。［天津医药，1973，（2）：38］

（2）白塞综合征：有学者报告5例白塞病患者，病程1～8年，曾用吲哚美辛、激素等治疗结果不满意，采用秋水仙碱治疗，每日口服1mg，不到1个月，皮肤和眼部症状均明显好转，血沉和C－反应球蛋白均恢复正常。连续用药2个月～2年间5例患者均取得明显效果，能从事正常活动，症状无复发，无不良反应。［中国医院药学杂志，1983，（5）：22］

（3）治疗皮肤瘢痕增殖：用复方秋水仙碱离子导入预防和治疗皮肤瘢痕增殖，共观察预防性导入18个点，导药前后观察局部体表温度、组织学、组织化学和超微结构的改变，结果表明，预防性导入的有效率为100%，治疗导入有效率为85.7%。又用这种方法防治烧伤所致皮肤瘢痕增殖，对26例32个防治部位观察，总有效率达93.7%。［中华实验外科杂志，1985，（4）：182］

［中毒及防治］口服致死量的秋水仙碱 8mg，3～6 小时后出现口咽烧灼感和疼痛，吞咽困难，恶心，腹痛，随之出现剧烈的呕吐、腹泻、里急后重，膀胱痉挛，酸中毒，严重者人事不省，休克，或神疲乏力，脱发，身麻，脉虚，舌淡白，全血减少，骨髓造血功能抑制，甚者心慌气短，抽搐惊厥等。秋水仙酰胺的症状稍轻，中毒后出现恶心，食欲减退，腹胀或便秘，全身倦怠，四肢酸痛等，停药后可消失，严重骨髓抑制少见。

救治：抗休克，抗惊厥，对症急救。轻症早期用生姜汁 10ml，甜醋 250ml 混合服之；或用防风、甘草、生姜、白醋，水煎内服。漏出皮下者应皮下注射胱氨酸甲酯 0.5g，溶于 10% 生理盐水中。

30. 壁虎（《本草纲目》）

［别名］守富，堰蜓，壁官，辟宫子，地塘虫，天龙，爬壁虎。

［性味归经］咸，寒，有小毒。归心经。

［功能主治］祛风，定惊，散结，解毒。治中风瘫痪，历节风痛，风痰惊痫，瘰疬恶疮。

［化学成分］壁虎含与马蜂毒相似的有毒物质及组胺类。乙醇提取物中含甘氨酸、脯氨酸、谷氨酸、丙氨酸、精氨酸、天门冬氨酸、赖氨酸、亮氨酸、丝氨酸、苯丙氨酸、苏氨酸、缬氨酸、异亮氨酸、酪氨酸、γ－氨基丁酸、组氨酸、半胱氨酸，并含磷、钾、钙等多种微量元素。

［药理研究］本品有抗肿瘤作用，体外实验发现其水溶液可抑制人体肝癌细胞的呼吸。此外，对结核杆菌及常见致病性真菌有抑制作用，并有抗惊厥及溶血作用。

［临床研究］水煎服每次 1.5～4.5g，研细末吞服每次 0.9～1.5g，外用适量，研细撒布患处或香油调敷患处。

（1）治疗结核病：壁虎治疗结核病疗效显著，既可应用于肺结核、骨结核，又可治疗淋巴结核，尤其对结核形成的瘘管、窦道疗效显著。［浙江中医杂志，1982，（1）：31］

（2）淋巴结核：用一嗅灵（壁虎半条、麝香 2g、煅珍珠 1 粒、鸡爪皮烘干 5 个、蜈蚣 3 条、轻粉 1.5g，共研细末，以大枣 3 枚研泥调匀）半量，用鼻嗅 2～3 小时，10 日 1 次，治疗淋巴结核 41 例，37 例痊愈，2 例好转，2 例无效，平均疗程 101 天。［浙江中医杂志，1985，（2）：260］

（3）治疗癌肿：①食管癌：用壁虎 1～2 条和米适量炒至焦黄，研成细末，分 2～3 次以少量黄酒调敷。治疗 4 例，临床症状均消失，钡餐造影复查，1 例癌灶消失，3 例病灶明显好转。［浙江肿瘤通讯，1972，（3）：23］②肝癌：用壁虎研末吞服，每次 2 只，治肝癌 2 例有效，其中 1 例为直肠癌术后的继发肝癌，服守宫粉 4 个月后经 B 超复查，肝大小、形态正常，未见局限性病变，6 个月后恢复工作。［浙江中医杂志，1985，（7），316］③白血病：用壁虎偏方治疗 1 例白血病取效。方法为：将活壁虎 1 条，放入鲜鸡蛋内，泥裹焙熟，吃鸡蛋与壁虎。每 3 天吃 1 次。本例患者服此方 3 个月后症状减轻，改为 5 天吃 1 次，共吃壁虎 50 条。6 个月后复查，血片、骨髓片均无异常，随访 12 个月病情稳定。［山东医药，1981，（8）：37］④治疗蝎、蜂蜇伤肿痛：将活守宫 1 条放入鸡蛋内封好，1 周后守宫除骨骼外均化为液体，用此液体涂搽被蝎、蜂螫伤处，观察 20 例，均 1 次治愈。本方治无名肿毒亦效。［江苏医药，1977，（8）：20］⑤治疗血栓闭塞性脉管炎：有人从活壁虎近尾部剪下一块稍大于溃疡面的带皮壁虎肌肉，以 75% 酒精洗去血迹后敷于溃疡处，然后用消毒纱布包扎，治疗 1 例左下肢三期一级血栓闭塞性脉管炎，1 次即愈。［四川中医，1986，（4），47］

［中毒及防治］少数病例服后有咽干、便秘现象，以麦冬、决明子各 9g，泡茶饮之可以改善此副作用。未见有严重中毒的报道。

附　方

1. 凉营清气汤（《喉痧证治概要》）

鲜生地　鲜石斛　生石膏　玄参　连翘　栀子　牡丹皮　赤芍　薄荷叶　甘草　黄连　犀角尖　茅根　芦根　金汁　鲜竹叶

2. 麦味地黄汤（《医级》）

熟地　山萸肉　山药　丹皮　泽泻　麦冬　五味子　茯苓

3. 黄连膏（《医宗金鉴》）

黄连　归尾　黄柏　姜黄　麻油　黄蜡

4. 血竭膏（《中医外科学》）

血竭　当归　紫草　轻粉　三七粉　黄蜡　麻油

5. 化斑汤（《温病条辨》）

石膏　知母　生甘草　玄参　犀角　粳米

6. 清瘟败毒饮（《疫疹一得》）

石膏　生地　犀角（现犀角禁用，用水牛角代之）　黄连　栀子　桔梗　黄芩　知母　赤芍　玄参　连翘　竹叶　甘草　丹皮

7. 归脾汤（《妇人良方》）

人参　黄芪　炒白术　茯苓炙甘草　当归　龙眼肉　炒枣仁　远志　木香　生姜　大枣

8. 炙甘草汤（《伤寒论》）

炙甘草　生姜　人参　生地黄　桂枝　阿胶　麦冬　麻仁　大枣

9. 逍遥散（《太平惠民和剂局方》）

柴胡　当归　白芍　白术　茯苓　甘草　薄荷　生姜

10. 真武汤（《伤寒论》）

茯苓　芍药　生姜　白术　炮附子

11. 羚角钩藤饮（《通俗伤寒论》）

羚羊角　桑叶　川贝母　鲜生地　钩藤　菊花　茯神　白芍　甘草　鲜竹茹

12. 生脉散（《景岳全书·传忠录》）

人参　麦冬　五味子

13. 银翘散（《温病条辨》）

金银花　连翘　牛蒡子　桔梗　薄荷　鲜竹叶　荆芥　淡豆豉　甘草　鲜芦根

14. 实脾饮（《世医得效方》）

白术　厚朴　槟榔　草果　木香　木瓜　附子　干姜　茯苓　炙甘草

15. 拯阴理劳汤（《医宗必读》）

生地　丹皮　当归　麦冬　橘红　薏苡仁　莲子　白芍　人参　炙甘草　五味子　大枣

16. 覆盆子丸（《简要济众方》）

覆盆子　五味子　附子　酸枣仁　熟干地黄　白术

17. 越婢加术汤（《金匮要略》）

麻黄　石膏　甘草　生姜　大枣　白术

18. 小半夏加茯苓汤（《历代名医良方注释》）

半夏　生姜　茯苓

19. 建瓴汤（《医学衷中参西录》）

山药　怀牛膝　代赭石　龙骨　牡蛎　生地　白芍　柏子仁

20. 清心汤（《杂病源流犀烛》）

甘草　连翘　栀子　大黄　薄荷　黄连　黄芩　朴硝　竹叶　蜜

21. 清心温胆汤《杂病源流犀烛》）

陈皮　半夏　茯苓　枳实　竹茹　白术　菖蒲　香附　当归　白芍　姜黄连　麦冬　川芎　远志　人参　甘草　姜

22. 大定风珠（《温病条辨》）

白芍　生地　麦冬　阿胶　生龟板　生牡蛎　生鳖甲　炙甘草　麻仁　五味子

23. 茵陈蒿汤（《伤寒论》）

茵陈蒿　栀子　大黄

24. 一贯煎（《柳州医话》）

北沙参　麦冬　生地　当归　枸杞子　川楝子

25. 桃红四物汤（《医宗金鉴》）

当归　赤芍　生地　川芎　桃仁　红花

26. 健脾温中丸（《揣摩有得集》）

潞参　白术　杏仁　半夏　归身　炮姜　附子　橘红　川芎　炙甘草　紫菀　上元桂

27. 犀角地黄汤（《备急千金要方》）

犀角（现用水牛角代之）　生地　丹皮　赤芍

28. 干地黄丸（《太平圣惠方》）

熟干地黄　肉桂　牛膝　柏子仁　山茱萸　酸枣仁

29. 斑龙丸（《历代名医良方注释》）

鹿茸　鹿角胶　鹿角霜　阳起石　肉苁蓉　酸枣仁　柏子仁　黄芪　当归　黑附子　干地黄　辰砂

30. 解毒清营汤（《赵炳南临床经验集》）

金银花　连翘　蒲公英　生地　白茅根　玳瑁　丹皮　赤芍　黄连　绿豆衣　茜草根　栀子

31. 右归丸（《景岳全书》）

熟地　山药　山茱萸　枸杞子　菟丝子　鹿角胶　杜仲　制附子

32. 血府逐瘀汤（《医林改错》）

当归　生地　红花　牛膝　桃仁　枳壳　赤芍　桔梗　川芎　柴胡　甘草

33. 平胃散（《太平惠民和剂局方》）

苍术　厚朴　橘皮　甘草

34. 二妙丸（《丹溪心法》）

黄柏　苍术

35. 滋燥汤（《杂病源流犀烛》）

秦艽　花粉　白芍　生地　天冬　麦冬　蜜　童便

36. 龙胆泻肝汤（《医宗金鉴》）

龙胆草　黄芩　栀子　泽泻　木通　车前子　当归　生地　柴胡　甘草

37. 黄芩滑石汤（《温病条辨》）

黄芩　滑石　茯苓皮　大腹皮　白蔻仁　通草　猪苓

38. 九一丹（《医宗金鉴》）

煅石膏　升丹

39. 冰石散（《中医皮肤科诊疗学》）

煅石膏　梅片

40. 丁桂散（《单苍桂外科经验集》）

丁香　肉桂　山柰

41. 阳和解凝膏（《外科正宗》）

鲜牛蒡子　鲜白凤仙　川芎　川附　桂枝　大黄　当归　肉桂　草乌　地龙　僵蚕　赤芍　白芷　白蔹　白及　乳香　没药　川续断　防风　荆芥　五灵脂　木香　香橼　陈皮　苏合油麝香　菜油

42. 阑尾化瘀汤（《中西医结合治疗急腹症》）

川楝子　玄胡　丹皮　桃仁　木香　金银花　大黄

43. 阑尾清化汤（《中西医结合治疗急腹症》）

金银花　蒲公英　丹皮　大黄　川楝子　赤芍　桃仁　生甘草

44. 阑尾清解汤（《中西医结合治疗急腹症》）

金银花　蒲公英　大黄　冬瓜仁　丹皮　木香　川楝子　生甘草

45. 如意金黄散（《医宗金鉴》）

大黄　黄柏　姜黄　白芷　胆南星　陈皮　苍术　厚朴　甘草　花粉

46. 玉露散（《中医皮肤科诊疗学》）

芙蓉叶

47. 双柏散（《医宗金鉴》）

侧柏叶　黄柏　大黄　薄荷　泽兰

48. 赤小豆膏（经验方）

赤小豆（研极细末）凡士林，按25%浓度调配成软膏

49. 独活寄生汤（《备急千金要方》）

独活　桑寄生　杜仲　牛膝　细辛　秦艽　茯苓　桂心　防风　川芎　人参　甘草　当归　芍药　干地黄

50. 红花酒（经验方）

红花10g　桂枝5g　细辛5g　高粱酒200ml，冬天泡9天，夏天泡7天，外用

51. 蠲痹汤（《杨氏家藏方》）

当归　羌活　姜黄　芍药　炙黄芪　防风　炙甘草

52. 右归饮（《景岳全书》）

熟地　枸杞子　杜仲　山药　炙甘草　肉桂　山茱萸　制附子

53. 阳和汤（《外科全生集》）

麻黄　熟地　白芥　炮姜　甘草　肉桂　鹿角胶

54. 活络效灵丹（《医学衷中参西录》）

当归　丹参　乳香　没药

55. 小青龙汤（《伤寒论》）

麻黄　白芍　细辛　干姜　炙甘草　桂枝　五味子　半夏

56. 参苓白术散（《太平惠民和剂局方》）

莲子肉　薏苡仁　砂仁　桔梗　白扁豆　茯苓　人参　甘草　白术　山药

57. 清营汤（《温病条辨》）

犀角（现用水牛角代之）　生地　玄参　竹叶心　金银花　连翘　黄连　丹参　麦冬

58. 白虎汤（《伤寒论》）

石膏　知母　粳米　甘草

59. 金匮肾气丸（《金匮要略》）

干地黄　山药　山茱萸　泽泻　茯苓　丹皮　肉桂（桂枝）　炮附子

60. 紫色消肿膏（《实用皮肤科学》）

紫色消肿粉（紫草　升麻　贯众　赤芍　紫荆皮　当归　防风　白芷　红花　羌活　芥穗　儿茶　神曲）血竭　山柰　乳香　没药　凡士林

61. 活血止痛散（北京市药材公司方）

土鳖虫　当归　乳香　自然铜　三七　冰片

62. 桑杏汤（《温病条辨》）

桑叶　杏仁　沙参　浙贝母　豆豉　栀子皮　梨皮

63. 七味白术散（《小儿药证直诀》）

人参　茯苓　炒白术　甘草　麝香　木香　葛根

64. 琼玉膏（《洪氏集验方》）

人参　茯苓　生地　白蜜

65. 养阴清肺膏（《中国医学大辞典》）

生地　玄参　川贝母　丹皮　白芍　麦冬　甘草　薄荷

66. 六味地黄丸（《小儿药证直诀》）

熟地　山萸肉　山药　丹皮　泽泻　茯苓

67. 石斛夜光丸（《原机启微》）

石斛　天冬　菟丝子　人参　茯苓　菊花　山药　麦冬　熟地　肉苁蓉　青葙子　草决明　杏仁　五味子　黄连　沙苑子　川芎　甘草　防风　枳壳　怀牛膝　生地　枸杞子　羚羊角　犀角（现用水牛角代之）

68. 生肌玉红膏（《外科正宗》）

白芷　甘草　当归　紫草　血竭　轻粉　白蜡　麻油

69. 胡桃仁油（《中医皮肤科诊疗学》）

胡桃仁　蒸熟，压榨取油

70. 蛋黄油（《中医皮肤科诊疗学》）

鲜鸡蛋煮蛋黄　煎枯取油

71. 绿袍散（《景岳全书》）

黄柏　青鱼腥　冰片　煅硼砂　青黛　煅胆矾　人中白

72. 锡类散（《金匮翼》）

象牙屑　珍珠　青黛　冰片　壁钱　犀黄　人指甲

73. 珠黄散（《太平惠民和剂局方》）

犀黄　濂珠

74. 黑油膏（《单苍桂外科经验集》）

龙骨　枯矾　轻粉　五倍子　生石膏　寒水石　蛤粉　薄荷脑　冰片　凡士林

75. 甘草泻心汤（《伤寒论》）

炙甘草　黄芩　干姜　半夏　大枣　黄连

76. 黄连解毒汤（《外台秘要》）

黄连　黄柏　黄芩　栀子

77. 赤小豆当归散（《金匮要略》）

赤小豆　当归

78. 柴胡清肝饮（《症因脉治》）

柴胡　青皮　枳壳　栀子　木通　钩藤　苏梗　黄芩　知母　甘草

79. 泻青丸（《医方集解》）

龙胆草　栀子　大黄　川芎　当归　羌活　防风

80. 四君子汤（《太平惠民和剂局方》）

人参　炙甘草　茯苓　白术

81. 西瓜霜（《喉科指掌》）

乌皮　西瓜　芒硝

82. 青黛散（《中医外科学讲义》）

青黛　黄柏　石膏　滑石

83. 养阴生肌散（《中医皮肤科诊疗学》）

犀黄　麝香　青黛　煅石膏　儿茶　西月石　黄柏　胆草　薄荷

84. 月白珍珠散（《医宗金鉴》）

青缸花　轻粉　珍珠

85. 黄连粉（《经验方》）

黄连10g　梅片0.5g　血竭1g　研极细末，外掺

86. 铁箍散（《本草纲目》）

木芙蓉叶

87. 苦参汤（《疡科心得集》）

苦参　蛇床子　白芷　金银花　野菊花　黄柏　地肤子　菖蒲　猪胆汁

88. 蛇床子汤（《外科正宗》）

蛇床子　当归尾　威灵仙　苦参

89. 雄黄散（《活法机要》）

雄黄　巴豆　没药　乳香

90. 青蛤散（《医宗金鉴》）

煅蛤粉　煅石膏　青黛　轻粉　生黄柏

91. 冲和膏（《外科正宗》）

紫荆皮（炒）　独活　赤芍　白芷　石菖蒲

92. 栝蒌薤白汤（《金匮要略》）

栝蒌实 薤白 白酒

93. 镇肝熄风汤（《医学衷中参西录》）

怀牛膝 生赭石 生龙骨 生牡蛎 生杭芍 玄参 天冬 川楝子 生麦芽 茵陈

94. 四妙勇安汤（《验方新编》）

玄参 当归 金银花 甘草

95. 顾步汤（《外科真诠》）

黄芪 石斛 当归 牛膝 紫花地丁 金银花 菊花 蒲公英 人参 甘草

96. 补阳还五汤（《医林改错》）

黄芪 当归尾 赤芍 地龙 川芎 桃仁 红花

97. 人参养荣丸（《太平惠民和剂局方》）

人参 麦冬 五味子 生地 当归 白芍 知母 陈皮 甘草

98. 八珍丸（《瑞竹堂经验方》）

当归 川芎 熟地 白芍 人参 白术 茯苓 炙甘草

99. 十全大补丸（《太平惠民和剂局方》）

人参 肉桂 川芎 熟地 茯苓 白术 炙甘草 黄芪 当归 白芍

100. 四物桂枝汤（经验方）

全当归 赤白芍 干地黄 川芎 桂枝

101. 红油膏（《实用中医外科学》）

凡士林 九一丹 东丹（广丹）

102. 红灵酒（《实用中医外科学》）

生当归 红花 花椒 肉桂 樟脑 细辛 干姜 95%酒精

103. 五五丹（《中医皮肤科诊疗学》）

熟石膏 升丹

104. 生肌散（《中医外科学讲义》）

制炉甘石 滴乳石 滑石 血竭 朱砂 二梅

105. 黄连膏（《医宗金鉴》）

黄连 归尾 生地 黄柏 姜黄 麻油 黄蜡

106. 杞菊地黄丸（《小儿药证直诀》）

枸杞子 菊花 丹皮 泽泻 山茱萸 山药 茯苓 熟地黄

107. 桂枝龙骨牡蛎汤（《金匮要略》）

桂枝 芍药 生姜 甘草 大枣 龙骨 牡蛎

108. 天王补心丹（《摄生秘剖》）

生地 天冬 麦冬 炒柏子仁 炒枣仁 人参 玄参 炒丹参 茯苓 远志 炒五味子 炒桔梗

109. 身痛逐瘀汤（《医林改错》）

桃仁 当归 川芎 五灵脂 秦艽 香附 羌活 怀牛膝 红花 没药 炙甘草 炙地龙

110. 除湿胃苓汤（《医宗金鉴》）

苍术 厚朴 陈皮 枳壳 猪苓 泽泻 赤芍 甘草 桂枝

111. 二仙汤（《方剂学》）

仙茅 仙灵脾 当归 巴戟 黄柏 知母

皮肤病针灸治疗学

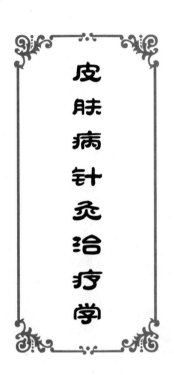

梁 序

我会理事、新加坡中医学院讲师王保方医师与中国武汉市中医医院徐宜厚教授联手著书，为新中两国的中医学术交流创新、铺路，亦体现了双方的真诚合作。

本书不仅弥补针灸治疗皮肤病之空白，更为针灸医疗增添了异彩。

本书共6章，内容丰富，系理论与实践经验之总结，乃作者精心之杰作，足共分享，以提高针灸临床之疗效，实属难得。

凡我会成员学术之成就，皆属我整体中医师之光荣，亦有利于我中医学术地位之建立和中医医疗服务之开展。保方医师之贡献，为我们树立良好榜样，值得赞许。聊以数语，谨以为序。

新加坡中医师公会会长
梁世海
1990年7月8日于狮城

前 言

针灸学是中医药学的重要组成部分。在诊疗、防治和保健等医学领域中，曾经发挥过重大的作用。这种综合性的优势和特点，正在引起世界医学家越来越多的关注和研究、学习，应用针灸的热潮风靡全球。

然而，针灸治疗多种皮肤病的殊效很少有人注意。有鉴于此，我们查阅了近40年国内期刊和古今医籍，发现针灸治疗皮肤病不仅见效快，而且容易学，副作用亦少，是非药物疗法的重要手段之一。为此，按皮肤病的分类，经过筛选与整理，编著《皮肤病针灸治疗学》一书。全书分6章，第1~4章为针灸基础和主要针灸法，第5章为概述、病因病机、临床表现、鉴别诊断、施治方法等项，钩玄提要地介绍了近130种皮肤病的针灸疗法，第6章为针灸美容。本书具有系统性、全面性、探索性和实用性，以及重点突出、取材新、病种全的特色。

本书在编著过程中，得到了各方面的关怀和厚爱，中国著名化学家、全国政协副主席卢嘉锡先生挥毫题写书名，新加坡中医师公会会长梁世海先生写序，又有挚友武汉青年美术家协会主席王心耀设计封面为书增辉，对此，我们谨致诚谢。

由于我们学术水平有限，书中难免有不当之处，恳请海内外同仁和读者赐教。

徐宜厚　王保方

1991年12月于北京香山饭店

目 录

第一章　针灸疗法基础知识

针灸疗法在历史的长河中，逐渐渗透到临床各科，并且取得了理想的效果。据统计资料表明：运用针灸治疗的皮肤病达200余种，针灸美容的功效更是被现代人所青睐。针灸作为一种特殊的医疗技术，同样离不开中医学的指导，因而，熟练掌握针灸疗法的基础知识是十分必要的。

一、针与灸

针与灸是两种不同的治疗方法。针法是运用不同的针具，在体表的腧穴上施行针刺、叩击、放血等操作，从而达到祛病健身的目的。灸法是选用以艾绒为主要原料做成的艾炷。艾条，或将艾绒装入温灸器中，点燃后熏灼皮肤的一定部位，通过温热刺激达到治疗疾病和健身的一种方法。不过，针刺与艾灸都是透过腧穴而作用于经络和脏腑，调和阴阳、卫气营血，发挥其扶正祛邪的双向功能。

二、经络与腧穴

经，指经脉，犹如直通的径路，是经络系统的主干；络，指络脉，犹如网络，是经脉的细小分支。经络，是经脉和络脉的总称。

经络系统的内容包括：十二经脉、奇经八脉、十五络脉、十二经别、十二经筋、十二皮部等。腧穴是脏腑、经络之气输注交会于体表的特殊孔点，经络和腧穴在生理、病理和防治疾病等方面均有着密切的内在联系，因而，针灸防治疾病的效应，主要赖于经络的双向调节。

（一）经络

经络主运行气血，内属于脏腑，外敷布于周身，将各种器官、各部组织联结成一个有机的整体。

十二经脉，分手三阴经（手太阴肺经、手厥阴心包络经、手少阴心经）、手三阳经（手阳明大肠经、手少阳三焦经、手太阳小肠经）、足三阳经（足阳明胃经、足少阳胆经、足太阳膀胱经）、足三阴经（足太阴脾经、足厥阴肝经、足少阴肾经）。上述十二经脉是经络系统的主体，故而又称之为“正经”。

十二经脉命名的原则，是根据脏属阴，腑属阳，内侧为阴，外侧为阳。故而，凡属于脏的经脉称之为阴经，多循行于四肢内侧，上肢内侧者为手三阴经，下肢内侧者为足三阴经。凡属于腑的经脉称之为阳经，多循行于四肢外侧，上肢外侧者为手三阳经，下肢外侧者为足三阳经。

奇经八脉，专指与“正经”有别的八条经脉而言，简称“奇经”。八脉名称含义分述如下：

督脉，督有督率的意思，循行于背部正中，督率全身阳经。

任脉，任有妊养、担任的含义，循行于腹部正中，总任全身阴经。

冲脉，意指要冲，交通要道，主通行十二经脉的气血，古籍称为“十二经脉之海”。

带脉，意指腰带，横绕腰腹，主约束诸经。

跷脉，分阴跷、阳跷。跷是指足跟的含义，阳跷起于外踝下，阴跷起于内踝下，主跷捷的意思。

维脉，分阴维、阳维。维是指网维和维系。阴维主维系、联络一身在里之阴，阳维主网维、联络一身在表之阳。

十五络，络，意指联络，均是从正经分出的支脉。十五络穴则是十四经脉别出的络脉起始处，系经气与络气交会的地方，具有特殊的效应作用，素为历代医家所重视。十五络穴是：手太阴列缺、手少阴通里、手厥阴内关、手太阳支正、手阳明偏历、手少阳外关、足太阳飞扬、足少阳光明、足阳明丰隆、足太阴公孙、足少阴大钟、足厥阴蠡沟、任脉尾翳、督脉长强、脾之大络大包。

十二经别，指十二经脉除去构成周身循行通路之外，其余别行的一部分，简而言之，凡别行的正经，称之为经别。其主要功能是互相表里配偶的阴经与阳经之间，出入离合的中途联络通路。

十二经筋，是指在经别之外的又一类型组织，其特性为仅循行于体表，而不入属于内脏。它起始于四肢的指爪，行在腕、肘、腋、踝、膝、股之间，回环曲折，贯穿于肌肉之间，上行于颈项，终结于头面，与经别走入深部，恰好形成一个相反的对照。此外，论筋的本质还有刚柔之异，刚筋能够联缀四肢百骸的骨骼，柔筋能够互相维系，从而构成各部筋肉的形质，产生上下贯通而又互相交维的作用，这种系统名曰经筋，其动力是经气。

十二皮部，是指经络气血流灌于体表的部位，位居于人体的最外层，具有卫外屏障的功能。其分区是以十二经脉在体表的分布范围为依据，按十二经脉分十二皮部，手足两经相合，故又称之六经皮部。诚如《素问·皮部论》所说：“皮者，脉之部也。邪客于皮则腠理开，开则邪入客于络脉，络脉满则注入经脉，经脉满则入舍于腑脏也。”由此可见，病邪侵袭人体是由皮至络，络至经，经至腑脏的渐进性过程，使之疾病的传变层次明了，为辨证论治提供了客观依据。与此同时，还能从内脏病变和不适，通过经络反映到皮部。

（二）腧穴

腧，音输，简作俞。古代文献中的输、腧、俞三字相通，但其含义，略有区别：“输”有转输流注之意，“腧”表明同人体形肉有关，“俞”释义颇多，有的指部位，有的指治疗，有的指经穴的特殊功效。穴，孔隙的意思。由此可见，输穴是脏腑、经络之气输注于体表的部位，腧穴则能够使经络的内外联系，并与人体的各个脏腑、组织、器官等息息相通，是针灸施术的主要场所。腧穴的别名在历代文献中，较为常见的有气穴、孔穴、经穴等。

分布在人体的腧穴很多，概括地说，全身腧穴具有普遍性、特异性和定位性，所谓普遍性是指所有腧穴皆能治疗穴位所在处的局部性病变，所谓定位性是指肘膝以下的腧穴，不仅能消除所在处所的病变，而且，阳性腧穴可治本经经脉循行通道上的病证和器官病，阴性腧穴可治本经病、本脏病、气化病等。所谓特异性是指任脉、督脉和背腹的一些腧穴，既治所在处局部病变，又主治全身性疾病。

腧穴曾经过分经、分部等方法，进行多次整理、归纳，现在多数采用十二经腧穴、任督二脉和背腹腧穴，所在区域性腧穴、特定穴、经外奇穴、阿是穴六大类。

1. 十二经腧穴 主要指手足三阴三阳经肘膝部位以下的腧穴。

（1）手三阴经：手太阴肺经腧穴，主治与肺、胸、喉、鼻有关的病症；手少阴心经腧穴，主治与心、神志、血液、胸、舌有关的病症；手厥阴心包经腧穴，主治与血液、神志、胸、胁、胃有关的病症。

（2）手三阳经：手阳明大肠经腧穴，主治头面、热性病和全身肤表性病症；手少阳三焦经腧穴，主治头颞、耳、腮、胸胁及热性病；手太阳小肠经腧穴，主治头项、五官、神志、热性病。

（3）足三阳经：足阳明胃经腧穴，主治头额、面颊、胃、肠、精神疾患等；足太阳膀胱经腧穴，主治头项、鼻、腰背、热性病、精神疾患；足少阳胆经腧穴，主治鼻、耳、目、偏头、胸胁、热性病。

（4）足三阴经：足太阴脾经腧穴，主治腹、脾、胃、血证和同脾脏有关的病症；足少阴肾经腧穴，主治腰、少腹、耳、齿、精神疾患和肾脏有关的病症；足厥阴肝经腧穴，主治胁肋、侧腹、肝、胆、阴器和同肝脏有关的病症。

2. 任督二脉和背、腹部腧穴 任脉在脐部以下的腧穴，主治泌尿、生殖、消化系统疾病，以及寒证、元阳、元气不足等症；大腹部腧穴，主治胃、肠、消化道疾病；胸项部腧穴，主治心、肺、胸和舌疾。督脉上部腧穴，主治头脑、项背、热性病；中部腧穴，主治心、肺、肝、胆、脾和胃疾；下部腧穴，主治肾、膀胱、大小肠和肛门、阴部疾病。背部腧穴，主治该脏腑病证；腹部腧穴，主治相应脏腑病，腑病亦可取该腑募穴，如补元气取气海，补元阳取关元，温阳行水取水分等。

3. 所在区域性腧穴 头部腧穴，除主治穴位所在处的局部病变外，还有特异性功能，如百会穴具有升举、息风、清醒之神的作用；面部腧穴，除主治穴位所在处的局部病变外，还有特异性功能，如人中穴具有开窍、醒脑、通督的作用；眼区腧穴，主治眼疾及眼区疾患；耳区腧穴，主治耳疾及耳区疾病；颈项区腧穴，除主治局部相应疾患外，还有特异性功能，如天突穴具有镇咳、定喘、利气的作用，风池、风府具有祛风清脑的作用；胸、胁区域腧穴，除主治局部相应疾患外，还有特异性功能，如膻中穴具有调气、定喘、通乳的作用，期门穴具有疏肝理气的作用，章门穴具有调肝脾、解肝郁的作用，中府穴具有调补肺气的作用；肩髋区域腧穴，主治所在上、下肢经线区域的病变，肱股区域腧穴，主治穴位所在处的局部病变，个别腧穴亦主治上、下肢所在线区的病变。

4. 特定穴 在十四经腧穴中，凡有特殊功效或特定称号之类的腧穴谓之特定穴。

（1）五输穴：以阴经腧穴居多，主治内脏疾患，如井穴多用于热性病、昏迷等，荥、输穴，如凡阴经输穴多用于内脏病，阳经输穴多用于经脉所过的头面、躯干及五官等外经疾病，六腑合穴多数主治该腑疾患。

（2）十二原穴：大凡阴经原穴，多数主治所属内脏病；阳经原穴，多数主治所属该经经脉病。

（3）十五络穴：大凡各经络穴，皆主治各经络脉病及相表里两经的有关疾患。

（4）八脉交会穴：内关与公孙相配，主治胸、心、胃疾；外关与足临泣相配，主治目外眦、耳后、肩、颈、颊部疾患；后溪与申脉相配，主治目内眦、颈、项、耳、肩部疾患；列缺与照海相配，主治肺系、咽喉、胸膈疾患。

（5）八会穴：脏会章门、腑会中脘、筋会阳陵泉、髓会悬钟、血会膈俞、骨会大杼、脉会太渊、气会膻中。凡属脏、腑、气、血、筋、脉、骨、髓的病变，均可取对应的会穴主治。

（6）交会穴：凡经脉与经脉之间常互相交会，其会合的腧穴称之交会穴，全身总计有 90 多个。如三阴交是足三阴经交会处，主治足三阴经和肝、脾、肾三脏的有关病症。

（7）脏腑俞募穴：五脏病取五脏的背俞穴，具有改善该脏功能的良好效应，五脏募穴的效应略逊一些。六腑病取六腑募穴，具有通畅该腑壅滞或浊气的卓效，六腑的背俞穴则不及其效。一般而论，五脏背俞穴偏于主治慢性病，六腑募穴偏于主治急性病。

5. 经外奇穴 指十四经经穴之外的经验有效穴，简称奇穴。从腧穴的发展全过程而论，奇穴属于经穴的早期阶段，现在常作为经穴的补充。奇穴的分布虽然比较分散，但其与经络系统仍保持密切的内在联系，从经络遍布全身、通彻内外的理论讲，经外奇穴同十四经腧穴一样，同样是经气输注交会于皮肉筋骨之间的部位，为脏腑经络之气输注之所在，与脏腑组织器官有着内应外合的联系，正因为这样，奇穴对某些疾病具有特殊的治疗作用。

6. 阿是穴 又名天应穴、不定穴、压痛点等。《灵枢·经筋》说："以痛为输"，意思是说根据疼痛的部位来取穴，这些穴既无具体的穴名，又无固定的位置，多数应用于疼痛性病症。

三、取配穴的基本原则

据古籍记载，取配穴的原则，通常是根据不同性质的病变，运用不同的取配穴，比如：九刺（输刺、远道刺、经刺、络刺、分刺、大泻刺、毛刺、巨刺、焠刺）、十二刺（偶刺、报刺、恢刺、齐刺、扬刺、直针刺、输刺、短刺、浮刺、阴刺、傍针刺、赞刺）、五刺（半刺、豹文刺、关刺、合谷刺、输刺）等，现代人在古人经验的基础上，将其取配穴原则归纳为16种：

1. 辨证取穴法 以脏腑作为病位，结合病因、病机来明确证类，然后选取相应的穴位治疗，如疏肝取太冲，宣肺取列缺，化痰取丰隆，利湿取阴陵泉等。

2. 循经取穴法 按经络循行的区域寻取穴位，具体应用是指某一脏腑经脉发生病变，可选用该经脉上的腧穴来进行治疗，如少商治汗，尺泽治咳嗽，大迎治颈痛等。

3. 本经取穴法 又名本经相配取穴法。在同一条经络上选取2~3个以上的腧穴相配成方，如面口病，取曲池、合谷，舌喉咽病，取照海、太溪，腹脐、外阴病，取公孙、三阴交等。

4. 原络配穴法 以病经原穴为主，其表里经络穴为配，这种原穴与络穴相互配合应用的取穴法谓之原络配穴法。如肺系病，以肺经原穴太渊为主，配大肠经的络穴偏历为辅。

5. 俞募配穴法 又名前后配穴法。募穴在前，背俞穴在后，两者相互配合应用。在临床上习惯于五脏病多取背俞穴，如肾病取肾俞，肺病取肺俞等；六腑病多取募穴，如胃病取中脘，大肠病取天枢等。

6. 局远配穴法 指病变局部的腧穴与远距离病位的腧穴相配合应用，从而达到调节局部与整体功能的一种取穴法。如目痒取攒竹配三间，脱肛取长强配百会等。但在具体应用中还需遵循一条法则：急性病应先取远距离腧穴，后取局部腧穴，慢性病则反而取之。

7. 表里经取穴法 脏与腑互为表里，也就是说：脏病影响到腑，腑病也影响到脏，这种脏腑表里的关系是表里经取穴的基础。如：老年人便秘当先灸肺俞以宣通肺气，后针刺太渊、偏历，便秘可望通顺。

8. 同名经取穴法 指在相同名称的经脉上取穴的方法，如牙痛上取手阳明合谷，下取足阳明内庭等。

9. 同类经取穴法 手足三阴经同属阴经，手足三阳经同属阳经，按上述原则，在配穴时采取阴经与阴经相配，阳经与阳经相配，并可同时留针。

10. 压痛取穴法 指以压痛点作为取穴和施术的部位，唐代首创"阿是穴"就属此列。现代人常以压痛点进行诊疗，如"胆囊穴"可诊治胆囊炎、胆石症，"阑尾炎穴"可诊治阑尾炎。

11. 经验取穴法 指某些穴位对某些疾病确有殊效，如传统习诵的"四总穴歌"就是例证。

12. 左右交叉取穴法 病变在右取左侧穴，病变在左取右侧穴。

13. 前后交叉取穴法 病变在胸腹（前），取背后腧穴，病变在背腰（后），取胸腹募穴。

14. 上下交叉取穴法 病变在上取下部穴治之，病变在下取上部穴治之。

15. 中病旁取穴法 病变在躯干或在脏腑，取旁开四肢穴治之。

16. 四肢病取中取穴法 病变在四肢，取选中（腹）部穴治之。

四、皮肤科常用腧穴

针灸治病的真谛，全在于掌握腧穴的功能，犹如医者必须熟悉药物性味一样重要，因此，只有明辨腧穴的功能，才能精巧地配穴组方，做到配穴精专，疗效卓著。鉴于上述，从皮肤病治疗的需要出发，将常用腧穴按功效概分为疏风止痒、清热镇痛、化浊通幽、行气利湿、开窍通络、固本培元六大类，简要陈叙如下：

（一）疏风止痒类

1. 列缺

【取穴法】手部侧放，穴位向上，用拇指爪甲在茎状突起的直上探，取筋骨陷中。

【释义】列，分解也，缺，器破也。手太阴自此而分支别走阳明。

【效能】疏卫解表，宣通肺气（泻法），补肺益气（补法）。

【主治】荨麻疹、瘙痒症、痤疮、单纯疱疹、单纯糠疹、酒渣鼻等。

【针灸法】针 2～3 分，针尖斜向肘部刺入，灸 3～7 壮。

2. 太渊

【取穴法】腕部桡侧横纹头，按其陷凹中，触到动脉处是也。

【释义】太，大也，渊，深也。脉气大会，博大而深，故名太渊。

【效能】疏理肺气（泻法），补肺益气（补法）。

【主治】急性荨麻疹、血管性水肿、无脉症、皮肌炎、雷诺征或雷诺病。

【针灸法】针 2～3 分，灸 3～5 壮。

3. 合谷

【取穴法】手部平伸，拇食两指伸张，歧间前凹陷中。

【释义】合，经络衔接处。当是手太阴脉与手阳明脉衔接之处，故名合谷。

【效能】疏风解表，祛风散邪（泻法），补气固表，益气升阳（补法）。

【主治】酒渣鼻、扁平疣、寻常疣、疥疮、荨麻疹、疖肿、日光性皮炎、多汗症、瘙痒症、银屑病。

【针灸法】针 3～7 分，灸 3～7 壮。孕妇忌针忌灸。

4. 曲池

【取穴法】屈肘拱手，肘窝横纹端近肘关节处取穴。

【释义】曲池者，曲者，曲肘之处也，池者，阳经有阴气所聚，阴阳通化，既治气又养阴，故名曲池。

【效能】祛风散邪，清热透表（泻法），壮筋补虚（补法）。

【主治】荨麻疹、神经性皮炎、日光性皮炎，银屑病、疥疮、丹毒、过敏性紫癜、瘙痒症、疖肿、酒渣鼻、发际疮等。

【针灸法】针 8 分～1.5 寸，灸 3～7 壮。

5. 迎香

【取穴法】嘱患者正视，睛明穴直下，鼻翼两侧旁开5分处取之。

【释义】迎者应遇，香者芳香之气。主治鼻塞不通，不闻香臭，故名迎香。

【效能】宣通鼻窍，宣散郁热（泻法），壮筋补虚（补法）。

【主治】酒渣鼻、痤疮、干燥综合征（鼻燥）、口周皮炎。

【针灸法】针3分，针尖向鼻唇沟方向斜刺，禁灸。

6. 后溪

【取穴法】手握掌，从本节后陷中取之。

【释义】握掌时，穴处肉起如山峰，按之似小溪之曲处，故名后溪。

【效能】祛邪散滞，舒经止痒（泻法），壮筋补虚（补法）。

【主治】荨麻疹、瘙痒症、硬肿病、雷诺征或雷诺病。

【针灸法】针5~8分，灸3~7壮。

7. 大杼

【取穴法】嘱患者正坐，陶道穴旁开1.5寸处取之。

【释义】杼，织机上的梭子，言脊椎骨两侧横突隆出，形似织杼。马莳注：大腧者，大杼穴也。

【效能】疏风散邪，疏卫宣肺（泻法），壮骨补虚（补法）。

【主治】银屑病、荨麻疹、皮炎、瘙痒病、硬肿病、疖肿、痤疮。

【针灸法】针5~8分，灸3~7壮。

8. 风门

【取穴法】在第二胸椎下旁开1.5寸处取之。

【释义】风门是太阳主一身之表，为风邪入侵之藩篱，故名风门。

【效能】疏风清热，宣肺散邪（泻法），温阳固卫（补法）。

【主治】荨麻疹、疖肿、疥疮、瘙痒病、硬皮病、斑秃、脂溢性脱发、硬肿病。

【针灸法】针5~8分，灸3~7壮。

9. 肺俞

【取穴法】嘱患者正坐或俯卧，在第三椎下身柱穴旁开1.5寸处取之。

【释义】肺气转输、输注之穴，是通治肺及其相关疾病的重要腧穴，故名肺俞。

【效能】轻宣肺气，祛风散邪（泻法），扶正固表，温煦阳气（补法）。

【主治】荨麻疹、麻风、痤疮、疖肿、皮炎、瘙痒病、神经性皮炎、硬皮病、湿疹等。

【针灸法】针5~8分，灸5~15壮。

10. 风池

【取穴法】脑空穴直下，抵达后头骨下陷凹中取之。

【释义】穴处似池，主治风疾要穴，故名风池。

【效能】疏风清热，通经散邪（泻法），补益元神，健脑安神（补法）。

【主治】枕部硬结性毛囊炎、斑秃、荨麻疹、瘙痒病、眼睑湿疹、皮炎、疥疮。

【针灸法】针5~8分。针左侧风池，心中意念针尖指向右眼球；针右侧风池，心中意念针尖指向左眼球。灸3~7壮。

11. 风市

【取穴法】嘱患者直立，两手下垂，其中指所按之处取之。

【释义】市，杂聚之处，系风气所聚之处，是治疗风疾的要穴，故名风市。

【效能】祛风散寒（泻法），强壮筋脉（补法）。

【主治】荨麻疹、瘙痒症、血栓闭塞性脉管炎、结节性红斑、过敏性紫癜、环状红斑等。

【针灸法】针5~8分，灸5~7壮。

12. 大椎

【取穴法】嘱患者正坐，在第一椎上陷中取之。

【释义】因其椎骨最大，故名大椎。

【效能】退热解表，祛邪散寒（泻法），振奋阳气，益阳固表（补法）。

【主治】银屑病、荨麻疹、痤疮、毛囊炎、丹毒、瘙痒症、硬皮病、硬肿病等。

【针灸法】针3~5分，灸3~15壮。

（二）清热镇痛类

13. 尺泽

【取穴法】手掌向上，肘窝横纹中央二筋间，稍偏桡侧。

【释义】比喻手太阴脉气至此像水之归聚之处取之。

【效能】清泻肺热，祛瘀通络（泻法），壮筋补虚（补法）。

【主治】丹毒、酒渣鼻、荨麻疹、湿疹、无脉症、雷诺征等。

【针灸法】针3~5分。

14. 解溪

【取穴法】内外踝前横纹中点，系解绑鞋带之处。

【释义】上行胫骨，下为跗属，分解于此穴陷中，故名解溪。

【效能】清降胃火，舒筋活络（泻法），扶脾养胃（补法）。

【主治】酒渣鼻、单纯糠疹、皮脂溢出、血栓闭塞性脉管炎、湿疹、癣菌疹、慢性溃疡、白念珠菌病、疥疮。

【针灸法】针5~8分，灸3~5壮。

15. 内庭

【取穴法】次趾与中趾合缝处上际取之。

【释义】深处曰内，居处为庭。以其该穴主治四肢厥，喜静卧，恶闻声，有似深居内室，闭门独处不闻人声，故将此穴名曰内庭。

【效能】清火泻热，通络止痛（泻法），补脾温中，回阳救逆（补法）。

【主治】足癣（渍浸、糜烂型）、湿疹、癣菌疹、口臭、红斑性肢痛症、酒渣鼻等。

【针灸法】针4~5分，灸3~5壮。

16. 委中

【取穴法】嘱患者正坐垂足，腘中央约纹动脉陷中。

【释义】委中者，委寄腘之中央而得名，又称血郄，是言三阴之血入于腹，而郄入膝腘中，运行于两足故能步履。

【效能】清热解毒，活血祛瘀（泻法），壮筋补虚（补法）。

【主治】丹毒、过敏性紫癜、疖肿、阴囊瘙痒、湿疹、皮炎、瘙痒症、足癣、血栓闭塞性脉管炎、红斑性肢痛症、银屑病、环状红斑等。

【针灸法】针1~2寸，不灸，宜放血。

17. 昆仑

【取穴法】足外踝后，跟骨上，陷中。

【释义】该穴位比井、荥、俞、原之穴皆高，喻跟骨骨起状如昆仑，故以昆仑名之。

【效能】清降郁热，泻热祛瘀（泻法），温散寒湿（补法）。

【主治】红斑性肢痛症、足多汗症、足癣、丹毒、湿疹、冬令瘙痒症。

【针灸法】针5~8分，孕妇禁针，灸3~7壮。

18. 曲泽

【取穴法】伸肘，肘窝横纹正中，大筋内侧取之。

【释义】曲，屈也，泽，水之钟也。钟有归聚之意，血从三阴而入曲泽，系肘内部之大血管，润关荣筋，故名曲泽。

【效能】清热凉血，解毒祛瘀（泻法），壮筋补虚（补法）。

【主治】疖肿、夏季皮炎、荨麻疹、丹毒、银屑病、瘙痒病、无脉症等。

【针灸法】针3~5分，灸3~7壮。

19. 中渚

【取穴法】握拳，在第四、五掌骨间中央陷处取之。

【释义】渚，遮也，能遮水使旁回也，中渚乃三焦所注之腧穴，若江之有渚，而居其中，故名中渚。

【效能】清热降火，通畅经气（泻法），壮筋补虚（补法）。

【主治】耳郭湿疹、扁平疣、寻常疣、瘙痒症、无脉症、瘰疬性皮肤结核、湿疹、丹毒。

【针灸法】针3~5分，灸3壮。

20. 外关

【取穴法】从阳池上2寸，两骨缝际中取之。

【释义】正与内关相通，手心主阴血之关，手少阳系阳气之关，故名外关。

【效能】清降三焦火热，和解少阳（泻法），温阳散寒，扶正固表（补法）。

【主治】耳郭湿疹、瘰疬性皮肤结核、疖肿、扁平疣、寻常疣、急性荨麻疹、手汗疱疹、手多汗症、手癣感染、瘙痒症等。

【针灸法】针5~8分，灸3~7壮。

21. 丘墟

【取穴法】从第四足趾直上，外踝骨前横纹陷中取之。

【释义】丘之大者曰墟。胆六经腧穴至此，转而升高，故名土丘墟。

【效能】泻热通络，利胆疏肝，清宣少阳经气（泻法），壮筋补虚（补法）。

【主治】带状疱疹、耳郭湿疹、疖肿、瘰疬性皮肤结核、瘙痒症、疣等。

【针灸法】针3~5分，灸3~5壮。

22. 行间

【取穴法】足蹲趾本节外侧，离趾缝约5分处陷中取之。

【释义】比喻其脉行于两趾之间而入本穴，故名行间。

【效能】清泻肝火，疏肝利胆，宣通厥阴经气（泻法），扶正补虚（补法）。

【主治】狐臭、阴部瘙痒、带状疱疹、急性女阴溃疡、湿疹、癣菌疹、疣。

【针灸法】针3~4分，灸3~5壮。

23. 太冲

【取穴法】在足第一、二跖骨联结部位的直前陷中。

【释义】太冲者，肾脉与冲脉合而盛大，故名太冲。又，太冲为九针十二原之原穴，五脏禀受六腑水谷气味精华之冲衢，故曰太冲。

【效能】清泻肝火，疏肝理气（泻法），滋补肝血（补法）。

【主治】目痒、阴囊瘙痒、女阴溃疡、阴囊湿疹，皮炎、神经性皮炎、瘰疬性皮肤结核、疣。

【针灸法】针 3 ~4 分，灸 3 ~5 壮。

24. 长强

【取穴法】脊骶骨端五分处。

【释义】督脉别络，诸阳脉长，其气强盛，穴当其处，故名长强。

【效能】消散郁热，消痈散结（泻法），束约肛肌，益气提摄（补法）。

【主治】阴囊湿疹、女阴瘙痒、蛲虫病、女阴溃疡、阴部神经性皮炎、外阴白斑等。

【针灸法】针 5 ~8 分，灸 3 ~15 壮。

（三）化浊通幽类

25. 天枢

【取穴法】仰卧，脐旁开 2 寸处取之。

【释义】天，系上部之气；枢，指枢纽司转输，清气达胃府，上通肺金转浊气而出肠部，故名天枢。

【效能】通肠导滞，清热通便（泻法），温阳固肠（补法）。

【主治】腹型荨麻疹、硬皮病、湿疹、红斑狼疮（肾病期）、干燥综合征、白塞综合征。

【针灸法】针 7 分 ~1.2 寸，灸 7 ~15 壮。

26. 上巨虚

【取穴法】足三里直下 3 寸处取之。

【释义】巨虚，谓胫骨外方大空虚处，因腧穴空虚居巨虚下廉之上，故名上巨虚。

【效能】通便化滞，和胃畅中（泻法），温补肠胃（补法）。

【主治】荨麻疹、慢性溃疡、下肢湿疹、丹毒、足癣感染、癣菌疹、结节性红斑、过敏性紫癜。

【针灸法】针 5 分 ~1 寸，灸 3 ~7 壮。

27. 大肠俞

【取穴法】嘱患者正坐或俯卧，由命门穴下二节，旁开 1.5 寸处取之。

【释义】本穴系大肠之气输转、输注之穴，亦是主治大肠病的重要腧穴，故名大肠俞。

【效能】通肠导滞（泻法），健固肠腑（补法）。

【主治】腹型荨麻疹、蛲虫病、湿疹、痤疮、唇炎、口臭、口腔溃疡、皮脂溢出、女阴瘙痒、女阴溃疡。

【针灸法】针 5 ~8 分，灸 7 ~15 壮。

28. 支沟

【取穴法】从阳池穴上 3 寸处取之。

【释义】古时称穿地为沟。因其支脉直透手厥阴之间使穴，谓其脉之所行，犹如水之注于沟中，故名支沟。

【效能】清热通便，清宣少阳经气（泻法），壮筋补虚（补法）。

【主治】带状疱疹、瘰疬性皮肤结核、荨麻疹、瘙痒症、疣。

【针灸法】针5~8分，灸3~7壮。

29. 中脘

【取穴法】仰卧，自胸歧骨至脐窝连线的中点处取之。

【释义】脘，胃府也，通管也。正当胃之中，故名中脘。

【效能】和胃导滞，祛痰消积，温通腑气（泻法），健胃补中（补法）。

【主治】肥胖症、荨麻疹、口臭、湿疹、夏令皮炎、红斑狼疮、白塞综合征等。

【针灸法】针1~2寸，灸7~15壮。

（四）行气利湿类

30. 太白

【取穴法】在足第一跖骨内缘前方陷中。

【释义】太，大也。此穴具有培土生金之功，故名太白。

【效能】清热化湿，通络凉血（泻法）；健脾益胃，理脾扶中（补法）。

【主治】湿疹、癣菌疹、丹毒、过敏性紫癜、疣、单纯糠疹、瘙痒等。

【针灸法】针3分，灸3~5壮。

31. 阴陵泉

【取穴法】在胫骨头内侧陷中，与阳陵泉相对。

【释义】泉，水源也。系阴筋陵结甘泉，升润宗筋，上达胸膈，以养肺原，故名阴陵泉。

【效能】清热利湿，利水化湿（泻法），温补脾阳，益气扶脾（补法）。

【主治】阴痒、下肢湿疹、阴囊湿疹、荨麻疹、丹毒、神经性皮炎、疥疮、足癣、结缔组织病、慢性溃疡等。

【针灸法】针5分，灸3~5壮。

32. 肝俞

【取穴法】嘱患者正坐或俯卧，在第九椎下筋缩穴，旁开1.5寸处取之。

【释义】内应肝，系肝气转输、转注之穴，是治肝的重要腧穴，故名肝俞。

【效能】行气祛瘀，疏肝解郁（泻法），补养肝血（补法）。

【主治】瘙痒症、结缔组织病、硬肿病、月经疹、荨麻疹、女阴干枯、麻风、疣等。

【针灸法】针5~8分，灸3~7壮。

33. 内关

【取穴法】横纹上2寸，两筋间取之。

【释义】关，联络也。系阴维脉所发，是心包经之络脉通于任脉，关于内脏、血脉之连络，故名内关。

【效能】行气散滞，和胃止呕（泻法），壮筋补虚（补法）。

【主治】无脉症、月经疹、瘙痒症、带状疱疹、酒性红斑、中毒性红斑、荨麻疹、皮炎等。

【针灸法】针5~8分，灸3~7壮。

34. 中极

【取穴法】嘱患者仰卧，脐下4寸取之。

【释义】穴在腹部，喻之有天体垂布之象，其位居人体上下左右之中央，故名中极。

【效能】行气化浊，清泻膀胱郁热，通经活血（泻法），温阳化水（补法）。

【主治】红斑狼疮（肾病期）、女阴瘙痒、口腔溃疡、女阴干枯、女阴白斑、阴囊湿疹、淋病等。

【针灸法】针 8 分 ~1 寸，灸 7 ~10 壮。

（五）开窍通络类

35. 少商

【取穴法】拇指内侧爪甲角 1 分许取之。

【释义】少商者，阴中生阳，从少，五音六律，分宫商角徵羽，从商，属肺，乃肺经根，故名少商。

【效能】开窍醒志，通畅经气（泻法）。

【主治】酒渣鼻、银屑病、红斑狼疮（脑病期）、瘙痒症、荨麻疹、夏令皮炎。

【针灸法】浅刺 1 分或点刺出血少许。

36. 通里

【取穴法】从手掌后豆骨上横纹端，上行 1 寸处取之。

【释义】通，达也，里，邑之含义。本穴的络脉，通达本经，有如返还乡里之象。

【效能】通心开窍，泻火安神（泻法），补心宁神（补法）。

【主治】疖肿、多汗症、麻风后遗腕下垂、无脉症、红斑狼疮（脑病期）、口腔溃疡等。

【针灸法】针 3 ~5 分，灸 3 ~7 壮。

37. 少泽

【取穴法】小指外侧端爪甲 1 分许处取之。

【释义】少者，小也，泽者，润也。手太阳之脉主液，《灵枢·决气》曰：“谷入气满，淖泽，注于骨，骨属屈伸，泄泽，补益脑髓，皮肤润泽，是谓液。”液有润泽全身的功能，该穴为手太阳之井，脉气刚出而微小，故曰少泽。

【效能】开窍醒志，清宣太阳（泻法），充调乳汁（补法）。

【主治】瘙痒症、干燥综合征、无脉症、红斑狼疮（脑病期）。

【针灸法】针 1 分，灸 3 壮。

38. 涌泉

【取穴法】足趾蜷曲，跖之中心发现凹陷形处取之。

【释义】“涌”，是水腾溢的现象，“泉”，为水自地而出。脉气从足底发出，有如地出涌泉之状，故以为名。

【效能】开窍启闭，醒脑苏厥（泻法）。

【主治】结缔组织病脑损害期，红斑性肢痛，口腔溃疡。

【针灸法】针 3 ~5 分，灸 3 ~7 壮。

39. 大陵

【取穴法】腕横纹正中，两筋间陷中。

【释义】穴在腕关节掌侧两筋间，此处隆伏较大，故名大陵。

【效能】开窍通络，清营凉血（泻法），壮筋补虚（补法）。

【主治】口臭、疖肿、手癣、汗疱疹、薄片状汗出不良症、手多汗症、无脉症、口腔溃疡等。

【针灸法】针3~5分，灸3~5壮。

（六）固本培元类

40. 足三里

【取穴法】外膝眼直下3寸处。

【释义】里，居也。该穴主治脾、胃、肾有效，故名三里。

【效能】和胃通肠，祛痰导滞（泻法）；健脾养胃，补中益气（补法）。

【主治】下肢湿疹、慢性溃疡、荨麻疹、疥疮、结缔组织病、血栓闭塞性脉管炎、眼睑松弛、结节性红斑、肿瘤等。

【针灸法】针5分~1寸，灸7~20壮。

41. 三阴交

【取穴法】内踝直上3寸处陷中。

【释义】该穴系足三阴之交会，故名三阴交。

【效能】活血祛瘀，疏肝行湿（泻法）；健脾摄血，壮筋补虚（补法）。

【主治】阴痒、过敏性紫癜、荨麻疹、丹毒、疥疮、疖肿、日光性皮炎、银屑病、结缔组织病、血栓闭塞性脉管炎等。

【针灸法】针5~8分，灸5~10壮。

42. 血海

【取穴法】膝盖骨内缘上2寸处。

【释义】该穴系脾血归聚之海，具有祛瘀血、生新血的功能，又属女子生血之海，故名血海。

【效能】行血祛瘀（泻法）；益脾摄血，生血养血（补法）。

【主治】过敏性紫癜、下肢湿疹、阴囊湿疹、瘙痒症、荨麻疹、银屑病、日光性皮炎、神经性皮炎、慢性溃疡、丹毒、足癣、结缔组织病、斑秃、环状红斑、结节性红斑等。

【针灸法】针5分~1寸，灸3~5壮。

43. 神门

【取穴法】手掌向上，小指与无名指掌转侧向外方，掐取豆骨下尺骨端陷中。

【释义】门，出入之处，又云：该穴含有神出入门户之义，主治神志病，故名神门。

【效能】清心开窍（泻法），补心宁神（补法）。

【主治】瘙痒症、无脉症、口腔溃疡、日光性皮炎、银屑病、疖肿、过敏性紫癜、红斑狼疮（脑病期）等。

【针灸法】针3~5分，灸3~7壮。

44. 心俞

【取穴法】嘱患者正坐，在第五胸椎下神道穴，旁开1.5寸处。

【释义】该穴系心气转输、输注之穴，是主治心疾的重要腧穴，故名心俞。

【效能】活血散瘀，通经祛邪（泻法）；补心宁神，养血益智（补法）。

【主治】无脉症、痤疮、过敏性紫癜、瘙痒症、疖肿、日光性皮炎、荨麻疹、结缔组织病等。

【针灸法】针5分，灸3~7壮。

45. 膈俞

【取穴法】嘱患者正坐或俯卧，在第七胸椎下至阳穴，旁开1.5寸处。

【释义】该穴内应横膈，是主治膈胃寒疾、噎膈等疾的要穴，故名膈俞。

【效能】祛瘀通络，宽膈理气（泻法）；补养阴血，摄血止血（补法）。

【主治】荨麻疹、痤疮、瘙痒症、带状疱疹、疣、过敏性紫癜、结节性红斑、硬肿病、结缔组织病等。

【针灸法】针5～8分，深刺能伤肺，慎之，灸5～7壮。

46. 脾俞

【取穴法】嘱患者正坐或俯卧，在第十一胸椎下脊中穴，旁开1.5寸处。

【释义】该穴系脾气转输、输注之穴，是主治脾病的重要腧穴，故名脾俞。

【效能】祛邪散滞，理脾化湿（泻法）；补益脾气，健脾益胃（补法）。

【主治】湿疹、硬肿病、丘疹性荨麻疹、瘙痒症、结缔组织病、斑秃、结节性红斑、白癜风等。

【针灸法】针5～8分，灸3～7壮。

47. 肾俞

【取穴法】嘱患者正坐或俯卧，在第十四节即第二腰椎下命门穴，旁开1.5寸处。

【释义】该穴系肾气转输、输注之穴，是主治肾病的重要腧穴，故名肾俞。

【效能】散寒祛湿（泻法）；补肾益精，强壮腰脊，湿补肾阳（补法）。

【主治】结缔组织病、湿疹、阴囊瘙痒、月经疹、痤疮、雀斑、荨麻疹、女阴溃疡、红斑性肢痛症、无脉症等。

【针灸法】针5分～1寸，灸3～7壮。

48. 太溪

【取穴法】适与昆仑穴相对。

【释义】太，大也，甚也，肾水出于涌泉，通过然谷，聚流而成太溪，并由此处转注入海，故名太溪。

【效能】舒筋活络（泻法）；补肾气，益肾阴（补法）。

【主治】红斑狼疮（肾病期）、红斑性肢痛症、斑秃、雷诺征、老年性瘙痒症、白塞综合征等。

【针灸法】针5～8分，灸3～7壮。

49. 复溜

【取穴法】内踝骨后，太溪穴外侧筋腱边直上2寸处。

【释义】复，返还也，溜，同流。足少阴之脉至照海系归聚为海，并注输生发为阴跻脉，至本穴复返还而溜行，故名复溜。

【效能】祛邪散滞（泻法）；滋阴补肾，益髓健脑（补法）。

【主治】多汗症、少汗症、红斑性肢痛症、血栓闭塞性脉管炎、结缔组织病、湿疹、瘙痒症等。

【针灸法】针3～5分，灸7～5壮。

50. 悬钟

【取穴法】外踝骨中线上3寸处。

【释义】悬，挂也。可能该处是昔日小儿悬挂响铃似钟而得名。

【效能】通畅少阳经气（泻法），补髓壮骨（补法）。

【主治】臁疮、足癣、丹毒、湿疹、麻风、足外翻、血栓闭塞性脉管炎、瘙痒症。

【针灸法】针4～5分，灸3～7壮。

51. 关元

【取穴法】仰卧，在脐下3寸处。

【释义】男子藏精，女子蓄血之处，是人生之关要，真元之所存，元阴、元阳交关之所。该穴属元气之关隘，故名关元。

【效能】通经行血，消积散滞（泻法）；补脾肾元阳，温暖胞宫（补法）。

【主治】慢性溃疡、雷诺征、荨麻疹、女阴干枯、湿疹、阴痒、瘙痒症、结缔组织病（肾病期）、女阴溃疡、疖肿。

【针灸法】针8分～1寸，灸7～100壮。

52. 气海

【取穴法】仰卧，脐下1.5寸处。

【释义】男子生气之海，名曰气海，又，由气海而分天地，水火由此相交，导气以上，导血之下，主治百病，故名气海。

【效能】行气散滞，理气行血（泻法）；培补元气，温阳益气（补法）。

【主治】荨麻疹、女阴干枯、阴痒、月经疹、湿疹、无脉症、结缔组织病、雷诺征、硬肿病、瘙痒症。

【针灸法】针8分～1寸，灸5～15壮。

53. 神阙

【取穴法】仰卧，脐之正中凹陷处取之。

【释义】神，是心灵，生命力，阙，是君主居城之门，系生命力居住的地方，故名神阙。

【效能】振奋中阳，温补下元，温通血脉，逐冷散结（灸之）。

【主治】慢性荨麻疹、脱证、厥证、结缔组织病等。

【针灸法】禁针，灸7～100壮不等。

54. 命门

【取穴法】在第二腰椎之下，正对神阙穴。

【释义】当两肾之中，为精道所出，是生之门，亦是死之门，比喻该穴关乎生命之门，故名命门。

【效能】通畅督脉经气（泻法）；补肾培元，温阳益脾，壮腰补虚（补法）。

【主治】阴囊瘙痒、女阴溃疡、荨麻疹、瘙痒症、结缔组织病等。

【针灸法】针5～8分，灸3～15壮。

五、经外奇穴

经外奇穴，又名经外穴，指十四经穴以外的经验效穴。这些穴位，通常是在阿是穴的基础上发展而来，其中还包括近些年新发现的某些经外穴，现归纳见表1－1：

表1－1　经外奇穴

部位	穴名	取穴法	主治范围	针灸法
头面部	四神聪	百会穴前后左右1寸处	斑秃、石棉状糠疹、瘙痒症	沿皮刺2~3分
	印堂	两眉头中间陷中	皮脂溢出、酒渣鼻、痤疮	针1分
	鱼腰	眉中间是穴	眼睑松弛、眼袋、目痒	针1分，沿皮向两旁刺之
	太阳	眉梢与外眼向后移约1寸处	鱼尾纹、皮脂溢出、痤疮	针2~3分，或浅刺出血
背腰部	百劳	大椎穴上2寸，旁开1寸	皮肤结核	灸7壮
	喘息	第七颈椎旁开1寸	麻疹、荨麻疹、瘙痒症	针3分，灸3~5壮
	精宫	第十四椎下各开3寸	斑秃	针8分至1寸5分，灸7~21壮
	腰眼	第十六椎和第十七椎之间两旁处	女阴溃疡、阴囊瘙痒	针2~3分，灸7~15壮
胸腹部	胞门、子户	脐下3寸关元穴旁开2寸，左为胞门，右为子户	女阴干枯、女阴白斑、阴痒	针1寸，灸15壮
	子宫	中极穴两旁各3寸处	女阴溃疡、阴囊瘙痒	针2寸，灸15壮
	脐中四边	神阙上下左右各旁开1寸	荨麻疹、湿疹、瘙痒症	灸7壮
上肢部	肘尖	屈两肘尖骨头处	皮肤结核、疖肿、痈、丹毒	灸7~15壮
	外劳宫	左手背正中央	瘙痒症、脐风、雷诺征	针5分，灸3壮
	四缝	食中环、小指第一节与第二指横纹缝中取之	荨麻疹、单纯糠疹、瘙痒症	浅刺出黄白色之透明液
	大骨空	拇指背侧中节节中央陷中	疣、目痒、眼袋、眼周黑圈	针1分，灸3~5壮
	拳尖	握拳、中指本节之骨尖	目痒、眼睑湿疹、汗管瘤	灸3壮，病左灸右，病右灸左
	八邪	手五指歧缝间左右计八穴	荨麻疹、湿疹、瘙痒症、冻疮	针1~5分，或浅刺出血
	十宣	两手十指之尖端去爪甲1分	急性湿疹、丹毒、银屑病、皮炎、红斑性肢痛症	刺出血少许
下肢部	百虫窝	在膝内廉上3寸陷中	瘙痒症、荨麻疹、湿疹	针2.5寸，灸7壮
	八风	在足五趾歧缝间，左右共八穴	癣菌疹、足部汗疱疹、丹毒	针1分，灸5壮
	气端	在足十趾之端	足癣、癣菌疹	灸3~5壮
	吕细	在足内踝尖	口腔溃疡	灸7壮
	女膝	在足后跟骨之赤白肉际处	口腔溃疡、唇炎、下颌湿疹	灸5~7壮

第二章　刺　法

凡在体表的腧穴上，刺入不同形式或质料的针，深达皮内或肌、肉、筋、骨间的经络通行之处，施以适合病情的手段，使患者反映出酸、麻、重、胀等感觉，或在局部出血排脓，促使气血和调，经络通畅，从而达到扶正祛邪、恢复健康的目的，这种方法就叫作刺法。

皮肤科常用的针有：毫针、耳针、指针、火针、梅花针、皮内针等。

一、毫针法

毫针的针刺治疗，是刺法的主体，迄今为止，各种针术中仍以毫针治病最为广泛。

（一）毫针的质料、结构及规格

1. 质料　古代毫针多以铁为原料，针体粗，易锈易折，极少数用黄金白银制作，称为金针或银针，但其价高难得，针体较软，因而不能普遍使用。目前以不锈钢制成的毫针，具有耐腐蚀、不生锈、细而匀、光滑而有弹性和韧性等特点，颇受医务人员欢迎。

2. 毫针的结构　毫针由5个部分构成。①针尖：针之尖端，亦名针芒。②针身：针尖与针柄之间，为针之主体，故又称针体。③针根：针身之根部与针柄相接处。④针柄：在针之后部，以细金属缠绕而成，缠成圆环或花样者称花柄，无花样者称光柄。⑤针尾：针柄之末端，用缠针柄之细金属丝缠绕成圆筒状，以便观察捻转角度。

3. 毫针的规格　毫针的规格指其长短粗细类别而言。按国家计量长度标准的mm为准，其长度规格见表2－1：

表2－1　常用毫针长度表

长度 规格	短		中	长
毫针制	15mm	25mm	40mm，55mm，65mm	75mm，100mm，125mm
市寸制	0.5寸	1.0寸	1.5寸，2.0寸，2.5寸	3.0寸，3.5寸，4.0寸
同身寸	0.5寸	1.0寸	1.5寸，2.0寸，2.5寸	3.0寸，4.0寸，5.0寸
英寸制	0.5寸	1.0寸	1.5寸，2.0寸，2.5寸	3.0寸，3.5寸，4.0寸

针体粗细规格，目前常用的毫针有26号（0.45mm）、27号（0.42mm）、28号（0.33mm）、29号（0.34mm）、30号（0.32mm）、31号（0.30mm）、32号（0.28mm）丝等。临床治疗中以0.5～1.5寸（15～40mm）长度和30～31号（0.32～0.30mm）粗细的毫针最为常用。

（二）患者的体位

针刺时患者应采取适当的体位颇为重要，不当的体位不仅影响取穴的准确，而且容易发生晕针、折针、弯针等事故。常用的体位分卧位和坐位两大类。

1. 卧位

（1）仰卧位：适用于头面、胸腹、上下肢前侧及内外侧。如上星、攒竹、太阳、中脘、关元、天枢、内关、足三里、阳陵泉、三阴交等。

（2）侧卧位：适用于头、面、颈项、肩背、胸腹及上下肢外侧，如颊车、下关、风池、章门、带脉、肾俞、秩边、环跳、委中、昆仑等。

（3）俯卧位：适用于后颈、背、腰、腿等后侧，如风府、风池、心俞、肝俞、胃俞、肾俞、殷门、承扶、承山等。

2. 坐位

（1）仰靠坐位：头向后仰坐靠于椅背，取头颈部的穴位，如攒竹、丝竹空、阳白、四白、迎香、天突等。

（2）侧伏坐位：屈肘于桌上，头侧枕在肘部，用于取下关、翳风、听宫、颊车、大迎、太阳、头维等穴。

（3）俯伏坐位：屈肘于桌上，双手重叠，其下垫以垫，低头前额置于手腕部，适用于头、项部、背部，如风府、风池、大椎、大杼及各背俞等。

（三）针刺方向与深浅

针刺治疗必须掌握进针角度和深浅，才能安全有效。

1. 针刺方向　指针体与皮肤的角度。常取的方向有三种。

（1）直刺：毫针与穴位所在的皮肤平面成直角垂直进针。适用于肌肉丰厚的区域，如四肢、腹部、腰部等穴。

（2）斜刺：毫针与穴位所在皮肤平面，约成45°，亦可在30°～60°之间斜刺。适用于关节部位穴位，如养老、列缺、膝眼等，或胸背部的腧穴。

（3）横刺：又名沿皮刺或平刺，使毫针与穴位所在的皮肤平面约成15°，亦可在15°～30°间进针。适用于肌肉浅薄区域的腧穴，如头面部位的百会、上星、阳白、印堂等。此外，施一针透两穴时，也需横刺，如攒竹透丝竹空、四白透迎香、颊车透地仓等。

2. 针刺深浅　针刺治病，当深则深，当浅则浅，深浅要恰到好处，诚如《灵枢·官针》所说："病浅针深，内伤良肉……病深针浅，病气不泻。"总之，针刺深浅常与体质、年龄、病情、部位、解剖、季节以及术者经验有关。

（1）针刺深浅与体质：体胖而偏盛者宜深刺，虚弱而消瘦者宜浅刺。

（2）针刺深浅与年龄：小儿应浅刺，年迈老人、气血两亏者均不宜深刺。

（3）针刺深浅与病情：病属阳或实证宜浅刺，病属阴或虚证宜深刺。

（4）针刺深浅与经脉循行部位：经络循行于头面、四肢远端气血浮而浅宜浅刺；经络循行于膝、肘以上，气血随之深入宜深刺。

（5）针刺深浅与解剖部位：背部较薄，不得深刺；腹部较厚，针刺稍深；腧穴下有脏器或大血管处不宜深刺。

（6）针刺深浅与季节：春夏阳气在上，人气亦在上，宜浅刺；秋冬阳气在下，人气亦在下，宜深刺。

（7）针刺深浅与术者经验：针刺浅深要根据个人临床经验，取某穴较一般为深或浅，亦能获得殊效。

（8）针刺深浅与得气：进针后很浅便得气，不必再深刺，但也不能为找感传而盲目深刺，以防发生意外。

（四）进针的方法

进针是针刺的基本方法，常用手法有三：

1. 缓慢进针法（捻转进针法） 右手持针柄，拇、食两指用力均匀缓慢捻转，毫针捻转不超过180°，边捻针边加压力，使毫针缓慢刺入穴位。此法疼痛轻，容易掌握，不弯针。

2. 快速刺入法（直刺法） 右手拇指、食指、中指持针，直接迅速施加压力，毫针快速刺入穴内3～5mm深。此法进针快不痛，已被广泛采用。

3. 刺入捻进法 左手拇、食二指迅速将毫针直刺穴内3～5mm深，然后右手拇、食二指边捻边加压力，将毫针刺入穴位深部。此法适用于较长的毫针，其优点是进针快而不痛，可防止针身弯曲。

此外，还有管针进针法和进针器进针法，借助于弹簧的机械力量打击针尾使针射入皮肤，速度快，进针疼痛率仅为2‰～3‰。

（五）补泻的手法

在针刺操作的过程中，往往根据进针快慢、直刺和分段，进退提插的轻重缓急，捻转左右，角度大小，针刺的深浅方向，行针次数的多少，留针时间的长短以及循经方向等，对疾病发挥补虚泻实的双向调节。现简介几种常用的手法操作。

1. 捻转补泻 行针时捻转速度较慢，角度较小，用指力轻的为补法；捻转速度较快，角度较大，用指力重的为泻法。

2. 提插补泻 进针得气后，将针反复重插、轻提为补；与之相反，将针反复轻插、重提为泻。

3. 徐疾补泻 进针缓慢，捻转缓慢，退针时快速退出为补；进针迅速，快速捻转，出针时较缓慢退出为泻。

4. 迎随补泻 进针时针尖迎着经脉来的方向斜刺，并且逆着经脉依次取穴为泻；进针时针尖沿着经脉去的方向斜刺，并顺着经脉依次取穴为补。

5. 呼吸补泻 呼气时进针，吸气时出针为补；吸气时进针，呼气时出针为泻法。

6. 开阖补泻 出针较快，针退出体表立即以手指按压针孔，为补；出针缓慢，边出针边摇动针柄，使针孔扩大，针退出体表时不按压针孔为泻。

7. 平补平泻 针刺入穴位，均匀捻转、提插，捻转角度的大小和提插的深度适中，对虚实兼有的病症或体虚病实者，均可用之。

8. 烧山火、透天凉法 烧山火操作法：针刺入穴位后，先在天部施急插慢提法，顺时针飞九下，再将针刺入人部，继续急插慢提飞九下，最后将针刺入地部，急插慢提飞九下，此为一度，为“三进一退”。出针时，急按慢提，急速揉按针孔。在行针过程中，患者感到针下或全身热，补益脏腑经络之气，治一切虚寒性病证。

透天凉操作法：与烧天火相反，进针缓慢刺入地部，分段急速提针每部逆时针飞六下，最后退到天部，为“一进三退”，出针时紧提不按其孔。在针刺过程中，患者感到针下或全身凉，疏泄偏盛的阳气和病邪，治一切实热证。

9. 阳中隐阴法 原则是先浅后深，先补后泻，是补泻兼施的手法，适用于先寒后热、虚中夹实的疾病。

10. 阴中隐阳法 原则是先深后浅，先泻后补，亦为补泻兼施的手法，适用于先热后寒、实中有虚的疾患。

（六）留针与出针

1. 留针 毫针刺入穴位，通过运针行气等不同手法，将针停留在穴位内的时间就叫留针。

留针的目的有三：一是为了“候气”；二是保持针感，延长和加强针刺的治疗作用；三是通过运针催气加强针感，便于针感沿经传导或使之“气至病所”。

应根据病情而决定留针时间的长短，一般而论，小儿、老人、体瘦弱、脑力劳动者、病情轻，得气快，感传好，立即见效，留针时间较短或不留针；若青壮年、体壮实、体力劳动者，病情重，得气慢或不得气，无感传，见效慢者，留针时间宜长，15～30分钟，少数则需要2～4小时不等。

2. 出针 又名退针、起针。临床实践出针方法有三：①快速出针法：左手用消毒棉球按住针孔部，右手持针柄将针快速退出，并按压片刻，防止出血。②缓慢出针法：右手持针，左手轻压针孔部，将针缓慢退出。③分段出针法：按地部、人部、天部的出针法，就是先将针退出针感区，再留针1～2分钟，第二步将针退至皮下，停留片刻后，再全部退出体外。

（七）得气与针感

得气是通过针刺手法，在穴位内所产生的酸、胀、麻、沉、触电样以及传导感等反应。但是，在许多情况下，得气缓慢，影响医疗的提高，那么，影响得气的因素有：

1. 取穴不准 取穴不准，针之穴无得气反应，疗效欠佳。

2. 手法不熟 医者手法不熟练，就难以体察气至，失去运针催气的最佳时机。

3. 深浅方向不当 经络有深有浅，气血运行也因部位、时间、季节等不同而有深浅，因此，掌握不好针刺的深浅和方向，也能影响得气。

4. 体质和病情 敏感体质、体壮、实证、热证、阳证，得气反应强，疗效高；迟钝、体弱、虚证、寒证、阴证，得气反应差，疗效低。

为了克服上述得气的影响因素，临床上常用5种催气法：

1. 弹法 手指轻弹针体，使之轻微震动，以促得感应。

2. 刮法 用右手食指或中指甲由下向上轻夹针身，拇指甲由上向下刮动针柄，诱发得气。

3. 摇法 将直刺的针体由快而慢，再由慢到快，顺时针与逆时针方向摇动针柄，亦可诱发得气。

4. 飞法 以拇指、食指捻针连搓2～3下，然后拇指立即张开，如飞鸟展翼之状，如此反复数次，促使气至。

5. 颤法 右手持针柄，做小幅度较快提插，状如震颤，诱发得气和增强针感。

针感传导的强弱，关系到疗效的高低。头部穴易出现沉重、紧张感，多向四周扩散；面部穴易出现胀痛感，多在局部；颈项部穴易出现酸麻或触电感，多向头、肩、胸放散；胸背部穴多出现沉重麻胀感，沿肋骨向胸胁或上腹放散；腰部穴易出现麻胀或沉重感，多向下腹和下肢放散；下腹部穴多为沉重、酸麻感，向下放散；四肢穴多出现酸麻或触电感；肘膝以上穴位，多数向远端放散；肘膝以下穴位，多数向远端放散，或呈双向放散。

（八）针刺意外及其预防

1. 晕针 针刺过程中出现的一种晕厥现象。

原因：初次接受针刺治疗，精神过度紧张，体质虚弱，手法不当，劳倦、过饥过饱等皆能发生。

症状：轻症仅有头晕、两眼发黑，重症则出现恶心呕吐、心慌、胸闷、面色苍白，大汗淋漓，血压降低，甚至二便失禁等症状。

处理：首先停止针刺，扶患者平卧，头部稍低，指捏压人中，让病人安静休息，或用温开水或糖开水灌滴，重者请内科协助处理。

预防：对初次针刺者，消除惧怕针刺顾虑，取穴少，手法轻而稳，体弱、久病、老人、儿童、孕妇等，针刺手法要轻巧，饥饿、过饱、劳累、酒后、情绪波动较大者，暂时不宜针刺。

2. 滞针 针在穴位内不能捻转、提插、出针困难的一种现象谓之滞针。

原因：针刺的肌肉拘急挛缩，或者捻转向一个方向时，被组织缠绕针体，或在留针时移动体位所致。

表现：医者感到针下出现沉紧、滞涩，针体无法转动、进退困难，一时不能将针退出。

处理：首先用手指在滞针周围轻轻爪切揉按，或在其附近另针刺一针，或用艾条施温和灸3~5分钟，使拘急挛缩的肌肉松弛再出针。

预防：进针不要过猛，嘱患者不要移动体位，捻针角度适当，也是防止滞针的重要方法。

3. 弯针 指针身在体内弯曲，不易出针的现象。

原因：医者针刺手法不熟练，针刺用力过猛，行针过快，针感强烈，引起患者的躲避动作，或使深部肌肉急剧收缩而造成。患者不适当改变体位，也会发生弯针。

表现：针柄斜向一侧，退针困难，或患者感觉到疼痛。

处理：因体位所致弯针，应恢复原体位，顺弯针的方向缓慢分次退针，切忌过猛过急退针，以免造成折针。

预防：针刺前选好适当体位，针刺后嘱患者不要变动体位。针刺手法要轻巧，指力均匀，避免突然过强的针感，引起肢体抽动。

4. 折针 针身在体内发生折断。

原因：多为毫针质量低劣，其次针刺手法过重，引起病人肌肉强烈收缩，亦可发生折针。最多见的是针尖或根部折断。

处理：发生折针后，医者应冷静，嘱患者不要变动体位，尽量将残留针身露出皮肤，用镊子将针拔出，若断针在10mm以上，当用X线拍片定位后，请外科医生取出断针残体。

预防：毫针在使用前应认真检查，发现有弯曲、损伤、无法修整的毫针，应丢弃。针身不要全部刺入体内，应露在穴外10~15mm，以防万一。

5. 血肿或出血 偶尔毫针刺破血管，取针时要缓慢，并在局部轻压，就能防止出血。针刺引起皮下和软组织血肿，可采用热敷或磁疗，能加快血肿的吸收消散。

6. 刺伤 重要脏器在重要脏器部位的穴位，针刺不可过深，以免发生医疗事故。最常见的是针刺引起外伤性气胸，应予注意。

二、耳针法

（一）耳针的针具

常用的有3种：

1. 毫针 多用26、28、30号，长度以1~3cm为适用。

2. 揿针 多以30号丝制成．针身长2~3mm，顶端呈环状与针体相连，似图钉形。

3. 皮内针 以35号细丝制成的帽形针，长1~1.5cm。

（二）治疗方法

1. 针刺法 以毫针在耳郭特定部位——耳穴上进行针刺治疗，是最常用和最基本的方法。

操作：定穴准确，严密消毒。左手固定耳郭，食指托住耳穴部位的耳背，采用捻转进针法，避免刺穿软骨，留针时间长短视病情而定。出针宜缓退，减少出血，出针后宜用消毒干棉球压迫片刻。

2. 压豆法 用王不留行、萝卜籽、芥子、粟米或绿豆，压于耳穴上，外贴胶布固定，并嘱病人每日压按3～5次，每次1分钟左右。

3. 温针法 在耳针的毫针柄上，裹以少许艾绒，点燃，促使热传耳穴达到散寒温阳的功效。

4. 埋针法 常规消毒的揿针或皮内针，用止血钳夹住针体刺入体内，然后以胶布固定1～5天，最长不超过7天为宜，暑天多汗不宜埋针。若发现红肿感染时，应立即予以处理。

5. 刺血法 常规消毒后，以三棱针点刺穴上出血1～2滴，5～7天刺1次。

6. 灸法 以卫生香或用细艾条进行悬灸，1～2天灸1次，不宜针刺者可灸之。

（三）意外处理

1. 晕针 同毫针法。

2. 感染 多因消毒不严，发生感染，常迅速蔓延，波及全耳，进而化脓，甚至形成软骨膜炎，极难治愈，故应慎之又慎。

3. 血肿 一旦发生，可用酒精热敷，促其吸收。

4. 剧痛 极少数针后剧痛难忍，一般出针后即可减轻，若仍痛者可轻轻按摩之。

5. 灸伤 抽出疱液，复以纱布盖之，或按烧伤处理，防止感染发生。

三、火针法

火针又名燔针、焠针。是用特制的粗针，高温烧热后迅速刺入穴位或患处，以治疗疾病的一种方法。

（一）火针针具

多用不锈钢、钨或铜制成，针体长短粗细不一，一般长2～3寸，直径为0.5～1mm，常用24～26号。针柄多为竹制、木制或骨质包裹，以防烫手。

（二）操作方法

先消毒被刺皮肤穴位，并用碘酒标明，将火针放在酒精灯上烧灼，待针身烧红时，对准所刺部位迅速刺入和退出。起针后用消毒棉球按压针孔。

（三）注意事项

1. 针刺前一定要做好解释工作，以解除对火针的恐惧心理，防止晕针的发生。

2. 操作者要细心慎重，动作敏捷、准确，一刺即达到所需的深度，不可用力过猛，防止弯针或折针。

3. 要避开较大的血管及内脏，以防发生不良后果。

4. 深浅掌握适宜，背部重要脏器处宜浅刺，不可过深，面部使用火针时，只宜轻轻点刺，不能留有瘢痕。

四、指针法

是以手代替金属针进行对经穴的刺激，其作用与针刺基本相同。

（一）操作方法

常用指针手法有四，分述如下：

1. 按压法 用拇食指或中指的指端或指腹按压穴位，拇指压力大于中食指，指端之力大于指腹。按压时先轻后重，一按一松，持续1~2分钟。

2. 点叩法 点是以屈曲中指中节关节端。在穴位上有节律地敲打，频率为100~200次/分钟。

3. 揉搓法 揉是先用拇指或中指指腹按在穴位上，不移动位置，仅是术者手部左右或回旋揉动穴处，搓是指端来回或回旋移动，有时两者合并使用。其频率60~120次/分钟。

4. 捏掐法 捏是用拇食指将穴位皮肤或肌肉捏起，一捏一放，频率30~60次/分钟，掐是用拇指爪甲掐压穴位，亦可用拇、食指，拇中食指在对应穴位处（内关和外关、太溪和昆仑、商丘和丘墟、内外劳宫、内外涌泉等）掐压。

（二）注意事项

1. 急性炎症、癌瘤局部、老年体弱、婴幼儿、孕妇和久病者，均不宜用指针或慎用。
2. 术者指甲需剪短，捏掐时不可用力过大，避免掐破皮肤。
3. 施治的穴位处，若发生后遗疼痛时，可轻揉几下以消除之。

五、七星针法

又称梅花针、皮肤针、小儿针等，是一种浅刺皮肤的治疗方法。

（一）形状和规格

1. 莲蓬式 针的外形很像莲蓬籽的头，针头的圆形平面直径1.5~2cm，平面均匀分散固定7枚不锈钢针，另一端将5枚针固定成一束，中间连接一个细而有弹性的柄（长约20cm）。

2. 滚筒式 用金属制成，外形似筒状，筒长5~6cm，筒粗3~4cm，筒上固定有短针若干排和一个针柄（长15~20cm）。

3. 电动式 一种特制的长方形盒式仪器，其中有针柄、针头，内装微型电机带动曲轴，使针柄做叩刺样动作，并可利用调频电钮进行叩刺频率的调节。

（二）操作方法

右手握针柄，食指伸直压在针柄上面，以拇指和中指夹持针柄，再以无名指、小指将针柄尾部固定于小鱼际处，运用手腕的弹力，均匀而有节奏地弹刺，频率90~120次/分钟。

轻刺激：腕力轻，针体低抬，节奏轻快，被叩刺皮肤略有潮红，适用于头面部、老人、儿童和体弱者。

中刺激：介于轻、重两者刺激量之间，被叩刺的皮肤发红，但不出血。

重刺激：腕力重、针体抬高，节奏较慢，被叩刺的皮肤明显发红或微量出血。适用于后背部、四肢、青壮年者。

（三）正确体位

1. 俯伏坐位 最常用的体位，如叩刺后颈部、背部、脊柱两侧、夹脊穴、膀胱经、肩胛、背部肋间隙。

2. 仰靠坐位或端坐位 叩刺头部、颌下，胸锁乳突肌前、后缘，前肋间隙、双上肢。

3. 卧位 仰卧位用于叩刺前胸、上腹、下腹、双下肢前面，俯卧位用于叩刺背腰、尾骶、下肢后面，侧卧位用于叩刺两侧躯干及下肢侧面。

（四）注意事项

1. 治疗前应重视针具的消毒，一般将针头放入75%酒精内浸泡30分钟，滚筒针等金属制品应以高压消毒为宜。用过的七星针应消毒后再用，避免交叉感染。

2. 经常检查针具，如发现针尖不齐、生锈和弯钩时，应及时修理或更换后，方能使用。

3. 治疗过程中，若出现晕针，应停止治疗，嘱患者卧床休息，喝些温开水，便能自行缓解。

六、头针法

头针法又名头皮针疗法、颅针疗法。是以针刺头皮上的特定区、线，用来治疗疾病的一种疗法。

（一）工具

常用的是毫针，其针体长度为1.5～2寸，针体的粗细为26～28号。

（二）操作

1. 进针 快速进针，包括飞针刺入及快速推进两步完成。

2. 行针 快速捻转不提插，每分钟捻200次左右，间隔5～10分钟再重复捻转，留针30分钟左右，少数患者视病情而埋针。

3. 起针 操作完成后，捏住针柄快速往外拔出。

（三）注意事项

1. 在针刺过程中，若患者突然出现连打呵欠、面色苍白、头晕眼花、出汗和四肢发冷等，应防止晕针现象的发生。

2. 针在体内、外发生折弯，应另换针重新刺入。

3. 局部肌肉紧张或痉挛缠住针体而造成滞针时，可向相反方向捻转，轻轻捻动几下，使针体和肌肉发生松动，即可继续捻转或起针。

七、腕踝针法

腕踝针疗法是在腕部或踝部的相应点用毫针进行皮下浅刺，以治疗全身各部位的一些常见病症的一种简易方法。

（一）工具

通常选用30～32号1.5寸长不锈钢毫针。

（二）操作

1. 针刺的角度和方向　针刺角度应与皮肤呈5°～15°角，针刺方向以针尖指向病症部位为原则。

2. 进针法　快速刺入皮肤，将针体放平，与皮肤呈10°角左右贴近皮肤，刺入一定深度，以病人有酸、麻、胀、重、痛等感觉为度。

3. 调针　针刺后调针对提高医疗是重要的一环。

4. 留针　症状仍未完全改善，可留针20～30分钟。

5. 出针　见疗效或经留针后就可出针，外按压针孔片刻，以防皮下出血。

（三）注意事项

1. 腕踝针刺激点的位置一般不变，应避开较大的血管，可适当沿纵线上、下移动，但不能左右移动。

2. 针刺时若病人出现头晕、心慌等症状，应立即将针起出，以防晕针。

八、电针法

电针法是在针刺法的基础上发展起来的。它通过针刺穴位和电刺激的综合效应于机体，从而达到治疗目的的一种疗法。

（一）电针器的选择

种类很多，目前的研究趋势是向多用途、精密定量、小型和自动化发展。临床应用要求最大输出电流限制在1毫安以内为宜，并以多种波形和多路输出者为最好，欲取得较准确的刺激参数，应选择最佳的电针器。

（二）操作方法

1. 治疗前的准备　熟悉电针器性能、用途和使用方法，检查有无故障，输出是否平稳，检查针有无生锈、发黑、缺损、弯曲、变细和变脆，如有上述情况，应停止使用，避免在治疗过程中发生断针现象。

2. 操作程序　毫针针刺得气后，将电针器的输出线正负两极分别接连在针柄（或针身）上，然后根据病情选择所需波形和频率，由开启电源开关“0”位，逐渐调高输出电流量至所需的程度。治疗完毕后，须先将输出电位退回至“0”位，关闭电源开关，最后拆去导线，稍微捻针后轻轻将针拔出。

（三）注意事项

1. 凡毫针刺法所需注意事项，均列入电针法注意事项。

2. 在给予电流量时，应密切观察患者的耐受性，以防晕针的发生。

3. 不宜在延髓、心前区附近的穴位施用电针，以免诱发癫痫，引起房颤、呼吸停止等危险。胸背部及脊柱两侧亦不宜将一组导线跨接在身体两侧（横贯通电），避免电流回路通过脊髓和心脏。

4. 电针器不要强烈震动，避免与挥发油、还原性较强的消毒剂接触，更换电池时正负极不可倒置，否则会损坏电机，输出针夹、导线防止短路及针与针相碰，否则短路后会引起电池迅速消耗或损坏电源变压器。

九、粗针法

粗针，又名巨针，是以经络循行和神经走行及其分布规律，选取刺激部位，用粗针针刺，以达到治疗疾病的一种方法，称之为粗针疗法。

（一）粗针法特点

1. 粗针因针体粗，刺激强度大，对一些需要强刺激的疾病用本疗法，疗效明显。

2. 因针体粗，不易弯针、折针、滞针，可以减少针刺时的医疗事故。

3. 无论是兴奋或抑制均奏效迅速，在某种情况下，确为毫针所不及。

4. 用于放血时，粗针优于毫针。

5. 粗针多刺督脉上的腧穴，这些腧穴多不敏感，若用毫针刺之，不易气至，疗效亦差，若用粗针刺之，则易气至，气至即可达到治疗的目的。

（二）针具准备

选用牙科不锈合金钢丝，直径0.4mm、0.6mm、0.7mm、0.8mm、1.0mm、1.2mm做针体用，分别裁成3寸、4寸、5寸、6寸、7寸、1尺不等，一端锉针尖，一端铜丝缠针柄。其针尖要求达到圆而不钝、利而不锐。太圆则钝，进针困难，病人痛苦，太利则锐，针尖易于卷曲。

（三）操作方法

进针要求对准穴位，快速刺入，若需要增强刺激可提插6~7次，提插2~3次为中刺激，留针不动不提插为弱刺激。当达到针刺目的后，可拔出针，按之酒精棉球，以免出血。实热证可以让其放血少许，效果更佳。背部腧穴一般留针1~2小时，部分疾病亦可留针3~4小时。每日针刺1次，10次为1个疗程，两疗程间休息3天。

（四）应用范围

在皮肤科领域里，主治急性皮肤感染、疔毒、疖肿、痈肿、淋巴管炎、牛皮癣、荨麻疹、急慢性湿疹、下肢溃疡、风湿及类风湿关节炎、神经性皮炎、瘙痒病、皮肌炎、红斑狼疮、外阴白斑、雷诺病、血栓闭塞性脉管炎、结节性红斑等。

（五）注意事项

1. 熟知解剖学部位，避免损伤大的神经和血管。

2. 粗针操作前后，一定要严格消毒，切不可大意，以防继发感染的发生。

3. 刺激性强烈，加之恐惧，因而产生晕针的可能性很大，应采用有力措施，予以预防和对症处理。

4. 针刺后出现小块青紫，可不加以处理让其自行消失。如青紫肿胀、疼痛较为剧烈时，改用按摩或热敷以助消散。

第三章　灸　法

灸法，是利用某种易燃材料和某种药物，在穴位上或患处烧灼、熏熨和敷贴，借其温热性的刺激，通过经络的作用来调整人体生理功能的平衡，达到治疗和保健目的的一种外治方法。

一、灸法的种类

灸法，古称灸焫。从总体上讲，分艾灸法和非艾灸法两大类。艾灸法分艾炷灸、艾卷灸和温灸，非艾灸法分天灸、灯火灸、硫黄灸、药熏灸、电热灸等。

（一）艾灸法

用艾叶制成的艾绒作为施灸材料而用于灸治的一种方法。

1. 火炷灸　施灸时所燃烧的用艾绒制成的圆锥小体，称为艾炷。凡久病、体质虚弱者，艾炷宜小，壮数宜少；初病、体质强壮者，艾炷宜大，壮数宜多。肌肉浅薄的头、面、颈、项、四肢末端宜小壮少灸，肌肉深厚的腰、背、腹、股、肩宜大壮多灸。按操作方法，可分为着肤灸和隔物灸。

（1）着肤灸：又称直接灸，古称为着肉灸。是把艾炷直接放在皮肤上施灸的一种方法。

无瘢痕灸　又称非化脓灸，其要求以达到温熨为目的，施灸后皮肤不致起疱或不致透发成灸疮，灸后不留瘢痕，故称为无瘢痕灸。临床上多用中小艾炷，以灸至皮肤红晕，无烧伤，病人感到舒适为度。此灸法适用于皮肤疣、顽癣（神经性皮炎）、顽湿疡（慢性湿疹）等。

瘢痕灸　又称化脓灸。摆正体位，选好穴位，将艾炷放在患处或穴位上，燃烧至尽，除去艾灰，重新点燃艾炷。在施灸的过程中，如病人感到灼痛，可在穴位四周轻拍，借以缓解疼痛，灸毕，在施灸穴位上贴敷淡水膏，约经1周后化脓，每天换膏药1次，45天愈合，留下永久瘢痕。此灸法适用于瘰疬性皮肤结核（未溃期）等。

发疱灸　艾炷点燃后，待病人感到发烫后再继续灸3~5秒钟即可，隔1~2小时后，就会发疱，不须挑破，任其自然吸收，短期内留有色素沉着，无瘢痕。此灸法适用于顽癣（神经性皮炎）、结节性痒疹等。

（2）隔物灸：是在艾炷与皮肤之间垫上某种药物而施灸的一种方法。所隔的物品包括动物、植物和矿物，常用的有隔姜、隔蒜、隔葱、隔盐等。此灸法适用于风瘖瘰（荨麻疹）、风瘙痒（瘙痒症）、丹毒（慢性期）等。

2. 艾卷灸　艾卷又称艾条，是用纸包裹艾绒卷成圆筒形的艾卷，一端燃烧，在穴位或患处施灸的一种治疗方法。

（1）单纯艾卷：取艾绒放在细绵纸（或易燃的薄纸）上，不加任何药物，像卷香烟一样卷制而成。

（2）药物艾卷：取艾绒放在3层厚绵纸上，加入药末6g，按上法卷紧，胶水封口即可。

（3）操作方法：悬起灸（温和灸、回旋灸、雀啄灸）：手持艾卷燃着一端，靠近穴位或患处，分别做固定不动或平行往复回旋或类似小雀啄食一样的一起一落施灸。此灸法适用于顽湿疡（慢性湿疹）、冷流肿（成人硬肿病）、皮痹（硬皮病）等。

此外，针上加灸，又名温针灸、传热灸、烧针尾。在穴位上行针后留针，取艾卷一节约2cm，套在针柄上，艾卷距皮肤2～3cm，从艾卷下端点燃灸之。当艾卷燃烧完后除去残灰，稍停片刻再将针拔出。此灸法适用于手足逆冷（雷诺征）、血痹（红斑性肢痛症）。

（二）非艾灸法

凡用艾绒以外的物品作为施灸的材料，统称为非艾灸法。

1. 天灸　又称自灸。是用对皮肤刺激性较强的药物涂敷在施灸部位，使之皮肤起疱的一种灸法。常用的有蒜泥灸、白芥子灸、斑蝥灸、白胡椒灸、威灵仙灸等。此灸法适用于局限性白疕（银屑病）、顽癣（神经性皮炎）等。

2. 黄蜡灸　是将黄蜡烤热熔化，用以施灸的方法。适用于无名肿毒、痈疖、臁疮（慢性溃疡）等。

3. 灯火灸　又名灯草灸、油捻灸、十三元宵火、打灯火。是用灯心草蘸油（香油、麻油、苏子油均可）点燃后快速按在穴位上进行焠烫的方法。适用于风瘙痒（瘙痒症）、痄腮（腮腺炎）等。

4. 吴茱萸灸　取吴茱萸适量研为细末，贴敷穴位上。如用醋少许调成膏状，敷于涌泉穴，每日换1次，治疗小儿痒疹；敷于神阙穴，间日换1次，治疗口疮等。

5. 药熏灸　是利用药液蒸气喷熏穴位或病损区，从而达到治疗目的一种灸法。因其药液配方不同，适应证也有所区别：通常用辛温、辛热、发散类的中草药，有安抚止痒的作用；苦寒泻火类的中草药，有清热解毒、抑菌杀菌的作用；苦寒、酸涩类的中草药，有抑制渗出的作用。

据文献记载，药熏灸还有：硫黄灸、桑枝灸、桃枝灸、麻叶灸、蓖麻子灸、烟草灸、线香灸、火柴头灸、铝灸、白矾灸、药捻灸、电热灸、电子温针灸等，可视病情而选用。

二、注意事项

1. 根据体质和病情选用合适的灸法，解释耐心，以取得患者的合作。如用瘢痕灸法，一定要取得病人的同意。

2. 施灸的程序，一般是先灸上部，后灸下部，先背部、后腹部，先头部，后四肢，先灸阳经，后灸阴经。特殊情况，灵活掌握。

3. 腰、背、腹部施灸，壮数可多；胸部、四肢施灸，壮数应少；头颈部更少。青壮年多灸，年老者、小儿适当少灸。

4. 颜面部、头部、心区、大血管和肌腱不可用着肤灸。禁灸穴有睛明、丝竹空、瞳子髎、人迎、经渠、尺泽、委中等。妇女妊娠期、腰骶部和小腹部不宜多灸。

5. 施灸时，严防艾火烧坏病人衣服、被褥等物，施灸完毕，必须把艾卷或艾炷彻底熄灭，以免引起火灾。

6. 凡遇“晕灸”水疱等，应及时处理。

第四章　其他疗法

一、穴位注射法

穴位注射法，简称“穴注”，亦有泛称水针疗法。其中包括“小剂量药物穴位注射”“穴位注药”“穴位注水”“穴位封闭”“穴位组织液注射”“穴位注氧”等。

穴位注射是以中医基础理论为指导，以激发经络、穴位的治疗作用为依据，结合近代医药学中的药物药理作用和注射方法而形成的一种独特疗法。

（一）注射方法

1. 穴位注水及注药法　常用注射器有 2ml、5ml，偶用 20ml，针头 5～7 号均可，但以细针头为佳。选好穴位，常规消毒，根据不同的部位取斜刺缓进（头面部、胸背部及关节周围）或快速直刺（软组织较厚的部位），以针头探找酸麻、胀痛等感觉，回抽无血，方可注药及液体。注完退针，立即用消毒棉球压迫。

2. 穴位封闭法　普鲁卡因的浓度以 0.1%～0.75% 为宜，不宜过大。定穴位和消毒法同上，只是针头斜刺入穴处，注药液少许，形成皮丘，然后进针探找感觉、注药，并可依据病情和治疗需要而变换方向或分段注药。

3. 穴位注气　用注射器抽入经滤过消毒之穴气或氧气，针头套以消毒棉球，抽足用量，快速刺入穴位得气后，每次注气 3～5ml。

4. 穴位注血　于患者上肢静脉抽血 3～5ml，然后刺入所取穴位内，其他要求同前，针头略粗，以 6.5～7 号者为宜。

（二）常用药物及其用量

1. 凡作肌内注射的药物，原则上可用于穴位注射，目前常用药物有：普鲁卡因、维生素 B_6、维生素 B_{12}、异丙嗪、苯海拉明、激素类、中药制剂的多种注射液等。

2. 一般取常规剂量的 1/5～1/2 比较适合。

3. 头面部及关节处，皮损下可注入 0.3～1.0ml，其他部位可用 1.0～5.0ml，个别穴位（如环跳）可注入 5～10ml。

（三）注意事项

1. 对所用药物性质、作用、浓度、用量及其副作用，均应彻底了解。

2. 穴注前必须详细了解患者药物过敏史，易发生过敏的药物，必须在使用前做过敏试验。

3. 操作过程要求严格消毒，否则容易出现程度不等的感染等不良反应。

4. 针头较粗，易刺伤神经干或因药物作用致使神经麻痹，其中上肢正中神经、桡神经及下肢腓神经损伤者较多。若发生此类损伤，应及时对症处理。

二、穴位激光疗法

激光是20世纪60年代发展起来的一种新兴科学技术。穴位激光疗法是通过激光的光、热、压力和电磁效应作用于经络穴位，从而达到治疗目的的一种方法，具有无痛、无菌和疗效显著的优点。

（一）激光医疗机

常用的激光医疗机有氦氖激光医疗机、二氧化碳激光医疗机、氩离子激光医疗机、氦镉激光医疗机等。临床上应用最广泛的是氦氖激光医疗机。

由于氦氖激光能刺激各种酶的活性，增加血液中吞噬细胞、红细胞和血红蛋白的含量，能加速血管的生长和发育，促进创伤、溃疡的愈合。氦氖激光能穿入皮肤组织，刺激神经末梢，进而改善机体状况，使病变组织恢复健康。

（二）操作方法

现以氦氖－Ⅰ型激光医疗机为例，简介如下：

1. 用机前应检查有无漏电、混线现象，检查地线是否接好，以防止触电或烧毁机器等事故的发生。

2. 选择合适的体位，比如照手部，应用支板支起，照射脚部和腹背部，嘱患者仰卧或俯卧在床上，照射面部的患者可取坐位。

3. 照射前将电流调整旋钮置于2～3挡上，然后开启电源开关，这时，氦氖激光器就会发射出鲜红色的激光。若启动后激光管不亮或出现闪辉现象，表明电压过低，应立即断电，并将电流调节旋钮顺时针方向转1～2档，停1分钟后再将电源开关打开。

4. 电流调节旋钮（顺时针电流增大），将电流调节到6毫安，以免损坏激光管。

5. 根据病情要定出计时时间，并将激光束对准需要照射的穴位，同时打开计时开关，当达到预定时间后，计时器便会自动鸣笛报警。

6. 使用时间最长不宜超过4小时，治疗完毕关闭电源开关即可。

三、穴位磁疗法

穴位磁疗法，是通过磁场作用于经络穴位，从而达到治疗疾病的一种方法。该疗法具有无创伤、无痛苦、省钱、易学易用、疗效显著、副作用少等特点。

（一）磁疗器具

1. 磁片　应用贴敷，据形状的不同，有磁片、磁块、磁柱、磁珠之分。制造磁片通常采用永磁铁氧体、稀土钴永磁合金和铝镍钴磁钢三种材料。

2. 磁疗机　目前国内常用的有3种。

（1）旋磁机：应用较多，形式亦多样，有台式和便携式，用1只小马达带动2～4块永磁体旋转，形成一个永变磁场或脉动磁场。

（2）电磁疗机：是由电磁体通上电流产生磁场，其磁场强弱可以调节。

（3）震动磁疗机：又称磁按摩器。是将理疗用的“电动按摩器”改装而成，对穴位兼有磁场和机械按摩两种作用。

（二）常用磁疗方法

1. 贴敷法 将磁片贴敷于某一穴位或部位而治疗疾病。贴敷法分直接法和间接法。

（1）直接法：将磁片直接接触皮肤，然后用胶布固封。

（2）间接法：将磁块缝于或固定于衣帽、布袋、皮革、塑料等制品中，然后给病人佩戴或绑扎。

2. 旋转磁疗法 使用旋磁机操作时将机头对准穴位或病变部位，对皮肤不要压得太紧，亦不要与体表保持距离，如病变部位太大，则可慢慢移动。每人每次治疗时间以20~30分钟为宜，以免轴心发热，减少使用期限。

3. 耳磁法 将直径1~3mm左右的小磁珠，用胶布固封于耳穴上，每次贴磁珠3~5粒为宜，5~7天换贴另一耳。

4. 磁场电脉冲法 将G6805治疗仪或6.26治疗机的双导线缠在2000高斯以上的磁块上，然后把磁块固定于穴位或部位上，使之产生磁场与脉冲电流的综合效应。

5. 磁针法 本法有三种情况：

（1）皮内针或耳针刺入穴位或耳穴后，在针帽上放一小磁片，然后用胶布固定，3~5天换1次。

（2）毫针刺入穴位后，针柄上放置一磁片，每次30分钟。

（3）针刺入穴位后，再把磁场脉冲机头上的磁块贴在针身或针柄上，使之同时产生针刺、磁及电脉冲3种综合性效应。

（三）注意事项

对新生儿、孕妇、急性传染病、高烧、皮肤出血、破溃、高血压及支气管扩张等疾患，应慎用。

四、穴位敷贴法

穴位贴敷法，是在药熨、涂敷等方法基础上发展起来的一种外治法，实际上它是穴药结合的独特疗法，颇具中国特色，曾为医疗保健发挥过巨大的作用。

（一）取穴原则

穴位贴敷的取穴和配穴，多以局部或邻近取穴为主，常用穴位大约40个，其原则有5条：

1. 三焦辨证取穴 病在上焦多取膻中、心俞、肺俞、劳宫等，病在中焦多取神阙、中脘、期门、章门等，病在下焦多取关元、命门、肾俞、涌泉等。

2. 脏腑辨证取穴 五脏六腑的病证多取与相应脏腑有关的背俞穴，或用俞募配穴法选穴。

3. 循经辨证取穴 以本经和表里经为主，或左病取右，右病取左，上病取下，下病取上。

4. 按病因病机、穴性取穴 如外受风邪或寒邪侵袭，多取太阳、风池、风门、大椎等，脏、腑、气、血、筋、骨、髓诸病，多取八会穴。

5. 阿是穴与局部取穴 多用于止痒、止痛、散结、解毒等。

（二）选药要求

穴位贴敷法的选药要求，一般认为“热药”作用大、效果好，“凉药”次之，“攻药”容易生效，“补药”次之。

1. 必用辛窜开窍、通经活络之品，这类药物含有多种挥发油刺激性较强的成分，如冰片、麝香、丁香、薄荷、细辛、花椒、白芥子、姜、葱、蒜、皂角、甲珠等。

2. 必用厚味力猛的有毒之品，这类药以生用为宜，如生南星、生半夏、乌头、甘遂、巴豆、斑蝥、砒霜、轻粉等。

3. 补药多用血肉之物，如羊肝、猪肾及乌鸡骨、鳖甲、鲫鱼等。

（三）常用剂型

1. 泥剂 多用单味药捣碎成泥状，直接贴敷在穴位上。

2. 浸剂 所用药物浸泡在白酒或酒精溶液中 5 ~ 7 天以上，临用时取浸泡液适量直接涂在穴位上，用纱布覆盖固定。

3. 散剂 多用碎粉的药末，直接撒布穴位上，然后用胶布或硬膏盖之。

4. 糊剂 散剂分别用生姜汁、白酒、米醋、鸡蛋清、白水等调成糊状，进行穴位贴敷。

5. 药饼 药物粉末兑入适量的面粉，制成小饼状，用锅蒸熟后，趁热贴敷在穴位上，冷后再换。

6. 丸剂 将药末用水或胆汁、乳汁等，调和制成如芥子大的小丸，把丸药用普通膏药或胶布固定在穴位上。

7. 锭剂 将药末调和成半个枣核大的锭剂，晾干，临用时加水，磨糊，涂敷穴位上。

8. 膏剂 分硬膏与软膏两种，前者又名膏药，后者又称油膏。用此膏剂贴敷在穴位或病变部位上，1 ~ 3 天换 1 次。

（四）注意事项

1. 鉴于刺激性强、毒性大的特点，贴治穴位不宜过多，时间不可过长，以免发生不良反应。

2. 若发现过敏反应，应立即停止贴敷，必要时进行脱敏治疗。

3. 凡含砒霜之类的剧毒药物，避免入口入眼，用过后不要随地乱扔，要妥善处理。

4. 药粉要保持干燥，防止受潮，应放置在密闭的瓷罐或玻璃瓶内，以减少挥发。同时，不要曝晒或受热，防止药物变质和失效。

5. 凡引起皮肤发疱的药物，不宜敷贴面部，以免发疱后遗留色素沉着。

6. 孕妇、幼儿避免贴用刺激性强、毒性大的药物。儿童贴敷的用量和贴治时间均应适当减少与缩短。

五、穴位埋藏法

穴位埋藏法，是在穴内埋藏某种物品，通过持续性刺激，从而产生治疗作用的一种方法。

（一）埋藏物品

用于埋藏的物品种类较多，如羊肠线、不锈钢圈、动物组织（兔脑垂体、牛、马、猪、羊、鸡的肾上腺，狗的甲状腺等），其中以羊肠线较为常用。

（二）操作方法

按外科无菌操作法，洗手，戴消毒手套，穴位皮肤常规消毒，用消毒镊子将羊肠线一段

（长 1cm 左右），由腰椎穿刺针尖端插入针管内，手术者持针刺入穴位得气后，用穿刺针心插入针管，将羊肠线顶入肌层，将针取出，最后用消毒纱布盖好，胶布固定。每次埋 2 ~4 个穴位，7 ~10天埋 1 次，5 ~7 次为 1 个疗程，疗程间隔 5 ~7 天。

（三）注意事项

1. 一定要严格按无菌操作法。

2. 埋线 1 ~5 天内，局部可能出现不同程度的红、肿、痛、热等无菌性炎症反应，一般不需处理。如分泌物较多，应局部消毒，清洁伤口，如属感染化脓，应予局部热敷及抗感染处理，症状反应较重者，可对症处理。

3. 埋线部位 7 天内不能着水，以防感染。

4. 有严重心脏病、糖尿病、高热者及孕妇等不宜使用本法，月经期慎用。

5. 忌食刺激性食物。

六、刺血法

刺血疗法，古代称为刺络，现在又称针刺放血疗法。常用三棱针等刺破末梢血管或浅在的静脉，使之出血，以达到治病目的的一种外治方法。

（一）针刺工具

三棱针用不锈钢制成，分大、中、小三号，多用于刺脉络，放血量较多时选用；圆利针或较粗的短毫针（26 ~28 号、0.5 ~1 寸），多用于点刺十二井穴、十宣穴等放血量较少处，此外，还有瓷锋等。

（二）针刺方法

1. 部位　末梢刺血最为常用，如十二井穴、十宣穴、人中、阳白、耳尖，其次是浅静脉，如曲泽、尺泽、委中、太阳、耳后静脉等。

2. 方法　点刺多用于末梢部位，缓刺多用于小静脉放血，针罐结合多用于躯干、上下肢近端。

3. 时间　急性病每日 1 次，连续 2 ~3 次，慢性病间隔 2 ~3 日，多至 1 ~2 周 1 次。以上应根据病情、体质、年龄、出血多少及效果等方面因素灵活掌握。

（三）针刺放血的作用

针刺放血的作用是多方面的，比较常有的作用包括退热（主要是外感发热和阳盛发热等实热证）、止痛（头痛、眼痛、喉痛等）、急救（中暑、昏迷、惊厥等）、抗炎（咽部急性炎症刺中封穴出血）、消肿（跌打损伤所致血瘀）、降压（肝阳上亢所致高血压危象）、强心（属气滞血瘀者刺血后有增强心力效果）、平喘（气满胸中，刺少商、商阳有治喘作用）、解毒（急救用之）、镇静（癫狂、失眠、抽搐等）、止痒（痒风、湿疹等）、止衄（鼻衄、齿衄等）。

（四）注意事项

1. 凡毫针的刺禁也适用于刺血疗法。

2. 较重的贫血、低血压、出血性疾患、静脉曲张、血管瘤等均禁刺。

3. 要求严格消毒，防止感染。

4. 刺血前必须向患者解释清楚，取得合作。

5. 对婴幼儿刺血，宜用细针。

七、针挑法

针挑法是以病理反应点为穴，用特制针具挑断皮下白色纤维组织，以治疗某些疾病的方法。

（一）针具

通常选用三棱针、圆利针、大号注射针头和用眼科“角膜钩”改制而成的钩状挑治针。

（二）部位

1. 背俞、夹脊穴为主要选择区 凡在上述区域见到隆起、凹陷、松弛和变异均为反应点。治疗头面、颈、颊、项部疾病，取1～7椎夹脊；治疗胸腔内脏及上肢疾患，取颈3～胸7椎夹脊；治疗腹部内脏疾患，取胸8～12椎夹脊；治疗腰部和下腹部内脏疾患，取胸10～腰2椎夹脊；治疗肛门部和下肢部疾患，取腰2～骶4椎夹脊等。

2. 以痛为腧找痛点挑刺 肩痛多在肩胛冈上表面和三角肌的前缘等处找到痛点，腿痛多在腰骶关节面找到痛点。

3. 选疹点挑治 疹点的特征似丘疹，针帽大小，多呈灰白色或暗红色，压之不褪色。但要注意与痣、毛囊炎、色素斑相鉴别。

（三）方法

挑刺部位确定后，用碘酒、酒精常规消毒。左手固定其点，右手持针，将针刺入穴点的皮下，用力上挑，纵行挑破0.2～0.3cm皮肤，然后将针深入表皮下挑，挑断皮下白色纤维样物数根，以挑尽为止，即见少量出血。术后用碘酒消毒，敷上无菌纱布，用胶布固定。

（四）注意事项

术中注意无菌操作，术后嘱患者保持局部清洁，3～5日不用水洗，防止感染。该法对孕妇、严重心脏病、有出血倾向的患者慎用或不用。

八、拔罐法

拔罐疗法古称角法，现名吸筒疗法，俗名拔罐子。这种疗法是以某种杯罐作为工具，吸附于身体一定部位，使之产生瘀血现象，从而达到治疗疾病目的的一种方法。

（一）杯罐种类

杯罐分竹罐、陶罐、玻璃罐、铁罐和钢罐。其中以陶罐、玻璃罐及竹罐最为常用。杯罐口径的大小不等，一般分为1寸、1.5寸、2寸、3寸等。使用时要选用罐口光滑的杯罐。

（二）拔罐方法

1. 火罐法 利用燃烧时火焰的热力，排出空气，形成负压，将罐吸附在皮肤上。常用的有投火法、闪火法、架火法、贴棉法、滴酒法等。

2. 蒸气罐法 将竹罐置水内煮沸，使用时用镊子将罐夹出，甩去水液，迅速按拔在皮肤上，即可吸住。

3. 抽气罐法 用青、链霉素空瓶1个，紧贴皮肤扣于被拔部位，然后将10~20ml注射器针头从橡皮塞刺入瓶内，把瓶内空气抽出，使之产生负压，即可将瓶吸住。

4. 药罐法 分煮药罐和贮药罐两种。

（1）煮药罐：把配制成的药物装入袋内，放入水中煮至适当浓度，再将竹罐投入药汁内煮10~15分钟。使用时按蒸气罐法吸拔于患处。

（2）贮药罐：一是在抽气罐内事先盛贮药液，快速紧扣于被拔部位，然后抽出罐内空气，即可吸拔于皮肤上；一是在玻璃火罐内盛贮一定的药液，然后按火罐法快速吸拔在皮肤上。

5. 刺血拔罐法 先在一定部位用三棱针等点刺出血，再以闪火法将火罐拔上。

6. 针罐法 先在穴位上针刺，施毕补泻手法后，将针留在原处，再以针刺为中心拔上火罐即可。

（三）注意事项

1. 操作时要防止烫伤皮肤。

2. 应用刺血拔罐时，刺血工具一定要严格消毒，出血量要适量。眼区及面颊部不宜采用。体质虚弱、贫血、肿瘤患者、出血性疾病、孕妇及月经期不宜采用。

3. 留罐时间不宜太久，以免皮肤起疱，引起烫伤。

4. 拔罐后如局部瘀血严重或者疼痛时，可轻轻按摩被拔部位，即可缓解。

九、割治法

割治法，又称割脂疗法。是在人体穴位或部位上，按外科手术切开皮肤，然后摘除少量皮下脂肪组织，并对局部予以适当刺激，而达到治疗疾病目的的一种疗法。

（一）工具

外科手术刀、手术剪、血管钳、消毒纱布等。

（二）部位

1. 手掌 适用于过敏性皮肤病、胃肠功能紊乱、神经衰弱等。

2. 穴位 分别选用膻中、鸠尾、肝俞、脾俞、上脘、中脘、然谷、公孙、足三里、天枢等。

（三）方法

割治部位常规消毒后，局部麻醉。用小尖头手术刀纵行切开皮肤，切口长约0.5~1cm，然后用直血管钳分离切开口，剪去少量皮下脂肪组织，切勿损伤神经、韧带及深血管。将血管钳伸入切口进行按摩刺激，或用刀柄在骨膜上滑动，使病人有酸、麻、胀感，并向一定方向扩散。术毕覆盖消毒纱布，包扎固定。一般7~10日割治1次，若在同一部位施术，须间隔1个月以后。

（四）注意事项

1. 对有出血倾向疾患、严重心脏病、高热、局部水肿、感染及垂危病人，均不宜用割治法。

2. 严格无菌操作，施术时刺激强度要适当，尤其对于老弱妇孺病人更要轻巧，以防晕厥。

3. 术后应适当体息，割治后病人有不同反应，多数发生在术后3天，如周身不适、关节酸痛、食欲减退等，一般不需处理，几天后可自行消失，如反应严重时可对症处理。

第五章　常见皮肤病针灸疗法

头　癣

【概述】头癣，是指真菌感染头皮毛发所致的疾病。根据病原菌及临床特征，分黄癣、白癣、黑点癣三类，黄癣由黄癣菌引起，白癣在我国98%由铁锈色小孢子菌引起，多数由动物（如猫、狗）传染给人类，黑点癣约80%由紫色毛癣菌引起，20%由断发毛癣菌引起。

头癣在中医学中称秃疮、肥疮、黏疮、白秃、赤秃、堆沙瘌痢、瘌痢头、黄瘌痢等。

【病因病机】腠理开疏，感染风邪湿毒，蕴蒸头部，结聚不散，以致气血不潮，皮肤干枯而成。或由污手摩头，或由枕头不洁，或由理发用具不洁，皆可接触传染而患本病。

【临床表现】分黄癣、白癣、黑点癣三类。主要特点分述如下：

1. 黄癣　多在儿童期发病，首次发现毛根部位皮肤发红，继而出现针帽大小的脓疱，干燥后即变结黄痂。嗣后随皮疹扩大而互相融合，黄痂变厚，中心凹陷常有一头发穿过，边缘略高，形如蝶状。若清除黄痂，其下可见鲜红湿烂糜烂面或浅表溃疡。

2. 白癣　初起呈白色鳞屑性局限斑片，其上头发灰暗，病发根部常有白色套样菌鞘，是其主要特点。

3. 黑点癣　儿童、成年人均可患病，初起仅为头皮点状炎性很轻的鳞屑斑片，呈散在性分布而易被忽略，继而，则会发现沿头皮折断的黑色小点，进展缓慢，直至成年仍不能痊愈，况且毛囊常被破坏而遗留瘢痕。

【鉴别诊断】应与头部湿疹、脂溢性皮炎、石棉糠疹和银屑病相鉴别，主要通过真菌检查。

【施治方法】

1. 毫针法　取曲池（双）、然谷（双）。方法：施泻法，留针30分钟，1天1次，7次为1个疗程。

2. 灸法

（1）直接灸：先洗净患处，点燃艾条后，对准患处施雀啄术，持续5～10分钟，2天1次，5次为1个疗程。

（2）间接灸：取然谷、足三里。方法：洗净鲜生姜，切薄片铺在穴上，每穴施灸5～7壮，1天1次，10次为1个疗程。

体癣和股癣

【概述】除头皮、手掌、足跖以外的光滑皮肤的浅部霉菌感染，总称为体癣。若仅仅发生在外生殖器和肛门附近区域的体癣，则称之股癣。中医对本病的命名，多数以形态取名，故而对体癣称之“环癣”“荷叶癣”“金钱癣”等，股癣因其部位特殊，统称为“阴癣”。

【病因病机】外因系盛夏湿热之邪，客于腠理；或者接触虫毒，内因乃属血气痞涩，内外两者相搏而发斯疾。

【临床表现】病变好发于潮湿多汗的部位，夏秋两季最为多见，原发损害为丘疹、水疱或丘疱疹，继而从中心等距离向外扩张，形成环形或多环形，边缘隆起而狭窄，常由散在性丘疹连接而成，中央有愈合倾向，或留下暂时性色素沉着。此外，还能见到点滴形、疱疹形、同心圆形、环形、多环形或肉芽肿形等多种，主要由病原菌和个体的反应不同所致。

【鉴别诊断】应与其他呈环状的皮肤病相鉴别，如环形红斑、环状银屑病、玫瑰糠疹、神经性皮炎、湿疹，甚至环状肉芽肿等，必要时配合霉菌检查。

【施治方法】

1. 毫针法 依据体癣所在部位，采用邻近取穴法，如上半身取肩髃、曲泽、曲池、合谷，下半身取环跳、风市、阳辅、悬钟、血海、三阴交、委中、昆仑，阴部取中极、长强、三阴交等。方法：每次取3~5穴，施泻法，留针30分钟，1天1次，10次为1疗程。

2. 七星针法 损害区常规消毒后，采用七星针轻巧叩刺，使之呈现红晕或散在性出血点和灼热感为度，若皮疹肥厚，状如苔藓时，则可酌情加重叩刺，1~2天叩刺1次，5次为1疗程。即使痒感消失，仍需坚持叩刺3~5次，以巩固疗效。

足癣和手癣

【概述】凡在趾（指）间，乃至掌跖面的皮肤被浅部霉菌感染后，称之手足癣。在我国，手足癣的病原菌主要是红色毛癣菌、石膏样毛癣菌、絮状表皮癣菌等。

中医文献称鹅掌风者，类似手癣范畴；称臭田螺者，类似足癣水疱型；称脚湿气者，类似足癣浸渍型等。

【病因病机】脾胃湿热循经上行于手则发手癣，下注于足可发足癣，或由湿热生虫，或疫行相染所致。

【临床表现】患者多为成年人，常是夏天发作或加重，冬季减轻乃至症状消失。鉴于病变部位不同，临床表现亦不一致，通常可分为四型：

1. 浸渍型 趾（指）间皮肤发白、糜烂、浸渍，边缘清楚，去除浸渍的表皮，留下潮湿的鲜红新生皮肤。

2. 水疱型 足底或手掌出现水痘，甚至几个水疱融合成较大的水疱，界限清楚，皮肤不红，疱破脱屑，一般夏发冬愈。

3. 鳞屑型 脱屑为主，间有少数水疱，疱干脱屑，界限清楚，炎症不明显，手癣常为单侧，夏重冬轻。

4. 增厚型 掌跖皮肤增厚，夏季水痘脱屑，入冬开裂。

【鉴别诊断】主要应和湿疹、接触性皮炎、汗疱疹及掌跖角化病相鉴别。

【施治方法】

1. 毫针法

（1）循经取穴法

处方1：内关、合谷、劳宫、三阴交、足三里、太溪、昆仑、玉枕。

处方2：合谷、后溪、外关、中渚、八邪、曲池、足三里、三阴交。

处方3：主穴合谷、后溪、劳宫，配穴少府、大陵、曲池。

方法：上述三组处方任选一组，施泻法，留针30分钟，1~2天1次，10次为1疗程。适用于手足癣。

(2) 辨病取穴法

处方1：手癣取内关、合谷，足癣取三阴交、照海。

处方2：浸渍型和水疱型足癣取玉枕穴（双）。

处方3：水疱型足癣取承山或承山下5分处。

方法：施泻法，留针30~45分钟，1~2天1次，7~10次为1疗程。

2. 穴位注射法 手癣取内关、合谷，足癣取三阴交、太溪。方法：采用0.25%盐酸普鲁卡因注射液，或50%当归注射液，任选一种，针刺得气后，每穴缓慢推注1~1.5ml，2天1次，7次为1疗程。适用于水疱型、浸渍型足癣和手癣。

甲 癣

【概述】指（趾）甲由浅部霉菌感染所致，多数是由足癣引起，其病原菌与手足癣相同。

甲癣类似灰指甲，俗称“油炸甲”“灰甲”“虫蛀甲”等。凡患甲癣多呈灰黄凸凹不平的甲壳，影响美容和工作，此患虽为爪甲小疾，却较难根治。

【病因病机】外染虫邪，爪失血润养所致。亦有原患脚湿气或鹅掌风，病程旷久，延及甲壳，或手部不洁直接由别人沾染而得。

【鉴别诊断】应与其他甲癣相区别，如厚甲及湿疹、银屑病、扁平苔藓的指甲改变，前者真霉呈阳性，后者呈阴性。

【临床表现】初期指（趾）甲远端失去光泽，随着病程的延长，爪甲也随之增厚或萎缩，进而与甲床分离，或者甲板变脆易损，甲板表现为凸凹不平。

【施治方法】

灸法 ①直接灸：黄豆大小的艾炷，点燃后靠近病甲边缘及中心灸之，每天灸2~3次，每次灸10~15分钟，约经过15~20天艾灸后，可望获得新生的好甲。②间接灸：大蒜头剥去皮，捣烂成饼做成薄片，先在病甲上垫一块薄布，再放置蒜饼薄片，艾炷点燃后灸之。若感觉灼痛，则可稍停片刻后，再灸之。3天1次，每次10分钟，对甲癣初期效果尤佳。

癣菌疹

【概述】本病系由皮肤癣菌代谢产物，通过血液循环在病灶以外的皮肤上引起的一种皮肤病。病损处虽然查不到真菌，但癣菌素试验呈阳性。古代文献记载较少，俗称“脚丫毒”。

【病因病机】湿毒蕴结，郁久化毒，毒溢于肤而致。

【鉴别诊断】癣菌疹常与许多皮肤病相混淆，其鉴别要点是根据临床特点来区别。

【施治方法】

1. 毫针法 取合谷、曲池、三阴交、太溪。方法：施泻法，针刺得气后留针30分钟，1天

1次，7次为1疗程。

2. 穴位注射法 取三阴交、太溪。方法：常规消毒后，取0.25%盐酸普鲁卡因注射液，针刺得气后，每穴缓慢推入1~1.5ml，2天1次，10次为1疗程。

3. 刺血法 取八风穴。方法：常规消毒后，用28号1寸长毫针快速点刺出血，若不出血则可在拔针后略挤压之以助出血少许，2~3天点刺1次，5次为1疗程。

念珠菌病（口腔）

【概述】口腔是白念珠菌增生的场所，特别是新生儿口腔的pH值偏低，加之多种内分泌障碍或抵抗力下降，更易患斯疾，成人口腔的白念珠菌病通常是由于维生素B族的缺乏，或晚期肿瘤，或长期应用肾上腺皮质激素、抗生素等皆可继发本病。

中医学文献依据口内白膜，类似鹅口的特征而称之为鹅口症，别名还有雪口、白口糊等。

【病因病机】多由心、脾两经湿热上攻，然而，在辨证中又有虚实之分：虚火者，色淡而白斑细点；实火者，色红而满口烂斑，甚者连及腮舌俱肿。

【临床表现】在舌、颊黏膜、咽喉等处，可见到大小不等、形态不一的凝乳状白色薄膜，松软地覆盖在黏膜上，揭去薄膜后留下红色渗出性基底，严重时还会发现黏膜溃疡或坏死。若白膜广泛时还会波及气管、食管和口角，因组织肿胀而影响吞咽或呼吸，应予重视。

【施治方法】

1. 毫针法

（1）循经取穴法

处方1：金津、玉液、廉泉、颊车、地仓、手三里、合谷、大陵、内庭。

处方2：合谷、曲泽、液门、鱼际、少泽、商阳、廉泉、风池、小海、足三里、内庭。

方法：上述任选一组，施泻法，不留针，1天1次，7次为1疗程。

（2）辨证取穴法：心脾积热证：取上廉泉、地仓、曲池、合谷、内庭；虚火上浮证：取颊车、承浆、劳宫、太溪、行间。配穴：发热加大椎，呕吐加内关、风府，腹泻加足三里、三阴交。方法：施平补平泻法，不留针，1天1次，7次为1疗程。

2. 耳针法 取口、心、胃、内分泌。方法：针刺后轻巧捻转1分钟后拔出，不留针，2天1次，7次为1疗程。

3. 穴位敷贴法 取涌泉。方法：吴茱萸12g，研极细末，食醋调成糊状，敷贴在穴位上，外盖硬膏，2天1次，5次为1疗程。

4. 指针法 取下关、颊车、人中。方法：医者双食指压患者侧下关，中指压双侧颊车，拇指压人中，每穴压1分钟，1天早晚各1次，5次为1疗程。

按语：霉菌病分浅部霉菌病和深部霉菌病两类，前者指霉菌寄生或腐生于角蛋白组织，如表皮角质层、毛、甲板，占全部霉菌病的90%以上。头癣、甲癣在局部治疗的同时，可加服灰黄霉素，成人每次0.2g，1日3次，手足癣以局部治疗为主，可选用黄精30g，丁香10g，五倍子15g，水煎待温，浸泡患处，1天2次。后者有念珠菌病等，在口腔黏膜可涂1%~2%甲紫溶液。针灸疗法可视为辅助措施，手足癣和癣菌疹处于渗出、糜烂等急性期时，选用穴位注射法，常能收到良好效果。

臁　疮

【概述】臁疮的病原菌多数为 8 型溶血性链球菌，少数系金黄色葡萄球菌，亦有两者混合感染而成。常继发于疥疮、水痘、糖尿病、虫咬等之后。

鉴于本病发生的部位多数在裙边、裤口附近，故而又名裙边疮、裤口毒，俗称老烂腿。临床上以阴阳经分界论治，病变发生于三阴经处，称之内臁，病变发生于三阳经处，称之外臁，前者难痊，后者易疗。

【病因病机】湿热久郁化毒，毒蚀肌肤而成疮，若病程迁延日久，肝肾阴虚，气血不荣，络脉失畅而疮烂，久难收功。此外，下肢皮肤破损、虫咬以及湿疹搔抓等皆可诱发。

【临床表现】病变主要发生在胫前、外踝和内踝等部位，初起时皮疹为丘疱疹，迅即转化为脓疱，焮红漫肿，并向外围和深处扩展，肿胀疼痛，渗出物较多时，腐烂更重，脓水脂汁混杂，常带臭秽气味，其疮面结棕褐色蛎壳样厚痂，皮肉灰暗，久不收口，严重时还会侵蚀骨骼。日久不愈，缠绵多年，疮面高低不平，状如菜花，则应提防癌变的可能性。

【鉴别诊断】应与脓疱疮相区别。

【施治方法】

1. 毫针法

（1）循经取穴法：主穴：血海、足三里、阴陵泉、三阴交、商丘。配穴：距创面边缘 1cm 处，按经络行走方向对刺 3～4 针。方法：主穴施平补平泻法，配穴针尖呈向心性，其深度 4～8 分，针刺得气后留针 15～30 分钟，1 天 1 次，5 次为 1 疗程，停 3～5 天后再进行第二疗程。

（2）辨病取穴法：外臁取足三里、悬钟、阳陵泉、承山，内臁取血海、曲泉、阴陵泉、复溜。方法：外臁施泻法，内臁施补法。溃疡 4 周施豹文刺术，排出瘀血，1 天 1 次，7 次为 1 疗程。

2. 粗针法　取神道透至阳，留针 1 小时，2 天 1 次，15 次为 1 疗程。

3. 穴位激光法　取创面阿是穴、足三里、三阴交。方法：采用低功率氦氖激光针照射阿是穴 10～15 分钟，足三里、三阴交各照射 2 分钟，1 天 1 次，10 次为 1 疗程。停 3～5 天后再进行第二疗程。与此同时，局部配合常规换药。

4. 灸法

（1）回阳灸：其灸条由草乌、干姜各 100g，赤芍、白芷、制南星各 30g，上肉桂 15g，党参、黄芪各 45g 组成，共研粗末，草纸卷成灸条。方法：点燃一端后，灸之疮面，1 天 1 次，每次持续灸 10～15 分钟，10 次为 1 疗程。

（2）直接灸：首先清洁疮面，再点燃艾条，在患处施温和灸，或施雀啄术灸之均可，1 天 1 次，每次持续 5～10 分钟，10 次为 1 疗程。

褥　疮

【概述】久病卧床，患处受压或摩擦后形成难愈的溃疡。中医称之为熇（舌部）疮。

【病因病机】大病或久病，气血虚衰，肌肤失养，加之受压或摩擦，皮破毒染而成疮。

【临床表现】在骶部、足跟、股骨大粗隆等部位，初期仅为肤色淡红，进而暗红，甚则破损，脓腐黏滞难脱，脓液稀少且臭，日久难愈。

【施治方法】

1. 毫针法

（1）循经取穴法：取内关、三阴交、足三里、阳陵泉、阿是穴（疮面处）。方法：施平补平泻法，针刺得气后留针30分钟，1天1次，10次为1疗程。

（2）局部取穴法：取阿是穴（疮面处）。方法：在距离疮面0.5cm处，从四个不同方向对称施沿皮刺，针尖指向中心，留针30分钟，其间行针5~6次，1天1次，10次为1疗程。

2. 耳针法 取交感、肾上腺、心、脾、肺。方法：针刺后留针30分钟，2天1次，5次为1疗程。

3. 灸法

（1）隔姜灸：先清洁疮面，继用鲜姜片贴在红肿或似溃非溃疮面上，艾炷置姜片上，点燃灸之，每次灸5~10壮，1天1次，10次为1疗程。

（2）直接灸：在清洁疮面上，将点燃的艾条在患处施雀啄术，约3~5分钟，然后以回旋法灸之疮周肿胀处，约5~10分钟，1天1次，10次为1疗程。

毛囊炎

【概述】葡萄球菌侵入毛囊口所致的化脓性炎症，称之毛囊炎。本病多发生在有毛的区域，既可为原发性疾病，又可为某些皮肤病的继发。

【病因病机】外感风热诸毒，或由暑湿之邪，蕴结于腠理，经络阻隔，聚结而发。

【临床表现】惯发于有毛发及易摩擦的部位，特别是头部、后项和背部，初起为红色毛囊丘疹，顶端迅速化脓，周围绕以红晕，呈散在性分布，自觉痒痛相兼，反复性多见，全身症状不明显。

【鉴别诊断】应与寻常性痤疮相鉴别。

【施治方法】

1. 毫针法

（1）循经取穴法：主穴：大椎、曲池、合谷、外关；配穴：足三里、风池、委中、足临泣、丘墟、昆仑。方法：施泻法，不留针，1~2天针1次，7次为1疗程。

（2）局部取穴法：取阿是穴（毛囊炎患处）。方法：常规消毒后，在阿是穴的上下左右各斜刺1针，其深度1~1.5cm，待有针感后加电疗机，输入电量以患者能忍受为度，持续15~20分钟，2天1次，5次为1疗程。

2. 耳针法 取肺（双）、肾上腺、病变相应部位。方法：针后留针30分钟，2天1次，5次为1疗程。此外，还可用消毒后的揿针埋入，外盖胶布固定，并嘱患者自行按压，以增强刺激，5~7天换1次，5次为1疗程。

3. 刺血法 取委中、大椎、尺泽、背部阳性点。方法：常规消毒后，采用9号针头或三棱针快速点刺，出血或挤血少许，必要时配合拔罐，不仅可缩短疗程，还可预防复发。1周2次，5次为1疗程。

4. 灸法 取大椎或阿是穴。方法：大蒜切薄片放置患处，其上放艾炷，患处灸10壮，大椎灸5~10壮，1天1次，10次为1疗程。

枕骨下硬结性毛囊炎

【概述】本病又称瘢痕疙瘩性毛囊炎、枕部乳头状皮炎、项部瘢痕疙瘩性痤疮等，这是一种惯发于枕、项部发际处的慢性毛囊炎，并能引起瘢痕疙瘩的慢性疾病。

中医文献多数从部位和形态而命名，如发际疮、肉龟等。

【病因病机】湿热痰浊与肌热互结，复感风热之毒，壅于肤腠而成疮疡，病程旷久，常会导致气血亏损，正不胜邪，故而经年不愈。

【临床表现】病变主要发生在枕、项部位，初起为散在性粟粒大炎性毛囊丘疹，渐变为硬结，或聚集、融合而成瘢痕疙瘩性硬结，大小不一，形态各异，刺破容易出血，新旧损害交错出现，甚至还会演变为化脓性瘘管和瘢痕疙瘩。

【施治方法】

1. 毫针法

(1) 循经取穴法

处方1：主穴：大椎、陶道、风池、天柱、完骨、新建（4~5颈椎之间旁开1.5寸）；配穴：束骨、侠溪、至阴、京骨、丘墟、足窍阴、足临泣、足通谷。

处方2：主穴：大椎、曲池、合谷，配穴风池、丘墟。

方法：任选一组，施泻法，针刺得气后留针30分钟，2天1次，5次为1疗程。

(2) 经验取穴法：取昆仑、大钟。方法：先针刺病侧的昆仑穴，然后针刺大钟，施泻法，不留针，2天1次，5次为1疗程。

2. 粗针法 取大椎、至阳、合谷。方法：采用4寸长，1.0mm直径的粗针，从大椎穴刺入，向至阳穴透刺，留针20小时，另用2寸长，0.5mm直径粗针，刺入合谷，施泻法，不留针。1天1次，5次为1疗程。

3. 七星针疗法 损害周围常规消毒后，七星针环绕损害施围刺术，连续3~5次，然后再按病变循经叩刺之，1天1次，5次为1疗程。

4. 刺血法

处方1：委中。方法：采用三棱针点刺委中，放血少许，或加拔火罐，效果更佳，3天1次，5次为1疗程。

处方2：大椎。方法：同上。

处方3：夹脊点刺术。方法：首先在背部夹脊两旁寻找红色或暗红色的血络，采用三棱针点刺或挑断皮下纤维，挑后挤出瘀血少许，外盖消毒纱布止血，3天1次，5次为1疗程。

5. 针挑法

处方1：在脊柱两旁每个棘突平面各旁开两横指，从胸椎1~12。采用三棱针自上而下，每侧挑刺10~12针，各挤出血少许，2~3天1次，5次为1疗程。

处方2：在患处附近寻找暗褐色丘疹。采用三棱针划破皮肤，再挑断3~5根肌纤维，并根据病情轻重，分别施轻、中、重手法点刺，外盖消毒纱布，3天1次，5次为1疗程。

6. 灸法

(1) 直接灸：将艾条点燃，直接灸损害区，痛者灸至不痛，不痛灸至痛为度，1天1次，10次为1疗程。

（2）间接灸：大蒜切薄片铺于患处，上置艾炷，每次灸10壮，1天1次，10次为1疗程。

（3）线香灸：取手三里、养老。方法：市售卫生线香点燃，在上述穴位施灸5~10分钟，早晚各1次，3天为1疗程。

疖和疖病

【概述】疖是由葡萄球菌侵入毛囊深部和毛囊周围所引起的急性化脓性感染，其特征是患处红肿热痛，疮顶出现脓栓，一旦脓栓脱落，则肿痛也随之消失。

中医学认为本病多发生在暑天，故称之暑疖、热疖和疖毒等。

【病因病机】盛夏时令，地气湿润，天气炎熇，暑、湿、热三气蕴蒸，郁于肌腠化毒而生。

【临床表现】常在颈、头、颜面和背部等处，发现圆形的鲜红色结节，红肿明显，数日后，疼痛加重，疮顶呈现黄白色脓栓，脓栓排出后，肿痛也随之减退乃至痊愈。若体质虚弱时，正不胜邪，还会引起周身不适，如畏寒、发热、头痛、呕吐等，应提防毒血症或败血症的发生。

【鉴别诊断】应与痈相区别。

【施治方法】

1. 毫针法　主穴：大椎、曲池、合谷、外关；配穴：足三里、风池、委中、足临泣、丘墟、昆仑。方法：施泻法，针刺得气后留针30分钟，1天1次，7次为1疗程。

2. 耳针法　取枕、神门、肾上腺、疖肿相应区域。方法：针刺后留针30分钟，1天1次，7次为1疗程。

3. 七星针法　疖周围常规消毒后，七星针以向心性方式轻巧叩刺3~5次，然后，酌情施灸，1天1次，7次为1疗程。若体质虚弱或病程旷久，可加灸合谷、足三里，效果尤好。

4. 刺血法

处方1：主穴系灵台，配穴系疖生颜面加合谷，背部加委中。

处方2：身柱、灵台、委中、合谷。

处方3：主穴为委中，配穴为大椎、尺泽。

方法：采用三棱针点刺，出血少许。1周1次，5次为1疗程。注意：体虚和孕妇慎用。

5. 针挑法　在肩胛下角区和背部肩胛间寻找形如针帽大小的炎性丘疹。方法：采用三棱针或圆利针挑破丘疹，每次挑2~3个，1周2次，5次为1疗程。

6. 灸法

（1）直接灸：将点燃的艾条，在疖肿上施温和灸，直至有微烫感为止。1天1次。

（2）间接灸：取蟾蜍皮一块，铺盖疖肿处，点燃艾条后灸之，其温度以患者能耐受为度，未化脓时无须处理，已化脓者可在灸后外盖油纱布，1天1次，5次为1疗程。

（3）灼灸法：主穴：古骑竹马（第10胸椎两侧各旁开5分处）；配穴：头部疖病加角孙、瘈脉，腰以上加三肩（肩井、肩中俞、肩外俞），腰以下加八髎。方法：取灯心草一段，蘸麻油或茶油，点燃后对准上述穴位迅速灼灸，并在灼及患者皮肤时可听到“啪”的响声，灸后要保持局部清洁干燥，约经过5天左右，灸处结痂脱落，1周1次，3次为1疗程。

7. 电针法　阿是穴。方法：在患处四周的基底部，上下左右各斜刺1针，然后接通电疗机，其输入电流以患者能耐受为度，1~2天1次，3次为1疗程。未溃能消，已溃能促使排脓，早日愈合。若体虚或全身症状明显者，可配合取曲池、合谷、足三里，施平补平泻法。

痈

【概述】痈是由多个相邻的毛囊和皮脂腺的急性化脓性感染所致，亦可由多个疖肿融合而成。

中医学有内痈、外痈之分，其外痈的特点，通常是发生于皮下、肉脉之间的化脓性疾患，发病迅速，属阳证，易脓、易溃、易敛。

【病因病机】外感六淫，七情内伤，饮食不节，房劳金刃所伤皆能致痈。大致有头面夹风、中部多郁、下部偏湿之分，然其总源于火毒、气滞血瘀、经络阻隔所生。

【临床表现】初起时，患处呈一紫红色炎性浸润硬块，迅速向四周和深部扩展，周围组织紧张、肿胀，自述疼痛剧烈，约经1~2周后患处蕴脓，其中心出现多个脓栓，状如蜂窝，脓液和坏死组织混杂而排出，待脓腐排尽，红肿和疼痛，也随之减轻，缺损的组织终被肉芽组织填充而愈合。年老、体弱和糖尿病患者，更容易并发全身化脓性感染，严重时还会继发败血症，危及生命。

【鉴别诊断】应与疖、脓癣、放线菌病相区别。

【施治方法】

1. 毫针法

(1) 循经取穴法：灵台、委中（双侧）、昆仑（患侧）。方法：施透天凉手法，2天1次，5次为1疗程。

(2) 局部取穴法：病变发生在项部取肩井、风池、风门、委中，在背部取膈俞、肝俞、委中。高烧加大椎、曲池、尺泽、三阴交、涌泉。方法：施泻法，针刺得气后留针30分钟，1天1次，5次为1疗程。

2. 粗针法 神道透至阳，命门透阳关。方法：针刺得气后留针6小时，另对合谷施泻法不留针，2天1次，5次为1疗程。

3. 围刺法 患者常规消毒后，采用1~2寸毫针，在距患处0.5cm处斜刺，其针尖朝向痈的基底部，上下左右各1针，针刺得气后留针30分钟，其间捻转4~5次，2天1次，5次为1疗程。

4. 针罐兼施法 取曲池、委中、大椎、身柱、阿是穴（未溃处）。方法：采用三棱针点刺后，迅即加拔火罐，持续10分钟后去罐，2天1次，5次为1疗程。

5. 刺血法 主穴：委中。配穴：大椎、尺泽。方法：常规消毒后，采用三棱针点刺出血少许，1周1次，4次为1疗程。

6. 灸法 将鲜生姜片放在患处中央，其上置黄豆大的艾炷，点燃灸之，每次灸3~7壮，或者以痛者灸至不痛，不痛者灸至知痛为度，1天2次，5次为1疗程。

头皮毛囊周围炎

【概述】本病是一种发生于头皮的慢性化脓性皮肤病，其特点是头皮有多个穿通性脓肿，痊愈后遗留皱褶性秃发性瘢痕。

中医学从临床特征，对未破溃者，状如蛐蟮拱头，故名蟮拱头，已溃者似蝼蛄串穴，又名蝼蛄疖。

【病因病机】暑热化毒，或治之失当，余毒未尽，他处又生，亦有小儿禀受悠远，胎中受毒而成。总之，不少愈而复发者，主要是脓膜未除之故，应予重视。

【临床表现】病变主要发生在枕部头皮，甚至波及整个头皮，初起时可见毛囊炎性丘疹，渐变为黄豆至核桃大的炎性结节，进而蕴脓呈波动感，相邻脓肿互相连通，成为不规则的较大脓肿，甚至向深度发展而侵及皮下组织，破溃或压迫其疮面，可见稀薄的黄色脓液或带血的脓液，从多处毛孔溢出，若用探针自脓瘘口导入，则可贯穿多个脓腔。脓液一处减少，另处又会肿起，很难自行消失，连绵不断，病程缓慢。

【施治方法】

1. 毫针法 阿是穴（病灶区）。方法：在患处距肿胀边缘0.5～1cm，上下左右处斜刺1针，针尖斜向患处中心，此外，在中心适当加针刺点，施平补平泻手法，2天1次，3次为1疗程。

2. 粗针法 取第6～7胸椎、合谷（双）。方法：将特制的长2寸，直径2mm的圆利针，首先在背部第6胸椎直刺皮下，然后沿皮下刺透至第7胸椎，针刺得气后留针30分钟，另外用毫针强刺激合谷，留针30分钟，其间捻转3次，1周针刺2次，5～10次为1疗程。

3. 电针法 主穴：阿是穴（病灶处）。配穴：合谷、曲池、足三里。方法：患处上下左右的四周，沿皮斜刺1针，针刺得气后，针柄接上G6805电麻仪，其电流强度以患者能耐受为度，配穴施泻法，留针30分钟，1～2天1次，3次为1疗程。

4. 灸法

（1）灯火灸

处方1：取穴法。用印堂穴的头围长度之线，绕项经廉泉穴（中点对准此穴），线头于脊柱交点处为被灸穴点。方法：灯心草蘸满香油或菜油，点燃后迅速对准已标定的穴位，当触及皮肤时，可闻清脆的“啪”声，若无响声，可做第二次。

处方2：主穴：古骑竹马（见前）。配穴：头面部加角孙、瘈脉，腰以上加三肩（肩井、肩中俞、肩外俞），腰以下加八髎。方法：同上。

（2）直接灸：取穴法：曲池穴下2寸，尺骨小头缘。方法：点燃艾条后，对准标明穴处，持续灸6～8分钟，1天1～2次，5天为1疗程。

丹　毒

【概述】本病是由A族β型溶血性链球菌侵入皮肤及皮下组织而引起的急性感染，但亦有由血行感染而致。此外，营养不良、酗酒、丙种球蛋白缺陷以及肾性水肿，皆能促使丹毒的诱发。

中医学论述丹毒颇多，古代医籍的别名有丹熛、火丹、天火等。后世医籍多从病变部位不同而名称各异，如病发于头面区称之抱头火丹，俗名大头瘟，发于胸腹区称之内发丹毒，发于下肢区称之流火等。若下肢丹毒经常复发则有演变成大腿风（象皮肿）之可能，若发生于小儿的丹毒，则专称之赤游丹。

【病因病机】通常是心火妄动，血分伏热，复遭风热乘侵，发于肤表而成。若病变在头面部，多兼风热；病变在肋下腰胯部，多夹肝火；病变在下肢，多夹湿热；发于小儿多由胎热所致。

【临床表现】起病急骤，常常是首先出现恶寒、发热（高热可达39℃以上）、头痛、四肢酸痛、恶心、口渴等全身性中毒症状，继而在皮肤局部呈现鲜红色斑疹，形如丹涂脂染，肤表肿胀，甚则发生大疱或水疱，称之水疱性丹毒，疱液演变成脓性则称之脓疱性丹毒，部分脓疱迅即变为紫黑而坏死，称之坏死性丹毒。总之，病情严重时，还会发生壮热、谵妄、惊厥、呕吐等症状，应提防败血症的可能性。

【鉴别诊断】应与接触性皮炎、血管性水肿、小腿癣菌疹、类丹毒等相区别。

【施治方法】

1. 毫针法

处方1：主穴：大椎、曲池、陷谷、委中；配穴：太阳、合谷、足三里。

处方2：主穴：地机、血海、三阴交、丰隆、太冲；配穴：阴陵泉、商丘、足三里、蠡沟。

加减法：上述两组均可按病情而加刺，如头痛加太阳、风池，呕吐加内关，大便秘结加丰隆、上巨虚，惊厥加水沟、后溪，病变在头面加头维、四白、翳风，病变在下肢加悬钟、昆仑。

方法：任选一组处方，施泻法，针刺得气后留针30分钟，1天1次，3次为1疗程。

2. 耳针法 取神门、肾上腺、皮质下，枕部。方法：针刺后留针30～60分钟，1天1次，3次为1疗程。

3. 刺血法

处方1：在患处常规消毒后，采用三棱针围绕患处四周点刺，渗血少许，以泻热解毒。此方适用下肢丹毒，但颜面丹毒禁用。

处方2：患处消毒后，采用28号0.5寸毫针，刺入红斑处，1次可同时刺入4～5处，施泻法，缓慢出针，待血外溢。

方法：与此同时，还加刺血海、隐白，1～2天1次，5次为1疗程。

4. 七星针疗法 局部红肿处常规消毒后，取七星针轻叩刺之，直至少量渗血，2天1次，5次为1疗程。适用于慢性丹毒复发者。

5. 穴位注射法 足三里、三阴交（均取患侧）。方法：常规消毒后，取银黄注射液（金银花、黄芩），针刺得气后，每穴各推注1～2ml，1天1次，5次为1疗程。

6. 电针法 主穴：阿是穴（患处红肿处）；配穴：曲池、合谷、足三里。方法：针刺得气留针时，阿是穴通脉电，配穴通感应电，其电流以患者能耐受为度，每次持续30～50分钟，1天1次，5次为1疗程。

7. 灸法 取穴法：在肩髃与曲池连线的中间硬结处。方法：大蒜切片，上置艾炷，每次灸5～7壮，1天1次，5次为1疗程。

按语：臁疮等均是由球菌感染所致的皮肤病，在一般情况下，针刺有泻毒消肿、散瘀止痛的功用，灸法有益气温阳、通络生肌的作用。但遇见壮热等危笃阶段，应首选抗生素全身治疗，局部外敷如意金黄散以围箍之。其次，凡生在脸部疮疖，严禁挤压，避免毒散走黄。

象皮肿

【概述】本病是丝虫病的一种特殊表现，主要是股部淋巴管阻塞所致。

【病因病机】寒湿痞滞，经络瘀塞不通。

【临床表现】患者以男性居多：病至晚期则出现股部淋巴管阻塞，导致下肢淋巴肿和象皮肿，压之硬似象皮，略有弹性和轻微胀痛不适等。

【施治方法】

1. 七星针疗法 阿是穴（患处）。方法：常规消毒后，采用七星针自上而下，循三阳经走向施重叩刺，然后循三阴经自下而上轻叩刺，其中对穴位施重叩刺，1天1次，10次为1疗程。注意：避开血管，防止出血。

2. 穴位激光法 血海、阳陵泉、足三里、丰隆、隐白。方法：采用氦氖激光医疗机照射穴位，每个穴照射5分钟，1天1次，10次为1疗程。

3. 灸法

（1）直接灸：点燃艾条后，沿三阳经与三阴经循行的方向，先自上而下，后自下而上，往返施雀啄术，灸10～15分钟。1天1次，10次为1疗程。

（2）间接灸：取足三里、丰隆、三阴交。方法：鲜姜切片贴在上述穴位上，艾炷置于姜上，每穴灸5～7壮，1天1次，10次为1疗程。

按语：初起阶段或轻型象皮肿，可用七星针疗法和灸法，旨在散寒通痞、祛邪消肿，但对重型则应进行手术治疗。

淋　病

【概述】本病由淋病球菌感染所引起的一种泌尿生殖系统传染病。绝大多数是由不洁性交直接传染，少数是由于被传染的衣裤、毛巾、浴室、厕所、便盆及其他用具等感染。

中医学有五淋之说，本病类属“脓淋”范围。

【病因病机】不洁性交，沾染湿毒之邪，或接触病人衣被、用具等，湿热下注，败精瘀阻，蕴结成毒，遂致发病。

【临床表现】男性患者，初起自觉尿道烧灼，痛引茎中，排尿不畅，状如刀割火燎，继而尿道口溢出白浊，形如米泔糊或如稠脓，淋漓不尽；女性患者，外阴红肿，排尿困难，或尿带脓样白浊。少数重病者还会伴有眼炎、膀胱炎、肾盂肾炎、关节炎和心内膜炎等。

【施治方法】

1. 毫针法 主穴：肾俞、命门、关元；配穴：脾俞。方法：施平补平泻法，针刺得气后留针30分钟，1天1次，5次为1疗程。

2. 穴位注射法 主穴：关元、肾俞；配穴：足三里、三阴交、阳陵泉、交信、中极。方法：采用10%葡萄糖注射液，针刺得气后，每穴各推注1.5～2.0ml，2天1次，10次为1疗程。

按语：淋病发病率占四大性病之首，针刺和穴位注射有减轻临床症状的作用。彻底根治仍靠药物疗法，如青霉素、四环素、诺氟沙星等，总之，应在医师指导下进行为妥。

瘰疬性皮肤结核

【概述】本病又称液化性皮肤结核或皮肤腺病，主要是由淋巴结核或骨结核转移扩散至皮肤而成。多见于颈部淋巴结核波及皮肤而发生瘰疬性皮肤结核。

中医学将发生在颈部的瘰疬性皮肤结核，归纳入蛇盘疬。又名蟠蛇疬。

【病因病机】外感风寒暑热，或内伤情志，或缘于禀赋不足，均可导致肺肾阴虚，虚火内灼，炼液为痰，痰结于颈而生，病迁延旷久，阴毒窜皮而成漏管。

【临床表现】患者以儿童和青年人群居多，好发于颈部、腋窝、腹股沟和胸膺等部位，初起仅为无痛性隆起，呈索状，彼此融合，高出肤表，色泽淡红，当结节软化，破溃流出干酪样分泌物，进而形成瘘管，彼此相通，结痂愈合则遗留凸凹不平的索状瘢痕。

【鉴别诊断】应与皮肤放线菌病相鉴别。

【施治方法】

1. 毫针法 王乐亭金针法：嘱患者双前臂屈肘拱胸正坐位，医者右手持金针刺入曲池穴，针尖与上臂延长线呈45°角，其深度为0.5～1.0cm，继而缓慢退针至皮下，并将针卧倒，针尖对准臂臑穴方向，令针体紧贴皮下，透达臂臑，患者反映有胀、麻、沉重感，然后用手指刮针柄，女性刮6～8次，男性刮7～9次，留针15分钟后再刮1次。局部红肿热痛者施泻法，局部肿硬不红不痛者施补法。留针30分钟，2天1次，5次为一疗程。

2. 针挑法

处方1：主穴：肺俞、厥阴俞、心俞、肾俞、膈俞、肝俞、胆俞；配穴：大杼、风门、魄户、膏肓俞、膈关、脾俞、胸椎1～9椎华佗夹脊穴。

处方2：肺俞、膈俞、胆俞、脾俞、肾俞。

方法：任选一组穴位2～3对，局麻后采用三棱针或尖形手术刀，刺入或切开肤层，然后用针挑断皮下白色纤维数根，挑完后在切口处涂2.5%碘酒，外盖消毒纱布，胶布固定，2～5天1次，5次为一疗程。

3. 七星针疗法 取大椎、合谷、外关、三阴交、期门、后颈区、颌下区、患处局部。方法：常规消毒后，施中度刺激，后颈区、颌下区、患处局部、期门，施重度刺激。2天1次，7次为一疗程。

4. 割治法

（1）辨病取穴法：①结节期瘰疬性皮肤结核取穴法：在6～9胸椎旁开1.5寸处寻找阳性点。方法：常规消毒后，局麻下采用尖形手术刀切开皮肤2cm长，暴露出白色纤维，然后用三棱针一一挑断，直至脂肪层，缝合皮肤，外盖消毒纱布，1月1次，5次为1疗程。②通治各型瘰疬性皮肤结核取穴法：两臂三角肌下端。方法：常规消毒和局麻后，先用三棱针横行穿刺于皮下3cm深，再用手术刀沿针切开皮肤，呈横切口，盖消毒纱布，包扎止血，1月1次，3次为一疗程。

（2）循经取穴法：主穴：膈俞、肝俞。配穴：肺俞、鸠尾。方法：常规消毒后，施局麻，先用尖形手术刀切开皮肤2～3cm长，后用三棱针挑断肌纤维5～10根，并嘱患者若有酸麻胀痛感为度，不缝合，包扎止血，外盖消毒纱布，15天施术1次，3次为1疗程。

（3）经验取穴法：取穴法：嘱患者端正坐，开口卷起舌尖，暴露舌下组织，按口腔手术将提钩刺入一侧舌下部分组织。方法：表面麻醉后，将钩起组织剪去2mm，拭去残血，撒布冰硼散约3～5分钟后，再用生理盐水漱口，直至不出血。15天1次，2次为一疗程。

5. 火针法

处方1：取阿是穴（病灶处）。方法：每次选2～3个病灶区，将针尖烧红后，迅速刺入病灶3～5针，出针后外盖消毒纱布，2～4天1次，10次为一疗程。适用于结节期或脓肿未溃期。

处方2：取肩井、天井、手三里、足三里、四花穴（7～9胸椎棘突下旁开1.5寸处）。方法：每次取2～4穴，针尖烧红后快速刺入和拔出，1周1次，7次为一疗程。

6. 灸法

（1）直接灸：阿是穴（患处病灶区）。方法：将艾炷放置病灶中央区，灸1～3壮，1天1次，15次为一疗程。

（2）间接灸：取阿是穴（病灶区）。方法：姜片或蒜片放在病灶区，其上置艾炷点燃灸之4壮，1天1次，15次为一疗程。

（3）药条灸：取阿是穴（病灶区）、百劳、曲池、足三里。方法：药条（百部、夏枯草、乳香、没药、大戟、精制樟脑各1g，研细末，拌入120g艾绒中，绵纸卷成药条备用，点燃后，分别在阿是穴等穴位上悬灸3～5分钟，以皮肤发红为度。1天1次，15次为一疗程。

硬红斑

【概述】本病又名巴赞氏病（Bazin），多见于青年女性的小腿屈侧。中医学依据病变部位多数在腓腨（小腿肚）的特征，称之为“腓腨疽”。

【病因病机】肺肾阴虚，经络痞涩，复遭寒湿侵袭，导致气血瘀阻，结块不化而深埋于肌腠。

【临床表现】常在小腿屈侧发现对称性皮下结节，数目多少不一，逐渐扩大并与皮肤粘连，呈紫红色，触之坚实，微有压痛，间或溃破，愈后遗留瘢痕，病程缓慢，且易复发。

【鉴别诊断】应与结节性红斑相区别。

【施治方法】

1. 割治法　取丰隆、血海。方法：取穴均为患侧，具体操作参阅第四章第九节，适用于反复发作的顽固病例。

2. 灸法　阿是穴（病灶区）。方法：取独头蒜切片，铺于阿是穴，艾炷置其上，每次灸4壮，最好以患者不能忍耐时为度，1天1次，7次为一疗程。此灸法对未溃者可使结节消散，已溃者可使分泌物减少，肉芽红活而易愈。

寻常狼疮

【概述】本病在皮肤结核中是最常见的一种，约占43.8%，患者以儿童、少年及青年人群为主，占76.9%。中医学从临床特征出发，发现病变烂如鸦啗，故而称之“鸦啗疮”。

【病因病机】脏腑素虚，肤腠不密，复感外邪，阻滞经络，结块而生。

【临床表现】病变部位以颜面区域居多，约占81%，其中鼻部占50%，颊部占28%，耳部占2%。颈部和上肢亦可发现，初起仅为粟粒至豌豆大的结节，呈半透明红褐色或褐色，触之柔软，若用探针检查，容易贯通和出血，这种现象称之探针贯穿现象。早期结节扁平，继而结节增大，数目增多，随着病程旷久，有的结节破溃形成溃疡，绵延难以愈合，或者愈合遗留萎缩性瘢痕，毁坏面容，造成畸形，亦不少见。

【鉴别诊断】应与慢性盘状红斑狼疮相区别。

【施治方法】

1. 毫针法

处方1：取灵台。方法：施泻法，针刺得气后立即拔针，出血少许，效果尤佳，2天1次，7

次为一疗程。适用于体质尚壮实者。

处方2：取合谷、曲池、迎香、四白。方法：施补法，针刺得气后留针30分钟，其间行针3~5次，1天1次，5次为一疗程。适用于虚怯症。

2. 穴位注射法 取肺俞（双）、足三里（双）。方法：常规消毒后，采用鱼腥草注射液或葎草注射液，针刺得气后，每穴推注1~1.5ml，2天1次，10次为一疗程。

颜面播散性粟粒狼疮

【概述】本病系一种仅发生于颜面的播散性丘疹。目前，有人认为并非皮肤结核，用抗结核治疗无效。中医学尚未查到类似病名，不过，今人从临床出发认为可能属于颜面雀啄形血风疮。

【病因病机】肝胆风火，脾胃湿热，风火与顽湿相合，阻滞经络，循经上行于面而发生。

【临床表现】病变往往对称分布于颊部及眼、鼻附近，皮疹为孤立散在的褐色丘疹，直径1~2mm，质软，有的半透明，光滑，有的丘疹顶部有针头大小的黄色小脓点或结痂，丘疹消失后留有色素沉着的萎缩性瘢痕。

【施治方法】

1. 毫针法 取合谷、曲池、曲泽、迎香、四白。方法：施平补平泻法，针刺得气后留针30分钟，1天1次，10次为一疗程。

2. 耳针法 取肺、肝、肾、相对部位。方法：针刺后留针30分钟，其间轻巧捻转3~5次，2天1次，10次为一疗程。

3. 穴位注射法 取印堂、迎香（双）。方法：常规消毒后，采用0.25%普鲁卡因注射液，针刺得气后每穴推注0.5~1.0ml，3天1次，10次为一疗程。

按语：皮肤结核初期应用针刺、割治、灸法、穴位注射、针挑等均有一定效果，并积累了丰富的经验，特别是针刺、火针、灸法更为医家所重视和乐于报告。

急性女阴溃疡

【概述】本病是发生于女性外生殖器的急性溃疡，且有复发倾向，伴有发热等全身症状。中医学古称之“阴伤蚀疮”“阴蚀”等。

【病因病机】脏腑虚弱，湿热互结，循肝经下行于阴器，化毒生疮，溃烂痒痛相兼。

【临床表现】发病通常在小阴唇内侧等处，发现多个溃疡点。临床上分坏疽型与性病型两种，前者伴有高热和明显的全身症状，后者仅有灼热疼痛，全身症状并不显著。病程数周内可愈，但又复发。

【鉴别诊断】应与软下疳及白塞综合征相鉴别。

【施治方法】

1. 毫针法 大肠俞、次髎、长强、中极、气冲、血海、三阴交。方法：施平补平泻法，1~2天1次，10次为一疗程。

2. 耳针法 肝、肾、内分泌、外生殖器。方法：施泻法，针刺得气后留针30分钟，1天1次，7次为一疗程。本疗法具有良好的止痛效果。

3. 穴位注射法 长强、中极。方法：常规消毒后，采用维生素 B_{12} 500μg，针刺得气后每穴各推注 250μg，2 天 1 次，7 次为一疗程。适用于反复发作的病例。

4. 灸法 八髎（上、中、次、下双侧）。方法：鲜生姜切片铺贴在穴位上，然后依次各灸 5 壮，1 天 1 次，7 次为 1 疗程。适用于体虚及经常复发的病例。

按语：按病程长短分实证（肝火湿热）和虚证（肝肾亏损）两端，前者选用龙胆泻肝汤、芦荟丸合裁，后者拟用知柏地黄丸加味。针刺止痛效果良好。灸法和穴位注射常有巩固疗效的作用。

猩红热

【概述】猩红热是由溶血性链球菌引起的一种急性传染病，其临床特征为突然发病，出现发热、咽峡炎、弥漫性猩红色皮疹和脱屑，常并发淋巴结炎等。中医学称之“疫喉痧”“烂喉痧”等。

【病因病机】疫疠时邪，内犯肺卫，郁而化热，热毒上熏咽喉，导致咽喉红肿疼痛，溃烂起腐，外达肌肤，则见皮肤丹痧密布，猩红似锦。

【临床表现】多发生于 2～10 岁的儿童，起病急骤、恶寒、发热 38～39℃，伴头痛、咽痛，扁桃体红肿，可见点状或片状灰白色渗出物，易于擦掉，周身可见弥漫密集的点状充血性斑疹，被压褪色，但其口周近于正常肤色，故称之为“口周苍白环”，系本病特征之一，“草莓舌”则是又一特征。

【施治方法】

1. 毫针法

（1）循经取穴：主穴：曲池、内关、合谷、足三里、太冲、百会、风府、风池、大椎；配穴：扁桃体红肿疼痛加少商、商阳、隐白，恶心呕吐加中脘、天枢。方法：施平补平泻法，针刺得气后留针 10 分钟，1 天 1 次，7 次为一疗程。

（2）辨证取穴：邪在肺胃证：取少商、尺泽、合谷、陷谷、关冲；气血两燔证：取大椎、曲池、关冲、曲泽、委中、血海、天容、少商；邪毒内陷证：取人中、曲泽、内关、百会、太冲；疹后阴伤证：取太溪、三阴交、尺泽、内庭。方法：按“实者泻，虚者补”的原则施针刺术，1 天 1 次，7 次为一疗程。

2. 耳针法 取耳穴轮 2、轮 4、眼点。方法：针刺后留针 30 分钟，其间捻转 3～5 次，2 天 1 次，3 次为一疗程。

3. 刺血法

处方 1：取少商、商阳、委中。方法：浅刺得气出针渗血或挤血少许，1 天 1 次，3 次为一疗程。

处方 2：取十二井穴。方法：常规消毒后，采用三棱针点刺出血少许，1 天 1 次，3 次为一疗程。

按语：确诊或可疑患者，均应隔离治疗，青霉素为首选药物，对青霉素过敏或疗效不佳者，可改用红霉素等。针刺和刺血法，对减轻急性症状，如发热、咽痛、扁桃体红肿等，颇多帮助，应视为重要的辅助疗法之一。

单纯疱疹

【概述】本病系由人类单纯疱疹病毒所致，其多次复发常与细胞免疫功能有关，如细胞免疫缺陷以及接受免疫抑制疗法的患者，皆易并发单纯疱疹。

本病又名热疮，最早见于晋代葛洪《肘后备急方》。隋代《诸病源候论》说："其脏腑虚，为风邪湿热所乘，气发于脉，与津液相搏，则生疮。"可见本病的发生，多数是与脏腑虚弱，复感外邪有密切关系。

【病因病机】脏腑虚弱，复感风热湿毒，乘虚侵袭，循经上蒸，发于口唇等处，下注于外阴，阻于肤腠而发病。

【临床表现】常继发于热病的中、末期，主要发生在皮肤黏膜交界处，如口唇、鼻孔和外阴等部位，初起仅见红斑，继而出现数个至数十个针帽大小的丘疱疹。水疱呈簇状，疱液混浊，变成稀薄的脓液，数日后干燥，结淡黄色或淡褐色痂，1～2 周内脱落，不留瘢痕。若继发感染则有发热、周身不适等症状。

【施治方法】

1. 毫针法 主穴：肺俞、风池、上星。配穴：疱疹在颜面区域加合谷、鱼际，疱疹在外生殖器区域加肾俞、关元、气海，疱疹经常反复者加三阴交、足三里。方法：施平补平泻法，针刺得气后留针 30 分钟，其中足三里加灸，1 天 1 次，10 次为一疗程。

2. 耳针法 取肺、胃、心。方法：针刺后留针 30 分钟，2 天 1 次，10 次为一疗程。

3. 割治法 取两侧耳轮。方法：常规严密消毒，一侧耳轮用三棱针或注射针尖，点刺，挤出 5 滴鲜血，另一侧耳轮用尖形手术刀划破表皮约 0.3cm，渗血少许即可，并埋入绿豆大一药丸（处方：大蒜泥、胡椒按 5∶1 比例，共捣烂如泥，搓丸，备用），外用胶布固定。两侧耳轮交替施刺血和埋药术，3 天 1 次，7 次为一疗程。

按语：初期常用散风清热、化湿解毒之剂，可获卓效，若反复发生时则应益气养阴，扶正固本，如人参固本丸等。大凡实证可用针刺法、耳针法，虚证则在针刺的同时，加灸法，更有利于疗程的缩短。

带状疱疹

【概述】本病由水痘－带状疱疹病毒所引起。病毒由上呼吸道感染后进入人体，潜伏在脊神经后根神经节细胞或脑神经髓外神经节细胞中，平时不致病，但在诱因激发下，则可引起带状疱疹，常见的激发因素包括创伤、过劳、传染病、细胞免疫缺陷者、放疗以及免疫抑制疗法等。

中医对本病论述颇多，因其症状和部位的不同，病名各异，如甑带疮、蛇串疮、蛇丹、缠腰龙等。今人许履和认为：发于颜面者谓之蛇丹，发于肋腰者谓之缠腰火丹。

【病因病机】情志内伤，肝气郁结，久而化火，火毒灼肤则皮肤红斑剧疼，或因湿毒侵肤，并感外邪而激发。

【临床表现】患者以老年和青壮年居多，病前往往有倦怠、头痛、发热等全身症状。皮疹多沿某一周围神经分布，如肋间神经占 53%，颈部神经占 20%，三叉神经占 15%，腰骶部神经占

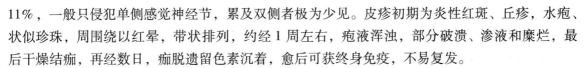

11%，一般只侵犯单侧感觉神经节，累及双侧者极为少见。皮疹初期为炎性红斑、丘疹，水疱、状似珍珠，周围绕以红晕，带状排列，约经1周左右，疱液浑浊，部分破溃、渗液和糜烂，最后干燥结痂，再经数日，痂脱遗留色素沉着，愈后可获终身免疫，不易复发。

【鉴别诊断】有时需和单纯疱疹相鉴别。

【施治方法】

1. 毫针法

（1）循经取穴法：主穴：曲池、身柱、阳陵泉、三阴交。配穴：皮疹在眼眶区加太阳、头维、阳白，在颧颞区加四白、睛明、下关，在下颌区加颊车、地仓、大迎，在腋窝区加肩贞、极泉，在脐上区加合谷，在脐下区加足三里。方法：青壮年患者施泻法，老年人和体虚患者施补法。针刺得气后留针30分钟，2天1次，10次为一疗程。

（2）局部取穴法：取阿是穴（皮疹区）。方法：常规消毒后，采用30～32号（3～4寸）毫针，在阿是穴上下左右四个不同方向，呈15°～30°斜刺皮疹下，得气后留针30分钟，其间轻巧捻转3～5次，1天1次，10次为一疗程。

2. 耳针法 取肝、脾、神门。方法：针刺后留针30分钟，2天1次，7次为一疗程。

3. 头针法 取感觉区、运动区。方法：左病取右，右病取左。皮疹在脐以上，针刺下3/5，皮疹在脐以上，针刺上2/5。针刺得气后留针30～45分钟，其间捻转5～10次，1天1次，10次为一疗程。

4. 七星针疗法 阿是穴（疱疹区）。方法：采用七星针施重刺激叩刺局部，使之疱疹全部破溃且以稍出血为度，然后用负压罐吸除局部的残余渗液和血液，拭净，最后外涂紫金锭，盖消毒纱布。2天1次，3次为一疗程。

5. 穴位注射法

邻近取穴法。皮疹在脐以上区域取内关、曲池，皮疹在脐以下区域取足三里、三阴交。方法：维生素 B_{12}500μg，50%当归注射液，醋酸泼尼龙混悬液0.5～1ml，加入2%普鲁卡因注射液，任选一种，针刺得气后，分别推注0.5～1ml，1天1次，5次为一疗程。

6. 穴位激光法

处方1：取耳穴肝、胆、神门、病灶相对区。方法：采用氦氖激光治疗机，直接接通双侧穴位，每穴各照射5分钟，1天1次，7次为一疗程。

处方2：取耳穴神门。方法：采用砷化镓半导体激光机，照射双侧神门5分钟，1天1次，7次为一疗程。

7. 拔罐法 取与病变部位相应的夹脊穴。方法：采用闪火法在上述夹脊穴，分别拔3～5个不等，保留1～3分钟后撤除，1天1次，7次为一疗程。

8. 灸法

（1）辨证取穴法：主穴：阿是穴（皮疹区）。配穴：风热证加灸心俞、肺俞，湿热证加灸肝俞、脾俞。方法：艾条点燃后，在阿是穴以向心性方式施灸，直至皮肤潮红、自觉舒适不知痛为度，1天1次（重证2～3次），5次为一疗程。

（2）局部取穴法

处方1：阿是穴（皮疹区）。方法：在皮疹区盖铺一层微薄的医用脱脂棉，点燃棉片一端灸之，1天1次，5次为一疗程。

处方2：蜘蛛穴（正坐，取线量患者头围大小，除去剩余，再测量由前向后颈绕一圈，二线对齐，沿胸椎正中线向背后下稍紧，合拢的线端所达之处）。方法：艾炷直接放置穴位上灸1～3

壮，1天1次，3次为一疗程。

处方3：阿是穴（皮疹区）。方法：点燃念盈药条（苏州针灸用品厂出产），在阿是穴上施左右上下的回旋转动灸，持续灸10分钟，1天1次，7次为一疗程。

按语：针灸止痛效果向为医家共识。不论是循经取穴、辨证取穴，还是经验取穴和灸法，均可获良效，因而，应列为本病有效措施之一。

麻　疹

【概述】本病是常发于冬末春初的急性发疹性传染病。中医因地域不同，名称各异，如苏杭叫痧子，浙江叫瘄子，江西湖广叫麻，山西叫肤疮、糠疮等。

【病因病机】感受时行疫气，暄热传染而成。

【临床表现】潜伏期10～11天，前驱期一般4～5天。出疹前2～3天，口腔黏膜充血，在颊黏膜或下唇深处，发生白斑（科波力克斑），发热第4天后，在耳后发际出疹，逐渐蔓延至前额、颈、躯干，然后至上肢、下肢、掌跖乃至全身，鲜红色斑丘疹，稀疏分布，重时融合成片，随着皮疹的发展，体温再次升高，伴有咳嗽、气喘、咽部红肿、声音嘶哑、草蕈舌等，皮疹出齐后，依次消退，热度下降，中毒症状减轻，仅有糠秕状鳞屑脱落。

【施治方法】

毫针法

（1）顺证：初热期取肺俞、列缺、合谷、大椎、曲池，见疹期取大椎、曲池、合谷、尺泽、足三里，疹没期取足三里、三阴交、尺泽、大钟。方法：施平补平泻法，1天1次，针刺得气后留针10分钟，5次为一疗程。

（2）逆证：麻毒闭肺取肺俞、尺泽、大椎、曲池、身柱，麻毒攻喉取少商、尺泽、合谷、陷谷、关冲，麻毒入耳取风池、足临泣、听宫、翳风、外关，麻毒入眼取太冲、合谷、睛明、肾俞、肝俞，麻后口疳取合谷、颊车、内庭、下关、太溪，麻后发颐取翳风、颊车、合谷、外关、关冲、足三里，麻后瘚癫取陶道、曲池、肺俞、神门、阴陵泉。

（3）险证：麻毒内陷心包取大椎、曲池、曲泽、人中、百会、太冲、血海、委中，气阳欲脱取人中、神阙、关元、涌泉、足三里。方法：虚者补法，实者泻法，神阙灸之，1天1次，5次为一疗程。

（4）凶证：神昏惊厥取十宣、曲泽、大陵、中脘、丰隆、行间、涌泉，气喘鼻扇取合谷、尺泽、足三里、大杼、风门、少府。方法：同上。

按语：药物治疗是主要的，前驱期以辛凉透表为主，助皮疹顺利透出，出疹期以清热解毒透疹为要，恢复期则应养阴清热，调理脾胃。针刺方案可按顺证、逆证、险证和凶证来治疗，确有较好的辅助作用。

寻常疣

【概述】本病又名硬性疣，系良性传染性乳头状隆起的局限性结节状损害。

中医因其皮损形态和发病部位的不同而名称各异，诸如千日疮、枯筋箭、晦气疮、疣目、刺瘊、竖头肉等。

【病因病机】 肝胆风热，或怒动肝火，或肝容淫气，皆能致使肝热水涸，肾气不荣，故精乏而赘生疣目。

【临床表现】 本病潜伏期由数月至1年不等，平均4个月。患者以儿童及青年为多，皮损可发生于任何部位，但以手背、手指、足背、足趾、膝、颈、面、躯干或头皮较多。初起为孤立的粟粒至绿豆大半球形角质性结节状损害，半透明，坚实，数周至数月，损害增大，呈灰褐色、黄褐色，继而发展呈乳头瘤状增殖，表面粗糙，触破可出血。若发生于甲缘时，向甲下蔓延，可使爪甲掀起，破坏甲的生长，容易裂口、疼痛和感染，若在眼睑、颈、颏等处，发现单个细软的突起，称之本病特殊类型的丝状疣。

【施治方法】

1. 毫针法

(1) 直刺法：阿是穴（母疣）。方法：局部常规消毒后，采用0.5～1寸不锈钢针，术者左手捏紧疣基底部，使之苍白，旨在减轻针刺时的疼痛，在阿是穴中夹区垂直进针，快速捻转30次，并在迅速提插后出针，放血1～2滴以达到泻法的目的。以后分别在第4、20、35天各复刺1次，观察3个月见效。

(2) 斜刺法：阿是穴（母疣）。方法：局部常规消毒后，取毫针斜刺母疣基底部的0.5cm，针后留针30分钟，2～3天1次，3～5次可见疣体脱落。适用于丝状疣。

2. 耳针法 肺、皮质腺、内分泌、相应区域。方法：针刺后施平补平泻法，或施泻法，留针10分钟，1天1次，10次为1疗程。

3. 火针法 阿是穴（疣赘局部）。方法：局部消毒后，采用火针对准疣赘快速刺入和拔出，其深度为疣赘厚度的2/3，视疣赘范围大小刺3～5针，一般在刺后5～7天后，疣赘干燥脱落。

4. 穴法注射法

(1) 循经取穴法：外关、曲池、足三里、三阴交。方法：病左取右、病右取左，上下肢各取1穴，交替应用，每穴在针刺得气后各推注板蓝根注射液1～1.5ml，3～5天1次，7次为一疗程。

(2) 经外奇穴：骨空（双）。方法：常规消毒后，每穴针刺得气后各推注维生素B_{12}500μg 0.5ml，2天1次，10次为一疗程。

5. 灸法

(1) 间接灸：阿是穴（疣赘局部）。方法：消毒后，先用1%普鲁卡因注射液施局部麻醉后，再将艾炷放置在疣顶端，点燃施灸，直至艾炷燃尽，除掉艾灰，再用镊子钳住疣体剥离或用尖形手术刀轻刮疣体残余，使之成为一浅层凹陷，最后外涂2%甲紫溶液，外盖消毒纱布。通常是1次见愈，若疣体较大较深，可酌情再灸1次。

(2) 直接灸：阿是穴（疣赘局部）。方法：取用线香点燃一端，对准疣赘的顶端直接灸之，若患者不能耐受灸灼之痛时，可稍移动之，如此反复施灸，直至疣赘呈焦枯状，通常在5～10天后脱痂而愈。

6. 电针法 阿是穴（母疣）。配穴：疣体邻近穴。方法：针刺得气后，将电疗机正极放在阿是穴，负极放在配穴，其电流大小以患者能耐受为度，持续30分钟，1～2天1次，7次为一疗程。

扁平疣

【概述】 本病又名青年扁平疣，其特点是主要侵犯青少年的颜面和手背，表现为硬性扁平丘疹。中医学称之扁瘊。

【病因病机】 肝火妄动，气血不和，复感风热之毒，阻于肌肤而成。

【临床表现】 皮疹主要发生在颜面前额，其次在手背等处，针头至粟粒大的坚实性扁平丘疹，呈圆形或不规则形，略高出皮肤表面，境界清楚，呈浅褐或深褐色，多数是散在性分布或密集成群，部分互相融合成片或因搔抓而沿抓痕排列条状，自觉微痒，愈后还可复发，但并不遗留瘢痕。

【施治方法】

1. 毫针法

处方1：列缺、合谷、足三里。

处方2：大骨空。

方法：任选一方，施泻法，针刺得气后留针30分钟，1天1次，10次为一疗程。

2. 耳针法 肝、皮质腺、肺。方法：针后留针15分钟，2天1次，10次为一疗程。

3. 压耳法

（1）辨病取穴法：主穴：肺、神门、肾上腺、大肠、皮质下。配穴：病变在颜面区加面颊点、额、下颌，病变在手背加指、腕，病变在前臂加腕、肘。

（2）经验取穴法：肝、交感、面颊。

方法：任选一法，采用王不留行籽放置在方形胶布中心，对准耳穴贴之，并嘱患者每天自行按压4~5次。每次持续5~15秒，2天1次，7次为一疗程。

4. 揿针法 主穴：肺、肾、皮质下。配穴：病变相应部位。方法：揿针浸泡在75%酒精溶液中，常规消毒后，揿针刺入，不透过软骨，外盖胶布固定，夏天3天换1次，冬天7天换1次，5次为一疗程。

5. 火针法 阿是穴（疣体）。方法：采用火针放在酒精灯上烧红，迅速点刺疣体使之炭化，疣多者可以分次点灼之，但每次以4~6个为宜，3天1次，直至痊愈。

6. 七星针疗法 脊椎两侧腧穴、1~5胸椎两侧腧穴。方法：常规消毒后，首先叩刺脊椎两侧腧穴，对1~5胸椎两侧腧穴应重叩，其次在病变区域施密集叩刺，以轻微渗血为度，2天1次，7次为一疗程。

7. 穴位注射法

处方1：血海、风池。方法：采用10%川芎注射液、10%防风注射液两药混合，针刺得气后，每穴各推注1.5ml，2天1次，7次为一疗程。

处方2：大骨空。方法：采用维生素 B_{12} 500μg，针刺得气后每穴各推注0.5ml，2天1次，7次为一疗程。

8. 穴位激光法 神门、肺、心、皮质下。方法：采用He－Ne激光机，每穴照射5分钟，左右耳交替进行，1天1次，15次为一疗程。

9. 刺血法 耳垂下端。方法：先将双耳垂下端揉掐百余次，使之充血后，采用揿针刺入拔出，挤出血液少许，消毒棉球拭干，3天1次，5次为一疗程。

传染性软疣

【概述】本病是一种病毒性传染病，其特点为针头至豌豆大圆形丘疹，中央呈脐窝状，蜡样光泽，顶端能挤出乳酪状软疣小体。

中医从皮疹如鼠乳之状，故而谓之鼠乳（《诸病源候论》）。

【病因病机】风热搏于肤腠，或肝血不足，筋气不荣，或由传染所致。

【临床表现】多见于儿童及青年人，潜伏期约为14~50天。通常在躯干、四肢、肩胛、阴囊等处，发现米粒至绿豆大小的半球状隆起，中央微凹陷如脐窝，表面呈蜡样光泽，数目多少不一，但互不融合。

【施治方法】

1. 火针法 阿是穴（疣体）。方法：局部常规消毒后，采用烧红后的火针快速点刺疣顶处，使之炭化，外涂2%甲紫溶液。疣体多者可分批针刺之。

2. 刺血法 隐白（双）、大敦（双）、少商（双）。方法：采用三棱针点刺，使之自然出血为度，消毒棉球拭干，2天1次，5次为1疗程。

3. 针挑法 阿是穴（疣体）。方法：先用75%酒精消毒，后用三棱针或缝衣针消毒，在软疣顶端挑破，挤出乳酪样物，再用2%碘酒外涂患处。疣多者可分批针挑，每次以5~8个为宜。

跖 疣

【概述】又名足底乳头瘤，系发生在足跖区的寻常疣。外伤、摩擦和足多汗均与跖疣的发生有着密切的关系。

【病因病机】湿热内蕴，气血阻滞，使之筋气不荣，遂致疣赘迭生。

【临床表现】在足跟、跖骨和跖趾间受压处，发现米粒至黄豆大或更大，呈污灰或灰黄色的隆起，表面粗糙不平，隐约可见疏松柔软的角质性蕊心，行走或站立时常感疼痛，若发生在手掌部，则称之为掌疣。

【施治方法】

1. 毫针法 太溪、昆仑、足三里。方法：施泻法，针刺得气后留针30分钟，2天1次，10次为一疗程。

2. 耳针法 肝、皮质腺、内分泌、病变相应区域。方法：针刺后留针30分钟，2天1次，10次为一疗程。

3. 刺血法 阿是穴（疣体）。方法：先削去疣表面角质层，显露出疣的丝蕊，采用20号毫针在疣体表面做三角形快速针入，约5分深，迅速出针，挤压疣体出血少许，1天1次，7次为一疗程。

4. 穴位注射法 太溪（双）。方法：常规消毒后，采用维生素B_{12} 500μg，每穴各在针刺得气后推注0.5ml，3天1次，7次为一疗程。

5. 灸法 同寻常疣。

丝状疣

【概述】丝状疣是寻常疣的一种特型。中医称之“线瘊”。

【病因病机】风邪搏于肌肤而成。

【临床表现】在眼睑、颈项等处，常能见到软细的丝状物，皮色正常或棕灰色，散在性生长，形如小棘倒立在皮肤上，一般不超过1cm长，多见于老年及成年人，无自觉症状。

【施治方法】

1. 毫针法　阿是穴（疣体）。方法：常规消毒后，采用5分毫针自疣顶中心刺入，深0.5cm，或由患处基底的侧面刺入，留针30分钟，2天1次，5次为一疗程。

2. 灸法　阿是穴（疣体）。方法：常规消毒和局麻后，将点燃的艾条直接灸灼疣体，直至炭化，每次灸3～5个丝状疣。疣多者可分批灸之。

尖锐湿疣

【概述】尖锐湿疣又名生殖器疣、尖锐疣、性病疣，主要由人类乳头瘤病毒（HPV）b型所引起。近些年实验证明：生殖器疣转化为鳞状细胞癌大约需要5～40年不等。

中医将外生殖器和肛门等部的疣，称之臊疣，或名瘙瘊。

【病因病机】湿热下注皮肤黏膜，复感毒邪而生。

【临床表现】皮疹好发于皮肤黏膜交界处，特别是生殖器和肛门周围。初起仅为针尖大的丘疹，呈淡红色、暗红色或污灰色，继而发展成乳头状隆起，相互融合或重叠，状如菜花，潮湿柔软。女性患者因阴道分泌物的刺激，其皮疹较之男性大，况且因痒而搔抓，使之糜烂，渗出浑浊恶臭的脓液。

【施治方法】

1. 毫针法　阿是穴（疣体）。方法：常规消毒后，采用2寸银针从湿疣最高点垂直刺入，施泻法，不留针，放血2～3滴，再在疣的基底部做15°的斜刺术，留针15分钟，2天1次，7次为一疗程。

2. 灸法　阿是穴（疣体）。方法：局麻后，将黄豆大艾炷放置在疣体上，点燃任其燃尽，外涂2%甲紫溶液，外盖消毒纱布，通常1次可愈，若遗留少量残留皮疹，间隔10天后再按上法施灸。

3. 穴位注射法　处方1：长强。方法：采用板蓝根注射液，针刺得气后，缓慢推注2～4ml，3天1次，7次为1疗程。处方2：外关、曲池、足三里。方法：采用板蓝根注射液，针刺得气后，每穴各推注1～2ml，3天1次，7次为1疗程。

按语：疣的种类虽多，采用任何一种针灸疗法均有良效，故而应视为主要治疗方法。

松毛虫皮炎

【概述】因松毛虫的幼虫体毒毛刺伤皮肤引起皮炎及关节炎等损害，中医称之“松虫咬”。

【病因病机】沾触松毛，毒邪浸淫而致。

【临床表现】露出部位的皮肤，发生黄豆大小的淡红色至深红色斑疹、斑丘疹和风团，剧烈瘙痒，接触毒毛数日后，手、足、肘、膝、踝等关节疼痛肿胀明显，严重的可伴发热、乏力等全身症状，少数还会发生结膜炎、巩膜炎等。

【施治方法】

1. 毫针法 主穴：曲池、血海、足三里。配穴：关节肿痛在手、肘，加刺外关、内关、养老、中泉、阳溪；在膝、踝加刺悬钟、丘墟、解溪、昆仑。方法：施泻法，针刺得气后留针30分钟，1天1次，5次为1疗程。若效果不明显，可酌情加电针以增强刺激，疗效将会提高。

2. 耳针法 肺、心、神门。方法：针刺后留针30分钟，其间轻巧捻转3～5次，1天1次，5次为一疗程。

3. 灸法 阿是穴（肿胀疼痛关节）。方法：点燃艾条后，施雀啄术灸之阿是穴，每次持续5～10分钟，1天1次，5次为一疗程。对缓解关节疼痛和消除肿胀，颇多裨益。

按语：初期立即外用肤疾宁或安庆鲫鱼膏，稍加热外贴之，然后迅速揭去，旨在拔去毒毛，这样有利于缩短疗程。针灸可减轻临床症状，两者配合，相得益彰。

谷痒症

【概述】多因接触寄生于谷物、面粉、棉籽之类的螨而引起皮炎，在农村比较多见，又名“大麦痒”“稻草痒”等。

【病因病机】毒虫螫人，毒汁侵肤所致。

【临床表现】患者多为农民、搬运工人等，在暴露的皮肤上发生红色丘疹、丘疱疹、水疱以及不规则的水肿性红斑等，伴有剧烈瘙痒，夜间更重，严重时还会出现头昏、头痛、畏寒、发热、呕吐等，个别患者可继发哮喘、结膜充血、蛋白尿等。

【施治方法】

1. 毫针法 主穴：风池、合谷、曲池；配穴：足三里、血海、三阴交、阳陵泉。方法：施泻法，留针30分钟，其间行针3～5次，1天1次，5次为一疗程。

2. 耳针法 取肺、心、脾、皮质下。方法：针刺后留针30分钟，1天1次，5次为一疗程。

3. 耳压法 取神门、脾、肝、肾。方法：王不留行籽附着在方形胶布上，紧贴穴位，嘱患者每天轻巧压揉1～3分钟，3天换1次，3次为一疗程。

按语：若伴见全身症状，如头痛、畏寒、发热、呕吐等，可加服清热解毒之剂，如银翘散加淡竹茹。针灸疗法可做对症处理措施。

疥　疮

【概述】疥疮是由疥螨感染人的皮肤所引起的皮肤病，占第3～4位，瘙痒剧烈，传染性大，据称疥疮易感年龄为16～30岁，其流行周期为30年。

【病因病机】湿热日久，蕴毒生虫，或由他人虫染而得。

【临床表现】病变主要发生在柔软而薄的区域皮肤，如指蹼、肘窝、腋窝、下腹区、会阴区等，基本皮疹为丘疹、丘疱疹、脓疱等，剧烈瘙痒，夜间尤甚，影响睡眠，抓后继发疖、毛囊炎，严重时可引起肾炎。

【施治方法】

1. 毫针法 取曲池、八邪、血海、百虫窠、阴陵泉、八风。方法：施泻法，针刺得气后留针30分钟，其间行针3~5次，1天1次，10次为一疗程。

2. 耳针法 取肝、脾、神门。方法：针后留针30分钟，2天1次，5次为一疗程。

按语：针刺法有良好止痒作用，然而，杀灭疥虫及虫卵仍需靠含有硫黄之类的软膏涂搽，即使治愈还要坚持外涂1周左右，以防死灰复燃。

毒蛇咬伤

【概述】毒蛇种类很多，分布广泛，在我国南方山区及农村被蛇咬伤者相当多见。对人类危害大的有黄颔蛇科和蝰蛇科的某些种类。野外识别的方法：凡毒蛇有下列某些共同点，如头呈三角形，尾短而钝，身体斑纹色泽鲜明，性较懒怠，行动蹒跚，栖息时常盘曲成团等。

【病因病机】多为人在无意中踩着或逼近毒蛇时被其咬伤所致。毒蛇的毒液通过毒牙注入体内，蛇毒侵入体内，传播经络或入于营血，从而引起一系列全身中毒症状。

【临床表现】蛇伤多见于手足和小腿等处，蛇咬处皮肤发生斑状出血并有伤痕，一般在半小时内疼痛加剧，局部肿胀明显，发硬并向周围扩展，不久皮肤即变成青紫并有瘀斑、水疱，伤口有血性渗出物，以致发生淋巴管炎、淋巴结炎或蜂窝织炎甚至坏死。

全身症状常在被咬后数秒至数分钟内即可感觉恶心、呕吐、腹痛、口渴、倦怠、眩晕、胸痛、语言不清，有的还出现四肢苍白、厥冷、血压下降等，严重时还会发生吞咽困难、流涎、发绀、昏迷及抽搐等。同时又因毒素性质的不同，症状表现各有差异，如神经毒素局部反应轻而全身症状重（主要为运动失调症状），血毒素局部反应明显，除一般全身反应外，主要为出血现象，如咯血、呕血、便血、尿血、口鼻出血及结膜出血等。此外，还有混合毒素，症状更加复杂。患者往往死于呼吸麻痹、心力衰竭及中毒性休克等。

【施治方法】

1. 毫针法

（1）急救处理法：足三里、涌泉、内关。方法：施泻法，针刺得气后施提插手法拔针，不留针，1天1~2次。

（2）辨证取穴法：风毒证：取风池、身柱、灵台、肺俞、阳辅、阳陵泉、曲池、合谷；火毒证：取大椎、身柱、灵台、血海、三阴交、太溪、膈俞、风府；蛇毒攻心证：取内关、神门、人中、丰隆、心俞；亡阳凶证：取气海、关元、曲池、足三里、风府、风池、廉泉、内关。方法：虚者补法，实者泻法。1天1次，5次为一疗程。

2. 刺血法 阿是穴（蛇咬区）。方法：先用带子扎紧蛇咬伤的上方，然后采用三棱针点刺阿是穴及其周围，继用闪火法拔罐，促使恶血外溢，最后，用点燃的艾条直接灸5~10分钟。1天1次，3次为一疗程。

3. 灸法 阿是穴（蛇咬区）。方法：独头蒜切薄片贴蛇咬区，其上放置艾炷灸之，每次灸5~7壮，毒重者可灸至50壮，1天1~2次，3次为一疗程。

按语：针灸可作为急救对症处理方法之一，与此同时，还应加服南通蛇药片或上海蛇药或广州蛇伤药散等，任选一种，还可捣细外敷患处，可收到防毒内攻和消肿止痛的效果。

虫咬皮炎

【概述】 虫咬皮炎包括蜈蚣、蜂、蝎、蚊、臭虫、蚤、蚂蟥、刺毛虫等叮咬人身所引起的一类皮肤病。在病情上则有轻重之别，应予区别和重视。

【病因病机】 恶虫叮咬，染毒所致。

【临床表现】 皮疹通常发生在暴露部位，比较多见的皮疹有丘疹、风团、红斑、瘀斑，间或有水疱、血疱、肿块等，自觉瘙痒或灼热刺痛，个别患者还有出现厥、脱之类危笃重症的可能性。

【施治方法】

1. 毫针法

（1）辨病取穴法：手足部位虫咬皮炎：取八邪、八风。昏迷厥脱证：主穴：百会、合谷、太冲。配穴：人中、内关、足三里。壮热不退：十宣。方法：施泻法，捻转提插后不留针，十宣点刺出血，1天1次，5次为一疗程。

（2）局部取穴法：手部螫伤取内关、合谷、曲池，足部螫伤取三阴交、太溪、足三里。方法：施平补平泻法，1天1次，5次为一疗程。

2. 耳针法 肺、肝、肾、交感、神门。方法：针刺得气后留针30分钟，其间行针3～5次，1天1次，5次为一疗程。适用于毒虫叮咬后所致瘙痒和轻微红肿。

3. 穴位注射法 手部螫伤红肿剧疼，取合谷、外关透内关；足部螫伤红肿剧痛，取三阴交，太溪透照海。方法：常规消毒后，采用0.25%普鲁卡因注射液，针刺得气后，每穴各推注1.5～2ml，2天1次，5次为一疗程。

4. 刺血法 阿是穴（肿胀明显处）。方法：常规消毒后，采用三棱针点刺出血少许，再用闪火法拔罐5～10分钟，涤去恶血。在多数情况下，一次获愈。

血吸虫尾蚴皮炎

【概述】 由血吸虫的尾蚴钻入皮肤所引起的血吸虫皮炎，又名尾蚴皮炎。这种皮炎通常也是血吸虫病的早期症状之一。

【病因病机】 肤腠不密，水内虫毒侵袭而成。

【临床表现】 患者以农民居多，在血吸虫流行的水域内接触疫水，尾蚴钻入皮肤，在尾蚴钻入皮肤的入侵处，留下针头大小的淡红色丘疹或丘疱疹，中央留有瘀点，呈散在或密集性分布，自觉剧痒，夜间尤甚，继发还会出现干咳、发热、腹泻等周身不适。

【施治方法】

1. 毫针法

（1）循经取穴法：曲池、外关、合谷、血海、三阴交、足三里、风池、大椎、风门、膈俞。方法：每次取3～5个穴，轮流选用，施泻法，针刺得气后留针30分钟，1天1次，5次为一疗程。

（2）辨病取穴法：主穴：①天枢、足三里；②膈俞、大肠俞；③胆俞、小肠俞。配穴：失眠加刺神门，干咳加刺肺俞，发热加刺大椎、陶道，剧痒加刺血海、曲池。方法：每次取主穴1组，加刺配穴，施平补平泻法，针刺得气后留针30分钟，1天1次，7次为一疗程。适用本病急性期。

2. 耳针法 心、肺、神门。方法：针刺后留针30分钟，其间捻转3～5次，1天1次，5次为一疗程。适用于本病剧痒阶段。

丝虫病

【概述】丝虫病是由斑氏丝虫和马来丝虫的成虫寄生于淋巴系统所引起的疾病。主要流行在我国黄河以南的东南沿海和江湖较多的地区。

【病因病机】时染邪毒，以致毒流经络，经络受阻，营卫失调，气血阻滞，郁于肌肤而成。

【临床表现】急性期主要为急性过敏及炎症反应，继而出现一侧或两侧的逆行性淋巴管炎，局部疼痛、灼热，并有压痛等，呈周期性发作，发作时兼见寒战、发热、头痛、肌肉疼等。此外，还能见到丹毒样皮炎、精索炎、附睾炎、睾丸炎等。慢性期主要是淋巴系统阻塞后的表现，其中最突出的是象皮肿、鞘膜积液、乳糜尿等。

【施治方法】

1. 毫针法

（1）循经取穴法：行间、太冲、中封、蠡沟、膝眼、三阴交、漏谷、阴陵泉、公孙、商丘、复溜、照海、太溪、昆仑、仆参、委中、委阳、阳陵泉、阳交、悬钟、足三里、上巨虚、下巨虚、条口、解溪、环跳、风市、阴市、犊鼻、梁丘。方法：每次取5～7穴，施泻法，针刺得气后留针30分钟，1天1次，7次为一疗程。

（2）辨病取穴法：乳糜尿：取关元、中极、肾俞、三阴交。方法：施补法，针刺得气后留针30分钟，1天1次，10次为一疗程。

2. 耳针法 肾、膀胱、皮质下、神门。方法：针刺后留针30分钟，其间行针3～5次，1天1次，10次为一疗程。适用于乳糜尿。

3. 穴位注射法 肾俞、中极。方法：常规消毒后，采用维生素B_{12}500μg，任选一种，针刺得气后，每穴各推注1～1.5ml，3天1次，5次为一疗程。

4. 火针法 阿是穴（肿大的淋巴结）。方法：常规消毒后，医者一手固定阿是穴肿胀处，一手持火针绕红后，立即蘸硫黄膏（硫黄30g，樟脑9g，银朱1.5g，麝香少许，依法制膏），迅即刺入患处后拔出，5天1次，3次为一疗程。

蛲虫病

【概述】本病又名肠线虫病，是由寄生在人体小肠的蛲虫所引起，以儿童为主，肛门瘙痒为主要症状。

【病因病机】湿热生虫，虫居肛肠，繁殖滋长，侵蚀湿痒而致。

【临床表现】虫体移行的机械刺激和产卵时排出的分泌物刺激引起肛门、会阴部的皮肤瘙痒及虫爬感，经常搔抓后会导致剥脱、血痂、肥厚、色素沉着和慢性湿疹样变。

【施治方法】

1. 毫针法 主穴：百虫窠；配穴：大肠俞、长强。方法：施泻法，针刺得气后留针30分钟，其间行针3~5次，1天1次，5次为一疗程。

2. 穴位注射法 主穴：长强；配穴：大肠俞。方法：采用0.25%普鲁卡因注射液，针刺得气后各穴缓慢推注1.5~2.0ml，3天1次，5次为一疗程。

3. 灸法 阿是穴（肛周）。方法：艾条点燃后，直接灸之肛周，其温度以患者能耐受为度，每次持续5~10分钟，1天1次，7次为一疗程。适用于肛门湿疹样变。

按语：针灸疗法仅为对症处理手段之一，尤适用于剧痒、剧痛阶段，用之恰当，效果甚好。但要杀灭成虫或虫卵，仍需内服与之相对应的中药或西药，较为稳妥。

皮肤猪囊虫病

【概述】本病是由链状带绦虫（猪肉绦虫、有钩绦虫）的囊尾蚴（猪囊虫）寄生于皮下和肌肉组织所引起的疾病，故又称之皮肤猪囊尾蚴虫病。如同时寄生于其他组织（如内脏）则称猪囊虫病，其危害性较之仅寄生于皮肤者要大。我国东北、西北、西南、华东、华北均有散发病例。

中医文献虽对猪囊虫病未有明确记载，但对寸白虫早有记载，《外台秘要·九虫方》说："自虫相生，子孙转大，长至四五尺。"近代《〈串雅外编〉选注·取虫门》注释说："寸白，即寸白虫，即绦虫。"这对于今人研究本病有一定的参考价值。

【病因病机】饮食不洁，食入未煮熟而带有虫体的猪肉，以及带有猪绦虫虫卵的蔬菜，还有饮用沾污了猪绦虫虫卵的生水，加之脏腑虚弱，致虫类繁殖而滋生。

【临床表现】皮肤猪囊虫病的主要表现是：有皮下结节，孤立、散在，少者1个，多者达数百个，常先后分批出现，其间隔时间长短不一。结节为圆形或卵圆形，坚韧并有弹性，表面光滑。硬度类似软骨，通常分布在头部、面部、口腔、黏膜、颊部和四肢等处，尤以胸腹及上肢多见。囊虫还可寄生于脑、眼、心、肺、肝、腹膜、骨等处，因部位不同，引起相应症状的轻重不等。比如：脑囊虫病，可引起癫痫和脑内压增高，出现头痛、呕吐、视力模糊、瘫痪、麻痹、半身不遂、失语、眼症状以及精神症状等。据统计，肠绦虫患者中约有16%~25%伴有囊虫病，而囊虫病患者中有55.6%伴有肠绦虫。

【施治方法】药物治疗和饮食卫生管理十分重要，针灸治疗可作辅助疗法用之临床。

1. 毫针法

（1）辨病取穴法：主穴：阿是穴（皮损区）。配穴：头昏头痛加刺百会、天柱、太阳、列缺，视力下降加刺睛明、养老，癫痫样抽搐加刺腰奇、长强、鸠尾、间使、四神聪、人中、后溪。方法：施泻法，针刺得气后留针30分钟，1天1次，10次为一疗程。

（2）局部取穴法

处方1：阿是穴（局部）。方法：常规消毒后，毫针直刺阿是穴，然后旋大幅度捻转后立即拔针。2~3天1次，7次为一疗程。

处方2：阿是穴（局部）。方法：常规消毒后，采用0.5~1寸毫针，沿结节边缘的上下左右各斜针刺1支，捻转得气后留针30分钟，3天1次，7次为一疗程。

2. 火针法 阿是穴（局部）。方法：常规消毒后，火针烧红后快速刺入包囊后拔出，3~5天1次，3次为一疗程。

按语：皮肤猪囊虫病应用火针和局部针刺，旨在直接破坏病灶，针刺疗法则是对症处理，可获短期效果。

阴道滴虫病

【概述】阴道毛滴虫是引起阴道滴虫病的主要病源，既可寄生在外阴区域，又可间接传染，在青年或中年妇女中发病率较高。

【病因病机】阴部不洁，病虫侵入阴户而患。

【临床表现】阴道黏膜发炎呈鲜红色，附有假膜状的斑点，泡沫状的白带增多，自觉灼热及外阴瘙痒，搔抓后常继发湿疹样变，伴有尿频、尿痛等。

【施治方法】

1. 毫针法

处方1：次髎、中极、大赫、血海、三阴交、中封。

处方2：太溪、三阴交、蠡沟、太冲、百虫窠。

方法：任选1方，施泻法，针刺得气后留针15分钟，1天1次，5次为一疗程。

2. 穴位注射法 长强、中极。方法：常规消毒后，采用0.25%普鲁卡因注射液，针刺得气后各穴慢推注1.5~2.0ml，2~3天1次，5次为一疗程。

3. 刺血法 经外奇穴（无名指掌侧中节横纹处）。方法：常规消毒后，采用三棱针点刺放血少许，3天1次，5次为一疗程。具有良好的止痒效果。

4. 灸法 上髎、中髎、次髎、下髎。方法：艾条点燃后，在双侧八髎穴上，自下而上，施雀啄术灸之，持续5~10分钟，1天1次，5次为一疗程。

接触性皮炎

【概述】皮肤或黏膜接触某些物品后，在接触部位所发生的急性炎症，表现为红斑、肿胀、丘疹、水疱，甚至大疱等。最初只限于被接触的局部，其后则可引起全身性皮炎反应。

据中医文献记载，由于皮肤或黏膜对接触物品的不同，故病名也因之而异，常见者有“漆疮”“马桶癣”“膏药风”等，尽管病因、病名不同，但其临床表现和治法则相同，故一并论述之。

【病因病机】肤腠空虚，接触动物的皮革、羽毛，斑蝥、毛虫等，植物的漆树、荨麻、除虫菊、猫眼草、补骨脂等，化学性的农药、外用药、化妆品、塑料制品、人造衣料、药皂、洗衣粉等，均可使之过敏而发生皮炎反应。

【临床表现】变应性接触性皮炎常表现为湿疹的各种形态，皮炎的部位及范围与接触物接触部位一致，境界非常明显，伴有痒和烧灼感或胀痛感，少数严重病例还会出现全身反应，如发热、畏寒、头痛、恶心等。

【施治方法】

1. 毫针法

（1）循经取穴法：尺泽、曲池、合谷、曲泽、委中。方法：单侧交替选穴，施泻法，针刺得气后留针30分钟，1天1次，5次为一疗程。

（2）分组取穴法：分五组：1组脾俞、足三里；2组胃俞、三阴交；3组肺俞、肾俞；4组气海俞、尺泽；5组大肠俞、膈俞。方法：每次选1组穴，双侧交替应用，施泻法，针刺得气后留针30分钟，2天1次，5次为一疗程。

2. 头针法 感觉区、足运感区。方法：病变在一侧，选对侧感觉区上3/5、足运感区；病变在双侧，选两侧感觉区上3/5、双侧足运感区。快速刺入和频繁捻转，持续1分钟后拔去，1天1次，5次为一疗程。

3. 耳压法 荨麻疹区、肺、皮质下、内分泌、肾上腺、相应部位。方法：取王不留行籽贴在穴上，胶布固定，并嘱患者每天压1分钟左右，3天换1次，5次为一疗程。

4. 穴位注射法 病变在脐以上取肺俞、曲池，病变在脐以下取大肠俞、血海。方法：采用当归注射液、丹参注射液、野木瓜注射液中的任何一种，针刺得气后，每穴缓慢推注2ml，2天1次。5次为一疗程。

按语：据部分学者报告：针刺和穴注确有良好的消肿止痒效果，并且十分推崇，当然，适当加服疏风消肿、解毒止痒之类的凉血消风散，更能缩短疗程。

药物反应

【概述】药物反应是指通过各种给药途径，诸如内服、注射、雾化吸入、坐药等，将治疗、诊断或预防性药物导入体内所引起的不良反应，少部分为毒性反应，二者可单独发生，亦可同时并存。另有一部分既非过敏，亦非毒性反应，如生态学反应、生物向性等。所有这些反应不仅可引起皮肤改变，有的还可引起系统性表现。

中医学称之“中药毒”。隋《诸病源候论》一书中早就认识到药物中毒或致敏对人体是有害的，重者可导致死亡。

【病因病机】药毒发病，必因内外两因相互交作。一般而论，丹石刚剂、化学毒药，多属火毒热性之品，常能燔灼阴津，肤肌失养，或药毒入营，扰袭元神。

【临床表现】中药毒的临床表现比较复杂，除能见到种类繁多的皮肤损害外，还能引起程度不等的全身证候。

【施治方法】

1. 毫针法

（1）循经取穴法：主穴：内关、曲池、血海、足三里。配穴：合谷、尺泽、曲泽、三阴交、委中。方法：内关施补法，三阴交、足三里施先泻后补法，其余子穴均施泻法，1天1次，5次为一疗程。

（2）辨病取穴法：①锑剂反应：发热取曲池、大椎，肌肉跳动取阳陵泉、内关，呕吐取内关、足三里，头痛取太阳、合谷，胃痛取中脘、足三里，心动过速取间使，关节疼痛取关节周围阿是穴，腹泻取天枢、足三里，高血压取曲池、足三里。方法：施平补平泻法，1天1次，5次为一疗程。②阿托品过量引起失明：取人中、承浆、合谷、百会。方法：施泻法，不留针，1

天1次，5次为一疗程。③磺胺引起尿闭：取关元透气海、命门。方法：施泻法，在推针得气时，针感先至脐上后至会阴，促使排尿，1天1～2次，排尿即可。④青霉素反应：若见头晕、喉紧、呼吸困难、口唇、手指发绀等，急刺人中、内关、神门、太渊，施泻法，不留针，针刺1次即可。若皮损呈荨麻疹、瘙痒等，取内关、曲池、血海、足三里、合谷、三阴交。方法：施平补平泻法，针刺得气后留针30分钟，1天1次，5次为一疗程。⑤冬眠灵反应（如面部呆滞、恶心、呕吐和皮疹等）：取合谷、血海、曲池、三阴交。方法：施平补平泻法，针刺得气后留针30分钟，1天1次，7次为一疗程。⑥甲胺磷引起下肢瘫痪：取双侧环跳、伏兔、足三里、悬钟。方法：施平补平泻法，针刺得气后留针15分钟，1天1次，10次为一疗程。

（3）辨证取穴法：风热湿毒证（如荨麻疹样、多形红斑样等）：取风池、大椎、曲池、合谷、血海；湿毒热盛证（如固定型红斑、大疱样损害等）：取膈俞、心俞、足三里、血海、曲池；营血两伤证（如红皮病样等）：取百会、三阴交、人中、血海、风池、十宣。方法：施泻法，针刺得气后留针30分钟，1天1次，7次为一疗程。

2. 耳针法 主穴：肾、皮质下、肝；配穴，耳鸣耳聋加刺外耳、神门，失眠多梦加刺额、枕、神门、心，头痛加刺额、枕、太阳，呕吐加刺胃、交感，颈强加刺颈，皮疹加刺肺，痒重加刺心、肾。方法：针刺后留针30分钟，1天1次，7次为一疗程。

3. 头针法 双侧感觉区、运动区、精神情感区。方法：快速针刺后留针30分钟，其间每隔5分钟快速捻转1次，持续1分钟，1天1次，7次为一疗程。

4. 七星针疗法 脊柱两侧（胸、腰为其重点）、大椎、风池、血海、足三里、合谷、颌下区。方法：常规消毒后重等叩刺胸、腰区，中等叩刺下颌区和各穴位，2天1次，10次为一疗程。

5. 电针法

处方1：上巨虚（双）、合谷。方法：施平补平泻法，针后留针接通G6805电疗仪，其电流以病人能耐受为度，持续15分钟，1天1次，7次为一疗程。适用于荨麻疹型药物反应。

处方2：足三里、太溪、曲池、听宫。方法：施平补平泻法，听宫针刺得气后，再将针尖向翳风横刺，针柄接通G6805电疗仪，其电流以病人能耐受为度，1天1次，7次为一疗程。

按语：药物反应是个复杂症候群，凡见内脏损害和严重皮损，应给予足量的肾上腺皮质激素和对症治疗，否则，将会延误病情。针刺疗法对轻型药物反应有缓解症状的作用。

漆性皮炎

【概述】 接触或闻到油漆而起皮肤炎症，轻者仅感瘙痒，重者则颜面浮肿，渗流脂水。俗称“漆毒”“漆咬疮”等。

【病因病机】 先天秉性不耐，接触生漆、漆器或闻漆，肌肤腠理不密，漆毒溶于皮毛，外淫肌肤而致皮肤焮红、虚肿，瘙痒无度而发病。

【临床表现】 在颜面、手背等暴露部位，皮肤焮红成片，丘疹、丘疱疹，皮破烂斑流水，甚则眼裂合缝浮肿，严重时还会出现呕恶，寒热交作，自觉灼热、刺痒不适等。

【施治方法】

1. 毫针法 尺泽、曲池、合谷、曲泽、委中。方法：施泻法，针刺得气后留针30分钟，其间行针3～5次，1天1次，5次为一疗程。委中点刺出血少许，疗效更佳。

2. 穴位注射法 分5组取穴：1组脾俞、足三里；2组胃俞、三阴交；3组肺俞、肾俞；4组气海俞、上巨虚；5组大肠俞、膈俞。方法：每次取1组双侧穴，采用当归注射液，针刺得气后，每穴缓慢推注1.5~2.0ml，2天1次，7次为一疗程。

按语：首先离开油漆环境，然后施用针刺治疗，常能收到消肿止痒的功效。

湿 疹

【概述】 湿疹系由多种内外因素所引起的一种瘙痒性皮肤病。其皮损为多形性，如斑、丘疹、丘疱疹、糜烂、渗出、结痂、肥厚及苔藓样变等。本病可发于全身各处，较为常见的湿疹有：急性湿疹、慢性湿疹、头皮湿疹、耳部湿疹、口周湿疹、眼周湿疹、乳部湿疹、脐窝湿疹、股部湿疹、肛门湿疹、女阴湿疹、阴囊湿疹、手部湿疹等，其发病约占门诊人数的10%左右。

中医文献传统上称之为湿毒，近代名中医赵炳南教授称急性湿疹为“风湿疡”，慢性湿疹为“顽湿疡”。综合历代专著多从局限部位出发而命名，比如：发于耳部的称旋耳疮，发于手部的称病疮，发于腿足的称湿毒疮，发于阴囊的称胞漏疮，发于手足四弯的称四弯风，发于下颌部的称羊须疮，发于乳部的称乳头风，发于脐窝的称脐湿疮，发于婴儿的称奶癣等。

【病因病机】 病因多且复杂，多种内在因素或外界刺激均可诱发本病。外因的风、湿、热等皆属六淫邪气，内因的风、湿、热则系脏腑功能失调所生，前者为条件，为标，后者为发病基础，为本。外因通过内因起作用，因而，本病的发生以内因为主。若以脏腑定位，尤以脾、心、肝的脏腑功能失调更为突出和重要。

【临床表现】 皮损呈多形性，如红斑、小丘疹、水疱、丘疱疹、糜烂、渗出、结痂、皲裂、鳞屑、肥厚、苔藓样变、色素沉着、抓痕等，这些皮损既可单独存在，又可两种以上同时存在，或者某一阶段以某一种皮损为主。急性期：早期为水肿性红斑，其上发生丘疱疹、水疱，密集一起，因痒而抓或摩擦则水疱破而呈湿润糜烂等，慢性期：皮肤干燥、肥厚，呈苔藓样变，色素沉着或脱失，偶有轻度萎缩等，痒重，反复发作，可经数年或更长时间不愈。

【鉴别诊断】 应与接触性皮炎、神经性皮炎、传染性湿疹样皮炎相鉴别。

【施治方法】

1. 毫针法

（1）循经取穴法：主穴：曲池、血海、委中；配穴：大陵、肩髃、曲泽。

（2）远近取穴法：会阴、中极、血海、三阴交、蠡沟、大敦。

（3）辨证取穴法：湿热证：陶道、肺俞、曲池、神门、阴陵泉；血虚证：郄门、足三里、三阴交、大都。

（4）辨病取穴法：急性期：大椎、曲池、肺俞、委中、血海、足三里、三阴交、阴陵泉；慢性期：足三里、阴陵泉、曲池、血海。

（5）经验取穴法：湿疹点（在背部寻找针帽大小的丘疹或丘疱疹，呈灰色光亮）。

方法：虚证施补法，实证施泻法，唯“湿疹点”施提插术，不留针，2天1次，10次为一疗程。

2. 耳针法 肺、肾上腺、内分泌、脾、神门、相应区。方法：每次取3~4穴，针后留针30分钟，1天1次，10次为一疗程。

3. 粗针法 大椎透身柱，中枢透悬枢，足三里。方法：采用125mm长，直径1.0mm粗针施透穴术，针刺得气后留针5小时，足三里施泻法，不留针，1天1次，5次为一疗程。

4. 七星针疗法

处方1：曲池、脊柱两侧、患区、小腿内侧、合谷、足三里。方法：脊柱两侧胸至腰区施重等刺激，其余施中等刺激，2天1次，5次为1疗程。

处方2：皮疹区。方法：常规消毒后，采用向心式轻巧叩刺，直至少量的渗液或渗血为止，2~3天1次，7次为1疗程。适用于慢性湿疹。

5. 围刺法 皮疹区。方法：常规消毒后，采用毫针沿皮疹边缘四个方位各斜刺1支，针刺得气后留针30分钟，2天1次，10次为1疗程。

6. 电针法 阿是穴（皮疹区）。方法：采用毫针沿阿是穴四周各斜刺1针，然后将电治疗机的正负极夹在针柄上，逐步加大电流，直至病人能够耐受为止，持续20分钟，1~2天1次，10次为一疗程。

7. 穴位注射法

（1）循经取穴法：足三里、曲池（均双侧）。

（2）经验取穴法：曲池、血海（均双侧）。

方法：采用维生素B_{12}100μg，或用板蓝根注射液，任选一种，针刺得气后，各穴推注1.5~2.0ml，2天1次，5次为一疗程。适用于急性湿疹。

（3）局部取穴法：长强。

方法：采用异丙嗪12.5mg，针刺得气后推注1ml，3天1次，5次为1疗程。适用于阴囊和女阴以及肛门湿疹。

8. 灸法 主穴：曲池、血海；配穴：肩髃、环跳、合谷、百会、大椎、阿是穴（奇痒处）。方法：艾条点燃后，在穴位上施温和灸，每穴持续5~15分钟，但其头面部的穴位要少灸为好，1天1次，10次为1疗程。

按语：针灸疗法对变态反应的研究颇多，恰当应用针与灸，不仅有止痒作用，而且有利于皮损的恢复，可谓是简、便、廉的方法。

丘疹性荨麻疹

【概述】本病又名痒疹性苔藓或荨麻疹性苔藓，多数由昆虫过敏以及动物毛和皮屑过敏而致。

【病因病机】内因为脾虚气弱，湿热内蕴，外因系复感风毒，诱发本病。

【临床表现】夏秋季易发病，皮疹通常发生在四肢伸侧和臀部及躯干，其风团形如花生米大小，呈纺锤状，中央常有水疱，抓后可继发感染或湿疹，皮疹消失后可留有轻微的色素沉着。

【施治方法】

1. 毫针法 曲池、血海、足三里。方法：施泻法，不留针，1天1次，5次为1疗程。

2. 耳针法 肺、脾、心。方法：针刺后留针5分钟，1天1次，5次为1疗程。

3. 穴位激光疗法 曲池。方法：采用氦氖激光治疗仪，每次照射1侧穴位，持续10分钟，交替应用，1天1次，5次为1疗程。

按语：尚未搔破毒染阶段，应用针刺疗法，疗效可靠。

荨麻疹

【概述】本病是由于皮肤、黏膜小血管扩张及渗透性增加而出现的一种局限性水肿性反应。有15%～20%的人在一生中至少发生过一次荨麻疹。

荨麻疹，古称瘾疹，始见于《素问》。其后，相继出现的病名颇多，诸如：春秋战国时期称“风疹”，汉代称“瘾疹”，隋、唐时期称“风瘙瘾疹”“赤疹”“白疹”“风痞瘟”，元代称“时疫疙瘩”，明代称“白婆瘼”“逸风”，清代称“风疹块”“风绺疹”“鬼饭疙瘩”等。

【病因病机】病因复杂，变化亦多。从总体上讲，内因禀赋不耐，气血虚弱，卫气失固，外因虚邪贼风侵袭，或由鱼虾、辛辣、膏粱厚味化热动风，或因七情变化，或因虫积、异味等多种因素诱发。前者为发病的基础，为本；后者为致病的条件，为标。标象明显时，则发病快，来势急骤，本病突发时，则反复发作，缠绵难愈。

【临床表现】成人和儿童均可发病。首先有痒感，搔之即有浮肿状风团发生，圆形或不规则形，呈淡红色，其直径大小不一，皮疹时起时消，消退后不留任何痕迹。急性者可伴发发热、白细胞升高和腹痛、恶心、呕吐等。若反复发作持续在3个月以上，则为慢性荨麻疹。特殊类型荨麻疹有以下数种：

1. 蛋白胨性荨麻疹 在暴食暴饮（特别是海鲜之类）并有精神激动时，食物中的蛋白胨未被消化即经胃肠道黏膜吸收入血，从而引起皮肤发红、风团、乏力、头痛等。病程短，只持续1～2日。

2. 血清病型荨麻疹 是由异体血清、疫苗或药物引起，多环形风团、发热、关节痛、淋巴结肿大，偶伴蛋白尿、管型尿。

3. 接触性荨麻疹 分免疫性、非免疫性和机理不明者三种。免疫性接触性荨麻疹是Ⅰ型变态反应，其致病物质很多，包括某些食物、纺织品、动物皮屑、唾液、毛、药物、化妆品、工业化学品等。非免疫性接触性荨麻疹由原发性致荨麻疹性物质引起，无须致敏就可使几乎所有接触者发病，作为起因的物质有二甲亚砜、某些食物防腐剂和调味品等，不明机理的接触性荨麻疹是兼有免疫性与非免疫性表现的一种反应型。

4. 皮肤划痕症 对外来较弱的机械性刺激引起生理性反应增强，于皮肤上产生风团。通常在搔抓后，或在紧束的腰带、袜带、表带等处局部起风团、瘙痒。

5. 延迟性皮肤划痕症 皮肤划痕后在6～8小时出现风团与红斑，风团持续24～48小时，大部分患者与真菌产物有关。

6. 延迟性压力性荨麻疹 皮疹发生于皮肤受压后4～6小时，表现为局部深在疼痛性肿胀，易发于掌、跖或臀部，持续8～12小时。发作时可伴寒战、发热、头痛、关节痛、全身不适等。

7. 寒冷性荨麻疹 受寒冷或接触寒冷物质后而发生的荨麻疹。因冷空气刺激可合并有系统性组胺释放，发生颜面潮红、头痛、血压升高、晕厥、胃液分泌增多、咳嗽、呼吸困难以及口唇、口腔黏膜肿胀、吞咽困难和腹部痉挛性疼痛等。

8. 胆碱能性荨麻疹 因运动、摄入热的食物或饮料、出汗及情绪激动等使胆碱能性神经发生冲动而释放乙酰胆碱，然后使嗜碱性粒细胞和肥大细胞内的环磷酸鸟苷（cGMP）的水平增高致释放组胺。皮疹特征除掌、跖外发生泛发性1～3mm的小风团，周围有明显红晕，其中有时可见卫星状风团。有时唯一的症状是剧痒而无风团。

9. 热荨麻疹 局部皮肤受热后在数分钟内出现风团，并反复发生，另有风团在受热后2小时发生，边缘锐利，于4～6小时最明显，持续12小时。幼年开始发病。

10. 日光性荨麻疹 皮肤暴露于日光数分钟后，局部迅速出现瘙痒、红斑和风团，发生皮疹的同时，还有畏寒、疲劳、晕厥、肠痉挛等症状相继出现。据测定多数患者对波长UVB290～320nm最敏感。

11. 遗传性家族性荨麻疹综合征 又称家族性血管炎，是由遗传因素所致。表现为荨麻疹（可为胆碱能性荨麻疹或血管神经性水肿），常伴有肢痛、发热和白细胞增多，部分还会继发耳聋、淀粉样变、肾病、弓形足和吸收不良等。

【鉴别诊断】应与多形红斑及丘疹性荨麻疹作鉴别。

【施治方法】

1. 毫针法

（1）循经取穴法：风邪善犯阳经：取大椎、血海、足三里；湿邪善犯脾经：取脾俞、曲池、足三里；血燥生风易犯肝经：取三阴交、血海。

（2）邻近取穴法：风团主要发生在头面部：丝竹空、迎香、风池；在腹部：中脘；在腰部：肺俞、肾俞；在下肢：伏兔、风市、足三里、委中。

（3）病因取穴法：风热之邪所致者：大椎、风池、百会、委中；肠胃不和者：大肠俞、中脘、合谷、足三里。

方法：虚证施补法，实证施泻法，针刺得气后留针10～15分钟，1～2天1次，5次为一疗程。

（4）经验取穴法

处方1：大椎。方法：施泻法，针刺1.5寸深后，大幅度捻转后不留针，1天1次，5次为一疗程。适用于急性荨麻疹。

处方2：大肠俞。方法：施补法，针刺得气后留针30分钟，其间行针3～5次，1天1次，7次为一疗程。适用于慢性荨麻疹。

（5）针刺与刺血结合法：大椎、天井、血海（双）、悬钟（双）、曲池（双）、曲泽、委中。方法：施平补平泻法，针刺得气后留针5分钟，出针后，点刺曲泽、委中，挤出血液少许，1天1次，7次为一疗程。适用于慢性荨麻疹、胆碱能性荨麻疹等。

2. 耳针法 主穴：肺、荨麻疹区；配穴：寒冷性荨麻疹加刺脑点、枕、交感，风热性荨麻疹加刺心、肝，胆碱能荨麻疹加刺交感、肾上腺、抗过敏点，蛋白胨性荨麻疹加刺大肠、胃，血清病型荨麻疹加刺心、肾、神门。方法：施泻法，针刺后留针30分钟，1天1次，10次为一疗程。

附1：耳穴注射法。内分泌、荨麻疹区。方法：常规消毒后，针刺后缓慢推注氯苯那敏注射液0.1ml（氯苯那敏10mg，注射用水2ml稀释后备用），1天1次，5次为一疗程。

附2：耳穴电针法。荨麻疹区。方法：针刺得气后，左右接上正负极，其电流以患者能耐受为度，持续3～5分钟，1天1次，7次为一疗程。

3. 耳压法 肺、肾上腺、神门、内分泌、抗过敏点、相应部位。方法：每次取2～3穴，将王不留行籽贴在穴位上，并嘱每天自行按压3～5次，1次持续1分钟左右，3天1次，5次为一疗程。

4. 耳穴埋针法 荨麻疹、肺、肾上腺、神门。方法：每次取2～3穴，常规消毒后，将揿针刺入，外盖胶布固定，留针72小时后取出，5次为一疗程。

5. 粗针法 神道透至阳、大椎透身柱、血海、三阴交、曲池。方法：采用1.0mm直径，长125mm粗针施神道透至阳，大椎透身柱，留针2小时，其他穴位施泻法，不留针，1天1次，10次为一疗程。

6. 七星针疗法 风池、大椎、曲池、足三里、胸部、腰部、胸锁乳突肌部、患处阳性物点。方法：上述区域和穴位，施中等刺激，1天1次，7次为一疗程。

7. 穴位注射法 大椎、曲池、血海、足三里。方法：可供选用的药物有：盐酸苯海拉明50mg，注射用水5ml，两者混匀，地塞米松注射液0.5~1.0ml，注射用水稀释至5ml，维生素$B_1$100mg，丹皮酚注射液2ml，任选一种，针刺得气后每穴推注0.5~1.0ml，1天1次，7次为一疗程。

8. 穴位埋藏法 膻中。方法：常规消毒后，施局麻，然后用1号羊肠线的皮肤缝合针，在膻中穴下约1cm进针，剪断露出皮外肠线，外盖消毒纱布，胶布固定。7天1次，5次为一疗程。

9. 穴位激光法 主穴：曲池。配穴：风寒束表证加刺足三里，阴血不足加三阴交、足三里，冲任不调加三阴交、血海。方法：采用氦氖激光仪，每穴照射1分钟左右，1天1次，5次为一疗程。

10. 穴位充氧法 分三组取穴：1组曲池、血海；2组大肠俞、足三里；3组脾俞、膻中。方法：每次取1组，交替选用，每穴充氧气3~5ml，1~2天1次，10次为一疗程。

11. 刺血法

处方1：后溪。方法：常规消毒后，采用三棱针点刺出血少许，2天1次，5次为一疗程。

处方2：耳背静脉。方法：常规消毒后，采用三棱针或磁片消毒后砭刺出血少许，2天1次，5次为一疗程。

处方3：双耳尖、双中指尖、双足中趾。方法：常规消毒后，采用三棱针点刺，挤出鲜血少许，3天1次，5次为一疗程。

12. 拔罐法 神阙。方法：嘱患者仰卧，用闪火法拔神阙，持续1分钟拔除，1天1次，5次为一疗程。

13. 灸法 合谷、阳池、曲池、行间、足三里、血海、三阴交。方法：鲜生姜切片贴在穴位上，每穴1次，灸3~5壮，1天1次，10次为一疗程。适用于慢性荨麻疹或寒冷性荨麻疹。

14. 其他方法 竹管疗法：阿是穴（风团最多处）。方法：先将病情拟中药处方，用纱布包好，放入水中煮沸30分钟，再将竹管放入药汁中，浸沸3~5分钟，趁热将竹管叩紧于阿是穴，保持5~10分钟后取下竹管，1~2天1次，5次为一疗程。注意：谨防烫伤。

血管性水肿

【概述】本病又名巨大性荨麻疹，旧称血管神经性水肿，临床上分遗传性和非遗传性两种类型，后者与荨麻疹相同。

【病因病机】积热在内，过食或喜食鱼虾、海鲜之类动风发物，复受风邪所袭，壅遏于肤而成。

【临床表现】组织松软处如眼睑、口唇或女外阴处，突然发现眼睑高度浮肿，睑裂消失，口唇多发生在上唇，唇翘起并外翻，发生在咽喉者能因浮肿而致窒息，应密切注意，消失后还可复发。

【鉴别诊断】应与接触性皮炎及丹毒相鉴别。

【施治方法】

1. 毫针法

（1）辨病取穴法：眼睑区取四白、阳白、太阳；口唇区取地仓、人中、承浆、曲池、合谷；外阴区取中极、长强、水分。方法：施泻法，针刺得气后留针30分钟，其间行针3～5次，1天1次，5次为1疗程。

（2）邻近取穴法：膻中、合谷。方法：针刺得气后，膻中穴要求针尖向天突穴处，并且轻巧行针3～5分钟后拔出，合谷施泻法，留针30分钟，1天1次，3次为1疗程。适用于喉头水肿，对消除窒息很有帮助。

2. 耳针法 肺、心、皮质下、荨麻疹区。方法：施泻法，针刺得气后留针30分钟，其间行针3～5次，1天1次，5次为1疗程。

3. 刺血法 阿是穴（唇红肿胀区）。方法：常规消毒后，持短毫针3～5根，丛刺阿是穴，使之可见少许渗液或渗血为度，2天1次，3次为1疗程。

痒疹

【概述】本病是一组急性、亚急性或慢性炎症性皮肤病的统称，据临床及病因包括急性单纯性痒疹、黑布腊痒疹、结节性痒疹、成人慢性痒疹等。中医学称之“血疳”等。

【病因病机】风热诸邪，郁闭腠理，外不能宣达，内不能清解，邪游肤腠之间，故成斯疾。

【临床表现】患者以儿童和成年妇人居多，在四肢和躯干可见绿豆大的丘疹、风团、结节、抓痕、血痂等，自觉剧痒难忍。

【施治方法】

1. 毫针法 主穴：曲池、血海、神门；配穴：足三里、合谷、三阴交、委中。方法：施补法，留针30分钟，1天1次，7次为一疗程。

2. 耳针法 取肺、心、肾上腺。方法：针刺留针30分钟，1天1次，7次为一疗程。

3. 围刺法 取阿是穴（皮损区局部）。方法：取毫针从皮损的四周各斜刺1针，针尖向中央集聚，留针30分钟，2天1次，7次为一疗程。适用于结节性痒疹、黑布腊痒疹等。

4. 灸法

（1）隔姜灸：鲜生姜切片贴在皮损处，其上放置艾炷，点燃灸之，每个皮损1次灸3～5壮，3天1次，7次为一疗程。

（2）直接灸：先用独头蒜涂搽患处，点燃艾条在皮损上施雀啄术灸之，每次3～5分钟，1天1～2次，7天为一疗程。

按语：针灸止痒，世人皆知。围刺和灸法对结节性痒疹的皮损变平和止痒则尤佳。

多形性红斑

【概述】本病是由各种原因所引起的皮肤黏膜急性炎症，重者可侵及内脏。中医依据皮损的特征，称之为“猫眼疮”。

【病因病机】湿热内蕴，扰于血分，阻瘠经络而发病。

【临床表现】轻者仅在四肢上，发生多形性损害，如斑丘疹、水疱等，状如猫眼，颇有诊断意义；重者除皮肤症状外，还会发现黏膜损害和糜烂，部分兼有壮热、头痛、乏力等全身性症状。

【施治方法】

1. 毫针法 上肢取外关、曲池、合谷，下肢取足三里、阳陵泉、解溪。方法：施泻法，针刺得气后留针30分钟，行针3~5次，1天1次，7次为一疗程。

2. 耳针法 取肺、脾、肾、内分泌。方法：针刺后留针15分钟，1天1次，7次为一疗程。

3. 穴位充氧法 上肢取①曲池、外关，②大陵、合谷；下肢取①上巨虚、阳辅，②足三里、光明。方法：每次取1组穴位，交替使用，每穴充氧3~5ml，1~2天1次，10次为一疗程。注意：有出血素质者禁用。

按语：不伴黏膜损害的多形性红斑，针刺治疗，可担重任，重证则应配合药物疗法，较为恰当。

环状红斑

【概述】本病包括一组环状或地图状的游走性红斑，根据其所在部位、形状、进展快慢之不同而分别叫作持久性红斑、持久性地图状红斑。中医称之为“血风疮”等。

【病因病机】风热或湿热外邪客于肤腠，阻滞经络，波及营血而发病。

【临床表现】病者多为中年人，初起仅为一个或数个红色丘疹，逐渐扩大，中央消退，边缘隆起呈环状，数环融合也可形成花环形、弧形、多环形或回纹形，部分皮损呈周期性活动，轻度瘙痒和低热等。

【施治方法】

1. 毫针法 轻症仅在环状红斑的四周取穴，重症取大椎、中脘、曲池、足三里。方法：施泻法，留针30分钟，1天1次，7次为一疗程。

2. 耳针法 取肺、心、皮质下。方法：针后留针15分钟，2天1次，5次为一疗程。

3. 刺血法 取委中。方法：常规消毒后取小号三棱针点刺，放血少许，5天1次，3次为一疗程。

4. 穴位激光法 取委中、承山、大肠俞。方法：采用氦氖激光治疗机，每穴照射5分钟，1~2天1次，10次为一疗程。

结节性红斑

【概述】本病为皮下组织的过敏性血管炎。其特点是两小腿伸侧面的痛性急性炎症性红色结节，春秋容易发病，且以青年女性居多。中医称之“瓜藤缠”。

【病因病机】湿热互结，阻塞脉络，故而结块不散。

【临床表现】双下肢伸侧对称性发疹，其结节直径约1~5cm，数目为数个至数十个不等，色泽鲜红或暗红，压痛或疼痛，结节不破溃，消退后亦不遗留痕迹，如再遇刺激因素又可再发。

【施治方法】

1. 毫针法 主穴：合谷、内关、足三里、三阴交。配穴：病变在小腿加刺阳陵泉，延及膝上加刺伏兔、血海，足背加刺解溪、太溪、昆仑，病变在臂部加刺曲池。方法：施平补平泻法，针刺得气后留针30分钟，2天1次，10次为一疗程。

2. 耳针法 取心、肝、皮质下、荨麻疹区、腿。方法：针后留针30分钟，2天1次，10次为一疗程。

3. 穴位注射法 取膈俞、肺。方法：采用维生素B_{12}注射液、丹参注射液、当归注射液，任选一种，针刺得气后，缓慢推注1.5~2.0ml，3天1次，5次为一疗程。

按语：针刺和穴位注射均有疏通经络、活血散结的作用，凡在急性期和结节顽固不化阶段均可选用。

稻农皮炎

【概述】本病主要发生在我国各水稻种植区，特别在拔秧、插秧和耕耘阶段发病率最高。中医称之“水渍疮”。

【病因病机】久浸水浆，湿毒外侵，加之局部摩擦而成。

【临床表现】病变多发生在手、足，初期在指（趾）蹼及其连接的指（趾）皮肤肿胀，浸渍腐白起皱，复因摩擦而糜烂流水，自觉痛痒相兼，部分还会合并毒染而致红丝疔、丹毒、沿爪疔等。

【施治方法】

1. 毫针法 上肢取曲池、合谷，下肢取足三里、太溪。方法：施平补平泻法，针后得气留针30分钟，2天1次，5次为一疗程。对控制痛痒很有帮助。

2. 耳针法 取肾上腺、神门、相应部位区。方法：针后留针15分钟，2天1次，5次为一疗程。

3. 穴位注射法 上肢取外关透内关，下肢取足三里、丰隆。方法：采用0.25%普鲁卡因注射液、丹参注射液、当归注射液等任选一种，针刺得气后缓慢推注1.5~2.0ml，3天1次。5次为一疗程。适用于糜烂流水阶段。

4. 七星针法 取皮损四周区域，常规消毒后，七星针轻叩刺至略有少许渗血为止。3天1次，5次为一疗程。有良好的止痒作用。

按语：脱离水渍或轮作，乃是预防稻农皮炎的有效措施。针刺止痒，穴注对控制流水糜烂甚佳。

慢性盘状红斑狼疮

【概述】慢性盘状红斑狼疮主要侵犯皮肤，不侵及内脏，很少有全身症状。临床上又分为局限性慢性盘状红斑狼疮和播散性盘状红斑狼疮，特别是后者在受到某种因素的影响或刺激下，有可能转变为系统性红斑狼疮，但为数很少。

中医文献虽无盘状红斑狼疮的病名，但近代中医专家从毁坏面容的皮损特征出发，将其称之为“鬼脸疮”。至于有部分医家认为本病类似“日晒疮”，则并不十分准确。

【病因病机】内因禀赋不足，不耐寒热，复照强烈日光，热毒燔灼营血，瘀阻经络，肌肤失于濡养或者热灼肌肤，故而红斑隐约可见，肤面甲错，乃至凹陷如狼咬之状。

【临床表现】主要在两侧颊部、鼻背、耳、头皮等部位，初起为一小的红色扁平丘疹，继而向四周扩展，形成微隆起的红斑，周边轻度隆起，进而形成边界清楚隆起的不规则形盘状斑，边缘炎症明显且有色素沉着，中央较浅，在萎缩处可见固着的毛囊性鳞屑，不易刮掉。头皮斑损可为边界清楚的炎症性鳞屑斑。慢性播散性者除头面区域损害外，颈、胸前、背部、手与上肢均能见到散在性的盘状斑损，但下肢发生甚少。

本病一般不出现全身性症状，少数患者能见到关节痛史和轻度雷诺征，若播散性盘状红斑狼疮者有发热、疲乏无力、消瘦等现象，即提示有可能转变为系统性红斑狼疮。

【施治方法】

1. 毫针法 合谷、曲池、曲泽、迎香、四白。方法：施平补平泻法，针刺得气后留针60分钟，其间捻针3~5次，1天1次，10次为一疗程。

2. 围刺法 阿是穴（皮损区）。方法：先用生理盐水擦净皮损区，继用26号毫针沿皮损边缘围刺4针，施泻法，其针感向四周扩散，1天1次，10次为一疗程。

3. 耳针法

处方1：心、肝、神门、肺、肾上腺、脑点。

处方2：病变区域（如面颊、外鼻），中医理论（如肺、肾等），病理机制（月经不调或内分泌紊乱取内分泌等），阳性反应点（如敏感点等），症状（如失眠取神门等），食欲不振（取胃或脾等）。

方法：每次取3~4穴，快速捻转进针，留针30分钟，其间捻转3~5次，1~2天1次，10次为一疗程。

4. 针挑法 大杼（双）、风门（双）、肺俞（双）。方法：常规消毒和局麻后，采用三棱针破皮约0.2cm，继用直圆针挑起肌筋膜，左右摆动，以不挑断筋膜为宜，外盖消毒纱布，并嘱防止感染，每次只挑1对穴，间隔30~40天再挑，1~4次为一疗程。

5. 穴位注射法 阳白（病变在三叉神经第一支），四白、巨髎、下关（第二支），颊车、大迎、承浆（第三支）；配穴：合谷。方法：每次选3~4穴，交替选用，采用0.25%普鲁卡因注射液先做皮丘，然后垂直刺入，缓慢推注1~3ml，2天1次，10次为一疗程。

按语：药物治疗是主要的，尽管内服方众多，但据北京名医赵炳南教授经验，通常以秦艽丸（秦艽、黄芪、防风、漏芦、乌梢蛇）为基础方加减。针刺、针挑、围刺等疗法可改善症状，对恢复皮损有帮助。

系统性红斑狼疮

【概述】本病是一种原因不清楚的免疫性疾病，可侵及许多组织和器官。患者血液中存在有多种抗体，多见于青年女性。临床表现除发热和关节痛外，常表现多个器官受累。近年来本病的发病率明显增高。

中医文献虽未查到与本病相类似的病名，但是，从今人临床经验来看，亦有启发性论述。

比如：赵炳南从皮疹特征出发，称之“红蝴蝶”，上海华山医院皮肤科称之“马缨丹”，朱仁康从全身症状出发，认为本病近于“温毒发斑”之类，还有的以关节疼痛为主，属痹证，以浮肿为主，属水肿，出现胸腔积液，属悬饮，出现心肌受累，属心悸或怔忡，病程旷久，呈现一派虚劳证候，属虚劳。总之，鉴于本病症状纷杂，变化又多，很难归属于某一证候。

【病因病机】本病由多种因素而促发，在大多数情况下，患者在病前往往有先天禀赋不足，加上阳光曝晒，或者药物中毒，或者情志内伤等，皆能导致体内阴阳平衡失调，气血运行不畅，初在经脉凝滞，表现为肤色斑疹，关节痹病进而邪入脏腑，损阳耗阴，或损阴耗阳，相继出现正不胜邪的五脏六腑之证候。

【临床表现】本病早期表现多种多样，初发可仅单个器官受累，如皮肤、关节、肾脏，或多系统同时受累。全身症状如发热、乏力、疲倦、体重下降等，有时可长达数年而查不到原因。关节及皮肤表现为本病最常见的早期症状，其次是发热、光敏感、雷诺现象、肾炎及浆膜炎等。

1. 发热 90%以上患者有不规则发热，病情恶化时常有高热，但在多数情况下是低热。

2. 关节 约95%有关节症状，好侵犯四肢大小关节，疼痛为主，若在活动期疼痛尤重。1/3～1/2伴有肌肉痛，活动受限。

3. 皮肤 80%～90%有皮肤损害，其中面部蝶形红斑为之特有。其次，指（趾）伸屈侧呈现渗出性水肿性红斑，或多形红斑型冻疮群皮疹。此外，还能见到曝晒日光皮损加重（33%）、狼疮发（30%）、慢性荨麻疹（7%～22%）、雷诺现象（20%）、皮下结节（5%～7%）等。

4. 黏膜 约41%发生口、鼻黏膜溃疡，通常在上腭、颊黏膜、口唇、齿龈等部位出现红斑、瘀点、糜烂、浅表溃疡。

5. 肾脏 是最常见和最严重的内脏损害。据出现蛋白尿估计，其发生率约50%；经肾脏活体检查可达80%～90%；尸检发现率几乎达到100%。若能进行肾脏穿刺活检，确定病变广泛程度和病理改变，将对治疗和预后有所指导意义。

（1）局灶性增殖性肾小球肾炎：约占64%，仅有轻微蛋白尿、镜下血尿，肾功能一般正常，可能为可逆性损害，预后最好。

（2）弥漫增殖性肾小球肾炎：占45%～50%，常有大量蛋白尿，镜下血尿，75%表现为肾病综合征，约半数出现高血压、肾衰竭，是最严重、最常见的病变类型。

（3）膜外性肾小球肾炎：约占9%，大量蛋白尿，常引起肾病综合征，但不伴高血压及肾衰竭，预后较好。

（4）轻微病型：约占10%，轻度蛋白尿，偶有镜下血尿，肾功能正常。部分可能转为膜外或弥漫增殖性肾小球肾炎。

6. 心血管 约1/3患者以心包炎为多，心包积液、心肌炎亦常见。心包炎表现为胸痛，心音减弱，心电图示ST段抬高与T波倒置，心肌炎在心尖区可闻及奔马律及收缩期吹风样杂音。血管损害多数是受累器官而发生的继发性损害。

7. 呼吸系统 引起肺及胸膜病变颇为常见，达50%～70%，主要表现为咳嗽、咳痰，呼吸困难、胸痛、发热，偶有咯血，尤其是胸膜炎更为多见。

8. 消化系统 约见于40%，胃肠道的任何部位均可受累，临床症状包括食欲不振、恶心、呕吐，腹痛、腹泻、呕血、便血等。还能见到肝脏肿大、黄疸，SGPT增高、肝功能受损。

9. 神经系统 中枢神经系统受累较为多见，约占52%。主要是情绪变化和精神分裂症样表现，情绪变化轻者为抑郁状态，重者为痴呆，并认为是常见致死原因之一，列于肾损害之后。主要临床表现有：

（1）癫痫：占中枢神经损害17%～50%，通常发生在病重与终末期。

（2）脑神经损伤：为5%～33%，最常见的是眼症状如失明、展神经麻痹和瞳孔变化。

（3）颅内高压症：表现为头痛、呕吐、视神经乳头水肿等。

（4）偏瘫和截瘫：占2%～4%，主要由小动脉病变所致的脑出血或软化所致。

（5）舞蹈病：约占2%左右，多为基底节血管病变所见，偶尔有小脑共济失调。

（6）周围神经病：比较多见，主要表现为多发性神经病变。

（7）精神症状：占17%～50%，如头痛、记忆力减退、焦急、情绪不安、睡眠障碍、幻觉、妄想、谵妄、昏迷等。

10. 眼 约1/4患者有视网膜病变，其他还有眼底出血、视网膜渗出物、视乳头水肿、角膜病变、结膜炎等。

11. 理化检查 不同程度贫血，白细胞减少，低于$4.0\times10^9/L$，血沉增速，狼疮细胞阳性率70%～80%，抗核抗体阳性率90%～99%，血清补体C_3下降，狼疮带试验阳性率92%等。

【施治方法】

1. 毫针法

（1）辨证取穴法：热毒炽盛证：大椎、委中、陷谷、大陵、阳陵泉、肾俞、太溪、三阴交；阴血亏虚证：曲池、合谷、迎香、风池、劳宫、涌泉、膈俞、肝俞、肾俞、太冲、三阴交；阳气虚衰证：百会、曲池、合谷、足三里、命门、商丘、脾俞、肾俞、关元、天枢、中脘；气滞血瘀证：膻中、气海、合谷、太冲、章门、内关，印堂、肝俞、膀胱俞、血海、三阴交、背俞穴的阳性结节。方法：施平补平泻法，针刺得气后留针30分钟，1天1次，10次为1疗程。

（2）经验取穴法：甲组：风池、间使，华佗夹脊之胸3、胸7、胸11，足三里。乙组：大椎、合谷，华佗夹脊之胸5、胸9、腰1，复溜。方法：两组交替应用，施平补平泻法，2天1次，10次为1疗程。

2. 耳针法 主穴：面颊、外鼻、肺、肾、阳性点；配穴：失眠加心、神门，纳呆加脾、胃，月经不调加内分泌。方法：每次取主穴3～4穴，配穴1～2穴，针后留针30分钟，其间行针3～5次，2天1次，10次为1疗程。

3. 耳压法 主穴：肝、肾、肺、内分泌、皮质下、交感、神门、面颊；配穴：体弱加脾、胃。方法：两耳交替选穴，每穴采用王不留行籽1粒，胶布固定。并嘱每天按压3～5次，每次持续1分钟，2天1次，10次为1疗程。

4. 粗针法 主穴：命门透阳关，身柱透灵台，太冲、曲池、百会、足三里；配穴：发热加大椎，关节酸痛加合谷、悬钟、阳陵泉，皮肤损害加肺俞、解溪、三阴交，肾脏受损加飞扬、中极，心脏受损加飞扬、中都。方法：采用粗针刺命门透至阳，身柱透灵台，留针4小时，大椎放血少许，余下各穴施泻法不留针，1天1次，10次为1疗程。

5. 穴位注射法 热毒炽盛证取委中、太溪，采用三黄注射液；阴血亏虚证取肝俞、膈俞，采用生脉注射液；阳气虚衰证取脾俞、中脘，采用维生素B_{12}或三磷酸腺苷注射液；气滞血瘀证取肝俞、血海。方法：针刺得气后，施雀啄术提插促使针感强烈后，每穴推注药液0.3～0.5ml，2天1次，10次为1疗程。

6. 其他 红斑狼疮脑病之类危笃重症：人中、风池、风府、丰隆。方法：施泻法，针刺得气后留针15分钟，与此同时，对十宣穴点刺出血，1天1次，待神志清醒后再对症治疗。

按语：内脏损害，常会危及生命，多数医家主张：急性期以西药为主，如激素和对症治疗，缓解期拟用养阴、益气、扶正、固本的中药。针灸疗法可视病情进退而插用其间，应用准确，亦会收到效果。

硬皮病

【概述】 硬皮病是一种原因不明的慢性皮肤硬化疾病。局限性硬皮病病变主要局限于皮肤，内脏一般不受累，预后较好。系统性硬皮病则有广泛分布的皮肤硬化、雷诺现象和多系统受累，预后不定。大多较好，弥漫性者预后不良。在硬皮病的局限性和弥漫性两极型之间可见一些中间型，如局限性硬皮病中的泛发性硬斑病和系统性硬皮病中的肢端硬皮病和 CREST 综合征，因此，本病亦可能为一谱性疾病。

皮痹病名，始出自《素问·痹论》。结合硬皮病的临床主要证候来看，近属于“皮痹”与“虚劳”。

【病因病机】 外因主要是风、寒、湿三邪，杂侵肤表，阻滞经络，导致痞塞不通，腠理失养；内因多由阳虚卫外不固，腠理不密，易招外邪侵袭，既促使营卫不和，气滞血瘀，又使经络阻隔，经气不宣，皮肤肌肉痹塞不通，呈现虚实夹杂的症候群。

【临床表现】 硬皮病分局限性硬皮病（硬斑病、点状硬斑病、泛皮性硬斑病、线状硬皮病等）和系统性硬皮病（弥漫性系统性硬皮病、肢端硬化病等）。

局限性硬皮病

1. 硬斑病 易发生于躯干、四肢、妇女乳房和面部，开始为圆形或椭圆形，色泽淡红的稍硬斑块，数周至数月后，红色消退变为厚而硬的蜡色，中央厚硬较明显，晚期可侵及至皮肤下部组织，使之收缩下陷。

2. 点状硬斑病 易发于前胸、颈、肩，常为众多的点状垩白色斑点，但无硬斑病的硬度。

3. 泛发性硬斑病 多发生于 30~50 岁，男女发病率之比为 1∶3，主要发生在躯干上部、乳房、腹部与上肢，病初仅为一块边缘淡紫色，中央象牙白色的硬化斑，逐渐扩大，数目增多，形成许多散在性斑损。发生于手部，手指变细，挛缩呈半曲状，面部受累，口唇变薄，口张不大，鼻尖变尖细，侵及头皮，可发生瘢痕性秃发，胸部损害多则可引起呼吸困难。

4. 线状硬皮病 呈长条状，易发生于四肢，初发损害类似硬斑病，部分常因肌肉收缩而致肢体挛缩和畸形。脊椎隐裂较为常见。

系统性硬皮病

1. 弥漫性系统性硬皮病 多先侵及手和面部，向肢体的近侧端发展。早期损害皮肤可呈浮肿状，进而皮肤硬化，呈象牙黄色或蜡黄色，平滑光泽，至晚期出现萎缩、变薄，色素沉着明显。系统性病变多种多样，如消化道是最易受侵的器官（75%），主要是食管，经 X 线证实 40%~70% 显示为肺功能不全，心电图检查常有心律不齐、心肌受侵、心包积液、心动过度、心房纤颤等，肾脏很少出现症状，晚期常出现慢性蛋白尿等，手足骨质疏松，亦可发生骨硬化或脆弱性骨硬化、肌无力等。

2. 肢端硬化病 病前常先有雷诺现象，手指变细，呈半屈曲状，脏器病变较轻微或不明显，但有部分转变为弥漫性系统性硬皮病。

【鉴别诊断】系统性硬皮病主要应与皮肌炎相鉴别。

【施治方法】

1. 灸法

（1）直接灸：分4组穴轮流选用：①大椎、肾俞；②命门、脾俞；③气海、血海；④膈俞、肺俞。方法：取普通艾条若干，然后，将艾条点燃后，在穴位上施雀啄法灸之，以患者感觉到灼热能耐受为度，1天1次，持续15～30分钟，15次为一疗程。

（2）间接灸：阿是穴（皮损区）。方法：鲜生姜切片或隔药饼（附子、川乌、草乌、细辛、桂枝、乳香、没药各等份，研细末，加蜂蜜、葱水调成糊饼）置于阿是穴，艾炷放在姜片或药饼上，每次灸3～7壮，1天1次，15次为一疗程。

2. 穴位注射法 处方1：肺俞（双）、肾俞（双）、曲池（患侧）、外关（患侧）。处方2：曲池（双）、足三里（双）、血海（双）、丰隆（双）、关元、气海、中脘。方法：处方1适用于局限性硬皮病，处方2适用于弥漫性硬皮病，针刺得气后，每穴缓慢推注胎盘组织浆1.5～2.0ml，2～3天1次，10次为一疗程。

按语：硬皮病是所有结缔组织病中最顽固难治的疾病，故在临床实践中主张中西药、内治外治、针与灸等综合治疗，较为妥当，同时，还要加强特殊护理和照顾。

皮肌炎

【概述】皮肌类主要是皮肤、肌肉和血管发炎，皮肤呈弥漫性水肿性红斑，肌肉肿痛无力，至晚期肌肉萎缩。若病变局限于某一两组肌群，称局限性皮肌炎，若只有肌肉发炎而无皮肤炎症或炎症不明显者，称多发性肌炎。中医称为“肌痹”。

【病因病机】脾胃积热，复感风温毒邪，蕴积化毒，毒热炽盛，而致气血运行不畅，故而发生肌痹。

【临床表现】首先表现为眼睑浮肿，呈淡紫色，肩受到累及则疼痛，抬举困难，指关节呈鳞屑性红斑，外生殖器和口腔黏膜可发生丘疹与浅溃疡，肌肉酸痛无力，特别是颈、肩胛和腓肠肌最易受到侵犯，表现为上肢不易高举，下肢蹲下不能站立，严重者卧床后难以翻身，更有甚者侵及舌部、咽部与食管上部肌肉时，可能会出现说话与吞咽困难，还伴有消化不良、肺心病、心率快、肾炎等症状，急性期有尿肌酸升高等症状。

【鉴别诊断】主要应与系统性红斑狼疮和系统性硬皮病相鉴别。

【施治方法】

1. 毫针法

处方1：主穴：足三里、三阴交、曲池；配穴：阳陵泉、肩髃。

处方2：大椎、身柱、脾俞、肩髃、曲池、外关、合谷、三阴交。

处方3：尺泽、照海、委中、太溪、肾俞。

方法：任选1方，施平补平泻法，针刺得气后，留针30分钟，2天1次，7次为一疗程。

2. 穴位注射法 上肢取肩三针，下肢取环跳、风市、伏兔。配穴：合谷、曲池、血海、足三里。方法：采用泼尼龙 0.1ml，加 10% 普鲁卡因注射液 0.2ml，针刺得气后每穴推注 0.3ml，3 天 1 次，5 次为 1 疗程。此法对改善肌肉挛缩和运动功能障碍有明显的控制作用。

按语：急性期首选激素，待症状控制后，加用针刺和穴位注射，对控制和缓解症状颇多帮助。

大动脉炎

【概述】 大动脉炎，又名无脉症、主动脉弓综合征、异型主动脉缩窄症、主动脉炎综合征等。其病变是主动脉及其附近的主要分支动脉的非特异性炎症，或由炎症所致瘢痕收缩引起管腔堵塞或狭窄，以及狭窄前后的扩张，导致血流障碍，病变部位的器官组织缺血而产生的一系列综合征。

中医文献虽然尚未查到类似病名，近些年有部分学者遵循“血道壅涩”的机理，认为本病可能与《素问·痹论》所论“脉痹”接近。

【病因病机】 中医从审证求因的原则推论，本病多系先天禀赋不足，后天失于调养，或患生他病，以致阴阳失调，气血亏损，或致经脉痞塞，或致营卫不和，或致气血流通不畅等。故而证候乖变多端。

【临床表现】 本病为系统性疾病，可侵及一个或数个系统，约 25% 的重证患者皮肤有结节损害。

皮肤表现　皮肤或皮下发生结节，形如樱桃大小，肤色红或正常，有疼痛和压痛，单发或数个集聚一起，大部分沿血管分布。此外，还能见到紫癜、风团、水疱和脓疱以及网状青斑等。

全身症状　初期常有发热、乏力、体重减轻、关节疼痛等。心血管系统经常有高血压、冠状动脉栓塞、心包炎、心包内出血、急性主动脉炎；肾脏病变：典型血管的变化是形成血栓、肾皮质梗阻和肾小球硬化；腹部症状：因肠黏膜下和肌肉的多动脉炎损害，肠系膜血栓形成，或因肝、脾梗阻而致肝周围炎或脾周围炎，均可引起腹痛，偶尔引起肠坏疽、穿孔或腹内出血；肌肉症状：重证患者肌肉现非特异性消瘦，损害局限于皮肤和肌肉，则可发生肌肉疼痛；神经病变，周围神经炎多为单侧一条神经受累，侵及中枢神经血管可引起脑膜损害、脑病变、脊髓病变、脑梗死、偏瘫和痉挛等；骨和关节病变：常有和风湿热相似的关节炎；眼底改变：常见的是高血压性眼底变化等。

【施治方法】

1. 毫针法

（1）循经取穴法：主穴：人迎。配穴：上肢加太渊、心经、肺经排刺，下肢加胃经、脾经排刺。头痛、头胀加风池，心悸、胸闷加心俞，视物模糊加睛明。

（2）辨病取穴法：上肢病变主穴：内关、太渊；配穴：曲池、合谷、通里、肩井。下肢病变主穴：足三里、三阴交、阳陵泉、复溜；配穴：太冲、承山。方法：施泻法，针刺得气后留针 30 分钟，1 天 1 次，10 次为一疗程。

2. 耳针法 主穴：心、肝、肺、肾、交感；配穴：相应区域。方法：每次取 2～4 穴，交替选用，针刺后留针 30 分钟，1 天 1 次，7 次为一疗程。

3. 头针法 运动区、血管舒缩区。方法：快速刺入，沿头皮横刺 1～1.5 寸，针刺得气后留针30分钟，其间捻转2～3次，每次持续1分钟左右，1天1次，10次为一疗程。

4. 温针法 大椎、风池、天柱、膈俞。方法：施平补平泻法，针刺得气后，在其针柄上安放艾炷一团，点燃，任其烧完后待冷拔针，2天1次，15次为一疗程。

5. 灸法 分9组取穴：①大椎、身柱；②至阳、命门；③大杼（双）；④膏肓（双）；⑤膈俞（双）；⑥脾俞（双）；⑦胃俞（双）；⑧中脘、气海；⑨足三里。方法：每次选1组穴，交替应用，每穴直接灸3～5壮，2天1次，15次为一疗程。

按语：伴见内脏损害时，应及时应用激素，尽快控制症状，针与灸有温通经络、活血散结的作用，有利于病情的控制和康复。

类风湿关节炎

【概述】本病是一种以关节病变为主的慢性全身性自身免疫疾病，主要表现为对称性多关节炎，晚期关节僵硬畸形，并且侵犯心、肺、血管等。中医认为属于“历节病”的范畴。

【病因病机】内因系肝肾不足，外因感受风寒湿热诸邪，致使气血痹阻不通，筋脉关节失于濡养，日久可导致骨节畸形。

【临床表现】病变关节主要是掌指、腕关节，约占82%以上，其次是膝、踝、趾、肩关节，占47%左右，初呈梭形肿大，红肿热痛，活动障碍，其疼痛往往是清晨明显，以致不能活动，在皮肤上通常能发现类风湿结节、线状皮下带和血管炎所引起的各种皮损和溃疡、坏疽、紫癜等。

【施治方法】

1. 毫针法

（1）循经取穴法：主穴：大椎、身柱、神道、至阳、筋缩、脾俞、肾俞、小肠俞、委中、阳陵泉、足三里、太溪、丘墟、阿是穴；配穴：上肢加天宗，下肢加秩边、腕、踝、肩、膝。

（2）辨病取穴法：指掌关节取合谷、外关、曲池、中渚、八邪、阿是穴，腕关节取曲池、外关、阳池、阳溪、腕骨、大陵、阿是穴，肩关节取肩髃、肩贞、臂臑、天宗、曲池、合谷、列缺、外关、阿是穴，肘关节取曲池、手三里、肩贞、曲池、合谷、外关、阿是穴，膝关节取鹤顶、膝眼、梁丘、血海、曲泉、膝关、阳陵泉、阴陵泉、足三里，踝关节取解溪、丘墟、昆仑、阳陵泉、足三里，跖关节取八风、公孙、束骨、解溪、商丘、阳陵泉、阴陵泉、足三里，腰骶关节取腰阳关、十七椎下、白环俞、关元俞、委中、昆仑、阿是穴，骶髂关节取小肠俞、膀胱俞、阿是穴，髋关节取环跳、居髎、阳陵泉、绝骨。方法：急性期施泻法，慢性期施补法，针刺得气后留针30分钟，1～2天1次，10次为一疗程。

2. 耳针法 取耳壳内压痛点。方法：针刺得气后快速捻转，不留针，1天1次，10次为一疗程。

3. 温针法 主穴：水沟、极泉、委中。配穴：上肢加八邪、阳溪、阳池、阳谷、小海、天井、肩髃、肩髎、肩贞，下肢加八风、解溪、丘墟、照海、申脉、昆仑、阳陵泉、秩边、环跳，腰背加华佗夹脊。方法：主穴必取，配穴视病情而选用，施平补平泻法，留针时将艾炷放在针柄上，点燃后烧尽，1天1次，12次为一疗程。

4. 穴位注射法

（1）循经取穴法：主穴：阳陵泉、小肠俞；配穴：曲池、绝骨、环跳、阿是穴。方法：每次取2～3穴，采用蜂毒（北京市制药二厂出品），先做皮试（第一次剂量用0.25%普鲁卡因

1ml 加蜂毒 3 个单位，第二次剂量普鲁卡因 2ml 加蜂毒 6 个单位，注入预定穴位无反应后，再开始正式治疗），若阴性，每次用 0.25% 普鲁卡因 2 ~4ml 加蜂毒 10 个单位，2 天 1 次，连续注射 200 个单位蜂毒为一疗程。

（2）局部取穴法：主穴：上肢取曲池、外关、合谷，下肢取阳陵泉、绝骨、解溪，腰背取大椎、身柱、大杼、至阳、阳关、命门，或上述穴位之夹脊穴。配穴：上肢加八邪、阳溪、中渚、手三里，下肢加八风、复溜、丘墟、照海。方法：每次取 3 ~6 个穴，采用追风速注射液（风仙透骨草、骨碎补），快速针刺得气后，每穴缓慢推注 0.5 ~0.8ml，1 ~2 天 1 次，10 次为一疗程。

5. 灸法 取从大椎至腰俞穴的督脉。方法：三伏天施灸，嘱患者俯卧，裸露背部，先在穴上敷斑麝粉（50% 麝香，20% 斑蝥粉，15% 丁香粉，15% 肉桂粉），再铺 5cm 宽，2.5cm 高的蒜泥一条，蒜泥上铺 3cm 宽，2.5cm 高，截面呈等腰三角形的长蛇艾炷，点燃头、身、尾三点，任其燃烧。灸完后继续铺艾炷灸 2 ~3 壮。灸毕，移去蒜泥拭净。若起水疱，可用消毒针挑引流，外涂 2% 甲紫药水至愈。

按语：运动功能障碍是其矛盾的主要方面，除采用激素外，适时施用针灸疗法，对于减轻疼痛和早日康复具有一定的疗效。

干燥综合征

【概述】本病是一种皮肤、眼和口腔干燥且合并有关节类或其他结缔组织病症状的慢性疾病。中医称之“燥毒”。

【病因病机】先天禀赋不足，加之女性经乳产育等特殊生理，阴津亏损更为明显，内不能濡润脏腑，外难以滋养四肢、百骸，故有以燥象为主相伴而生的全身性燥毒诸症。

【临床表现】尽管临床表现复杂，然其共同证候有：眼内常有异物感、或灼、或痒、或痛，尤以干涩为重，少泪或无泪，目赤，口干燥，喜进稀薄饮食，唇红干裂起皱如揭，舌燥缺津，舌质红或绛，牙龈肿痛，容易溢血，伴有腮颊漫肿，手指（趾）关节游走性疼痛，女子阴道干涩不适，皮肤干燥且痒等。

【施治方法】

1. 毫针法

（1）循经取穴法：主穴：气海、关元、曲骨；配穴：肾俞、命门。方法：施补法，针刺得气后，留针 30 分钟，其间行针 3 ~5 次，1 天 1 次，10 次为一疗程。

（2）辨症取穴法：主穴：足三里、中极。配穴：口干加合谷、地仓、承浆，眼干涩加鱼腰、四白、睛明，腮肿加颊车、下关，上肢关节加曲池、外关，下肢关节加阳陵泉，外阴干涩加肾俞、关元，皮肤干痒加曲池、血海。方法：施平补平泻法，1 天 1 次，针刺得气后，留针 30 分钟，10 次为一疗程。

2. 耳针法 主穴：肾、皮质下、内分泌、神门。配穴：口干加口，眼干涩加眼，腮肿加腮、脾，关节痛加肝、相应部位，外阴干涩加卵巢。方法：针刺留针 30 分钟，其间行针 3 ~5 次，1 天 1 次，10 次为一疗程。

按语：西药激素与中药雷公藤制剂，均是首选药，针刺可帮助改善口干、目涩和关节肿疼。

白塞综合征

【概述】本病又名眼、口、生殖器综合征。具有慢性、进行性、复发性的特点。世界各地均有报告，以地中海盆地、中东、日本发病率最高。中医称为“狐惑”。

【病因病机】脾胃湿热，相互蕴结，上熏于口，则见口疮，下注于阴，则见阴疮，进而阻于经络，皮里结块不散以及关节肿痛等。

【临床表现】患者以青、中年男性居多，妇女也可发病，皮疹或似红斑结节，或似散在性疖肿，舌唇溃疡，外阴溃疡，眼病出现较晚，严重时可导致失明。部分伴有发热、关节疼痛或肿痛、腹痛、腹泻，头痛以及神经精神症状。

【施治方法】

1. 毫针法 常用穴：合谷、肺俞、内关、少冲、风池、足三里。方法：施平补平泻法，留针10~15分钟，1天1次，10次为一疗程。据作者介绍：对关节炎100%，口腔溃疡、生殖器溃疡80%，皮肤结节和滤泡增生70%有效。

2. 粗针法 神道透至阳，中枢透悬枢。方法：针后得气留针4小时，2天1次，5次为一疗程。

3. 穴位注射法 大椎、肾俞、血海。方法：采用维生素B_{12}500μg，维生素$B_1$100mg混合液，针后得气后，每穴推注0.5~1.0ml，2天1次，5次为一疗程。

重叠综合征

【概述】本病又名重叠胶原病。其特点是同一病例既有诊断某一结缔组织病的足够证据，同时又有诊断另一结缔组织病的足够证据，故称为重叠综合征。

【病因病机】初期具有肾阴不足，进而出现肾阳虚损，乃至阴病损阳，阳病损阴，后至阴阳俱亏的症候群。

【临床表现】本病常以系统性红斑狼疮或硬皮病为基础的特点，兼见肢端苍白、冰冷，低热、心烦、咽干、纳谷欠佳等。

【施治方法】

1. 毫针法 主穴：肾俞、命门、气海；配穴：足三里、三焦俞、三阴交、太溪。方法：施补法，针后得气留针30分钟，1~2天1次，10次为一疗程。

2. 耳针法 内分泌、皮质下、肾、神门。方法：针后留针30分钟，1天1次，10次为一疗程。

3. 穴位注射法 大椎、肾俞、脾俞、足三里。方法：采用当归注射液、丹参注射液任选一种，针刺得气后，每穴推注1.5~2.0ml，3天1次，10次为一疗程。

4. 灸法 主穴：肾俞、足三里。配穴：上肢关节疼加灸曲池、肩髃，下肢关节疼加灸膝眼、解溪，纳谷差加灸中脘、神阙，肌肉酸痛加灸血海、膈俞。方法：每穴直接灸3~5分钟，1天1次，10次为一疗程。

按语：中医分阴虚、阳虚和阴阳两虚三类施治，可分别选用麦味地黄丸、右归饮和还少丹三方。针灸对改善运动系统和血脉瘀阻之类所致症状，常获卓效。

重症肌无力

【概述】本病是一种神经肌肉接头传递功能的自身免疫性疾病，其特点是受累的骨骼肌极易疲劳，经休息后有一定恢复，约90%表现为眼睑下垂、复视等。中医归属于痿证范畴。

【病因病机】脾肾亏虚为之主因，肾精不足，则不能灌注肢体，脾气虚弱则难以营养肌肤，故痿软乏力。

【临床表现】女性多于男性，10～35岁更为常见，眼睑下垂，全身疲乏无力，重者周身瘫软，卧床不起等，临床上分眼肌型、球型、躯体型、肌萎缩型、新生儿肌无力型等。通常用疲劳试验、新斯的明试验、电刺激试验及肌电图等方法来帮助确诊。

【施治方法】

1. 毫针法

（1）局部取穴法：主穴：头维、头临泣、攒竹、丝竹空、合谷；配穴：风池、大椎、阳白、足三里、三阴交。

（2）辨证取穴法：主穴：攒竹、阳白、鱼腰、百会；配穴：眼肌下垂加外关、光明、三阴交、足三里，复视加睛明、风池。

方法：眼周进针均要轻巧，施补法，针刺得气后留针30分钟，1天1次，7次为1疗程。

2. 耳针法 主穴：眼、皮质下、脾；配穴：肝、内分泌、肾、脑点。方法：针刺得气后留针30分钟，1天1次，10次为一疗程。

3. 耳穴埋针法 左耳取脾、交感、神门，右耳取脑点、肝、内分泌、肾、相应区。方法：常规消毒后，采用揿针刺之，外盖胶布固定，并嘱患者每天轻巧按压数次以增强刺激，1周换1次，4次为一疗程。

按语：针刺适时而准确，确能改善眼肌下垂和肌萎缩的效果。

神经性皮炎

【概述】神经性皮炎是一种以皮肤苔藓样变及剧烈瘙痒为特征的常见的慢性皮肤病，故又名慢性单纯性苔藓或vidal苔藓。

中医文献对本病的名称甚多，有从好发于颈部去认识，称之“摄领疮”，有从顽固难治的预后出发，称之“顽癣”，有从皮损特征去描述，称之“牛皮癣”等。

【病因病机】本病主要是情志内伤，风邪侵扰，以致营卫失和，经脉失疏为本病病机特点。此外，衣物摩擦和反复搔抓同样会加重病情，皮损粗糙增厚状如橘纹。

【临床表现】先有痒感，为阵发性剧烈瘙痒，继因搔抓摩擦，皮肤逐渐出现扁平圆形或多角形成片的丘疹，日久则变肥厚，呈苔藓样，肤色暗褐。若抓伤、出血结痂，糜烂渗出，甚至合并感染。好发于项部两侧、骶部、妇女外阴、阴囊等区域，病程迁延数月、数年不愈，治愈后易复发。

【施治方法】

1. 毫针法

处方1：主穴：曲池、血海，配穴：合谷、三阴交、阿是穴（皮损区）。方法：施平补平泻法，针刺得气后留针30分钟，1天1次，10次为一疗程。

处方2：风池、天柱、风府、哑门、大椎、曲池、内关、合谷、委中、足三里、血海。

方法：每次选5～6个穴，施泻法，针刺得气后留针30分钟，1天1次，10次为一疗程。处方1适用于局限性神经性皮炎，处方2适用于播散性神经性皮炎。

2. 耳针法 肺、神门、肾上腺、肝、皮质下。方法：针后留针30分钟，1天1次，10次为一疗程。

3. 头针法 取双侧感觉区上2/5，或选相应部位之感觉区，方法：快速针入皮下，快速捻转持续1分钟左右，留针30分钟，1～2天1次，5次为一疗程。

4. 围刺法

（1）局部围刺法：阿是穴（皮损区）。方法：常规消毒后，采用毫针从上下左右四个不同方向斜刺，针刺得气后留针30分钟，2天1次，5次为一疗程，适用于局限性神经性皮炎。

（2）电针围刺法：阿是穴（皮损区）。方法：常规消毒后，在阿是穴四周各斜刺1针，针尖指向皮损中心区，针柄接通G6805型电麻仪，用连续波500～600次的频率刺激，留针15～30分钟，1～2天1次，10次为一疗程。

5. 七星针法

辨病叩刺法：①局限性神经性皮炎。病变在头面颈区域，取颈椎两侧压痛区、患处、背部条索状阳性物、曲池、内关、太渊、合谷；病变在上肢区域，取第4颈椎至第5胸椎两侧压痛区和条索状阳性物、患处、内关、曲池、肺俞、心俞；病变在下肢区域，取腰骶区条索及疱状阳性物、患处、血海、足三里、肾俞；病变在腹部、会阴区域，取第10～12胸椎两侧、患处、脾俞、肾俞、关元、三阴交、足三里。②播散性神经性皮炎。治疗阶段取脊柱两侧、结节和条索阳性物、患处、风池、曲池、血海、足三里，调理巩固阶段取脊柱两侧、患处、肺俞、心俞、脾俞、太渊、足三里。方法：视体质强弱分别施之，体质强壮者可重叩刺，体质虚弱者可轻叩刺，2天1次，7次为一疗程。

6. 穴位注射法

（1）循经取穴注射法：取肺俞、心俞、脾俞、肾俞、肝俞、至阳及其周围阳性物。方法：每次取3～5穴，采用药物有：生理盐水、胶性钙，维生素B_1、B_6、B_{12}，当归注射液等，任选一种，针刺得气后，每穴推入药液0.2～0.3ml，2天1次，7次为一疗程。

（2）局部取穴注射法：取肺俞、阿是穴（皮损区）。方法：采用维生素B_{12}200～300μg，加入0.5%普鲁卡因溶液8～12ml，两药混合，在距病灶边缘0.5cm处，斜刺于皮损下，做扇形浸润注入，2～3天1次，5次为一疗程。

7. 穴位埋线法 阿是穴（皮损区）。方法：常规消毒后，采用2号肠线放入腰穿针管内，刺入阿是穴中心约4cm后，再用针心顶入肠线1～1.5cm，抽出针管，外盖无菌纱布，7天施术1次，5次为一疗程。

8. 灸法

（1）直接灸：阿是穴（皮损区）。方法：分着肤灸和艾卷熏灸，前者在阿是穴周围，每间隔一定距离，放置艾炷5～7壮，依次点燃灸之，后者点燃艾条后，在患处熏灸之，其温度以患者能忍耐为度，1天1次，10次为一疗程。

（2）间接灸：阿是穴（皮损区）。方法：在阿是穴上放置鲜姜片或鲜蒜片或丹药，任选一种，将艾炷放其上，每次灸3～5壮，1天1次，10次为一疗程。

（3）丹药火灸：阿是穴（皮损区）。方法：先将赵学敏丹药（硫黄15g，水飞朱砂、樟脑各

4.5g，麝香1.5g。制法：分别研极细末，放入铜器内烊化搅匀，离火加麝香拌匀，摊在玻璃板上，压成薄片，切成米粒大小，瓶贮备用，勿泻气）放置阿是穴上，点燃灸之，火熄后连灰罨在皮损上。5~7天1次，3次为一疗程。注意：灸后防止擦破和感染。

按语：播散性皮损循经取穴为主，局限性皮损重在局部针与灸，尤以围刺和灸法更好。

瘙痒病

【概述】瘙痒是许多皮肤病共有的一种自觉症状，如仅有皮肤瘙痒而无明显的原发性损害时则称为瘙痒病。

中医文献论痒，早在《灵枢·刺节真邪》里就有记载："……搏于皮肤之间，其气外发，腠理开，毫毛摇，气往来行，则为痒。"嗣后，对病名、病因、症状、治则等均有论述，但由于瘙痒发生的部位不同，又分别有谷道痒、阴痒、痒风、雁候疮等名称的出现。

【病因病机】病因复杂，病机变化多端。然而究其本源，内因多与气血有关，外因常与风邪相连。凡禀性不耐，气血虚弱，卫外不固，气滞血瘀，血热内蕴等，均可视之本病的内在原因，其他外界的风、寒、暑、湿侵袭，或食入辛辣炙煿、腥发动风之物，以及皮毛、羽绒等衣物接触、摩擦，均可诱发皮肤瘙痒。

【临床表现】皮肤瘙痒的范围及部位的不同，概分为全身性和局限性两种类型。

全身性皮肤瘙痒病　全身皮肤泛发性痒感，同时发作，或者由一处移至另一处，或者此起彼伏，致使患者不停地搔抓，甚则抓破皮肤、出血、疼痛方止。若情绪激动，温度改变，饮酒或吃辛辣食物，易诱发和加重瘙痒，晚间入睡时更易发作，常因瘙痒而影响睡眠。全身性瘙痒病包括老年性瘙痒病（多由皮脂腺功能减退，皮肤干燥和退行性萎缩等引起）、冬季性瘙痒病（多因寒冷诱发）、夏季性瘙痒（以温热为诱因而引起）。

局限性瘙痒病　瘙痒发生于身体的某一部位，以肛门、阴囊及女阴等部位最为多见，其他头皮、下肢、面部、外耳道和掌跖等处亦可发生。肛门瘙痒病，常在受刺激或饮酒、进食辛辣后立即感到肛门瘙痒，有时难以控制，入睡时更剧，视局部皮肤浸润、皲裂、增厚、色素沉着或苔藓样变，女阴瘙痒主要发生在大小阴唇、阴阜、阴蒂、阴道及其周围皮肤，局部浸润增厚，呈灰白色及苔藓样变。阴囊瘙痒病瘙痒大都仅限于阴囊，亦可波及阴茎、会阴及肛门，局部肥厚呈现苔藓样变，或湿疹样或继发感染等。

此外，头部瘙痒病、腿部瘙痒病、掌跖瘙痒病等，也是较为常见的局限性瘙痒病。

【施治方法】

1. 毫针法

（1）辨证取穴法：①血热生风证。主穴：风池、大椎、血海；配穴：风府、曲池、足三里。②血虚生风证。主穴：血海、三阴交、百会、风池；配穴：阴陵泉、绝骨、风府、曲池。③瘀血阻滞症。主穴：血海、膈俞、足三里、三阴交；配穴：百会、丰隆、行间。④风盛作痒症。主穴：风池、风府、百会、血海；配穴：太冲、大椎、阳陵泉。⑤风湿外袭症。主穴：条口、丰隆、中脘、曲池；配穴：风池、下脘、足三里。⑥风寒外束症。主穴：气海、关元、足三里、百会、风池；配穴：肾俞、中脘、三阴交。⑦湿热下注症。主穴：太冲、三阴交、阳陵泉、足三里；配穴：曲池、丰隆、行间、下脘。方法：虚者补之，实者泻法，针刺得气后留针30分钟，1天1次，10次为一疗程。

（2）辨病取穴法：①全身性瘙痒病。主穴：曲池、血海；配穴：合谷、足三里、肺俞。②局限性瘙痒病。主穴：会阴、阴廉、曲骨；配穴：阴陵泉、三阴交。③外阴瘙痒病。主穴：中极、会阴；配穴：气冲、阴陵泉、三阴交、照海、太冲。④阴囊瘙痒病。主穴：委中、肾俞；配穴：环跳、血海、大敦（灸）。

方法：实者泻之，虚者补之，针刺得气后留针30分钟，1天1次，10次为一疗程。

2. 耳针法

处方1：神门、交感、肾上腺、内分泌、肺、痒点。

处方2：肺、神门、过敏点、内分泌。

方法：快速刺入，留针30分钟，1~2天1次，7次为一疗程。

3. 粗针法 大椎、身柱、曲池。方法：采用粗针刺大椎透身柱，施泻法，不留针，1天1次，7次为一疗程。

4. 头针法 双侧感觉区上2/5，双侧足运区。方法：快速刺入，轻巧捻转持续1分钟左右，留针30分钟，1天1次，7次为一疗程。

5. 腕踝针法 全身性瘙痒选上1区（前臂屈侧，腕横纹上二横指，小指侧的尺骨缘前方，拇指按压最凹陷处），局限性瘙痒选下1区（内踝最高点上三横指，靠跟腱内缘）。方法：采用3寸毫针刺入皮下，然后沿皮下斜刺1.5~2.0cm，留针15~30分钟，1~2天1次，10次为一疗程。

6. 穴位注射法

（1）循经取穴注射法：大椎、肩髃、血海、风门、心俞、风市、曲池、足三里。方法：每次取3~4穴，采用0.1%~0.25%普鲁卡因5~10ml，针刺得气后，每穴推注药液2~3ml，2天1次，10次为一疗程。

（2）辨病取穴注射法：外阴瘙痒取曲骨，阴囊瘙痒、肛门瘙痒、外阴瘙痒取长强，阴囊瘙痒取会阴、肝俞（双）、血海（双）。方法：采用1%普鲁卡因溶液、维生素B_{12}、异丙嗪注射液，任选一种，针刺得气后，每穴推注0.5ml，1天1次，5次为一疗程。

7. 穴位充氧法 全身性瘙痒取曲池、血海、膈俞、阳辅、夹脊穴（胸7~8）、鸠尾；局限性瘙痒小腿取足三里、三阴交、血海、悬钟。方法：每次取2穴，按前文操作，每穴充氧3~5ml，2天1次，10次为一疗程。注意：有出血素质者禁用。

8. 电针法

处方1：三阴交、足三里、血海、曲池。

处方2：关元、曲骨、阴阜、三阴交、坐骨上（大转子与尾骨尖之间连线中点上2寸稍外方）、次髎、关元、阴廉或髀关。方法：每次取3~4穴，针刺得气后，留针30分钟，其间接通电流，持续30分钟，2天1次，10次为一疗程。

9. 灸法 膈俞、血海、肝俞、三阴交。方法：艾条点燃后，直接灸之穴位，持续5~10分钟，1天1次，10次为一疗程。

按语：针灸止痒的效果，世人共识。不过，全身性瘙痒宜循经取穴、辨证取穴，局限性瘙痒宜局部取穴、辨病取穴，其他疗法如电针、穴注等仅是上述原则的外延而已。

股外侧皮神经炎

【概述】股外侧皮神经炎又名感觉异常性股痛、罗特病（Roth），其主要症状表现为股外侧皮肤感觉的异常。

中医古籍尚未查到类似病名。近代名医承淡安称本病为“大腿痛”，部分学者认为应属“肌痹”“皮痹”的范畴。

【病因病机】多因营卫气虚，风寒湿诸邪，乘虚袭人，致使瘀血阻滞经络而成。

【临床表现】通常发生在中年男性，偶有家族史，感觉异常的部位主要在股前外侧，尤以股外侧下2/3为多，包括麻木感、刺痛感、蚁行感、烧灼感、寒凉感等，但其初起感觉异常是麻木，体力劳动或行走、站立过久时，上述症状明显加重，若静下来休息又可获缓解。检查局部色泽与毳毛无异常，仅有痛觉、触觉、温觉的迟钝或消失。病程长，既可自行缓解或自愈，又可反复发作。

【施治方法】

1. 毫针法

（1）循经取穴法：环跳、风市、中渎、阳陵泉。方法：施平补平泻法，针后留针30分钟，1天1次，10次为一疗程。其中风市加灸5～10分钟，效果更好。

（2）局部取穴法

处方1：阿是穴（感觉异常区中心点）。方法：阿是穴直针刺4cm得气后，再在距中心点3～4cm处，各斜刺1针，针尖指向中心点，深3～5cm，施平补平泻法，留针20分钟，2天1次，10次为一疗程。

处方2：以痛为腧的原则，在患处采用每间距1.5寸为1针刺点，施泻法，针刺得气后留针30分钟，拔针后再在局部施灸10分钟，1天1次，7次为一疗程。

2. 穴位注射法

处方1：肾俞旁穴（肾俞旁开0.5～1寸处）、股上穴（髂前上棘下约4～5寸处）、股外下穴（髂前上棘至股骨外上踝连线三等分的中下1/3交点处）。方法：取0.5%普鲁卡因溶液1ml，维生素B_{12}100μg，两者混合，针刺得气后，每穴缓慢推入1.5～2ml，2天1次，6次为一疗程。

处方2：阿是穴（感觉异常区最强烈的上下两端处）。方法：取注射用水，每穴缓慢推1～2ml，2天1次，5次为一疗程。

3. 七星针疗法

（1）七星针加灸法：在病灶区自上而下做3～5排纵行叩刺，其频率为80～120次/分，以皮肤潮红或微出血为度，然后再施温和灸20～30分钟，1天1次，5次为一疗程。

（2）七星针加电刺法：将电疗机的输出端固定在七星针上，另一端接电极片安放在阳陵泉穴上，通电后其电流量以患者能耐受为度，1天1次，5次为一疗程。

（3）七星针加拔罐法：先在患处从边缘向中心施雀啄术叩刺，轻症以皮肤潮红为度，重症以轻微出血为度，然后用闪火法拔罐，顺一方向移动，反复数次，直至皮肤发红，1天1次，5次为一疗程。

按语：据文献报告，不论是循经取穴，还是局部取穴，只要取穴准确，补泻恰当，疗效均显，应将针灸列入主要疗法。

夏季皮炎

【概述】本病又名夏令苔藓，是发生于炎热季节的一种常见皮肤病。中医称为“暑热疮”。

【病因病机】夏令暑热之邪，袭于肤表，致使湿热内蕴，阻于肤腠，故瘙痒不已。

【临床表现】我国南方较多，皮疹好发于颈、四肢和躯干，尤以下肢多见，初期皮疹为水肿性红斑，继而出现密集针帽大小的丘疹、丘疱疹，抓搔后伴有结痂或苔藓样变。气温越高，病情越重，反之减轻，乃至消失，但次年又可复发。

【施治方法】

1. 毫针法 取合谷、曲池、足三里、血海。方法：施泻法，留针30分钟，1天1次，5次为一疗程。

2. 耳针法 取肺、神门、皮质下、心。方法：针刺后留针30分钟，1天1次，5次为一疗程。

3. 刺血法 取委中。方法：常规消毒，扎紧穴上方使之青筋显露，三棱针点刺，放血少许，5天1次，3次为一疗程。

按语：针刺与刺血法，具有泻热解毒的功效，故适当应用可获痒止疹退的效果。

痱　子

【概述】本病又名汗疹。天气炎热，高温潮湿，汗管口阻塞导致出汗不畅，汗液在棘细胞层外溢而引起丘疱疹。中医称为“痱痈”等。

【病因病机】暑热潮湿，汗泻不畅，邪闭玄府所致。

【临床表现】小儿和胖人易患，常在面、颈、腹、背等区域，发现粟米样的红色丘疹、丘疱疹，搔破则可毒染而成痱毒，自觉刺痒或灼热不适等。

【施治方法】

1. 毫针法 取曲池、合谷、血海。方法：施泻法，留针15分钟，1天1次，7次为一疗程。

2. 耳针法 取肺、肾上腺、枕、神门、心。方法：针后留针15分钟，1天1次，7次为一疗程。

3. 刺血法

处方1. 取大椎。方法：常规消毒后，用三棱针点刺出血少许，5天1次，5次为一疗程。

处方2. 取委中。方法：同上。

4. 耳压法 心、肺、神门。方法：王不留行籽粘压在穴上，2天换1次，5次为一疗程，嘱患者每天自压3～5次，一次持续1分钟左右。

按语：针刺和耳压具有涤暑清热的功用，适时应用，确可收到防治的效果。

冻　疮

【概述】冻疮是由于机体较长时间受寒冷和潮湿刺激，使局部血管痉挛，组织缺氧，细胞损伤所致的皮肤病。病程缓慢，气候转暖后自愈，易复发。

冻疮病名，始见《诸病源候论》，又名冻风、瘃冻等，若专发生在足跟部位的冻疮则称为灶瘃。

【病因病机】体表肌肤暴露在外，触冒风雪寒毒之气，伤及皮肉，气血凝滞而成。

【临床表现】主要发生于儿童、妇女或久坐少动以及低温下经常接触冷水和长期处于湿冷环境者，其皮疹好发于手背、手指、足缘、足跟、面颊、耳垂等处，初起多为局限性充血性红斑或斑块，形态大小不一，肤温偏低，压之褪色，若遇到温暖处，色泽由红变紫，重者还会出现肿胀、水疱或大疱，内含血性渗出物，疱破则形成糜烂或溃疡。自觉症状早期有麻木感，遇热则痒感或灼热感，如有溃疡可见疼痛。病程较长，直至天气温暖方才自愈，部分遗留色素沉着性瘢痕。

【施治方法】

1. 毫针法 ①浅刺：常规消毒后，先在冻疮周围的穴位上浅刺，继而在约距皮疹区边缘0.2cm的健康皮肤处缓慢刺入，急出针，不出血为宜。②针刺：病变在手区，取阳池、阳溪、合谷、外关、中渚；病变在足区，取解溪、通谷、侠溪、公孙；病变在耳区，取阿是穴放血。手法：平补平泻，留针5~15分钟，隔日1次。

2. 灸法 ①直接灸：点燃艾条，直接灸患处，每秒钟快点灸2~3次，每日或隔日1次。②间接灸：鲜生姜切成0.5cm厚度，放在冻疮上，姜片上放艾炷，点燃灸至皮疹区有发热舒适感后，撤去姜片，每日1次。

3. 刺血法 患处皮肤常规消毒，在红肿中心进针1~4次不等，应用补法捻转提插，不留针，出针后挤出血液少许，再轻轻按摩。隔日1次。

4. 穴位注射法 病变在手区取内关、合谷，病变在足区取三阴交、太溪。方法：50%当归注射液或维生素B_{12}500μg，每穴分别推注1~1.5ml，2天1次，5次为一疗程。

按语：针与灸活血通络，温阳散寒，对冻疮红肿阶段用之有消肿止痒（痛）的作用。

冻　伤

【概述】冻伤是在一定条件下，由于寒冷引起局部或全身的组织损伤。

本病在中医文献最早称之“涿”（瘃）（《五十二病方》），继之《诸病源候论》又有“冻烂疮”之名，明清两代称之“冻风”“冻裂”和“洗冻瘃”等，总之，因严寒侵袭肌肤，抟结于气血所引起的一种局限性或全身性的损伤。

【病因病机】寒性收引，易伤阳气，若因疲劳，或因饥饿、或创伤失血，或素体虚怯，遭遇寒冷侵袭，耗伤阳气，在外肢肌失去温煦，在内则血脉不畅，气血凝聚而成冻伤，重者溃烂成疮，骨脱筋连，若冷气入脏，阴气闭于内，阳气绝于外，荣卫结涩，不复流通，则有噤绝而亡的可能。

【临床表现】大都发生在身体末梢和暴露部位如手、足、耳、鼻、面颊等处，临床上根据损伤程度不同分为四度：

一度冻伤：局部皮肤从苍白转为斑状蓝紫色，以后红肿、发痒、刺痛和感觉异常。约1周后，症状消失，表皮渐脱落，不留瘢痕。

二度冻伤：局部红肿、发痒、灼痛。早期有水疱出现为其特征。无继发感染，经2~3周，水疱干涸，形成黑色干痂。痂脱落后，局部由新生上皮覆盖。

三度冻伤：皮肤由苍白渐变蓝色，再成黑色，感觉消失，冻伤周围组织可出现水肿和水疱，并有剧痛。坏死组织脱落后，创面愈合缓慢，形成瘢痕后可能影响功能。

四度冻伤：肤呈暗灰色，伤部感觉和运动功能完全消失。2~3周内，成为干性坏疽。有时干性坏疽也会转变成湿性坏疽。往往可遗留伤残和功能障碍。

【施治方法】

1. 毫针法

（1）邻近取穴法：手部冻伤取外关、阳池、合谷、中渚、八邪，足部冻伤太冲、行间、解溪、昆仑、内庭、足临泣等穴。方法，每次取3～4个穴，施平补平泻法，留针30分钟，每隔10分钟捻转1次，每日1次。

（2）阿是穴法：患处皮肤常规消毒后，在红肿部中心进针，视患处面积刺1～4针，用补法捻转提插，不留针，出针后挤出血液少许，隔日1次。

2. 灸法

（1）用点燃的艾条直接接触患处，每秒钟快速点灸2～3次为宜，治疗时患处有灼热或轻度灼痛感，但不会留瘢痕，每日或隔日1次。

（2）全身性冻伤，取神阙、关元，艾条15～30分钟，1天1～2次，5次为1疗程，有强心加温、回阳救逆的功效。

（3）取1号长寿牌药棒，点燃放入温灸器内，让温灸器沿前臂的三阳络至外关穴处灸之，每次1支药棒（大约4小时），1天1次，7次为1疗程。

3. 刺血法 患处皮肤常规消毒后，在红肿部位的中心施针，一般按红肿面积分别刺1～4针，针尖刺入肤下斜向肢体远端，达到红肿边缘即可，施补法捻转提插，不留针，出针后挤出血液少许。2天1次，5次为1疗程。

按语：药物治疗和调护至关重要，前者宜温、宜补、宜通，温而散寒，通而活脉，后者保温，给予姜糖茶。切忌暴热复温。针灸疗法应视具体病情而选用，系辅助疗法。

鸡　眼

【概述】 鸡眼是长期受挤压，摩擦部位的皮肤局限性圆锥形角质增生物，好发于足底。

鸡眼一病，在中医文献最初称为肉刺，清代《医宗金鉴·外科心法要诀》称：“此证生在脚趾，形如鸡眼，故俗称鸡眼。”

【病因病机】 足部长期受压或摩擦，气血运行不畅，肌肤失养而发病。

【临床表现】 皮损为圆锥形角质增生性硬结，尖端伸入皮内，底面稍高出皮面，呈鸡眼状，压痛明显，皮损数目不定，通常是1～2个，偶然多发。鸡眼分硬、软两种，硬鸡眼好发于足跖及趾外缘，损害扁平，圆形或椭圆形的硬结，呈淡黄色，软鸡眼多发生于相邻两趾间的一趾侧面，趾间潮湿，损害常被浸软而呈灰白色。

【施治方法】

1. 毫针法

（1）直刺：鸡眼皮肤常规消毒后，毫针从中心刺入至根部，然后用酒精灯烧针柄，使之患处感到温热，持续3～5分钟，退针后胶布固定。

（2）围刺：在鸡眼周围（上下左右）各斜刺一针，针尖直达根底，留针20～30分钟。其间捻转行针2～3次，取针后挤压出少许血液外溢，外盖消毒纱布，3天1次，3次为1疗程。

2. 火针法 常规消毒和局麻后，火针烧红，对准鸡眼中心坚硬如钉处直刺入根部，至针下有空感或冒出少许白色分泌物立即出针。

3. 穴位注射法

（1）取太溪穴，直刺得气后将0.5%普鲁卡因3~5ml推注，每周1~2次。

（2）取外踝与内踝后连线的中点为治疗点。方法：用0.5%~1%普鲁卡因5ml和副肾0.1ml，5号针头刺入得气后推注，每周2次，3次为1疗程。

4. 灸法 鸡眼表面涂凡士林或麻油后，上置艾炷，连灸4~5壮，鸡眼枯焦，3~5日后剔除。

5. 刺血法 鸡眼常规消毒后做浸润局麻下，用三棱针点刺鸡眼中央区，快速刺入与拔出，挤压出血液少许，外盖消毒纱布，3天1次，5次为1疗程。

胼 胝

【概述】胼胝是由于局部长期受压、摩擦等机械性刺激而产生的硬而平滑的角质板。俗称脚茧。

【病因病机】手足久受挤压，气血不畅，肌肤失养而成。

【临床表现】掌跖受摩擦、压迫的部位，如足跖前部、手掌后部等，发生黄色或褐黄色的角质性斑块，呈圆形或椭圆形，质坚硬而光滑、半透明状，边界不清，数目多少或大小不等。

【施治方法】

1. 毫针法

（1）直刺：取阿是穴（胼胝皮疹区）。方法：采用毫针在胼胝中央垂直进针，施提插泻法，不留针，3天1次，5次为一疗程。

（2）围刺：取阿是穴（胼胝皮疹区）。方法：常规消毒后，采用毫针在胼胝四周各斜刺1针，针尖向中央，施平补平泻法。留针30分钟，其间行针3~5次，3天1次，5次为一疗程。

2. 火针法 取阿是穴（胼胝皮疹区）。方法：火针烧红后，迅速针刺于阿是穴中央，立即拔出，溢血少许亦可，5天1次，3次为一疗程。

3. 灸法 先用温水浸泡皮疹区，待软后用刀削去过厚的茧皮，然后将2cm高，底面直径0.5~0.7cm的楔形艾炷置其上，每次灸2~3炷，1周1~2次，3次为一疗程。

按语：鸡眼、胼胝均系角质增生，针刺与灸法旨在疏通经络，改善微循环，有利于角质的枯萎或软化。

银屑病

【概述】银屑病，俗称牛皮癣。是一种常见并易复发的慢性炎症性皮肤病，据全国银屑病科研协作组于1984年在我国的不同地区抽样调查，总患病率为0.123%，并发现男性患者高于女性，城市患病率高于农村，北方患病率高于南方。在国外，有些地区自然人群中患病率可达3%。一般说来，银屑病在白种人中较多，其次为黄种人，黑种人较少。发病年龄以青壮年居多，曾有人统计21~30岁占58.6%。

中医将银屑病归属于癣类，有干癣、松皮癣、白疕、银钱风等病名。追溯本病在隋代《诸病源候论》中有干癣的记载，继而，宋代《圣济总录》、明代《证治准绳》始有白疕病名的出现，清代《疯门全书》又载银钱疯，有“块如钱，内红外白，刺之无血，白色如银，先发于身，后上面部”的记载。综合上述，说明中医学从不同的角度指出了本病的临床特点，对于今人探索诊疗方法，无疑是很有启发的。

【病因病机】本病由多种因素所促发，外在因素主要是风寒湿热燥毒之邪，侵袭肌肤，内在因素可由禀素血热，饮食不节，情志内伤，冲任失调等，其病理机制大致归纳为：病初表现在血分变化，包括血热、血燥、血瘀，病久则反映在脏腑功能上的盛衰，其中肝、肾两脏更为突出。

【临床表现】临床上通常分寻常型银屑病及特殊型银屑病。

1. 寻常型银屑病 皮肤损害好发于头皮及四肢伸侧，首先是肘、膝关节的伸面，其次为背部等处。初起为暗红色或鲜红色的斑、斑丘疹或丘疹，针头至绿豆大，较大的斑丘疹表面显示蜡样亮光，鳞屑干燥而疏松，多层而易剥脱，呈云母状。如将鳞屑完全刮去，其下可见一层红色半透明的湿润薄膜，刮去薄膜则能见到散在孤立的小出血点，呈露珠状或筛孔状，这种薄膜现象和点状出血现象是本病的重要特征。

2. 特殊型银屑病

（1）红皮症型银屑病：又称银屑病剥脱性皮炎，约占银屑病的1.62%，多由寻常型银屑病治疗不当所引起，全身皮肤均呈弥漫性红色或暗红色，皮损脱屑，掌跖部有角化过度的破碎鳞屑，部分伴有体温升高及肝、肾损害。

（2）脓疱型银屑病：分泛发性脓疱型银屑病及掌跖脓疱银屑病两类。前者多见于中年人，起病急，周身性炎症性鳞屑斑，其上有密集的针头至粟粒大薄壁小脓疱，数目众多，互相融合，反复发生，成批出现，鳞屑增多，伴有高烧、关节痛和肿胀，重者关节腔积液，白细胞升高。后者主要侵及掌跖，对称性红斑，上有多数针头至粟粒大的脓疱，疱壁稍厚，不易破溃，约经10天左右自行干枯，结褐色痂，指（趾）甲变形、浑浊等。

（3）关节炎型银屑病：约占银屑病的1%~2.5%，好发于女性。多数在寻常型银屑病久病之后，反复发作而症状恶化时而造成，除典型的银屑病损害之外，还伴有关节病变，近似类风湿关节炎，大小关节均可被侵犯。

（4）蛎壳状银屑病：好发部位同寻常型银屑病，只是损害呈灰褐色或淡黄色，鳞屑堆积重叠成厚痂，外观有几个至十几个平行排列的微凹陷深色环纹，颇似蛎壳。

【施治方法】

1. 毫针法

（1）辨证取穴：①血虚风燥型：1组选膈俞、胆俞，2组选风门、膈俞、胆俞，3组选肺俞、胆俞、脾俞。②血热风燥型：1组选肝俞、肾俞，2组选风门、肝俞、肾俞，3组选心俞、肝俞、肾俞。方法：血虚风燥（静止期），3组穴轮流选用，施补法；血热风燥（进行期），3组穴轮流选用，施补法。2天1次，10次为一疗程。

（2）辨病取穴：病变在头面、上肢选合谷、曲池、支沟、风池，病变在躯干、臀部和外阴选三阴交、血海、阳陵泉，皮损泛发全身选大椎、曲池、血海、三阴交。方法：急性期施泻法，慢性期施补法，2天1次，10次为一疗程。

2. 粗针法 陶道、身柱、血海、足三里、曲池。方法：取直径为1.2mm粗针，从陶道刺入透身柱，血海等穴施泻法，留针30分钟，2天1次，10次为一疗程。

3. 七星针疗法 皮损区、华佗夹脊、八髎、背部阳性反应点。方法：七星针重叩皮损区及其周围，然后重点叩刺华佗夹脊、八髎和阳性反应点，以轻微渗血为度，1周2次，10次为一疗程。

4. 刺血法

处方1：主穴：耳轮部的上点、中点、下点。配穴：病变在背部加大椎、左右肩胛冈上，病变在头部加百会、四神聪。

处方2：取耳根3穴、内中魁。

处方3：委中。

方法：局部严密消毒后，三棱针点刺，出血少许或皮下青紫为度，2～3天针1次，10次为一疗程。

5. 穴位注射法

处方1：主穴：肺俞、膈俞、督俞、曲池、血海；配穴：病变在头部加风池，上肢加内关、四渎，下肢加足三里、三阴交、飞扬。

处方2：主穴：肺俞；配穴：心俞、曲池、足三里、脾俞。

方法：取维生素 B_{12} 200μg，盐酸异丙嗪25mg的混合液，每穴在针刺得气后，缓慢推注0.1～0.3ml，2天1次，10次为一疗程。

6. 刺血拔罐疗法 主穴：大椎、陶道；配穴：病变在上肢加肩胛冈（两侧肩胛冈中点）、肩髃，病变在腰骶区加肾俞、环跳、血海、梁丘、阳陵泉，病变在头面区加翳明、听宫、百会、四神聪。方法：采用小号三棱针点刺，立即用闪火法加火罐，出血少许后撤除，2天1次，10次为一疗程。注意：头面区禁用火罐。

7. 针刺拔罐法 大椎、陶道、肝俞（双）、脾俞。方法：施泻法，针刺得气后拔出，立即用闪火法拔罐，留罐5～10分钟，2天1次，10次为一疗程。

8. 灸法 阿是穴。方法：取新鲜大蒜（去皮）捣烂如泥敷贴在阿是穴上，艾炷间隔1.5cm放置1壮，然后依次点燃，灸至局部热痒灼痛不可忍受为度，偶尔起水疱可刺破，外涂甲紫药水，2天1次，10次为一疗程。

按语：通常按皮损色泽分血热、血燥、血瘀三类，分别选用犀角地黄丸、养血润肤饮、桃红四物汤。针与灸可作为辅助疗法，用之恰当，药针结合，互得彰益。

掌跖脓疱性银屑病

【概述】本病属银屑病的特殊型，顽固难治，且容易反复发作。

【病因病机】湿热内蕴，日久化毒而成。

【临床表现】皮疹主要发生在掌跖区域，初期为对称性红斑，继而出现数个乃至数十个针头至粟米大的脓疱，不易破溃，约经10天左右，可自行干枯、结痂，痂落又出现鳞屑，鳞屑下又起新的脓疱，扩散到整个掌跖。日久则爪甲变形、浑浊、肥厚等。

【施治方法】

1. 穴位注射法 上肢取合谷、内关，下肢取足三里、三阴交。方法：采用泼尼龙混悬液2ml，0.25%普鲁卡因注射液2ml的混合液，针刺得气后，每穴缓慢推注1.5ml，5天1次，5次为一疗程。

2. 灸法 取阿是穴（掌跖脓疱区）。方法：艾条点燃后，在阿是穴处施雀啄术5～10分钟，1天1次，10次为一疗程。

3. 毫针法 上肢取支沟、合谷，下肢取三阴交、阳陵泉。方法：施泻法，不留针，1天1

次，10 次为一疗程。

按语：重证或脓疱遍布掌跖时，应予足量皮质激素，待病情控制后逐渐减量，直至维持量或停止使用。针灸对控制和缓解脓疱的复发有辅助作用。

扁平苔藓

【概述】本病又名扁平红苔藓，是一种发生于皮肤、黏膜的慢性炎症性疾病。近年来，发病率似有增多的趋势，故而并非罕见。

【病因病机】脾虚失运，湿热内阻，导致气滞血瘀，经气不畅，故而凝滞为斑，质坚且痒。

【临床表现】多发生于四肢，尤以屈侧更为明显，初起为略高出皮面的扁平丘疹，粟粒呈绿豆大，多角形、圆形均能见到，色呈紫红或暗红，表面光滑，如蜡所涂，伴有燥痒不适等。黏膜点为好发部位。

【施治方法】

1. 毫针法 上肢取太渊、列缺、合谷、手三里、曲池，下肢取风市、委中、足三里、承山、太溪。方法：施平补平泻法，2 天 1 次，10 次为一疗程。

2. 耳针法 取脾、心、肾、内分泌。方法：针刺后留针 15 分钟，2 天 1 次，10 次为一疗程。

按语：针刺仅对皮肤损害有止痒和促使恢复的功效，但对黏膜病变作用不大。

玫瑰糠疹

【概述】本病是一种以椭圆形淡红色糠状鳞屑斑为主要表现的急性皮肤病。中医称之“风热疮”。

【病因病机】风热外邪，先伤皮肤，与血热相合而发病。

【临床表现】春秋两季发病尤多，初期仅在腋区或少腹区发现一个或数个椭圆形的斑，淡红，表面覆盖干燥的糠秕状鳞屑，经 1～2 周后，陆续出现新疹，数量较多，疏散或密集不等，呈玫瑰色或棕红色，边缘略高，中心平坦，微痒。但少数亦可剧烈瘙痒。

【施治方法】

1. 毫针法 ①主穴：合谷、风池、血海；配穴：大椎、曲池、足三里。方法：皮疹色红者用泻法，皮疹色淡红者用补法，留针 30 分钟，1 天 1 次，10 次为 1 疗程。②取膈俞（双）、天窗（双）、胃俞（双）。方法：施平补平泻法，留针 15 分钟，1 天 1 次，10 次为一疗程。

2. 耳针法 取肺、心、肝、皮质下。方法：针刺后留针 30 分钟，2 天 1 次，10 次为一疗程。

3. 刺络拔罐法 取大椎。方法：三棱针点刺大椎，加拔火罐 3～5 分钟，溢出瘀血少许，3 天 1 次，5 次为一疗程。

4. 穴位充氧法 取大杼、三阴交、曲池、膈俞。方法：每次取 2 穴，两组交替使用，每穴充氧 3～5ml，1～2 天 1 次，10 次为一疗程。注意：有出血素质者禁用。

按语：初期选用针刺与刺络拔罐，常能起到疹退痒止的作用，后期加服养阴润燥、平肝息风的中药，效果则更佳。

单纯糠疹

【概述】本病又名寄生虫性浅色斑，是一种好发于儿童颜面的白色糠状鳞屑斑。俗称“虫斑”。

【病因病机】春月风热，拂于肌肤，或有虫积，脾失健运而成。

【临床表现】面颊等处可见淡红色斑，上覆细微的糠状鳞屑，抓之较明显，以后变为淡白色或灰白色斑，境界可辨，鳞屑消失可留下清楚的色素减退斑。

【施治方法】

1. 毫针法 取合谷、曲池、大椎、血海、足三里。方法：施泻法，留针30分钟，其间行针3~5次，1天1次，5次为一疗程。

2. 耳针法 取肺、脾、神门、面。方法：针后留针15分钟，2天1次，5次为一疗程。

3. 穴位注射法 取百虫窠、足三里。方法：采用维生素B_6注射液100mg，针后得气后，每穴推注1ml，2天1次，5次为一疗程。

按语：适时针刺和穴位注射，能迅速消除皮损和痒感，系安全简便疗法之一。

连续性肢端皮炎

【概述】本病又名固定性肢端皮炎，是一种慢性、复发性、无菌性脓疱性皮肤病。中医称之“镟指疳”。

【病因病机】饮食不节，脾蕴湿热，湿热化毒，循经外达肢末，使之指（趾）端腐烂不已。

【临床表现】好发于中年人，指（趾）端两侧发现群集性小脓疱，数日后干燥形成黄痂，剥去则显露出红色糜烂面，不久又有新脓疱在原处发生，此起彼伏，绵延不断，并向周围扩展，病久则影响爪甲和骨病变。

【施治方法】

1. 毫针法 上肢取内谷、曲池、外关，下肢取足三里、阳陵泉、三阴交。方法：施补法，针后得气留针30分钟，行针3~5次，1天1次，10次为一疗程。

2. 穴位注射法 上肢取手三里，下肢取丰隆。方法：采用维生素$B_6$100mg，针刺得气后，每穴各推注1ml，2天1次，5次为一疗程。

3. 耳针法 取脾、心、神门、肾上腺、指。方法：针后留针30分钟，其间捻转3~5次，2天1次，10次为一疗程。

按语：凡见指端水疱、腐烂，迁延日久不愈，采用针刺和穴位注射，常能在较短时间内得到控制，是一种方法简便、疗效可靠的疗法。

皮肤淀粉样变

【概述】本病为淀粉样蛋白沉积于皮肤所致。原发性皮肤淀粉样变可能与遗传有关，局限性皮肤淀粉样变可继发于某些慢性皮肤病。中医称之“松皮癣”。

【病因病机】风热湿邪，侵袭肤表，郁而化燥，伤阴损液，故而肤干燥痒不休。

【临床表现】多数在中年发病，小腿胫前可见密集而不融合、坚硬的半球形丘疹，呈棕色、褐色、黄色或正常皮色，开始如针头大，以后扩展至绿豆大，表面粗糙和角化，严重时波及整个小腿前面。

【施治方法】

1. 穴位埋藏法 下肢取足三里、丰隆，上肢取曲池、外关，肩胛取肺俞、膈俞。方法：操作方法参见第四章穴位埋藏法。

2. 穴位注射法 主穴：曲池、足三里；配穴：下肢加血海，上肢加手三里，肩胛加膈俞。方法：采用当归注射液、丹参注射液、维生素 B_1 等任选一种。针刺得气后，每穴推注 1 ~ 1.5ml，3 天 1 次，5 次为一疗程。

3. 滚刺法 先在病变部位用75%酒精，或以1∶1000 苯扎溴铵溶液消毒，再用滚刺筒器械进行推滚，直至皮疹全部出血，揩干血液后，用伤湿止痛膏或橡皮膏外封，5 ~ 7 天推滚 1 次，7 次为一疗程。

4. 七星针法

（1）取手三阳经、手三阴经、足三阳经、足三阴经。方法：常规消毒后，七星针顺手三阴经从上而下，手三阳经从下而上，足三阳经从上而下，足三阴从下而上叩刺，然后叩刺腰骶区。2 天 1 次，10 次为一疗程。

（2）皮损区常规消毒后，用七星针弹刺，直至有少许组织液渗出，然后外涂枯矾粉。2 天 1 次，5 次为一疗程。

按语：埋藏、穴注和滚刺等法，对于改善粗糙和角化之类皮疹，确有殊效。

蔬菜 – 日光皮炎

【概述】本病是由于食用大量含有某些光敏物质的蔬菜，再经过日光照射，发生于面部、手、足部位的一种急性炎性反应。中医称“风毒病”。

【病因病机】禀赋不耐，皮毛腠理空疏，内因暴食过量苋菜之类，使之蕴湿化热，外受阳光毒热的照射，内外相合而成风毒病。

【临床表现】在暴露部位上，最早仅有紧张、灼痛等不适，很快出现弥漫性浮肿、水疱，严重时还会发现瘀斑、血疱，肤呈鲜红色或暗紫，指（趾）甲发绀，伴有胀痛、瘙痒、发热、头痛、恶心、呕吐、腹痛等。

【施治方法】

1. 毫针法 病位取穴：病变在头面区取承浆、下关、颊车、太阳、攒竹、四白，病变在上肢取外关、劳宫、合谷，病变在下肢取足三里、太溪、昆仑。方法：施泻法，留针 15 分钟，1 天 1 次，5 次为一疗程。

2. 耳针法 取肺、肾、心、脾、神门、病变相应区域。方法：针后留针 30 分钟，1 天 1 次，5 次为一疗程。

泥螺－日光皮炎

【概述】 患者过多食用泥螺，再经强烈日晒之后在皮肤所发生的炎症反应，俗称“泥螺毒”。

【病因病机】 禀性不耐，过量食用泥螺动风发物，胃肠运化失职，湿热内生，兼受日光照射，以致风湿热毒，阻滞肤表而成。

【临床表现】 多发生在盛产泥螺地域，初起皮肤焮红，光亮肿胀，并有丘疹、大小不等的水疱、血疱以及瘀斑、糜烂等，伴有瘙痒、紧张、蚁行感、发热、头昏、腹痛、腹泻等。

【施治方法】

1. 毫针法 病位取穴：病变在颜面取下关、颊车、太阳、承浆、四白，病变在上肢取外关、合谷、曲池，病变在下肢取太溪、昆仑、足三里，发热取大椎，腹痛取中脘。方法：施泻法，留针15分钟，1天1次，5次为一疗程。

2. 耳针法 取心、肺、膀胱、皮质下、脾、相对病变部位。方法：施泻法，留针30分钟，1天1次，5次为一疗程。

按语：蔬菜－日光皮炎、泥螺－日光皮炎在其焮红肿胀、水疱、糜烂阶段，除采用疏风、活血、解毒之类中药外，再加用针刺疗法，则更能尽快控制急性炎性症状。

硬肿病

【概述】 本病又名成人硬肿病。其特点是皮肤弥漫性、非凹陷性肿胀和发硬。中医从皮损板实称之“冷流肿”。

【病因病机】 气虚血弱，卫外不固，复遭风寒湿邪侵袭，使之阻滞于经络肌表之间所致。

【临床表现】 女性多于男性，大部分患者（65%～90%）在发病前有感染史，继而倦怠、肌肉痛颈项或背部皮肤肿胀发硬、光滑、苍白、发凉，但无溃疡和萎缩，自述紧张发硬，张口或笑语亦感困难，部分在2～4周内达到高峰，历时数月（3～18个月）或几年而自然消退，但有长达40年不愈。

【施治方法】

1. 灸法 ①隔姜灸：取大椎、膈俞、肾俞、足三里。方法：鲜姜切薄片铺在穴位上，每穴灸17～19壮，1天1次，10次为1疗程。②取肺俞、膈俞、心俞、脾俞、肾俞、命门、中极、关元。方法：点燃艾条在上述穴位上，行雀啄术3～5分钟，1天1次，10次为一疗程。

2. 穴位注射法 取曲池、血海、膈俞。方法：丹参注射液、当归注射液、参附注射液等任选一种，针刺得气后，每穴各推注1.5～2.0ml，3天1次，10次为一疗程。

按语：灸法温阳散寒，通痹活络，对于控制和改善脊背及肩胛区域板硬、沉着诸症，确有效果。

黄褐斑

【概述】 黄褐斑，又称黑斑、肝斑。其特征是面部发生淡褐至深褐色斑片，往往对称呈蝶翅状。

中医文献称之“面尘”，原义是指面色灰暗，如蒙上灰尘。又因此病多发生在妊娠期间，故又称之“妊娠斑”。

【病因病机】本病与肝、脾、肾三脏相关密切。一般而论，七情内伤，肝郁气滞，饮食劳倦以及经血不调，皆能导致气血不能上荣于面，或涩或浊或不华，故而变生面尘。

【临床表现】本病好发生于青壮年，虽然妊娠3~5个月的妇女多见，但未婚未孕的妇女及男性也可发病。面颊、前额、鼻背、上唇等区域发现边缘清晰的淡褐色、深褐色甚至灰褐色斑或斑片，表面光滑无鳞屑。与此同时，患者的乳头、乳晕、外生殖器色素加深。病程难于肯定，可持续存在数月或数年，甚至更长时间。

【施治方法】

1. 毫针法

（1）辨证取穴：①肝郁气滞、肝脾不和证。主穴：三阴交、足三里、太冲；配穴：阴陵泉、行间、肝俞、脾俞。②劳伤脾土、气血不荣证。主穴：中脘、足三里、三阴交；配穴：脾俞、上脘、下脘。③肾水不足、本色外露证。主穴：太溪、三阴交；配穴：肾俞、阴陵泉。方法：实证施泻法，虚证施补法，针刺得气后留针30分钟，1天1次，10次为一疗程。

（2）邻近取穴：取鱼腰、太阳、颧髎。方法：施平补平泻法，留针30分钟，1周2次，10次为一疗程。

（3）经验取穴：主穴：迎香、四白、下关、颊车、合谷；配穴：肝郁气滞加内关、太冲，脾胃虚弱加足三里、公孙，气血不足加足三里、气海（灸）。方法：实证施泻法，虚证施补法，2天1次，10次为一疗程。

2. 耳针法

（1）辨病取穴：主穴：肾、肝、脾、内分泌；配穴：病变在前额加上星、阳白，颧颊区加颊车、四白，鼻区加迎香、印堂，上唇加地仓，下唇加承浆。

（2）经验取穴：肾上腺、内分泌、子宫、脾、肺。方法：针刺得气后留针30分钟，2天1次，15次为一疗程。

3. 刺血法 取热穴、疖肿穴、皮质下、内分泌、脾穴。方法：严密消毒后，采用小号三棱针点刺出血少许，3天1次，5次为一疗程。

4. 刺血拔罐法 取耳穴降压沟、热穴、胃穴，背部大椎、身柱、神道、至阳、筋缩、命门。方法：耳穴用小号三棱针点刺出血少许，背部点刺出血后立即用闪火法拔罐，留罐15~20分钟后拔除，2天1次，10次为一疗程。

注意：有出血倾向及妇女经期，不宜采用本法。

黑变病

【概述】本病以淡褐、深褐、灰黑色色素沉着为其特征的色素障碍性皮肤病，病者以成年妇女居多，男女之比为8∶77，有时可伴局部瘙痒或某些全身症状。中医学认为属“黧黑斑”范畴。

【病因病机】思虑抑郁，肝肾阴亏，水不制火，以致火灼阴血，血弱不华而成黧黑。

【临床表现】病变好发于面部，尤以前额、面颊、耳后、颈侧及其他暴露部位，初起时可为红斑、淡褐斑，大小不一，多少不等，逐渐扩大可成深棕色或青灰色弥漫性斑片，有时伴瘙痒。病损缓慢进展可达数月或数年之久，然后停止发展。除皮肤症状外，偶有少数患者伴有不适、乏力、头痛、厌食等全身症状。

【鉴别诊断】本病需与以下疾病鉴别：

焦油黑变病：有接触焦油或沥青的历史，好发于暴露部位。

希瓦特皮肤异色症：多见于中年或中年以上的妇女，表现为面部发生褐色或青黑色网状色素沉着，其间杂以萎缩性色素脱失性斑点。

黄褐斑：多见于面部中央，呈边缘清楚的蝶翅形褐色斑，无毛细血管扩大。

【施治方法】

1. 毫针法

（1）辨证取穴：①肝郁气滞证。主穴：足三里、三阴交、太冲；配方：阴陵泉、行间、肝俞、脾俞。②劳伤脾土证。主穴：中脘、足三里、三阴交；配穴：脾俞、上脘、下脘。③肾水不足证。主穴：太溪、三阴交；配穴：肾俞、阴陵泉。方法：实证泻之，虚证补之。针刺得气后留针30分钟，1天1次，10次为一疗程。

（2）循经取穴：主穴：大椎、曲池、血海、足三里、三阴交、风池；配穴：太溪、命门、神门、内关、乳根、中极、夹脊。方法：施补法，针刺得气后留针30分钟，1天1次，10次为一疗程。

2. 耳针法 取肝、肾、脾、面；配穴：痛经加卵巢、内分泌，乏力加皮质下、神门。方法：针后留针30分钟，2天1次，10次为一疗程。

3. 灸法 取肾俞、脾俞、膈俞。方法：点燃艾条，在上述穴位施雀啄术，每穴持续5分钟，1天1次，10次为一疗程。

4. 穴位注射法 取肺俞、心俞、肝俞、肾俞，均双侧。方法：采用当归、丹参、川芎单味药制成针剂，针刺得气后，每穴推注2ml，2天1次，10次为一疗程。说明：据笔者经验：偏血虚用当归注射液，偏血瘀用川芎注射液，偏肝郁兼血瘀用丹参注射液，偏虚用胎盘组织液、维生素 B_{12}注射液。

按语：黄褐斑、黑变病均系色素增生，针刺与灸法若能持之以恒，不仅能使色沉淡化、明亮，而且肤色、水色将会明显改善，可收到褪色悦肤嫩面的美容功效。

肢端动脉痉挛症

【概述】本组病是由于间歇性小动脉痉挛所引起的一种周围血管疾病。原发性者病因不明，病理上可见指（趾）动脉受累，有时甚至出现完全性闭塞，称雷诺病。继发性者可以找到原因，指（趾）动脉正常，仅有血管痉挛，称雷诺征。雷诺病也可以看作缺乏任何潜在性疾病的雷诺征。

中医文献虽无相应病名，但按“手足逆冷”症辨证施治可获一定的疗效。

【病因病机】本病虽古代文献不载，然据症分析，病在血脉，女性多患，多由情志抑郁，冲任失调，脾肾阳虚，外受寒冷，阳气不达肢末，血脉痹阻所致。

【临床表现】好发于青年女性，通常在双侧肢体的末端，首先是手指的末端，其次是足趾末端。初期（局部缺血期），皮肤苍白，手指发凉，刺痛，知觉异常，麻木感，手指发硬而不能自由屈侧，中期（局部窒息期）：毛细血管内缺氧，血流停滞，局部肿胀、发绀，皮肤由青红色转为深青色乃至黑褐色，伴有跳动感及刺痛，缓解期时小动脉重新扩张，微循环恢复，肤色变红，局部转温，跳动感增强，继而正常。冬季发作频繁，症状亦重。病程常要延续多年，部分患者步入中年后有时可以缓解。

【鉴别诊断】本病应与下列各种病鉴别：

肢端发绀症：手足皮肤持续性均匀青紫，没有苍白阶段，范围广泛并非限于指（趾）末端。

血栓闭塞性脉管炎：患者以男性居多，损害多半发生在单侧下肢，患足举高时变白，下垂则变红，足背动脉搏动减弱或消失，晚期足趾出现干性坏疽，自觉痛甚。

【施治方法】

1. 毫针法

（1）辨证取穴：主穴：极泉、臂中（腕横纹至臂横纹连线中点）、阳池、三阴交；配穴：体虚加关元、足三里，心情抑郁加太冲、合谷。

（2）经验取穴

处方1：合谷、八邪、手三里、外关（适用上肢），八风、三阴交、足三里、绝骨（适用下肢）。

处方2：中脘、关元、脾俞、肾俞。方法：施平补平泻法，2天1次。

（3）辨病取穴：病变以双手指为主，取缺盆，十宣；配穴：病变在拇指、食指加手五里，在中指加内关，在无名指加小海，在小指加小海。病变以足趾为主，取三阴交、照海；配穴：足十宣、环跳或秩边。方法：缺盆穴施雀啄术不留针，十宣穴点刺放血少许，其他诸穴在针刺得气后留针30分钟，1天1次，15次为一疗程。

2. 温针法 手部取内关透外关、太渊，足部取三阴交、太溪。方法：针刺得气后，在针柄上安放艾炷一团（拇指头大），点燃烧尽，待冷拔针，1天1～2次，每次10～15分钟，15次为一疗程。

3. 耳针法 取心、肾、皮质下、交感、内分泌。方法：针刺留针30分钟，其间行针5～6次，1天1次，10次为一疗程。

4. 灸法 分两组取穴：①大椎、至阳、命门、上脘、中脘；②足三里、膈俞、脾俞、胃俞、肾俞。方法：每次取1组穴2个，2组穴1个，施艾灸法，每次7～9壮，2天1次，10次为一疗程。

5. 穴位注射法 手部病变取内关、尺泽，足部病变取三阴交、足三里。方法：可供选用的注射液有50%当归注射液、丹参注射液、川芎嗪注射液等，任选一种针刺得气后，缓慢推注1.5～2ml，2天1次，10次为一疗程。

红斑性肢痛症

【概述】红斑性肢痛症是一种阵发性血管扩张性疾病，好发于手足，患部温度增高，出现红斑及疼痛。本病分原发性（特发性）和继发性两种，前者病理知之甚少，后者可伴发神经系统或血管系统的器质性疾病，如真性红细胞增多症、血小板增多症、周围神经炎、骨髓炎、多发性硬化症、系统性红斑狼疮、高血压、糖尿病和类风湿关节炎等。

本病在中医文献尚未查到准确病名，但在清代《冯氏锦囊秘录》《疡医大全》等书中有许多类似的描述。近代各地名老中医专家看法不一，北京赵炳南从病机的角度，认为类似“湿热羁绊证”，南京许履和从证候表现认为类似“热痛”，武汉徐宜厚结合病机与证候，认为似属“血痹”范畴，较为合适。

【病因病机】脾虚湿困，流注经络，循经下攻于脚，其足趾灼热疼痛，状如火焚，情志过激，五志化火，脏腑失调，阴伤液耗，火聚不散，搏结于脚趾，使脉络痹塞不畅，气血流行不利而发本病。

【临床表现】病者多见于青年男性，极少发生于儿童。但据广州地区报告：青年女性占92.86%。起病较急，阵发性发作，常见双足同时发病，掌（跖）部轻度肿胀，境界清楚红斑，继而变为紫红色，局部皮肤温度增高，比正常高2～3℃，常伴有出汗，局部动脉搏动，疼痛，常为灼痛、刺痛或胀痛，夜间痛重，热刺激、活动、站立及足垂吊姿势，均可使疼痛加剧。休息、浸入冷水中、抬高患肢或将足外露，可使疼痛暂时缓解。若长期持续发作者可引起瘀血、营养障碍，造成患处皮肤及皮下组织肥厚或萎缩、坏疽、甲变形、骨萎缩等。继发性者随原有疾病而预后不同。

【施治方法】

1. 毫针法

（1）循经取穴：主穴：三阴交、太溪、太冲；配穴：内庭、行间、解溪、丘墟、中封，偶发手部加刺曲池、合谷、阳溪、外关、阳池。

（2）邻近取穴：患肢趾尖井穴，配穴：足三里。

（3）经验取穴：行间（双）、侠溪（双）、百会。

方法：虚证补法，实证泻之，2天1次，7次为一疗程。

2. 温针法　主穴：三阴交、太冲；配穴：行间、足三里。方法：施泻法，针刺得气后留针，在其针柄上点燃拇指大艾绒一团，任其燃尽，2天1次，7次为一疗程。

3. 电针法　取耳穴三组：1组心（双）、皮质下，2组交感（双）、神门，3组心（双）、神门。方法：针刺后留针，加脉冲电流刺激，1天1次，1次持续30分钟，7次为一疗程。

4. 耳针法　取耳穴肝、皮质下、内分泌。方法：针后留针15～20分钟，2天1次，10次为一疗程。

5. 穴位注射法　主穴：解溪、足三里；配穴：合谷、昆仑。方法：采用复方维生素B 0.5～2.0ml，针刺得气后，缓慢推注0.5ml，1天1次，7次为一疗程。

6. 刺血法　主穴：足十宣；配穴：足三里、三阴交。方法：采用小号三棱针点刺，挤出血液少许，拭净。2天1次，5次为一疗程。

肢端发绀症

【概述】肢端发绀症是一种以手足肢端青紫，或发绀，或苍白发凉、麻木为特征的血管性皮肤病。寒冷环境的刺激往往导致病情加重。中医学文献尚未查到类似病名。但从《素问·厥论》、隋代《诸病源候论·虚劳四肢逆冷候》记载，很可能属于“四肢逆冷”的范围。

【病因病机】内因在虚，外因在寒。其发病机理，既有阳虚内寒、脉络瘀滞的一面，又有气虚血少、寒凝痹塞的现象，诚如《灵枢》所载：“厥在手足，宗气不下，脉中之血，凝而留止。”

【临床表现】指（趾）呈持续性青色、紫红色或苍白色，发凉多汗，发硬，知觉迟钝。这些变化既可以是一过性，又可以持续存在。寒冷时加重，天暖时减轻或自愈。多见于青少年女性。患者易伴发冻疮、网状青斑、小腿红绀病。

【施治方法】

1. 毫针法 取穴复溜、申脉、厉兑。方法：施补法，针刺得气后，留针 30 分钟，每天 1 次，10 次为一疗程。

2. 温针法 上肢取内关、曲池，下肢取三阴交、足三里。方法：针刺得气后，针柄上放置艾炷 1 团，点燃任烧至灰烬，每天 1 次，10 次为一疗程。

3. 耳针法 取交感、内分泌、肝、脾。方法：针刺后留针 30 分针，每日 1 次，10 次为一疗程。

4. 七星针法 对发绀部位进行局部叩打，基本上沿手、足六条经脉循行方向，轻刺激法，每日 1 次，10 次为一疗程。

5. 穴位注射法 取穴：膈俞、大肠俞、关元俞、小肠俞、次髎、伏兔。方法：取维生素 B_1、维生素 B_{12} 各 1 支混合，每次选用两穴，做穴位注射。隔天 1 次，7 次为一疗程。

6. 灸法 取肾俞、关元、大椎。方法：每个穴位上放置姜片 1 块，艾炷灸 5 ~ 7 壮，每天 1 ~ 2次，10 日为一疗程。

小腿红绀症

【概述】本病又名红绀病，其特征为小腿皮肤呈紫红色，轻度肿胀等。

【病因病机】阳气衰弱，不能温煦四肢，血液运行缓慢，使之得不到足够的濡养而成。

【临床表现】患者多为青年女性，好发于小腿下 1/3 和大腿等处，局部皮肤表现为暗红色或深紫色，冬天加重，天暖减轻。

【施治方法】

1. 毫针法 取复溜、申脉、厉兑、血海、风市。方法：施补法，留针 15 分钟，1 天 1 次，10 次为一疗程。

2. 穴位注射法 取血海、足三里。方法：当归注射液、丹参注射液、维生素 B_1 等任选 1 种，针刺得气后，每穴推注 1.5 ~ 2.0ml，2 天 1 次，5 次为一疗程。

3. 灸法 取足三里、肾俞。方法：点燃艾条，对准穴位施雀啄灸术，每穴 5 ~ 10 分钟，1 天 1 次，10 次为一疗程。

按语：病名不同，但其病机接近，故而针灸、穴注、电针等，皆能温阳散寒、通络活血。经络通畅，气血温煦肢末，则其肿胀、苍白或青紫、灼热刺痛，自能霍然而除。实践证明，恰当应用之，疗效可靠。

类变应性紫癜

【概述】类变应性紫癜亦称亨诺 - 舒林（henoch - schonlein）紫癜，主要发生在儿童，其特点是发生间歇性紫癜、关节痛、腹痛和血尿，是一种弥漫性过敏性血管炎。

中医文献尚无确切病名，但今人姜春华从临床特征和文献考证，认为类似紫斑病。

【病因病机】本病系由不同原因导致血不循经，溢出经络，凝滞肌肤，发为紫斑。累及脏腑则致腹痛、便血、尿血诸症。然而，瘀血与血溢是互为因果，比如：离经瘀血虽系血溢脉外之果，瘀血阻滞络道，又会影响新血不能循经常道，导致继续外溢。

【临床表现】多发生于儿童，男孩较女孩多，但亦发生于成年。急性发作有发热、紫癜、腹痛和关节痛，三者可同时或相继出现，但并非所有患者均出现此三种症状。

皮肤　四肢伸侧、臀部出现红斑，很快变为荨麻疹状、丘疹状紫癜。5天后开始消退，经过一段时间又可成批出现新皮疹。

腹痛　75%出现腹部绞痛，伴有呕吐、腹泻，重症者还会出现便血。

关节痛　膝、踝、肘或手关节发生肿胀疼痛，消退后又可复发。

肾　受累时常发生血尿，若出现严重的弥漫性肾小球肾炎，往往因肾衰竭而导致死亡。其发病率在2岁以下为25%，稍大者高达50%，但可以恢复。

【施治方法】

1. 毫针法

（1）循经取穴：主穴：曲池、足三里、气海；配穴：内关、天枢、筑宾、飞扬。

（2）经验取穴：主穴：膝眼、足三里；配穴：秩边、合谷、丰隆、三阴交、昆仑、照海。方法：施泻法，针刺得气后留针30分钟，其间行针5~6次，1天1次，10次为一疗程。说明：经验取穴尤适用于关节炎型。

2. 耳针法　心、肾上腺、肺、脾、神门、交感、膈、荨麻疹、病变相应区域。方法：每次取5~6穴，针后留针45分钟，其间捻转5~6次，2天1次，10次为一疗程。

血小板减少性紫癜

【概述】血小板减少性紫癜是一种常见的出血性疾病，临床表现主要有皮肤、黏膜的瘀点、瘀斑、鼻衄及内脏出血等。实验室检查发现血小板减少，出血时间延长，血块退缩不良，束臂试验阳性等。本病除少数为先天性外，可分为原发性血小板减少性紫癜和继发性血小板减少性紫癜。

中医文献尚无确切的病名，在现行的部分医籍中，将本病划属于“葡萄疫”范畴，其实并非本病，而是指坏血病而言。

【病因病机】多种原因诸如外源性的风热伤营、湿热蕴阻，内源性的阴虚火旺，统摄无权等，皆能导致血不循经，溢出经络，凝滞肌肤，发为紫斑。

【临床表现】原发性血小板减少性紫癜分急性和慢性两型，以慢性型为多见。急性型少见，起病前常有感染史，发病急，广泛性皮肤瘀斑，甚至成为血肿，黏膜损害为鼻衄及牙龈出血，胃肠道及泌尿生殖系统出血也常见，若颅内及脑膜出血则会危及生命。慢性型占60%~80%，多见于成人，病程数月至数年不等，紫癜以下肢为主，小如针头，大如指甲，很少有血肿，鼻、齿龈出血较为多见，女性患者常伴有月经过多。反复发作可有脾大及因失血所致的全身衰弱状态。

继发性血小板减少性紫癜主要是药物、感染、血液病等所引起的血小板生成障碍，血小板过度破坏，或兼有两个方面的原因而造成血小板减少。临床表现相似，但若发现下列征象，则应考虑为继发性：①发病前有用药史；②淋巴结肿大、脾大；③发热；④失血少而贫血重；⑤血沉加快；

⑥骨髓穿刺有可能发现病因。

【施治方法】

1. 毫针法 辨证取穴：①血热证：取血海、三阴交、太冲、委中（点刺放血少许）；②脾虚证：取膈俞、脾俞、血海、足三里、三阴交；③风火湿热证：取中脘、天枢、足三里、阴陵泉、血海、三阴交。方法：实证泻之，虚证补之，针刺得气后留针30分钟，2天1次，10次为一疗程。

2. 穴位注射法 取膈俞、血海。方法：采用维生素B_{12}200~400μg，加入辅酶A 50单位混合液，针刺得气后缓慢推注0.5~1.0ml，1天1次，10次为一疗程。

3. 耳压法 主穴：脾、肝、胃；配穴：肺、口、皮质下、三焦。方法：选用王不留行籽粘压之，并嘱患者每日自行按压3~5次，每次1分钟左右，2天换1次，10次为一疗程。

4. 灸法 取八髎、腰阳关。方法：嘱患者俯卧，穴位表面涂石蜡或凡士林少许，放置姜片（约0.5cm厚），其上放艾炷，使之灸处有明显的温热感，1天1次，每次持续30分钟，10次为一疗程。

变应性结节性血管炎

【概述】本病常发生在小腿，表现为复发性炎症结节或丘疹，其分布同皮肤浅静脉走向一致。

【病因病机】湿热互结，气滞血阻经络而成。

【临床表现】多发生在30岁以后的女性，膝部以下小腿的后外侧，常能发现沿皮肤浅静脉方向的痛性小结节，形如豆大，圆形或短梭形，略隆起皮面，压痛、不破溃，愈后可能遗留色素沉着。

【施治方法】

1. 毫针法 取足三里、三阴交、承山、血海。方法：初病阶段用泻法，不留针，久病用补法，留针30分钟，1~2天1次，10次为一疗程。

2. 温针法 取血海、丰隆。方法：针刺得气后施平补平泻法，留针时在针柄放置艾条1团（15cm），点燃，任其烧尽。1天1次，10次为一疗程。

3. 穴位注射法 取血海、足三里、承山。方法：当归注射液、丹参注射液等，任选用一种，针刺得气后缓慢推注药液1.5~2.0ml，2天1次，5次为一疗程。

按语：类变应性紫癜等三种疾病，药物治疗是首要的。多数学者的经验：初期治宜凉血解毒，活血退斑，选方凉血五根汤、犀角地黄汤；后期治宜养血归脾，滋阴宁血，选方归脾汤、麦味地黄丸。针灸疗法可作为辅助疗法。

网状青斑

【概述】本病是由多种原因引起的皮肤发绀状颜色改变，呈网状，是一种良性的血管炎。

【病因病机】阳气不足，复遭寒湿之邪外袭，致使营卫失和，气血运行欠畅而成。

【临床表现】主要发生在两下肢，临床表现有下列5种：

1. 大理石状皮肤 花斑呈紫绀色，弥漫分布，待温暖后症状缓解，是对寒冷的生理反应。

2. 特发性网状青斑 30～40 岁女性居多，受寒冷后发病，温暖后消退，久后即变成持久性花斑，且有刺痛或麻木感。

3. 网状青斑合并夏季溃疡 多发生在踝和小腿的下部，夏季症状明显，并有坏疽性溃疡等。

4. 继发性网状青斑 继发于某一疾病的基础上，大动脉炎、红斑狼疮等。

5. 先天性网状青斑 是一种先天性皮肤缺陷。

【施治方法】

1. 毫针法 取血海、足三里、复溜。方法：施平补平泻法，留针 30 分钟，1 天 1 次，10 次为一疗程。

2. 穴位注射法 取足三里、三阴交、太溪。方法：采用当归注射液、丹参注射液、三磷酸腺苷等，任选一种，针刺得气后，每穴推注 1～1.5ml，2 天 1 次，5 次为一疗程。

3. 灸法 取风市、阴陵泉、三阴交。方法：点燃后在穴位上施雀啄术灸 3～5 分钟，1 天 1 次，10 次为一疗程。

按语：针灸、穴注皆有缓解症状的功效，故可在临床上广泛应用。

游走性栓塞性静脉炎

【概述】 又名复发性特发性血栓性静脉炎，比较少见，其特征是能侵犯全身大、小静脉，呈游走复发倾向。

【病因病机】 元气虚弱，血液滞留，运行缓慢，阻隔于经络而成。

【临床表现】 患者以男性居多，在下肢、腹壁、腹侧、臂等浅静脉连续发生节段性血栓形成，连续成批出现散在性、有触痛的红色小结节，常排列成线状，与周围组织粘连。皮疹常是此愈彼起，持续数月乃至数年。

【施治方法】

1. 灸法 取膈俞、膻中、阿是穴（病变区）。方法：点燃艾条，在每个穴上温灸 7 分钟，阿是穴温灸 15 分钟，均要灸至局部皮肤红润为度，1 天 1 次，7 次为一疗程。

2. 穴位注射法 取血海、足三里、阳陵泉。方法：丹参注射液、三磷酸腺苷、维生素 B_1、维生素 B_{12}等，任选一种，针刺得气后，每穴推注 1.5～2.0ml，2 天 1 次，10 次为一疗程。

闭塞性血栓性脉管炎

【概述】 本病又名 Buerger 病，是一种以中、小动脉和静脉的节段性炎性疾病。一半以上的患者伴有雷诺征，并可并发静脉炎。以往病人几乎都是男性，而今女性约占 10%。此外，气候遗传和职业均非原发性因素，犹太人种可能多些。吸烟对本病的过程和预后关系甚大，烟草是原发因素，还是助成因素，目前尚未定论。总之，本病系多种因素引起血管变化的结果。

中医文献对本病记载颇多，比较常见的病名有“脱痈”（《灵枢·痈疽》）、“脱骨疽”（《外科全书集》）、“脱骨疔”（《治疗汇要》）、“脱疽”（《外科正宗》）等，俗称“十指零落”。综观历代医籍，对本病的病因、病机、症状、治疗及其预后均有详细的论述，除内服药外，还采用针灸、熏洗、外用药膏、药面等疗法，并提出了“毒在肉则割，毒在指则切”的手术原则，迄今仍有一定的指导临床实践意义。

【病因病机】病因有三：一是寒冷潮湿的侵袭，邪毒蕴结；二是情志抑郁，忧思过度，脾气不舒；三是肾阴亏损，相火偏强。病位主要在血脉，通常是寒凝阻塞，经络痞滞（初期），进而，寒气化热，热胜肉腐，若脓泻不畅则能烂筋伤骨（中期），病久则气竭精枯，筋敛髓枯，出现“大脉空虚，发为脉痹”诸证。

【临床表现】好发于下肢，尤其是左侧下肢。初起患肢有疲劳、寒冷等感觉，若下垂则皮色变红，发绀，或灼热及刺痛，继而足趾麻木，小腿肌肉疼痛，行走时激发，休息时消失，足背动脉、胫后动脉或桡动脉搏动减弱或消失，间歇性跛行、雷诺现象，夜间剧痛，影响睡眠，进而发生溃疡或坏疽，外伤后更易发生。病变多局限于足趾，然而，向足背蔓延者不多。

【施治方法】

1. 毫针法

（1）辨证取穴：寒湿证：阳陵泉、三阴交、足三里、下巨虚、太渊、上巨虚；血瘀证：列缺、尺泽、膈俞、上巨虚、下巨虚；热毒证：太溪、复溜、列缺、尺泽、鱼际、阴陵泉；气血两虚证：列缺、尺泽、阴陵泉、足三里、上巨虚、鱼际；肾虚证：膻中、膈俞、三阴交、尺泽、太溪。方法：实证泻之，虚证补之，针刺得气后留针30分钟，1天1次，10次为一疗程。

（2）分期取穴：早期：内关、太渊、足三里、阳陵泉、三阴交、太溪；中期：神门、同上；晚期：冲阳、太溪、同上。方法：早期施补法并灸之，中期施泻法，并加用三棱针点刺出血少许，晚期在溃破处周围施灸法，2天1次，15次为一疗程。

（3）邻近取穴：下肢取环跳、三阴交透绝骨、足三里，阳陵泉透阴陵泉、解溪，上肢取曲池、外关、合谷、中渚。方法：施平补平泻法，针刺得气后留针30分钟，1天1次，15次为一疗程。

（4）对症取穴：下肢主穴：环跳、三阴交、足三里、阳陵泉、血海、脉根、阴包；配穴：病变在䠷趾加阴陵泉、地机，二、三趾加足三里、丰隆，四趾加阳陵泉、悬钟，五趾加承山、昆仑，足底加太溪。上肢主穴：曲池、郄门；配穴：病变在拇、食指加手三里，中指加内关，小指加通里，无名指加外关，前臂及手掌加大陵。方法：施平补平泻法，针刺得气后留针30分钟，1天1次，15次为一疗程。

2. 穴位注射法　取足三里、三阴交。方法：中麻2号（基本处方：洋金花、生草乌、川芎、当归）1～3ml，氯丙嗪25～50mg。交替取一穴，针刺得气后推注。适用于患肢剧烈疼痛。若患肢明显血运障碍者，以取健侧肢体为好，剧痛缓解后停用。

3. 灸法　取患肢踝关节周围穴，如复溜、太溪、中封、商丘、昆仑、光明、丘墟、照海、申脉，还有血海、肾俞、委中、承筋等。方法：艾卷点燃灸之，每次灸至有舒适感为度，每天灸2～4次。

4. 粗针法　主穴：大椎透身柱，神道透至阳、命门。配穴：病变以大䠷趾为重配足三里、伏兔、解溪，病变以次趾为重配足三里、曲泉、太冲，病变以四趾为重配环跳、阳陵泉、悬钟，病变以小趾为重配殷门、承山、昆仑。方法：大椎透身柱，神道透至阳均用125mm长，1.0mm粗的针，留针5小时，命门穴拔火罐，3天1次，其他穴强刺激不留针，10次为一疗程。

5. 耳针法　取内分泌、皮质下、手足敏感点。方法：针刺后，留针30～60分钟，间日1次，10次为一疗程。

6. 头针法　取感觉区、血管舒张区。方法：患肢与健肢交叉针刺，每天1次，留针30～60

分钟。

7. 穴位磁疗法 取患肢太冲、解溪、公孙、丘墟。方法：每穴用钐钴合金静磁片贴敷，每日移动1次贴敷静磁片，15次为一疗程。

8. 刺血法 取冲阳、太冲、足三里。方法：采用毫针提插刺入疾出，挤出血液少许或皮下青紫亦可，3天1次，5次为一疗程。

按语：针灸可温阳通络，活血止痛，故适用于脉管炎的未溃阶段，如溃破腐败或指端变黑，经过辨证论治，效果不显并有发展趋势，则应立即施手术切除。

毛周围角化病

【概述】本病又名毛发苔藓，是一种遗传性毛囊角化性皮肤病。

【病因病机】阴血不足，肤失濡养所致。

【临床表现】多见于皮肤干燥的青年人，主要对称性发生在上臂、大腿外侧等处，可见针头大毛囊性丘疹，呈灰褐色，如剥掉角质栓，可发现一小凹陷，并有一卷曲的毫毛，触之粗糙形如鸡皮。

【施治方法】

1. 毫针法 主穴：风市、血海、三阴交；配穴足三里、肾俞、曲池、丰隆。阿是穴（皮疹区）。方法：施平补平泻法，针后得气留针30分钟，2天1次，10次为一疗程。

2. 埋针法 取肾上腺、神门、交感、皮损相对区域。方法：每次取单侧，双耳交替选用，常规消毒后揿针埋入，并嘱每天轻巧按压3~5次，每次1分钟，7天换1次，5次为一疗程。

毛囊角化病

【概述】又名达里埃病。主要表现为毛囊角化不良、增殖性角化等。

【病因病机】先天禀赋不足，后天脾不布津，终使血燥或津液不布，致使肌肤失养为患。

【临床表现】多见于男性，从幼年开始，通常在颈、肩、面和四肢屈侧等处，发现针头大或粟粒大坚实毛囊性丘疹，群簇发生，丘疹顶端覆有灰白色或棕褐色油腻性污垢样痂皮，部分在腋窝、腹股沟、耳后等皱褶处，多为乳头瘤样或疣状增殖性损害，爪甲增厚，口腔黏膜偶尔糜烂和浅溃疡。

【施治方法】

1. 毫针法 主穴：风池、曲池、足三里、血海；配穴：三阴交、绝骨、丰隆、条口、中脘、脾俞。方法：施补法或平补平泻法，针后得气后留针30分钟，1天1次，10次为一疗程。

2. 埋针法 取内分泌、脾、肝、交感、皮损相应区域。方法：每次取单侧耳穴，交替选用，消毒后用揿针埋入，并嘱每天轻压3~5次，7天换1次，5次为一疗程。

鱼鳞病

【概述】本病是一组不同类型的遗传性角化性皮肤病，其特征是有程度不同、大小不等的干燥、脱屑，粗糙性皮损，颇似鱼鳞，故称鱼鳞病。中医称“蛇皮癣”。

【病因病机】先天禀赋不足，血虚风燥，或瘀血阻滞，体肤失养而成。

【临床表现】自幼发病，在四肢伸侧面发现皮肤干燥粗糙或少许，并有鱼鳞样皮损，秋冬两季皮肤皲裂而疼痛，伴有掌跖皮肤角化过度，缠绵难愈。

【施治方法】

1. 毫针法 主穴：血海、风池、肾俞；配穴：曲池、绝骨、阴陵泉。方法：血燥施平补平泻法，瘀血施泻法，针后得气留针30分钟，1天1次。

2. 埋针法 取交感、内分泌、肾上腺、肺区、上肢、下肢。方法：每次取单侧耳穴，交替选用，常规消毒后揿针埋入，嘱每天轻压3～5次，每次1分钟，7天换1次，7次为一疗程。

掌跖角化病

【概述】本病主要发生在手掌、足跖，皮肤表现为过度角化，可为弥漫性、播散性或局限性，并包括许多综合征。

【病因病机】脾虚，营血化源不足，四肢掌跖失于荣养而成。

【临床表现】自婴幼时发病，在掌跖部位上，皮肤可见少许芝麻至黄豆大小的圆形丘疹，表面粗糙色黄，半透明，触之如茧，表面光滑，致使活动困难，夏天汗渍变白，冬天皲裂疼痛。伴手足多汗或甲板混浊。

【施治方法】

1. 毫针法 主穴：合谷、曲池、血海、三阴交；配穴：绝骨、太溪、后溪、脾俞。方法：施平补平泻法，针刺得气后留针30分钟，1天1次，10次为一疗程。

2. 埋针法 取内分泌、手、足、脾、胃、神门、交感。方法：每次取单侧耳穴，交替选用，常规消毒后揿针埋入，嘱每天轻压3～5次，每次1分钟，7天换1次，5次为一疗程。

鳞状毛囊角化病

【概述】本病是比较少见的慢性鳞屑性皮肤病，1930年由日本土肥庆藏首先报告，故又名土肥病。

【病因病机】素禀血虚之体，肌肤失养，故而血虚风燥，迭起鳞屑。

【临床表现】病者以青年人居多，在臀部、背部、腰以及大腿外侧，发现毛囊性黑点，继而扩大，周围呈现角化性鳞屑，有蜡样特殊光泽，剥去黑点有毫毛卷曲其中，病程长，冬季加重，夏季减轻，无自觉症状。

【施治方法】

1. 毫针法 主穴：血海、风池、三阴交；配穴：足三里、阴陵泉、太溪、曲池。方法：施补法，针刺得气后留针30分钟，1天1次，10次为一疗程。

2. 耳针法 取肺、肾、内分泌、交感。方法：针刺后留针30分钟，2天1次，10次为一疗程。

3. 埋针法 取脾、肾、相应部位。方法：揿针埋单耳穴，交替选用，每周换1次，5次为一疗程。

4. 穴位注射法 上半身取膈俞，下半身取血海。方法：常规消毒后，用当归注射液，胎盘组织浆任选一种，针刺得气后每穴推注1.5~2.0ml，2天1次，5次为一疗程。

进行性对称性红斑角化病

【概述】本病又名对称性进行性先天性红皮症，是一种少见的常染色体显性遗传慢性皮肤病。

【病因病机】一由血热化燥，风从内生，以致肌肤失养；一由病久不愈，阴血亏损，肌肤不荣。

【临床表现】开始多在两侧手掌，足底发生境界清楚的炎性红斑，继而出现角化和角化性鳞屑，部分皮疹还可发展到手背、足背、膝肘关节等处，甚至指（趾）甲增厚、变形，伴有轻度痛痒。

【施治方法】

1. 毫针法 主穴：合谷、曲池、血海、三阴交；配穴：解溪、太溪、足三里。方法：血热施泻法，血虚施补法，留针30分钟，1天1次，10次为一疗程。

2. 耳针法 选取肘、膝、手、肺、神门、交感。方法：针后留针30分钟，2天1次，10次为一疗程。

3. 穴位注射法 上肢取内关、合谷，下肢取足三里、太溪。方法：常规消毒后，取丹参注射液，针刺得气后，每穴推注1.5~2.0ml，3天1次，5次为一疗程。

按语：毛周围角化病等六种皮肤病，内服或外治，效果不甚满意，因此，多方寻求治疗方法，针灸、穴注等仍不失为常用的辅助疗法。

痤　疮

【概述】本病是一种毛囊、皮脂腺的慢性炎症，好发于颜面、胸背部，可形成黑头粉刺、丘疹、脓疱、结节、囊肿等损害。多发生于青年期男女，常伴有皮脂溢出，青春期过后，大多会自然痊愈或减轻。

粉刺在中医文献中记载颇多，秦汉时期称为“痤”，隋唐时期称为“面疱”“鼓皰”“皻面”，明清时期称为“肺风粉刺”“粉疵”“酒刺”“谷嘴疮”。俗称青春粒、壮疙瘩、暗疮等。

【病因病机】患者以青年人为主，素体血热偏盛是发病的内因，盖血热外壅，体表络脉充盈，血随热行，上壅于胸面，故而病变多在面和胸背等处，加之饮食不节，肺胃积热以及外邪侵袭皆能血郁痰结，使之病情复杂而深重。

【临床表现】多发生于青春期男女，病变发生在皮脂腺丰富部位，如面部、胸部、背部等。初起，损害与毛囊口一致的，淡黄色或正常皮色的圆锥形丘疹，若皮脂腺口完全闭塞，可成非炎症性丘疹，如有感染则为炎症性丘疹，两者均称为丘疹性痤疮。感染形成脓疱，称脓疱性痤疮。若破溃或自然吸收，遗留色素沉着，并凹陷而成萎缩性瘢痕，称萎缩性痤疮。大小不等的结节，位于皮下或高出皮面，呈淡红或暗红色，称结节性痤疮。此结节或破溃，或自然吸收，愈后形成肥厚性瘢痕，称瘢痕性痤疮。有的形成囊肿，挤压时有血清性或胶状分泌物排出，称囊肿性痤疮。多数患者伴有皮脂溢出症，自觉有痒感，病程长，30 岁后病情逐渐减轻而自愈。此外，还有：

聚合性痤疮　皮损除发生在面、上胸、背部外，还可发生在臀部、股部，损害为粉刺、丘疹、脓疱、脓肿、囊肿及破溃流脓的瘘管，愈后形成显著瘢痕。

经前痤疮　主要发生在青春期后的青壮年女性，常在月经前 7 天左右发病或加重，月经期过后即可显著减轻或消退，下次月经来潮，又可再次发病。

坏死性痤疮　好发于 30 ~ 35 岁左右，皮疹多发生于前额发际，化脓后形成脓疱、坏死和血痂覆盖，愈后遗留凹陷性瘢痕。

粟粒性坏死性痤疮　皮损多发生在前额发缘处，可见毛囊性水疱、脓疱和结痂，揭去痂皮留有表浅性坏死，愈后不遗留显著瘢痕。

【施治方法】

1. 毫针法

（1）辨证取穴：肺经风热证：取大椎、脾俞；脾胃湿热证：取足三里、合谷；冲任失调证：三阴交、肾俞。

（2）循经取穴：曲池、合谷、三阴交、迎香、攒竹。

（3）邻近取穴：太阳、攒竹、迎香、颧髎、印堂、颊车。

方法：施平补平泻法，针刺得气后留针 30 分钟，1 天 1 次，7 次为一疗程。

2. 耳针法

（1）辨病取穴：主穴：肺（双）、肾（双）；配穴：脓疱加心，大便秘结加大肠，皮脂溢出多加脾，伴痛经加肝、内分泌。

（2）经验取穴

处方 1：肺（双）、神门、交感、内分泌、皮质下。

处方 2：热穴、降压沟、内分泌、皮质下。

处方 3：耳轮 2、耳轮角。

方法：针后留针 30 分钟，2 天 1 次，10 次为一疗程。

3. 刺血法

处方 1：大椎、肺俞（双）。

处方 2：耳轮（双）。

方法：采用小号三棱针点刺，出血少许，3 天 1 次，5 次为一疗程。

4. 挑刺法　取风门、肺俞、厥阴俞、心俞、膈俞、肝俞、胆俞、脾俞、胃俞、三焦俞、气海俞、肾俞。方法：严密消毒后，采用三棱针挑刺 5 ~ 7 穴，交替选用，3 天 1 次，7 次为一疗程。

5. 耳压法　内分泌、皮质下、肺、心、胃。方法：采用王不留行籽粘贴在穴上，并嘱患者每天压之 1 分钟左右，5 天换 1 次，7 次为一疗程。

6. 刺络拔罐法　主穴：大椎、至阳、身柱、筋缩、神道、命门；配穴：降压沟、热穴。方法：主穴采用三棱针点刺出血少许，立即拔罐 5 分钟，配穴仅点刺出血即可，3 天 1 次，7 次为一疗程。

7. 割治法　主穴：肺俞（双）；配穴：神门、交感、内分泌、皮质下。方法：严密消毒后，采用尖形小号手术刀，轻巧割破，渗血少许，然后外掺药末（雄黄、冰片、硼酸、滑石粉各等份），盖消毒纱布固定，5天1次，7次为一疗程。

8. 穴位注射法 足三里。方法：常规消毒后，抽取静脉血3～5ml，迅速刺入足三里推注，每穴注入1.5～2.5ml，1周2次，7次为一疗程。

9. 埋针法 内分泌。方法：严密消毒后将揿针1枚刺后，外用胶布固定，并嘱患者每天按压5～10分钟，15天换1次，两耳交替应用，6次为一疗程。

按语：针灸、穴位注射、割治等法，对炎性丘疹性、脓疱、结节性痤疮，效验恒多，可列为主要治疗方法。

酒渣鼻

【概述】酒渣鼻又称玫瑰痤疮，主要表现为颜面中部发生弥漫性潮红，伴发丘疹、脓疱、毛细血管扩张和皮脂腺过度增生肥大，病程旷久，不易治愈。

中医文献对本病记载颇丰，病名有赤鼻、鼻赤、齇鼻疮、酒齇、鼻齇、鼻准红、红鼻子、酒糟鼻、酒皶鼻、糟鼻子等，病因有脾热上冲、血热入肺、酒气熏鼻、胃火熏肺、血瘀凝结等，治疗有内服、外用以及其他疗法等。

【病因病机】病生鼻部，内关肺胃。在通常情况下，肺胃积热，上熏于鼻，复遭风寒外束，血瘀经络而成。此外，平素喜食辛辣、嗜酒、甘肥食品，还有高温、情绪偏激皆能造成热势冲面，或者促发病情的加重。

【临床表现】多发生于成年人，女性较多，尤其是闭经期。皮疹主要发生在颜面中部，以鼻尖、鼻翼、两颊、前额、眉间、下颌部多见。临床上分3期。

红斑期　患部弥漫性潮红，进食辛味或精神紧张时更明显，伴有树枝状毛细血管扩张。

丘疹脓疱期　在红斑基础上，成批出现痤疮样红色丘疹，少量渗出和黄痂，有时也出现脓疱，但无粉刺形成，毛细血管扩张趋向加重，呈纵横交错。

鼻赘期　又称肥大期。病期长久，鼻部结缔组织增殖，皮脂溢出，鼻部异常增大，致使鼻尖肥大，形成大小不等的结节状隆起，称为鼻赘。其表面凸凹不平，皮脂腺口明显扩大，压挤有白色黏稠皮脂溢出，毛细血管显著扩张。本型国内少见。

【施治方法】

1. 毫针法

（1）循经取穴：主穴：素髎、上星、大椎、长强；配穴：风门、肺俞、迎香。

（2）邻近取穴：主穴：印堂、迎香、素髎；配穴：禾髎、颧髎。

方法：施平补平泻法，针后留针30分钟，拔针时，素髎可放血少许，2天1次，10次为一疗程。

2. 耳针法 取外鼻、肺、内分泌、肾上腺。方法：施泻法，留针30分钟，1天1次，10次为一疗程。

3. 刺血法 迎香（双）、素髎、少商。方法：采用小号三棱针点刺出血少许，3天1次，7次为一疗程。

4. 穴位注射法 迎香（双）、印堂。方法：采用0.25～0.5%盐酸普鲁卡因溶液，针刺得气后，每穴缓慢推注0.5ml，3天1次，10次为一疗程。

5. 穴位激光法 四白、素髎、迎香、颧髎。方法：采用氦氖激光仪照射患处，每次10～15

分钟，2 天 1 次，10 次为一疗程。

按语：对红斑期、毛细血管扩张期采用针刺和穴注，效果甚佳，轻型鼻赘期可刺血，有改善症状的作用。

皮脂溢出症

【概述】本病是由于皮脂腺分泌过度旺盛，皮脂排出量增加所致的皮肤病，主要表现为头发与皮肤多脂发亮或油腻脱屑。

【病因病机】湿热内蕴，循经上行于头面而成。

【临床表现】多见于青壮年，在头面、腋窝、外阴等处，油腻，皮肤发亮，并可挤出白色线状皮脂栓，头皮布有糠秕状鳞屑，多在青春期发病，以 20～40 岁最严重，老年时则可望症状有所减轻。

【施治方法】

1. 毫针法　取风池、风府、承山、脾俞、胃俞、肝俞、胆俞。方法：施泻法，其中对胆俞点刺 1 分深，2 天 1 次，5 次为一疗程。

2. 耳针法　取脾、胃、内分泌。方法：针刺留针 30 分钟，2 天 1 次，10 次为一疗程。

3. 埋针法　取脾、皮疹相应区域。方法：常规消毒后，揿针埋入，每周 1 次，5 次为一疗程。

4. 穴位注射法　取肘髎、曲池。方法：采用维丁钙，维生素 B_1、B_6、B_{12}，当归注射液任选一种，针刺得气后，每穴推注 1～1.5ml，1～2 天 1 次，7 次为一疗程。

石棉状糠疹

【概述】本病旧称石棉状癣，是一种好发于头皮的慢性鳞屑性皮肤病。中医称之“白屑风”。

【病因病机】风热侵入头皮，渐生白屑，叠叠飞起，落之又生。

【临床表现】女性较男性多见，头皮发生局限性鳞屑性斑，偶可蔓及大部头皮，境界清楚，覆以较厚的层片状石棉状鳞屑，久之变为污灰色，指甲刮之略有滑腻感，伴有轻微瘙痒感。

【施治方法】

1. 毫针法　主穴：风池、上星；配穴：头维、足三里。方法：施泻法，针刺得气后留针 30 分钟，1 天 1 次，10 次为一疗程。

2. 穴位注射法　取丰隆、血海。方法：用维生素 B_6 溶液、针刺得气后，每穴各推注 1～1.5ml，2 天 1 次，5 次为一疗程。

3. 耳针法　取脾、内分泌、肾。方法：针刺后留针 30 分钟，2 天 1 次，10 次为一疗程。

4. 七星针法　用七星针叩刺头部督脉、足太阳、少阳经线共五行，由中向外叩刺，2 天 1 次，叩刺完后外搽鲜姜 1 次，5 次为一疗程。

按语：针刺、穴注和七星针疗法，均可疏风止痒，故对控制鳞屑脱落有良好效果。

多汗症

【概述】多汗症系皮肤出汗过多所致。分全身性多汗症和局限性多汗症两类，前者多由某些药物、精神紧张、恐怖、焦虑以及某些疾病（甲状腺功能亢进、糖尿病，酒精、铅等慢性中毒）等引起，后者比较多且常见，特别是在高温等环境中工作的人，更易出现多汗症。此外，多汗症还可发生于一些遗传综合征，如 Riley – Day 综合征、Schafer 综合征等。

中医认为汗液为五液之一，《寿世保元》设汗症专章论述，《张氏医通》载有手足汗、头汗、腋汗、阴汗、半身出汗等，为今人论治提供了翔实资料。

【病因病机】引起多汗的因素很多，在大多数情况下，阳气亢盛，内热熏蒸，致使汗液外溢，另外，若卫阳虚不能固摄汗液，也能导致肤表汗多。尚有湿盛和气血瘀阻，如酒醴、甘肥、饥饱失时，损伤脾胃，湿阻气机，升降失常，常能逼汗外泻。

【临床表现】多在掌、跖、前额、腋下、外阴等处，汗珠呈点滴状滴流，情绪激动时尤为明显，掌部多汗往往影响工作，跖部多汗使之表皮呈白色浸渍状，严重时还会发生水疱、糜烂或角化过度，妨碍行走，部分还产生特殊的臭味。

【施治方法】

1. 毫针法

（1）全身性多汗：取合谷、后溪、复溜、鱼际。方法：施补法，1 天 1 次，7 次为一疗程。

（2）局限性多汗：颜面一侧多汗取达治（在翳明、风池两穴连线上，近靠风池 2/3 处）。方法：施补法，1 天 1 次，5 次为一疗程，头颈面多汗取大椎、合谷、复溜。方法：施泻法，留针 30 分钟，1 天 1 次，7 次为一疗程，手足多汗取合谷、复溜、阴郄。方法：合谷施泻法，复溜、阴郄施补法，1 天 1 次，7 次为一疗程。

2. 耳针法　取心、肾、肺、神门、交感、皮质下、降压沟。方法：针后留针 30 分钟，其间行针 5 次，2 天 1 次，10 次为一疗程。

3. 耳压法　取心、肾、胃。方法：用王不留行籽贴在穴上，嘱患者每天压按数次，每次 1 分钟左右，5 天换 1 次，7 次为一疗程。

4. 穴位注射法　手掌多汗取内关、合谷，足跖多汗取三阴交、太溪。方法：用 0.25% 普鲁卡因注射液针刺得气后，每穴缓慢推入 1ml，2 ~3 天 1 次，7 次为一疗程。

5. 穴位埋藏法

（1）取鱼际、复溜。方法：局部严密消毒，取消毒过的揿针刺入，外盖胶布固定，并嘱每天按压 3 ~4 次，每次 3 ~5 分钟，1 周换 1 次，5 次为一疗程，适用于气血两虚和慢性病引起的盗汗或自汗。

（2）取耳穴心、肾、胃、肺。方法：同上。

无汗症

【概述】本病是指皮肤出汗极度减少或无汗，皮肤干燥且粗糙。临床上分全身性无汗和局限性无汗两类。中医统称汗症。

【病因病机】阴液亏损，无津作汗，故而皮肤枯槁，毛发焦黄，此外，寒邪未表，玄府不通，阳气怫郁，开阖失常，亦无汗，不过，后者尚属外感，另当别论，不属本病。

【临床表现】全身性无汗常表现为皮肤干燥不适，天热尤甚，容易引起疲劳，多与内脏疾病或神经损伤有关，局限性无汗，仅指体表某一区域或几区域无汗，皮肤粗糙等。

【施治方法】

1. 毫针法

（1）局部无汗：取太阳、颧骨、下关、颊车。方法：施泻法，其中针刺颧骨可向下透下关直达颊车，行大幅度捻转术，2 天 1 次，7 次为一疗程。

（2）全身无汗：取外关、足临泣、胃俞、足三里、合谷、曲池。方法：施平补平泻法，2 天 1 次，10 次为一疗程。

2. 七星针法 取背部督脉及双侧膀胱经区域。方法：自上而下，自内到外，逐一叩刺，直至皮肤潮红，微渗血为度，然后用火罐在上述区域拔罐并留 5 分钟，2 天 1 次，7 次为一疗程。

汗疱症

【概述】本病又名出汗不良。是一种手足对称发生的以水疱、脱屑交替复发为特征的疾病。

【病因病机】脾气虚弱，湿热内蕴，湿热互结熏肤而成。

【临床表现】患者以青年与中年人居多，女性较之男性要多，主要在春末夏初，手掌、指腹、足跖等发生许多米粒大深在性水疱，早期疱液透明，继而浑浊，稍高出皮面，无炎性反应，终至疱液吸收，形成领圈状脱皮，表皮脱去，露出暂时性发红的新皮，伴有轻重不等的瘙痒。

【施治方法】

1. 毫针法 主穴：合谷、劳宫、后溪、八邪、八风、涌泉；配穴：曲池、外关、足三里、解溪。方法：施泻法，1 天 1 次，10 次为一疗程。

2. 穴位注射法 手掌取内关、合谷，足跖取三阴交、太溪。方法：用 50% 当归注射液或用 0.25% 普鲁卡因溶液，针刺得气后，每穴推注 1.5～2.0ml，2 天 1 次，10 次为一疗程。

按语：针刺对汗腺疾病的效果，取决于手法的补泻，虽然是同一穴位，由于补泻的不同，从而能收到双向调节的作用，穴注对多汗和汗出不良效果较好。

斑　秃

【概述】斑秃为一种头部突然发生的局限性斑状秃发，局部皮肤正常，无自觉症状。

中医文献很早就有脱发的种种记载，《内经》称为“发落”“发坠”“毛拔”等，《难经》称为“毛落”，《诸病源候论》称为“鬼舐头”，《外科正宗》称为“油风”，俗称“鬼剃头”等。

【病因病机】引起本病的原因很多，但从临床证候来说，无不与血、与精、与情志等有关，比如：发焦枯而脱者多因血不足，头皮痒须眉发并落者多因血热生风，病后脱发者多因精血虚损，突然大范围的急骤落发者多因情志失调等。此外，小儿脱发或发生不荣则由胎弱所致。总之，实证属血热、血瘀，虚证属气血、肝肾不足。

【临床表现】多见于青壮年，突然发病，偶有微痒，最初为局限性圆形或椭圆形斑状脱发，其直径大小不一，有一个斑秃区，有多个斑秃区，病情继续发展，还能出现眉毛、胡须，乃至阴毛、腋毛和毳毛的脱落，若发现患处细软、黄白毳毛，逐渐变粗、变黑，说明病情开始恢复。

【施治方法】

1. 毫针法

（1）辨证取穴：血虚证：肝俞、肾俞、足三里；血热证：风池、血海、足三里；血瘀证：太冲、内关透外关、三阴交、膈俞；肝肾不足证：肾俞、肝俞、太溪、血海、三阴交。

（2）经验取穴：主穴：防老（百会后1寸）、健脑（风池下0.5寸）；配穴：痒重加大椎，头发油腻加上星，两鬓脱发加头维。

（3）循经取穴：主穴：足三里、三阴交；配穴：头维、足临泣、侠溪、昆仑、太冲、太溪。

（4）邻近取穴：主穴：百会、上星、后顶；配穴：痒重加风池、大椎，失眠加四神聪、神庭，两鬓脱发加头维，食欲不振加中脘、足三里，脱眉加鱼腰透丝竹空。

方法：实证泻之，虚证补之，针刺得气后留针30分钟，其间行针3~5次.1天1次，10次为一疗程。

2. 耳针法 取肺、肾、神门、交感、内分泌、脾。方法：针刺后留针30分钟，其间行针5~6次，2天1次，10次为一疗程。

3. 头针法 足运动区、感觉区上3/5。方法：快速针刺于皮下，轻巧而快速捻转3~5分钟，留针30分钟，1天1次，10次为一疗程。

4. 七星针法

（1）辨病叩刺：主穴：阿是穴（斑秃），配穴：两鬓脱发加头维，头顶脱发加百会、前顶、后顶，瘙痒加风池、风府，失眠加安眠，肾虚加肾俞、太溪。

（2）循经叩刺：阿是穴（斑秃）、风池、太渊、内关、颈部、骶部、腰部。

（3）局部叩刺：阿是穴（斑秃）。

（4）其他法

处方1：用晶体管治疗仪电刺激阿是穴（斑秃）、风池。

处方2：外涂复方斑蝥酊阿是穴（斑秃）。

处方3：叩刺联合温和灸阿是穴（斑秃）。

方法：常规消毒后，采用七星针轻巧叩刺，直至皮肤发红或轻微渗血为度，2天1次，10次为一疗程。此外，其他法中处方1，可用晶体管治疗仪，将输出线一端接在七星针上，另一端铜棒嘱患者握住，其电流量以病人能耐受为度，每次10分钟，2天1次，14次为一疗程。处方2：按常规叩刺后，外涂复方斑蝥酊（斑蝥20支，红尖辣子20~30g，鲜生姜30g，樟脑10g，水合氯醛50ml，甘油50ml，升汞1ml、喹啉粉2g，75%酒精1000ml，依法制成酊剂，备用）。处方3：先常规叩刺，然后外涂老姜片至灼热感，最后施温和灸5~10分钟，2天1次，10次为一疗程。

5. 穴位注射法

处方1：主穴：阿是穴（斑秃）；配穴：头维、百会、风池、脾俞。

处方2：心俞、肺俞、膈俞、脾俞、风池、大椎、命门、曲池。

方法：可选用药物有：维生素 B_{12}，三磷酸腺苷、维生素 B_6，针刺得气后，每穴各推注1~1.5ml，2天1次，10次为一疗程。

6. 割治法 取耳郭、耳轮、内分泌。方法：严密消毒后，采用尖形小手术刀划割，其深度以不透过软骨为度，割后包扎，1周1次，4次为一疗程。

7. 穴位激光法 阿是穴（斑秃）。方法：采用氦氖激光治疗仪照射阿是穴，持续 10 分钟，多块斑秃则每块照射 5 分钟，1 天 1 次，6 次后休息 1 天，连续 30 分钟为一疗程。

8. 刺血法 委中。方法：严密消毒后，采用三棱针点刺出血少许，5 天 1 次，5 次为一疗程。适用于血瘀毛窍之类实证脱发症。

男性型秃发

【概述】 本病以往又称早秃及脂溢性秃发，60 年代后称为雄激素源性脱发。

【病因病机】 阴虚阳亢，虚火上炎，发根缺乏精血濡养而成。

【临床表现】 多发生在 20 ~ 30 岁的男性，秃发从前额两侧开始，渐向头顶延伸，头发稀少纤细，柔软无力，失去光泽。秃发时轻时重，往往持续多年，伴有轻微痒感。

【施治方法】

1. 毫针法 取防脑、健脑、上星、头维。方法：施平补平泻法，2 天 1 次，每次留针 30 分钟，10 次为一疗程。

2. 耳针法 取肾、内分泌、睾丸。方法：针刺后留针 30 分钟，2 天 1 次，10 次为一疗程。

3. 七星针法 取头中央督脉、左右两侧的膀胱经、腰骶区。方法：从前额向枕部顺次轻叩刺 7 次，然后轻叩刺腰骶区，2 天 1 次，7 次为一疗程。

4. 耳压法 取肾、脾、睾丸。方法：用王不留行籽贴在上述耳穴上，1 周换 1 次，并嘱每天用手轻压 3 ~ 5 次，每次一分钟左右。

多毛症

【概述】 本病是指体表任何部位的毛密度增加、变长、变粗、变黑，超过正常限者。

【病因病机】 阳明内热，夹脉上逆，转荣唇口及其毛，故而多毛丛生。

【临床表现】 除掌跖、唇红、龟头和大阴唇内侧外，均能见到毛的过度生长，其男性胸腹多毛，女性唇长胡须等为其典型。

【施治方法】

1. 毫针法 取合谷、列缺、足三里、上巨虚、膈俞、脾俞，均双侧。方法：背部腧穴针尖向椎体深 1.2 寸，列缺针尖向肘部斜刺，合谷直刺深 1.0 寸，足三里、上巨虚针尖略向膝部斜刺。针刺得气后留针 30 分钟，2 天 1 次，15 次为一疗程。

2. 耳针法 胃、脾、肺、肾。方法：针刺留针 30 分钟，其间捻转 3 ~ 5 次，2 天 1 次，15 次为一疗程。

按语：多毛症多由内脏病变引起，治疗方法多种多样，针刺可作为辅助疗法之一。

嵌甲症

【概述】 本病是因趾（指）甲嵌入肉内而致甲旁肿烂成疮的疾患。中医称为“嵌指”“甲疽”等。

【病因病机】趾（指）甲过长，失于修理，嵌入肉里，或者修剪不慎，损伤甲旁皮肉所致。

【临床表现】常见于大踇趾甲，甲侧缘深陷长入侧甲廓的软组织，多为单侧，行走疼痛，易引起继发感染，从而发生甲沟炎或肉芽肿等。

【施治方法】

1. 毫针法 手部取灵台、合谷，足部取行间、太冲、三阴交、阿是穴。方法：施泻法，不留针，针后用艾条灸病灶处，约15~30分钟后包扎，1天1次，5次为一疗程。

2. 刺血法 阿是穴。方法：常规消毒后，小三棱针点刺，放血少许，然后用艾条灸之10分钟，2天1次，5次为一疗程。

甲沟炎

【概述】甲沟炎是指甲的一侧软组织化脓性感染，常由轻微的外伤引起，如修甲不慎、刺伤、撕去逆剥等。

中医学称之“代指”（《诸病源候论》），又名代甲、瘭爪等。今人赵炳南称之“脱甲疳”。

【病因病机】爪甲为筋之余。由于筋骨间的热毒炽盛、气机涩滞，不通结脓而成。

【临床表现】患趾（指）红肿，灼热疼痛，继而沿着爪甲边缘积脓，严重时趾（指）甲脱落，兼有发热、头痛、食少等全身症状。

【施治方法】

1. 毫针法 手部针刺灵台穴为主，强刺激，不留针，配合刺合谷，病灶化脓点刺阿是穴掘出脓液。足部取行间为主穴，配穴太冲、三阴交、阿是穴，手法同上。

2. 灸法 病灶已化脓者先用0.9%生理盐水清洗患处，然后用艾绒熏灸20~30分钟，每日1次，10次为一疗程。

按语：多由修剪不慎，染毒而成，初期可采用针刺或灸法，有帮助康复之可能。若脓成则应尽快拔甲，防止脓毒扩散或腐筋烂骨。

复发性口疮

【概述】复发性口疮又称复发性阿弗它口腔炎。其特点是口腔黏膜反复出现圆形表浅溃疡，既可单发，又可多发，偶尔也可发生于生殖器部位的黏膜，伴有剧痛，一般7~10天自愈。

《素问·气交变大论》说：“岁金不及，炎火乃行……民病口疮，甚则心痛。”说明口疮与气候关系密切。

【病因病机】脾胃虚弱，虚火上炎。火热之邪，入侵脏腑，熏发于口。饮食不节，过食炙煿厚味，化热化湿。思虑过度，情志不舒。水寒之气上乘，迫使心火外炎及冲任失调等因素皆可导致本病。

【临床表现】主要症状是口腔黏膜反复出现溃疡，疼痛显著。开始为粟粒大红色小点，自觉烧灼和不适感，继而形成表浅溃疡，日见扩大，呈2~3mm或更大的圆形或椭圆形，边缘整齐清楚，周围绕以红晕，溃疡表面上覆盖黄白色纤维素性渗出物，基底柔软无硬结。此时溃疡有剧烈的烧灼痛，接触冷、热、酸、甜、咸和其他刺激性食物以及机械刺激等，疼痛更重，1 周后，溃疡、疼痛逐渐减轻，乃至愈合，不留瘢痕。溃疡多数是散在性分布在容易活动的黏膜区域，如唇之两侧、舌尖、舌缘、颊黏膜、软腭等部位。

【施治方法】

1. 毫针法

（1）辨病取穴。主穴：地仓；配穴：合谷，虚火上炎加曲池、足三里，溃疡在软腭，咽部加少商，溃疡在舌部加金津、玉液或聚泉，溃疡在上唇、两颊区加迎香。

（2）循经取穴。主穴：承浆；配穴：合谷、人中、长强、曲池、足三里、劳宫、委中、小肠俞。

方法：虚证补之，实证泻之，针刺后得气留针 30 分钟，2 天 1 次，10 次为一疗程。

2. 耳针法

（1）辨证取穴：外感时毒证：神门、口、舌、交感；肝火偏亢证：神门、口、舌、心、肝、小肠；肝郁脾虚证：神门、口、舌、肝、脾、胃、大肠；心肾阴虚证：神门、口、舌、心、肾、交感、肾上腺。

（2）经验取穴：主穴：口、舌、肺、神门；配穴：交感、肝、心、脾、肾、肾上腺、大肠、小肠。

方法：针刺得气后留针 30 分钟，1 天 1 次，10 次为一疗程。

3. 刺血法 金津、玉液。方法：采用毫针或小号三棱针点刺出血少许，5 天 1 次，5 次为一疗程。

4. 挑刺法 大椎。方法：以大椎穴为中心，左右上下各间隔 1.5 ~ 2.0cm，采用三棱针点刺后挑断皮下纤维 3 根，外敷鱼石脂软膏，1 周 2 次，4 次为一疗程。

5. 穴位注射法 三阴交（双）或极泉。方法：采用维生素 B_1、B_6 各 5ml 混合液，或用转移因子（TF）2ml，快速刺入得气后，缓慢推注，3 天 1 次，5 次为一疗程。

6. 穴位激光法 心、肺、三焦、口。方法：采用氦氖激光治疗仪照射，每穴照射 5 分钟，一日 1 次，5 次为一疗程。

按语：药针并施，疗效可靠。内治当分实火与虚火，前者用凉膈散，后者用六味地黄汤。与此同时，加用锡类散或珠黄散或养阴生肌散外吹患处，既可减轻疼痛，又可促使早日康复。针灸疗法可视为主要的辅助疗法，尤其对顽固复发者，针药并用尤应采用。

剥脱性唇炎

【概述】 本病是一种以鳞屑结痂为主要变化的慢性唇炎。中医称之唇风等。

【病因病机】 脾胃湿热内蕴，熏蒸循经而生。

【临床表现】 唇红区尤其是下唇区，表面干燥，覆有鳞屑、痂皮，持续脱屑，偶尔呈现细微裂口，出血疼痛，反复发作，能持续数月或数年。

【施治方法】

1. 毫针法

（1）取合谷、三阴交、太冲、丰隆。

（2）取地仓、颊车、复溜。方法：两组交替选用，施平补平泻法，2 天 1 次，10 次为一疗程。

2. 耳针法 取口、唇、交感、神门、肾上腺、内分泌等。方法：针刺后留针30分钟，其间行针3~5次，2天1次，10次为一疗程。

3. 穴位激光法 阿是穴（病变区）。方法：采用He－Ne激光照射，散焦、光斑以阿是穴为准，输出电流15mA，1天1次，1次15分钟，10次为一疗程。

按语：口唇湿烂脱皮，选用清脾化湿的泻黄散；唇干皲裂，缠绵难愈，选用滋阴降火的滋阴地黄汤。针刺疗法可缓解症状，应列入辅助疗法之一。

女阴干枯

【概述】本病又名干枯病。近代文献多认为是发生在女阴的硬化萎缩性苔藓。

【病因病机】肝火偏亢，阴器失阴血的濡润和滋养，故干燥不适。

【临床表现】病变主要发生在大、小阴唇及肛门，初为淡白色损害，继而硬化萎缩，状如卷烟纸样皱纹，终至阴唇与阴蒂消失，光滑、干燥，伴有瘙痒及性感减退等。

【施治方法】

1. 毫针法 主穴：肾俞、中极、血海；配穴：八髎、足三里。方法：施补法，针刺得气后留针30分钟，其间行针3~5次，1天1次，10次为一疗程。

2. 穴位注射法 取长强、关元。方法：用当归注射液，针刺得气后，每穴推注1~1.5ml，2天1次，10次为一疗程。

3. 灸法 取中极、命门、气海。方法：艾条点燃后，在每个穴位旋雀啄术，3~5分钟，1天1次，10次为一疗程。

女阴萎缩

【概述】女阴萎缩是女阴的退行性变，多与卵巢功能活动减弱有关。

【病因病机】精气虚寒，命门火衰，不能温煦阴器所致。

【临床表现】患者以绝经期后的女性为主，大、小阴唇，严重时连及阴蒂，皮肤黏膜干萎、变薄，状如皱纹纸，甚则阴户消失，仅留孔窍。

【施治方法】

1. 毫针法 取气海、关元、中极、三阴交（双）。方法：施补法，针刺得气后留针30分钟，2天1次，10次为一疗程。

2. 耳压法 取肾、卵巢、内分泌、皮质下。方法：王不留行籽贴于上穴，并嘱每天压揉3~5次，每次1分钟，每周换1次，5次为一疗程。

外阴白斑病

【概述】外阴白斑病又名女阴白斑病，是黏膜白斑病的一个分支。妇科对外阴白斑病的看法分歧甚大，有人认为是一种独立的疾病，有人认为仅是类似临床表现的疾病。1961 年，有人提出将外阴白斑、白斑性外阴炎、硬化萎缩性苔藓、外阴干枯、原发性萎缩、神经性皮炎、白色角化病等统称为“外阴营养不良”，这一提法得到了 1976 年国际外阴病会议的认可。但后来又遭到部分人的异议。皮肤科的意见也不一致，但强调临床形态与病理改变紧密结合，尤其要重视在组织病理上有无上皮非典型增生或癌变，以及非典型增生和癌变的程度与范围，这对指导本病的治疗是非常重要的。

中医尚无明确病名，但从症状多伴阴痒、阴肿、阴痛来看，应属妇人阴疮的某种类型，后期呈枯萎清冷状态者，又具有阴冷证的某些特点。

【病因病机】鉴于肝脉绕阴器，肾开窍于二阴的生理特性，本病的发生实质上是脏腑功能（肝肾阴津亏少，或肝郁脾湿等）失调，不能润荣阴器而成，通常与肝、脾、肾三脏及其经脉密切相关。

【临床表现】本病多见于闭经期后的妇女，阴蒂、小阴唇和大阴唇的内侧，发生白色角化性损害，呈灰白色、灰蓝色或紫红色。早期角化过度，浸润肥厚，后期呈增生性或萎缩性病变，多数伴有局部瘙痒，若长期搔抓则可继发病变而引起湿疹样变、苔藓化、皲裂、溃烂和继发感染。症状有轻有重，程度与范围亦不一，部分范围大，症状重，经久不愈。至于癌变的机会各家报告差异很大，有人认为病程超过 10 年者，癌变约为 50%；有人认为长期不愈者最终不可避免要发生癌变，也有人认为白斑病癌变机会仅为 2%，甚至更少。一般估计，长期不愈的患者，癌变约为 2% ~10%。

【鉴别诊断】应与下列疾病鉴别，如硬化萎缩性苔藓、神经性皮炎、女阴慢性炎症和白癜风等。

【施治方法】

1. 毫针法

（1）循经取穴：太溪、三阴交、会阴、阿是穴（病变区域）。

（2）邻近取穴：曲骨、长强、阿是穴（病变区域）。

（3）经验取穴：主穴：曲骨、横骨、肾俞、阴阜（阴蒂上方旁开 1 横指处）、三阴交；配穴：外生殖区域、皮质下、神门，伴萎缩加脾俞、血海、坐骨点（坐骨棘处），瘙痒加阴廉、太冲。

方法：虚证补之，实证泻之，钟刺得气后留针 30 分钟，2 天 1 次，10 次为一疗程。

2. 耳针法 取神门、外生殖器、肺、内分泌。方法：针刺得气后留针 30 分钟，其间行针 3 ~6次，2 天 1 次，10 次为一疗程。

3. 穴位注射法 取三阴交、阴廉、曲泉。方法：采用5%地丁注射液，针刺得气后，每穴推注 1.5 ~2.0ml，2 天 1 次，10 次为一疗程。

4. 穴位激光法 主穴：横骨、会阴；配穴：血海、神门。方法：每次取 2 ~3 穴（双侧），用激光针灸治疗仪，波长 6328 埃，功率 3 ~5mW，光斑直径 2mm 左右，每穴照射 5 分钟，1 ~2 天 1 次，12 次为一疗程。

5. 电针法 取会阴、曲骨、阿是穴（病损区）、中极。方法：采用平刺或斜刺，针后得气启动电热针机，电流强度为 50 ~70mA，保留 5 ~10 分钟后，测皮肤温度控制在 37 ~42℃，留针 30 ~40分钟，1 ~2 天 1 次，30 次为一疗程。

6. 灸法

（1）艾灸法：取足三里（双）、三阴交（双）、外阴局部。方法：点燃艾条灸上述穴，持续

10~30 分钟，1 天 1 次，10 次为一疗程。

（2）麻线灸法：将芝麻（黄麻）搓成棉线粗细 1 条，放在 20% 雄黄酒中浸泡 8~10 天，取出阴干，放入瓶内，再加少许麝香、雄黄、艾绒，备用。方法：先洗涤外阴部，然后点燃药麻线快速触烧阿是穴，灸毕以香油调搽剂敷患处，1 天灸 2~3 次，30 天为一疗程。

按语：女性年过 30 岁，有部分妇女相继出现外阴干枯、萎缩和营养不良等，若早期或及时采用针灸治疗，常能获得缓解症状或者推延病情的恶化，若年过 50 岁，则疗效欠佳，此时，应酌加滋肝、补肾、息风、止痒的中药，一般而论，实证选用龙胆泻肝汤加减，虚证选用六味地黄丸或金匮肾气丸之类。

甲状腺功能亢进

【概述】 甲状腺功能亢进，是由于甲状腺分泌甲状腺激素过多而引起的一系列病理生理异常。多数学者认为本病是自体免疫性疾病，可能系多基因遗传所致，体液免疫和细胞免疫都与本病发病有关。

中医称本病为“瘿病”。其瘿作为病名，首见于《山海经》，又见于《尔雅》《庄子》和《神农本草经》。

【病因病机】 由于情志郁结，肝脾失调，郁而化火，耗伤心阴，痰瘀内结，经络凝滞而发生本病。

【临床表现】 本病多见于 20~40 岁的女性，常有烦热、情绪易激动，皮肤温暖多汗，食欲增加但体重下降，疲乏无力，失眠，心悸、心动过速，面赤，双手平伸时震颤等神经系统症状，有时出现突眼症等。实验室检查：基础代谢升高，血浆蛋白结合碘测定超过正常范围。并查心电图、同位素甲状腺扫描等均有助于诊断。

【施治方法】

1. 毫针法

（1）辨证取穴：分两大类。其一分 4 个证型：①瘿气郁结证：“平瘿”（位于四、五颈椎间旁开 7 分处）、间使、合谷；②心肝火旺证：“上天柱”（位于天柱上 5 分处）、风池、间使、太冲、三阴交；③心肾阴虚证：间使、神门、复溜；④胃强脾弱证：间使、内关、合谷、足三里。其二亦分 4 个证型：①肝郁气滞证：太冲、人迎、内关、足三里、天突；②阳亢风动证：行间、三阴交、太溪、百会；③火郁胃热证：合谷、足三里、三阴交、太冲；④火郁阴伤证：阴郄、神门、复溜、太溪。

（2）辨病取穴：主穴：水突、扶突、天突、内关、合谷；配穴：失眠加百会、神门，多饮多食加中脘、足三里，胸闷、心悸加间使、膻中，高血压加太冲、曲池，多汗加阴郄，烦躁加风池，突眼加四白、攒竹、丝竹空、睛明、四框穴（眼球边缘的上下左右）。

（3）循经取穴：主穴：廉泉、人迎、足三里、合谷、间使。配穴：三阴交、曲池、内关、阳陵泉、外关、神门、风池、百劳、太冲。

（4）经验取穴：腺体穴（位于甲状腺体的中心点）、平瘿穴、上天柱。方法：虚证补之，实证泻之，针刺得气后留针 30 分钟，1 天 1 次，15 次为一疗程。

2. 耳针法 取内分泌、甲状腺、病变相应区域。方法：针刺后留针 30 分钟，2 天 1 次，10 次为一疗程。

3. 穴位注射法

处方1：肝俞、脾俞。方法：采用维生素 B_{12} 2ml，针刺得气后，每穴缓慢推注1ml，2天1次，7次为一疗程。

处方2：上天柱。方法：采用透明质酸酶1500单位加入醋酸可的松25mg为1次注射量，先用5号齿科针头速刺破皮，进针入上天柱，逐步向深处送针至1～1.5寸，略加提插，待针感向同侧眼部或头部放射，抽无回血后，缓慢推注药液，2天1次，10次为一疗程。

4. 电针法

处方1：太阳（双）、内关、神门。

处方2：四白、内关、风池。

方法：针刺得气后，在其针柄通电流，以患者能耐受为度，一日1次，每次持续15～30分钟，15次为一疗程。

5. 穴位激光法 主穴：扶突；配穴：耳门、睛明。方法：主穴照射5～7分钟，配穴照射3～5分钟，一天1次，10次为一疗程。

6. 灸法

处方1：主穴：大杼、风门、肺俞、风府、大椎、身柱、风池；配穴：内关、间使、太溪、照海、复溜、三阴交。

处方2：天突、通天、云门、臂臑、曲池、中封、膻中、风池、大椎、气舍、臑会、天府、冲阳。

方法：采用直接灸或艾条隔纸灸，一天1次，持续3～5分钟，10次为一疗程。

甲状腺功能减退症

【概述】本病系由甲状腺分泌甲状腺激素不足引起的内分泌疾病。通常分地方性、原发性、继发性三种类型，临床上根据起病的年龄、症状分呆小病、黏液性水肿和幼年黏液性水肿三型。针灸疗法适用于黏液性水肿型，较为满意。

【病因病机】脾肾阳虚，气血不足，致使经络壅蔽而成。

【临床表现】呆小病是胎儿期原发性甲状腺功能缺损，表现为头大、面广、唇厚、舌大常拖出口外等，黏液性水肿可发生在手术或放射治疗之后，皮肤苍白或蜡黄、粗糙，下肢尤为显著，非凹陷性水肿，毛发粗、缺乏光泽，常伴有心血管及消化系统症状等。幼年黏液性水肿类似呆小病，同时有黏液性水肿表现，生长迟缓等。

【施治方法】

1. 毫针法 取人迎穴。方法：采用迎随补泻手法，即“一进三飞”为补，“三飞一退”为泻，2天1次，10次为一疗程。

2. 灸法 取肾俞、脾俞、命门。方法：用温补肾阳的中药粉铺在穴上，厚1cm，其上置艾炷一壮（底宽直径4cm），点燃灸之，每穴灸3～5壮，2天1次，连续4个月为一疗程。

3. 耳压法 脾、肾、内分泌、神门。方法：王不留行籽粘压在穴上，三日换1次，5次为一疗程，嘱患者每天自压3～5次，持续1分钟左右。

按语：甲亢或甲减对人体影响颇大，针灸疗法报告虽多，但多数仅为近期效果，可择善而选用。内服方药众多，仅录武汉名医章真如主任医师验方，供参考试用：甲亢用育阴制亢汤

（生牡蛎、贝母、海藻、当归、白芍、郁金、海浮石、生地、玄参、麦冬、黄药子），甲减用右归饮加减（肉桂、制附片、熟地、萸肉、山药、泽泻、茯苓、丹皮、鹿胶、龟胶、党参、黄芪、当归、仙茅、仙灵脾、枸杞）。

库欣综合征

【概述】本病大都发生在20～40岁的妇女或长期服肾上腺皮质激素的任何年龄，既可因皮质激素分泌过多引起，又可发生于肾上腺肿瘤等。

【病因病机】阴虚阳亢，脏腑功能失调，致使水液代谢紊乱，寒热虚实互见。

【临床表现】向心性肥胖，尤以腹大如鼓最为显著，其次，脸圆如满月，红润多脂，多毛，皮肤萎缩变薄而紧张，呈大理石样花纹，女性多数月经减少或闭经，性欲丧失，乳房萎缩，男性多有阳痿等。

【施治方法】

采用针与灸综合治疗法。

1. 以线香火距十二经井穴做知热测定，知热感迟钝的一侧为虚，较敏感一侧为实，结果发现病经主要以肾、肝、脾、膀胱为主。

2. 取上述四经背部腧穴为主穴，按症状加用配穴：头晕、头痛、视物模糊、睡眠不安，配新设下5分、风池、安眠，高血压配新设、风池、合谷、曲池、足三里、人迎、太冲、大椎，下肢浮肿配水分、中极、复溜，心慌配神门、内关、通里，月经紊乱配关元、血海、三阴交，腹胀配足三里。方法：背部腧穴采用维生素 B_1、B_2、B_{12}。或当归注射液、红花注射液等，以5号针头向脊椎方向呈85°刺入，得气后，左右腧穴各注药液1ml，虚证慢推，实证快推，其次用针刺，按虚实施补泻手法，腹部穴位施艾灸。1天1次，10次为一疗程。

粟丘疹

【概述】本病起源于表皮或其附属器，是一种良性肿物或潴留性囊肿。

【病因病机】痰郁肤表，结聚而成。

【临床表现】最常见于面部，尤其是眼睑、颊及额部，成年人生殖器亦可发生，单个皮疹为白色或黄白色，光滑，酷似米粒埋于皮肉，状如粟粒。

【施治方法】

1. 针挑法 阿是穴（皮疹）。方法：消毒后，用毫针在阿是穴表刺破，挑拨出粟米样肿物即可，多发损害可分批进行。

2. 毫针法 阿是穴（皮疹）。方法：消毒后，毫针直刺阿是穴中，行提插术后，立即拔出，3天1次，3次为一疗程。

按语：痛苦小，见效快，较之钳夹要好。

脂　瘤

【概述】脂瘤也称粉瘤、皮脂囊肿，是一种发生于皮肤或皮下组织的增生性和肥大性皮脂腺囊肿。

【病因病机】脏腑失调，聚瘀生痰，随气留滞，凝结而成。

【临床表现】在躯干、颈项以及生殖器的皮肤或皮下组织，发现一个或数个球形肿物，小者如绿豆，大者如鸡蛋，患处皮肤外凸而紧张，腺口处皮肤略凹而出现一个小坑，用力挤压则可挤出黄白色蜡样物质，如有继发感染，可化脓及破溃。

【施治方法】

1. 火针法　阿是穴（局部肿物）。方法：常规消毒后，烧红火针，快速刺入肿物中央，然后轻压四周，可见蜡样油腻物溢出。多数1次即可，部分需再刺，应在5~7天后施术。

2. 拔罐法　阿是穴（局部肿物）。方法：常规消毒后，三棱针快速针肿物中央，拔出后立即用火罐拔之。

3. 毫针法　主穴：阿是四花。配穴：手外侧配外关，手内侧配三阴交，足外侧配足三里。方法：施泻法，与此同时，用1寸半毫针在肿物四周，呈70°斜刺，得气后施泻法，留针30分钟，2天1次，5次为一疗程。

按语：正确应用，可获近期效果。但因内膜未除，故常会复发，建议手术切除。

太田痣

【概述】太田痣即眼颧部褐青色痣，又称眼上腭部褐青色母斑。多数发生在一侧三叉神经的1、2支分布区域，为青灰色、褐青色大片的色素斑。

【病因病机】气血失调，导致血瘀经络所致。

【临床表现】绝大多数是女性，分布在一侧的颜面颧、上腭及额、眼的各部如结合膜、巩膜、虹膜等。肤色呈青灰色、石板蓝色或褐青色弥漫性色素斑。青春期发病或加重，无自觉症状，也不引起视力障碍。

【施治方法】

1. 毫针法　取阳白、鱼腰、太阳、四白、印堂。方法：施平补平泻手法，2天1次，10次为一疗程。

2. 耳压法　取肾、内分泌、卵巢、肝。方法：王不留行籽贴穴上，外用胶布固之，5天换1次，其间嘱患者每天压按3~5次，每次1分钟左右。

按语：针刺治疗10次以上，常能发现色沉明显见淡，不过，对侵犯结膜者，效果欠佳。

鳞状细胞癌

【概述】本病又名上皮样癌、棘细胞癌，是起于上皮棘细胞的恶性肿瘤，由角化细胞退行性变而成，占所有皮肤癌的60%左右，男性患者多于女性，尤好发于50岁以上的老人，病变的途径分入侵性和转移性两类。

中医学依据损害形如菜花翻起，归纳入翻花疮的范畴。

【病因病机】一是疮疡溃烂日久不愈，复感诸毒；二是体质虚弱，正不胜邪，皆能导致肌肤失养，阴血亏损，故疮色晦暗，状如菜花外翻。

【临床表现】病变多数发生在皮肤与黏膜交界处及皮肤暴露部位，少数可发生在正常皮肤上，如下唇、外生殖器、眼睑下、颊、鼻、外耳、额部等。初起皮损是圆形隆起的干燥疣状小结节，基底坚硬，暗红色，中央有角质疣状赘生物，与皮肤黏膜粘连很紧，不易剥落，剥落后引起出血，露出潮红面，以后又可重新长出疣状赘生物或发生溃烂，溃烂的边缘隆起，充血，日久则形成菜花样肿物，伴有恶臭。

【鉴别诊断】本病应与基底细胞癌、慢性肉芽肿、假性上皮瘤、非特异性溃疡、角化棘皮瘤鉴别，主要依靠病理检查确诊。

【施治方法】

电针法　主穴：阿是穴（皮损区）。配穴：足三里、三阴交、公孙、膻中、膈俞。方法：首先在皮损区的周围刺4～6针，通电流40分钟，其强度以患者能耐受为度，配穴则用艾卷施温和灸，每穴灸15分钟，以穴位区皮肤潮红为度，2天1次，10次为一疗程。

按语：针刺治疗仅有收缩瘤体的作用，若要腐蚀瘤体，可选用皮癌净［红砒3g、指甲、头发各1.5g，大枣（去核）1枚，碱发白面30g］、五虎丹（水银、白矾、青矾、牙硝各180g，食盐6g）、消癌散（红矾、红粉、紫硇砂、花粉、达克罗宁各5g）等，较为稳妥。

纤维瘤

【概述】纤维瘤是来源于纤维组织的良性肿瘤，在软组织肿瘤中仅次于血管瘤和脂肪瘤，居第三位。

【病因病机】脾虚不运，湿痰内生，气血郁滞而成。

【临床表现】女性较多见，在头面、颈、四肢、躯干及外阴可见单个或多个，大小为针头、黄豆至鸡蛋或更大的肿块，表面光滑或呈乳头状。

【施治方法】

毫针法　阿是穴。方法：在肿物四周各斜刺1针，中央直刺1针，针尖直达瘤体基底部，施平补平泻法，留针20分钟，2天1次，10次为一疗程。

按语：初期或瘤体较小时，采用针刺，可望消失，后期或瘤体较大时，则应手术摘除。

瘢痕疙瘩与肥大性瘢痕

【概述】瘢痕疙瘩与肥大性瘢痕均系皮肤结缔组织对创伤的反应超过正常范围的表现。

【病因病机】由于先天因素，或金刀水火之伤，余毒未尽，复受外邪入侵肌肤，以致湿热搏结，血瘀凝滞而成。

【临床表现】皮肤受到创伤后3～4星期内，将会出现瘢痕隆起增厚，境界清楚，淡红或红色，状如蟹足，瘢痕容易受激惹而过度敏感，乃至疼痛。

【施治方法】

1. 毫针法 阿是穴。方法：取1寸半毫针距损害边缘0.5cm处，呈70°角度斜刺，针尖汇于损害中央，留针30分钟，其间行针3～5次，2天1次，10次为一疗程。

2. 七星针法 阿是穴。方法：常规消毒后，七星针轻巧地叩刺局部肥厚组织，以略有发红为度，3天1次，10次为一疗程。

按语：针刺可以止痒和收缩皮损范围，如加用黑布膏（老黑醋2500g，五倍子860g，金头蜈蚣10条，蜂蜜180g，梅花冰片3g）敷贴，效果更好。

单纯性血管瘤

【概述】又名草莓状血管瘤，或草莓状痣。

【病因病机】先天肾中伏火，精有血丝，以气相传，生子故有此疾。

【临床表现】好发于面部、头皮、颈、肩以及外阴等部位，初起多为圆形或不规则形高出皮肤表面的结节样、分叶状或疣状，呈鲜红色、紫红色，表面光滑，软而可压缩，单个或多个不一，无自觉症状。

【施治方法】

1. 毫针法 主穴：天应、血海；配穴：足三里、太冲。方法：施泻法，3天1次，10次为一疗程。

2. 电针法 阿是穴。方法：消毒后针尖直刺瘤体，其深度为瘤体3/4，然后在针柄上接通电流，以患者能够耐受为度，每次1～2分钟，不出血为准，3天1次，5次为一疗程。

3. 火针法 阿是穴。方法：消毒后采用大小适宜缝衣针，在酒精灯上烧红针尖，快速垂直插入瘤体中央凸出部位0.1～0.2cm，随即拔针，外盖消毒敷料，一般1次即愈，不留瘢痕。

海绵状血管瘤

【概述】本病系血管错构瘤，主要发生在皮下深部软组织，既可是局部，又可是弥漫性膨大，甚至造成畸形。

【病因病机】劳役火动，阴血沸腾，外受寒凉，相互凝结，显露于肌肤而成。

【临床表现】女孩居多，约占60%～70%。病变部位主要在头部、颈部，黏膜亦受累，损害为圆形、扁平形或不规则形高出皮面的结节状或分叶状肿瘤，瘤体柔软而有弹性，触之有海绵状多孔感，多呈红色、红蓝色、淡紫色或深紫色，无自觉症状。

【施治方法】

毫针法 取神门、内关、太冲。方法：施泻法，针刺得气后留针15～30分钟，2天1次，10次为一疗程。

第六章 针灸美容术

面部皱纹舒展针灸术

随着年龄的增长，皮肤也会随之发生变化，其中面部老化的首次信号，就是皱纹的出现。大多数人在30岁左右，前额呈现细浅皱纹，40岁则明显增多变深，50岁相继出现抬头纹和眼角的鱼尾纹，60~70岁时，肌肉松弛，皮肤老化的影响进一步促使皱纹的增多和加深，成为衰老的特有象征。

皱纹是怎样产生的呢？剖析原因较为复杂。比较统一的共识是：内外环境的变迁，往往是皮肤老化的综合因素。比如：长期在户外劳动或者经常遭受风吹日晒、精神过度紧张、焦虑、生活不规则、抽烟，以及慢性疾病、内分泌障碍、遗传因素等，均能促使皮肤的早衰。美国一位皮肤病学者认为：皮肤皱纹发生的最主要原因是阳光。因为长期暴晒在阳光下，阳光破坏了皮肤里的胶质和弹性纤维。近年来，不少厂商据此学说，在品种繁多的面霜中，添入“骨胶原”，广告词说可防止皱纹，功效神奇，云云。实际上并非如此。正如美国加州大学皮肤病专家森姆史特曼博士所说：在化妆品中加入骨胶原，根本就没有防皱的功能，不管制造商如何大力宣传，说得天花乱坠，这完全是夸大之词。因为皱纹的形成部位在表皮下的第二层，而骨胶原是无法透过表面皮层而进入的，所以，难以发挥效果。

皱纹是人体衰老过程中的必然现象，迄今还没有一种方法能阻止。不过，针灸术可以推延这种衰老的到来。

一、针刺法

1. 循经取穴 主穴：合谷、足三里、血海、印堂、丝竹空、瞳子髎、迎香。配穴：地仓、太阳、头维、下关、阳白、四白、颊车、承浆、翳风、阿是穴。方法：先针四肢各穴，后针面部各位，施平补平泻法，2天1次，15次为一疗程。

2. 局部取穴 前额抬头纹取上星、阳白、头维、鱼腰、印堂，眼角鱼尾纹取太阳、头维、瞳子髎、四白，口角放射纹取地仓、迎香、承浆、颊车。配穴：合谷。方法：微针浅刺，留针30分钟，2天1次，15次为一疗程。

二、耳针法

取神门、肺、内分泌、卵巢（睾丸）。方法：针刺或埋针均可，前者留针30分钟，2天1次，后者5~7天换1次。10~15次为1疗程。

三、耳压法

取内分泌、卵巢（睾丸）。方法：采用金粒、银粒、王不留行籽等任选一种，对准穴位，外贴胶布固定，5 天换 1 次，10 次为一疗程。其间嘱患者每天轻巧按压 1 分钟，增强刺激，疗效更佳。

四、指压法

取双侧头维、颧髎、地仓。方法：医者或病者用拇指按压上述穴位，每穴每次持续 1 ~3 分钟，然后轻巧捶、揉 1 ~3 分钟，1 天早晚各 1 次，15 次为一疗程。

五、电针法

主穴：上星、头维、太阳、地仓；配穴：膈俞、脾俞、肾俞。方法：针刺得气后留针时，接通电流以患者能耐受为度，1 天 1 次，15 次为一疗程。

六、灸法

取肺俞、肝俞、肾俞、神门、三阴交、血海、合谷、曲池、心俞。方法：艾条点燃后，在上述穴位上施雀啄术 5 ~10 分钟，不必直接灸，1 天 1 次，15 次为一疗程。

眼周黑圈与眼睑浮肿

“眼睛是人类灵魂的窗口”。然而，习惯于夜生活的人，通常发生眼周黑圈与眼睑浮肿，给人一种疲惫不堪的印象。

引起眼周黑圈的原因很多，归纳起来有三：一是房劳过度，或产后失调，或多胎损元，久病等所致肝肾虚亏，肝肾精血不能上注于目，故而眼光无神，眼周黧黑与浮肿。二是睡眠不足，精神疲乏。三是药物、病毒、食品、肝脏病，尤其是女性在月经期吃冰冻食品或冷饮，血液循环缓慢，加上经期体质为酸性，对体内过氧化酶的激化作用，促使黑色素细胞的活跃，致使眼周色黑或褐色加深，于是，在最易显现的眼眶四周表露出来。

针对上述因素，提出以下疗法，仅供参考。

一、毫针法

1. 循经取穴　主穴：脾俞、肝俞、肾俞、三阴交。配穴：足三里、关元、曲池、血海。方法：施补法，针刺得气后留针 30 分钟，其间行针 3 ~5 次，1 天 1 次，15 次为一疗程。

2. 局部取穴　上星、鱼腰、阳白、四白、瞳子髎。方法：施补法、浅刺，留针 15 分钟，2 天 1 次，10 次为一疗程。

二、耳针法

肾、子宫、神门、肝、脾、内分泌、肾上腺。方法：针后留针 30 分钟，1 天 1 次，15 次为一疗程。

三、灸法

取水分、脾俞、太白、命门。方法：艾条点燃后，在上述穴位上施雀啄术，每穴 3 ~5 分钟，1 天 1 次，15 次为一疗程。

眼睑松弛针灸术

眼睑松弛又名眼睑松解症、萎缩性眼睑下垂，俗称“眼袋”。

为什么人过中年会出现眼袋呢？主要是眼眶四周的韧带松弛，脂肪组织向皮下膨胀，形成一种疝状突出，加上潴留的水分，更是加重了眼袋的明显性。在临床上分先天性和获得性两大类，两型的致病因素和临床表现并不完全相同。先天性为常染色体显性遗传，有家族发病史，获得性是由于眼睑皮肤炎症的反复发作，最终导致眼睑皮肤松弛和萎缩，总的来说眼睑松弛是老年退行性变的表现之一。

一、毫针法

1. 循经取穴 主穴：太白、脾俞；配穴：合谷、三阴交、阴陵泉、足临泣、申脉。方法：施平补平泻法，针后得气留针30分钟，1天1次，15次为一疗程。

2. 局部取穴 瞳子髎、四白、鱼腰、阳白、印堂、睛明。方法：同上。

二、电针法

阿是穴（眼袋）、太阳、鱼腰。方法：针刺得气后留针，接通电源，其电流以引起眼肚肌肉明显收缩跳动为宜，每次30分钟，1~2天1次，15次为一疗程。

三、耳针法

脾、肾、膀胱、皮质下、目、内分泌。方法：针后留针15分钟，2天1次，15次为一疗程。

四、灸法

足三里、脾俞、陷谷。方法：艾条点燃，在上述穴位上施雀啄术，每次5分钟，1天1次，15次为一疗程。

纠正斜视针刺术

正常人的眼球活动，是由眼球四周的六支肌肉所牵引，而每支肌肉又是由神经联系直接接受大脑中枢的控制，因此，眼球运动灵活自如。一旦某一支肌肉收缩力过强或过弱，无法与其他肌群保持平衡，或者麻痹而失去作用，均会导致眼球牵引力失去平衡，这样，就会发生眼球偏向一侧的现象，医学上称之斜视，俗称斗鸡眼或对眼，不仅影响人的面部容颜，而且，还常被人嘲笑而产生自卑心理。

临床上分内斜视和外斜视两种，前者指眼球向鼻子方向斜视，后者则是眼球向耳朵方向偏视。但是，不管哪一种斜视，如果得不到及时有效的矫正和治疗，往往还会造成近视或者弱视。

一、毫针法

1. 辨病取穴 内斜视，分3组取穴：①瞳子髎、风池、四白、太冲；②球后、太阳、目窗、外关；③丝竹空、鱼腰、头维、光明。外斜视，分 3 组取穴：①睛明、眉冲、鱼腰、合谷；②攒竹、风池、四白、太冲；③下睛明（位于睛明穴下 0.2 寸许处）、光明（头）、曲差、京骨。方法：每次取 1 组穴，3 组穴轮用，眶内穴位宜慢慢刺入，不做大幅度捻转，针刺后施平补平泻法，留针 30 分钟，1 ~2 天 1 次，15 次为一疗程。

2. 循经取穴 主穴：正光（位于攒竹与鱼腰的中点）、正光 2、（位于丝竹空与鱼腰的中点）；配穴：风池、内关、大椎、百会、肝俞、胆俞。方法：针刺手法同上。

3. 局部取穴 主穴：攒竹、瞳子、鱼腰、翳明、丝竹空；配穴：屈光不正加睛明，头痛加太阳。方法：同上。

二、七星针法

主穴：正光、正光 2、风池；配穴：肝血不足证（斜视与高热或抽搐有关、目干畏光、急躁头痛、口苦多梦等）加肝俞、胆俞、内关、百会，脾气虚弱证（视物不清，面色㿠白、神疲纳少、头晕体瘦、时有便溏等）加脾俞、胃俞、中脘、百会、内关、足三里，肾虚证（多自幼发病，屈光度较薄，视力差，头晕发枯，面色欠华等）加肾俞、肝俞、胆俞、大椎、腰椎两侧、内关。调理巩固阶段（眼位已正或基本恢复）加百会、大椎、肝俞、胆俞、脾俞、肾俞、中脘、胸椎 8 ~12，腰椎两侧。方法：主穴每次必用，配穴据证酌选用，采用七星针或电七星针叩刺，每个穴位直径 0.5 ~1.5cm 范围内，叩打 20 ~50 次，胸、腰椎由上至下各叩刺 3 行，每行间距 1 ~3cm，弹刺力量以中等为宜，2 天 1 次，15 次为一疗程。

三、针刺加穴位敷贴法

主穴：四白、合谷、球后；配穴：内斜视加阳白透鱼腰、瞳子髎透丝竹空，外斜视攒竹透睛明、四白透承泣。方法：施平补平泻法，针刺得气后留针 30 分钟，每隔 10 分钟，刮针柄 1 次约半分钟。另在配穴取 1 ~2 穴贴敷马钱子片（制法：先将马钱子加水浸泡 1 个半小时，再加入适量绿豆加热，煮至绿豆开花，取出马钱子趁热去皮，切片备用），用胶布固定，酌情保留 12 ~24 小时，1 ~2 天针刺贴敷 1 次，10 次为一疗程。

减肥针刺术

人体内脂肪积聚过多，体重超过标准 20% 以上时，称为肥胖病。成人标准体重 =（身高 -100）×0.9，儿童标准体重 = 年龄 ×2 +8。

众所周知，肥胖不仅影响美观，而且患病的机会是正常体重人的两倍，由此看出，保持正常体重是健康长寿的重要保证，岂止为了贪爱身材苗条而已。

鉴于脂肪积聚过多的部位，由于东方与西方民族的差异性，表现肥胖的区域并不一致，东方民族的女性，肥胖主要集中在背部、胸乳部和腹股部。针刺对肥胖的治疗，大多数是单纯性肥胖症，但对内分泌或代谢失常所致肥胖的疗效较差，即使是单纯性肥胖，又以过食性肥胖疗效显著，对体质性肥胖疗效较差。

一、毫针法

1. 辨证取穴 主穴：关元、三阴交；配穴：据辨证而取：脾虚湿滞（饮食不多，肢体劳倦，肌肉胖而松弛，气短便溏等）取内关、水分、天枢、丰隆、列缺、脾俞，湿热内盛（饮食量多，便结溲黄，口臭难闻，肌肉胖而结实等）取曲池、支沟、大横、四满、内庭、腹结，冲任失调（食眠一般，月经不调，腹臀胖如水囊等）取支沟、中注、带脉、血海、肾俞、太溪。方法：主穴必用，据证类而选用配穴，脾虚湿滞证的三阴交、列缺施补法，余用平补平泻法；湿热内盛证的内庭、腹结施泻法，余用平补平泻法；冲任失调证的支沟、中注用平补平泻法，余施补法，针刺得气后留针30分钟，2天1次，15次为一疗程。

2. 循经取穴 分三组：1组丰隆，2组梁丘、公孙，3组大横、上脘、中脘、水分、三阴交。配穴：依据肥胖部位而选用，肩背区配大椎、肩髃、脾俞、足三里、委中，胸乳区配阴市、膺窗、足三里，下腹区配气海、水道、天枢，臀股区配环跳、风市、血海。方法：施平补平泻法，针刺得气后留针30分钟，2天1次。15次为一疗程。

二、耳针法

1. 辨证取穴 中阳亢盛证（体质肥胖，胃纳亢进，善食多食，面赤声扬等）取脾、胃、饥点、肺、交感，痰湿阻滞证（体型肥胖，嗜睡，易疲倦，纳差，口淡无味，女性月经少或闭经，男性阳痿等）取脾、三焦、内分泌、神门、肾上腺，血瘀阻络证（体质肥胖，伴胸胁疼、心悸、眩晕等）取脾、心、肝、肺、皮质下、神门。方法：针刺后留针30分钟，2天1次，15次为一疗程。

2. 经验取穴 肺、肾、脾、内分泌、饥点、三焦、大肠、腹、皮质下、直肠下段。方法：同上。

三、耳压法

取穴方法有5组：1组主穴：内分泌、神门；配穴：大肠、口、胃、肺、贲门。2组主穴：内分泌、丘脑、卵巢、脑点；配穴：食欲亢进配饥点、渴点、脾、胃，嗜睡配神门，内分泌紊乱配皮质下、肾上腺。3组：内分泌、肺、脑、胃、口、饥点。4组：内分泌、肾上腺、脑、皮质下、肾、直肠下段。5组：饥点、口、肺、脾。方法：主穴每次必用，配穴据证而选人。在选定穴位上寻得敏感点后，用王不留行籽或加工好的半粒绿豆压在穴位上，外盖胶布固定，5~7天换1次，5次为一疗程。上述5组穴，据病情每次选1组。

四、电针法

取穴方法有5组：1组：梁丘、公孙；2组：带脉、水分、关元、丰隆；3组：天枢、腹结、内庭；4组：滑肉门、天枢、足三里、三阴交、大横、关元、气海、中脘、通天、脾俞；5组：耳穴胃、脾、胰、口、神门、饥点、内分泌。方法：施泻法，针刺得气后，将G6805治疗仪连接在针柄上，电流量以患者能耐受为度，持续20分钟，1天1次，15次为一疗程。

五、耳穴埋针法

主穴：肺、内分泌、三焦、胃、神门；配穴：大肠、心、脾。方法：每次取主穴2~3个，配穴1~2个。严格消毒，揿针刺入给以中等强度按压，并贴上胶布，3~5天换1次，10次一疗程。

六、粗针法

取肩髃透曲池、梁丘透髀关、梁门透归来。方法：每次上穴均取，快速进针，缓缓直透至另一穴，做捻转运针，其幅度180°~360°之间，留针30分钟，2天1次，6次为一疗程。

七、灸法

主穴：阳池、三焦俞；配穴：地机、命门、三阴交、大椎。方法：每次选主穴、配穴各1个，用隔姜灸法，每次灸5～6壮，1天1次，30次为一疗程。

八、穴位注射法

取耳穴胃。方法：严格消毒后，用生理盐水、维生素B_1、维生素B_{12}等任选一种，每次注入0.5ml，2～3天1次，5次为1疗程。

九、穴位激光照射法

取耳穴肺、肾、脾、内分泌、饥点、三焦、大肠、腹、皮质下、直肠下段。方法：每次取3～5穴，每穴每次照射4分钟，2天1次，15次为1疗程。

十、其他疗法

1. 耳穴加压环法 取耳穴胃。方法：塑料制耳穴弹力压环，尖端对准胃穴，餐前或饥时加压10次，留环1～6周。

2. 磁珠金属粘压法 取耳穴口、食管、人中、中腔、气海。方法：先用U形针刺耳穴口、食管，再用弱磁珠贴压，辅加振器以使磁珠吸附在穴位上，另对体针穴压弱磁珠，5～7天换1次，10次为1疗程。

3. 手针法 取手掌上、食指正下方的胃、脾、大肠区，手背中央的胸腹区。方法：针刺或用指压或手捏，中等刺激量，2天1次，10次为1疗程。

4. 耳环形电极法 取饥点。方法：将耳环形电极的尖端，夹在饥点上，保持连续不断的刺激，3～5天后稍停再夹。

5. U形针法 取耳穴口、食管、十二指肠、胃。方法：每次选1～2穴，严格消毒后，施局部麻醉，植入不锈钢U形针或小银环，此后连续用3～5天抗菌药物，待局部无疼痛或其他反应时，嘱患者每次进餐前用手轻压2～3分钟。

隆胸、丰乳针刺术

乳房的形态有三类：圆锥形、圆盘形、半球形。凡性格豁达的少女，乳房圆满均匀，反之，乳房干小或者过早萎缩，这样，必然给女性带来难以启齿的烦恼。

针刺术能够隆胸、丰乳吗？在回答这个问题以前，首先应了解乳腺与内分泌的内在关系。一般而论，由于卵巢的发育和渐趋成熟，表现在12～13岁的女孩，乳房逐渐增大丰满，但其乳腺并不发达，乳腺叶之间的脂肪细胞量也少，触摸起来只有韧的感觉。随着月经的来潮，卵巢开始分泌卵泡素和孕酮，刺激乳腺组织使其增殖胀大，乳叶间结缔组织和脂肪细胞增多，乳房发育成均匀的圆锥形，体现出女性特有魅力美。当年龄进入45～50岁前后，卵巢功能减少乃至消失，乳腺也渐趋萎缩，脂肪沉积，乳房缩小，失去弹性而下垂。总之，乳房的发育是全身发育的缩影。

针刺隆胸、丰乳是有选择性的，主要是病后引起乳房下垂、少女乳房发育不良等，可获较好的疗效。

一、毫针法

分3组取穴。1组主穴：屋翳、乳根；配穴：足三里、关元、气海。2组主穴：膻中、乳根；配穴：少泽、后溪、极泉、屋翳、膺窗。3组取天突、膻中、乳根。方法：每次取1组穴，交替选用，先针刺得气施平补平泻法，拔针施雀啄术灸，每穴灸5分钟，1天1次，15次为一疗程。

二、耳针法

取胸点、乳腺点、卵巢、内分泌。方法：针刺后留针30分钟，2天1次，15次为一疗程。此外，还可在上述穴位分别施用埋针法、耳压法，亦有相同效果。

三、灸法

取关元、肝俞。方法：艾条点燃后在穴位上施雀啄术灸，每次5~10分钟，1天1次，10次为一疗程。

火针脱痣术

痣是每一个人出生后或出生后不久，出现的一种最常见的皮肤病，古人解释说：痣，记也，就足以说明其普遍性。

痣大致分4种：一是色素痣，是最常见的，色泽呈褐色或黑色，小者如针头，中等似黄豆，大者则覆盖肤表大幅地区。二是青痣，高出皮肤表面，呈青黑色，大小如黄豆或蚕豆。三是疣状痣，表面由粟粒至黄豆大疣状丘疹组成。四是新生儿青斑，多发生在东方民族，故又名蒙古斑。

色素痣按其深浅部位，又分皮内痣，其病细胞在真皮内，比较稳定，一般不恶变；交界痣，这种痣细胞可以进入真皮变成皮内痣，如果这种活跃的痣细胞长期保持在表皮与真皮交界处，则有少数恶变为黑色素瘤；混合痣，为交界痣与皮内痣的混合型，痣细胞巢在表皮内或侵入真皮内，这种痣因含有交界痣的成分，故可能有恶变。火针在脱痣的过程中，一定要掌握好时机，一旦发现色泽加深，界限由清楚变为模糊，周围点状卫星痣以及糜烂结痂等，应考虑癌前期变化，最好进行外科手术切除。

火针，古称淬刺、燔针等。其原理是高温灼烫，由点到面，破坏痣组织，不损真皮，不留瘢痕。

操作步骤：首先在痣区常规消毒，根据痣的种类和大小，选用粗细适当的针具。在酒精灯上烧红，对准痣区速刺，由痣中心渐向边缘刺，一般连刺2~3针，以痣体变色为度。痣区大者，外盖消毒纱布，痣小者无须处理，一次即可根治，3天内禁用水洗患处，以防感染。

雀斑针刺术

雀斑。可能是一种常染色体显性遗传性疾病。有人曾指出在雀斑区表皮内有一种特殊类型的黑色素细胞系，受遗传因素控制，在紫外线作用下形成黑色素的速度，比非雀斑区的黑色素细胞要快，因而，其发展与日晒有关。

本病最常见于面部，特别是鼻区，其次在颈部、手背和前臂等，皮损为淡褐、深褐或日晒后呈淡黑色的针头至绿豆大斑点，呈碎石状，对称而疏密不一的分布，其症状随季节变化，夏季斑点数目加多，色加深，损害大，而冬季则相反，数目减少，色变淡，损害较小。无任何自觉症状。

我国肤色黄者易发生本病，最早在3岁以内发病，青春期常增多，女性比男性要多。

一、毫针法

1. 循经取穴 主穴：阴陵泉、足三里、绝骨；配穴：风池、血海、肾俞。方法：施平补平泻法，针刺得气后留针30分钟，2天1次，15次为一疗程。

2. 辨病取穴 因子宫发育不良而发生的雀斑取膀胱经，如肾俞、气海俞、关元俞、委中、肺俞等，体质瘦弱型人的雀斑取肾经，如然谷、水泉、气穴等，体质肥胖人的雀斑取肝经，如蠡沟、曲泉、期门等。方法：同上。

二、耳针法

取内分泌、面、鼻、交感、肾上腺、肺、肾。方法：每次用3~4穴，针后留针30分钟，其间行针3~5次，2天1次，15次为一疗程。

三、火针法

阿是穴（雀斑）。方法：常规消毒后，用小号火针在酒精灯上烧红，迅速点刺雀斑损害处，每次点刺5~8个，分批进行，通常一次而愈。注意：被点刺区域不要洗涤，以防感染，待干燥结痂后再清洗。

狐臭针刺术

狐臭，又名腋臭、臭汗症。主要是大汗腺分泌物的有机物质在各种细菌的作用下，产生不饱和脂肪酸所致。

本病多在青春期开始发生，到老年可减轻乃至消失，这是由于大汗腺在青春期受内分泌腺影响才开始活动的缘故。临床上发现本病与遗传有关，不少患者有家族史，是否这些大汗腺的分泌物具有易为细菌分解的特殊成分，值得进一步研究。

一、毫针法

1. 循经取穴 取行间、少冲。方法：施泻法，针刺得气后留针30分钟，其间行针3~5次，1天1次，10次为一疗程。

2. 经验取穴 主穴：腋下（腋窝内，指压有明显酸胀感，针刺应避开血管。徐按：接近极泉）。配穴：腿前4（胫前内缘下1/4外段。徐按：接近三阴交）、手背1（大拇指背侧肌中部。徐按：接近合谷）。方法：同上。

二、灸法

先用快刀剃去腋毛，用优质淀粉水调敷患处，6~7天后，腋窝出现小黑点，有孔针头大，这是大汗腺功能异常的中心点，施用米粒大艾炷在其灸3~4壮，2天1次，5次为一疗程。

附 微针疗法在面部皮肤病的应用

导言：我国著名针灸学专家承淡安先生曾说："以微针通其经脉，调其血气。"并认为针刺的目的在身体的肌肤上，予以适量的刺激，将会为兴奋，或为抑制，或为反射，或为诱导，使之生理功能得以调整。《灵枢·终始》说："病痛者，阴也，痛而以手按之不得者，阴也，深刺之，病在上者，阳也……痒者，阳也，浅刺之。"我在学习先哲精辟论述时，深切领悟到两点：一是病在面部，属阳，宜浅刺；二是针刺有助于双向调节机体的阴阳与气血。据此，我从80年代初开始，将微针用于治疗面部皮肤病，收到较好的效果。简介如下：

（一）面部与经络

1. 面部的经络分布 按经络循行，前额区：正中属督脉，旁开属膀胱经；颧颊区：胆经、三焦经等包绕；口鼻区：胃经环绕，任脉上贯之。

2. 经络与面部皮肤病的关系 足太阳膀胱经调节性激素水平，手少阳三焦经能控制皮脂腺的分泌，足阳明胃经能改善皮肤的粗糙，足少阳胆经能改善肤色的灰暗，督脉与任脉能双向调节性激素的水平。

（二）耳穴与面部皮肤病

耳针是传统针法的一种，在《灵枢》记有耳与经络病症的关系，唐代《备急千金要方》、元代《卫生宝鉴》、明代《针灸大成》等均记载有耳针的保健与防病的知识。现代发现针刺耳穴后具有止痛、止痒、抗炎、退热、镇静等功效，同时奏效快，易操作，设备简单，安全无害。因此，我将耳针列为微针治疗面部皮肤病的重要辅助疗法。

（三）微针针具

微针由两部分组成，一是针柄，二是针身。其规格为0.16mm×7mm，环氧乙烷消毒，一次性使用。此针必须专门制造，无针帽。这是由于针刺的部位在面，皮肉均薄，无针帽则减轻其承重力。

（四）取穴原则

一般而论，以局部取穴为主，必要时配合经络取穴。

1. 痤疮 面部取穴：太阳、攒竹、迎香、颧髎、印堂、颊车。配穴：去油取上星、承浆，另加耳穴：肺、脾、心。必要时再加足三里、三阴交、合谷。

2. 黄褐斑 面部取穴：鱼腰、颧髎、四白、下关、太阳。配穴：颊车、合谷，另加耳穴：内分泌、肾、肝。必要时再加太冲、内关、足三里、气海。

3. 面部皱纹 抬头纹：阳白、上星、头维、鱼腰、印堂；鱼尾纹：太阳、头维、瞳子髎、四白；放射纹：地仓、迎香、颊车。

4. 扁平疣 点刺较大的扁平疣损害，三至五个，同时加刺大骨空穴。

5. 酒渣鼻 印堂、迎香、素髎，另加耳针：外鼻、肺。

6. 皮脂溢出 上星、颊车、颧髎、太阳、承浆；另加耳穴：胃、脾、内分泌。

7. 激素依赖性皮炎 上星、阳白、四白、颧髎；配穴：合谷。另加耳穴：心、肺。

（五）刺法

通常有点刺、横刺、纵刺、交叉刺、沾药刺、斜刺、丛刺、透穴刺等。

（六）注意事项

1. 晕针 体质虚弱，或者恐惧者，或者饥饿均暂不宜针。

2. 出血 面部血管十分丰富，抽针应轻巧，万一出血，应立即用消毒棉球压之，持续一分钟左右，则可止血。

3. 某些疾病不宜微针：如血友病、血小板减少等。

（七）讨论与体会

微针在治疗皮肤病的过程中，要求针具细微柔软，选穴要少而精，手法要轻巧浅刺，留针时间一般在30分钟以上，也可适当的延长。针刺的时间，每周2~3次，15次为一疗程。针刺后通常有三种感觉：面部发红、痒如虫行、面部烘热均是正常反应。在取得效果后，每周1~2次以巩固之。巩固的时间越长，保持和改善面部皮肤的气色与水色效果越好。

微针疗法曾获得境内外媒体的广泛关注，1992年5月21日《长江日报》首次以“微针疗痤嫩面”为题予以报道，同年6月13日《武汉晚报》、10月11日《长江日报》相继追踪报道。2000年我应邀赴香港业医时，用微针治疗皮肤病，《东周刊》（416期，2000年10月12日）、《快周刊》（134期，2001年3月22日）相继以大篇幅予以报道。

另外，世界针灸联合会终身名誉主席，中国中医药学会顾问王雪台教授，曾经应香港《快周刊》的邀请，对微针曾做过如下的评述：据古书记载，人体有两种穴位，一种是经穴，另一种是奇穴。近代又发现了更多的新穴位，只用人体的一小部分，反射出全身器官形成有系统的穴位疗法，如耳针、手针、面针、舌针、脚针等。我在面部施以微针，对面部皮肤病和美容肯定是有好处的。

参考书目

[1] 谢永光. 针灸美容术. 香港：香港太平书局，1985.

[2] 王宇华. 实用针灸美容手册. 南京：江苏科学技术出版社，1991.

[3] 朱仁康. 中医外科学·皮肤科疾病概论. 北京：人民卫生出版社，1987.

[4] 北京中医医院. 赵炳南临床经验集. 北京：人民卫生出版社，1975.

[5] 顾伯华. 实用中医外科学. 上海：上海科学技术出版社，1985.

[6] 管汾. 实用中医皮肤病学. 兰州：甘肃人民出版社，1980.

[7] 张曼华. 中医皮肤病学精华. 广州：广东高等教育出版社，1988.

[8] 徐宜厚. 中医皮肤科诊疗学. 武汉：湖北科学技术出版社，1986.

[9] 秦万章. 皮肤病研究. 上海：上海科学技术出版社，1990.

[10] 赵辨. 临床皮肤病学. 2 版. 南京：江苏科学技术出版社，1989.

[11] 杨天籁. 小儿皮肤病学. 上海：上海科学技术出版社，1985.

[12] 吕耀卿. 中国人皮肤病图谱（第一、二辑）. 台湾：当代医学杂志社刊行·橘井文化事业股份有限公司，1985.

[13] 肖淑春. 现代针灸文献精萃（1980—1986）. 北京：中医古籍出版社，1988.

[14] 程莘农. 中国针灸学. 北京：人民卫生出版社，1986.

[15] 府强. 实用针灸疗法临床大全. 北京：中国中医药出版社，1991.

[16] 北京中医学院. 中国针灸学概要. 北京：人民卫生出版社，1979.

[17] 刘冠军. 中医针法集锦. 南昌：江西科学技术出版社，1988.

[18] 刘汉银. 实用针灸法大全. 北京：北京出版社，1988.

[19] 李世珍. 常用腧穴临床发挥. 北京：人民卫生出版社，1985.

[20] 焦国瑞. 针灸临床经验辑要. 北京：人民卫生出版社，1981.

[21] 邱茂良. 中国针灸治疗学. 南京：江苏科学技术出版社，1988.

[22] 陈佑邦，等. 中国针灸治疗学. 北京：中国科学技术出版社，1990.

[23] 张大千. 中国针灸大辞典. 北京：北京体育学院出版社，1988.

[24] 吴绍德，等. 陆瘦燕针灸论著医案选. 北京：人民卫生出版社，1984.

[25] 刘冠军. 现代针灸医案选. 北京：人民卫生出版社，1985.

[26] 王忠，等. 耳针. 上海：上海科学技术出版社，1984.

[27] 张吉，等. 耳针临床经验集要. 北京：人民卫生出版社，1991.

[28] 李文瑞，等. 实用针灸学. 北京：人民卫生出版社，1984.

[29] 钟梅泉. 中国梅花针. 北京：人民卫生出版社，1984.

[30] 龙庆文，等. 中国实用刺血疗法. 重庆：科学技术文献出版社重庆分社，1990.

[31] 侯天印. 中国水针治疗学. 北京：金盾出版社，1991.

[32] 田从豁. 针灸医学验集. 北京：科学技术文献出版社，1985.